内容提要

本书为中医药学高级丛书之一，是由全国十余所中医药院校中长期从事中药学教学和研究的骨干教师及科研精英编写而成。本书在保持第一版的优势和特色的基础上，博采了近十年国内外中药学在教学、科研、医疗等方面的新进展、新技术和新成果。

该书分总论、各论、附录三部分。总论部分系统介绍中药学的基本知识、基本理论等。各论部分收载了五百余种常用中药，按功效分为二十一类，系统介绍了各药的别名、来源、采收炮制、商品规格、药性、功效、应用、用法用量、使用注意、鉴别用药、药论、现代研究等内容。其中药物的来源、药性、功

中医药学高级丛书

中药学

（上册）

第 2 版

主　　编　高学敏　钟赣生
常务副主编　李钟文　张俊荣　周民权
副 主 编　（以姓氏笔画为序）
吴庆光　邱颂平　张一昕　张德芹
周祯祥　郭建生　唐德才

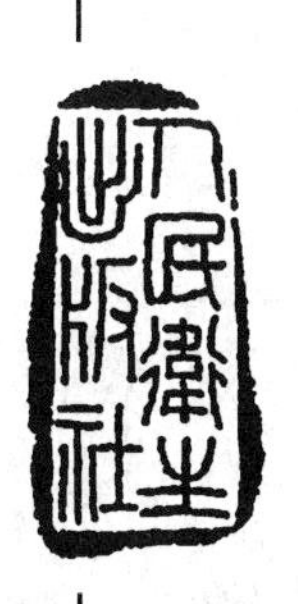

图书在版编目（CIP）数据

中药学：全2册/高学敏等主编. —2版. —北京：人民卫生出版社，2012.12

（中医药学高级丛书）

ISBN 978-7-117-16412-2

Ⅰ.①中…　Ⅱ.①高…　Ⅲ.①中药学　Ⅳ.①R28

中国版本图书馆CIP数据核字(2012)第262548号

中药学（上、下册）

第2版

主　　编：高学敏　钟赣生
出版发行：人民卫生出版社（中继线 010-59780011）
地　　址：北京市朝阳区潘家园南里19号
邮　　编：100021
E - mail：pmph @ pmph.com
购书热线：010-59787592　010-59787584　010-65264830
印　　刷：三河市宏达印刷有限公司
经　　销：新华书店
开　　本：787×1092　1/16　　**总印张：**128
总 字 数：3195千字
版　　次：2000年11月第1版　　2024年1月第2版第19次印刷
标准书号：ISBN 978-7-117-16412-2/R・16413
总 定 价：280.00元

中医药学高级丛书

中药学(第2版)
编写委员会

主　编

高学敏　钟赣生

常务副主编

李钟文　张俊荣　周民权

副主编（以姓氏笔画为序）

吴庆光　邱颂平　张一昕　张德芹
周祯祥　郭建生　唐德才

编　委（以姓氏笔画为序）

于文涛　马　莉　王　茜　王　淳　王英豪　王洪飞
王景霞　刘　轩　刘　佳　刘贤武　刘清华　杜　娟
李　波　李卫真　李怡文　李钟文　李盛青　李晶晶
杨　敏　杨素芳　吴立坤　吴庆光　吴勇军　邱颂平
佟海英　宋树立　张一昕　张建军　张俊荣　张德芹
陈绍红　欧丽娜　周　鹏　周民权　周启林　周祯祥
胡素敏　柳海艳　钟赣生　袁立霞　徐　晶　高学敏
郭建生　郭秋红　唐德才　鲁耀邦

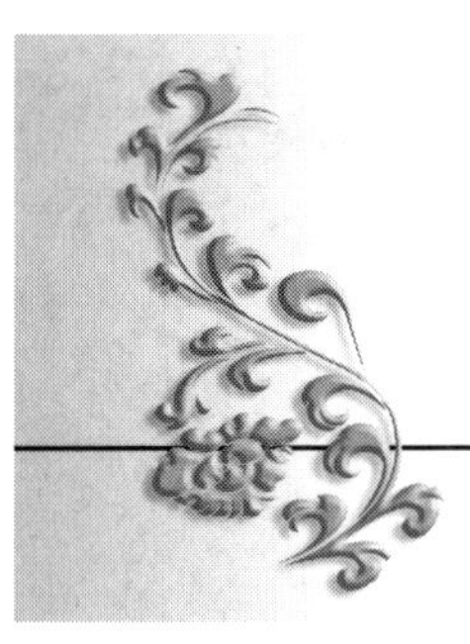

中医药学高级丛书

中药学(第1版)
编写委员会

主　编

高学敏

副主编

许占民　李钟文

编　委

刘为民　陈齐光　张俊荣

周民权　贺兴东　钟赣生

编写人员

王洪飞　白　玉　刘为民　许占民

宋树立　陈齐光　陈赞育　邱颂平

吴庆光　吴勇军　张一昕　张俊荣

张建军　李钟文　李盛青　李　波

李卫真　李　萍　周民权　杨传标

胡素敏　贺兴东　高学敏　钟赣生

贾德贤　龚树生　潘志强　鲁跃邦

出版者的话

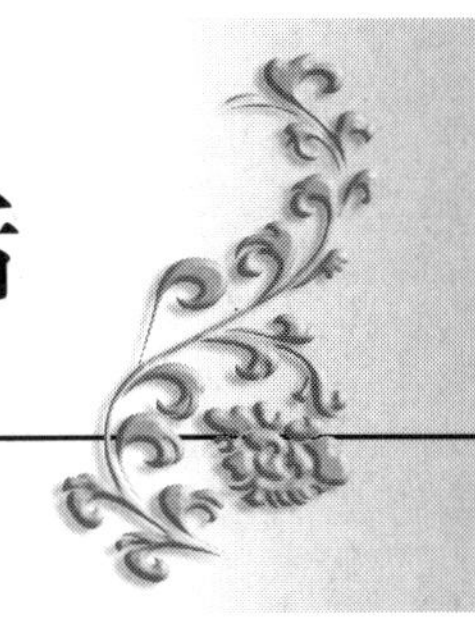

《中医药学高级丛书》(第1版)是我社在20世纪末组织编写的一套大型中医药学高级参考书,内含中医、中药、针灸3个专业的主要学科,共计20种。旨在对20世纪我国中医药学在医疗、教学、科研方面的经验与成果进行一次阶段性总结,对20世纪我国中医药学学术发展的脉络做一次系统的回顾和全面的梳理,为21世纪中医药学的发展提供借鉴和思路。丛书出版后,在中医药界反响很大,并得到专家、学者的普遍认可和好评,对中医药教育与中医药学术的发展起到了积极的推动作用,其中《方剂学》分册获得"第十一届全国优秀科技图书三等奖",《中医内科学》获第16批全国优秀畅销书奖(科技类)及全国中医药优秀学术著作一等奖。

时光荏苒,丛书出版至今已十年有余。十余年来,在党和政府的高度重视下,中医药学又有了长足的进步。在"读经典,做临床"的学术氛围中,理论探讨和临床研究均取得了丰硕的成果,许多新观点、新方法受到了学界的重视,名老中医学术传承与经验总结工作得到了加强,部分疑难病及传染性、流行性疾病的中医诊断与治疗取得了突破性进展。在这种情形下,原丛书的内容已不能满足当今读者的需求;而且随着时间的推移,第1版中存在的一些问题也逐渐显露。基于上述考虑,在充分与学界专家沟通的基础上,2008年,经我社研究决定,启动《中医药学高级丛书》的修订工作。

本次修订工作在保持第1版优势和特色的基础上,增补了近十几年中医药学在医疗、教学、科研等方面的新进展、新成果。如基础学科方面,补充了"国家重点基础理论研究发展计划(973计划)"的新突破、新成果,进一步充实和丰富了中医基础理论,反映了当前我国中医基础学科研究的新思路、新方法;临床学科方面,在全面总结现代中医临床各科理论与研究成果的基础上,更注重理论与临床实践的结合,并根据近十年来疾病谱的变化,新增了传染性非典型肺炎、甲型H1N1流感、艾滋病等疾病的中医理论与临床研究成果,从而使丛书第2版的内容能更加适合现代中医药人员的需求。

本次修订的编写人员,在上一版专家学者的基础上,增加了近年来中医各学科涌现出来的中青年优秀人才。可以说此次修订是全国最具权威的中医药学家群体智慧的结晶,反映了21世纪第1个10年中医药学的最高学术水平。

本次出版共21种,对上一版的20个分册全部进行了修订,新增了《中医急诊学》分册。工作历时二载,各位专家教授以高度的事业心、责任感,本着求实创新的理念投入编写或修订工作;各分册主编、副主编所在单位也给予了大力支持,在此深表谢意。希望本版《中医药学高级丛书》,能继续得到中医药界专家和读者的认可,成为中医药学界最具权威性、代表性的重要参考书。

由于本套丛书涉及面广,组织工作难度大,难免存在疏漏,敬请广大读者指正。

人民卫生出版社

2010年12月

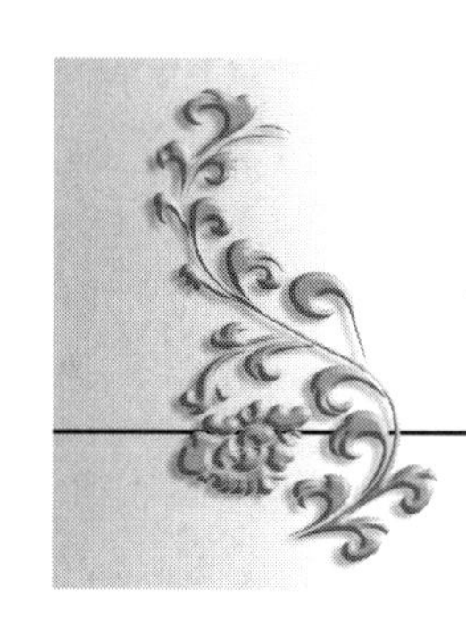

2版前言

《中医药学高级丛书·中药学》自2000年面世以来，得到中医药教育、科研、医疗等学术界专业人员的一致认可和高度好评。

随着现代科技和生命科学的飞速发展，中外医药学的不断交融，中药学在资源、种植、化学成分、药理毒理、临床应用等方面的研究均已深化。为了及时总结中药学的研究成果，我们对第1版的《中医药学高级丛书·中药学》进行了修订。

本书的目录和体例，仍按原书编排，即全书分总论、各论、附录三大部分。总论部分共10章，重点介绍中药基本理论。各论部分共21章，各章节中的药物的【来源】、【药性】、【功效】、【应用】、【用量用法】及药材标准等项，均参照2010年版《中华人民共和国药典》(书中简称为《中国药典》)和《临床用药须知·中药饮片卷》(2010年版)进行修订，适当补充新的效用，并加以阐释。药物的【现代研究】项中化学成分、药理作用、临床报道、不良反应等内容，均以最新的文献报道为主进行撰写，力争反映中药学研究的新应用、新进展、新成果。附录3篇，仍为临床常见百种病证用药简介、中药药名笔画索引、中药药名汉语拼音索引。

本书的修订工作在第1版编写人员的精心策划和带领下，组织北京中医药大学、成都中医药大学、广州中医药大学、南京中医药大学、天津中医药大学、湖南中医药大学、福建中医药大学、南方医科大学中医药学院、河北医科大学中医学院、首都医科大学等十余所高校中长期从事中药学教学和研究的骨干教师及科研精英组成编委会，旨在保证本书的学术性、专业性、实用性和新颖性。

本书的修订得到了人民卫生出版社的大力支持和各编写单位的鼎力协助，在此致以深深的谢意！

由于水平和时间有限，错漏之处在所难免，恳请广大读者予以指正，以便进一步完善、提高。

《中医药学高级丛书·中药学》第2版编委会

2012年8月

1 版 序

中药的发明和应用，在中国有几千年的历史，它对中华民族的健康繁衍，对国家的繁荣昌盛都发挥了巨大的作用。近年的调查结果表明，我国现有中药材多达 12 800 余种，堪称天然药物的王国！

当今世界，人们为了征服严重危害人类健康的多种疾病，为了摆脱化学合成药物的不良影响，为了追求健康、提高生命质量，日益重视和推崇天然疗法，珍爱生命，回归自然，已成为时代的潮流，从而使以天然药物为主要治疗手段的中医药学倍受瞩目。

我国古代医药学家在长期的中药采制、加工及医疗实践中，建立了系统的药学理论，积累了丰富的用药经验，近代学者运用现代科学技术对中药资源、炮制、制剂、化学、药理、毒理及现代临床应用作了更为深入的研究与总结，从而形成了对于传统中药多视角、全方位的认识，有关资料收载于历代本草书籍及多种现代文献中，汇成了巨大的资料信息库。将其系统、科学地加以整理、归纳与总结，对于全面而客观地认识传统中药，对于中药学的教学、科研、临床及中成药的研制与生产具有重要意义。以现代的目光，全面、客观地审视传统的内容，使古义与新知结合，继承与发展并重，是实现中医药现代化的重要途径，也是本书的主要编写思路。

全书收录了临床常用中药 531 种，而文字量高达 260 多万字，足见其内容之丰富，资料之翔实。在继承历代本草精华的基础上，充分吸收了现代研究成果，系统、全面地阐述了中药的传统药性理论、药物化学、药理学、毒理学、古今临床应用、中药新药研制与开发等多方面的内容，既展示了古代本草学的知识精粹，又反映了现代中药学的研究成果，强调理论联系实际，注重辨证与辨病用药的有机结合，突出辨证用药的理法特色。本书体例新颖，条理明晰，论理深刻，文字流畅，基本实现了编写的科学化、系统化和规范化，在编写内容深度、广度方面，较好地反映了本学科发展的水平。

本书是从事中医药教学、医疗、科研、生产等领域专家学者的重要参考书，也是供研究生及其他高层次中医药教育使用的理想教材。深信本书的出版将为弘扬祖国医药学，为促进中医药学术发展，为中医药更好地服务于人类健康事业作出贡献。

佳作问世，同道共享，欣然命笔，乐之为序！

肖培根

戊寅年仲秋于京

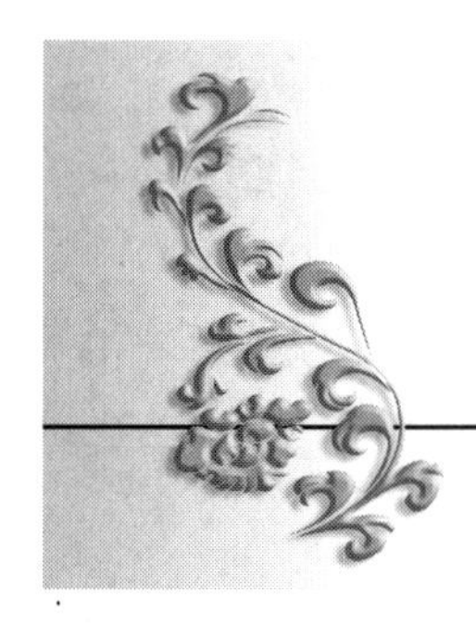

1版编写说明

本书包括总论、各论、附录三部分。

一、总论

系统介绍中药学的基本知识，内容如下：

1. 中药的起源和中药学的发展　明确劳动创造医药的概念，介绍历代中药学发展成就及其代表作；骨干本草及专科本草的主要内容及学术价值；近代本草学发展成就及各分支学科发展状况，为学习中药学打好文献基础。

2. 中药的命名和分类　介绍中药、本草、草药、中草药、民族药、中成药的名称概念；中药的命名规律；中药的分类方法。

3. 中药的产地、采集与贮藏　介绍产地与药效的关系；道地药材的概念；如何正确对待道地药材；如何研究道地药材生产以保证临床需要，并介绍适时采集中药的目的与方法，以及根据药材的不同性质如何搞好中药材的贮藏与管理。

4. 中药的炮制　介绍中药炮制的概念、目的和方法以及近代中药炮制机理概况。

5. 中药的性能　为总论的重点，主要介绍中药药性及药性理论的概念，阐明中药治病的机理。包括以下五部分：

(1) 系统介绍四气的概念、产生过程、历史沿革、指导临床用药的意义，近代有关四气理论的研究进展。

(2) 五味的概念、产生过程、历史沿革、指导临床用药的意义、气味配合规律、五味用药理论的近代研究概况。

(3) 升降浮沉的概念、产生过程、历史沿革，影响药物升降浮沉的因素，指导临床用药的意义，近代有关升降浮沉用药理论的研究概况。

(4) 归经的概念、产生过程、历史沿革，中药归经的方法，对指导临床用药的意义；归经必须与四气五味、升降浮沉结合起来，全面分析，才能掌握药性的重要性；近代有关中药归经理论的研究概况。

(5) 中药的毒性：介绍中药毒性及毒药的概念；如何正确对待中药毒副作用；引起中药中毒的原因；中药中毒的临床表现及防治方法；掌握中药毒性对指导临床用药的意义。

6. 中药的配伍　介绍中药配伍的概念、产生由来，七情配伍用药规律及其发展；药对的出现，配伍用药的意义；近代有关中药配伍机理的研究。

7. 中药应用禁忌　介绍中药应用禁忌的概念及主要内容；从文献、临床、实验方面论述如何正确对待配伍禁忌、妊娠禁忌；从药性、病情方面介绍证候禁忌，阐明饮食禁忌的科学内涵。

8. 中药剂量剂型与用法　介绍中药剂量的概念、计量方法及影响确定中药剂量的因素；中药的用法，介绍古今计量换算方法，中药的煎服法及根据不同剂型选择不同服法等内容。

9. 中药化学成分与疗效的关系　介绍研究中药化学的目的，中药主要化学成分分类及其生物活性。

10. 中药新药研制与开发　介绍中成药发展的历史，中成药发展现状，中成药发展的前景，中药新药的研制思路、方法及策略。

二、各论

共收载全国各地区常用中药 531 种，按照功效不同分为 21 章介绍，每章先列本类药物的概念、作用、适应证、分类、配伍规律、使用注意及简要介绍本类药物近代现代理论研究概况等内容。每味药物按以下各项分述：

1. 正名　每味药名以《中国药典》1995 年版第一部及各省现行《中药材标准》和本草学沿用已久的名称为正名，并注明汉语拼音名。

2. 别名　写出文献记录异名（注明文献出处）、地方用药名。

3. 来源　按顺序先写药物正名、始载本草典籍名称、释名，牵强附会者不用；继之介绍药物基原，动植物药标明种（科）属、入药部位，矿物药标明矿物名称及药物加工方法；写出中文名、拉丁名，列出详细产地，说明来源于野生品种还是栽培品种。

4. 采收炮制　以《中华人民共和国药典》、《中药大辞典》、《中国药材商品学》为准，介绍采集时间、入药部位、采集方法；以《中国药典》及《炮制规范》为依据，简要介绍炮制方法。

5. 商品规格　按《中国药典》、《中国药材商品学》简要介绍道地药材的商品规格特点，以示药材的真伪优劣，并介绍有关药材的质量标准。

6. 药性　按《中国药典》和规划教材、本草文献及临床实际为准介绍药性即药物性味、归经、有毒无毒，不得阙如，力求与功效应用统一。

7. 功效　以《中国药典》和规划教材、本草文献及临床实际为准，运用中医药理论来概括介绍药物功效。对需要补充介绍的药物新功效，列于主要功效之后。既注意与《中国药典》及规划教材的连贯性，又可根据临床实际反映药物功效新进展。

8. 应用　根据药物功效，以《中国药典》、规划教材及本草文献和临床实际为准运用中医药理论来概括主治病证，按主次先后予以介绍。对药典、规划教材未载而临床延伸应用，确有疗效者，也予补充介绍，以全面反映临床应用的实际情况。介绍临床应用时，每项先写明主治病证名称，再运用中医药理论阐述用药机理；继之列出主治病证的症状特点，并有选择地引用古今医家实际应用有效的名方，作为配伍用药的范例。附方所选配伍用药一般不超过 3 味，无成方者介绍配伍用药一般不超过 6 味。总之，介绍临床应用时，重点突出辨证用药的理法特色，全面详尽介绍该药临床应用的特点。

9. 用法用量　以《中国药典》和规划教材、本草文献及临床实际为准，介绍成人 1 日内服剂量；对炮制后功效变化者，说明其区别用法，对有毒中药注明其剂量标准及用法，保证安全有效地使用药物。

10. 使用注意　从证候、配伍、妊娠、饮食禁忌及毒副作用五个方面说明使用注意。

11. 鉴别用药　介绍功效相近、同一来源不同用药部位的药物及同一药物的不同炮制品种药物的鉴别应用特点。

12. 药论　由著名本草、名家医案、本经注释等文献中选择摘录论述精辟、言简意赅的药论，以进一步阐述药物作用机理、主治病证特点，提供传统的理论依据，加深对药物药性功效主治的理解，更好地指导临床用药。

13. 现代研究　主要包括化学成分、药理作用、临床报道、毒副作用四部分。

（1）化学成分：参阅《中国药典》、《中药大辞典》、《中药化学》及最新研究成果等资料，系统介绍该药的主要成分、有效成分及毒性成分等物质基础，为临床用药提供科学依据。

（2）药理作用：参阅《中药药理与应用》、《中药现代研究与应用》、《中药大辞典》等书及中药药理最新研究成果等文献资料，全面系统介绍该药药理作用，力求与传统功效相一致，为临床用药提供科学依据。

（3）临床报道：选用单方或以该药为主药的复方、疗效确切的临床报道，力求与传统临床应用及药理研究相吻合，系统全面地反映近代临床应用的进展情况。

（4）不良反应：介绍毒性、半数致死量、中毒机理及临床表现、中毒原因及预防、中毒救治。

三、附录

1. 临床常见病证用药简介　根据全书所载531种中药功效主治，临床应用特点，以常见病证为纲，系统介绍每种病症临床常用药物，为临床用药提供方便。

2. 中药药名笔画索引。

3. 中药药名汉语拼音索引。

目　录

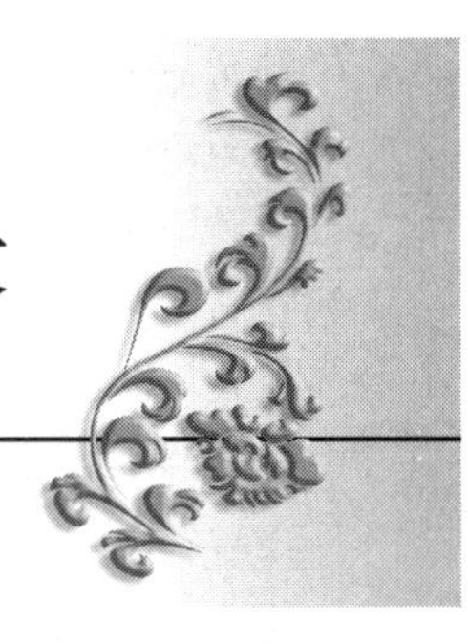

总　论

各　论

总 论

我国是世界上天然药物种类最丰富的国家之一，堪称天然药物王国。据调查，截至1995年3月25日，我国辽阔的土地和海域分布着12 807种中药资源，其中药用植物11 146种，药用动物1581种，药用矿物80种。几千年来，这些宝贵资源的开发与有效利用，作为防病治病的主要武器，对于保障人民健康和民族繁衍起着不可忽视的作用；同时这些资源也是我国医药学发展的物质基础，并形成了独特的理论体系和应用形式，充分反映了我国历史、文化、自然资源等方面的特点。因此，人们习惯把凡是以中国传统医药理论指导采收、加工、炮制、制剂、说明作用机理、指导临床应用的药物，统称为中药。简而言之，中药就是指在中医理论指导下，用以预防、诊断和治疗疾病及康复保健等方面的物质。

中药主要来源于天然药及其加工品，包括植物药、动物药、矿物药及部分化学、生物制品类药物。由于中药以植物药居多，故有“诸药以草为本”的说法。五代时期韩保昇也说：“药有玉石草木虫兽，而直言本草者，草类药为最多也。”因此，自古相沿把中药称本草。此外，还有草药一词，系指广泛流传于民间，在正规中医院应用不太普遍，为民间医生所习用，且加工炮制尚欠规范的部分中药。还有中草药一词，实则是中药和草药的混称。由此可见，草药、中草药与中药、本草没有质的区别，为避免混淆，应统一于中药一词的概念中。所谓民族药是指中国少数民族地区所习用的药物，其药源与中药基本相同，它是在吸收中医药学理论和经验的基础上，又在实践中逐步发展形成具有本民族医药学特色和较强地域性的药物，如藏药、蒙药、维药等，广而言之，民族药也是中华民族传统医药的一个组成部分。中成药则是以中药材为原料，在中医药理论指导下，按规定的处方和方法，加工制成一定的剂型，标明药物作用、适应证、剂量、服法、安全、有效、质量可控，供医生、患者直接使用的药物。中成药也就是中药单方或复方使用的现成药剂，自然也是中药的一个重要组成部分。

自古以来人们习惯把中药称为本草，自然也就把记载中药的典籍中药学称为本草学。近代把本草学习称为中药学，就是指专门研究中药基本理论和各种中药来源、产地、采集、炮制、性能、功效及临床应用等知识的一门学科。中药学是中医药院校的骨干学科，是祖国医药学宝库中的一个重要组成部分。

第一章

中药的起源和中药学的发展

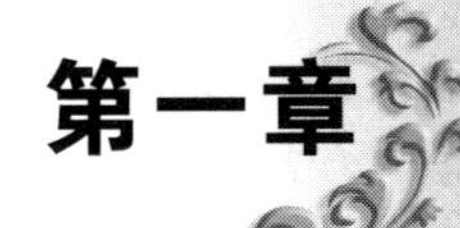

中药的起源和中药学的发展经历了以下几个阶段。

原始社会(远古—公元前21世纪)

劳动创造了人类和社会,同时也创造了医药。中药的发现和应用以及中药学的产生、发展,和中医学一样,是人类在长期的生产和生活实践过程中逐步形成的。

我国的医药起源于原始社会时期。综合考古学、民族学、生物学和古代文献记载等多方面的材料,我们对原始社会中药物的起源有了一个基本认识。最初,原始人群在"饥不择食"的生活过程中,常不可避免地误食一些有毒甚至剧毒的植物,以致发生呕吐、腹泻、昏迷甚至死亡等中毒现象。如吃了瓜蒂、藜芦会导致呕吐,误食了大黄则造成腹泻。同时,也可因偶然吃了某些植物,使原有的病痛得以减轻或完全消除。如因纳谷不化所致的腹胀、腹痛、便秘等症,就可借助于服食大黄而得缓解甚至消除。处理外伤,早期人们可能用苔藓、树皮、草茎、泥土、唾液等来敷裹涂抹伤口,久而久之,便逐渐从中发现了一些适用于敷治外伤的外用药。经过世世代代无数次这样的反复试验,口尝身受,人们逐渐获得并积累了辨别食物和药物的经验,也逐步积累了一些关于植物药的知识,并进而有意识地加以利用。这就是早期植物药的发现。进入氏族社会后,由于弓箭的发明和使用,人们进入了以狩猎和捕鱼为重要生活方式的渔猎时代,人们在吃到较多的动物的同时,也相应地发现了一些动物具有治疗作用,这就是早期动物药的发现。

至氏族社会后期,进入农业、畜牧业时代,由于种植业、饲养业的发展,发现了更多的药物。在处于母系氏族阶段的浙江余姚县河姆渡村遗址中,考古发现了众多的动物遗骸和植物标本,哺乳动物有鹿、麂、獐、羊、牛、猪、狗、水獭、象等,禽类有雁、鹤、野鸭、鹰等,还有龟、鳖及各种鱼类。植物标本除各种树类外,还有可以食用的菱角、酸枣、芡实,并发现了人工采集的樟科植物的叶片堆积。在这些樟科植物中,不少种类是药用植物,具有驱虫防病的作用。用药知识的不断丰富,形成了早期的药物疗法。因此可以说,中药的起源是我国劳动人民长期生活实践和医疗实践的结果。西汉·刘安所撰的《淮南子·修务训》中说:"古者民茹草饮水,采树之实,食蠃蚌之肉,时多疾病,毒伤之害。于是神农乃始教民种五谷,相土地,宜燥湿肥硗高下。神农尝百草之滋味,察水泉之甘苦,令民知所避就,当此之时,一日而遇七十毒。"汉以后,魏晋·皇甫谧撰《帝王世纪》,唐代司马贞作《补三皇本纪》补入《史记》,清·茆泮林辑复的《世本》中引录宋·王应麟之补注,均将此段文字直接推演为:神农尝百草,始有医药。"神农尝百草"虽属传说,但在客观上反映了我国古代由渔猎、采集时代进入原始农业经济时,人们为了选择食物而尝百草、水泉,区别有毒无毒,由此发现了药物,进而积累经验的艰苦实践过程,也是药物起源于生产劳动的真实写照。

随着历史的递嬗,社会和文化的演进,生产力的发展,医学的进步,人们对于药物的认识和需求也与日俱增。药物的来源也由野生药材、自然生长逐步发展到部分人工栽培和驯养，并由动、植物扩展到天然矿物及若干人工制品。用药知识与经验也愈见丰富，记录和丰富这些知识的方式、方法也就由最初的“识识相因”、“师学相承”、“口耳相传”发展到文字记载。这既有利于药物知识的保存、积累和传播，也为后世探讨和研究我国古代药物的发展，提供了珍贵资料。

夏商周春秋战国时期(公元前21世纪—公元前256年)

至今尚无确切的夏代文字，故对当时药物治疗情况尚不甚了解。而商代甲骨文中，已有少量药物治疗记载，如疛(小腹病)用鱼，认为鱼有“行水”之性，可散瘀血；又有瘧(疟)，秉枣，可能是殷人用枣治疟。而在河北省藁城县台西村的商代遗址中，发现有植物种子30余枚，经鉴定为桃仁、郁李仁、杏仁，其药用的可能性很大。

西周时代(公元前1046—公元前771年)，出现了关于医药的正式文字记载。如《尚书·说命》云：“药不瞑眩，厥疾弗瘳。”《周礼·天官·冢宰下》谓：“医师掌医之政令，聚毒药以供医事”，以及“以五味、五谷、五药养其病”。此处所言“五药”，据汉代郑玄注：“五药，草、木、虫、石、谷也。”可见并非指五种具体药物，可能是当时对药物的初步分类。《诗经》大约是周初至春秋中期的作品，是我国最早的诗歌总集，也可以说是我国现存文献中最早记载具体药物的书籍。书中记载了许多动植物，有动物100多种，植物140余种，其中后世作为药用植物的约有50余种，如车前、苍耳、益母草、芍药、枸杞子等。《诗经》对某些动植物的采集、性状、产地及服用季节等，也作了说明，如“七月蟋蟀”、“八月断壶”指明了采集或生长季节；“食其(指芣苢——编者注)实，宜子孙”，是关于服用效果的记载；而“中谷有蓷”则说明了产地。应当指出：《诗经》中很多诗篇采自民间，多是劳动人民对于一些动植物形态、色泽、产地、用途等的朴实赋咏，至于当时是否入药尚待考证，但其中100余种为后世诸多本草著作所收录而用作药用。《山海经》是一部记载春秋以前民间传说中的山川、物产、药物、祭祀、巫医、神话等的古代地理著作。它和《诗经》一样，并非药物专著，但却记载了更多的药物，并明确指出了药物的产地、形态、性能、功效和主治，说明人们对药物的认识又深入了一步。《山海经》记载药物的统计，各家有所差异，主要出于鉴定药物标准上的某些歧义，现一般认为有动物药67种，植物药52种，矿物药3种，水类1种，另有3种属类不详，共计126种。《山海经》所载药物，按广义的药物功用分类，包括医疗疾病的治疗药，强壮身体的补药，使人生子的种子药，令人色美的美容药，以及避孕药、预防药、毒药、解毒药、杀虫药、治牲畜药等。其中治疗药特别值得重视，其所载主治功效，与后代本草所载颇有联系。所治病种达31种之多，包括内、外、妇、眼、耳、皮肤等科疾患。服法方面有内服(包括汤服、食用)和外用(包括佩带、沐浴、涂抹等)的不同。书中有关补药和预防的记载，反映了当时我国预防医学思想的萌芽。可见当时药物的知识已相当丰富。

春秋战国时期，由于社会的变革，生产力的发展，科学文化的提高，出现了“诸子蜂起，百家争鸣”的局面。当时的医家，以朴素的、唯物的阴阳五行学说的指导思想，以人和自然的统一观，总结了前人的医学成就。《黄帝内经》的问世，开创了中医学独特的理论体系，标志着中国医药学由单纯积累经验阶段发展到系统理论总结阶段，为中医药学的发展提供了理论指导和依据。《内经》虽然只载方13首，药26味，但对中药学的基本理论有纲领性的阐述。如《素问·至真要大论》“寒者热之，热者寒之”，《素问·脏气法时论》“辛散”、酸收”、“甘缓”、“苦坚”、“咸软”等，奠定了四气五味学说的基础；《素问·宣明五气》“五味所入，酸入肝、辛入肺、苦入心、咸入肾、甘入脾，是为五入”，为后世归经学说之先导；《素问·六微旨大论》“升降出入，无器不有”，《素问·阴阳应象大论》“味厚者为阴，薄者为阴中之阳；气厚者为阳，薄者为阳中之阴”等根据药物气味之厚薄和性味之差异，结合升浮沉降的特征进行论述，宋代医家张元素等药物升降浮沉理论的创立均源于此。另外，《内经》中提出了五脏苦欲补泻，如《素问·脏气法时论》说：“肝苦急，急食甘以缓之”，“肝欲散，急食辛以散之，用辛补之，酸泻之”等以及五运六气与用药的关系，如《素问遗篇·刺法论》中对小金丹服用注明：“每日望东吸日华气一口，冰水下一丸，和气咽之，服十粒，无疫干也”，对中药的临床应用产生了很大的影响。

成书年代与《内经》同时或更早的1975年长沙马王堆汉墓出土的《五十二病方》，是我国已发现的最古医方书。全书共有医方280个，用药242种，疾病涉及内、外、妇、儿、五官等科的各个方面。在药物使用方面，除用药外敷与内服以外，尚有药浴法、熏法与药物熨法。书中对药物的贮藏炮制也有较详的描述，足见先秦时期用药已具相当规模了。

同时这一时期人工酿酒和汤液的发明与应用，对医药学的发展起了巨大的促进作用。酒在医疗上的应用，是医学史上的一项重大发明，它是最早的兴奋剂（少量用之）和麻醉剂（多量用之）；与其他药物相配时，更能通血脉、行药势；又具有溶媒的作用，常用做溶剂，后世加工炮制药物也把酒作为常用辅料之一。早在新石器时代仰韶文化时期（距今五六千年），人们就已开始酿酒。随着人们医药知识的日益丰富，用药经验和药物品种的逐渐增多，为从单纯的用酒制病发展到制造药酒准备了条件。至商代，甲骨文中有“鬯其酒”的记载。据东汉·班固在《白虎通·考黜》中解释：“鬯者，以百草之香，郁金合而酿之成为鬯。”可见，“鬯其酒”就是制造芳香的药酒，当时主要用于祭神，但此酒具有营养、医疗价值是无疑的。酒剂的使用，对后世产生了巨大的影响。仅《内经》所存13首方中即有4个酒剂；《金匮要略》、《千金方》、《外台秘要》、《太平圣惠方》、《本草纲目》等书中有更多内服、外用的酒剂。《素问·汤液醪醴论》中将汤液醪醴的治疗作用归结为“邪气时至，服之万全”，认为上古之人备之，中古之人用之。《内经》中所称的“上古”、“中古”之人，当指商周以上之人。故后世谓“酒为百药之长”。从汉字构造来看，医字从“酉”，古代酉与酒通，形似酒坛，生动体现了酒在医药发展史上的突出作用和重要地位。

进入奴隶社会，手工业逐步发达。夏代已有精致的陶釜、陶盆、陶碗、陶罐等陶制器皿，殷商时期在人们日常生活中陶器更是得到了广泛使用，同时对食品加工的知识也不断丰富和提高。这些都为汤液的发明创造了条件。

相传商代伊尹创制汤液。从文献记载考察，《汉书·艺文志》中载有《汤液经法》三十二卷，魏晋时期皇甫谧在《针灸甲乙经·序》中称：“伊尹以亚圣之才撰用神农本草，以为汤液”，又说：“仲景广论汤液为数十卷，用之多验。”《资治通鉴》谓伊尹“闵生民之疾苦，作汤液本草，明寒热温凉之性，酸苦辛甘咸淡之味，轻清浊重，阴阳升降，走十二经络表里之宜。”伊尹为商朝初期人，善于烹饪，又兼通医学，说明汤液的发明与食物加工技术的提高是密不可分的。汤液的出现，不但服用方便，提高了疗效，且降低了药物的毒副作用，同时也促进了复方药剂的发展。因此汤剂也就作为中药最常用的剂型之一得以流传，并得到不断的发展。

秦汉时期（公元前221—公元220年）

由于封建制逐渐代替了奴隶制，生产力获得迅速发展，社会经济呈现出繁荣的景象。随着农业和冶炼技术的发展，手工业有了进步，商业也逐步兴盛。这一时期，科学文化比较发达，在文学、史学、哲学和科学技术方面都有突出的成就，天文学、数学、农学等也得到了较大的发展。此外，随着冶炼技术、造纸术等的发明和发展，简单机械的广泛使用，也使古代物理学和化学开始发达起来。同时,内外交通日益发达,特别是张骞、班超先后出使西域,打通丝绸之路,西域的番红花、葡萄、胡桃等药材不断输入内地;少数民族及边远地区的犀角、琥珀、麝香及南海的荔枝、龙眼等已逐渐为内地医家所采用,从而丰富了本草学的内容。西汉初年已有药物专书流传民间,如《史记》仓公传称吕后八年(公元前180年),公乘阳庆传其弟子淳于意《药论》一书;《汉书》楼护传谓:"护少诵医经、本草、方术数十万言";《汉书·平帝纪》云:"元始五年(公元5年)征天下通知……本草以及五经、《论语》、《孝经》、《尔雅》教授者……遣至京师"。可见秦汉时期已有本草专著问世,并有众多的本草教授,本草学的发展已初具规模。

我国现存最早的一部药物学专著当推《神农本草经》(简称《本草经》或《本经》),是集东汉以前药物学大成的名著,一般认为该书约成于西汉末年至东汉初年(公元前1世纪—公元1世纪)。全书分三卷,载药365种,其中植物药252种、动物药67种、矿物药46种,按药物功效的不同分为上、中、下三品。上品120种,功能滋补强壮,延年益寿,无毒或毒性很弱,可以久服;中品120种,功能治病补虚,兼而有之,有毒或无毒当斟酌使用;下品125种,功专祛寒热,破积聚,治病攻邪,多具毒性,不可久服。《神农本草经·序例》中还简要赅备地论述了中药的基本理论,如四气五味、有毒无毒、配伍法度、辨证用药原则、服药方法及丸、散、膏、汤、酒等多种剂型,并简要介绍了中药的产地、采集、加工、贮存、真伪鉴别等,为中药学全面发展奠定了理论基础。

《神农本草经》所载药物当时并无准数,而由陶弘景厘定365种,"今辄苞综诸经,研括烦省以《神农本经》三品合三百六十五种为主……"(《重修政和经史证类备用本草·**梁陶隐居序**》),并云:"魏晋以来,吴普、李当之等更复损益,或五百九十五种,或四百四十一,或三百一十九……"(《**本草经集注·序录**》),《神农本草经》只录365味药,以应周天之数,恐与受道家思想影响有关。每味药物涉及药名、气味、功效、主治、产地、别名等内容,书中所载药物大多朴实有验,至今习用,如常山截疟,黄连治痢,苦楝子驱蛔,麻黄定喘,当归调经,阿胶补血,乌头止痛,海藻消瘿,水银治疥,猪苓利尿等等。另外,书中所载的无机药物,除叙述了它们的性味、出处及治病效能外,更蕴涵了化学知识和化学实践活动,如丹砂"能化为汞",水银"杀金、银、铜、锡毒,熔化还复为丹"等等。

《神农本草经》的诞生,全面总结了我国秦汉以前用药经验,系统地总结了中药基本理论,成为我国本草学发展的基础,标志着中国药学的初步确立,具有重要的历史价值;该书所载药物疗效确切,词简旨深,至今多数仍为习用,又有重要的实用价值,故被后世奉为四大经典之一。《神农本草经》成书之后,沿用500余年,原著在唐代初年已失传,但它的主要内容仍保留在历代本草著作中,现存多种版本都是自南宋至明清以来学者们考订、辑佚、整理而成。最早的辑本为南宋王炎的《本草正经》三卷(约1217年),其他较著名的有明代卢复辑《神农本草经》(1616年),清代孙星衍、孙冯翼合辑《神农本草经》三卷(1799年);清代顾观光辑《神农本草经》四卷(1844年);日本人森立之辑本(1854年)等。

两晋南北朝时期(公元266—581年)

两晋南北朝时期是中国封建社会发展的前期,其间的文化起了继汉开唐的作用,科学技术有了新的发展,在天文、历算、医学等领域取得重大突破,在意识形态方面则出现了反玄学的唯物主义思潮,促进了医学的发展。

两晋南北朝时期的医学,继战国秦汉时期医学理论体系初步形成之后,有了较快的发展。在临证医学和药物学方面有突出的成就,医学基础理论也有一定的发展。本草学的发展也进入了一个新的时期。由于中外通商和文化交流，西域、南海诸国的药物如乳香、苏合香、沉香等香料药输入我国，新的药物品种逐渐增多，并陆续有了零星记载，对原有的药物功效也有了新的认识，扩大了药物的治疗范围。这一时期产生了约70余种本草学著作，包括综合性本草及分论药物形态、图谱、栽培、采收、炮炙、药性、食疗等专题论著，反映了本草学的全面发展。可惜绝大部分早已散佚。而部分药物的性味、功效等与原来的记述不尽相同，并产生了一些错误而引起了混乱。正如梁・陶弘景所说的“魏晋以来，吴普、李当之等，更复损益。或五百九十五，或四百三十一，或三百一十九，或三品混糅，冷、热舛错，草石不分，虫兽无辨，且所主疗，互有多少，医家不能备见，或识智有浅深”（《本草经集注・序录》）。这种混乱情况，亟待进行整理总结，以促进本草学的发展。因此，陶弘景于公元494—500年间，“苞综诸经，研括烦省”参考大量的图籍、医方和标本，对《神农本草经》作了整理和研究，误者纠之，脱缺者补之，除厘定《神农本草经》365种药物外，同时又选择汉魏以来名医们在多种《神农本草经》传本中增补的“副品”，撰成《本草经集注》一书，做到“精粗皆取，无复遗落，分别科条，区畛物类，兼注名时用土地所出，及仙经道术所须”。为了区别《本经》原载的药品和新加的药品，他“以朱书《神农》，墨书《别录》”及小字加注的形式，对魏晋以来300余年间中药学的发展作了全面总结。

全书包括序录，合为七卷，载药730种，分为玉石（62种）、草木（294种）、虫兽（114种）、果（26种）、菜（28种）、米食（27种）、有名未用（179种）共7类，首创按药物自然属性分类的方法。后代本草著作的分类法都是在陶弘景的分类法基础上发展起来的。该书还首创“诸病通用药”的分类法。书中以病证为纲，根据药物的疗效，把药物分别归入不同的病证项下，共分为80余类。如治风通用药有防风、防己、秦艽、独活、川芎等；治黄疸通用药有茵陈、栀子、紫草等；治小便淋沥有滑石、冬葵子、白茅根等。这种分类方法有利于医生的临证处方用药和医药的普及推广。对药物的形态、性味、产地、采制、剂量、鉴别等方面的论述比较详尽且有明显进步，强调药物的产地、采集与炮制方法和其疗效具有密切的关系。此外，该书还考订了古今用药的度量衡，并规定了汤、酒、丸、散、膏、丹剂的制作规程。该书是继《神农本草经》之后的第二部本草名著，可惜流传至北宋即逐渐亡佚，现仅存《本草经集注》的残卷，一为敦煌出土的卷一，即序录部分；一为吐鲁番出土的残片，上面只有燕屎等四种药物的文字叙述。但此书的主要内容仍可在《重修政和经史证类备用本草》和《本草纲目》中窥测。目前辑本一是日本人森立之等人所辑《重辑神农本草经集注》七卷（1849年），一是国人尚志钧等辑的《本草经集注》（人民卫生出版社，1994年）。

汉、魏以后，出现了一些采药、制药（炮炙）、种药等方面的专书和药物图谱，两晋南北朝时期有刘宋时雷敩撰著的《雷公炮炙论》、葛洪所著的炼丹著作《抱朴子》等。

隋唐时期（公元581—907年）

此时我国南北统一，社会经济的繁荣发展，交通的发达，国内各民族间的密切交往及中外经济文化交流的频繁，促进了文化艺术和科学技术的发展。在意识形态方面，儒、道、佛三教及柳宗元、刘禹锡等的辩证唯物主义思想有了较大的发展，并直接渗透到中医学中，对医学的发展产生了一定的影响。

在这期间，人们对药物的认识有了很大提高，积累了不少新的用药经验。特别是随着中外经济文化的交流，从印度、西域等地输入的外来药物日益增多。加之陶弘景《本草经集注》成书之际，正值南北分裂时期，作者阅历所限，因此书中不免有错误和遗漏之处。故有必要对本草作一次全面的整理、总结。唐显庆四年（公元659年）颁布了经政府批准，由长孙无忌、李勣领衔编修，苏敬实际负责，23 人参加撰写的《新修本草》（又名《唐本草》）。全书卷帙浩繁，共 54 卷，载药 844 种（一说 850 种），新增药物 114 种（一说 120 种），由本草、药图、图经三部分组成。其分类方法仍沿用《集注》的分法，按药物的自然来源分为玉石、草、木、禽兽、虫鱼、果、菜、米、有名未用共 9 类，比《本草经集注》增加了两类。在编写过程中，政府通令全国各地选送所产地道药材做实物标本进行描绘，从而增加了药图，这是我国有史记载的最早的药物彩色图谱。该书还就药物基原加以文字说明，这是图经。这种图文并茂的编写方法，开创了世界药物学的先例。《唐本草》正文部分基本保持了《本草经集注》的格局，将《本草经集注》序录一卷析为两卷，仅增加了 3 条简短注文。卷 3～20 为各论，基本保持了《本草经集注》的内容及体例，新增药品条文的撰写大致仿《神农本草经》、《名医别录》，次第介绍药物的性、味、良毒、主治、用法、别名、产地等，下以小字略述形态。唯正文中加用法与前者不同。该书治学严谨，实事求是，尊重经典又不拘泥，在保持《神农本草经》原文的基础上，对古书未载者加以补充，内容错讹者重新修订，做到"《本经》虽阙，有验必书，《别录》虽存，无稽必正"（《新修本草》孔志约序）。如纠正陶弘景谬误之处谓："重建平之防己，弃槐里之半夏。秋采榆人，冬收云实。谬粱米之黄、白，混荆子之牡、蔓。异繁缕于鸡肠，合由跋于鸢尾。防葵、狼毒，妄曰同根；钩吻、黄精，引为连类。铅、锡莫辨，橙、柚不分"（同上）等，纠正了陶氏对药物品种、产地、采集方面错谬之处，补充了药物形态、产地、功效、别名等，使这些药物的采认、使用更有所依凭。书中既收集了为民间所习用的安息香、龙脑香、血竭、诃黎勒、胡椒等外来药，同时又增加了水蓼、葎草、山楂、人中白等民间经验用药。可见该书内容丰富，取材精要，具有高度的科学价值，反映了唐代本草学的辉煌成就。它不仅对我国而且对世界本草学的发展产生了巨大的影响，很快流传到国外。如公元 731 年即传入日本，并广为流传，日本律令《延喜式》即有"凡医生皆读苏敬《新修本草》"的记载。由于《新修本草》是由国家组织修订和推行的，因此是我国也是世界上公开颁布的最早的药典，比公元 1542 年欧洲纽伦堡药典要早 800 余年。该书现仅存残卷的影刻、影印本，但其内容保存于后世本草及方书中，近年有日・冈西为人《重辑新修本草》（1964 年）、尚志钧辑校《唐・新修本草》（安徽科学技术出版社，1981 年）。

此后，唐开元年间（公元 713—741 年），陈藏器深入实际，在《新修本草》的基础上，于开元二十七年（739 年）撰成《本草拾遗》一书。该书搜集了《新修本草》所遗漏的许多民间药物，如肉豆蔻、甘松香、骨碎补、谷精草、五倍子等。并对《新修本草》进行了增补和辨误，例如接骨木，《新修本草》曰："味甘、苦，平，无毒"，《本草拾遗》纠正道："接骨木有小毒，……《本经》云无毒，误也。"（此处《本经》指《新修本草》）。此书扩展了用药范围，仅矿物药就增加了 110 多种，且其辨识品类也极为审慎，全书增加药物总数尚无定论，然仅《经史证类备急本草》引用就达 488 种之多，为丰富本草学的内容作出了贡献。他还根据药物功效，在《本草拾遗・序》中首次提出"十剂"分类法："诸药有宣、通、补、泄、轻、重、涩、滑、燥、湿，……宣可去壅，……通可去滞，……补可去弱，……泄可去闭，……轻可去实，……重可去怯，……涩可去脱，……滑可去著，……燥可去湿，……湿可去枯，……"。这样系统地以药效来分类，使中医基本理论和治疗方法结合起来，对临床辨证用药起了直接指导作用，并丰富了方剂学分类及治法的基本内容。《本草拾遗》中还记载了对药物毒性及腐蚀作用的认识及一些药物炮炙与药性的关系，特别是首载有动物药物实验观察的内容。如"赤铜屑，主折伤，能焊人骨。及六畜有损者，取细，研酒中，温服之，直入骨损处。六畜死后，取骨视之，犹有焊痕。"这种动物药物实验的内容，首次见于本草书中。

至五代（公元 935—960 年），翰林学士韩保昇等受蜀主孟昶之命编成《蜀本草》。也以《新修本草》为蓝本，参阅有关文献，进行增补注释，增加了新药，撰写了图经。全书 20 卷，原名《增广英公本草》，后世称《蜀本草》。该书对药品的性味、形态和产地作了许多补充，绘图也十分精致，颇具特点，李时珍谓："其图说药物形状，颇详于陶（弘景）、苏（敬）也。"（《本草纲目》）故该书常为后人编纂本草时所引用，是一部对本草学发展有影响的书籍。

另外，隋唐时期较著名的还有唐代孟诜所著《食疗本草》、唐代李珣的《海药本草》等书。

宋金元时期（公元 960—1368 年）

生产的发展，经济的繁荣，商业的旺盛，科学技术的进步，各民族科技的交流，为这一时期医学的发达准备了条件。此外，在"不为良相，当为良医"的思想支配下，当时士人知医成为风尚。文人志士由于有较高的文化素养，进入医学队伍之后，大大促进了宋金元医学的发展。如宋代的朱肱、许叔微都是进士出身，金代的成无己、张元素都是著名的儒医，元代朱震亨初为理学家，戴启宗曾任儒学教授。在意识形态方面，宋代盛行的"理学"提出的"格物致知"明确研究事物的根源，在学术上形成研究事物原因的风气，对宋元的医学创新有思想指导，促进了医学上"五运六气"的讨论。宋代的唯物主义思想敢于怀疑原来的经典，对旧有的文化持一定的分析批判态度，影响到医药学术界，出现了许多著名革新家，提出了新见解，总结了新经验，在理论上有突破，在实践上有创新，宋金元医学的重大成就是在其历史基础上产生的。临床医学的进步，促进了药物学的发展。药品数量的增加，功效认识的深化，炮制技术的改进，成药应用的推广，使药学发展呈现了蓬勃发展的局面。

开宝元年（公元 973 年），刘翰、马志等奉命在《新修本草》、《蜀本草》的基础上修改、增订宋代第一部官修本草《开宝新详定本草》，次年发现其仍有遗漏和不妥之处，经李昉、制知浩等重加校定，较《新修本草》增加药物 133 种，合计 983 种，名《开宝重定本草》，为第二部官修本草，苏颂称该书"其言药性之良毒，性之寒温，味之甘苦，可谓备且详矣"。

80 多年之后，嘉祐二年至五年（公元 1057—1060 年），又出现了第三部官修本草，即《嘉祐补注神农本草》（简称《嘉祐本草》）。此书由掌禹锡、林亿、苏颂等人编写，以《开宝重定本草》为蓝本，附以《蜀本草》、《本草拾遗》等各家之说，书成 21 卷，较《开宝本草》增加新药 99 种，合计载药 1082 种，采摭广泛，校修恰当，对药物学的发展起了一定的作用。

嘉祐六年（公元 1061 年），由苏颂将经国家向各郡县收集所产药材实图及开花、结果、采收时间、药物功效的说明资料，以及外来进口药的样品，汇总京都，编辑成册，名曰《本草图经》。全书共 21 卷，载药 780 种，其中增加民间草药 103 种，在 635 种药名下共绘 933 幅药图（包括动、植、矿物药），成为我国药学史上第一部由政府编绘的刻版药物图谱。明·李时珍在《本草纲目》中对该书作了如下评价："考证详明，颇有发挥，但图与说异，两不相应，或有图无说，或有物失图，或说是图非。"此书后已散佚，但其主要内容仍可见于一些医著中，如陈承的《重广补注神农本草图经》，唐慎微的《经史证类备急本草》及李时珍的《本草纲目》等后世本草中。

宋代本草学的代表作当推唐慎微的《经史证类备急本草》（简称《证类本草》）。作者唐慎微，四川崇庆人（蜀州晋原人），世医精于经方，医术高明，"为士人疗病，不取一钱，但以名方秘录为请"，由此搜集大量古今单方验方。他治学广泛，整理了经史百家近 246 种典籍（一说 243 种）中有关药学的资料，在《嘉祐本草》、《本草图经》的基础上于公元 1082 年著成《经史证类备急本草》（以其广辑经史百家药物资料以证其类而得名，简称《证类本草》）。全书 33 卷，载药 1558 种，较前增加 476 种，附方 3000 余首。该书资料丰富，除转录《嘉祐本草》、《本草图经》全部内容外，还广泛引证宋代以前的本草，如《雷公炮炙论》、《本草拾遗》、《食疗本草》、《海药本草》等15部本草著作，方书如《太平圣惠方》、《备急千金要方》、《千金翼方》、《外台秘要》、《肘后方》等92部方书，从而保存了大量医学文献和古代民间用药经验。为此李时珍曾高度评价说："使诸家本草及各药单方，垂之千古，不致沦没者，皆其功也。"（《本草纲目》第一卷"历代诸家本草"）此外书中还引证经史、笔记、地志、诗赋、佛书、道藏等计247种文献，集前人著作之大成，起到了承前启后、继往开来的作用。该书内容广泛，丰富了本草学内容，补入《雷公炮炙论》，涉及药物288种，介绍了药物炮制方法，弥补了唐氏以前综合本草中炮制内容不多的不足。方例是药物功能的直接例证，该书每味药物均附有图谱，这种方药兼收、图文并重的编写体例，不仅保存了大量单方验方，而且汇集了丰富的临床用药经验，且编写体例也有创新。该书编写体例严谨，出处明确，清楚地展示了历代本草发展的脉络。总之，《经史证类备急本草》的问世，把宋代本草学推向了高峰，成为本草学的范本，沿用500多年，从大观二年（公元1108年）出版的《经史证类大观本草》（简称《大观本草》）、政和六年（公元1116年）出版的《政和新修证类备用本草》（简称《政和本草》），以及南宋绍兴二十九年（公元1159年）出版的《绍兴校定经史证类备急本草》（简称《绍兴本草》），直到金元时期（公元1302年）出版的《经史证类大全本草》等，都是在《证类本草》的基础上，稍加修订补充而成的官修本草著作。这些著作，历代不断复刻重刊，直到明代《本草纲目》问世后，才逐渐地代替了它。作为本草学范本的《证类本草》，不仅完成了当时的历史使命，并为《本草纲目》的诞生奠定了基础。直到现代，它仍然是我们研究中药必备的重要参考书目之一。

此外，这一时期还有药性理论方面的著名医籍如《本草衍义》、《医学启源》、《珍珠囊》、《汤液本草》、《本草汇言》等，食疗本草方面如元代吴瑞的《日用本草》，忽思慧的《饮膳正要》等，地方本草方面有南宋王介的《履巉岩本草》等。

明代（公元1368—1644年）

明代是中国封建经济高度发展、资本主义萌芽的历史时期。我国人民在科学技术与文化上取得多方面突出的成就，如造船业、航海业、技术工艺、地理等。明代的医学在中国医学史上占有重要地位，产生了多种有重大意义的医学创造与发明，许多医家通过对前人医学成就的总结，并结合个人临证经验，编撰了大量的医籍，其中不少是集大成者，而且中外医药交流空前频繁。明代的本草学著作数量多，超过了元代以前历代的本草学著述，其中又以个人编著者占绝大多数；并且内容丰富，既有集大成者，又有着重于临证治疗使用或某一方面进行编撰者，"博""约"兼备，因而出现了多种本草学著述。

明初，朱丹溪的弟子徐彦纯集金元医家经验，重点阐述药性，编成《本草发挥》四卷，成为明初的用药依据。王伦按临床治疗用药需要著成《本草辑要》，将药物按性能分门别类，发展了陶弘景的通用药分类法，对临病用药制方，确能起到易于检寻的作用。由刘文泰等人具体负责的《本草品汇精要》是明代唯一由朝廷命令编纂的本草学专书。全书42卷，载药1815种，每味药物引历代主要本草文献，详述功能、主治、产地、采集、制法、真伪等，内容丰富，条理清晰，叙述简要。此书编成后，长时间未出版刊行，所以对明清时期的本草学影响甚微。然而此书是继宋代《证类本草》之后的一部较有分量的本草学专书，列目详细，叙述精要，绘图考究，不失为一部有价值的参考书。陈嘉谟的《本草蒙筌》共12卷，论述了药性总论、产地、收采、贮藏、鉴别、炮制、性味、配伍、服法等，收载药物742种，每种药除载明其别名、产地、采集、优劣、收藏、性味、方剂等之外，还有作者的按语，并绘有药图。李时珍曾评价此书说："间附（作者）己意于后，颇有发明，便于初学，名曰蒙筌，诚称其实。"

明代本草学成就最大者当推李时珍。李时珍是我国伟大的医药学家，他在《证类本草》的基础上，参考了800多部医药著作，对古本草进行了系统全面的整理总结。他边采访调查，边搜集标本，边临床实践，经过长期的考查、研究，历时27年，三易其稿，终于在公元1578年完成了200多万字的中医药科学巨著《本草纲目》(简称《纲目》)。该书共52卷，载药1892种，改绘药图1160幅，附方11096首，新增药物374种，其中既收载了醉鱼草、半边莲、紫花地丁等一些民间药物，又吸收了番木鳖、番红花、曼陀罗等外来药物。该书以《证类本草》为蓝本，在文前编辑了序例，介绍历代诸家本草，引证经史百家书目、七方、十剂、气味阴阳、升降浮沉、引经报使、配伍、禁忌、治法、治则等内容，全面总结了明代以前我国的药物学内容，保存了大量医药文献，是我国药学史上的重要里程碑。该书按自然属性分为水、火、土、金石、草、谷、菜、果、木、服器、虫、鳞、介、禽、兽、人，共16部62类，每药标正名为纲，纲之下列目，纲目清晰。这种按"从微至巨"、"从贱至贵"的原则，即从无机到有机、从低等到高等，基本上符合进化论的观点，因而可以说是当时世界上最先进的分类法，它比植物分类学创始人林奈的《自然系统》一书要早170多年。而且"物以类从，目随纲举"，既使各种药物依其性质归类，又便于寻觅查阅。其百病主治药，既是临床用药经验介绍，又是药物按功效主治病证分类的楷模。《本草纲目》中的每一味药都按释名、集解、修治、气味、主治、发明、附方等项分别叙述。之所以分列这么多项目，是各有其用意："诸品首以释名，正名也。次以集解，解其出产、形状、采取也。次以辨疑、正误，辨其可疑，正其谬误也。次以修治，谨炮炙也。次以气味，明性也。次以主治，录功也。次以发明，疏义也。次以附方，著用也。"可见，从药物的名称、历史、形态、鉴别，到采集、加工、功效、方剂等，叙述甚详。尤其是发明这项，主要是李时珍对药物观察、研究和实际应用的新发现、新经验，这就更加丰富了本草学的内容。对药物的记载分析，尽量用实物说明和临床验证作出审慎的结论，内容精详，实事求是，突出了辨证用药的中医理法特色；该书在收集历代本草精华的同时，对其错误之处也作了科学的纠正。如对"葳蕤、女葳二物而并入一条"、"南星、虎掌一物而分二种"、"以兰花而为兰草"、"以卷丹为百合"等等都作了准确的更正。对水银，李时珍指出"大明言其无毒，本经言其久服神仙，甄权言其还丹元母，抱朴子以为长生之药，六朝之下贪生者服食，致成废笃而丧厥躯，不知若干人矣！方士固不足道，本草其可妄言哉？"并通过他的临床实践和药物研究，对某些药物的功效作了新的概括，如对大风子治麻风、土茯苓治梅毒、延胡索止痛、曼陀罗麻醉、常山截疟、金银花疗痈等，都作了证实和肯定。《本草纲目》不仅对药物学作了详细的记载，同时对人体生理、病理、疾病症状、卫生预防等作了不少正确的叙述，而且还综合了大量的科学资料，在植物学、动物学、矿物学、物理学、化学、农学、天文、气象等许多方面，有着广泛的论述，丰富了世界科学宝库，其影响远远超出了本草学范围。该书自1596年刻成第一版刊行后，很快风行全国，17世纪即流传到国外，先后被译成朝、日、拉丁、英、法、德、俄等多种文字，成为不朽的科学巨著，是我国科技史上极其辉煌的硕果，在世界科技史上将永放光辉。

此外，明代还有食疗本草如朱橚的《救荒本草》、卢和的《食物本草》、宁原的《食鉴本草》，地方性本草如兰茂的《滇南本草》，注疏性本草如缪希雍的《神农本草经疏》等。

清代(公元1644—1911年)

清朝是中国封建社会晚期，其统治自1644年至1840年鸦片战争，为早中期；自1840年至1911年辛亥革命，为晚期。清朝前期，统治者采取了招民垦荒、分配明藩王庄田于民，治理黄河等措施，促进了生产的发展，使经济获得恢复和繁荣，同时资本主义萌芽也缓慢增长。

思想文化方面，考据古典文献之风盛行，形成了严谨认真、实事求是的治学作风，另一方面又造成了尊经复古和故步自封的局面，对文化和科学技术的发展，又有不利影响。1840年鸦片战争以后，中国逐步沦为半封建、半殖民地社会，由于西方文化和科学技术的传入，我国思想文化界产生了一些新变化，出现了"中学为体，西学为用"的洋务运动，之后又有戊戌变法、辛亥革命的发生，主张利用西方资产阶级的政治思想和科学技术，来挽救国家的危亡。

这一时期的中药学在明代取得很大成就的基础上，又有一定的发展。在《本草纲目》的影响下，研究本草之风盛行。一是由于医药学的发展，西方药物知识的传入，对民间药物的进一步发掘整理，进一步补充修订《本草纲目》的不足，如赵学敏的《本草纲目拾遗》；二是配合临床需要，对药物的主治、功能和临证应用有了更深入的研究，以符合实用为原则，由博返约，对《本草纲目》进行摘要、精简、整理工作，如汪昂的《本草备要》、吴仪洛的《本草从新》等；三是受考据之风影响，从明末至清代，不少学者在《神农本草经》的辑复和注疏工作上取得了显著成就，如张璐的《本经逢原》，孙星衍、顾观光等人的辑本。

《本草纲目拾遗》(1765年)为赵学敏所著，全书共十卷约34万字，首卷列"小序、凡例、总目、正误、目录"，正误项下纠正《本草纲目》错误34条。药物分类，依《纲目》体例，分为18部，把"金石"分为两部，增加"藤"、"花"两部，去掉"人"部(认为"非云济世，实以启奸")。书中载药正品716种，附品205种(于正品中兼述者)，总计921种。是增加新药最多的一部药学专著。该书实为《本草纲目》的补编，补充了太子参、于术、西洋参、冬虫夏草、银柴胡等临床常用中药，马尾连、金钱草、独角莲、万年青、鸦胆子等疗效确切的民间草药；同时还收集了金鸡勒、香草、臭草等十余种外来药。该书尤其重视收录草药，遍及两广、云贵、台湾、新疆、内蒙古等地区，大大丰富了本草学内容。该书不仅拾《纲目》之遗，而且对《本草纲目》已载药物治疗未备、根实未详者，也详加补充。卷首列正误34条，对《本草纲目》中的错误加以订正，在《本草纲目》的基础上创造性地发展了本草学，如《本草纲目》将鸭跖草与耳环草误分为二，将长生草与通泉草误合为一，赵氏均据实以匡正。该书引用参考文献，医药书282种，引据的经史百家书343种，其中不少医书、本草已经亡佚，赖以该书保存部分佚文，如赵学楷《本草镜》、王安《采药方》、《李氏草秘》等多种，引证均注明出处，具有重要的文献价值。该书收录了200余名被采访者的辨药用药经验以及赵氏自己亲自考查鉴定药物的资料。总之，该书在《本草纲目》的基础上拾遗补阙，创造性地发展了本草学，不愧为清代本草学的代表作。

以《本草纲目》为基础，删繁就简，切合实用的本草著作还有：①刘若金的《本草述》(1666年)全书32卷，依《本草纲目》分类法，集691种常用药，重点介绍药性特点及临床应用，引证各家论述，参以己见，是一部很有影响的著作。惜旁采杂收，博而不精。1819年，杨时泰对该书"去繁就简，汰其见者十之四，达其理者十之六七"，编辑成《本草述钩元》32卷，简明扼要，很有参考价值。②汪昂的《本草备要》(1694年)，全书八卷，从《本草纲目》选录478种临床常用药，卷首列"药性总义"专篇，总述用药理论和生药制备要则，下分草、木、果、谷菜、金石水土、禽兽、鳞介虫鱼、人共8部论药物。每药先以"十剂"之功效冠于首，以为纲要，之后依次叙述其气味、形色、经络、主治、功用、禁忌等。其间以小字作注，广采各家之论以作诠释，并附图400余幅。该书卷帙不繁，内容精练，其特色确如作者所言"主治之理，务令详明，取用之义，期于确切，言畅意晰，字少义多"，故广为流传。③吴仪洛的《本草从新》(1757年)为补订《本草备要》而作，载药721种，分类与《本草备要》略同。每药除介绍性味、主治、功用外，对辨伪、修治也有论述。其所增340多种药中，燕窝、太子参、西洋参等常用药为该书所首载。对于救荒和养生药品，收载也较多。该书继承了《本草备要》之特色，论述简繁适中，简明扼要，切合临床实用，深受医家喜爱。④《得配本草》（1761年）为严洁（西亭）、施雯（淡宁）、洪炜（缉庵）合纂，全书十卷，附药考1篇（《奇经药考》）。分部析类依《本草纲目》为准绳，载药647种。除论述药物的性味、主治、功效外，着重阐述药物之间相互配伍所产生的作用。畏、恶、反、使系摘引前人本草所载；得、配、佐、和则是精选临床用药经验。该书对药物的炮制和禁忌也作了必要的介绍。⑤黄宫绣的《本草求真》（1769年），十卷，载药520种，上编详述药物形态、性味、功用等，下编阐述脏腑病证主药、六淫病证主药、药物总义等内容。该书论述精要，编排严谨，注重于药物性能、功效和临证应用之阐述，是切合临床实际的本草。此外，王子接的《得宜本草》、黄元御的《玉楸药解》，都是属于这类由博返约的本草。

《神农本草经》大约佚失于中唐以后（8、9世纪），自明末至清代，从历代医药文献中重辑《神农本草经》的工作颇盛，取得了显著成就。现行版本有孙星衍、孙冯翼合辑本（1799年）三卷，载药365种，取材于《证类本草》，并校以《太平御览》等，每药正文之后，增加了《吴普本草》、《名医别录》、《尔雅》、《抱朴子》等文献资料，引证富瞻，考证翔实，是一部学术水平较高、影响较大的重辑本。顾观光辑复本（1844年）四卷，其书经文依《证类本草》，目录排列依《本草纲目》。顾本只校刊《神农本草经》原文和佚文（多据《太平御览》），其他引证较少，不如孙本完善，但突出了用药原则，是该书特点。再有日本·森立之辑本（1854年），三卷，后附考异一卷。书中药品次序、文字均系采自《新修本草》，并参考了《千金方》、《医心方》及日本《本草和名》等书而辑成，载药357种。因《新修本草》所收《神农本草经》的资料最接近原书内容，故森立之所辑原文也最可靠。同时所附考异一卷，引证广博而严谨，很有学术价值，这是迄今较为完善的辑本。此外，还有明·卢复、清·黄奭等辑本，对学习研究《神农本草经》都有参考价值。

注释发挥《神农本草经》的著作，明末（1625年）缪希雍即写成《神农本草经疏》。全书30卷，载药490味，据经以疏义，缘义以致用，互参以尽其长，简误以防其失，以《神农本草经》、《名医别录》等主要文献为依据，结合临床实际，注释、订正、阐明药性，多有发挥，并附各药主治、配方、禁忌等内容，是部很有影响的本草学著作，故前人有“经疏出而本草云”的赞誉。继《神农本草经疏》之后，清代有邹澍的《本经疏证》（1837年）、《本经续要》（1840年），作者以《神农本草经》为主，以《名医别录》、《唐本草》和《本草图经》为辅，取《伤寒论》、《金匮要略》、《千金方》、《外台秘要》各书古方，交互参考，逐一疏解。他以经方解释《神农本草经》，用《神农本草经》分析古方，注疏中注意理论联系实际，对研究《神农本草经》和汉、唐经方、古方颇有影响。张璐的《本经逢原》（1695年），四卷，以《神农本草经》为基础，载药700余种，阐述药物的性味、效用、真伪优劣等。论述中选用诸家治法及本人治验心得，是部侧重实用、宜于临床参考的著作。张志聪的《本草崇原》（1767年），三卷，收本经药物290种，每药先列本经原文，然后注释包括别名、产地、历代医家见解、临床应用等内容，阐述纲要详尽，且多有发挥。此外，《本草经解》、《神农本草经合注》等，都是很有影响的《神农本草经》注疏专著。

我国的药物学自汉代到清朝，各个时代都有它的成就和特点，而且历代相承，日渐丰富。据统计，现存本草书目达400种以上，记录了我国人民在医药方面的创造和所取得的辉煌成就。在本草学发展的漫长历史过程中，除了涌现出上述代表不同时期药学水平的著作如《神农本草经》、《本草经集注》、《新修本草》、《证类本草》、《本草纲目》、《本草纲目拾遗》外，还形成了许多诸如药性理论、炼丹、炮制、食疗、药用植物、地方本草等不同特点的专题本草著作，详见下述。

药性理论方面的本草著作：宋以前重在四气五味、有毒无毒、辨证用药等方面，且理论较为简略和散在。其中著名的药性专书是唐代甄权所著的《药性论》(文献也有谓之为《药性本草》),该书列述药物正名、性味、君臣佐使、禁忌、功效主治、炮炙制剂及附方等,对君臣佐使及禁忌较为关注,对药物良毒,该书有一些新的认识。该书专于论药性主治,简明详备,又多有发挥,是一部总结前人药性理论的专著,对药性理论的发展有很大影响。惜原书已佚,其内容散见于后世本草中。宋金元时期可以说是药性理论发展的中间桥梁,起了承前启后的作用。这一时期药性理论发展较大,研究药性理论著名的医籍有《本草衍义》、《医学启源》、《珍珠囊》、《汤液本草》等。《本草衍义》成书于宋代政和六年(1116 年),作者寇宗奭。全书 20 卷,载临床常用药物 460 种。前 3 卷为序例,后 17 卷为药物,作者侧重于药性研究,结合自己的经验,参阅有关文献,对《嘉祐本草》、《本草图经》释义未尽者进一步阐述,对前人记载药性谬误之处进行纠正。书中强调按年龄老少、体质强弱、疾病新久来确定用药剂量。序例强调寒热温凉当属四性不是四气,指出气生于味,味由气化,阴阳互生的气味生成的机理。他还对张仲景医方进行了理论分析,开方论之先河,增寒热二剂补十剂之不足。它除重视药性理论阐述外,对药物辨析的内容十分广泛,涉及药物产地、形态、采收、鉴别、炮制、制剂、禁忌等内容,对药物鉴别的见解常有独到之处,多能纠正前人之非。李时珍谓该书"参考事实,合其情理,爰引辨证,发明良多"。张元素(公元 1151—1234 年)在《医学启源》中,以《内经》为理论依据,介绍了脏腑诸病主治的用药心法,发展了脏腑辨证用药理论;根据《素问·阴阳应象大论》阐发了气味厚薄寒热升降之说,使中药药性理论的重要组成部分"升降浮沉"学说更加系统化、理论化;依据《素问·至真要大论》阐发了五脏苦欲之旨。他的药学专著《珍珠囊》一书虽然只讨论了 100 种中药,内容却很丰富。他在书中倡导"药物归经"说和"引经报使"说,几乎每味药都有归某经的说法,还认为制方必须用"引经报使"药物才能更好地发挥疗效,使归经学说成为中药药性理论的又一主要内容。该书"辨药性之气味、阴阳、厚薄、升降、浮沉、补泻、六气、十二经及随证用药之法",开创了后世以讨论药性为主要内容的本草体例。此外,该书对五味与五脏"苦欲"关系的理论进行了新的论述,既根据五脏的苦欲,安排有针对性的药物;又指出同一药物因五脏苦欲不同,其补泻作用也发生变化。张氏在药性、药理方面的贡献,丰富了药物学知识,李时珍称其"大扬医理,灵素之下一人而已"。《珍珠囊》一书已佚,后世《本草纲目》等书中保留了一些内容。元代李东垣的《用药法象》又对其加以阐发,"书凡一卷,……祖洁古《珍珠囊》增以用药凡例诸经响导,纲要治法,著为此书",其内容比《珍珠囊》更为广泛系统。王好古的《汤液本草》在《珍珠囊》、《用药法象》等的基础上,收集了张仲景、成无己等各家之说,附以己见,对药性理论作了进一步阐发。该书所载之药,皆从名医经验而来,虽为数不多,却条理分明,简而有要,重视常用药研究,利于临床,对金元药物研究作出了一定贡献。明代《本草汇言》是倪朱谟于 1624 年著成。他对《神农本草经》至《本草纲目》40 余种本草书进行总结汇集,并作了若干订正补充,"甄罗补订,删繁去冗"。全书 20 卷,选自《本草纲目》常用药 670 种,全面阐述药物性能,对明以前 30 多家本草著作有关药性理论部分予以辨疑、正误和考订,深受医家好评。

炼丹方面的本草著作:一般认为东汉魏伯阳所著《周易参同契》是我国最早的炼丹术著作,也是世界上最早的有关制药化学文献,它促进了我国矿物药提炼技术的发展。晋至唐代是炼丹风行的黄金时代。两晋南北朝的代表人物是葛洪(公元 261—341 年)。他总结了前人的炼丹经验,撰写了完整的炼丹著作《抱朴子》,其中内篇 20 卷,外篇 50 卷。内篇专门讨论炼丹,包括金丹、仙药、黄白等内容,炼丹用药有雄黄、雌黄、硫磺、曾青、胆矾、矾石、硝石、云母、磁石、铁、戎盐、卤盐、锡、砷等。书中记载了许多制药化学实验,如丹砂还原成汞,用升华法提炼赤乳结晶等。炼丹术的发展，既扩大矿物药的应用范围，又促进了制药化学的发展。炼丹术由我国传入欧洲，制药化学由炼丹术发展而来，因而可以说我国是制药化学的先驱。唐代《道藏》是我国关于道教著作的一部大丛书，共计1476种书。其中有关炼丹的书差不多全部集中在《道藏》“洞神部”的“众术类”里，共72种书，分订22册。《道藏》中的炼丹书多未注明作者姓名和成书年代。其中较重要的书有：《太清金液神丹经》、《太清石壁记》、《宝藏论》、《黄帝九鼎神丹经诀》、《太古土兑经》、《金石薄九数诀》、《铅汞甲庚至宝集成》、《真元妙道要略》、《诸家神品丹法》、《灵砂大丹妙诀》等书。至宋代，炼丹术逐渐向医药方面转移，以求养身却病，因而宋朝及其以后的炼丹书，除量的减少外，质的方面也起了变化。

药物炮制方面的著作：中国最早的有关中药加工炮制专著是南朝刘宋时代(公元420—479年)雷敩的《雷公炮炙论》。在此之前，虽然《五十二病方》、《神农本草经》、《伤寒论》等书中都有制药的记载，但都是散在的经验。而该书则系统地介绍了中药炮制操作规范。可惜该书早已亡佚，但在《证类本草》多有记述。据其自序说，全书共上、中、下三卷，记载的炮制方法有蒸、煮、炒、焙、炙、炮、煅、浸、飞等，可见当时炮制技术已相当完善。药物经过炮制可以提高药效，降低毒性，便于贮存、调剂、制剂等。此书对后世中药炮制的发展产生了极大的影响，书中记载的某些炮制方法至今仍有很大参考价值。至唐代《新修本草》、《千金方》中也收载了许多炮制方法，如煨、燔、作蘖、煅等，使炮制内容比前一时期更丰富。中药炮制在宋代发展较快，当时许多医药著作都涉及中药炮制问题。如宋政府颁发的《太平惠民和剂局方》不仅保存了大量行之有效的名方，并设有专章讨论炮制技术，强调对药物要“依法炮制”、“修制合度”，将炮制列为法定的制药技术，对于保证药品质量起了很大的作用。现代常用的许多炮制方法如水飞、醋淬、纸煨、煅、蒸、炒、炮等均与该书所列之法相似。中药炮制在明代发展较为全面。其中陈嘉谟《本草蒙筌》关于“酒制升提，姜制发散，入盐走骨软坚，用醋注肝而住痛，童便制除劣性而降下，米泔制去燥性而和中……”的记载，影响至今，被视为炮制法规和理论依据。缪希雍的《炮炙大法》(公元1662年)载药439种，每药按出处、采集、良劣鉴别、炮炙材料、操作程序、贮藏方法等内容记述。在首卷指出：“按雷公炮炙有十七，曰炮、曰炙、曰煨、曰炒、曰煅、曰炼、曰制、曰度、曰飞、曰伏、曰镑、曰摋、曰𤏡、曰曝、曰露、曰爁、曰煿是也。”这就是后世所称的雷公炮炙十七法。炮制方法不断完善的同时，炮制技术也不断提高。如《日华子诸家本草》(简称《日华子本草》)制成乌头浸膏剂“射罔膏”；而明末的《白猿经》记载了用新鲜乌头榨汁、日晒、烟熏，使药面上结成冰，冰即是乌头碱的结晶，比起19世纪欧洲人从鸦片中提出吗啡——号称世界第一种生物碱还要早100多年。清代的制药技术进步很快，然而文献记载不多。专论炮制的书籍《修事指南》是张仲岩将历代各家有关炮制记载综合归纳而成。该书较为系统地论述了各种炮制方法，条分缕析，一目了然。在理论方面，张仲岩对某些炮制辅料的作用亦有一定的研究。

食疗方面的本草著作：唐代孟诜(公元621—714年)所著《食疗本草》是集唐以前食疗经验，收药241种，编成《补养方》，后经孟诜的学生张鼎增补86条(共277条)而成书的。这是唐代总结饮食疗法的专著，对饮食治疗、食物鉴定、药性甄别都有一定价值。该书仅存敦煌残卷，但主要内容散在于后世本草中。公元934年陈士良将《神农本草经》、《新修本草》、《本草拾遗》中有关饮食的药物加以整理，并载食医诸方及四时调养脏腑之术，著成《食性本草》十卷，为饮食疗法的发展作出了贡献。此书早已亡佚，然而其对后世食疗本草学发展的影响是不可泯灭的。元代吴瑞于公元1329年编成《日用本草》，共分米、谷、菜、果、禽、兽、鱼、虫八门，载药540多种，着重论述日用饮食物的性味功用。元代中医营养学的代表作是忽思慧编著的《饮膳正要》(1330 年)。书中对养生避忌、妊娠食忌、高营养物的烹调法、营养疗法、食物卫生、食物中毒都有论述,介绍了不少回、蒙民族的食疗方法。书中所记载的饮食疗法中,大量运用了滋补中药,从而促进了食疗本草的发展。书中还首次记载了用蒸馏法的工艺制酒,用此酒浸制药酒,由于酒的浓度高,药物的有效成分浸出较多,比旧时醇酒泡药效果更好。至明代,卢和仿照《日用本草》分类,编辑成《食物本草》,内容扩充了一倍。《日用本草》偏于治疗疾病,《食物本草》偏于饮食调养,接近营养学范畴。而朱橚的《救荒本草》(1406 年)为饥馑年代救荒所著,书中将民间可供食用的救荒草木,按实物绘图,标明出产环境、形态特征、性味及食用方法。原书收载 138 种植物,后经增补,共 414 种,其中若干野生草药不见于一般本草书中。该书既扩大了食物资源,又丰富了植物学、本草学内容,有一定科学价值。

药用植物方面的著作:晋代嵇含所撰《南方草木状》、明代李中立的《本草原始》、清代吴其濬的《植物名实图考》等,都是有关药用植物来源、药材鉴别、真伪考订的专书。《南方草木状》一书记载了 80 种植物,分草、木、果三类,其中绝大多数是中药,主要叙述植物形态,并简述了药物功能,反映了这一时期对药用植物学认识的提高,它对《本草经集注》的成书有一定影响。《本草原始》是李中立公元 1612 年编著,全书 12 卷,载药 490 余种,于本草名实、性味、形态加以考证,绘图逼真,注重生药学的研究。而吴其濬的《植物名实图考》成书于 1848 年,全书 38 卷,收载植物 1714 种,其中大部分为药用植物。全书分谷类、蔬类、山草、隰草、石草、水草、蔓草、芳草、毒草、群芳、果类、木类,共 12 类。每种植物均详记形态、产地、栽培、用途、药用部位、效用治验等内容,并附有插图。该书既注重对所载植物药用价值的研究,更注重同物异名或同名异物的鉴别考订,凡引述前人著作均注明出处。对前人著作既有补充和匡谬,又有个人独特创见,为研究药用植物提供了宝贵的文献资料。同时该书也是清代学术价值很高的一部植物学专著。因此该书出版后得到国内外好评,对我国和世界药物学、植物学发展作出了贡献。

地方本草方面的著作:现存最早的地方本草是南宋王介的《履巉岩本草》。该书附有杭州山地植物药的彩色图谱,也是我国最早带彩图的本草专著。明代兰茂(公元 1397—1476 年)编著的《滇南本草》,载药 488 种,搜集了不少单方验方,是一部专门记载云南地区药物知识的地方本草。此外唐代李珣所著《海药本草》一书,共六卷,载药 120 种,是李珣把当时从国外输入的新药编辑而成。是书对外来药的性味、主治、相恶、相须、配伍用药多有发明创见,对完善本草学的内容作出了贡献。

总之,在几千年的历史进程中,药学文献资料逐步积累、相当丰富,内容相当广泛,记录了我国人民在医药方面的创造和高度成就,包含着丰富经验和理论知识,确实是一个伟大的宝库。

公元 1912—1949 年

辛亥革命结束了中国两千多年的封建君主专政政体。此后,中国人民又经历了北伐战争、抗日战争和解放战争,终于取得了新民主主义革命的伟大胜利。社会制度的剧烈变化,必然导致经济、思想、科学文化等的重大变化。经济、思想与科学文化的变化又必然对医药学产生重要的影响。由于帝国主义列强对中国的侵略,加之国内政治腐败和战争连年不断,到新中国成立前夕,国民党统治区经济已处于总崩溃的边缘,广大城乡人民都处于极端贫困的状态中。思想文化方面,新文化运动向代表封建文化的旧礼教、旧道德进行了猛烈的冲击,并进一步发展成更具战斗性和彻底反帝反封建精神的新民主主义文化运动。这一切对中医药学的发展也产生了重大影响,“改良中医药”、“中医药科学化”、“创立新中医”等口号风行一时，形成民国时期中医药学发展的一大特色。这一时期我国医学发展的总特点是中西医药并存。但从北洋政府到国民政府，对中医药采取的多是不支持和歧视的政策，并多次提出废止中医，给中医药工作者带来了巨大压力，严重地阻碍了中医药事业的发展。但是在志士仁人的努力下，中医药学以其顽强的生命力，依然继续向前发展，并取得了不少成果。

据不完全统计，现存民国时期的中药专书有260多种，不仅年均书数超过以往任何朝代，而且在内容分类上也更加丰富多彩。呈现了注重实用，注重临床与西医药理论汇通的新趋势。赵贤齐于民国十二年(1923年)著成《中国实用药物学》，只载常用药200余味，"皆平日实验确有功效者"，且"不专为医者设，乡僻小区，人手一编，以备缓急。可为卫生之助"，故深受欢迎。蒋玉柏的《中国药物学集成》(1925年)，分总论与各论两部分。总论叙述药物功用、用药大法、配伍、服法、贮存等。各论则以药效分类，载药400余种，每药下记述别名、气味、形状、功用、制法、有毒、无毒、禁忌、用量等众多内容，是这一时期以功效分类法编写的较好的综合性本草著作。郭望的《汉药新觉》(1937)仿照西医药物体裁，参合生药学、药理学、药治学等有关内容，博采众长，中西并蓄，并十分注意与临床经验相结合，分类详明，论述精当，是一部较好的中西汇通型药物学著作。温敬修的《最新实验药物学》载药400余种，结合现代药物学研究将药物分类。每药之下又列有药名、异名、科别、产地、成分、性味、效用、单方、处方、用量等，在一定程度上反映了这一时期药物研究的趋向。

中药辞书的产生和发展是民国时期中药学发展的一项重要成就，其中成就和影响最大的当推陈存仁主编的《中国药学大辞典》(1935)，全书约200万字，收录词目4300条，既广罗古籍，又博采新说，且附有标本图册，受到药界之推崇。虽有不少错讹，仍不失为近代第一部具有重要影响的大型药学丛书。

这一时期，随着中医或中医药院校的出现，涌现了一批适应教学和临床适用需要的中药学讲义。如浙江兰溪中医学校张山雷编撰的《本草正义》。该书分类承唐宋旧例，对药物功效则根据作者实际观察到的情况及临证用药的具体疗效加以阐述，且对有关中药鉴别、炮制、煎煮方法等亦加以论述，目的在于让学生既会用药，又会识药、制药，掌握更多的中药学知识。属于这类教材的还有上海中医专门学校秦伯未的《药物学》、浙江中医专门学校何廉臣的《实验药物学》、天津国医函授学校张锡纯的《药物讲义》等，对各药功用、主治的论述大为充实。

民国时期，随着西方药学知识和化学、生物学、物理学等近代科学技术在我国的迅速传播和发展，初步建立了以中药为主要研究对象的药用动物学、药用植物学、生药学、中药鉴定学、中药药理学等新的学科。在当时条件下，其成果集中在中药的生药、药理、化学分析、有效成分提取及临床验证等方面，对本草学发展所作的贡献应当充分肯定。

新中国成立后(1949年10月以后)

1949年10月，中华人民共和国的成立，标志着新民主主义革命的彻底胜利和社会主义历史阶段的开始。新中国成立50年来，我国社会主义事业取得了伟大成就，政治稳定，经济繁荣，重大科学技术研究成果层出不穷。许多先进技术被引进到医药学中，大大促进了中医药学的发展。政府高度重视中医药事业的继承和发扬，并制定了一系列相应的政策和措施，使中医药事业走上了健康发展的轨道，本草学也取得了前所未有的成就。

从1954年起，各地出版部门根据卫生部的安排和建议，积极进行历代中医药书籍的整理刊行。在本草方面，陆续影印、重刊或校点评注了《神农本草经》、《新修本草》(残卷)、《证类本草》、《滇南本草》、《本草品汇精要》、《本草纲目》等数十种重要的古代本草专著。60年代以来，对亡佚本草的辑复也取得突出成绩，其中有些已正式出版发行，对本草学的研究、发展作出了较大贡献。

当前涌现的中药新著，数量繁多且种类齐全，从各个角度将本草学提高到崭新的水平。当下，中医理论被大多数民众所认可，随之各种中药养生保健书籍层出不穷，但是合理正确运用中药，需要在扎实的中医理论知识指导下，否则管中窥豹将误人匪浅。当前书籍中最能反映当代本草学术成就的，有各版《中华人民共和国药典》、《中药大辞典》、《中药志》、《全国中草药汇编》、《原色中国本草图鉴》、《中华本草》等。《中华人民共和国药典》以法典的形式确定了中药在当代医药卫生事业中的地位，也为中药材及中药制剂质量的提高、标准的确定起了巨大的促进作用。《中药大辞典》(1977 年)由江苏新医学院编写，分上、下册及附编三部分，共收载中药 5767 种，包括植物药 4773 种，动物药 740 种，矿物药 82 种，传统做单味使用的加工制成品 172 种，如升药、神曲等。主要原植(动)物药材均附以墨线图。全书内容丰富，资料齐全、系统，引文直接标注最早出处，或始载文献，有重要的文献价值，是新中国成立以来中药最全面的巨型工具书之一。《中药志》由中国医学科学院药物研究所等编写，1959 年出版。其特点是在广泛调查研究的基础上，采用现代的科学方法和手段，对中草药质量的真伪优劣进行鉴别和比较，以保证用药的准确性。另一特点是增加了本草考证等方面的内容。由中国中医研究院中药研究所、中国医学科学院药物研究所、北京药品生物制品检定所会同全国九省二市及北京的有关单位的代表组成编写组，负责编写整理及绘图工作，于 1975 年 9 月和 1986 年 7 月两次由人民卫生出版社出版。全书分文字与图谱两部分。文字部分有上、下两册，正文收载中草药 2202 种，附录 1723 种，连同附注中记载的中草药，总数在 4000 种以上，并附墨线图近 3000 幅。为配合正文而编绘的《全国中草药汇编彩色图谱》选收中草药彩图 1156 幅。该书是在大量征集资料和调查研究的基础上，比较系统地、全面地整理了全国中草药关于认、采、种、养、制、用等方面的经验与有关的国内外科研技术资料，内容正确可靠、重点突出、便于应用，其实质相当于一部 20 世纪 70 年代的“现代实用本草”，是对新中国成立 20 多年来中药研究和应用的一次大总结。《中华本草》涵盖了当今中药学的几乎全部内容，它总结了我国两千多年来的中药学成就，资料收罗宏丰，在深度和广度上，超过了以往的本草文献，可以说该书是一部反映 20 世纪中药学科发展水平的综合性本草巨著。

新中国成立以来，政府先后三次组织各方面人员进行了全国性的药源普查。通过普查，基本上摸清了天然药物的种类、产区分布、生态环境、野生资源、蕴藏量、收购量和社会需要量等。在资源调查的基础上，编著出版了全国性的中药志及一大批药用植物志、药用动物志及地区性的中药志，使目前的中药总数达到 12 000 余种。普查中发现的国产沉香、马钱子、安息香、阿魏、萝芙木等，已经开发利用，并能在相当程度上满足国内需求，而不再完全依赖进口。

随着现代自然科学的迅速发展及中药事业自身发展的需要，中药的现代研究在深度和广度上都取得了瞩目成就，中药鉴定学、中药化学、中药药理学、中药炮制学、中药药剂学等分支学科都取得了很大发展。新中国成立后中药鉴定工作广泛地开展，特别是在本草考证、基原鉴定、性状及经验鉴定、显微鉴定、理化鉴定等方面做了大量的工作；用现代科学方法对中药做了大量化学研究工作，发现了不少抗癌药物、防治心血管疾病的药物、抗寄生虫病药物、抗菌抗病毒药物、防治肝炎的药物，还对常用传统中药进行较系统的化学研究，有的还以酶或受体等生物学指标筛选化学成分，获得较好的成绩；中药药理学研究成绩也很显著，在系统药理学（如心血管药药理、抗癌药药理、免疫药药理等）、证候药理学（如清热解毒药、活血化瘀药、补益药等）、中药有效成分的代谢及药代动力学等方面均取得较好的进展；中药炮制方面的研究主要表现在结合中医临床用药理论和经验，对古今炮制文献进行了整理和研究，应用化学分析、仪器分析及药理学、免疫学等多种现代科学技术，探索炮制原理，寻找制定合理的炮制方法，改进炮制工艺，制定饮片质量标准等方面；中药制剂的研究在工艺、剂型、药理、药效、毒理、质量控制、临床应用等方面都取得了较大成就。现代科技手段的应用使得中药的有效成分越来越明确，中药的疗效也得到了全世界的认可，然而大量中药的出口，使我国中药资源面临枯竭的危险，因此探索出一条中药科学发展道路迫在眉睫。[1]我国现阶段中药行业总体发展水平不高、基础薄弱、资源再利用率低、创新能力薄弱、缺乏行业标准，这些问题都亟待解决，只有借鉴先进技术，立足国际，才能使我们的中药走出国门，走向世界[2]。

当代中药教育事业的振兴，结束了中医药没有正规大学的历史，使中医中药由家传师授的培养方式转入了国家高等教育的轨道，造就了一大批高质量的专业人才。1956 年起，在北京、上海、广州、成都和南京等地相继建立了中医学院，使中医教育纳入了现代正规高等教育行列。1958 年河南中医学院首先创办了中药专业。之后，成都、北京、南京、湖南、云南等中医学院也相继增设了中药专业。自 1978 年恢复培养研究生制度后，全国不少高等院校及药学科研机构开始招收中药学硕士学位和博士学位研究生。我国的中药教育形成了从中专、大专、本科到硕士、博士研究生多层次培养的完整体系。为了适应中药教育的需要，各种中药教材也多次编写修订，质量不断提高。

我国医药学源远流长，内容浩博。我们在已取得的成绩的基础上，还要动员多学科的力量，使丰富多彩的本草学取得更大的成就，更广泛和不断地对世界人民的医疗保健作出新的贡献。

参考文献

[1] 杨浩. 中药资源的科学发展探讨[J]. 中国中医药资讯，2010，2(9)：237.

[2] 陈吉炎，杨光义，于萍，等. 中药资源的可持续利用必须遵从中药资源的自然属性[J]. 时珍国医国药，2009，20(9)：2281-2282.

（胡素敏　高学敏）

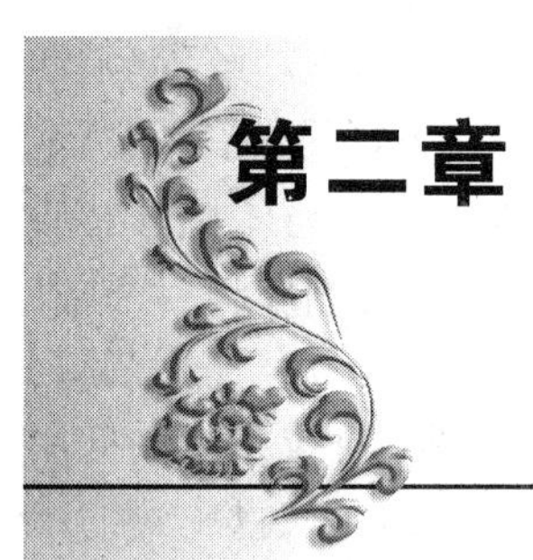

第二章 中药的命名和分类

第一节　中药的命名

中药来源广泛，品种繁多，名称各异。其命名方法，总地来说都与医疗应用有着密切的关系。如有以功效命名的，有以药用部位命名的，有以产地命名的，有以生长特性命名的，有以形色气味命名的，有以进口国名或译音命名的，有以避讳命名的，有以隐喻法命名的，有以人名命名的等等。中药命名方法丰富多彩，现分述如下。

（一）因药物突出的功效而命名

如益母草功善活血调经，主治妇女血滞经闭、痛经、月经不调、产后瘀阻腹痛等，为妇科经产要药；防风功能祛风息风，防范风邪，主治风病；续断功善行血脉，续筋骨，疗折伤，主治筋伤骨折；覆盆子能补肾助阳，固精缩尿，善治肾虚遗尿尿频、遗精滑精；决明子功善清肝明目，主治眼科疾病，为明目佳品；千年健能祛风湿，强筋骨，主治风寒湿痹兼肝肾亏虚，腰膝酸痛，痿软无力等，都是以其显著的功效而命名的。

（二）因药用部位而命名

中药材来源广泛，包括了植物、动物、矿物等，植物、动物类药材药用部位各不相同，以药用部位命名，是中药常用的命名方法之一。植物药中芦根、茅根用根茎入药，苦楝根皮、桑根白皮即以根皮入药；桑叶、大青叶、苏叶等用叶片入药；苏梗、藿香梗、荷梗等以植物的茎入药；桑枝、桂枝等以植物的嫩枝入药；牛蒡子、紫苏子、莱菔子、枳实、榧实等即以果实、种子入药；菊花、旋覆花、款冬花、芫花等即以花入药。动物药如龟甲、鳖甲、刺猬皮、水牛角、羚羊角、熊胆、黄狗肾、全蝎等则分别是以入药部分甲壳、皮部、角、胆、外生殖器、全部虫体等不同的组织器官来命名的。

（三）因产地而命名

我国疆域辽阔，自然地理状况十分复杂，水土、气候、日照、生物分布等生态环境各地不完全相同，甚至南北迥异，差别很大。因而各种药材的生产，无论产量和质量方面，都有一定的地域性，所以自古以来医药学家非常重视“道地药材”。如黄连、黄柏、续断等以四川产者为佳，故称川黄连、川黄柏、川断；橘皮以广东新会产者为佳，故称新会皮、广陈皮；茯苓以云南产的最好，故名云苓；砂仁以广东阳春产的质量好，又名阳春砂；地黄以河南怀庆产者最佳，故称怀地黄；人参主产于东北三省，尤以吉林抚松产者为佳，故名吉林参等等，都是因该地所产的药材质量好，疗效高，因而常在药物名称之前冠以产地之名。

（四）因形态而命名

中药的原植物和生药形状，往往有其特殊之处，能给人留下深刻的印象，因而人们常常以它们的形态特征而命名。如大腹皮，即以形似大腹而命名；乌头，因其块根形似乌鸦之头而命名;人参乃状如人形,功参天地,故名。罂粟壳、金樱子都是因其形状似罂(口小腹大的瓶子)而得名;牛膝的茎节膨大,似牛的膝关节,故名牛膝;马兜铃则因其似马脖子下挂的小铃铛一样而得名。

(五)因气味而命名

某些中药有特殊的气味,因而成了药物命名的依据。如麝香,因香气远射而得名;丁香、茴香、安息香、檀香等香料药,因具有特殊的香气,故以"香"字命名;而败酱草、臭梧桐、墓头回等,则因具有特殊臭气而得名;鱼腥草,以其具有浓烈的鱼腥气味而命名。

(六)因滋味而命名

每种中药都具有一定的味道,某些药物就是以它们所特有的滋味来命名。如五味子,因皮肉甘酸,核中辛苦,全果皆有咸味,五味俱全而得名;甘草以其味甘而得名;细辛以味辛而得名;苦参以其味苦而得名;酸枣仁以其味酸而得名。

(七)因颜色而命名

许多中药都具有各种天然的颜色,因而药物的颜色就成了命名的依据。如色黄的中药有黄芩、黄连、黄柏、黄芪、大黄等;色黑的中药有玄参、黑丑、墨旱莲等;色白的中药有白芷、白果、白矾、葱白、薤白等;色紫的中药有紫草、紫参、紫花地丁等;色红的中药有红花、红枣、红豆蔻、丹参、朱砂、赤芍等;色青的中药有青黛、青皮、青蒿等;色绿的中药有绿萼梅、绿豆等。

(八)因生长季节而命名

如半夏在夏季的一半(农历五月间)采摘,故名半夏;夏枯草、夏天无等都是生长到夏至后枯萎,故冠以夏字;金银花以花蕾入药,花初开时洁白如银,数天后变为金黄,黄白相映,鲜嫩悦目,故名金银花,其中以色白的花蕾入药为好,故简称银花;冬虫夏草是指冬虫夏草菌寄生在蝙蝠蛾科昆虫蝙蝠幼虫的菌座,因夏天在越冬蛰土的虫体上生出子座形的草菌而得名。

(九)因进口国名或译音而命名

某些进口药材是以进口国家或地区的名称来命名的。如暹罗角,暹罗是泰国的古称,从泰国进口的犀角(现已禁用)就称暹罗角。安息香、苏合香就是以古代安息国、苏合国的国名来命名。有的在药名上冠以"番"、"胡"、"西"等字样,以说明当初并不是国产的药物,如番泻叶、番木鳖、胡椒、胡麻仁、西红花、西洋人参等。有些外来药,由于没有适当的药名,则以译音为名,如诃黎勒、曼陀罗等。

(十)因避讳而命名

在封建时代,为了避帝王的名讳,药物也改换名称。如延胡索,始载《开宝本草》,原名玄胡索,简称玄胡,后因避宋真宗讳,改玄为延,称延胡索、延胡,至清代避康熙(玄烨)讳,又改玄为元,故又称元胡索、元胡。玄参一药,因避清代康熙(玄烨)讳,改"玄"作"元"而得元参之名。山药原名薯蓣,至唐朝因避代宗(名预)讳改为"薯药",至宋代又为了避英宗(名署)讳而改为山药。

(十一)因人名而命名

有些中药的用名带有传说色彩,这些药多半是以发现者或最初使用者的名字来做药名。如使君子,相传是潘州郭使君治疗儿科病的常用药;刘寄奴是宋高祖刘裕的小名,传说这个药是由刘裕发现的;杜仲一药,相传是古代有一位叫杜仲的人,因服食此药而得道,后人遂以杜仲而命名;牵牛子传说是由田野老人牵牛谢医而得名;何首乌一药,据说是古代一姓何的老人,因采食此药,120 岁仍然须发乌黑发亮,故名何首乌。其他如徐长卿等,皆与传说有关。

（十二）因秉性而命名

如肉苁蓉，为肉质植物，补而不峻，药性从容和缓，故名肉苁蓉；急性子因秉性急猛异常而得名；王不留行性走而不守，其通经下乳之功甚速，虽有帝王之命也不能留其行，故名王不留行；沉香以体重性沉降，入水沉于底者为佳。其他如浮小麦浮于水上者、磁石有磁性、滑石性滑腻、阿胶呈胶状等，均与秉性有关。

第二节　中药的分类

中药品种繁多，来源复杂，为了便于检索、研究和运用中药，古今医药学家采用了多种分类法。现简介如下。

一、古代中药分类法

（一）自然属性分类法

自然属性分类法是以药物的来源和性质为依据的分类方法。古代本草学多采用此法。早在《周礼》中已有五药（草、木、虫、石、谷）的记载，为后世本草学分类提供了一种模式。梁代陶弘景的《本草经集注》首先采用了自然属性分类法，将730种药物分为玉石、草木、虫兽、果、菜、米食、有名未用7类，每类中再分上中下三品，这是中药分类法的一大进步。唐代的《新修本草》、宋代的《证类本草》等书的中药分类法均与其大同小异。明代李时珍的《本草纲目》问世后，自然属性分类法有了突破性进展。书中根据“不分三品，惟逐各部；物以类从，目随纲举”的原则，将1892种药物分为水、火、土、金石、草、谷、菜、果、介、木、服器、虫、鳞、禽、兽、人16部（纲），60类（目）。如草部（纲）又分山草、芳草、隰草、毒草、蔓草、水草、石草等11目。析族区类，振纲分目，分类详明科学，体现了进化论思想，是当时最完备的分类系统，不少处与近代植物学、动物学、矿物学分类合拍，对后世本草学分类影响颇大，传沿至今。

（二）功能分类法

功能分类法为我国现存第一部药学专著《神农本草经》首先采用的中药分类法。书中365种药分为上中下三品，上品补虚养命，中品补虚治病，下品功专祛病，为中药按功能分类开拓了思路。唐代陈藏器的《本草拾遗》按药物的功用提出了著名的十剂分类法，即宣、通、补、泻、燥、湿、滑、涩、轻、重，使此分类法有较大发展，并对方剂的分类具有重大影响。经各家不断增补，至清代黄宫绣的《本草求真》，功能分类法已较完善。书中将520种药分为补剂、收剂、散剂、泻剂、血剂、杂剂、食物共7类。各类再细分，如补类中又分平补、温补、补火、滋水等小类，系统明晰，排列合理，便于应用，进一步完善了按功能分类的方法。

（三）脏腑经络分类法

脏腑经络分类法是以药物归属于哪一脏腑、经络为主来进行分类，其目的是便于临床用药，达到有的放矢。如《脏腑虚实标本用药式》按肝、心、脾、肺、肾、命门、三焦、胆、胃、大肠、小肠、膀胱十二脏腑将药物进行分类。《本草害利》罗列常用药物，按脏腑分队，分为心部药队、肝部药队、脾部药队、肺部药队、肾部药队、胃部药队、膀胱部药队、胆部药队、大肠部药队、小肠部药队、三焦部药队，每队再以补泻凉温为序，先陈其害，后叙其利，便于临床用药，以达有的放矢之目的。

二、现代中药分类法

（一）中药名称首字笔画排列法

如《中华人民共和国药典》(2010 年版一部)、《中药大辞典》、《中华药海》等即采用此种分类法。其优点是将中药归入笔画索引表中,便于查阅。

（二）功效分类法

功效分类法的优点是便于掌握同一类药物在药性、功效、主治病证、禁忌等方面的共性和个性,更好地指导临床应用,它是现代中药学普遍采用的分类方法。一般分为解表药、清热药、泻下药、祛风湿药、化湿药、利水渗湿药、温里药、理气药、消食药、驱虫药、止血药、活血祛瘀药、化痰止咳平喘药、安神药、平肝息风药、开窍药、补益药、收涩药、涌吐药、解毒杀虫燥湿止痒药、拔毒化腐生肌药。

（三）化学成分分类法

化学成分分类法是按照中药材所含主要化学成分或有效成分的结构和性质进行分类。如《中草药化学成分》分为蛋白质与氨基酸类、脂类、糖及其衍生物、有机酸、酚类和鞣质、醌类、内酯、香豆精和异香豆精类、色原酮衍生物类、木脂素类、强心苷类、皂苷类、C_{21}甾苷类、萜类,挥发性成分、苦味素、生物碱类等。这种分类法便于研究中药材化学成分与药效间的关系,有利于中药材理化鉴定和资源开发利用的研究。

（四）药用部分分类法

药用部分分类法是根据中药材入药部分进行分类,分为根与根茎、茎木类、皮类、叶类、花类、果实与种子类、全草类及树脂类、菌藻类、动物类、矿物类、其他等类。这种分类法便于掌握药材的形态特征,有利于同类药物的比较,便于药材经营管理。

（五）自然分类法

根据生药的原植物或原动物在自然界中的位置,采用分类学的门、纲、目、科、属、种的分类方法,为自然分类法。这种方法便于研究药材的品种来源、进化顺序和亲缘关系,有利于中药材的分类鉴定和资源研究,有助于在同科属中研究和寻找具有类似化学成分的新药。

（钟赣生　吴立坤）

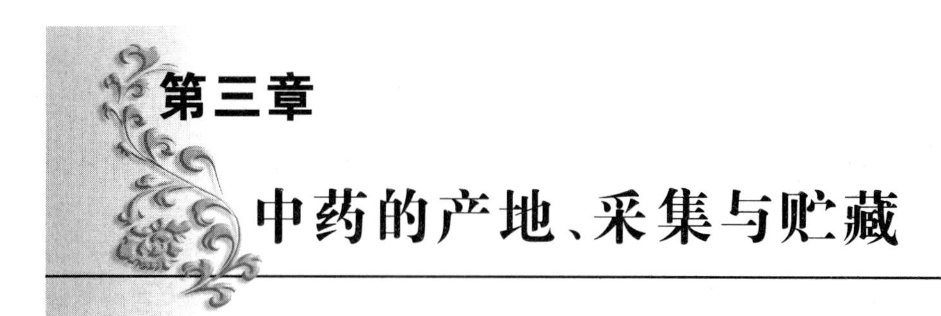

第三章 中药的产地、采集与贮藏

中药的来源除部分人工制品外，绝大部分都是来自天然的动、植、矿物。中药的产地、采收与贮藏是否合宜，直接影响到药物的质量和疗效。《神农本草经》中即说："阴干曝干，采造时月生熟，土地所出，真伪存新，并各有法。"《用药法象》也谓："凡诸草木昆虫，产之有地；根叶花实，采之有时。失其地则性味少异，失其味则性味不全。"可见，研究药物的产地、采集规律和贮藏方法，对于保证和提高药材的质量和保护药源都有十分重要的意义。

第一节 产　地

中医用药历来十分重视药材产地，讲究道地药材。唐代药王孙思邈在《备急千金要方》中指出："古之医者……用药必依土地，所以治十得九。"揭示了只有采用道地药材才能取得良好疗效的道理。宋代名医寇宗奭在《本草衍义》中也说："凡用药必须择土地之所宜者，则药力具，用之有据。"强调了只有选择道地药材才能保证药效，这是临床选药治病的重要依据。道地药材不仅受到历代医家的重视，也受到一些文学家、戏剧家的青睐，如明代著名戏剧家汤显祖也把"好道地药材"写进了戏词。道地药材自古以来就为人们所乐用，直至解放初期全国许多中药店还都挂着"自采川广云贵道地药材"的招牌，河北安国、江西樟树、河南百泉、禹县，至今还是全国最大的道地药材的集散地，每年都吸引着全国各地成千上万的顾客以及来自世界各地的国际友人。我国道地药材享誉中外。

一、沿　革

道地药材在我国的应用有着悠久的历史。早在春秋战国时期，我国最早的医学著作《黄帝内经》中指出："岁物者，天地之专精也。非司岁物则气散，质同而异也。"王冰注云："故药工专司岁气，所收药物，则所主无遗略矣。五运有余，则专精之气，药物肥浓，使用当正其味也。不足则药不专精而气散，物不纯，形质虽同，力则异矣。"强调了产地、季节气候对药效的影响是十分重要的。成书年代与《内经》同时或更早的1975年长沙马王堆汉墓出土的《五十二病方》的242种药物中，名称上反映产地者仅蜀菽、蜀椒少数几种。治疗牡痔第一方中云："青蒿者荆名曰萩。""荆"乃荆楚或荆州的简称，系商周时期古国（地）名。《武威药方》（公元25—88年）62种植物药中，秦艽、蜀椒以及矿物药中代赭石在名称上也具有"道地"色彩。

秦汉时期：对地道药材应用的经验不断积累，对产地的重视逐渐提高，成书于西汉末年至东汉初年我国现存最早的药物专著《神农本草经》序例云："土地所出，真伪新陈，并各有法。"强调了区分产地，讲究道地，注重鉴别的重要性。而且，在所收载的365种药物中，不少从药名上看就带有道地色彩，如巴豆、巴戟天、蜀椒、蜀漆、蜀枣（山茱萸别名）、秦椒、秦皮、秦瓜、吴茱萸、阿胶、代赭石(山西代县一带所产)、戎盐等。巴、蜀、吴、秦、东阿、代州都是西周前后的古国名或古地名。《伤寒论》则是最早应用道地药材较多的医书,112首方剂,涉及84种中药,其中道地药材阿胶、代赭石、巴豆、蜀漆广泛用于临床。

两晋南北朝时期:继《神农本草经》之后,第二部本草学专著,当推陶弘景所著《本草经集注》,在继承前人经验的基础上进一步论述了"道地"的重要性:"诸药所生,皆的有境界。……多出近道,气力性理,不及本邦。……所以疗病不及往人,亦当缘此故也。蜀药及北药,虽有去来,亦复非精者。……上党人参,殆不复售。华阴细辛,弃之如芥。"又云:"自江东以来,小小杂药,多出近道,气力性理,不及本邦",则是就地取材产生的混乱和不良后果。尤其可贵的是,他指出同是"蜀药"、"北药",也要精选,要注意小环境对药材质量的影响。这是本草学上第一次明确地论述道地与非道地药材对临床疗效的影响,对40多种常用中药的道地性用"第一"、"最佳"、"最胜"、"为佳"、"为良"、"为胜"等加以记述,为推动道地药材发展作出了贡献。

隋唐时期:《新修本草》为唐代本草学代表作,也十分重视道地药材的产地,它指出:"窃以动植形生,因方舛性,春秋节变,感气殊功。离其本土,则质同而效异。"体现在具体药物上,对30余种中药的道地优劣进行了补充、订正。孙思邈编著的《千金翼方》中,按当时行政区划的"道"来归纳药材产地,特别强调"用药必依土地",这为后世正式采用"道地药材"的术语奠定了基础。孙氏在"药出州土第三"一节中指出:"按本草所出郡县,皆是古名,今之学者卒寻而难晓,自圣唐开辟,四海无外,州县名目,事事惟新,所以须甄明既因土地名号,后之学者,容易即知,其出药土地凡一百三十三州,合五百一十九种,其余州土,皆不堪进御,故不繁录耳。"对道地药材的产地,古今不同,进行了系统整理,以便于医家习用。大约抄成于隋唐时期的敦煌医学卷子《张仲景五脏论》、《不知名医方》中在中药名之前记有道地者,如河内牛膝、上蔡防风、江宁地黄、商州枳壳、华山覆盆子、原州黄芪、潞州菟丝子、澜州蒺藜子等,是临床用药讲究道地的进一步发展,为宋代本草全面记载以产地加药名来标记药物奠定了基础。

宋代:宋代医药学家进一步继承和发展了前代道地药材的经验,并从理论上加以阐述,如唐慎微的《证类本草》,由于产区扩大,其对道地药材的记载较汉、唐时期丰富得多,尤其附图的图题均冠以产地名称如"齐州半夏"、"成得军狗脊"、"银州柴胡"等,共144处(包括州、军、京、府),约250种药材。《本草衍义》的作者寇宗奭是宋代中央药品高级检验专家,他提出:"凡用药必须择州土所宜者,则药力具,用之有据。"一代名医李杲从临床经验中总结出"凡诸草木昆虫,产之有地,失其地则性味少异","若不折究厥理,治病徒费其功"。

明代:"道地药材"的专用术语已正式见于本草及文学作品。明初创设医药举提司;公元1370年,在太医院中设惠民药局、生药库,其职责是"凡药辨其土宜,择其良楛,慎其条制而用之"。刘文泰《本草品汇精要》一书中,每味药专列"地"一项介绍该药产地,强调道地,全书植物药916种,有明确道地优劣的占268种,包括川药32种、广药27种、怀药8种,其他199种。陈嘉谟在《本草蒙筌》中也强调:"各有相宜地产,气味功力自异寻常,……一方土地出地方药也。"

李时珍在继承历代医药学家关于"道地"思想的基础上,对形成道地药材的水土因素论述尤为深刻:"性从地变,质与物迁,……沧卤能盐,阿井能胶,……将行药势,独不择夫水哉?""水性之不同如此,陆羽烹茶,辨天下之水性美恶,烹药者反不知辨此,岂不戾哉。"并认为与气候因素相联系:"生产有南北,节气有早迟,根苗异采收,制造异法度。"在论述具体药物时,如钢铁条下云:"亦有炼尽无钢者,地产不同出。"薄荷条下载:"今人药用,多以苏州为胜。”麦冬条下说:“浙中来者甚良”,均是实践经验的概括。

清代:医家从临床上发现药物效用不灵的原因之一是“道地”问题,如徐大椿在《药性变迁论》中指出:“当时初用之始,必有所产之地,此乃本生之土,故气厚而力全。以后移种他方,则地气移而力薄矣。……当时所采,皆生于山谷之中,元气未泄,故得气独厚,今皆人工种植,既非山谷之真气,又加灌溉之功,则性平淡而薄劣矣。”徐氏强调野生环境的重要性是正确的,但对引种之议论,有欠公允,古往今来,如没有成功引种,众多的道地药材,难以保持至今了。赵学敏的《本草纲目拾遗》,是收录新药最多的本草著作,其中对浙贝、川姜、于术、抚芎、银柴胡、南沙参等富有道地气息的中药也有较详尽的阐述。

新中国成立以后,在党和国家的支持下,地道药材的生产才真正得到恢复与发展,砂仁、木香、胡椒、血竭的引种成功,常用道地药材栽培品种的扩大,不仅满足了国内人民健康医疗的需要,还远销世界。随着回归自然、天然疗法的兴起,中国道地药材会逐渐被世界所重视,虽然道地药材生产、加工、科研还存在这样或那样的问题,但在改革大潮推动下,会迎来中华大地满园药香的第二个春天。

二、形　成

所谓“道地药材”,即指历史悠久,产地适宜,品质优良,炮制考究,疗效突出的药材。中国道地药材的形成历经了漫长的历史过程,并有其形成的客观条件。

首先,优良的种质资源是道地药材形成的基础,道地药材的种质资源是优质的遗传资源,主要包括栽培品种或类型、野生种、近缘野生种和选育的良种等。如人参的种质资源就有野生种和栽培品种。而中药种质资源的物种主要为野生种,栽培种仅占20%～30%。其次,道地药材的生长、发育、繁殖都离不开适宜的生存的环境条件[1]。我国幅员辽阔,北起兴安岭,南至五指山,东抵东海之滨,西达喀喇昆仑,地跨温带、亚热带、热带及高寒地区等不同气候带,地貌复杂,有平原沃土,高山丘陵,江河湖海,从而构成了各种不同的水土、气候、日照、生物分布的生态环境,为多种药用植物的生长提供了有利条件,在中华大地上形成了种类繁多、安全有效的名贵药材。加上在漫长的生产过程中形成了比较成熟的栽培技术、采集加工方法,独特的炮制工艺、收藏方法等;以及药物品种经过不断地优胜劣败,物竞天择,使许多优秀名贵药材的生产,无论从品种、产量、质量上都有一定的区域性,最终形成了不少带有产地气候土壤特征的“道地药材”。国家非常重视道地药材的规范化种植,“九五”、“十五”、“十一五”期间,先后支持了160多种中药材规范化种植研究[1]。加之外来进口药材引种成功,并赋予中国文化特色,变成了中药道地药材的一部分,使道地药材品种日趋丰富;道地药材形成的更为重要的原因是道地药材的形成不仅包括适宜的自然环境,还包括特有的人文环境。《华阳国志》、《元和郡县志》、《元丰域志》和《大清一统志》记录了许多道地药材,体现了道地药材的人文特征[1]。道地药材是经历了长期的临床实践的经验,反复择优选择而逐步确立的,临床实践是道地药材形成的根本因素。“质优效佳”是道地药材的标志,临床疗效是判断和评价道地药材品质的最终标准[1]。驰名中外的道地药材有吉林的人参、鹿茸,辽宁的细辛、五味子,内蒙古的甘草、黄芪,河北的枣仁,山西的党参,山东的阿胶,江苏的薄荷,安徽的滁菊,福建的泽泻,广东的砂仁,广西的蛤蚧,四川的黄连、川芎,云南的三七、茯苓,青海的大黄,甘肃的当归等等,形成了我国药学宝库中的一颗颗璀璨的明珠。

道地药材被确认后,为标明某某药材是道地产品,常将地名与药名组合成道地药材的复合名称,如川连、川芎、川贝、云茯苓、辽细辛、建泽泻、西秦艽、台乌药、怀山药、苏薄荷、滁菊花等等，不仅中药行业如此称道，医生也常以此做药物的处方用名，遣药组方。经现代药物理化研究证明，由于产地不同，各地区的土壤、水质、气候、雨量、肥料等自然条件，都能影响药用植物生长、开花、结果等一系列生态过程，特别是土壤成分更能影响中药的内在化学成分的质和量。产地不同，同一种药用植物所含有效成分不完全相同，从而使药理作用也有所区别。如长白山的野山参及东北三省和朝鲜、日本的园参，虽同是人参，因产地不同，而不同皂苷单体的含量也不一样。又如人参茎叶中皂苷含量同在吉林省，七个不同产地所得样品含量差别也相当悬殊，可见吉林人参虽属道地药材，仍然还有优劣之分。再如不同地区，不同品种的大黄所含的致泻成分蒽醌总量也相差很大，掌叶大黄5.19%、唐古特大黄4.36%、药用大黄3.37%、藏边大黄2.94%、河套大黄2.90%、天山大黄2.10%、华北大黄0.70%，其泻下作用也以掌叶大黄最好，唐古特大黄、药用大黄次之，其他地区品种的大黄就相差甚远了。由此可见，道地药材的确定是十分科学的。

三、相　对　性

正确地对待道地药材的相对性，在道地药材形成漫长的历史过程中，由于受到多种因素的影响，其产地有时也会发生很大的变化，以黄连为例，李时珍在《本草纲目》中说，黄连的产地汉末为“蜀郡”，即今四川成都地区，唐时主产于“沣州”，即今陕西西安沣水一带，至明代“吴蜀皆有”，即今四川雅安、眉山一带为良，并感慨地说“药物兴废不同”。《本草纲目》在每味药物集解项下，对许多道地药材产地的变化作了记述，为后世研究道地药材的地理分布变化，提供了宝贵的资料。道地药材产地变化的主要原因，一是随着用药经验的积累，对不同地区生产的药材认识上不断发生了变化，一些新的优质药材不断被认识，被发掘；一是一些道地药材引种种植成功，使道地药材的产地不断扩展；再有就是一些道地药材的生态环境遭到破坏，如人参在汉魏时代主产于“上党山谷”即太行山区及“辽东”地区，后因太行山区人口增加，植被破坏，人参的道地产地逐渐东移。至于一些生长条件不太严格，适应性较强的药物，其产地的变化就更大了。总之，道地药材主产区不是固定不变的，它的生产毕竟是有限的，因此，在不影响药效的前提下，不要过分拘泥药材生产的地域限制。

四、发　　展

由于对中药野生资源过度的、无计划的、无节制的采挖和生态环境的恶化，致使许多中药品种蕴藏量大为减少，甚至濒临灭绝，优良种质资源正在逐渐退化[1]。为了满足人们对道地药材日益增长的需要，扩大道地药材的生产，目前正在广泛开展道地药材的栽培研究，包括道地药材栽培品种的地理分布和生态环境，即光照、温度、土壤关系的研究。如近代有学者认为，东北辽西和河北承德一带是延胡索的故乡，该地区的齿瓣延胡索应是药材中道地“正品”，其有效成分总生物碱含量远远高于浙江产者。再如人参生态条件要求十分严格，喜阴凉湿润的气候，要求腐植丰富、排水良好的土壤及斜射光和漫射光，忌强光和高温，在我国只分布在长白山区的极狭窄地带。当归的分布范围及适应性相对大些，但要求的生态条件亦是严格的，主产于甘肃及云南、四川、陕西等海拔2000m以上气候寒凉湿润、土壤肥沃的高寒山区。甘草生长则要求钙性土壤，主要分布在北纬40°平行线的两边，以我国内蒙古最为适宜。通过上述研究，对发展道地药材的生产起了极大推动作用，如人参、三七、当归、黄芪、党参、枸杞子、黄连等栽培品种道地药材的产量逐年增加，初步缓解了供求之间的矛盾；此外，对道地药材的化学研究，包括生态环境与人工条件对中药化学成分的影响，对道地药材的药理及临床的研究及野生变家种，动物药中良种驯化，人工养殖工作的研究，都在广泛深入地进行。通过对道地药材的深入研究，不断总结经验，一定会在保持疗效的基础上，生产出更好的道地药材，使功效卓著的道地药材，更好地为人类保健事业服务。

第二节　采　集

中药的采收时节和方法与确保药物的质量有着密切的关联，我国不少医药学家对采药予以极大的重视。有关采集中药的论述，在现存医药文献中也屡见不鲜，如《神农本草经》："采造时月生熟……并各有法"，指出必须根据药用部位不同适时采集；陶弘景说："凡采药时月……其根多以二月八月采者，谓初春津润始萌，未充枝叶，势力淳浓也，至秋枝叶干枯，津润归流于下也，大抵春宁宜早，秋宁宜晚，花实茎叶，各随其成熟尔。"这是从药用植物生长规律中具体指出根茎叶花果实不同的采集方法；《备急千金要方》云："早则药势未成，晚则盛势已歇"，《千金翼方》谓："夫药采取，不知时节，不以阴干暴干，虽有药名，终无药实，故不依时采取，与朽木不殊，虚费人工，卒无裨益。"《用药法象》也说："凡诸草木昆虫产之有地，根叶花实采之有时，失其地则性味少异，失其时则性味不全。"都指出不按时节采药，必然影响药材质量。由于采收中药自古以来就是农业生产的一个组成部分，因此药农中也流传着一些有关采药的民谚，如"当季是药，过季是草"，"三月茵陈四月蒿，五月砍来当柴烧。九月中旬采麻黄，十月山区五味找，知母黄芩全年采，唯独春秋质量高"。

近代药物化学研究也证实，中药原植物（动物）在其生长发育过程中，各类化学成分的形成、积累、转化具有一定的期限，不同的生长发育阶段和器官组织化学成分的积累动态是不相同的，甚至会有质的差别。如杜鹃花科植物照山白，三月份其枝叶中有效成分总黄酮含量可达2.75%，有毒成分梫木毒素为0.03%；到了八月份总黄酮含量降到1.72%，而梫木毒素含量则上升至0.60%。蓼科植物大黄根6～7月主要积累蒽醌类成分，无蒽酮类成分；但到8月后，蒽酮类成分剧增，在各季仍保持很高水平。东北产甘草的甘草酸为其主要有效成分，生长1年者含量为5.49%，2年者为6.76%，3年者为9.84%，4年者为10.52%。原麝5岁半，产香18.04g；林麝5岁半，产香18.46g。麝香的产量以1～3岁幅度逐渐增大，以后逐年下降。因此，采收宜择最佳时期。一般来讲，以入药部分的成熟程度为依据，也就是在有效成分含量最高的时节采集。每种植物都有一定的采收时节和方法，按药用部位的不同可归纳为以下几个方面。

全草：多在枝叶茂盛，花朵初开时采集。茎粗或较高的可用镰刀从地面上割取，如益母草、豨莶草、紫苏、荆芥等；茎细或较矮的可连根拔起，如鹅不食草、地丁、车前草、瓦松等；有的需要在花未开前采割的，如薄荷、青蒿、佩兰、苣荬菜等；有的则需要在嫩苗时采收，如茵陈。采集时不要"一扫光"，应将生长茁壮的植物留下一些，以利繁殖。

叶类：通常在花蕾将放或盛开的时候采收，此时叶片茂盛，颜色青绿，性味完壮，药力雄厚，最宜采收，如荷叶、大青叶等，有些特定的药物如桑叶，则需在深秋经霜后才能采集。枇杷叶宜在落叶后采收[2]。

花、花粉：花的采收，一般在花正开放时进行，由于花朵次第开放，所以要分次采摘，采摘时间很重要。花类药材有的在含苞未放时采摘花蕾，如金银花、槐花、辛夷、厚朴花等；有的花半开时采摘为好，如月季花、木槿花、扁豆花等；有的需花正开时采摘，如菊花、旋覆花等。由于花朵次第开放，所以要分次摘收。花期短的，过早花不成形，气味不足，过迟花残瓣落，气味散失，故及时采摘十分重要。至于红花则宜花冠由黄变成橙红时采收；蒲黄、松花粉之类以花粉入药的药材，也应在花将开放时摘收，款冬花必须在冬至前采收，这是因为它的花入冬时才在根部生出。采花最好在晴天早晨，露水初干时进行，以利迅速干燥[3]，保持花朵完整，便于晾晒，不易霉烂。

果实、种子：大多都要在成熟时采摘，如瓜蒌、马兜铃、槟榔及莲子、沙苑子、菟丝子等；有的果实类药物，如枳实、青皮、乌梅等需要在果实未成熟时采收；有些既用全草又用种子入药的，即可在种子成熟时割取全草，将种子打下后分别晒干贮藏，如车前子、紫苏子；有些种子成熟时易脱落，或果壳易开裂，种子散失，如茴香、豆蔻、牵牛子等，应在果实开始成熟尚未裂开时收取；容易变质的浆果，如枸杞子、山萸肉、龙葵等，在略熟时于晴天或傍晚时分采收，以便于晾晒干燥，同时要及时加工，以免变质。

根、根茎：一般以春初或秋末即二月、八月采收为佳，此时植物树皮中的汁液丰富，树液流动快，精华蕴蓄于下，药力较胜[2]。因为春初“津润始萌，未充枝叶，势力淳浓”，“至秋枝叶干枯，津润归流于下”，且“春宁宜早，秋宁宜晚”。现代研究也证明这段时间苗未长出或地上部分已枯萎，植物体的营养物质大部都存在根和根状茎内，药物有效成分含量较高，此时采集则产量和质量都较高。如果采收过早则浆水不足，晒干后质地松泡，过晚则已出苗，消耗养分，影响质量，如天麻、苍术、葛根、大黄、玉竹等。但也有例外，如太子参、延胡索、半夏则要在夏天地上苗将枯萎时采收。

树皮、根皮：树皮类药材通常在春夏之间采剥，这时植物生长旺盛，皮内养分较多，皮层和木质部也容易剥离，如秦皮、黄柏等。但也有例外，如肉桂，常于十月间采，此时油多易剥。根皮则以春秋采剥为宜，如牡丹皮、苦楝皮、地骨皮等。有些既是药材又是木材的树皮类药材，如黄柏、秦皮、桑白皮、椿皮等，应结合林业部门采伐时剥取。

树脂和汁类药材：不同的植物采收时间和部位也不同。如安息香采香多在四月至秋末，在树干上割成V形口，其汁凝固成香后采收。新疆的阿魏是割取根头的皮层部分，使泌出白色胶状乳液。

动物类药材为保证药效也必须根据生长活动季节捕捉采集。如鹿茸应选择3～6年健壮的梅花鹿，于每年清明节后45～50天之间锯头茬茸，这时采收的鹿茸只有两叉，茸名称“二杠”，质量最好；熊胆过去多选择冬季猎取，有经验的猎人，常将熊激惹至狂怒时，然后捕杀，立即取胆，此时胆汁充足，品质最优，但不利于野生动物保护。再如石决明、牡蛎、蛤壳、瓦楞子等贝壳类药材多在夏秋季捕采，这时为此类动物生长发育最旺盛的季节，钙质充足，药效最佳；又蟾酥为蟾蜍科动物蟾蜍头上腺液干燥而成，宜在春秋两季蟾蜍多集结活动时采收，此时容易捕捉，腺液充足，质量最佳。再如林蛙雌蛙的干燥输卵管入药称哈蟆油，采收时节应于白露前后进行。此时林蛙体壮肉健，发育最好，捕捉后割取晒干入药最为适宜；桑螵蛸为螳螂的卵鞘，露蜂房为大黄蜂的蜂巢，这类药材多在秋季卵鞘、蜂巢形成后采集，并应立即用水烫煮的方法杀死虫卵，以免孵化成虫；至于蝎子、土鳖虫、蟋蟀、斑蝥等虫类药材，大多在夏末秋初捕捉其虫，此时气温高，湿度大，宜于虫类药物生长，是采收的最好季节；再如蝉蜕为黑蚱羽化时所蜕的皮壳，多于夏秋季采取；而蛇蜕，即为黑眉锦蛇、锦蛇、乌梢蛇等多种蛇类蜕下的皮膜，因其反复蜕皮，故全年均可采收，唯3～4月最多。

矿物类药材全年皆可采收，不拘时间，注意方法，择优选采即可。

总之，无论植物药、动物药及矿物药，采收方法各不相同，正如《本草蒙筌》所谓“茎叶花实，四季随宜，采未老枝茎，汁正充溢，摘将开花蕊，气尚包藏，实收已熟，味纯，叶采新生，力倍，入药诚妙，治病方实。其诸玉石禽兽虫鱼，或取无时，或按季节，亦有深义，非为虚文，并各遵依，勿恣孟浪”。足见药物采集虽方法各异，但仍有规律可循。因为每一种植物或动物都有其独特的生物发育节律，其生命活动按照一定的规律进行，使植物体中化学成分的量和质有规律性的变化。因此，掌握植物或动物生物学和生化学的变化规律以指导药材的适时采收至关重要。药材的采收，应注意保护药源，应计划种植、计划采集，应用多少、采多少，不要贮存过多，造成积压，导致变质浪费。采集时亦要注意合理，如采大留小、保稀采密、合理轮采、封山育药、引种繁殖等，使药材资源取之不竭[3]。

第三节　贮　　藏

中草药在采集以后，都应采取一定的加工处理，以便贮藏。植物类药材，采集后应先除去泥土杂质和非药用部分，洗净，尽量趁鲜切片，除去鲜用外，都应根据药物的性质及时干燥，妥善保管。

贮藏保管的好坏，直接影响药材的质量。如果贮藏不当，药材可能发生虫蛀、霉烂、变色、走油等败坏现象，以致使药材变质，甚至失效。

要保管好药材，首先应了解造成药材变质的主要因素。

（一）虫蛀

附有害虫或虫卵的中草药，因入库前未经仔细检查，带入仓库，互相感染蔓延造成虫蛀。药材经虫蛀后，形成蛀孔，产生蛀粉，使药材的疗效降低，甚至完全失效。

害虫的生长和繁殖要有一定的条件。一般温度在15～35℃之间，空气的相对湿度在60%以上，药材含水量在10%～15%以上，害虫就可能生长。另外，药材的虫蛀与药材本身的性质也有密切关系。例如含有淀粉或糖分（如泽泻、党参等）、脂肪油（如柏子仁、火麻仁）和蛋白质（如蕲蛇、土鳖虫、乌梢蛇）等的药材最易遭虫蛀，因为这些成分都是害虫的良好养料。

（二）发霉

空气中存在大量的真菌孢子，如散落在药材的表面，在适当温度和湿度下，真菌生长侵蚀药材内部组织，使其成分变质，以致失效。一般温度在10℃以下，相对湿度在70%以下，药材含水量在15%以下就不易发霉。

（三）变色

引起变色的原因主要是光线，例如花类药材，光线直射过久，就会褪色。颜色的变化不仅影响外观，更重要的是可能发生有效成分的变化，因此，最好避光保存。

（四）走油

含有脂肪油、挥发油类的药材，在高温下，其油分容易向外溢出，并氧化变质，称为走油（如核桃仁）。另外含有黏液性物质等的药材，由于受潮或长期接触空气，某些成分发生变化，表面出现油样色泽，常常也称为走油（如天冬）。因此，贮藏这类药材，必须放阴凉干燥处。

（五）风化

矿物药易风化，失掉结晶水，如：明矾、芒硝。

由此可见，要很好地贮藏药材，确保疗效，必须消除上述因素。通常采用以下方法。

（一）干燥

干燥是保存药材的最基本条件，因为没有水分，许多化学变化就不可能发生，微生物也不易生长。潮湿环境下，真菌极易萌发为菌丝，发育滋长，溶蚀药物组织，使之发霉、腐烂变质而失效。尤其是含营养物质的饮片，如淡豆豉、瓜蒌、肉苁蓉等。具体干燥方法有以下四种。

1. 晒干法　把药材摊开放在席子上在阳光下曝晒。如有条件搭架子，把席子放在架子上则干燥得更快，这是最经济、简便的方法。凡是不怕光的药材，均可应用此法。含水分或淀粉较多的药物，如延胡索、贝母、百合等不易晒干的药物，要用开水烫煮或蒸后才能晒干。

2. 阴干法　将药材放在通风的室内或遮阴的棚下，避免阳光直射，利用空气流通，使药材中的水分自然蒸发而达到干燥的目的。凡高温、日晒易失效的药材，如花类及芳香性药材均可应用此法。

3. 烘干法　利用火炕低温烘烤，使药材干燥，特别适用于阴湿多雨的季节。烘烤芳香性药材和含有油性的果实、种子等药材温度宜低一些，一般不应超过 40℃。有些药材如生地等，则用炕或焙的方法处理。

4. 石灰干燥法　易生虫、发霉的少量高价药材如人参、虎骨（现已禁用）等，放入石灰缸内贮藏干燥。

（二）低温

低温不仅可以防止药材有效成分变化或散失，还可以防止菌类孢子和虫卵的繁殖。一般温度低于 10℃，真菌和虫卵就不易生长。因此，药材最好存放在背光、阴凉干燥处。此法适用于人参、麝香等贵重中药材。

（三）避光

凡易受光线作用而起变化的药材，应贮藏在暗处或陶、瓷容器，或有色玻瓶中。有些易氧化变质的药物，应放在密闭容器中。如当归、川芎、薄荷等含芳香挥发性成分的药，常经日光照射，不仅使药物变色，而且使挥发油散失，降低质量。

（四）化学药物熏杀

这是较常用的有效防虫、灭虫方法，但只适用于储存大量药材的仓库。最常用的是用氯化苦熏蒸。氯化苦（三氯硝基甲烷）是一种有毒的挥发性液体。用时在室外作业或戴上防毒面具。一般每立方米喷药 20～30g，室温要求在 18～20℃，过低不易挥发。喷后密闭 72 小时后才能开门窗。氯化苦的杀虫效率高，但毒性较大。另外，也有用硫黄点燃后生成的二氧化硫来熏蒸，其毒性小，但价格较氯化苦为高。另外硫黄容易引起火灾，用时需加以注意。硫黄熏的方法可以用于较少量药材的杀虫。

（五）经验贮藏方法

1. 利用两种药材同处贮藏，能互相避免变质现象。如泽泻与丹皮放在一处，泽泻不易虫蛀，丹皮也不易变质。

2. 利用某种药材能防止另一种药材变质，如花椒与有腥味的动物类药一起存放，可防止动物类药材虫蛀变质，如地龙等可与花椒一起存放。

3. 利用米糠或谷糠贮藏药材，于 5～6 月间在席上摊放已干燥的谷糠或米糠，将药材埋入糠中，也可以将药材与糠一层层间隔存放。例如白芷、党参等根类药材利用此法贮藏效果很好。

4. 喷酒贮藏　将酒喷在药材上与密闭的容器中，酒蒸气可防虫防霉。

5. 分类贮藏 按药材不同性质，防治结合，进行保管。属于肉质、粉性大、甜香的药材易生虫，应放在熏库中，如刺猬皮、瓜蒌等。易霉药材，如远志、半夏、熟地应及时通风，日晒，石灰吸潮。含大量油质及芳香性药材，如杏仁、薄荷等应放在缸或坛子里密闭贮藏。

6. 胶类的贮藏 如阿胶、鹿角胶、鳖甲胶、龟甲胶等遇热和潮湿易软化，在干燥寒冷处易脆而碎，比较难保存。常用油纸包好埋入谷糠中密闭保存，夏季取出放入石灰干燥器中，干燥后再埋入谷糠中，这样保存胶类不易软化和碎裂。

（六）密封贮藏

传统多采用缸、柜、坛、铁桶、瓶等容器，现在多利用密封性能较高的新材料，如用塑料薄膜按品种进行包装。密封法应用前提是饮片一定要干燥，含水量在规定范围内（7%～13%），并检查确认无虫蛀迹象，否则即便密封，仍不能达到良好效果，甚至会造成损失[4]。

在药材贮藏期间要定期检查，适当晾晒。在梅雨季节特别要注意防潮，发现受潮后要及时干燥。如发现生虫应当迅速扑灭，以免蔓延，除虫方法可用火烘或硫黄烟熏。

除防虫、防霉外，其他如芒硝易风化、冰片易挥发，均应密闭保存。种子类药材，如白扁豆、麦芽、薏苡仁等，要注意防鼠。桑螵蛸、蜂房要蒸熟后保存，不然虫卵要孵化出幼虫来。鲜药材应常洒水以防干燥，冬季要注意防冻。剧毒药材，应写明“剧毒药”标签，设置专人、专处妥善保管。根据中药的不同科属、药用部位、周围环境对中药本身性质和影响因素，从而采取科学的贮存方法，加强管理，搞好防火、防雨等工作，加强责任心，杜绝事故发生。

参考文献

[1] 彭成. 道地药材形成的要素与面临的危机[J]. 中药与临床，2011，2(1)：7-10.
[2] 贞农. 八类中药材适时巧收[J]. 北京农业，2002(10)：15-16.
[3] 杨淑玲. 中药材的采收时节和方法[J]. 河南农业，2000(6)：28-29.
[4] 李国祥，张立华，杨鹏. 中药饮片虫蛀的研究进展[J]. 内蒙古民族大学学报，2010，16(2)：125-126.

（胡素敏 高学敏）

第四章

中药的炮制

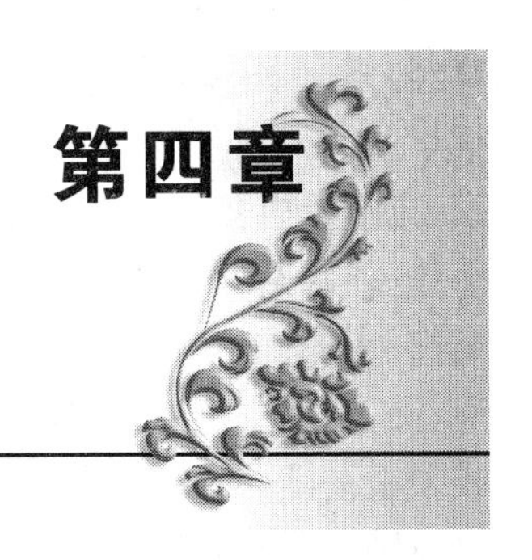

中药炮制，古时又称“炮炙”、“修事”、“修治”等，是依据中医药理论，按照医疗、调配、制剂的不同要求以及药材自身性质，对中药所采取的加工处理技术。由于中药材大都是生药，其中不少药物必须经过一定的炮制处理，才能符合临床用药的需要。按照不同的药性和治疗要求又有多种炮制方法，同时有毒之品必须经过炮制后才能确保用药安全。有些药材还要加用适宜的辅料，并且注意操作技术和火候。陈嘉谟《本草蒙筌》谓：“凡药制造，贵在适中，不及则功效难求，太过则气味反失。”可见炮制是否得当对保证药效、用药安全、便于制剂和调剂都有十分重要的意义。

第一节　中药炮制的历史渊源

中药炮制是随着中药的发现和应用而产生的，其历史可以追溯到原始社会。随着火的发现、利用和医药知识的积累，一些制备熟食的知识方法被应用于处理药物，从而形成了中药炮制的雏形。除了用火炮熟生食外，人类还很早就发现了野果的自然发酵，而发明了谷物造酒，用酒治病或制造药酒来治病。酒的发明与应用，丰富了用药经验并被应用于炮制药物，充实了药物的炮制内容。随着药物品种的增多，用药经验的丰富，对疾病认识的日益提高，使人们有可能根据不同的病情，选择多种药物组成复方，更好地发挥药物疗效，降低副作用，推进了炮制的发展，并使其方法多样化。

文字产生前，中药炮制技术只能是口耳相传，在实验中保存和发展。文字产生后，始得以记录和流传。现今已知最早的医药文献中，即有中药炮制的有关记载。以后历代对炮制的技术、应用和理论方面都有不同的贡献和发展。

先秦时期：我国现存最早的医方《五十二病方》，记载了治疗52种疾病的280首药方，所记述的药物炮制方法有挑拣、干燥、切制、渍、泡、炙、煅、熬、蒸、煮等。在《黄帝内经》中，记有炮制法“咀”和炮制品“治半夏”，而“燔制左角发”即为现在的血余炭。这些早期医药典籍中的记载，显示出辨证论治、随方组药、药物炮制的萌芽，反映了汉以前医药水平的概况。

汉代：据有关资料记载，这一时期，中药炮制技术已受到较高重视，有较大发展，炮制理论也开始形成。我国现存最早的本草典籍《神农本草经》，在序例中概括叙述了当时应用炮制的原则，如在药用部位的选择方面有“药有……根、茎、花、实、草、石、骨、肉”的记载；在炮制去毒和改变药性方面有“药有……有毒、无毒，阴干、暴干，采造时月，生、熟，土地所出，真、伪、陈、新，并各有法”，“若有毒宜制，可用相畏相杀者”。此书出现的炮制方法和品种有炼（消石、朴硝、矾石、石胆、禹粮石、雌黄、雄黄）；蒸（桑螵蛸）；酒煮（猬皮）；熬（露蜂房、蛇蜕、蜣螂）；烧（贝子）等。《武威汉代医简》中，记载了约100种药物，炮制品种和方法均较《神农本草经》多。书中具体记载了半夏、狼毒两种毒性药物的炮制方法，与近代制法相似，表明古人很早就认识到了毒性药物炮制加工的重要性，且炮制技术已具有了一定的水平。著名医学家、方剂始祖张仲景在医疗实践中丰富和发展了中药炮制，并首先提出了“炮炙”一词。在其著作《伤寒论》、《金匮玉函经》、《金匮要略方论》等医书中，已有乌头、石韦、半夏、麻黄、肉桂、乌梅、大黄、苦杏仁等70余种中药材采用炮、炙、烧、蒸、煮、去心、去皮、去毛、去瓤、㕮咀、切、泡、浸、洗等法炮制，指出药“有烧炼炮炙、生熟有定，一如后法”；“或须皮去肉，或去皮须肉，或须根去茎，又须花须实，依方拣采，治削，极令净洁”，明确了分选药用部位、净制、切制的基本原则。对炮制质量也提出“烧灰令存性，勿令灰过”、“烧令黑勿太过”等具体要求。对药材炮制目的亦有部分说明，如石韦不去毛“令人淋”，半夏需“汤洗”至“滑尽”，否则“有毒”等等。有些药物在不同的方剂中，分别采用不同的炮制方法，充分体现了依法炮制与辨证论治的密切关系。在其医方中，还多次以不同的方式，使用了蜜、酒、醋、胆汁、童便、姜汁等液体药物，为后世用液体辅料炮制药物奠定了基础。总之，汉代初步确立了中药炮制的一些基本原则和目的，创立了一些炮制的基本方法和炮制品，并开始把中药炮制和复方配伍结合起来，用于临床实践。但汉代中药炮制的方法大多比较简单。

两晋、南北朝时期：晋代葛洪的《肘后备急方》，不仅为临床医学作出了重要贡献，而且记载了80多种药物的炮制方法。许多药物，根据临床不同需要，一药采用几种制法。书中记载的大豆汁、甘草、生姜等解乌头、芫花、半夏之毒，是后世用辅料炮制解毒的起始。真竹沥一药，记述了用于馏法制备新药的技术。梁代陶弘景在其著作《本草经集注》序言的“合药分剂料理法则”中，第一次将零星的炮制技术作了系统的归纳。如净选方面，归纳成去栓皮、去皮、去毛、去芦、去心、去老枝、去瓤、洗八法；切制方面，首次记载了中药由㕮咀到切制的转变，并有劈破、剉(切段)、薄切(薄片)、镑、捣(细捣及取绒)等法；干燥方面，记载了曝干、烘干两法；炮制方面记载了微炙、烘焙、熬、烧、炮、明煅(矾石令沸，汁尽)、炙(阿胶，炙令通体沸起)、烊化、焯(如杏仁、桃仁，汤柔挞去皮)、炼、蒸、苦酒渍等21法。此时期的炮制技术，多为适应制剂需要而创。如“凡汤中用完物皆擘破”，如干枣、栀子、瓜蒌等；“细核物亦打碎”，如山茱萸、五味子、蕤仁、决明子；“诸虫先微炙”；“凡丸散用胶皆先炙使通体沸起，燥乃可捣”等等。南北朝刘宋时期，雷敩总结了前人炮制方面的记述和经验，撰成《雷公炮炙论》三卷，系中国药学史上第一部炮制专著。以此书为标志，中药炮制学作为一个独立的学科，开始从医学中分列出来。该书论述了中药炮制前后，药材真伪优劣的选择、修治和切制，文武火候的掌握，醪醯辅料的取舍，操作工艺的流程，中药饮片的贮存及炮制作用，注意事项等等。书中记述了蒸、煮、炒、焙、炙、炮、煅、煨、浸、飞、去芦、去足、制霜、制膏等多种炮制方法，广泛地应用辅料炮制药物，并对辅料的比例作出了规定，如“凡炼蜜，一斤只得十二两半……，若火火过，并用不得”。该书对后世中药炮制的发展影响甚大，其中许多炮制方法，至今仍有指导意义。

唐代：此期科学文化发达，中药炮制也备受人们重视，炮制方法日臻完备。如孙思邈的《备急千金要方》在“合和”专章中，指出临床用药“有须烧炼炮炙，生熟有定，一如后法。顺方者福，逆之者殃……诸经方用药，所有烧炼节度，皆脚注之，今方则不然，于此篇具条之，更不烦方下别注也”。又说：“凡用甘草、厚朴、枳实、石楠、茵芋、藜芦、皂荚之类皆炙之”，“凡用麦糵、曲米、大豆黄卷、泽兰、芜荑皆微炒，干漆炒令烟断”，等等。由此可知，中药炮制已具有了以法统药的雏形。唐代的第一部官修药典《新修本草》把炮制列为法定内容，对保证和提高药品质量具有重要作用。书中收载了很多炮制方法如煨、燔、作糵、作豉、作麴、作大豆黄卷以及朴硝的重结晶精制法等，对玉石、玉屑、丹砂、云母、石钟乳、矾石、硝石等矿物药的炮制方法均有记载，并首次明确了以米酒、米醋入药等有关炮制辅料的规定。另外，许多医学分科专著和总结性方书、类书均涉及了炮制内容，反映了一些专科用药的炮制特色，丰富了炮制方法。如《千金翼方》有反复蒸曝制熟地黄法、钟乳石水飞取细粉法、炼松脂的精制法等；《食疗本草》用童便处理药材如苍耳；《外台秘要》开始用麸炒法如杏仁；《经效产宝》开始有酒淬法如鹿角，纸炒法如蒲黄；《仙授理伤续断秘方》开始有醋煅淬法如自然铜、黑豆，蒸法如何首乌，面煨法如白姜，湿纸煨法如黄姜，米泔浸法如苍术，米炒法如乌头，石灰炒法如南星等等。

宋代：由官府组织力量对宋以前的医药著作进行整理、校注、增辑，同时也强调了中药炮制问题。《太平圣惠方》所收众方中具体记载了大量炮制内容，并在"论合和篇"中强调了炮制与临床疗效的密切关系，指出"凡合和汤药，务在精专，甄别新陈，辨明州土，修制合度，分两无差，用得其宜，病无不愈。若真假非类，冷热相乖，草石昧其甘辛，炮炙失其体性，筛罗粗恶，分剂差殊，虽有疗疾之名，永无必愈之效"。《太平惠民和剂局方》设有专章讨论炮制技术，将炮制列为法定的制药技术，充分体现了炮制与中药制剂的密切关系，对保证药品质量起了很大作用。我们现在应用的许多炮制方法，如水飞、醋淬、纸煨、煅、蒸、炒、炮等，大都与该书所列之法相似。

综上所述，由先秦到宋代，炮制的原则、方法、适用品种已初具规模，是中药炮制的技术形成期。这一时期，对一些药物的炮制作用开始有了阐述，但是零星而不系统。

金元时期：王好古在《汤液本草》中引东垣"用药酒洗曝干"中指出："黄芩、黄连、黄柏、知母，病在头面及手梢皮肤者，须用酒炒之，借酒力以上腾也；咽之下，脐之上，须用酒洗之；在下生用。大凡生升熟降，大黄须煨，恐寒则损胃气。至于川乌、附子，须炮以制毒也。黄柏、知母，下部药也，久弱之人，须合用之者，酒浸曝干，恐寒伤胃气也。熟地黄酒洗亦然。"葛可久在《十药神书》中，通过对中药制炭品的应用，总结提出了炭药止血理论。指出："大抵血热则行，血冷则凝……见黑则止。"对后世中药止血药制炭应用影响很大。

明代：陈嘉谟在其《本草蒙筌》的"制造资水火"中指出："凡药制造，贵在适中，不及则功效难求，太过则气味反失。火制四：有煅、有炮、有炙、有炒之不同；水制三：或渍、或泡、或洗之弗等。水火共制造者，若蒸、若煮而有二焉。……酒制升提，姜制发散。入盐走肾脏，仍使软坚；用醋注肝经，且资住痛。童便制，除劣性降下；米泔制，去燥性和中。乳制滋润回枯，助生阴血；蜜制甘缓难化，增益元阳。陈壁土制，窃真气骤补中焦；麦麸皮制，抑酷性勿伤上膈。乌豆汤、甘草汤渍曝，并解毒致令平和；羊酥油、猪脂油涂烧，咸渗骨容易脆断。有剜去瓤免胀，有抽去心除烦。……"这些总结概括了炮制的一些主要作用，虽有一定的局限性，却简洁易诵，颇具影响。

李梴在《医学入门》中提出"芫花本利水，无醋不能通"、"诸石火煅后，入醋能为末"、"凡药入肺蜜制，入脾姜制，入肾用盐，入肝用醋，入心用童便；凡药用火炮、汤泡、煨炒者去其毒也"等认识。其后李时珍的巨著《本草纲目》集16世纪以前本草学之大成，其所载药物大多列有"修治"一项，既收列前人记载，又介绍当时的炮制经验，并提出自己的看法，其内容比已有的几种炮制专书更为丰富，至今仍为中药炮制研究的重要资料。例如知母的炮制："曰：'凡使，先于槐砧上锉细，焙干，木臼杵捣，勿犯铁器。'时珍曰：'凡用，拣肥润里白者，去毛切。引经上行则用酒浸焙干，下行则用盐水润焙。'"可见李时珍在继承前人经验的同时，还注意结合具体情况加以改进。缪希雍的《炮炙大法》大部分内容是反映当时的具体炮制方法，并

“自为阐发，以益前人所未逮”。并在卷首列有一段“按雷公炮制法有十七，曰炮、曰爁、曰煿、曰炙、曰煨、曰炒、曰煅、曰炼、曰制、曰度、曰飞、曰伏、曰镑、曰摋、曰㬠、曰曝、曰露是也，用者宜如法，各尽其宜”的引言。

总之，元明时期在前人零散解释炮制作用的基础上，逐步形成了较为系统的理论。

清代：有关炮制的方法、理论基本上沿自明代而略有补充，炮制品种则不断增多。如张仲岩的《修事指南》载“吴茱萸制抑苦寒而扶胃气，猪胆汁制泻胆火而达木郁，牛胆汁制去燥烈而清润……凡修事各有其故，因药殊制者，一定之方，因病殊制者，变化之用。又须择地择人谨慎其事”等。赵学敏在《本草纲目拾遗》中对一些药物的炮制程度记载颇详，如仅炒制中，即有炒黄、炒枯、炒焦、炒黄令烟尽、炒黑等不同要求。还特别记载了相当数量的炭药，强调“炒炭存性”。这一时期对某些炮制作用的解释有所发挥，炮制品种有所增多，并对某些炮制方法的妥当与否提出质疑，如《本草纲目拾遗》中不同意半夏长期浸泡，《本草从新》认为白术炒焦、附子用多种辅料煮不妥等。

近代至中华人民共和国成立之前，中医事业的发展受到严重摧残，中药炮制也受到很大限制。

新中国成立以后，中药炮制取得了长足的进展。进行了系统的辑录整理工作；全国各中医院校的中药专业也都将中药炮制学列为专业课之一；科研方面，初步建立了炮制研究机构，并已形成专业科研队伍；生产方面，传统的加工炮制已逐渐由小生产、手工操作向大生产、机械化、自动化加工过渡。

第二节　中药炮制的目的

中药炮制的目的有多个方面，一种炮制方法或者炮制一种药物常常同时具有几方面的目的，这些虽然有主次之分，但彼此间又有密切的联系。炮制的主要目的大致可以归纳为以下八个方面。

1. 除去杂质，纯净药材　一般中药原药材，多附着泥土、夹带沙石及非药用部分和其他异物，必须经过挑选修治，水洗清洁，才能使药物清洁纯净，方可药用。如石膏挑出沙石，茯苓去净泥土，防风去掉芦头，黄柏刮净粗皮，鳖甲除去残肉，枳壳去瓤，远志抽心等。

2. 切制饮片，便于调剂制剂　将净选后的中药材，经过软化、切削、干燥等加工工序，制成一定规格的药材（如片、段、丝、块等），称为“饮片”。便于按处方调剂和制剂，有利于有效成分的煎出。一些矿物介壳类药物如灵磁石、赭石、石决明、牡蛎等，经烧、煅、醋淬等炮制处理，使之酥脆，同样是为了使有效成分容易煎出。

3. 干燥药材，利于贮藏　有些药材经晒干、阴干、烘干、炒制等炮制加热处理，使之干燥，并使所含酶类失去活性，便于保存，久不变质。特别是一些具有活性的药材，如种子药材赤小豆、白扁豆等，必须加热干燥，才能防止其萌动变质。再如桑螵蛸、露蜂房、刺猬皮等动物药，不经炮制则更难保存。药材的酒制品、醋制品也有防腐作用。

4. 矫味、矫臭，便于服用　一些动物药、动物粪便类药及其他有特殊气味的药物，经过麸炒、酒炒、醋制等方法处理之后，能起到矫味和矫臭的作用，如酒制乌梢蛇、醋炒五灵脂、麸炒白僵蚕、滑石烫刺猬皮、水漂海藻、麸炒斑蝥等。这样可以避免因服药引起的恶心呕吐而利于临床应用。

5. 降低毒副作用，保证安全用药　一些毒副作用较强的药物经过加工炮制后，可以明显降低药物毒性及其副作用，使之广泛用于临床，并确保安全用药。如巴豆压油去霜，醋煮甘遂、大戟，酒炒常山，胆巴水制附子，焯炒苦杏仁，姜矾水制南星，甘草、黑豆蒸或煮草乌、川乌等，均能降低药物的毒副作用。

6. 增强药物功能，提高临床疗效　如延胡索醋制以后能增强活血止痛功效；红花酒制后活血作用增强；何首乌经黑豆拌蒸炮制后，能增强其滋阴补肾养肝益血乌须发等功能；淫羊藿用羊脂炒后能增强补肾助阳作用；麻黄、紫菀、款冬花蜜炙后润肺止咳作用增强。

此外，炮制能促进中药有效成分溶出，增强药物疗效，如醋制延胡索中的生物碱能与酸结合形成易溶于水的生物碱盐；并能通过改变某些药物成分结构，从而改变疗效，如麻黄经蜜炙挥发油含量降低50%以上，发汗作用减轻，麻黄碱含量变化甚微，与蜜协同奏止咳平喘之效[1]。

7. 改变药物性能，扩大应用范围　药材经炮制后，性味常发生变化而对功效产生影响。如生地黄甘苦而寒，功专清热凉血、滋阴生津，而酒制成熟地黄后则为甘而微温之品，具有滋阴补血、生精填髓之功；黄连、黄芩、黄柏性苦寒，经酒炮制后，改变了苦寒伤胃之性，而保持了清热解毒、燥湿的疗效；生甘草味甘偏凉以清热泻火解毒为长，炙甘草则甘而性温，能增强补脾益气，润肺止咳的作用；生首乌补益力弱且不收敛，能截疟解毒、润肠通便，经黑豆汁拌蒸成制首乌后功专滋补肝肾、补益精血、涩精止崩；天南星经姜矾制后称制南星，功能燥湿化痰、祛风解痉，药性辛温燥烈，而经牛胆汁制后称胆南星，变为清化热痰、息风定惊，药性凉润之品。由此可见，药物经炮制之后，可以改变其性能，扩大应用范围，使之更适应病情的需要。

8. 引药入经，便于定向用药　有些药物经炮制后，可以改变作用趋向，如香附生则上行胸膈，外达皮肤，熟则下走肝肾，外彻腰足；黄柏原系清下焦湿热药，酒炙后作用趋上而能兼清上焦之热。砂仁行气开胃消食，作用于中焦，盐炙后可以下行治小便频数。有些药物炮制后，可以在特定脏腑经络中发挥治疗作用，如《本草蒙筌》“入盐走肾脏”、“用醋注肝经”即指此意。而知母、黄柏、杜仲经盐炒后，可增强入肾经的作用；柴胡、香附、青皮经醋炒后，则增强入肝经的作用。

第三节　中药炮制的方法

炮制方法是历代逐步发展和充实起来的。炮制方法一般可以分为以下五类。

一、修　　治

包括纯净、粉碎、切制药材三道工序，为进一步的加工贮存、调剂、制剂和临床用药作好准备。

1. 纯净药材　借助一定的工具，用手工或机械的方法，如挑、筛、簸、刷、刮、挖、撞等方法，去掉泥土杂质、非药用部分及药效作用不一致的部分，使药物清洁纯净，这是原药材加工的第一道工序。如拣去辛夷花的枝、叶，筛选王不留行及车前子，簸去薏苡仁的杂质，刷除枇杷叶、石韦叶背面的绒毛，刮去厚朴、肉桂的粗皮，挖掉海蛤壳、石决明的肉，撞去白蒺藜的硬刺。再有如人参、西洋参、三七等按药材质量不同，经过挑选区分药材的等级等。

2. 粉碎药材　以捣、碾、研、磨、镑、锉等方法，使药材粉碎，以符合制剂和其他炮制的要求，以便于有效成分的提取和利用。如贝母、砂仁、郁李仁等用铜药缸捣碎便于煎煮；琥珀研末便于吞服；羚羊角等用镑刀镑成薄片或碎屑，或以锉刀锉成粉末，便于制剂或服用。现多用药碾子、粉碎机直接研磨成粉末，如人参粉、贝母粉、三七粉、黄连粉等，以供散剂、制剂或其他炮制使用。

3. 切制药材　用刀具采用切、铡的方法将药切成片、段、丝、块等一定的规格，使药物有效成分易于溶出，并便于进行其他炮制，也利于干燥、贮藏和调剂时称量。根据药材性质或制剂及临床需要的不同，还有不同的切制规格要求。如槟榔宜切薄片，白术宜切厚片，甘草宜切圆片，肉桂宜切圆盘片，黄芪宜切斜片，麻黄、紫苏、白茅根宜切段，茯苓、葛根宜切块等。

二、水　制

用水或其他辅料处理药材的方法称为水制法。其目的主要是清洁药物、除去杂质、软化药物、便于切制、降低毒性及调整药性等。常见的方法有：漂洗、闷润、浸泡、喷洒、水飞等。

1. 漂洗　其方法是将药物置于宽水或长流水中，反复地换水，以除去杂质、盐味及腥味。如将芦根、白茅根洗去泥土杂质，海藻、昆布漂去盐分，紫河车漂去腥味等。

2. 浸泡　将质地松软或经水疱易损失有效成分的药物，置于水中浸湿立即取出，称为"浸"，又称"沾水"；而将药物置于清水或辅料药液中，使水分渗入，药材软化，便于切制，或用以除去药物的毒质及非药用部分，称为"泡"。如用白矾水浸泡半夏、天南星，用胆巴水浸泡附子等。操作时要根据浸泡的目的、季节、气温的不同，掌握浸泡时间及搅拌和换水次数，以免药材腐烂变质影响药效。

3. 闷润　即根据药材质地的软坚、加工时的气温、工具的不同，而采用淋润、洗润、泡润、浸润、晾润、盖润、伏润、露润、复润、双润等多种方法，使清水或其他液体辅料徐徐渗入药物组织内部，至内外的湿度均匀，便于切制饮片。如淋润荆芥、泡润槟榔、酒洗润当归、姜汁浸润厚朴、伏润天麻、盖润大黄等。

4. 喷洒　对一些不宜用水浸泡，但又需潮湿者，可采用喷洒湿润的方法。而在炒制药物时，按不同要求，可喷洒清水、酒、醋、蜜水、姜汁等辅料药液。

5. 水飞　是借药物在水中的沉降性质分取药材极细粉末的方法。将不溶于水的药材粉碎后置乳钵、碾槽、球磨机等容器内，加水共研，然后再加入多量的水搅拌，粗粉即下沉、细粉混悬于水中，随水倾出，剩余之粗粉再研再飞。倾出的混悬液沉淀后，将水除净，干燥后即成极细粉末。此法所制粉末既细，又减少了研磨中粉末的飞扬损失。常用于矿物类、甲壳类药物的制粉，如水飞朱砂、炉甘石、滑石、蛤粉、雄黄等。

三、火　制

是将药物经火加热处理的方法。根据加热的温度、时间和方法的不同，可分为炒、炙、烫、煅、煨、炮、燎、烘共八种。以下重点介绍5种。

1. 炒　将药物置锅中加热不断翻动，炒至一定程度取出。根据"火候"大小可分为：

(1) 炒黄：将药物炒至表面微黄或能嗅到药物固有的气味为度。如炒牛蒡子、炒紫苏子。

(2) 炒焦：将药物炒至表面焦黄，内部淡黄为度，如焦山楂、焦白术、焦麦芽等。

(3) 炒炭：将药物炒至外部枯黑，内部焦黄为度，即"存性"。如艾叶炭、地榆炭、姜炭等。药材炒制后要洒水，以免复燃。

炒黄、炒焦使药材宜于粉碎加工，并缓和药性。种子类药材炒后则煎煮时有效成分易于溶出。而炒炭能缓和药物的烈性或副作用，或增强其收敛止血、止泻的作用。

(4) 小炒：是对中药的特殊炮制，这类炮制品药店不作为常规饮片贮存，而是依据医生的处方按需加工，犹如在餐厅依客人点餐烹饪的“小炒”菜，故得此名，如当归麻油炒，党参小米炒等。炮制方法有：炒法、打法、拌法、制酥法等[2]。

2. 炙　将药物与液体辅料共置锅中加热拌炒，使辅料渗入药物组织内部或附着于药物表面，以改变药性，增强疗效或降低毒副作用的方法称炙法。常用的液体辅料有：蜜、酒、醋、姜汁、盐水、童便等。如蜜炙百部、款冬花、枇杷叶，可增强润肺止咳作用；酒炙川芎、当归、牛膝，可增强活血之功；醋炙香附、柴胡，可增强疏肝止痛功效；醋制芫花、甘遂、大戟，可降低毒性；盐炙杜仲、黄柏，可引药入肾和增强补肾作用；酒炙常山，可减低催吐作用；姜炙半夏、竹沥，可增强止呕作用。

3. 烫　先在锅内加热中间物体（如砂石、滑石、蛤粉等），其温度可达150～300℃，用以烫炙药物，使其受热均匀，膨胀松脆，不能焦枯，烫毕，筛去中间物体，至冷即得。如滑石粉烫制刺猬皮，砂烫穿山甲，蛤粉烫阿胶珠等。

4. 煅　将药物用猛火直接或间接煅烧，使质地松脆，易于粉碎，便于有效成分的煎出，以充分发挥疗效。坚硬的矿物药或贝壳类药多直接用煅烧，以煅至透红为度，如紫石英、龙骨、牡蛎。间接煅是将药物置于耐火容器中密闭煅烧，至容器底部红透为度，如棕榈炭、血余炭等。

5. 煨　将药物用湿面或湿纸包裹，置于热火灰中或用吸油纸与药物隔层分开进行加热的方法称为煨法。其目的是除去药物中的部分挥发性及刺激性成分，以缓和药性，降低副作用，增强疗效。如煨肉豆蔻、煨木香、煨生姜、煨葛根等。

四、水火共制

这类炮制方法是既要用水又要用火，有些药物还必须加入其他辅料进行炮制。包括蒸、煮、焯、淬、炖等方法。

1. 煮法　是将药物与水或辅料置锅中同煮的方法。它可减低药物的毒性、烈性或附加成分，增强药物的疗效。它又分不留残液煮法，如醋煮芫花、狼毒至醋液吸尽为度；弃残液煮法，即将药物与辅料溶液共煮一定时间后把药物捞出，弃除剩余液体，如姜矾煮半夏。

2. 蒸法　是以水蒸气或附加成分将药物蒸熟的加工方法。它分清蒸与加辅料蒸两种方法。前者如清蒸玄参、桑螵蛸，后者如酒蒸山茱萸、大黄等。蒸制的目的在于改变或增强药物的性能，降低药物的毒性。如何首乌经反复蒸晒后不再有泻下之力而功走补肝肾益精血；黄精经蒸制后可增强其补脾益气、滋阴润肺之功；藤黄经蒸制后可减低毒性。

3. 炖法　是蒸法的演变和发展，其方法是将药物置于钢罐中或搪瓷器皿中，同时加入一定的液体辅料，盖严后，放入水锅中炖一定时间。其优点是不致使药效走失、辅料挥发掉，如炖制熟地黄及黄精等。

4. 焯法　是将药物快速放入沸水中，短暂焯潦过，立即取出的方法。常用于种子类药物的去皮及肉质多汁类药物的干燥处理。前者如焯杏仁、桃仁、扁豆以去皮；后者如焯马齿苋、天冬以便于晒干贮存。

五、其他制法

1. 制霜　中药霜制品包括有药物榨去油质之残渣，如巴豆霜、千金子霜；多种成分药液渗出的结晶如将皮硝纳入西瓜中渗出的结晶，即西瓜霜；药物经煮提后剩下的残渣研细，如鹿角霜。

2. 发酵　在一定条件(温度等)下使药物发酵,从而改变原来药物的性质,可增强和胃消食的作用,如神曲、建曲、半夏曲等。

3. 精制　多为水溶性天然结晶药物,先经过水溶除去杂质,再经浓缩、静置后析出结晶即成。如由朴硝精制成芒硝、元明粉。

4. 药拌　药物中加入其他辅料拌染而成,如朱砂拌茯神、砂仁拌熟地。

第四节　中药炮制的现代研究

近年来应用现代科学技术研究中药炮制的报道越来越多。科研人员采用化学、药理学、微生物学等现代科学探索性研究了中药炮制的原理、方法等,本文仅介绍现代研究关于炮制增强临床疗效的原理。中药通过炮制能增强和提高疗效,这一作用主要是通过改变药物所含的化学成分,如增加有效成分的含量、增加有效成分的溶出、产生新的有效成分[3]等因素所达到的。中药是通过其所含有效成分来发挥疗效的。中药中有效成分的高低将直接关系其药理作用的强弱和临床疗效的高低。有毒中草药经炮制解毒而降低或消除其毒副作用后,才能安全有效地服务于临床。

一、增加有效成分的含量

现代研究表明,不少中药炮制后,其所含的有效成分明显增高,从而使其作用增强。川芎的主要有效成分为川芎嗪,具有抑制血栓形成、扩张冠脉、增加冠脉流量等作用。川芎经炮制后,与生品相比,川芎嗪含量明显增高,增加了33%,因而川芎活血、祛瘀、行气等作用均增强[4]。常用止血药如地榆、槐米、藕节、大黄中均含鞣质,这类药物经高温炮制后,鞣质含量普遍增加,当槐米在190℃制炭后,其鞣质含量比生品高4～6倍,因而止血作用大大提高;蜜制黄芪,Fe、Mn、Ni、Co含量增加,已知Fe、Mn是生物活性较强的微量元素,参与能量代谢、营养、免疫,为酶必需的重要辅助因子,且Fe、Mn、Ni、Co均参与或能刺激生血过程[5],故蜜制黄芪补气健脾生血之功加强。实验证明,中医“肾”的物质基础与微量元素锌、锰等有关,许多补肾中药富含Zn、Mn、Fe、Cu等微量元素。如肉苁蓉[6]、杜仲[7]、女贞子[8]等经炮制后,其所含的Zn、Mn、Fe、Cu等微量元素明显增高,从而说明炮制后可以增强其补肾的作用。

二、增加有效成分的溶出

炮制不仅能增加有效成分的含量,而且还能增加有效成分的溶出量,从而增强药物的效应。如种子或果实类中药,经炮制后,使种皮或果皮爆裂,使其有利于有效成分的溶出。如酸枣仁经炮制后,其有效成分的水提取物和醇提取物含量均有增加[9]。有些中药经炮制后,有效成分的溶出率增加。如杜仲含大量杜仲胶,生杜仲煎出的有效成分甚少,炮制后则胶质破坏,利于有效成分的煎出。实验表明,杜仲经盐水制后,浸出物比生品明显增多[10]。延胡索中含有多种生物碱,并具有明显的止痛作用。延胡索经醋制后,其所含的生物碱与醋酸结合成易溶于水的醋酸盐,而有利于有效成分的煎出[11]。

三、产生新的有效成分

中药通过炮制后可以产生新的成分,这些新的有效成分往往比原有成分有更强的药理活性。如炉甘石为碳酸盐类矿石，经煅制发生分解反应，生成氧化锌，据测定煅炉甘石中氧化锌含量比生品炉甘石高20%左右，氧化锌含量的增加，增强了炉甘石的消炎收敛作用。生晒参经制成红参后，其单体有所变化，且产生生晒参所没有的人参炔三醇、人参皂苷Rh_2、20(R)-人参皂苷Rh_1、20(S)-人参皂苷Rg_3、20(R)-人参皂苷Rg_2五种特殊成分，使人参的药理作用增强，如增强免疫功能、抑制癌细胞生长等。黄精经炮制后，游离氨基酸由4个增至10个，故能增强补益作用[12]。

四、有毒化学成分减少或改变

有毒中药经炮制后，可减少或改变有毒化学成分，从而降低毒性，缓和药性，消除副作用，增强疗效。如对磁石的光谱分析可看出，其所含有毒元素钛、铝、铬、钡、锶等，煅制后均有变化，尤其是微量的锶，在煅制后的16份样品中均未检出，证明煅制后磁石的有毒元素可部分或全部消除[13]。朱砂以水飞法炮制后，游离汞和可溶性汞盐含量最低，而药物质量提高[14]。苍耳子经炒制后，其毒性蛋白变性，凝固在细胞中不易溶出，而达到去毒解毒的目的。乌头、附子经炮制后，剧毒的双酯类生物碱水解产生毒性很小的氨基酸类生物碱；改用加工蒸煮法，可使双酯类生物碱的内酯键短时间水解完全，而生物碱流失少[15]。

五、结合多学科研究中药炮制

中药炮制是一门系统综合化学、物理化学、药理学、药效学、生命科学等的学科，对中药炮制也应从多角度、多方面研究。中药在炮制过程中成分的变化、成分之间的相互反应、在溶剂中的溶解度、药渣对成分的吸附作用等，均影响着中药的临床药效[16]。

参考文献

[1] 韩清泉. 中药炮制对临床药效的影响[J]. 中国现代医生，2007，45(14)：156.

[2] 杨锡仓，王晓莉. 中药"小炒"经验四则[J]. 甘肃中医学院学报，2002(1)：61.

[3] 刘小平，马卓. 中药炮制增效原理探讨[J]. 甘肃中医，1992，5(2)：40.

[4] 欧阳强. 川芎炮制前后总生物碱含量的变化[J]. 中成药，1989，11(9)：18.

[5] 齐治家. 生物化学[M]. 上海：上海科学技术出版社，1985：145.

[6] 余南才，段福奎，管竞环. 肉苁蓉炮制对微量元素含量及对动物体内DNA合成率的影响[J]. 中国中药杂志，1990，15(6)：22.

[7] 刘守廷，关雄俊，李献萍，等. 杜仲及其炮制品某些微量元素含量比较[J]. 中国中药杂志，1989，14(10)：20.

[8] 李曼玲，刘美兰. 女贞子及其炮制品中的微量元素分析[J]. 中国中药杂志，1989，14(12)：2.

[9] 刘福祥，高剑峰. 炒制程度对酸枣仁提取物的影响[J]. 中国中药杂志，1990，15(5)：28.

[10] 闻红. 杜仲炮制工艺初探[J]. 中成药研究，1988(4)：19.

[11] 成都中医学院. 中药炮制学[M]. 上海：上海科学技术出版社，1980：80.

[12] 林开中，熊慧林，陈震标. 黄精炮制原理及方法的实验研究[J]. 中成药研究，1988(1)：16.

[13] 周光治，胡晓安，张淑英. 磁石炮制前后原子发射光谱分析[J]. 中成药研究，1986(12)：15.

[14] 高天爱，等. 朱砂不同炮制方法研究[J]. 中成药研究，1985(7)：20.

[15] 天津药材公司中药研究室. 中草药通讯[J]. 1974(3)：24.

[16] 孙惠云，高玉凤，安淑琴，等. 中药炮制的遵古与现代化[J]. 中国药房，1994(5)：46.

（胡素敏　高学敏）

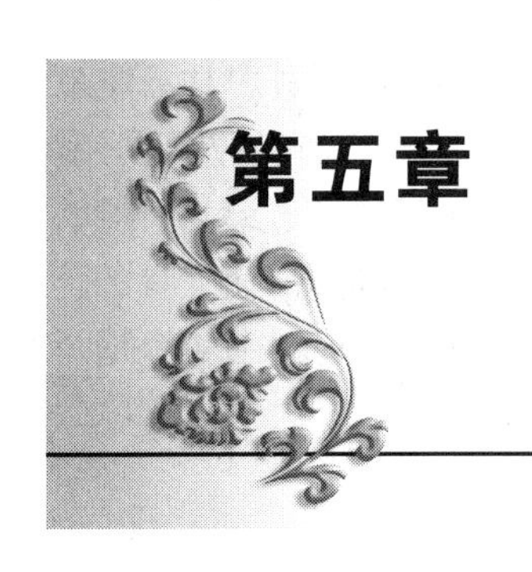

第五章 中药的性能

中医学认为任何疾病的发生发展过程都是致病因素邪气作用于人体，引起正邪斗争，从而导致阴阳气血偏盛偏衰或脏腑经络机能活动失常的结果。因此，药物治病的基本作用不外是扶正祛邪，消除病因，恢复脏腑经络的正常生理功能，纠正阴阳气血偏盛偏衰的病理现象，使机体最大程度地恢复阴平阳秘的正常状态，达到治愈疾病、恢复健康的目的。药物之所以能治疗疾病，是由于药物自身具有与治疗有关的若干特性，古人称之为药性或称偏性，并认为药物的偏性可以纠正疾病所表现出来阴阳气血偏盛偏衰的偏性。近代《中药药性论》指出：凡与疗效（医疗、保健）有关的药物性质或属性，或者决定一种物质成为中药的性质或属性，统称为药性。这是从药物物质基础角度上论述药性的。我们则认为所谓药性是指药物与治疗有关的性质和效能。综上所述，药性包括药物发挥疗效的物质基础和治疗过程中所体现出来的作用，它是药物性质与功能的高度概括。

药性一词始见于《神农本草经·序例》："药性有宜作丸者、宜散者、宜水煮者、宜酒渍者、宜膏煎者，亦有一物兼宜者，亦有不可入汤酒者，并随药性，不得违越。"这是从制剂宜忌角度论述药性，较为局限。陶弘景《本草经集注·序录》中，药性一词内涵广泛，如称："至于药性所主，当以识识相因"；"上品药性，亦能遣疾，但其势用和厚，不为仓卒之效"；"案今药性，一物兼主十余病者，取其偏长为本。"《本草经集注》正文均不称药性而称为性，如性热、性寒、性冷、性滑利、性烈、性急、性杀虫、性利阴阳、性能制蛇、性逐津液、性最熏臭等等，涉及药物多种性质与属性，并包括对药物功效与毒副作用的概括，但并非药物所有性质、属性都可称为药性，必须与医疗、保健作用有关。

研究药性的形成机制及其运用规律的理论称药性理论。它有狭义与广义之分，广义的药性理论包括中药的基原、产地、采集、炮制、制剂、四气五味、升降浮沉、归经、良毒、阴阳、补泻、配伍、禁忌、用量、用法等内容；狭义的药性理论主要包括四气五味、升降浮沉、归经、毒性等内容。中药药性理论是我国历代医家在长期医疗实践中，吸收我国古代各种哲学思想，思维逻辑，以阴阳五行、脏腑经络学说为指导，根据药物的各种性质及作用于人体所反馈出来的各种生理、病理信息，尤其重要的是药物所表现出来的治疗作用、临床效果，经不断地推测、判断，总结出来的用药规律。由于临床用药的经验不断地积累和发展，新的药性理论不断地产生，原有的药性理论得到不断的修正，使药性理论逐步更加符合客观实际，并日趋完善。可见临床的能动性最强，最富有活力，是药性理论发展的基础和推动因素，也就是说，临床实践是药性理论形成和发展的决定因素。药性理论对指导临床用药有着十分重要的意义，清代著名医家徐灵胎总结说："凡药之用，或取其气，或取其味……或取其所生之时，或取其所生之地，各以其所偏胜而即资之疗疾，故能补偏救弊，调和脏腑，深求其理，可自得之。"药性理论的产生，为临床辨证用药提供了理论依据。药性理论是中医药学理论体系中一个重要组成部分，是学习、研究、运用中药所必须掌握的基本理论知识。

第一节 四 气

概念 四气是指药物有寒热温凉四种不同的药性，又称四性。它反映了药物对人体阴阳盛衰、寒热变化的作用倾向，为药性理论的重要组成部分，是说明药物作用的主要理论依据之一。

四气之中寓有阴阳含义，寒凉属阴，温热属阳。寒凉与温热是两种对立的药性，其间又有程度上的差别，即温次于热，凉次于寒。有些本草文献对药物的四气还用“大热”、“微热”、“小热”、“甚温”、“微温”及“大寒”、“主冷”、“颇寒”、“微寒”、“大凉”、“微凉”等加以描述，这是对中药四气程度不同的进一步区分，示以斟酌使用。总括分析药物四性应以“大热”、“热”、“温”、“微温”、“大寒”、“寒”、“凉”、“微凉”区分为妥。寒与热属于一级划分；凉和温，为寒和热的下一层次，应属二级划分；微凉和微温，为凉与温的下一层次，应属三级划分；至于大寒和大热，为寒和热上一层次，可称超一级划分。然从四性本质而言，只有寒热两性的区分。

此外，四性之外还有平性，是指寒热温凉界限不很明显，药性和平，作用和缓，应用较为广泛的一类药物。然而平性能否入性，自古以来争论不已。多数本草学者认为虽然不少药物属于平性，但实际上也有偏寒偏热的不同，如甘草性平，炙用性温，补中益气，生用性凉，清热解毒，所以平性仍未超出四气范围，是相对而言，不是绝对的平性，因此仍称四气（性），而不称五气（性）。然而也有主张“平应入性”的，如李时珍在《本草纲目》草部目录第12卷的卷前诸论中说：“五性焉，寒热温凉平”，第一个提出中药药性的五性分类法。自《神农本草经》始，单独以平性记述药性以来，历代本草都承袭了“平应入性”的方法，学者统计《神农本草经》载药365种，平性药多达122种，新世纪规划教材《中药学》载药484味，平性药竟占100味之多，临床用药实践也支持“平应入性”的主张，如天麻性平，息风止痉、主治痉厥抽搐，不论寒热虚实均可应用；白果性平，敛肺平喘，主治喘咳痰多，无论肺寒、肺热皆可应用。可见，无论文献记载或临床实践都表明平性是客观存在的。然而至今尚称四气（性）不称五气（性）系沿用旧说之故。

除寒热偏性明显的部分中药外，对多数偏性不明显药物四气的界定，至今仍有分歧。由于标定药物四气的标准不一、对药物功效的认识仍在不断发展、药物的不同炮制方法和配伍特点且尚无明确的四气量化标准[1]，因而药物的四气是相对的、不断发展和变化的。

渊源 《素问·至真要大论》：“寒者温之，热者寒之”、“治以寒凉”、“治以温热”及“寒之”、“热之”、“清之”等提法虽未言明为气，但这种寒、热、温、凉已是药物性气作用表述的结果了，这里不仅论治法，也言药性了，因此药性之气，源于《素问》。《汉书艺文志·方技略》：“经方者，本草石之寒温，量疾病之浅深，假药味之滋，因气感之宜，辨五苦六辛，致水火之齐，以通闭解结，反之于平。”可知药性分寒温，不晚于西汉时代。药“有寒热温凉四气”，则首先是由《神农本草经》提出的，并在介绍每味药物功效之前先冠以四气，四气不同，药物作用不同，四气是药物性能的重要标志。在《神农本草经》序例中还提出：“疗寒以热药，疗热以寒药”，即运用四气理论指导临床用药的原则，全面奠定了四气用药的理论基础。嗣后各家本草悉本于此，对药物都首载四气，在《神农本草经》的基础上，又不断地厘定和补充，使四气理论逐步完善。

历代医家对药物的寒热温凉，有言“气”者，有言“性”者。在取类比象、生承秉受学说的影响下，古人认为药物的气禀受于天，如刘完素曰："寒热温凉四气生于天"，唐宗海曰："气本于天"，李言闻曰："气主生物……本乎天"，由于药物的气所受于天，故"气"亦有如四时气候之异，如李中梓曰："请以四时之气为喻，四时者，春温夏热秋凉冬寒而已，故药性之温者，于时为春，所以生万物者也；药性之热者，于时为夏，所以长万物者也；药性之凉者，于时为秋，所以肃万物者也；药性之寒者，于时为冬，所以杀万物者也。"由此可见，药物"气"的形成与天气有关，因所受差异，故有四气的不同药性的寒热温凉是模拟四时气候而言，所以称为四气。另有医家提倡应称"四气"为"四性"。寇宗奭在《本草衍义》中云："凡称气者，即是香臭之气，其寒热温凉则是药之性，……序例（指《神农本草经》，作者注）中气字，恐后世误书，当改为性字，于义方允"；张洁古《医学启源》："药有寒热温凉之性"；《养生主论》说："大抵百药之性，不外温凉寒热"；吴禔曰："寒热温凉，物之性也"；《春秋繁露》云："如其生之自然之资谓之性，性者，质也"；贾所学曰："寒热温凉，在天为气，在药为性"，均主张四气应改为四性，然四气沿用已久，习已成弊，难以纠正。对此《本草纲目》李时珍解释曰："寇氏言寒热温凉是性，香臭腥臊是气，其说与《礼记》文合。但自《素问》以来，只以气味言，卒难改易，姑从旧尔。"

沿革 《神农本草经·序例》提出药"有寒热温凉四气"，说明当时药性大致可分为四类，但据《证类本草》所载《神农本草经》原文考证，《神农本草经》药性可明确归纳为寒性、微寒、平性、微温、温性五类。下迄《名医别录》对《神农本草经》药性进行了厘定和补充，新增"大热"、"大寒"两类，使四气分类臻于精化，部分药性进行变更，14种《神农本草经》未定药性者予以补订，还对少数药物生熟品分别标注了药性。《药性论》是继《名医别录》之后又一部对药性发挥颇多的专书，在《名医别录》的基础上对《神农本草经》药性逐加订正，使药性规范化，更加理性化和合理化。徐之才《药对》也对四气的沿革起到重要的作用，经《名医别录》订正后的药物四气多予赞同，认为不当者仍从《神农本草经》旧义，态度谨言，从不盲从。总之汉唐以来自《名医别录》、《药性论》、《药对》修订后，《神农本草经》药物四气归属趋于稳定。宋金元时期承前启后，百家争鸣，促进了药性理论的发展，《本草衍义》、《医学启源》、《汤液本草》等药性专著，对四气形成的机理、临床应用多有发挥。明清时代伴随《神农本草经》重辑、考证、注释，对四气理论进行更为深入的探讨，对后世本草收录的众多药物，补充厘定了四气，使四气理论日臻成熟，成为药性理论的重要组成部分。

形成 药物四气理论的形成，虽有禀受于天之说，但主要还是由药物作用于人体所产生的不同反应和所获得的不同疗效而总结出来的用药理论，它是与所治疗疾病的寒热性质、阴阳盛衰相对而言的。如患者表现为高热烦渴、咽喉肿痛、舌红脉数属于热性病证者，或眩晕耳鸣、头痛目赤、舌红脉弦属于阳亢病证者，当分别使用黄芩、板蓝根、山豆根及石决明、牡蛎、白芍等药物，上述症状得到缓解或消除后，便说明它们的药性是寒凉的，也就是说凡能缓解或消除热性病证或扶阴抑阳，缓解或消除阳亢证的药物，其药性都是属于寒凉的；反之，当患者表现为四肢厥冷、腹中冷痛、脉沉迟无力属于寒性病者或阳痿宫冷、腰膝冷痛、神疲倦怠属阳虚证者，当分别使用附子、干姜、肉桂及鹿茸、淫羊藿、巴戟天等药物，上述症状得到缓解或消除后，便说明它们的药性是温热的，也就是说凡能缓解或消除寒性病证或扶阳制阴、缓解或消除阳虚证的药物，其药性都是温热的。可见，四气学说的生成仍据药物对机体异常状态、病证的寒热变化、阴阳盛衰所产生的纠偏调节作用而实现的。

作用 寒、热、温、凉不同药性的药物，能使机体产生不同的效应以及扶阴抑阳或扶阳制阴的作用，以祛除病邪，调理脏腑，平衡阴阳，而达到治愈疾病的目的。一般来讲，寒凉药分别具有清热泻火、凉血解毒、清退虚热、清化热痰、泻热通便、清热利尿、清心开窍、滋阴潜阳、凉肝息风等作用，如石膏清热泻火、丹皮凉血、金银花解毒、青蒿退虚热、瓜蒌清化热痰、大黄泻热通便、车前子清热利尿、冰片清心开窍、石决明滋阴潜阳、羚羊角凉肝息风等；而温热药则分别具有温里散寒、暖肝散结、温肺化痰、助阳化气、峻下冷积、温经通络、补火助阳、引火归原、回阳救逆、温宣开窍等作用，如干姜温里散寒、茴香暖肝散结、白芥子温肺化痰、桂枝助阳化气、巴豆峻下冷积、独活温通经络、淫羊藿补火助阳、肉桂引火归原、附子回阳救逆、苏合香温宣开窍等。

应用　寒、热、温、凉四气，是从寒热变化、阴阳盛衰的角度对药物多种作用进行的高度概括，为临床治病用药提供了理论依据。周慎斋曰："药气俱偏，而用之得当，以治人病之偏，偏者方自全也。"《吴医汇讲》云："寒、热、温、凉，有一定之药，无一定之治……故有正用，亦有反用，又有兼用，亦有活用、借用之不同。"可见掌握四气理论不仅对指导临床用药十分重要，欲取得良好的结果，还必须准确地掌握使用方法。

（1）寒凉药用治阳热证，温热药用于阴寒证：《素问·至真要大论》云："寒者热之，热者寒之，微者逆之，甚者从之"《神农本草经·序例》曰："疗寒以热药，疗热以寒药。"张介宾曰："病之微者，如阳病则热，阴病则寒，真形易见，其病则微，故可逆治。"又说："以寒治热，以热治寒，逆其病者，谓之正治。"叶天士亦云："如寒病热病，其势尚微，用热治寒，用寒治热，是谓正治"。一般说来，寒凉药多用于实热烦渴、温毒发斑、阴虚内热、胃热嘈杂、热结便秘、肺热喘咳、肝热目赤、湿热水肿、淋病涩痛、黄疸尿赤、肝阳眩晕、热极生风、心火亢盛、热闭神昏等一系列阳热证；温热药多用治中寒腹痛、下利清谷、寒疝腹痛、冷积便秘、阴寒水肿、膀胱虚冷、遗尿尿频、寒痰停饮、寒痹刺痛、血寒经闭、阳痿宫冷、虚阳上浮、亡阳厥脱、慢脾惊风、寒闭神昏等一系列阴寒证。总之，寒凉药用治阳热证，温热药用治阴寒证，这是临床遵循的用药原则。反之，如果阴寒证用寒凉药，釜底抽薪，阳热证用温热药，火上浇油，必然导致病情恶化，产生不良后果。故王叔和云："桂枝下咽，阳盛则毙；承气入胃，阴盛以亡。"李中梓《医宗必读》也说："寒热温凉，一匕之谬，覆水难收。"

（2）真寒假热用热药，真热假寒用寒药：运用四气指导临床用药还要注意寒热真假的辨别。《素问·阴阳应象大论》云："重寒则热，重热则寒……重阳必阴，重阴必阳"，这是指寒热变化，阴阳盛衰，病之甚者，常可见到的假象。张介宾曰："病之甚者，如热极反寒，寒极反热，假证难辨，其病则甚，故当从之。"又曰："以寒治寒，以热治热，从其病者，谓之反治。"可见反治法是针对疾病外在假象而言，就其对疾病本质而言，还是属于正治范畴，正如周学海所云"就其假者而言，则谓之反，就其真者而言，则就是正也"。关键问题在于辨证论治，去假存真，治病求本，才能准确掌握真寒假热用热药、真热假寒用寒药的用药规律。

（3）寒热温凉程度不同，恰当用药：由于药物四气，寒与凉、热与温之间有程度上的差异，作用强弱不同，因而用药时也要注意。如当用热药而用温药如隔靴搔痒，当用寒药而用凉血如扬汤止沸，则病重药轻达不到治愈疾病的目的；反之，当用温药而用热药则反伤其阴，当用凉药而用寒药反伤其阳，恰当用药，十分必要。

（4）寒热错杂或寒热格拒，寒热并用：疾病是复杂多变的，如表寒里热或上热下寒或寒热中阻等均可形成寒热错杂的复杂病机，则可采用寒热并用的治疗方法。正如何梦瑶所云"有寒热并用者，因其人寒热之邪夹杂于内，不得不用寒热夹杂之剂"。例如《此事难知》大羌活汤，以羌活、独活、防风、细辛配黄芩、黄连、知母、生地同用，外散其寒，内清其热，寒热并用，以治表寒里热证。再如《伤寒论》半夏泻心汤，川半夏、干姜配黄芩、黄连同用，寒热并调，降阳和阴，以治寒热互结，肠胃不和之证，均是寒热并用的范例。寒热并用，各归其治，能起到寒热并除的目的。

对寒热(阴阳)格拒的复杂病证，又当采用寒热并用，反佐之法治之。张介宾云："反佐者，谓药同于病而顺其性也。则以热治寒，而寒拒热，则反佐以寒而入之；以寒治热，而热拒寒，则反佐以热而入之。"叶天士亦云："若热极用寒药逆治，则格拒而反甚，故少加热药为引导，使无格拒，直入病所；用热药治寒病，少加寒药，以顺病气，而无格拒。"张仲景《伤寒论》白通加猪胆汁汤，主治少阴病，利不止，厥逆无脉，干呕而烦，阴寒内盛，虚阳被逼于上，阳欲上散，阴欲下脱，阴阳寒热格拒的戴阳证。方中以葱白、干姜、附子温热药回阳通脉为主，佐人人尿、猪胆汁寒凉药滋阴和阳，引阳入阴，庶可避免再生格拒，从而达到破阴回阳救逆的目的。足见寒热并用佐治之法，是治疗寒热错杂、阴阳格拒的复杂病证行之有效的方法。此外，寒药热服，热药冷服，是借热以行寒，借寒以行热，乃为寒热反佐变通之妙用。

变化　药物的四性虽经《神农本草经》标定，也不是固定不变的，而是随着临床实践的发展，对药物功效主治认识的不断变化而变化的，有一个逐步确立的过程。如芫花《神农本草经》谓其性"辛、温"，纵观其所主诸证，皆以湿热痰水为患，与甘遂、大戟常相同用之，效用雷同，故《名医别录》谓"微温"，李当之改为"大寒"，张寿颐认为"李当之之说为允"。并认为"《神农本草经》所称辛温，恐为后世羼杂之句"。《中国药典》(1995 年版)载芫花"苦、辛，寒"。可见对药物四性的厘定，总是以药物功能主治为依据，随其变化而变化的。

配伍也可影响药性的变化，在复方配伍用药时药性可随其主次地位、剂量配比、主治病证的不同而发生变化。如麻黄辛温，功能发散风寒，宣肺平喘，主治风寒喘咳，若配伍大剂量的石膏同用，其辛温之性受到抑制，"去性存用"，仅起着宣肺平喘的作用，与主药清肺泄火的石膏相合，共成清泄肺热，宣肺平喘之效，便为主治肺热喘咳的良药了。再如黄连与吴茱萸同用，黄连六倍于吴茱萸，吴茱萸的温热之性便被黄连寒凉之性所抑制，而止痛、止呕的作用与黄连清胃泄火的功效协同奏效，共治胃热呕吐腹痛之证。

炮制也可影响药性的变化。如甘草生用药性甘平偏凉，长于清热解毒，主治疮疡肿毒，若蜜制甘平，药性则甘平偏热，长于补中益气，主治脾胃之虚。又如天南星辛温燥热，长于燥湿化痰，息风止痉，经牛胆汁制后称胆南星，而变为药性凉润，清化热痰，息风定惊之品。

现代研究　中药寒热温凉四性理论数千年来一直指导着临床，以现代科学方法揭示其机理有着深远的意义。管竞环等通过对 120 味植物类中药无机元素含量的检测、分析，测得 42 种无机元素含量的均值，建立了元素区间 R 表，并以此比较出不同药物中每种元素含量的高低。再以药物元素含量与均值线的偏移程度(F 值)定性与传统药性比较，而判别每味中药的药性。结果 120 味药物中，符合者为 75 味，占 62.5%；不符合者为 45 味，占 37.5%。从而论证了"药物中各种无机元素含量水平，是决定植物类中药四性的主要因素之一"的假说[2]。他们又通过检测 105 味植物类中药的 42 种微量元素含量，发现所有中药内均含有 La^{3+}、Nd^{3+}、Sm^{3+} 等 15 种稀土元素，且含量极微。经挑选典型温热药和典型寒凉药，并运用判别分析建立了药性阴阳判别函数方程，方程的外推判别符合率达 75.2%。从中发现，15 种稀土元素的含量分布水平与中药的药性阴阳之间呈密切的相关关系，即中药内稀土元素含量水平的升高和降低，伴随着药性寒凉和温热两种不同属性的消长与转化过程。在一定限度内，随着药物中稀土元素含量水平的逐步提高，药性随之由阴转阳；反之，随着药物中稀土元素含量水平的逐步下降，药性随之由阳转阴；当超过上限时，药性又逐渐由阳转阴；当超出下限时，药性又逐渐由阴转阳。这与中医阴阳学说中的"重阴必阳，重阳必阴"的定性概括不谋而合[3]。

具有寒热温凉不同药性的药物，引起机体机能哪些方面的变化，始得以恢复或重建脏腑的正常功能，纠正各种偏亢偏低的病理现象，是目前对药性理论探索的一个重要方面。已经发现，中药药性之寒凉或温热涉及机体活动的许多方面，如自主神经系统的功能状态；内分泌腺如肾上腺、甲状腺的功能水平；机体代谢及 Na^+、K^+-ATP 酶活性；中枢神经系统的功能状态；寒凉药还与抗菌、抗病毒、抗癌、解热等作用有关。分述如下：

(1) 四性与自主神经系统和内分泌功能的关系：在临床研究工作中，对寒证和热证患者进行观察分析时，发现热证患者大多有交感-肾上腺系统功能偏亢的表现，寒证患者则多表现为交感-肾上腺功能偏低。这类患者分别用寒凉药和温热药为主的方剂治疗后，观察到寒凉药除使热证患者的热象减退外，并能使其心率、体温及尿内儿茶酚胺、17-羟皮质类固醇排出量等项指标降低。而温热药除使寒热患者的寒象缓解外，也能使患者的上述反映自主神经功能活动的各项生理、生化指标提高[4]。实验室研究工作也发现，由知母、石膏、黄柏、龙胆草等组成的各种寒凉药复方，连续灌服大鼠数周，可以不同程度地使之心率减慢，尿中肾上腺素、去甲肾上腺素排出量减少，血中和肾上腺内参与合成儿茶酚胺的多巴胺-β-羟化酶活性降低，并可使尿中17-羟皮质类固醇排出量减少、耗氧量降低；由附子、肉桂、干姜等组成的温热药复方给大鼠连续灌服，则使之心率加快，尿内肾上腺素、去甲肾上腺素和17-羟皮质类固醇排出量增高，耗氧量明显增加[5]。这些结果均说明寒凉药可抑制儿茶酚胺类物质合成，降低交感神经活性，并对肾上腺皮质功能、代谢功能有抑制作用。而温热药对交感神经、肾上腺髓质、皮质功能，代谢功能等有一定增强作用。进一步实验结果表明，长期给寒凉药的动物肾上腺皮质、卵巢黄体等内分泌腺释放功能受抑制，对刺激反应迟缓。长期给温热药的动物反应虽接近对照组，但温热药有调整肾上腺皮质反应速度的作用，使延迟反应加快[6]。另外，通过对114种有效抗高血压中药的筛选，发现寒性药在有效药物中占77.3%，而寒性药的有效率也占58.21%。因此认为，寒性中药中约有60%～70%对降低动物血压的有效率是很高的[7]。

具有抗甲状腺肿作用的药物如海藻、昆布、黄药子、柳叶等药性都属寒凉。一般认为这些中药内含有大量碘，可抑制TSH的分泌，大剂量时对甲状腺激素的合成和释放也有抑制作用。近年来又发现，长期喂饲寒性药而致的寒证动物模型，脑内存在某种物质可使垂体中TSH含量下降[8]。寒性药物知母、石膏、黄柏等可使催化儿茶酚胺生物合成的重要酶——多巴胺β羟化酶(DβH)的活性降低，减少体内儿茶酚胺生成；反之，热性药物如附子、肉桂、干姜等则使DβH的活性增强，从而促进体内儿茶酚胺合成[9]。

国外报道许多热性药物如附子、乌头、细辛、吴茱萸、川椒、高良姜、丁香等均含有去甲乌药碱[10]，后者已被证明是β受体激动剂，具有加强心肌收缩力，加快心率，促进脂肪、糖代谢等一系列活性。故而有人提出去甲乌药碱可能是温热药物的共同物质基础[11]。还有实验表明：10种温里药对兔和豚鼠离体肠管的作用可分为兴奋(附子、高良姜、桂皮、小茴香及小剂量吴茱萸、花椒)、抑制(干姜、丁香、荜澄茄、白胡椒及大剂量吴茱萸、花椒)两类。前者除小茴香外，均能对抗阿托品作用；除花椒、桂皮外，均能对抗六羟季铵的作用；后者则均能对抗烟碱、毒扁豆碱、乙酰胆碱和组胺的作用。对于小鼠酒石酸锑钾扭体法和热板法，除5g/kg干姜无延迟痛觉反应作用外，20g/kg干姜和其余各组(5g/kg，20g/kg)均显示显著延长痛觉反应时间的作用。因此认为：温里药可能具有广义的镇痛作用，其镇痛作用无疑加强了调节胃肠平滑肌活动所产生的抗脘腹冷痛效应[12]。

(2) 四性与代谢功能的关系：早在20世纪60年代已有报道说明，寒证、热证患者的代谢功能有很大变化，寒证患者基础代谢率偏低，而热证患者基础代谢率则常偏高[13]。近年的实验研究发现，用热性药附子、肉桂、干姜等组成的复方，麻黄附子细辛汤以及麻黄、桂枝、干姜、肉桂等均能提高实验动物大鼠、小鼠的耗氧量；而寒凉药如生石膏、龙胆草、知母、黄柏所组成的复方则明显降低大鼠耗氧量[5]。热性方药四逆汤增加大鼠饮水量，代谢也升高；寒药黄连解毒汤则使大鼠肛温降低，在寒冷环境中仍使其体温下降[14]。温热药附子能延迟寒冷环境中小鸡、大鼠的死亡时间和延缓体温下降[6]；助阳药鹿茸则能明显提高实验动物的基础代谢，提高耗氧量[15]。六个健康志愿者注射硫酸麻黄碱 50mg 后，代谢率平均较注射前增加 14.2%[16]。用羟基脲制造的阳虚动物模型，能量代谢低下，温热药淫羊藿、肉苁蓉合剂可使之纠正；电镜观察发现，淫羊藿可使氢化可的松阳虚模型动物的线粒体病理变化改善。人参、当归、黄芪等药性温和微温，可促进蛋白质和核酸合成，增加耗能[17]。

已有运用代谢产物燃烧焓的数学模型，研究不同药性中药对机体能量代谢产生的变化。此数学模型运用数显热量计测量中药提取物、饲料及服药前后大鼠代谢产物的燃烧焓，计算并分析不同药性中药经大鼠体内代谢产物燃烧焓的变化，不仅能反映不同药性中药引起机体的寒、热、温、凉的变化，还能定量表达中药四性的大小[18]。从另一个角度证明了中药四性理论的科学性。

(3) 四性与 Na^+、K^+-ATP 酶活性的关系：寒凉药知母、黄连、黄柏、大黄、栀子等都能抑制 Na^+、K^+-ATP 酶的活性[19,20]。已经证明知母所含主要皂苷元——菝葜皂苷元（知母皂苷元）是一个典型的 Na^+、K^+-ATP 酶抑制剂，它对提纯的兔肾 Na^+、K^+-ATP 酶有极明显的抑制作用，其活性同专一性 Na^+、K^+-ATP 酶抑制剂乌苯苷相比，二者在 2×10mol/L 时抑制程度相近[19]。以甲状腺素诱导小鼠肝脏 Na^+、K^+-ATP 酶增量，知母皂苷和皂苷元可抑制这些小鼠肝脏的过高耗氧率，使之接近正常小鼠水平。大鼠整体实验也表明，知母皂苷元 25mg/只灌胃可完全抑制因同时灌胃甲状腺素引起的肝、肾和小肠黏膜中 Na^+、K^+-ATP 酶的活性升高[21]。而在大鼠持续使用地塞米松一段时间后，出现了明显的“耗竭”现象，此现象与临床上阳虚表现极为相似，测定其 Na^+、K^+-ATP 酶活性可发现明显低于正常对照组，而淫羊藿与地塞米松合用，可使 Na^+、K^+-ATP 酶活性回升到正常对照组水平[22]。

(4) 四性与中枢神经系统功能的关系：四性影响中枢神经递质的含量。将雌性大鼠分为对照、寒凉药和温热药三组，分别给予生理盐水、寒凉药和温热药复方水煎剂一次灌胃，然后分别在第 3、5、10、20、30 日处死，测定鼠脑中枢神经递质的含量。结果表明，温热药在用药的 10～20 日后，NE 和 DA 的含量逐渐增多，并维持在高水平，其作用较缓慢而持久，且 5-HIAA 的含量增多，但 5-HT 的含量变化不大，推测温热药对 5-HT 的合成和降解有促进作用（5-HIAA 是 5-HT 的代谢产物，其含量多少可以反映出 5-HT 的降解速度）。寒凉药在用药的第 3 日即使 5-HT 含量明显增多，表明其促进 5-HT 合成的作用又快又强[23]。许多寒凉药如平肝息风药羚羊角、钩藤，芳香开窍药牛黄、冰片等多有镇静、抗惊厥等中枢抑制作用。清热药中的栀子、黄芩、丹皮、赤芍等凉性药也表现有镇静作用。而温热药如辛温解表药麻黄，苦温祛风湿药天仙藤、独活、五加皮、伸筋草等大多兴奋中枢。实验表明，给大鼠分别灌服龙胆草、黄连、黄柏、金银花、连翘、生石膏复方制剂和附子、干姜、肉桂复方制剂造成寒证和热证动物模型。给予电刺激后，观察到寒证大鼠痛阈和惊厥阈值升高，热证大鼠痛阈和惊厥阈值均降低。表明寒凉药使动物中枢处于抑制增强状态，而温热药则使动物中枢处于兴奋增强状态。另有实验证明，给中枢抑制药戊巴比妥钠后，虚寒大鼠痛觉消失较快而恢复慢，虚热大鼠痛觉消失慢。对戊巴比妥钠引起大鼠后肢麻痹的恢复，虚寒大鼠也明显慢于虚热大鼠和对照组，三组中虚热大鼠恢复得最快。再次说明长期给寒凉药后大鼠中枢处于抑制状态，中枢抑制剂戊巴比妥钠使其抑制加深。长期给温热药后大鼠中枢兴奋状态占优势，可对抗中枢抑制剂的作用，故抑制作用出现缓慢，且维持短暂。

(5) 寒凉药与抗感染及抗癌作用的关系：许多中药，特别是清热解毒药、清热燥湿药、辛凉解表药药性多属寒凉，是中医广泛应用治疗温热病的药物，其中许多药都有一定的抗感染疗效，能用于治疗细菌、病毒等病原体引起的急性感染。如黄连、黄芩、黄柏、鱼腥草、板蓝根、玄参、青蒿、金银花、连翘、秦皮、白头翁、马齿苋、菊花、柴胡、牛蒡子等除有不同程度的抗菌、抗病毒、抗真菌作用外，还分别具有抗毒素、抗炎等与抗感染有关的多种药理作用，能消除病原微生物对中枢的致热影响，使过高的体温下降，产热减少。另有一些寒凉药如柴胡、牛黄、羚羊角等具有解热作用，使过高的体温下降，散热增加，产热减少。而其中许多药物如黄连、穿心莲、鱼腥草、大青叶、野菊花、广豆根、白花蛇舌草、黄芩等还有提高机体免疫功能的作用。而有些药物如白花蛇舌草、穿心莲内酯体外无明显抗菌、抗病毒效果，但临床用于治疗感染性疾病有效。提示药物对免疫功能的促进作用，提高机体的防卫功能，可能是取得临床疗效的重要机理之一，与中医传统理论扶正祛邪的观点相符[6,17]。在抗肿瘤的实验研究中发现，对肿瘤细胞有抑制活性的大部分是寒凉药。已证明有抗肿瘤作用的寒凉药如山慈菇、山豆根、白花蛇舌草、大黄、青黛、苦参等。

此外，部分寒凉药能提高大鼠的痛阈，有一定镇痛活性；而温热药对免疫功能有不同程度的增强或调节作用[24]。

结合以上各点，有人提出寒、热、温、凉四气最本质的属性是对体内产热过程的影响，温热药增加热生成，寒凉药减少热生成[16]。

四气实验研究的工作刚刚开始，目前在方法学上尚无较成熟的经验可循，缺少可为各家公认的实验方法和进行判断的客观指标；中药四气的本质在于其本身所具有的化学物质，但四气究竟是该药所含多种成分的综合表现，还是一种单体的特性，至今尚无定论[25]；部分寒凉药或温热药所含哪些成分或者是哪些化合物类型呈寒(凉)性或热(温)性作用，尚无法判定；不同文献的四气记载多有出入，实验研究常缺乏相对一致的理论依据；化学和药理学实验研究同药性理论的联系缺乏可以遵循的规律，结论难免存在局限性；四性各自都是独立药性，在理论上，各有其独立的、专属的功能特点，但在具体药物上，四气从来不是独立存在的，而是与五味、归经等药性共同存在，且互为依存，因此更增加了研究工作的复杂性[26]。

参考文献

[1] 张廷模，等. 论中药四气之相对性. 中华中医药学会中药基础理论分会第二届临床中药学学术研讨会论文集，2009 年 7 月.

[2] 管竞环，李恩宽，等. 植物类中药四性与无机元素关系的初步研究[J]. 中国医药学报，1990，5(5)：40.

[3] 管竞环，李恩宽，等. 药性阴阳消长、转化与稀土元素的关系[J]. 中草药，1995，6(26)：321.

[4] 侯灿. "八纲"病理生理学基础初步探讨[J]. 中医杂志，1964(12)：32.

[5] 梁月华. 寒热本质研究进展[J]. 中医杂志，1996，12(2)：747-750.

[6] 李仪奎，姜名瑛. 中药药理学. 北京：中国中医药出版社，1992：5-7.

[7] 上海市高血压研究所药物研究小组. 上海医学报，1959(5)：429.

[8] 梁月华，等. 形成虚寒证的中枢抑制物研究[J]. 中医杂志，1989(5)：303.

[9] 梁月华,等.寒热本质研究的进展[J].中国中药杂志,1988,2(11):63-65.
[10] 小营卓夫,等.汉方研究,1978(11):425.
[11] 岳凤先,等.中药的现代研究[M].北京:中医古籍出版社,1987:158.
[12] 张明发,等.中药通报,1986(1):138.
[13] 严守正,等.虚热[J].福建中医药,1963,8(2):71.
[14] 桑木崇秀,等.日本东洋医学会志,1978(1):7.
[15] 王筠默,等.中药药理与临床,1985(创刊号):168.
[16] 周金黄,王筠默.中药药理学[M].上海:上海科学技术出版社,1985:30.
[17] 李仪奎."四气"实质的本质属性问题探讨[J].时珍国药研究,1993,4(3):4.
[18] 李启泉,等.中药四气燃烧焓数学模型的建立及初步实验研究[J].西安交通大学学报,2009,30:624.
[19] 陈锐群,等.口服知母皂苷元对 Na^{+}、K^{+}-ATP 酶的作用[J].生物化学与生物物理学,1982(14):159.
[20] 丁安荣,等.大黄、栀子对小鼠红细胞膜 Na^{+}、K^{+}-ATP 酶活性的影响[J].中国中药杂志,1990(1):52.
[21] 陈锐群,等.阴虚内热证初探——知母对钠泵作用的大鼠体内实验[J].中西医结合杂志,1983(3):235.
[22] 陈锐群,等.助阳药淫羊藿和熟附子对大鼠红细胞膜钠泵活性的影响[J].上海医科大学学报,1986(5):388.
[23] 梁月华,等.寒凉和温热药对中枢递质的影响[J].中西医结合杂志,1985(2):82.
[24] 杨文珍,韩霞.中药四气的现代药理作用[J].中医药研究,2002(18):51.
[25] 马泽洪.中药寒热温凉四气初探[J].药学通报,1984(10):59.
[26] 高晓山.中药药性论[M].北京:人民卫生出版社,1992:358.

(高学敏　胡素敏)

第二节　五　　味

概念　五味,是指药物有酸、苦、甘、辛、咸五种不同味道。此外,一些药物还具有淡味或涩味,实际上不止五种,但古代医家认为涩为酸味之变味,其作用与酸味相同,而淡为甘之余味,可附于甘中,故仍称五味。五味不同,因而具有不同的治疗作用,五味理论揭示了药物组分不同药效不同的客观规律,是阐明中药作用机理,指导临床用药的理论依据之一。

渊源　五味早在春秋战国时期就以饮食调养理论出现了,如《吕氏春秋》云:"调和之事,必以甘、酸、苦、辛、咸,先后多少,其齐甚微,皆有自起,……甘而不哝,酸而不酷,咸而不减,辛而不烈,淡而不薄,肥而不腴。"并对五味宜忌,过食五味所产生不良后果进行了论述。与此同时,通过长期实践观察,人们发现食物味道不同,对机体脏腑经络所产生的生理效应不同,药食同源,许多药物自身又是食物,由饮食的"味效"关系,联想、推理到药物也应同样存在"味效"关系,因此发现药味不同,治疗作用不同,药物五味与药效之间存在着客观的联系与内在规律。如《周礼·天官·冢宰》云:"凡药以酸养骨,以辛养筋,以咸养脉,以苦养气,以甘养肉,以滑养窍。"这是对药物五味功效的最早概括。五味作为药性理论最早见于《内经》、《神农本草经》。《内经》运用阴阳五行、脏腑经络、天人合一等理论,对药性五味学说进行了全面探讨。如《素问·阴阳应象大论》指出:"阳为气,阴为味","木生酸,火生苦,土生甘,金生辛,水生咸。"又云:"酸生肝,苦生心,甘生脾,辛生肺,咸生骨。"对五味的生成、五味与五脏、五味的阴阳属性进行了论述。此外，对五味的作用、五味的应用及五味与归经、与升降浮沉的关系都作了系统的阐述，为五味理论的产生奠定了理论基础。《神农本草经·序例》中最早明确指出："药有酸、咸、甘、苦、辛五味"，还以五味配合四气，标明每种药物的药性特征，开创了先标明药性，后论述效用的本草编写先例，使五味学说与临床用药紧密结合起来并日趋成熟。汉唐以来五味理论的应用与发展似乎主要在医家，而本草家则较多注意寒热温凉四气。如陶弘景在《本草经集注》中说："其甘、苦之味可略，有毒、无毒易知，唯冷、热须明。"这一观点一直持续到宋代。金人成无己在《注解伤寒论》、《伤寒明理论》中首先广泛运用五味理论阐释经方配伍用药机理，继之刘完素、李东垣、王好古、朱丹溪等在五味用药理论发展上各有建树，"甘温除大热"理论的创立以及归经、引经、气味阴阳、升降浮沉等药性理论都是在五味理论基础上逐步形成的，对后世医药的发展产生了巨大的推动作用。明、清以来，随着温病学派的诞生，围绕药味运用、治法、治则的发展，使五味理论又进入了一个新阶段，并日趋完备。

产生　药物五味是怎样产生的呢？首先，是通过口尝，即用人的感觉器辨别出来的，是药物真实味道的反映。《淮南子·修务训》中记载，神农"尝百草之滋味，水泉之甘苦，令民知所避就"，皇甫谧《针灸甲乙经》序说："上古神农，始尝草木而知百药，"张介宾云："余少年时，每将用药，必逐件细尝，即得其理，所益无限。"贾九如在《药品化义》中说："有不能嚼其味者，须煎汁尝之。"石寿棠在《医原》中亦云："独是草木受气多偏，味难纯一……但须亲尝，方能不误。"可见自神农始，口尝辨药，区分五味是一脉相承的，这是五味学说形成的一个侧面。然而和四气一样，五味更重要的是通过长期的临床实践观察，不同味道的药物作用于人体，产生了不同的反应，获得了不同的治疗效果，从而归纳总结出五味用药理论。也就是说，五味不仅仅是药物味道的真实反映，更重要的是对药物作用的高度概括。自五味作为归纳药物作用的理论出现后，五味的"味"也就超出了味觉的范围，而主要是建立在功效的基础之上了。因此，本草书籍的记载中有时出现与实际口尝味道不相符的地方。如山药，《神农本草经》谓其味甘，历代本草因之，《中国药典》载山药于"性状"中谓其味淡、微酸，于"性味"项下仍称其甘，这显然根据山药有补脾养胃的功效而提出味甘的，而山药的真实滋味淡而微酸便被舍去了。由此可见，药物滋味，即本味天成，不会改变，但是药味可以改变，即随人们对其功能、药效认识的变化而改变。也就是说药味的产生或者药味的确认的依据，口尝的感觉只是次要的、从属的因素，而药物的作用则是主要的、决定性的因素。总之，五味的含义既代表了药物味道的"味"，又包含药物作用的味，而后者构成了五味理论的主要内容。

属性　五味和四气一样，也有阴阳五行的属性。如《素问·至真要大论》谓："辛甘发散为阳，酸苦涌泄为阴，咸味涌泄为阴，淡味渗泄为阳。"即辛、甘、淡属阳；酸、苦、咸属阴。《尚书·洪范》谓："酸味属木、苦味属火、甘味属土、辛味属金、咸味属水。"配属五行的五味之间也存在着生克制化的关系，如《素问·阴阳应象大论》谓："木生酸……辛胜酸……火生苦……咸胜苦……土生甘……酸胜甘……金生辛……苦胜辛……水生咸……甘胜咸。"掌握五味的阴阳、五行属性及五味间生克关系，对指导临床用药是有一定裨益的。

作用　《素问·脏气法时论》指出："辛散、酸收、甘缓、苦坚、咸软。"这是对五味作用的最早概括，后世不断补充，如汪昂《本草备要》药性总义谓："凡药酸者能涩能收，苦者能泻能燥能坚，甘者能补能和能缓，辛者能散能润能行，咸者能下能软坚，淡者能利窍能渗泄，此五味之用也。"使五味功效日臻完善。现据前人论述，结合临床实践，将五味所代表药物的作用分述如下。

辛："能散能行"，即有发散、行气、行血的作用。解表药、行气药、行血药（即活血药），多具有辛味。因此，辛味药多用治表证及气血阻滞的病证。如紫苏、荆芥味辛，发散解表，用治外感表证；木香、沉香味辛，行气消胀，用治气滞胀痛；川芎、红花味辛，行血化瘀，用治瘀血肿痛。此外，《素问·脏气法时论》曰："肾苦燥，急食辛以润之，开腠理，致津液，通气也。"提出"辛以润之"，即辛润的作用。《素问玄机原病式》指出："辛热之药，能开发肠胃郁结，使气液宣通，流湿润燥，气和而已"，张景岳解释说："肾为水脏，藏精者也，阴病者苦燥，故宜食辛以润之。盖能开腠理致津液者，以辛能通气，水中有真气，唯辛能达之，气至水亦至，故可以润肾之燥。"足见辛以润之，不是辛味药直接通过滋阴养血生津达到润燥目的，而是辛味药通过自身调畅气机，宣通发散的功效，使肺卫宣发，腠理开通，气机调畅，气化正常，水津四布，营血畅通，达到燥证自行缓解的目的。又《医学读书记》提出"辛能散结"，即辛味药尚有消散结块肿物的作用，如夏枯草治瘰疬瘿瘤、半夏治梅核气症、蜈蚣治结核痈疽，皆具辛味。《珍珠囊药性补遗》还提出"辛能通窍"，是指辛味药辛能行散，通关启闭，尚有通窍止痛、开窍醒神的作用，如细辛、白芷、苍耳子宣通鼻窍，治疗鼻渊头痛，猪牙皂、麝香、冰片开窍醒神，治疗窍闭神昏，都具有辛味。然具有通窍作用的辛味药同时也多具有芳香气味，芳香药也常有开窍作用，故常辛香并论称"辛香通窍"。

甘："能补能和能缓"，即有补益、和中、调和药性和缓急止痛的作用。一般来讲，滋养补虚，调和中焦，调和药性及制止疼痛的药物多具有甘味。甘味药多用治正气虚弱、脾胃失和、身体诸痛等证以及调和药性等方面，如人参补气、鹿茸补阳、熟地补血、麦冬补阴，用治虚证；麦芽、神曲健脾开胃，消食和中，用治脾胃失和，饮食停滞；蜂蜜、饴糖益气健脾，缓急止痛，用治脾胃虚弱，脘腹疼痛；甘草能调和药性，复方用药，有和百药之功，皆具甘味。此外，《褚氏遗书》云："甘以解毒"，即甘味药有解毒的功效，可用于药食中毒，如金银花、绿豆、甘草、大豆等，亦为甘味。某些甘味药尚有利水渗湿的作用，但多与淡味相联，《注解伤寒论》云："茯苓味甘而淡，因以渗泄。"《重订广温热论》则曰："甘淡泄热化湿"，足见利水渗湿为甘、淡两味共有的功效，均可用于水肿胀满。如茯苓、猪苓、薏苡仁等，都是"甘淡渗泄"的代表药物。

酸："能收能涩"，即具有收敛、固涩的作用，固表止汗、敛肺止咳、涩肠止泻、固精缩尿、固崩止带的药物多具有酸味。酸味药多用治体虚多汗、肺虚久咳、久泻肠滑、遗精滑精、遗尿尿频、崩带不止等。如五味子固表止汗，治体虚多汗；乌梅敛肺止咳，治肺虚久咳；五倍子涩肠止泻，治久泻肠滑；山茱萸涩精止遗，治遗精滑泄；赤石脂固崩止带，治崩带不止等。此外，《素问·脏气法时论》曰："肝苦急，以甘缓之，以酸补之"，《金匮要略心典》："夫肝之病，补用酸"，指出酸味药还有补肝的作用，用治肝虚证。如酸枣仁味酸，滋补肝血，宁心安神，用治心肝血虚，心神不安；白芍味酸，养血敛阴，柔肝平肝，用治血虚挛痛，肝阳眩晕。又酸味药尚能敛阴生津，促进津液化生，即有酸能生津的作用。如乌梅味酸，酸能生津，用治内热消渴；五味子味酸，生津止渴，用治内热消渴，津伤口渴；木瓜味酸，生津止渴，用治胃津不足、舌干口渴等。

苦："能泄能燥能坚"，即具有清泄火热、泄降气逆、通泄大便、破泄结聚、燥湿、坚阴等作用。其中破泄结聚包括有破气散结、破血消癥的不同，燥湿又有苦温燥湿、苦寒燥湿的区分，所谓坚阴即泻火存阴，火退阴足之意。清热泄火、降逆止呕止呃、通利大便、破气散结、破血消癥、苦温燥湿、苦寒燥湿、泻火存阴药多具苦味。苦味药多用治热证、火证、喘咳、呕吐、呃逆、便秘、气结、癥瘕、寒湿、湿热、阴虚火旺等。如黄芩、栀子清热泻火，用治热病烦热；杏仁、葶苈子降气平喘，用治气逆喘咳；半夏、陈皮降逆止呕，用治胃逆呕吐；沉香、柿蒂降逆止呃，用治气逆呃逆；大黄、芦荟泻热通便，用治热结便秘；枳实、青皮破气消痞，用治气结痞满；水蛭、虻虫破血消癥，用治瘀血癥瘕；苍术、厚朴苦温燥湿，用治寒湿阻滞；龙胆草、黄连苦寒燥湿，用于湿热互结；知母、黄柏泻火存阴，用治阴虚火旺等证。

咸："能下、能软"，即具有泻下通便，软坚散结的作用。泻下或润下通便及软化坚硬、消散结块的药物多具有咸味。咸味药多用治大便燥结、瘰疬瘿瘤、癥瘕痞块等。如芒硝泻热通便，润下燥结，用治实热积滞，大便燥结；海藻、昆布软坚散结，化痰消肿，用治痰气互结，瘰疬瘿瘤；䗪虫、水蛭软坚散结，破血消癥，用治气血凝聚、癥瘕痞块等证。此外，《素问·宣明五气》还有"咸走血"之说，肾属水，咸入肾，心属火而主血，咸走血即水胜火之意，也就是说有些咸味药还能入血分，有清热凉血解毒的作用。如玄参、水牛角、大青叶、青黛、白薇等均能入血分，有清营凉血，解毒消斑之功，同可用治热入营血、斑疹吐衄等，都是咸味药。《素问·至真要大论》又云："五味入胃，各归所喜……咸先入肾。"故不少入肾经的咸味药如鹿茸、紫河车、海狗肾、蛤蚧、肉苁蓉等，都具有补肾壮阳，益精生血的功效。同时为了引药入肾经，增强补肾作用，如知母、黄柏、杜仲、补骨脂、巴戟天等药用盐水炮制就是这个意思。

淡："能渗、能利，"即渗湿利小便的作用，故有些利水渗湿药具有淡味。淡味药多用治水肿、脚气、小便不利之证。如薏苡仁、茯苓、猪苓、通草、灯心草等都有良好的渗湿利水的作用，广以用治水肿胀满、脚气浮肿、湿盛泄泻等，都是淡味药。由于《神农本草经》未提淡味，后世医家指出：土本无味，无味即淡，稼穑为甘，李时珍主张"淡附于甘"，故多数淡味药，都以甘淡并列，标记药性，所以只言五味，不言六味。

涩：与酸味药"能收能涩"作用相似，具有收敛固涩的作用。多用治虚汗、泄泻、遗精、出血等证。如制首乌于滋补肝肾之中兼能收敛涩精，固崩止带，用治肝肾不足，遗精崩带；芡实、莲子健脾涩肠，固精止遗，用治脾虚久泻，遗精滑精；乌贼骨收敛止血，固精止带，用治肺胃出血、遗精带下等，都是涩味药。故本草文献多以酸味代表涩味功效，或与酸味并列，标明药性。如五味子、乌梅、诃子、罂粟壳、五倍子、赤石脂等都是酸涩并列的代表药。

气味合参　《神农本草经·序例》云："药有酸咸甘苦辛五味，又有寒热温凉四气。"这是对药性基本理论四气五味的最早概括，并在论述药物功效时，首先标明"气"和"味"，可见气和味是药物性能的重要标志之一，后世本草基本沿袭了这一做法，并引起了历代医家高度重视。如李东垣《用药心法》曰："凡药之所用者，皆以气、味为主。"缪希雍谓："物有味必有气，有气斯有性。"均强调了气味理论对指导临床用药的重要性。张元素云："凡同气之物必有诸味，同味之物必有诸气，互相气味，各有厚薄，性用不等……若用其味，必明其气可否，用其气，必明其味之所宜。"说明每一种药物都具有性和味，性与味从不同角度说明药物的性，性味的不同配合，形成了药物千差万别的不同作用，只有性味结合，相互参照，才能准确地识别药物作用异同，更好地指导临床用药。

（1）气味相同，作用相近：同类药物大都如此，如辛温的药物多具有发散风寒的作用，如麻黄、桂枝、细辛；苦寒的药物多具有清热燥湿，泻火解毒的作用，如黄芩、黄连、黄柏；甘寒的药物多具有养阴生津，润燥止渴的作用，如天冬、麦冬、石斛等。应当指出，有时气味相同，又有主次之分，如黄芪甘温，偏于甘以补气，锁阳甘温，偏于温以助阳。

（2）气味不同，作用各异：气味不同，类别不同，药物作用也各不相同，如大黄味苦性寒其性泄降，功能泻热通便，活血逐瘀；赤石脂酸涩性温，其性收敛，功能涩肠止泻，收敛止血。即使气同味异或味同气异者，其所代表的药物作用也各不相同。如麻黄、杏仁、大枣、乌梅、肉苁蓉虽同属温性，由于五味的不同，则麻黄辛温散寒解表，杏仁苦温下气止咳，大枣甘温补脾益气，乌梅酸温敛肺涩肠，肉苁蓉咸温补肾助阳；再如桂枝、薄荷、附子、石膏均为辛味，因四气不同，又有桂枝辛温解表散寒、薄荷辛凉疏散风热、附子辛热补火助阳、石膏辛寒清热降火等不同作用。

（3）一药数味，效用扩大：至于一药兼有数味，则标志其治疗范围的扩大。如当归辛、甘，性温，甘以补血疗虚、辛以行气活血润燥、温可祛寒止痛，故有补血活血、行气散寒、调经止痛、润肠通便的功效，适用于血虚萎黄、月经不调、产后腹痛、虚寒胃痛、瘀血心痛、跌仆伤痛、寒湿痹痛、痈疽肿痛及大便燥结等。又五味子，五味俱备，酸咸为多，酸涩收敛生津、咸能滋肾补阴、甘以益气、辛以润之，故有敛肺滋肾、生津敛汗、涩精止泻、宁心安神的功效，广泛用治久喘虚喘、自汗盗汗、津伤口渴、内热消渴、遗精滑精、久泻不止、心悸怔忡、失眠多梦等。

（4）配伍用药，气味取舍：一般临床用药是既用其气，又用其味，但有时在配伍其他药物复方用药时，就可能出现或用其气，或用其味的不同情况。如升麻辛甘微寒，功能发表透疹，升举阳气，清热解毒；与葛根同用治麻疹不透时，则取其味辛以解表透疹；如与黄芪同用治中气下陷时，则取其味甘升举阳气；如与黄连同用治胃火牙痛时，则取其性寒以清热降火。此即王好古《汤液本草》所谓“药之辛、甘、酸、苦、咸，味也，寒、热、温、凉，气也。味则五，气则四，五味之中，每一味各有四气，有使气者，有使味者，有气味俱使者……所用不一也”。由此可见，药物的气味所表示的药物作用以及气味配合的规律是比较复杂的，因此，既要熟悉四气五味的一般规律，又要掌握每味药物气味的特殊治疗作用以及气味配合规律，这样才能很好地掌握药性，指导好临床用药。

现代研究　一般来说，中药治病应是通过药物中所含化学成分起作用。许多学者经过研究认为五味均有其物质基础，且与其所含化学成分有密切关系。分述如下：

辛：据统计辛味药含挥发油成分最多，其次是苷类和生物碱，此外有的还含氨基酸、有机酸成分[1,2]。其中挥发油及苷类成分的刺激性辛辣味，是构成辛味药味感的物质基础之一[3]。当然，有些药物的味是临床功效的归类，而不完全是味觉方面的真实感受，所以并非所有的辛味药经口尝都有辛辣味。近年的药理研究表明：辛味药的发散解表作用，主要表现在解热、抗菌、抗病毒及协助发汗四个方面。如柴胡皂苷对伤寒及副伤寒混合疫苗引起的发热大鼠及正常大鼠有解热和降温作用。体外实验证明柴胡、桂枝、紫苏、防风、薄荷、桑叶等对多种细菌，如金黄色葡萄球菌、溶血性链球菌、伤寒杆菌、结核杆菌以及某些致病性真菌分别有一定的抑制作用；麻黄、桂枝、柴胡、紫苏、菊花等对流感病毒有一定的抑制作用。麻黄水煎液、麻黄挥发油、麻黄碱、麻黄水溶性提取物及其复方（麻黄汤、桂枝汤）等，皆能促使实验动物发汗，其发汗作用与中枢状态和外周神经有关；生姜的挥发油、姜酚及姜烯酚则能使血管扩张，改善血液循环而协助发汗；桂枝也因能扩张末梢血管，促进体表的血液循环而加强麻黄的发汗作用[1,4]。

辛味药的行气作用主要表现在对消化道功能的调节方面，通过兴奋或抑制，使失调的胃肠运动恢复正常。具有理气作用的辛味药如陈皮、青皮、枳实、佛手、厚朴、木香、香附、沉香、乌药等均含有挥发油成分，多数具有松弛胃肠平滑肌的解痉作用，可降低实验动物离体肠管的紧张性，使收缩幅度减小，节律减慢，并能对抗多种肠肌兴奋剂引起的肠肌痉挛性收缩，如陈皮、青皮、枳实、枳壳、香附、木香、乌药、厚朴等。部分药物能兴奋胃肠平滑肌，增强胃肠运动，如枳实、枳壳、乌药对在体肠肌或胃瘘、肠瘘能使运动节律增加，收缩增强，张力加大；大腹皮煎剂可提高离体肠肌的紧缩性；由台乌药与广木香组成的排气汤静注于麻醉犬，可使肠蠕动加速，收缩增强。

辛味药的活血作用，主要表现在对血液循环系统的作用方面。常用的活血化瘀药物中，辛味药占一半以上，除含挥发油外，主含生物碱和苷类。如川芎注射液，川芎水煮酒沉剂、川芎生物碱及其酸性部分，都具有扩张冠状动脉、增加冠脉血流量及心肌营养血流量、降低心肌耗氧量、增加脑及肢体血流量、降低外周阻力以及抑制血小板聚集、抗血栓形成等作用；红花所含红花苷、红花油则有调节子宫、扩张冠状动脉、降压、降血脂等作用。均体现了辛以活血化瘀的功效[1,4]。

甘：对61种常用补益药进行统计归纳，发现其中味甘的药物43种，约占70%。这类药物大部分都含有机体代谢所需要的营养物质，如糖类、氨基酸、蛋白质、脂肪及其他活性成分。如黄芪主要含蔗糖、葡萄糖醛酸、氨基酸、叶酸等成分，有强心利尿、降压、保肝、抑菌、增强体液免疫功能、抗衰老等作用，充分体现了甘以补虚的功效；甘草含甘草甜素及多种黄酮成分，有类似肾上腺皮质样作用，并能解毒、吸附胃酸并减少其分泌、保护消化道溃疡及镇痛、抗惊厥、抑菌等，体现了甘以补虚、缓和止痛、调和脾胃、解毒等作用[1,5]。

酸：酸味药数量较少，但其性味与化学成分间仍有一定的对应关系。酸味药所含化学成分大体可分为三类：一是含酸根部分，是酸味药的共同成分，也是酸味的物质基础；二是含鞣质成分，鞣质味涩，是涩味的味感来源；三是含生物碱、挥发油及苷类成分。单纯的酸味药均含丰富的酸性成分，有的药物如山茱萸、五味子尚含一定量的鞣质，但由于其酸性成分含量高而掩盖了涩味。味酸涩的药物如五倍子、金樱子、石榴皮、诃子既含有机酸类物质，又含有含量较高的鞣质，故其涩味感明显。酸味和其他性味联系的药物如味酸苦的牛膝、土牛膝、白芍、香橼，均含有生物碱、挥发油及苷类成分[6]。从功效上看，除外木瓜、绿萼梅外，其余酸味药均有不同程度的收敛作用，与传统的“凡酸者能涩能收”的理论相一致。近年的药理研究表明酸味药的收敛作用主要表现在其凝固、吸附、抗病原微生物及调节神经系统四个方面。许多酸涩药如五倍子、金樱子、石榴皮、诃子等富含的鞣质，五味子、乌梅等富含的有机酸，赤石脂、禹余粮等所含的铁、铝、锰的无机盐均有明显的收敛作用。它们与黏膜、创面或腺体等接触后，能沉淀或凝固组织蛋白，在黏膜或创面形成致密的保护层，有助于局部创面愈合或保护局部免受刺激；使腺体表面细胞蛋白质变性或凝固，分泌液难以排出。此外还能使脏器黏膜表面的滑润性降低，内容物通过时较为滞涩，从而起到收敛止泻、止血、止汗的功效。赤石脂、禹余粮、乌贼骨等收敛药的粉末对细菌及其代谢物有吸附作用。这些粉末还附着局部而起保护作用，从而减轻各种因素对胃肠道黏膜或创面的刺激，有助于泻痢、溃疡等的治疗。乌梅、诃子、金樱子、石榴皮等，对金黄色葡萄球菌、链球菌、伤寒杆菌、痢疾杆菌、铜绿假单胞菌（绿脓杆菌）、变形杆菌和肺炎球菌等革兰阳性、阴性菌有抗菌作用，对流感病毒、皮肤癣菌等也有抑制作用。乌梅的抑菌作用与其制剂呈酸性有一定关系。如将其制剂调至中性，则对金黄色葡萄球菌的强度约可减弱一半。收涩药五味子的敛肺、滋肾、止汗、涩精作用，则可能与其对神经系统的强壮作用有关，因它能加强皮层的抑制过程，使皮层的抑制和兴奋过程趋于平衡[1,6]。

苦：苦味药中苦寒药含生物碱和苷类成分为主。含生物碱的苦寒药占以生物碱为主成分药的75%，含苷类者占总数的56%。苦温药多含挥发油。苦味药的清热泻火、燥湿解毒之功，主要表现在抗病原微生物、抗炎、解毒、解热等方面。如苦寒的金银花、连翘、大青叶、板蓝根、黄连、黄芩等对多种球菌、杆菌、致病性皮肤真菌都有抑制作用；板蓝根、贯众、金银花、鱼腥草等对流感病毒、孤儿病毒、疱疹病毒、乙脑病毒、腮腺炎病毒等有抑制作用；许多苦寒的清热药对实验性炎症的各个环节均有不同程度的抑制作用，从而缓解或消除炎症症状，如黄芩、黄连、夏枯草、苦参、丹皮等；丹皮、知母、穿心莲、黄芩等能对抗多种细菌毒素而起抗感染作用。苦味药的泻下通便作用主要表现在泻下方面。如大黄、番泻叶、芦荟等苦寒泻下药的致泻成分均为蒽苷，在肠内水解成苷元，兴奋肠平滑肌上的 M-受体，使肠蠕动增加；还能阻断 Na^{+} 从肠腔向细胞内转运，使肠腔内渗透压增高，保留大量水分，使肠内容物容积扩大，机械刺激肠壁使肠蠕增强而致泻。其泻降气逆的作用，主要表现在止吐、镇咳等方面，如半夏含葡萄糖醛酸苷、生物碱、甲硫氨酸，可抑制呕吐中枢而具有镇吐作用。杏仁所含苦杏仁苷经消化酶或苦杏仁苷酶分解，逐渐产生氢氰酸，对呼吸中枢呈抑制作用，使呼吸运动趋于安静而达镇咳平喘作用。

咸：咸味药含钠、钾、钙、镁、碘等无机盐及其他活性成分。咸有泻下润下、软坚散结的功效。如芒硝含硫酸钠，在肠内不易被吸收，保留肠内水分，使肠容积增大，刺激肠壁蠕动增强而泻下；海藻、昆布含碘，可防治甲状腺肿，起到软化瘿瘤之效[1]。

关于味的实验研究较少。往往一药有多种成分，以哪种成分为味的代表，中药味的物质基础以何种指标为适宜；五味的表现特征如何通过动物实验表现出来；如何体现、说明中药的兼味等等，难度很大。

目前已有诸多新研究方法运用于中药五味研究。运用味觉电生理方法，记录不同味质刺激味觉感受神经元引起的味觉信号电位变化，可以定性鉴定和定量描述中药五味[7]。借助计算机平台同源建模的方法模拟嗅觉受体，通过对嗅觉受体三维结构模型的建立和分析发现，辛味药发挥作用的第一环节可能是激活嗅觉受体[8]。这些新方法都为中药五味的现代研究提供了新的思路。

附：芳香药性

有些药难以用四气五味理论解释药性、说明作用机理，因而又出现芳香药性之说。芳香药在古代早期多用调香品以辟秽防病，后来由于外来香药不断输入，宋代以后其应用范围日益扩大，对芳香药作用机理认识不断加深，从而发展了中药药性理论。芳香药主要作用及指导临床用药意义归纳如下。

1. 辟秽防疫　芳香药有辟除秽浊疫疠之气，扶助正气，抵御邪气的作用，达到辟秽养正，防病治病的目的。古人常用由芳香类药物制作的熏香、炷香、枕香、佩香等方法以防病祛邪，民间至今广泛流传燃烧由芳香药制成的药香以防治疫病流行，都是辟秽防疫的具体应用。

2. 解表散邪　芳香药以其疏散之性，外走肌表，开宣毛窍，具有芳香疏泄，能散表邪之功，如薄荷、香薷、白芷、胡荽等，都是疏散表邪，解除表证的代表药。

3. 悦脾开胃　“土爱暖而喜芳香”，故芳香药善入脾胃经，投其所喜，有加强运化，增进食欲，悦脾开胃的功效，如木香、檀香、沉香、丁香及香橼、佛手、甘松等，都是悦脾开胃，治疗脾胃气滞、不思饮食的良药。有些药物虽然自身香气不浓，但经炮制炒香后，如炒谷芽、炒麦芽、炒神曲等，同样可以增进悦脾开胃，纳谷消食的功效。

4. 化湿去浊　芳香药能疏通气机，宣化湿浊，消胀除痞，复脾健运，即有化湿运脾之功，如苍术、厚朴、藿香、佩兰、草豆蔻等均为芳香化湿药的代表药，主治湿浊中阻，脾失健运，痞满呕吐等病证。

5. 通窍止痛　芳香药行散走窜，芳香上达，通窍止痛，如辛夷、薄荷、白芷、细辛等为上行头目，通窍止痛的代表药，主治鼻塞，鼻渊，头痛及齿痛等病证。

6. 行气活血　芳香药还有疏畅气机，透达经络，行气活血，通经止痛，消肿散结的作用，如香附、乌药、玫瑰花为芳香疏泄，行气活血、调经止痛的代表药，主治肝郁气滞，月经不调，胸胁胀痛等证；又檀香、乳香、麝香为行气活血，通经止痛，消肿散结的代表药，主治气滞血瘀，心腹诸痛，经闭痛经，癥瘕积聚，痈肿疮毒等证。

7. 开窍醒神　芳香药又有芳香辟秽，开窍启闭，苏醒神志的作用，如麝香、冰片、苏合香、安息香、樟脑等都是芳香开窍药的代表药，主治中风痰迷，中恶中气，邪蒙心窍，神志昏迷等证。

由此可见，芳香药性理论对阐述芳香类中药的作用机理是十分必要的，是对四气五味理论的补充和发展，也是中药药性理论中不可缺少的一环，还有待深入研究，整理提高，发扬光大。

参考文献

[1] 李仪奎，姜名瑛. 中药药理学[M]. 北京：中国中医药出版社，1992：7，38，79，114，206.

[2] 孙大定. 辛味药的药性理论及其配伍作用初探[J]. 中国中药杂志，1992，17(8)：502.

[3] 成都中医学院. 中药学[M]. 上海：上海科学技术出版社，1978：30.

[4] 周金黄，王筠默. 中药药理学[M]. 上海：上海科学技术出版社，1985：30.

[5] 高学敏. 中药学[M]. 北京：中国医药科技出版社，1990：36.

[6] 陈德宁，李力夫. 酸味药的药性理论及配伍作用之探讨[J]. 中医药信息，1990(6)：44.

[7] 吴秀玲，等. 现代味觉电生理技术在中药五味定性和定量研究中的作用[J]. 中国医药指南，2009(12)：195-196.

[8] 徐阳. 嗅觉受体的分子模拟及其在中药五味研究中的应用[D]. 北京：中国医学科学院放射科学研究所，2010：5.

（高学敏　胡素敏）

第三节　升降浮沉

概念　升降浮沉是指药物对人体的作用有不同的趋向性。升，即上升提举，趋向于上；降，即下达降逆，趋向于下；浮，即向外发散，趋向于外；沉，即向内收敛，趋向于内。升降浮沉也就是指药物对机体有向上、向下、向外、向内四种不同作用趋向，它是与疾病所表现的趋向相对而言的；它包含了药物作用定向的概念，也是说明药物作用的理论基础之一。

中医学认为升降出入是机体生命活动的总括，它概括了脏腑、经络、营卫、气血、津液等全部生理活动及新陈代谢整个过程。作为药性理论来讲，升降浮沉既有单纯的药物作用趋势的概念，又有参与调整、恢复、平衡脏腑、经络气机运动的含义。

渊源　有关升降浮沉的概念，早在先秦时期已有论述。如《素问・六微旨大论》云："出入废则神机化灭；升降息则气立孤危。故非出入，则无以生长壮老已，非升降，则无以生长化收藏，是以升降出入，无器不有"，并说："四者之有，而贵常守，反常则灾害至矣"。指出了升降出入是人体生命活动的基础，一旦发生故障便是疾病的产生。故《素问・阴阳应象大论》说："其高者，因而越之；其下者，引而竭之；中满者，泻之于内；其有邪者，渍形以为汗；其在皮者，汗而发之；其慓悍者，按而收之；其实者，散而泻之。"阐明了应根据升降出入障碍所产生疾病的病势和病位的不同，采取相应的治疗方法，同时这里应当指出，《内经》所提出的"越之"、"竭之"、"发之"、"收之"、"泻之"已包含了药物作用趋向的性能，可见《内经》为中药升降浮沉理论的产生和发展奠定了理论基础。

沿革　自《内经》为中药升降浮沉理论的产生奠定基础之后，虽早期的本草学专著《神农本草经》、《名医别录》、《本草经集注》均未作进一步的探讨，但是随着临床医学的进步，促进了升降浮沉药性理论的发展。如张仲景在《伤寒论》中，总结了汗、吐、下、温、清等治法，其中汗法、吐法、温法多是运用升浮药组成的方剂；下法、清法，则多是运用沉降药组成的方剂，充分体现并应用了药物的趋向性能。唐·陈藏器《本草拾遗》创立了“十剂”分类理论，其中宣、补、轻等剂具有升浮趋向；通、泻、重等剂具有沉降趋向。十剂对后世药物、方剂分类影响较大，无疑对升降浮沉药性理论的形成起了促进作用。

宋金元时代哲学思想活跃，理学盛极一时，哲学家们从天地昼夜等宇宙的运动变化，论证了升降运动无处不有，与《内经》中有关升降出入的论述遥相呼应。中药药性理论的发展也深受其影响。如《圣济经·致用协宜章》指出：“况人气周流，通于昼夜，膻中医使，归于权衡，一或升降不平，冲气离隔，必资在物，气体以抑扬损益。”说明了人体气机一旦出现升降不平，则必须靠药物的升降浮沉不同药性抑扬损益，调节平衡，才能维持生命活动。《太平惠民和剂局方》在论述病机中多处提到“气不升降”，在论述方药功效时多处提到“升降诸气”、“升降阴阳”等，可见升降理论在宋代医籍中得到了广泛的应用。金元时期升降浮沉学说得到了全面的发展。张元素以《内经》有关气味阴阳理论为依据，在《医学启源》中论述了“气味厚薄寒热阴阳升降之图”、“药性要旨”、“用药升降浮沉补泻”，在这些论述中正式把升降浮沉作为药性来概括，同时还阐述了升降浮沉药性与其他药性之间的关系，在“药性生熟用法”、“药用根梢法”中，还具体谈到了升降浮沉理论的应用，尤其在“药类法象”一节中，更系统地将105种临床常用药物，用“升浮化降沉”五类来论述其功效与应用，从而全面系统地总结确立了中药升降浮沉药性理论。李东垣、王好古在承袭张氏理论基础上更进一步使之趋于完善。李东垣提出：“药有升降浮沉化，生长化收藏，以配四时，春升夏浮，秋收冬藏，土居中化，是以味薄者升而生，气薄者降而收，气厚者浮而长，味厚者沉而藏，气味平者化而成。”用阴阳五行理论，把升降浮沉与四时相配来论述药物气味厚薄的不同作用趋向，揭示了药物升降浮沉作用机理。王好古全面继承了张元素、李东垣的学术思想，强调了药物升降浮沉虽是其自身的特性，但也可受人为因素的控制，并系统地总结了药物气味厚薄、四气、五味与升降浮沉的关系，使之成为药性理论中不可缺少的内容。

明清时代升降浮沉理论得到不断补充与发展。如刘文泰《本草品汇精要》每味药都专列了“气”一项，用以注明药物“厚薄阴阳升降之能”。陈嘉谟《本草蒙筌》指出药物炮制方法不同及采用昼夜、晴阴不同时期服用方法，均可影响药物升降浮沉作用趋向的改变。李时珍在强调四气五味是影响药物升降浮沉主要因素的同时，还指出与药物配伍、炮制、用药部位、生用、熟用都有密切关系。清·汪昂《本草备要》在系统总结元明以来各家论述的同时，对药物质地轻重也是影响其升降浮沉的因素之一，又作了新的补充，使升降浮沉药性理论更趋完备。

近年，在中医理论指导下，有实验研究从与气机运动相对应的关系讨论药物的升降浮沉。实验通过观察中药水煎剂对大鼠胃电波及小鼠胃排空的影响、血浆中乙酰胆碱酯酶活性的影响，反映中药对胃肠功能的促进及抑制作用，从而推定中药的升降特性。这些研究为中药升降沉浮性质的探讨，提供了实验依据[1]。

产生　药物的升降浮沉作用趋向的形成，虽然与药物在自然界中生成禀受不同，形成药性不同有关，并受四气、五味、炮制、配伍诸多因素的影响，但更主要更直接的是与药物作用于机体，所产生的不同疗效，所表现出的不同作用趋向密切相关。也就是说，药物升降浮沉的趋向性作用，也是通过药物作用于机体所产生的疗效而概括出来的用药理论。气机升降出入是人体生命活动的基础，一旦发生障碍，机体便处于疾病状态。由于疾病在病势上常表现出向上（如呕吐、喘息）、向下（如脱肛、崩漏）、向外（如自汗、盗汗）、向内（表邪内传）；在病位上则有在表（如外感表证）、在里（如里实便秘）、在上（如目赤肿痛）、在下（如腹水尿闭）等不同，能够针对病情，改善或消除这些病证的药物，相对来说也就分别具有升降浮沉的作用趋向了。

影响因素　药物的升降浮沉受多种因素的影响，它主要与气味厚薄、阴阳、四气、五味、用药部位、质地轻重、炮制、配伍等有关。

1. 药物的升降浮沉与药物气味厚薄有关　此说始见于《素问·阴阳应象大论》："味厚者为阴，薄为阴中之阳，气厚者为阳，薄者为阳中之阴，味厚则泄，薄则通，气薄则发泄，厚则发热"，文中以气味厚薄定阴阳，并以泄、通、发泄、发热来概括其不同性能，这是升降浮沉药性的萌芽，这一学说在金元时期得到充分的发展。张元素进一步指出："清之清者发腠理，清之浊者实四肢，浊之浊者归六腑，浊之清者走五脏，附子气厚为阳中之阳，大黄味厚为阴中之阴，茯苓气薄为阳中之阴，所以利小便，入手太阳，不离阳之体，麻黄味薄为阴中之阳，所以发汗，入手太阴，不离阴之体也"较为具体地说明了药物气味厚薄与升降浮沉的关系。王好古把气味厚薄与升降浮沉的关系总结为："味薄者升"、"气薄者降"、"气厚者浮"、"味厚者沉"。清代汪昂更明确指出："气厚味薄者浮而升，味厚气薄者沉而降，气味俱厚者能浮能沉，气味俱薄者可升可降"，可见药物气味厚薄与药物升降浮沉的关系十分密切了。

2. 药物的升降浮沉与药物四气五味有关　李杲曰："夫药有温凉寒热之气，辛甘淡酸苦咸之味也，升降浮沉之相互"，"气象天，温热者天之阳，凉寒者天之阴"，"味象地，辛甘淡者地之阳，酸苦咸者地之阴。"王好古进一步指出："夫气者天也，温热天之阳，寒凉天之阴，阳则升，阴则降；味者地也，辛甘淡地之阳，酸苦咸地之阴，阳则浮，阴则沉。"故一般来说，药性升浮的，大多具有温热之性和辛甘淡之味；药性沉降的，大多具有寒凉之性和酸苦咸之味。因此李时珍说："酸咸无升，辛甘无降，寒无浮，热无沉。"

3. 药物的升降浮沉与用药部位、质地轻重有关　李东垣在"用药根梢身例"中说："病在中焦与上焦者用根，在下焦者用梢，根升而梢降。大凡药根有上、中、下，人身半已上，天之阳也，用头；在中焦用身；在身半以下，地之阴也，用梢。"指出了用药部位不同与作用趋势有关，诚如《药品化义》所云当归"头补血上行，身养血守中，梢破血下行"，即是明证。张元素在《药类法象》中，常以药物质地轻重来论述其升降浮沉药性，如云麻黄"体轻而浮升"，桂枝"体轻而上行，浮而升"，石膏"体重而沉降"，厚朴"体重浊而微降"，清代汪昂《本草备要》药性总义云："轻清升浮为阳，重浊沉降为阴"；"凡药轻虚者浮而升，重实者沉而降"。一般来讲，花、叶、皮、枝等质轻的药物大多为升浮药，如菊花、薄荷、蝉衣、桂枝等；而种子、果实、贝壳、矿物等质重药物大多为沉降药，如紫苏子、枳实、海蛤壳、赭石等。除上述一般规律外，某些药也有特殊性，如旋覆花虽是花，但功能降气消痰，止呕止噫，药性沉降而不升浮；苍耳子虽然是果实，但功能通窍发汗，散风除湿，药性升浮而不沉降，故有"诸花皆升，旋覆独降；诸子皆降，苍耳独升"之说。此外，部分药物本身就具有双向性，如川芎能上行头目，下行血海，白花蛇能内走脏腑，外彻皮肤。由此可见既要掌握共性，又要注意个性，具体问题具体分析，才能确切掌握药物作用趋向。应当指出药物升降浮沉与用药部位及药物质地轻重的关系是前人根据用药经验归纳出来的用药理论，因为二者之间没有本质的必然联系，故有一定的局限性，只是从一个侧面论述了与药物升降浮沉有关的作用因素。

4. 药物的升降浮沉还与炮制配伍有关　药物的炮制可以影响转变其升降浮沉的性能，如有些药物酒制则升，姜炒则散，醋炒收敛，盐炒下行。例如大黄，峻下热结，泻热通便，属于沉降药，经酒炒后，可清上焦火热，主治目赤头痛；知母上清肺火，中泻胃火，下清肾火，经盐炒后，功专下行，主清肾火。故李时珍说："升者引之以咸寒，则沉而直达下焦，沉者引之以酒，则浮而上至巅顶。"又药物的升降浮沉性通过配伍也可发生不同的转变，如升浮药升麻配当归、肉苁蓉、枳实等咸温润下通便药同用，虽有升降合用之意，但究成润下之剂，即少量升浮药配大量沉降药同用也随之下降；又牛膝引血下行为沉降药，当与桃仁、红花及桔梗、柴胡、枳壳等升阳宽胸，活血行气药同用，主治胸中瘀血痹阻证，这就是少量沉降药与大队升浮药同用，也随之上升的例证。一般来讲，升浮药在大队沉降药中能随之下降；反之，沉降药在大队升浮药中能随之上升。故王好古云："升而使之降，须知抑也；沉而使之浮，须知载也。"由此可见，药物的升降沉浮是受多种因素的影响，在一定的条件下可以互相转化，因此，对药物升降浮沉药性的判断必须作多方面的分析，才能得出恰当的结论。

作用　升降浮沉代表不同的药性，其中升与浮作用相近，沉与降作用类同，升浮药与沉降药又是两种截然不同的对立药性，代表着不同的药物作用趋向。

一般升浮药，其性主温、热，味则属辛、甘、淡，多为气厚味薄之品，总的属性为阳，故有"阳为升"之谓，本类药物质地多为轻清空虚之品，就其作用趋向特点而言，主上行、向外。就其所代表药物的具体功效而言，分别具有疏散解表、宣毒透疹、解表消疮、宣肺止咳、宣肺利尿、温里散寒、暖肝散结、温通经脉、通痹解结、行气开郁、活血消癥、开窍醒神、升阳举陷、涌吐等作用。故解表药、温里药、祛风寒湿药、行气药、活血祛瘀药、开窍药、补益药、涌吐药等多具有升浮药性。

一般沉降药，其性主寒凉，味则属酸、苦、咸，多为气薄味厚之品，总的属性为阴，故有"阴为降"之谓。该类药物质地多为重浊坚实之品，就其作用趋向特点而言，主下行、向内。就其所代表药物的具体功效而言，分别具有清热降火、泻下通便、利水渗湿、镇静安神、平肝潜阳、息风止痉、降气平喘、降逆止呕、止呃、消积导滞、固表止汗、敛肺止咳、涩肠止泻、固崩止带、涩精止遗、收敛止血、收湿敛疮等作用。故清热药、泻下药、利水渗湿药、降气平喘药、降逆和胃药、消导药、收敛药等多具有沉降药性。

应用　多数中药都具有升降浮沉的性能，这也是临床用药的重要依据之一。掌握药物的升降浮沉的不同性能，可以调整脏腑紊乱的气机，使之恢复正常的生理功能或作用于机体不同部位，因势利导，祛邪外出，达到治愈疾病的目的。具体的应用方法是：

1. 根据疾病病势不同，选择与病势相反作用趋向的药物，才能达到调整气机，抑制病势，纠正失调的目的。一般规律是病势上逆者，宜降不宜升，如肝阳上亢引起的头晕目眩，则应选用石决明、赭石等沉降药来平肝潜阳；病势下陷者，宜升不宜降，如气虚下陷引起的久泻脱肛，则应选择黄芪、升麻、柴胡等升浮药来升阳举陷，这样才能收到良好的效果。反之，如肝阳眩晕，误用升散药，则可导致肝阳更为亢盛，甚则可以出现肝阳暴张，化风昏迷的恶果；同样脾虚下陷，久泻脱肛，误用破气攻下药，则可造成中气更为下陷，以致出现久泻不止，滑脱不禁的证候。正如李东垣所强调的"用药者循此则生，逆此则死，纵令不死，亦危困矣"。

2. 根据病邪的部位不同，恰当选择药物，才能达到因势利导，祛邪外出的目的。一般规律是病变部位在上在表者，宜升浮不宜沉降，如外感风寒，表实无汗，则应选择麻黄、桂枝等升浮药以发汗解表散寒；病变部位在下在里者，宜沉降不宜升浮，如热结肠燥，大便秘结，则应选择大黄、芒硝、枳实等沉降药以泻热通肠，峻下热结，这样才能取得良好效果。反之表实无汗者，误用麻黄根、浮小麦等沉降药固表止汗药可致闭门留寇，表邪化热内传；同样热结便秘，误用黄芪、升麻、柴胡等益气升提药，则使大肠气壅，便秘更甚。总之，必须针对疾病发生部位有在上在下，在表在里的区别，病势上有上逆下陷的不同，根据药物升降浮沉的不同特性，恰当选择药物才能取得良好效果，这也是指导临床用药必须遵循的原则。

3. 为适应复杂病机，顺应和调节脏腑功能，可采用升降并用的用药方法。如治疗表邪未解，邪热壅肺，汗出而喘的表寒里热证，常用石膏清泄肺热以平喘，配麻黄宣肺解表以止咳，二药相伍，一清一宣，升降并用，以成宣降肺气的配伍，以适应肺主宣降的生理功能；用治心肾不交，虚烦失眠，腰冷便溏，上热下寒证，常用黄连清心降火，配肉桂引火归原，二药相伍，一升一降，使心火下降于肾，肾水上济于心，以成交通心肾的配伍，以适应心肾相交，水火既济的生理特点；再如用治湿浊中阻，清阳不升，浊阴不降，头痛昏蒙，腹胀便秘，升降失调的病证，常用蚕砂和胃化湿，以升清气，配皂角子降浊润燥，滑肠通便，二药相伍，一升一降，以成升清降浊的配伍，以适应脾升胃降的生理特点。可见升降并用是适应复杂病机，顺应和调节脏腑功能有效的用药方法。

参考文献

[1] 单良，等. 常山、姜半夏、旋覆花升降浮沉的实验探讨. 中华中医药学会中药实验药理分会第八届学术会议论文摘要，2009年8月.

（高学敏　胡素敏）

第四节　归　　经

概念　归经是指药物对机体的选择性作用，即某药对某些脏腑经络有特殊的亲和作用，因而对这些部位的病变有主要和特殊的治疗作用。归经不同，药物的治疗作用不同，归经指明了药物治病的适用范围，也就是药效所在，包含了药物作用定向定位的概念，是阐明药物作用机理，指导临床用药的药性理论基本内容之一。

沿革　中药归经理论的形成可追溯到先秦的文史资料，如《韩非子·喻老》中记述了扁鹊的一段话："疾在腠理，汤熨之所及；在肌肤，针砭所及也；在肠胃，火齐之所及也；在骨髓，司命之所属，无奈何也。"这是早期疾病及药物定位的初步概念。秦汉以来的《内经》、《神农本草经》、《名医别录》等医药文献广泛论述了五味及部分具体药物作用的定向定位概念。如《素问·至真要大论》云："五味入胃，各归所喜"，《素问·宣明五气》中有"五味所入"、"五味所禁"的论述，《灵枢·五味》还指出："五味各有所走，各有所病。"都明确地谈到五味选择性的定向、定位作用，为归经的诞生作了理论的铺垫。《神农本草经》在论述药物功效时进一步明确了药物作用的定位概念，如赤芝"益心气"、黑芝"益肾气"、青芝"补肝气"、白芝"益肺气"、黄芝"益脾气"、人参"补五脏"、合欢"利心志"、大黄"荡涤肠胃"、朴硝"逐六府积聚"等枚举不鲜。《名医别录》则提出"芥菜归鼻"、"韭归心"、"葱归目"、"薤归骨"、"蒜归脾、肾"等，药物的定位作用更加明确，上述的文献记载可视为归经理论的先声。《伤寒杂病论》总结和创立的六经及脏腑辨证体系，对后世药物功效范围的总结和归纳起了很大的促进作用，尤其是六经分经论治的理论和方药的总结，常是后世医家辨认药物归经的理论依据，《伤寒杂病论》为归经理论的诞生奠定了理论基础。

唐宋时期《备急千金要方》、《食疗本草》、《本草拾遗》、《本草衍义》、《苏沈良方》等医药文献，都论述了药物定向定位的归经作用，如《备急千金要方》提出："芥子辛归肺"、"葱实辛归头，其叶青辛归目"；《食疗本草》云：绿豆"行十二经脉所为最良"；《本草拾遗》谓："赤铜屑主折伤，能焊人骨及六畜有损者，取细研，酒中温服之，直入骨损处，六畜死后取骨视之，犹有焊痕"；苏颂《图经本草》谓："瞿麦古今方通心经，利小肠为妥"、"苏其叶通心经"等，将药物作用逐步与脏腑经络联系在一起，出现了药物归经理论的雏形。

金元时期，张元素的《珍珠囊》是现存第一部把归经内容作为正式药性记载的本草著作，它所记述的113种药物中，有30种谈到了归经或类似归经的药性，如"藁本乃太阳经风药"，"黄连入手少阴心经"，"石膏乃阳明经大寒之药"等等。张氏还在《脏腑标本虚实寒热用药式》中，提出根据脏腑标本寒热虚实归纳用药，执简驭繁，对后世颇有影响，可谓开归经用药之先河。张洁古及其弟子李东垣还创造性地提出了"引经药"的理论，称引经报使，认为某些药物不但本身能作用于某经，而且配入方中还能引导其他药物进入该经，称引经药直达病所，使复方配伍用药达到定向定位的目的。《珍珠囊》记载了一些"十二经引经药"，如桔梗为肺部引经药、升麻为足阳明、太阴引经药等约24种，后经其弟子李东垣修改和补充载于《珍珠囊补遗药性赋》卷一，后为《本草纲目》整理收载。李氏还提出了"十二经泻火药"，亦载于《珍珠囊补遗药性赋》，如黄连泻心火，栀子、黄芩泻肺火，柴胡、黄连泻肝、胆火等，若十二经有火热之邪，可随经选用，极大地推动了归经理论的发展。李东垣的弟子王好古继承了前人的经验著《汤液本草》，除明确指出每味药物归经外，还以列表的形式将归入各经的药物作了归纳，称"向导图"，把药物归经理论系统化、具体化，并正式把各药归三阴经、三阳经的特点与气味、阴阳、升降浮沉、毒性等并列论述药性，使归经成为中药药性理论的重要内容之一，标志着归经理论已经确立。

明清时代，归经理论进一步发展，如刘永泰《本草品汇精要》、李士材《本草征要》、贾九如《药品化义》均把"行某经"、"入某经"作为论述药性的一项固定内容。但"归经"作为一个药性专有名词的正式提出，则是清代沈金鳌的《要药分剂》，书中正式把"归经"作为专项列于"主治"项后，说明药性，并采用五脏六腑之名。《松崖医经》以六脏作统领，分别列举了十二经归经药与引经药。《务中药性》提出："十二经中，惟手厥阴心包、手少阳三焦经无所主，其经通于厥阴、少阳，厥阴主血，诸入肝经血分者，并入心包，少阳主气；诸入胆经气分者，并入三焦，命门相火，散于胆、三焦、心包络，故入命门者入三焦。"进一步完善了归经体系。《本草分经》另设通行经络和不行经络杂品两类药物，说明已认识到药物归经情况不尽相同，有的药物选择性强，定向定位作用专一，有明确的归经；有的药物则影响范围较广，选择性差，或作用广泛，不表现明显的选择性，没有具体的归经，对归经理论作了重要的补充。《本草分经》与《得配本草》又列出及改订了入奇经八脉的药物。温病学派的兴起，又产生了卫、气、营、血及三焦归经的新概念，使归经学说臻于完善。

形成 中药归经理论的产生与形成，是在中医基础理论指导下，通过历代医家长期医疗实践，不断总结而成，它与机体因素即脏腑经络生理病理特点，临床经验的积累，中医辨证理论体系的不断发展与完善及药物自身特点密不可分。

1. 归经理论的产生与形成与机体因素脏腑经络的生理、病理特点有关 中药归经理论是以脏腑经络学说为基础，以药物治疗病变所在部位为依据总结出来的用药理论。脏腑经络学说是中医学理论的核心，它认为人的生命活动是以五脏为核心，六腑配属五脏，气血津液则是脏腑功能产生的物质基础。通过经络把五脏、六腑、四肢、百骸、皮肉、筋脉、七窍、二阴联成一个有机的整体，脏与脏、脏与腑、腑与腑之间，在生理上互相依存、互相制约，在病理上互相影响、互相传变，并认为人与自然界保持着统一性，五时（春、夏、长夏、秋、冬）与五脏相通，一日阴阳盛衰与人体阴阳消长相应，即人与自然界相互关系也形成统一的整体。脏腑经络学说广泛用于中医学的生理、病理、诊断、治则、方药等各个领域，自然也与中药归经理论的产生形成密不可分。

脏腑经络学说认为，由于经络能沟通人体内外表里，所以一旦发生病变，体表病变可以通过经络影响到内在脏腑。反之，内在脏腑病变，也可通过经络反映到体表上来，由于五脏、六腑生理功能不同，经络循行部位不同，病变特征不同，临床表现病证各不相同。如心主神明、主血脉，故心经病变常见心悸、怔忡、失眠、健忘、血瘀心痛等；肝主疏泄，肝藏血，其性升发，故肝经病变常见眩晕、胁痛、巅顶头痛、抽搐、痉厥、目赤昏花等；肺主气，司呼吸，主宣发肃降，故肺经病变常见感冒、气喘、咳嗽、胸闷、浮肿等；再如胃主受纳，腐熟水谷，以降为顺，故胃经病变常见食欲不振、胃脘胀满疼痛、恶心呕吐、嗳气、呃逆等。临床治疗时，当选用酸枣仁、柏子仁、丹参、红花等药，上述心经病变得到缓解或治愈时，便认为是归心经的；当选用柴胡、郁金、天麻、菊花、枸杞子等药，上述肝经病变得到缓解或治愈时，便认为是归肝经的；当选用麻黄、桂枝、杏仁、桔梗、桑白皮等药，上述肺经病变得到缓解或治愈时，便认为是归肺经的；再如当选用木香、砂仁、半夏、陈皮等药，上述胃经病变得到缓解或治愈时，便认为是归胃经的。至于一药归数经，是说明治疗范围的扩大，如龙眼肉既治惊悸怔忡、失眠健忘心经病证，又治食少体倦、便溏泄泻的脾经病证，故归心脾两经；再如知母上清肺火，以治肺热咳嗽；中清胃火，以治胃热烦渴，下泻肾火，以治阴虚发热，故入肺、胃、肾三经。由此可见，中药归经理论的形成与机体自身因素，脏腑经络生理病理特点有关，是以脏腑经络学说为基础，通过对临床治疗显效部位的观察，总结出来的用药理论。

2. 中药归经理论的产生与形成，与临床经验的积累、中医辨证理论体系的不断完善有关。归经理论与临床实践密切相关，它是伴随着中医辨证理论体系的不断发展而日臻完善的。汉代名医张仲景《伤寒论》在《内经》以六经论热病的基础上创立了太阳、阳明、少阳、太阴、少阴、厥阴来划分外感疾病的深浅及正邪盛衰的六经辨证方法，每经病证不同，治疗方药不同，相应产生了六经分经用药的归经方法，如麻黄、桂枝主治太阳经证，故入太阳经；石膏、知母主治阳明经证，故入阳明经；柴胡、黄芩主治少阳经证，故入少阳经等。虽然六经辨证适用于外感病证的辨证论治，但也反映脏腑经络病机变化，其中太阳、阳明、少阳以六腑病变为基础，多属邪盛正气未衰，治以攻邪为主；太阴、少阴、厥阴以五脏病变为基础，多属正气衰弱，治以扶正为主，所以六经辨证与脏腑经络辨证密不可分，必须合参，才能准确辨证分经用药。随着温病学派的崛起，清代名医叶天士在《内经》卫、气、营、血是构成人体和维持人体生命活动的基本物质理论的基础上，根据前人有关卫、气、营、血的论述，结合自己的临床实践经验，在《外感温热论》中，将卫、气、营、血作为温病的辨证纲领，用以分析温病病情深浅轻重及其传变规律，把温病的发生发展过程概括为四类不同证候，并提出相应的诊法和治法，创立了卫气营血辨证论治体系。由此也相应产生了卫气营血分经用药的归经方法，如金银花、连翘主治风热犯卫，藿香、香薷主治暑湿犯卫，均为卫分药；石膏、知母主治热入气分，高热烦渴，大黄、芒硝主治肠腑燥实，热结便秘，均为气分药；丹参、麦冬、玄参、莲子心、犀角（水牛角代）、生地、丹皮、赤芍等用治热入营血，高热神昏，瘢疹吐衄，故为营分、血分药。由于卫分证多属肺与皮毛所表现的证候；气分证多属邪热壅肺扰膈、热在肺胃、热结大肠的证候；营分证多属心与心包络证候；血分证多属于心、肝、肾证候，故卫气营血辨证也必须与脏腑辨证合参，才能准确辨证分经定位用药。清代温病学家吴鞠通根据《内经》三焦部位的概念，结合温病的发生、发展变化的一般规律及病变累及三焦所属脏腑的不同表现，以上焦、中焦、下焦为纲，以病名为目，重点论述三焦脏腑在温病过程中的病机变化，并以此概括证候类型，按脏腑进行诊断和治疗，创立了三焦辨证又一温病辨证方法，卫气营血辨证反映由表入里的发展过程，三焦辨证则体现温病从上至下的传变规律，一横一纵，从而使温病辨证臻于完备。由于三焦病证不同，辨证定位用药不同，进而产生了三焦归经用药方法。如桑叶、菊花等散上焦温热，黄芩、竹叶等去上焦湿热，以上诸药均为上焦药；石膏、知母等清中焦温热，大黄、芒硝等泻大肠实热，黄连、香薷等去中焦湿热，以上诸药均为中焦药；青蒿、丹皮、鳖甲等清退下焦温热，黄柏、滑石、猪苓等去下焦湿热，均为下焦药。由于上焦温热多见肺与心包的证候，上焦湿热多见肺与皮毛证候；中焦温热多见手足阳明经证候，中焦湿热多见脾胃的证候；下焦温热多累及肝肾，下焦湿热多累及肾、膀胱及大肠，故三焦辨证也必须与脏腑辨证合参，才能准确地辨证分经定位用药。由此可见，在中医用于外感热病的辨证论治体系中，六经辨证、卫气营血辨证及三焦辨证，都必须与脏腑经络辨证有机结合起来，才能辨证精详，准确地分经定位用药。

在内伤杂病的治疗中较早创立了经络辨证，它是依据经络的循行部位及生理特点，对临床进行诊断的一种方法。经络辨证主要是根据《灵枢·经脉》所载十二经脉及《难经》所载奇经八脉的病证加以概括而成，包括十二经脉病证和奇经八脉病证。由于每经各有一定的循行路线，并与其相应的脏腑经络相联络，所以经络有病可传入脏腑，脏腑有病可反映于经络，所以经络辨证必须与脏腑辨证相结合，后世多用脏腑辨证涵盖经络辨证了。气血津液辨证也是治疗内伤杂病常用的辨证方法。它是依据气血津液理论，对四诊所得的临床资料进行综合分析，以确定判断气血津液病变状态的辨证方法。关于气血津液病理变化和临床表现，早在《内经》就有了详细的论述，并始记载“气虚”、“气脱”、“气逆”、“血虚”、“津脱”等证名，为使之系统，后人称为气血津液辨证。它主要包括气病辨证，如气虚、气陷、气滞、气逆；血病辨证如血虚、血瘀、血热证；津液辨证如津液亏损、水湿内停证。由于气血津液是脏腑机能活动的物质基础，也是脏腑功能活动的具体表现，故气血津液辨证也与脏腑辨证密不可分，二者密切结合，才能准确辨证分经定位用药，如气虚证，必须诊断出是肺气虚、脾气虚、心气虚、肾气虚，气逆证是肺气逆、肝气逆、胃气逆，才能恰当选药。脏腑辨证是治疗内伤杂病最常用的辨证方法，脏腑辨证的产生与形成历经了漫长的历史过程。它渊于《内经》，《素问·至真要大论》提出“诸风掉眩皆属于肝”，“诸湿肿满皆属于脾”等五脏病变的特点。《难经》归纳了脏腑病证的几种传变规律。汉·张仲景在《金匮要略》中，对内、妇、儿、外各科杂病，以五脏分类，系统地论述了脏腑病变的成因、传变规律、治则治法，充实了脏腑辨证的内容。华佗《中藏经》把五脏辨证系统化，形成了脏腑虚实寒热的雏形，宋·钱乙在《小儿药证直诀》中提出“五脏辨证”的概念，金·张元素在《医学启源》和《脏腑标本寒热虚实用药式》中，已初步建立了理法方药具备的五脏证治体系，经过明、清以来医家的共同努力，才使脏腑辨证臻于完善，直至近代才全面系统地确立了脏腑辨证论治体系。该体系把内在脏腑，外在躯体，全身取属的经络，内外相通的孔窍，构成了五大系统，病位明确有脏腑经络可循，传变可按五脏的生克乘侮进行，从而系统地阐明了它的理法方药证治。由于病邪侵袭或停滞于不同脏腑，引起脏腑功能紊乱，或各脏器的阴阳气血津液的虚损不足，导致脏腑功能失常是引起脏腑病变的主要病因。脏腑辨证主要包括五脏辨证，如以心为例，即有心气虚、心阳虚、心血虚、心阴虚、心火亢盛、心血瘀阻、痰火扰心、痰蒙心包等证的辨证；六腑辨证，如以胃为例，即有胃寒、胃热、胃阴虚、胃气虚、胃气不和、胃气上逆等证的辨证。脏腑兼病辨证，其中又包括脏与脏兼病辨证，如心脾两虚证、肝肾阴虚证等；腑与腑兼病，如胃与小肠、小肠与大肠、肾与膀胱等兼病的辨证；还有脏腑兼病的辨证，如心与小肠、肝与胆、脾与胃等兼病的辨证。由于脏腑辨证主要以脏腑定位，用阴阳表里寒热虚实即八纲定性，故由脏腑辨证指导临床用药所产生的脏腑归经法，已超出单纯的脏腑定位的概念，还包含了定性的含义了。如桂枝、炙甘草、酸枣仁、麦冬、黄连、丹参、牛黄、猴枣等都能治疗心经病变而归心经，但由于主治病证八纲定性不同，它们又有桂枝温心阳、炙甘草益心气、酸枣仁补心血、麦冬养心阴、黄连清心火、丹参活血通脉、牛黄清心化痰、猴枣豁痰开窍的区分，使脏腑辨证用药更加精细了。由此可见，临床医学的发展，辨证论治体系的完备，促进了中药归经理论的进步。也就是说，中药归经学说理论的建立与完善，是与临床医学的发展，中医辨证理论体系的健全与发展是密不可分的。虽然因外感、内伤不同的辨证方法，产生了众多的中药归经理论，然而脏腑辨证被医家普遍认为是中医辨证理论的核心，我们欲探索中药归经理论的实质，必须紧紧围绕脏腑经络学说这一核心。

3. 药物归经理论的产生与形成，也和药物自身的特性即形色气味、质地、禀赋不同有关，如色白、味辛入肺、大肠经，白果、杏仁为其代表；色黄、味甘入脾、胃经，黄芪、甘草为其代表；色赤、味苦入心、小肠经，朱砂、木通为其代表；色青、味酸入肝、胆经，青黛、乌梅为其代表；色黑、味咸入肾、膀胱经，玄参、黑大豆为其代表等都是沿袭《内经》五色、五味入五脏的理论，以色或味做归经依据的。再有如灵磁石、赭石、石决明、珍珠母、紫贝齿、龙骨、牡蛎等都属于质重沉降，而主入肝经；又菊花、桑叶、蝉衣、金银花、浮萍等都属于质轻升浮，凉散风热，主入肺经，这是以质地轻重作归经依据的。又如连翘其形似心，故入心经；藿香、佩兰气味芳香，化浊开胃，主入脾胃经；牛黄，《本草备要》谓牛黄："生于心肝胆之间，凝结成黄，故还以治心肝胆病"，故入心、肝、胆经；《本草经疏》谓鹿茸"禀绝阳之质，含生发之气"，主入肾经，为补肾阳，益精血要药，这些都是以形状、气味、生成禀受作归经依据的。不难看出，受朴素唯物论，天人合一，生成禀受哲学思想影响而产生的以药物自身特性做归经依据的归经理论，虽然有一定的局限性，难以大范围的重复、延伸和印证，然而它毕竟补充、丰富了中药归经理论，从另一个侧面阐明了中药定向、定位作用的机理。

方法 药物归经理论产生的依据与机体脏腑经络的生理、病理特点、临床经验的积累及药物自身的特点有关，归经理论具体产生的方法也是多种多样的，但归纳起来有如下几种。

1. 直接归经法 即直接标记显效部位的归经方法。如贝母化痰止咳归肺经，赤石脂涩肠止泻归大肠经；丹参清心安神归心经，竹叶除烦利尿归小肠经；黄芪健脾升阳归脾经，藿香化湿和胃归胃经；郁金疏肝解郁归肝经，茵陈利胆退黄归胆经；鹿茸补肾壮阳归肾经，泽泻利尿消肿归膀胱经等都属于此种归经法。

2. 间接归经法 即通过调节甲脏腑来治疗乙脏腑疾病，而以甲脏腑标记显效部位的归经方法。如补骨脂以治疗虚寒久泄见长，其显效部位在肠，然此种虚寒久泻是由脾肾阳虚所致，而补骨脂正是通过补肾壮阳温脾而止泻的，故将其归经定位于脾肾，而不是大肠；又如桑螵蛸固涩缩尿，用治遗尿，病位在膀胱，但桑螵蛸却归肾经，这是由于桑螵蛸补肾壮阳，助阳化气，而达到治疗肾阳不足，膀胱虚冷遗尿尿频的，显效归经部位在肾而不是膀胱。

3. 相关归经法 即是以治疗与该脏腑经络相关的疾病来标记显效部位的归经方法。如续断、杜仲、狗脊、桑寄生、巴戟天等药，均能强筋壮骨，治疗筋骨痿软，因"肝主筋"、"肾主骨"，故均归肝、肾经；又如枸杞子、黑芝麻、女贞子、沙苑子、菟丝子等药，均能滋补肝、肾，益精养血，治肝肾不足，目暗不明，盖"目得血乃能视"，"五脏六腑之精皆上注于目"，诸药皆能补肝血，益肾精而明目，故入肝、肾经。

4. 病机归经法　系指以药物与所治病证之病机相关的脏腑经络为其标记显效部位的归经方法。如“诸痈痒疮，皆属于心”，故金银花、连翘、黄连、紫花地丁等治疗痈肿疮疡的药物都归经定位于心；又“诸风掉眩，皆属于肝”，故羚羊角、钩藤、天麻、牛黄等治疗肝风抽搐的药物多归经定位于肝；又经云：“诸湿肿满，皆属于脾”，如黄芪、白术、茯苓、薏苡仁等治疗水肿胀满的药物多归经定位于脾。

5. 定向归经法　系指某药不但能归某经，配方用药时，还能引导其他药物归入该经发挥治疗作用，起到定向定位作用的归经方法。这类药物称“十二经引经药”，如手少阴心：黄连、细辛；手太阳小肠：藁本、黄柏；足少阴肾：独活、桂、知母、细辛；足太阳膀胱：羌活；手太阴肺：桔梗、升麻、葱白、白芷；手阳明大肠：白芷、升麻、石膏；足太阴脾：升麻、苍术、葛根、白芍；足阳明胃：白芷、升麻、石膏、葛根；手厥阴心包络：柴胡、牡丹皮；足少阳胆：柴胡、青皮；足厥阴肝：青皮、吴茱萸、川芎、柴胡[《本草纲目》卷一下・引经报使洁古(《珍珠囊》)]。此外，咽喉病需要桔梗载药上浮，治上肢病多用桑枝为引，治下肢用牛膝为引等都是引经药定向归经的具体应用。准确恰当地掌握引经药，在复方配伍用药时，可人为地引导诸药直达病所。

意义　归经理论的形成与发展，对丰富中药药性理论，促进临床医学脏腑辨证理论体系的发展、便于临床准确地辨证用药、精炼处方遣药、执简驭繁掌握药性、探索药物新用途都具有重要意义。

1. 补充完善药性理论　在归经理论形成之前，医家主要是以气味、阴阳、补泻、升降浮沉、毒性来概括药性，偏重于药物作用性质的辨别，缺乏药物作用定向、定位的分析，药物归经学说的问世，解决了药物定向定位问题，指明了药效所在部位，完善了药性理论。四气五味只是说明药物具有不同的寒热属性、不同的药味作用和不同特点，升降浮沉只是说明药物作用的不同趋向，只有归经理论才把药物的治疗作用与病变所在的脏腑经络部位有机地结合起来，只有把四气、五味、升降浮沉、归经四者合参才能全面准确地阐明药物作用机制，指导临床用药，而归经使药性理论臻于完备。

2. 推动了临床医学的发展　药物作用的定位，起源于疾病的定位，病位的辨别主要依靠辨证方法，外感疾病有六经、卫气营血、三焦辨证，内伤杂病有气血津液、经络及脏腑辨证，还要结合八纲辨证，才能给疾病定性定位，然而无论外感还是内伤疾病，最终病位的确定都要密切结合脏腑经络，才能运用归经理论指导临床准确用药，无疑中药归经理论的产生与发展又促进了以脏腑经络为核心辨证理论体系的确立与完善。

3. 增强辨证用药的针对性　根据疾病的临床表现，通过辨证审因，诊断出病变所在脏腑经络部位，按照归经来选择适当药物进行治疗，便于临床辨证用药，增强了针对性。如病患热证，有肺热、心火、胃火、肝火等不同，由于病位不同，用药治疗不同。若肺热喘咳，当用桑白皮、地骨皮等肺经药来泻肺平喘；若心火亢盛心悸失眠，当用珍珠母、丹参等心经药以清心安神；若胃火牙痛，当用石膏、黄连等胃经药以清胃泻火；若肝热目赤，当用夏枯草、决明子等肝经药以清肝明目。再如外感温热病，热在卫分，发热恶寒，头痛咽痛，当用金银花、连翘等卫分药以外散风热；若热入气分，高热烦渴，则当用石膏、知母等气分药以清热泻火，生津止渴。同样气逆喘咳，实证在肺，当用麻黄、杏仁宣降肺气，止咳平喘；虚证在肾，又当用冬虫夏草、蛤蚧补肾纳气，止咳平喘。如果不明病位在肺、在肾，只知喘咳系气逆不降，一律使用肃降肺气的药物治疗，就难取良效了。诚如古人云：“治病不懂脏腑经络，犹如夜行无烛，举手动笔便错。”可见归经理论为临床辨证用药提供了方便，增强了针对性。

运用归经理论指导临床用药，还要依据脏腑经络相关学说，注意脏腑病变的相互影响，恰当选择用药。如肾阴不足，水不涵木，肝火上炎，目赤头晕，治疗时当选用黄柏、知母、生地、枸杞、菊花、决明子、夏枯草等肾、肝两经药物治疗，以益阴降火，滋水涵木；又肺病久咳，痰湿稽留，损伤脾气，肺病及脾，脾肺两虚，治疗时则要肺脾兼顾，宜采用党参、白术、茯苓、陈皮、半夏、枳壳等肺脾两经药物治疗，以补脾益肺，培土生金。而不能拘泥于见肝治肝，见肺治肺的单纯分经用药的方法。

掌握归经理论指导临床用药，还有助于对功效相似药物的鉴别应用。如同是利尿药，因归经不同，有麻黄的宣肺利尿、黄芪的健脾利尿、附子的温肾利水、猪苓的通利膀胱水湿等不同。又羌活、葛根、柴胡、吴茱萸、细辛同为治头痛之药，因归经不同，羌活主治太阳经头痛、葛根主治阳明经头痛、柴胡主治少阳经头痛，吴茱萸善治厥阴经头痛、细辛善治少阴经头痛。因此，在熟悉药物功效的同时，掌握药物的归经，对相似药物的鉴别应用，增强辨证选药的针对性也是十分必要的。

掌握归经理论指导临床用药时，还必须与四气五味、升降浮沉学说结合起来，才能全面准确理解药性。如同归肺经的药物，由于有四气的不同，其治疗作用各异：如紫苏温散肺经风寒、薄荷凉散肺经风热、干姜性热温肺化饮、黄芩性寒清肺泻火。同归肺经的药物，由于五味的不同，作用亦殊：如乌梅酸收固涩，敛肺止咳；麻黄辛以发表，宣肺平喘；党参甘以补虚，补肺益气；陈皮苦以下气，理肺化痰；蛤蚧咸以补肾，益肺平喘。同归肺经的药物，因升降浮沉不同，作用迥异：如桔梗、麻黄药性升浮，故能开宣肺气，止咳平喘，杏仁、紫苏子药性沉降，故能泻肺降气，止咳平喘。四气、五味、升降浮沉、归经同是药性理论的重要组成部分，必须结合起来，全面分析，才能准确地指导临床用药，增强针对性。

4. 便于配伍用药，精炼处方　药物的归经范围，决定其临床应用范围，而归经主次划分，决定在配伍应用中的主次地位。中医处方用药力争配伍精练，药少力专，有些药物一药兼入数经，说明治疗范围的扩大，为精炼配伍用药，提供了方便。例如治疗肝火犯胃，胁肋胀痛，脘痞吞酸，口苦呕逆的左金丸，仅用黄连、吴茱萸两味药。方中重用黄连以为君药，黄连入心肝胃经，苦寒直折，主清肝火，令其不得犯胃，又清胃火，降逆止呕，兼清心火，取实则泻其子之意，使心火不刑肺金，金令下行，肝木自平矣，可谓一石三鸟。少佐吴茱萸，入肝经，佐助君药调达肝气，疏肝解郁，入脾胃经，和胃降逆，下气止呕，虽然药性温燥，但用量较少，不致助热，且可防止黄连凉遏之弊，二药合用，共奏清肝泻火，降逆止呕之效，可使肝火清，胃气和，诸症自愈。可见辨证求因，审因论治，遣药组方过程中，掌握药物归经范围，作用主次，适当配伍，即可取得药少力专，精炼处方的目的。

5. 通过归经理论以掌握药物主治众多病证，能起到执简驭繁的效果　不少中药，一药多能，主治病证繁杂，难以掌握。如龙胆草有清热燥湿，泻肝胆火的作用，能治疗黄疸、阴痒、带下、湿疹等湿热证及胁痛、口苦、头痛、目赤、耳聋，甚至高热惊厥等实热证，但通过归经理论，掌握该药主入肝胆经，善清肝胆湿热，主泻肝胆实火的作用特点，就能正确加以使用了。再如知母，甘苦性寒，入肺胃肾经，功能清热泻火，滋阴润燥，主治热病津伤，烦热口渴，肺热咳嗽，阴虚燥咳，骨蒸劳热，潮热盗汗，阴虚津亏，内热消渴，诸多病证，但只要结合本品苦寒清降，甘寒质润的药性，依据归经特点，仅需掌握“上以清肺，中以凉胃，下泻肾火”，就可提纲挈领，迎刃而解了。

6. 探讨药物潜在功能　以药物归经为线索，可以探索和发现某些药物的潜在功效。如近年从清肝火、平肝阳，归肝经，治疗肝火头痛、肝阳眩晕的药物中，发现了不少降压药，如菊花、夏枯草、决明子、罗布麻、钩藤、天麻等。从滋补肝肾，延年益寿的药物中，筛选出一些抗衰老药，如何首乌、枸杞子、黄精、石斛等。从入心肝二经，活血化瘀的药物中，筛选出一些扩张冠脉，改善心肌供血，降低心肌耗氧量，治疗冠心病的有效药物，如川芎、丹参、红花、延胡索、姜黄等。

7. 指导中药炮制加工，增强药效，定向用药　根据五味入五脏的归经理论，如蜂蜜味甘，“甘入脾”，故蜜制药材可以增强入脾建中之能，如蜜制黄芪、党参、甘草等；醋味酸，“酸入肝”，故醋制药材可增强入肝收敛或散瘀、行气止痛的作用，如醋制五味子、延胡索、柴胡等；盐味咸，“咸入肾”，故盐制药材可增强入肾补肾的作用，如盐炒杜仲、菟丝子、益智仁、补骨脂、巴戟天等。再如香附入肝、脾、三焦经，经醋制后，主入肝经，疏肝解郁调经止痛；又知母入肺、胃、肾三经，盐炒之后，主入肾经，滋阴降火，退热除蒸，又起到定向用药的作用。

四气五味只是说明了药物具有寒热不同的属性及药味不同治疗作用不同的特点，升降浮沉只是说明药物作用的趋向，二者都缺乏明确的定位概念，只有归经理论才把药物的治疗作用与病变所在的脏腑经络部位有机地联系起来了。事实证明，掌握好归经理论对指导临床用药有着十分重要的意义。然而，由于历代医家对一些药物疗效观察认识上存在的差异，归经的依据及方法的不同，以及药物品种的混乱，因此出现了本草文献中对某些药物的记载不够统一、不够准确，甚至出现混乱的现象。据不完全统计，仅大黄一味就有 14 种归经的说法，涉及 10 经之多。羌活、泽泻同归膀胱经，羌活主发散解表，散风寒湿邪，治风寒湿邪侵犯太阳经所致头痛、身痛、肢体关节酸楚之证，归膀胱经是按经络辨证，盖足太阳膀胱经主表，为一身之藩篱。泽泻主利水渗湿，治膀胱蓄水，水肿小便不利，其归膀胱经，是指膀胱腑，是依脏腑辨证而来，二者归经定位含义是不同的。加之归经理论也有一定局限性，如收敛生肌、蚀疮去腐之类的药物，其作用部位是局部的皮肤、肌肉，这种功效与肺主皮毛、脾主肌肉的生理病理毫无关系，难以用脏腑经络归经概括。这正说明归经学说有待整理和提高，但绝不能因此而贬低归经学说的科学价值。正如徐灵胎所说“不知经络而用药，其失也泛，必无捷效；执经络而用药，其失也泥，反能致害”，既应承认归经理论的科学性，又要看到它的缺陷和不足，整理提高，发扬创新，才是正确的态度。

现代研究

1. 归经与药理作用　有人以 1984 年版全国高等中医院校统编教材《中药学》所载的 429 味有归经的中药为总样本，进行了比较系统的药理与归经关系的统计分析。结果表明，中药的归经与其药理作用之间存在着一定的相关性，如抗惊厥药入肝经，止血药入肝经，泻下药入大肠经，止咳、化痰、平喘药入肺经，利尿药入膀胱经，均与中医理论相一致[1]。还有人总结研究了中药红花、当归的药理作用与其归经的关系。红花能增加心脏的兴奋性、扩张血管、增加冠状动脉血流量和肢体血流量，兴奋子宫平滑肌及抗血栓形成、溶解血栓或防止血栓增大和改善微循环的作用体现了红花活血祛瘀止痛的作用，与其入心、肝经密切相关[2]。当归入心、肝、脾经，也表现在其药理作用广泛的特点上。特别是改善血液黏、滞、聚状态；防治血栓；增加组织器官血流量；调整心肌血氧供求平衡和对平滑肌的作用等，与当归的补血和血、调经止痛、润燥滑肠等功效相符。亦发现本药对机体免疫功能及物质代谢等有促进作用，与其补益作用吻合[3]。

2. 归经与有效成分　目前中药归经研究多应用同位素示踪、放射性自显影和高效液相色谱分析等结合现代药物动力学的技术，观察中药中的某种活性成分在体内脏器的分布特点，以此来说明中药活性成分的体内分布与中药归经的关系，从而揭示中药归经的实质。如运用同位素示踪技术，通过标记23种中药的有效成分，对这些中药的有效成分在人体脏器的分布与其归经关系进行了比较研究。结果表明，药物有效成分的脏腑分布与其归经所属脏腑基本一致或大致相符合的占87%，而与其归经脏腑无直接联系的仅占13%，表明中药归经与其有效成分在所属脏腑的高浓度分布之间有密切的联系[4]。用光、电镜放射自显影方法研究川芎的有效成分之一——川芎嗪，在机体内的作用途径和在细胞、组织、器官内的定位分布与其归经的关系。结果表明，川芎嗪标记物^{3}H-川芎嗪的敏感靶器官是肝脏，肝脏中的部分示踪剂可经胆汁排泄途径进入消化管道，被小肠上皮重吸收；^{3}H-川芎嗪亦能通过血脑屏障进入大脑。本实验验证了中药川芎药性归经理论，表明川芎的活性成分川芎嗪的体内分布特点与川芎归经具有密切的相关性[5]。根据这种研究的结果来推论，中药有效成分在体内的分布和选择性作用，是中药归经的重要依据和基础。一味中药具有多种功能，能同时归数经，是其含有多种有效成分或一种有效成分具有不同作用的结果。同时也表明，归经不完全取决于有效成分分布量的多少。这一方面是由于实验方法的局限性；另一方面也与文献记载不确切，药物通过经络作用于脏腑、病变部位的药物浓度不一定最高；所得结论混淆了中医脏腑与近代医学脏器在概念和内容上的差异；归经学说主要以临床疗效为依据等因素有关。因此，中药归经所属脏腑与有效成分分布有密切的关系，但仅靠分布也难以阐明药物发挥疗效的部位。

3. 归经与受体学说　受体学说的核心是，机体存在着接受某一特定药物的特定部位，药物具有高度选择性地作用于靶细胞某一特定部位的亲和力和内在活性。只有既有亲和力，又有内在活性的药物，作用于适应这一药物的特定部位并与之结合，才能被激活而产生强大的生理效应。中药的归经理论已包含着受体学说的一些含义。人体患病后，选择有效药物和药物发挥疗效是统一的两个方面，药物的作用力和病变部位的吸引力紧密结合，使疾病自愈[6]。这与受体学说的观点相吻合。因此有人提出有“中药受体”的存在，认为药物的有效成分及其受体是研究归经的物质基础，为归经理论提供了新内容[7]。如细辛中含消旋去甲乌药碱最多，此成分为一耐热异喹啉族生物碱，与异丙基肾上腺素相似，具有兴奋β_1受体作用。而β_1受体主要分布在心脏、肠壁组织中，所以细辛可用来治疗心脏疾病，从而证明细辛归心经理论的正确性。麻黄所含麻黄碱（麻黄素）是肾上腺素α、β受体的双重激动剂，其中α受体主要存在于皮肤、黏膜、肾、肠等血管及胃肠道平滑肌内，这与麻黄归肺、膀胱经也相一致。另如归肾经的肉苁蓉、补骨脂、仙灵脾、鹿角胶等对子宫雌激素受体活性增加，并提高血浆雌二醇含量及其与雌激素受体的亲和力。因此受体学说的研究可以论证并发展归经学说，反过来归经理论也可以说明受体学说生命力的存在[8]。

4. 归经与环核苷酸　环核苷酸cAMP、cGMP是调节细胞内代谢的重要物质，二者相互拮抗、相互制约，以一定的比例维持机体的正常功能。若其比例发生改变，偏高或偏低都会引起机体功能失调而导致疾病[9]，这与中医阴阳学说非常相似。研究发现许多中药对机体的影响和对疾病的疗效，可通过调节体内环核苷酸的含量而起作用。因各脏器组织中cAMP、cGMP的含量水平基本上可以反映各相应脏器组织细胞功能的某一动态平衡状态，所以以药物进入机体后各脏器组织中环核苷酸浓度的变化，来判断该药对不同脏器组织的影响程度大小，从中反映该药对不同脏器组织的特异性选择作用。以五味子、鱼腥草、汉防己三味药的水煎剂分别给大鼠灌胃后，用放免法测定动物脑、肺、心、肝、脾、胃、肾、膀胱8个脏器组织中的cAMP、cGMP的水平。结果表明：cAMP、cGMP的浓度变化能在一定程度上反映药物对某脏器组织的选择性作用。经统计分析发现，cAMP、cGMP浓度以及

cAMP/cGMP值有显著变化的脏器，与各药归经的关系非常密切[10]。

5. 归经与微量元素　生命必需的微量元素在体内均有一定的适量范围，其比例失调，缺乏或过量往往是各种异常生理现象或某些疾病发生的一种重要原因[11]。中药富含多种微量元素。近年来许多学者分析了中药微量元素的药理作用，认为微量元素也是中药的有效成分，并提出了微量元素归经假说。该学说认为药物有效成分直达病所是通过微量元素向病所的迁移、富集和亲和运动来进行的[12]。对多种补肾中药如补骨脂、肉苁蓉、熟地、菟丝子、何首乌、女贞子、山茱萸、仙茅、杜仲、锁阳、续断、枸杞子等的微量元素测定，证实其中含较高的锌、锰络合物。因此可以设想补肾药是通过锌、锰"归经"而达到补肾作用的。实验证明，内分泌腺和介质合成的部位以及下丘脑均有很强的摄锰能力，特别是肾上腺、甲状腺、垂体。而锌则是肾上腺皮质激素的固有成分和功能单位，并在性腺和生殖腺富集；同时，丘脑-垂体的内分泌活动也与锌密切相关。如果缺乏锌、锰，则会导致一系列肾主生殖发育功能系统的病理变化。由于锌、锰还与多种酶的结构和功能有关，缺少锌、锰所致的酶活性下降、蛋白质和核酸代谢、免疫功能低下等一系列症状，与中医肾虚证候相吻合。故许多学者认为锌、锰是中药归肾经的物质基础[13-16]。对明目中药的微量元素分析结果表明，归肝经的明目中药富含锌、锰、铜，而且这些微量元素的浓度与属肝经的眼组织之间恰好呈正相关性。说明明目中药是通过微量元素锌、锰、铜的"归经"而达病所和产生治疗作用的[17]。动物实验证实，眼组织中富含锌，总量超过1421$\mu g/g$干重，参与视网膜内维生素A还原酶的组成和活性的发挥，是维持维生素A代谢所不可缺少的；锰则对视蛋白的合成起催化作用；而铜离子是黑色素合成时酪氨酸酶的重要辅助因子，也对视觉起着重要作用。总之，没有锌、锰、铜的参与，视觉便不复存在[18]。这与中医药理论"肝开窍于目"，明目中药多入肝经的观点一致。中药中的微量元素也可能以本身络合物形式或在体内形成新络合物形式发挥效用。由于络合物性质各异，对组织器官有不同亲和性，故认为微量元素以其络合物对疾病部位的特异性亲和来实现"归经"从而发挥功效。如中药麻柳叶(枫杨叶)用于治疗关节炎有良效。其活性成分为水杨酸和微量元素铜。已证实其药效基础是微量元素铜的络合物对关节炎症组织的特异性亲和作用[11]。微量元素分析法只是通过分析中药中某些特异性元素的浓度，并结合这些微量元素在人体脏腑组织的分布特点来推测微量元素是中药归经的物质基础。但是对于微量元素是怎样向组织器官迁移、富集和亲和运动的，目前还缺乏深入的研究[18]。

参考文献

[1] 李仪奎，徐莲英，马建平. 中药药理和归经关系的统计分析[J]. 中药通报，1988，13(7)：48.

[2] 高其铭. 红花的药理研究与其归经功效关系的探讨[J]. 中成药研究，1983(12)：31.

[3] 高其铭. 当归的药理研究与其归经功效关系的探讨[J]. 中成药研究，1985(5)：33.

[4] 陆光伟. 中药归经及其成分在体内的分布[J]. 中成药研究，1984(5)：38.

[5] 郭顺根，牛建昭，贲长恩，等. ^{3}H-川芎嗪在动物体内分布的放射自显影研究[J]. 中国医药学报，1989，4(3)：17.

[6] 史正新. 中药归经与受体学说[J]. 陕西中医学院学报，1993，16(2)：5.

[7] 李殊响. 中药药理新探——关于中药作用机理的假说[J]. 医学与哲学，1989(4)：28.

[8] 唐学游. 试论药物归经的几个问题[J]. 中医药研究，1992(2)：53.

[9] 郑广华，等. 阴阳学说与环核苷酸[J]. 自然杂志，1979，2(4)：208.

[10] 孙冰. 中药归经研究[J]. 山东中医学院学报，1994，18(1)：2.

[11] 李仪奎,姜名瑛.中药药理[M].北京:中国中医药出版社,1992:11.
[12] 柴立.从微量元素及其配位化合物对组织器官的富集、亲和探讨“归经”实质[J].微量元素,1984(试刊号):24.
[13] 柴立,等.肾藏精与微量元素(简报)[J].微量元素,1986(1):31.
[14] 袁允桂.微量元素锌与肾开窍于耳[J].微量元素,1987(1):27.
[15] 朱梅年,等.试论中医“肾”的物质基础——有关微量元素锌、锰的探讨[J].中医杂志,1983(5):67.
[16] 张厚绍,等.肾元定寿论与微量元素[J].核技术,1984(2):73.
[17] 徐经采,等.明目中药的归经与微量元素的关系[J].微量元素,1987(2):23.
[18] 许国振.中药归经学说研究方法述评[J].中医杂志,1990(4):47.

附:引经报使

概念 引经报使,又称引经,是中药的性能之一,指某些药物能引导其他药物的药力到达病变部位或某一经脉、经络脏腑部位之药,起“向导”的作用。从治疗意义上来说,主要是作为各经用药的向导,又称引经药。

沿革 引经报使的理论基础是归经学说,而其概念早在《内经》中已有萌芽,如《素问·至真要大论》中有“五味入胃,各归所喜”等论述,《内经》对药物配伍的论述方面,有“君臣佐使”和“相使”等,其中的“使”药、“相使”已包含了引使的意义。在药物的作用概括方面,也有菌桂“为诸药先聘通使”的记载。《名医别录》中“桂能宣通百药”;《伤寒论》方桂枝汤中的生姜、大枣,白虎汤中的粳米,十枣汤中的大枣等引使药物的应用,都含有某些药物可以影响其他药物的作用趋势的意义。唐、宋医家对引经的认识逐渐增多,如陈士良所言,薄荷“引诸药入营血”,寇宗奭称泽泻在肾气丸中“不过引接桂、附等归就肾经”;桑白皮“接螵蛸就肾经”,把引导或接引的概念与经络、脏腑理论结合起来,引经理论初步形成。金、元时期,张元素及其弟子李东垣第一次明确提出“引经药”的理论,称“引经报使”。认为某些药物不但本身能作用于某经,而且配入方中还能将本来非主归或不归疾病所在脏腑经脉的药物,引入该脏该经,即“引导诸药直达病所”,如张元素所说“附子以白术为佐,乃除寒湿之圣药,湿药宜少加之引经”。《洁古珍珠囊》还列十二经引经药,如引入手少阴心经用黄连;引入足少阴肾经用肉桂、知母;引入手太阴肺经用桔梗、葱白等等。李东垣在《珍珠囊补遗药性赋》卷一《手足三阳表里引经主治例》中,对十二经引经药又作了一些修改和补充,并提出了“十二经泻火药”的理论,称为“诸药泻诸经之火邪”,如黄连泻心火,栀子、黄芩泻肺火,白芍泻脾火,柴胡、黄连泻肝胆火,木通泻小肠火,黄芩泻大肠火,柴胡、黄芩泻三焦火,黄柏泻膀胱火等。若十二经中有火热之邪,可随经选药。十二经引经药与泻火药的运用,是对归经理论的重大发展,对后世影响深远。王好古所著《汤液本草》中记载了李东垣总结的具有普遍适用性的“东垣报使药”,有针对病症部位而用的引经药,如“气刺痛,用枳壳,看何部位,以引经药导使之行,则可”;有为增强疗效而用的引经药,如“头痛须用川芎,如不愈,各加引经药”;有作为配方中的佐使药应用的,如“凡疟,以柴胡为君,随所发时所属经分,用引经药佐之”。明代以来,引经药物进一步增多,如陈嘉谟《本草蒙筌》的“主治引使”药,不仅有寒、热、风、湿等不同性质的引经药概括,而且各经的寒、热引经药还有在气、在血之分。如“治寒:肝气,吴茱萸。血,当归”,“治热:心气、麦门冬。血,黄连”。李时珍在《本草纲目》中对《洁古珍珠囊》引经报使药有所增订,如:手少阴心,黄连、细辛;足少阴肾,独活、桂、知母、细辛等等。对药物引导作用的概括,也有了进一步的增加,如谓桂枝“引诸药横行手臂”,牛膝“能引诸药下行”,穿山甲“引经通窍”,鹈鹕油、羊脂治风湿或痛风,能“引药气入内(皮肤以内)”等。在明、清的一些医籍中，出现了按部位、穴位使用引经药的情况，如毛世洪在《济世养生集》中论青龙丸，按部位用引经药煎汤送下；罗国纲《罗氏会约医镜·卷六》论祛邪立效散，附各经引经药16组；赵廷海在《救伤秘旨》中，依部位、穴位、症状总结了伤科中的108种引经药。这些引经药都超出了引经药的原始含义，也超出了经络理论的范围。另外，以经络为基础的引经药也有了发展，出现了奇经的引经药，如傅青主的《傅青主女科·上卷》易黄汤中，以白果"引入任脉之中，最为便捷"。

历代医家论述的引经报使药甚多，根据其引使的范围和性质的不同，大体可以分为以下三类。

一、十二经引经药

1. 张元素《医学启源·各经引用》

太阳经，羌活；在下者黄柏，小肠、膀胱也。

少阳经，柴胡；在下者青皮，胆、三焦也。

阳明经，升麻、白芷；在下者石膏，胃、大肠也。

太阴经，白芍药，脾、肺也。

少阴经，知母，心、肾也。

厥阴经，青皮；在下者柴胡，肝、包络也。

2. 王好古《汤液本草·东垣报使》

太阳，羌活，下黄柏。

阳明，白芷、升麻，下石膏。

少阳，上柴胡，下青皮。

太阴，白芍药。

少阴，知母。

厥阴，青皮，上柴胡。

小肠膀胱属太阳，藁本羌活是本方。三焦胆与肝包络，少阳厥阴柴胡强。阳明大肠兼足胃，葛根白芷升麻当。太阴肺脉中焦起，白芷升麻葱白乡。脾经少与肺经异，升麻芍药白者详。少阴心经独活主，肾经独活加桂良。通经用此药为使，更有何病到膏肓。

3. 李东垣《珍珠囊补遗药性赋·手足三阳表里引经主治例》

太阳：足膀胱，手小肠。上羌活，下黄柏。

少阴：足肾，手心。上黄连，下知母。

少阳：足胆，手三焦。上柴胡，下青皮。

厥阴：足肝，手心包络。上青皮，下柴胡。

阳明：足胃，手大肠。上升麻、白芷，下石膏。

太阴：足脾，手肺。上白芍，下桔梗。

4. 李时珍《本草纲目·引经报使》（原注引自《洁古珍珠囊》，《珍珠囊》原书所列诸经次序与此不同，药亦较少。此濒湖所增订）。

手少阴心：黄连、细辛。

手太阳小肠：藁本、黄柏。

足太阴肾：独活、桂、知母、细辛。

足太阳膀胱：羌活。

手太阴肺：桔梗、升麻、葱白、白芷。

手阳明大肠：白芷、升麻、石膏。

足太阴脾：升麻、苍术、葛根、白芍。

足阳明胃：白芷、升麻、石膏、葛根。

手厥阴心主：柴胡、牡丹皮。

手少阳三焦：连翘、柴胡，上地骨皮，中青皮，下附子。

足厥阴肝：青皮、吴茱萸、川芎、柴胡。

足少阳胆：柴胡、青皮。

二、病症引经药

在《汤液本草》中还记述了一类病症引经药，多与经络理论相联系，主要是加强药物的疗效，与十二经引经药既有联系又有区别。如“东垣先生用药心法·随证治病药品”中有“如头痛，须用川芎，如不愈，各加引经药。太阳川芎，阳明白芷，少阳柴胡，太阴苍术，少阴细辛，厥阴吴茱萸”“如气刺痛，只用枳壳，看何部分，以引经导使之行则可”“如疮痛不可忍者，用苦寒药，如黄柏、黄芩，详上下，用根梢及引经药则可”“加肉桂，入心引血化脓”“引药入疮用皂角针”等论述，均为病症引经药。《本草蒙筌·各经引使》所治寒、热、劳瘵、风、湿、燥的各经引使药物，多数是病症引经药。

三、局部穴位引经药

引经药进一步发展，其引导范围逐步倾向于机体的某一局部，虽然与经络理论有一定联系，但实际已超出了经络理论的限制，而是以机体局部来定位。这种情况在伤科用药上显得更为突出。如江考卿在《伤科方书》“十三味总方”中论述了十二主穴的引经药：

心窝穴：砂仁、淡豆豉、丁香、蒲黄。

井泉穴：杏仁、桔梗、枳壳、薤白、阿胶。

井口穴：鳖甲、辛夷、白芷。

山根穴：草决明、辛夷、苍耳、菊花。

天心穴：藁本、白芷、独活、地龙。

凤头穴：羌活、藁本、白芷。

中原穴：破故纸、杜仲、山栀子。

蟾宫穴：独活、延胡索、肉桂。

凤尾穴：黄连、黄芪、枳壳、升麻。

屈井穴：厚朴、大黄。

丹肾穴：延胡索、小茴香、良姜。

六宫穴：延胡索、丁香、急性子。

这些引经药实际上多为对症之品，与改善穴位所在的脏腑、器官功能有密切关系，尤以理气活血之品为多，体现了伤科用药的特点。

引经药在临床上的应用，历来受到医家的重视，正如尤在泾《医学读书记》所说“兵无向导，则不达贼境；药无引使，则不通病所”。引经药物的作用因其在方中的不同地位而异，概括起来有以下几个方面。

1. 作为佐使药，引诸药直达病所，以增强临床用药的针对性　如清·王清任所创的血府逐瘀汤以桔梗开胸行气，使气行则血行，又载诸祛瘀药上入胸中，助其化胸中瘀血。参苓白术散亦使以桔梗舟楫之剂，引脾气上升，输精于肺；并载药上行，开宣肺气，借肺之布津而濡养全身。三妙丸中用牛膝补肝肾强筋骨，引苍术、黄柏入下焦而祛湿热，而专治下焦湿热的两脚麻木、痿软无力。补中益气汤则是在补气方中以柴胡、升麻为使药，升举下陷之清阳。

2. 兼作方剂的主药，发挥主导作用　如镇肝熄风汤重用归肝肾之经的牛膝为君药，并引血下行，以治肝肾阴亏、肝阳偏亢、气血逆乱之证。小柴胡汤则用少阳专药柴胡，轻清升散，疏邪透表而为君。九味羌活汤中君药羌活，为足太阳膀胱经的引经药，又是“治足太阳风湿相搏，一身尽痛，头痛、肢节痛”（《本经逢原》）的主药。羌活胜湿汤则利用羌活之引经并其辛温发散、祛风除湿的性能作为主药，配合协同有关药物，以治风湿在表，一身尽痛，难以转侧之症。

（高学敏　胡素敏）

第五节　毒　　性

历代本草书籍中，常在每一味药物的性味之下，标明其“有毒”、“无毒”，以示药物有无毒性。毒性也是药物性能的重要标志之一，是掌握药性必须注意的问题。有毒中药大多具有峻猛毒烈之性，效强功捷，临床如运用得当，可立起沉疴；而用之失当，则祸不旋踵。因此，有必要了解和掌握有毒中药的品种、中毒的原因、途径、表现、救治、预防等内容，以期更有效地指导临床安全合理用药。

概念　早在远古时代，人们在发现药物治疗作用的同时，对药物的毒性也有了初步的了解。随着药性理论的发展和临床经验的积累，古今对毒药和毒性的概念、认识逐步加深，同时也存在着很大差异。概括起来有以下几个方面。

1. 毒性即药物的偏性　古人认为毒就是药，毒性即药物的偏性。《素问·汤液醪醴论》云：“当今之世，必齐毒药攻其中，石针艾治其外。”《素问·脏气法时论》王冰注：“辟邪安正，惟毒乃能。以其能然，故谓其毒药也。”《圣济总录》云：“若药无毒，则疾不瘳。”即言凡能愈疾之药皆称毒药。张景岳亦云：“毒药者，总括药饵而言，凡能治病，皆可称为毒药”、“大凡可辟邪安正者，均可称之为毒药。”《医学问答》载：“夫药本毒物，故神农辨百草谓制尝毒。药之治病，无非以毒拔毒，以毒攻毒……”明·汪机《医学原理》亦云“药……以能治病，皆谓之毒”等，均是将毒、毒药混称而将其视为能防治疾病的所有药物。《儒门事亲·卷二·推原补法利害非轻说》云：“凡药有毒也，非止大毒小毒谓之毒，甘草、苦参不可不谓之毒，久服必有偏胜。”张景岳在《类经·卷十四·疾病类·五脏病气法时》中说：“药以治病，因毒为能，所谓毒者，因气味之偏也。盖气味之正者，谷食之属是也，所以养人之正气，气味之偏者，药饵之属是也，所以去人之邪气，其为故也，正以人之为病，病在阴阳偏胜耳。欲救其偏，则唯气味之偏者能制，正者不及也。”因人身阴阳偏性，治病的药亦必须采其阴阳偏胜以调节之，使人体恢复阴阳平衡。所以作为药物性能之一的毒性，是一种偏性，以偏纠偏也就是药物治病的基本原理。

2. 毒性指药物的毒副作用　原始社会，人类通过生产和生活医疗实践，已初步认识到了药物的毒性。《淮南子·修务训》云：“神农尝百草滋味，水泉之甘苦，……一日而遇七十毒。”先秦《黄帝内经》七篇大论中也有大毒、常毒、小毒、无毒的论述，对有毒中药毒副作用的强弱进行了区分。汉代《神农本草经》：“治寒以热药，治热以寒药。饮食不消，以吐下药。鬼疰蛊毒以毒药。……各随其宜。”由此可知，《神农本草经》已开始将毒药用于治疗鬼疰蛊毒之病，取“以毒攻毒”之意。并明确指出了对有毒副作用药物制毒的炮制原则：“若有毒宜制，可用相畏相杀者。”序中还指出使用毒副作用药物如何控制剂量的方法：“若用药治病，先起黍粟，病去即止，不去倍之，取去为度。”隋·巢元方在《诸病源候论》中提到：“凡药云有毒及大毒者，皆能变乱，于人为害，亦能杀人。”唐·苏敬等人所编的《新修本草》云：“巴豆辛温有大毒”“水银味辛寒有毒”等，均指药物的毒副作用，用之不当会出现副作用或中毒。

3. 现代毒性的概念　随着科学技术的发展，人们对毒性的本质认识逐步加深。时至今日，西医学认为，所谓毒药是指对机体发生化学或物理化学作用，因损害机体，引起功能障碍、疾病甚至死亡的物质。现代毒性完整的概念应当包括急性毒性、亚急性毒性、慢性毒性和特殊毒性如致癌、致突变、致畸胎、成瘾等。剧毒药的概念，一是指中毒剂量与治疗剂量比较接近，或某些治疗量已达到中毒剂量的范围，因此治疗用药时安全系数小；一是指毒性对机体组织器官损害剧烈，可产生严重或不可逆的后果。

中药的副作用有别于其毒性作用。副作用是指在常用剂量时出现的与治疗需要无关的不适反应。一般比较轻微，对机体危害不大，停药后能消失。副作用的产生一方面与药物的偏性有关，更重要的则是因为一味中药常具有多种功效，临床应用其一种或一部分作用，其他作用便可能成为副作用。例如，常山可用来涌吐痰饮，也可截疟，用于治疗疟疾时，涌吐作用就是副作用。过敏反应，其症状轻则瘙痒、胸闷、气急，重则危及生命。过敏体质的患者，合理应用中药也可能发生过敏反应。

沿革　原始人类在生活过程中，由于寻觅食物，经常误食一些有毒植物，产生中毒。《淮南子·修务训》记载：“神农……尝百草之滋味，水泉之甘苦，令民知所避就。当此之时，一日而遇七十毒。”经过无数次对有毒中药的认识和不断实践，并通过口耳相传，师承授受，逐步积累了一些有毒中药的初步使用经验。“天雄乌喙，药之凶毒也，良医以活人”就是这种实践后再认识的高度总结。而《尚书》中记载的“若药弗瞑眩，厥疾弗瘳”，即古代在应用有毒中药攻治痼疾、顽疾的过程中，出现用药反应的记述，并说明了某些疑难病症若不用性质猛烈的药物，则难以治愈。《周礼》：“聚毒药以供医事”及“五毒攻之”之说又说明当时人们已经认为：“药物就是毒药”，治病要用“五毒”治疗。随着医药知识的日渐丰富，秦汉时期，第一部医学巨著《黄帝内经》及第一部药物学专著《神农本草经》的问世，标志着中医药理论体系基本形成。《黄帝内经》提出：“当今之世，必齐毒药攻其中”；“大毒治病十去其六，常毒治病十去其七，小毒治病十去其八……”《神农本草经》则将365种中药分为上、中、下三品，指出下品“多毒，不可久服”，书中注明14味有毒中药的药性及使用经验，并记载了消除或减弱有毒中药毒性的各种炮制方法，为有毒中药的发展奠定了良好的基础。

东汉末年，张仲景《伤寒杂病论》开创了有毒中药大胆应用于临床的先河。其著作中使用了附子、乌头、甘遂、大戟、水蛭、虻虫等各种有毒药物24种。以有毒中药为君或含有有毒中药的方剂共119首，如附子汤、乌头汤、十枣汤等名方一直为后世医家所习用，证明了其很高的使用价值。张仲景还积累了丰富的应用有毒中药的经验，包括：明确适应证候，分别体质差异，重视药物配伍，强调煎服方法，采取不同剂型，讲究药物炮制，审明药物反应，严格掌握剂量，注意护摄胃气共九个方面。

南北朝刘宋时代，雷敩著我国第一部炮制学专著《炮炙论》，强调了有毒中药的炮制，指出通过炮制不但能降低有毒中药的毒烈性，而且还可提高疗效。梁·陶弘景在《本草经集注》中收进了牵牛子、蜘蛛等63种有毒中药。晋·葛洪在《肘后备急方》中记载用全蝎治疗“传尸鬼疰”，并具体介绍了诸药中毒的解救方法。我国最早的一部药典——唐代《新修本草》，在《神农本草经》以后新收药物的记载中，全部按该书规定标明了“有毒”或“无毒”，并新增药物28种。孙思邈在《千金方》中也收载了不少毒剧中药治病的方剂，如用水蛭治疗崩漏，敷蜘蛛于穴位治疗中风口㖞等。同时期的陈藏器著《本草拾遗》，新增有毒中药约 53 种，并介绍诸种有毒中药治疗顽疾的剂型，如用腹蛇浸酒可治疗大风及诸恶风、恶疮、瘰疬、皮肤顽痹证等。

南宋法医学家宋慈在《洗冤录》中总结了历代中药中毒的诊断及解救方法，如“砒霜野葛毒，得一代时，遍身发小疱作青黑色，眼睛耸出……腹肚膨胀……十指甲青黑”、“若验服（砒霜）用银钗”等等。

明·李时珍《本草纲目》收载药物 1892 种，其中有毒中药 381 种，并列毒草类专篇，并对某些有毒中药如水银、曼陀罗花等进行了考证和修订，还拟制了多种丸、酒、散、膏剂用于治疗各种顽疾痼病。

清·赵学敏著《本草纲目拾遗》，对《本草纲目》所遗载的有毒药物如鸦胆子等进行初次收载；吴其濬的《植物名实图考》对有毒中草药进行了有价值的研究。此期叶天士及张锡纯对有毒中药的临床应用作出了较大贡献。叶天士《临证指南医案》计 89 病，其中用附子者共约 150 余案之多，积累了丰富的经验。他在治疗久病、疟母、积聚、癥瘕、单腹胀、痫、惊厥等慢性顽固性疾病时，多喜用毒虫药如蜈蚣、全蝎、蜂房、水蛭等。张锡纯善用水蛭，认为其在破血药中功列第一，“只破瘀血而不破新血”。

新中国成立后，党和政府十分重视有毒中药的研究。在重视挖掘、开发和利用的同时，积极采取了一系列措施，以减少有毒中药中毒、死亡事故的发生。卫生部多次制定或修订《关于医疗用毒药、限制性剧药管理规定》，并列出了毒性中药及中成药药品名单。《中国药典》1977 年版、1985 年版均对有毒中药进行了标注，这对于促进有毒中药的研究和发展，以及保障人民的生命安全均起了重要的作用。与此同时，医药界对有毒中药采用现代科学技术进行了炮制、药理及临床研究，提出了一系列具有重要意义的科学依据，从而使有毒中药的研究有了很大进展。

随着对中药研究的逐渐深入，代谢组学的概念被引入中药毒性的研究中。它利用反映整体的代谢物图直接认识机体的生理生化状态，具有全景整体性，与中医药整体观、中药作用多靶点的特点相合。代谢组学的运用，中药毒性成分和毒性机理的研究更科学化、规范化。

毒性分级　古今对毒性的概念认识不一，因而对毒性的分级也不一致，分述如下。

1. 古代毒性分级　《素问·五常政大论》云：“大毒治病十去其六，常毒治病十去其七，小毒治病十去其八，无毒治病十去其九。谷肉果菜，食养尽之，无使过之，伤其正也。”这是理论上对毒药的最早分级，为后世本草著作对具体药物进行毒性分级提供了依据。如《名医别录》、《新修本草》分大毒、有毒、小毒三级；《类经·卷十二·论治类》曰：“大毒之性烈，其为伤也多。小毒之性和，其为伤也少。常毒之性，减大毒之行一等，加小毒之性一等，所伤可知也。”

《神农本草经·序例》则将 365 种药物分为上、中、下三品，云：“上药一百二十种为君，主养命以应天，无毒，多服久服不伤人，……；中药一百二十种为臣，主养性以应人，无毒有毒，斟酌其宜……；下药一百二十五种为佐使，主治病以应地，多毒，不可久服……”。其实是将中药分为有毒无毒两类，对有毒中药未作毒性程度上的具体分级。

《证类本草》和《本草纲目》则将药物分为大毒、有毒、小毒、微毒四级。

2. 近代毒性分级　近代大多沿袭历代医疗实践的经验和本草记载，而无明确的实验数据，因而有笼统和混乱的缺陷。就现有水平及认识而论，以西医学的毒性分级为基础将有毒中药分为“大毒”、“有毒”、“小毒”三级较为合适。在毒性程度上，一般从以下几个方面进行分级。

（1）根据中毒后临床表现的程度进行分级：一般而言，凡使用不当引起中毒，且中毒症状十分严重，能引起主要脏器的严重损害，甚至造成死亡的中药，归为“大毒”之品，如斑蝥、生草乌、生川乌、马钱子、升药、雷公藤、巴豆等；凡使用不当引起中毒，中毒症状较重，甚者能引起重要脏器的损害，如用量过大时可造成死亡的中药归为“有毒”之品，如附子、商陆、牵牛子、常山、洋金花、蜈蚣、白花蛇、雄黄、轻粉等；凡使用不当引起副反应，但症状较轻，一般不损害组织器官，不易造成死亡的中药归为“小毒”之品，如吴茱萸、细辛、猪牙皂、鸦胆子、苦杏仁、䗪虫、密陀僧、干漆等。

（2）根据已知的定量毒理学研究数据进行分级：西医学主要以传统参数即半数致死量 LD_{50}（或半数致死浓度 LD_{50}）为依据对药物的急性毒性进行评价和分级。现代中药毒性的研究也是以此为重点进行了大量研究，取得了不少可靠的数据。中药的毒性分级即可以已知的传统参数为依据进行具体分级。以下数据可供参考：将口服生药煎剂（下同）半数致死量 LD_{50} 小于 5g/kg 的中药归为“大毒”；将口服半数致死量 LD_{50} 介于 5～15g/kg 之间的中药归为“有毒”；将口服半数致死量 LD_{50} 介于 16～50g/kg 之间的中药归为“小毒”；将口服半数致死量 LD_{50} 大于 50g/kg 的中药归为“无毒”。

（3）根据中药有效量与中毒量之间的范围的大小进行分级：一般来说，有效量与中毒量之间的范围愈小其毒性愈大，而有效量与中毒量之间的范围愈大其毒性就愈小。如生川乌、生草乌、马钱子、巴豆等，其有效量与中毒量非常接近，容易中毒，且中毒程度重，属大毒；而川楝子、吴茱萸等有效量与中毒量的距离较远，属小毒。

（4）根据药物中毒剂量及中毒时间进行分级：通常，使用剂量很小即可引起中毒，且中毒症状发生得快的为大毒。而使用剂量较大，中毒症状发生较慢的为“有毒”；使用剂量超大，且蓄积到一定程度才引起中毒者为“小毒”。

（5）根据中药的产地、炮制及品种真伪优劣等进行分级：产地、炮制等与毒性的关系十分密切。有研究提示不同地区附片毒性测定可相差 8 倍之多；川乌、草乌未经炮制为大毒之品，炮制后则毒性降低，为有毒之品。炮制得当毒性小，炮制不当毒性大。

总之，毒剧中药在毒力强弱的分级上，应将上述五种分级依据进行综合分析，然后再作具体评价，较为合理。然而，中药的品种繁多而混乱，且因产地、炮制、制剂、配伍、家种、野生、季节、贮存等因素的影响，给药物的毒性研究带来许多困难，因此还需做大量更深入细致的工作。

正确对待毒性　正确对待中药毒性，是安全用药的重要保证，这里涉及如何总体评估中药的毒性，如何正确看待文献记载以及如何正确对待临床报道。

首先要正确地从总体评估中药毒性。目前中药品种已多达 12 800 余种，而见中毒报道的才 100 余种，且有毒中药中许多是剧毒药，临床很少应用。因此从总体看，有毒中药品种不足百分之一，由此可见绝大多数品种是安全的，这是以天然药物为主的中药的一大优势。尤其是与西医化学合成药造成药源性疾病的危害对比，中药安全低毒的优势更加突出。在目前提倡回归自然、崇尚自然疗法的今天，安全低毒是中药受到世界青睐的主要原因，所以我们不能因噎废食。在部分中药出现毒副反应时，不能客观对待，甚至从整体上否定中药是十分错误的。

其次要正确对待本草文献记载。历代本草对药物毒性多有记载，值得借鉴。但由于历史条件的限制，也出现了不少缺漏和错误之处。如《神农本草经》将雄黄、汞归为上品，将石胆、雌黄归为中品，认为无毒；《名医别录》言艾叶无毒，但服用过多艾叶或艾叶油，可引起肝细胞代谢障碍而发生中毒性肝炎，还可抑制心脏和呼吸。故《中国药典》1977 年、1985 年两版在“艾叶”项下标明“有小毒”。其他如《本草纲目》言马钱子无毒而大黄为毒草；《中国药学大辞典》认为黄丹、桃仁无毒等等。说明对待中药毒性的认识，随着临床经验的积累、社会的发展，有一个不断修改、逐步认识的过程。

正确对待中药毒性，还要重视中药中毒的临床报道。自新中国成立以来，出现了大量中药中毒报道，仅单味药引起中毒就达上百种之多，其中植物药九十多种，如苍耳子、苦楝根皮、昆明山海棠、狼毒、萱草、附子、乌头、夹竹桃、雪上一枝蒿、福寿草、槟榔、乌桕、巴豆、半夏、牵牛子、山豆根、艾叶、白附子、瓜蒂、马钱子、黄药子、杏仁、桃仁、枇杷仁及曼陀罗花、陀罗花苗、莨菪等；动物药及矿物药各十多种，如斑蝥、蟾蜍、鱼胆、芫菁、蜂蛹及砒霜、升药、胆矾、铅丹、密陀僧、皂矾、雄黄、降药等。由此可见，文献中认为大毒、剧毒的固然有中毒致死的，小毒、微毒甚至无毒的同样也有中毒病例发生，故临床应用有毒中草药一定要慎重，就是“无毒”的，也不可掉以轻心。认真总结经验，既要尊重文献记载，更要重视临床经验，相互借鉴，才能全面深刻准确地理解掌握中药的毒性，对保证安全用药是十分必要的。

正确对待中药毒性，还要加强对有毒中药的使用管理。在不断总结经验的基础上，我国卫生部和国家医药管理局于 1979 年重新修订并公布了中药材中的《关于医疗用毒药、限制性剧药管理规定》，其中将毒性中药分为两类：第一类有砒石（红砒、白砒、砒霜）、水银两种；第二类有生白附子（禹白附）、生附子、生马钱子、生乌头、生川乌、生草乌、生天雄、斑蝥（包括青娘虫）、红娘虫、葛上葶长、地胆、生巴豆、生半夏、生南星、生狼毒、生藤黄、生甘遂、洋金花、闹羊花、生千金子、生天仙子、蟾酥、轻粉、红粉、红升丹、白降丹 26 种。另外有毒中成药四种：九分散、龙虎丸、九转回生丹、回生散（其中龙虎丸因毒性太大已停止生产）。上述品种规定按下列方法发售与使用：第一类毒性中药供医疗单位和有关医药部门配制或药用，不供零售；第二类毒性中药可在医疗门市部经营，但须凭盖有公章的医生处方才可发售。

中毒的原因、途径及临床表现 了解中药中毒的原因、途径及中毒后的临床表现，对预防中药中毒和对中药中毒患者及时合理的救治是十分必要的。

1. 原因 引起中药中毒的原因多种多样，如对药物毒性认识不足、服用过量或长期用药、误食误用、药物未经炮制或炮制不当、配伍不当、药不对症等等。现分述如下。

（1）对药物的毒性认识不足：历来因使用含毒性成分中药而引起中毒甚至死亡者，文献屡有报道。一方面仍时有被一些医者或患者忽视，另一方面在药政管理上缺乏严格而有效的监督管理办法，因此，造成这类药物临床应用导致中毒甚至产生严重后果。如苦楝、苍耳子、天南星、甜瓜蒂、黄药子、白升丹、斑蝥、蟾蜍、山豆根、乌头类（乌头、附子、雪上一枝蒿等）、黄丹、升药、轻粉等引起的不良反应即与此有关。

（2）服用过量或长期用药：使用须按规定量服用，也须注意疗程。超剂量应用或长期服用，即便是使用毒性甚低的药物，也易导致中毒。《儒门事亲》云：“凡药有毒也，非止大毒小毒谓之毒，甘草、苦参不可不谓之毒，久服必有偏胜。”另外，一些新发掘出的中药如雷公藤、万年青等，其有效量与中毒量尚不明确，剂量掌握尚不准确，也易过量引起中毒。国内外均有报道，过量长期服用人参可引起血压升高，抑郁、烦躁、失眠等不良反应，称“滥用人参综合征”，近年有多起服用关木通引起肾功衰竭，甚至死亡的报道，其用量每日高达 60～100g，与严重过量服用有关。国家药品监督管理局已经于 2003 年 4 月 1 日向全国发出通知，取消关木通药用标准。

（3）误食误用：中药的基原来自植物、动物、矿物等天然品，医界及民间均易获得。一些药物尚存在名同物殊或物同名异及各地区习惯用药不同等混乱现象。因此，在缺乏必备专业知识的情况下，民间常因自采、自购、自用而致误食。医界常因错收、错买、错发而致误用现象发生，造成药物中毒。临床或药形相像，误用药异品，如天仙子误作菟丝子；或药名近似，错配他药，如虻虫误配斑蝥、漏芦误作藜芦；或名同物殊，如木通科木通误用马兜铃科关木通；或品种正确，成分有异，如桑寄生或槲寄生寄生于马桑、巴豆、夹竹桃等有毒植物上，则该药也含有相应的有毒成分，服后也易使人中毒。此外，误食曼陀罗果实、苍耳子、白果等亦可引起中毒。

（4）药物未经炮制或炮制不当：不少中草药必须经过加工炮制后才能使用，如南星、川乌、草乌、半夏、附子等。使用未经炮制的生品或不依法炮制、粗制滥造者，会引起不良反应。如有人对52例附子中毒分析，认为其原因之一是炮制不当。还有因用鲜南星造成毒性反应者。

（5）配伍不当：有些毒性不大的药物可因配伍不当产生毒性。如有报道34例附子或乌头中毒病例中，有6例是附子与麻黄配伍，选其中4例将麻黄去掉，附子用原量而未发生中毒症状。可见中毒的因素是附子与麻黄的配伍。服用附子兼饮酒(用10～25ml的白酒作药引)有6例中毒。其中5例停饮白酒，原附子量不变，也未发生中毒症状。由此可见，酒能增强附子的毒性。除此之外，中西药联合使用不当也易产生毒性反应。如朱砂不能与碘、溴化物同用，因为朱砂主要含硫化汞，在肠道内遇碘或溴化物即产生有刺激性的碘化汞或溴化汞，从而引起医源性肠炎。

（6）药不对症：药效与毒性之间本无严格的界限，同一药物，用之得当可以治病，用之失当则反致中毒。如明代李时珍即明确指出："用之得宜，皆有功力，用之失宜，参术亦能为害。"而近年来，通过应用药品而追求健身益寿者，日趋增加，因滥用误补而致不良反应甚至死亡者，屡有发生。正如《医学源流论》所云"虽甘草、人参误用致害，皆毒药之类也"。

（7）制剂、服法不当：药物因制剂不同，其理化性质甚至药效毒性也会有所差异。如乌头、附子中毒，多因煎煮时间太短或服后受寒、进食生冷。另有一些中药，在对其药理、毒理、疗效等均不甚明了的情况下，轻易改变剂型和用药途径，尤其在有些成分不明、制剂技术要求较高、基本设施不完备的条件下，制备针剂注射给药后出现不良反应。有报道板蓝根、一叶碱、柴胡、红花、鱼腥草等均因注射给药引起不良反应。

（8）煎煮不妥：煎煮时间适宜可以消除或减缓中药的毒性，而煎煮不妥则可导致中毒。有些药物如乌头、附子、商陆即需先煎久煮。煎药和服药器具的选择也很重要。自古以来，均以陶器为优选。此外搪瓷、铝制品也可代替。而铜、铁、银等金属器具，因化学性质不稳定，易与药物起化学反应，因而影响药效甚至产生毒副作用，故不能使用。

（9）轻信或迷信单方、验方、秘方：民间流传的许多单方、验方、秘方，虽然有着不可否认的临床疗效，但因其中多数未经科学方法研究审核而有其局限性。因轻信甚或迷信而造成不良反应者时有所闻。有1例因服用禹白附而致身亡者，即为使用秘方不慎的结果。

（10）有意或盲目滥用：有意识使用毒剧中药进行谋杀和自杀者古今皆有，所用药物大多是砒霜、雄黄、马钱子、巴豆、蟾酥、钩吻、斑蝥、生草乌等毒剧中药。另有一些人因缺乏医药知识，盲目乱服而致不良后果。如为求明目而取鱼胆、以轻粉避孕而致中毒等。

（11）体质因素：人体对毒物的反应，往往因个体差异而有很大不同。某些药物的处方剂量虽在安全范围之内，但因个体差异、年老体弱等因素而致中毒。如文献记载苦楝皮成人用量为4～6g，一位45岁的体弱女子服4g而中毒。还有一些人是过敏体质，有过敏史或过敏性疾患，如哮喘、荨麻疹等，也易产生中药过敏反应，用时当慎重。

(12) 乳母用药：有报道1例因乳母服用雷公藤，使哺乳婴儿出现毒副反应，应引起重视。

(13) 外用中药使用不当：在滥用、超量、处方配伍不当、贴敷时间过长等情况下，外用中药可经皮肤、黏膜及呼吸道吸收引起中毒，甚至死亡，也当引起重视。此类药物有斑蝥、蟾皮、蟾酥、砒霜、轻粉、巴豆、生南星、生半夏、闹羊花、芫花等。

此外，药有寒热温凉，病有寒热虚实，若辨证失误，也会致用药不当而引起中毒。

2. 中药中毒的途径　中药中毒按服用方法不同，可分为经消化道、呼吸道、皮肤、黏膜中毒四种途径。

(1) 经消化道中毒：口服有毒中药，经胃肠吸收后而致中毒，这是中药中毒的主要途径。

(2) 经呼吸道中毒：有些药物在煎煮、加工炮制或制剂时，其升腾的蒸汽或飞扬的粉末经口鼻吸入肺部，并迅速进入血液循环而致中毒。如有人制斑蝥软膏时，因防护不够，吸入粉尘，引起呕吐、头痛、高血压等全身症状。砒霜粉尘亦可引起急性砷中毒性颅内高压，伴末梢神经炎而见头痛、发热、频繁呕吐、视物不清、全身无力、抽搐等症。而巴豆的蒸汽，生半夏、生南星的粉末，也可经呼吸道引起中毒。

(3) 经皮肤中毒：许多药物所含的有毒成分具有脂溶性兼有一定水溶性的特性，故能透入皮肤，轻则引起局部性炎症，重则进入血液循环而引起全身性中毒。如有外敷附子引起接触性皮炎的报道；有人外敷曼陀罗引起与全身中毒表现相同的症状，且中毒的时间较口服快。此外斑蝥、巴豆、洋金花、水银、轻粉、火硝、白矾、马桑粉、蟾酥、蟾皮等因外用经皮肤吸收均可引起中毒。

(4) 经黏膜中毒：有毒药物溶液经眼、口腔、肛门、阴道黏膜等进入体内，也可引起中毒，且毒物吸收较快，症状发生得早。经眼结膜中毒：如斑蝥误入眼中，则引起流泪、眼睑浮肿、结膜炎、虹膜炎，甚至角膜溃疡；蟾蜍头部浆汁溅入眼内，可致眼睛损伤；经口腔黏膜中毒：有报道，把闹羊花放入口中玩耍发生中毒36例，临床出现极度烦躁、谵妄、幻觉，甚至昏迷、肌肉颤动、呼吸浅表、血压下降等；经痔黏膜中毒：有记载，外用枯痔散(含白砒、雄黄、硼砂、硫黄、白矾)引起急性砷中毒11例，其中10例因中毒严重，经多方抢救无效而死亡；经阴道黏膜中毒：曾有人用狼毒、芫花、细辛、牙皂等药塞入阴道内引产，导致中毒。还有因阴道瘙痒，用雄黄、升汞、杏仁放入阴道后穹隆部，而引起中毒死亡者。

3. 中毒常见的临床表现　有毒中药所含毒性成分有生物碱类、毒苷类、氰苷类、皂苷类、毒性蛋白类、萜与内酯类等的不同，作用于人体不同的系统或器官组织如神经系统、心血管系统、呼吸系统、消化道等等，而引起不同的症状。

(1) 含生物碱类植物中毒：含生物碱的有毒植物多见于毛茛科、罂粟科、防己科、豆科、芸香科、马钱科、茄科、百合科、石蒜科、天南星科、百部科、茜草科、麻黄科、石松科等。较易发生中毒的植物有曼陀罗、莨菪(又名天仙子)、乌头、附子、钩吻、捕蝇蕈、斑毒蕈、雪上一枝蒿、马钱子等。生物碱具有强烈的药理及毒理作用，其中毒潜伏期一般较短，多在进食后2～3小时内发病。毒性成分大多数侵害中枢神经系统及自主神经系统，因而中毒的临床表现多与中枢神经系统、自主神经系统的功能紊乱有关。如曼陀罗及莨菪中毒后，主要表现为对副交感神经的抑制和对中枢神经的先兴奋后抑制，可见口舌干燥、咽喉灼热、声音嘶哑、恶心呕吐、皮肤干燥潮红、瞳孔散大、视力模糊、对光反射迟钝或消失、心动过速、呼吸加深、狂躁、幻觉、谵语、运动失调、神志模糊等。严重者24小时后由烦躁进入昏睡、血压下降、休克、昏迷，最后因呼吸中枢麻痹，缺氧而死亡。乌头及附子中毒时，首先感到唇舌辛辣灼热，继而发痒麻木，从指尖逐渐蔓延至四肢及全身、痛觉减弱或消失、头晕眼花、恶心呕吐、腹痛腹泻、耳鸣、瞳孔先缩小后放大、呼吸急促困难、心律失常，严重者导致心功能不全甚至发生阿-斯综合征，呼吸因痉挛而窒息，继而衰竭致死。雪上一枝蒿毒性与乌头碱相似，中毒时亦高度兴奋副交感神经，中毒症状与乌头中毒大致相同。钩吻中毒主要症状有口咽灼痛、恶心呕吐、腹痛腹胀、语言不清、复视、震颤、共济失调、瞳孔散大、呼吸困难甚至窒息、心律失常、强直性抽搐等。马钱子中毒的主要症状，最初出现头痛、头晕、烦躁不安、吞咽困难、呼吸不畅、全身发紧，对听、视、味等感觉过度敏感，继而发生典型的士的宁惊厥症状，从阵挛性到强直性呈角弓反张姿势：双拳紧握、两眼睁视、口角向后牵引呈苦笑状态、呼吸肌痉挛引起窒息、发绀而死。

（2）含毒苷类植物中毒：目前因毒苷引起中毒的有三类：强心苷类、氰苷类、皂苷类。常见的如含强心苷类药：其致毒主要成分为多种强心苷，毒性及中毒症状与洋地黄中毒相似，主要有夹竹桃、万年青、羊角拗，还有罗布麻、福寿草、五加皮、铃兰、毒箭木等。夹竹桃全株及树液均有毒，中毒后主要症状为：食后2～5小时发生恶心呕吐、剧烈的腹痛腹泻、便血、头昏头痛、四肢麻木、肢冷汗出、食欲不振、神昏谵语、瞳孔散大、体温及血压下降、心室颤动、心源性脑供血不足、晕厥、嗜睡、昏迷休克，严重时心跳骤停而死。万年青对心肌可能有直接抑制作用，此外能刺激迷走神经及延髓中枢，且有蓄积性，大剂量可发生心脏传导阻滞以致停搏，出现胸闷、眩晕、流涎、惊厥、四肢发冷、各种心律失常等症状。含氰苷类药：这类有毒植物主要有苦杏仁、木薯、枇杷仁、桃仁、樱桃仁等。中毒的症状除胃肠症状外，主要为组织缺氧的症状，如呼吸困难、发绀、心悸、头昏、头痛、昏迷、抽搐等，严重者多因窒息及呼吸中枢麻痹而致死亡。如超过半小时而不致死亡者，其预后多属良好。含皂苷类药：皂苷有局部刺激作用，有的还有溶血作用。常见的含皂苷类有毒中药为天南星、商陆、皂角荚、白头翁、黄药子、川楝、人参、三七等。如天南星所含苛辣性毒素对皮肤和黏膜有强烈的刺激作用，表现为口、舌麻辣，黏膜轻度糜烂或部分坏死脱落，继而口舌肿大、流涎、声音嘶哑、头晕、心慌、四肢麻木，严重者痉挛、惊厥、窒息、昏迷、呼吸停止。小儿误食经抢救后，有导致神经智力发育障碍的病例。商陆中毒临床可见：剧烈腹痛、吐泻、便血、面色苍白、瞳孔散大、角膜反射消失、抽搐、呼吸抑制、血压下降等。皂角荚中毒可产生全身中毒反应：恶心呕吐、烦躁不安、腹泻、头晕无力，严重可因窒息及肾功能障碍而危及生命。黄药子超量内服对口、咽、胃肠道黏膜有刺激作用，大剂量对中枢神经和心脏有毒害作用，可见口、舌、咽喉烧灼感，流涎，恶心呕吐，腹痛腹泻，瞳孔缩小，严重时心悸、惊厥、昏迷、呼吸困难及心脏停搏等。

（3）含毒性蛋白类植物中毒：毒蛋白主要含在种子中，如苍耳子、蓖麻子、望江南子等。这类毒物能损害肝、肾等实质细胞，并可引起全身广泛性出血，同时可引起消化系统及神经系统功能障碍。常因呼吸及循环衰竭而致死，如引起突发性肝性脑病（肝昏迷）将迅速死亡。

（4）含萜类与内酯类植物中毒：本类植物包括马桑、艾、苦楝、莽草子、樟树油、红茴香等。如苦楝全株有毒，而以果实毒性最烈，作用于消化道和肝脏，尚可引起心血管障碍，甚至发生休克及周围神经炎。马桑所含马桑内酯等有毒物质极易溶解于酒精，故饮酒可加重中毒程度，临床可见头昏头痛、胸闷、剧烈吐泻、全身麻木、人事不省等。莽草子中毒，其毒素作用于延髓，除引起恶心呕吐、上腹不适或疼痛等胃肠道症状及眩晕、头痛等一般中毒症状外，还可引起抽搐、角弓反张、牙关紧闭、口吐涎沫、瞳孔散大，严重者可于惊厥状态下死亡。

(5) 其他有毒植物中毒：包括瓜蒂、白果、细辛、鸦胆子、甘遂等。如白果中毒主要表现为胃肠道及中枢神经系统症状，如腹泻、呕吐、烦躁不安、惊厥、昏迷对光反应迟钝或消失。瓜蒂中毒主要表现为胃肠道症状，如胃部灼痛、剧烈呕吐、腹泻、脉搏细弱、血压下降、昏迷，直至呼吸中枢麻痹而死亡。细辛的主要毒性成分为挥发油，可直接作用于中枢神经系统，初期兴奋，后则抑制，特别是对呼吸系统的抑制。临床可见头痛、气急、呕吐、烦躁、颈项强直、体温及血压升高、肌肉震颤、全身紧张，可迅速转入痉挛状态，牙关紧闭、角弓反张、神志不清，最后死于呼吸麻痹。

(6) 动物性药物中毒：本类动物药物常见的有蟾酥、全蝎、斑蝥、红娘子等。蟾酥可使心、脑、肝、肾产生广泛性病理损害，进而导致死亡。临床以心血管症状最为明显。如心动过缓、窦房结传导阻滞、异位节律及窦性心动过速和心室颤动。而斑蝥则可引起剧烈的消化道症状和神经系统的损害，引起恶心、呕吐、呕血、腹部绞痛、便血、发音困难、口唇及四肢末端麻木、复视、咀嚼无力、双下肢瘫痪、二便困难等等。

(7) 矿物类药物中毒：本类药物常见有砒霜、朱砂、雄黄、水银、胆矾、铅、硫黄等。砒霜即三氧化二砷，有剧毒，若吸入其粉尘可引起中毒，首先见咳嗽、喷嚏、胸痛、呼吸困难等呼吸道刺激症状，神经系统可见头痛眩晕、肌肉痉挛、谵妄昏迷，最后可死于呼吸及血管运动中枢麻痹；若由消化道进入引起中毒则首先出现：口干、痛，吞咽困难，剧烈吐泻，严重者似霍乱而脱水、休克。毒素对血管舒缩中枢及周围毛细血管的麻痹导致“七窍流血”的严重后果，最后大多死于出血或肝肾衰竭和呼吸中枢麻痹；慢性中毒除一般神经衰弱症状群和轻度胃肠道症状外，主要为皮肤黏膜病变及多发性神经炎。朱砂中毒主要由硫化汞引起。内服引起的急性汞中毒主要表现为消化道黏膜的刺激、腐蚀或坏死，并引起肾脏损害。对神经系统的损害表现为头昏、嗜睡或兴奋，重者昏迷休克而死；慢性汞中毒的主要症状之一是肌肉震颤。铅为多亲和性毒物，进入血流后可引起代谢过程的高度障碍，可损害全身各个系统，尤其损害神经、造血、消化和心血管系统及肝、肾等内脏器官。

有关中药毒性的现代研究概况

(一) 广泛开展现代药理毒理学研究

药理毒理研究的开展为有毒中药的临床应用提供了科学的依据。人们对有毒中药作了大量的分离、提取等化学研究，逐渐发现了许多有效成分，使临床用之有理；而大量的毒性实验不但明确了有毒中药的毒性成分，还掌握了某些毒性成分的中毒量和致死量，为临床安全用药提供了较科学的实验依据。根据已知中药毒素的化学性质进行分类，归纳其毒理作用如下。

1. 含生物碱类毒性药物　常见的有乌头、附子、雪上一枝蒿、钩吻、马钱子、山豆根、曼陀罗、莨菪子、藜芦等。乌头毒性最强的成分是双酯型的二萜生物——乌头碱($C_{34}H_{47}O_{11}N$)，也是目前发现的毒性最大的植物成分之一。其次有中乌头碱($C_{33}H_{45}O_{11}N$)和次乌头碱($C_{33}H_{45}O_{10}N$)。纯乌头碱口服0.2mg即可中毒，3～4mg可致死。其中毒机理主要是对神经和心脏两个方面。在神经方面主要是首先兴奋-麻痹感觉神经和中枢神经，其次是兴奋-麻痹胆碱能神经和呼吸中枢，出现一系列胆碱能神经M样症状和N样症状，最后则由于呼吸麻痹和中枢抑制而死。由于乌头碱强烈兴奋迷走神经，使节后纤维释放大量的乙酰胆碱，从而降低了窦房结的自律性和传导性，延长其绝对和相对不应期，使心肌内异位节律点兴奋性增强，产生各种心律失常。另一方面，由于对心肌的直接作用，使心肌各部分兴奋、传导和不应期不一致，复极不同步而产生折返，从而发生严重心律失常，甚至室颤而死。马钱子含生物碱3.11%，士的宁（番木鳖碱）约占总碱的50%。成人口服番木鳖碱15～100mg（平均50mg），幼儿口服5mg即可致死。中毒后主要作用于中枢神经系统。对中枢，尤其是脑干和脊髓的后角细胞兴奋有高度的选择性，增强脊髓的运动性反射，表现为骨骼肌紧张度增强。其次是兴奋延髓中的呼吸中枢和血管运动中枢，并提高大脑皮层感觉中枢的功能。中毒量的番木鳖碱能使大脑皮层发生超限抑制，引起脊髓反射性兴奋的显著亢进和特殊的强直性痉挛，常因呼吸肌强直性收缩而窒息死亡。钩吻是一种强烈的神经毒，主要抑制延脑的呼吸中枢，导致呼吸性酸中毒，使呼吸中枢及呼吸肌麻痹，最后呼吸衰竭而死。另外可作用于迷走神经，直接刺激心肌，引起心律失常和心率的改变，其次是抑制脑神经和脊髓运动神经，引起肌肉麻痹。

2. 含毒苷类毒性药物　含强心苷类药物：主要有夹竹桃、万年青、羊角拗、罗布麻、五加皮等。夹竹桃全株及树液均含毒，以新鲜树皮、茎皮与木质部最强，叶的毒性类似洋地黄，花的作用较弱。主要含毒成分为多种强心苷，主要为欧夹竹桃苷丙，欧夹竹桃苷甲、乙，去乙酰夹竹桃苷丙等。中毒机理是抑制Na^+、K^+-ATP酶，使心脏传导系统过度抑制，可造成部分或完全的心脏传导阻滞。中毒时还可直接抑制窦房结，使其自律性降低，结果产生了各种心律失常。毒苷使冠脉收缩引起急性冠状动脉功能不全，导致心肌损害，心肌纤维变性，严重者心肌缺血、坏死和心肌纤维断裂。毒苷过量中毒可刺激延髓呕吐中枢和胃肠道局部，使肾小动脉收缩等。含氰苷类药物：如苦杏仁、桃仁、枇杷仁等。苦杏仁含苦杏仁苷约3%，苦杏仁苷在酶的作用下，遇水及胃酸即慢慢分解放出氢氰酸。氢氰酸是毒性剧烈、活性高、作用快的细胞原浆毒，能抑制大约40种酶的活性，使通过细胞色素A和C进行的80%～90%的生物氧化还原作用陷于停顿，引起组织窒息，产生细胞中毒性缺氧症，对中枢神经系统的作用是先兴奋后麻痹。含皂苷类药物：如天南星、商陆、皂角荚、黄药子等。天南星的毒性成分为苛辣性毒素，对皮肤和黏膜有强烈的刺激作用，可使呼吸中枢完全麻痹，运动神经中枢也受到影响。商陆毒素为3种以上的皂苷混合物，主要为商陆皂苷E，刺激交感神经、肠黏膜，先兴奋呼吸中枢及血管运动中枢，后麻痹呼吸中枢，最后导致呼吸循环衰竭。皂角荚所含三萜皂苷能降低表面张力，作用于细胞表面的类脂质，有很强的溶血作用，对中枢神经系统先痉挛后麻痹，最后导致呼吸中枢麻痹而死亡。

3. 含毒性蛋白类药物　如巴豆、蓖麻子、相思子等。巴豆油中含强刺激性物质和致癌成分，巴豆油和树脂口服后在肠内与碱性肠液作用，析出巴豆油酸和巴豆醇双酯类化合物，能剧烈刺激肠壁，对肠道的腐蚀引起炎症，有时引起肠嵌顿、肠出血等。巴豆毒蛋白是一种细胞原浆毒，能溶解红细胞，并使局部组织坏死。相思子所含毒蛋白对温血动物的血液有凝集作用，可引起循环系统衰竭和呼吸系统抑制。

4. 含酸、醇类有毒中药　如马兜铃、银杏、芫花、甘遂等。马兜铃的主要毒性成分是马兜铃酸、马兜铃次酸及木兰花碱，中毒后可麻痹呼吸中枢，抑制中枢神经；木兰花碱可明显阻断神经节、降低血压，用量太大时出现箭毒样作用，损害肾脏导致中毒性肾病。银杏种皮含白果酸、氢化白果酸、白果醇等；种子含少量氰苷。中毒时对中枢神经系统先兴奋后抑制，最后损害引起延髓麻痹。甘遂含α-大戟甾醇、甘遂甾醇、γ-大戟甾醇等，对肠黏膜有强烈的刺激作用，可引起炎症充血及蠕动增加，并有凝集、溶解红细胞及麻痹呼吸和血管运动中枢的作用。

5. 其他有毒植物　如苍耳子含苍耳子苷，损害心、肝、肾等内脏实质性细胞，并可因毛细血管渗透性增加而引起广泛出血，同时可引起消化及神经系统障碍，常因呼吸及循环衰竭而致死。细辛的含毒成分为挥发油。挥发油中主要含甲基丁香酚、黄樟脑油、α-蒎烯等，可直接作用于中枢神经系统，初期兴奋，后则抑制，特别是对呼吸系统的抑制，逐渐使随意运动及呼吸运动减退，反射消失，最后呼吸完全被麻痹，先于心跳而停止。另外对心肌和平滑肌亦有直接抑制作用。

（二）重视毒剧中药的炮制研究

中药材通过炮制，内部的各种成分即发生一系列复杂的理化变化。不少有毒中药，通过合理的炮制，其毒性即减少或消除。历代对有毒中药的炮制方法进行了大量的实践和改革，但由于历史条件的限制，存在着只知其法、不知其理的炮制方法各异、极不统一等现象，从而阻碍了有毒中药的临床应用和开发研究。有毒中药的炮制研究为使其向现代化研究方面发展起到了良好的推动作用。

1. 加热解毒

（1）加热使毒副成分凝固变性：如白扁豆含红细胞非特异性凝集素，为一种植物性毒蛋白，炒香后可使其凝固变性而失活；苦楝子以未成熟的果实毒性最烈，主要毒性成分为苦楝素、苦楝萜酮内酯及毒性蛋白等，经炒蒸后可使毒性蛋白等凝固变性而被破坏，从而降低毒性。

（2）加热使毒副成分分解解毒：如马钱子的毒性成分为番木鳖碱（即士的宁），其毒性表现为士的宁样作用。现代研究已知，马钱子的中毒与士的宁的含量有关。番木鳖碱受热易分解而被破坏，且与受热的时间、温度成正比，由于番木鳖碱的熔融温度为286～290℃，当炮制温度超过270℃时，番木鳖碱的含量就相应地减少。如生品的含量为1.18%，砂烫（250～300℃）后为0.89%，油炸（200～300℃）后为0.58%，制炭则完全被破坏。故炒制马钱子时应掌握温度与时间，以便降低或消除毒副作用与毒性。

（3）加热升华解毒：如斑蝥为极毒的动物药材，毒性成分为斑蝥素，约在110℃可升华而被破坏。传统炮制为米炒后入药，斑蝥素因升华大部分散失而使毒性降低，同时米也可以吸附部分毒素。

（4）加热挥发解毒：如乳香等树脂类药材含有的挥发油，具有明显的毒副作用和强烈的刺激作用。而加热温度在315℃以上的炮制品，其挥发油含量极少或几乎除尽，故炮制品可缓和其刺激性。

（5）加热煅制解毒：如某些矿物药内含有毒成分，经高温煅制后，可使部分毒性成分挥发或分解解毒。赭石在煅制前后的光谱分析中，其含砷量可由0.03%降至0.01%，对磁石的光谱分析表明，其含有毒元素铬、钡、锶等，煅制前后均有变化，尤其是微量的锶煅制后，在16份样品中未检出。证明煅烧后的磁石，其有毒元素可部分或全部被消除。

2. 水处理解毒　如朱砂含硫化汞在96%以上，并含有多种有毒有害物质如砷、硒、铊、游离汞及铁等。采用不同炮制方法进行比较，经水及稀酸提取液中汞含量测定，均以水飞法汞及汞盐含量最低。且水飞还可除去有毒的浮釉及沉积于母液中的杂质，制得的干品98%可通过180目筛筛为极细粉，对外科用药十分理想。若口服也可提高其生物利用度。且水飞研磨过程中产生的热量比干研过程中产生的热量少得多，这就有效地防止了由于干研产生热量而导致药物产生氧化、分解等反应。

3. 水热处理解毒　某些有毒中药在炮制时用清水反复漂浸或加热煮至一定程度后，其毒性成分可被水解或部分、全部溶于水中，使毒性消失或降低。如川乌、草乌中含毒性极强的双酯型生物碱，性质不稳定，遇水或加热即易水解成毒性较小的乌头原碱或乌头次碱，同样有治病作用，而毒性却比乌头碱降低数十倍。目前采用高压蒸制（压力 1.5kg/cm^2，温度 110～115℃，40 分钟）或采用干烘法（100℃，5 小时）等加热，均能达到解附子之毒的目的。

4. 去油制霜解毒　少数含脂肪油的种子类中药，经去油制霜后，可降低毒性，缓和药性，消除毒副作用，增强疗效。如巴豆含巴豆毒素，为降低其毒性，缓解其峻下作用，减轻其对皮肤黏膜、肠黏膜的刺激，则采用压榨制霜法除去大部分油脂（或用稀释法）使其含量降低至 18%～20%。

5. 辅料解毒　有毒中药加入辅料炮制，使其所含毒性成分与辅料作用或生成新的无毒物质，或被辅料吸附除去而降低毒性，如常用甘草炮制解毒，因甘草被水解后生成葡萄糖醛酸，能与含羟基等的有毒物质结合，生成难以被机体吸收的结合型葡萄糖醛酸而解毒；甘草还能吸附有毒物质。米泔水中含有大量悬浮淀粉，浸泡苍术时可使挥发油含量降低约 1/6 而缓和其燥性。面粉、麦麸、土等均有较大的表面活性，炮制时可吸收部分毒素。半夏的毒性物质不溶于水或难溶于水，只有用明矾或生姜处理后方可降低毒。因明矾在水中溶解后可水解成 $Al_2(OH)_3$ 而呈凝胶状态，且本身带有电荷，可吸附半夏的毒性成分或与毒性成分结合，从而达到降低毒性的目的。

6. 破酶解毒　某些含酶或苷的药材经一定的炮制加工后，破酶而保苷，从而去除毒性及副作用，保存了药效。如苦杏仁含苦杏仁酶与苦杏仁苷，二者在适当条件下作用，使苷分解产生氢氰酸。较大量的氢氰酸可引起组织窒息而中毒，甚至引起死亡。苦杏仁经过燀、炒加工可杀灭苦杏仁酶，苦杏仁苷在体内借助于胃酸作用缓慢分解，产生微量的氢氰酸而奏止咳平喘之功却不致于中毒。

附：中药中毒的诊断、救治和预防

一、中药中毒的诊断

关于中药中毒，目前尚无规范统一的诊断标准，但是为了及时有效地抢救中毒患者，使之尽快转危为安，恢复健康，必须从以下几个方面入手，辅助尽快作出诊断。

1. 详细询问病史　医生须详细了解以下情况：患者所接触或食用的有毒药物的形态、颜色、气味及来源等，以便明确中毒药物的品种及药源；用药剂量、途径、剂型、服法、时间，属急性中毒还是慢性中毒；初期发病症状，中毒后经过哪些处理，用过何种解毒药，并要求剩余药物送检（或毒物标本包装）；既往健康状况。在详细了解并记录在案的同时，应警惕病情的变化，特别是对昏迷不醒者，防止漏诊或误诊。

2. 全面体格检查　对危重的中药中毒患者，为争取抢救时间，首先观察其典型症状和体征，如阿托品类中毒见瞳孔散大、颜面潮红、心率加快等；乌头类中毒则见知觉麻木、言语困难、血压下降、心律不齐等；番木鳖中毒则呈现全身性强直性惊厥等。但许多中毒无特异症状，典型症状也多出现于中毒较重或晚期。所以必须做进一步的重点检查并随时复查病情。常见的重点检查有以下几点：皮肤口唇颜色及损伤情况；瞳孔大小、对光反应，结膜有无充血；体表温度、湿度及皮肤弹性；患者的神志状态：清醒、昏迷或谵妄；肌肉有无抽搐或痉挛；呼吸的速率、节律、幅度，呼吸有无特殊气味，肺部有无啰音；心搏的次数、节律及血压；腹部有无压痛；呕吐物及排泄物有无特殊气味及颜色；检查衣服上有无药渍。对轻症患者，须全面检查，以作出准确诊断。

3. 实验室检查　对中毒者一般做常规化验，如有必要需做肝肾功能、基础代谢、心电图检查等。针对可疑毒物，采集大小便、呕吐物、胃洗出液、血液等标本，在抢救的同时，及早做定性或定量检查。有毒的中药,可采集同样的标本,请有关单位鉴定。

二、中毒的救治

对中药急性中毒的处理,应结合中草药的特性,掌握以下处理原则。

(一) 诊断、抢救、护理并重

对于任何急性中毒患者,均应立即予以相应急救和护理,同时尽快作出正确诊断。早期症状不明显者,则应留诊观察。

(二) 及时清除未被吸收的毒物

1. 气体中毒者,应立即使患者脱离现场,至空气新鲜通畅处,以提高血液中的氧分压,驱散毒气。但中药中由气体引起中毒的报道较少。

2. 对于皮肤、黏膜沾染中毒者,应迅速更换衣服并用大量温开水或淡盐水冲洗,忌用热水,以免引起血管扩张,增加吸收。若毒物为酸性,则用碱性物如肥皂水、3%～4% $NaHCO_3$ 溶液洗涤后再用清水冲净;毒物为碱性则用酸性物如3%～5%醋酸、鞣酸或柠檬酸溶液洗后用清水冲净。

3. 溅入眼内中毒者,如制药时斑蝥素溅入眼内,引起流泪、眼睑浮肿、结膜炎、虹膜炎甚至角膜溃疡,必须争分夺秒,及早救治,才能防止病情恶化。措施是:立即用清水或生理盐水冲洗,不少于5分钟。碱性毒物用3%硼酸水,酸性毒物用2% $NaHCO_3$ 液冲洗,必要时用棉球轻轻擦掉刺激物。根据毒物的酸碱性,也可在球结膜下注射相应的弱酸或弱碱中和剂,如5%磺胺嘧啶钠、5%维生素C等。重者可用可的松类激素和抗生素行球结膜下注射。另外,口服大量维生素A、B、C、D,局部或全身应用抗生素以增强细胞代谢功能,促进上皮细胞生长,加速创面愈合。疼痛时可用0.5%盐酸丁卡因(盐酸地卡因)液点眼。并根据情况采用热敷或冷敷。最后为防止睑球粘连,应于结膜囊内放置足量的抗生素眼膏及可的松眼膏,并用玻璃棒将粘连睑球分开。

4. 经消化道中毒及处理方法　中草药多为口服给药,一般在当日中毒的患者,胃内还存有食物,只要吐、泻较少,神志清醒者,即可采用催吐、洗胃、灌肠、导泻等急救措施,但孕妇、昏迷、抽搐,有食管静脉曲张、主动脉瘤、心脏病、门脉高压、溃疡出血的患者,或者因腐蚀性毒物中毒者均不宜使用。

(1) 催吐:此法简单易行,极易排出胃内毒物,而减轻中毒症状,缩短病程,适用于中毒早期或虽有呕吐但未将毒物全部吐出的患者。危重患者呕吐时,应将头部放低并转向一侧,防止呕吐物吸入气管,发生窒息或吸入性肺炎。已发生剧烈呕吐者不再催吐。催吐方法如下:使用西药催吐剂如0.2%～0.5% $CuSO_4$ 溶液100～200ml;1% $ZnSO_4$ 溶液100～200ml;碘酒0.5ml加水500ml;3%盐水200ml;浓肥皂水一杯;白矾1.5～3g开水冲化,微温后内服;1∶2000高锰酸钾液100～300ml;酒石酸锑钾(吐酒石)0.1g加水一杯,或吐根糖浆15～20ml,或吐根散1g加水一杯口服;皮下注射盐酸阿扑吗啡(盐酸去水吗啡)5～10mg,适于他法无效而必须催吐的患者。使用中药催吐剂如:瓜蒂3g、甘草9g,研细末水煎服;苦丁香、甘草各9g,研细末水煎去渣服;瓜蒂散即甜瓜蒂、赤小豆、豆豉各1.0g,研末水煎去渣服;甘草30g、绿豆60g,研末水煎服,可解杏仁毒;防风30g、甘草20g,水煎服,可解苍耳子、蓖麻子、曼陀罗等中毒;三圣散即藜芦、胆矾各6g,防风10g,开水两大碗煮取一碗半,去渣顿服;椿皮饮即椿白皮、东柳枝,细锉,各二合,阿魏好者少许,以水三盏,同煎取一盏,去滓空心顿服,吐出恶物即差;甘草汤即甘草60g、白药30g,为末煎取汁,候冷顿服,以吐出恶物为度;稀涎散即皂荚、白矾共为末,温水调服;硼芥散即硼砂、白芥子各30g共为细末,开水三大碗，冲调诸末，再加新汲水三大碗，搅匀，服后不吐，再服；参节饮即人参芦研细末，每服3～6g，水调服或竹沥水冲入；解毒丸即板蓝根120g、贯众30g、青黛30g、甘草30g，共研为末，以蜂蜜和入杵烂，制成药丸如桐子大，再另以青黛粉为衣，每服15～20粒，放在口内嚼烂，以凉开水送服。

上述催吐剂选定一种口服后，一般在15～30分钟内可出现呕吐，如此反复数次，直至呕吐液变清为止，重症患者或年幼儿童不能合作时，可用胃管将水灌入，然后拔出胃管再刺激咽喉使之呕吐。

(2) 洗胃：催吐失败或效果不好，立即改用洗胃；毒物进入体内4～6小时以内一般应洗胃；毒物量较多或服毒后曾进食大量蛋清、牛奶者，时间再长也应洗胃。成人一般可注入洗胃液300～500ml。若已判明中毒性质，可选用适当的解毒剂灌洗液，通过吸附、沉淀、氧化、中和等作用，阻滞胃内毒物继续吸收，或使之失去活性。常用洗胃液如下：生理盐水或温开水，适于一切原因不明的中草药中毒；1∶2000～1∶5000的高锰酸钾溶液，强氧化剂，可破坏生物碱及有机物，适于大部分毒物中毒(有机磷中毒除外)；0.5%～4%鞣酸溶液或浓茶，沉淀剂，使大部分有机或无机化合物沉淀，适于生物碱和重金属类中毒，但鞣酸对肝脏有损，肝功能不好者慎用；0.2%～0.5%药用炭(活性炭)，吸附剂，可用于大部分中草药中毒(氰化物除外)；5%～10%硫代硫酸钠溶液，适于氰苷类或氰化物中毒，如杏仁、木薯等；5%甲醛次硫酸钠溶液，用于汞中毒；3%过氧化氢10ml混于10ml水中，可用于阿片、士的宁、氰化物等中毒，易产生气体。

(3) 导泻：经口进入的毒物，多数在大肠或小肠被吸收，并在肠道引起刺激症状。故于催吐或洗胃后，还必须导泻，口服或由胃管注入盐类泻剂，利用其高渗作用，增强胃管蠕动而将有毒物质排出体外。常用西药导泻剂有：$MgSO_4$ 15～30g加水200ml(或5%～50%溶液30～50ml)；Na_2SO_4 15～30g加水200ml(或25%～50%溶液30～50ml)。常用中药导泻剂有：当归9g，大黄、明矾各30g，甘草15g，水煎即服；天明精60g、大黄18g、元明粉12g，水煎即服；大黄面6g、元明粉9g，开水冲服；大黄19g、芒硝10g、厚朴6g、枳实6g，水煎服；芒硝20g、甘草30g，将甘草煎汁一大碗，冲入芒硝溶化后服下；大黄、巴豆(去油)、干姜各30g，共研细末，炼蜜为丸，每服1～1.5g，温开水送下，用于中毒而属寒积冷结，体质壮实者；羌活、秦艽、商陆、槟榔、大腹皮、茯苓皮、生姜皮、椒目、木通、泽泻、赤小豆各等分，水煎服，并饮多量水，使毒素从二便排出。

注意事项：如毒物已引起严重腹泻，则不必再用泻药；镁离子被吸收后有中枢神经抑制作用，故肠管如有损伤出血，不宜用$MgSO_4$，可改用Na_2SO_4；中枢神经抑制药、腐蚀药物中毒性及严重脱水、肾功能减退者和孕妇，禁用$MgSO_4$；由脂肪性毒物引起的中毒忌用油类泻药。

(4) 灌肠：当毒物已食入数小时，泻药尚未发生作用时，可用温水200～500ml或生理盐水或1%肥皂水，进行高位灌肠，以排出肠道的毒物。每次详记出入量。重金属类中毒尤其需用。

(三) 阻滞毒物的吸收

1. 保护剂　为黏附毒素，减少毒物对黏膜的刺激和腐蚀作用，可选用下列物品内服或灌肠：鸡蛋清5～10个、牛奶100～200ml、豆浆100～200ml、淀粉糊、花生油或豆油或菜油、镁乳、白及粉和藕粉等。在洗胃之后再用本法，以免黏附物附着胃壁，发生亚急性中毒。

2. 吸着剂　通常内服药用炭20～30g(加入温水或浓茶中)，可吸收毒素。于洗胃后饮服,除氰化物中毒外,其他毒物中毒均可应用。

3. 沉淀剂 与毒物发生沉淀,防止和减少毒物的吸收。常用沉淀剂有鞣酸、牛奶、蛋清、5%碳酸氢钠、碘酊或复方碘溶液等。

4. 氧化剂 通常用1∶2000～1∶5000的过锰酸钾溶液洗胃,以氧化有毒的有机物及部分生物碱如阿片、士的宁、烟碱、毒扁豆碱、奎宁、氰化物等。

5. 中和剂 酸中毒时可用弱碱,如氧化镁乳剂或肥皂水。碱中毒可用弱酸,如柠檬汁、淡醋、5%醋酸、橘子水、5%～10%枸橼酸等与之中和。

6. 中药解毒剂 如前所述。

(四) 促进已被吸收的毒物的解毒与排毒

1. 增强肝脏的解毒功能 给予充分的维生素C和葡萄糖以增强肝脏的解毒功能。

2. 促进肾脏排毒 大量饮开水、茶水、柠檬水或橘子水,促进毒物排出。如有恶心呕吐,可行静脉输液。

3. 特殊解毒药物的应用 常用解毒剂,如铅铁中毒时用依地酸钙钠;砷和汞中毒时用二巯丙醇(二巯基丙醇)、二巯丙磺钠(二巯基丙磺酸钠);含氰苷类药物中毒时用亚甲蓝(美蓝)、硫代硫酸钠、亚硝酸钠、亚硝酸异戊酯;阿托品、莨菪碱中毒时用毛果芸香碱、毒扁豆碱;吗啡中毒时用丙烯吗啡;半夏、天南星中毒时用生姜、白矾;马钱子中毒时可用甘草、黄芩等。

(五) 对症处理

兼有其他症状者,可对症处理。

三、中药中毒的预防

1. 严格遵守国家关于毒性、限制性剧毒中药中成药管理的有关规定,特别是关于28种有强毒的中药及4种中成药管理的规定。像西药中的毒品一样,有强毒的中药、中成药也应实行专人管理、专柜保存。

2. 配方调剂人员应受过专业训练,一定要遵守操作规程。配方时须分放,执行查对制度。凡标签不清或可疑品种应查对清楚后才发出,并将其煎法、服法、用量及注意事项等耐心细致地告诉患者。对于属大毒、有毒的药品、没有医生的处方或有关部门的证明,不应随便出售给个人。

3. 药厂对于含有毒剧成分的中成药产品,应注明其成分及含量,以便于了解其使用及中毒后解救方法;若其成分需要保密,则应标明注意事项。内服、外用药品应分开放置,特别是某些有毒的外用中药要妥善保管,防止误作内服。

4. 对症下药 临床用药时,首先在于辨证是否准确,用药是否对症,而不完全在于药物是否有毒,故有“有故无殒”、“砒鸩能治病,甘草能杀人”之说。

5. 配伍恰当 中药含化学成分复杂,药理作用也十分广泛。通过配伍,各种成分相互影响,可以降低或消除毒性,也可能增加毒副作用。如四逆汤中附子配伍干姜、炙甘草后,毒性比单独应用附子降低75%;应用常山时加入半夏可防常山所致的呕吐;而应用藜芦时加入细辛或木香则反增加藜芦的毒性。

6. 依法炮制 凡应炮制的中药一律依法炮制,禁用生品内服。

7. 注意用量 根据患者的病情、年龄、体质等因素,严格掌握毒剧药品的使用剂量。一般从小量开始逐渐加大用量。在无医生指导的情况下,不可随意超量乱用。

8. 严格掌握煎服方法 如附子、乌头需先煎、久煎,使有毒成分充分水解,从而降低毒性。

9. 外用时，要注意严格掌握用药指征，严禁滥用或过量使用。贴敷使用时时间不宜过长，对书载仅作外用的剧毒药，严禁内服。

10. 密切观察用药后的反应，及时采取措施，特别是毒性强烈的中药中成药更是如此。

11. 毒药包装用具或盛器不经彻底处理，严禁盛装其他药品或食品，也不应随便乱丢，应作妥善处理，以免他人误用中毒。

12. 加强中药中成药毒性知识的宣传，教育患者不要自行服药，更不要随意采食有毒中药的果实或种子。

参考文献

[1] 余朋千，睢文发. 中药的中毒与预防[M]. 北京：重庆大学出版社，1993.

[2] 朱亚峰. 中药中成药解毒手册[M]. 北京：人民军医出版社，1991.

[3] 杨仓良，程方，等. 毒剧中药古今用[M]. 北京：中国医药科技出版社，1991.

[4] 庄国康，刘瓦莉. 中药中毒与解救[M]. 北京：中国医药科技出版社，1991.

[5] 刘树民，等. 基于代谢组学的中药毒性研究思路探讨. 第三届世界中西医结合大会论文摘要集，2007.

（胡素敏　高学敏）

第六章 中药的配伍

概念　按照病情的不同和药物的不同特点，有选择地将两种以上的药物合在一起应用叫做配伍。

目的　从中药的发展历史来看，在医药萌芽时代，人们治疗疾病，一般都是采取单味药的形式，后来由于药物品种日趋增多，临床用药经验不断丰富，对疾病认识的逐步深化，疾病发展的复杂多变，或表里同病，或寒热错杂，或虚实互现，或数病相兼，因而临床用药也由简到繁，出现了多种药物配合应用的方法，逐步积累了配伍用药的经验，不断总结出配伍用药的规律，从而达到了既能照顾复杂病情，又能增进疗效，降低或消除毒副作用，确保安全有效的用药目的。故掌握中药配伍用药规律，对临床遣药组方，有着十分重要的意义。

沿革　中药的临床应用由简到繁，由单味用药到采用多味药配伍复方用药形式，经历了漫长的历史进程。早在春秋战国时期的《黄帝内经》不仅论述了配伍用药原则，而且还为后世留下了配伍用药的范例，如《素问·腹中论》四乌鲗骨一藘茹丸，治血枯经闭证；《素问·病能论》泽泻饮，用泽泻配白术、鹿衔草治风湿内蕴，筋缓身重的酒风证；《灵枢·邪客》半夏秫米汤，用半夏配秫米，治阴阳失调失眠证。同时期长沙马王堆出土的《五十二病方》可辨认的复方 280 余首，不乏配伍用药的范例。至汉代我国第一部本草学专著《神农本草经》全面总结了秦汉以来配伍用药经验，在卷一序录云："药有阴阳配合，子母兄弟，根茎花实，草石骨肉。有单行者，有相须者，有相使者，有相畏者，有相恶者，有相反者，有相杀者，凡此七情，合和视之。当用相须相使者良，勿用相恶、相反者。若有毒宜制，可用相畏相杀者，不尔勿合用也。"全面揭示了中药配伍应用的基本规律，奠定了中药配伍应用的理论基础。

汉代张仲景著《伤寒论》创六经辨证，共 397 法，113 方，治外感伤寒证，又著《金匮要略》立脏腑辨证，撰方 262 首，治内伤杂病，全面总结了汉代以前丰富的临床经验，提供了辨证论治及方药配伍的重要原则，从临床角度对七情配伍用药理论进行了全面印证，创立了法度谨严，疗效突出，启迪后人的成功配伍用药方例，被后人奉为经方鼻祖。

两晋南北朝时陶弘景著《本草经集注》，全面总结汉魏以来用药经验的同时，对《神农本草经》七情配伍含义多有阐发，谓相须、相使为"各有所宜，共相宣发"，相畏、相杀为"取其所畏，以相制耳"，相恶、相反为"理性不和，更以成患"，同时又对此提出质疑，"旧方用药，亦有相恶，相反者，服之不为忤"，认为"或有持制者"，但考虑到用药安全，陶氏最终还是认为"虽尔，恐不及用"。陶氏还对"七情药例"进行了整理，多为后世本草继承。

五代韩保昇《蜀本草》系统整理了《神农本草经》七情配伍用药分类数目，被宋·唐慎微《证类本草》及明·李时珍《本草纲目》所载录，即"凡三百六十五种，单行者七十一种，相须者十二种，相使者九十种，相畏者七十八种，相恶者六十种，相反者十八种，相杀者三十六种，凡此七情合和视之"。其中所言"相反者十八种"可能是金元时期十八反歌括"本草明言十八反”的本源。

宋·寇宗奭《本草衍义》对七情中相反相恶又作了进一步分析:“相反为害,深于相恶者,谓彼虽恶我,我无忿心,犹如牛黄恶龙骨,而牛黄得龙骨更良,此有以制伏故也。相反则彼我交仇,必不和合。”至此,配伍用药从理论到实践均已逐步自成体系。

金元时期,医家对七情含义又多有讨论,常把相畏与相恶、相反相混淆。张子和《儒门事亲》首载十八反歌括,明·刘纯《医经小学》载十九畏歌括,对防止反药同用起到了推广的作用。明·陈嘉谟《本草蒙筌》对七情含义综合前人论述进行了系统整理,总论七情云:“有单行者,不与诸药共剂,而独能攻补也,如方书所载独参汤、独桔汤之类是尔。有相须者,二药相宜,可兼用之也。有相使者,能为使卒,引达诸经也,此二者不必同类,如和羹调食,鱼肉葱豉各有宜,合共相宜发足尔。有相恶者,彼有毒而我恶之也,有相畏者,我有能而彼畏之也,此二者不深为害,盖我虽恶彼,彼无忿心,彼之畏我,我能制伏,如牛黄恶龙骨,而龙骨得牛黄更良;黄芪畏防风,而黄芪得防风其功愈大之类是尔。有相反者,两相仇隙,必不可使和合也。如画家用雌黄胡粉相近便自黯,妬(妒)粉得雌则黑,黄雌得粉亦变之类是尔。有相杀者,中彼药毒,用此即能杀除也,如中蛇虺毒,必用雄黄;中雄黄毒,必用防己之类是尔。凡此七情共剂可否,一览即瞭然也。”内容翔实,不言而喻。

明·李时珍《本草纲目》序例上对七情配伍规律进行了更为详尽的阐述:“药有七情,独行者,单方不用辅也;相须者,同类不可离也,如人参、甘草,黄柏、知母之类;相使者,我之佐使也;相恶者,夺我之能也;相畏者,受彼之制也;相反者,两不相合也;相杀者,制彼之毒也。古方多有相恶、相反者,盖相须相使同用者,帝道也;相畏、相杀同用者,王道也;相恶、相反同用者,霸道也;有经有权,在用者识悟尔。”《本草纲目》还总结了历代本草中七情配伍的药例,列出“相须、相使、相畏、相恶诸药”药例共285条,促进了七情配伍理论及应用的全面发展。

清·严西亭《得配本草》选用《本草纲目》中药物476种,除论明各药主治外,还详述各种不同药物之间的配合应用,拟定得、配、佐、和配伍规律,为临床配伍用药的发展作出了贡献,诚如自序所言“得一药而配数药,一药而收数药之功,配数药而治数病,数病乃一药之效,以正为配,故倡而随,以反为配,亦克而生,运用之妙,殆无过此”。今人丁光迪《中药的配伍运用》、梁嵚五《中药配伍应用》、吕景山《施今墨对药临床经验集》从临床实践不同角度介绍了常用配伍用药“药对”、“对药”范例。近代学者从配伍理论、临床、实验、化学成分变化,广泛开展了中药配伍研究,使“七情”研究向更加科学化、客观化发展。

内容 自《神农本草经》提出“七情”配伍规律后,历代医家虽然有不同的认识与见解,但比较一致的认识是:七情指配伍关系,表达了药物之间的相互作用。自秦汉以来,中医治病以复方配伍用药为主要形式,药物之间配合必然产生一定的相互作用,有的可以增进原有的疗效,有的可以相互抵消或削弱原有的功效,有的可以降低或消除毒副作用,也有的合用可以产生毒副作用,或为临床所宜,或为临床所忌,这种作用变化,具有一定的规律可循,这就是《神农本草经》所谓的七情,是中药配伍用药必须遵循的准则。

1. 单行 《本草纲目》称之为“独行”,谓“单方不用辅也”,即单味药发挥治疗作用,不用辅助其他药物。单行的概念就是指单用一味药来治疗某种病情单一的疾病,对那些病情比较单纯的病证,往往选择一种针对性较强的药物即可达到治疗目的的用药方法。如古方独参汤,即单用一味人参,治疗大失血所引起元气虚脱的危重病证;清金散,即单用一味黄芩,治疗肺热出血的病证;再如马齿苋治疗痢疾;夏枯草膏消瘿瘤瘰疬;益母草膏调经止痛;鹤草根芽驱除绦虫;柴胡针剂发汗解热;青蒿素片治疗各型疟疾;丹参片治疗胸痹绞痛;愈风宁心片(葛根提取物)防治中风;莪术注射液治疗子宫颈癌;斑蝥素片治疗原发性肝癌等,都是行之有效的治疗方法。

2. 相须　《神农本草经》最早把相须、相使合并提出:“当用相须相使者良。”《本草经集注》指出:“其相须相使,不必同类……共相宣发也。”也是相提并论。只是《本草蒙筌》、《本草纲目》才分而述之。《本草蒙筌》谓:“有相须者,二药相宜,可兼用也。”《本草纲目》云:“相须者,同类不可离也,如人参、甘草,黄柏、知母之类。”对相须药物配伍后可以增强药效,历代医家均无争议。但相须二药是否必须同类,观点不同,《本草经集注》谓“不必同类”,《本草纲目》提出“同类不可离也。”然后世诸家认识趋同,即相须配伍的药物必须是同类,所谓同类,包括性能、功效、应用相同或相似。近代认为相须的概念就是指两种性能、功效、应用相同或类似的药物配合应用,可以增强原有药物的功效的配伍方法。如麻黄配桂枝,能增强发汗解表,祛风散寒的作用;金银花配连翘,能增强辛凉解表,疏散风热的作用;石膏配知母,能增强清热泻火,除烦止渴的作用;黄芩配黄连,能增强清热燥湿,泻火解毒的作用;生地配玄参,能增强清热凉血,滋阴降火的作用;羌活配独活,能增强祛风除湿,通络止痛的功效;藿香配佩兰,能增强解表祛湿,芳香化湿的功效;附子配干姜,能增强温阳守中,回阳救逆的功效;三棱配莪术,能增强破血行气,消癥止痛的功效;蒲黄配五灵脂能增强活血化瘀,调经止痛的作用;陈皮配半夏,能增强燥湿化痰,理气和中之功;贝母配知母,能增强养阴润肺,化痰止咳的功效;龙骨配牡蛎,能增强平肝潜阳,镇惊安神的功效;黄芪配白术,能增强补中益气,健脾和胃的功效;天冬配麦冬,能增强养阴润燥,清火生津的功效。像这类同类相须配伍应用的例证,历代文献有不少记载,它构成了复方用药的配伍核心,是中药配伍应用的主要形式之一。

3. 相使　《神农本草经》、《本草经集注》常把相须、相使合并论述,这是由于这两种配伍用药均能增强药效目的是相同的缘故。自《本草蒙筌》谓:“有相使者,能为使卒,引达诸经也”,《本草纲目》谓:“相使者,我之佐使也”,后世医家才多分而述之。近代认为相须的概念就是指以一种药物为主,另一种药物为辅,两药合用,辅药可以提高主药的功效的配伍用药方法。如黄芪配茯苓治脾虚水肿,黄芪健脾益气、利尿消肿为主药,茯苓淡渗利湿,可增强黄芪益气利尿的作用为辅药;枸杞子配菊花治目暗昏花,枸杞子为补肾益精、养肝明目的主药,菊花清肝泻火,兼能益阴明目,可以增强枸杞子的补虚明目的作用;又干姜配高良姜治脾胃虚寒、呕吐冷泻,干姜为温中散寒、健运脾阳的主药,高良姜温胃散寒、降逆止呕,可增强干姜治虚寒呕吐冷泻的作用,这是功效相近药物相使配伍的例证。又石膏配牛膝治胃火牙痛,石膏为清胃降火、消肿止痛的主药,牛膝引火下行,可增强石膏清火止痛的作用;白芍配甘草治血虚失养,筋挛作痛,白芍为滋阴养血、柔筋止痛的主药,甘草缓急止痛,可增强白芍柔筋止痛的作用;黄连配木香治湿热泻痢,腹痛里急,黄连为清热燥湿、解毒止痢的主药,木香调中宣滞,行气止痛,可增强黄连清热燥湿、行气化滞的功效;吴茱萸配生姜,治肝寒犯胃、呕吐吞酸,吴茱萸为暖肝温胃、开郁下气、散厥阴肝经寒邪的主药,生姜温胃散寒、和中止呕,可增强吴茱萸暖肝温胃、下气止呕功效。这是功效不同相使配伍的例证,可见相使配伍药不必同类,一主一辅,相辅相成,辅药能提高主药的疗效,即是相使的配伍。

4. 相畏　《神农本草经·序例》云:“若有毒宜制,可用相畏相杀,不尔勿合用也”,这是从毒性制约而言,《本草经集注》卷一序录在七情药例中亦谓:“半夏有毒,用之必须生姜,此是取其所畏,以相制耳”也是从制约毒性而论,然在七情药例中,无毒而相制者亦很多。在金元以后,相畏又常与相恶并论,含有效能受制约之意,如陈嘉谟《本草蒙筌》卷一总论七情谓:“有相畏者,我有能而彼畏之也”,其相畏的含义与《神农本草经》有毒宜制原意相悖,却与相恶概念混淆。《本草纲目》"相畏者，受彼之制也"，未说明是"能"受制，还是"毒"受制。然《本草纲目》序例中云"半夏畏生姜、干姜"是谓毒性受制，而巴豆条下谓"巴豆畏大黄"，"与大黄同用泻人反缓，为其性相畏也"。此处明显指功效受到抑制，可见《本草纲目》相畏受彼之制也，"能""毒"皆制，兼收并蓄。宋以前相畏主要指毒性受制，金元以后多从效能受制论述相畏，与当时出现"十九畏"有关。近代学者讨论相畏，多从制约毒性、烈性或副作用而论，其毒性受制约为"相畏"。相畏的概念，就是指一种药物的毒副作用能被另一种药物所抑制，使其减轻或消除。如半夏畏生姜，即生姜可以抑制半夏的毒副作用，生半夏可"戟人咽喉"令人咽痛音哑，用生姜炮制后成姜半夏，其毒副作用大为缓和了；甘遂畏大枣，大枣可抑制甘遂峻下逐水，戕伤正气的毒副作用；熟地畏砂仁，砂仁可以减轻熟地滋腻碍胃，影响消化的副作用；常山畏陈皮，陈皮可以缓和常山截疟而引起恶心呕吐的胃肠反应，这都是相畏配伍的范例。

5. 相杀　《神农本草经》云："若有毒宜制，可用相畏、相杀者，不尔勿合用也。"《本草经集注》在七情药例中云："干姜杀半夏毒。"《本草纲目》谓："相杀者，制彼之毒也。"自古以来，相畏、相杀常相提并论，这都是从毒性制约情况的不同角度而言。前言已及，即一种药物的毒性或副作用，能被另一种药物减轻或消除称相畏；而一种药物能减轻或消除另一种药的毒性或副作用称相杀。相杀配伍的概念，就是指一种药物能够消除另一种药物的毒副作用的配伍用药方法。如生姜杀半夏、南星、莨菪毒；羊血杀钩吻毒；金钱草杀雷公藤毒；麝香杀杏仁毒；绿豆杀巴豆毒；生白蜜杀乌头毒；防风杀砒霜毒等。可见相畏和相杀没有质的区别，是从自身的毒副作用受到对方的抑制和自身能消除对方毒副作用的不同角度提出来的配伍方法，也就是同一配伍关系的两种不同提法。相畏、相杀即是"有毒宜制"，主要用于毒剧药的配伍应用，在毒剧药的炮制和中毒解救上还有一定意义。

6. 相恶　《神农本草经》云："勿用相恶相反者。"将相恶与相反并提。《本草经集注》谓相恶"其主治虽同，而理性不和，更以成患……恐不及不用"。主张相恶之药不得同用；同时又谓"相恶者，彼虽恶我，我无忿心，犹如牛黄恶龙骨，而龙骨得牛黄更良，此有以相制伏故也"。所谓制伏是指制约降伏，也就是说一种药物能制约降伏另一种药物不利因素时，即便是相恶之药也是可以同用的。李时珍《本草纲目》(卷一序例)云："相恶者，夺我之能也"，与《神农本草经》主张一致。近代学者认为相恶配伍的概念，是指一种药物的功效受到另一种药物的牵制使其降低，甚至消失，或认为就是指一种药物能破坏另一种药物的功效。如人参恶莱菔子，莱菔子能削弱人参补气的作用；生姜恶黄芩，黄芩能削弱生姜温胃止呕的作用；沙参恶防已，防已利水伤阴可削弱沙参滋阴生津的作用；白薇恶干姜，干姜温热燥散可削弱白薇凉血解毒的作用；瞿麦恶螵蛸，螵蛸固涩缩尿止遗可削弱瞿麦利尿通淋的作用；附子恶犀角，犀角咸寒可削弱附子回阳救逆的功效；鳖甲恶矾石，矾石酸涩燥敛可削弱鳖甲滋阴潜阳，软坚散结之效。近代研究吴茱萸有降压作用，但与甘草同用时，这种作用即消失，也可以说吴茱萸恶甘草。

7. 相反　《神农本草经》常把相反与相恶相提并论，谓："勿用相恶、相反者。"《本草经集注》亦言"不用"，且谓："相反为害，深于相恶"、"相反者，则彼我交仇，必不宜合。"后世医家多宗于此，如《本草蒙筌》认为反药"必不使和合"。《珍珠囊补遗药性赋》谓："共则为害"，《本草纲目》谓反药"两不相合"。现代医家多认为反药合用能产生毒性反应或副作用，"相反"配伍的概念也就是两种药物同用能产生剧烈毒副作用的配伍方法。如甘草反甘遂、贝母反乌头等，详见用药禁忌"十八反"、"十九畏"中若干药物。

上述七情配伍除单行外，相须、相使可以起到协同作用，能提高药效，是临床常用的配伍方法；相畏、相杀可以减轻或消除毒副作用，以保证安全用药，是使用毒副作用较强药物的配伍方法，也可用于有毒中药的炮制及中毒解救；相恶则是因为药物的拮抗作用，抵消或削弱其中一种药物的功效；相反则是药物相互作用，能产生毒性反应或强烈的副作用，故相恶、相反则是配伍用药的禁忌。

历代医家都十分重视药物配伍的研究，除七情所总结的配伍用药规律外，两药合用，能产生与原有药物均不相同的功效，则是配伍用药的发展，它极大地丰富了配伍用药的经验，为临床遣药组方提供了依据。如桂枝配芍药，以成调和营卫，解肌散风的配伍；生姜配大枣，以成调和营卫，调和脾胃之配伍；麻黄配附子，以成温通经脉，助阳解表的配伍；桂枝配甘草，以成益气通阳，复脉止悸的配伍；麻黄配石膏，以成辛凉疏泄，清肺平喘的配伍；麻黄配杏仁，以成宣降肺气，止咳平喘的配伍；细辛配五味子，以成宣收肺气，化饮平喘的配伍；薄荷配僵蚕以成疏风清热，息风止痉的配伍；菊花配枸杞，以成滋水涵木，明目退翳的配伍；柴胡配黄芩，以成和解少阳，调畅枢机的配伍；柴胡配白芍，以成疏肝柔肝，和血止痛的配伍；乌头配赤石脂，以成温经止痛，护敛气血的配伍；干姜配五味子，以成化痰涤饮，敛肺平喘之配伍；肉桂配黄柏，以成化气利水，泻火坚阴的配伍；青蒿配鳖甲，以成滋阴凉血，透散伏邪的配伍；苍术配黄柏，以成清热燥湿，止带起痿之配伍；杏仁配蔻仁，以成化湿行气，宣肺畅胃之配伍；皂角子配晚蚕砂，以成升清降浊，滑肠通便之配伍；草果配常山，以成平调寒热，祛痰截疟之配伍；茵陈配干姜，以成温化寒湿，利胆退黄之配伍；大黄配附子，以成寒热并用，温通去积之配伍；甘遂配大枣，以成峻下逐水，健脾制毒之配伍；石膏配犀角（水牛角代），以成气血两清，解毒化斑之配伍；决明子配当归，以成清热养血，润肠通便之配伍；青黛配蛤粉，以成清肝泻肺，化痰止血之配伍；犀角（水牛角代）配黄连，以成清营凉血，透营转气之配伍；黄连配生地，以成清胃养阴，生津止渴之配伍；黄连配干姜，以成辛开苦降，降阳和阴之配伍；黄连配肉桂，以成交通心肾，水火既济之配伍；黄柏配龟甲，以成滋阴凉血，泻火除蒸之配伍；桔梗配枳壳，以成宣降肺气，止咳化痰之配伍；半夏配秫米，以成降阳和阴，和胃安神之配伍；葶苈子配大枣，以成泻肺行水，甘缓补中之配伍；橘皮配青皮，以成疏肝健脾，和胃止痛之配伍；枳实配白术，以成健脾益气，消积导滞之配伍；薤白配黄柏，以成化浊导滞，清热燥湿之配伍；川楝子配延胡索，以成疏肝泄热，活血止痛之配伍；郁金配白矾，以成行气解郁，化痰开窍之配伍；人参配附子，以成大补元气，回阳救逆之配伍；人参配蛤蚧，以成补肺益肾，纳气平喘之配伍；黄芪配防风，以成固表止汗，祛风散邪之配伍；黄芪配桂枝，以成益气通脉，温经和血之配伍；白术配黄芩，以成健脾益气，清热安胎之配伍；阿胶配黄连，以成滋阴养血，清热宁心之配伍；人参配麦冬，以成益气生津，滋阴养液之配伍；黄芪配当归，以成阳生阴长，补气生血之配伍；芍药配甘草以成养血荣筋、缓急止痛之配伍；地黄配附子，以成阴中求阳、阴阳并调之配伍等等。这些都是前人配伍用药的经验总结，是七情配伍用药的发展。不难看出，历代医家在长期临床配伍实践中，在全面继承七情配伍用药规律的同时，又总结出通过运用生克制化、扶正祛邪、补泻并用、寓消于补、寒热并调、水火既济、开阖并用、散收并举、升清降浊、和解表里、调理肝脾、调和营卫、调和少阳、滋阴潜阳、辛开苦泄、降阳合阴、辛甘化阳、甘酸化阴、泻南补北、阳生阴长、气血并补、益气养阴、阴中求阳、以阴配阳、阴阳并补等不同配伍法则，产生了与原来配伍用药功效各不相同，即产生新疗效的经验配伍，既扩大了适用范围，又适应了复杂病情的需要。

药对 又叫对药，或对子药、兄弟药、姐妹药，即两味药成对（个别由三味药组成），是临床上常用的相对固定的配伍形式，是中药配伍应用中的最小单位。形成药对的两药一般是固定的，彼此之间可以是相须、相使、相畏、相杀，也包括两药合用产生新药效的配伍关系。人们习惯把两药合用能起到协同作用，增强药效；或消除毒副作用，抑其所短，专取其长；或产生与原药各不相同的新作用等经验配伍，统称为“药对”或“对药”。

药对的形成来源于临床实践，从应用单味药到复方多味药的治疗过程中，药对也应运而生，并不断充实和发展。《神农本草经》虽无药对之名，但序例中指出：“药有阴阳配合，子母兄弟”及“七情合和”等配伍理论，为药对形成奠定了理论基础。《内经》就早有配伍用药的介绍，半夏秫米汤就是典型的范例。早期文献以药对为名者，曾有《雷公药对》四卷、徐之才《药对》二卷、宗令祺《新广药对》二卷、无名氏《药对》二卷，均已亡佚，部分内容，为后世引证。张仲景《伤寒杂病论》创立的配伍“药对”用药经验，传沿至今，为历代医家配伍用药之楷模。而后经历代医家的不断发展，使药对内容日趋丰富。近代医家发表了不少有关药对的论文，并出现了一些专著，如梁钦五等著《中药配伍应用》、吕景山著《施今墨对药临床经验集》、陈维华等著《药对论》，综合临床用药实际经验，对药对进行了系统的整理，为临床应用提供了方便。

综上所述，药对绝不是两味药物的随意堆砌和随意排列组合，它是前人治疗经验的总结，是在中医药理论指导下，经实践证明有效的两味药物的配对使用，其中不少药对往往又构成许多复方的主要组成部分。因此，深入研究药对配伍用药经验，不仅对提高药效，扩大药物应用范围，降低毒副作用，适应复杂病情，不断发展七情配伍用药理论有着重要意义，同时对开展复方研究，解析它的主体结构，掌握遣药组方规律也是十分必要的。

药物的配伍应用是中医用药的主要形式，药物按一定法度加以组合，并确定一定的分量比例，制成适当的剂型，即是方剂。方剂是药物配伍的发展，也是药物配伍应用更为普遍更为高级的形式。

现代研究 配伍研究的是药与药之间的相互作用及其结果，现代研究主要从临床、动物实验、化学实验等方面，试图探究古人配伍用药的经验，用现代的科技手段表达配伍后药与药之间发生的变化。现归纳如下。

1. 单行 是指用单味药独立治疗某种或某几种病情单一的疾病，不同的单行药其产生作用的物质基础不同。有些单行药复杂的化学成分，是产生多方面作用的物质基础，有些单行药的某一或某一类成分对某一或某几种疾病产生针对性的作用。如独参汤（人参注射液、红参注射液、人参芦皂苷片、人参水提液、人参多糖等）可独立用于休克、心律失常、冠心病、高胆固醇血症、高凝血症、老年人病态窦房结综合征、衰老、白细胞减少症、慢性肝炎、急性肝炎、糖尿病、过敏性鼻炎、性功能障碍、病毒性心肌炎等[1]，与其所含的多种人参皂苷、挥发油、有机酸、人参酸、糖类、维生素、微量元素、矿物质、胆碱、麦芽糖酶、转化酶等，具有抗休克、强心、扩张血管、增强人体免疫功能、抗衰老、增强应激能力、抗疲劳、益智等作用，影响垂体-性腺轴、垂体-肾上腺皮质轴、物质代谢等方面密不可分[1]；而葛根的主要成分葛根黄酮类，具有扩冠、抗心律失常、降压、降糖、扩张外周血管等作用，故可独立运用于冠心病（葛根素、葛根注射液）、心律失常（葛根素）、高血压（葛根片）、偏头痛（葛根片）等疾病，但黄酮中又分许多种苷、苷元[2]；青蒿的化学成分极其复杂，但经实验证明其中的一个单一成分青蒿素是青蒿抗疟的有效成分，故青蒿素可独立地运用于疟疾。其他单行药还很多，不一一列举。

2. 相须、相使 即使两药配伍合用，可以增强原有药物的功效，也就是说合用后比原单味药功效明显。现代研究证明，许多相须、相使药对配合后的药理作用，比二者（或三者）中的任一单味药作用增强。如单味黄芪和地龙的煎剂，均可明显使体外血栓长度、湿重、干重减少，抑制红细胞聚集，降低血浆纤维蛋白原含量。地龙煎剂尚可明显降低各切变率下的全血黏度，改善红细胞的变形能力。但单味黄芪和地龙煎剂均无抑制血小板聚集作用。而黄芪地龙合剂除能明显改善血流变各项特性、抗血栓作用外，对血小板聚集也有明显的抑制作用，说明黄芪、地龙配伍产生了协同效应[3]。梁氏等实验表明，川芎和赤芍合用及单用均明显降低血清胆固醇、甘油三酯和低密度脂蛋白，对高密度脂蛋白没有影响。提示在降脂作用方面，两药没有协同作用。川芎、赤芍分别单用，对 MDA 活性及 NO 的释放均没有影响，但合用血清 MDA 活性降低，NO 释放增加，与高脂模型组比较，差异有显著性意义。结果提示：两药在抗氧化及保护血管内皮细胞功能方面，产生协同作用[4]。宋氏等实验证明，清热解毒药与泻火药配伍防止了内毒素造成家兔 HCT、血液黏度、PTT、纤溶活性的异常变化，降低内毒素、PGE_2 含量[5]。秦氏对单味钩藤与牛膝及其配伍的药对进行了药理实验研究，在正常大鼠及肾性高血压大鼠的降压作用及小鼠抗惊厥、镇静作用方面进行了比较，结果表明钩藤与牛膝伍用，显示出明显的协同作用[6]。伏氏等通过对甘松抗痫灵中甘松、白胡椒及苯巴比妥(鲁米那)的镇静、抗惊厥实验证明，三者配伍后的作用明显强于单味药，说明三者配伍运用具有协同作用[7]。青皮、陈皮单用对肠管张力均有抑制，合用后在降低肠管张力、抑制肠管运动上有协同作用[8]。从实验及临床分别研究干姜、甘草、大黄、木通、生地黄与附子配伍后对附子毒性和药效的影响，结果表明，通过合理配伍，不仅可以降低附子的毒性和副作用，还可以增强附子疗效，扩大其应用范围，同时发现，配伍后 5 组药物中均存在着对立的一面，其配伍体现了对立统一观[9]。莪术和三棱配伍煎煮后，其姜黄素的煎出率比莪术单煎显著提高[10]。赵氏报道黄芩水煎液和黄连水煎液配伍后色谱峰具有加和性，且有新的色谱峰产生；黄芩与黄连配伍为 1∶2 时黄芩苷的含量最高，为 1∶3 时盐酸小檗碱的含量最高[11]。

其他如黄芪、当归配伍作用强于单味药作用，人参、川芎配伍，川芎、丹参配伍作用均强于各单味药等等[8]，充分说明中医之相须、相使配伍是必要的，是科学的。

3. 相杀、相畏、相恶　包括降低功效，增减毒性、烈性或副作用。唐氏等报道黄连及其复方对人鼻咽癌细胞(HNE_1)有杀伤作用，黄连单用使作用最明显，而与其他药配伍时，其作用稍减弱[12]。附子与甘草、生姜配伍后，乌头碱的含量明显下降，毒性降低[13]。附子生物碱与甘草有效部位(甘草三萜和黄酮部位)配伍能明显降低毒性，同时协同增加附子的强心作用，提示附子生物碱和甘草有效部位(甘草三萜皂苷和黄酮)是附子甘草配伍减毒增效重要的物质基础[14]。

李氏报道大黄能使家兔肠容量显著增加而致泻，巴豆对家兔肠容量无影响，大黄与巴豆混合液则使肠容量明显减少而泻下作用降低。结论为：通过观察巴豆、大黄对肠容量的影响，说明大黄恶巴豆，二药之间存在相恶的配伍关系[15]。吴氏通过观察人参与莱菔子配伍后人参皂苷的煎出量是否减少，研究人参是否恶莱菔子，结果显示，与人参单煎组比较，各人参与莱菔子配伍组人参皂苷 Rg_1 的煎出量均有所减少，其中人参与莱菔子 1∶1 共煎配伍组的煎出量仅为人参单煎时的 30.6%，减少最为显著，表明莱菔子确有颉颃人参补虚作用之嫌[16]。以上药例可以作为“相恶”配伍影响原有疗效的部分机理，二药配伍降低疗效，或产生毒性，可能还有其他许多原因，有待今后不断研究总结。

总之，药物之间配伍的研究，是一个非常复杂、艰难但又非常重要、非常有意义的课题。其研究的目的总离不开提高疗效，降低毒性，节约资源，保证临床合理、安全、有效地用药。

但药与药之间，可能在化学成分、药理作用等方面相互影响，此影响又与操作方法、药物来源、实验方法等因素有关，所以在未来的配伍研究中，只有严格遵循科学、认真的原则，才能真正使中医的配伍理论及内容得到长足发展。

参考文献

[1] 阴健，郭力弓. 中药现代研究与临床应用[M]. 北京：学苑出版社，1993：1-18，26-27.

[2] 阴健，郭力弓. 中药现代研究与临床应用[M]. 北京：学苑出版社，1993：626-631.

[3] 杨明，马治中，和岚，等. 益气活血治法实验研究(Ⅱ)[J]. 中药药理与临床，1995，11(1)：14-16.

[4] 梁日欣，黄璐琦，刘菊福，等. 药对川芎和赤芍对高脂血症大鼠降脂、抗氧化及血管内皮功能的实验观察[J]. 中国实验方剂学杂志，2002，8(1)：43-45.

[5] 宋崇顺，刘新槐，师园，等. 清热解毒药与泻火药相配伍的实验研究[J]. 中国中药杂志，1995，20(4)：243-246.

[6] 秦彩玲，刘君英，程志铭，等. 钩藤、牛膝及二药伍用的实验研究[J]. 中国中药杂志，1994，19(6)：371-373.

[7] 伏兴华，杨小洁. 甘松抗痫灵的拆方实验研究[J]. 云南中医中药杂志，1995，16(6)：51-56.

[8] 高晓山. 中药药性论[M]. 北京：人民卫生出版社，1992：417.

[9] 刘朱岩. 附子与5种中药配伍抑毒增效研究[J]. 山东中医学院学报，1996，20(6)：381-385.

[10] 李林，殷放宙，陆兔林，等. 莪术与三棱配伍前后姜黄素煎出率变化[J]. 中国实验方剂学杂志，2010，16(13)：28-30.

[11] 赵晓娟，胡律江，郭慧玲，等. 相须药对黄芩与黄连分煎液配伍后主要成分含量变化规律研究[J]. 江西中医学院学报，2009，21(4)：46-48.

[12] 唐发清，田道法. 黄连及其复方对人鼻咽癌细胞杀伤动力学研究[J]. 湖南中医学院学报，1995，15(4)：41-44.

[13] 吕立勋，赵琳琳，李小娜. 附子与干姜、甘草配伍使用后乌头碱含量的变化研究[J]. 现代中西医结合杂志，2010，19(10)：1250-1251.

[14] 王律韵，杨洁红，张宇燕，等. 附子与甘草配伍减毒增效的物质基础初探[J]. 中国中医急症，2011，20(2)：248-250.

[15] 李茯梅，段小毛，肖和平. “巴豆伍大黄其利反折说”药理研究[J]. 中医药学刊，2006，24(8)：1435-1436.

[16] 吴嘉瑞，张冰，常章富，等. 人参与莱菔子配伍后人参皂苷 Rg_1 含量变化研究[J]. 中国中药杂志，2006，31(1)：79-80.

附：中西药联合应用的配伍禁忌

人们通常认为中西药合用，相互之间不会产生多大影响或只会起促进作用，大量资料表明，许多种中药与西药的配伍对预防和治疗疾病起着重要的作用，一些中西药的配伍可以产生增强疗效作用，或中药可以对抗某些西药的毒副作用。但中药的化学成分相当复杂，与西药配伍，不同成分之间相互作用，也会发生不同的变化，配伍不当同样可以产生物理或化学的不良反应，从而使临床疗效降低或产生毒副作用。所以中西药的配伍，也同样应该引起人们的重视。

一般中西药配合使用主要有以下几种形式：①中西药按一定比例组合制成的中西药复方制剂，如现代常用的速效伤风胶囊、感冒清等。②中西药同时并用。③中西药在一日之内交替使用或间隔使用。其中，第①种情况在制药时已考虑了中西药搭配的效应问题，一般不会产生毒副作用，临床使用安全可靠。第②、③种情况是临床医师灵活运用的范畴，所以必须掌握中西药的配伍禁忌。

一、理化性质的配伍禁忌

两种或两种以上药物配伍时常会引起物理、化学变化。从而降低疗效或产生毒副作用。

（一）形成难溶性物质

四环素族抗生素、异烟肼等能与钙、铝、铁、镁等多种二价或三价的金属离子产生络合反应，生成难溶性的络合物，影响四环素族或异烟肼的吸收，从而降低疗效，因此含上述元素的单味中药、中成药或汤剂应避免与四环素族抗生素、异烟肼同时使用。含上述元素的常见中药有：含钙的有石膏、海螵蛸、石决明、龙骨、龙齿、牡蛎、海蛤壳、瓦楞子等；含铝的有明矾；含铁的有自然铜等；含镁的有滑石等；含铁、镁、铝的有磁石、赭石等；含铝、铁、钙、镁的有赤石脂、钟乳石等；含上述金属离子的中成药有橘红丸、追风丸、解肌宁嗽丸、明目上清丸、牛黄上清丸、牛黄解毒丸、牛黄清肺散、清眩片、清胃黄连丸、女金丹、朱砂安神丸、六一散等。上述药物所含盐类大多是不溶或难溶的，但在胃液中接近 pH＝2 的强酸情况下，大多能以离子状态存在，从而与四环素族抗生素或异烟肼生成难吸收的络合物。若需要以上两类中西药合用时，应间隔 2～3 小时为妥。

槲皮素是多种中草药含有的生物活性物质，在体内它可与 Ca^{2+}、Mg^{2+}、Fe^{2+}、Al^{3+}、Bi^{5+} 等形成螯合物，从而降低疗效。含有这类成分常见的中药及中成药有柴胡、旋覆花、桑叶、槐花、槐角、山楂、侧柏叶、逍遥散、桑菊感冒片、舒肝丸、舒肝和胃丸、地榆槐角丸、山楂丸、山楂冲剂、回生丸等。这些药都应该避免与碳酸钙、维丁胶性钙、硫酸镁、硫酸亚铁、氢氧化铝、碳酸铋之类的西药合用。

强心苷类、生物碱、含金属离子制剂与含大量鞣酸的中药同用，容易产生沉淀，难于吸收利用，从而降低药效。含大量鞣质的中药及中成药有五倍子、狗脊、侧柏叶、石榴皮、地榆、诃子、大黄、山茱萸、青宁丸、四神丸、六味地黄丸、牛黄解毒丸等；另外，鞣酸亦能与维生素 B_1 牢固结合，使其失活。

（二）影响药物的分布与排泄

碱性矿物中药硼砂及含硼砂的中成药冰硼散、行军散等，能使氨基苷类抗生素、新霉素在肾的排泄减少，从而增加脑组织中的药物浓度，对脑神经产生暂时或永久性的毒性反应，因而应避免同时使用；碱性中药能碱化尿液，增加肾小管对奎尼丁的重吸收而减少排泄，因而可引起奎尼丁中毒，故应避免同时使用。但各种动物胆汁与含胆汁的中成药，如蛇胆陈皮末、三蛇胆川贝末、牛黄蛇胆川贝液等，能与奎尼丁生成不溶性络合物，影响药物吸收，降低疗效。有机酸广泛存在于植物界，酸味果实中含量尤多，这类中药如乌梅、五味子、山楂等，若与磺胺类药物同用，可导致磺胺类药物在尿中结晶，引起尿闭或血尿，这类含有机酸的中药可增加呋喃妥因（呋喃坦啶）、利福平、阿司匹林、吲哚美辛（消炎痛）等西药在肾脏的重吸收，可引起蓄积中毒，故不应联合应用。

（三）抑制酶的活性

酶是一种蛋白质，某些金属元素如钙、镁、砷等与其结合，使其活性降低或失活。如雄黄含砷，砷可与酶结合形成不溶性的沉淀，从而使酶失活。含砷的中成药还有六神丸、牛黄解毒丸、小儿奇应丸、解毒消炎丸等，皆不宜与酚类西药合用。一般的酶类西药有胃蛋白酶、多酶片、乳酶生、淀粉酶、胰酶等；相反，西药也会破坏中药中的酶以及有益微生物，如神曲、麦芽均含消化酶、酵母菌，抗生素可抑制微生物、破坏酶的作用，故同用则影响这类中成药的效力。这类中成药有保和丸、银翘解毒丸等。

（四）酸碱中和

即酸性的中药与碱性的西药或碱性的中药与酸性的西药合用，可引起酸碱中和反应，降低疗效。如山楂、山茱萸、五味子及保和丸、乌梅丸、山楂丸、六味地黄丸等均是酸性的中药或中成药，若与氨茶碱、胃舒平、碳酸氢钠等碱性西药同用，二者疗效均受影响；同样，煅牡蛎、煅龙骨、龙齿、硇砂等碱性中药及其方剂、中成药，若与阿司匹林、胃蛋白酶合剂等酸性西药合用，则降低疗效。

（五）吸附金属元素

矿物中药如姜石，有吸附作用，可以吸附溶液中的游离金属离子，从而使离子浓度降低，影响药效。所以姜石不宜与硫酸亚铁片、枸橼酸铁铵维B_1糖浆Ⅱ、小儿增食乐片、补锌糖浆等同用，它可以降低其中铁、锌离子的浓度，减少其吸收利用。

（六）产生毒性反应

含朱砂（含汞）的中成药，如朱砂安神丸、健脑丸、六神丸、梅花点舌丹、人丹、七厘散、紫雪散、苏合香丸、冠心苏合丸等，若与还原性西药如溴化钾、溴化钠、碘化钾、碘化钠、硫酸亚铁、亚硝酸盐等同服，可以发生还原反应，从而生成有毒的溴化汞、硫化汞或碘化汞，引起赤痢样大便，导致药源性肠炎。

含雄黄（含硫化砷）的中成药，如牛黄消炎丸、六神丸、喉症丸、牛黄解毒丸、安宫牛黄丸等，若与亚铁盐，亚硝酸盐类同服，可以生成硫化砷酸盐，从而降低疗效。这类中药亦不宜与硝酸盐、硫酸盐同服，若二者同服，在胃液作用下，可使硫化砷氧化，毒性增加。

二、药效学性质的配伍禁忌

（一）拮抗或抵消作用

含犀角（水牛角代）、珍珠的中成药如六神丸、六应丸、小儿化毒散、五粒回春丹等，若与小檗碱（黄连素）同服，前者含有的蛋白质可以水解生成多种氨基酸，与小檗碱有拮抗作用。鹿茸及含鹿茸的中成药，如参茸片、鹿茸片、鹿茸精等，若与西药降糖药，如胰岛素、甲苯磺丁脲、格列本脲（优降糖），苯乙双胍（降糖灵）等合用，由于鹿茸含有糖皮质激素样物质，可使血糖升高，从而抵抗了降糖药的降血糖疗效。麻黄中含有麻黄碱，有明显的中枢兴奋作用，若与催眠药和降压药同用，可能会出现失眠和血压升高。

（二）产生酶促作用，加速体内代谢

乙醇是一种药酶诱导剂，能增强肝脏药酶的活性，若与西药苯巴比妥（鲁米那）、苯妥英钠、水合氯醛、安乃近、胰岛素、降糖灵、甲苯磺丁脲等同服，可以加速上述药物的体内代谢过程，使半衰期缩短，从而降低药效。含乙醇的中药制剂如国公酒、骨刺消痛液等以及其他药酒，应避免与上述西药同时使用。

（三）产生酶抑作用，增加毒副反应

有些西药如呋喃唑酮（痢特灵）、帕吉林（优降宁）、苯乙肼等对单胺氧化酶有抑制作用，可使去甲肾上腺素、多巴胺、5-羟色胺等单胺类神经递质不被酶破坏而贮存于神经末梢中。而麻黄中的麻黄碱可促使大量贮存于神经末梢的去甲肾上腺素释放，由于过多的去甲肾上腺素的作用，可使血压很快升高，可致高血压危象和脑出血。含有麻黄的中成药有大活络丸、人参再造丸、气管炎丸、九分散、半夏露冲剂等，在使用时均应避免与上述类别的西药同用。

（四）作用类似，易致中毒

含有强心苷的中药及其制剂不宜与西药强心苷联用，若二者同时使用，剂量不易掌握，极易产生洋地黄中毒。常见含有强心苷的单味中药及中成药有：万年青、福寿草、夹竹桃、蟾酥及活心丸、救心丹、蟾麝救心丸、麝香保心丸、营心丹、护心丹、心益好片等。钙可与强心苷发生协同效应,从而增强强心苷的毒性作用,中药石膏、海螵蛸、珍珠母、牡蛎、海蛤壳等均含有较多钙离子,使用时应加以考虑。乌头类药物具有强力兴奋迷走神经作用,若与西药强心苷联用,易产生毒副反应。麻黄、天仙子、曼陀罗等具有兴奋心肌作用,若与强心苷联用,易增加强心苷对心脏的毒性作用。枇杷仁、杏仁、桃仁本身具有止咳平喘作用,主要含有氰苷类物质,若与西药镇静药、麻醉性镇咳药联合应用,可能引起呼吸抑制,进而损害肝功能,有些患者会死于呼吸衰竭。夏枯草、白茅根、泽泻、金钱草、牛膝、丝瓜络、萹蓄等中药含钾量较高,不宜与保钾利尿药如螺内酯(安体舒通)、氨苯蝶啶等合用,否则可能引起高钾血症;甘草不宜与双氢克尿噻等利尿药或胰岛素等降血糖药联用,尤其是肾功能不全和高血压患者。牛黄或含牛黄的中成药可增加水合氯醛、乌拉坦、吗啡、苯巴比妥等西药的中枢抑制作用,应避免配伍应用。四季青、黄药子等中药对肝脏有一定的损害,若与氯丙嗪、异烟肼(雷米封)、四环素等联用,对肝脏的损害显著增加,故应避免同用。

三、药剂学性质的配伍禁忌

中药注射剂中常有少量鞣质存在,当加入增溶剂吐温-80时会产生混浊和沉淀;某些含酚羟基的中药抗菌成分加入吐温-80后,可降低抑菌效果;含吐温的中草药注射剂若加入止痛剂苯甲醇、等渗调节剂氯化钠,可降低吐温-80的昙点,如将苯甲醇、氯化钠同时加入,则吐温-80的昙点更降低,从而影响了药剂配制的质量。所以在制作中药注射剂以及使用过程中,均应考虑到这些。

中西药配伍使用,始于张锡纯石膏阿司匹林汤,多少年来取得不少成功的经验,以上所谈只是在中西药配伍中应注意的一些方面,所列药物不够全面,希望在使用中举一反三,全面考虑,以确保临床用药的安全。

参考文献

[1] 焦素英,等.中医用药护理指南[M].北京:人民卫生出版社,1987.
[2] 赵景云.中西药合用利弊谈[J].云南中医杂志,1992,13(6):29.
[3] 张守玉.中西药的配伍禁忌不容忽视[J].实用中医内科杂志,1993,7(4):47.
[4] 陈凤歧,季信良.中西药物联合应用中的相互作用及禁忌[J].实用医学杂志,1993,9(2):30.
[5] 许心纯,范勇.洋地黄与中药的不合理联用[J].实用中西医结合杂志,1992,5(8):490.
[6] 刘佳彬,高庆银,范广才,等.中西药物的合理配伍与禁忌[J].山东中医杂志,1993,12(6):37.
[7] 李泽明,宿俊英,姜桂兰.中西药品合用不合理问题分析[J].中医药学报,1992(5):45.

（陈绍红　吴立坤　高学敏）

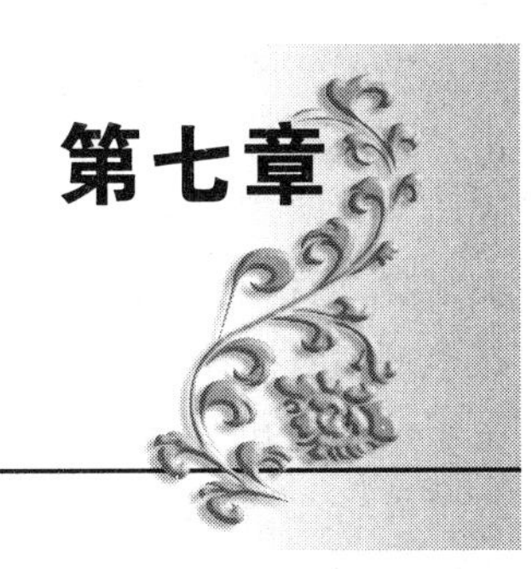

第七章

用药禁忌

为了确保疗效，安全用药，避免毒副作用的产生，在临床用药治疗期间，必须注意用药禁忌。中药的用药禁忌主要包括配伍禁忌、妊娠用药禁忌、证候禁忌及服药时的饮食禁忌四个方面。

第一节 配伍禁忌

概念 所谓配伍禁忌，就是指某些药物配伍使用后会产生或增强毒副作用，或降低和破坏原有药效，因此临床应当避免配合使用。

内容 配伍禁忌的内容主要包括药物七情中的相反、相恶两方面。其中相恶的内容在配伍一章中已详细论述，本节主要介绍“十八反”、“十九畏”的若干配伍药对，它们均属于药物七情中相反的范畴。

十八反：甘草（炙甘草）反甘遂、大戟（京大戟、红大戟）、海藻、芫花；乌头（川乌、制川乌、草乌、制草乌、附子）反贝母（川贝母、浙贝母、平贝母、伊贝母、湖北贝母）、瓜蒌（瓜蒌子、瓜蒌皮、天花粉）、半夏、白蔹、白及；藜芦反人参、红参、人参叶、西洋参、党参、北沙参、南沙参、丹参、玄参、苦参、细辛、芍药（赤芍、白芍）。

十九畏：硫黄畏朴硝（芒硝、玄明粉），水银畏砒霜，狼毒畏密陀僧，巴豆（巴豆霜）畏牵牛，丁香（母丁香）畏郁金，川乌、草乌畏犀角，牙硝（芒硝、玄明粉）畏三棱，官桂畏石脂，人参（红参、人参叶）畏五灵脂。

沿革

1.“十八反”的相反之义，最早源于《神农本草经》“勿用相恶、相反者”。五代后蜀韩保昇《蜀本草》谓“《本经》三百六十五种，……相反者十八反”。今人所谓“十八反”之名，概源于此。但后世《神农本草经》重辑本并没有相反药的具体记载。敦煌出土的《本草经集注》序录残卷有一节畏恶相反的内容，它是陶弘景承袭《神农本草经》并参照《药对》而来，其中相反药有“甘草反甘遂、大戟、芫花、海藻……；乌头、乌喙反半夏、栝蒌、贝母、白蔹、白及……；藜芦反细辛、芍药、五参”。其五参为“人参、丹参、玄参、沙参、苦参”，共计 19 种相反药（若以乌头、乌喙分开计，则有 20 种）。唐·孙思邈《千金要方》所载反药数目与《本草经集注》序录残卷相符。北宋王怀隐等所著《太平圣惠方》卷第二药相反首先集中列举了相反诸药 18 种，“药相反，乌头反半夏、栝蒌、贝母、白蔹；甘草反大戟、芫花、甘遂、海藻；藜芦反五参、细辛、芍药”。其后南宋·陈衍在《宝庆本草折衷》中转载了十九反歌：“经验方云，贝母半夏并瓜蒌，白蔹白及反乌头，细辛芍药（有白有赤，一作狼毒——原注，下同。）五参辈（人参、丹参、沙参、玄参、苦参），偏与藜芦结冤仇，大戟芫花并海藻，甘遂以上反甘草。记取歌中十九反，莫使同行真箇好。”所载药物与《本草经集注》同，歌诀后并释云：“十九药各药之首已注，取此简而易记。”可见创制该歌诀的目的是为了使医者牢记心中。他还在歌诀后进一步说明相反药不能同用：“夫用药固不欲相恶相畏相反也，然三等中则有别焉。古人以相畏、相恶之物混而制方亦多矣，惟相反者彼我交仇，岂能共成其效？今画家用雌黄、胡粉相近，必致黯妒，亦相反而然也。”同时批评《太平惠民和剂局方》相反药同用，谓：“《局方》或以相反者并用，殆难依据。”由于该歌诀冗长难记，故金·张子和《儒门事亲》也作十八反歌诀：“本草名言十八反，半蒌贝蔹及攻乌，藻戟遂芫俱战草，诸参辛芍叛藜芦。”该歌诀便于传诵、记忆，故广为流传至今。也正由于十八反歌诀的盛行，使得后世医家临证之际将此作为配伍禁忌而加以避用，沿用至今。

除上述歌诀外，金·张元素《珍珠囊》中明确记载药相反者(除去重复者外)达55种之多，这些相反药中除了没有藜芦反沙参、丹参、玄参、苦参之外，十八反中的其他药物均包括在内，且增加41种药物。可见反药并非十八种，十八反仅是相反药的代名词或同义词而已，这一点可从金元以来历代本草记载相反药中看出，它们各有增删，变化较大，互有出入。如《本草蒙筌》中“川芎反藜芦”，“大戟反海藻、芫花”，“巴豆反牵牛”。《景岳全书》“土贝母反乌头”(卷四八，《本草正》)。《本草纲目》保留十八反全部基本药物及配伍，另有增加，共36种药名，29对配伍。《得配本草》所增相反配伍，几乎全部都是药食相反，相反药数37味，30对配伍。高晓山《中药药性论》初步统计，历代主要本草(部分方书)所记具有相反药性的药名有88种，相反药配伍97对。《中国药典》1963年版有27种，1977年版有28种，1985年版有31种，2010年版的具体内容如下：川乌、制川乌、草乌、制草乌、附子反半夏、法半夏、姜半夏、清半夏、瓜蒌、瓜蒌子、瓜蒌皮、天花粉、川贝母、浙贝母、平贝母、伊贝母、湖北贝母、白蔹、白及；甘草、炙甘草反海藻、京大戟、红大戟、甘遂、芫花；藜芦反人参、红参、人参叶、西洋参、党参、丹参、玄参、南沙参、北沙参、苦参、细辛、赤芍、白芍，共计41种药物。

2. 十九畏的沿革　在“七情”配伍中已经提到，对于“相畏”而言，宋代以前主要指毒性受制约。金元以后对“相畏”的认识发生了质的变化，多从药物功效受制约而论，与“相恶”概念混淆，即两药配伍使用可以降低原有疗效。但后世医家每将“十八反”、“十九畏”并提，且从十九畏歌诀中可以看到“相争”、“莫与见”、“最怕”、“不顺情”、“难合”、“相欺”、“莫相依”等描述，含有“相反”之义，多作为配伍禁忌看待。

从现存文献考证，明代刘纯《医经小学》首载“十九畏”歌诀。歌诀中记载了19个药名，10对配伍：“硫黄原是火中精，朴硝一见便相争。水银莫与砒霜见，狼毒最怕密陀僧。巴豆性烈最为上，偏与牵牛不顺情。丁香莫与郁金见，牙硝难合京三棱。川乌、草乌不顺犀，人参最怕五灵脂。官桂善能调冷气，若逢石脂便相欺。大凡修合看顺逆，炮爁炙煿莫相依。”此后，《珍珠囊补遗药性赋》、《本草纲目》、《药鉴》、《炮炙大法》等对此均有记载，文字略有出入，但后世均以上述歌诀文为流传。

《中国药典》收载的十九畏组对，1963年版与相畏混称。自1977年版起，与相当十八反的组对同称“不宜同用”，不再称畏，则是同作配伍禁忌对待。2010年版的药典中保留有十九畏的部分：硫黄畏朴硝(芒硝、玄明粉)，巴豆(巴豆霜)畏牵牛，丁香(母丁香)畏郁金，牙硝(芒硝、玄明粉)畏三棱，人参(红参、人参叶)畏五灵脂，肉桂畏赤石脂。高等中医药院校规划教材(统编六版教材)《中药学》(雷载权主编)在解释药物七情中“相反”的含义时，称“相反即两种药合用，能产生或增强毒性反应或副作用。如‘十八反’、‘十九畏’中的若干药物(见‘用药禁忌’)”。也将十九畏与十八反并列，作为配伍禁忌的内容。

如何正确对待十八反、十九畏

1.“十八反”的药对在临床到底能否同用，历代众说不一。《神农本草经》最早提出“勿用相恶相反者”。《本草经集注》亦云：“相反则彼我交仇，必不宜合。”《证类本草》卷二引陶弘景语“先圣既明有所说，何可不详而避之，……若旧方已有，……择而除之，伤寒赤散吾常不用藜芦，断下黄连丸亦去其干姜而施之，无不效，何忽强以相憎，苟令共事”。《备急千金要方》则谓：“草石相反，使人迷乱，力甚刀剑。”南宋张杲在其所著《医说》一书中还记载了相反药中毒的症状及解救方法“诸药相反中毒，用蚕退烧灰，细研一钱，冷水调下，频服取效。虽面青脉绝，腹胀吐血，服之即活”。均强调了反药不可用。黄文权等人通过动物实验证明了甘草与甘遂、大戟、芫花配伍使用后，可见实验动物心、肝、肾脏器组织及血管充血，出现小灶性炎细胞浸润、细胞组织浊肿变性及空泡样改变，提示甘草与甘遂、大戟、芫花配伍后具有一定的毒副作用[1]。颜辉等人报道海藻与甘草配伍对大鼠毛色、进食、活动、体重、脏器系数无影响，对血液系统、肝功能、心肌酶、肾功能、肝药酶会产生一定的影响，且与配伍比例有关，提示海藻甘草不同比例配伍后，对大鼠脏器具有选择毒性作用[2]。类似的临床、实验报道还有不少，均支持反药同用产生或增强毒性的观点。

但古今对此持不同意见者也不乏其人，他们认为反药同用，没有相反作用，不会产生或增强毒副作用。如宋·陈无择《三因极一病证方论》云：“甘草反甘遂，似不当同用之，却效，非人情所可测也。”清代张志聪也谓“相反者，彼此相忌，能各立其功，圆机之士，又何必胶执于时袭之固陋乎？”并指出“聿考《伤寒论》、《金匮》、《千金》诸方，相畏、相反者多并用(《侣山堂类辨》卷上畏恶反辨)。

有的医者则认为反药同用，不仅没有毒副作用，反而可以增强疗效，起到相反相成的作用。如《金匮要略》甘遂半夏汤中甘遂、甘草同用治留饮；赤丸以乌头、半夏合用治寒气厥逆；《千金翼方》肾沥散中乌头、白蔹同用；《儒门事亲》通气丸中海藻、甘草同用等等。宋·张锐在《鸡峰普济方》中认为“近世医者，用药治病多出新意，不用古方，不知古人方意有今人所不到者甚多。如诸寒食散、五石泽兰元、三石泽兰元、登仙酒之类，其治疗有意外不测之效，观其所用药则皆寻常所用之物也。但以相反、相恶者并用之、激之，使为功效。详其妙意，盖出于今人之表。”明确指出相反药可以同用，它们通过配伍使药物发生了质的变化而达到意想不到的作用。《汤液本草》认为甘草可配伍甘遂、大戟、芫花治痰癖、饮癖，乃“以相反主之，欲其大吐也”，从而达到治病之目的。有人统计宋代几本大型方书中记载有许多相反药同用的内服处方，较之《千金方》、《外台秘要》所载更多[3]。近年来曾灏等人采用加减海藻玉壶汤治疗肉瘿 108 例，取得较好疗效[4]。杨小红等人用甘遂甘草配伍治疗肝硬化腹水 16 例，取得明显的近期疗效，能延缓肝硬化病情的进程，减少肝硬化患者并发出血的概率[5]。刘刚观察川乌配法半夏粉剂，大、中、小剂量组大鼠的外观体征、行为活动、体重、脏器系数、血液学和血液生化学指标，与空白对照组比较，均无明显差异；病理检查未见与药物毒性相关的明显病变，停药后也未见药物延迟性毒性反应[6]。有些实验甚至认为相反药合用不仅不产生或增强毒性，反而缓和毒性，增强疗效。如海藻甘草一定比例配伍条件下并没有产生剧烈的毒副反应，反而对小鼠急性肝损伤具有一定的保护作用，尤其以海藻甘草 1∶1 配伍效果最显著[7]。

2. 古今医家对十九畏也存颇多疑义，认为并不是所有十九畏中的药对配伍都是绝对的配伍禁忌。如《医学正传》云：“古方感应丸，用巴豆、牵牛同剂，以为攻坚积药。四物汤加人参、五灵脂辈，以治血块。”丹波元坚《药治通义》引张隐庵语“考伤寒、金匮、千金诸方，相畏、相反者多并用。”陈馥馨收集、整理《普济方》及《全国中成药处方集》中含有十八反、十九畏的内服成方多达782个[8]。张志明等应用人参配伍五灵脂治疗气虚血瘀型胃痛，取得良好疗效[9]。药理实验研究也表明，人参、五灵脂配伍能抑制A549人肺腺癌细胞增殖，并对其细胞的凋亡有诱导作用，且当二者比例为2∶1时效果最显著[10]。欧阳菊用等量丁香与郁金治疗虚寒性胃痛32例，疗效较好，且无不良反应[11]。田喜勇等人用丁香配伍郁金辨证治疗气滞血瘀型冠心病患者12例，服药后均反应良好，脏器功能恢复及生活状态明显改善，未出现任何异常反应，且二药同用比单味应用疗效显著[12]。梁爱玲等人研究表明人参、五灵脂不同比例配伍混煎液(1∶1、1∶2、2∶1)灌胃给药7天后，对正常小鼠游泳时间、耐寒、耐缺氧时间及胸腺指数、肝糖原含量均有增强作用($P<0.05$)[13]。

3. 从以上内容可以看出，“十八反”、“十九畏”都不是绝对的配伍禁忌，甚至有些文献记载或临床实验报道表明相反之药同用对于某些疾病，尤其是沉疴痼疾显示了一定的疗效。由此可见，无论文献资料、临床观察及实验研究目前尚无统一的结论，说明对十八反、十九畏的科学研究还要做长期艰苦、深入、细致的工作，去伪存真，才能得出准确的结论。目前在尚未搞清反药是否能同用的情况下，临床用药应当采取慎重的态度，凡属十八反、十九畏的药对，若无充分根据和应用经验，最好不使用，以免发生意外。

参考文献

[1] 黄文权，程相岭，肖鸿，等. 甘草甘遂配伍对大鼠心肝肾功能及形态的影响[J]. 第三军医大学学报，2001，23(12)：1439-1441.

[2] 颜辉，王国基，陈坚. 不同比例海藻与甘草配伍对大鼠的毒性研究[J]. 中国中药杂志，2007，32(16)：1700-1703.

[3] 高晓山，陈馥馨. 中药十八反试论[J]. 中医杂志，1980(3)：7.

[4] 曾灏，王少丽，林伟根，等. 加减海藻玉壶汤治疗肉瘿108例临床疗效分析[J]. 广东医学，2010，31(8)：1050-1052.

[5] 杨小红，邱向红，希雅卡，等. 反药甘遂甘草配伍治疗肝硬化腹水的临床研究[J]. 新中医，2005，37(11)：42-43.

[6] 刘刚. 川乌配法半夏对大鼠的长期毒性观察[J]. 中国民族民间医药，2010(20)：42-43.

[7] 叶敏，赵一鸣. 海藻甘草配伍对小鼠急性肝损伤的影响[J]. 现代中药研究与实践，2006，20(5)：30-32.

[8] 陈馥馨. 782个含十八反、十九畏内服成药方组成与主治分析[J]. 中国医药学报，1987(2)：26.

[9] 张志明，刘剑梅. 人参配五灵脂治疗胃痛[J]. 甘肃中医，2000，13(5)：57-58.

[10] 王瑾，任艳玲. 人参配伍五灵脂对A549人肺腺癌细胞增殖抑制及诱导凋亡的实验研究[J]. 中国中药杂志，2006，31(7)：585-588.

[11] 欧阳菊. 丁香配郁金治疗虚寒性胃痛32例[J]. 实用中医药杂志，2006，22(2)：79.

[12] 田喜勇，周霞. 郁金、丁香同用治疗冠心病[J]. 中国当代医药，2010，17(31)：98.

[13] 梁爱玲，高铭坚，黎莲珺，等. 人参五灵脂配伍对人参补气作用影响的初步药效学研究[J]. 中华中医药学刊，2010，28(4)：729-731.

第二节 妊娠用药禁忌

概念 妊娠禁忌药又名妊娠服禁、妊娠忌药、孕妇药忌、胎前药忌、胎妇药物忌、产前药忌等，是指对妊娠母体或胎元具有某些不良作用，干扰了妊娠正常生理，导致胎漏下血、胎动不安、堕胎小产或胎萎不长、胎死腹中，或胎儿发育畸形，因而在妇女妊娠期应慎用或禁用的中药。妊娠禁忌药有时也简称为妊娠禁忌。

沿革 人们对妊娠期间用药宜忌的认识，在很早以前就已有记载，其源头可以追溯到春秋战国时期。《山海经》曰："嶓众之山……有草焉，名曰萯蓉，食之使人无子。""萯蓉"即为妊娠禁忌药，但当时还没有这个明确概念。第一部医学专著《黄帝内经》曰："妇人重身，毒之如何？……大积大聚，其可犯也，衰其大半而止，过者死。"记载了妇人妊娠期间的用药法则。

秦汉南北朝时期，对妊娠禁忌药的认识有了突破性的进展。《史记》载有妊娠服药伤胎堕胎或催生下胎的病案。《神农本草经》中也有妊娠禁忌药的提法，并明确提出了6种堕胎药。《名医别录》中堕胎药物有所增加。《本草经集注》又将其扩展为42种，成为基础的妊娠禁忌药，后世本草著作多有补充。

隋唐时期，妊娠禁忌药这一概念初步形成。据载，隋代《产经》中载有妊妇不可服药82种，应是最早记载的妊娠禁忌药。《诸病源候论》曰："儿在胎，日月未满，阴阳未备，脏腑骨节皆未成足，故自初讫于将产，饮食居处，皆有禁忌。"从病机角度阐述了妊娠禁忌药的作用机理和注意宜忌的重要性，使妊娠禁忌这一概念在理论、实践两方面都初步确立。

宋金元时期，妊娠禁忌药的种类有所增加。《卫生家宝产科备要》收录的卢医周鼎的《产前所忌药物歌》，是最早的妊娠禁忌药歌诀。该书还从脏腑病机的角度讨论了妊娠禁忌药的作用机理，为妊娠禁忌药理论的进一步形成奠定了很好的基础。但其内容庞杂，而且包含了一些罕用药，不利于记忆。故元代以后，又出现了一些简化歌诀，其中影响最大、流传最广的是《珍珠囊补遗药性赋》中记载的歌诀。至此，医家对妊娠禁忌药的认识已比较全面，形成了"用药禁忌"中的一个分支。

明清以降，妊娠禁忌药的种类、内容极大丰富。《本草纲目》除专列"妊娠禁忌"药外，"诸病通用药"中，关系妊娠禁忌者即有247种，并有较科学的分类，较前有了进一步发展。这一时期"妊娠禁忌药"的发展，还表现在"医案"、"医话"中记载的许多临床妊娠期用药的试验经验和教训；对妊娠禁忌药的认识着重从药性解释药效；特别强调某些性味平和的药物在妊娠期亦有属禁忌者，提醒人们注意。

明清本草中，妊娠用药除分禁忌外，偶有慎用之说。近年来，慎用药较多。《中国药典》亦有禁、忌、慎之区别。禁，程度最重，可以理解为"严格不允许"；忌，程度较"禁"次，包括畏忌、顾忌等含义，可以理解为"有所畏"；慎，程度最轻，包括谨慎、慎重等含义，可以理解为"小心思考"[1]。目前对于禁忌的界限不明确，故统称为"妊娠禁忌药"，慎用之品亦包括在内。

分类

据药性分：妊娠禁忌大毒、辛热之品。大毒者如水银、地胆、铅粉、狼毒、砒石等；辛热者如附子、乌头、肉桂、蜀椒等。

据药效分：凡功可活血通经、破气行滞、软坚散结、攻逐峻下、滑利重坠、走窜开窍者皆为妊娠禁忌药。活血通经者如三棱、莪术、乳香、红花等；破气行滞者如青皮、枳实、槟榔、檀香等；软坚散结者如鳖甲、半夏、天南星等；攻逐峻下者如商陆、葶苈、甘遂、芫花、牵牛子、大黄等；滑利重坠者如蓖麻子、冬葵子、滑石、车前子、木通、磁石、礞石等；走窜开窍者如麝香、冰片、苏合香等。

据作用对象分：因母体和胎元的不同，妊娠禁忌药又分为如下两类：作用于母体，使其受到损害，不能继续妊养胎儿，从而终止妊娠的，如红花、薏苡仁、芫花、三棱、通草、常山、滑石、天花粉、大黄等；作用于胎元可直接损伤胎元，使其发育障碍，如半夏损胎，巴豆烂胎，吴茱萸毒胎等。大部分妊娠禁忌药属作用于母体者。

据作用结果分：妊娠禁忌药又有杀胎（烂胎）、堕胎（下胎、落胎）、滑胎（动胎）、毒胎（损胎、妨胎、碍胎）之不同。杀胎者如巴豆、硇砂、水银等；堕胎者如芫花、甘遂、大戟、牵牛、王不留行、穿山甲、补骨脂、川芎、硫黄、桃仁等；滑胎者如车前子、冬葵子、槐角、泽泻、枳实等；毒胎者如郁李仁、青蒿、细辛、槟榔等。

据作用强度分：大致分禁用与慎用。禁用者多毒性较强，或药性猛烈，可引起母体或胎元的严重损伤，导致胎死或胎堕，如水银、砒霜、巴豆、大戟、商陆、藜芦、乌头、锡粉等。慎用药毒性较低，药性较缓，活血行气、攻下利水、软坚散结、走窜重坠之品多属此类，如红花、桃仁、槟榔、青皮、大黄、泽泻、牡蛎、苦参、细辛等。

现代研究　关于妊娠禁忌药的临床与实验研究早在20世纪40年代就已经开始，70多年来取得了不少成绩。如前所述，所谓妊娠禁忌药，简言之即是指对妊娠母体或胎元具有某些不良作用，干扰正常妊娠的药物。从保护正常妊娠而言，本章所述药物即为妊娠禁忌药；若从药物如何终止妊娠或避孕而言，本类药物即为抗妊娠药。随着我国计划生育、优生优育基本国策的落实，科学工作者努力挖掘我国历代本草记载的妊娠禁忌药和古代避孕方，广泛运用多学科的现代科学研究手段，使往日的"妊娠禁忌药"为今日的计划生育工作服务。

临床研究主要是对历代医籍中记载的抗生育药或方剂进行观察印证。实验研究主要从胚胎学、药理学、药化学、遗传学、毒理学等方面，观察抗妊娠药的主要作用环节，这些药物分别具有对抗垂体促性腺素、抑制排卵、延缓卵运、破坏受精、抗着床和终止早、中、晚妊娠的作用，药物的胚胎致畸研究，也有一些报道。从结论来看，妊娠禁忌药的临床与实验研究存在互为矛盾之处，现代研究与传统记载也有不符。孰是孰非，需进一步探讨。下面就研究状况作一介绍。

（1）临床研究：古代文献记载，附子、大黄、益母草等皆为妊娠禁忌药，但有些临床报道显示与记载不甚相符。如报道有医者用《伤寒论》附子汤原方（附子15g、茯苓15g、党参25g、白术25g、白芍15g）治疗怀孕7个月畏寒，腹部疼痛者，连服3剂而愈，至足月顺利产下一男，未对妊娠过程造成不利[2]。赵海燕观察大黄对妊娠应激性胃肠黏膜病变及中毒性肠麻痹的疗效，结果表明大黄对此类患者发生应激性胃肠黏膜病变和中毒性肠麻痹有较好的疗效[3]。王玉霞重用赭石治疗妊娠恶阻62例，基本处方为：赭石30g（先煎）、白术15g、茯苓10g、白芍10g、寸冬15g、半夏10g、竹茹10g、焦三仙10g。痊愈45例，显效16例，无效1例，总有效率为98.3%[4]。

有些药物的临床报道与记载基本相符。如采用川牛膝胶丸口服用于妇产科人工流产及中期妊娠引产，可促进宫颈条件成熟、宫颈软化，能缩短引产时间，促进胎盘胎膜剥离完整，为人工流产手术的顺利成功奠定了基础[5]。芫花中的有效成分芫花酯甲制成药膜外用，经1544例临床应用，完全流产率85%。目前还常将天花粉中的天花粉蛋白用于中期引产，引产率达96%[6]。

有些药物虽为妊娠期所禁忌，但其机理不是抗妊娠而是毒性作用。如斑蝥、夹竹桃、乌头类、雪上一枝蒿等用于终止妊娠，绝少有成功的堕胎病例。如一未婚先育的女性，企图用斑蝥煎剂半碗（半两）堕胎而致死亡[7]。再如一个妇女在妊娠最后3个月，内服约30ml含有1.3%砷的制剂，4日后生下一早产儿，婴儿于11小时后死亡[8]。

目前用于抗早孕的中药有：①莪术油：使用30%莪术油3～5ml，经导管注入妊娠30～50天的子宫腔内，注药前一天和当天各肌注丙酸睾酮100mg，抗早孕总有效率88.89%。

②天花粉：用精制天花粉蛋白 1.2～2mg，加丙酸睾酮 100mg，加利血平 0.5～1mg，注入宫腔，抗早孕 304 例，成功率为 84.95%。③以当归、怀牛膝为主药的催经止孕汤：当归、怀牛膝各 15g，藏红花、大腹皮各 12g，桂枝 9g，川芎 5g，水蛭 10g，甘遂 3g，水煎，每日 1 剂，治疗 3～5 日，用于催经止孕总有效率 82.35%[9]。④大黄䗪虫丸：停经 40 日以内单纯服用大黄䗪虫丸，每日 3 次，每次 2 丸，连服 7 日停药。停经 41～60 日者除上述用法外，以红花 5g 水煎剂为药引。停经 61～90 日以内，B 超发现有胎心搏动者，除用上述方法外，以红花 10g、天花粉 30g 配伍，水煎剂为药引。采用上述方法服药者 100 例，服药后自然流产 49 例，成功率为 49%，有 26 例阴道流血量少，恐流产不彻底而行刮宫术，未刮出绒毛组织，仅见少量蜕膜样组织，送病检报告为坏死的蜕膜组织[10]。

用于流产、引产的中药有：①复方天花粉蛋白注射液：采用羊膜腔内、外及宫颈注射，用药量 1.2～1.8mg，加生理盐水 3～4ml 稀释后应用，同时注入丙酸睾酮及地塞米松 5mg，观察 1 小时无反应者待自行流产。应用于抗早孕流产及中期引产 248 例，总有效率 96.77%[11]。②助产汤：采用助产汤（丹参 12g、赤芍 9g、当归 9g、红花 9g、桃仁 9g、急性子 9g、五味子 9g、姜黄 9g、生大黄 9g、山甲片 15g、川牛膝 9g）治疗因各种原因需终止妊娠者 126 例，口服 250ml/次，2 次/日，追加剂量同前，仍一日 2 次，最多服 3 日，有效率为 71.4%[12]。③芫花：用芫花萜膜，经消毒的置入器将其送至宫颈内口以上约 10cm 处，放置完毕后，让孕妇平卧 30 分钟。用药每次为 1 片芫花萜膜，含 0.11mg“芫花酯甲”。共治疗 28 例死胎妊娠患者，其中完全流产（引产）26 例，占 88%；不完全流产 2 例，占 12%[13]。④中药复方：由当归 20g、党参 30g、川芎 15g、红花 12g、川牛膝 12g、坤草 30g、柞木枝 30g、鸡血藤 15g 组成。第一天下午给番泻叶 10g 代茶饮，晚上开始服中药，每日 1 剂，分早晚两次服用。84 例服中药病例，引产成功 67 例[14]。

（2）动物实验研究：许多动物实验研究表明，传统记载的妊娠禁忌药对妊娠确有危害作用。下面就以作用环节将这些药物归纳如下。

①抗着床、抗早孕药　常见的具有抗着床、抗早孕作用的药物有：九里香、半夏、牛膝、穿心莲、贯众、马兜铃、川楝子、土荆皮、水蛭、王不留行、白饭豆、白矾、丝瓜子、合欢皮、牡丹皮、鸡血藤、鸡冠花、扶桑花、芸香、补骨脂、阿魏、苦丁茶、栀子花、郁金、姜黄、蓬莪术、金银花、威灵仙、荜茇、急性子、胡荽子、胡萝卜子、柿蒂、益母草、紫草、棕榈、槐角、豨莶草、薄荷、麝香等[15]，但其作用机制不完全相同。如牛膝总皂苷灌胃可显著抑制假孕小鼠和去卵巢小鼠的子宫蜕膜细胞反应，表明它不仅能改变形成和维持蜕膜细胞反应所需要的激素环境，而且对蜕膜组织有一定的直接作用[16]。冰片能使中晚期妊娠小鼠流产，妊娠终止率分别为 100% 和 91%，但对早期妊娠作用不明显[17]。小鼠每日皮下注射麝香酮 20mg 后，在不影响孕鼠的正常生活和健康以及未出现任何神经系统异常情况下，表现有抗着床和抗早孕作用，且随孕期延长，抗孕作用更趋显著[18]。莪术水煎剂可降低雌鼠怀孕率，增加妊娠致畸率，兴奋子宫平滑肌[19]。红花有终止早期妊娠和对胚胎有致死、致宫内生长迟缓（IUGR）等毒性，并与剂量密切相关[20]。紫草能阻止子宫内膜黏蛋白 1（muc1）表达的消失从而阻止胚胎着床，具有抗早孕的效果[21]。

②流产、引产药　常见的有：了哥王、天花粉、乌桕、甘遂、冰片、芫花、脱力草、蛇王藤、蒲黄、䗪虫等[15]。其作用和机理各有不同，且作用时间亦有选择。乳香对小鼠未孕和早孕离体子宫均有明显的兴奋作用，早期终止妊娠率在 80%以上[22]。众多实验现象显示甘遂对胎儿循环系统和血凝系统有损害作用，故甘遂引产的胎儿均为死胎[23]。芫花的作用机理与甘

遂相似，均对胎儿有毒性作用。冰片对早期妊娠小鼠无明显作用，而对中晚期妊娠小鼠具有明显的终止妊娠作用[24]。蒲黄用于引产效果显著，其注射液对豚鼠离体子宫和家兔在位子宫有兴奋作用。薏苡仁可促宫颈成熟作用强，对产科过期妊娠引产效果好，安全性高[25]。

③致畸胎药　据报道，斑蝥能显著降低实验动物的怀孕率，提高畸胎率[26]。2.5mg/ml以上剂量的生草乌可诱发卵黄囊生长和血管分化不良、生长迟缓及形态分化异常，严重者出现体节紊乱、小头、心脏发育迟滞（心小，停留在心管期）及心脏空泡等，对体外培养大鼠胚胎具有一定的毒性作用，建议孕妇妊娠期间（特别是妊娠前3个月）慎用或禁用草乌[27]。千里光药材水提物、总生物碱提取物以及含千里光的中药复方千柏鼻炎片对大鼠均有一定的致畸胎作用，可导致胎儿骨骼发育异常，其中总生物碱可能是千里光中的主要致畸成分群[28]。在研究杜仲、黄芩、苎麻根的致畸作用中发现杜仲显示致畸作用阴性，有促进水螅分化及拮抗秋水仙碱抑制分化的作用；黄芩为致畸作用明显物质；苎麻根则显示致畸作用阳性[29]。水蛭煎剂可使胎鼠体重下降，有明显致畸作用，死胎和吸收胎比例升高，堕胎作用显著[30]。

④其他作用的抗妊娠药　紫草乙醇提取物能显著抑制体外培养的人绒毛组织分泌hCG的功能，破坏绒毛组织结构，甚至使其坏死，而具有抗生育作用[31]。僵蚕能显著降低雌性小鼠卵巢、子宫重量及妊娠率[32]。瞿麦对小鼠着床期、早期妊娠有较显著的致流产、致死胎作用，中、大剂量对中期妊娠有致流产、致死胎作用，且随剂量增大作用增强，部分胚胎坏死吸收，对晚期妊娠有催生下胎的作用，无遗传毒性作用[33]。

(3) 抗妊娠中草药有效成分的研究：不同的化学成分具有不同的抗生育特性。有效成分类似的中草药，具有类似的抗生育特性。下面以化学成分分类，分述不同成分的抗生育特性。

①生物碱性化合物：其抗妊娠作用，主要表现在体内能产生很强的雌激素活性，干扰内源性雌激素的比例平衡，影响子宫内膜发育，抑制蜕膜形成，从而导致妊娠终止。如蒺藜科骆驼莲中的鸭嘴花碱，具有明显的兴奋子宫作用，其作用与催产素和甲基麦角新碱相似；石蒜科黄花石蒜碱，可兴奋动物离体子宫，大剂量时则抑制；夹竹桃科山马茶、海尼山辣椒和狗牙花属植物中分离出来的生物碱——狗牙花啶，表现出高度雌激素活性，从而防止妊娠发生。

②皂苷类化合物：其抗生育方式，主要通过杀死精子，从而阻止卵子受精而起避孕作用。

③萜类化合物：其抗妊娠作用强，毒副作用小，国内外研究较多。如印度马兜铃中的倍半萜成分，对实验动物的抗着床率达100%，墨西哥巴拉圭菊中的两种二萜类成分，抗妊娠率达100%，其中一种二萜类成分巴拉圭菊醇（Zoapatanol）的抗生育作用，可能是与血管平滑肌上至今尚不了解的一种受体相互作用的结果，WHO已批准对Zoapatanol进行第一期临床实验；我国芫花中的芫花二萜酯，具有良好的致流产作用，临床证明引产一次成功率达82%～100%，其作用是通过局部接触引起蜕膜坏死以及大量合成与释放前列腺素，引起子宫收缩而实现的；穿心莲的二萜内酯类化合物，对终止早孕和中期妊娠有较好作用，致流产成功率69.3%；土槿皮中的土槿皮酸甲、乙、丙、丁，均有明显的抗早孕效果；栀子花中的三萜栀子酸和栀子花乙酸，对大鼠有一定的抗早孕效果。

④酚酸类化合物：酚酸性成分种类繁多，且具有多种药理活性。如紫草科的路边紫草中的活性酶——多酚氧化酶，能够把无活性的紫草酚聚合为活性的多聚体，该聚合物具有抗促性腺激素的作用，具有抗着床或堕胎活性；芦荟、白屈菜中的多酚性成分具有避孕作用。

⑤黄酮和香豆精类化合物：这类化合物和己烯雌酚（乙烯雌酚）在化学结构上近似，香豆

素类成分和促雌酮的受体间产生了相互影响。如补骨脂素，有避孕和胚胎毒作用，豆科的槐角中的三个黄酮苷，其苷元具有抗着床及抗早孕作用，可能与影响受精卵运输有关。

⑥蛋白质类化合物：常见的如天花粉中花粉蛋白对中期妊娠引产有效率达96%，其作用是通过破坏母体与胎儿之间的内分泌关系和代谢物的变换，并可能引起前列腺素的增加，发动宫缩而导致引产的。其对早孕也有终止作用，与前列腺素合用效果更佳，可显著减少前列腺素的用量。四季豆中的四季豆蛋白，可用于抗着床、抗早孕、中期引产，与等量天花粉蛋白比较，其抗早孕效果明显优于后者，但中期引产的效果低于后者。

参考文献

[1] 高晓山. 中药药性论[M]. 北京：人民卫生出版社，1992：125.

[2] 贺慧媛，刘长天. 略谈妊娠用附子的体会[J]. 时珍国医国药，2006，17(6)：1070.

[3] 赵海燕，王雨平，董丽红. 大黄对妊娠特有疾病治疗临床观察[J]. 昆明医学院学报，2010(3)：59-62.

[4] 王玉霞. 重用代赭石治疗妊娠恶阻62例临床观察[J]. 齐鲁医学杂志，2000，15(3)：178.

[5] 贾曦. 口服川牛膝胶丸软化宫颈56例疗效观察[J]. 新疆中医药，2004，22(2)：12-13.

[6] 张淑真，崔秀君. 中草药抗生育研究进展[J]. 吉林中医药，1995(1)：41-42.

[7] 邹伟波. 口服斑蝥堕胎中毒致死的法医学鉴定[J]. 现代临床医学生物工程学杂志，1999，5(3)：203.

[8] 史国兵. 中药雄黄的临床应用及其毒副作用[J]. 药学实践杂志，2002，20(5)：267-270.

[9] 施杞. 现代中医药应用与研究大系·第7卷[J]. 上海：上海中医药大学出版社，1995：76.

[10] 黄凤霞，王荣友，张富和. 大黄䗪虫丸促流产作用的临床观察[J]. 长春中医学院学报，1999，15(2)：29.

[11] 卓勤，孙雪. 结晶天花粉蛋白注射液抗早孕流产及引产248例分析[J]. 白求恩医科大学学报，1996，22(2)：220.

[12] 荀艳霞，王霞，石磊，等. 中药助产汤用于晚期妊娠催产与引产效果观察[J]. 现代中西医结合杂志，2002，11(23)：2334-2335.

[13] 王惠芳，邓翠枝，丁引勤，等. 芫花萜膜在死胎引产中的应用[J]. 实用医技，1999，6(11)：895.

[14] 姜秀萍，张丽华，许淑欣. 中药引产在过期妊娠中的应用[J]. 中成药，1995，17(5)：24-25.

[15] 李卫民，高英，刘冬，等. 中草药抗生育研究[M]. 中国医药科技出版社，1993：102-199，200-216.

[16] 王世祥，井文寅，车锡平. 怀牛膝总皂苷抗生育作用及其机理[J]. 西北药学杂志，1997，12(5)：209-211.

[17] 徐连英，陶建生，冯怡. 冰片抗生育作用及剂型研究[J]. 中成药研究，1986(3)：1.

[18] 蔡青青. 人工麝香微胶囊准备研究. 华东理工大学硕士学位论文，2004.

[19] 周宁娜，毛晓健，张洁，等. 莪术妊娠禁忌的药理学研究[J]. 中医药学刊，2004，22(12)：2291-2292.

[20] 林邦和，严冬，周立人，等. 红花对大鼠妊娠和胚胎发育的毒性和影响[J]. 安徽中医学院学报，1998，17(4)：50-52.

[21] 任少达，禹卉，马保华，等. 紫草抗胚胎植入作用与muc1蛋白子宫内膜表达的关系[J]. 山东大学学报：医学版，2010，84(9)：25-28.

[22] 朱锡民，李培全，张建国，等. 榆白方对动物妊娠的终止作用[J]. 中成药，1989(7)：32.

[23] 于天文，李相忠，辛淑媛，等. 甘遂中期引产胎盘与胎儿脏器的光镜及电镜观察[J]. 中西医结合杂志，1986(4)：201.

[24] 徐连英，陶建生，冯怡. 冰片的抗生育作用及剂型研究[J]. 中成药研究，1986(3)：1.

[25] 陈文慧,林建.中药薏仁用于40例过期妊娠引产的效果观察[J].广东医学院学报,2009,27(3):280-281.

[26] 箫庆慈,毛小平,赵霞,等.妊娠禁忌药斑蝥的部分药理研究[J].云南中医学院学报,2000,23(1):7-11.

[27] 肖凯,王莉,刘玉清,等.草乌的体外胚胎发育毒性研究[J].毒理学杂志,2007,21(4):317.

[28] 赵雍,梁爱华,刘婷,等.千里光、千柏鼻炎片和总生物碱大鼠胚胎毒性研究[J].中国中药杂志,2010,35(3):373-377.

[29] 吴源,冀元棠,童小萍,等.应用水螅再生试验初探杜仲等中药的致畸作用[J].生物学杂志,2004,2(3):34-36.

[30] 赵玲霞,马俊霞,郭丽.水蛭的药效与毒性[J].河北医药,2004,26(1):78.

[31] 杨柳,王秀华,张西玲.紫草乙醇提取物对体外培养人绒毛组织分泌HCG功能的影响[J].甘肃中医学院学报,2001,18(1):21.

[32] 毛晓健,毛小平,肖庆慈,等.僵蚕抗生育的药理研究[J].云南中医学院学报,2002,25(3):26.

[33] 李兴广,高学敏.瞿麦水煎液对小鼠妊娠影响的实验研究[J].北京中医药大学学报,2000,23(6):40.

第三节　证候禁忌

概念　由于药物有寒热温凉四气的不同,又有酸苦甘辛咸五味的各异,升降浮沉作用趋向的差别,以及归经作用定位的不同区分,形成了各自药性的不同,其治疗作用各有专长和一定的适用范围。因此,临床用药在证候选择上也就有一定的忌宜。所谓证候禁忌是指某种药物用于治疗某种疾病,只适用于某种特定的证候,而其他证候一般不宜应用。如大黄、麦冬、当归、肉苁蓉均可治疗大便秘结,大黄苦寒,泻热通便,适用于热结便秘;麦冬甘寒,养阴通便,适用于阴虚便秘;当归甘温,养血通便,适用于血虚便秘;肉苁蓉甘温,补阳益精通便,适用于阳虚精亏便秘。也就是说大黄只适用于热结肠燥便秘,而阴虚、血亏、阳虚精亏所致大便秘结,则就是大黄的证候禁忌了。应当指出,证候禁忌是指一般用药规律,临床上常通过适当配伍,还可扩大药物适用范围,如大黄配附子,寒热并用,温通去积,也可用治冷积便秘。

内容　除了药性极为平和无须证候禁忌外,一般药物都有证候禁忌,其内容详见各论每味药物的"【使用注意】"项。

第四节　服药时的饮食禁忌

概念　服药时的饮食禁忌是指服药期间对某些食物的禁忌,简称食忌,也就是通常所说的忌口。

内容　服药时的饮食禁忌包括病证食忌、服药食忌两方面的内容。

1. 病证食忌　是指治疗疾病时,应根据病情的性质忌食某些食物,以利于疾病的早日痊愈。因药有药性,食有食性,药与证符,食亦应与证符。也就是说,应做到食证相符,即温热病应忌食辛辣油腻煎炸食物,寒凉证应忌食瓜果生冷、清凉饮料,虚性病证应忌食清泄食物,实性病证应忌食温补之品等,这是饮食禁忌的基本原则。《灵枢·五味》:"肝病禁辛,心病禁咸;脾病禁酸,肾病禁甘,肺病禁苦。"皆指出了某脏腑疾病忌食某性质的食物,从上可以看出食物禁忌同于药物禁忌，皆以中医理论为基础而形成的。临床可以中医基础理论为指导辨证施膳；有些病证亦需结合西医学的原理，辨病施膳，并针对性地搞好饮食禁忌。如热性病者应忌食胡椒、辣椒、大蒜、白酒、煎炸食品等；寒性病者应忌食生冷瓜果、冰镇饮品；脾虚患者应忌油炸黏腻、寒冷固硬、不易消化的食物；黄疸性肝炎、胆囊炎、泄泻痢疾患者应忌食油腻、生冷；冠心病、高血压、动脉粥样硬化、高血脂、糖尿病、肾炎、心力衰竭等患者应少食或忌食盐；荨麻疹、过敏性结肠炎、支气管哮喘、过敏性紫癜等患者，一般不宜食鱼虾、蟹、猪头肉、猪蹄、韭菜、香菜、鸡、鹅、羊等食物；痔疮、肛裂患者不宜食辛辣酒炙之品；皮肤病及疮疡肿毒，忌食鱼、虾、蟹、猪头肉、猪蹄、鹅肉、鸡肉、南瓜、芥菜等一切荤腥发物等，可供参考。

2. 服药食忌　是指服某些药时不可同时吃某些食物，否则可能会降低药物的疗效，或加剧病情，或变生他证。①降低疗效：如服人参或人参制剂时应忌食萝卜，因萝卜顺气，能加速肠胃蠕动，使排泄加快，不利于人参的吸收，二者一补一泄，抵消了人参的补益作用；又如服用中药时，尤其是含铁质的补血药不宜饮茶，因茶叶中含有大量的鞣酸，能和药物中的铁离子反应生成鞣酸亚铁，不利于铁的吸收；再如服各种含生物碱的中药，不可饮用牛奶，因牛奶中含有大量的蛋白质可与生物碱生成沉淀，从而影响药物的疗效。②加剧病情：如患过敏性疾病的人，若治疗期间食用鱼虾、蟹等发物，容易引起疾病复发或加重。③变生他病：如《东医宝鉴》"服地黄、何首乌人食萝卜则能耗诸血，令人髭发早白"。《范汪方》注有"藜芦，勿食狸肉"称"食之使人水道逆上，成腹胀"。近年来有报道，1 例小儿感冒患者，予银翘散加减方 3 剂，服至第 2 剂时，曾吃带鱼罐头，次日全身出现皮下斑点，伴有恶心、呕吐等症状。另 1 例女性感冒患者，服小柴胡汤加减，其中含有荆芥，嘱其服药期间忌食鱼虾。服第 4 剂时食鱼虾和猪血，嘴周围皮下遂出现黑紫色瘀血，并伴呕吐、泄泻。重复实验，再次出现恶心、腹泻等症状[1]。古有记载：荆芥忌鱼蟹；甘草、黄连、桔梗、乌梅忌猪肉；鳖甲忌苋菜；常山忌葱；地黄、何首乌忌葱、蒜、萝卜；丹参、茯苓、茯神忌醋；土茯苓、使君子忌茶；薄荷忌蟹肉以及蜜反葱、柿反蟹等，也许有其道理。

参考文献

[1] 侯昕. 服荆芥后食鱼、虾致过敏反应二例[J]. 中国中药杂志，1990(2)：254.

（陈绍红　吴立坤　钟赣生）

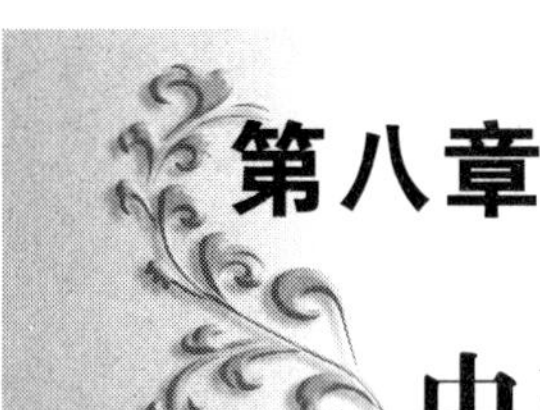

第八章 中药的剂量、剂型与用法

第一节 中药的剂量

概念 中药剂量是指临床应用的分量。它主要指明了每味药的成人一日量(按:本书每味药物标明的用量,除特别注明以外,都是指干燥后生药,在汤剂中成人一日内用量)。其次指方剂中每味药之间的比较分量,也即相对剂量。

表示 中药的计量单位有:①重量:如市制,斤、两、钱、分、厘;公制,千克(kg)、克(g)、毫克(mg)。②容量:古方用斛、斗、升、合、勺等表示;现代用升(L)、毫升(ml)。③数量:如生姜3片、蜈蚣2条、大枣7枚、芦根1支、荷叶1角、葱白两只等。④度量:如厚朴1尺、桂3寸等。但最常用的还是重量。

明清以来,我国普遍采用16进位制的“市制”计量方法,即1市斤=16两=160钱。自1979年1月1日起,全国中医处方用药计量单位一律采用公制,即1千克(kg)=1000克(g)=1 000 000毫克(mg)。为了处方和调剂计量的方便,按规定以如下的近似值进行换算:

1斤=500g,1市两(16进位制)=30g,1钱=3g,1分=0.3g,1厘=0.03g。

影响剂量的因素 尽管中药绝大多数来源于生药,安全剂量幅度较大,用量不像化学药品那样严格,但用量得当与否,也是直接影响药效的发挥、临床效果好坏的重要因素之一。药量过小,起不到治疗作用而贻误病情,药量过大,戕伤正气,也可引起不良后果,或造成不必要的浪费。同时中药多是复方应用,其中主要药物的剂量变化,可以影响到整个处方的功效和主治病证的改变。因此,对于中药剂量的使用应采取科学、谨慎的态度。一般来讲,确定中药的剂量,应考虑如下几方面的因素。

(1) 药物性质与剂量的关系:剧毒药或作用峻烈的药物,应严格控制剂量,开始时用量宜轻,逐渐加量,一旦病情好转后,应当立即减量或停服,中病即止,防止过量或蓄积中毒。此外,花叶皮枝等量轻质松及性味浓厚、作用较强的药物用量宜小;矿物介壳质重沉坠及性味淡薄、作用温和的药物用量宜大;鲜品药材含水分较多用量宜大(一般为干品的4倍);干品药材用量应小;过于苦寒的药物也不要久服过量,免伤脾胃;再如羚羊角、麝香、牛黄、猴枣、鹿茸、珍珠等贵重药材,在保证药效的前提下应尽量减少用量。

(2) 剂型、配伍与剂量的关系:在一般情况下,同样的药物入汤剂比入丸散剂的用量要大些,单味药使用比复方中应用剂量要大些;在复方配伍使用时,主要药物比辅助药物用量要大些。

(3) 年龄、体质、病情与剂量的关系:由于年龄、体质的不同,对药物耐受程度不同,则药物用量也就有了差别。一般老年、小儿、妇女产后及体质虚弱的患者,都要减少用量,成人及平素体质壮实的患者用量宜重。一般5岁以下的小儿用成人药物的1/4。5岁以上的儿童按成人用量减半服用。病情轻重、病势缓急、病程长短与药物剂量也有密切关系。一般病情轻、病势缓、病程长者用量宜小；病情重、病势急、病程短者用量宜大。

(4) 季节变化与剂量的关系：夏季发汗解表药及辛温大热药不宜多用，冬季发汗解表药及辛温大热药可以多用；夏季苦寒降火药用量宜重，冬季苦寒降火药则用量宜轻。

除了剧毒药、峻烈药、精制药及某些贵重药外，一般中药常用内服剂量约 5～10g，部分常用量较大剂量为 15～30g，新鲜药物常用量为 30～60g。

附：古方药量考证

古往今来，由于历代度量衡制度的变化，各个历史时期的用药分量的含义不同。现简介如下：

古秤(汉制)以黍、铢、两、斤计量，而无分名。到了晋代，则以十黍为铢，六铢为一分，四分为一两，十六两为一斤(即以铢、分、两、斤计量)。直至唐代医方仍沿用之。

及至宋代，立两、钱、分、厘、毫之目，即十毫为厘，十厘为分，十分为钱，十钱为两，以十进累计，积十六两为一斤。元明以至清代，沿用宋制，很少变易，故宋、元、明、清之方，凡言分者，是分厘之分，不同于晋代二钱半一分之分。清代之秤量称为库平，后来通用市秤(其实库平与市秤还有相差)。

古方容量，有斛、斗、升、合、勺之名，但其大小，历代亦多变易，考证亦有差异。(表 8-1)

表 8-1　古今用药衡量比较

时代	古代重量(两)	折合市制(市两)	折合国际单位制(克)	古代容量(升)	折合市制(市升)	折合国际单位制(升)
秦代	一	0.5165	15.495	一	0.34	0.34
西汉	一	0.5165	15.495	一	0.34	0.34
新莽	一	0.4455	13.365	一	0.20	0.20
东汉	一	0.4455	13.365	一	0.20	0.20
魏晋	一	0.4455	13.365	一	0.21 弱	0.21 弱
北周	一	0.5011	15.033	一	0.21 弱	0.21 弱
隋唐	一	1.0075	30.225	一	0.58 强	0.58 强
宋代	一	1.1936	35.808	一	0.66 强	0.66 强
明代	一	1.1936	35.808	一	1.07 强	1.07 强
清代	一(库平)	1.194	35.83	一(营造)	1.0355	1.0355

注：表中古今用药衡量比较，仅系近似数值。

至于古方有云“等分”者，非重量之分，是谓各药斤两多少皆相等，大都用于丸散剂，在汤酒剂中较少应用。古方有刀圭、方寸匕、一字等名称，大多用于散药。所谓方寸匕者，作匕正方一寸，抄散取不落为度；钱匕者，是以汉五铢钱抄取药末，亦以不落为度；半钱匕者，则为抄取一半；一字者，即以开元通宝钱币(币上有开元通宝四字)抄取药末，须去一字之量；至于刀圭者，乃十分方寸匕之一。其中一方寸匕药散约合五分，一钱匕药散约合三分，一字药散约合一分(草本药散要轻些)。另外药有以取类比象作药用量的，如一鸡子黄＝1 弹丸＝40 桐子＝80 大豆＝160 小豆＝480 大麻＝1440 小麻。

历代医家对古代方剂用量，虽曾作了许多考证，但至今仍未作出结论。但汉代和晋代的权衡肯定比现在为小。所以汉晋时代医方的剂量数字都较大。为便于学习古今医方的用药剂量，将古代衡量与市制、国际单位制列一对照表(表 8-2)。

表 8-2　古衡量与市制、国际单位制对照表

汉晋制					市两(一斤=16两)			国际单位制
斤	两	分	铢	厘	分	钱	两	克
1	16	64	384	4800	480	48	4.8	150
	1		24		300	30	3	9.375
		1	6		75	7.5	0.75	2.344(弱)
			1		125	12.5	1.25	0.391(弱)
					320	32	3.2	1

上表是为了临床使用古方药量的折算便利，以及现代医家用药习惯而设；大致汉晋三斤约为现在的500克(一斤)，一两约合现在的9克(三钱)，一尺约合六寸九分，一斗约合二升，一升水约合200ml(二合)，一鸡子黄大的丸药约合9克(三钱)，作为参考。

如参阅《伤寒论》、《金匮要略》、《千金方》、《外台秘要》等汉唐方书，还应该注意服法。多数方剂日分三服，得效止服，则古方药一剂等于现在用的三剂药，故直接的折算，可按一两约合3克(一钱)计算。但要结合具体病情，针对用药，不宜机械折算。

(陈绍红　吴立坤)

第二节　中药的剂型

概念　剂型是指药物制剂的形态，也就是指药物制成的形式。由于中药材品种繁多，药性各异，且多复方使用，药物之间的作用又十分复杂，加之临床需要各有不同，因此必须加工成一定的形式，才能达到提高药效，降低毒性，安全有效，便于服用，易于保存的目的。

沿革　中药制剂的发明与应用在我国有着悠久的历史。早在夏商时期甲骨文中就有“(鬯)其酒”，即酿造芳香药酒的记载，并出现了“伊尹造汤液”的传说，秦汉以来，《黄帝内经》、《神农本草经》收载了汤剂、丸剂、散剂、膏剂、酒剂等不同剂型，名医张仲景在前人的基础上又研制了汤剂、煮剂、煎剂、饮剂、散剂、粉剂、水丸、糊丸、蜜丸、栓剂、灌肠剂、坐药、酒剂、熏剂、洗剂、膏剂、搐鼻剂、擦剂等内服外用等多种剂型，可谓集传统制剂之大成，开创了我国制剂学的先河，而后唐《新修本草》、《备急千金要方》、《外台秘要》，宋《太平惠民和剂局方》，明《本草纲目》等医药文献，全面论述了中药传统剂型的特点、适应证、制作方法、工艺流程，使传统制剂的制作日趋完善，优秀的中药制剂得以广泛流传，至今仍为人们所习用，并有着科学的道理。近代中医药工作者在继承传统中药制剂经验的同时，吸取了现代制剂技术，研制出针剂、片剂、注射剂等许多种新剂型，进一步满足了临床的需要。

中成药制剂是指在中医药理论指导下，以疗效确切、应用广泛的中医传统名方、单方、验方、秘方及近代研制的新方为配方依据，选用中药材为原料，按规定的制剂工艺，大量生产，可供医生、患者直接使用的现成药剂。各有关部门对上市中成药经过不断整理、整顿、提高工作，至2006年，我国全部上市的中成药品种都实行了国家标准，收载在《中国药典》、卫生部或药监局颁发的《药品标准》上，为中成药的管理、生产、销售和临床使用奠定了良好的基础。我国中成药生产、研制、应用、管理正朝着科学化、规范化、法制化的道路前进。

内容　中成药剂型经新中国成立以来几十年的不懈努力，在继承中医丸、散、膏、丹、汤、

饮、酒、露的传统制剂工艺的基础上，不断吸收现代制剂的先进工艺、先进技术、不断进行制剂改革，研制出许多中成药新剂型。2010年版《中国药典》共收载中药剂型26种。深信随着超微粉碎、低温萃取、大孔树脂、分子筛滤过、喷雾干燥、β-环糊精包合及微型包囊等新技术，长效和缓释、控释以及靶向等新剂型的应用，会使中成药剂型朝安全高效、量小、方便的方向发展，现将常见剂型介绍如下。

1. 汤剂(饮剂)、合剂(口服液)、露剂(水剂)

(1) 汤剂：系指将中药饮片或粗粒加水煎煮，去渣取汁服用的液体剂型。汤剂是我国应用最早、最广泛的一种剂型，现代中医临床也以汤剂应用数量最多，汤剂处方数为整个中药处方数的50%左右，这是因为汤剂具有很多优点，如能适应中医辨证施治需要，随证加减处方；可充分发挥方药多种成分的综合疗效和特点；液体吸收快，奏效迅速；溶剂廉价易得；制备方法简单易行等。但汤剂也存在一定的缺点，如需临用新制，久置易发霉变质；不便携带；直接服用容积大，特别是儿童难以服用；脂溶性和难溶性成分以水煎煮，不易提取完全等。

选用适当药物直接用沸水温浸而不需要煎煮，服用剂量与时间不定或宜冷饮者，又称为饮剂，如清咽饮、金钱草饮剂、胖大海饮剂，可频频代茶饮服。

(2) 合剂：系由中药饮片提取(煎熬)成汤剂再浓缩而成，故又称煎剂，其浓度高于汤剂一倍以上，因多数由两种或两种以上的药味合煎而成，故称合剂，单剂量灌装者也可称口服液，如小儿清肺化痰口服液、化积口服液、抗病毒口服液。合剂是在汤剂的基础上改进而制成的，既保留了汤剂能使有效物质易于煎出，容易吸收，奏效较快的优点，并减去临时煎药的麻烦，合剂多由医院制剂室制备供临床使用，制作时注意灭菌、防腐、防止沉淀。临床常用的有小青龙合剂、补中益气合剂、四逆合剂及抗白喉合剂等。

(3) 露剂：近代称水剂，系指芳香挥发性药物经蒸馏而得近饱和或饱和的透明水溶液，如金银花露等。

2. 茶剂、糖浆剂

(1) 茶剂：系指饮片或提取物(液)与茶叶或其他辅料混合制成的内服制剂。可分为块状茶剂：系指饮片粗粉、碎片与茶叶或适宜的黏合剂压制成的块状茶剂，或提取物、饮片细粉与蔗糖等辅料压制成的含糖块状茶剂，如小儿感冒茶；袋装茶剂：系指茶叶、饮片粗粉或部分饮片粗粉吸收提取液经干燥后，装入袋的茶剂，其中装入饮用茶袋的又称袋泡茶剂；煎煮茶剂：系指将饮片适当碎断后，装入袋中，供煎服的茶剂。如午时茶袋泡剂、刺五加袋泡剂。

(2) 糖浆剂：是将中药饮片经提取浓缩为一定浓度的膏汁，加入一定比例的糖浆及防腐剂制成的液体制剂，它吸取了汤剂、合剂及膏滋的特点，采纳了西药糖浆剂的长处，是患者比较喜用的剂型之一。临床常用的如养阴清肺糖浆、二母宁嗽糖浆、十全大补糖浆等。

3. 酒剂、酊剂

(1) 酒剂：古称"酒醴"，后世称"药酒"，是以蒸馏酒为溶媒，以中药饮片为原料，经浸出而制得的透明液体制剂。此剂多用于体虚补养、风湿痹痛、跌打损伤等，如人参酒、劳伤酒等。

(2) 酊剂：是以一定浓度的乙醇，浸出或溶解中药中有效成分而制得的液体制剂。如十滴水、藿香正气水、灵芝酊、长宁风湿药酒等均为酊剂类的代表药。

4. 膏滋、流浸膏、浸膏剂

（1）膏滋：又称煎膏，即将中药饮片反复煎煮，去渣取汁，经蒸发浓缩，加入定量蜂蜜或糖（或转化糖），再煎熬成半流体的剂型。因含有大量蜂蜜或糖，有滋养补虚、润肺止咳及防腐的作用，并有容易吸收、奏效迅速、便于服用的特点，常用于久病体虚、燥咳劳嗽等患者，如二冬膏、琼玉膏、八珍益母膏、清金止嗽西瓜膏等。

（2）流浸膏：是用适当溶媒乙醇、水等，浸出药材中的有效成分，并用低温蒸发出部分溶媒，经过调整浓度及含醇量至规定的标准而成的液体浸出剂型。一般流浸膏 1ml 的有效成分，相当于 1g 原生药材。流浸膏与酊剂中均含醇，但流浸膏的有效成分含量较酊剂高，因此服用量小，溶媒的副作用亦少，且有便于吸收的特点，如甘草流浸膏、益母草流浸膏等。此外，不少流浸膏还作为配制酊剂、合剂、糖浆剂或其他剂型的原料。

（3）浸膏剂：是药材有效成分浸出液，浓缩后呈粉状或胶稠状的固体或半固体剂型。每 1g 浸膏约相当于 2～5g 药材。浸膏剂不含溶媒，有浓度高、体积小、剂量小的特点。浸膏剂分两种，一种稠胶状半固体的称稠浸膏，如毛冬青浸膏，多供制片或制丸用；一种粉状固体的称干浸膏，如紫珠草浸膏、龙胆草浸膏等，可直接冲服或装入胶囊服用。然而容易吸潮结块，甚至吸水变软，是干浸膏剂的主要缺点。

5. 散剂、颗粒剂（冲服剂）

（1）散剂：系指一种或多种药物混合制成粉末状制剂，是最古老的传统剂型之一，可直接由中药材或用其提纯的浸膏剂，干燥粉碎研磨过筛混合而成，有内服外用两种，目前仍是普遍应用的剂型之一。《圣济经》曰："散者取其渐渍而散解，其治在中。"《用药法象》载："散者散也，去急病用之。"沈括说："欲留肠中者，莫如散。"由于散剂能直接作用于胃，吸收较快，比丸剂、片剂奏效迅速，且制备简单，应用广泛，便于服用携带，是其主要优点。内服剂散剂末细量少者，可直接冲服，如紫雪散、龟龄集、行军散等；内服散剂也有研成粗末，临用时加水煮沸取汁服用的，如香苏散。外用的散剂一般外敷、掺散疮面或患病部位，如七厘散、如意金黄散等；也有吹喉、点眼、搐鼻取嚏的如冰硼散、八宝眼药、通关散等。散剂有时有不良味道，所含芳香成分易于挥发，贮藏不慎容易污染发霉，为其主要缺点。

（2）颗粒剂：又称冲服剂或冲剂，系以中草药为原料，经提取、浓缩、干燥与制粒等工序制成的颗粒状制剂，实际上是中药提纯精制的散剂，与西药干糖浆剂相似，是近十几年发展起来的新剂型，由于它具有散剂与汤剂特点，且生产、运输、携带和服用方便，为广大患者所喜用，常用的有感冒清热颗粒、板蓝根颗粒等。

6. 片剂、胶囊剂

（1）片剂：系中药材细粉及其提取物，加入适量黏合剂、崩解剂、滑润剂等，经制粒、压片或包衣等工序，压制成圆片状或异形片状的固体剂型。一般有普通压制片：不包衣，又称素片；包衣片，外包有衣膜，按包衣物料或作用不同可分为糖衣片、薄膜衣片，如需在肠道中起作用，或遇胃酸易被破坏的药物，则可包肠溶衣，使之在肠道中崩解。

片剂以普通口服片为主，另有含片、咀嚼片、泡腾片、阴道片、阴道泡腾片等，可口服或外用。中药片剂的优点是剂量准确，质量稳定，便于服用，携带运输方便，生产条件卫生，便于工业化大生产。目前中药片剂的生产发展很快，其品种和数量在中成药生产中均居首位，且应用广泛，如丹七片、穿心莲片、桑菊感冒片、银翘解毒片、葛根芩连片等。

（2）胶囊剂：系将药物盛装于空胶囊中制成的制剂。空胶囊又分硬胶囊、软胶囊和肠溶胶囊，均以明胶为主要原料制成。我国明代已有类似面囊的应用，明胶囊于 19 世纪在欧洲首先使用，近年来由于某些片剂中的药物溶解吸收速率差而影响了药效，因而胶囊剂又被重新重视起来。

中药胶囊剂品种很多，其中以硬胶囊为大多数，主要装浸膏粉与提纯物，也有装原药粉者，临床常用的有地奥心血康胶囊、腰痛宁胶囊、金水宝胶囊等。软胶囊剂又叫胶丸剂，系将油类（包括挥发油）或对明胶无溶解作用的药液或混液封闭于软胶囊中，如藿香正气软胶囊、满山红油胶丸。

7. 丸剂、滴丸

（1） 丸剂：是将药物研成细末，以蜜、水或米糊、面糊、酒、醋、药汁等做赋形剂制成的圆形固体剂型。李东垣说："丸者缓也"，即丸剂在服用后，需要一定时间溶化散开，逐渐被人体吸收，药效发挥较慢，持续时间也较长，故对于长期虚弱、慢性疾病，宜久服缓治者，服用丸剂最为相宜，如治疗肾阴不足的六味地黄丸、气血亏虚的人参归脾丸、脾虚久泻的补中益气丸等；丸剂还可用于瘀血癥瘕、大腹水肿等危重患者，难以用破血逐瘀、峻下逐水的汤剂猛攻时，也可改服丸剂，如大黄䗪虫丸、舟车丸等，也取缓治之意；也有用于开窍急救或解毒消痈等急症者，但方中含有芳香药物或剧毒药物不宜煎煮者，如安宫牛黄丸、蟾酥丸等，也可研制丸药服用。丸剂吸收缓慢，药力持久，且体积小，服用、携带、贮存都比较方便，故也是临床常用的传统剂型。丸剂因黏合赋形剂不同，又有水丸、蜜丸、水蜜丸、糊丸、蜡丸等不同品种规格。

①水丸：系将药物细粉用冷开水或酒、醋，或其中部分药物煎汁等起湿润黏合作用，用人工药匾或水丸罐机械操作，制成的小圆球状固体颗粒制剂。根据治疗或制剂的要求，水丸有的还需要外包不同的衣粉，如滑石、朱砂、青黛、百草霜等，致使水丸呈现不同的颜色，具有不同的作用。水丸在丸剂中是崩解吸收速度最快的，多用制开胃消食、化痰止咳、活血消癥、清热泻火等品种，如香砂枳术丸、二陈丸、十一味能消丸、龙胆泻肝丸等。

②蜜丸：系将药粉与炼蜜（加热炼制的蜂蜜）混合，经手工搓板或蜜丸机操作，制成的圆球形半固体制剂。有大蜜丸（即每丸一般重6～9g）、小蜜丸（即每丸一般重3g以下）两种。蜂蜜有益气补中，缓急止痛，润肺止咳，滑肠通便，解毒防腐等作用，且富含营养，味道甜润，故蜜丸能增加药物的滋补作用，矫正某些药物不良味道，延缓药物的溶解吸收，使药效缓和持久，如参茸卫生丸、河车大造丸、柏子养心丸、乌鸡白凤丸等。此外，由于蜜丸质软可以任意改成小粒服用或用水化开，还可用制一些儿科丸药，如小儿至宝锭、妙灵丹、育婴金丹等。含有贵重的、易挥发的药物，也可制成蜜丸，如牛黄清心丸、十香丸、神犀丸等。由于蜜丸以原药粉及蜂蜜为原料，制作中容易带进杂菌，并容易吸潮霉变，故宜置阴凉干燥通风处保存，用蜡壳或无毒硬塑料壳封存，效果更好。

③水蜜丸：系用水与蜂蜜兑合做黏合剂与药混合制成的圆形固体制剂。因用蜜量小，而且经过烘干，故质地坚硬，较蜜丸作用缓慢持久，且防霉变质的性质优于蜜丸，南方潮湿地区多采用之，如苏合香丸等。

④糊丸：系指药粉用糯米糊、面糊、米糊为黏合赋形剂制成的小丸剂。糊丸干燥之后硬度较大，崩解时间比水丸和蜜丸缓慢，内服后可延长药效，又能减少对胃肠道的刺激。所以方剂中含有刺激性较强的、有剧毒的，或要求在体内徐徐吸收，以缓慢发挥药效的药物，常制备成糊丸，如西黄丸、人丹、小金丸、青州白丸子等。

⑤蜡丸：系将药粉用蜂蜡为赋形剂制成的圆球形丸剂。由于蜂蜡在常温中呈固体状态，服用后溶化缓慢，其崩解速度比糊丸还慢，使药效缓缓发挥，故蜡丸是一种中药长效制剂。调节一定用蜡量可以使蜡丸不在胃中溶解而在肠中溶解，防止中毒或对胃强烈刺激。所以

若方剂中含有较多剧毒药物及刺激性较强的药物，或要求在肠道吸收的药物，均可采用蜡制丸。但此剂型目前不多，临床常用的有三黄宝蜡丸、黍米寸金丹等。

⑥浓缩丸：系将处方中部分药材煎出药液浓缩成膏，再与其余药物细粉混合干燥粉碎制备出的丸剂，亦称药膏丸。以水、酒或药汁为黏合剂，照水丸法制备的叫水丸型浓缩丸，如牛黄解毒浓缩丸等；以蜂蜜为黏合剂，按蜜丸法制备的叫蜜丸型浓缩丸，如安神补心丸等；另外还有浓缩水蜜丸。浓缩丸有体积小，有效成分含量大，易于服用，贮运方便，节约赋形剂等优点，唯崩解时间缓慢，煮提过程中可能有部分有效成分损失，是其不足之处。

（2）滴丸：是应用固体分散技术制成的一种新剂型。它是采用熔点较低的脂肪性基质或水溶性基质将主药溶解、混悬、乳化后，滴入一种不相混溶、比重适宜的冷却液中，由表面张力的作用，使熔融的液滴骤凝成球形丸粒而制成。目前研制成功的中药滴丸有丹参滴丸、苏冰滴丸、芸香油滴丸、牡荆油滴丸等。本类剂型具有生产设备简单、制作方便、服用量小等优点，是尤适于含挥发油类药物的制剂。

8. 锭剂、胶剂

（1）锭剂：为传统剂型之一，系将药物研成细末，单独或加适当的糊粉、蜂蜜赋形剂混合后制成不同形状的一种固体制剂。多磨汁内服或外用，如至宝锭、定搐化风锭、八宝药墨、万应锭等。

（2）胶剂：为传统剂型之一，系指用动物皮、骨、甲或角，用水煎取胶质，浓缩成稠胶状，经干燥后制成的固体块状内服剂型。胶剂多为滋养补虚之用，适用于久病、年老体弱者，可用黄酒或水炖化服用，如鹿角胶、龟甲胶、鳖甲胶、阿胶等。

9. 注射剂　又称针剂，系指饮片经提取、纯化后制成的供注入人体内的溶液、乳状液及临用前配制成溶液的粉末或浓溶液的无菌制剂。注射剂的生产过程包括原辅料的准备与处理、配制、灌封、灭菌、质量检查和包装等步骤。注射剂是从20世纪50年代起发展起来的中药新剂型，具有剂量准确，作用迅速，给药方便，药物不受消化液和食物的影响，能直接进入人体组织及适用于急救等特点，如柴胡注射液、复方丹参注射液、复方莪术注射液、生脉散注射液、四逆汤注射液、清开灵注射液等。

10. 搽剂、洗剂、涂膜剂

（1）搽剂：系指饮片用乙醇、油或其他适宜溶剂制成的供无破损患处揉擦用的液体制剂。搽剂常起镇痛、收敛、保护、消炎、杀菌等作用。起镇痛、抗刺激作用的搽剂，常用乙醇做分散剂，使用时用力揉搽，可增加药物的渗透性，如麝香祛痛搽剂。起保护作用的搽剂常用油、液状石蜡为分散剂，搽用时有润滑作用，无刺激性，如石灰搽剂。

（2）洗剂：系指饮片经适宜的方法提取制成的供皮肤或腔道涂抹或清洗用的液体制剂。中药洗剂一般可清洁皮肤，舒筋活络，消除疲劳，并兼有对妇科病或皮肤病的治疗作用。如了哥王洗剂、妇舒净洗剂等。

（3）涂膜剂：系指饮片经适宜溶剂和方法提取或溶解，与成膜材料制成的供外用涂抹，能形成薄膜的液体制剂。涂膜剂用后形成的薄膜，可以保护创面，同时逐渐释放所含药物而起治疗作用，如伤湿涂膜剂。

11. 气雾剂、喷雾剂、粉雾剂

（1）气雾剂：系指提取物、饮片细粉与适宜的抛射剂共同封装在具有特制阀门装置的耐压容器中，使用时借助抛射剂的压力将内容物喷出呈雾状、泡沫状或其他形态的制剂。其中以泡沫形态喷出可称泡沫剂。

（2）喷雾剂：不含抛射剂，借助手动泵的压力或其他方法将内容物以雾状等形态喷出的制剂称为喷雾剂。

（3）粉雾剂：系指借特制的给药装置，将微粉化的药物，由患者主动吸入或喷至腔道黏膜的制剂。

中药气雾剂、喷雾剂、粉雾剂属于新剂型，多用于治疗咽炎、口腔炎、慢性气管炎、哮喘、冠心病、烧伤等，如胡椒酮气雾剂、热参气雾剂、宽胸气雾剂、烧伤喷雾剂等。主要优点是奏效迅速，使用方便卫生，给药剂量及副作用小等，由于制备工艺难、成本高，普及有一定困难。

12. 外用软膏剂、硬膏剂（膏药、贴膏剂）

（1）软膏剂：系指提取物、饮片细粉与适宜基质均匀混合制成的容易涂于皮肤、黏膜的半固体外用制剂。常用基质分为油脂性、水溶性和乳剂型基质，其中乳剂型基质制成的软膏又称为乳膏剂，按基质的不同可分为水包油型乳膏剂与油包水型乳膏剂。软膏剂主要供外用，涂于皮肤黏膜起局部治疗作用及保护作用，也可通过局部吸收对全身发挥治疗作用。多适用于外科痈肿疮疡等症，如生肌玉红膏、紫草膏、臁疮膏、三黄软膏等。传统软膏多系油性基质，虽有稳定性好、制备工艺简便等优点，但因油腻易于污染衣服不便清洗，目前又进行了剂型改革，新型软膏剂除采用油溶性基质外，尚有容易清洗的水包油基质、透明基质及促进皮肤吸收的基质，如京万红药膏、冰片软膏、穿心莲软膏、复方独角莲软膏等。

（2）硬膏剂：按基质组成可分为膏药和贴膏剂。

1）膏药：系指饮片、食用植物油与红丹（铅丹）或官粉（铅粉）炼制成的膏药，摊涂于裱褙材料上制成的供皮肤贴敷的外用制剂。前者称为黑膏药，后者称为白膏药，古代称薄贴。黑膏药的制备为先以植物油炸取中药饮片有效成分，滤过取油去渣，加热熬炼至滴注成珠，再入铅丹不断使之皂化，放冷水中溶去残余铅化物；再以文火融化，加入细料药、不耐高温的药物及挥发性药物，涂布于布或纸等裱褙材料上。应用时加热熔化，贴于患处或适当部位。膏药既可用于外科病的消肿、拔毒、生肌以治疮疖肿毒，如阳和解凝膏、拔毒膏等；又可通过外贴起到内治的作用，以达到祛风湿、强筋骨、通经络、和气血、散痰结、止疼痛等作用，以治风湿痹痛、筋骨痿软、跌打损伤等，如追风膏、狗皮膏、金不换膏等，目前革新黑膏药已不用油炸药料，而改用不同溶媒提取有效物质，混合后均匀加入膏药油（铅肥皂）中，制成新型黑膏药，如新型狗皮膏，它既保持了黑膏药的特点，又不使有效成分破坏，提高了药效。

2）贴膏剂：系指提取物、饮片或（和）化学药物与适宜的基质和基材制成的供皮肤贴敷，可产生局部或全身性作用的一类片状外用制剂。包括橡胶膏剂、凝胶膏剂（原巴布膏剂）和贴剂等。

①橡胶膏剂：系指提取物或（和）化学药物与橡胶等基质混匀后，涂布于背衬材料上制成的贴膏剂。具有与西药橡皮膏相似的优点，如成分稳定，黏着力强，使用方便，不经预热可直接贴敷等，但皮肤过敏及有炎性渗出者均不宜用。橡胶膏剂不含药的为橡皮膏（胶布），含药的主要用于风湿痹痛，跌仆伤痛，如伤湿止痛膏、风湿止痛膏等。橡胶膏剂膏层薄，容纳药物量少，维持时间较短。

②凝胶膏剂：原为巴布膏剂，即巴布剂，系指提取物、饮片或（和）化学药物与适宜的亲水性基质混匀后，涂布于背衬材料上制成的贴膏剂。由于巴布剂处方中含有一定量水分，易使皮肤角质层软化，有利于药物透皮吸收，具有良好的黏着性、保湿性、柔软性，且较橡皮膏剂的膏层厚，经冷处理制备，挥发性物质不易损失，敷贴后疗效显著，对皮肤无刺激性，且便于关节活动，例如狗皮膏等传统硬膏剂目前已改为巴布剂。

③贴剂：系指提取物或(和)化学药物与适宜的高分子材料制成的一种薄片状贴膏剂。主要由背衬层、药物贮库层、黏胶层以及防黏层组成。这类制剂为一些需长期用药的疾病和慢性病提供了简单有效的给药方法，与常规制剂比较可以延长作用时间，减少用药次数；维持恒定的血药浓度，减少胃肠道副作用；避免口服给药发生的肝脏首过作用及胃肠灭活，减少个体差异，提高药物疗效；用药方便，患者可以随时撤销或中断治疗。近20年来，贴剂是世界医药领域重点研究开发的剂型，自1981年美国上市第一个东莨菪碱贴剂以来，已推出数十个品种及剂量规格的贴剂，如硝酸甘油、雌二醇、烟碱等。国内已有研究开发，但发展我国的贴剂，还需各相关行业的通力合作。

13. 滴鼻剂、滴眼剂、栓剂、灌肠剂

(1) 滴鼻剂：是以中药为原料，经提取后配制成供滴入鼻腔的液体制剂，如鱼腥草滴鼻液、复方辛夷滴鼻液、鼻炎滴剂等。滴鼻剂是鼻用制剂的一种，直接作用于鼻腔，不仅发挥局部治疗作用，近年来研究表明，通过鼻腔给药也能起全身作用。

(2) 滴眼剂：是以中药为原料、经提取后配制成供滴眼用的液体制剂，如珍珠明目液、熊胆眼药水等。滴眼剂是一种眼用制剂，即指直接用于眼部发挥治疗作用的无菌制剂。

(3) 栓剂：也称坐药、塞药，系由药物和基质混合制成一定的形状，如丸、锭、栓等供放入肛门、阴道、尿道等体腔内溶化或释放药物的固体制剂。也是属于传统制剂之一，如《伤寒论》滑肠通便的蜜煎导法，即是用蜂蜜制成挺状“令头锐，大如指，长二寸许”置肛门中，以治肠燥便秘；又《金匮要略》除湿热止白带，用矾石、杏仁、炼蜜制成矾石丸，作为坐药，纳入阴道中；再如痔漏锭，则是治疗痔漏疾患的外用栓剂，此类剂型虽始于汉代，但后世应用不多。近年来由于直肠黏膜对药物吸收在体内代谢过程有新的认识，此类给药大部分不经肝脏直达大循环，可减少药物被肝脏破坏和对肝脏的毒副作用，并可避免药物对胃的刺激，防止胃酸及消化道酶类对药物的破坏作用，因此栓剂具有比口服给药吸收快、生物利用度高的优点，尤其适用于痔漏、肛肠、阴道等局部疾患及不适于使用丸剂、片剂的患者，如三黄栓、苦参栓、野菊花栓、喘立平栓等，使中药栓剂又被人们重视起来，逐渐把栓剂也视为重要剂型之一，使栓剂这一古老剂型又有了新的发展。

(4) 灌肠剂：是将中药材制成药液或混悬液，供灌入直肠的液体剂型。直肠给药与栓剂一样具有排除胃、肝对药效的破坏作用和减少药物对消化道的刺激作用，由于大部分药物吸收后直接进入大循环，其吸收速度和生物利用度明显提高，且优于栓剂、注射剂。由于灌肠剂制备工艺简单，药物选择广泛，容药量大，可充分适应中医辨证论治的要求，也是一种颇有发展前途的剂型。如结肠宁灌肠剂。

14. 线剂、条剂、钉剂

(1) 线剂：又称药线，是将丝线或棉线浸泡于药液中，并与药液同煮，经干燥而成的一种外用制剂，为中医外科传统剂型。主要用于结扎瘘管、赘疣、痔核等，可切断血运，使其自行萎缩、脱落。如芫花线剂。

(2) 条剂：又称药捻，是将桑皮纸黏药粉后捻成细条，或将桑皮纸捻成细条后再黏着药粉而成，是中医外科常用的传统制剂。只供外用，插入疮口或瘘管内，以利于引流脓液，拔毒去腐，生肌敛疮，如化管药条。目前改用可溶性高分子多聚物羧甲基纤维素钠代替桑皮纸制条剂，既保持了适宜的韧性，又因有可溶性而克服了纸捻异物的缺点。

(3) 钉剂：系指用药物细粉拌以糯米粉加水和匀，再加热成适宜软材，分剂量搓成细长两头尖锐或呈圆锥形干燥而成的外用固体剂型。钉剂为中医外科传统剂型之一，主要用于治疗瘘管流脓、疮疡不敛、痔疮肿痛及早期宫颈癌等，如枯痔钉。

15. 曲剂、膜剂

(1) 曲剂：系药材经发酵加工制成的块状剂型，也是传统制剂之一，多有解表、消食、化痰之功，如建神曲、感冒曲、六神曲、半夏曲等。

(2) 膜剂：系将药物溶解或均匀分散在成膜材料中，然后再制成膜状的固体制剂。可供口服，舌下含化，眼结膜囊、阴道、皮肤、黏膜表面覆盖等给药途径应用，使药物在局部或全身发挥作用。目前中成药比较成功的膜剂有万年青苷膜、口腔止血膜、养阴生肌散膜等。

16. 丹剂　系传统剂型之一，有外用和内服两种。伴随炼丹术的兴起而研制的中药成药丹剂，多系用水银、硝石、雄黄等矿物药经加热升华或熔合方法制成的含汞、砷类成分的粉状剂型，如红升丹、白降丹、三仙丹等，这类丹剂仅供外用。后世因某些成药含有贵重药品，或欲宣扬某些成药疗效突出，亦称之丹剂，把丹剂又赋予了灵丹妙药的概念。由此，丹剂往往可以丸、散、锭等多种剂型出现，如属于大蜜丸剂的活络丹、得生丹等；属于小蜜丸的五粒回春丹、女金丹等；属于糊丸的小金丹、神犀丹等；属于蜡丸的如黍米寸金丹及属于散剂的紫雪丹；属于锭剂的太乙紫金丹等等。

除上述介绍的临床常用剂型外，还有烟剂，如定喘药烟、罗布麻烟等；香剂，如苍术艾叶香、空气消毒烟等；熨剂，如坎离砂、康乐等；止血海绵剂、如紫珠草明胶海绵、地榆止血海绵等；离子透入剂，如地榆离子透入剂、穗莎草离子透入剂等。这些都是值得重视和进一步研究的，在全面继承中成药制剂精华的同时，必须与现代制剂技术相结合，才能创造出疗效突出、服用方便、为广大患者乐于接受的剂型来，为人类保健事业作出应有的贡献。

（张建军　高学敏　王景霞）

第三节　中药的用法

本书所述中药的用法，主要是指汤剂的煎煮及不同剂型的服用方法。

汤剂煎煮法　汤剂是中药最为常用的剂型之一，自商代伊尹创制汤液以来沿用至今，经久不衰。汤剂的制作对用具、用水，火候、煮法都有一定的要求。

1. 煎药用具　以沙锅、瓦罐为好，铝锅、搪瓷罐次之，忌用铜铁锅，以免发生化学变化，影响疗效。

2. 煎药用水　古时曾用长流水、井水、雨水、泉水、米泔水煎煮。现在多用自来水、井水、蒸馏水等，但总以水质洁净新鲜为好。

3. 煎药火候　有文火、武火之分。文火，是指使温度上升及水液蒸发缓慢的火候；而武火，又称急火，是指使温度上升及水液蒸发迅速的火候。

4. 煎煮方法　先将药材浸泡30～60分钟，用水量以高出药面为度，一般中药煎煮两次，第二煎加水量为第一煎的1/3～1/2，两次煎液去渣滤净混合后分两次服用。煎煮的火候和时间要根据药物性能而定，一般来讲，解表药、清热药宜武火煎煮，时间宜短，煮沸后煎3～5分钟即可；补养药需用文火慢煎，时间宜长，煮沸后再续煎30～60分钟。某些药物因其质地不同，煎法比较特殊，处方上需加以注明，归纳起来包括有先煎、后下、包煎、另煎、溶化、泡服、冲服、煎汤代水等不同煎煮法。

(1) 先煎：主要指一些有效成分难溶于水的金石、矿物、介壳类药物，应打碎先煎，煮沸20～30分钟，再下其他药物同煎，以使有效成分充分析出。如磁石、赭石、生铁落、生石膏、寒水石、紫石英、龙骨、牡蛎、海蛤壳、瓦楞子、珍珠母、石决明、紫贝齿、龟甲、鳖甲等。此外，附子、乌头等毒副作用较强的药物，宜先煎45～60分钟后再下他药，久煎可以降低毒性，以确保安全用药。

(2) 后下：主要指一些气味芳香的药物，久煎其有效成分易于挥发而降低药效，须在其他药物煎沸5～10分钟后放入，如薄荷、青蒿、香薷、木香、砂仁、沉香、白豆蔻、草豆蔻等。此外，有些药物虽不属芳香药，但久煎也能破坏其有效成分，如钩藤、大黄、番泻叶等亦属后下之列。

(3) 包煎：主要指那些黏性强、粉末状及带有绒毛的药物，宜先用纱布袋装好，再与其他药物同煎，以防止药液混浊或刺激咽喉引起咳嗽及沉于锅底，加热时引起焦化或糊化。如蛤粉、滑石、青黛、旋覆花、车前子、蒲黄及灶心土、北秫米等。

(4) 另煎：又称另炖，主要是指某些贵重药材，为了更好地煎出有效成分还应单独另煎即另炖2～3小时，煎液可以另服，也可与其他煎液混合服用，如人参、西洋参、羚羊角、麝香、鹿角等。

(5) 熔化：又称烊化，主要是指某些胶类药物及黏性大而易溶的药物，为避免入煎黏锅或黏附其他药物影响煎煮，可单用水或黄酒将此类药加热熔化即烊化后，用煎好的药液冲服，也可将此类药放入其他药物煎好的药液中加热烊化后服用，如阿胶、鹿角胶、龟甲胶、鳖甲胶、鸡血藤胶及蜂蜜、饴糖等。

(6) 泡服：又叫焗服，主要是指某些有效成分易溶于水或久煎容易破坏药效的药物，可以用少量开水或复方中其他药物滚烫的煎出液趁热浸泡，加盖闷润，减少挥发，半小时后去渣即可服用，如番泻叶、胖大海、藏红花等。

(7) 冲服：主要指某些贵重药用量较轻，为防止散失，常需要研成细末制成散剂用温开水或复方其他药物煎液冲服，如麝香、牛黄、珍珠、羚羊角、猴枣、马宝、西洋参、鹿茸、人参、蛤蚧等；某些药物，根据病情需要，为提高药效，也常研成散剂冲服，如用于止血的三七、花蕊石、白及、紫珠草、血余炭、棕榈炭，用于息风止痉的蜈蚣、全蝎、僵蚕、地龙，用于制酸止痛的乌贼骨、瓦楞子、海蛤壳、延胡索等；某些药物高温容易破坏药效或有效成分难溶于水，也只能做散剂冲服，如雷丸、鹤草芽、朱砂等。此外，还有一些液体药物如竹沥汁、姜汁、藕汁、荸荠汁、鲜地黄汁等也须冲服。

(8) 煎汤代水：主要指某些药物为了防止与其他药物同煎使煎液混浊，难于服用，宜先煎后取其上清液代水再煎煮其他药物，如灶心土等。此外，某些药物质轻用量多，体积大，吸水量大如玉米须、丝瓜络、金钱草等，也须煎汤代水用。

服用方法

1. 服药时间　汤剂一般每日1剂，煎2次分服，两次间隔时间为4～6小时左右。临床用药时可根据病情增减，如急性病、热性病可1日2剂。至于饭前服还是饭后服则主要决定于病变部位和性质。一般来讲，病在胸膈以上者如眩晕、头痛、目疾、咽痛等宜饭后服；如病在胸膈以下，如胃、肝、肾等脏疾患，则宜饭前服。某些对胃肠有刺激性的药物宜饭后服；补益药多滋腻碍胃，宜空腹服；治疟药宜在疟疾发作前的两小时服用；安神药宜睡前服；慢性病定时服；急性病、呕吐、惊厥及石淋、咽喉病须煎汤代茶饮者，均可不定时服。

2. 服药方法

(1) 汤剂：一般宜温服。但解表药要偏热服，服后还须温覆盖好衣被，或进热粥，以助汗出；寒证用热药宜热服，热证用寒药宜冷服，以防格拒于外。如出现真热假寒当寒药温服，真寒假热者则当热药冷服，此即《内经》所谓“治热以寒，温以行之；治寒以热，凉以行之”的服药方法。

（2）丸剂：颗粒较小者，可直接用温开水送服；大蜜丸者，可以分成小粒吞服；若水丸质硬者，可用开水溶化后服。

（3）散剂、粉剂：可用蜂蜜调和送服，或装入胶囊中吞服，避免直接吞服，戟人咽喉。

（4）膏剂：即蜜膏剂，宜用开水冲服，避免直接倒入口中吞咽，以免黏喉引起呕吐。

（5）颗粒剂、糖浆剂：颗粒剂宜用开水冲服；糖浆剂可直接吞服。

此外，危重患者宜少量频服；呕吐患者可以浓煎药汁，少量频服；对于神志不清或因其他原因不能口服时，可采用鼻饲给药法。在应用发汗、泻下、清热药时，若药力较强，要注意患者个体差异，一般得汗、泻下、热降即可停药，适可而止，不必尽剂，以免发汗、泻下、清热太过，损伤人体的正气。

（陈绍红　吴立坤　高学敏）

第九章 中药的化学成分与疗效的关系

概述 中药化学成分是中药发挥药效的物质基础。中药化学，就是结合中医药理论和临床用药经验，运用化学知识和方法研究中药的化学成分(主要是有效成分)的一门学科。具体地说，中药化学是研究中药中具有生物活性或能起防病治病作用的化学成分的结构、理化性质、提取、分离、检识、结构鉴定或确定、生物合成途径和必要的化学结构的修饰或改造，以及有效成分的结构与中药药效之间的关系等等。从中药化学的观点来看，每一味中药，都由不同的化学成分组成，药物具有疗效是由于它所含的某种成分在起作用。中药有效成分的研究，应注意中药药性理论和临床应用特点，注重解决中医药学自身的问题，为中医药现代化服务。

中药的化学成分极为复杂，中药的来源大多数(几乎是 85%以上)是植物，而中药化学有别于天然药物化学、植物化学。因为中药化学是在中医药理论指导下，结合中药药理、中医临床的研究，用现代科学观点，从分子水平研究中药的化学成分与中药基本特性间的相关性的一门应用基础学科。

第一节 研究中药化学的目的

中药化学研究的目的，主要是探讨阐明中医药理论的物质基础，为新药研制、扩大资源、寻找新药源提供有效途径，为合理采集、妥善贮藏提供科学依据，为真伪鉴别、质量控制提供客观指标，为合理炮制提供化学依据，为探索中药治病机理创造有利条件，并与中药制剂的各个环节密切相关。这对中药的现代化、国际化具有重要意义。

探讨阐明中医药理论的物质基础：迄今为止，许多中药，特别是一些常用中药的化学成分与功效的关系已被较为深入地进行了研究。如麻黄是具有发散风寒、宣肺平喘、利水消肿等功效的常用中药。现代研究证明，麻黄中挥发油成分 α-松油醇能降低小鼠体温，是其发散风寒的有效成分；其平喘作用的有效成分是麻黄碱和去甲麻黄碱，前者具有肾上腺素样作用，能收缩血管、兴奋中枢，后者具有松弛支气管平滑肌的作用；而利水的有效成分则是伪麻黄碱，它具有升压、利尿的作用。中医中药历史悠久且经久不衰，是有赖于它的内在科学性。就中药的“性”而言，有“热者寒之”、“寒者热之”等用药原则。这就可以认为在诸多寒性药或热性药中，必然有其共同的物质基础即相关的化学成分。通过所掌握的中药化学的知识与技能，来弄清楚这些化学成分的结构，进一步归纳分析，再结合药理实验，阐明寒性药或热性药的物质基础。以此类推，就有可能归纳出清热解毒类中药的相关成分，活血化瘀类中药的相关成分等等。对中药有效成分的研究，不仅可以阐明中药可以产生功效的物质基础，也对探讨中医药学理论的科学内涵大有裨益。

为新药研制、扩大资源、寻找新药源提供有效途径：纵观国内外创制新药近况，从天然物中寻找有效成分；或根据它们的结构进行人工合成；或以它们为先导化合物，制备有效衍生物，从中发现新药，仍是当前新药研究开发的一个重要途径。如自中药青蒿中发现开发的抗疟疾新药青蒿素及其结构修饰物二氢青蒿素、蒿甲醚、青蒿琥珀单酯钠盐。自古方当归龙荟丸研究开发的抗白血病新药靛玉红等。当从某一中药分离出有效成分后，就可以根据此成分的理化特性，从亲缘科属植物，甚至从其他科属植物寻找同一有效成分，从而扩大了中药的资源。例如从毛茛科植物黄连中提出小檗碱后，根据小檗碱的理化特性，又发现小檗科、防己科、芸香科等许多植物中含有小檗碱，从而为提取小檗碱的原料开辟了广阔的资源。美国学者自短叶红豆杉中分离出抗癌活性成分紫杉醇，由于紫杉醇含量低，收率少，又以树皮为提取原料，生态破坏较严重，现正在积极开展资源及其他药用部位的研究或组织培养研究。

为合理采集、妥善贮藏提供科学依据：中药常因采集季节和药用部位不同，其有效成分的存在和含量差异很大。当我们掌握原植物在生长过程中各部位有效成分的变化规律时，就能在最适宜的季节采集其有效成分含量最高的部位。例如麻黄的有效成分麻黄碱，主要存在于其茎的髓部，以秋季含量最高（可达1.3%），因此，应在8～10月采集其茎，才能保证药材质量；青蒿素是青蒿抗疟的有效成分，测定各地产的青蒿中青蒿素的含量高峰，均在7月中旬至8月中旬花前盛叶期，所以采集青蒿以花前盛叶期为最好。

中药在贮藏过程中，受温度、日光、空气、蛀虫等影响，常会破坏其有效成分，使其部分或全部失效。因此，必须了解中药所含的成分，才能根据其理化性质，加以妥善贮藏。例如含有脂肪油、挥发油类的药材，在较高的温度下，其油分容易向外溢出，并氧化变质，所以应贮藏于阴凉处。

为真伪鉴别、质量控制提供客观指标：中药的真伪鉴别和质量控制是保证中药质量、充分发挥其药效的关键。因此，单凭传统经验进行识别和质控是很不够的。当我们探知中药有效成分的理化性质后，就可以对其提出更可靠的客观指标，并借以建立完善的药材标准。例如1995年版《中国药典》一部规定洋金花含生物碱以东莨菪碱计算，不得少于0.15%，这比以形态为主的质控标准更科学和客观。

为合理炮制提供化学依据：中药炮制是古老的化学制药过程，通过各种方法处理，以提高药性、降低毒副反应，或改变药性。炮制所产生的各种结果，都和化学成分的量和质有关。研究中药炮制前后化学成分变化，结合药理与临床，对阐明炮制机理，改进炮制工艺有重要意义，同时往往还能发现新的活性成分。醋制延胡索“增效”原理，是使其镇痛有效成分生物碱成盐而易煎出。附子炮制“制毒”原理，是使其有毒成分乌头碱类减少，并水解成毒性仅为其1/2000的乌头原碱，据此原理，可将乌头类中药传统“水漂后辅料煮制”的炮制老工艺改为“水蒸”的新工艺，并提出新制品有毒成分乌头碱的限量检查，以控制其质量，既避免老工艺在泡、浸、漂过程中总生物碱的损失，又收到缩短工艺过程和制品安全、有效的效果。红参是生晒参经蒸煮的炮制品，二者在中医临床中运用略有不同。生晒参适用于气阴不足者，红参性偏热适用于气弱阳虚者，这意味着经过炮制，改变药性也必然与成分有关。经过研究，发现红参中的皂苷类成分与生晒参相似，大都是20(S)型人参皂苷单体，但含量各异，红参尚有独特的皂苷单体20(R)人参皂苷Rg_2、20(R)人参皂苷Rh_1、人参皂苷Rh_2、人参皂苷Rs_1及Rs_2等，并通过实验证实这些特有皂苷是由生晒参加工过程中转化生成。

与中药制剂的各个环节密切相关：剂型的选择，要考虑其所含有效成分的特性。如牡荆油滴丸和月见草口服乳液的确定，是根据牡荆油和月见草油都是脂溶性成分，前者是挥发油，后者是脂肪油，无法制成水溶性制剂，所以分别制成滴丸和乳液，使油溶性成分分散在基质中发挥疗效。制剂工艺的制定与考察更要按中医理论和临床对治疗作用的要求，参考各药味所含成分的理化性质及药理作用研究结果，根据与治疗作用相关的有效成分或有效部位的理化性质，结合剂型制备的要求而进行。

在制备工艺的研究中，有些中药新药直接关系着中药的有效成分及有效部位。如从天花粉中提取天花粉蛋白，从人参茎叶中提取人参皂苷，从薏苡仁中提取薏仁油等，都应按照要求以有效成分或有效部位的含量为指标研究其合理的提取工艺，根据有效成分或有效部位的纯度、收得率考察提取溶剂的用量、提取的时间、次数等等。还有的新药一般多为中药复方，在煎煮、浓缩、沉淀、滤过等工艺过程中应按临床用药要求将有效成分尽量多地提取出来，将无效杂质尽量多地除去，即去粗取精的原则。

中药成方制剂的稳定性是保证中药制剂质量的主要因素。中药化学成分的变化对中药制剂的稳定性有较大影响，常产生的化学变化有水解、氧化、聚合、酶解等反应以及 pH 值的改变。如鱼腥草注射液中抗菌成分为癸酰乙醛，它是一种不稳定的化合物，放置过程中很容易发生氧化、分解、聚合等反应，使之变色变质，出现白色丝状物，失去原有疗效。所以现在有将它制成亚硫酸氢钠加成物，不仅增加其水溶性，也加强了稳定性。

制剂的质量标准如鉴别和含量测定，都是根据药物的化学成分而定的。色谱鉴别是目前发展较快，专属性较强应用较广的方法，常用的主要有薄层色谱、高效液相色谱、气相色谱等，其中以薄层色谱应用居多。薄层色谱法是用特征已知成分鉴别制剂中某种中药材是否存在。如以橙皮苷检查陈皮的存在；葛根素检查葛根的存在；酸枣仁苷检查酸枣的存在；淫羊藿苷检查淫羊藿的存在。当无法用已知成分对照时，可用对照药材的特征斑点作鉴别。含量测定是中药制剂质量优劣的内在量化标准，所测成分应为主要有效成分。有效成分不清楚，而大类成分清楚的，以有效部位或称总成分(总生物碱、总黄酮、总皂苷等)定量。二者都不清楚的，也可采用主要已知成分定量，以此可以作为一个间接的控制指标。如高效液相色谱法测定复方丹参片中丹参酮 II_A 和丹酚酸 B 的含量；薄层扫描法测定九分散中士的宁(马钱子)的含量；气相色谱法测定复方牛黄清胃丸中冰片的含量。

为探索中药治病原理创造有利条件：中药药理的研究是探讨中药治病机理的方法和手段。中药药理研究初期，大多为粗制剂、粗提物的研究，其中含有多种化学成分。随着研究的深入，有效成分的研究愈加重要。只有通过有效成分药理作用的研究，才能进一步探讨药物作用规律，才能了解化学成分间的相互作用，才能掌握药物在人体内吸收、分布、生物转化和消除的动态规律，为合理用药、药物剂型的研究及新药设计等提供依据。如黄连治疗消渴症的机理探讨。黄连为清热燥湿药，中医也常用来治疗消渴症。根据研究，黄连含有十多种生物碱，其中小檗碱含量高达 5%～8%，它是黄连的主要有效成分。药理实验表明，黄连水煎剂和小檗碱都能降低正常小鼠的血糖，而小檗碱还可降低两种糖尿病模型小鼠的血糖，并且降血糖作用较强，持续时间也较长。由此表明，小檗碱是治疗消渴症的有效成分。又如川芎嗪为川芎中有效成分，又名四甲基吡嗪，现已人工合成。川芎嗪可制备成盐酸盐及磷酸盐。通过对狗和大鼠药代动力学及其体内过程的研究表明，静注、肌注和口服磷酸川芎嗪吸收快，消退迅速。但肌注磷酸川芎嗪比盐酸川芎嗪吸收较好，血浆清除较慢，半衰期较长，肌注生物利用度为 81.68%。

进一步探索中药化学成分与疗效：一种中药往往含有许多的化学成分，但并不是所有的成分都能起到防病治病的作用。根据医药工作者长期实践经验和现在的科学认识水平，通常将中药所含的化学成分分为有效成分和无效成分两类。所谓有效成分一般是指具有生物活性，能用分子式和结构式表示并具有一定的物理常数（如熔点、沸点、溶解度、旋光度等）的单体化合物，也称有效单体，如麻黄碱、小檗碱、延胡索乙素、黄芩苷、槲皮素等。如尚未提纯成单体而只是某一种结构类型的混合物者，一般称为有效部位或有效部分，如麻黄生物碱、人参皂苷、芸香油等。

对中药化学成分所作的这种划分是相对性的。例如鞣质，在多数中药中对于治疗疾病不起主导作用，被视为无效成分，而在地榆、五倍子等中药中因其具有收敛、止血和抗菌作用，故为有效成分。确定中药某些化学成分是否为有效成分，也有一个认识过程。例如早年认为黄酮类为无用的色素，现在知道是一类具有多方面生物活性的成分。对糖、氨基酸、鞣质等类化学成分以前不甚了解其药用价值，随着研究的深入及水平的提高，对其活性的认识愈加丰富。凡临床用之有效而尚未发现其有效成分的中药，应以疗效为基础，进一步寻找其有效成分，不可盲目地否定其药用价值。对中药化学成分的认识不能被目前的研究水平所局限，随着药理实验和临床应用的不断进展，将会发现更多的有效成分。无论有效成分还是无效成分，都应进行研究。某些无效成分亦可有药用意义，如一些有机酸生物活性尚不明了，但因其能与本来不溶于水的有效成分生物碱结合，生成可溶于水的生物碱盐，就可使生物碱在液体制剂如汤剂、口服液中充分溶解从而使药效得以发挥。另外，为了提取有效成分去除无效成分，也需对药物的各种化学成分有全面的了解。

一般地说，不同的成分可产生不同的药理作用。但有些不同的成分，有时也有相同的药理作用，如皂苷多能祛痰，而蔊菜素、杜鹃素、胡椒酮等也有祛痰作用。某一中药含有多种有效成分，可产生不同的作用，如甘草含有的甘草次酸有肾上腺皮质激素样作用，含有的黄酮苷可产生缓解胃肠平滑肌痉挛的作用；罂粟壳含有的吗啡、可待因、罂粟碱可分别产生镇痛、镇咳、扩张血管的作用。这正说明了中药功效和应用的多样性，因而从一定意义上讲，一味中药也就是一个小复方。不过一味药含有的多种有效成分在这味药中含量多少、作用强弱常有主次之分，不可等量齐观。

第二节　中药化学成分与生物活性

化学成分的划分有多种方式。如按有无活性划分，则有活性成分（有效成分）及无效成分两大类。按成分的合成途径划分，可分为一级代谢产物和二级代谢产物。一级代谢产物如糖类、蛋白质等，这类物质几乎每种中药都含有，是维持生物体正常生存的必需物。二级代谢产物如生物碱、黄酮、皂苷等，这些物质不是每种中药都有，是生物体通过各自特殊代谢途径而产生，反映科、属、种的特性物质，有效成分多为二级代谢产物。从物质基本类型划分，可分为无机物与有机物两大类。植物性药物、动物性药物均由这两大类物质组成。矿物药的组成都是无机物，如雄黄的主要组分是三硫化二砷（As_2S_3），朱砂的主要组分是硫化汞（HgS）；按成分的理化性质划分，由酸碱性，可划分为酸性、碱性、中性三大类；由极性，可划分为非极性（亲脂性）、中等极性、极性（亲水性）三大类；从有机化学角度划分，可按组成元素、骨架母核划分为生物碱、苷、蒽醌、甾、萜等；依结构母核与生物活性、理化性质等混合划分，如黄酮类、强心苷、皂苷、生物碱、挥发油等。以上对成分的划分方式，可用于不同目的，对它们的了解，有助于理解中药化学成分在各个方面的应用。本章介绍采用人们较习惯的混合划分方式。对每种成分，将介绍其结构特点、主要理化性质等，并列表介绍含该类成分的中药有效成分的名称及其生物活性。

(一) 生物碱

生物碱是一类含氮的有机化合物，有类似碱的性质，能和酸结合生成盐，多数为含氮杂环结构，氮原子多在环内。

生物碱多为苦味、无色或白色的结晶形固体，只有少数有颜色(如小檗碱和蛇根碱为黄色)，或为液体(如烟碱和毒藜碱)。游离的生物碱一般都不溶或难溶于水，却能溶于乙醇、乙醚、氯仿、丙酮或苯等有机溶剂中。生物碱与酸作用成盐后则多易溶于水及含水的乙醇，而不溶或难溶于乙醚、氯仿等有机溶剂。植物中的生物碱多数是以生物碱盐的形式存在的。

无论从数量上还是生物活性上，生物碱都是一类重要的化学成分。生物碱分布相当广泛，不仅同属植物中往往含有结构类似的生物碱，而且不同科属的植物亦有可能含有相同的生物碱，如已发现小檗碱分布于多个科属的植物中。在植物体中，生物碱往往和植物酸性成分结合成盐的状态存在。常见的有机酸有酒石酸、苹果酸等，也有的是较特殊的有机酸如鸡纳酸、罂粟酸。(表 9-1)

表 9-1 部分中药中所含生物碱一览表

中药	化学成分	生物活性
麻黄	麻黄碱，伪麻黄碱	拟肾上腺素作用，兴奋神经系统，利尿
黄连，黄柏	小檗碱	抗菌，抗病毒，抗阿米巴，抗炎，抗腹泻，解热，抗凝
附子，乌头	乌头碱，去甲乌头碱	抗炎，镇痛，镇静，强心，降压
罂粟壳	吗啡，可待因，那可丁	镇痛，催眠，呼吸抑制，镇咳
延胡索	延胡索乙素，延胡索甲素	镇痛，镇静，抗心肌缺血，扩张血管，抑制胃酸分泌、抗溃疡，肌松
夏天无	夏天无碱，原阿片碱	扩张血管，抑制血小板聚集，抑制血栓形成和血小板黏附，延长血凝时间；降压，抗心律失常，兴奋平滑肌
白屈菜	白屈菜碱	抗肿瘤
洋金花，颠茄	东莨菪碱，莨菪碱(阿托品)，去甲基莨菪碱	抗胆碱药
天仙子	莨菪碱，东莨菪碱，阿托品	加快心率，镇痛，解痉，抑制腺体分泌，散瞳
汉防己	粉防己碱(汉防己甲素)	增加冠脉流量，对心肌缺血缺氧的保护，抗心律失常，降压，消炎，抗过敏，镇痛，抗癌，抗菌
北豆根	蝙蝠葛碱	肌松，抗炎，抑菌，抗心律失常，降压，抑制血小板聚集，抗肿瘤，解痉，抑制胃液分泌
苦参，苦豆子，广豆根	氧化苦参碱，氧化槐果碱，苦参碱	抗肿瘤，升白，平喘祛痰，抗过敏，免疫抑制，抗炎，利尿，抗菌，抗滴虫
贝母	平贝碱甲	祛痰，降压

续表

中 药	化学成分	生物活性
百部	百部碱	镇咳祛痰
槟榔	槟榔碱	驱虫,兴奋胆碱受体
金鸡纳树皮	奎宁	抗疟
益母草	益母草碱,水苏碱	收缩子宫,降压
石斛	石斛碱	解热镇痛,兴奋子宫
茶叶	咖啡因	兴奋中枢神经系统
一叶萩	一叶萩碱	兴奋中枢神经,临床用于治疗面神经麻痹等症
马钱子	士的宁	兴奋神经系统,镇咳、祛痰
钩藤	钩藤碱	降压,镇静,抗惊厥
萝芙木	利血平	降压
常山	常山碱	抗疟

(二)多糖及苷类

1. 多糖 是天然大分子物质,几乎存在于所有有机体中,是天然化合物中最大族之一。多糖在生物体内的功能分为两类。一类为不溶于水的,主要形成动植物的支持组织,如纤维素。另一类为动植物的贮藏养料,溶于热水成胶体溶液,借酶水解释放单糖以供应能量。如菊糖、淀粉等。多糖随着单糖聚合度的增加,性质和单糖相差较大。一般为非晶型,无甜味,难溶于冷水,或者溶于热水成胶体溶液,不溶于亲脂性有机溶剂。随着醇的浓度增加溶解度降低。多糖过去曾作为无效成分弃去,如今因发现其具有多方面生物活性而日益引起人们的关注。(表 9-2)

表 9-2 部分中药所含多糖一览表

中 药	化学成分	生物活性
香菇	香菇多糖	抗肿瘤,抗病毒
灵芝	灵芝多糖	抗肿瘤
茯苓	茯苓多糖	抗肿瘤
猪苓	猪苓多糖	促进免疫,提高抗肿瘤活性
冬虫夏草	冬虫夏草多糖	增强机体免疫功能,促进机体核酸及蛋白质的代谢,抗肿瘤,促干扰素诱生
人参	人参多糖	免疫促进,抗衰老
黄芪	黄芪多糖	增强免疫力
刺五加	刺五加多糖	免疫促进
天麻	天麻多糖	镇静,抗惊厥,提高机体免疫力

2. 苷类 也称配糖体,过去也叫甙,是一类由糖或糖的衍生物如氨基糖、糖醛酸等和非糖部分组成的化合物,非糖部分成为苷元或配糖基。

苷的共性在糖部分，苷元的结构类型差别很大，性质和生物活性也各不相同，在植物中的分布情况也不同。因此，一般将苷类按不同的观点和角度，做不同方式的分类。

（1）按苷元化学结构分类，有氰苷、吲哚苷、香豆素苷、木质素苷、蒽醌苷、黄酮苷等。苦杏仁苷是一种氰苷，存在于苦杏的种子中。小剂量口服时，在体内缓慢分解生成苯甲醛（具有杏仁味）和氢氰酸。少量氢氰酸对呼吸中枢呈镇静作用，因而有镇咳作用；大剂量可产生中毒症状，因氢氰酸可使延髓生命中枢先兴奋后麻痹，并能抑制酶的活性，阻碍新陈代谢，而引起组织窒息。菘蓝的根（板蓝根）和叶（大青叶）含有菘蓝苷，为吲哚苷。吲哚苷元易氧化成黯蓝色的靛蓝，青黛就是粗制靛蓝。

（2）按苷键原子分类，有 O-苷，如牵牛子中的泻下有效成分牵牛醇苷；S-苷，如芥子中的芥子苷；N-苷，如巴豆中的巴豆苷；C-苷，如芦荟中的芦荟苷是蒽酮的 C-苷。

（3）按糖的名称分类，如木糖苷、葡萄糖苷、鼠李糖苷。

（4）按苷的特殊性质分类，如皂苷。

（5）按生理作用分类，如强心苷。

（6）按苷类在植物体内存在状况分类，原存在于植物体内苷为原生苷，水解后失去一部分糖的为次生苷。苷类大多数是固体，其中糖基少的可成结晶。

苷类有很甜的，有无味的，也有极苦的。这种苦甜味不但与苷元有关，而且也与糖有关。例如，穿心莲内酯味极苦，而新穿心莲内酯无味。糖菊苷甜于蔗糖 300 倍，是一种在现代制剂中应用越来越广的甜味剂，但水解去一个葡萄糖而成的二糖苷不再有甜味。如苷元部分有特殊的结构则能使苷显色，如黄酮苷多呈黄色，花色苷多呈红色、紫色、蓝色。中药苷类成分种类多、范围广，溶解度差别很大。一般说来大多数可溶于水或乙醇，其亲水性往往随糖基的增多而增大。极性低的大分子苷元有的也溶于氯仿和乙酸乙酯，但难溶于乙醚和苯。含苷类的中药并含有与其共存的酶。苷和酶共存于同一器官的不同细胞中。苷类与稀酸作用或遇到相应的酶（在药材破碎、细胞壁破坏时）则可被水解或酶解，生成糖和苷元或次级苷。苷类分解成苷元后，一般在水中的溶解度下降，疗效也相应降低。黄芩苷在黄芩酶的作用下可水解成葡萄糖醛酸与黄芩素。后者易氧化为醌类而使黄芩变绿，有效成分破坏，质量下降。故黄芩需蒸制以破酶保苷。在多数情况下，多种结构相似的苷类或游离苷元共同存在于同一药物中。

（三）醌及其衍生物

醌类化合物是分子中具有不饱和环二酮结构的一类天然色素有机化合物。醌类化合物常作为动植物色素存在于自然界。因醌类化合物具有氧化还原特性，故在生物的氧化还原反应过程中起着重要的电子传递作用，从而促进或干扰了某些生化反应，而表现出抗菌、抗氧化、抗肿瘤等多种生物活性。醌类化合物按其结构可分为：苯醌、萘醌、蒽醌、菲醌四种不同母核的化合物。

天然醌类多为黄、橙或红色的晶体。苯醌及萘醌多以游离状态存在。蒽醌可和糖结合成苷存在于植物中，不易得完好结晶。蒽醌类衍生物多具有荧光，在不同 pH 值显不同颜色。还原型蒽醌类被还原可生成蒽酮及蒽酚。由于此氧化还原过程在生物体内也可能发生，因此在含有蒽醌类的新鲜药材中常伴有蒽酮、蒽酚等还原产物。如新采收的大黄需贮存一定时期后才供药用，其目的就是为了使大黄中的蒽酚、蒽酮氧化成蒽醌类成分。新鲜大黄经贮存两年以上就检查不到蒽酮、蒽酚类成分。游离的醌类多具有升华性。小分子的苯醌及萘醌类具有挥发性，能随水蒸气蒸馏，可用于醌类的提取、精制和鉴定。游离醌类多溶于乙醇、乙醚、苯、氯仿等有机溶剂，微溶或难溶于水。但结合成苷后极性增大，易溶于甲醇、乙醇中，在热水中也可溶解，但冷水中溶解度大大降低，并几乎不溶于苯、乙醚、氯仿等非极性溶剂。醌类化合物分子中多具有酚羟基，故具有一定酸性，利用此性质，可采用碱溶解酸沉淀法提取该类成分。（表 9-3）

表 9-3　部分中药中的含醌及其衍生物一览表

中　药	化 学 成 分	生 物 活 性
大黄	大黄素，大黄酚，大黄素甲醚，大黄酸，芦荟大黄素及苷	抗菌，抗炎，降压，利尿，致泻
何首乌	大黄酚，大黄素，大黄酸，大黄素甲醚，大黄酚蒽酮	降血脂，通便，抗菌
虎杖	大黄素，大黄素甲醚，大黄酚，蒽苷 A，蒽苷 B，迷人醇，6-羟基芦荟大黄素，大黄素-8-甲醚，6-羟基芦荟，大黄素-8-甲醚	降压，减慢心率，抗菌，抗病毒，抗肿瘤
芦荟	芦荟大黄素，芦荟大黄素苷，异芦荟大黄素苷，高塔尔芦荟素，大黄酚，大黄酚葡萄糖苷	抗菌，抗肿瘤，抗氧化，保肝，湿润美容，防晒，健胃泻下
决明子	大黄素，大黄酚，大黄素甲醚，决明素，芦荟大黄素及其苷类	抗菌，泻下，调脂，降压，抗血小板聚集
番泻叶	番泻苷 A、B、C、D，大黄酚，大黄素，大黄素甲醚	泻下，抗菌，止血，箭毒样作用
丹参	丹参酮 II_A、I、II_B，隐丹参酮，异丹参酮	抗氧化，抗动脉粥样硬化，缩小心肌梗死面积，降低心肌耗氧量，抗菌消炎，抗肿瘤
紫草	紫草素	止血，抗炎，抗菌，抗病毒，抗癌
茜草	茜草素，异茜草素，羟基茜草素，伪羟基茜草素，茜草酸，茜草苷，大黄素甲醚，茜草萘酸及苷	抗炎，抗风湿，生白
贯叶连翘	金丝桃素，伪金丝桃素，原金丝桃素，大黄素蒽酚，贯叶金丝桃素	抗抑郁，抗病毒，抗菌

（四）苯丙素类化合物（简单苯丙素、香豆素和木脂素）

1. 苯丙素类　是指基本母核具有一个或几个 C_6-C_3 单元的天然有机化合物类群。该类化合物主要指简单苯丙素类、香豆素类、木脂素类。

在生物合成中，苯丙素类化合物均由桂皮酸途径合成而来。桂皮酸衍生物经羟化、氧化、还原、醚化等反应，生成苯丙烯、苯丙醇、苯丙醛、苯丙酸等简单苯丙素类化合物。其中苯丙烯、苯丙醛及苯丙酸是简单酯类衍生物，多具有挥发性，是挥发油芳香族化合物的主要组成部分，可用水蒸气蒸馏法提取。苯丙酸衍生物是植物酸性成分，可用有机酸的常规方法提取。（表 9-4）

2. 香豆素　是一类顺邻羟基桂皮酸失水而成的内酯，以游离状态或与糖结合成苷的形式而存在。游离香豆素多数为无色结晶，且多具有香味。分子量小的香豆素有挥发性并能升华。而香豆素苷类多数无香味和挥发性，也不能升华。游离香豆素溶于沸水，难溶于冷水，易溶于甲醇、乙醇、氯仿和乙醚；香豆素苷类溶于水、甲醇、乙醇、而难溶于乙醚、苯等极性小的有机溶剂。香豆素具有内酯结构，在稀碱溶液中内酯环可水解开环，生成能溶于水的顺

邻羟基桂皮酸的盐，加酸后环合为原来的内酯而沉淀出来。（表 9-5）

表 9-4　部分中药中所含简单苯丙素一览表

中　药	化学成分	生物活性
丁香	丁香酚	抗菌，降血压
八角茴香	茴香脑	升白
细辛，菖蒲，石菖蒲	α-细辛醚，β-细辛醚	对抗组胺、乙酰胆碱，缓解支气管痉挛，平喘，止咳
刺五加	紫丁香苷	止血，抗肝毒
桂皮，桂枝	桂皮醛，桂皮酸	镇痛，杀菌消毒防腐，抗溃疡，加强胃肠运动，加强脂肪分解，抗癌，抗病毒，扩张血管，降压
蒲公英，升麻	咖啡酸	抗菌，抗病毒，抗蛇毒，止血，生白，升血小板，兴奋中枢，增加胃酸分泌量，增加子宫张力，促进胆汁分泌
当归，川芎，升麻	阿魏酸	抗血小板聚集，抑制血小板 5-羟色胺释放，抑制血小板血栓素 A_2（TXA_2）的生成，增强前列腺素活性，镇痛，缓解血管痉挛
丹参	丹参素，迷迭香酸	缩小心肌梗死范围和减轻病程，对心肌缺血具有保护作用，扩张冠状动脉，抑制血小板聚集及抗凝，抗菌消炎及增强机体免疫，抗动脉粥样硬化及降血脂，抗血栓形成，防止创面的过度愈合，对增生性瘢痕的治疗作用，治疗肝损伤，抗脑缺血损伤，抗肿瘤，抗氧化延缓衰老
茵陈，金银花，杜仲，升麻	绿原酸	抗菌消炎，抗病毒，提高中枢兴奋性，增加小肠蠕动和子宫的张力，利胆，增进胆汁分泌，抗氧化，清除自由基、抗衰老、抗肌肉骨骼老化，抗突变，抗肿瘤，保护心血管，降压

表 9-5　部分中药中所含香豆素一览表

中　药	化学成分	生物活性
秦皮	七叶内酯，七叶苷	抗炎，抗真菌，止咳，祛痰平喘
蛇床子	蛇床子素	祛痰平喘
滨蒿，茵陈蒿	6,7-二甲氧基香豆素，茵陈炔内酯	利胆保肝，扩血管，降血脂，抗凝血
白芷	(川)白当归素，(杭)呋喃香豆素	光敏作用，活化交感系激素，拮抗副交感系激素
独活	二氢山芹醇，二氢欧山芹素	抑制血小板聚集，解痉，光敏，抗胃溃疡
前胡	伞形花内酯，紫花前胡内酯	抗血小板聚集，抗癌
补骨脂	补骨脂素，异补骨脂素	杀伤白血病细胞，光敏，舒张平滑肌，止血

3. 木脂素　是一类由双分子苯丙素聚合成的天然化合物。木脂素多数为游离体，少数与糖结合成苷。由于多数存在于木部或树脂中，故称为木脂素。木脂素多数为白色结晶，多数不挥发。游离木质素偏亲脂性，难溶于水，能溶于苯、氯仿、乙醚、乙醇等。与糖结合成苷

者水溶性增大，并易被酶或酸水解。（表9-6）

表9-6　部分中药中所含木质素一览表

中　药	化学成分	生物活性
五味子	五味子素	保护肝脏、降血清ALT水平
厚朴	厚朴酚，和厚朴酚	镇静，肌松
牛蒡子	牛蒡子苷	钙拮抗剂作用，抗肾病变，抗肿瘤
连翘	连翘苷，连翘酯苷A	抗炎，解热，中和内毒素，抗病毒，抗菌，增强免疫，抗应激，抗氧化

（五）黄酮类化合物

黄酮类化合物是基本母核为2-苯基色原酮的一类化合物。该类化合物广泛存在于植物中，大部分与糖结合成苷，部分以游离形式存在。

黄酮类化合物多数为结晶性固体，少数为无定性粉末。黄酮类化合物在紫外线照射下，可产生各种颜色的荧光，遇碱后颜色改变。如查耳酮和橙酮呈亮黄棕色或亮黄色的荧光，在氨熏后为橙红色的荧光。黄酮类化合物的游离苷元一般难溶或不溶于水，易溶于甲醇、乙醇、乙酸乙酯、乙醚等有机溶剂及稀碱溶液中。黄酮类化合物羟基被糖苷化后，水溶性相应增大，而脂溶性相应降低。黄酮苷一般易溶于水、甲醇、乙醇、吡啶等极性溶剂中，但难溶于或不溶于苯、氯仿、乙醚、石油醚等有机溶剂中。糖链越长，水溶性越大。黄酮类化合物因分子中多具有酚羟基，故显酸性，可溶于碱性水溶液，吡啶、甲酰胺及二甲基甲酰胺中。（表9-7）

表9-7　部分中药中所含黄酮类化合物一览表

中　药	化学成分	生物活性
黄芩	黄芩苷，黄芩素，汉黄芩素	抗菌，抗病毒，解热，解毒，抗炎，抗过敏
槐米	芦丁，槲皮素	保持毛细血管抵抗性，降低通透性，抗炎
大豆	大豆苷，大豆苷元，染料木素，染料木苷	雌激素样作用，抗氧化，降低胆固醇及保护心血管系统，预防骨质疏松，抗癌防癌，神经保护
葛根	葛根素，大豆素，大豆苷	收缩平滑肌，增加冠血流量，抑制血小板凝集，降血糖，改善记忆，降温
银杏叶	山柰黄素，槲皮素，白果黄素，银杏黄素	扩冠，降低血黏，改善脑循环，抗衰老，解痉
陈皮	橙皮苷	维持渗透压，增强毛细血管韧性，缩短出血时间，降低胆固醇
甘草	甘草素，甘草苷	解痉，抗溃疡，抗菌，肝细胞单胺氧化酶抑制剂，抑制消化性溃疡
补骨脂	补骨脂乙素	扩冠，加强心肌收缩力，兴奋心脏
红花	羟基红花黄色素，山柰素	抑制血小板激活因子诱发的血小板聚集与释放，竞争性地抑制血小板激活因子与血小板受体的结合

（六）萜类

萜类是天然物质中最多的一类化合物，已有两万种之多。由甲戊二羟酸衍生所形成的萜源类衍生物，均称为萜类。

萜类化合物一般难溶于水，易溶于醇和非极性的有机溶剂。萜类化合物一般可分为半萜、低聚萜类，常温下多呈液体或低熔点的固体，具挥发性，能随水蒸气蒸馏，并带有芳香气味。单萜类和部分倍半萜类随分子量增加，功能基增多，化合物的挥发性降低，熔点、沸点相应增高。萜类化合物按构成碳架的碳原子数目不同，可分为以下几类。

1. 单萜类　单萜类的碳架多是由10个碳原子组成的，是多种植物挥发油的主要组成成分，但若以苷的形式存在，则不具挥发性。（表9-8）

表9-8　部分中药中所含单萜类一览表

中　药	化学成分	生物活性
陈皮	柠檬烯	祛痰平喘
薄荷	薄荷油（薄荷醇）	镇痛，止痒，局麻，防腐、杀菌，清凉
冰片	龙脑	发汗，兴奋，镇痛，抗缺氧
樟脑	樟脑	局部刺激，防腐，强心
小茴香	茴香酮	抑制平滑肌，解痉，局部刺激
玫瑰花	香叶醇，香叶醇葡萄糖苷	抗肿瘤，平喘，抗菌
白芍，赤芍	芍药苷，芍药内酯苷，氧化芍药苷，苯甲酰芍药苷	镇痛，镇静，抗炎
斑蝥	斑蝥素	抗癌，升白，抗菌，抗病毒

2. 环烯醚萜类　环烯醚萜类也属于单萜类化合物，大多为白色结晶体或粉末，味苦，其苷易溶于水、甲醇；溶于乙醇、正丁醇；难溶于氯仿、乙醚、苯等亲脂性溶剂。有的苷易水解成不稳定的苷元，在外界条件影响下易变色。如地黄、玄参含有这类苷，故在加工炮制或干燥放置中常逐渐变成黑色。（表9-9）

表9-9　部分中药中所含环烯醚萜类一览表

中　药	化学成分	生物活性
栀子	栀子苷元（京尼平）	促进胆汁分泌，抗肿瘤
地黄、车前、胡黄连	梓醇	降血糖，利尿，迟缓性的泻下
龙胆、当药	龙胆苦苷	苦味成分
山茱萸	马钱苷，莫诺苷，山茱萸苷	利于控制糖尿病血管并发症

3. 倍半萜　倍半萜类除烃类外，在植物体中常以醇、酮、内酯等形式存在于挥发油中，是挥发油中高沸点部分的主要组成物。倍半萜的含氧衍生物多具有较强的香气和生物活性，是医药、食品、化妆品工业的重要原料。（表9-10）

表 9-10　部分中药中所含倍半萜一览表

中　药	化 学 成 分	生 物 活 性
青蒿	青蒿素	抗疟
枇杷叶	枇杷叶油(金合欢烯)	祛痰
桉叶	桉叶油(桉醇,桉油精)	祛痰,杀滴虫
藿香	藿香油(甲基胡椒酚)	促进胃液分泌,增强消化力,解痉
生姜	姜油酮	止吐,使肠管松弛,蠕动减慢
八角茴香	茴香油(茴香醚)	促平滑肌蠕动,促消化,促气管黏膜分泌
郁金	郁金油(郁金烯)	促进胆汁分泌
香附	香附油(香附酮)	微弱雌激素作用
莪术	姜黄醇(莪术醇)	抗癌

4. 二萜类　二萜类化合物为基本骨架内含 20 个碳原子的天然物。植物醇是叶绿素的组成部分,它属于二萜衍生物。植物体分泌的乳汁、树脂等均以二萜衍生物为主要成分。(表 9-11)

表 9-11　部分中药中所含二萜类一览表

中　药	化 学 成 分	生 物 活 性
穿心莲	穿心莲内酯	抗菌,抗病毒,抗炎,解热,抗早孕
银杏	银杏内酯 A、B、C	血小板活化因子拮抗剂,保护缺血性脑损伤,抗老年痴呆,促进神经干细胞向神经元分化,抑制神经细胞凋亡及抑制动脉壁平滑肌细胞的增殖,抑制动脉粥样硬化斑形成的早期危险因素弱氧化修饰低密度脂蛋白诱导的细胞内钙超载和抗心肌缺血所引起的心肌电生理的变化
雷公藤	雷公藤甲素、乙素	免疫抑制,抗肿瘤
红豆杉	紫杉醇	抗癌
甜菊叶	甜菊苷	甜味剂,高甜度、低热量、无毒性
冬凌草	冬凌草素	抗癌
香茶菜	香茶菜甲素	抗癌
巴豆油	巴豆醇	致癌性(故巴豆炮制脱油,以巴豆霜入药)

5. 三萜类　三萜类化合物是基本骨架由 30 个碳原子组成的天然产物,它以游离或与糖结合成苷的形式存在。(表 9-12)

(七) 挥发油

挥发油也称精油,多具有嗅味和挥发性,是一类可随水蒸气蒸馏的油状液体。

挥发油大多为无色或淡黄色液体,少数有颜色,如桂皮油呈红棕色,佛手油呈绿色,满山红由呈淡黄绿色。常温情况下易挥发,并多具有浓烈香味,涂在纸片上挥散而不留油迹,可与脂肪油相区别。少数挥发油在低温下可析出结晶，常称为“脑”，如薄荷脑、樟脑，去脑后的挥发油称为脱脑油。挥发油大多数比水轻，仅少数比水重，如丁香油、桂皮油。挥发油难溶于水，易溶于各种有机溶剂，如石油醚、乙醚、二硫化碳、油脂及高浓度乙醇等。挥发油对光线、空气及温度较敏感，易氧化而分解变质，而导致比重增加、颜色加深、失去原有气味，同时形成树脂样物质而不能随水蒸气蒸馏。

表 9-12 部分中药中所含三萜类一览表

中 药	化 学 成 分	生 物 活 性
茯苓	茯苓素，茯苓酸	抗肿瘤，抗炎和免疫调节
甘草，人参，连翘，槲寄生，女贞子	齐墩果酸	清热，消炎抑菌，强心利尿
山楂，车前草，山茱萸，枸骨叶，白花蛇舌草	熊果酸(乌苏酸)	降血糖、尿糖，降血脂
泽泻	泽泻萜醇	降血脂
人参、绞股蓝、西洋参	人参皂苷	对神经系统的双向调节，降血糖，免疫增强，抗肿瘤，抗衰老，保肝
三七	三七皂苷，人参皂苷	抗心律失常，降血脂，抗氧化，减少血栓生成，抗炎，镇静
黄芪	黄芪甲苷	抗衰老，镇静，镇痛，护心强心，抗胃溃疡，免疫调节
柴胡	柴胡皂苷	镇静，止痛，解热，镇咳，抗炎，降血脂，保肝利胆
酸枣仁	酸枣仁皂苷 A、B	镇静
甘草	甘草酸(甘草甜素)，甘草次酸	抗癌，抗艾滋病，增强免疫力，抗炎，护肝
罗汉果	罗汉果甜素	止咳平喘，抗氧化，保肝
商陆	商陆皂苷	祛痰
桔梗	桔梗皂苷	祛痰，抑制胃液分泌，抗溃疡，抗炎
远志	远志皂苷	祛痰，镇静，抗惊厥
白头翁	白头翁皂苷	抗阿米巴原虫，抑癌
苦楝皮	川楝素，异川楝素	驱蛔
瓜蒂	葫芦苦素	降转氨酶

挥发油所含化学成分较为复杂，均是由数十种至数百种化合物所组成，故除含某种成分较多的挥发油外，其单一成分的活性研究比较少。挥发油大体分为以下四类。

1. 萜类化合物　挥发油中存在最多的成分是单萜、倍半萜和它的含氧衍生物。

2. 芳香族化合物　在芳香油中，芳香族化合物仅次于萜类，存在也相当广泛。(表 9-13)

表 9-13　部分中药中所含芳香族化合物一览表

中药	化学成分	生物活性
肉桂	桂皮醛	镇静,镇痛,升白细胞,抗放射,抗肿瘤
茴香	茴香醚	刺激,促胃肠移动,促呼吸道分泌,祛痰
丁香	丁香酚	抑菌,杀虫
细辛	甲基丁香酚,细辛醚	中枢抑制,麻醉,镇痛,降温,抗组胺,抗变态反应

3. 脂肪族化合物　该类化合物在挥发油中也广泛存在,但含量和作用不如前两类化合物。(表 9-14)

表 9-14　部分中药中所含脂肪族化合物一览表

中药	化学成分	生物活性
人参	人参油(人参炔醇)	抑制癌细胞,促进血液循环、新陈代谢
鱼腥草	鱼腥草素(癸烯乙醛)	抗菌,抗病毒,增强免疫

4. 其他类化合物　含硫及含氮化合物的挥发油存在含量极少,有些中药经水蒸气蒸馏分解得到挥发性物质。(表 9-15)

表 9-15　部分中药中所含其他类化合物一览表

中药	化合物	分解物	生物活性
芥子	芥子苷	异硫氰酸烯丙酯	刺激
白头翁	毛茛苷	原白头翁素	抗菌
杏仁	苦杏仁苷	苯甲醛	抑制胃蛋白酶消化
大蒜	大蒜氨酸	大蒜辣素	抗癌

(八) 强心苷和其他甾类成分

自然界的甾类成分,包括性激素、甾醇类、胆汁酸类、蜕皮激素类、甾体生物碱、甾体皂苷、强心苷、蟾毒配基等。它们广泛分布于动植物界,虽然来源不同、生物活性各异。本部分主要介绍强心苷等,甾体皂苷、甾体生物碱分别在皂苷及生物碱中介绍。

1. 强心苷　是一类能增强心肌收缩能力,具有强心生物活性的甾体苷类。其苷元可分为甲型和乙型,甲型占大多数。强心苷大都是中性化合物,无定形粉末或无色结晶,味苦,对黏膜有刺激性。苷元亲脂性较强,难溶于水,苷可溶于水及乙醇、甲醇、丙酮等极性有机溶剂,几乎不溶于乙醚等亲脂性有机溶剂。苷分子中,去氧多糖的苷,在极性溶剂中溶解度小。苷元上的羟基数目少,其苷在极性溶剂中的溶解性也小。(表 9-16)

2. 蟾酥强心成分　蟾酥是蟾蜍耳后腺及皮肤腺分泌的白色浆状物加工干燥而成的,其成分较复杂,主要为甾类和生物碱。其药理作用为强心、升压、抗肿瘤、抗炎镇痛、抗辐射、利尿、增强免疫和改善微循环等。其强心成分以蟾酥甾烯为主。它们都具有乙型强心苷元的结构,成分较多,主要有脂蟾毒配基、华蟾毒精和蟾毒灵。

表 9-16　部分中药中所含强心苷一览表

中　药	化学成分
香加皮(杠柳根皮)	杠柳苷,杠柳次苷
罗布麻(红麻根)	加拿大麻苷
羊角拗种子	羊角拗苷,辛诺苷

3. 孕甾烷类衍生物　孕甾烷类衍生物是一类重要的化合物,如黄体酮。该类成分是具有21个碳原子的甾体衍生物,故又称 C_{21} 甾类,多以苷的形式存在。如白首乌中含多种此类成分,具有抗衰老、抗肿瘤、保肝、降脂等活性。

4. 植物蜕皮素　植物蜕皮素为植物中与昆虫变态激素相类似的成分。(表 9-17)

表 9-17　部分中药中所含蜕皮素一览表

中　药	化学成分	生物活性
牛膝	蜕皮甾酮,牛膝甾酮	促蛋白合成,改善肝功能,降低血浆胆固醇
桑叶	川牛膝甾酮,蜕皮甾酮	降血糖
祁州漏芦	漏芦甾酮	增强免疫

5. 植物甾醇类　得自植物体的甾醇称为植物甾醇,几乎所有植物中均存在,是植物细胞的重要组分。中药中常见的有:谷甾醇类、豆甾醇类和菠甾醇类。甾醇类成分亲脂性较强。

6. 胆汁酸类　胆汁酸类是一类具有甾核和羧基的一类成分,存在于动物胆汁中,统称为胆汁酸。游离或结合型胆汁酸均呈酸性,难溶于水,易溶于有机溶剂,与碱生成盐能溶于水。结合型胆汁酸可被皂化,生成游离胆汁酸及氨基酸。甾核上羟基可氧化为酮基,再用还原法除去酮基。利用这种反应,以胆酸为原料,选择适宜的氧化剂,制备某些去氧胆酸。(表 9-18)

表 9-18　部分中药中所含胆酸一览表

中药	化学成分	生物活性
熊胆	胆酸,鹅去氧胆酸,熊去氧胆酸	利胆,溶解胆石,降压,降血脂,解痉,抗惊厥,解毒,抑菌
牛黄	胆酸,去氧胆酸,鹅去氧胆酸	解痉,抗菌,抗病毒,祛痰

(九) 皂苷

皂苷是一类结构复杂的螺甾烷及其相似生源的甾体化合物的低聚糖苷以及三萜类化合物的低聚糖苷,可溶于水,其水溶液经振摇能产生大量持久肥皂样泡沫,因而称之皂苷。

皂苷分子量大,不易结晶,多为白色无定性粉末,除去糖基的甾苷元,大多有完好的结晶。皂苷的熔点较高,一般在熔融前就分解,因此,无明显的熔点,测得的大多是分解点。皂苷多数具有苦和辛辣味，对人体黏膜有刺激性，尤其鼻黏膜最敏感，吸入其粉末能引起喷嚏。皂苷还具有吸湿性。大多数皂苷极性较大，可溶于水，易溶于热水、热甲醇、热乙醇和烯醇；几乎不溶或难溶于苯、乙醚、石油醚等低极性有机溶剂。皂苷在含水丁醇和戊醇中溶解度较好，因此丁醇常作为皂苷的提取溶剂。次级苷在水中溶解度降低，易溶于醇、丙酮、乙酸乙酯。皂苷元不溶于水，能溶于石油醚、苯、乙醚、氯仿、醇等有机溶剂中。皂苷有助溶性，可以促进其他成分在水中的溶解。皂苷的水溶液经振摇能产生持久性的泡沫，且不因加热而消失，这一特点是由于皂苷具有降低水溶液表面张力的缘故。

皂苷的水溶液大多能破坏红细胞而有溶血作用，故如将皂苷的水溶液注射入静脉中，毒性极大，肌内注射也易引起组织坏死，口服则无溶血作用，这点可能与在胃肠道不被吸收有关。皂苷能溶血，是因为多数皂苷可与胆甾醇结合生成不溶于水的分子复合物。红细胞壁上的胆甾醇与皂苷结合，破坏了血红细胞的正常渗透，使血细胞内渗透压增加而发生崩解，发生溶血。

皂苷由皂苷元与糖组成，依据苷元的结构将皂苷划分为两大类，一类为甾体皂苷，另一类为三萜皂苷。与皂苷共存于植物中的酶，能使皂苷酶解成各种次级苷。

1. 甾体皂苷　甾体皂苷以作为合成甾体激素及其有关药物的原料而著名。如薯蓣皂苷存在于薯蓣属的多种植物中，其皂苷元是合成甾体激素类药物和甾体避孕药的重要原料。知母的主要成分为知母皂苷，其苷元为菝葜皂苷元。（表 9-19）

2. 三萜皂苷　三萜皂苷在自然界的分布比甾体皂苷广泛，种类也多。

表 9-19　部分中药中所含甾体皂苷一览表

中　药	化学成分	生 物 活 性
穿山龙，萆薢，黄山药	薯蓣皂苷	溶血，抗血小板聚集，祛痰，止咳，平喘，抗炎，脱敏，抗肿瘤，镇痛，抗肿瘤，降血脂，抑菌
知母	知母皂苷	抗衰老，改善记忆，抑制血小板聚集，抗氧化，降血糖，调血脂，抗动脉粥样硬化，抗肿瘤，抗炎，改善骨质疏松症状，抗抑郁
麦冬	麦冬皂苷	降血糖，抗心肌缺血，抗心律失常，护心，保护和促进软骨细胞增殖，抗炎
蒺藜	蒺藜皂苷	抗衰老，抗疲劳，强身，改善调节心功能，抗心肌缺血，护心，抗血栓，抗凝血，改善微循环，保护脑缺血，改善学习记忆，改善性功能，降血糖，调血脂

（十）鞣质

鞣质又称丹宁或鞣酸，是一类广泛存在于植物中的复杂多元酚类化合物。因其能与生兽皮中的蛋白质结合而形成致密、柔韧、不易腐败、有良好透气性的皮革，因此称其为鞣质。由于其在中药中分布广泛，且随其越来越多的生物活性的发现，鞣质的研究日益得到重视。

鞣质多为灰白色无定性粉末，少数为结晶状。多具有吸湿性。鞣质极性极强，溶于水、甲醇、乙醇、丙酮。可溶于乙酸乙酯、乙醚、丙酮和乙醇的混合液，难溶于或不溶于乙醚、苯、氯仿、石油醚、二硫化碳。少量水存在能够增加鞣质在有机溶剂中的溶解度。鞣质含有很多酚羟基，很易被氧化。（表 9-20）

表 9-20　部分中药中所含鞣质一览表

中　药	化学成分	生物活性
五倍子	五倍子鞣质	收敛解毒，止泻，止血，抑菌
儿茶	儿茶鞣酸	降低毛细血管通透性，止血，保肝，利胆，抑菌
大黄	可水解鞣质，缩合鞣质	促进氮代谢，抑菌，抗病毒
仙鹤草	仙鹤草鞣酸，仙鹤草素	抗肿瘤
茶叶	茶多酚	抗肿瘤促发，抗脂质过氧化，清除自由基，抗龋，抑菌，降血糖，降血脂，抑制血小板聚集
山茱萸	没食子酸鞣质，鞣花鞣质	抑制破骨细胞形成，对抗骨质疏松
地榆	地榆素	止血，抗氧化，抗肿瘤，抗炎

（十一）氨基酸、蛋白质和酶

氨基酸是广泛存在于动植物中一类含氮的有机化合物，分子既含有氨基又含有羧基，故称为氨基酸。

氨基酸为无色结晶，除胱氨酸及酪氨酸外大都可溶于水；除脯氨酸及半胱氨酸外，一般都难溶于有机溶剂。因有两性的性质，能成内盐，因此氨基酸的熔点均较高，一般在 200～300℃之间，多数没有确切的熔点，而是分解点。氨基酸具两性电解质的性质，当溶液 pH 值达到某一定值时，氨基酸荷电成中性，此时溶液的 pH 值为该氨基酸的等电点。不同的氨基酸有不同的等电点，等电点时氨基酸的溶解度最小。利用此性质可以分离氨基酸。

氨基酸有两类来源：一类是构成有机体蛋白质的氨基酸，称蛋白质氨基酸。这类氨基酸由蛋白质水解而来，有 20 余种。此类氨基酸大部分已被应用于医药等方面。如精氨酸、谷氨酸为肝性脑病抢救药；组氨酸可治疗胃及十二指肠溃疡和肝炎。另一类是从自然界分出来的非蛋白质氨基酸称天然游离氨基酸。这些氨基酸游离分布于多种植物中，有些中药除含有蛋白质氨基酸外，还含具有一定生物活性的天然游离氨基酸。（表 9-21）

表 9-21　部分中药中所含氨基酸表

中药	化学成分	生物活性
使君子	使君子氨酸	驱蛔虫
南瓜子	南瓜子氨酸	抑制血吸虫幼虫生长发育
天冬，玄参	门冬酰胺	止咳、平喘
三七	三七素	止血

酶和蛋白质是生物最基本的生命物质，凡是有生命的地方就有酶和蛋白质。

酶和蛋白质具如下特性：

（1）溶解性：大多数酶和蛋白质溶于水，不溶于有机溶剂。蛋白质的溶解度受 pH 值的影响。

（2）分子量大：酶和蛋白质溶液具有亲水胶体特性，分子量一般都在一万以上，高的可达千万左右，因此作为高分子物质不能透过半透膜，可利用此性质来提纯蛋白质。

（3）两性和等电点：蛋白分子两端都具有氨基和羧基，因而如氨基酸一样都具有两性和等电点。

（4）盐析和变性：蛋白质和酶在水溶液中可被高浓度的硫酸铵和氯化钠溶液沉淀，此种作用称盐析。盐析出来的蛋白质还可溶于水，因此该性质是可逆的。当蛋白质和酶被加热、酸、碱以及其他化学药品作用时，则变性失去活性。

（5）水解：蛋白质在酸、碱、酶等作用下可逐步水解，最终产物为各种 α-氨基酸。

（6）酶的专一性：酶具有特别高的催化效率及高度作用专一性，即酶通常只能催化一种或一类反应。

蛋白质除了是构成生命活动的最基本物质外，近年来从植物中提取的一些植物蛋白具有显著生物活性。（表 9-22）

表 9-22　部分中药中所含蛋白质表

中　药	化 学 成 分	生 物 活 性
天花粉	天花粉蛋白	终止妊娠引产，抗艾滋病毒，抗肿瘤
地龙	蚓激酶，蚯蚓纤维蛋白溶解酶，蚯蚓胶原酶，地龙耐热蛋白	抗栓，溶栓，改善微循环，降压，抗组织纤维化和细胞增殖，抗肿瘤，免疫调节

（十二）有机酸

有机酸广泛存在于植物界，多分布于植物的叶和果实中。在植物体中大多与钾、镁、钙离子结合成盐或以酯的形式存在。

有机酸具有羧酸的一般性质。含 8 个碳原子以下的低级脂肪酸或不饱和脂肪酸在常温时多为液体，较高级的脂肪酸如多元酸和芳香酸类则为固体。有机酸的溶解度与结构有关。多元酸比一元酸易溶于水，含羟基数目多的有机酸水溶性大。芳香酸较难溶于水。一般有机酸能溶于乙醇或乙醚等有机溶剂，但难溶于或不溶于石油醚。有机酸能与碱金属、碱土金属结合成盐，其一价金属盐易溶于水，而二价或三价金属盐较难溶于水。（表 9-23）

表 9-23　部分中药所含有机酸表

中　药	化学成分	生 物 活 性
茵陈，青蒿，沙棘，桑叶，金银花	绿原酸	抑菌，利胆，提升白细胞及止血
当归，川芎	阿魏酸	抑制子宫，抗心律失常，增加营养血流，扩血管，抑制血小板聚集，抗血栓
地龙	琥珀酸	平喘

（十三）树脂

树脂通常存在于植物组织的树脂道中，当植物体受伤后分泌出来，露于空气中干燥形成一种无定性的固体或半固体物质。树脂与树胶不同，它不是糖类化合物，而是一类化学组成较复杂的混合物。

树脂性脆不溶于水，能溶于乙醇、乙醚、氯仿等有机溶剂。除松香外多数树脂很少溶于石油醚。在碱性溶液中能部分溶解或完全溶解，但加酸酸化，树脂又会沉淀析出。树脂受热时先软化后变成液体，具有黏性，燃烧时发生浓烟及明亮的火焰。

树脂广泛分布于植物界，但大多数树脂均无医疗作用，仅有少数作为药用。如乳香、没药、琥珀、阿魏、藤黄、血竭等，其中乳香中含 α-乳香酸（三萜酸），具有兴奋、收敛、防腐作用，可做局部抗菌药，内服具有止咳祛痰作用。

（十四）色素

植物色素是指那些较为普遍分布于植物界的有色物质。植物体内的色素可分为水溶性色素和脂溶性色素，脂溶性色素可溶于油脂、石油醚、苯、乙醚、高浓度乙醇等。如叶绿素、叶黄素、胡萝卜素、醌类及黄酮类化合物。

叶绿素是植物赖以进行光合作用的物质，为绿色混合物，凡是植物体上带绿色部分多含叶绿素，一般视为无效成分。叶绿素本身有抑菌、消炎和促进肉芽生长的作用，可用于治疗皮肤创伤、溃疡和灼伤等。胡萝卜素分布于所有绿色植物的叶片中，它是维生素 A 的前体，可用于维生素 A 缺乏症。醌类化合物为一类有生物活性的重要色素类，如紫草中的紫草素和异紫草素是紫草中止血、抗炎、抗菌及抗病毒的重要有效成分。黄酮类成分是广泛分布于植物体中的一类黄色色素。花色素是一类水溶性色素，是花和果成色的基本物质。植物中其他成分也常带有颜色，如姜黄的根茎中有 3%～6%的姜黄色素是姜黄素、去甲基姜黄素及二去甲基姜黄素的混合物，为橙黄色结晶，具特殊芳香味，在中性和酸性中呈黄色，在碱性溶液中呈红褐色。姜黄色素作为食用色素无毒、无副作用，又有良好的染着性及分散性。

（十五）无机成分

无机成分（无机物）是构成中药化学成分的另一个重要方面。长期以来，对中药有效成分的研究偏重于有机物，对其中的无机物往往以杂质处理。近年来随着对中药活性成分的深入探讨，对无机成分尤其是微量元素的研究日益受到人们的重视。

无机成分按其在自然界中存在分布量的多少，分为常量元素如钠、镁、磷、硫、氯、钾、钙等及微量元素。按对人体作用，又可将微量元素分为必需微量元素和有害微量元素。必需微量元素如铁、铜、锌、钴、硒、铬、碘、氟、钼、锰、镍、锶、钒、锡、硅等。有害微量元素如砷、汞、铅、锑等，这些元素在人体内积蓄到一定程度，可引起中毒。

每一种中药都含有数种以至数十种无机元素。中药所含微量元素的种类和数量是个多变因素，同药材的质量，诸如品种、入药部位、产地（包括因特殊生长环境而形成的“道地药材”）、栽培、炮制、制剂以及合理使用等，都有密切关系。研究中药与微量元素的联系，对查清微量元素与疾病的因果关系，以及在鉴定药材的品种和质量方面，均有重要意义。

（张建军　高学敏　王景霞）

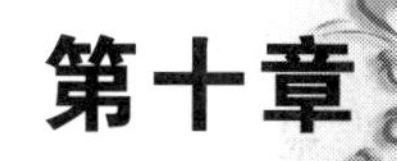

第十章 中药新药的研制与开发

搞好中药新药的研制与开发，不仅为搞好中医临床工作提供了物质保证，而且关系到整个中医药事业的大局，关系到中医药走向世界的重要战略抉择。中医临床用药的主要形式是中药饮片和中成药。中药饮片大多供中医处方调剂，以汤剂为主应用；而中成药可以是多种剂型，可直接应用。本章介绍的中药新药是指新的中成药，不包括新药材、饮片或提取物等。要搞好中药新药的研制与开发，应熟悉和了解中成药的发展史、发展现状及发展前景，并掌握中药新药的研制思路与方法。

第一节　中成药发展历史

（一）先秦时期

中成药在我国的应用源远流长。据考证1979年在长沙马王堆汉墓中发掘的《五十二病方》，至少为公元前三世纪末战国时代的抄本，是我国现存最早的一部方书，书中现存医方283首，并记载有丸、散等最早的成药剂型。成书于战国时代的《黄帝内经》是我国现存最早的中医经典著作，书中不仅提出"君、臣、佐、使"的组方原则，为遣药组方、成药配方的依据，而且还记载了丸、散、膏、丹、酒等常用成药剂型，并系统介绍了制剂过程、主治病证、使用方法及奇偶大小方制规律，为后世方剂学、成药学的发展奠定了基础。

（二）东汉时期

东汉末年著名医家张仲景所著《伤寒论》及《金匮要略》，号称方书之祖，两书除去重复，共载方269首，收载成药60余种，有丸剂、散剂、酒剂、洗剂、浴剂、熏剂、滴耳剂、灌鼻剂、软膏剂、肛门栓剂、阴道栓剂及脏器制剂等十几种剂型。首次记载了用动物胶汁、炼蜜和淀粉糊为丸的赋形剂，许多著名的中成药如五苓散、理中丸、肾气丸、乌梅丸等流传沿用至今，书中还详尽地记载了中成药的制作、服法和禁忌，为中成药的普及应用奠定了基础。

（三）两晋南北朝时期

两晋南北朝时期葛弘著《肘后备急方》四卷，收载成药数十种，其方剂多有验、便、廉特色。研制了干浸膏、蜡丸、浓缩丸、锭剂、条剂、灸剂、饼剂、硬铅膏、尿道栓剂等多种新剂型。并首次提出"成剂药"概念，最先把成药列为专卷，称"丸散膏诸方"，对推动中成药的发展作出了杰出的贡献。南北朝齐人龚庆宣著《刘涓子鬼遗方》，是我国现存的第一部外科专著，主要介绍痈疽的鉴别诊断及痈疽、疮疥、金疮的治疗经验，载内外治法140个，清热解毒、止血、敛疮、止痛的软膏、膏药等外用成药已被广泛应用。

（四）唐代

唐代孙思邈著《千金要方》载方5300首、王焘著《外台秘要》6000余首，两书均记载了治疗临床各科大量成药配方及制剂内容，其中千金紫雪散、磁珠丸及外台苏合香丸，至今仍是著名的中成药。

（五）宋代

宋代著名方书《太平圣惠方》载方16834首，《圣济总录》载方近2万首，书中收集了大量中成药，唯选材庞杂，难以推广。为了推广成药应用，由国家设立和剂局，并编辑、增补、修订成我国历史上第一部由国家颁布刊行的成药典，也是我国第一部成药配方范本《太平惠民和剂局方》。该书收载成药配方788首，已备及临床各科用药。每方对主治病证、药物组成、药材炮制、药剂修制及配伍应用等均有详细说明，对中成药制作、普及推广及应用作出了卓越贡献。其中著名的中成药如黑锡丹、至宝丹、逍遥散、平胃散、藿香正气散等沿用至今，久负盛名。此外，宋代民间名医方书对成药发展也各有建树。如儿科名医钱乙所著《小儿药证直诀》收录儿科方剂114首，其中绝大多数都是成药配方，由他研制的七味白术散、五味异功散、泻青丸、抱龙丸等，至今还都是儿科常用的著名成药。针对小儿为纯阳之体的特点，他把《金匮要略》的肾气丸去掉桂枝、附子，即今之六味地黄丸，为“直补真阴之圣药”。钱氏为推广成药在儿科中的应用及对地黄丸系列成药的问世，功不可泯。严用和著《济生方》收载内外妇科有效方剂450首，其中归脾丸、橘核丸等都是著名的中成药。许叔微的《普济本事方》载方300余首，其中四神丸、玉真散沿用至今，久盛不衰。

（六）金元时期

金元时期医学争鸣，促进了中成药的发展，对方剂的运用、成药的制作各有发挥。刘河间善用寒凉，创制防风通圣散、六一散、益元散；李东垣专于补土，创制补中益气汤（后世改制丸剂）、橘皮枳术丸、半夏枳术丸、香砂枳术丸；张子和主张攻下，创制木香槟榔丸、禹公散；朱丹溪长于滋阴，创制大补阴丸、虎潜丸等，都沿用至今，熠熠生辉。

（七）明代

明代朱橚等编写的《普济方》载方61 139首，集明以前方书之大成，介绍了许多有关成药的理论和经验，为研制广集资料。伟大医药学家李时珍所著《本草纲目》载方10096首，记载成药制剂有40余种，集传统中药成药制剂之大成，为中成药制剂学的发展作出了巨大的贡献。陈实功著《外科正宗》，书中所载冰硼散、金锁匙、紫金锭、如意金黄散、生肌玉红膏、立马回疔丹、提毒丹等均为外科、五官科的灵丹妙药，推动了外用成药制剂的发展。

（八）清代

清代温病学派的兴起，为研制治疗急性热病的新中成药开辟了道路。吴鞠通著《温病条辨》中创制的银翘散、桑菊饮及安宫牛黄丸；王孟英《温热经纬》中所载的神犀丹、甘露消毒丹等都被后世制成成药用于临床。外科名医王洪绪《外科全生集》中的犀黄丸、醒消丸、小金丹、阳和丸等，使外科成药日臻完备。

历代医药学家经过不断的努力，积累了有关中成药配方、制作及应用的理论和宝贵经验，留下了众多的名优品种中成药，我们只有以历史为鉴，全面继承和发扬前人经验，才能搞好新药的研制开发工作。

第二节　中成药发展现状

新中国成立以来，党和政府为了保障人民健康，先后制定颁布了一系列保护和发展中成药的方针政策，使中成药事业得以迅猛地发展，在改善生产设备、进行文献整理、提高产品品质量、进行剂型改革、开展复方研究、大力开发新药研制等方面都取得了可喜的成绩。

(一) 积极改善生产设备,建立科研机构,大力培养技术人才

经过新中国成立几十年来的努力,各地区有计划地改造更新一大批设备陈旧落后的旧药厂,同仁堂、达仁堂、桐君阁、潘高寿、胡庆余堂等老字号中药厂又焕发了青春。十一届三中全会以后,新中药厂如雨后春笋般地建立起来,目前我国中药行业约有2000家企业。生产要发展,科技要先行,为适应中成药生产发展的需要,全国已建立多所中药研究所,不少大型中药厂还建立了厂办研究所或中心实验室,多数中医药院校建立了中药专业,许多地区还建立了中药专科学校,培养了大量科技人才。由于上述条件的改变,中成药生产无论是在品种上、数量上、质量上都得到极大的提高,并为中成药事业的全面腾飞打下了良好的基础。

(二) 整理成药文献,推广临床用药

历史遗留下来有关中成药的文献资料宏丰,新中国成立以后中成药生产发展迅速,品种繁多,如何进行系统整理,去粗取精,去伪存真,把优秀的中成药品种汇集成册,不仅对促进中成药生产发展有益,而且对促进医药结合,更好发挥中成药的治疗作用,推广临床应用都是十分必要的。因此,有关中成药的专著应运而生。如1957年郑显庭编著的《丸散膏丹集成》收载历代中成药2782种;1962年冉小峰、胡长鸿等编著《全国中成药处方集》收集中成药配方2782种,初步完成了传统中成药处方的汇集整理工作;1965年中医研究院中药研究所编写的《中药制剂手册》,收集中成药555种,对推动中药制剂的规范化起了积极作用;1976年叶显纯编著的《常用中成药》介绍了504种常用中成药的使用方法;1984年金世元编著的《中成药合理使用》介绍了传统中成药制剂490种及如何辨证论治、合理使用的方法;1984年刘德仪主编的《中成药学》总论介绍了中成药学概述,中成药的剂型、运用中成药的基本知识,各论按药物功效分类介绍了562种中成药的使用方法,明确了中成药学的概念,立定了科学范围,促进了中成药学的发展;1990—1991年由冷方南主编的《中国基本中成药》共载治疗用中成药1266种、保健用药234种,合计1500种,以命名科学、组方合理、疗效确切、使用安全的成药为入选标准,既有传统名药,又有新制精品,基本上反映了当代中成药的水平。1991年由高学敏、李庆业主编的《实用中成药》,上篇系统介绍成药概念、发展历史、命名方法、分类依据、组成结构、辨证应用、配伍规律、剂型特点、用量用法、使用注意及贮藏保管等基本知识,下篇精选临床常用中成药1400种,按功效不同分为18类,重点介绍了药物组成、功能分析、主治病证(含西医主治病证)、配伍应用方法,基本上囊括了内、外、妇、儿各科用药,是一部内容丰富、门类齐全、切合实用、学术性较强的中成药著作。

为了加强国家对药品生产和使用环节的科学管理,保证人民防病治病的基本需求,适应医疗体系改革,打击药价虚高,我国自1992年起结合医疗保险制度的改革,政府有关部门组织制订了《国家基本药物》目录。国家基本药物的遴选原则为:临床必需、安全有效、价格合理、使用方便、中西药并重。包括预防、诊断、治疗各种疾病的药物。随着药物的发展和防病治病的需要,每两年调整一次。《国家基本药物》目录2009版共收载中成药102种。

(三) 制定药品标准,提高成药质量

新中国成立后在卫生部药政管理局领导下,全国各地对中成药的配方、生产工艺进行了多次汇集整理工作,全国各省市都先后制定了《中成药生产规范》或《药品标准》,对中成药的处方、制法、性状、检查、功能、主治、用法用量、注意、规格、贮藏等内容进行了初步整理,对澄清历史遗留下来的品种混乱现象,促进中成药生产的正规化,提高中成药产品质量都起了推动作用。到目前为止,国家正式批准的中成药有近万种,中成药质量标准的建立是个系统工程，它必须是多学科共同努力才能逐步确立。近年来伴随显微鉴定、理化鉴定、微生物鉴定科研的进展，中成药质量标准的制定正处在一个逐步精确的过程中。自《中国药典》1963 年版正式收载中成药品种以来，到 2010 年版《中国药典》载中药复方和单味制剂 1063 种，把如此众多的中成药精品以达到国家药品标准的形式加以公布，对提高中成药质量，使质量标准纳入法制轨道，对发展中成药生产是非常重要的。

为满足医疗保健事业的需要，保障人民安全有效地使用中成药，1986 年，卫生部组织全国中医药专家对未被《中国药典》收载的中成药品种进行了医学和药学审查，剔除了同名异方、同方异名等混乱品种，及工艺落后、疗效不确切、重金属盐类药物含量过大，以及命名、功效中带有封建迷信，荒诞不经的伪劣品种，并陆续由卫生部颁发了药品标准中药成方制剂 1～20 分册，遴选收载制剂总数为 4052 种逐步向全国推广。2001 年，国家药品监督管理局全面开展了中药地方标准治疗药和保健药品的整顿工作，组织医药学专家拟定了整顿方法，规范了药物名称、功能主治，完善了制剂工艺，提高了质量标准要求，补充了临床试验研究，全面提升了地方标准中成药的质量，并转成国家标准汇编成册，即《国家中成药标准汇编》，共计 13 册，收载 1518 个品种；另外保健药品转为国家标准的有 1064 个品种。至 2006 年，我国全部上市的中成药品种都实行了国家标准，为中成药的管理、生产、销售和临床使用奠定了良好的基础。为了推动中成药的临床应用，促进中医药学科的发展，药典委员会组织中医临床各科专家编写了 2005 年版中国药典配套丛书之《临床用药须知（中药卷）》，收载品种 1460 余种，2010 年版中国药典配套丛书之《临床用药须知（中成药卷）》，收载品种 1640 种，进一步规范和提高了中成药的临床标准。

（四）吸收现代制剂技术，努力进行制剂改革

我们既要保持传统制剂的优点特色，又要吸收现代制剂技术、先进工艺，对传统制剂进行改革，或结合新药研制，开拓新剂型，以满足临床的需要，搞好中药制剂的现代化。经过长期不懈努力，取得了可喜的成绩。不仅全面恢复了蜜丸、水丸、微丸、糊丸、蜡丸、散剂、煎膏剂、膏药、胶剂、油膏剂、乳膏剂、丹剂、油剂、酒剂、糕剂、糖剂、露剂、曲剂、栓剂、锭剂、灸熨剂、煎剂、浸剂、盐制品等传统制剂的生产，而且还成功地研制了滴丸、浓缩丸、硬胶囊剂、片剂、橡胶硬膏剂、浸膏、流浸膏剂、酊剂、水剂、糖浆剂、口服安瓿剂、注射剂、合剂、冲剂、气雾剂、袋泡剂、饮料等现代制剂。目前可以说现代药物的一般制剂，中成药就品种而言一概俱全。不仅满足了用于一般常见病、多发病、普通病治疗的需要，而且用于危重急症的注射剂、气雾剂及肛门栓剂、微型灌肠剂等新制剂也在积极开拓研制中。

（五）开拓研制成药品种，不断满足临床需要

新中国成立以来，在全面恢复传统成药品种生产的同时，还着手进行了中成药新品种的研制工作。其中由古方化裁而成新药者，如同仁堂消栓再造丸，即由再造丸、人参再造丸加减化裁而来，增强了活血消栓、息风通痹、益气行滞、开窍醒神的功效，是治疗中风偏瘫的良药。再如溃疡宁胶囊，系由锡类散去掉壁钱炭、人指甲而成，变解毒化腐治疗口腔糜烂溃疡之品为治疗消化道溃疡出血的佳药，有良好的清热解毒、制酸止痛、去腐生肌、愈合溃疡的功效。还有根据老中医经验良方及民间单方验方研制而成，如王氏保赤丸、华佗再造丸、雄师丸等。有根据现代研究成果研制的新药，如具有降酶保肝作用，用治黄疸型肝炎的复方垂盆草糖浆；具有降压利尿作用，用治高血压的罗布麻冲剂；具有改善心脑血液循环，防治心脑血管疾病，由葛根提取物制成的愈风宁心片；具有抗癌作用的莪术油注射液、羟基斑蝥胺、斑蝥酸钠等等。有的是老药改变剂型，如桂枝合剂、小青龙合剂（冲剂）、藿香正气水、生脉冲剂、参附注射液、四逆注射液等等。有的突出辨证论治，根据疾病证候的不同类型研制相应成药，研制出疾病证候系列用药，如用治痹证不同证型的系列用药有风寒痹冲剂、湿热痹冲剂、寒湿痹冲剂、瘀血痹冲剂、寒热痹冲剂等；有的坚持辨病论治，根据主要病因病机研制新药，如用治冠心病、心绞痛的冠心苏合香丸，用治系统性红斑狼疮的狼疮丸，用治更年期综合征的更年安等。我国自1985年施行《新药审批办法》，又经过了不断调整和完善为目前的《药品注册管理办法》(2007)，新批准的中成药陆续颁布《新药转正标准》。我国中成药生产、研制、应用、管理正朝着科学化、规范化、法制化道路前进。

（六）开展复方理论研究，促进成药生产全面发展

在恢复发展中成药过程中，结合中医临床实践，针对清热解毒、攻里通下、活血化瘀、理气开郁、扶正固本等治则，选择常用的中药复方展开了系统的研究工作。首先逐步阐明了一些复方中药的药理作用，既包括新研制的成药品种，还囊括了《中国药典》及配合中成药整顿已入选前述部颁标准或国家标准的老的成药品种。为突出中医特色，近年来建立了一些中医病证病理模型，但难度大，不成熟，还在探索中，目前主要采用西医药理学实验方法研究中成药的作用机制。

通过大量药理实验证实，功效相近的复方成药药理作用相近，如具有清热解毒功效的中成药多有抗感染作用，如银翘散、排脓散、三黄注射液、消炎解毒丸等；具有解毒散结消肿功效的中成药，多具有抗肿瘤作用，如复方莪术注射液、梅花点舌丹、当归芦荟丸等；具有开窍醒神功效的中成药多具有中枢调节作用，如清开灵注射液、牛黄醒脑注射液等；具有益气养阴或回阳救逆、强心复脉功效的中成药多具有强心、升压、抗休克的作用，如生脉饮、生脉饮注射液、参附注射液、芪附注射液、参麦注射液等；具有活血化瘀、通经活络功效的药物，多具有扩张冠脉、改善心肌供血、降低心肌耗氧量、缓解心绞痛、改变异常血液流变学指标、降脂等作用，如冠心苏合香丸、苏冰滴丸、复方丹参注射液、冠心丹参片、四逆注射液及降脂灵、血脂宁等；具有补虚扶弱供血的药物，多具有强壮抗衰老的作用，如龟灵集酒、首乌延寿丹、六味地黄丸、参芪冲剂、灵芝蜂王浆等。

然而功效相近的中成药虽然药理作用相似，但由于其组成不同，作用亦有别。如同为抗休克的药物，药理实验证明，生脉散注射液具有强心作用（系通过抑制心肌膜ATP酶的活性），且能增加心肌糖原和核糖核酸的含量，改善缺血心肌的合成代谢，从而为缺血性心肌收缩的能源和肌纤蛋白、肌凝蛋白的合成提供了物质基础；还可降低心肌对氧和化学能量的消耗，提高对缺氧的耐受性，延长心脏存活的时间，明显提高心源性休克的存活率。而四逆注射液对狗急性失血性休克有明显升压作用，能增强麻醉家兔心脏的收缩力。为我们准确使用中成药从现代药理学角度提供了科学依据。

通过复方的药理研究，还揭示了不少成药复方组成、配伍用药是有其客观规律和科学依据的。如有药理研究表明，用治久泻脱肛、子宫脱垂的补中益气汤中升麻和柴胡在促进肠蠕动的作用上与其他药物有协调作用，去掉两味药物则作用减弱，单用两味作用消失，只有全方应用才有调节小肠蠕动及恢复肠肌张力并对子宫及其周组织有选择性的兴奋作用。又有实验证明补中益气汤对小肠的作用，当蠕动亢进时有抑制作用，张力下降时有兴奋作用，有升麻的制剂对动物的作用明显，去掉升麻则作用减弱，且不持久。可见一些优秀中成药的配伍组方是有客观规律可循的，是长期临床用药经验的总结，而不是简单的药物堆砌，是值得继承与发扬的。

通过复方药理研究可以精练处方，研制新方，开拓新药。如苏合香丸，系由苏合香油、麝香、冰片、安息香、乳香、朱砂等15味药组成，以成温通开窍、理气解郁、散寒化浊、辟秽醒神之用，为治疗寒闭神昏的专药；而由此方化裁仅取苏合香、冰片、乳香、檀香、青木香、朱砂六味成为新药冠心苏合香丸，解郁芳香开窍、行气活血止痛之功，为治疗寒闭气滞血瘀、胸痹心痛的良药；后经药理实验证明，苏合香、冰片同用扩张冠状动脉、缓解心绞痛的作用明显，遂改变剂型为苏冰滴丸，成为开窍止痛，用治胸阳郁闭、胸痹心痛的佳品。通过拆方研究配合药理实验，找出复方中核心组成药物，不仅对精炼处方研究新药有作用，而且对搞清中医配伍用药规律、复方作用机理都是大有裨益的。

通过临床研究，发现许多古方成药的新用途，扩大了适用范围，也就是中成药引申应用取得了成功。如原用治气血两亏、胎动不安的泰山盘石散，引申用于血小板减少性紫癜和腰肌劳损获效；原用治脾虚湿盛水肿小便不利的五苓散，近年用治青光眼、中心性视网膜炎、视神经性乳头炎和滤泡性结膜炎等眼病获得较好的疗效；原用治肝胆实火、狂躁便秘的当归芦荟丸，近年用治粒细胞性白血病，尤其是慢性粒细胞性白血病有一定的疗效，且副作用小。用治肝肾阴虚的六味地黄丸，对食管癌、肝癌有一定的防治作用等等，为中成药的临床应用拓宽了思路。

第三节　中成药发展前景

（一）中成药发展面临的机遇

1. 疾病谱的变化　随着医学的发展和进步，人类疾病谱也随之改变，20 世纪上半叶，可以说是传染病时代，当时人类受寄生虫、细菌、病毒等的威胁最大。20 世纪下半叶，可以说是躯体疾病时代，心、脑血管疾病，糖尿病，创伤等的危害性凸显了出来。21 世纪上半叶，将进入精神疾病时代，重症精神病、儿童行为问题、酒精滥用、毒瘾、老年精神疾患、学生心理障碍、自杀等将构成对人类健康非常突出的威胁。

2. 安全用药的理念　化学合成药、抗生素的发明和应用，无疑对人类的健康事业作出了巨大的贡献。同时，随着上述药品在临床上的广泛应用，由于其毒副作用较大，也给人类健康带来一定的危害。“安全、有效和质量可控”是世界贸易组织对药品的基本要求，其中“安全”被放在首位。化学合成新药的致命弱点，就是缺少长期的临床使用经验。西药中最经典古老的药物阿司匹林，诞生也才刚过 100 年。而中医药有着几千年的临床用药经验，因其毒副作用小，疗效确切一直沿用至今，并越来越受到人们的重视。

3. 老龄社会的到来　由于社会的进步，生产力的发展，人们健康水平的提高，使不少国家过早地出现老龄社会。如何搞好老年保健，提高老年人生活质量，人们希望从天然药开发研制中，发掘出更多的延年益寿、延缓衰老、治疗老年性痴呆、骨质疏松等老年病的有效药物，因而把目光投向了养生有术、康复保健经验丰富的中医药。

4. 中医药研发的世界潮流　目前全世界高等植物估计有 60 多万种，人类开发应用仅有上万种。无论是发达国家，还是发展中国家都渴望开发利用本国药物资源，为人类保健事业作出更大贡献，迫切希望学习借鉴几千年来依靠天然药物、自然疗法为主，与疾病作斗争，积累了丰富经验，并成功保障中华民族健康发展的中医药学。这就是 20 世纪末形成的世界中医药热的时代背景。随着全球天然药物潮流的兴起，在世界卫生组织的极力推动下，各国政府纷纷将植物药、传统药纳入政府管理，给予合法的地位。植物药与传统医药取得了前所未有的发展机遇，中医药对外交流与合作的渠道和领域进一步拓宽，初步形成了多形式、多渠道、多层次的交流与合作格局。

5. 中药出口额逐年增加　近年来，随着天然药物国际市场的形成，我国中药产品出口总额呈上升趋势，2005年达到8.2亿美元。我国中药产品已出口到五大洲135个国家，出口总额年均增长12%，出口产品结构进一步优化。中药除出口到原有的亚洲、美国市场外，近年来欧洲市场也在逐年增加，年均增长率超过26%。中药出口到沙特阿拉伯、也门和阿拉伯联合酋长国等中东地区以年均15%左右的速度增长。在非洲40多个国家中，中药出口到其中的37个。中成药的出口80%集中在新加坡及日本和韩国等国家，中药提取物的出口80%集中在欧洲和美国，中药材（包括饮片）主要出口到日本和韩国、美国、德国及新加坡、马来西亚、越南等国家。

不难看出，许多国家的人民希望中医药学蓬勃发展，能尽快走向世界，为人类保健事业作出更大的贡献，这就为中医药事业在21世纪腾飞提供了机遇！

（二）中成药发展面临的挑战

1. 中药产品的市场占有受到冲击　我们必须清楚地看到，具有中医药优势的我国，西药进口发展速度惊人。在洋西药大量涌入的同时，“洋中药”的涌入也已开始。“洋中药”是国外从中国进口初始中药材，按照西药的标准，提高中药（复方或单味药）的科技含量，探明中药有效成分，严格进行质量控制，给中药量化标化，阐明中药药理，临床疗效肯定，提高了中药制剂质量，做到服用方便。日本的救心丸、韩国的牛黄清心丸、德国的银杏叶制剂均是开发成功的例子，即国内所说的“中药西作”。国外制药产业很发达，研发西药经验丰富，但是还要搞“中药西作”，因为由于研制成功一个合成药一般需要10～15年，花费2～3亿美元，而且避免不了药物的副反应。而中药资源丰富，药方现成，利用中药来研发新药，相对西药来说，投资少，收效快。“中药西作”后符合西方用药习惯，既可投放本国市场，又可出口，可谓一举多得。因而国际上出现一股转向从传统药物如中草药中寻找新药的潮流。“洋中药”早已打入国际乃至中国市场，因为西方跨国公司凭其雄厚的经济实力、先进的科研水平、高效的市场运作经验欲分中国中药市场一杯羹。他们按照西药标准进行研发生产，特别是日本提出要建“东方医学”，其主要内容就是利用先进的技术，提高中医中药科技含量，实现中医中药的一个飞跃。面对如此严峻的形势，中医药的出路在于现代化。

2. 中药产业的竞争力受到挑战　医药行业是具有高科技含量和巨大增长潜力的行业，在我国21世纪产业结构调整过程中将起到举足轻重的作用。中医药产业的发展状况标志着我国中药产业在该类产品国际竞争中的地位。目前，我国中药出口已遍及130多个国家和地区，年出口总额达6亿多美元。然而，我国中药企业数量居多，但产品集中度高、经济效益好的企业不多，在国际植物药市场仅占5%的份额，产品生命周期短、科技含量不高、竞争力不强。据预测，国际植物药市场今后将以每年10%～20%左右的速度增长。如何抓住植物药产品市场，还应加快我国中药产业现代化的进程，提高中药企业的国际市场竞争能力，扩大国际市场份额，这是我国中药企业亟待解决的根本问题。

由此看来，中成药走向世界既面临机遇，又面临挑战，形势是十分严峻的。根据《国家中长期科学和技术发展规划纲要（2006－2020年）》提出的推动“中医药传承与创新发展”的重点任务，为了满足国家经济社会发展和人民健康的需求，进一步加快中医药现代化和国际化进程，科技部、卫生部等有关各部门制定了“中医药创新发展规划纲要”。因此，必须加大中成药开发研制力度，根据国际市场的需求及有关国家的政策法规，吸取现代科学技术，研制出疗效确切、使用安全、服用方便的中成药新制剂，早日占领国际市场。这不仅是关系到发展中医药事业，振兴民族工业的问题，而且也是为了丰富世界医学，为世界人民防病治病服务的大问题，直而言之，也是对世界新挑战所必须做出的回答。

第四节　中药新药研究策略

中药新药的申报必须依照《药品注册管理办法》(2007)进行，这是必须遵循的法规；中药新药的研制还必须遵循中医药理论体系，并贯穿在研究思路、选题、处方、工艺标准、药效毒理、临床研究的整个过程中；临床实验是新药开发研制之本，安全有效是新药开发成功的关键。

(一) 中药新药分类与新药注册

《药品注册管理办法》规定"新药申请，是指未曾在中国境内上市销售的药品的注册申请。对已上市药品改变剂型、改变给药途径、增加新适应症的药品注册按照新药申请的程序申报"。这一规定明确了新药申请的范围为：国内外均未曾上市的创新药、国外已上市但在我国未上市的药品，药品注册申请，还包括改变我国已上市药物的剂型、给药途径、增加新适应症的药品的申请。中药(天然药物)注册分类及说明如下。

第1类　未在国内上市销售的从植物、动物、矿物等物质中提取的有效成分及其制剂。

是指国家药品标准中未收载的从植物、动物、矿物等物质中提取得到的天然的单一成分及其制剂，其单一成分的含量应当占总提取物的90%以上。

第2类　新发现的药材及其制剂。

是指未被国家药品标准或省、自治区、直辖市地方药材规范(统称"法定标准")收载的药材及其制剂。

第3类　新的中药材代用品。

是指替代国家药品标准中药成方制剂处方中的毒性药材或处于濒危状态药材的未被法定标准收载的药用物质。

第4类　药材新的药用部位及其制剂。

是指具有法定标准药材的原动、植物新的药用部位及其制剂。

第5类　未在国内上市销售的从植物、动物、矿物等物质中提取的有效部位及其制剂。

是指国家药品标准中未收载的从植物、动物、矿物等物质中提取的一类或数类成分组成的有效部位及其制剂，其有效部位含量应占提取物的50%以上。

第6类　未在国内上市销售的中药、天然药物复方制剂。

中药复方制剂：这类制剂应在传统医药理论指导下组方。主要包括：来源于古代经典名方的中药复方制剂、主治为证候的中药复方制剂、主治为病证结合的中药复方制剂等。

天然药物复方制剂：这类制剂应在现代医药理论指导下组方，其适应症用西医学术语表述。

中药、天然药物和化学药品组成的复方制剂：这类制剂包括中药和化学药品，天然药物和化学药品，以及中药、天然药物和化学药品三者组成的复方制剂。

第7类　改变国内已上市销售中药、天然药物给药途径的制剂。

是指不同给药途径或吸收部位之间相互改变的制剂。

第8类　改变国内已上市销售中药、天然药物剂型的制剂。

是指在给药途径不变的情况下改变剂型的制剂。

第9类　仿制药。

是指注册申请我国已批准上市销售的中药或天然药物。

注册分类1～6的品种为新药，注册分类7、8按新药申请程序申报。

（二）中药新药研究内容与申报资料

中药新药研究，根据注册管理规定，应划分为两个不同的阶段，即临床前研究和临床研究。

从研究内容所涉及的学科角度，又可分为以下四个大部分内容。

1. 理论研究　包括选题目的与立项依据，药物的功能主治、处方组成、处方分析。

2. 药学研究　包括原辅料的来源与鉴定，工艺研究和样品试制，质量研究、药品标准的建立和样品检验，药品稳定性研究，药品的包装等。

3. 药理毒理研究　包括动物有效性、安全性研究和评价。

4. 临床研究　包括人体有效性、安全性研究和评价。

以上理论研究、药学研究和药理毒理研究主要在临床前阶段完成，而临床研究是下一个阶段的重点内容。

各部分的申报资料具体要求如下。

第一部分　综述资料

（1）药品名称

1）中文名

2）汉语拼音名

3）命名依据

（2）证明性文件

1）申请人合法登记证明文件、《药品生产许可证》、《药品生产质量管理规范》认证证书复印件。申请新药生产时应当提供样品制备车间的《药品生产质量管理规范》认证证书复印件。

2）申请的药物或者使用的处方、工艺、用途等在中国的专利及其权属状态的说明，以及对他人的专利不构成侵权的声明。

3）麻醉药品、精神药品、医用毒性药品研制立项批复文件复印件。

4）申请新药生产时应当提供《药物临床试验批件》复印件。

5）直接接触药品的包装材料（或容器）的《药品包装材料和容器注册证》或《进口包装材料和容器注册证》复印件。

6）其他证明文件。

（3）立题目的与依据　中药材、天然药物应当提供有关古、现代文献资料综述。中药、天然药物制剂应当提供处方来源和选题依据，国内外研究现状或生产、使用情况的综述，以及对该品种创新性、可行性、剂型的合理性和临床使用的必要性等的分析，包括和已有国家标准的同类品种的比较。中药还应提供有关传统医药的理论依据及古籍文献资料综述等。

（4）对主要研究结果的总结及评价　包括申请人对主要研究结果进行的总结，及从安全性、有效性、质量可控性等方面对所申报品种进行的综合评价。

（5）药品说明书样稿、起草说明及最新参考文献　包括按有关规定起草的药品说明书样稿、说明书各项内容的起草说明、有关安全性和有效性等方面的最新文献。

（6）包装、标签设计样稿。

第二部分　药学研究资料

（7）药学研究资料综述。

（8）药材来源及鉴定依据。

(9) 药材生态环境、生长特征、形态描述、栽培或培植(培育)技术、产地加工和炮制方法等。

(10) 药材标准草案及起草说明,并提供药品标准物质及有关资料。

(11) 提供植、矿物标本,植物标本应当包括花、果实、种子等。

(12) 生产工艺的研究资料及文献资料,辅料来源及质量标准。

(13) 化学成分研究的试验资料及文献资料。

(14) 质量研究工作的试验资料及文献资料。

(15) 药品标准草案及起草说明,并提供药品标准物质及有关资料。

(16) 样品检验报告书。

(17) 药物稳定性研究的试验资料及文献资料。

(18) 直接接触药品的包装材料和容器的选择依据及质量标准。

第三部分　药理毒理研究资料

(19) 药理毒理研究资料综述。

(20) 主要药效学试验资料及文献资料。

(21) 一般药理研究的试验资料及文献资料。

(22) 急性毒性试验资料及文献资料。

(23) 长期毒性试验资料及文献资料。

(24) 过敏性(局部、全身和光敏毒性)、溶血性和局部(血管、皮肤、黏膜、肌肉等)刺激性、依赖性等主要与局部、全身给药相关的特殊安全性试验资料和文献资料。根据药物给药途径及制剂特点提供相应的制剂安全性试验资料。具有依赖性倾向的新药,应提供药物依赖性试验资料。

(25) 遗传毒性试验资料及文献资料。如果处方中含有无法定标准的药材,或来源于无法定标准药材的有效部位,以及用于育龄人群并可能对生殖系统产生影响的新药(如避孕药、性激素、治疗性功能障碍药、促精子生成药、保胎药或有细胞毒作用等的新药),应报送遗传毒性试验资料。

(26) 生殖毒性试验资料及文献资料。用于育龄人群并可能对生殖系统产生影响的新药(如避孕药、性激素、治疗性功能障碍药、促精子生成药、保胎药以及致突变试验阳性或有细胞毒作用等的新药),应根据具体情况提供相应的生殖毒性研究资料。

(27) 致癌试验资料及文献资料。新药在长期毒性试验中发现有细胞毒作用或者对某些脏器组织生长有异常促进作用的以及致突变试验结果为阳性的必须提供致癌试验资料及文献资料。

(28) 动物药代动力学试验资料及文献资料。

第四部分　临床试验资料

(29) 临床试验资料综述。

(30) 临床试验计划与方案。

(31) 临床研究者手册。

(32) 知情同意书样稿、伦理委员会批准件。

(33) 临床试验报告。

(三) 中药新药研发的选题原则

中药新药研制的选题十分重要,如选题得当,则是开发成功的重要保证。其产品科技质量就高，市场占有率就大，不仅最大限度地满足社会的需要，同时还会促进科技进步，形成经久不衰的名牌产品。若选题不当，不但风险大，成功率低，即使研制成功，也只是低水平重复，只会昙花一现。

1. 发挥中医药学优势，扬长避短，搞好选题　中医药学具有独特的理论体系和丰富的临床经验。经过长期临床实践，已逐步摸清中医药对哪些病证疗效可靠，尤其是针对西医在当代一些疾病治疗中的薄弱环节，作为选题立项的原则依据是十分必要的。总体来说，对生理功能失调如情志因素引起的焦虑反应、抑郁症、神经衰弱、性功能障碍以及胃肠功能紊乱、功能失调性子宫出血、月经不调、疲劳综合征等，中药能起到整体功能调节作用，这是中药一大优势；病毒性感染，如病毒性肺炎、病毒性肝炎等，中医多采用扶正祛邪的治疗原则获效；免疫系统疾病，如系统性红斑狼疮、硬皮病、皮肌炎、结节性动脉周围炎等，西医多采用激素治疗，疗效不确切，毒副作用很大，而中药对于免疫系统具有一定的双向调节功能，值得深入开发研究。此外，中医在养生保健、延缓衰老方面，也具有一定优势，都是可做立题考虑的依据。

2. 根据疾病谱、人口谱的变化搞好选题　随着疾病谱、人口谱的变化，对新药开发提出了新的要求，结合中药新药研制情况的分析，我们应围绕以下常见病、多发病、疑难病用药开展研制工作。

心脑血管病上市新药不少，但疗效卓著、针对性强的品种不多。如心血管病用药，在发挥其作为心绞痛发作的急救药使用，并减少心绞痛发作次数，防治心肌梗死，逐步治愈心脏病，达到标本兼治的优势的同时，还应考虑涉及心肌梗死合并休克、心律失常等方面立题开发新药；而对冠心病、心绞痛等速效、高效、稳效的新制剂还有待进一步开发。针对急性出血性中风的基本病机“风痰瘀毒”，采取新思路、新方法，研制出治疗脑血管疾病，明显降低死亡率和致残率的新药，还大有选择的余地。

乙肝新药开发通过辨证论治，扶正固本，活血解毒，开发能改善乙肝患者临床症状，防止肝纤维化，提高机体免疫力及病毒转阴率的抗乙肝新药，还大有可为。

癌症用药的开发，着眼点不能完全集中在抑瘤、消瘤上，还要注意整体调节，扶助正气，解毒消癥，综合治疗。在预防癌前期病变发生突变、降低癌症发病率方面，有临床及实验报告的，值得进一步探讨。对合并使用放、化疗减毒增效的新药，作为抗癌辅助药，也有很大优势。同时也不放弃对某些癌症如肺癌、胃癌具有缩小或稳定病灶，预防转移，提高患者生存质量的中药选题。如何开发研制既能缓解癌症患者疼痛，又不成瘾的癌症止痛药，中药方面还是空白。

艾滋病用药的开发以补中益气汤来扶正，天花粉蛋白祛邪，防治艾滋病，提高免疫力，延缓生存时间，虽有一定效果，但距开发出安全有效的抗艾滋病新中成药还有漫长的路要走。

糖尿病用药的开发，在治疗非胰岛素依赖型糖尿病方面中药取得了一定的成绩，但在胰岛素依赖型糖尿病方面远不如西药，西药降糖药研究已发展到基因水平。在降糖药开发上中医不占优势，但通过益气养阴，整体调节与活血通络等诸法配合，在调节糖代谢紊乱有效的同时，又可防治糖尿病并发症(如动脉硬化等)，研制新药大有用武之地。

风湿、类风湿关节炎也是临床多发病，晚期多出现虚实兼夹的复杂病。中药既能祛风散寒、除湿化痰、活血通络以祛邪；又能补肾健脾、培补元气以扶正，标本兼顾。比西药消炎止痛药加激素治疗具有优势，值得进一步发掘。

老年性、血管性痴呆，中医采用大补元气，安神益智，活血通络，豁痰开窍之法治之，对恢复记忆，初见疗效，深入开发，能见成果。

骨质疏松症的治疗，已从早期重点补钙转移至如何增加钙吸收，如何增加胶原含量方面上来。滋补肝肾，强壮筋骨，活血化瘀，健脾和胃，加强吸收，标本兼顾，促进吸收，对开发高效中药补钙剂值得探索。

补益药品开发重点在调补气血阴阳的平衡，纠正脏腑功能紊乱，增强体质，益智增力，聪耳明目，乌发固齿，延年益寿方面，用于先天不足，后天失调，病后恢复，年老体弱，诸虚不足，性功能低下，腰膝痿软，筋骨无力，须发早白，牙齿松痛，脑力不足，迷惑健忘，极度疲劳过早衰老等方面。必须淘汰夸大疗效，包医百病，名不副实的伪劣产品，才能真正发挥补益药类养生保健的应有作用。

戒毒中药的开发责任重大。毒品是当今社会一大毒瘤，它吞噬着成千上万人的生命，并对社会造成极大危害。在大力缉毒、禁毒同时，如何搞好戒毒工作，防止复吸，是摆在各国面前的一个艰巨任务。西药吗啡递减及美沙酮递减代替疗法，戒毒断瘾效果不错，但有依赖性。非吗啡类药克络宁戒断效果尚可，但有降低血压的副作用，且西药戒断后复吸率都很高。因此弘扬中医学运用中药戒毒经验，研制出安全有效且无依赖性副作用的中药戒毒药，势在必行，特别是对戒断后产生的周身烦痛，胃肠功能紊乱，彻夜不眠，对毒品渴求，即所谓戒断稽留综合征，防止复吸中药开发也是大有可为的。

3. 根据市场需求搞好选题　药品作为特殊商品，其定项开发也必须兼顾市场的需求。新药开发切忌扎堆撞车，一定要注意必须是疗效肯定，方药简练，具有新意，药效学又比较肯定的方剂，才有开发前景，否则必然陷入重复开发的逆境。从由卫生部发布的《国家基本药物目录》(中成药部分)，以及由人力资源和社会保障部发布的《国家基本医疗保险、工伤保险和生育保险药品目录》(中成药部分)，都反映出产品分布不均的问题。眼科、耳鼻喉科、皮科、外科很多病种缺乏有效的成药品种，就是成药品种较多的内、妇、儿科很多病种中尚有不少证型适宜中成药也有阙如，缺乏完整的病证系列用药，存在不少空白。因此根据市场需要，把辨病和辨证论治有机结合起来，一则可针对主要病因病机，辨病论治，研制出治疗该病不同证型的系列新药(如治疗痹证的寒湿痹冲剂、湿热痹冲剂、寒热痹冲剂、瘀血痹冲剂等)，以满足临床的应用、市场的需求。这也是十分重要的选题。

4. 针对中医急症用药搞好选题　中医开展急症诊治工作，是关系中医防止临床阵地萎缩，振兴中医事业，繁荣发展中医学术的大事。国家中医药管理局为此付出了极大努力，目前已选出53种急症用药，还远远不能满足临床需要，在抢救“三衰”、高热昏迷、感染性休克等方面还都缺少良药。急症用药在保证安全用药的前提下，一是要抓好时效、量效关系，要求必须是高效、速效、量小；一是要抓好剂型改革，以满足急诊需要，方便临床用药，尤其是注射剂的开发刻不容缓。虽然目前中药注射剂的开发技术难度大，存在疗效不够确切，质量不够稳定，局部刺激性强，易引起过敏等缺点，但通过实验研究可以克服，不能知难而退！急症用药事关振兴中医事业的大局，不可等闲视之。

5. 珍视个人临床经验搞好选题　不少基层医院根据临床医生的专业特点，开展了不少专家特色门诊，在诊治疑难杂症方面取得了满意的疗效。经过反复验证，不断筛选药物，达到精炼处方，使病种、处方达到相对稳定后，亦可做新药开发的选题依据。但必须强调指出专科门诊需开展综合治疗，新药开发要求专病专方，制剂固定。

(四) 掌握好中药新药研制选题方式

中药新药研制的选题方式是多途径、多方式的，处方来源各不相同，大致归纳如下。

1. 以传统古方选题　即选择古典医籍中方证明确，组方严谨，疗效可靠的古方。这类古方主要包括秦汉至清代以前文献所载之名方，如《伤寒论》、《金匮要略》、《千金要方》、《太平惠民和剂局方》、《温病条辨》等著名方书所载之方。用其原方，药味剂量不变。然后根据其方证定出的病种或证候，作为新药的选题。这种选题处方带有经典意义，如符合下列条件者：①处方中不含有剧毒药材，配伍上没有反药同用；②处方药味和剂量与原处方一致，剂量可按古今度量衡折算标准，换算成今日临床使用剂量，所有药材都应是药典品种；③生产工艺与原方完全一致。并提供古代文献复印件，可免做药效学实验和长毒实验，但要做急毒实验及药学和临床相关实验。

2. 以名医经验方选题　中医临床各科都有长期从事临床实践，经验丰富的著名医生，选择他们的专长病证，经过反复临床实验的经验方，也可作为新药研制的课题选方。这类处方临床基础好，开发风险小，成功几率高，也是中药新药选题的重要途径之一。但名医经验方除必须符合以上传统古方选题三个条件之外，还必须具备以下四个条件，即：①验方提供者必须有从事 30 年以上临床工作经历，经验丰富，在当地中医界有一定名望；②该验方需经多年临床应用；③必须提供 100 例临床总结报告；④还必须有省、市、自治区卫生厅对以上材料的证明，方可免做药效和长毒实验，但同样还要做急毒及药学、临床相关实验。

3. 以医院制剂处方选题　不少医院以名医的经验方或针对临床常见病、多发病、疑难病症，由中医名家集体拟定处方，做成医院制剂。这类制剂处方有较好的临床基础，功效主治都比较明确。颇具特色，作为新药开发选题，获得成功是大有希望的。

4. 以民间验方选题　由于中医药具有悠久的历史和广泛的群众性，大量的秘方、验方流传在民间。这类处方多数药味精专，药效奇特，与中医常规处方不同，但药效、临床验证均支持安全有效。即使用中医传统理论阐述不清其作用机理，也可作为中药新药开发选题的依据。

5. 以科研成果处方选题　不少单位承担一定的科研课题。除理论课题外，临床课题大多以探讨方药的作用机理、主治病证为主要内容。作为科研课题，必然要求：实验方法要先进，科研设计要合理，技术路线要创新，研究结果要达到国内或国际领先或先进水平。而新药开发研制则必须根据新药审评办法规定，完成申报项目相关要求。科研成果处方毕竟有良好的临床及实验基础，故作为新药选题开发研制，会有较大的成功几率。如果为了把科研成果尽快变成生产力，落实在新药开发成功的结果上，二者之间必须从拟定科研计划的开始，就协调一致，同步进行，才能取得事半功倍的效果。

6. 以《中国药典》或部颁标准定处方选题　根据市场需求或疾病谱的需要，选择药典或部颁标准相应品种处方列题，或改变剂型，或不改变剂型而增加适应证，都是提高原制剂质量或疗效的有效方式。

7. 以新拟定的处方选题　结合临床及市场需要，根据文献资料及研制者自身的经验，拟定新方做选题处方依据也是可行的。但这类处方必须在开发研制前进行严格临床小样本验证，证明安全有效后，方可进行开发研制工作。处方必须符合中药辨证用药规律，符合中医组方原则，功效主治明确，有一定的创新性。确定处方前，还要检索文献，以避免重复开发。

（五）中药新药研发总体方案

1. 依法研发，遵循规范　为保证药品的安全、有效和质量可控，新药的管理和研发、注册均有法可依，依法进行。其中，药事管理相关法规主要包括：《中华人民共和国药品管理法》(2002);《中华人民共和国药品管理法实施条例》(2002)。对于药品的注册,国家出台了《药品注册管理办法》(2007)以贯彻以科学监管理念统领药品注册工作的指导思想。新药的临床前研究主要遵循《药物非临床研究质量管理规范(GLP)》(2003),临床研究主要遵循《药物临床试验质量管理规范(GCP)》(2003)。对于新药研发过程中临床前研究、临床研究等各个环节,国家食品药品监督管理局也有相关规定,以确保研发过程的科学化和规范化。新药申报的各项资料都有撰写原则和技术指导原则。国家食品药品监督管理局委托省、自治区、直辖市食品药品监督管理局(药品监督管理局)(以下简称省级药品监督管理部门)对所受理药品注册申请组织进行现场核查和药品注册检验抽样工作,核实药品注册申报资料的真实性,并遵循国家食品药品监督管理局制定的《药品注册现场核查及抽样程序与要求(试行)》(2005)。现场核查项目包括:药学研究、药理毒理研究、临床试验、样品试制等。

总之,以上各种法规规范了新药研发的各个环节,促进了新药研究质量与水平的提高,保证了研究、申报、审批、生产各环节的规范。在研究过程中,要严格按照新药注册分类和各项申报资料的总体要求,各种研究的具体技术要求和指导原则进行各项研究工作。一个新药的诞生大都经历数年的研究过程,我国的各种新药法规也会根据科学研究国内外相关动态不断完善和提高,因而新药研究不仅要追踪中医药科研的最新进展,还要根据不断更新的法规要求及时调整研究方案从而符合申报要求。

2. 多种学科,总体把握 中药新药研究涉及的知识面广泛,有很多学科参与研究过程。在研究内容上,既有医学研究内容又有药学研究内容,既涉及医学的临床各科又涉及药理毒理等基础各学科,即涉及中医的各个研究部分又与西医的各个研究部分密切相关,既涉及药学的各种理论知识又与生产技术和实践密切相关。在研究范围上,既要挖掘整理传统理论和经验知识,又要利用现代科学知识,还要吸纳新的科学技术进展。因而,中药新药的问世,是医药结合,中西医结合,传统与现代结合,理论与实践结合,科学与技术结合的共同产物。同时,中药新药研究的周期较长、投资较大,是既有高技术含量,又需要强大的资金支持的系统工程。

新药研究的各项研究工作既有各学科自身任务和特点又有密切联系。遵循中医药理论总结临床用药经验为新药的临床疗效提供了保证;处方是药物发挥疗效的根本,也是药学研究的素材;药学研究的工艺和质量研究,要保证药物发挥临床疗效的物质基础,也为其他各项研究提供物质基础;药理毒理研究既是临床研究的前期基础,又可弥补临床研究的局限,提供更多的有效性、安全性信息。临床研究为明确功能主治提供直接依据。此外,在研究工作中还要把临床疗效、技术含量和经济成本有机地结合起来,多方位综合思考,既保证技术含量又保证经济效益,从而为打造经久不衰的名牌产品奠定基础。

3. 搞好设计,重在实施 新药研发是一项多学科参与的系统工程,申请单位在全面开展研究之前要充分利用社会资源,聘请各学科掌握各学科新药研究政策和技术动态的有经验的专家,认真论证项目开发的目的和依据,并进行项目实施的顶层设计,包括论证处方,确定功能主治,并以处方和功能主治为核心确定各项研究的实验方案、实验单位等等。

科研人员是新药研发的主体,各项研究工作要以学科骨干为主要研究人员,落实实验方案,规划研究进度。申请和研究单位要分工明确,各项工作紧密联系,加强沟通,保证项目的顺利实施。在研究的各阶段也要根据项目进展情况,不断完善技术方案,加强项目实施的可行性。在研究过程中要认真实施方案,记好原始记录,细心分析总结数据,按要求整理撰写申报资料。

4. 明确产权，重视专利　新药研发不但是一个行政许可的过程，更是创造性的活动。申报专利是体现创新性，同时又保护这一创造性的劳动的最有效的实现手段。随着我国推行建立创新型国家的战略的实施，国家以及各级政府出台了一系列鼓励优惠政策，充分体现了申报专利的重要性和战略意义。申报新药专利从受理开始到获得专利证书，一般需要2～3年的时间，有的需要数年的时间。因此要做好专利规划。发明专利从受理开始保护，保护期是20年，这样就要求尽快进入新药的研究阶段和申报阶段，这个阶段花费的时间越多，产品上市后保护的时间就越短，这样不利于技术转让。

新药研发过程往往涉及多个单位，首先，申办单位可能是一个，也可能是两个以上；其次，各项研究可能是申办单位自行进行，也可以委托其他单位进行，或与其他单位合作进行。因此，要通过签订一系列的合同和协议来实现明晰产权和利益分配。只有这样才能保证新药项目的顺利实施，保护各方的利益不受到损害，保护科研人员的积极性和创造性。

第五节　中药新药研发思路与方法

中药新药的各项研究工作，应以中医药理论为指导，以功能主治为主线，所有的研究工作都必须与功能主治相关。文献理论研究要用传统理论深刻阐述所治疾病的病因病机和演变，用西医学理论全面认识疾病的概念和发生发展过程，并将二者有机结合，明确中医的功效和中西医的主治病症。处方研究要用中医理论分析组方规律，紧扣病因病机论述药物如何为功能主治服务，还要用药学知识分析处方中各个药物的来源和加工炮制，主要化学成分和有效性研究，为处方实现其功能主治提供现代科学依据。药学研究中生产加工和质量控制也要紧密围绕有效成分如何发挥作用。药理毒理研究更要采用西医学方法验证功能主治和进行安全评价。临床研究直接为药物发挥功能主治提供科学数据。

（一）中药新药的处方研究

处方是药物发挥临床疗效的根本，处方研究是新药研究中最关键的环节。中成药的处方大多是在中医药理论指导下，结合临床实践，结合现代医药学理论和研究的最新进展产生、完善和确定的。

中医药学理论是历代医家在长期的临床实践中，通过积累丰富的临床经验，总结出的独特理论体系，同时它对中医临床用药又起着重要的指导作用。因此中药新药的处方研究，在坚持中医药理论指导，以临床用药为核心的原则下，就需要掌握中医辨证用药基本理论及应用规律。理、法、方、药是中医学理论的重要组成部分，正确和充分了解这四个部分间的密切联系以及紧密结合临床研究如何科学地遣药组方以体现辨证用药特色，是确保中药处方能够满足临床需要的重要一环。

1. 辨证准确是遣药组方的关键　中药处方是以治疗疾病为目的，因而就要对疾病有准确、深刻的认识。辨证是指通过四诊八纲、脏腑、病因、病机等中医基础理论，对患者表现的症状、体征进行综合分析，辨别疾病属于何种证候的过程。辨证是辨证论治的基本环节之一。临证治疗应理、法、方、药一线贯通，关键是要有理，所谓理就是审证求因，辨证论治，认识和诊断疾病的推理过程。辨证论治是中医理论的核心，辨证准确是遣药组方的关键，只有搞清病理机制，辨清疾病的病因、病性和病位，立法处方才能迎刃而解。辨证是治法和遣药组方的前提和依据，疗效是检验辨证是否正确的标准。只有辨证准确，遣药组方才有可靠保证。

2. 明确治则是遣药组方的向导　中医治则是指中医临床治疗应遵循的基本原则，是在整体观念和辨证论治精神指导下制定的，对临床任何疾病的立法、处方、用药均具有普遍指导意义的总治疗原则，为临床立法、处方、用药的先导。中医治则的基本内容包括未病先防，既病防变，治病求本，调整阴阳，扶正祛邪，标本缓急，正治反治，同病异治，异病同治，三因制宜等方面的内容。它强调了要透过现象看本质，处理好主要矛盾与次要矛盾的关系；重视内因，处理好正与邪的关系；具体问题具体分析，正确处理好原则性与灵活性的关系。因此它对临证治疗，确定治法，遣药组方，具有普遍的指导意义，它是指导确定具体治疗方法的总则，任何具体治法，总是由治则所规定，并从属于一定治则的。

3. 确立治法是遣药组方的依据　中医治法是指治疗疾病的基本方法，是中医理、法、方、药的重要环节，是诊断、辨证、治则明确后，针对具体病证而设的治疗方法。中医治法的内容极其丰富，早在《内经》、《伤寒论》、《金匮要略》等书中，已有治法的记载和论述，历代有所发挥。至清代程钟龄《医学心悟·医门八法》中，才将药物的治疗作用，归纳为汗、吐、下、和、温、清、补、消“八法”，大大完善了中医学的治疗理论。后人在此基础上总结出各种更为具体的治疗方法。一旦立法确定之后，遣药组方就必须反映立法精神。“法从证立”“方从法出”，这是中医遣药组方必须遵循的依据。方剂治法的产生，是受治则约束的，又和辨证理论及临床实践的发展密不可分的。一旦立法确定之后，遣药组方就必须反映立法精神。

4. 优秀成方是遣药组方的典范　中医学在长期的医疗实践中，总结出许多法度谨言、结构完备、配伍得当、疗效突出的优秀方剂，以其做遣药组方的典范，是十分必要的。在继承前人经验的基础上，领悟内在联系、变化规律，继承发扬，勇于创新，扩展成方的应用范围，研制新方以求古为今用。

5. 精通药性是遣药组方的基础　精通药性就必须掌握好药性理论，通晓每味药物具体性能、功能，只有这样，才能根据病情需要，恰当遣药组方。精通药性就必须了解对于主治病症的临床用药情况，熟悉处方中每味中药的临床应用情况，追踪临床应用的最新进展。精通药性还必须了解处方中每味中药的现代研究进展。在用药组方的过程中，全面了解处方中每味药物的基源、化学成分、药理作用、毒性作用等现代研究情况，为进行新药研发的药学研究、药理毒理研究奠定基础。只有在精通药性的基础上，遣药组方才能得心应手，有效与安全才能得到保证。

（二）中药新药的药学研究

1. 中药新药原料的前处理研究　中药的原料包括中药饮片、提取物和有效成分。为保证中药新药的安全性、有效性和质量可控性，应对原辅料进行必要的前处理。原辅料的前处理包括鉴定与检验、炮制与加工。

（1）鉴定与检验：中药材品种繁多，来源复杂，即使同一品种，由于产地、生态环境、栽培技术、加工方法等不同，其质量也会有差别；中药饮片、提取物、有效成分等原料也可能存在一定的质量问题。为了保证制剂质量，应对原料进行鉴定和检验。原料的鉴定与检验的依据为法定标准。无法定标准的原料，应按照自行制定的质量标准进行鉴定与检验。药材和中药饮片的法定标准为国家药品标准和地方标准或炮制规范；提取物和有效成分的法定标准仅为国家药品标准。

（2）炮制与加工：炮制和制剂的关系密切，大部分药材需经过炮制才能用于制剂的生产。在完成药材的鉴定与检验之后，应根据处方对药材的要求以及药材质地、特性的不同和提取方法的需要，对药材进行必要的炮制与加工，即净制、切制、炮炙、粉碎等。通过炮制影响药材和四气五味、升降沉浮、性味归经，使其更加符合治疗的需要。同时，可以通过炮制减轻某些有毒中药的毒性，确保临床用药的安全有效。

2. 中药新药的生产工艺研究

（1）提取纯化工艺研究：是指根据临床用药和制剂要求，用适宜的溶剂和方法从净药材中富集有效物质、除去杂质的过程。中药成分复杂，为了提高疗效、减小剂量、便于制剂，药材一般需要经过提取、纯化处理。这是中药制剂特有的工艺步骤，提取、纯化工艺的合理、技术的正确运用直接关系到药材的充分利用和制剂疗效的充分发挥。在提取、纯化及其后续的制剂过程中，浓缩、干燥也是必要的工艺环节。

由于提取纯化工艺的方法与技术繁多，以及新方法与新技术的不断涌现，致使应用不同方法与技术所应考虑的重点、研究的难点和技术参数，有可能不同。因此，中药的提取、纯化、浓缩、干燥等工艺的研究，既要遵循药品研究的一般规律，注重对其个性特征的研究，又要根据用药理论与经验，在分析处方组成和复方中各药味之间的关系，参考各药味所含成分的理化性质和药理作用的研究基础上，结合制剂工艺和大生产的实际、环境保护的要求，采用合理的试验设计和评价指标，确定工艺路线，优选工艺条件。

（2）中药新药制剂研究：是指将原料通过制剂技术制成适宜剂型的过程，应根据临床用药需求、处方组成及剂型特点，结合提取、纯化等工艺，以达到药物“高效、速效、长效”，“剂量小、毒性小、副作用小”和“生产、运输、贮藏、携带、使用方便”的要求。中药新药制剂的研究应从剂型选择的依据、制剂处方设计、制剂成型工艺研究、直接接触药品的包装材料的选择等方面进行。

由于中药、天然药物成分复杂、作用多样，剂型种类、成型工艺方法与技术繁多，加之现代制剂技术迅速发展，新方法与技术不断涌现，不同的方法与技术所应考虑的重点，需进行研究的难点，要确定的技术参数，均有可能不同。因此，应根据药物的具体情况，借鉴传统组方、用药理论与经验，结合生产实际进行必要的研究，以明确具体工艺参数，做到工艺合理、可行、稳定、可控，以保证药品的安全、有效和质量稳定。在中药制剂的研究中，鼓励采用新技术、新工艺、新辅料。

（3）中药新药中试研究：是指在实验室完成系列工艺研究后，采用与生产基本相符的条件进行工艺放大研究的过程。中试研究是对实验室工艺合理性的验证与完善，是保证工艺达到生产稳定性、可操作性的必经环节，是药物研究工作的重要内容之一，直接关系到药品的安全、有效和质量可控。中试研究包括研究规模、批次、样品质量、中试场地、设备等相关内容。

3. 中药新药的质量标准研究　药品质量标准是对药品的质量规格及检测方法所作的技术规定，是药品生产、供应、使用、检验和管理部门必须遵守的法定依据，以确保用药的安全有效。中药的质量标准是根据药品质量标准的要求所制定的符合中药特点控制中药质量的技术规范，包括原料的质量标准和制剂的质量标准。质量标准是中药新药研究中的重要组成部分。质量标准中的各项内容都应做细致的考察及试验，各项试验数据要求准确可靠，以保证药品质量的可控性和重现性。

（1）原料质量标准：中成药原料一般为中药饮片或中药材，也有为中药提取物。原料标准可以采用国家标准或地方标准，或者在国标或地标的基础上进行提高和完善；如果没有国标或地标，应该自行研究制定标准。中药饮片或中药材标准包括名称、汉语拼音、饮片或药材拉丁名、来源、性状、鉴别、检查、浸出物、含量测定、炮制、性味与归经、功能与主治、用法与用量、注意及贮藏等项。中药提取物标准应包括名称、汉语拼音、提取物拉丁名、来源、制法、性状、鉴别、检查、含量测定、性味与归经、功能与主治、用法与用量、贮藏等项。

原料的质量标准应有起草说明，目的在于说明制定质量标准中各个项目的理由，规定各项目指标的依据、技术条件和注意事项等。各项目如果与国标或地标不一致为自行制定，应该既要有理论解释，又要有实践工作的总结及试验数据。

（2）成品质量标准：中药制剂必须在处方固定和原料（净药材、饮片、提取物）质量、制备工艺稳定的前提下方可拟定质量标准草案，质量标准应确实反映和控制最终产品质量。质量标准的内容一般包括"名称、汉语拼音、处方、制法、性状、鉴别、检查、浸出物、含量测定、功能与主治、用法与用量、注意、规格、贮藏、有效期"等项目。

同原料一样，成品质量标准应有标准中各个项目的起草说明。

中药质量标准必须坚持质量第一，充分体现"安全有效、技术先进、经济合理"的原则。它不仅是研制申报新药资料中的重要组成部分，而且在标准试行期满，正式转为国家药品标准后，即具有法定地位。完善和建立合理的质量标准对指导药品生产、保证药品用药安全有效及作为药品监督管理的技术依据和促进对外贸易的手段，均具有相当重要的意义。中药品种繁多，疗效确切，驰名中外。中医用药大量为复方，标准化研究工作具有非常重要的意义，同时也具有一定的难度。采用现代科学技术和先进的检测方法，加强中药特别是中成药质量评价研究，提高质量标准水平对保证用药安全和有效，将起到重要作用。

4. 中药新药的稳定性研究　中药新药的稳定性是指成品的化学、物理及生物学特性发生变化的程度。通过稳定性试验，考察成品在不同环境条件（如温度、湿度、光线等）下药品特性随时间变化的规律，以认识和预测药品的稳定趋势，为药品生产、包装、贮存、运输条件的确定和有效期的建立提供科学依据。稳定性研究是评价药品质量的主要内容之一，在药品的研究、开发和注册管理中占有重要地位。根据研究目的和条件的不同，稳定性研究内容可分为影响因素试验、加速试验和长期试验等。影响因素试验一般包括高温、高湿、强光照射试验。加速试验一般应在 40℃±2℃、RH 75%±5%条件下进行试验，在试验期间第 0、1、2、3、6 个月末取样检测。长期试验是在接近药品的实际贮存条件下进行的稳定性试验，建议在 25℃±2℃、RH 60%±10%条件下，分别于第 0、3、6、9、12、18 个月取样检测，也可在常温条件下进行。对温度特别敏感药物的长期试验可在 6℃±2℃条件下进行试验，取样时间点同上。

影响因素试验可采用一批小试规模样品进行；加速试验和长期试验应采用 3 批中试以上规模样品进行。加速试验和长期试验所用包装材料和封装条件应与拟上市包装一致。稳定性研究中需要设置多个时间点。一般情况下，考察项目可分为物理、化学和生物学等几个方面。稳定性研究的考察项目（或指标）应根据所含成分和（或）制剂特性、质量要求设置，选择在药品保存期间易于变化，可能会影响到药品的质量、安全性和有效性的项目，以便客观、全面地评价药品的稳定性。一般以质量标准及中国药典制剂通则中与稳定性相关的指标为考察项目，必要时，应超出质量标准的范围选择稳定性考察指标。

关于药品上市后的稳定性考察，药品注册申请单位应在药品获准生产上市后，采用实际生产规模的药品进行留样观察，以考察上市药品的稳定性。根据考察结果，对包装、贮存条件进行进一步的确认或改进，并进一步确定有效期。

稳定性研究结果应当确定成品的贮存条件、包装材料/容器、有效期。

5. 其他　新药注册申报时，药学研究部分还应该依法提供辅料来源及质量标准；样品检验报告书;直接接触药品的包装材料和容器的选择依据及质量标准。方中各原料的化学成分、质量标准以及成品的质量标准研究的试验研究或文献资料也应提供。

（三）中药新药的药理毒理研究

安全、有效、优质是发展新药的基本要求。有效性是新药治病救人的首要条件,也是评价新药的基础。新药有效性的评价,主要包括动物试验部分和临床试验部分。动物试验部分即主要药效学试验,以动物或其器官、组织、细胞、分子等为对象,以试验特有手段进行新药有效性的初步评价,为临床研究提供可靠的试验依据,为全面评价新药的有效性奠定基础。药效学试验研究,可进行周密的前瞻性试验设计,严格控制试验条件,排除各种干扰因素,进行单因素分析,获得详细准确的结果,发现某些内在的规律,以补充临床研究的不足。药效学试验研究还可反复进行在人体无法进行的伤害性试验,获得大量在人体无法获得的信息。但是由于存在着人与动物的种属差异及个体差异、临床疾病与动物模型的差异、人体表现与动物反应的差异、社会因素与精神因素的差异等,均可能影响试验结果,而不完全符合人体实际情况。因此,药效学试验研究只能提供临床参考,为进行临床研究奠定基础,而不能代替临床研究,作出最后的结论。

药理学一方面研究药物对机体的作用及作用规律,即为药效学。另一方面研究药物本身在机体内的变化过程及其规律,即机体如何对药物进行处理,称为药物代谢动力学,简称药动学。中药复方制剂一般不用提供药动学研究资料,单一成分占90%以上的有效成分及其制剂要求进行药动学研究。药代动力学的研究对指导新药设计,改进药物剂型,评选高效、速效、长效、低毒副作用的药物,指导临床用药,优选给药方案等都发挥较大的作用。

从生物学的观点看,一种药物的毒性是由许多可变因素决定的,并受到多种因素的影响,如药物的理化性质,吸收途径,进入生物体内的转运、转化过程及所产生的毒性反应是否可逆等。此外,毒性反应并不限于一般的反应,在剂量足够大时,几乎所有的药物都产生特殊类型的毒性。中药新药毒理学研究的目的在于发现新药的毒性表现和毒性作用部位及规律,为新药的安全性评价提供科学依据,保证临床安全用药。中药新药的毒理学研究包括急性毒性试验研究和长期毒性试验研究。急性毒性试验通过对动物的最小致死量(或最大耐受量)与药效学有效剂量的比值,估算出新药的安全范围,为新药的临床确定治疗剂量提供依据。长期毒性试验观察连续重复给予受试药物对动物所产生的毒性反应,首先出现的症状和严重程度,毒副反应的靶器官及其恢复和发展情况。确定无毒反应剂量,为拟定人用安全剂量提供参考。

一般药理研究是新药临床前药理评价工作中一个重要组成部分。其目的是为了解主要药效以外的,较广泛的药理作用。再从临床前的安全评价角度看,它有助于了解新药的“不良反应”,特别是在急性、亚急性毒性试验不易观察到的一些反应,则可以在一般药理研究中得到补充。

此外有些药物,要根据药物给药途径及制剂特点提供相应的制剂安全性试验资料如:过敏性(局部、全身和光敏毒性)、溶血性和局部(血管、皮肤、黏膜、肌肉等)刺激性等主要与局部、全身给药相关的特殊安全性试验。具有依赖性倾向的新药,应提供药物依赖性试验资料。如果处方中含有无法定标准的药材,或来源于无法定标准药材的有效部位,以及用于育龄人群并可能对生殖系统产生影响的新药(如避孕药、性激素、治疗性功能障碍药、促精子生成药、保胎药或有细胞毒作用等的新药),应报送遗传毒性试验资料。用于育龄人群并可能对生殖系统产生影响的新药(如避孕药、性激素、治疗性功能障碍药、促精子生成药、保胎药以及致突变试验阳性或有细胞毒作用等的新药)，应根据具体情况提供相应的生殖毒性研究资料。新药在长期毒性试验中发现有细胞毒作用或者对某些脏器组织生长有异常促进作用的以及致突变试验结果为阳性的必须提供致癌试验资料及文献资料。

中药新药药理毒理试验设计原则应该符合中药特点；符合国家新药研究申报的有关规定；遵守“随机、对照、重复”的原则。

1. 中药新药的药效学研究

(1) 试验动物：应根据试验的具体要求，合理选择动物，对其种属、品系、性别、年龄、体重、健康状态、饲养条件及动物来源、合格证号，均应按试验要求严格选择，并详细记录。一般试验选用雌雄各半动物。某些试验选一个性别动物。每组试验动物数应符合统计学要求。药效学计量学统计试验每组试验动物，一般小鼠不得少于 10 只，大鼠为 8 只，猫、犬为 4 只以上，以便进行统计学处理。用小鼠、大鼠计数资料试验动物数则要求更多。

(2) 试验方法：根据新药的主治(病或证)，参考其功能，选择两种或多种试验方法，进行主要药效学研究。同样的病，辨证分型可有不同；或同样的证，涉及的病种也可不同，主要药效学的试验指标也不尽相同或同中有异，在试验设计时，应根据具体情况，合理选择。动物模型应首选符合中医病或证的模型，目前尚有困难的，可选用与其相近似的动物模型和方法进行试验，以整体动物试验为主，必要时配合体外试验，从不同层次证实其药效。试验方法的选择应强调科学性、先进性、重复性、目的性，必须有针对性的精选试验，不可盲目的以多取胜。

(3) 试验指标：选择符合要求的观测指标，才能反映出药物对机体的影响，进行新药有效性的评价。指标符合以下要求。

1) 特异性强；

2) 敏感性高；

3) 重现性好；

4) 客观性；

5) 定量指标；

6) 多指标综合运用。

还应具体情况具体分析，根据试验目的与要求，优选指标，不是“越多越好”，而是“越说明问题越好”。

(4) 受试药物：供试药物是药效学研究的对象，是新药有效性评价的物质基础。供试药物不合要求，各项试验无法获得正确结果。因此，供试药物，应处方固定，各味药材经过品种鉴定，生产工艺基本定型，质量标准及稳定性试验基本符合要求，与临床用药基本相同的剂型与质量。

(5) 给药途径：给药途径应与临床相同。例如口服制剂动物可采用灌胃、十二指肠给药。如有困难可选用其他给药途径进行试验，但应该说明原因。例如口服药进行心脏血流动力学试验难于显示结果，可改用注射给药(粗制剂可适当精制后，皮下、肌肉或腹腔注入，不宜静脉给药，除非供试药物符合注射剂要求)。

(6) 给药剂量：各种试验至少设高、中、低 3 个剂量组，剂量选择应合理，尽量反映量效和(或)时效关系。有长期大量临床用药经验者，可根据人用剂量按千克体重(g 或 mg 生药/kg 体重)来折算动物用量。其粗略的等效倍数为 1(人)、3(犬、猴)、5(猫、兔)、7(大鼠、豚鼠)、10～11(小鼠)。而高剂量一般应低于长毒试验的低剂量。还应该通过预试，摸索到出现药理效应的适当剂量，再确定正式试验剂量。

（7）给药容量：据用药剂量而定，但应当适宜。容量过大、过小都不适宜，易出现实验误差甚至假阳性或动物死亡。小鼠每次常用灌胃（ig）容量 0.1～0.2ml/10g 体重，不超过 0.4ml/10g 体重，最大为 1ml/只；皮下注射（sc）、腹腔注射（ip）、静脉注射（iv）不超过 0.5ml/只。大鼠每次灌胃容量一般为 1～2ml/100g（体重），最大一般不超过 5ml/只；腹腔注射 1.5ml/只；皮下和静脉注射不超过 1ml/只；肌内注射 0.4ml/只。

（8）给药方式：根据药物特点及试验要求，可采用预防性给药，观察药物的保护作用；或用治疗性给药，观察药物的治疗作用。两种给药方式，以治疗性给药为主，部分试验可根据需要采用预防性给药，但不可全部试验均用预防性给药。此外，给药次数，给药间隔，全部疗程等，也应合理规定，使之充分显示药效，有利于准确评价新药的有效性。

（9）对照组及对照药：应设对照组，包括正常动物空白对照组、模型动物对照组、阳性药物对照组。正确选择对照药是准确判断试验结果及药效的重要条件之一。阳性药应是《中国药典》或部颁标准，或新批准生产的合法的中药或西药。其功效、主治、剂型、给药途径应与新药相似，二者才有可比性，便于比较新药的优劣与特点。

2. 中药新药的急性毒性试验研究

（1）受试物：受试物应能充分代表临床试验受试物和上市药品，因此受试物应采用制备工艺稳定、符合临床试用质量标准规定的中试样品，并注明受试物的名称、来源、批号、含量（或规格）、保存条件及配制方法等。

（2）试验动物：一般应采用哺乳动物，雌雄各半，如临床为单性别用药，则可采用相对应的单一性别的动物。根据具体情况，可选择啮齿类和（或）非啮齿类动物。通常采用健康成年动物进行试验。如果受试物拟用于儿童，建议考虑采用幼年动物。动物初始体重不应超过或低于平均体重的 20%。

（3）试验分组：除设受试物的不同剂量组外，还应设空白和（或）阴性对照组。

（4）给药途径：给药途径不同，受试物的吸收率、吸收速度和暴露量会有所不同，为了尽可能观察到动物的急性毒性反应，可采用不同给药途径进行急性毒性试验，其中一种应与拟临床给药途径一致。经口给药时应禁食不禁水。

（5）给药容量：经口给药，大鼠给药容量一般每次不超过 20ml/kg，小鼠一般每次不超过 40ml/kg；其他动物及给药途径的给药容量可参考相关文献及根据实际情况确定。

（6）观察期限：一般为 14 天，如果毒性反应出现较慢，应适当延长观察时间，如观察时间不足 14 天，应充分说明理由。

（7）观察指标：包括动物体重变化、饮食、外观、行为、分泌物、排泄物、死亡情况及中毒反应（中毒反应的症状、严重程度、起始时间、持续时间、是否可逆）等。对濒死及死亡动物应及时进行大体解剖，其他动物在观察期结束后进行大体解剖，当发现器官出现体积、颜色、质地等改变时，则对改变的器官进行组织病理学检查。

（8）结果处理和分析：根据所观察到的各种反应出现的时间、严重程度、持续时间等，分析各种反应在不同剂量时的发生率、严重程度。根据观察结果归纳分析，考察每种反应的剂量-反应及时间-反应关系。判断出现的各种反应可能涉及的组织、器官或系统等。根据大体解剖中肉眼可见的病变和组织病理学检查的结果，初步判断可能的毒性靶器官。如组织病理学检查发现有异常变化，应附有相应的组织病理学照片。组织病理学检查报告应经检查者签名和病理检查单位盖章。说明所使用的计算方法和统计学方法，必要时提供所选用方法合理性的依据。应根据急性毒性试验结果，提示在其他安全性试验、临床试验、质量控制方面应注意的问题，同时，结合其他安全性试验、有效性试验及质量可控性试验结果，权衡利弊，分析受试物的开发前景。

急性毒性试验一般可测定的几个反应剂量如下。

1）最大给药量：指单次或24小时内多次（2～3次）给药所采用的最大给药剂量。最大给药量试验是指在合理的给药浓度及合理的给药容量的条件下，以允许的最大剂量给予实验动物，观察动物出现的反应。

2）最大无毒性反应剂量：指受试物在一定时间内，按一定方式与机体接触，用灵敏的现代检测方式未发现损害作用的最高剂量。

3）最大耐受量：指动物能够耐受的而不引起动物死亡的最高剂量。从获取安全性信息的角度考虑，有时对实验动物的异常反应和病理过程的观察、分析，较以死亡为观察指标更有毒理学意义。

4）致死量：指受试物引起动物死亡的剂量，测定的致死量主要有最小致死量、半数致死量。在测定致死量的同时，应仔细观察动物死亡前的中毒反应情况。

一般情况下，应测定最大无毒性反应剂量和最大耐受量或（和）最小致死量或（和）半数致死量。如只能测定最大给药量，可不必进行其他毒性反应剂量的测定。

3. 中药新药的长期毒性试验研究

（1）试验动物：应用两种动物（啮齿类和非啮齿类），雌雄各半，啮齿类常用大白鼠，每组20～40只（视试验周期长短而定）；非啮齿类常用狗或猴等，每组至少6只。

（2）试验分组：一般设三个剂量组和一个对照组。高剂量组原则上要求使动物产生明显的或严重的毒性反应，或个别动物死亡，中剂量组应相当于药效学试验的高剂量。低剂量组略高于动物的有效剂量而不出现毒性反应。如受试物为提取物（如浸膏），对照物可考虑用常水；如含溶媒，对照物为溶媒；如含赋形剂，则对照物用赋形剂。如溶媒或赋形剂可能产生毒性时，则应另加一空白对照组（常水）。

（3）给药途径与方法：给药途径与推荐临床的途径一致。受试物最好是每周7天连续给予，如试验周期在90天以上，可考虑每周给药6天，每天定时给药。

（4）给药容量：一般为1～2ml/100g体重，每周可根据体重情况调整给药量，但总量不宜超过5ml/（鼠·次）。各剂量组用等容量不等浓度给药。

（5）试验周期：给药时间应为临床试验用药期的2～3倍，最长半年。若临床用药周期在1周以内者，长毒试验应为2周；2周以内者，应为4周；4周以上者，长期毒性试验的给药期一般为临床试验用药期的2倍以上。所用各味药材均符合法定标准：无毒性药材，无十八反、十九畏等配伍禁忌，又未经化学处理（水、乙醇粗提除外），难以测出LD_{50}，而给药量大于20g/kg（生药量），可先做大鼠长毒试验。如无明显毒性反应可免做犬的长毒试验。

此处所称毒性药材，系指列入国务院《医疗用毒性药品管理办法》的中药品种。即，砒石、砒霜、水银、生马钱子、生川乌、生草乌、生白附子、生附子、生半夏、生南星、生巴豆、斑蝥、青娘虫、红娘虫、生甘遂、生狼毒、生藤黄、生千金子、生天仙子、闹羊花、雪上一枝蒿、红升丹、白降丹、蟾酥、洋金花、红粉、轻粉、雄黄。

（6）检查项目

1）一般观察：进食量、体重、外观体征和行为活动、粪便性状等，发现有中毒反应的动物应取出单笼饲养，重点观察。发现死亡或濒死动物应及时尸检。

2）检测项目：心电检查，血液学指标，血液生化学指标，系统尸解和病理组织学检查。各类药均先做对照组和高剂量组的组织学检查。其他剂量组应取材保存，在高剂量组有异常时才进行检查。

3）可逆性观察：最后一次给药后24小时，每组活杀部分动物（2/3～1/2），检测各项指标，余下动物停药，继续观察2～4周。如24小时后的病理学检查发现有异常变化，应将余下动物活杀剖检，重点观察毒性反应器官，以了解毒性反应的可逆程度和可能出现的迟缓性毒性。

（7）指标观察时间：一般状况和症状的观察，每天观察一次。每周记录饲料消耗和体重一次。试验周期在三个月以内的，一般在最后一次给药后24小时和恢复期结束时各进行一次各项指标的全面检测。必要时，在试验中间检测指标一次。试验周期在三个月以上的，可在试验中期活杀少量动物（高剂量组和对照组）全面检测各项指标。对濒死或死亡动物应及时检查。

4. 中药新药的一般药理和其他研究

（1）给药剂量：设2～3个剂量，低剂量应相当于药效学的有效剂量。

（2）给药途径：与主要药效试验相同。

（3）观察指标

1）神经系统：观察给药后动物活动情况、行为变化及对中枢神经系统的影响。

2）心血管系统：观察给药后对动物心电图及血压等的影响。

3）呼吸系统：观察给药后对动物呼吸频率、节律及幅度的影响。根据药物作用特点，应再选择其他相关检测指标。

（四）中药新药的临床研究

1. 中药新药临床研究的目的和法规要求　中药新药研制的临床研究，是指以人（包括患者或健康者）作为受试对象，在一定条件的控制下，科学地考察和评价该药对特定的疾病的治疗，或预防、诊断的有效性和安全性的过程。新药研制重点非临床部分包括药学、药效与毒理等，其出发点和归宿都在于服务临床。实验药理的研究结果，可以为临床可能产生的有效性和安全性提供依据，但也有与临床研究结果不一致的情况出现。因此，虽然动物实验是重要的，但它不能用来代替临床的检验。

中药新药临床研究必须在完成符合法规要求的药学、药效、毒理研究，经过国家食品药品监督管理局行政批准后进行，研究过程执行《药物临床试验质量管理规范》（GCP）。

2. 中药新药的临床试验分期和病例数要求　中药新药的临床试验分期进行，不同期有不同的设计要求。中药新药临床试验分为以下四期。

（1）Ⅰ期临床试验：是初步的临床药理学及人体安全性评价试验。包括人体耐受性试验和药代动力学试验，为给药方案提供依据。典型的Ⅰ期临床试验是临床药理学试验。由于中药的特点，在无法进行药代动力学试验时Ⅰ期临床试验主要是人体耐受性试验。

（2）Ⅱ期临床试验：是对新药有效性及安全性的初步评价，并为Ⅲ期临床试验推荐临床用药剂量。典型的Ⅱ期临床试验是探索性试验。

（3）Ⅲ期临床试验：是为了进一步评价新药的疗效及安全性，是扩大的多中心临床试验。典型的Ⅲ期临床试验是验证性试验。在分析Ⅱ期临床试验所获数据的基础上，Ⅲ期临床试验应验证药物对目标适应症和人群是安全、有效的，并为受益-风险评价以及药物获准上市提供足够依据，同时为撰写药物说明书提供所需的完整的信息。为此Ⅲ期临床试验研究内容可涉及剂量-效应关系、更广泛的人群、疾病的不同阶段，或合并用药、长期用药情况的研究等。

（4）Ⅳ期临床试验：是新药上市后的监测，是在临床广泛使用的条件下考查疗效和不良反应，应特别注意发现罕见的不良反应。通常Ⅳ期临床试验对于药物使用的合理化具有积极作用。Ⅳ期临床试验可包括安全性研究、药物相互作用研究、流行病学研究等。需注意的是Ⅳ期临床试验应在获准上市时许可的适应症范围内进行。

上述试验分期对于在保障安全的前提下有步骤地进行新药的研究开发是非常重要的。由于申请注册药物的研究背景、成熟程度不同，一个药物申请上市需做哪些期的临床试验，应按照有关规章的规定实施。

临床试验的病例数应当符合统计学要求和最低病例数要求；临床试验的最低病例数（试验组）要求：Ⅰ期为20～30例，Ⅱ期为100例，Ⅲ期为300例，Ⅳ期为2000例。

3. 中药新药临床研究的证候确立与疗效评价

（1）中药新药临床研究的特点：中药新药的研制过程，既有与西药研制的相同点，也有其特殊的一面。首先，中药新药的发现或立题，多来源于临床的直观观察和经验所获得的提示；再者，由于复方（即使是单味药），其内在组分及其相互作用的复杂性，给药学或药效、毒理的研究带来了更大的困难；影响研究结论的客观性和准确性的因素也较多，有些因素难以预知和控制。这更说明了临床研究对于中药制剂有效性和安全性评价所占有的特殊地位。通过在人体上所进行的真正临床试验，客观地、准确地证实药物的有效性和安全性。因此，中药新药开发的临床研究对于促进中医学术的发展将发挥重要作用。

（2）中药新药临床研究采取病症结合进行研究：辨证论治与辨病论治相结合是现代中医的首选诊治方案，辨病与辨证可以相互补充，相得益彰，克服"无证可辨"与"无病可辨"的局限性。"病"可以是西医的"病"，也可以中医的"病"，但需要注意中医证候和中医病种、中医证候和西医病种间的相互联系。对于以病统证的新药研究对象，应采用辨病和辨证相结合的方法，在明确疾病诊断的前提下，结合新药功能主治，选择适应证候。对于以证统病的新药研究对象，应当确定可以反映同一证候特点的不同疾病。对于改善症状的新药研究，如解热、止痛、止泻等，也要注意症状和疾病、证候的相互联系。因此，中医证候研究集中体现了中药新药临床研究的特点。

（3）中医证候的确立依据与原则：中药新药药物组成、配伍和功效是确立中医主治证候的主要依据。研制有效部位或单体制剂的中药新药，其证候的确立应当有充分的根据。在证候难以明确的情况下，鼓励在临床试验中进行证候研究，通过临床试验明确该药物的适应证候。在证候研究中确立主症和次症是比较常用的一种方法。主症一般能够反映证候的基本属性，有时对属性的判断具有决定作用。次症对证候基本属性的判断起辅助作用。要注意不同疾病的同一证候也可以有不同的主症和次症。

（4）中医证候的诊断标准：证候诊断应遵循现行公认的标准、原则执行。这类标准主要是指国家标准和行业标准。如由国家技术监督局发布的，在1996年1月1日实施的编号为GB/T15657-1995的《中医病证分类与代码》，1997年10月1日实施的国家标准GB/T16751.2-1997《中医临床诊疗术语——证候部分》、国家中医药管理局医政司公布的《中医病症诊断疗效标准》、中华中医药学会发布实施的《中医内科常见病诊疗指南》。国内专业学术组织和会议所制定的标准，只要是现行公认的也具有较高的权威性。鉴于医学实践的不断发展和临床情况的复杂性，确实无现成标准可供借鉴，可以结合实际情况制定临床试验证候标准，并注意进行制定方法和依据的科学性考察。

（5）中医证候的计量方法：在现代科学研究中，定量研究是形成正确科学概念的重要条件。中医证候计量诊断一直受到关注，各方面均在积极探索研究。计量方法的建立需要经过一系列的科学研究和严格评价。目前采用的方法，以专家经验为基础：首先列出构成证候诊断的主要症状和次要症状，指明必须具备若干主症及次症。根据主症、次症在证候诊断中的贡献大小确定其权重，一般主症占有较大权重。症状一般可分为4级，即正常、轻度异常、中度异常、重度异常。最后，根据症状总计分，建立证候轻、中、重的分级诊断标准。

（6）中医证候的疗效评价：为了提高评价证候疗效的客观性，较多采用以证候计分的形式进行疗效评价。具体就是引用前述证候计分方法，以可用于疗效评价的证候征象构成综合指标，观察治疗前后的变化，进行加权求和的计算。此外，在评价证候疗效时，对不同病种间同一证候和同一疾病不同证候间的比较，应注意病种和证候的均衡性。

4. 临床试验计划与方案　临床试验取得成功的关键，在于制定科学、周密的临床试验方案，包括记录试验背景、原理及目的，描述试验设计、试验方法、试验组织及数据处理与统计分析方法以及试验过程管理的书面文件。临床试验方案的制定基本包括以下几点。

（1）题目：题目应简短、明了，通常由试验用药、治疗病证、临床试验的类期三部分加以表达。

试验目的和背景：简要说明临床试验需要解决的问题，主要是描述通过该试验，客观地评价该药对有关病证的有效性和安全性。扼要地描述所进行试验新药的研制背景，进行临床试验的原因，或临床试验任务的来源，试验药物的组分、功能、主治、适应证、临床前药理、毒理的简况，研制单位、临床试验的负责单位和参加单位，进行临床试验的预期时间等。

（2）试验设计：试验设计需明确该设计方案的对照方法（阳性对照、安慰剂对照、自身对照等）、类型（平行组设计、交叉设计、析因设计、成组序贯设计等）、随机化分组方法（完全随机化分组、分层随机分组、配对或配伍随机分组等）、盲法的形式（单盲、双盲等）、是多中心还是单一中心试验。明确描述双盲密码的管理，破盲的方法、时间、地点。在个别受试者遇到紧急情况时，采用什么措施在有限的范围内揭秘，但又不影响整个试验的连续进行。另外，需简述所治疗的病症、各组受试者例数、疗程、给药途径及方法等。多中心、随机、双盲、对照试验，是被公认的对研究结论真实性强度最高的试验方案。

（3）试验病证的确立：根据试验目的确立试验的具体中医病名或西医病种，中医证候。需做到病证结合，尤其应注意要以中医理论为指导，方证相符的原则。

（4）诊断标准：中药新药的适应病症，既有以中医疾病、证候为主者，也有以西医疾病为主者。所以，临床试验设计要求凡以中医病、证为研究对象者，先列出中医病证和证候的诊断标准。以中医病、证为研究对象时，如果中医病证与西医病名相对应，则宜加列西医病名，并列出西医病的诊断标准及观测指标作为参考。如果中医病证不与西医病名相对应，则可不必列出西医病名。在以西医病名为研究对象时，则先列出西医诊断标准，同时列出中医证候诊断标准。

（5）入选标准：试验方案中应预先明确制定入选标准，严格执行，入选标准必须与临床试验的分期和试验目的相符合，包括疾病的诊断标准、证候诊断标准，入选前患者相关的病史、病程和治疗情况要求；其他相关的标准，如年龄、性别等。应注意的是，为了保障受试者的合法权益，患者签署知情同意书亦应作为入选的标准之一。

（6）排除标准：制定某种中药新药临床试验的受试者排除标准。根据试验目的，可考虑以下因素，如年龄、合并症、妇女特殊生理期、病因、病型、病期、病情程度、病程、既往病史、过敏史、生活史、治疗史、家族史、鉴别诊断等方面的要求。

（7）治疗方法：治疗方法应根据“同类”、“有效”的原则明确规定对照用药（对照药一定是药典、部颁或已批新药等法定品种，要有代表性、可比性），并详细说明治疗药、对照药的给药途径、剂量、时间、疗程及注意事项。应明确规定治疗组、对照组患者除试验用药外，不得加用其他药物或治疗方法，以及其他控制可变因素的措施。如确因病情需要而加用其他药物或治疗方法，也应有严格的规定及详细记录。

（8）观测指标与方法：一般说来，中药新药临床研究的观测指标有人口学指标、一般体格检查指标、安全性指标和疗效性指标四类。其中人口学指标反映受试样本的人口学特征，通常并非试验前的效应指标，故无须做试验后观察。各类指标的主要内容如下：①人口学资料：包括年龄（范围）、性别、种族、身高、体重、健康史、用药史、患病史等。②一般体格检查：如呼吸、心率、血压、脉搏等。③安全性指标：试验过程中出现的不良事件；与安全性判断相关的实验室数据和理化检查；与预期不良反应相关的检测指标。④疗效指标：相关症状与体征，应注意与中医证候相关的症状与体征；相关的理化检查；特殊检查项目如病理、病原学检查等。特殊检查的受试者数需根据不同疾病来确定。

（9）指标的观测与记录：指标观测时点包括基线点、试验终点、访视点、随访终点。应严格按照方案所规定的不同的观测时点的时间窗完成各项指标的观察、检测和记录。时间窗是指临床实际观测时点与方案规定观测时点之间允许的时间变化范围，时间窗应根据访视时间间隔长短合理确定。临床试验的场所要具备所需的观测工具，包括检测仪器、试剂、病例报告表等。要注意指标观测和技术操作及操作条件的一致性和稳定性并作相应的规定。参与指标观测的人员应熟知试验方案并经过相应的培训。各项观测指标的数据是临床试验的原始资料，应准确、及时和完整地予以记录。各观测时点客观指标测试条件应相同，如有异常发现时应重复检查，以便确定。为了便于统计分析，记录尽可能用数字，少用文字。

（10）对照组的选择：临床试验要求试验组和对照组来自相同的受试者总体。两组在试验进行中除了试验药物不相同外，其他条件均需保持一致。临床试验中的对照组设置常有3种类型，即安慰剂对照、阳性药物对照和剂量对照。对照可以是平行对照，也可以是交叉对照。

（11）给药方案：给药方案主要涉及临床试验给药剂量、给药间隔时间、给药时机、疗程、合并用药、注意事项等内容。

1）给药剂量和给药时间：大部分中药制剂一般可根据Ⅰ期临床试验结果、既往临床经验、文献资料，以及药理实验量效研究的结论、病情缓急、药物特点等因素，推算出临床用药有效剂量范围。在有效剂量范围内确定一到几个剂量组进行临床研究，找出适宜的临床给药剂量和给药时间。

2）给药途径和疗程：临床试验研究者必须按照申办者的要求和临床试验批文选择正确的给药途径，不能变更。中药治疗的疗程，是根据疾病的发展变化规律和药物研制目的、作用特点确定的。一般要考虑：①疾病的病因、病理、发生、发展及转归规律；②药理、毒理研究结果；③文献资料及临床经验；④药物作用特点等。必要时可考虑在临床试验中进行疗程研究。

（12）疗效的判定：应采用现行公认的病证的疗效判定分级和标准，在未有标准的情况下可参照有关专著、教材等的论述。疗效判定标准的建立与所进行试验的目的要密切相关。

除制定总体疗效外，可对病、证特征性的临床指征，及实验室检测指标改善程度，作组间比较。

(13) 不良反应的观察：根据临床前药理、毒理实验及临床预试情况观测可能出现的全身性或局部性不良反应及程度，包括症状、体征、实验室有关指标，主要为血常规、小便常规、大便常规，心、肝肾功能等。未列入观测表格的其他任何不良反应，一旦出现应详细记录。规定出现不良反应后可能采取的处理方法，严重时中止试验的标准。

(14) 随访：随访是指试验疗程结束后，继续对受试者进行追踪至随访终点或观察结局。随访是临床试验的一个重要步骤，对于客观评价观察药物的疗效及安全性具有十分重要的作用。

(15) 数据处理及统计方法：新药临床试验数据处理采用计算机数据库进行管理，因此在制定临床试验方案时，应注意观察表格的设计须适合计算机数据处理。方案中应明确不同资料所采用的不同统计方法。简单的统计资料可用医学统计程序软件处理，复杂的统计资料需应用 SAS、SPSS 等统计软件。

(16) 观察表格的设计：临床试验资料收集的完整与否，研究质量的好坏，与观察表格的科学性和合理性密切相关。临床试验方案再完善，而观察表格设计不好，则常导致临床试验失败。因此设计一个简单实用的临床观察表格，至关重要。临床表格设计应符合下列要求。

1) 能充分反映试验目的；

2) 应有可供识别用的项目(医院、患者编号、随机分组的记录、组别、治疗药物编码或名称等)；

3) 应有中、西医病名的诊断及证候类型；

4) 包括所试验的病证的有关诊断、鉴别诊断、临床特征、疗效判定等全部项目；

5) 应有全面的观察不良反应的项目；

6) 既要有症状、体征的观测项目，也应有相关的实验室检测项目。必要时，对有关的症状、体征按其轻重程度予以记分；

7) 既要简明扼要，又不能有重要项目的遗漏；

8) 应有明确的观测时点；

9) 观察表格应便于临床医生填写；

10) 观察表格应便于计算机数据处理；

11) 观察表格应便于进行统计分析；

12) 应附有表格使用说明，对某些特殊的名词术语加以界定；

13) 应有记录医生的签名规定；

14) 应有观察起止时间；

15) 受试者中断试验的标准：应在临床方案中详细说明在何种情况下受试者可中断试验，及中断试验后资料的统计处理原则。

5. 临床试验报告　临床试验总结报告是通过临床试验实施以后，用文字(包括图、表等)对试验药物作用在合格受试对象身上所产生的效应，作系统而又概括的表达和总结。科学的总结，将真实地反映该试验的实施过程和客观地表述药物的有效性、安全性及其应用价值。因此，写好临床试验总结报告，是整个临床研究的重要组成部分。

临床试验总结报告是临床研究的总结，其撰写的重点宜放在原始数据的整理、资料和试验结果的分析，其理论阐述要注意掌握好分寸。要严肃认真，忠实于临床观察记录的原始资料。遇有存疑时，不能武断，要进行查对，必要时要与原始观察记录者进行联系了解情况，或在盲法的前提下由多个研究者进行判断。在临床试验的统计结果表达及分析过程中都必须采用规范的统计学分析，并应贯彻于临床试验始终。各阶段均需有熟悉生物统计学的人员参与。临床试验方案中要写明统计学处理方法，任何变动必须在临床试验总结报告中述明并注明其理由。统计分析应与临床应用价值分析有机结合，对治疗所作的评价应将可信限与显著性检验的结果一并考虑。

临床试验总结报告的主要内容，适用于总报告及各临床参加单位的分报告。遇有各分报告结论不一致或总报告与分报告结论不一致时，要进行科学的分析，寻找可能产生的系统误差或随机误差及其原因，除根据直观推理外，合理的统计学处理仍有助于对结论不一致性的分析。例如疗效的显著差异，首先要分析病情是否存在显著差异，假如病情不存在显著差异，那很可能是掌握疗效评定标准存在差异。

临床试验总结报告要与临床试验的设计方案互相衔接，有关的标准与方法要与临床试验的设计方案一致，如有更改，要做说明。临床试验的设计方案形成于临床前，批准上临床后负责基地要召集有关人员进行修改完善后，付诸实施。

6. 数据管理与统计分析　在临床试验研究中，及时、准确和完整的数据收集和科学合理的数据管理，是获取和保证临床试验资料真实性的重要一环，也是临床试验结论真实性和可靠性的重要保证。

临床试验自始至终需有生物统计专业人员参与，包括试验方案的制定和修订、病例报告表的设计和数据管理等；负责制定统计分析计划；完成临床试验资料的统计分析；提供试验结果的统计学分析报告和解释；协助主要研究者完成临床试验的总结报告。参与研究的生物统计学专业人员必须保证临床试验方案、病例报告表、临床试验总结报告中所涉及的统计学方法、分析结果与解释以及术语的准确性。

7. 伦理学要求　临床试验必须遵循赫尔辛基宣言和我国有关临床试验研究规范、法规进行。在试验开始之前，由临床研究负责单位的伦理委员会批准该试验方案后方可实施临床试验。

每一位患者入选本研究前，研究医师有责任以书面文字形式，向其或其指定代表人完整、全面地介绍本研究的目的、程序和可能的风险。应让患者知道他们有权随时退出本研究。入选前必须给每位患者一份书面患者知情同意书(以附录形式包括于方案中)，研究医师有责任在每位患者进入研究之前获得知情同意，知情同意书应作为临床试验文档保留备查。

中药新药研发的最终目的是为临床提供安全有效稳定可控的药物，同时通过科技创新，为企业提供能够创造经济效益和社会效益的新品种。我国的中药新药研发，从技术方法到监督管理借鉴了国际新药研发的先进经验，同时也强调充分尊重中医药自身的特点与国情相符；中药新药的研究，采用现代科学方法，不断追踪科学研究进展，发展创新是永恒的主题。

(高学敏　张建军　王景霞)

各 论

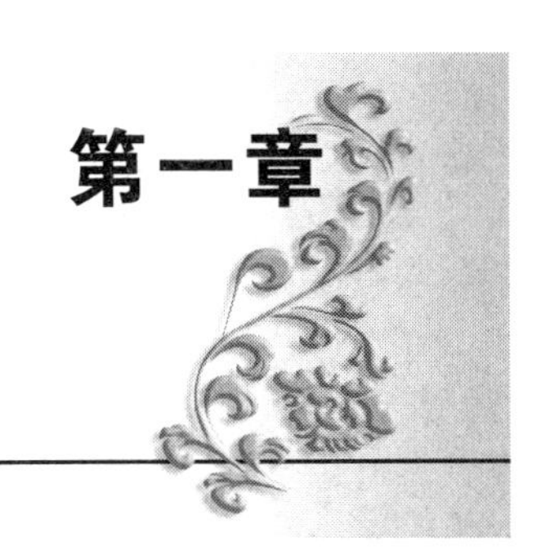

第一章

解　表　药

凡以发散表邪为主要作用，治疗外感表证的药物，称解表药，又叫发表药。

本类药物多为辛散发表，轻扬升浮之品，主入肺及膀胱经，偏行肌表，有促使发汗或微发汗，使表邪由汗出而解的作用，从而达到早期治愈表证，防止疾病传变的目的。即《内经》所谓“体若燔炭，汗出而散”，“其在皮者，汗而发之”，“善治者，治皮毛，其次治肌肤，其次治筋脉，其次治六腑，其次治五脏”的真实含义。可见，解表药在治疗疾病中具有重要意义。

解表药由于药性不同，可分为发散风寒药和发散风热药两类，分别适用于外感风寒和风热所引起的表证。部分解表药以其宣通透达之性，兼有宣肺平喘、宣毒透疹、利水消肿、通痹止痛、活血消痈等功效，又可用治外感喘咳、麻疹、风疹、水肿尿少、风湿痹痛及痈疽初起等病证。

使用解表药时由于四时气候差异，冬季多风寒，春季多风热，夏季多夹暑湿，秋季多兼燥邪，故除针对外感风寒、风热的不同，分别选用发散风寒药和发散风热药外，还有解表药与祛暑、化湿、润燥药的不同配伍。若虚人外感，正虚邪实，难以祛散表邪者，应根据体质不同，分别与补气、助阳、滋阴、养血等补养药同用，以攻补兼施、扶正祛邪。发散风热药还可用治温病初起，邪在卫分者，但常须配伍清热解毒药同用。

本类药物为辛散轻扬，发汗解表之品，容易伤阴耗气，若用量过大，汗出过多，既能引起舌干口渴，心烦不宁的“伤阴”证，严重者，还可引起面白肢冷，脉微欲绝的“亡阳”证，因此合理掌握解表药的用量，中病即止，防止过汗伤正，是十分必要的。又汗为津液，血汗同源，因此表虚自汗、阴虚盗汗，以及疮疡日久、淋证、失血者，虽有表证，均当慎用，故《伤寒论》有“汗家”、“疮家”、“亡血家”不可汗的警语。使用本类药还要根据季节变化，腠理致密疏松，汗出难易的不同来增减药量，如春夏腠理疏松，容易出汗，解表药用量宜轻；秋冬腠理致密，不易汗出，解表药用量宜重。解表药多为芳香辛散之品，入汤剂，不宜久煎，以免有效成分挥发而降低药效。

现代药理研究证明，解表药一般具有不同程度的发汗、解热、镇痛、抑菌、抗病毒及祛痰、镇咳、平喘、利尿等作用，部分药品还有降压及改善心脑血液循环的作用。

第一节　发散风寒药

本类药物性味多属辛温，辛以发散，温可祛寒，故以发散风寒为主要作用，适用于外感风寒所致恶寒发热，无汗或汗出不畅，头痛身痛，舌苔薄白，脉浮等风寒表证。部分药物还可用于表邪犯肺，咳嗽气喘，麻疹不透，风疹瘙痒，水肿初起兼有风寒表证，及风湿痹痛、痈疽初起病位在表，兼有恶寒发热表证者。

麻黄　Mahuang

【别名】龙沙(《神农本草经》),卑相、卑盐(《名医别录》),狗骨(《广雅》),草麻黄,中麻黄,木贼麻黄,麻黄草(河北)。

【来源】麻黄,始载于《神农本草经》,列为中品。历代本草均有记载,因其味麻、色黄而得名。为麻黄科植物草麻黄 *Ephedra sinica* Stapf、中麻黄 *Ephedra intermedia* Schrenk et C. A. Mey. 或木贼麻黄 *Ephedra equisetina* Bge. 的干燥草质茎。主产于河北蔚县、怀安、围场,山西大同、浑源、山阳等地。多为栽培。

【采收炮制】8～10月间割取绿色细枝,或连根拔起,去净泥土及根部,放通风处晾干或晾至六成干时,再晒干,切段入药。

【商品规格】商品按来源分为草麻黄、中麻黄、木贼麻黄三种。均为统装,一般不分等级。均以干燥、茎粗、淡绿色、内心充实、味苦涩者为佳。

按《中国药典》(2010年版一部)规定:本品按干燥品计算,含盐酸麻黄碱($C_{10}H_{15}NO \cdot HCl$)和盐酸伪麻黄碱($C_{10}H_{15}NO \cdot HCl$)的总量不得少于0.80%。

【药性】辛、微苦,温。归肺、膀胱经。

【功效】发汗散寒,宣肺平喘,利水消肿。

【应用】

1. 风寒感冒　本品味辛发散,性温散寒,主入肺与膀胱经,善于宣肺气、开腠理、透毛窍而发汗解表,发汗力强,为发汗解表之要药,常用治风寒感冒。若风寒外袭,束缚肌表的风寒表实证,恶寒发热,头疼身痛,无汗而喘者,常配桂枝、杏仁、甘草,如《伤寒论》麻黄汤;若感受风寒,项背强直,恶风无汗者,常配葛根、桂枝、芍药、甘草等同用,如《伤寒论》葛根汤;若风寒感冒,头痛如劈,腰背拘急,发热如灼者,常配川芎、防风、羌活等同用,如《伤寒全生集》麻黄汤;若伤寒无汗,恶寒甚者,常配葛根、葱白等同用,如《外台秘要》引《崔氏方》麻黄汤;若感冒延日,正弱邪减,面赤身痒,无汗或微汗邪不退者,常配桂枝、芍药、生姜、杏仁等同用,如《伤寒论》桂枝麻黄各半汤或桂枝二麻黄一汤;若素体阳虚,外感风寒,恶寒发热,无汗倦卧者,常配附子、细辛同用,如《伤寒论》麻黄细辛附子汤,轻者可配附子、甘草同用,如《伤寒论》麻黄附子甘草汤;若气阴两虚,外感风寒,恶寒发热不甚,吐血衄血,颧红乏力者,常配人参、芍药、黄芪、五味子同用,如《脾胃论》麻黄人参芍药汤;若伤寒误下,上热下寒,虚实互见,咽喉不利,唾脓血,泄利不止,手足厥逆,下部脉不至者,常配升麻、知母、黄芩、桂枝、干姜等同用,如《伤寒论》麻黄升麻汤;若内有郁热,外感风寒,郁热不宣,发热恶寒,身痛无汗,烦躁不安者,常配桂枝、杏仁、石膏等同用,如《伤寒论》大青龙汤;若内热外寒,发热无汗,四肢烦痛,腰背强硬者,常配甘草、升麻、赤芍等同用,如《元和纪用经》麻黄解肌汤。

2. 咳嗽气喘　本品主入肺经,可宣发肺气而止咳平喘。若风寒闭肺,咳嗽声重,恶寒发热,身痛无汗者,常配杏仁、甘草同用,如《太平惠民和剂局方》三拗汤;若伤寒头痛,无汗咳嗽,恶寒发热者,常配前胡、防风、细辛、桔梗、陈皮等同用,如《医学入门》麻黄杏仁饮;若素有寒痰停饮,又外感风寒之邪,咳嗽胸满,痰多稀白,气息喘促者,常配细辛、桂枝、干姜等同用,如《伤寒论》小青龙汤;若外感内饮,闭郁气机,咳喘脉浮,胸腹胀痛者,常配厚朴、半夏、杏仁、细辛等药同用,如《金匮要略》厚朴麻黄汤;若寒痰较重,外邪较轻,肺气不宣,咳逆喘息,喉中痰鸣如水鸡声者,常配射干、紫菀、款冬花等同用,如《金匮要略》射干麻黄汤;若寒痰停肺,并无表邪,咳嗽不止,背部恶寒,口鼻气冷者,常配桂心、杏仁、细辛等同用,如《外台秘要》引《古今验录》的麻黄五味子汤；若寒饮内停，咳喘气促，痰涎壅盛者，常配肉桂、诃子、款冬花等同用，如《太平惠民和剂局方》麻黄散；若小儿寒郁而喘，喉中哮鸣，鼻流清涕者，常配草豆蔻、益智仁、吴茱萸、厚朴等同用，如《兰室秘藏》麻黄柴胡升麻汤；若寒邪外束，热壅于内，哮喘痰黄，遇冷即发者，常配厚朴、桑白皮、黄芩等同用，如《张氏医通》麻黄定喘汤；若肺热炽盛，咳喘气促，痰黄黏稠，烦热口渴者，常配杏仁、甘草、石膏同用，如《伤寒论》麻杏甘石汤。

3. 水肿脚气　本品上宣肺气，下利膀胱，可通调水道，利尿消肿，又宣肺解表，发汗除湿，治疗水肿尿少之证。若风邪袭表，风水相搏，一身悉肿，恶风脉浮，微有口渴者，常配生姜、石膏、甘草等同用，如《金匮要略》越婢汤；若腰以上肿甚者，常配甘草同用，如《金匮要略》甘草麻黄汤；若肺脾气虚，水道不治，发为皮水，一身尽肿，发热恶风，小便不利者，常再加白术，如《金匮要略》越婢加术汤；若肾阳不足，气化不利，全身浮肿，肢冷气短者，常配附子、甘草同用，如《金匮要略》麻黄附子汤；若脾肾阳虚，阴寒凝滞，饮留心下，痞结坚硬，疼痛拒按者，常配桂枝、细辛、附子、生姜等同用，如《金匮要略》桂枝去芍药加麻辛附汤；若风寒暑湿，流注膀胱，脚气浮肿，手足挛痹，行步艰难，关节疼痛者，常配葛根、细辛、茯苓、防己同用，如《三因极一病证方论》麻黄左经汤。

4. 风湿痹证　本品辛散温通，常用于治疗风寒湿痹。若风痹疼痛，游走不定，遇风冷加剧者，常配桂心同用，如《太平圣惠方》方；若风湿合邪，袭于人体，一身尽痛者，常配杏仁、薏苡仁、甘草同用，如《金匮要略》麻黄杏仁薏仁甘草汤；若寒邪偏重，关节冷痛，遇寒加重者，常配附子、桂枝、川芎等同用，如《素问病机气宜保命集》麻黄续命汤，或配川乌、黄芪等同用，如《金匮要略》乌头汤；若寒湿外袭，恶寒发热，关节烦痛者，常配桂枝、杏仁、甘草、白术等同用，如《金匮要略》麻黄加术汤；若寒湿化热，湿热流注关节，肢体红肿热痛，心烦口渴者，常配赤芍、黄芩、升麻、威灵仙等同用，如《医学入门》麻黄赤芍汤；若跌打损伤，复感寒邪，周身关节疼痛者，常配桂枝、红花、桃仁等同用，如《伤科补要》麻桂温经汤；若历节风痛，尤以下肢关节痛剧，身体羸弱，关节肿大变形者，常配桂枝、防风、附子、知母等同用，如《金匮要略》桂枝芍药知母汤。

5. 腰腹冷痛　本品性味辛温，可散寒通滞，治疗寒滞诸痛。若寒邪直中于里，或饮食生冷，胃脘冷痛，胀闷攻撑，呕吐泄泻，不欲饮食者，常配桂枝、厚朴、草豆蔻、吴茱萸等同用，如《兰室秘藏》麻黄茱萸汤或术桂汤。若冒雨涉水，或久居湿地，寒湿困著，体重腰痛，面色萎黄者，常配苍术、泽泻、猪苓等同用，如《东垣试效方》麻黄苍术汤。

6. 疟疾寒热　本品辛以发散解表邪，温以宣通郁结，可用治疟疾。若风寒暑湿伤人，邪入半表半里，往来寒热，每日一发热，常配紫苏、白术、陈皮、半夏曲等同用，如《三因极一病证方论》麻黄白术散；若病属寒证，寒重热轻，头痛项强者，常配羌活、防风、甘草同用，如《素问病机气宜保命集》麻黄羌活汤；若风寒入血，往来寒热发于夜间者，常配桂枝、黄芩、桃仁等同用，如《素问病机气宜保命集》麻黄桂枝汤；若疟疾日久，成为牡疟，胁下硬块，结为癥瘕者，常配牡蛎、蜀漆、甘草同用，如牡蛎汤。

7. 疹出不畅　本品开腠理，透毛窍，解肌表之邪，可治疗风寒束表，疹出不畅之证。若风寒瘾疹，色白碎小，透发不畅，瘙痒疼痛，遇冷发作者，常配蝉蜕、浮萍等同用，如《中医皮肤病学简编》麻黄蝉蜕汤；若风寒郁热，疹色黯红，连接成片，透发不速者，常配蝉蜕、升麻、牛蒡子等同用，如《杂病源流犀烛》麻黄散。

8. 黄疸尿少　本品利尿除湿，可用治黄疸、淋证、尿闭等病证。若外感风寒，内蕴湿热，发热恶寒，身目俱黄，黄色鲜明者，常配连翘、赤小豆、杏仁等同用，如《伤寒论》麻黄连轺赤小豆汤;若伤寒湿热出表,发黄疸者,常配醇酒煮服,如《备急千金要方》麻黄醇酒汤;若膀胱湿热,煎熬津液,尿急尿痛,夹有砂石,艰涩难出者,常配羌活、防风、蔓荆子、牵牛子等同用,如《古今医统》麻黄牵牛汤;若湿热内蕴,膀胱不利,小儿尿闭,烦热腹胀者,常配石膏、苦参、滑石等同用,如《永乐大典》麻黄浴汤。

9. 阴疽痰核 本品辛温,散寒破结,活血消痈,用治阳虚寒结,气血凝滞于皮肤之阴疽或痰核诸证,可配伍鹿角胶、肉桂、白芥子、熟地黄等药,如《外科全生集》阳和汤。

【用法用量】 煎服,2~10g。发汗解表宜生用,止咳平喘多炙用。

【使用注意】 本品发散力强,为峻汗药,表虚自汗、阴虚盗汗及肺肾虚喘者均当慎用。

【药论】

1.《神农本草经》:"主中风、伤寒头痛,温疟。发表去汗,去邪热气,止咳逆上气,除寒热,破癥坚积聚。"

2.《药品化义》:"麻黄,为发表散邪之药也。但元气虚及劳力感寒或表虚者,断不可用。若误用之,自汗不止,筋惕肉瞤,为亡阳症。至若春分前后,元府易开,如患足太阳经症,彼时寒变为温病,量为减用,入六神通解散,通解表里之邪,则荣卫和畅。若夏至前后,阳气浮于外,肤腠开泄,人皆气虚,如患足太阳经症,寒又变热症,不可太发汗,使其元气先泄,故少用四、五分入双解散,微解肌表,大清其里。此二者乃刘河间《玄机》之法,卓越千古。若四时感暴风寒,闭塞肺气,咳嗽声哑,或鼻塞胸满,或喘急痰多,用入三拗汤以发散肺邪,奏功甚捷。若小儿疹子,当解散热邪,以此同杏仁发表清肺,大有功效。"

3.《本草正义》:"麻黄轻清上浮,专疏肺郁,宣泄气机,是为治感第一要药,虽曰解表,实为泄邪,风寒固得之而外散,即温热病亦无不赖之以宣通。观于《本草经》主中风伤寒,去邪热气,除寒热之说,及后人并治风热斑疹,热痹不仁,温疟岚瘴,其旨可见。且仲景麻黄汤之专主太阳病寒伤营者,以麻黄与桂枝并行,乃为散寒之用,若不与桂枝同行,即不专主散寒发汗矣。抑麻黄之泄肺,亦不独疏散外来之邪也,苟为肺气郁窒,治节无权,即当借其轻扬,以开痹着,如仲景甘草麻黄汤之治里水黄肿,《千金要方》麻黄醇酒汤之治表热黄疸,后人以麻黄治水肿气喘,小便不利诸法,虽曰皆取解表,然以开在内之闭塞,非以逐在外之感邪也。又凡寒邪郁肺,而鼻塞咽哑;热邪窒肺,而为浊涕鼻渊;水饮渍肺,而为面浮喘促;火气灼肺,而为气热息粗,以及燥火内燔,新凉外束,干咳嗌燥等证,无不恃以为疏达肺金,保全清肃之要务,较之杏、贝苦降,桑皮、杷叶等之遏抑闭塞者,功罪大是不侔。"

【现代研究】

(一)化学成分

麻黄的主要成分是生物碱、挥发油、黄酮类及有机酸类等。草麻黄中生物碱主要是麻黄碱,约占总生物碱的40%~90%,此外有伪麻黄碱、甲基麻黄碱、甲基伪麻黄碱、去甲基麻黄碱、去甲基伪麻黄碱、麻黄次碱。木贼麻黄所含生物碱主要成分是麻黄碱和伪麻黄碱。中麻黄的生物碱中有新成分麻黄噁碱。草麻黄挥发油中有2,3,5,6-四甲基吡嗪、1-α-萜品烯醇、β-萜品烯醇、萜品烯醇-4、月桂烯,黄酮类有白飞燕草苷元、3-*O*-β-D-吡喃葡萄糖基-5,9,4′-三羟基-8-甲氧基黄酮、麦黄酮,有机酸类有对羟基苯甲酸、肉桂酸、对香豆酸、香草酸,木贼麻黄中有机酸类有草酸、柠檬酸、苹果酸、延胡索酸等。

(二)药理作用

1. 解热作用 麻黄挥发油对实验性发热大鼠有显著解热作用,剂量为164.6mg/kg和274.3mg/kg,分别为LD_{50}的1/5~1/3[1]。

2. 镇静作用　麻黄挥发油有显著的镇静作用，可使小鼠戊巴比妥钠睡眠时间显著延长。能显著降低戊四氮（戊四唑）的惊厥率和死亡率[1]。

3. 镇咳、平喘作用　麻黄碱和麻黄总生物碱具有镇咳作用，均能明显延长豚鼠咳嗽潜伏期和降低5分钟内咳嗽次数。服药后2小时麻黄碱和总生物碱均具有明显的平喘作用，给药后引喘潜伏期明显延长，麻黄总生物碱的药效持续时间长于麻黄碱[2]。麻黄碱、伪麻黄碱以及草麻黄提取物均可以激动β_2肾上腺素受体，并且麻黄碱的激动效果（EC_{50}）优于伪麻黄碱（EC_{50}）；豚鼠离体气管平滑肌实验中，麻黄碱和伪麻黄碱均对乙酰胆碱引起的豚鼠离体气管平滑肌收缩有解痉作用，均可延长组胺致喘豚鼠的引喘潜伏期，且麻黄碱作用优于伪麻黄碱[3]。

4. 抗炎作用　麻黄的甲醇提取物 ephedroxane（Ⅰ）具有抗炎作用[4]。麻黄水煎液对二甲苯引起的小鼠耳廓炎症有明显的抑制作用[5]。

5. 利尿作用　麻黄水煎液对大鼠灌胃后可显著增加2～5小时内尿量，与麻黄传统药效利水消肿作用相符[5]。

6. 对心血管系统的作用

（1）对心脏的作用：麻黄碱可激动β受体，增加心率，使心肌收缩力增强，心排出量增加，在整体情况下由于血压升高反射地兴奋迷走神经，抵消了它直接加速心率的作用，故心率变化不大，如果迷走神经反射被阻断则心率将加快[6]。麻黄碱对心房具有直接作用于效应器细胞和通过释放末梢中去甲肾上腺素的间接作用[7]。

（2）对血管的作用：麻黄碱可激动α受体而收缩动脉，其收缩兔主动脉条以直接作用为主[8]。麻黄碱可使冠状动脉及脑、肌肉的血管扩张，血流量增加，使肾、脾、皮肤、黏膜血管收缩，血流量减少[6]。

（3）对血压的作用：麻黄碱可引起血压上升，脉压增大。犬小剂量（0.01～0.2mg/kg）静注，血压上升可维持10～15分钟，大剂量（6～10mg/kg）静注，由于心脏抑制而血压下降[6]。

（4）对血液系统的作用：奥昔非君（奥昔麻黄碱）可降低家兔的血液黏度[9]，可明显地抑制凝血酶诱导的兔血小板聚集，抑制丙二醛的生成[10]。

7. 对骨骼肌的作用　麻黄碱可使疲劳状况下的骨骼肌的紧张度显著而持久地升高，在低浓度时可抑制离体的缝匠肌的小终板电位频率，而不影响其幅度，高浓度可抑制终板电位的幅度[11]。

（三）临床报道

1. 治疗感冒发热、小儿暑季发热　应用麻黄汤治疗小儿太阳伤寒发热292例（其中诊断上呼吸道感染者178例，扁桃体炎者114例），痊愈282例，好转5例，总有效率98.2%[12]；用麻杏石甘汤加味[麻黄6g、生石膏（先煎）45g、杏仁10g、甘草6g、羌活10g、荆芥10g、板蓝根30g、前胡10g、炒牛蒡子10g、薄荷（后下）6g]，治疗风热感冒152例，痊愈141例[13]；用麻杏石甘汤（麻黄3g、生石膏10g、杏仁5g、甘草3g）治疗小儿暑季发热50例，40例服3～8剂药后症状消失，10例体温有所下降[14]。

2. 治疗咳嗽喘息　麻杏甘仙汤（麻黄5g，杏仁12g，甘草6g，仙鹤草35g，前胡、川朴、百部、射干、紫菀、款冬花、紫苏子、僵蚕各10～15g）治疗外感咳嗽60例，痊愈25例，显效23列，有效12例[15]；麻杏地鱼汤（麻黄3～10g，杏仁、地龙各6～12g，鱼腥草12～50g）治疗咳嗽100例，治愈率68%，有效率24%，总有效率92%[16]；麻杏二陈汤（炙麻黄、杏仁、陈皮、茯苓、紫菀、款冬花各2～9g，半夏、薄荷各2～8g，甘草1～5g）治疗小儿咳嗽105例，其中支气管炎67例、肺炎38例，痊愈78例，好转16例，总有效率89.5%[17]；麻杏夏苓汤（炙麻黄5g、杏仁8g、法半夏6g、茯苓10g、陈皮5g、桔梗8g、甘草5g）治疗小儿风寒型咳喘86例，痊愈44例，显效25例，有效14例，总有效率96.6%[18]；麻杏三子汤治疗咳嗽300例（炙麻黄18g、杏仁10g、葶苈子30g、莱菔子15g、紫苏子12g、桔梗10g、黄芩10g、瓜蒌10g、橘红10g、枇杷叶10g），痊愈158例，显效63例，有效47例，总有效率93%[19]；麻杏石甘汤加味（生麻黄3g，杏仁6g，生石膏30g，甘草3g，鱼腥草18g，桑白皮、葶苈子、瓜蒌仁各9g，黄芩6g）灌肠治疗小儿咳嗽100例，痊愈39例，显效41例，好转11例，总有效率91%[20]；麻黄粉∶白胡椒粉＝7∶3，制成硬膏，外贴肺俞穴治小儿咳喘288例，治愈235例，好转42例[21]；定喘宁胶囊（麻黄粉∶枳壳粉∶大黄粉＝1∶2∶3）治疗小儿咳喘，显效48例，好转19例，总有效率90.5%[22]；麻石葶苈泻肺汤（麻黄、石膏、葶苈子、桑白皮、青礞石等）治疗急性支气管炎有效率97%，急、慢性支气管炎的重要症状咳嗽在3天左右明显减轻[23]；加味麻黄射干汤（麻黄、葶苈子、紫菀、甘草各5g，射干、地龙、蝉蜕、白僵蚕、紫苏子各7.5g，杏仁3.5g）治疗小儿毛细支气管炎45例，平均气喘、咳嗽、发热、肺部啰音消失时间分别为2.1日、1.8日、5.8日、6日，明显优于对照组（$P<0.01$）[24]；麻杏咳喘饮（炙麻黄12g、杏仁24g、生石膏30g、生甘草12g、前胡30g、枳壳20g、连翘24g、槟榔20g、川贝12g、地龙24g、桔梗12g）治疗小儿肺炎喘嗽148例，10天痊愈者131例，好转17例，总有效率100%[25]；麻杏石甘汤加味（麻黄、甘草各6g，生石膏24g，杏仁、桑白皮各10g，陈皮、半夏各12g，熟大黄8g，黄芩9g）灌肠治疗小儿肺炎56例，痊愈48例，好转7例，总有效率98.2%[26]；加味麻杏石甘汤（麻黄3g、杏仁6g、生石膏20g、柴胡6g）为主，治疗小儿麻疹肺炎34例，痊愈率100%，疗程5～7日6例，7～10日15例，10～14日13例[27]；用麻黄配葶苈子等（炙麻黄15g，葶苈子30g，生半夏15g，半枝莲、赤小豆各20g，白芥子10g，红枣10枚，醋甘遂1g），治悬饮有效，配番泻叶等（炙麻黄15g，番泻叶10g，桃仁、陈皮各9g，白茯苓12g，生半夏15g，葶苈子30g，甘草3g），治喘证4剂均效[28]；以麻杏石甘汤加味（麻黄6g、杏仁10g、石膏24g、甘草6g、胆南星8g、枳壳10g、前胡10g、海蛤粉20g）治疗小儿咳喘82例，治愈率100%[29]；分别以加味麻黄汤（麻黄、桂枝、杏仁、甘草各10g，紫苏子、橘红各5g）和加味麻杏石甘汤（麻黄5g，杏仁、黄芩各10g，石膏30g，桑白皮15g，金银花20g）雾化治疗寒、热型哮喘急发共60例，显效60%，好转30%，总有效率90%[30]；麻地定喘汤（炙麻黄3～6g，地龙6～9g，银杏、紫苏子各4.5～6g，黄芪、连翘、当归、川芎、射干各6～9g）治疗小儿喘息性疾病200例，总有效率93%[31]；以麻杏石膏汤配合敛肺、滋阴、化痰、平喘之药（麻黄8g、杏仁12g、石膏25g、沙参20g、麦冬15g、五味子9g、瓜蒌皮12g、丹参20g、葶苈子18g、甘草3g）治疗1例虚喘，症状明显缓解[32]。

3. 治疗肾炎、水肿　以麻黄连翘赤小豆汤为主治疗急性肾炎22例，治愈18例，好转4例[33]；自拟方（麻黄、附子、细辛、茯苓、白术、生姜）治疗肾炎1例，3剂表证解，再加黄芪、车前子，24剂尿蛋白转阴[34]；麻黄连翘赤小豆汤加减治疗阳水45例，痊愈37例，显效4例，好转3例[35]；以麻黄3g、细辛6g、桂枝9g、附子、白术各10g，猪苓、茯苓、泽泻、泽兰各15g组方治愈水肿[36]。

4. 治疗泌尿系结石　自拟方（麻黄10g，木贼12g，金钱草60g，黄芪、海金沙、赤小豆各30g，鸡内金6g，猪苓、茯苓各15g）治疗右输尿管下端结石1例显效[37]。

5. 治疗感染性化脓性炎症　麻黄汤加味（麻黄、杏仁、桂枝各10g，甘草9g，蒲公英30g，金银花15g）治疗急性乳腺炎71例，痊愈63例，有效7例[38]；用麻黄附子细辛汤加味变化治愈右踝关节化脓性炎症、右胫骨急性骨髓炎、腘窝部化脓性淋巴结炎各1例；右踝关节化脓性炎症：麻黄10g、附子15g、细辛8g、苍术20g、牛膝10g煎服，麻黄15g、细辛30g、川乌20g、威灵仙30g、红花15g、石菖蒲30g煎洗；右胫骨急性骨髓炎：麻黄6g、附子10g、细辛5g、桂枝10g、牛膝10g、蜈蚣4条煎服，麻黄、细辛、川乌、桂枝、葱白各30g煎洗；腘窝部化脓性淋巴结炎：麻黄20g、细辛30g、草乌20g、蜂蜜100g外敷[39]；用麻杏石甘汤加味，治疗痔疮120例[40]。

6. 治疗瘰疬 史氏用麻黄附子细辛汤加白芥子、甘草各10g，治愈瘰疬1例[41]。

7. 治疗关节疼痛 麻杏薏甘汤加味(麻黄15g、杏仁10g、薏苡仁50g、甘草15g、姜黄15g、海桐皮15g)治疗关节痹痛20例，痊愈9例，显效5例，好转4例，总有效率90%[42]。

用麻黄附子细辛汤加苍术、秦艽、五加皮、独活各20g，威灵仙、石楠藤各15g，治疗风湿性脊柱炎1例，可有效地缓解症状[43]；用麻黄附子细辛汤治愈1例腰痛，并配赤白芍各15g，当归、姜黄、海风藤、秦艽各12g，治愈右肩关节痛1例[44]；以麻黄附子细辛汤加羌活、防风各9g，炙甘草3g，黄芪30g，治愈1例膝、肘、肩、颌关节游走痛[45]。

8. 治疗小儿腹泻 麻黄2～4g、前胡4～8g组方治疗小儿腹泻138例，治愈126例，其中124例服药1～2剂即愈[46]。

9. 治疗遗尿 麻桂缩泉汤(炙麻黄、山药、桑螵蛸各9g，肉桂、乌药各6g，益智仁6～10g，通草3g)治疗小儿遗尿症17例，治愈率100%[47]；治疗小儿遗尿症60例，所有患者采用生麻黄为主药，根据具体情况辅以其他中药，连续治疗3个疗程后，痊愈34例，占56.7%，有效25例，占41.7%，无效1例，总体有效率98.3%[48]。

10. 治疗出血症 白及80g、麻黄碱(麻黄素)0.5g、甘油15g，制成100个鼻衄栓，填充鼻腔治疗鼻衄172例，痊愈65例，好转4例，总有效率95.8%[49]；用麻及芪归汤(麻黄5g、白及20g、黄芪30g、当归10g)治疗上消化道出血11例，显效6例，有效4例，总有效率91%，止血天数2～12天[50]。

11. 治疗病态窦房结综合征 麻黄附子细辛汤加减(炙麻黄、细辛、甘草各9g，附子、当归、川芎、桂枝各12g，肉桂6g，炙黄芪24g，生地20g，麦冬15g，五味子10g)治疗病态窦房结综合征50例，显效14例，有效27例，总有效率82%[51]。

12. 治疗头痛 以麻黄附子细辛汤加味(麻黄12g、附子9g、细辛6g、川芎10g、葛根12g)治疗高血压头痛，观察组显效率为69.23%[52]。

13. 治疗五官科疾病 以麻辛附二陈汤加味(附片30g，麻黄8g，细辛5g，法夏、陈皮各12g，茯苓20g、桑白皮、桔梗、射干各12g，泽兰10g，板蓝根15g，蝉蜕5g，甘草8g，生姜1片)，治疗慢性咽炎102例，疗效显著，痊愈51例，大有改善40例[53]；汤氏等用麻杏石甘汤加味(麻黄3g、杏仁6g、石膏30g、生草6g、青黛3g、知母10g)治疗口疮52例，显效40例，有效8例，总有效率92.3%[54]；自拟方(麻黄绒3g、盐附子3g、细辛2g、黄柏5g、知母7g)治疗口疮痊愈[55]；陈氏拟方(麻黄绒10g、细辛12g、附子12g、蝉蜕6g、前胡15g、杏仁12g、枳壳12g、桔梗12g、款冬花12g、炙枇叶12g、生姜12g、甘草6g)，治疗失音痊愈[56]；用麻黄附子细辛汤加柴胡、桔梗、木蝴蝶各9g，甘草3g，黄芩20g治愈急性喉炎1例[57]；阳氏自拟方(麻黄绒10g、盐附子5g、细辛5g、石膏15g、知母10g、地骨皮10g、夏枯草20g、赤芍20g)治疗牙痛痊愈[55]；麻黄类方剂包括小青龙汤、麻黄附子细辛汤、麻黄汤均对变应性鼻炎有效[58]；陈氏拟方(麻黄12g、细辛10g、附子12g、蝉蜕6g、熟地30g、枸杞子15g、菟丝子15g)治愈暴盲1例[56]；张氏以生麻黄节、生麻黄根各80g浸白酒1500ml煎煮，去滓服，治疗酒渣鼻18例，治愈15例，好转3例[59]。

14. 治疗皮肤瘙痒 以麻黄连翘赤小豆汤加减（麻黄9g，连翘、荆芥、防风各15g，桑白皮15～30g，杏仁12g，赤小豆30～60g，生姜6g，甘草6～30g，地肤子30g）治疗瘙痒性皮肤病130例，痊愈78例，好转49例[60]；以麻杏石甘汤加味（麻黄、杏仁、蚕砂各9g，生石膏15g，甘草3g，全蝎4g，地肤子12g，紫草10g）治疗荨麻疹痊愈[61]；用麻黄组方（炙麻黄5g，附子、苍术各15g，细辛6g，蛇床子12g）治疗慢性阴囊湿疹痊愈[62]。

15. 治疗水痘 以麻黄连轺赤小豆汤加减（麻黄1.5g、甘草1.5g、连翘4.5g、紫草4.5g、白桑白皮4.5g、杏仁3g、银花藤10g、赤小豆9g），治疗水痘23例，均获痊愈[63]。

（四）不良反应

1. 毒性 麻黄碱对大鼠皮下注射的LD_{50}为650mg；d-伪麻黄碱盐酸盐对兔皮下注射最小致死量为500mg/kg；10%麻黄挥发油乳剂小鼠腹腔注射的LD_{50}为1.35mg/kg。

2. 中毒机理及症状 口服麻黄碱治疗量的5～10倍时即可中毒，中毒症状为头痛、头晕、耳鸣、颜面潮红、出汗、恶心、呕吐、烦躁不安、震颤、心悸、心动过速、血压升高、心前区痛、瞳孔散大而视物不清、排尿困难及尿潴留。1%麻黄碱15ml中毒除一般症状外，可见大汗、体温升高（38～39℃）和明显的消化道症状——上腹疼痛、恶心、呕吐、吞咽不畅等。其机理是麻黄碱中左旋麻黄碱抑制了氨基氧化酶的活性，使肾上腺素和肾上腺素能神经的化学传导物质的破坏减慢，以致引起交感神经系统和中枢神经系统的兴奋。

3. 中毒原因及预防 麻黄中毒的主要原因是用量过大。故预防中毒的措施是把药量控制在安全范围内，尤其应用麻黄碱制剂，更不宜过量。

4. 中毒救治 一般疗法：催吐、洗胃、导泻，若出现烦躁惊厥、血压升高等症状时，可用氯丙嗪镇惊降压，对症治疗。有高血压、青光眼、失眠等疾病的患者均不宜使用含麻黄的制剂[64]。

参考文献

[1] 周重楚，王桂芝. 麻黄挥发油的药理作用研究[J]. 中成药，1982(11)：38-39.

[2] 姚琳，邓康颖，罗佳波. 麻黄总生物碱与麻黄碱镇咳平喘作用比较研究[J]. 中药药理与临床，2008，24(2)：18-19.

[3] 刘赜，石倩，杨洋，等. 麻黄碱与伪麻黄碱平喘效果及机制比较研究[J]. 中草药，2009，40(5)：771-774.

[4] 朱大元. 麻黄中的抗炎成分：Ephedroxane[J]. 国外医学：药学分册，1980(2)：123-124.

[5] 葛斌，王巧明，许爱霞，等. 甘肃栽培麻黄镇咳、平喘、抗炎、利尿作用研究[J]. 中国药房，2006，17(5)：334-336.

[6] Gilman AG, Goodman LS, Gilman A. The Pharmacological Basis of Therapeutics[M]. 6th ed, New York: MacMillan, 1980: 163.

[7] 贡泌，杨藻宸. 麻黄碱对兔主动脉和心房作用机制的研究[J]. 生理学报，1984，36(4)：367-373.

[8] Morishita H, Furnkawa T. The vascular changes after ephedrine tachyphylaxis[J]. J Pharm Pharmacol, 1975, 27(8): 574-579.

[9] 赵晓梅，许翠英，李增晞. 阿司匹林奥昔麻黄碱单用及并用对家兔血液粘度的影响[J]. 包头医学院学报，1996，12(1)：4-6.

[10] 傅洁民，李增晞，石山. 奥昔麻黄碱对凝血酶诱导家兔血小板聚集和丙二醛生成的影响[J]. 中国药理学通报，1988，4(5)：298-300.

[11] Holmes CR, Jacobs, RS. The effects of *L*-ephedrine on miniature end plate potentials and end plate potentials in frog sartorius muscle[J]. Pharmacologist, 1976, 18: 194.

[12] 李凤林.麻黄汤应用之进展[J].内蒙古中医药,1990,9(1):28-29.

[13] 陈曙晖,张萍.麻杏石甘汤加味治疗风热型感冒152例[J].福建中医药,1992,23(3):49.

[14] 孙海龙.麻杏甘石汤加味治疗小儿暑热症[J].黑龙江中医药,1993(3):33.

[15] 庄日喜.麻杏甘仙汤治疗外感咳嗽[J].云南中医中药杂志,1993,14(5):9.

[16] 孔炳耀.麻杏地鱼汤治疗咳嗽100例的观察[J].新中医,1991,23(4):30-31.

[17] 向培福.麻杏二陈汤治小儿咳嗽[J].四川中医,1990,8(3):12.

[18] 刘贵云.麻杏夏苓汤治疗小儿风寒型喘咳86例[J].湖南中医杂志,1994,10(3):34.

[19] 党铎.麻杏三子汤治疗咳嗽300例体会[J].实用中西医结合杂志,1994,7(2):99-100.

[20] 黄厚兰.麻杏石甘汤灌肠治疗小儿咳喘的护理[J].江苏中医,1994,15(4):33.

[21] 舒忠民.麻黄膏外用治疗小儿风寒咳喘288例[J].广西中医药,1987,10(1):8.

[22] 蔡根兴.定喘宁(胶囊)治疗小儿咳喘74例临床观察[J].黑龙江中医药,1985(5):28-29.

[23] 陈晓龙.麻石葶苈泻肺汤治疗急慢性支气管炎[J].四川中医,1990,8(11):17.

[24] 朴永日,吴粉善.加味麻黄射干汤治疗毛细支气管炎45例[J].陕西中医,1992,13(7):290.

[25] 周若梅.麻杏咳喘饮治疗小儿肺炎喘嗽148例[J].河南中医,1992,12(5):218-219.

[26] 龚树春,沈桂英.麻杏石甘汤灌肠治疗小儿肺炎56例[J].甘肃中医,1992,5(4):16.

[27] 胡虎俊,李海元.加味麻杏石甘汤为主治疗小儿麻疹肺炎34例[J].实用中西医结合杂志,1992,5(2):80-81.

[28] 杨宝献.临证麻黄配伍举隅[J].辽宁中医杂志,1990,14(6):34.

[29] 张穗.麻杏石甘汤治疗小儿咳喘82例[J].湖北中医杂志,1992,14(3):16.

[30] 李西亭,郭景春,朱雅丽,等.中药雾化治疗哮喘急发60例体会[J].黑龙江中医药,1990(1):31-32.

[31] 冯益真,陈玉书.麻地定喘汤为主治疗小儿喘息性疾病200例疗效观察[J].山东中医杂志,1991,10(2):20.

[32] 黄淑芬.虚喘用麻黄[J].中医杂志,1990,31(12):12-13.

[33] 马志杰.麻黄连翘赤小豆汤为主治疗急性肾炎22例[J].陕西中医,1991,12(1):10.

[34] 阎乐法,田文平.麻黄细辛附子汤治验[J].山东中医杂志,1986(3):48.

[35] 吴全亮.麻黄连翘赤小豆汤加减治疗阳水45例[J].湖北中医杂志,1990(6):6.

[36] 侯恒太,傅丽红.麻黄附子细辛汤应用举隅[J].陕西中医,1990,11(3):127.

[37] 汤淳康,汤承祖.黄麻、木贼草新用[J].黑龙江中医药,1990(1):47-48.

[38] 常建林,张学珍.麻黄汤加味治疗急性乳腺炎[J].中原医刊,1990,17(4):9-10.

[39] 魏道善.麻黄附子细辛汤治疗阴疽[J].云南中医杂志,1986(4):41-43.

[40] 王传华.麻杏石甘汤加味治疗痔疮120例[J].湖北中医杂志,1990(5):20.

[41] 史明学.麻黄附子细辛汤治疗瘰疬[J].陕西中医,1986(10):460.

[42] 花宝金,李冀,徐荣,等.麻杏薏甘汤加味治疗痹证20例临床观察[J].中医药学报,1990(3):25-26.

[43] 漆济元.麻黄附子细辛汤临床运用体会[J].江西中医药,1986(1):16-17.

[44] 傅国光.麻黄细辛附子汤临床应用[J].江苏中医,1985(10):36.

[45] 何大纯.麻黄附子细辛汤加味治验三例[J].四川中医,1988(3):5.

[46] 郭松河.麻黄、前胡治疗小儿腹泻138例[J].中西医结合杂志,1988,10(6):351.

[47] 王志红.麻桂缩泉汤治疗小儿遗尿症17例[J].安徽中医学院学报,1992,11(2):27-28.

[48] 邓润民,陈志文.麻黄治疗小儿遗尿症临床疗效分析[J].中国实用医药,2010,5(29):145.

[49] 唐有法,黄文英.鼻栓治疗鼻衄疗效观察[J].中西医结合杂志,1988,8(4):248-249.

[50] 陆成标."麻芨芪归汤"为主治疗上消化道出血 11 例[J]. 江苏中医,1992,12(12):6-7.

[51] 孟昭全,赵云龙,刘俊宾,等. 麻黄附子细辛汤加减治疗病窦综合征[J]. 实用医学杂志,1991,7(1):38-39.

[52] 曹克强,陈英,杨晓颖. 麻黄附子细辛汤加味治疗高血压头痛 65 例[J]. 河南中医,24(10):12-13.

[53] 王继仙. 麻辛附二陈汤加味治疗慢性咽炎 102 例[J]. 云南中医杂志,1990,11(3):20.

[54] 汤于嘉,薛桢奇. 麻杏石甘汤加味治疗口疮 52 例临床观察[J]. 甘肃中医,1993,6(1):26-27.

[55] 阳道和. 麻黄附子细辛汤加味治验二则[J]. 四川中医,1985(6):41.

[56] 陈肇发. 麻黄附子细辛汤运用三例[J]. 四川中医,1985(1):21.

[57] 何大纯. 麻黄附子细辛汤加味治验三例[J]. 四川中医,1988(3):5.

[58] 阮岩. 麻黄方剂治疗变应性鼻炎的临床和药理[J]. 中医耳鼻喉科学研究杂志,2008,7(2):24-25.

[59] 张和平. 麻黄酒内服治疗酒渣鼻 18 例[J]. 湖北中医杂志,1991,13(3):14.

[60] 朱国平. 麻黄连翘赤小豆汤加减治疗瘙痒性皮肤病 130 例[J]. 陕西中医,1990,11(5):225.

[61] 张树军. 麻杏石甘汤加味治疗荨麻疹[J]. 河南中医,1990,10(1):30-31.

[62] 曹云. 经方治疗皮肤病举隅[J]. 四川中医,1991,9(4):38-39.

[63] 钱松林. 麻黄连轺赤小豆汤加减治疗水痘 23 例[J]. 广西中医药,1992,15(1):9-10.

[64] 张兴. 使用含麻黄类药品注意事项[J]. 医药与保健,2006(12):28.

桂枝 Guizhi

【别名】 柳桂(《本草别说》),桂树枝,肉桂枝。

【来源】 始载于《新修本草》,为樟科植物肉桂 *Cinnamomum cassia* Presl 的干燥嫩枝。主产于广东高要、罗定、德庆、防城、信宜、云浮、合浦、四会,广西平南、宁明、大新。多为栽培。

【采收炮制】 3～7 月间剪取嫩枝,截成长约 15cm 或 30～100cm 的小段,晒干,入药。

【商品规格】 商品有饮片和 20cm 左右的段。均为统装,一般不分等级。以幼嫩、棕红色、气香者为佳。

按《中国药典》(2010 年版一部)规定:本品按干燥品计算,含桂皮醛(C_9H_8O)不得少于 1.0%。

【药性】 辛、甘,温。归心、肺、膀胱经。

【功效】 发汗解肌,温通经脉,助阳化气,平冲降气。

【应用】

1. 风寒感冒　本品辛甘温煦,甘温通阳扶卫,其开腠发汗之力较麻黄温和,而善于宣阳气于卫分,畅营血于肌表,故有助卫实表,发汗解肌,外散风寒之功。对于外感风寒,不论表实无汗、表虚有汗及阳虚受寒者,均宜使用。治风寒外感,营卫不和,头痛发热,汗出恶风,脉浮缓之风寒表虚证,常与白芍、甘草、生姜、大枣同用,如《伤寒论》桂枝汤;若汗出恶风,项背强急者,常以桂枝汤加葛根,如《伤寒论》桂枝加葛根汤;本品亦可助麻黄发汗,若治疗风寒表实,恶寒发热,无汗头痛,脉浮紧者,常与麻黄、杏仁、甘草同用,如《伤寒论》麻黄汤;若外感风寒,头痛无汗,项背强几几者,常配麻黄、葛根、芍药等同用,如《伤寒论》葛根汤;若外感风寒,内有阴邪,内外俱为实寒,恶寒无汗,心腹冷痛者,常配厚朴、紫苏、人参等同用,如《仁斋直指方》桂枝四七汤;若外感风寒,中焦虚寒,表里不解,心下痞硬,下利不止者,常与白术、干姜、人参等同用,如《伤寒论》桂枝人参汤;若风寒夹湿袭表,湿阻经络,形寒脉缓,经络拘束,头身重痛者,常与附子、白术、生姜同用,如《温病条辨》桂枝姜附汤;若内有蕴热,外感风寒之轻症，见恶寒发热，咽干烦闷者，常与麻黄、石膏等同用，如《伤寒论》桂枝二越婢一汤；若寒热往来，汗出恶风，项强鼻鸣，微有口苦者，常与芍药、黄芩等药同用，如《外台秘要》阳旦汤；若热病二日，头痛壮热，无汗烦躁者，常与葛根、麻黄、石膏、芍药同用，如《太平圣惠方》桂枝散；若伤寒六七日，表证未解，又郁里热，发热微恶寒，肢节烦痛，心下支结不舒者，常与黄芩、柴胡、半夏等同用，如《伤寒论》柴胡桂枝汤；若妇人经来感寒，发热有汗者，常与川芎、当归、白芍等药同用，如《医宗金鉴》桂枝四物汤；若婴幼儿伤寒初起，诸症不重者，常与防风、白芍、炙甘草同用，如《幼幼集成》桂枝防风汤，或配柴胡、葛根等同用，如《幼幼集成》柴葛桂枝汤；若黄疸初起，恶风汗出，身目微黄，小便不利者，常与芍药、黄芪等同用，如《金匮要略》桂枝加黄芪汤；若肺痈初起有表邪，恶风发热，咳嗽涎黏者，常与皂荚、生姜、大枣同用，如《备急千金要方》桂枝去芍药加皂荚汤；若宿有喘疾，复感风寒，寒热自汗，头痛鼻塞，喘咳气促者，常与厚朴、杏仁等同用，如《伤寒论》桂枝厚朴杏子汤；若伤寒误下伤正，脉促胸满者，常与生姜、甘草、大枣同用，如《伤寒论》桂枝去芍药汤，若兼微恶寒者，为误下伤阳，常再加附子同用，如《伤寒论》桂枝去芍药加附子汤；若伤寒误下，邪陷太阴，腹满便秘者，常配大黄同用，如《伤寒论》桂枝加大黄汤；或伤寒汗后气血不足而表邪未解，脉沉迟者，常与芍药、人参等同用，如《伤寒论》桂枝加芍药生姜各一两人参三两新加汤。

2. 心悸胸痹，脘腹冷痛　本品辛温，可助阳通脉，治疗阳虚阴盛，经脉不通的多种疼痛。如气血不足，心脉不振，心动悸，脉结代者，可以本品助阳通脉，更加益气养血的人参、生地、阿胶等同用，如《伤寒论》炙甘草汤；若胸阳不振，痰浊壅阻，心脉闭阻，胸痹疼痛，掣及肩背者，常与枳实、薤白、厚朴等同用，如《金匮要略》枳实薤白桂枝汤；若寒湿中阻，胃脘疼痛，面色萎黄者，常与苍术、陈皮、草豆蔻等同用，如《兰室秘藏》术桂汤；若寒凝腹痛，手足逆冷，恶寒不热，二便清者，常与白芍、生姜等同用，如《症因脉治》桂枝芍药汤；若脾胃彻寒，暴泄如水，汗出身冷，气少脉弱，腹中痛急者，常与半夏、附子、高良姜等同用，如《素问病机气宜保命集》浆水散；若伤寒邪陷，胸中有热，胃中有寒气，寒热错杂，呕恶腹痛者，常与黄连、干姜等同用，如《伤寒论》黄连汤；若寒滞肝脉，疝气腹痛，睾丸偏坠者，常与蜘蛛同用，如《金匮要略》蜘蛛散；若肾阳亏损，下元虚寒，男子遗精，腰膝冷痛者，常与天雄、白术、龙骨同用，如《金匮要略》天雄散；若伤寒过汗，心阳将亡，惊悸狂乱，坐卧不安者，常与蜀漆、牡蛎、龙骨等同用，如《伤寒论》桂枝去芍药加蜀漆牡蛎龙骨救逆汤。

3. 经闭癥瘕，风湿痹痛　本品辛助血行，温通经脉，可治疗瘀血疼痛及痹证疼痛。若妇人素有癥瘕，妊娠胎动，或经闭痛经，或难产胎死，或胞衣不下，或产后恶露不尽，腹部硬痛者，常与牡丹皮、桃仁、赤芍、茯苓等同用，如《金匮要略》桂枝茯苓丸；若行经感寒化热，血热结于胞宫，蓄血发狂，血瘀经闭，少腹拘急疼痛，大便色黑，小便自利，烦躁渴饮者，常与桃仁、大黄、芒硝等同用，如《伤寒论》桃核承气汤。若风寒湿邪袭人，流注关节，四肢拘急，难以屈伸，关节痹痛者，常与附子、白芍等同用，如《伤寒论》桂枝加附子汤；若风湿痹证，骨节烦疼，不得屈伸，汗出尿少，恶风身肿者，常与附子、白术、甘草同用，如《伤寒论》甘草附子汤及桂枝附子汤；若气血虚弱，风寒湿邪乘虚而入，致气血闭阻不通之血痹，见身体不仁，如风痹状者，常与黄芪、芍药等同用，如《金匮要略》黄芪桂枝五物汤；若上肢痹痛，常与赤芍、乳香、没药同用，如《慈禧光绪医方选议》洗手荣筋方；若手臂筋骨损伤，瘀肿疼痛，常与枳壳、香附、归尾、红花等同用，如《伤科补要》桂枝汤；风寒湿痹，脚气筋挛，疼痛不能行步，常与附子、薏苡仁、茯苓等同用，如《医方类聚》风湿汤；若痹证日久，肢节疼痛，身体尪痹，脚肿如脱者，常与赤芍、知母、附子、白术等同用，如《金匮要略》桂枝芍药知母汤；若营血不足，寒湿凝滞，脱疽冻疮，皮色黯红，肌肤不仁，溃破流水者，常与白芍、当归等同用，如《中医外科学讲义》桂枝加当归汤。

4. 寒痰停饮，咳喘水肿　桂枝辛温，助阳化气，可治疗水湿不化，聚为痰饮，表现为咳喘、水肿之证。若饮留胸膈，上迫于肺，肺失宣降，胸闷短气，咳逆喘息，发为支饮，或外寒引动内饮，恶寒发热，痰多清稀者，常与麻黄、半夏、细辛等同用，如《伤寒论》小青龙汤；若皮饮寒热虚实错杂，胸高喘满，心下痞坚，面色黧黑者，常与防己、石膏、人参等同用，如《金匮要略》木防己汤；若脾虚不运，饮邪泛溢肌肤体表，皮下水肿，肢体痛重者，名为溢饮，常以本品配薏苡仁、陈皮、砂仁、苍术等同用，如《医醇賸义》桂苓神术汤，亦可用《伤寒论》小青龙汤；若中阳不足，痰饮内停，胸胁支满，眩晕心悸者，常与茯苓、白术、甘草等同用，如《伤寒论》苓桂术甘汤；若痰饮内停，肠鸣辘辘，胸中微痞者，常与枳实、牛膝、茯苓、半夏等同用，如《医醇賸义》桂术二陈汤；若痰饮内伏，喘咳吐痰，发则寒热腰酸，身体瞤动者，常与白术、白芥子、紫苏、厚朴等同用，如《医醇賸义》桂枝半夏汤；若寒饮留胃，心下痞闷，向上牵痛者，常与生姜、枳实等同用，如《金匮要略》桂枝生姜枳实汤；若寒饮停胃，病在气分，心下硬满，大如盘者，常与附子、细辛、麻黄等同用，如《金匮要略》桂枝去芍药加麻黄细辛附子汤；若脾虚湿盛，水溢肌肤之皮水，常与防己、茯苓等同用，如《金匮要略》防己茯苓汤；若妇人产后，败血蓄于脏腑，循经入于肢节而化水，见面目四肢浮肿者，常与当归、延胡索、白术等同用，如《妇科玉尺》调经汤；若下元虚寒，膀胱不得气化，水湿内聚，水肿尿少者，常与猪苓、白术等同用，如《伤寒论》五苓散。

5. 心悸恶呕，奔豚气逆　本品温通阳气，平冲降逆，善治气机上逆的心悸欲冒、恶心呕吐，以及奔豚气冲之证。若病伤寒，医者过发其汗，心阳受损，阴寒气逆，心悸难耐，咽紧嗌闭，其人以手按心，倦怠目合者，常与炙甘草同用，如《伤寒论》桂枝甘草汤；若产后血虚，低热心烦，胃气上逆，恶心呕吐者，常与竹茹、石膏、白薇等同用，如《金匮要略》竹皮大丸；若伤寒汗后，脐下悸动，欲作奔豚者，常与茯苓、甘草、大枣同用，如《伤寒论》苓桂甘枣汤；若伤寒过汗，心阳亏虚，下焦寒气从少腹上冲心胸，发为奔豚，其人欲死者，常与白芍、生姜、大枣、炙甘草同用，如《伤寒论》桂枝加桂汤。

6. 肝郁肝风，疟疾寒热　本品入肝胆，调木气，散郁遏(《长沙药解》)，善治肝胆郁滞、肝风内动、疟疾寒热等病在肝胆二经之证。若惊恐伤肝，肝郁胁痛者，常与枳壳同用，如《普济方》桂枝散；若肝郁脾弱，胸胁胀满，不能饮食者，常与黄芪、党参、陈皮、鸡内金等同用，如《医学衷中参西录》升降汤；若肝郁不舒，情志不调，忧愁不乐，痰气不清者，常与郁金、合欢花、贝母、茯神等同用，如《医醇賸义》萱草忘忧汤；若中风虚脱，猝然昏倒，半身不遂者，常与人参、当归、黄芪等同用，如《观聚方要补》保元汤；若小儿惊风、中风、口眼㖞斜，言语謇涩，手足偏废不举者，常与全蝎、僵蚕、天麻等同用，如《阎氏小儿方论》全蝎散；若痰热挟风，癫痫风瘫，昏仆倒地，筋脉拘挛，两目上视，喉中痰鸣者，常与大黄、龙骨、牡蛎、石膏等同用，如《金匮要略》风引汤。疟疾以往来寒热为主症，病属少阳，此外时兼他经之证，桂枝以舒达肝胆气机，发散肝胆邪气而能治疗疟疾。若疟疾初起，热多寒少，常与柴胡、黄芩、苍术等同用，如《嵩崖尊生》五苓平胃汤；若疟疾头痛项强，恶风有汗者，常与羌活、防风、炙甘草同用，如《素问病机气宜保命集》桂枝羌活汤；若疟无他证，隔日而发，先寒后热，寒少热多者，常与石膏、知母、黄芩同用，如《素问病机气宜保命集》桂枝石膏汤；若发温疟，无寒但热，骨节烦疼，时发呕吐者，常与石膏、知母、甘草等同用，如《金匮要略》白虎加桂枝汤；若三阳合病，发为疟疾，但热无寒，或热多寒少，口渴烦闷者，常与柴胡、黄芩、石膏、半夏等同用，如《素问病机气宜保命集》

桂枝黄芩汤；若寒疟，寒多热少者，常与柴胡同用，如《症因脉治》桂枝柴胡汤；若寒疟之人，腰脊痛，大便难，手足寒，常与当归同用，如《杂病源流犀烛》方桂枝加归芍汤；若脾阳虚之寒疟日久，气血不足，形寒肢冷，嗜卧倦乏，发时不渴者，常与鹿茸、附子、人参、当归、蜀漆同用，如《温病条辨》扶阳汤；若少阳证，往来寒热，胸胁苦满，小便不利，或牝疟寒多热少者，常与柴胡、干姜、天花粉等同用，如《伤寒论》柴胡桂枝干姜汤；若太阳病八九日，症如疟状，发热恶寒，热多寒少，一日二三度发，面热无汗者，常与麻黄、芍药、杏仁等同用，如《伤寒论》桂枝麻黄各半汤。

7. 多汗遗精，血热出血 血汗同源，精血同源，血、汗、精均为阴液的组成部分和变化形式，属营阴范畴，多汗、遗精、出血是营阴外泄的表现，亦即营卫不和所致。《本经疏证》谓桂枝功用之一为"和营"，故本品尚治多汗、遗精、出血之病证。若自汗、盗汗，可配牡蛎、黄芪、麻黄根、浮小麦同用，如《医学启蒙》牡蛎黄芪桂枝汤，亦可配黄芪、白芍同用，如《仙拈集》缩汗煎；若虚劳遗精，常与白芍、煅龙骨、煅牡蛎等同用，如《万病回春》白龙汤、《金匮要略》桂枝加龙骨牡蛎汤；若温热病，热入阳明、少阳，肠澼下血，血出如箭者，常与黄芪、升麻、葛根、柴胡等同用，如《医学入门》升阳补胃汤；若阴虚热伏，或风湿化热，热迫血行，肌肤红斑疼痛者，常与防己、生地、防风等同用，如《金匮要略》防己地黄汤。

【用法用量】煎服，3～10g。

【使用注意】孕妇慎用。

【药论】

1.《本草衍义补遗》："仲景治表用桂枝，非表有虚以桂补之；卫有风邪，故病自汗，以桂枝发其邪，卫和则表密汗自止，非桂枝能收汗而治之。"

2.《本草纲目》："麻黄遍彻皮毛，故专于发汗而寒邪散，肺主皮毛，辛走肺也。桂枝透达营卫，故能解肌而风邪去，脾主营，肺主卫，甘走脾，辛走肺也。"

3.《长沙药解》："桂枝，入肝家而行血分，走经络而达荣郁。善解风邪，最调木气。升清阳之脱陷，降浊阴之冲逆，舒筋脉之急挛，利关节之壅阻。入肝胆而散遏抑，极止痛楚，通经络而开痹涩，甚去湿寒。能止奔豚，更安惊悸。"

4.《本经疏证》："盖其用之之道有六：曰和营，曰通阳，曰利水，曰下气，曰行瘀，曰补中。"

【现代研究】

（一）化学成分

本品含挥发油0.2%～0.9%，油中主要成分是桂皮醛，占70%～80%。桂枝水煎得到6个成分：反式桂皮酸，香豆精，β-谷甾醇，原儿茶酸，硫酸钾结晶及长链脂肪酸。此外，桂枝皮中还分离出3-(2-羟基苯基)丙酸和它的葡萄糖苷。

（二）药理作用

1. 解热、镇痛、发汗作用 桂枝有兴奋汗腺，促进发汗而解热的作用[1]。桂皮醛能显著减轻酵母所致大鼠发热反应，降低发热大鼠下丘脑 PGE_2 含量，亦能明显抑制 IL-1β 刺激 bEnd.3 细胞 PGE_2 的释放，其解热机制可能与影响 PGE_2 含量有关[2]。桂皮醛具有镇痛作用，明显提高小鼠热板痛阈，抑制醋酸所致扭体反应[3]。

2. 抑菌、抗炎作用 桂皮醛能明显抑制牙周主要致病菌，标准株 P. gingivalis ATCC 33277 和 F. nucleatum ATCC 10593 的 *MIC* 为 32μg/ml，对口腔分离的77株临床株，其 *MIC* 值为 32～256μg/ml[4,5]。桂皮醛能显著抑制小鼠实验性腹腔毛细血管通透性的增高，抑制二甲苯所致小鼠耳廓肿胀[2]。

3. 改善血液循环作用 桂皮醛刺激神经使皮肤血管扩张，改善外周循环。桂皮醛体外能够明显抑制胶原蛋白和凝血酶诱导的大鼠血浆中血小板的聚集；体内能够显著延长小鼠断尾后的出、凝血时间，减轻大鼠动静脉旁路丝线上血栓的质量[6]。

4. 降血压作用 桂皮醛对麻醉大鼠具有显著的降血压作用，桂皮醛在120～360mg/kg剂量范围内，能剂量依赖性地降低血压、左室收缩压（LVSP）和左室最大压力变化速率（dp/dt_{max}），且360mg/kg桂皮醛对麻醉大鼠的心率（HR）也有显著的抑制作用。离体血管灌流实验显示，桂皮醛在0.015～15mmol/L浓度范围内，可以剂量依赖性地舒张大鼠的胸主动脉。桂皮醛的降血压作用可能与桂皮醛对心肌的负性变时、变力效应和舒张血管作用有关[7]。

5. 抗肿瘤作用 桂皮醛对体外培养的6种人肿瘤细胞有直接细胞毒作用，其IC_{50}范围为12.3～37.1mg/L。桂皮醛50、100mg/kg剂量对S180荷瘤小鼠肿瘤生长有明显抑制作用，同时能有效保护荷瘤小鼠胸腺和脾脏指数。桂皮醛能使荷瘤小鼠白细胞显著升高，提高T淋巴细胞增殖能力和NK细胞杀伤活性[8]。

6. 促成骨作用 桂皮醛在16mg/L、8mg/L下对成骨细胞具有一定的正向调节作用，对成骨细胞的增殖、分化、成熟及功能有不同程度的促进作用[9]。

（三）临床报道

1. 治疗痛经 用桂枝汤加味（桂枝10g，白芍、当归、大枣、茯苓、山药各15g，延胡索、广台乌各12g，益母草20g，生姜3g）治疗痛经、经行身痛各1例，均获痊愈[10]；胡氏则选方桂枝茯苓丸加味（桂枝、云苓、赤芍、丹皮、桃仁、归尾、柴胡、香附、乌药、路路通各10g）治愈痛经1例[11]。

2. 治疗月经后期 以桂枝汤加味（桂枝、白芍、当归各9g，黄芪15g，炙甘草6g，生姜3g，大枣5枚），治疗月经后期1例痊愈[12]。

3. 治疗闭经 用桂枝茯苓丸治疗闭经20例，1～3剂后愈者8例，4～6剂后愈者7例[13]。

4. 治疗经期头痛 以桂枝汤加味（桂枝、白芍、黄芪、当归各9g，生姜3片，大枣5枚，炙甘草3g），治疗经期头痛1例痊愈[14]。

5. 治疗子宫肌瘤 以桂枝茯苓丸加味（桂枝、桃仁、丹皮各10g，茯苓、芍药各15g，浙贝、夏枯草、鳖甲各20g，牡蛎20～30g）治疗子宫肌瘤60例，痊愈8例，好转47例[15]；用桂枝茯苓丸加味（桂枝、桃仁、赤芍、穿山甲、鳖甲各20g，茯苓、丹皮、海藻、山慈菇、三棱、莪术、夏枯草各30g），口服与保留灌肠结合，治疗子宫肌瘤40例，痊愈4例，显效14例，有效18例，总有效率90%[16]；对子宫肌瘤的治疗，为自拟汤剂（醋鳖甲、延胡索、香附、川楝子、佛手、三棱、莪术、重楼、乌药、土鳖虫、甘草）送服桂枝茯苓丸[17]。

6. 治疗子宫内膜异位症 用加味桂枝茯苓丸（桂枝、大黄各9g，桃仁、茯苓、丹皮、白芍、延胡索各10g）治疗子宫内膜异位症50例，痊愈29例，显效21例，疗程3～24个月[18]。

7. 治疗盆腔淤血综合征 以桂枝茯苓丸改汤剂煎服，治疗盆腔淤血综合征32例，痊愈18例，显效11例，总有效率91%[19]。

8. 治疗慢性盆腔炎 胡氏[11]拟方（桂枝6g、茯苓12g、丹皮、赤芍、桃仁、香附、小茴香、荔枝核、沉香各10g，红花6g）治愈1例慢性盆腔炎。

9. 治疗盆腔肿块 吴氏[20]拟方（桂枝、丹皮、青皮、小茴香、川楝子、海藻、桃仁、昆布各

10g,茯苓、赤芍各 15g),治疗盆腔肿块 10 例,痊愈 8 例,显效 2 例。

10. 治疗子宫癌 以桂枝茯苓丸为主处方(桂枝、茯苓、桃仁、红花、赤芍、紫石英、三七、穿山甲、吴茱萸、制南星、半夏、王不留行等),配以自制的“肿瘤 1 号敌”,治疗子宫癌 15 例,其中宫颈癌 13 例,子宫内膜癌 2 例,获最佳疗效 3 例(1 例癌细胞消失,1 例肿块 B 超跟踪复查几近消除,1 例癌细胞消除、肿块变软变薄、纤维化),有效 10 例,无效 2 例[21]。

11. 治疗卵巢囊肿 以桂枝茯苓丸加味方(桂枝、牡丹皮、桃仁、赤芍、白芥子、红藤、皂角刺、柴胡、郁金、甘草各 10g,茯苓 20g,薏苡仁 15g)为基础,治疗 28 例卵巢囊肿,经 6 个月治疗,痊愈 12 例,显效 10 例,好转 5 例,无效 1 例,总有效率为 96.43%;痊愈者经 3 年随访观察均未复发[22]。对 58 例卵巢囊肿患者,用桂枝茯苓胶囊(每粒 0.31g)每次 3 粒,每日 3 次,3 个月为 1 个疗程。治疗 1 个疗程后,痊愈 22 例,显效 19 例,有效 13 例,总有效率为 93.10%;未治愈的 36 例,继续治疗,治疗 2 个疗程后共痊愈 38 例,显效 10 例,有效 8 例,无效 2 例,治愈率为 65.52%,总有效率为 96.55%[23]。

12. 治疗附件炎 以桂枝茯苓丸治疗附件炎 30 例,痊愈 16 例,有效 12 例,无效 2 例[24]。

13. 治疗陈旧性宫外孕 吴氏[25]拟方(生黄芪 30g,茯苓、丹皮、赤芍、制乳香、制没药、制香附各 15g,桂枝、桃仁、郁金、失笑散、生大黄各 10g)治愈 1 例陈旧性宫外孕。

14. 治疗妊娠水肿、癃闭 以桂枝汤加味(桂枝、白芍、炙甘草、生姜、大枣、茯苓、白术,水肿者加附子)治疗妊娠水肿、妊娠癃闭各 1 例,均痊愈[26]。

15. 治疗妊娠恶阻 以桂枝汤加味(桂枝、白芍、黄芩、白术各 9g,砂仁、生姜各 5g,炙甘草 3g,大枣 3 枚)治愈妊娠恶阻 1 例[12]。

16. 治疗滑胎(习惯性流产) 以桂枝汤加味(桂枝、白芍、炙甘草各 6g,党参 9g,杜仲、菟丝子各 12g,生姜 3 片,大枣 3 枚)治疗滑胎,痊愈[12]。

17. 治疗药物流产不全 口服桂枝茯苓胶囊(桂枝、茯苓、丹皮、桃仁、赤芍),治疗药物流产不全,连服 7 日,结果 52 例中完全流产 51 例,有效率 98.08%[27]。

18. 治疗妊娠乳汁自出 以桂枝汤化裁(桂枝、白芍、炙甘草各 6g,煅龙骨、煅牡蛎各 30g,黄芪 15g,麦芽 20g,生姜 3 片,大枣 3 枚)治愈乳汁自出 1 例[12]。

19. 治疗发热 以桂枝汤原方治愈长期发热 1 例[26]。桂枝、白芍各 9g,生姜 6 片,大枣 6 枚,甘草 6g,白薇 12g,治疗婴幼儿发热 30 例,结果显效 26 例,有效 3 例,无效 1 例,总有效率 96.7%[28]。

20. 治疗慢性喘咳 以桂枝加厚朴杏子汤为基础方,随证化裁,治疗小儿慢性喘咳,包括肺炎后期(桂枝 3g,白芍、厚朴、杏仁、橘络各 3g,炙甘草 1.5g,茯苓 6g,生姜,大枣)、迁延性肺炎(桂枝、白芍、厚朴、杏仁、紫苏子、白术 6g,炙甘草 3g,半夏 5g,茯苓 10g,生姜 2 片,红枣 4 枚)、哮喘(桂枝、白芍、厚朴、杏仁、半夏各 5g,五味子 3g,细辛 2g,地龙 10g,炙甘草 3g,生姜 2 片,红枣 4 枚),均获痊愈[29];于氏[30]拟方(桂枝 12g,茯苓 20g,赤芍、桃仁、丹皮、紫苏子、白芥子、川贝各 10g,浮海石 30g)治疗喘咳 1 例,完全控制症状。

21. 治疗心血管系统疾病 以真武汤合桂枝甘草汤治疗充血性心力衰竭 48 例,显效 16 例,有效 30 例,无效 2 例[31];以桂枝汤加味(桂枝、五味子、炙甘草各 12g,白芍、大枣各 15g,黄芪、丹参、麦冬各 30g,枳实 10g)治疗病态窦房结综合征 13 例,有效 11 例,无效 2 例[32]。以桂枝 10g、煅龙骨 30g、煅牡蛎 30g、淫羊藿 30g、白芍药 15g、大枣皮 10g、麻黄根 10g、蜈蚣(研末冲服)2 条、附子 15g,治疗心动过缓 12 例,显效 7 例,有效 4 例,无效 1 例,总有效率

91.67%[33]。以桂枝薤白汤(桂枝、薤白各 30g,瓜蒌皮、郁金、香附各 15g,延胡索、枳实、陈皮、炙甘草、水蛭各 10g),治疗冠心病稳定型心绞痛属阳虚血瘀型者,疗效显著[34]。桂枝甘草汤加味(桂枝 6g、炙甘草 10g、人参 15g、黄芪 30g、白术 15g、当归 15g、茯苓 15g、黄精 15g、肉桂 10g),治疗原发性直立性低血压,疗效满意[35]。

22. 治疗消化道溃疡、炎症　用桂枝加芍药汤加黄芪治疗十二指肠球部溃疡 170 例,治愈 155 例,有效 15 例,有效率 100%[36];用桂枝汤治愈消化道溃疡 1 例(处方:桂枝、白术、干姜、甘松、陈皮、半夏各 10g,白芍 15g、党参、黄芪各 20g,生姜 3 片,大枣 5 枚,甘草 4g)[37];以桂枝汤加减,分型论治慢性溃疡 48 例,其中寒湿夹瘀营卫不和(处方:桂枝、芍药、炙甘草、生姜、当归尾、苍术、川牛膝各 10g,大枣 20 枚,细辛 6g,土茯苓、生苡仁、鸡血藤各 30g)28 例,痊愈 24 例,有效 3 例,无效 1 例,痰凝夹瘀营卫不和(处方:桂枝、芍药、炙甘草、生姜、橘叶、贝母、当归尾、川牛膝各 10g,大枣 20 枚,土茯苓、生苡仁、鸡血藤各 30g)11 例,痊愈 9 例,有效 1 例,无效 1 例,湿热并重营卫不和(处方:桂枝、芍药、炙甘草、苍术、黄柏、木通、萆薢、牛膝、当归尾各 10g,大枣 20 枚,生姜 6g,土茯苓、生苡仁、鸡血藤各 30g)9 例,痊愈 8 例,有效 1 例[38]。

23. 治疗肾炎后蛋白尿　以桂枝茯苓汤配合蜈蚣蛋(桂枝、丹皮、桃仁各 30g,茯苓、赤芍各 60g,鲜鸡蛋 1 枚内入蜈蚣末),治疗 66 例,54 例近愈,有效 10 例,无效 2 例[39]。

24. 治疗疼痛　以桂枝加葛根汤(桂枝 9g,葛根 12g,白芍 15g,川芎、桃仁、红花各 10g,白芷、甘草、附子各 6g,细辛 3g,大枣 4 枚,生姜 3 片)治愈原发性眶上神经痛 1 例[40];赵氏[41]拟方(桂枝 6g,茯苓 9g,桃仁、赤芍、白芍、丹皮、当归、川芎各 12g)治愈头痛眩晕 1 例,又(桂枝、赤芍、白芍各 6g,茯苓、酒大黄各 9g,桃仁、丹皮各 10g)治愈脐腹痛 1 例,又(桂枝、白芍、赤芍各 6g,茯苓 9g,丹皮、桃仁、薏苡仁、冬瓜仁各 12g,酒大黄、枳实各 10g)治疗慢性阑尾炎腹痛 1 例;程氏[42]拟方(黄芪 15g、桂枝、赤白芍、大枣、羌活、独活、防风、当归、川芎各 9g,细辛 5g,生姜 3 片)加手法推拿,治疗肩周炎 63 例,痊愈 26 例,好转 31 例,有效 6 例,总有效率 100%。胡氏[43]拟方(桂枝、茯苓、丹皮、芍药、桃仁各 9～12g)治愈放置节育环腹痛。

25. 治疗皮肤瘙痒　以桂枝汤随证加味治疗荨麻疹 10 例,服药 5 剂以下痊愈 3 例,10 剂以下 5 例,20 剂以下 2 例[44];以桂枝麻黄各半汤(麻黄、炙甘草、生姜、桂枝、白芍各 2～7g,杏仁 5～15g,大枣 1～3 枚)治疗荨麻疹 39 例,服药 3 剂痊愈 6 例,6 剂痊愈 10 例,10 剂以上痊愈 9 例,原方加味治愈 14 例,总有效率 100%[45];以桂枝汤化裁(桂枝、白芍各 5g,炙甘草、杏仁、生姜各 3g,大枣 4 枚)治愈荨麻疹 1 例[46];以桂枝加黄芪汤加味(桂枝、白芍、生姜各 12g,炙甘草 6g,大枣 4 枚,黄芪、白鲜皮、蝉蜕各 15g)治愈慢性荨麻疹 1 例,并以桂枝麻黄各半汤(桂枝 8g,白芍、生姜、炙甘草、麻黄各 5g,大枣 4 枚,杏仁 5g)治愈皮肤瘙痒症 1 例[47];张氏[48]、陈氏[49]以桂枝汤分别治愈月经疹和经期瘙痒。

26. 治疗多汗症　以桂枝汤加味(桂枝、白芍各 9g,黄芪 30g,浮小麦 15g,炙甘草 6g,生姜 3 片,大枣 10 枚)治疗产后自汗,痊愈[26];尤氏[50]以桂枝加附子汤为底方,治愈产后漏汗重症(处方:桂枝、白芍、人参各 9g,黄芪 30g,川断 12g,浮小麦 15g,炮附子、炙甘草各 6g,大枣 5 枚,生姜 3 片)、更年期漏汗(处方:桂枝、白芍各 9g,制附子 6g,炙甘草 5g,大枣 5 枚,生姜 3 片,煅牡蛎 18g,黄芪、浮小麦各 30g)各 1 例;以桂枝汤加味(桂枝、制附片各 10g,熟地、白芍各 15g,黄芪 20g,生姜 3 片,大枣 5 枚,龙骨、牡蛎各 30g,甘草 4g)治愈失寐盗汗 1 例[37];桂枝加龙骨牡蛎汤化裁(桂枝、白芍、生姜、大枣各 10g,黄芪、山茱萸、煅龙骨、煅牡蛎各 30g,甘草 6g)治疗汗证属肺卫不固、营卫不和者,疗效显著[51]。

27. 治疗便秘　王氏以桂枝汤加味(桂枝、白术、炙甘草各 10g,白芍、黄芪各 18g,防风 6g,火麻仁 30g,生姜 7 片,大枣 5 枚)治愈便秘 1 例[52]。

28. 治疗软组织损伤　以桂枝汤(桂枝 9～18g、白芍 15～25g、甘草 6～10g、生姜 9～12g、大枣 15g)加减(头面伤加川芎、白芷、薄荷,胸腹伤加全瓜蒌、佛手、山楂,四肢伤加桑枝、地龙,瘀血斑多加赤芍),治疗软组织损伤 71 例,总有效率 100%[53]。

29. 治疗习惯性冻疮　采用桂枝麻黄煎剂(桂枝 100g、麻黄 40g)局部涂擦治疗习惯性冻疮 66 例,痊愈 48 例,显效 12 例,有效 6 例,总有效率 100%[54]。

30. 治疗癔症、夜游症　以桂枝加龙骨牡蛎汤(桂枝 10g,白芍、炙甘草各 20g,生龙骨、生牡蛎各 30g,生姜 5g,大枣 30 枚)治愈癔症 1 例[55];以桂枝加龙骨牡蛎汤加味(桂枝、白芍各 9g,甘草 3g,红枣 5 枚,生姜 3 片,龙骨、牡蛎各 15g,酸枣仁 6g,淡竹叶 3g)治愈小儿夜游症 1 例[52]。

31. 治疗神经症　用桂枝甘草龙骨牡蛎汤加味(桂枝 6g、炙甘草 12g、牡蛎 30g、龙骨 30g、黄芪 15g、珍珠母 30g),治疗心神经症,总有效率 91.78%[56]。桂枝汤加味(桂枝 15g、白芍 15g、炙甘草 10g、大枣 5 枚、生姜 5 片、半夏 10g、黄连 10g、竹茹 10g、太子参 10g、远志 10g、枳实 10g、焦槟榔 10g)治疗胃神经症 62 例,治愈 43 例,显效 11 例,无效 8 例,总有效率 87%[57]。以桂枝加桂汤加减,治疗奔豚气属胃肠神经症者,疗效显著[58]。

32. 治疗雷诺病　以桂枝汤加味(桂枝 20g,白芍、川芎各 15g,炙甘草、当归、路路通各 10g,生姜、大枣)治愈雷诺病 1 例[59]。以桂枝附子汤(桂枝 15g、熟附片 10g、当归 20g、赤白芍各 15g、川芎 15g、黄芪 30g、杜仲 10g、鸡血藤 20g、茯苓 15g、陈皮 10g、干姜 5 片)治疗雷诺病 32 例,治愈 23 例,显效 5 例,无效 4 例,总有效率为 88%[60]。

33. 治疗顽固性呃逆　以桂枝加桂汤加味(桂枝 20g,白芍、党参各 15g,甘草 6g,干姜、生姜各 9g,大枣 7 枚)治愈顽固性呃逆 1 例[61]。

34. 治疗慢性鼻炎　以桂枝汤加味(桂枝 9g、白芍 2g、炙甘草 3g、生姜 3 片、大枣 3 个、葶苈子 15g、蝉蜕 9g、薄荷 5g)治疗慢性鼻炎 30 例,痊愈 22 例,好转 8 例[62]。

35. 治疗过敏性紫癜　以桂枝汤加味(桂枝 6g,鸡血藤、白芍各 12g,生姜 3g,大枣 5g,茜草、紫草各 15g,丹参 9g、茯苓、白茅根各 60g),治愈 1 例顽固性过敏性紫癜[63]。

36. 治疗皮肤血管炎　黄氏等拟血管炎合剂(桂枝茯苓丸为基本方)治疗皮肤血管炎,以对皮肤变态反应性结节性血管炎效果最好,治疗 59 例,总有效率为 83%,另外对 Behcet 病、系统性红斑狼疮和变态性系统性血管炎亦有不同程度的治疗作用[64]。

37. 治疗眩晕、颈椎病　以桂枝葛根汤加味(主方:桂枝、白芍、葛根、炙甘草、生姜、红枣)治疗缺血性眩晕症 37 例,明显改善者 18 例,有改善者 16 例,总有效率 91.89%[65]。以桂枝加葛根汤加味(葛根 30g,威灵仙 15g,桂枝、白芍、赤芍、川芎、生姜各 10g,甘草 6g,大枣 3 枚),配合手法整复,治疗颈型颈椎病 110 例,治愈 65 例,显效 25 例,有效 18 例,无效 2 例,总有效率 98.2%[66]。

38. 治疗偏瘫　以桂枝甘草龙骨牡蛎汤为基本方,对脑血管意外偏瘫患者分型加味治疗,共 75 例,基本痊愈 16 例,显效 47 例,无效 8 例,恶化 4 例[67]。

39. 治疗前列腺增生　以加味桂枝茯苓汤(桂枝、茯苓、桃仁、丹皮、红花、赤芍、橘核、牛膝、海藻)治疗前列腺增生 31 例,总有效率 90.2%,无效者 9.8%,疗程 21～48 天[68]。

40. 治疗遗精　以桂枝汤加味(黄芪 20g、桂枝 10g、白芍 10g、白术 10g、煅龙牡各 10g、炙甘草 6g、生姜 10g、大枣 7 枚),治疗遗精 50 例,治愈 30 例,显效 4 例,有效 9 例,无效 7

例，总有效率为86%[69]。

41. 治疗附睾炎　以桂枝茯苓丸加减(桂枝6g、茯苓15g、桃仁9g、牡丹皮9g、赤芍药12g、连翘20g、败酱草30g、生薏苡仁30g、穿山甲6g、皂刺12g、路路通15g、丹参30g、黄芪30g、牛膝15g、荔枝核12g、橘核12g)，治疗慢性附睾炎68例，治愈50例，显效15例，有效3例，痊愈率73.8%[70]。

(四) 不良反应

桂皮醛对小鼠的 LD_{50} 静脉注射为132mg/kg，腹腔注射为60mg/kg，口服为2225mg/kg。桂枝对实验小鼠的毒性作用有显著的昼夜差异，白天的毒性和致死作用较夜间明显增强。

参考文献

[1] 沈映君，王一涛，陈蓉，等.麻黄桂枝协同发汗作用的实验研究[J].成都中医学院学报，1986(1)：31-33.

[2] 马悦颖，李沧海，郭建友.桂皮醛解热作用及机制的实验研究[J].中国实验方剂学杂志，2007，13(4)：22-25.

[3] 马悦颖，李沧海，李兰芳.桂皮醛解热镇痛抗炎作用的实验研究[J].中国临床药理学与治疗学，2006，11(12)：1336-1339.

[4] 赵美林，黄萍，杨霞.中药桂皮醛体外抑菌和抗炎活性的研究[J].广东牙病防治，2008，16(10)：441-443.

[5] 杨霞，黄萍，肖晓蓉.中药桂皮醛对牙周致病菌的体外抑菌活性研究[J].重庆医学，2009，38(1)：75-76.

[6] 黄敬群，罗晓星，王四旺.桂皮醛对抗血小板聚集和血栓形成的特点[J].中国临床康复，10(31)：34-36.

[7] 徐明，余璐，丁媛媛.桂皮醛对麻醉大鼠降血压作用的实验研究[J].心脏杂志，2006，18(3)：272-274.

[8] 黄敬群，罗晓星，王四旺.桂皮醛抗肿瘤活性及对S180荷瘤小鼠免疫功能的影响[J].中国临床康复，2006，10(11)：107-110.

[9] 黄萍，绍培，赵美林.桂皮醛对成骨细胞的增殖及成骨功能的影响[J].中国口腔种植学杂志，2009，14(2)：88-89.

[10] 刘立华.桂枝汤妇科应用拾遗[J].吉林中医药，1993(1)：24.

[11] 胡俊贤.桂枝茯苓丸在女科中的临床应用[J].黑龙江中医药，1993(2)：48-49.

[12] 严育斌，赵敏霞.桂枝汤在妇科临床的运用[J].陕西中医，1991，12(5)：221-222.

[13] 彭慈荫.桂枝茯苓丸治疗闭经20例报告[J].贵阳中医学院学报，1992，14(2)：9.

[14] 李爱华，杜纪鸣.桂枝汤妇产科应用举隅[J].四川中医，1991，9(6)：42.

[15] 华占福，费桂芳，华红，等.桂枝茯苓丸加味治疗子宫肌瘤60例临床观察[J].甘肃中医学院学报，1991，8(3)：23.

[16] 杜文华.桂枝茯苓丸保留灌肠与口服治疗子宫肌瘤40例[J].山东中医杂志，1993，12(2)：28-29.

[17] 侯立的.桂枝茯苓丸为主治疗子宫肌瘤及卵巢囊肿[J].新中医，1992，24(4)：27-28.

[18] 罗建华.加味桂枝茯苓丸治疗子宫内膜异位症50例[J].湖南中医杂志，1992，8(6)：30.

[19] 陈定生，陈晓月，聂轩.桂枝茯苓丸加味治疗盆腔瘀血综合征32例临床观察[J].新中医，1991(6)：31.

[20] 吴金娥.桂枝茯苓丸加味治疗盆腔肿块10例[J].广西中医药，1992，15(6)：8.

[21] 许世瑞，段海涛.桂枝茯苓丸治疗子宫癌15例[J].四川中医，1992，10(9)：42-43.

[22] 章淑红.桂枝茯苓丸加味治疗卵巢囊肿28例[J].浙江中医杂志,2009,44(9):660.

[23] 刘爱芳.桂枝茯苓胶囊治疗卵巢囊肿58例[J].中国当代医药,2009,16(13):107.

[24] 彭景星.加味桂枝茯苓丸治疗附件炎30例[J].湖北中医杂志,1987(5):14-15.

[25] 吴永明.桂枝茯苓丸治愈陈旧性宫外孕[J].四川中医,1991,9(7):42.

[26] 谭福天,孙晓峰.桂枝汤治验[J].吉林中医药,1992(6):12.

[27] 陈金锋.桂枝茯苓胶囊治疗药物流产不全52例临床观察[J].河北中医药学报,2008,23(3):29.

[28] 于会勇,卢思俭,陆丽萍,等.桂枝汤加白薇治疗婴幼儿发热30例[J].陕西中医,2003,24(6):493-494.

[29] 曹丞懿.桂枝加厚朴杏子汤治小儿慢性喘咳[J].江西中医药,1992,23(1):5.

[30] 于俊生.桂枝茯苓丸临床新用[J].陕西中医,1991,12(9):415-416.

[31] 孙慧君,霍根红.真武汤合桂枝甘草汤治疗充血性心力衰竭48例[J].国医论坛,1992,7(6):13-14.

[32] 彭尚默.桂枝汤加味治疗病态窦房结综合征[J].四川中医,1992,10(10):28.

[33] 王廷治,姜文才.桂枝加龙骨牡蛎汤加味治疗心动过缓12例[J].河北中医,2010,32(1):62.

[34] 丁达,王清海.桂枝薤白汤治疗冠心病心绞痛临床观察[J].山西中医,2011,27(4):22-25.

[35] 张小红.桂枝甘草汤加味治疗原发性直立性低血压24例[J].实用中医内科杂志,2007,21(3):65.

[36] 陈汝润.桂枝加芍药汤加黄芪治疗十二指肠球部溃疡170例观察[J].黑龙江中医药,1991(4):21-23.

[37] 廖秋源.桂枝汤的临床运用[J].新中医,1992,24(3):51-53.

[38] 蒋松根.桂枝汤加减治疗慢性溃疡48例[J].浙江中医学院学报,1991,15(5):18-19.

[39] 黄志华,张双善,汤宝玉,等.桂枝茯苓汤配合蜈蚣蛋治疗肾炎后蛋白尿66例[J].陕西中医,1991,12(7):307.

[40] 高大伟.桂枝加葛根汤治原发性眶上神经痛[J].四川中医,1992,10(12):31.

[41] 赵进喜.桂枝茯苓丸新用[J].新中医,1992,24(10):45.

[42] 程水明.黄芪桂枝五物汤加味配合手法治疗肩周炎63例[J].四川中医,1993,11(1):40.

[43] 胡敏.桂枝茯苓丸治疗放置节育环的腹痛[J].江西中医药,1991,22(2):64.

[44] 张志深,马小允.桂枝汤加减治疗荨麻疹[J].河北中医,1991,13(5):28.

[45] 樊文有.桂枝麻黄各半汤治疗荨麻疹39例临床观察[J].湖北中医杂志,1991,13(5):18.

[46] 王世林.桂枝麻黄各半汤治荨麻疹[J].四川中医,1991,9(4):43.

[47] 曹云.经方治疗皮肤病举隅[J].四川中医,1991,9(4):38-39.

[48] 张伯华.桂枝汤治疗月经疹[J].四川中医,1991,9(4):35.

[49] 陈醒立.桂枝汤加味治愈经来全身瘙痒一得[J].四川中医,1992,10(12):43.

[50] 尤昌厚.桂枝加附子汤应用二则[J].四川中医,1991,9(8):15.

[51] 刘慧敏.桂枝龙骨牡蛎汤加味治疗汗证78例疗效观察[J].新中医,2010,42(9):82-83.

[52] 王来付.桂枝汤加味治疗小儿夜游症[J].四川中医,1992,10(1):18.

[53] 杨光华,施平.桂枝汤治疗软组织损伤[J].四川中医,1992,10(5):44.

[54] 刘兴华.桂枝麻黄煎剂外用治疗局部习惯性冻伤66例[J].陕西中医,2010,31(8):1045.

[55] 付美青.桂枝加龙骨牡蛎汤新用[J].新中医,1992,24(6):44.

[56] 张汉洪.桂枝甘草龙骨牡蛎汤加味治疗心神经官能症73例临床观察[J].中国中医基础医学杂志,2002,8(7):41-42.

[57] 李全利.桂枝汤加味治疗胃神经官能症62例[J].长春中医药大学学报,2009,25(5):716.

[58] 王学军,何永生.桂枝加桂汤加减治疗奔豚气例析[J].实用中医内科杂志,2011,25(4):55.

[59] 冯丽华.运用桂枝汤治疗雷诺病的体会[J].辽宁中医杂志,1988,12(10):38.

[60] 喻红兵,宋道飞.桂枝附子汤治疗雷诺病32例[J].现代中西医结合杂志,2009,18(23):2824.

[61] 宋建中.桂枝加桂汤治愈顽固性呃逆一则[J].新中医,1991,23(5):45.

[62] 杨保秀.加味桂枝汤治疗慢性鼻炎30例[J].中医研究,1992,5(3):41.

[63] 史存娥,刘昌建.桂枝汤治顽固性过敏性紫癜[J].四川中医,1991,9(6):39.

[64] 黄正吉,贾明华,龚志铭.血管炎合剂在皮肤血管炎疾病中的应用[J].中成药研究,1987(11):17-18.

[65] 蒋祖铭,邵文全.桂枝葛根汤加味治疗眩晕症37例[J].吉林中医药,2003,23(10):16.

[66] 刘庆春,董广卫.桂枝加葛根汤加味配合手法治疗颈型颈椎病110例[J].中国实用医药,2011,6(3):160.

[67] 韩玉秀,李秀云,潘风英,等.桂甘龙牡汤治疗脑血管意外偏瘫73例[J].陕西中医,1988,9(9):407.

[68] 吴富成,易希园.加味桂枝茯苓汤治疗前列腺增生31例[J].辽宁中医杂志,1993,20(2):35.

[69] 宋秀霞.桂枝汤加味治疗遗精50例[J].河南中医,2008,28(4):21.

[70] 王祖龙.桂枝茯苓丸加味治疗慢性附睾炎68例[J].2007,27(5):17.

细辛　Xixin

【别名】小辛(《神农本草经》),细草(《吴普本草》),独叶草、金盆草(《中药材手册》),山人参(江苏),大药(山东)。

【来源】细辛,始载于《神农本草经》,列为上品,历代本草均有收载,因其根细而味极辛,故名。为马兜铃科植物北细辛 *Asarum heterotropoides* Fr. Schmidt var. *mandshuricum* (Maxim.)Kitag.、汉城细辛 *Asarum sieboldii* Miq. var. *seoulense* Nakai 或华细辛 *Asarum sieboldii* Miq. 的干燥根和根茎。前两种习称“辽细辛”,主产于吉林抚松、临江、通化,辽宁本溪、凤城、宽甸,黑龙江尚志、五常、宾县等地;华细辛主产于陕西华阴。多为野生,也有栽培品种,为常用中药。

【采收炮制】夏季果熟期或初秋采挖,除净地上部分和泥沙,阴干。切段生用。

【商品规格】商品按产地分为辽细辛、汉城细辛、华细辛三种。辽细辛又分为野生和栽培两种。均为统货,一般不分等级。

按《中国药典》(2010年版一部)规定:本品含挥发油不得少于2.0%(ml/g)。按干燥品计算,含马兜铃酸Ⅰ($C_{17}H_{11}O_7N$)不得过0.001%;含细辛脂素($C_{20}H_{18}O_6$)不得少于0.050%。

【药性】辛,温。归心、肺、肾经。

【功效】祛风散寒,祛风止痛,通窍,温肺化饮。

【应用】

1. 风寒感冒、阳虚外感　本品辛温发散,芳香透达,散寒力胜,达表入里,入肺经既散在表之风寒,主治发热恶寒,头痛身疼,无汗脉浮的一般风寒感冒,常与羌活、防风、白芷等同用,如《此事难知》引张元素方九味羌活汤;入肾经又除在里的寒邪,以治肾阳不足,寒邪入里,无汗恶寒,发热脉沉的阳虚外感,常与麻黄、附子同用,如《伤寒论》麻黄附子细辛汤。

2. 头痛、牙痛、鼻渊、鼻鼽、鼻塞流涕、目痛、耳聋、喉痹、口疮　本品辛温走窜,芳香最烈,宣泄郁滞,上达巅顶,通利九窍,善治头面诸疾,为通窍止痛的要药。主治少阴头痛,足寒气逆,心痛烦闷,脉象沉细者,常配独活、川芎同用,如《症因脉治》独活细辛汤;用治外感风邪,偏正头痛,多与祛风止痛的川芎、荆芥、防风等同用,如《太平惠民和剂局方》川芎茶调散,若风冷头痛，痛则如破，其脉微弦而紧者，又当与川芎、附子、麻黄等同用，如《普济方》细辛散；近年有用本品配滋阴活血祛风止痛药沙参、麦冬、川芎等同用，治阴虚顽固性头痛奏效。本品芳香透达，散风邪，化湿浊，通鼻窍，为治鼻塞、鼻渊之良药。如《普济方》单用为末，取少许吹鼻中，治鼻塞不通；用治风邪犯肺，鼻塞鼻渊，头痛流涕者，常配辛夷、白芷、苍耳子等同用。本品辛达肾气而润肝燥，有明目止痛之效，《本草述钩元》方用本品配鲤鱼胆、青羊肝、甘菊、决明子同用，治目赤肿痛，目暗不明。本品辛达肾气，又能宣通耳窍，还治耳鸣耳聋，《龚氏经验方》单用本品研末蜡丸，外用治耳聋，名聪耳丸；若肝肾不足或中气下陷耳聋者，又当配菊花、枸杞、熟地、山萸肉等滋阴潜阳药及黄芪、升麻、柴胡等升举清阳药同用，以标本兼固。本品通窍止痛，又医多种牙疼，风冷牙痛者，可单用细辛或与白芷煎汤含漱，或配荜茇煎汤热漱冷吐，即《圣济总录》细辛汤；《本草汇言》以本品配黄芩、黄连、菊花、薄荷同用，治风火牙痛；胃火牙痛者，当配生石膏、黄连、升麻等清胃泻火药同用；虚火牙痛者配黄柏煎汤含漱（《吉林中草药》）；虫蛀牙痛者，配露蜂房煎汤含漱。《本草述钩元》方用细辛配甘草，疗少阴咽痛；细辛配黄连或黄柏等分为末治口舌生疮；《卫生家宝方》细辛末醋调，贴脐上，治小儿口疮亦效。总之，用本品治喉痹、口疮如《本草纲目》谓“是取其能散浮热，亦火郁发之之义”，本品有散火止痛之功。

3. 痰饮喘咳　本品辛散温通，既可外散表寒，又能下气破痰，温肺化饮，故常可用治风寒客表，水饮内停，表寒引动内饮所致恶寒发热，无汗，喘咳，痰多清稀，甚则不得平卧者，常与麻黄、桂枝、干姜等同用，如《伤寒论》小青龙汤；若饮邪化热，恶寒头痛，胸满气急，烦躁口渴者，又当再配清肺泻火药石膏同用，如《伤寒论》小青龙汤加石膏汤；若纯系寒痰停饮射肺，咳嗽胸满，气逆喘急，吐痰清稀者，又可配茯苓、干姜、五味子同用，如《金匮要略》苓甘五味姜辛汤。细辛为散邪消痰涤饮之佳品。

4. 风寒湿痹、腰膝冷痛　《神农本草经》云细辛主：“百节拘挛，风湿痹痛、死肌”，故本品为通痹散结的要药。细辛既散少阴肾经在里之寒邪以通阳散结，又搜筋骨之间的风湿而蠲痹止痛，故善治气血亏虚，肝肾不足，腰膝冷痛，屈伸不利，畏寒喜温，久痹不愈者，如《世医得效方》独活寄生汤。

5. 手足厥寒、蛔厥腹痛　本品辛温走窜，散表里寒邪以温经，活血通脉以止痛，用治阳虚血弱，寒伤经络，气血凝滞，手足厥寒，腰、股、腿、足疼痛者，常配当归、桂枝、芍药等同用，如《伤寒论》当归四逆汤。本品性温，温肾暖脾，以除脏寒，味辛制蛔杀虫，盖“虫得辛则伏”，又收驱蛔之效，故可用于心烦呕吐，时发时止，食入吐蛔，手足厥冷，腹痛蛔厥之证，常与乌梅、川椒、附子等同用，如《伤寒论》乌梅丸。

6. 乳结胀痛、经闭痛经　本品辛香走窜，上行乳脉，散结止痛，常与柴胡、青皮、夏枯草及穿山甲、王不留行等同用，治肝郁气滞，乳汁不下，乳结胀痛；本品下行血海，温经暖宫，散寒止痛，配川乌、肉桂、当归及赤芍、三棱等同用，治血寒经闭，经行腹痛，如辛乌序贯法。

7. 胸痹心痛　本品辛温行散，宣通心脉，散寒止痛，故可用治阴寒极盛而乘阳位，气机痹阻，血行不畅，寒凝气滞血瘀所致心痛彻背、背痛彻心，甚则口唇青紫，四肢厥冷，脉象沉迟之真心痛，常与檀香、高良姜、荜茇等同用，如《中国基本中成药》宽胸气雾剂。

8. 痰厥、中恶、癫痫昏厥　本品辛香走窜，下气消痰，芳香化浊，有通关开窍，苏醒神志的作用，故可用于痰厥、中恶所致神志昏迷，可单用研末，吹鼻取嚏；或配猪牙皂、麝香、薄荷同用，为末，取少许吹鼻取嚏，如《医方易简新编》通关散。本品还可用于风痰上壅，癫痫昏厥者，可单用研末，吹鼻取嚏，亦可配天南星、半夏、猪牙皂及天麻、全蝎、蜈蚣等同用。

【用法用量】 煎服，1～3g，散剂每次服0.5～1g。外用适量。若治疗危重病证，需大剂量使用入煎剂时，当先煎45分钟，再入他药合剂，方可保证用药安全。

【使用注意】 本品辛香温散，故阴虚阳亢头痛、肺燥干咳以及痰火扰心致窍闭神昏者忌用。不宜与藜芦同用。

【鉴别用药】 细辛、麻黄、桂枝均为辛温解表，发散风寒常用药，均可用治风寒感冒。然麻黄辛开苦泄，重在宣发卫气，开通腠理，透发毛窍，发汗解表，主散肺与膀胱经风寒，为作用较强的发汗解表散寒药，故主治风寒外束，肺气壅实，毛窍闭塞，表实无汗的风寒感冒重症；桂枝辛甘温煦，助心阳，达营卫，解肌发汗，解表祛风，善散肺与膀胱经风寒，但发汗作用较为和缓，凡风寒感冒，无论表实无汗，表虚有汗均可用之。细辛辛温走窜，达表入里，可散肺与少阴肾经风寒，发汗不如麻桂，但散寒力胜，既治一般风寒感冒，又善用于寒犯少阴，无汗恶寒，发热脉沉之阳虚外感。

【药论】

1.《本草纲目》："细辛，辛能温散，故诸风寒风湿头痛、痰饮、胸中滞气、惊痫者，宜用之。口疮、喉痹、䘌齿诸病用之者，取其能散浮热，亦火郁发之之义也。辛能泄肺，故风寒咳嗽上气者宜用之。辛能补肝，故胆气不足，惊痫、眼目诸病宜用之。辛能润燥，故通少阴及耳窍，便涩者宜用之。"

2.《本草别说》："细辛，若单用末，不可过半钱匕，多则气闷塞，不通者死。"

3.《本草汇言》："细辛，佐姜、桂能驱脏腑之寒，佐附子能散诸疾之冷，佐独活能除少阴头痛，佐荆、防能散诸经之风，佐芩、连、翘、薄，又能治风火齿痛而散解诸郁热最验也。"

4.《本草正义》："细辛，芳香最烈，故善开结气，宣泄郁滞，而能上达巅顶，通利耳目，旁达百骸，无微不至，内之宣络脉而疏通百节，外之行孔窍而直达肌肤。"

【现代研究】

（一）化学成分

北细辛含挥发油约3%，主要成分是甲基丁香油酚。其他成分有α-蒎烯、β-蒎烯、月桂烯、柠檬烯、黄樟醚、优葛缕酮等。华细辛含挥发油2.75%，主要成分为甲基丁香油酚（约含50%），还有细辛酮，蒎烯，优葛缕酮，黄樟醚，1，8-桉叶素等。双叶细辛的挥发油成分含优葛缕酮6%，龙脑或爱草脑7%，1，8-桉叶素4%，蒎烯2%，甲基丁香油酚15%，黄樟醚10%，科绕魏素10%，榄香脂素8%，少辛酮0.2%等。此外，细辛中金属离子总含量为20 360ppm，锌铜比值为9.5，含有钾、钠、镁、钙、铁、锰、铜、锌等元素。

（二）药理作用

1. 解热、镇痛作用　细辛有解热作用，细辛挥发油对酵母引起的发热大鼠的体温有抑制作用，也可降低正常大鼠体温。细辛水煎剂0.4g/kg灌胃可提高热板试验小鼠的痛阈，减少醋酸致小鼠扭体反应次数，作用持续60分钟。细辛挥发油及其成分甲基丁香酚能抑制醋酸引起的小鼠扭体反应，提高小鼠对电击的痛阈[1-3]。

2. 局部麻醉作用　细辛可以产生局部麻醉的作用[4]。局麻药的作用机制是在神经细胞膜内侧阻滞Na^+通道，干扰神经冲动在神经纤维上的传导而发挥作用的。张美莉[5]在实验研究中发现浓度为50%的细辛煎剂能阻滞蟾蜍坐骨神经的冲动传导，且具有可逆性，其麻醉效价与1%普鲁卡因接近。

3. 抗炎作用　细辛挥发油抑制酵母、甲醛引起的大鼠踝关节肿胀，对抗巴豆油引起的小鼠耳肿胀，抑制抗大鼠兔血清引起的大鼠皮肤浮肿和塑料环内肉芽增生，对组胺引起的大鼠血管通透性增加有抑制作用[6,7]。细辛挥发油在抗炎的同时，降低正常大鼠肾上腺内维生素C含量，对切除肾上腺大鼠的足肿胀抑制程度减弱，说明此对肾上腺皮质系统有刺激作用。此外，尚有直接抑制炎症介质的释放、毛细血管通透性增加、白细胞游走、结缔组织增生等作用[8]。

4. 镇静作用　细辛挥发油、甲基丁香酚能抑制小鼠自动活动，协同中枢抑制药(戊巴比妥钠、水合氯醛、硫喷妥钠和氯丙嗪)的催眠作用，并能抑制电刺激、戊四氮、士的宁诱发的惊厥[9,10]。甲基丁香酚对不同种属动物均显示出麻醉作用，以50mg/min速度静脉注射，1～2分钟动物可进入麻醉状态[9]。

5. 对呼吸系统的作用　细辛可松弛气管平滑肌，细辛挥发油能松弛组胺、乙酰胆碱引起的离体器官平滑肌痉挛[6]。细辛有镇咳祛痰作用，甲基丁香酚对氨水所致小鼠咳嗽有镇咳作用，增加器官酚红分泌量，具稀释痰液作用[9]。

6. 对心血管系统的作用　细辛有增加心肌收缩力，增加心率，改善心功能，保护心肌细胞的作用。体外实验表明，细辛水煎液终浓度为0.25mg/ml，可提高鼠心肌细胞的搏动频率，但对心肌细胞搏动振幅无明显变化。终浓度为1.50mg/ml和2.0mg/ml细辛水煎液能降低缺糖缺氧引起的心肌细胞乳酸脱氢酶释放，提示细辛对心肌细胞有一定的保护作用[11,12]。

细辛有降血压作用。细辛煎剂0.1～0.4g/kg静脉注射麻醉犬，表现出缓慢、温和的降压作用，其作用可维持1～1.5小时；豚鼠腹主动脉下肢灌流显示，细辛能够改善肾上腺引起的血管收缩作用，使血管扩张[13]。有研究表明，细辛所含的有效成分对血压的作用不同，水溶性物质可使麻醉家兔血压升高，所含挥发油物质有降压的作用[14]。甲基丁香酚有降压的作用，猫股静脉缓慢注射可以引起血压下降，一般可达20～30mmHg[9]。

7. 免疫抑制作用　细辛对细胞免疫、体液免疫均有抑制作用。细辛0.5g/次小鼠灌胃，连续10日，可以减少溶血空斑试验细胞数目，降低巨噬细胞的吞噬百分率、吞噬指数，以及白细胞移动抑制指数，并减少Th细胞百分率，降低Th/Ts比值[15]。细辛5g/kg给小鼠灌胃，连续10日，可以抑制新城疫病毒和ConA诱导的小鼠脾细胞产生α和γ干扰素[16]。

8. 其他作用　细辛可以使小鼠的生精小管增粗，生精过程活跃，生精细胞增多，间质细胞增多。明显抑制衰老小鼠血清睾酮含量的下降[17,18]。此外，细辛水提取物0.4g/ml，对人乳头瘤病毒有破坏作用[19]。

(三) 临床报道

1. 预防感冒　用细辛8～10g，以沸水冲泡后沥去水分，待不烫手时敷在肚脐上(神阙穴)，外用塑料纸覆盖，保持湿润，再用绷带包扎固定12小时后揭去。每周1次，可连用2～4次。预防感冒16例，治疗后感冒发作次数每年少于3次为显效；明显减少者为有效。总有效率达87%。未见明显不良反应[20]。

2. 治疗牙痛　取细辛、白芷各15g烘干，冰片1g，研细末过筛，装入空西瓜霜塑料瓶内，喷患侧鼻腔。治疗牙痛106例，有效率100%[21]。亦有以白芍15g、蒲公英30g、细辛3g、甘草15g，每日1剂，水煎服。适用于各种原因引起的牙痛，并治疗头痛、痉挛性腹痛等症。治疗效果：共治疗68例，其中牙痛50例，头痛12例，痉挛性腹痛6例，总有效率100%[22]。

3. 治疗坐骨神经痛　以细辛、鹿角汤内服，方药组成：细辛9g、鹿角霜25g、川草乌各3g、威灵仙25g、生麻黄10g、黄芪30g、熟地20g、木瓜15g、白芍15g、牛膝30g、川芎10g、蜈蚣2条、全虫6g、仙灵脾12g、鸡血藤20g、透骨草15g。水煎服，日服1剂，12剂为1个疗程，药渣加适量醋、米酒，炒热，包好外敷腰部夹脊穴、环跳、委中、承山，每日 2 次。治疗坐骨神经痛 60 例，总有效率 93.3％[23]。亦有以自拟细辛乌头汤为主方。用细辛 10～15g，麻黄 6～10g，制川草乌（以上药先煎 1 小时）、白芍、当归、牛膝、木瓜各 10g，黄芪 20g，甘草 5g。风邪偏胜加蜈蚣、全蝎；寒邪偏胜加制附片；湿邪偏胜加薏苡仁、晚蚕砂；疼痛甚加乳香、没药；兼有腰痛加杜仲、狗脊；体虚加党参、白术。本方必须水煎内服，且煎药时间一定要超过 1 小时，每日 1 剂，早晚各服 1 次。服药期间停服其他药，治疗坐骨神经痛。治愈 41 例；显效 7 例；好转 3 例；无效 1 例；总有效率为 98.1％[24]。

4. 治疗晚期重症类风湿关节炎　对治疗组 40 例晚期重症类风湿关节炎患者，重用细辛 60g，配伍制附子 30g、制川乌 10g、豨莶草 40g、防风 10g、羌活 10g、薏苡仁 10g、川芎 3～9g、黄芪 30g、甘草 20g、防己 20g、白术 20g、白芍 15g、淫羊藿 15g、巴戟天 15g。对照组 30 例，用细辛 3g，其余药物同治疗组，两组中药均每剂煎 2 次，每次水煎 40 分钟，两次取汁 200ml，每次服 50ml，日服 4 次。服用两个月后，分析疗效。治疗组 40 例中完全缓解为 6 例（15％），显效 12 例（30％），有效 18 例（45％），疗效优于对照组[25]。

5. 治疗慢性支气管炎　用细辛、白芷研末酒调外敷肺俞穴，“冬病夏治”。共治疗慢性支气管炎患者 286 例，总有效率达 83％[26]。

6. 治疗过敏性鼻炎　伊春有认为细辛辛温走窜，为少阴表药，具有温宣开窍，疏风抗过敏之效，故以细辛为主药，自拟经验方（细辛 6g，麻黄 6g，附子 6g，蝉蜕 6g，荆芥 9g，乌梅 9g），1 剂/日，水煎，分 2 次口服，3～5 日为 1 个疗程。治疗过敏性鼻炎 100 例。治疗结果：78 例临床症状控制，15 例显效，5 例有效，2 例无效，总有效率 98.00％[27]。

7. 治疗慢性单纯性鼻炎　宋书仪等认为慢性单纯性鼻炎患者多与肺气虚弱，感受风、寒等外邪有关。而细辛具有祛风解表散寒之功。故以细辛为主药自拟通窍鼻炎汤（细辛 3g，荆芥、辛夷、苍耳子、诃子肉、板蓝根、木蝴蝶、胖大海、桔梗各 10g，射干、炙麻黄、甘草各 5g），1 剂/日，分 2 次煎服，15 日为 1 个疗程治疗慢性单纯性鼻炎 50 例。结果：痊愈 27 例，有效 20 例，无效 3 例，总有效率 94.00％[28]。

8. 治疗阳痿　用巴戟天 30g、吴茱萸 40g、细辛 10g，共为细末。上药适量，加温水调成糊状，每晚睡前敷于脐部用纱布胶布固定，晨起取下，治疗期间忌房事。治疗后有效 15 例，好转 10 例，无效 3 例，总有效率 89％[29]。亦有以细辛 5g、韭子 7.5g，加开水 200ml，浸泡 10 分钟后当茶频频饮服，每日 1 剂。治疗期间忌房事。治疗阳痿 17 例，痊愈 13 例，好转 3 例，无效 1 例[30]。

9. 治疗早泄　采用自制五倍子细辛酊（五倍子 20g、细辛 20g 浸于 100ml 95％的酒精中，15 天后过滤备用）涂阴茎皮肤、阴茎头表面、冠状沟及系带部位，每晚 1 次。治疗 60 例早泄患者，有效率 70％[31]。

10. 治疗口腔溃疡　用细辛适量研末，每次取 2g，生姜汁调和，外敷脐部，上覆塑料薄膜，胶布固定，观察 4～6 小时揭下，连用 5～7 日。治疗口腔溃疡 16 例，治愈 10 例，好转 6 例[32]。又有以玉女煎加细辛治疗口腔溃疡，处方为：生石膏 15g，熟地 30g，麦冬、知母、牛膝各 12g，细辛 3g。日 1 剂，水煎分服。对照组采用锡类散外用，日 2 次。两组均以 5 日为 1 个疗程，治疗期间不再使用其他药物。治疗组 52 例中，8 例治愈，26 例显效，17 例有效，1 例无效。显效率为 65.38％。对照组 24 例，其中显效率为 29.16％。治疗组的显效率明显优于对照组（$P<0.01$）[33]。

11. 防治高原冻疮　将中药当归 10g、细辛 3g、花椒 6g、肉桂 3g、红花 5g、樟脑 3g、路路通6g、干姜4g一同加入75%的酒精500ml中密封浸泡3个月以上备用。治疗时取少许浸泡液外擦患处，轻柔局部至皮肤潮红发热为止，3～4次/天，2～3周为1个疗程，顽固者可持续治疗1～2个疗程。大多数患者在冬天冻疮尚未复发时用药，极少数人在复发或发现冻疮时用药。总有效率93.4%[34]。

12. 治疗难治性溃疡　用细辛、大黄、白芷、虎杖、黄连、黄柏、冰片等药配伍，用麻油浸煮，白蜡赋形，外敷治疗难愈性溃疡8例，均获痊愈[26]。

13. 治疗小儿腹痛　用细辛10～20g研为细末，陈醋调为糊状，敷于脐上，厚约5mm，外用纱布及塑料布固定，每日换药1次，一般连用2～3次疼痛即可减轻或消失。治疗小儿腹痛135例，取得了较满意的效果[35]。

14. 治疗五更泻　用细辛10～30g，制附子10～15g，党参10～15g，干姜10g，白术15g，炙甘草6g，木香6g，黄连6～10g，升麻6～10g，羌活10g。每剂水煎2次，每次煎至250ml，共500ml，一日分3次服用。另加上肉桂嚼服。情绪紧张或激动后复发或证候加重加柴胡10g、香附10g；伴夜尿频数者加益智仁10g、芡实20g；舌苔滑腻而湿盛者加茯苓20g、薏苡仁20g。部分病例在症状控制后给予附子理中丸或香砂六君子汤善后。治疗五更泻患者31例，有效率为100%。对治愈的18例患者，经随访6～12个月无1例复发[36]。

（四）不良反应

1. 毒性　细辛根散剂的LD_{50}为6.52g/kg，细辛全草散剂的LD_{50}为11.71g/kg[37]。细辛挥发油和去油煎液在等剂量用于小鼠时，挥发油组有70%死亡，而去油水煎液无一死亡，证明细辛的毒性作用主要来源于挥发油，其LD_{50}和ED_{50}分别为27.0ml/kg与18.3ml/kg，安全指数为1.47[38]。

2. 中毒原因及预防　细辛中毒的主要原因：一是直接吞服单方的散剂用量过大，一是较大剂量入汤剂煎煮时间过短。细辛所含的挥发油和黄樟醚是引起毒副反应的主要成分，细辛根中含挥发油、黄樟醚量较高，细辛的散剂中挥发油及黄樟醚被破坏的程度小。而细辛全草经不同时间煎煮后，其煎液中两种毒性成分含量随煎煮时间增加而降低，且煎剂中有效成分甲基丁香酚含量下降速度较黄樟醚慢，所以经煎煮30分钟后，煎剂中还保存着一定量的有效成分甲基丁香酚，而有毒成分黄樟醚的含量则已大大下降。另外细辛单方使用药力较高，毒性较大，复方使用药力受佐制，毒性往往减小。所以为预防细辛中毒的发生，需在剂型、用量及配伍等方面予以注意，一般复方中可用较大剂量，若单以细辛研末吞服以1～3g为宜，入汤剂煎服可用2～5g。若大剂量使用，则必须久煎，才是用药安全的保证。

3. 中毒机理及症状　研究表明[39,40]，细辛中所含挥发油是一种神经阻滞麻醉剂和局部浸润麻醉剂，主要作用于中枢神经系统，患者表现为兴奋后转入抑制，随意运动及呼吸抑制、反射消失，最后因呼吸麻痹而死亡。细辛对肺、肝、肾等重要器官有明显的损害作用。细辛散剂293mg/d小鼠灌胃，对肺脏的病理损害表现为轻重不同的瘀血，水肿，肺泡壁毛细血管可见程度不一的白细胞黏附滞留阻塞血管。严重者肺内出现白细胞灶性聚集或肺泡壁因毛细血管浸润而增厚[41]。细辛对肺的呼吸功能有抑制作用。家兔1次性灌胃给药30ml（含生药73.14mg），可引起家兔呼吸先兴奋后抑制的病理变化[42]。细辛散剂药液748mg/d，分2次给大鼠灌服，连续用药3日，下丘脑AChE和TH免疫反应阳性细胞数目明显减少，对呼吸中枢有抑制作用[43]。体外试验表明，细辛激活延髓背侧呼吸组的呼吸神经元细胞膜上电压门控性钠离子通道，大量钠离子内流，使神经元去极化，持续的兴奋，使机体正常的“呼吸切断机制”受到抑制而导致机体出现呼吸节律的紊乱。这可能是细辛抑制呼吸中枢的离子机制之一[44]；辽细辛 1.35g/kg 灌胃给药，连续给药 21 日，结果小鼠肝脏组织中活性氧含量升高，SOD 活性降低[45]。细辛长期毒性对大鼠肝组织形态学的影响主要表现为急性肝炎样损伤，导致肝细胞膜通透性增加，甚至坏死，且能影响肝脏对胆红素的摄取、结合和排泄功能，但不会产生延迟性毒性反应[46]。单叶细辛组、辽细辛以 1g/kg 静脉注射(相当于临床成人常用煎煮液剂量 5g 的 50 倍)后，均可导致家兔急性肾损害[47]。腹腔注射细辛油 1/2 LD_{50} 剂量可增加小鼠骨髓嗜多染色红细胞微核形成率及其致突变作用[48]。

中毒时主要表现为头痛、呕吐、烦躁、出汗、颈项强直、毛发竖立、口渴、脉数、体温及血压升高、瞳孔轻度散大、面色潮红、肌肉震颤、全身紧张，如不及时治疗，可迅速转入痉挛状态，牙关紧闭，角弓反张、意识不清、四肢抽搐，眼球突出、神志昏迷、尿闭，最后死于呼吸麻痹[49]。

4. 中毒救治

(1) 一般疗法：早期催吐、洗胃，内服乳汁、鸡蛋清或药用炭末；补液及维生素 C；在惊厥、痉挛、狂躁等症状时，可用镇静剂地西泮(安定)或巴比妥钠；尿闭时应进行导尿，或口服双氢克尿噻 50mg，日 3 次。

(2) 中医疗法：壮热、神昏、烦躁不安者可服安宫牛黄丸；牙关紧闭，不省人事，胸满腹胀者可服苏合香丸。应用扶正解毒剂：西洋参(先煎)3g，五味子、羚羊角粉(冲服)各 3g，麦冬 9g，生石膏 24g，生甘草 30g，加绿豆汤，共煎 300ml，口服或鼻饲。另可用针灸治疗，头痛者取印堂、百会、风池、列缺、合谷等；烦躁不安者取合谷、内关、太冲、安眠。

参 考 文 献

[1] 曲淑岩，毋英杰，王一华. 细辛对中枢系统的抑制作用[J]. 中医杂志，1982(6)：72-75.

[2] 郑卫红，陈超，钱金萍. 细辛伍用维拉帕米对小鼠的镇痛作用[J]. 药学实践杂志，2003，21(3)：157-159.

[3] 周慧秋，于滨，乔婉红，等. 甲基丁香酚的药理作用研究[J]. 中医药学报，2000(2)：79-80.

[4] 冯素萍. 对细辛药理学作用及应用中有关问题的讨论[J]. 中医正骨，1999，11(2)：41-42.

[5] 张美莉. 细辛煎剂对离体神经传导阻滞作用的初步观察[J]. 中国中药杂志，1984(6)：101.

[6] 胡月娟，周弘，王家国，等. 细辛挥发油的解痉抗炎作用[J]. 中国药理学报，1986，2(1)：41-44.

[7] 洪崔英，钱立群，谢伟，等. 细辛挥发油抑制大鼠棉球肉芽肿形成与血清锌、铜含量的关系[J]. 中国中药杂志，1991，17(4)：236-238.

[8] 曲椒岩，毋英杰. 细辛油的抗炎作用[J]. 药学学报，1982，17(1)：12-15.

[9] 蒋蓥，刘国卿，马俊儒，等. 甲基丁香酚的药理研究[J]. 药学学报，1982，17(2)：87-92.

[10] 谢伟，陆满文. 毛细辛挥发油的中枢抑制、解热镇痛和抗炎作用[J]. 中国药理学通报，1993，9(5)：389.

[11] 陈振中，刘莉，周铁军，等. 细辛对狗左室功能的作用及其去甲乌药碱、异丙肾上腺素的比较[J]. 药学学报，1981，16(10)：721-726.

[12] 何秀芬，施宇棣，蒋时红，等. 细辛对体外培养乳鼠心肌细胞的影响[J]. 河南中医药学刊，1994，9(5)：26-28.

[13] 王宗宪，田洪海，王贵文，等. 细辛煎剂对动物心血管的影响[J]. 滨州医学院学报，1990，13(1)：82-89.

[14] 马晓红，宫汝淳，潘晓鹏. 细辛提取物对家兔血压的影响[J]. 人参研究，2003，15(3)：42-43.

[15] 育章正，余上才，赵慧娟，等. 苍耳子和细辛的免疫抑制作用[J]. 上海免疫学杂志，1993，13(6)：334-336.

[16] 王龙妹,傅慧娣,周志兰.细辛、苍耳子对小鼠干扰素诱生的影响[J].中国临床药学杂志,1999,8(增刊):23-25.

[17] 齐亚灵,赵文杰.细辛、杜仲及其合剂对D-半乳糖所致衰老小鼠睾丸影响的形态学研究[J].中国老年学杂志,2006,26(7):939-940.

[18] 齐亚灵,方艳秋,谭岩,等.细辛、杜仲及其合剂对D-半乳糖所致衰老小鼠睾丸及血清睾酮影响的实验研究[J].中国老年学杂志,2007,27(12):2271-2274.

[19] 邓远辉,冯怡,孙静,等.细辛抗人乳头瘤病毒的作用研究[J].中药材,2004,27(9):665-666.

[20] 黄星.细辛敷脐预防感冒16例[J].中医外治杂志,1999,8(3):18.

[21] 王瑞友.细辛白芷散治疗牙痛106例[J].中国民间疗法,1999(3):33.

[22] 霍光磊.白芍公英细辛甘草汤治疗牙痛[J].山东中医杂志,1995,14(6):276.

[23] 王玉林.细辛、鹿角汤治疗坐骨神经疼60例[J].齐齐哈尔医学院学报,2007,28(15):1840.

[24] 陈邦芝.细辛乌头汤治疗坐骨神经痛52例[J].江宁中医杂志,1995,26(7):318.

[25] 高家骏,朱禄来,王和敏.重用细辛与常规剂量细辛治疗晚期重症类风湿性关节炎临床对照研究.1997,38(5):283.

[26] 江小青,彭大为,吴惠时.妙用细辛[J].中国民间疗法,1996(2):49.

[27] 伊春有.麻黄附子细辛汤加味治疗过敏性鼻炎100例[J].吉林中医药,2003,23(4):4.

[28] 宋书仪,周小平.通窍鼻炎汤治疗慢性单纯性鼻炎50例[J].陕西中医,2006,27(1):69.

[29] 尹毅.巴戟天吴茱萸细辛敷脐治阳萎[J].交通医学,2000,14(4):425.

[30] 冷长春,郭论.细辛韭子茶治疗阳痿17例[J].中国民间疗法,1999(4):23.

[31] 裴景堂,张宛玉.五倍子细辛配治疗早泄的临床观察[J].中国男科学杂志,2008,22(12):64.

[32] 赵娟,刘华.细辛敷脐治疗口腔溃疡16例[J].河南中医,2006,26(11):22.

[33] 王燕.玉女煎加细辛治疗口腔溃疡52例[J].浙江中医杂志,2009,44(3):183.

[34] 李永青.当归细辛擦剂防治高原冻疮76例临床观察[J].四川中医,2010,28(8):103.

[35] 王庆琛,李雪莲.细辛膏外敷治疗小儿腹痛135例[J].中国民间疗法,1999(2):20-21.

[36] 刘喜新,王宪波.重剂细辛治疗五更泻31例报告[J].黄河医学,1994,3(2):82.

[37] 周祯梓,李军,陈泽滨,等.细辛散剂半数致死量的测定[J].湖北中医杂志,2003,25(10):52-53.

[38] 李仪奎,胡月鹃.细辛挥发油的毒性及对家兔脑电活动的影响.中国药理学通报,1986,2(4):24-27.

[39] 陈桂苍.细辛用量琐谈[J].时珍国药研究,1997,8(2):186.

[40] 李仪奎,姜名瑛.中药药理学[M].北京:中国中医药出版社,1992:113.

[41] 周祯祥,杨伟峰,陈泽滨,等.细辛散剂对小鼠重要脏器的病理学影响[J].中医药学刊,2004,22(5):847,885.

[42] 周祯祥,李军,陈泽滨,等.细辛散剂对家兔呼吸运动及膈神经电活动的影响[J].湖北中医杂志,2005,27(4):3-5.

[43] 周祯祥,戴王强,陈泽滨,等.细辛散剂对大鼠下丘脑乙酰胆碱酯酶和络氨酸羟化酶的影响[J].湖北中医杂志,2006,28(5):3-4.

[44] 杨伟峰,周祯祥,陈泽滨,等.细辛含药血清对SD大鼠DRG神经元INa的影响[J].广西中医学院学报,2006,9(4):3-7.

[45] 杨志军,邓毅,王昕,等.北细辛及复方对小鼠肝脏组织中SOD活性、OFR含量影响的实验研究[J].中医研究,2005,18(11):16-17.

[46] 李晶晶,杨伟峰,周祯祥,等.细辛的长期毒性研究[J].湖北中医学院学报,2008,10(1):5-7.

[47] 海明霞,刘家骏,黄世佐.单叶细辛对家兔肾功能的影响[J].中西医结合学报,2004,2(3):199-202.

[48] 徐军,胡月娟.纪绿屏.细辛油的血管平滑肌作用及突变作用研究[J].中成药,1992,14(12):

322-323.

[49] 高渌纹.实用有毒中药临床手册[M].北京:学苑出版社,1993:194.

紫苏　Zisu

（附：紫苏梗）

【别名】苏叶(《本草经集注》),紫苏叶。

【来源】紫苏,始载于《本草经集注》。苏同稣,舒畅也,因其色紫或绿紫,功可调畅气机,故名。为唇形科植物紫苏 *Perilla frutescens*(L.)Britt. 的干燥叶(或带嫩枝)。主产于江苏江宁、高淳、苏州,浙江新昌、嵊县,河北安国,河南洛阳。多为野生,亦有栽培品种。

【采收炮制】9月上旬(白露前后)枝叶茂盛花序刚长出时采收,置通风处阴干,然后将叶子采下,入药。

【商品规格】商品分为皱紫苏和尖紫苏两种,皱紫苏又有野生和栽培两种,尖紫苏为野生品种。均为统装,一般不分等级。以叶大、色紫、不碎、香气浓、无枝梗者为佳。

按《中国药典》(2010年版一部)规定:本品含挥发油不得少于0.40%(ml/g)。

【药性】辛,温。归肺、脾经。

【功效】解表散寒,行气和胃,安胎。

【应用】

1. 风寒感冒　本品味辛气香,可疏表解肌,祛散外邪,药性温和不偏,善治四时感冒,不论寒热。若感受风、寒、暑、湿之外邪,发热恶寒,鼻塞流涕,头痛身疼者,常与川芎、苍术、香附等同用,如《卫生宝鉴补遗》芎术香苏散;若四时感冒,恶寒发热,头痛鼻塞,吐利腹痛者,常与陈皮、香薷、厚朴等同用,如《世医得效方》二香散;若感受风邪,恶寒发热,胸满头痛者,常与前胡、桔梗、陈皮等同用,如《证治汇补》川芎饮;若伤寒夹湿,头重身痛,恶寒项强,身热不著者,常与羌活、白芷、防风、茯苓等同用,如《重订通俗伤寒论》苏羌达表汤;若感受凉燥,恶寒发热,口鼻干燥,咽痛音哑者,常与杏仁、桔梗、半夏、前胡等同用,如《温病条辨》杏苏散。本品解表重在解肌,无过汗伤人之虞,又辛香透达气机,调气行滞,故虚人外感、妊娠外感、外感兼湿阻气滞者,亦可用之。若虚人外感,内伤痰饮,恶寒发热,头痛胸闷,短气乏力,痰白量多者,常与葛根、前胡、半夏、人参等同用,如《太平惠民和剂局方》参苏饮;若外感风寒,内伤气滞,恶寒头痛,胸胁胀闷,咳嗽上气者,常与香附、陈皮、炙甘草同用,如《太平惠民和剂局方》香苏散;若妊娠伤寒,胎气被遏,寒热头痛,腹胀胸闷者,常与香附、陈皮、豆豉等同用,如《重订通俗伤寒论》香苏葱豉汤;若妊娠伤暑感冒,头痛鼻塞,呕吐泄利者,常与藿香、陈皮、砂仁等同用,如《医略六书》加味香苏散。

2. 麻疹瘟疫,瘴气疟疾　本品疏表解肌,辛香达郁,辟秽化浊,善治时疫温病,疏散外邪。若时气瘟疫,头痛发热,恶寒无汗,咳嗽咽痛,鼻塞声重者,常与麻黄、升麻、葛根、白芷等同用,如《太平惠民和剂局方》十神汤;或麻疹初起,寒热清涕,体痛头疼,咳嗽声重,腮红眼赤者,常与葛根、赤芍、陈皮、枳壳、前胡等同用,如《杂病源流犀烛》苏葛汤;若冒受瘴气,头疼身热,饮食不化,呕吐泄泻者,常与陈皮、苍术、香薷、厚朴等同用,如《世医得效方》二香散;若脾寒疟疾,寒多热少,倦卧目合,肢冷腹痛者,常与草果、白芷、高良姜等同用,如《太平惠民和剂局方》草果饮;若小儿伤寒失治,邪陷少阳,再传于脾,发为疟疾,见往来寒热,胸胁胀满,口苦咽干者,常与柴胡、半夏、青皮、川芎等同用,如《丹台玉案》疏脾饮;若久疟不愈,胁下痞块,胀闷不舒,发时寒热往来,口苦咽干者,常与苍术、桔梗、茯苓、桂心、青皮等同用,如《三因极一病证方论》老疟饮。

3. 胸闷呕吐，气逆咳喘　本品辛香舒郁，利气开结，善治气滞气逆的多种病证。若妇人情志失和，气滞经络，手足不遂，常与陈皮、香附、川芎、桂心等同用，如《万病回春》开结舒经汤；若肝郁气滞，痰气交阻，咽中异物，吞吐不利，忧郁急躁，名梅核气者，常与半夏、厚朴、茯苓等同用，如《金匮要略》半夏厚朴汤、《太平惠民和剂局方》四七汤；若木郁克土，肠胃不和，吐利交作，恶寒发热，眩晕胸痞者，常与半夏、桂枝、陈皮、白芍等同用，如《三因极一病证方论》七气汤；若小儿肠胃气机紊乱，消化不良，呕吐泄泻，小便不利，肚腹胀痛，常与木香、藿香、白术、砂仁、神曲等同用，如《全国中药成药处方集》(天津方)小儿四症丸；若妇人气滞诸痛，胸胁胀痛，腹中结块刺痛，月经不调，先后不定期，行经腹痛者，常与乌药、香附、陈皮、干姜同用，如《医学纲目》引刘河间方正气天香散。紫苏除治疗上述气郁气滞证外，还可通过开郁散结而治疗气逆之证。若心气郁滞，痰涎凝结，痰气上攻，惊悸不安者，常与茯神、远志、厚朴、半夏同用，如《仁斋直指方》加味四七汤；若肺逆暴嗽，咳声不绝，痰少或无者，常与阿胶、乌梅、杏仁等同用，如《朱氏集验方》一服散；若伤寒咳嗽，寒热头痛，痰少或干咳，鼻塞流涕者，常与麻黄、杏仁、炙甘草同用，如《圣济总录》柴苏汤；若咳嗽不得卧者，常与人参、陈皮、五味子同用，如《御药院方》青龙散；若咳嗽短气，唾涕稠厚，发无定时者，常与贝母、紫菀、葶苈子等同用，如《外台秘要》引《延年方》紫苏饮；若喘病日久，秋冬加重者，常与大腹子、桑白皮、麻黄等同用，如《苏沈良方》九宝散；若胃寒气逆，呃逆不止者，常与沉香、白豆蔻同用，如《医学入门》三香散；若胃热呕恶，常与黄连同用，如《湿热病》苏叶黄连汤；若湿浊中阻，气逆呕吐，头胀体重，脘闷不舒者，常与藿香、陈皮、半夏、茯苓同用，如《症因脉治》香苏平胃散；若妇人产后，心气攻痛，胃脘割痛刺痛，额上冷汗者，常与延胡索、小茴香、香附等同用，如《证治准绳》七气手拈散；若脚气上攻，胸腹满闷，常与大腹皮、木香、槟榔、木瓜等同用，如《太平惠民和剂局方》三和散。

4. 妊娠恶阻，胎动不安　紫苏长于理气，善治妊娠气滞诸证，为理气安胎的良药。若妊娠气滞，恶心呕吐，饮食不下者，常与茯苓、枳壳、黄芩、陈皮等同用，如《济阴纲目》陈皮半夏汤；若气虚而滞，胎漏下血，胎动不安者，常与白术、人参、当归等同用，如《胎产指南》补中安胎饮；若胎气上通，胸膈胀满疼痛，发为子悬者，常与陈皮、人参、大腹皮、川芎等同用，如《普济本事方》紫苏饮。

5. 水肿脚气，口渴尿少　气行水行，气滞水聚，紫苏善于调节气机，使气行通畅则水运复常，从而消除水肿尿少之症。若水湿下注，脚气胫肿，麻木不仁，沉重疼痛者，常与大腹皮、木瓜、木香、羌活等同用，如《类证活人书》木瓜散、《朱氏集验方》鸡鸣散；若水肿喘满，转侧不利，不得平卧，尿少者，常与泽泻、茯苓、槟榔等同用，如《普济方》引德生堂方导水茯苓汤；若风水毒气，遍身肿满者，常与桑白皮、猪苓、木通同用，如《太平圣惠方》楮白皮散；若气虚水肿，小便赤涩，气少肢重者，常与防己、木通、陈皮同用，如《卫生宝鉴》香苏散；若妊娠脾虚，水湿不布，下肢浮肿，腹满肠鸣，小便不利者，常与防己、木香、桑白皮、茯苓同用，如《郑氏家传女科万金方》防己汤；若寒湿下注，带下量多，脘腹痞满者，常与白芷、石菖蒲、木香、茯苓等同用，如《中医妇科治疗学》加味四七汤；若患消渴后，遍身浮肿，心膈不利者，常与桑白皮、大腹皮、木香等同用，如《太平圣惠方》紫苏散。紫苏还能通过理气以引津上承，并引清阳之气上升。若津伤烦渴，常与乌梅、木瓜、人参等同用，如《御药院方》水葫芦丸；若从高处坠下，神昏不醒，常与乳香、没药、当归、桃仁等同用，如《辨证录》苏气汤。

【用法用量】 内服：煎汤，5～10g。外用：适量捣敷或煎水洗。

【使用注意】 不宜久煎。

【药论】

1.《本草纲目》:"紫苏,近世要药也。其味辛,入气分,其色紫,入血分。故同橘皮、砂仁,则行气安胎;同藿香、乌药,则温中止痛;同香附、麻黄,则发汗解肌;同芎䓖、当归,则和血、散血;同木瓜、厚朴,则散湿解暑,治霍乱脚气;同桔梗、枳壳,则利膈宽肠;同杏仁、莱菔子,则消痰定喘。"

2.《药品化义》:"紫苏叶,为发生之物。辛温能散,气薄能通,味薄发泄,专解肌发表,疗伤风伤寒,及疟疾初起,外感霍乱,湿热脚气,凡属表症,放邪气出路之要药也。丹溪治春分后湿热病,头痛身热,脊强目痛,鼻干口渴,每以此同葛根、白芷,入六神通解散,助其威风,发汗解肌,其病如扫。取其辛香,以治抑郁之气,停滞胸膈,入分心气饮,开心膈郁热神妙。如寒滞腹痛,火滞痢疾,湿滞泄泻,少佐二三分,从内略为疏表解肌最为妥当。参苏饮治虚人感冒风寒,方中一补一散,良有深意。如不遵其义,减去人参,或服之不应,或邪未散而正气先虚。"

3.《本草乘雅半偈》:"(紫苏)致新推陈之宣剂,轻剂也。故主气下者,可使之宣发,气上者,可使之宣摄。"

【现代研究】

(一)化学成分

紫苏种子、叶和梗都含有挥发油。紫苏全草含挥发油约 0.5%,内含紫苏醛约 55%,左旋柠檬烯 20%～30%及 α-蒎烯少量。叶的挥发油中含异白苏烯酮等。另外还含异戊基-3-呋喃甲酮,β-蒎烯,L-芳樟醇,莰烯,薄荷醇,薄荷酮,紫苏醇,二氢紫苏醇,丁香油酚。此外,叶中还有紫苏酮,β-去氢香薷酮,三甲氧基苯丙烯,紫苏红色素,精氨酸,矢车菊素-3-(6-对香豆酰-β-D-葡萄糖苷)5-β-D-葡萄糖苷,以及铜、铬、锌、镍、铁等微量元素。

(二)药理作用

1. 抑菌作用　本品对葡萄球菌、大肠杆菌、痢疾杆菌有抑制作用;香薷酮为广谱抗生素,其油对葡萄球菌、链球菌、伤寒杆菌、痢疾杆菌、白喉杆菌、脑膜炎双球菌、卡他球菌、流感病毒及白色念珠菌均有不同程度的抑制作用。紫苏油对接种和自然污染的真菌抑制力明显优于羟苯乙酯(尼泊金乙酯)[1]。

2. 解热作用　本品水提物和挥发油均有一定解热作用,经口给药对过期伤寒副伤寒菌苗致热家兔有显著的解热作用,且略强于阿司匹林[2]。

3. 抗炎作用　紫苏总黄酮具有明显的抗炎作用,能显著降低小鼠毛细血管通透性,抑制二甲苯致小鼠耳肿胀,减轻大鼠肉芽肿,抑制气囊渗出液中蛋白质量和白细胞数,降低渗出液中 MDA 和 NO 的量,降低血清中 IL-6 和 TNF-α 的量。其抗炎作用可能与其降低血管通透性、抑制 IL-6 和 TNF-α 等炎症介质生成及增强清除氧自由基、抗脂质过氧化能力有关[3]。

4. 对消化系统的影响　紫苏梗对胃肠动力障碍模型鼠结肠环形肌条收缩运动具有明显的兴奋作用,而对正常鼠结肠收缩运动无兴奋作用[4]。

5. 对生殖系统的影响　本品有安胎作用,其用于治疗先兆流产及安胎的机理同于孕酮。采用碳酸酐酶活性比色测定法,对 80 只小鼠进行紫苏梗和孕酮对其子宫内膜酶活性效应的测定,结果发现紫苏梗和孕酮具有相同的作用,都能激发动物子宫内膜酶活性增长,且存在量效关系[5]。

6. 抗氧化作用　紫苏75%乙醇和50%丙酮提取物均具有良好的抗氧化活性，其中总黄酮、原花色素含量与其抗氧化能力之间呈正相关[6]。

7. 对血流变的影响　紫苏不同部位水提物都能显著降低低切时($10s^{-1}$)的全血黏度、红细胞聚集指数和红细胞电泳指数，降低低切时的全血还原黏度；苏叶、苏梗水提物能显著降低红细胞变形指数[7]。

(三) 临床报道

1. 治疗咳喘　陈氏拟苏前芦鱼汤(苏叶、前胡、白僵蚕各5～9g，芦根、鱼腥草各9～10g，桔梗3～6g)[8]，辨证加减，治疗小儿咳嗽50例，治愈45例，好转3例，无效2例，治愈好转率96%；朱氏拟苏杏汤(苏叶6g、杏仁5g、桔梗5g、枳壳5g、川贝5g、法夏3g、陈皮5g、茯苓6g、板蓝根8g、甘草6g)，辨证加减，治疗小儿咳喘128例，治愈86例，好转35例，无效7例，总有效率94.5%[9]；以苏香乌龙汤合军芩散(苏叶、香附、乌梅、地龙、炙麻黄、葶苈子、杏仁、车前子煎服，军芩散用于外治)治疗小儿哮喘100例，显效68例，有效32例，总有效率100%[10]。

2. 治疗呕吐　吴氏拟平呕汤(柴胡、黄芩、半夏、苏梗、厚朴各10g，竹茹、杏仁、蔻仁、白芷各10g)，辨证加减，治疗呕吐289例，显效243例，好转37例，无效9例，总有效率96.9%[11]。王氏拟方分型治疗妊娠恶阻120例，其中阴阳失调型处方：桂枝、芥穗、黄芩、苏梗各9g，白芍、党参各15g，白术12g，生草6g，生姜3片，大枣6枚；肝胃不和型处方：苏叶10g，黄连5g、陈皮、半夏、茯苓、白芍、白术、乌梅各12g，防风、生草各6g；脾气虚弱型处方：半夏、苏叶、黄芩、竹茹、生草各10g，兼虚热者可用橘皮竹茹汤加麦冬、半夏、玄参各10g，另两型：痰阻中焦、气阴两虚型处方未用紫苏，结果前三型治愈、好转率100%[12]。

3. 治疗出血症　用单味紫苏制成紫苏止血纸、紫苏止血纱布、紫苏注射液、紫苏止血粉，用于多种出血症。紫苏止血纸对宫颈糜烂、宫颈息肉摘除及宫颈活检取材的创面出血治疗76例，用药半小时内全部止血，其中用药10分钟内止血50例；紫苏止血纱布用于高锰酸钾药片灼伤阴道出血不止6例，治愈率100%；紫苏注射液用于月经过多或功能失调性子宫出血4例，均于注射后3～4小时内出血量减少，第3日停止出血；紫苏止血粉用于宫颈癌后期出血2例，均于15分钟后停止出血；紫苏止血纱布和紫苏注射液配合应用，治疗鼻血不止26例，均于10～20分钟内止血；紫苏止血粉用于拔牙后出血，均在10～30分钟内止血；紫苏止血粉用于刀伤出血，均在2～5分钟内止血，用于骨科手术后截肢后骨断面渗血，均于5～8分钟内停止出血，可代替骨蜡，使用方便且无异物残留[13]。

4. 治疗过敏性鼻炎　富含迷迭香酸的紫苏提取物片剂口服，能有效改善轻度季节性过敏性鼻炎，该作用至少部分地通过阻止过敏性免疫球蛋白反应和多形核白细胞浸润到鼻腔而产生[14]。

5. 治疗急性荨麻疹　取新鲜樟树叶和新鲜紫苏叶各500g，煎汤熏洗，治疗22例急性荨麻疹，治愈18例，好转4例，总有效率100%[15]。

(四) 不良反应

毒性反应：对小鼠一次性灌胃紫苏叶挥发油4.0、3.4、2.9、2.46、2.0g/kg，给药后均出现明显毒性反应。小鼠出现精神委靡、毛发蓬松、活动减少、体重减轻等现象，剂量越高出现越早，症状越明显；第一天除最小剂量外均开始出现死亡，未见性别差异。LD_{50}为3.10g/kg(可信限为2.83～3.39g/kg)[16]。

参考文献

[1] 张子扬，苏崇贤，陈定强. 紫苏油、桂皮油与常用防腐剂抑菌力的比较[J]. 中国中药杂志，1990(2)：31-35.

[2] 王静珍，陶上乘，邢永春，等. 紫苏与白苏药理作用的研究[J]. 中国中药杂志，1997，22(1)：48-52.

[3] 郎玉英，张琦. 紫苏总黄酮的抗炎作用研究[J]. 中草药，2010，41(5)：791-794.

[4] 刘蓉，唐方. 紫苏梗对大鼠离体结肠平滑肌条运动的影响[J]. 中国现代医药杂志，2007，9(1)：28-29.

[5] 王惠玲，肖明，冯立新. 紫苏梗、孕酮对子宫内膜酶活性效应的比较试验[J]. 西安交通大学学报：医学版，1990，11(2)：121-124.

[6] 冯蓉洁，吕佩惠，盛振华，等. 紫苏提取物抗氧化活性及酚性成分的研究[J]. 时珍国医国药，2009，20(5)：1165-1167.

[7] 徐在品，邓小燕，门吉英，等. 紫苏不同部位提取物对大鼠血液流变性的影响[J]. 生物医学工程学杂志，2006，23(4)：762-765.

[8] 陈纪铣. 苏前芦鱼汤治疗小儿咳嗽 50 例疗效观察[J]. 实用中医药杂志，1993，9(3)：18-19.

[9] 朱太平. 自拟苏杏汤治疗小儿咳嗽 128 例[J]. 湖南中医杂志，1993，9(3)：32-33.

[10] 朱杰. 苏香乌龙汤合军芩散治疗小儿哮喘 100 例[J]. 实用中医药杂志，1994(2)：8.

[11] 吴军. 呕汤治疗呕吐[J]. 四川中医，1993(6)：33.

[12] 王光辉. 辨治妊娠恶阻 120 例疗效分析[J]. 四川中医，1993(3)：40-41.

[13] 朱南京，赵子文. 系列“紫苏止血剂”的临床应用[J]. 江苏中医，1992，13(2)：34-35.

[14] 张学梅. 用富含迷迭香酸的紫苏提取物治疗季节性过敏性鼻炎[J]. 国外医药：植物药分册，2005，20(3)：131-132.

[15] 陈细定，廖华. 樟树叶与紫苏叶水煎剂外洗治疗急性荨麻疹疗效观察[J]. 湖北中医杂志，2007，29(10)：41.

[16] 文莉. 湖北紫苏叶挥发油的小鼠急性毒性试验[J]. 中国药师，2006，9(11)：1034-1035.

附：紫苏梗

为唇形科植物紫苏 *Perilla frutescens*(L.)Britt. 的干燥茎。辛，微温。归肺、脾经。具有理气宽中，止痛，安胎功效，用治气郁、食滞所致胸膈痞闷，胃脘疼痛，嗳气呕吐，胎动不安。煎服，5～10g。

荆芥　Jingjie

【别名】假苏、鼠蓂(《神农本草经》)，鼠实、姜芥(《吴普本草》)，稳齿草(《滇南本草》)，四棱杆蒿(《中药志》)，线芥(湖南)。

【来源】始载于(《神农本草经》)，列为中品。历代本草均有记载。因其果似荆而子辛香似芥，故名。为唇形科植物荆芥 *Schizonepeta tenuifolia* Briq. 的干燥地上部分。主产于江苏江都、扬州、泰兴，浙江萧山、杭州，江西吉安、吉水，河北安国、易县、唐县，湖北秭归，湖南邵东、平江。栽培及野生品种均有。

【采收炮制】秋季花开穗绿时割取地上部分，晒干。亦可先单独摘取花穗，再割取茎枝，分别晒干，前者称荆芥穗，后者称荆芥。切段入药为生品，文火微炒为炒荆芥，武火炒黑存性，少喷清水，取出晒干为荆芥炭。

【商品规格】商品有荆芥全草、荆芥梗、荆芥穗三种。均为统装，一般不分等级，以浅紫色、茎细、穗多而密者为佳。

按《中国药典》(2010 年版一部)规定：本品含挥发油不得少于 0.60%(ml/mg)；按干燥

品计划，含胡薄荷酮($C_{10}H_{16}O$)不得少于0.020%。

【药性】辛，微温。入肺、肝经。

【功效】解表散风，透疹，消疮，止血。

【应用】

1. 外感表证 荆芥辛而微温，宣透外邪，由于微温而不烈，药性平和，故风寒感冒与风热感冒、风温初起均为适应证。若外感风寒，恶风发热，有汗出者，常与防风、葛根同用，如《症因脉治》防风汤；若外感风寒夹湿，体重肢痛，项背拘急，头目不清，鼻塞声重者，常与苍术、甘草同用，如《百一选方》冲和散；若风热袭表，上扰头目，鼻塞咽干，昏眩烦闷者，常与天花粉、砂仁、薄荷等同用，如《太平惠民和剂局方》薄荷汤；若风热外郁，搏于肌肤，皮肤疼痛，或痒痛相间，常与薄荷、桔梗、当归等同用，如《杂病源流犀烛》上清散；若风热外袭，里有蕴热，表里俱实，憎寒壮热，面红目赤，咽喉不利，大便秘结，小便短赤者，常与防风、连翘、石膏、大黄等同用，如《宣明论方》防风通圣散；若外感风寒或风热之邪，咳嗽痰少，头目不清，咽干音哑，项背强硬，肌肤不仁者，常与麻黄、细辛、桔梗、通草、人参等同用，如《重订严氏济生方》人参荆芥散；若温病初起，发热微恶寒，头痛口渴，咳嗽咽痛者，常与薄荷、牛蒡子、竹叶、桔梗等同用，如《温病条辨》银翘散；若妊娠阴虚，外感温邪，发热头痛，脉浮数者，常与生地、豆豉、连翘等同用，如《医略六书》加减黑膏汤；若五劳七伤，四时伤寒，山岚瘴疟，时行疫疠，恶寒发热，心烦口干，头疼腰酸，背强身痛者，常与地骨皮、前胡、苍术、麻黄、石膏等同用，如《太平惠民和剂局方》劫劳散。

2. 痘痧斑疹，透发不畅 荆芥辛温透散，可散表邪，透里邪，治疗风邪外郁，里邪不透的痘痧斑疹发而不畅之证。若风邪壅滞肌肤，欲发痘疹，恶寒发热，头痛无汗者，常用本品配羌活、独活、防风等同用，如《景岳全书》十三味羌活散；若痘与斑杂而出，全身密布水疱，大小不一，甚至融合成片，颜色紫红，高热烦躁者，常与玄参、蝉蜕、连翘等同用，如《张氏医通》化斑汤；若麻疹欲出，壮热憎寒，腮红目赤，咳嗽烦渴者，常与紫草、桔梗、葛根、升麻、天花粉同用，如《幼科折衷》开豁腠理汤；若麻疹为风寒所遏，出而又没者，常与鼠粘子、防风、甘草同用，如《类证活人书》鼠粘子汤；若痧疹不畅，咳喘烦乱，咽喉肿痛者，常与竹叶、柽柳、牛蒡子、薄荷等同用，如《先醒斋医学广笔记》竹叶柳蒡汤；若小儿疮疹未匀，透发不畅，壮热狂躁，咽膈壅塞，大便秘结者，常与牛蒡子、炙甘草等同用，如《太平惠民和剂局方》消毒散。

3. 痈肿疮疡，损伤痹痛 荆芥辛温理气，可促进血行，从而使结肿消散，疼痛解除，故常用于治疗痈肿疮疡，跌打损伤，风湿痹痛等病证。若疮疡初起，兼有表证，恶寒发热，局部红肿热痛者，常与防风、独活、羌活、枳壳、前胡、川芎等同用，如《摄生众妙方》荆防败毒散；若痈毒初期，局部红肿热痛者，常与白芷、连翘、天花粉、牛蒡子等同用，如《医学心悟》卫生汤；若疔疮肿痛，根深坚硬者，常与川芎、当归、乌药、升麻等同用，如《秘传外科方》引世安治疗法当归散；若感受疫邪，热毒壅滞头面，发为大头瘟证，颜面红肿焮痛，壮热憎寒，头痛烦躁，羞明多泪，目合难开，咽喉肿痛，语音不利者，常与连翘、射干、柴胡、黄芩、白芷等同用，如《伤寒六书》芩连消毒汤；若乳房结肿疼痛，伴寒热往来，烦躁口渴者，常与蒲公英、天花粉、皂角刺等同用，如《医宗金鉴》荆防牛蒡汤；若阴茎生疮，外皮肿胀，及杨梅疳，常与皂角子、肥皂子、白僵蚕、金银花、土茯苓同用，如《外科大成》二子消毒散；若跌打损伤，风湿痹痛，关节或肢节肿胀疼痛，皮肤颜色青紫或如常，常与川芎、当归、丹皮、苦参等同用，如《医宗金鉴》八仙逍遥汤；若湿毒脚气，下肢肿痛，表皮破溃，色紫黯者，常与羌活、附子、没药、麝香等同用，如《鸡峰普济方》天麻地龙丸。

4. 吐衄发斑，崩漏下血 《本草汇言》云："荆芥，轻扬之剂，散风清血之药也。"可理顺气机，引清阳之气上升，因而对血不归经，气机逆乱的多种出血症有效，炒炭后止血作用更强，广泛用于吐血、牙宣出血、皮下出血、便血、尿血、痔疮出血、崩漏下血等病证。若胃热灼伤血络，吐血色紫黯，呕吐物中夹有食物残渣，发热漱水者，常与生地同用，如《辨证录》黄荆汤；若牙龈肿痛，齿缝渗血，血色鲜红者，常与槐花同用，如《仁斋直指方》荆槐散；若血热搏于肌肤，引发皮下出血，见斑色鲜红或紫黯者，常与生地、麦冬、玄参同用，如《石室秘录》引血归经汤；若肠风下血，血在粪前，血色鲜红者，常与生地、槐角、枳壳、侧柏叶等同用，如《重订严氏济生方》加减四物汤；若小儿热痢，便下鲜血，腹痛发热，常与槐花、侧柏叶、黄连、枳壳等同用，如《幼科指南心法》清血丸；若痔疮出血，常与地榆、槐角、胡黄连、阿胶等同用，如《外科启玄》脏连丸、《仁斋直指方》芎归丸；若膀胱热盛，或心火下移，溺下纯为鲜血，少腹拘急，口干而渴者，常与赤芍、生地、阿胶、丹皮等同用，如《医略六书》加减黑逍遥散；若产后血亏气虚，气不摄血，崩漏下血者，常与黄芪、白术、陈皮、人参、升麻等同用，如《傅青主女科》升举大补汤。

5. 瘾疹瘙痒，疥癣麻风 本品味辛能散，可驱风止痒，治疗风疹、湿疹、疥疮、癣疾、麻风及头屑、白癜风等多种皮肤病。若外感风邪，皮肉不仁，眼涩鼻塞，瘾疹瘙痒，时隐时现，遇风加重者，常与人参、羌活、防风、白僵蚕、陈皮等同用，如《卫生宝鉴》人参消风散；若血瘀兼风，皮肤瘙痒，局部增厚，久不能愈者，常与麻黄、防风、薄荷、桃仁、赤芍等同用，如《古今名方》引山西中医学院方永安止痒汤；若杨梅毒伏，溃不能愈，手足心皮肤干枯，筋骨疼痛，起风块者，常与黄连、黄柏、苦参、蛇床子等同用，如《寿世保元》千里光明汤；若风湿凝聚，气血失养，发鹅掌风，掌心生小水疱，瘙痒，继而疱破起屑，久之皮肤粗糙变厚者，常与白僵蚕、全蝎、何首乌、枸杞子等同用，如《疡医大全》小枣丹；若疥虫感染，患部瘙痒不堪，随抓痕患部面积扩大，甚至肿红流脓水者，常与防风、黄芪、当归、白蒺藜等同用，如《重订严氏济生方》当归饮子；若麻风手足溃烂，眉脱鼻塌者，常与苦参同用，如《太平惠民和剂局方》苦参丸；若风湿郁结头皮，瘙痒起屑，垢腻片厚者，常与当归、白芷、黑丑、威灵仙等同用，如《扶寿精方》神梭散；若气血不足，风湿相搏，皮肤生白癜风，患处退色，周围色深，患部时有瘙痒，有细小鳞屑者，常与何首乌、苍术、苦参等同用，如《瑞竹堂经验方》追风丸。

6. 头痛目赤，耳肿咽哑 本品乃辛散轻扬之剂，可上行于头面，疏散外邪，用于头痛目赤、耳肿咽哑之证。若风邪头痛，休作无时，常与川芎、薄荷、防风等同用，如《太平惠民和剂局方》川芎茶调散；若风热头痛，发热面赤，心烦口渴者，常与石膏、连翘、黄芩等同用，如《仙拈集》风热散、《医学入门》川芎石膏散；若偏正头痛，常与细辛、槐花、茵陈、菊花等同用，如《卫生宝鉴》川芎散；若头痛连及眉眼，常与川芎、赤芍、薄荷、郁金等同用，如《御药院方》上清散；若血虚受风，清阳不升，头部绵绵作痛，遇劳遇风则发者，常在当归、香附、生地等补血药中配少量荆芥，一则祛风，二则升发清阳之气；若妇人产后气血不足，风邪入脑头痛，常与川芎、当归、秦艽等同用，如《明医指掌》秦艽丸。若咽喉肿痛，口舌生疮，痰涎壅盛者，常与栀子、玄参、牛蒡子、硼砂等同用，如《太平惠民和剂局方》玉屑无忧散；若麻疹咽肿，咳嗽声瘖者，常与鼠粘子、射干等同用，如《张氏医通》射干消毒饮；若心火亢盛，大眦赤脉传睛，目涩多泪，心胸烦乱者，常与黄连、当归、赤芍、栀子同用，如《银海精微》七宝洗心散；若肝热目赤，口苦眩晕者，常与栀子、大黄等同用，如《银海精微》泄肝散；若两目红赤，睑缘湿烂者，常与黄芩、菊花、苍术等同用内服，如《银海精微》小菊花膏丸，亦可与五倍子、苦参、铜绿共制成膏外用，如《外科证治全书》万金膏；若目生翳障，隐涩昏花，常与菊花、木贼、川椒、楮实子同用，如《卫生宝鉴》五秀重明丸；若脾受风热，倒眼流泪，目合难开，渐生翳膜，久不能愈者，常与蝉蜕、蛇蜕、蚕蜕、猪蹄蜕等同用，如《世医得效方》五退散；若血灌瞳仁，恶血不散，失明烦躁者，常与槐花、龙胆草、当归、生地等同用，如《证治准绳》分珠散；若风冷牙疼，遇寒加重者，常与盐麸子、荜茇等同用，如《普济方》引《德生堂方》立住散；若风火牙疼，遇热痛剧者，常与石膏、升麻、薄荷等同用，如《外科证治全书》牙疼饮。若耳道肿痛，鼻渊涕浊者，常与柴胡、枳壳、桔梗、连翘等同用，如《万病回春》荆芥连翘汤。

7. 中风惊痫，产后血晕　本品辛温入肝，可调畅肝气，治疗肝郁肝风之证。若脾虚肝郁，湿浊下注，带下清稀，便溏乏力者，常与白术、山药、苍术、陈皮同用，如《傅青主女科》完带汤；若肝气郁滞，经期先后不定，行经腹痛、血色紫黯者，常与白芍、当归、柴胡等同用，如《傅青主女科》定经汤；若肝经风动，惊痫抽搐，双目上视，口角流涎者，常与麝香、天麻、乌蛇、全蝎、白僵蚕等同用，如《幼幼新书》天乌散；若小儿惊痫，常与白矾同用，如《丹溪心法》三痫丸；若经络气血空虚，中风偏枯、暴瘖不语者，常与羌活、天麻、防风、白附子等同用，如《宣明论方》防风天麻散；若中风舌强，语言蹇涩，常与雄黄同用，如《普济方》引《肘后方》正舌散；若妇人产后，血虚风动，眩晕搐搦者，常与人参、当归、黄芪、熟地等同用，如《古今医鉴》更生散，亦可再加生姜炭止血救急，如《傅青主女科》补气解晕汤，或只用荆芥一味，如《妇人大全良方》愈风散。

8. 二便不利，咳喘气逆　虽然荆芥一直被认为主升主散，不主收降，但历代名医又多用本品治便秘、癃闭、咳喘等病证，取其升清降浊也。若内有积热，小便不利者，常与木通、地骨皮、桑白皮等同用，如《仁斋直指方》木通散；若新久癃闭，小腹急痛，肛门肿痛者，常与大黄同用，如《宣明论方》倒换散；若大便秘涩，数日不通，腹胀不舒者，常与麻仁、桃仁、芝麻同用，如《杨氏家藏方》润肠汤；若久咳气虚，咽哑面浮者，常与诃子、百药煎同用，如《医方考》劫嗽丸；若咳嗽咽痒，无论寒热，常与桔梗、紫菀、百部、白前等同用，如《医学心悟》止嗽散；若咳属风寒，头痛无汗者，常与麻黄、杏仁等同用，如《仁斋直指方》五物汤。借本品升清之力，还可用于产后宫脱自汗、消渴等病证。若产后气虚，升提无力，子宫脱垂，恶露不下，腹部刺痛者，常与磁石、蛇床子、川芎、陈皮等同用，如《古今医鉴》加减磁石散；若产生宫脱，病属湿热，口中黏腻，恶露量多，胸脘痞闷者，常与藿香叶、臭椿皮等同用，如《济阴纲目》复元汤；若肝阴不足，入夜汗出者，常与青蒿同用，如《医级》青蒿散；若消渴多饮，眼涩口燥，便闭干结者，常与熟地、黄柏、知母、当归等同用，如《兰室秘藏》当归润燥汤。

【用法用量】内服：煎汤5～10g或入丸、散剂。外用：适量捣敷、研末调敷或煎水洗。

【使用注意】表虚自汗、阴虚头痛者忌服。不宜久煎。

【药论】

1.《本草纲目》："荆芥，入足厥阴经气分，其功长于祛风邪，散瘀血，破结气，消疮毒。盖厥阴乃风木也，主血而相火寄之，故风病、血病、疮病为要药。"

2.《本草经疏》："假苏，入血分之风药也，故能发汗。其主寒热者，寒热必由邪盛而作，散邪解肌出汗，则寒热自愈。鼠瘘由热结于足少阳、阳明二经火热郁结而成，瘰疬为病亦属二经故也。生疮者，血热有湿也，凉血燥湿，疮自脱矣。破结聚气者，辛温解散之力也。下瘀血入血分，辛以散之，温以行之之功用也。痹者，风寒湿三邪之所致也，祛风燥湿散寒，则湿痹除矣。""荆芥，风药之辛温者也，主升主散，不能降亦不能收。"

3.《本草汇言》："荆芥，轻扬之剂，散风清血之药也。……凡一切风毒之证，已出未出，欲散不散之际，以荆芥之生用，可以清之。……凡一切失血之证，已止未止，欲行不行之势，以荆芥之炒黑，可以止之。大抵辛香可以散风，苦温可以清血，为血之风药也。"

【现代研究】

（一）化学成分

荆芥含挥发油1.8%，其中主要成分为右旋薄荷酮，消旋薄荷酮。此外，还有少量的右旋柠檬烯，α-蒎烯，莰烯，β-蒎烯，3-辛酮等。荆芥穗中分离出的单萜苷类有荆芥苷A、B、C、D、E和荆芥醇，荆芥二醇，黄酮类有芥黄素-7-O-葡萄糖苷，黄色黄素-7-O-葡萄糖苷，橙皮苷等。

（二）药理作用

1. 发汗作用　荆芥内酯对大鼠腹腔注射给药后1小时，能明显提高汗腺腺泡上皮细胞的空泡发生率、数密度和面密度，表明其具有显著发汗作用[1]。

2. 祛痰、平喘作用　荆芥油能直接松弛豚鼠离体气管平滑肌，最低有效浓度为1×10^{-4}g/ml。荆芥油以喷雾法和灌胃法两种途径用药对豚鼠实验性哮喘均有明显的平喘作用。并能对抗组胺、乙酰胆碱所引起的气管平滑肌收缩作用。荆芥油以腹腔注射和灌胃两种途径对小鼠给药，均能促进酚红由气道排出，表示荆芥油具有祛痰作用[2]。

3. 对血液流变学的影响　荆芥内酯类提取物对大鼠腹腔注射，能显著降低全血比黏度和红细胞的聚集性[1]。

4. 抗炎作用　荆芥煎剂及荆芥与防风混合煎剂均可明显抑制二甲苯致小鼠耳廓肿胀，荆芥可明显对抗醋酸所致炎症[3]。荆芥挥发油0.110、0.055、0.028ml/kg灌胃，对小鼠耳廓肿胀、小鼠腹腔毛细血管通透性亢进有显著的抑制作用，对角叉菜胶致大鼠足肿胀模型不同时间点均有显著抑制作用，显示荆芥挥发油对急性炎症有一定的抑制作用[4]。

5. 止血作用　荆芥炭的脂溶性提取物StE具有明显的止血作用，在一定剂量范围内，其对数剂量与小鼠的凝血和出血时间的倒数呈显著性线性相关。给小鼠腹腔注射后0.5小时，家兔灌胃后1小时即见明显止血作用，其作用维持时间分别为6小时及12小时[5]。

（三）临床报道

1. 治疗发热　采用荆芥加热水足浴按摩，治疗34例发热患儿，按摩降温效果确切，患儿易接受，疗效安全，无不良反应[6]。

2. 治疗咳嗽　采用止嗽散加味（荆芥、炙百布、炙紫菀、白前、桔梗各12g，陈皮、甘草、桂枝、炙麻黄、杏仁、川贝母、茜草各10g，生姜3片，大枣3枚）治疗顽固性咳嗽30例，治愈27例，有效7例，无效1例，总有效率96.3%[7]。

3. 治疗哮喘　采用疏风止咳汤（荆芥12g，防风12g，桔梗10g，甘草5g，枇杷叶15g，前胡15g，麻黄6g，杏仁12g，辛夷10g，苍耳子10g，紫菀12g，蝉蜕12g，僵蚕15g，旋覆花18g，白芍12g，百部10g）治疗变异性哮喘28例，治愈23例，有效4例，无效1例，总有效率96.4%[8]。以祛风平喘汤（荆芥、防风、前胡、柴胡、黄芩各10g，炙麻黄6g，当归12g，川芎、紫苏子、郁金各15g，黄芪30g，五味子、补骨脂各20g，生甘草3g）治疗支气管哮喘89例，达到临床控制35例，显效35例，有效17例，无效2例，总有效率97.75%[9]。

4. 治疗荨麻疹　采用抗荨止痒汤（黄芪21g，生地16g，丹参15g，白术、党参、蛇床子、白鲜皮、牛蒡子、苦参、防风、荆芥各10g，蝉蜕、苍术、木通、生甘草各6g）内服，治疗慢性荨麻疹30例，基本治愈16例，显效11例，进步2例，无效1例，愈显率为90%[10]。

5. 治疗痤疮　荆芥连翘汤（生地15g、荆芥、连翘、当归、白芍或赤芍、川芎、黄芩、栀子、防风、枳壳、柴胡、白芷、桔梗各10g，黄连、薄荷、甘草各6g）治疗中重度寻常性痤疮80例，痊愈33例，显效23例，有效14例，无效10例，总有效率87.5%[11]。

6. 治疗下肢溃疡　根据创面情况，常规清洗创面，除去坏死组织，中药（荆芥20g、防风

12g、白芷 12g、柴胡 6g、薄荷 12g、连翘 15g、黄芩 15g、黄连 15g、黄柏 20g、栀子 15g、生地 15g、川芎 12g、枳壳 12g、黄芪 25g、甘草 3g、当归 15g、白芍 15g、桔梗 15g)水煎浸泡，治疗下肢溃疡 26 例，治愈 16 例，好转 9 例，无效 1 例，总有效率 96.2%[12]。

7. 治疗外阴白色病变　以荆芥洗剂(荆芥、防风、苏木、艾叶、川椒、黄柏、川乌、草乌各 10g，痒甚者加苦参、蒲公英、茵陈各 9g，创面溃疡出血者加柏叶、槐米各 12g，萎缩明显者加鹿衔草、淫羊藿、覆盆子各 9g)，治疗不同类型外阴白色病变共 40 例，均获良效[13]。

8. 治疗带下病　以荆羌芷蚕汤(基本组成为荆芥、羌活、防风、僵蚕、当归各 10g，白芷 12g，白术、牛膝各 15g)治疗带下病 226 例，治愈 158 例，有效 59 例，无效 9 例，总有效率为 96.02%[14]。

9. 治疗产后血晕　马氏以荆芥穗 31g，炒至微黄，研细，每次用 6g 加童便 30ml 服，疗产后血晕 25 例，治愈 18 例，好转 5 例，无效 2 例[15]。

(四) 不良反应

本品煎剂给小鼠腹腔注射观察 7 天内的死亡情况，LD_{50} 为(39 800±1161.2)mg/kg[3]。

参 考 文 献

[1] 卢金福，张丽，冯有龙，等. 荆芥内酯类提取物对大鼠足跖汗腺及血液流变学的影响[J]. 中国药科大学学报，2002，33(6)：502-504.

[2] 卞如濂，杨秋火，任熙云，等. 荆芥油的药理研究[J]. 浙江大学学报：医学版，1981，10(5)：219-223.

[3] 李淑蓉，唐光菊. 荆芥与防风的药理作用研究[J]. 中药材，1989(6)：37-39.

[4] 解宇环，沈映君. 荆芥挥发油抗炎作用的实验研究[J]. 中国民族民间医药，2009(11)：1-2.

[5] 丁安伟，孔令东，吴皓，等. 荆芥炭提取物止血活性部位的研究[J]. 中国中药杂志，1993，18(9)：535-574.

[6] 张梅. 荆芥加热水足浴按摩对 34 例发热患儿降温效果的影响[J]. 护理研究，2010，24(2)：412-413.

[7] 张健. 止嗽散加味治疗外感顽固性咳嗽 30 例[J]. 陕西中医，2009，30(8)：955-956.

[8] 郭素芳. 疏风止咳汤治疗咳嗽变异性哮喘 56 例疗效观察[J]. 山东中医杂志，2008，27(3)：163-164.

[9] 柳慧明. 祛风平喘汤治疗支气管哮喘 89 例[J]. 陕西中医学院学报，2008，31(5)：19-20.

[10] 吴士杰. 抗荨止痒汤配合皿治林治疗慢性荨麻疹 30 例[J]. 陕西中医，2010，31(6)：705-706.

[11] 刘立. 荆芥连翘汤治疗中重度寻常性痤疮 80 例[J]. 陕西中医，2007，28(12)：1693-1694.

[12] 刘学清，曾抗，兰海梅，等. 荆芥连翘汤浸泡治疗慢性下肢溃疡 26 例疗效观察[J]. 江西中医药，2006，37(2)：33-34.

[13] 石增兰. 荆芥洗剂熏洗治疗外阴白色病变 40 例[J]. 现代医药卫生，2008，24(3)：404.

[14] 金凤平，杨茂丁. 荆羌芷蚕汤治疗带下病 226 例[J]. 陕西中医，2001，22(11)：653-654.

[15] 马自泽. 荆芥穗加童便治产后血晕 25 例[J]. 四川中医，1987(6)：35.

防风　Fangfeng

【别名】铜芸(《神农本草经》)，茴芸、茴草、百枝、蔄根、百蜚(《吴普本草》)，屏风(《名医别录》)，风肉(《药材资料汇编》)，关防风(东北)，川防风(四川)，云防风(云南)。

【来源】始载于《神农本草经》，列为上品，历代本草均有记载，其功以疗风最著，故名。为伞形科植物防风 *Saposhnikovia divaricata* (Turez.)Schischk. 的根。产于黑龙江安达、泰康、肇州、肇东、肇源，吉林洮安、镇赉，辽宁昭盟、铁岭地区，内蒙古马盟的化德、商都、兴和，山西安泽、沁源、和顺、武乡，河北张家口、承德地区者习称关防风；产于四川万县、涪陵、宜宾、泸州者习称川防风；产于云南境内者习称云防风。野生及栽培品种均有。

【采收炮制】 春、秋季将根挖出，去除杂质，先晒至八成干，捆成把后再晒干。浸润切片晒干为防风，防风片文火炒至深黄色为炒防风。

【商品规格】 商品按产地分为关防风、川防风、云防风三种。按大小粗细分1～2等，以条粗壮、皮细而紧、无毛头、断面有棕色环、中心色淡黄者为佳。一般关防风质量好。

一等：根圆柱形，表面有皱纹，顶端有毛须，表皮黄褐色或灰黄色，质松，较柔软，断面棕黄或黄白色，中间淡黄色，味微甜，根长15cm以上，芦下直径0.6cm以上。

二等：偶有分枝。芦下直径0.4cm。余同一等。

按《中国药典》（2010年版一部）规定：本品按干燥品计算，含升麻素苷（$C_{22}H_{28}O_{11}$）和5-*O*-甲基维斯阿米醇苷（$C_{22}H_{28}O_{10}$）的总量不得少于0.24%。

【药性】 辛、甘，微温。归膀胱、肝、脾经。

【功效】 祛风解表，胜湿止痛，止痉。

【应用】

1. 外感表证　防风升发能散，为治风通用，由风邪引起的表证，无论夹寒夹热或夹湿，均可由防风适当配伍，以祛散外邪，解除表证。若风寒感冒初起，恶寒发热，头疼身痛，颈项强直，鼻塞涕清者，常与荆芥、葛根同用，如《症因脉治》防风汤；若风寒之邪陷于厥阴，恶风体倦，小腹急痛，寒热往来，骨节烦疼者，常与川芎、薄荷、桂心、前胡等同用，如《三因极一病证方论》八物汤；若外伤风邪，表虚有汗，恶风脉浮缓者，常与白术、生地、羌活等同用，如《医学入门》防风冲和汤；若外感风寒湿邪，恶寒无汗，头重项强，肢体酸痛者，常与苍术、白芷、黄芩、细辛等同用，如《此事难知》引张元素方九味羌活汤；若外感风寒，内伤饮冷，恶寒无汗，肢体重痛者，常与苍术、甘草同用，如《阴证略例》神术汤；若素有伏痰，复感风寒，咳嗽痰盛，色白清稀，头痛恶呕，常与葛根、半夏、茯苓、陈皮同用，如《症因脉治》防葛二陈汤；若外感风热，鼻塞涕清、多泪目痒，头痛咽干者，常与川芎、柴胡、菊花等同用，如《普济本事方》川芎散；若内外俱热，发热恶寒，昏眩烦闷，头痛头胀，口舌生疮，尿赤涩痛者，常与川芎、当归、黄芩、寒水石、石膏等同用，如《医学入门》川芎石膏散；若风热壅盛，表里俱实，发热恶寒，头脑昏痛，二便不通，或生疮疡瘾疹者，常与荆芥、大黄、薄荷、麻黄、连翘、滑石等同用，如《宣明论方》防风通圣散；若风热壅肺，肺气不降，发为哮喘，张口抬肩者，常与桑叶、地骨皮等同用，如《症因脉治》防风泻白散；若小儿风热感冒，发热恶寒，咽喉肿痛，吞咽不利，口角流涎者，常与连翘、栀子、炙甘草同用，如《类证活人书》连翘饮。

2. 疹出不畅，皮肤瘙痒　本品辛温透发，祛风止痒，可用于透疹和治疗皮肤瘙痒证。若痘疹初出，热盛壅于血分，间有发斑，见痘疹密集，底色潮红，高热烦躁，甚至神昏谵语者，常与玄参、连翘、鼠粘子、荆芥等同用，如《张氏医通》化斑汤；若小儿正虚，痘疮顶陷，寒战咬牙者，常与人参、黄芪、厚朴同用，如《证治准绳》内托散；若皮下紫癜，缘于风热者，常与全蝎、黄柏、白花蛇头同用，如《圣济总录》除风散；若风湿外侵，周身瘙痒，脘闷不饥者，常与苦参、蛇床子、白蒺藜等同煎外洗，如《太平圣惠方》防风浴汤；若皮肤瘙痒灼热，时愈时发，属脾虚胃热者，常与金银花、黄芪、黄柏等同用，如《疮疡经验录》扶脾坚表汤；若肛周瘙痒，属大肠湿热夹风者，常与苍术、马齿苋、瓦松、侧柏叶等同用，如《医宗金鉴》却毒汤；若血瘀兼风，皮肤瘙痒，局部增厚或湿水淋漓者，常与当归、赤芍、川芎、荆芥等同用，如《古今名方》引山西中医学院方永安止痒汤；若风疹瘙痒，皮肤起风团块，遇风即发，久难治愈者，常与乌蛇、蝉蜕、金银花、连翘、荆芥等同用，如《朱仁康临床经验集》乌蛇驱风汤。

3. 痈肿疮疡，丹毒发颐　本品辛散温通，可消疮止痛，透邪外出，适用于新旧疮疡。若疮疡初起，兼有表邪，恶寒发热，局部肿痛者，常与荆芥、羌活、前胡、枳实等同用，如《摄生众妙方》荆防败毒散；若热毒炽盛，发为疮疖，局部红肿热痛者，常与赤芍、当归、皂角刺、肉桂同用，如《瑞竹堂经验方》防风当归散；若发背痈疽，脓已成者，常与赤芍、川芎、瓜蒌、白芷、金银花等同用，如《瑞竹堂经验方》内托千金散；若热郁少阳，面颊肿痛，延及耳周，烦热口苦，名发颐者，常与玄参、桔梗、薄荷等同用，如《伤寒全生集》连翘败毒饮；若发颐脓成不溃，常与连翘、升麻、川芎、牛蒡子、黄芪等同用，如《证治准绳》内托消毒散；若疮肿初生，无表证者，常与生地、细辛、川芎同用，如《外科精义》升麻溻肿汤；若恶疮年久，常与乌蛇、当归、黄丹、胡粉等共研外用，如《瑞竹堂经验方》防风当归散；若咽喉生疮，常与薄荷、荆芥、桔梗、牛蒡子同用，如《普济本事方》利膈汤；若痈疽患者，气血虚弱，脓成不溃者，常与人参、黄芪、肉桂等同用，如《重订严氏济生方》十奇散；若小儿火郁肌肤，发为丹毒，皮肤红肿焮痛，游走不定，身热气粗，啼叫抽搐者，常与犀角(水牛角代)、黄连、甘草同用，如《外科正宗》消毒犀角饮；若下焦热毒，痔疮肿痛，常与秦艽、桃仁、皂角子等同用，如《外科启玄》止痛如神汤。

4. 风湿痹证，跌打损伤　防风辛温，祛风散寒，胜湿止痛，消肿散结，常用于风湿痹证，跌打损伤，肢节肿痛诸证。若风寒湿邪，侵于筋骨关节，关节疼痛，屈伸不利者，常与草乌、川芎、羌活、白芷、白附子同用，如《宣明论方》防风天麻散；若风盛行痹，疼痛部位游走不定，常与秦艽、麻黄、葛根、桂枝同用，如《圣济总录》防风汤；若寒盛痛痹，关节痛甚，遇寒加重者，常与川乌、草乌、当归、何首乌等同用，如《医宗必读》十生丹；若湿重着痹，关节沉重酸痛者，常与天雄、独活、附子等同用，如《圣济总录》天雄浸酒；若风寒湿邪，郁而化热，关节红肿热痛，成为热痹者，常与薏苡仁、生地、大黄、五加皮等同用，如《圣济总录》防风丸；若历节风痛，痛剧不可忍者，常与附子、黄芪、麻黄、甘草同用，如《圣济总录》附子汤；若血虚感受风寒湿邪，肌肤不仁，关节疼痛者，常与独活、当归、赤芍等同用，如《重订严氏济生方》防风汤；若中风瘫痪，半身不遂，肢节无力，舌强步蹇者，常与白僵蚕、青皮、牛膝、南星、川芎等同用，如《古今医鉴》防风至宝汤；若肝肾不足，风湿流注，两膝肿痛，下肢削瘦，关节拘挛不伸者，常与杜仲、牛膝、黄芪、附子等同用，如《太平惠民和剂局方》大防风汤；若湿热下注，腰腿疼痛，口渴尿赤者，常与苍术、黄柏同用，如《兰室秘藏》苍术汤；若妊娠腰痛，转侧不利，常与五加皮、狗脊、川芎、萆薢同用，如《太平圣惠方》五加皮散；若肾虚骨痛，不能负重者，常与虎骨(现已禁用)、狗脊、牡蛎、苍术同用，如《普济方》无敌丸；若跌打损伤，局部青肿疼痛者，常与荆芥、川芎、苍术、川椒、黄柏等同用，如《医宗金鉴》八仙逍遥汤；若损伤日久，关节疼痛，遇劳及阴雨天加重者，常与当归、红花、天南星、白芷同用，如《中华人民共和国药典》(1995年，一部)五虎散；若头面外伤，常与川芎、赤芍、羌活、当归等同用，如《伤科补要》川芎汤。

5. 肝风内动，眩晕抽搐　本品为肝经要药，辛以条达气机，既祛外风，又息内风，为止痉良剂。若情志所伤，肝郁横逆，心腹两胁胀痛，头目眩晕，呕恶纳差者，常以之与枳壳、槟榔、陈皮等同用，如《重订严氏济生方》平肝饮子；若头风眩晕，口眼㖞斜，耳鸣耳聋者，常与天雄、山茱萸、细辛等同用，如《备急千金要方》大三五七散；若肝风挟痰，协而上扰，晕眩昏重，手足抽搐者，常与天南星、全蝎、独活、附子同用，如《太平惠民和剂局方》大醒风汤；若风痰闭阻经络，口眼㖞斜，口角涎流者，常与白附子、胆南星、僵蚕、朱砂同用，如《审视瑶函》正容汤；若中风重症，肢体拘急，口眼㖞斜，舌强不语，神情闷乱者，常与桂心、附子、防己、黄芩等同用，如《备急千金要方》小续命汤；若血虚风动，手足搐搦，头部震颤，面色少华者，常与防己、地黄同用，如《金匮要略》防己地黄汤；若产后血虚生风，手足痿软，筋脉拘挛，关节屈伸不利者，常与秦艽、川芎、羌活、白芷等同用，如《素问病机气宜保命集》血风汤；若小儿热极生风，壮热面赤，昏愦不知，多睡惊悸，手足抽搐者，常与天麻、僵蚕、全蝎、牛黄、朱砂等同用，如《御药院方》天麻煎丸；若小儿痰热惊风，高热烦躁，四肢抽搐，喉中痰鸣者，常与天麻、茯神等同用，如《诚书》太乙保生丹；若小儿吐利伤脾，肝郁乘之，发为慢脾风，见闭目摇头，面唇青黯，神昏嗜睡，四肢厥冷，手足蠕动者，常与人参、蝎尾、僵蚕、天麻、钩藤、蝉蜕同用，如《小儿卫生总微论》天麻钩藤汤；若外风引动内风之破伤风，角弓反张，口噤不开者，常与天南星、白附子、天麻、羌活等同用，如《外科正宗》玉真散；若被狂犬咬伤，可与川乌、薄荷、草乌、雄黄等同用，如《外科正宗》追风如圣散。

6. 肝郁胁痛，腹痛泄泻　本品疏肝和脾，善治肝郁疼痛及肝脾不和之腹痛泄泻。若气滞肝经，胁下痛不可忍者，常与川芎、桂枝、枳壳、葛根等同用，如《普济本事方》芎葛汤；若肝经虚寒，阳气不通，胁满胀痛，筋脉拘急，悒悒不乐，肢冷腹痛者，常与山茱萸、桂心、川乌等同用，如《三因极一病证方论》补肝汤；若脾虚肝旺，肝郁横逆，脾不升清，腹痛泄泻，泄后痛不减者，常与陈皮、白术、白芍同用，如《丹溪心法》痛泻要方；若脾虚肝旺，兼有中焦湿热，痛泻脘痞，泻下不爽者，常与茯苓、薄荷、藿香、陈仓米同用，如《丁甘仁家传珍方选》止泻丸。

7. 头痛目赤，咽肿口疮　防风性善上行，又可散邪发郁，常用治头面五官诸疾。若风热头痛，常与柴胡、升麻、黄芩、生地同用，如《兰室秘藏》川芎散；若风痰郁热上攻，头痛恶心，项背拘急者，常与川芎、天麻、朱砂、甘草同用，如《太平惠民和剂局方》防风丸；若暴发目赤肿痛，恶寒发热者，常与桔梗、升麻、葛根、羌活、菊花同用，如《审视瑶函》升麻干葛汤；若因失血，血不养睛，羞明视蒙，眉骨太阳酸痛者，常与熟地、白芍、生地、牛膝等同用，如《原机启微》当归补血汤；若圆翳内障，不痛不痒，渐至失明者，常与茺蔚子、玄参、知母等同用，如《秘传眼科龙木论》防风散；若小儿热毒上攻，目生翳障，常与大黄、栀子、赤芍等同用，如《活幼口议》小防风汤；若小儿疳眼外障，肿痛生翳，泪多目涩，白膜遮满者，常与薄荷、五味子、白芷、细辛等同用，如《秘传眼科龙木论》杀疳散；若肝虚眉骨痛者，常与生地、决明子、石决明、菊花等同用，如《杂病源流犀烛》生地黄丸；若肝脾血虚，气失和顺，胞轮振跳者，常与当归、薄荷、黄芪、熟地等同用，如《审视瑶函》当归活血饮；若咽喉肿痛，闭塞不通者，常与大黄、芒硝等同用，如《圣济总录》泄热汤；若脾胃火盛，口疮口臭，烦渴易饥者，常与山栀子、石膏、藿香等同用，如《小儿药证直诀》泻黄散；若脾热舌肿，疼痛流血者，常与连翘、石菖蒲、薄荷等同用，如《杂病源流犀烛》凉血清脾饮；若阳明风热牙痛，龈肿烦渴，多食易饥者，常与葛根、石膏、甘草同用，如《症因脉治》干葛防风汤；若风蛀牙疼，肿痒齿摇者，常与槐花、藁本、升麻、细辛等同用，如《太平惠民和剂局方》玉池散；若小儿肝胆湿热，耳流黄脓，常与滑石、栀子、藿香等同用，如《证治准绳》清黄散；若老人肾虚耳聋，耳内虚鸣者，常与巴戟天、羊肾、石斛、山茱萸、肉苁蓉等同用，如《证治准绳》羊肾丸。

8. 心悸健忘，二便不利　防风禀升发之气，升举清阳，以降浊阴，善治清阳不升，神失所养，惊悸恍惚，虚烦多寐，健忘神疲之证。若心气不足，心神失养，惊悸不安，失眠多梦者，常与人参、白术、茯神、远志等同用，如《外台秘要》引《深师方》大定心丸；若心气亏虚，健忘不记者，常与益智仁、人参、桑寄生等同用，如《普济方》引《杨子建护命方》延龄煮散；若气虚多寐，四肢倦怠者，常与黄芪、升麻、熟地等同用，如《杂病源流犀烛》人参益气汤；若忧思过度，饮食失节，心脾不足，纳呆神疲，气短息促者，常与葛根、升麻、苍术、白芷、黄芪同用，如《医学入门》升麻顺气汤；若妊娠子烦，心惊胆怯，终日烦闷者，常与黄芩、麦冬、茯苓同用，如《三因极一病证方论》竹叶汤;若肾中清气不升,小儿解颅,囟门闭迟者,常与白及、柏子仁同用,如《太平圣惠方》防风散。本品可发郁散火,升清降浊,还用治火郁火闭,二便不利之证。若痰火郁结下焦,二便不利者,常与陈皮、半夏、升麻、柴胡等同用,如《医学正传》升发二陈汤;若泄痢初起,身热头痛,腹痛而渴者,常与赤芍药、黄芩同用,如《素问病机气宜保命集》防风芍药汤;若湿阻脾中清阳,里急后重,肢体沉重,倦怠少力者,常与苍术、白术、茯苓、芍药同用,如《脾胃论》升阳除湿防风汤;若火郁于内,五心烦热者,常与葛根、升麻、柴胡、白芍同用,如《兰室秘藏》火郁汤。本品浮而上越,还可用于风痰上壅,窍闭神昏或癫痫痉挛之证,取"其在上者,越而发之"之意,常与瓜蒂、藜芦同用,如《儒门事亲》三圣散。

9. 自汗盗汗,吐衄崩漏　本品既疏散风邪,实卫固表,又升发清阳,引血归经,故可用于多汗及出血症。若表虚自汗,易患外感,常与黄芪、白术同用,如《易简方》引《究原方》玉屏风散;若阴虚盗汗,常与牡蛎、白术同用,如《备急千金要方》牡蛎散;若鼻渊日久衄血,常与麦冬、黄芩、人参等同用,如《宣明论方》防风散;若下焦热毒,便血腹痛,肛门肿胀,常与栀子、连翘等同用,如《寿世保元》加味解毒汤;若湿毒下注,肠澼下血,血色紫黑,腹中不痛者,常与升麻、黄芪、柴胡、丹皮等同用,如《兰室秘藏》升麻补胃汤;若冲任不足,经期延后或不定,或崩漏带下者,常与桂心、吴茱萸、当归、丹皮、细辛等同用,如《妇人大全良方》加减吴茱萸汤。

【用法用量】内服:煎汤,5～10g;或入丸、散剂。外用:研末调敷。

【使用注意】血虚发痉及阴虚火旺者忌服。

【鉴别用药】荆芥、防风均为祛风解表透疹常用药,均可用治风寒感冒、风热感冒、风疹瘙痒。然荆芥辛散力强,还可散风消疮,治疗疮疡初起兼有表证者,炒炭又可止血,用于衄血、便血、崩漏等病证;防风则胜湿止痛,治疗风寒湿痹、关节疼痛有效,又祛外风、息内风,治疗外风引动内风的破伤风、角弓反张、抽搐痉挛等。

【药论】

1.《本草经疏》:"防风治风通用,升发而能散,故主大风头眩痛,恶风,周身骨节疼痛,胁痛、胁风头面去来,四肢挛急,下乳,金疮因伤于风内痉。其云主目无所见者,因中风邪,故无所见。烦满者,因风邪客于胸中,故烦满也。风、寒、湿三者合而成痹,祛风燥湿,故主痹也。发散之药,焉可久服,其曰轻身,亦湿去耳。"

2.《本草汇言》:"防风,散风寒湿痹之药也。故主诸风周身不遂,骨节痠痛,四肢挛急,痿躄痫痉等证。又伤寒初病太阳经,头痛发热,身痛无汗,或伤风咳嗽,鼻塞咽干,或痘瘄将出,根点未透,用防风辛温轻散,润泽不燥,能发邪从毛窍出,故外科痈疮肿毒,疮痍风癞诸证,亦必需也。为卒伍之职,随引而效,如无引经之药,亦不能独奏其功。故与芎、芷上行,治头目之风;与羌、独下行,治腰膝之风;与当归治血风;与白术治脾风;与苏、麻治寒风;与芩、连治热风;与荆、柏治肠风;与乳、桂治痛风,及大人中风、小儿惊风,防风尽能去之。若入大风厉风药中,须加杀虫活血药乃可。"

3.《本草正》:"防风,用此者用其气平散风,虽膀胱脾胃经药,然随诸经之药,各经皆至。气味俱轻,故散风邪治一身之痛,疗风眼,止冷泪。风能胜湿,故亦去湿,除遍体湿疮。若随实表补气诸药,亦能收汗,升举阳气,止肠风下血崩漏。然此风药中之润剂,亦能走散上焦元气,误服久服,反能伤人。"

【现代研究】

(一) 化学成分

本品挥发油含量为0.1%,其中主要成分是2-甲基-3-丁烯-2-醇,戊醛,α-蒎烯,己醛,辛醛。β-没药烯，萘等；色原酮类成分有二氢呋喃色原酮（如升麻素，伯-O-葡萄糖基升麻素等）、二氢吡喃色原酮（如亥茅酚，3-O-当归酰亥茅酚等）；香豆素类成分有补骨脂素，香柑内酯，欧芹属乙素等；聚炔类成分有人参醇等；多糖类成分有 saposhnikovan A.，saposhnikovan C，saposhnikovan B。此外，还有 β-谷甾醇，胡萝卜苷，甘露醇等。

（二）药理作用

1. 解热作用 关防风水煎剂 2g/kg 给三联疫苗（白、百、破）致热兔腹腔注射，1～2 小时内解热作用很明显[1]。

2. 抗炎、镇痛作用 防风水煎液及醇提物均能减少醋酸致小鼠扭体次数，使醋酸致炎渗出液减少，其水煎液还能抑制小鼠棉球肉芽肿增生[2,3]。

3. 对平滑肌的影响 防风有抑制小鼠小肠推进的作用，在 5～15g/kg 范围内效果随剂量的增大而增强，在＞15～25g/kg 范围内随剂量的增大而减小；防风对胃排空也有不同程度的抑制，在 5～15g/kg 范围内抑制作用随剂量的增大而减小，在＞15～25g/kg 范围内随剂量的增大而增强[4]。防风能够抑制离体大鼠结肠平滑肌收缩，其机制与肾上腺素能 α-受体、M 胆碱受体有关[5]。

4. 抗氧化作用 防风多糖具有一定的清除自由基、抑制脂质过氧化的能力，其中对·OH 和 DPPH·具有较强的清除作用[6]。采用超声提取法进行提取防风中色原酮类化合物，亦表现出不同程度的抗氧化活性[7]。

5. 抗变态反应作用 防风可明显抑制小鼠同种被动皮肤过敏反应，大鼠颅骨骨膜肥大细胞脱颗粒，及致敏豚鼠离体回肠平滑肌过敏性收缩（Schulz-Dale）反应，显示具有抗Ⅰ型变态反应作用[8]。

6. 其他 防风对胃癌 SGC-7901 细胞的生长曲线、集落形成有明显的抑制作用，其抑制作用与防风的浓度和时间呈正相关关系，其 IC_{50} 值为 24g/ml[9]。防风多糖对体外培养人白血病 K562 细胞具有增殖抑制及凋亡作用[10]。

（三）临床报道

1. 治疗流感 以防风连翘粉（防风、连翘各 40g，桑叶、金银花、菊花各 35g，桂枝 12g，共同烘干，研碾成细粉，过 100 目筛）装袋敷脐，3 天为一疗程，治疗流感 45 例，1 个疗程，流感症状体征消失 19 例，应用 2 个疗程症状、体征消失 23 例，仅 3 例为流感病程 4 天以上者，3 个疗程症状、体征才基本消失[11]。

2. 治疗顽固性高热 吴氏用防风通圣散方（防风、荆芥、山栀、生大黄、黄芩、麻黄、连翘各 10g，薄荷、桔梗各 10g，生石膏、滑石各 30g）治愈顽固性高热 1 例[12]。

3. 治疗上呼吸道感染 艾氏等拟防风荆芥汤（防风、荆芥各 12g，苍耳子、大枣各 8g，生姜 10g）治疗上呼吸道感染 110 例，痊愈 59 例，好转 46 例，无效 5 例[13]。

4. 治疗咳嗽变异性哮喘 以防风作为主要药物，随证配伍，治疗咳嗽变异性哮喘有良好效果[14]。

5. 治疗头痛 储氏拟方（防风、川芎、白芍、大黄、连翘、荆芥、杭菊、鸡苏散、代赭石）治疗慢性血管性头痛有效[15]；卢氏用防风通圣丸治愈头部剧烈抽痛 1 例[16]。

6. 治疗眩晕 采用自拟蒺藜防风汤（刺蒺藜 12g、防风 20g、蔓荆子 9g、藁本 9g、天麻 6g、钩藤 12g、葛根 15g、鸡血藤 30g、怀牛膝 12g、茯苓 20g、甘草 6g）为基本方随症加减，结合推拿手法治疗观察 48 例颈性眩晕患者，结果痊愈 11 例，显效 21 例，有效 14 例，无效 2 例，总有效率为 96.83%[17]。

7. 治疗中风、面神经麻痹 余氏拟方(防风、川芎、白芍、大黄、薄荷、麻黄、生石膏、桔梗、滑石、甘草、胆星、羚羊角粉、钩藤),治疗中风1例好转[18];王氏以防风30g煎水送服全蜈蚣两条(研末),治疗面瘫25例,痊愈16例,显效6例,好转3例,无效1例[19]。

8. 预防破伤风 王氏以防风合剂(防风∶荆芥∶炮甲珠∶槐角=2∶2∶1∶1),用于破伤风抗毒素过敏试验阳性的创伤患者,效果显著[20]。

9. 治疗食蟹中毒 金氏拟方(防风、荆芥、紫苏、大黄、芒硝、麻黄、生石膏、滑石、栀子、黄芩、连翘、当归、川芎、甘草、薄荷)治愈食蟹中毒1例[21]。

10. 治疗慢性腰背关节痛 雷氏等用复方防风注射液(防风、牛膝、桂枝)穴位注射,治疗慢性腰背关节痛336例,治愈134例,显效92例,好转97例,无效13例,总有效率96%[22]。

11. 治疗便秘、泄泻 以防风通圣散治疗功能性便秘34例,与治疗前比较,排便次数、排便困难症状评分等指标有显著改善[23]。以自拟防风温泻汤(防风、炒白术、党参各20g,山药30g,炒白芍15g,陈皮、半夏、茯苓、柴胡、桔梗、肉豆蔻各10g,枳实、干姜各8g,甘草3g)治疗五更泄67例,痊愈54例,显效7例,有效4例,无效2例,总有效率97.01%[24]。

12. 治疗痤疮 以针刺配合防风通圣散内服,治疗寻常痤疮50例,治愈42例,显效5例,有效2例,无效1例,总有效率为98.0%[25]。

13. 治疗荨麻疹 以防风通圣散加减(防风20g,荆芥20g,连翘15g,麻黄9g,薄荷15g,川芎15g,当归15g,白芍15g,白术15g,山栀子15g,大黄15g,芒硝15g,石膏15g,黄芩15g,桔梗15g,甘草15g,滑石20g),治疗慢性荨麻疹15例,痊愈8例,显效4例,有效2例,无效1例,总有效率93.3%[26]。

参考文献

[1] 金殿有.防风研究现状[J].中医药信息,1990(4):39-41.

[2] 刘俊文,李世平,高兰月,等.宁夏种植防风与野生防风镇痛、抗炎作用的比较[J].中国民族民间医药,2009(17):38-39.

[3] 李文,李丽,是元艳,等.防风有效部位的药理作用研究[J].中国实验方剂学杂志,2006,12(6):29-31.

[4] 刘振清,魏睦新.中药防风抑制小鼠胃肠运动的实验观察[J].中国中西医结合消化杂志,2008,16(5):305-307.

[5] 刘振清,魏睦新.防风对大鼠结肠平滑肌收缩的抑制作用及其机制[J].世界华人消化杂志,2008,16(26):2946-2951.

[6] 张泽庆,田应娟,张静.防风多糖的抗氧化活性研究[J].中药材,2008,31(2):268-272.

[7] 李丽,桂语歌,时东方,等.防风中色原酮类化合物的抗氧化活性研究[J].时珍国医国药,2010,21(9):2135-2137.

[8] 陈子珺,李庆生,李云森,等.防风与刺蒺藜抗Ⅰ型变态反应的实验研究[J].中成药,2007,29(9):1269-1271.

[9] 孙晓红,李洪涛,邵世和.中药防风对胃癌SGC-7901细胞生长及基因表达的研究[J].北华大学学报(自然科学版),2009(2):127-130.

[10] 刘华,罗强,孙黎,等.防风多糖诱导人白血病K562细胞凋亡的研究[J].临床血液学杂志,2008,21(5):260-263.

[11] 张宏伟,孙忠芬,于雪农.防风连翘粉敷脐消除流感症状45例[J].中国民间疗法,2009,17(12):16.

[12] 吴正治. 防风通圣散治愈顽固性高热的体会[J]. 四川中医,1992(2):33.

[13] 艾人莹,罗君贤. 防风荆芥汤治疗风寒感冒 110 例疗效观察[J]. 湖北中医杂志,1991,13(5):20.

[14] 周明萍. 防风治疗咳嗽变异性哮喘的体会[J]. 黑龙江中医药,2011(3):34.

[15] 储水鑫. 防风通圣散治疗血管性头痛[J]. 上海中医药杂志,1991(4):31.

[16] 卢寅熹. 防风通圣散(丸)初探[J]. 中成药,1988(3):33-34.

[17] 桑晓文. 蒺藜防风汤结合推拿手法治疗急性发作期颈性眩晕 48 例[J]. 陕西中医学院学报,2010,33(2):51-52.

[18] 余惠民. 防风通圣散急症应用举隅[J]. 辽宁中医杂志,1989(2):18-19.

[19] 王炳范. 防风蜈蚣散治疗周围性面神经麻痹 26 例[J]. 山东中医杂志,1986(3):26.

[20] 王俊. 防风合剂预防破伤风[J]. 时珍国医国药,1992,3(2):85.

[21] 金维良,张林. 防风通圣散新用二则[J]. 山东中医杂志,1992(5):29-30.

[22] 雷伦,刘士乐. 复方防风注射液治疗慢性腰背关节痛 336 例[J]. 陕西中医,1988,9(10):461.

[23] 叶天利. 防风通圣散治疗功能性便秘的疗效观察[J]. 中国现代医生,2011,49(2):47-48.

[24] 杭再存. 防风温泻汤治疗五更泄 67 例[J]. 陕西中医学院学报,2008,31(4):38-39.

[25] 杨竞,贾振宇,赵慧霞,等. 针刺配合防风通圣散治疗寻常痤疮 50 例疗效观察[J]. 新中医,2011,43(4):101-102.

[26] 赵春雨,刘艳. 防风通圣散加减治疗慢性荨麻疹 15 例临床观察[J]. 长春中医药大学学报,2010,26(6):927.

羌活　Qianghuo

【别名】 羌青、护羌使者(《神农本草经》),胡王使者(《吴普本草》),羌滑(《本草蒙筌》),黑药(甘肃)。

【来源】 始载于《神农本草经》,列为上品。历代本草均有记载,以其生于羌中,功似独活,故名。为伞形科植物羌活 *Notopterygium incisum* Ting ex H. T. Chang、宽叶羌活 *Notopterygium franchetii* H. de Boiss. 的干燥茎和根。主产于四川松潘、茂县、理县、小全、南坪、平武、懋功及云南丽江地区腾冲等地者称川羌,又名蚕羌;产于西北地区如甘肃天祝、岷县、临夏、武威、张掖、天水及青海海北、黄南、海南、化隆、互助、循化者称西羌,又名大头羌、竹节羌。均为野生。

【采收炮制】 春、秋季挖取根及根茎,去除杂质,晒干或烘干,切片入药。

【商品规格】 商品按产地分为川羌、西羌两大类,因药材部分形态不同又有蚕羌、竹节羌、大头羌、条羌之分。按质量分成 2~3 等。以条粗壮、有隆起曲折环纹、断面质紧密、朱砂点多、香气浓郁者为佳。

川羌一等(蚕羌):根圆柱形,环纹紧密似蚕,表面棕黑色,体轻质松脆,断面密层,有棕紫、黄白相间的纹理,气清香纯正,味微苦辛,长 3.5cm 以上,顶端直径 1cm 以上。

二等(条羌):根长条形,表面棕黑色,多纵纹,体轻质松脆,断面有棕紫、黄、白相间纹理,气清香纯正,味微苦辛,长短大小不等,间有破碎。

西羌一等(蚕羌):断面有棕、紫、白色相间纹,气微膻,味微苦辛,余同川羌一等。

二等(大头羌):瘤状突起,为不规则块状,表面棕黑色,质松脆,断面纹理棕、黄、白相间,气膻浊,味微苦辛,无细须根。

三等(条羌):长条形,表面黯棕色,有纵纹,气香淡,味微苦辛,间有破碎、无细须根。

按《中国药典》(2010 年版一部)规定:本品含挥发油不得少于 1.4%(ml/g);按干燥品

计算，含羌活醇($C_{21}H_{22}O_5$)和异欧前胡素($C_{16}H_{14}O_4$)的总量不得少于0.40%。

【药性】辛、苦，温。归膀胱、肾经。

【功效】解表散寒，祛风除湿，止痛。

【应用】

1. 风寒夹湿，四时感冒　羌活辛温发散风寒，苦温而解除湿，合以祛风散寒除湿，善治风寒夹湿或风湿合邪感冒。若外感风寒湿邪，恶寒无汗，头痛项强，肢体酸楚疼痛，口苦而渴者，常与防风、荆芥、白芷等同用，如《此事难知》引张元素方九味羌活汤；若风湿在表，头项强痛，腰背酸重，一身尽痛者，常与独活、藁本、防风、蔓荆子等同用，如《内外伤辨》羌活胜湿汤；若外感风寒，恶寒发热，颈项强硬者，常与独活、柴胡、枳实、人参等同用，如《婴童百问》人参羌活汤。本品辛散风邪，以其透发之势，不唯风寒外感适用，若适当配伍辛凉之品，亦可治疗风热、暑热之证。若风热上攻，发热无汗，头目昏眩，口渴咽干者，常与泽泻、天花粉、黄芩等同用，如《兰室秘藏》羌活汤；若暑热外伤，表里俱热，发热无汗或汗出不畅，头痛面赤，心烦口疮者，常与葛根、黄芩、石膏、升麻等同用，如《古今医统》羌活升麻汤；若阳虚外感，表里俱寒，恶寒无汗，四肢逆冷者，常与附子、黄芪、桂枝等同用，如《伤寒六书》再造散。

2. 风寒湿痹，跌打损伤　本品辛苦性温，功可祛风散寒，胜湿止痛，除治疗风寒夹湿感冒外，还用于风寒湿邪侵入体内，客于肌肤、筋脉、关节引起的以关节疼痛，肩背酸痛为主要症状的风湿痹证。若风寒湿邪，客留肌肤，麻木不仁，手足缓弱者，常与白术、姜黄、防己、甘草同用，如《太平惠民和剂局方》五痹汤；若痹证风邪偏重，关节疼痛，游走不定者，称为风痹或行痹，常与天麻、防风、川乌、草乌等同用，如《医宗必读》十生丹；若寒湿注腰，腰痛不能转侧，阴雨天加重者，常与川芎、肉桂等同用，如《兰室秘藏》川芎肉桂汤；若痰湿注于肩臂，手臂酸痛沉重，活动受限，时而麻木者，常与天仙藤、半夏、白芷、白术等同用，如《仁斋直指方》天仙饮；若风湿伤人，肢节疼痛、屈伸不利，心下痞满，身体沉重，食即欲吐，面萎神疲者，常与苍术、威灵仙、白术、泽泻等同用，如《卫生宝鉴》大羌活汤；若风湿毒邪攻注，历节风痛，痛及骨髓，发作不定者，常与牛膝、附子、桂心、骨碎补、桃仁等同用，如《重订严氏济生方》羌活汤；若三阳亏损，风邪外袭，阴寒凝滞，膝肿疼痛，下肢枯瘦，拘挛不伸，名鹤膝风者，常与川芎、附子、黄芪、杜仲等同用，如《太平惠民和剂局方》大防风汤。羌活辛温，可温经通络，治疗外伤经络闭阻，肢节疼痛之病证。若头面外伤，瘀阻头痛者，常与当归、川芎、赤芍等同用，如《伤科补要》川芎汤；若跌打损伤，肢体青肿疼痛，妨碍运动者，常与乳香、没药、当归、川芎等同用，如《证治准绳》正痛药。

3. 水肿脚气，水湿吐泄　羌活苦温燥湿，可用于水湿停聚之水肿证。若水湿内聚，四肢肿满，面目虚浮，小便短少者，常与大戟、葶苈子、泽泻、猪苓等同用，如《奇效良方》十水丸；若水湿下注，脚气初发，肢体疼痛，下肢肿痛，小便短少者，常与大黄、防己、枳实等同用，如《医学发明》羌活导滞汤；若脚气湿重，双腿肿痛沉重，倦怠乏力，行走困难者，常与木瓜、大腹皮、紫苏、木香等同用，如《类证活人书》木瓜散，若湿热化毒，壅滞皮肤，发为疮疡，或肠中湿盛，发为泄泻者，亦可借本品胜湿之力，配适当药物治疗；若湿毒浸淫肌肤，生黄水疮，皮肤脓疱，基底红晕，痒而兼痛，搔破黄水淋漓者，常与金银花、连翘、牛蒡子、升麻等同用，如《医宗金鉴》升麻消毒饮；若湿热内滞，霍乱吐泻，胸腹闷痛者，常与香附、陈皮、藿香、白豆蔻等同用，如《痧症汇要》寸金丹；若脾虚不运，水湿内盛，腹满泄泻，肢体倦怠者，常与苍术、猪苓、陈皮等同用，如《兰室秘藏》升阳除湿汤。

4. 筋脉不舒，拘挛抽搐　本品气清而扬，舒而不敛，可条达肢体，治疗筋脉抽搐拘挛之证。若风气上攻，头目昏眩，肢体拘急烦疼，或皮肤风疮痒痛，常与白芷、前胡、防风、藿香等同用，如《太平惠民和剂局方》八风散；若睡姿不佳，落枕项强，不得回首者，常与麻黄、乌药、橘红等同用，如《古今图书集成：医部全录》回首散；若风痰痹络，口眼㖞斜，嘴角流涎者，常与白附子、胆南星、僵蚕、防风同用，如《审视瑶函》正容汤；若风阻经络，半身不遂，肌体烦痛，肢节无力者，常与五加皮、白术、附子、萆薢等同用，如《太平圣惠方》五加皮散；若面瘫㖞斜，面部痉挛者，常与当归、独活、钩藤、白芍等同用，如《不知医必要》当归羌活汤；若妇人产后血虚，风乘而扰，头痛拘急，眩晕耳鸣者，常与川芎、当归、旋覆花、蔓荆子等同用，如《普济本事方》芎羌汤；若产后中风，手足痿软，筋脉拘挛者，常与秦艽、川芎、白芷等同用，如《素问病机气宜保命集》血风汤；若外风引动内风之破伤风，角弓反张，口噤面青者，常与川芎、藁本、当归、白芍等同用，如《素问病机气宜保命集》羌活防风汤；若惊风抽搐，口噤拳握，惊惕不安者，不论急慢寒热，可与独活、乌蛇肉、白僵蚕、全蝎、天麻等同用，如《云岐子保命集》七味羌活膏；若被狂犬咬伤，惊悸抽搐者，常与柴胡、桔梗、前胡、地榆等同用，如《外科医镜》地榆散毒散。

5. 外感头痛，偏正头痛　羌活辛以散风，轻清上扬，直达头面，可祛风邪，止头痛。若风邪上犯，头痛鼻塞，作止无时，或伴恶寒发热者，常与薄荷叶、白芷、荆芥、香附等同用，如《太平惠民和剂局方》川芎茶调散；若风寒上攻，眉棱骨痛者，常与乌头、细辛、甘草等同用，如《病机沙篆》羌乌散；若大寒犯脑，头痛连齿者，常与附子、麻黄、白僵蚕等同用，如《东垣试效方》羌活附子汤；若风热头痛，发热咽红者，常与黄芩、黄连、防风、柴胡同用，如《兰室秘藏》川芎散；若痰湿在脑，头昏重痛，眉棱骨酸痛者，常与半夏、细辛、天南星等药同用，如《审视瑶函》防风羌活汤；若偏正头痛，可与细辛、槐花、石膏、茵陈等同用，如《卫生宝鉴》川芎散；若髓海空虚，头痛如空，健忘失眠者，常与牛脊髓、羊脊髓、桂心、人参等同用，如《备急千金要方》羌活补髓丸。

6. 目赤翳障，鼻塞牙痈　本品上行头面，宣散外邪，能治五官诸疾。若暴发火眼，目赤肿痛，口渴咽干，常与升麻、葛根、川芎、蝉蜕等同用，如《审视瑶函》升麻干葛汤；若伤寒余邪不散，上走空窍，目涩赤胀，上生翳膜，头疼骨痛，常与柴胡、防风、黄芪、当归、白芍等同用，如《原机启微》人参补阳汤；若风邪上犯于目，翳障目涩，眉骨酸痛者，常与黄芩、柴胡、薄荷、前胡等同用，如《原机启微》羌活胜风汤；若目病日久，白睛微青，黑睛带白，黑白之间，赤环如带，睛白高低不平，眵多羞涩，视物不明者，常与蝉蜕、蛇蜕、赤芍、石决明等同用，如《原机启微》万应蝉花散；若肺气不足，感受风寒，鼻塞不闻者，常与黄芪、苍术、葛根等同用，如《兰室秘藏》丽泽通气汤；若肺受风寒，久而不散，脓涕结聚不开，不闻香臭者，常与细辛、辛夷、麻黄、菖蒲、麝香等同用，如《片玉心书》万金膏；若牙痈肿痛，牙龈肉绽，齿摇欲落，口气热臭者，常与龙胆草、羊胫骨灰、升麻等研细外用，如《兰室秘藏》牢牙散。

7. 阳毒内炽，痈肿疔疮　本品善升能散，可发越阳毒，用于阳毒内炽，壮热便秘，或热毒壅盛，疮疡肿痛之病证。若阳毒火炽，壮热无汗，骨节烦痛者，常与石膏、知母、黄芩、生地同用，如《丹溪心法》地骨皮散；若小儿心肝有热，惊悸夜啼者，常与栀子、大黄、木通、赤苓同用，如《奇效良方》木通散；若大肠壅热，痔疮肿痛，大便秘结者，常与大黄、槟榔、郁李仁等同用，如《医学入门》止痛丸；若热毒入血，发为斑疹，壮热憎寒，头疼体痛者，常与柴胡、升麻、枳实、赤芍等同用，如《伤寒全生集》加味羌活散；若风热壅滞皮肤，欲发痘疹者，常与蝉蜕、天花粉、桔梗、前胡等同用，如《景岳全书》十三味羌活散；若热毒痈疡，红肿热痛，常与连翘、金银花、薄荷等同用，如《古今医鉴》连翘败毒散；若疔疮肿痛，根深顶紧者，常与草河车、金银花、泽兰、赤芍、白僵蚕同用，如《外科全生集》夺命汤；若大头瘟毒，颜面焮痛红肿，目涩咽痛者，常与柴胡、连翘、黄芩、射干等同用，如《伤寒六书》芩连消毒汤；若瘰疬遍身，漫肿而软，内有硬核者，常与香附、天花粉、皂角刺、牡蛎等同用，如《医学纲目》化气调经汤；若瘰疬发热者，常与连翘、夏枯草、牛蒡子、黄芩等同用，如《证治准绳》防风羌活汤。

【用法用量】内服：煎汤，3～10g；或入丸、散剂。

【使用注意】血虚痹痛者忌服。

【鉴别用药】羌活、独活古时不分，《神农本草经》曰："独活一名羌活"。二者均能祛风除湿止痛，但实为二物。羌活气味燥烈，主入太阳膀胱经，兼入肾经，善发散表邪，病在上在表者宜之；独活气味较淡，药性和缓，主入足少阴肾经，兼入膀胱经，长于祛筋骨间之风湿，病邪在下在里者宜之。故前人说："独活治伏风"，"羌活治游风。"

羌活与藁本之鉴别见藁本条。

【药论】

1.《医学启源》："羌活，治肢节烦痛，手足太阳本经风药也。"《主治秘诀》云：其用有五：手足太阳引经，一也；风湿相兼，二也；去肢节痛，三也；除痈疽败血，四也；治风湿头痛，五也。"

2.《雷公炮制药性解》："羌活气清属阳，善行气分，舒而不敛，升而能沉，雄而善散，可发表邪，故入手太阳小肠、足太阳膀胱以理游风，其功用与独活虽不同，实互相表里。"

3.《本草汇言》："羌活功能条达肢体，通畅血脉，攻彻邪气，发散风寒风湿。故疡证以之能排脓托毒，发溃生肌；目证以之治羞明隐涩，肿痛难开；风证以之治痿、痉、癫痫，麻痹厥逆。盖其体轻而不重，气清而不浊，味辛而解散，性行而不止，故上行于头，下行于足，遍达肢体，以清气分之邪也。"

【现代研究】

（一）化学成分

本品含挥发油约2.7%，其中主要成分是α-苧烯，α-蒎烯，β-蒎烯，β-罗勒烯，柠檬烯，苯甲酸苄酯，己醛，庚醛，乙酸龙脑酯，香桧烯，α-水芹烯等。本品含呋喃香豆素类成分，如欧芹属素乙，佛手内酯，软本蝶呤，佛手醇，欧前胡素酚，异欧前胡素，羌活醇等；有机酸类成分有十四烷酸，12-甲基十四烷酸，十六烷酸，油酸，硬脂酸，二十烷酸，二十五烷酸，阿魏酸等；此外还含有赖氨酸、精氨酸、天冬氨酸等17种氨基酸，鼠李糖，果糖，葡萄糖，蔗糖，β-谷甾醇等。

（二）药理作用

1. 抗菌、抗病毒作用　本品对布氏杆菌、皮肤真菌有抗菌作用，平皿法表明羌活注射液稀释度为0.008ml/ml和0.004ml/ml时抗菌有效[1]。羌活对流感病毒鼠肺适应株A/FM/1/47(HINI)感染的小鼠肺炎模型具有保护作用，能明显延长小鼠的平均存活时间，杀灭小鼠肺内的流感病毒，降低血凝滴度，显示具有一定的抗流感病毒作用[2]。

2. 解热、镇痛作用　羌活挥发油能兴奋汗腺而解热，使实验性发热大鼠体温明显降低[3]。羌活还有明显的镇痛作用，羌活浸膏灌胃，可使小鼠的痛阈提高，30分钟就可起效，其作用能维持2小时[4]。

3. 抗炎、抗过敏作用　羌活水提物诱导相和效应相给药均显著地抑制了2,4,6-三硝基氯苯(PCl)致迟发型变态反应诱导的肝损伤，可显著抑制酵母多糖诱导腹腔白细胞游出，对胶原诱导的人Jurkat淋巴瘤细胞分泌基质金属蛋白酶及迁移功能亦有显著的抑制作用，提示羌活水提物抑制迟发型变态反应及炎症反应的作用可能与下调基质金属蛋白酶从而抑制白细胞的迁移功能有关[5]。

4. 对心血管系统的作用 本品水溶部分能延缓乌头碱诱发小鼠心律失常出现的时间，并能显著缩短心律失常持续的时间，这一作用在一定范围内呈剂量依赖性；但对氯仿诱发的小鼠室颤及毒毛花苷 g（哇巴因）诱发的豚鼠心律失常无明显作用[6]。羌活挥发油能够明显加强心肌营养性血流量而改善心肌缺血[7]。

（三）临床报道

1. 治疗感冒 以九味羌活汤为基础方加减（羌活、白芷、川芎、防风、苍术、黄芩、生地、知母各 10g，白术 15g，细辛 3g，甘草 5g），治疗感冒 176 例，结果治愈 147 例，好转 22 例，未愈 7 例，总有效率为 96.23%[8]。

2. 治疗头痛 以羌活胜湿汤加减（羌活 10g、独活 10g、川芎 10g、藁本 10g、防风 10g、白芷 20g、桃仁 10g、红花 6g、蔓荆子 10g、赤芍 10g、全蝎 5g、地龙 20g、葛根 10g、天麻 6g、菊花 10g、丹参 20g、甘草 6g），治疗偏头痛 45 例，显效 28 例，有效 15 例，无效 2 例，总有效率 95.5%[9]。

3. 治疗颈椎病 以羌活胜湿汤加减（羌活 20g、独活 20g、藁本 9g、防风 9g、甘草 9g、蔓荆子 9g、川芎 12g），治疗风寒阻络型颈椎病 34 例，结果痊愈 7 例，显效 15 例，有效 10 例，无效 2 例，总有效率 94.1%[10]。

4. 治疗肩周炎 小针刀结合推拿及内服川羌活汤加减（川羌活 10g、秦艽 9g、木瓜 10g、桂枝 10g、海风藤 10g、川断 10g、细辛 3g、防风 6g），治疗肩周炎 80 例，收到良好效果[11]。

5. 治疗膝关节炎 口服羌活胜湿汤（羌活 10g、川芎 6g、独活 10g、藁本 6g、防风 10g、蔓荆子 6g、甘草 5g），配合中药熏洗[羌活 30g、防风 20g、透骨草 30g、伸筋草 40g、桂枝 30g、桑枝 30g、细辛 10g、五加皮 25g、骨碎补 25g、续断 30g、乳香 25g、没药 30g、土茯苓 30g、甘遂 10g（后下）]，治疗慢性膝关节滑膜炎 63 例，结果治愈 32 例，好转 28 例，未愈 3 例，优良率 95.2%，该法安全可靠，愈后复发率低[12]。

（四）不良反应

2%羌活注射液 10ml/kg 给兔一次静脉注射未见异常反应[1]。临床上羌活不良反应少见。

参考文献

[1] 金树芬，刘文姝，乔坚，等. 羌活注射液药理作用的研究[J]. 中成药，1981(12)：41.

[2] 郭晏华，沙明，孟宪生，等. 中药羌活的抗病毒研究[J]. 时珍国医国药，2005，16(3)：198-199.

[3] 徐惠波，孙晓宏. 羌活挥发油的药理作用研究[J]. 中草药，1991，22(1)：28-30.

[4] 李巧云，琼鹏，李霞，等. 不同羌活提取物镇痛作用比较[J]. 四川生理科学杂志，1995(Z1)：137.

[5] 孙业平，徐强. 羌活水提物对迟发型变态反应及炎症反应的影响及其机制[J]. 中国药科大学学报，2003，34(1)：51-54.

[6] 朱晓鸥，褚荣光. 四种羌活抗心律失常作用比较[J]. 中国中药杂志，1990，15(6)：46-48.

[7] 秦彩玲，李文，张小彭，等. 中药羌活的药理研究(一)[J]. 中国中药杂志，1982(1)：31-32.

[8] 单国君，刘晓峰. 九味羌活汤加减治疗感冒疗效分析[J]. 中外医疗，2009(13)：79.

[9] 马淑荣. 羌活胜湿汤加减治疗偏头痛 45 例[J]. 甘肃中医，2008，21(8)：29.

[10] 曹玉举，娄伯恩，李娜，等. 羌活胜湿汤加减治疗风寒阻络型颈椎病 35 例[J]. 中外医疗，2010(2)：102.

[11] 程德良,郭定聪. 小针刀结合推拿及内服川羌活汤治疗肩周炎 80 例[J]. 现代中西医结合杂志,2008,17(19):2992-2993.

[12] 奥沛源. 张兆祥. 羌活胜湿汤配合中药熏洗治疗慢性膝关节滑膜炎 63 例[J]. 基层医学论坛,2008,12(7 月中旬刊):633-634.

藁本 Gaoben

【别名】藁茇(《山海经》),鬼卿、地新(《神农本草经》),山茝、蔚香(《广雅》),微茎(《名医别录》),藁板(山东)。

【来源】始载于(《神农本草经》),列为中品,历代本草均有记载。因根上苗下似禾藁,故名。为伞形科植物藁本 *Ligusticum sinensis* Oliv. 或辽藁本 *Ligusticum jeholense* Nakai et Kitag. 的干燥根茎及根。前者称藁本,主产于四川阿坝藏族自治州、巫山、巫溪,湖北巴东、兴山、长阳,湖南茶陵,陕西安康;后者称辽藁本,主产于河北龙关、蔚县、承德,辽宁盖县、风城,此外,山西繁峙、沁县,山东大部分地区及内蒙古呼伦贝尔盟亦产。均为野生。

【采收炮制】春、秋季采挖根茎及根,去除杂质,晒干,切片入药。

【商品规格】商品按产地分为藁本和辽藁本两种。均为统装,一般不分等级。以身干、整齐、香气浓者为佳。习以湖北产者质优。

按《中国药典》(2010 年版一部)规定:本品按干燥品计算,含阿魏酸($C_{10}H_{10}O_4$)不得少于 0.050%。

【药性】辛,温。归膀胱经。

【功效】祛风,散寒,除湿,止痛。

【应用】

1. 风寒感冒,虚人外感 藁本辛香气雄,发散风寒力强,可用于外感多种情况。若外感风寒,憎寒壮热,头疼自汗,烦躁不安者,常与厚朴、陈皮、苍术等同用,如《太平惠民和剂局方》和解散、保真汤;若阴血不足,复感风寒,恶寒发热,面色萎黄,神疲消瘦者,常与柴胡、陈皮、当归同用,如《景岳全书》三柴胡饮;若妇人行经,适感风寒,寒热头痛,经行腹痛者,常与吴茱萸、肉桂、细辛等同用,如《医宗金鉴》吴茱萸汤;若外感风寒,恶寒发热,头痛无汗,服大青龙汤后汗出不止,表邪未去者,常与白术、川芎、白芷同用研极细,扑粉用,如《类证活人书》温粉。

2. 巅顶头痛,头风眩晕 藁本气香雄烈,上行巅顶,善止头痛,尤善除巅顶头痛。若太阳经头风头痛,发热恶寒,无汗脉浮者,常与羌活、防风、麻黄等同用,如《审视瑶函》羌活芎藁汤;若暑令受热,或晕车晕船,头痛恶心者,常与威灵仙、白花蛇、防风、蒺藜子等同用,如《圣济总录》藁本散。藁本功可驱风,性善上行,可除头风,止眩晕。若风气上攻,头目眩晕,项背拘急,鼻塞神昏者,常与川芎、荆芥、细辛、草乌同用,如《杨氏家藏方》化风丸;若风邪上扰,发为风癫,发作则吐,眩晕头痛,耳如蝉鸣者,常与川芎、蔄茹同用,如《备急千金要方》芎䓖汤。

3. 腹痛泄泻,口臭口疮 本品升阳而发散,下达于胃肠,可用于胃肠失调,脾胃不和之腹痛、泄泻、口臭、口疮等病证。若脾胃不和,腹痛胁急,泄泻或便秘,甚至下鲜血者,常与苏木、熟地、柴胡、益智仁等同用,如《兰室秘藏》和中益胃汤;若寒湿中阻,脘腹硬痛,大便泄泻者,常与苍术同用,如《素问病机气宜保命集》藁本汤;若脾胃有热,口臭气热,能食易饮者,常与赤芍、黄芩、生地、石菖蒲等同用,如《仙拈集》清臭饮;若胃热染虫口唇生疮者,常与川芎、细辛、雄黄等同用,如《圣济总录》藁本散;若妇人饮食劳倦伤脾,心火乘脾,漏下恶血,怠惰肢缓者,常与柴胡、当归、蔓荆子等同用,如《兰室秘藏》升麻除湿汤。

4. 疥癣油风,痈疡肿毒　本品发散力强,善驱风邪,可用于疥癣油风之疾。若感染疥虫、皮肤瘙痒,皮损随抓痕扩大者,常与蛇床子、硫黄、枯矾、轻粉研粉外用,如《医方类聚》引施圆端效方藁本散;若血虚不养肌肤,风热攻注头皮,发为油风,毛发脱落,皮肤光亮,痒如虫行者,常与海艾、菊花、薄荷、甘松等同用,如《外科正宗》海艾汤;若风邪毒气,外客皮肤,重发成肿,游走不定,时发痒痛者,常与乌蛇、白僵蚕、半夏、全蝎等制膏外用,如《太平惠民和剂局方》乌蛇膏。本品还可外散毒火,以治疗热毒疮疡。若热毒壅滞,发百会疽,局部红肿热痛者,常与龙胆草、牛黄、雄黄等制散外用,如《疡医大全》立消散;若热毒积久,目赤肿痛,目多热泪者,常与车前子、石决明、天麻等同用,如《圣济总录》藁本汤。

【用法用量】煎服,3～10g。外用适量。

【使用注意】血虚头痛及热证忌用。

【鉴别用药】羌活、藁本均为辛温之品,善祛太阳膀胱之风邪,均能散寒解表,胜湿止痛,故常配伍同用。然羌活味苦性燥,燥湿之力强于藁本,长于治风寒湿邪侵入太阳经所致的头后部及颈项强痛;藁本性味俱升,善达巅顶,擅长风寒侵犯的太阳证,症见巅顶痛甚者。

【药论】

1. 张元素:"藁本,乃太阳经风药,其气雄壮,寒气郁于本经头痛必用之药,巅顶痛,非此不能治。与木香同用,治雾露之清邪中于上焦;与白芷同作面脂,既治风,又治湿,亦各从其类也。"

2.《本草汇言》:"藁本,升阳而发散风湿,上通巅顶,下达肠胃之药也。其气辛香雄烈,能清上焦之邪,辟雾露之气,故治风邪头痛,寒气犯脑以连齿痛。又能利下焦之湿,消阴障之气,故兼治妇人阴中作痛,腹中急疾,疝瘕淋带,及老人风客于胃,久利不止。大抵辛温升散,祛风寒湿气于巨阳之经为专功,若利下焦寒湿之证,必兼下行之药为善。"

3.《本草正义》:"藁本味辛气温,上行升散,专主太阳太阴之寒风寒湿,而能疏达厥阴郁滞,功用与细辛、川芎、羌活近似。《神农本草经》主妇人疝瘕、阴中痛、肿痛、腹中急,皆清阳不振,厥阴之气郁窒不伸为病,温以和之,升以举之,解结除寒,斯急痛可已,疝瘕可除。而阴虚内热、肝络结滞之疝瘕急痛,非其治也。《名医别录》谓辟雾露润泽者,温升助阳,能胜寒湿,此即仲景所谓清邪中上之病,亦即《经》言阳中雾露之气也。又谓疗风邪亸曳,则风寒袭络,而经掣不仁,步履无力之症,庶几近之。亦有阴虚无力,痿躄不用,而肢体亸曳者,则更非风药所可妄试。"

【现代研究】

(一)化学成分

本品含挥发油,其主要成分是3-丁基酞内酯,蛇床酞内酯,甲基丁香酚,其次,还有α-蒎烯,坎烯,桧烯,β-蒎烯,月桂烯,α-水芹烯,α-松油烯,松油-4-醇等。

(二)药理作用

1. 抗炎作用　藁本醇提物灌胃,能抑制二甲苯性小鼠耳肿、角叉菜胶性足跖肿胀和乙酸致小鼠腹腔毛细血管通透性增高,显示抗炎作用[1]。

2. 对中枢系统的作用　藁本中性油有显著的镇静、镇痛和解热作用[2]。藁本醇提物具有镇静催眠及镇痛作用[3]。

3. 对心血管系统的作用　中性油在常压和给予异丙肾上腺素增加心肌负荷常压情况下均能明显减慢小鼠耗氧速度,降低耗氧量和延长小鼠生存时间,减少由亚硝酸钠

($NaNO_2$)和氰化钾(KCN)引起小鼠组织细胞缺氧的程度,增加组织细胞在缺氧情况下的生存,对脑缺血缺氧小鼠亦能延长生存,表明藁本中性油对心、脑缺氧均有明显的保护作用[4]。

4. 抗血栓作用　给大鼠十二指肠或灌胃给藁本醇提物 3g/kg 和 10g/kg,能显著延长电刺激颈动脉血栓形成时间[5]。

5. 对平滑肌的作用　藁本中性油能对抗组胺、乙酰胆碱、烟碱、毒扁豆碱、酚妥拉明和氯化钡引起的肠活动兴奋,对抗催产素引起的子宫肌张力升高作用,抑制小鼠小肠推进运动,并抑制蓖麻油所致的小鼠腹泻[6]。

6. 其他　此外,藁本还具有利胆、抗溃疡等作用[5]。

(三)临床报道

1. 治疗感冒　张氏用祖传藁本汤(藁本 18g、白芷 18g、细辛 8g、党参 30g、三棱 18g、生石膏 120g、柴胡 12g、荆芥 12g、防风 12g、制半夏 18g、大黄 3～12g)随证加减,治疗感冒 200 例,以服药后在 24 小时以内热退为有效,计 185 例,超过 24 小时为无效,计 15 例,结果有效率 92.5%[7]。

2. 治疗头痛　以藁本通络汤(藁本 10～30g,天麻、丹参各 10～20g,川芎 6～20g,乳香、没药、菊花各 10g,赤芍 10～16g,僵蚕、三七、炙甘草各 6～10g),治疗瘀血头痛 102 例,显效 76 例,好转 26 例,显效率 74.51%[8]。

3. 治疗痛经　以藁本细辛四物汤(当归、白芍、生地各 12g,川芎、干姜、苍术、茯苓、艾叶、甘草各 10g,肉桂、藁本各 8g,小茴香 5g,细辛 2g)加减,治疗寒湿凝滞型原发性痛经 62 例,临床痊愈 54 例,好转 7 例,无效 1 例,总有效率为 98.39%[9]。

参考文献

[1] 张明发,沈雅琴,朱自平,等.藁本抗炎和抗腹泻作用的实验研究[J].基层中药杂志,1999,13(3):3-5.

[2] 沈雅琴,陈光娟,马树德.藁本中性油的镇静、镇痛、解热和抗炎作用[J].中西医结合杂志,1987,7(12):738-741.

[3] 陈若芸,于德泉.藁本化学和药理研究[J].中医药通报,2002,1(1):44-48.

[4] 汤臣康,许青媛.藁本中性油对耐缺氧的影响[J].中国中药杂志,1992,17(12):745-747.

[5] 张明发,沈雅琴,朱自平,等.藁本的抗血栓形成、利胆和抗溃疡作用[J].中国药房,2001,12(6):329-330.

[6] 陈光娟,沈雅琴,马树德.藁本中性油的药理研究Ⅱ,对肠和子宫平滑肌的抑制作用[J].中国中药杂志,1987,12(4):48-51.

[7] 张玉林.祖传藁本汤治疗感冒 200 例[J].安徽中医临床杂志,2003,15(4):359.

[8] 黄士杰,朱惟儿,许树梧.藁本通络汤治瘀血头痛 102 例[J].新中医,2004,36(4):61-62.

[9] 韩亚芳,陈佐云.藁本细辛四物汤治疗寒湿凝滞型原发性痛经 62 例[J].陕西中医,2011,32(4):447-448.

白芷 Baizhi

【别名】虈、芷(《楚辞》),芳香(《神农本草经》),苻蓠、泽芬、葯(《吴普本草》),白茝(《名医别录》),香白芷(《夷坚志》)。

【来源】始载于《神农本草经》,列为中品,历代本草均有记载,因其根白而芳香,故名。为伞形科植物白芷 *Angelica dahurica* (Fisch. ex Hoffm.) Benth. et Hook. f. 或杭白芷

Angelica dahurica (Fisch. ex Hoffm.) Benth. et Hook. f. var. *formosana* (Boiss.) Shan et Yuan 的干燥根。主产于东北、四川、浙江、河南、河北、陕西等地，多为栽培。

【采收炮制】夏、秋季择晴日采挖，先割去地上部分，再挖出根部，除净杂质，晒干或微火烘干，切片入药。

【商品规格】商品按产地分为杭白芷、川白芷、滇白芷。按质量分做 1～3 等。以独支、皮细、外表土黄色、坚硬、光滑、粉性足、香气浓者为佳。

一等：根为圆锥形，表面灰白或黄白色，体坚硬，断面白、黄相间，具粉性，有香气，味辛微苦，每千克 36 支以内，无空心、黑心、芦头、油条。

二等：每千克 60 支以内，余同一等。

三等：每千克 60 支以外，顶端直径不小于 0.7cm，间有白芷尾、黑心、异状、油条，总数不超过 20%，余同二等。

按《中国药典》(2010 年版一部)规定：本品按干燥品计算，含欧前胡素($C_{16}H_{14}O_4$)不得少于 0.080%。

【药性】辛，温。归胃、大肠、肺经。

【功效】解表散寒，祛风止痛，宣通鼻窍，燥湿止带，消肿排脓。

【应用】

1. 风寒感冒，时气瘟疫　白芷辛香，气味芳香，辛香能散，温以祛寒，故适用于风寒感冒，恶寒发热，头痛无汗者。若风寒感冒，耳聋耳胀，常与菖蒲、川芎、木通、细辛等同用，如《仁斋直指方》芎芷散；若伤寒头痛，壮热憎寒，肢体酸疼者，常与葛根、麻黄、桔梗等同用，如《类证活人书》人参顺气散；若外感风寒轻症，咳嗽少痰，鼻流清涕者，常与川芎、紫苏、陈皮等同用，如《医方类聚》引《管见大全良方》芎芷香苏散；若外感风寒，内伤食滞，喷嚏流涕，腹痛腹泻者，常与苍术、厚朴、羌活、建曲等同用，如《经验百病内外方》午时茶；若外感风寒，内伤湿滞，恶寒发热，头痛胸满，腹痛吐泄者，常与陈皮、半夏曲、厚朴等同用，如《太平惠民和剂局方》藿香正气散。借本品辛香透邪之力，还可用于时气瘟疫，发热头痛，恶寒无汗，咳嗽咽痛，口渴而干者，如《太平惠民和剂局方》十神汤；若风热感冒，发热身疼、鼻塞流涕者，常与黄芩、柴胡、葛根等同用，如《伤寒六书》柴胡解肌汤。

2. 窍闭不通，多种痛证　白芷辛能行散，温能祛寒，芳香走窜，能通窍止痛，尤适于风、寒、湿邪阻滞所致窍闭及疼痛性病证。若痰气交阻，上蒙神窍，神志昏迷，牙关紧闭，身冷无汗者，常与人参、白术、青皮、陈皮等同用，如《杂病源流犀烛》顺气散；若湿热阻肺，鼻塞鼻渊，脓涕腥浊者，常与辛夷仁、苍耳子、薄荷叶等同用，如《重订严氏济生方》苍耳散；若产后少乳或无乳，常与黄芪、当归、通草等同用，如《沈氏经验方》通脉汤；若风热目疾，羞明视昏，迎风流泪者，常与犀角(水牛角代)、羚羊角、牛黄、菊花等同用，如《丹台玉案》上清拨云丸；若目生翳障，视物不清，渐至失明者，常与栀子、菊花、白蒺藜等同用，如《全国中药成药处方集》(大同方)开光复明丸。白芷止痛力强，可用于头痛牙痛，胸腹疼痛，关节疼痛等。若偏正头风、眉棱骨痛，引双目抽掣疼痛，常与石膏、荆芥、草乌等同用，如《朱氏集验方》一字轻金散；若风寒头痛，常与乌头同用，如《朱氏集验方》白芷散；若风热头痛，常与蔓荆子、菊花、薄荷等同用；若寒湿凝滞，头痛如破者，常与川乌、川芎、川细辛同用，如《世医得效方》四川丸；若暴发火眼，目赤肿痛，羞明沙涩者，常与焰消、雄黄、乳香、薄荷叶同用，研末吹鼻，如《景岳全书》吹鼻六神散；若风热牙痛，常与煅石膏、芥穗、川芎同用，如《仙拈集》风热散；若风冷牙痛，常与蝎梢、细辛、川芎等同用，如《御药院方》一捻金散；若虫蛀牙痛，常与升麻、荜茇、胡椒等同用，如《杨氏家藏方》升麻散；若寒聚背部，背心一点疼痛，常与麻黄、乌头、干姜、紫苏等同用，如《杂病源流犀烛》三合汤；若腹部疼痛，不论寒热，常与苍术、滑石、栀子、香附等同用，如《寿世保元》开郁导气汤；若寒湿腰痛，阴雨天加重者，常与杜仲、威灵仙、肉桂等同用，如《医便》当归活血汤；若妇人生产用力过度，子宫下垂，痛不可忍者，常与磁石、当归尾、丹皮、赤芍同用，如《古今医鉴》加减磁石散；若湿热下注，肛门肿痛，大便秘结者，常与槐皮、当归、桃仁、赤小豆同用，如《外台秘要》引《小品方》槐皮膏，用于风寒湿邪，痹阻关节，致关节疼痛之痹证，亦为相宜；若风寒湿痹，骨肉痹痛，常与细辛、当归、天雄、丹砂、干姜等同制为膏外用，如《圣济总录》当归摩膏；若风湿痹证，关节疼痛，伸屈不利，肢体痿废瘫痪者，常与苍术、草乌、川芎同用，如《袖珍方》神仙飞步丹，若痹证日久，一身筋骨疼痛者，常与川乌、草乌、马钱子、穿山甲、雄黄等同用，如《青囊秘传》十三太保丸。本品与延胡索同用，可治疗一切疼痛，如《中国药典》(1995 年版一部)元胡止痛片。本品还可预防手术疼痛，常与川乌、川椒、草乌、半夏、天南星等同用，如《喉科紫珍集》麻药、《串雅内编》开刀麻药。

3. 痈疽肿痛，已溃未溃　本品能“通经理气而疏其滞”(《医宗金鉴》)，适用于邪毒壅积，营气郁滞之痈疡。痈疡初起，红肿疼痛，本品有活血散结，消肿止痛之功，脓成难溃及脓湿不止者，又可托毒排脓、除湿止痒，而且还能生肌，故外科用方中，经常配伍白芷。若痈疡初起，局部红肿热痛者，常与连翘、天花粉、牛蒡子、贝母等同用，如《医学心悟》卫生汤；若诸毒背疽初起，局部肿胀坚硬，大便秘结者，常与生大黄同用，如《医宗金鉴》双解贵金丸；若百会疽，头顶红肿疼痛者，常与龙胆草、牛黄、雄黄等同用，如《疡医大全》立消散；本品与穿山甲、黄芪、当归、生地同用，可治一切无名肿毒，痈疽发背，如《串雅内编》五虎下西川；若遍身瘰疬，名流注疬者，常与香附、陈皮、牡蛎、皂角刺等同用，如《医学纲目》化气调经汤。白芷入胃经，可治疗胃火壅滞，气血凝涩所发乳痈，常与青皮、穿山甲、贝母、甘草同用，如《疡科选粹》青皮散，或与川乌、草乌、天南星、当归等同用，如《理瀹骈文》乳吹膏；若疔疮脓成未溃，常与瓜蒌、皂角刺、大黄同用，如《外科大成》内消散；若痈疡脓成不溃因于气血虚者，常与桔梗、当归、人参、黄芪、厚朴同用，如《重订严氏济生方》十奇散；若痈疡久溃不敛，脓水淋漓者，常与黄芪、当归、乳香、芍药制膏外用；若阴疽漫肿，痛势不剧，皮色不热不红者，常与草乌、天南星、煨姜、赤芍、肉桂同用，如《仙传外科集验方》回阳玉龙膏；若臁疮多年，胫骨外黑腐，臭烂作痛者，常与桐油、独活、甘草、蜈蚣同煎油外用。本品还可治疗脏腑蕴热，肉腐成脓之内痈。若肺痈吐脓，气味腥臭者，常与黄芪五味子、人参同用，如《外科发挥》排脓散；若肠痈腹痛，里急后重，时时下脓者，常与金银花、穿山甲、薏仁等同用，如《外科正宗》排脓散。此外，本品与贝母同用，可治疗妇人产前产后乳房结核，如《医学入门》芷贝散。

4. 湿阻吐泻，带下湿疮　本品辛香性燥，可化湿醒浊，辟秽解毒，适用于湿浊内阻，中焦不运之吐泻，湿浊下注之带下，湿浊浸淫肌肤之湿疮等证。若小儿暑湿，肠胃不和，霍乱吐泻，常与藿香、苍术、厚朴、陈皮、砂仁等同用，如《保命歌括》加减不换金正气散；若感受山岚瘴气、疫毒秽浊，吐泻转筋，下痢腹痛者，常与薄荷、冰片等同用，如《医学衷中参西录》卫生防疫宝丹；若湿浊下注，带脉失约，带下连绵者，单用白芷即可，如《医学集成》方，或与海螵蛸、煅胎发同用，如《校注妇人良方》白芷散；若肝郁气滞，湿热下注，带下黏稠，色黄或绿者，常与当归、香附、黄柏、椿根皮等同用，如《丹溪心法》当归煎；若湿热浸淫，皮肤生疮，痒痛难忍，搔破流黄水之黄水疮，常与升麻、金银花、连翘、栀子等同用，如《医宗金鉴》升麻消毒饮；若心肝火邪湿毒凝结，发于皮肤，胸胁及腹部一侧刺痛发红，继有米粒样水疱，疱液透明，累累如串珠，名缠腰火丹者，常与煅石膏、黄柏、海蛤壳、黄丹制散外用，如《中医皮肤病学简编》石柏散；若小儿胎毒，浑身湿烂，啼哭不安者，常与五倍子、花椒、枯矾制散外用，如《揣摩有得集》胎毒散；若湿热内郁，手心发热，夜寐多梦，身重烦倦者，常与苍术、栀子、半夏、川芎等同用，如《医学入门》苍栀丸。

5. 瘀血经闭，产后腹痛　白芷可“破宿血”（《日华子本草》），主“血闭”（《神农本草经》），善治妇人多种瘀血证。若妇人寒凝血滞，腹部硬块刺痛，月经不调，行经腹痛，泻下青白，腹胀肠鸣者，常与茴香、肉桂、川芎、当归等同用，如《太平惠民和剂局方》内灸散；若经闭腹痛，腰沉痛攻刺，小腹紧硬者，常与刘寄奴、当归、红花、牛膝等同用，如《太平惠民和剂局方》红花当归散；若妇人临产，腹部阵痛，腰痛如折者，常与延胡索、姜黄、桂心、没药等同用，如《普济方》七圣散；若临产生育艰难者，常与川芎、益母草、火麻仁、当归等同用，如《古今医鉴》自生饮；若胎死腹中不下者，常与蒲黄、鹿角屑、当归等同用，如《古今医鉴》加减黑神散；若产后腹痛，恶露不下者，常与赤芍、黄芪、人参、川芎等同用，如《备急千金要方》芍药黄芪汤。本品还可用于瘀血阻滞经络的跌打损伤、癥瘕痞块及虫蛇咬伤。若跌打损伤，局部青肿，痛不可忍者，常与乳香、没药、桂心、当归等同用，如《杂病源流犀烛》大乳没散；若伤在头面，常与川芎、赤芍、天花粉、防风同用，如《伤科补要》川芎汤；若损伤后期，筋骨隐痛，常与川乌、草乌、细辛、萆薢等同用，如《外伤科学》骨刺丸；若久疟疟母，胁下结痞，不硬不痛者，常与苍术、高良姜、枳壳等同用，如《三因极一病证方论》老疟饮；若毒蛇咬伤，患部红肿剧痛者，常与雄黄、贝母、五灵脂、威灵仙等同用，如《中医皮肤病学简编》雄黄合剂。

6. 吐衄崩漏，痔血便血　白芷止血，古有论述，《神农本草经》谓之“主女人漏下”，《日华子本草》谓之“补胎漏”，《本草纲目》谓其主“鼻衄”和小便出血”。若肺热鼻血不止，常与栀子同用，如《嵩崖尊生全书》冰炭散；若痔疮出血，或肠风下血，常与槐角、当归、地榆、黄芪等同用，如《丹溪心法附余》加味槐角丸；若妇人产后，气虚不摄，宫血量大，形成血崩，血色淡红，倦怠懒言者，常与黄芪、白术、人参、升麻等同用，如《傅青主女科》升举大补汤；若产后风湿袭于冲任，不能去瘀生新，以致崩漏，色如豆汁，腹胁阵痛者，常与生地、蒲黄、川芎、阿胶等同用，如《医略六书》定崩四物汤；若妇人胞脉瘀血，血不归经，经水淋漓不止，色黯有块者，常与地榆、何首乌、肉桂同用，如《普济方》引《家藏经验方》地榆散；若小儿血分热毒壅盛，发为赤游丹，皮肤局部红肿焮痛，部位游走不定者，常与朴硝、蛤粉、寒水石、薄荷同用，如《杨氏家藏方》如冰散。

7. 皮肤瘙痒，雀斑粉刺　白芷辛可祛风止痒，又可润泽肌肤，故常以之治疗皮肤瘙痒和雀斑、粉刺等皮肤病。若皮肤癣疥，瘙痒不堪者，常与硫黄、枯矾、吴茱萸、川椒等研细制膏外用，如《证治准绳》五龙膏；若面生风癣，初如痞瘟，或渐生细疮，时作痒痛者，常与绿豆、菊花、白附子、食盐、冰片制散外用，如《医宗金鉴》消风玉容散；若肝血枯燥，风湿外袭，发眉风癣，初起眉上瘙痒流脂，渐蔓延额上眼胞，经年不愈者，常与甘草、紫草、当归、麻油等调膏外用，如《疡医大全》紫茸膏；若头皮瘙痒，搔之起屑，常与藿香、松香、甲香、鸡舌香等制膏外用，如《外台秘要》引《删繁方》五香膏，或与蔓荆子、附子、细辛、泽兰等同用外敷，如《备急千金要方》生发膏；若血虚风湿外袭，面生雀斑、粉刺者，常与绿豆、滑石、白附子研细外用，如《外科正宗》玉肌散；若风湿化虫，妇人阴痒，常与龙胆草、川芎、当归、甘草同用，如《外科正宗》芎归汤；若皮肤皲裂，常与当归、姜黄、轻粉、冰片、甘草、白蜡制膏外用，如《朱仁康临床经验集》玉黄膏；若湿毒郁于肌肤，夏日遍身痱子，常与枫叶、藁本、黄连同研细粉外用，如《小儿卫生总微论方》凉肌粉。

8. 脾胃不和，肠风脏毒　白芷入胃、大肠经，辛以升散，温以畅通气机，能调和肠胃，治疗吞酸泄泻之证。若胃中虚寒，食积内停，脘腹胀满，吞酸纳呆，形寒肢冷者，常与桂枝、丁香、人参、干姜、槟榔等同用，如《圣济总录》丁香煮散；若脾胃湿热口臭者，常与白豆蔻、藿香、零陵香、木香等同用，如《备急千金要方》五香丸；若肝气犯胃，胁痛干呕者，常与青皮、枳壳等同用，如《圣济总录》青橘散；若脾虚久泄，消瘦倦怠者，常与白术、白芍、桔梗同用，如《中藏经》炙肝散；若肠风脏毒，痢疾带血者，常与乌梅、百药煎同用，如《重订严氏济生方》香梅丸。

【用法用量】 内服：煎汤，3～10g；或入丸、散剂。外用：适量研末撒或调敷。

【使用注意】 阴虚血热者忌服。

【鉴别用药】 白芷、苍耳子、辛夷均为芳香发散之品，善祛风散邪，通窍止痛。白芷兼能燥湿止带，消肿排脓，外可治皮肤瘙痒及虫蛇咬伤；苍耳子味苦亦能燥湿，功能除湿通络，又用于风湿痹证，外用亦有杀虫止痒之功，治疗风疹疥癣。辛夷效用不及前二者之广。

【药论】

1.《本草纲目》："白芷，色白味辛，行手阳明；性温气厚，行足阳明；芳香上达，入手太阴肺经。如头、目、眉、齿诸病，三经之风热也；如漏带、痈疽诸病，三经之湿热也；风热者辛以散之，湿热者温以除之。为阳明主药，故又能治血病、胎病，而排脓生肌止痛。"

2.《本草经疏》："白芷，味辛气温无毒，其香气烈，亦芳香也。入手足阳明、足太阴，走气分，亦走血分，升多于降，阳也。性善祛风，能蚀脓，故主妇人漏下赤白。辛以散之，温以和之，香气入脾，故主血闭阴肿，寒热，头风浸目泪出。辛香散结而入血止痛，故长肌肤。芬芳而辛，故能润泽。辛香温散，故疗风邪久泻，风能胜湿也。香入脾，所以止呕吐。疗两胁风痛，头眩目痒，祛风之效也。"

3.《本草汇言》："白芷，上行头目，下抵肠胃，中达肢体，遍通肌肤以至毛窍，而利泄邪气。如头风头痛，目眩目昏；如四肢麻痛，脚弱痿痹；如疮溃糜烂，排脓长肉；如两目作障，痛痒赤涩；如女人血闭，阴肿漏带；如小儿痘疮，行浆作痒，白芷皆能治之。第性味辛散，如头痛、麻痹、眼目、漏带、痈疡诸症，不因于风湿寒邪，而因于阴虚气弱及阴虚火炽者，俱禁用之。"

4.《本草求真》："白芷，气温力厚，通窍行表，为足阳明经祛风散湿之药。故能治阳明一切头面诸疾，如头目昏痛，眉棱骨痛，暨牙龈骨痛，面黑瘢疵者是也。且其风热乘肺，上烁于脑，渗为渊涕；移于大肠，变为血崩血闭，肠风痔瘘痈疽；风与湿热，发于皮肤，变为疮疡燥痒；皆能温散解托，而使腠理之风悉去，留结之痈肿潜消，诚祛风上达，散湿火要剂也。"

【现代研究】

（一）化学成分

杭白芷中含香豆素类成分，如别欧芹属乙素，欧芹属乙素，佛手柑内酯，珊瑚菜素，氧化前胡素，水合氧化前胡内酯，白当归素，白当归脑，氧化前胡素，异欧芹属乙素，珊瑚菜素，花椒毒素，东莨菪素，花椒毒酚等；挥发性成分如3-亚甲基-6(1-甲乙基)-环己烯(26.4%)，十六烷酸(8.5%)，壬烯酸-8(5.1%)等。

（二）药理作用

1. 抗菌作用　体外试验表明，川白芷水煎剂试管稀释1∶10对大肠杆菌、伤寒杆菌、副伤寒杆菌、宋内杆菌、变形杆菌、铜绿假单胞菌、霍乱弧菌等有一定抑制作用，水浸剂对奥杜盎小孢子癣菌也有抑制作用[1]。

2. 镇痛作用　白芷总挥发油可明显抑制醋酸致小鼠扭体反应数，延长小鼠热板舔足反应潜伏期，镇痛作用维持时间较长[2]。白芷水煎剂和冻干粉能有效预防外周组织损伤诱致的持续自发痛和原发性热/机械痛敏，且呈剂量相关性[3]。

3. 抗炎作用　白芷的有效成分白芷香豆素具有抗炎作用，能显著抑制巴豆油所致的小鼠耳肿胀、冰醋酸引起的小鼠腹腔毛细血管通透性增强和角叉菜胶所致的小鼠足肿胀[4]。

4. 抗氧化作用　杭白芷多糖(PAD)能有效清除羟自由基和超氧阴离子自由基，并抑制脂质过氧化，具有体外抗氧化作用[5]。

5. 光敏作用　白芷含有欧芹属素乙等多种呋喃香豆素类物质，这类物质具有光敏作用，在黑光照射下能与DNA链上的胸腺嘧啶结合，阻碍DNA复制，抑制细胞分裂，可用于治疗银屑病[6,7]。

6. 其他　另外，白芷还有止血作用[8]。白芷活性成分异欧前胡素、欧前胡素、水合氧化前胡素能明显缓解氯化钡($BaCl_2$)所致兔肠平滑肌痉挛；异欧前胡素、水合氧化前胡素具有显著抗肿瘤作用[9]。

(三) 临床报道

1. 治疗头痛　以白芷15g、川芎15g、晚蚕砂30g、僵蚕20～30g，煎汤熏鼻治疗头痛，具有明显疗效[10]；愈痛散(白芷、川芎、僵蚕、全蝎、白附子)治三叉神经痛有效[11]；愈痛饮(白芷、夏枯草、菊花、川芎等)治风热或肝火型偏正头痛有效[12]；散偏地黄汤(白芷、川芎、白芍、熟地等)治疗颅外伤后遗症头痛有效[13]。以自拟石膏白芷钩麻汤(生石膏20g、天麻15g、钩藤12g、川芎5g、丹参8g、赤芍12g、延胡索12g、蔓荆子8g、蒺藜8g、白芷10g、藁本5g、细辛4g、石决明8g、制南星4g、红花10g、甘草3g)，治疗血管神经性头痛，有良效[14]。

2. 治疗胃痛　白芷甘草汤(白芷30～60g、甘草15～30g)治疗胃及十二指肠球部溃疡、慢性胃炎，疗效显著[15]。

3. 治疗鼻炎、鼻窦炎　萍芷片(白芷、浮萍、金银花、黄芩)治疗慢性鼻窦炎有效[16]；鼻炎灵滴剂(白芷、辛夷、冰片等)治疗鼻炎有效[17]；用白芷配伍苍术、乌梅、五味子熏鼻，可治鼻瘜肉[18]。

4. 治疗外伤溃疡、湿疮湿疹、水火烫伤　紫色生肌散(紫草、白芷、当归、甘草)治疗外伤创面溃疡及湿疹有效[19]；紫白油(紫草、白芷、银花藤、地榆、大黄)治疗烧伤有效[20]。

5. 治疗睑腺炎(麦粒肿)　白芷与苍术、薄荷、金银花，煎汤熏洗可治麦粒肿[21]。

6. 治疗乳腺炎　白芷30g研为细末，加煮沸的食醋18ml调成糊膏状外敷乳房，治疗乳腺炎30例，结果治疗4天痊愈20例，乳房红肿消失，热退，排乳通畅；治疗6天获显效者8例，症状基本消失，余2例无效，总有效率94%[22]。

7. 治疗痤疮　愈痤汤(白芷、荆芥、黄芩、生首乌、土茯苓)治疗痤疮有效[23]。

8. 治疗黄褐斑　退斑汤(生地、熟地、当归各12g，柴胡、香附、茯苓、川芎、白僵蚕、白术、白芷各9g，白鲜皮15g，白附子、甘草各6g)，治疗黄褐斑有效[24]。

(四) 不良反应

1. 毒性　白芷挥发油对小鼠灌胃，LD_{50}为5.86kg生药/kg；白芷水煎液毒性较小，测不出半数致死量，测得最大耐受量为临床人用剂量的1600倍[25]。

2. 中毒机理及症状　白芷中毒偶见临床报道。患者日服白芷总量达75g后，出现恶心，频繁涎式呕吐，呼吸深长，脉缓，继而四肢阵发性抽搐，面色潮红，但神志尚清[26]。研究表明白芷所含白芷毒能兴奋血管运动中枢、呼吸中枢、迷走神经和脊髓，使血压升高，呼吸增强，脉搏迟缓和反射亢进，并见唾液分泌增加，流涎呕吐；大量能致强直性间歇性痉挛，亦使横纹肌痉挛，继而发生全身麻痹[1]。

3. 中毒原因及预防　本品内服中毒的主要原因是剂量过大，尤其是煎剂中用量过大。由于白芷品种较多，采收炮制不一，因此很难确定中毒剂量。临床使用时应遵药典用量，以确保用药安全。

4. 中毒救治　对症采取吸氧、催吐、洗胃、抗惊厥等处理方法，中药予以绿豆解毒汤（绿豆、甘草、丹参、大黄）煎汁频服[26]。

参考文献

[1] 江苏新医学院. 中药大辞典[M]. 上海：上海科学技术出版社，1979：677.

[2] 王卫华，李琳，赵训允，等. 白芷总挥发油的镇痛作用[J]. 齐齐哈尔医学院学报，2011，32(5)：687-688.

[3] 彭小莉，高喜玲，陈军. 白芷水煎剂和冻干粉对大鼠外周组织损伤所致的持续性自发痛、热和机械痛敏作用的比较研究[J]. 中国中西医结合杂志，2004，24(S1)（基础理论研究特集）：243-247.

[4] 王春梅，崔新颖，李贺. 白芷香豆素的抗炎作用研究[J]. 北华大学学报：自然科学版，2006，7(4)：318-320.

[5] 王德才，高丽君，高艳霞. 杭白芷多糖体外抗氧化活性的研究[J]. 时珍国医国药，2009，20(1)：173-174.

[6] 周继铭，余朝菁，杭宜卿，等. 白芷的研究——Ⅵ有效成分光毒活性的测定[J]. 中国医院药学杂志，1988，8(5)：220-221.

[7] 周永华，袁承晏，冉隆华，等. 白芷光化学疗法治疗银屑病的临床疗效及治疗前后皮损的组织病理改变[J]. 重庆医科大学学报，1984(1)：46-47.

[8] 钟品伦，钱永龄，刘颖，等. 白芷的研究 Ⅳ. 白芷浸膏对动物的止血药理实验[J]. 泸州医学院学报，1987，10(1)：15-19.

[9] 王梦月，贾敏如，马逾英，等. 白芷中四种线型呋喃香豆素类成分药理作用研究[J]. 天然产物研究与开发，2010，22(3)：485-489.

[10] 程爵棠. 中药外熏法治疗头痛[J]. 云南中医中药杂志，1981(4)：147.

[11] 侯景媛. 愈痛散治疗三叉神经痛 50 例疗效观察[J]. 广西中医药，1984(3)：21-22.

[12] 连榻山. "愈痛饮"治疗头痛 52 例[J]. 山西中医，1987(5)：23.

[13] 范美德. 散偏地黄汤治疗颅外伤后遗头痛 23 例[J]. 四川中医，1988(3)：32-33.

[14] 王惠. 自拟石膏白芷钩麻汤治疗血管神经性头痛 63 例疗效观察[J]. 世界中西医结合杂志，2011，6(4)：308-310.

[15] 张甫圣，张恩勤. 白芷甘草汤治疗胃痛[J]. 山东中医杂志，1982(3)：165.

[16] 刘云超. 萍芷片治疗慢性鼻窦炎的临床实验观察[J]. 中西医结合杂志，1986(10)：596-599.

[17] 蔡福养. 鼻炎灵治疗 360 例鼻炎的介绍[J]. 新中医，1981(11)：10.

[18] 陈国丰. 息肉雾化汤治疗鼻息肉[J]. 辽宁中医杂志，1984(7)：25.

[19] 顾云伍，韦以宗. 紫色生肌膏对开放性骨折并发骨髓炎溃疡创面的愈合作用[J]. 上海中医药杂志，1984(5)：10-11.

[20] 潘维庆，姜柏青. 中药紫白油治疗烧伤 104 例临床观察[J]. 辽宁中医杂志，1987(4)：44.

[21] 李德泽. 麦粒肿[J]. 广西中医药，1985(2)：33.

[22] 鞠英华，杨喜娜. 白芷外敷治疗乳腺炎 30 例[J]. 中国民间疗法，2003，11(8)：26.

[23] 徐风声，王淑建. 中药治疗痤疮 50 例临床观察[J]. 山东中医杂志，1982(1)：22-24.

[24] 姜兆俊，耿立东. 退斑汤治疗黄褐斑 6 例报告[J]. 山东中医杂志，1988(6)：29.

[25] 王玉春，聂红. 白芷挥发油的急性毒性及对 PGE-2 和血糖的影响[J]. 江苏中医药，2002，23(10)：54-55.

[26] 席孝萍,王多德. 白芷中毒1例报告[J]. 中国社区医师,2011,13(16):187.

苍耳子 Cangerzi

（附：苍耳草、苍耳虫）

【别名】 葈耳实(《神农本草经》),牛虱子(《贵州民间方药集》),胡寝子(《药材资料汇编》),苍郎种、棉螳螂(《江苏植药志》),苍子、胡苍子(《东北药植志》),饿虱子(《广西中药志》),苍楝子、苍耳蒺藜(《陕西中草药》),刺儿棵(河南)。

【来源】 始载于《神农本草经》,列为中品,历代本草均有记载。为菊科植物苍耳 *Xanthium sibiricum* Patr. 的干燥成熟带总苞的果实。主产于山东荣城、文登,江西宜春,湖北黄冈、孝感,江苏苏州。均为野生,为常用中药。

【采收炮制】 8、9月间果实成熟时摘下晒干;或割取全株,打下果实,去除杂质,晒干,去刺,微炒至黄色,放凉入药。

【商品规格】 本品不分等级,以粒大饱满色黄绿者为佳。

【药性】 辛、甘、温,有毒。归肺经。

【功效】 散风寒,通鼻窍,祛风湿,止痛。

【应用】

1. 风寒头痛,鼻塞鼻渊　苍耳子辛温宣散,既能外散风寒,又能通鼻窍、止痛,因其发汗解表之力甚弱,故一般风寒感冒少用。若外感风寒,恶寒发热,头身疼痛,鼻塞流涕者,可与防风、白芷、羌活、藁本等其他发散风寒药同用。苍耳子上通巅顶,祛风散邪,善治风邪上扰,眩晕头痛,耳鸣耳聋,目暗视昏,鼻渊齿痛之病证。若诸风眩晕,或头脑攻痛,常与天麻、白菊花同用,如《本草汇言》方;若目暗视昏,耳鸣耳聋,常与粳米煮粥食用,如《太平圣惠方》苍耳子粥;若风邪上攻,鼻渊鼻塞,不辨香臭,涕下黏浊腥臭,常与辛夷、白芷、薄荷叶同用,如《重订严氏济生方》苍耳散;若牙疼难忍,常单用本品煎汤漱口,如《千金翼方》方。

2. 风湿痹痛,皮肤瘙痒　苍耳子辛散苦燥,温以祛寒,善治风寒湿邪外侵,关节疼痛之痹证,及风邪侵表,皮肤瘙痒等病证。若风湿痹证,关节疼痛,四肢拘挛,常单用本品煎汤服,如《食医心镜》方;若风瘙瘾疹,身痒难忍,时作时休者,常与苍耳花、叶同用,如《太平圣惠方》方;若疥癣瘙痒,常与蚬肉同炒食用,如《本草药性备要》方;若麻风癞疮,常与苍术同用,如《洞天奥旨》方;若头皮瘙痒垢腻,上起鳞屑者,常与王不留行、苦参、明矾煎汤外洗,如《朱仁康临床经验集》脂溢洗方。

3. 疔疮肿毒,跌打损伤　本品辛散温通,能通利血脉,消肿止痛,用于因热毒壅滞或外力损伤导致气血瘀滞不通的肿痛。若疔疮初起,患部红肿疼痛,根深坚硬者,常与生甘草同用,如《仙拈集》回疔饮;若跌打损伤,皮肉溃烂,筋伤骨折者,常与刘寄奴、当归、白芷、泽兰等同用,如《伤科汇纂》辛香散。

【用法用量】 煎汤,3～10g;或入丸、散剂。

【使用注意】 血虚之头痛、痹痛忌服。

【鉴别用药】 苍耳子、辛夷两药辛温发散,功善通窍止痛。辛夷气味芳香,以通窍见长,专治风邪上犯之鼻渊头痛,无论寒热;苍耳子辛温散邪,苦能燥湿浊,亦用治风湿痹证,有通络止痛之功,外用还可治风疹瘙痒,疥癣麻风,又具散风除湿,杀虫止痒之效。

【药论】

1.《本草汇言》:"葈耳实,通巅顶,去风湿之药也。甘能益血,苦能燥湿,温能通畅,故上中下一身风湿众病不可缺也。”

2.《本草正义》:“苍耳子,温和疏达,流利关节,宣通脉络,遍及孔窍肌肤而不偏于燥烈,乃主治风寒湿三气痹者之最有力而驯良者,又独能上达巅顶,疏通脑户之风寒,为头风病之要药。而无辛香走窜,升泄过度,耗散正气之虑。”

【现代研究】

(一) 化学成分

本品主要含苍耳子苷(1.2%)、树脂(3.3%)、脂肪油、生物碱、维生素和色素等。其中脂肪油中亚油酸占64.2%,油酸占26.8%,棕榈酸占5.32%,硬脂酸占3.63%,还有少量蜡醇,β-谷甾醇,γ-谷甾醇,ϵ-谷甾醇。此外还有卵磷脂、脑磷脂、毒蛋白、氢醌、苍术苷等。

(二) 药理作用

1. 镇痛、消炎作用 苍耳子水煎液灌胃,能显著抑制醋酸致小鼠扭体反应,抑制热痛刺激引起的甩尾反应[1]。

2. 抗病毒作用 苍耳子提取液在不同浓度下可分别体外抑制疱疹病毒、100$TCID_{50}$疱疹病毒的生长,且在所用的药物浓度范围内,对正常细胞无毒害作用[2]。

3. 抑菌作用 苍耳子醇提物对大肠杆菌、四联球菌、金黄色葡萄球菌、枯草杆菌、产气杆菌等常见菌有体外抑菌活性[3]。

4. 镇咳作用 苍耳子水煎液和醇沉液给小鼠灌胃,对化学刺激引咳的咳嗽潜伏期及镇咳效应有显著缓解作用[4]。

5. 对心血管系统的作用 苍耳子的煎剂对豚鼠和离体蛙的心脏具有抑制作用,能降低它的收缩力,减慢心率;对犬和兔注射苍耳子注射液,可以起到短暂的降压作用[1]。

6. 其他作用 苍耳子还有降血糖及改善糖耐量的作用[5]。

(三) 临床报道

1. 治疗鼻炎 以中药口服药(苍耳子10g、辛夷10g、白芷10g、薄荷6g、香附10g、防风10g、通草10g)随证加减,配合中药雾化吸入(金银花、野菊花、黄芩、鱼腥草、薄荷),治疗慢性鼻炎60例,结果痊愈25例,显效12例,有效8例,无效15例,总有效率75%[6]。苍耳子5g打碎成粉,再将100g小磨香油加热至冒烟后,立即倒入苍耳子粉末内,搅拌均匀,晾凉密封储存。每天睡觉前用棉签蘸取苍耳子油,每个鼻孔内滴3~5滴,治疗过敏性鼻炎有效[7]。以复方苍耳子油剂(金银花、黄芪各20g,皂刺15g,苍耳子、辛夷、白芷、荆芥各10g,麻黄5g,水煎浓缩,加胡麻油制成)外用滴鼻,治疗鼻窦炎98例,基本治愈82例,显效7例,好转3例,无效6例,近期的治愈率80%,总有效率93.9%[8]。

2. 治疗头痛 以加味苍耳子散加减(苍耳子、辛夷、薄荷各10g,白芷20g,蔓荆子、黄柏、藁本、羌活、白芥子各12g,金银花、蒲公英各30g,野菊花、川芎各15g,细辛3g,头痛甚加全蝎、僵蚕各10g),治疗鼻渊所致头痛120例,结果治愈28例,显效51例,有效40例,无效1例,总有效率99.17%[9]。以自拟方(川芎25g、苍耳子20g、荜茇12g、醋柴胡10g、白芷15g、白芍15g、全虫5g、土虫5g、羌活12g、葛根12g、蔓荆子12g、香附12g、细辛3g、延胡索10g)内服治疗血管神经性头痛30例,治愈20例,显效5例,有效5例,总有效率100%[10]。

3. 治疗伤寒 以苍耳子水浸剂浓缩液治疗伤寒15例,全部见效,退热时间10小时~19天,肝、脾肿大5~7天消失,7例血、粪、胆汁伤寒杆菌阳性者,治疗后全部转阴[11]。

4. 治疗疱疹 以苍耳子软膏(由苍耳子提取物制成)治疗由单纯疱疹病毒所致单纯疱疹60例,总有效率91.67%,[12];应用苍耳子油外用治疗生殖器疱疹42例,总有效率

90.48%，疗效与阿昔洛韦软膏相当[13]。

5. 治疗扁平疣　以苍耳子治疗扁平疣，轻症以苍耳子单方，重症以苍耳子复方煎剂（苍耳子 10g、龙胆草 6g、黄芩 10g、板蓝根 15g、薏苡仁 15g、生甘草 6g、紫草 15g）内服，有良效[14]。

6. 治疗抑郁症　以加味苍耳子散（苍耳子 15g，白芷 15g，辛夷 15g，菖蒲 12g，郁金 12g，合欢皮 30g，夜交藤 30g，栀子 15g）随证加减，治疗精神抑郁症有效[15]。

（四）不良反应

1. 毒性　苍耳子水提物的小鼠半数致死量（LD_{50}）为 201.14g 生药/kg，而苍耳子醇提物的小鼠最大耐受量（MTD）大于 2.4kg 生药/kg，水提物的毒性明显大于醇提物[16]。苍耳子炒后去刺品毒性最小，炒品次之，生品毒性最大[17]。

2. 中毒机理及症状　苍耳子中毒可引起多脏器损害，对心脏、肝脏、肾脏等实质性器官损害较为严重。14 例患者皆因鼻渊头痛、鼻塞、流浊涕等症而服苍耳子合剂 1 个月以上，患者均表现食欲不振、恶心、呕吐、腹痛、腹泻。重者频繁呕吐、上腹部广泛压痛，2 例出现黄疸，肝功检查可见 ALT 明显升高。引起中毒性心肌损害，临床主要表现为胸闷心悸、心慌气短、头晕乏力、四肢麻木、口唇发麻、痛觉迟钝，心律不齐、心率减慢、高血钾，心电图提示房室传导阻滞，室性期前收缩（早搏）。由于苍耳毒蛋白中毒后的全身毛细血管扩张，通透性增高，引起广泛性出血，可出现面色苍白，口唇发绀，出现全身散在出血点，严重中毒可引起口鼻大出血，致使循环衰竭[18]。

3. 中毒原因及预防　用量过大（一次超过 30g 或 10 枚）和炮制不当是中毒的主要原因。因此要严格控制用量，以 3～9g 为宜，有必要大量使用时亦不可超过 25g；另外要严格按照炮制规范，遵循去刺的炮制原则。

4. 中毒救治　轻度中毒停服本品，饮大量糖开水可缓解；中度中毒补充能量、维生素 C、维生素 B_6 等营养心肌及解毒中药如甘草绿豆汤，肝功能损害可用茵陈蒿汤、茵陈五苓散等清热利尿解毒中药；病情严重者要观察尿量变化，及时对症治疗，防止肾衰竭[18]。

参考文献

[1] 杨雨晴. 苍耳子的药理作用[J]. 医学信息（中旬刊），2011(4)：1645-1646.

[2] 姜克元，黎维勇，王岚. 苍耳子提取液抗病毒作用的研究[J]. 时珍国医国药，1997，8(3)：217.

[3] 朱庆书，赵文英，殷其峰. 苍耳子中抑菌成分提取方法的比较[J]. 青岛科技大学学报：自然科学版，2008，29(5)：413-415.

[4] 段小毛，李茯梅，卢新华，等. 苍耳子镇咳的药效学实验研究[J]. 湘南学院学报：医学版，2006，8(3)：65-66.

[5] 张梅，吴越，慕春海，等. 苍耳子水提取物对实验性糖尿病小鼠的降血糖作用研究[J]. 石河子大学学报：自然科学版，2008，26(5)：549-551.

[6] 刘素琴，姜莽儿. 苍耳子散加减加中药雾化吸入治疗慢性鼻炎疗效观察[J]. 中医耳鼻喉科学研究，2010，9(1)：14-15.

[7] 赛旭宁，侯红波，姜萍萍. 苍耳子治疗过敏性鼻炎[J]. 中国民间疗法，2010，18(2)：66.

[8] 李全林，朱桂芳. 复方苍耳子油剂治疗鼻窦炎 98 例[J]. 陕西中医，2009，30(12)：1644.

[9] 杨明兴，梁国英. 加味苍耳子散治疗鼻渊所致头痛 120 例[J]. 新中医，2009，41(8)：91-92.

[10] 王玉林. 川芎苍耳子散治疗血管神经性头痛 30 例[J]. 齐齐哈尔医学院学报，2007，28(13)：1591.

[11] 何文坚. 苍耳草治疗伤寒 15 例疗效观察[J]. 上海中医药杂志，1981(8)：23-26.

[12] 黄捷. 苍耳子软膏治疗单纯疱疹的临床观察[J]. 临床医药实践,2009,18(8):566-567.

[13] 肖美芳,黄捷. 苍耳子油外用治疗生殖器疱疹临床观察[J]. 江西中医药,2004,35(4):40.

[14] 马敬录. 中药苍耳子治疗扁平疣 18 例体会[J]. 青海医药杂志,1999,29(11):26-27.

[15] 于天耀. 加味苍耳子散治疗精神抑郁症 65 例[J]. 河南中医,2008,28(5):41.

[16] 李涓,高天,谢子清. 苍耳子不同提取物的毒性比较实验[J]. 时珍国医国药,2005,16(6):484-487.

[17] 金传山,吴德林,张京生. 不同炮制方法对苍耳子成分及药效的影响[J]. 安徽中医学院学报,2000,19(1):54-56.

[18] 吴秀珍. 苍耳子慢性中毒导致心肌损害、肝功能损害 14 例[J]. 医学理论与实践,1996,9(7):312.

附：苍耳草、苍耳虫

1. 苍耳草为菊科一年生草本植物苍耳 *Xanthium sibiricum* Patr. ex Widd. 的茎叶。苦、辛,微寒;有毒。功能祛风散热,解毒杀虫。适用于风湿痹痛、四肢挛急,伤寒中风头痛,疔肿困重,赤白下痢,风疹遍身湿痒。用量 6～15g,水煎或熬膏及入丸散剂,外用适量。本品有毒,内服量不宜过大,亦不能持续服用;因能散气耗血,故虚人勿服。

2. 苍耳虫为寄居在苍耳茎中的一种昆虫的幼虫。夏秋间捕捉,焙干贮存备用。本品专供外用,主治疗疮肿痛、痔疮。

辛夷 Xinyi

【别名】辛矧、侯桃、房木(《神农本草经》),新雉(《甘泉赋》),迎春(《本草拾遗》),木笔花(《蜀本草》),毛辛夷,辛夷桃(山西),姜朴花(四川),春花(江苏),白花树花(湖南),会春花(河南)。

【来源】始载于《神农本草经》,列为中品,历代本草均有记载。为木兰科植物望春花 *Magnolia biondii* Pamp. 或玉兰 *Magnolia denudata* Desr. 或武当玉兰 *Magnolia sprengeri* Pamp. 的干燥花蕾。主产于四川绵阳、梓潼、青川,河南栾川、嵩县、南召、卢氏、洛宁,陕西商雒,湖南邵阳、郴县,安徽安庆、芜湖、六安,湖北南漳、宜昌、巴东。野生、家种均有。

【采收炮制】早春花蕾未放时采摘,剪去枝梗,干燥,捣碎入药。

【商品规格】本品按产地分为会春花(河南)、安春花(安徽)、杜春花(浙江);按来源性状分为望春花、玉兰、武当玉兰;按大小分为 1～2 等。一般以花蕾未开,身干,色绿,无枝梗者为佳。

按《中国药典》(2010 年版一部)规定:本品含挥发油不得少于 1.0%(ml/g);按干燥品计算,含木兰脂素($C_{23}H_{28}O_7$)不得少于 0.40%。

【药性】辛,温。归肺、胃经。

【功效】散风寒,通鼻窍。

【应用】

风寒头痛,鼻塞鼻渊:辛夷辛散温通,能散风寒,宣肺气,通鼻窍。可治疗风寒头痛,鼻塞鼻渊诸病证。若外感风寒,肺窍郁闭,恶寒发热,头痛鼻塞者,可配伍防风、白芷、细辛等发散风寒药;若风热感冒而鼻塞头痛者,可于薄荷、金银花、菊花等疏散风热药中,酌加本品,以增强通鼻窍、散风邪之力;若热邪壅肺,肺气不利,昏眩胀闷,鼻塞不通,吐痰黏稠,常与菊花、白芷、川芎、薄荷、石膏等同用,如《御药院方》辛夷汤;若邪毒久留,气血瘀滞,发为鼻窒,鼻甲肿色黯,鼻塞涕多,黏稠色黄或白,嗅觉迟钝,语言不畅,咳嗽痰多,耳鸣不聪者,常与当归、赤芍、菊花、地龙等同用,如《中医耳鼻喉科学》当归芍药汤;若风热鼻痔,息肉渐大,闭塞鼻孔,气息不畅者，常与黄芩、麦冬、百合、石膏等同用，如《外科正宗》辛夷清肺饮；若鼻渊头痛，鼻塞涕浊腥臭者，常与半夏、苍术、丹皮、川芎同用，如《证治准绳》辛夷丸，或与当归、贝母、栀子同用，如《辨证录》取渊汤。

【用法用量】内服：煎汤，3～10g，包煎；或入丸、散剂。外用：适量，研末塞鼻或水浸蒸馏滴鼻。

【使用注意】阴虚火旺者忌服。

【药论】

1.《本草纲目》："肺开窍于鼻，而阳明胃脉环鼻而上行，脑为元神之府，鼻为命门之窍；人之中气不足，清阳不升，则头为之倾，九窍为之不利。辛夷之辛温走气而入肺，能助胃中清阳上行通于天，所以能温中治头面目鼻之病。"

2.《本草经疏》："辛夷，主五脏身体寒热，风头脑痛，面䵟，解肌，通鼻塞涕出。面肿引齿痛者，皆二经受风邪所致，足阳明主肌肉，手太阴主皮毛，风邪之中人，必自皮毛肌肉，以达于五脏，而变为寒热；又鼻为肺之窍，头为诸阳之首，三阳之脉会于头面，风客阳分则为头痛、面䵟、鼻塞、涕出、面肿引齿痛，辛温能解肌散表，芳香能上窜头目，逐阳分之风邪，则诸证自愈矣。眩冒及身几几如在车船之上者，风主动摇之象故也，风邪散，中气温，则九窍通矣。大风之中人，则毛发脱落，风之浸淫，则肠胃生虫，散风行湿，则须发生而虫自去矣。"

【现代研究】

（一）化学成分

本品含挥发油类物质，如 α-蒎烯，莰烯，β-蒎烯，香松烯，月桂烯，柠檬烯，桉叶素，β-松油烯，樟脑，乙酸龙脑酯等；生物碱类物质如厚朴碱，柳叶木兰花碱，武当木兰碱等；木质素类化合物如和厚朴酚，厚朴酚，松树脂醇二甲醚，望春花素等。

（二）药理作用

1. 抗炎、抗过敏作用　辛夷挥发油对完全弗氏佐剂引起的大鼠原发性足肿胀和继发性关节炎都有抑制作用，预防作用优于治疗作用[1]。辛夷精油能明显减少过敏性哮喘动物支气管肺泡灌洗液中嗜酸性粒细胞数、蛋白含量及肺组织嗜酸性粒细胞等炎症细胞，提示辛夷精油防治过敏性哮喘的作用，可能是通过抑制肺组织嗜酸性粒细胞的炎性浸润来实现的[2,3]。辛夷挥发油能够调节变态反应性鼻炎豚鼠的 Th 细胞免疫，影响炎性介质释放[4]，并可通过影响 IL-2、IFN-γ 水平调节外周血组胺含量，减轻炎症反应，从而对变态反应性鼻炎发挥治疗作用[5]。

2. 其他作用　辛夷能增强顺铂对鼻咽癌细胞（CNE2）的细胞毒作用，从而逆转顺铂耐药[6]。辛夷挥发油还对肾缺血再灌注损伤有保护作用[7]。

（三）临床报道

1. 治疗鼻炎　蔡氏[8]拟方（辛夷、苍耳子、白芷各 60g，冰片粉 6g，薄荷霜 5g）制成滴鼻剂，治疗鼻炎 360 例，痊愈 207 例，好转 114 例，无效 18 例，中断滴药 21 例；以辛夷酒精浸膏外用，治疗肥大性鼻炎有效。通过多中心随机对照临床试验，辛夷鼻炎丸（含苍耳子、辛夷、薄荷、防风、山白芷、菊花、紫苏叶、广藿香、鹅不食草、板蓝根、鱼腥草、三叉苦、甘草）治疗急性鼻炎（外感风热证）、慢性鼻炎及变应性鼻炎安全、有效[9]。

2. 治疗鼻窦炎　李氏拟辛白滴鼻液（辛夷、白芷、防风各 200g，苍耳子 15g）治疗鼻窦炎有效[10]。

3. 治疗鼻塞、鼻过敏　以辛夷清肺饮为基本方（辛夷 6g、百合 6g、知母 10g、黄芩 10g、石膏 20g、枇杷叶 6g、升麻 3g、山栀子 10g、麦冬 10g、甘草 10g、板蓝根 15g、金银花 15g、连翘 10g)，随证加减，治疗鼻塞鼻过敏 250 例，痊愈 55 例，好转 174 例，无效 21 例，总有效率 91.6%[11]。

4. 治疗鼻出血　辛夷止血粉(主要成分为辛夷、煅龙骨、焦栀子、白芷)治疗鼻出血 480 例，全部治愈[12]。

5. 治疗单纯疱疹　以辛夷清肺饮(辛夷 6g、黄芩 10g、山栀 10g、知母 10g、百合 6g、石膏 20g、枇杷叶 6g、升麻 3g、板蓝根 15g、金银花 15g、连翘 10g、甘草 3g)为基本方加减，治疗单纯疱疹有效[13]。

6. 治疗腰扭伤　经验方辛夷止痛散[由辛夷(剥去苞片、花瓣，取雄蕊、雌蕊用)50g、白芷 10g、公丁香 10g、大茴香 10g、肉桂 10g、细辛 3g，混合粉碎成细末)]，取 1g 掺入烊化的膏药上，贴于痛点，治疗急性腰扭伤有效[14]。

(四) 不良反应

1. 毒性　辛夷挥发油单次灌胃给药的 LD_{50} 为 7.11ml/kg。对死亡小鼠剖解后肉眼观察心、肝、肾、肺、脑、脾、胸腺等重要器官，无明显异常发现[15]。

2. 中毒机理及症状　在辛夷挥发油达到 5.84ml/kg 及以上时，受试小鼠精神萎靡，饮食欲下降，步态不灵活，自发活动逐渐减少，死亡一般发生在用药后 12～24 小时内。对幸存小鼠连续观察 14 日，一般情况良好，未见其他毒性反应情况出现[15]。

3. 中毒原因及预防　临床辛夷中毒较少见，要严格掌握药量，以求稳妥。

参考文献

[1] 王文魁，沈映君，齐云，等. 辛夷挥发油对佐剂性关节炎大鼠足肿胀及关节组织中前列腺素 E_2 的影响[J]. 中国临床康复，2005，9(23)：210-211.

[2] 杨金华，李寅超. 辛夷精油对 BALB/c 小鼠过敏性哮喘气道炎症的影响[J]. 中医研究，2009，22(12)：12-15.

[3] 李寅超，赵宜红，薛敬礼，等. 辛夷挥发油对哮喘豚鼠嗜酸性粒细胞影响的实验研究[J]. 现代预防医学，2006，33(8)：1338-1341.

[4] 翟秀云. 辛夷挥发油对变态反应性鼻炎豚鼠 Th 细胞影响研究[J]. 陕西中医，2010，31(1)：116-118.

[5] 管政，马小卓，吕圭源，等. 辛夷挥发油对变应性鼻炎大鼠 IL-12、IFN-γ 及组胺的影响[J]. 中药药理与临床，2011，27(2)：70-72.

[6] 何玉文，林岚，肖翔林. 辛夷增强鼻咽癌细胞对顺铂敏感性的研究[J]. 今日药学，2011，21(4)：204-206.

[7] 陈志东，王锋，汪年松. 辛夷挥发油对肾缺血再灌注损伤的保护作用[J]. 中国现代医学杂志，2009，19(10)：1484-1487.

[8] 蔡福养. 鼻炎灵治疗 360 例鼻炎的介绍[J]. 新中医，1981(11)：10.

[9] 彭涛，曾友志，李红光，等. 辛夷鼻炎丸治疗急、慢性鼻炎及变应性鼻炎多中心随机对照试验[J]. 中国医药指南，2010，8(8)：24-27.

[10] 李鸿凯，王积恩. 辛防白滴鼻液[J]. 中药通报，1981，6(6)：33.

[11] 徐丽凤，宋乃光. 辛夷清肺饮治疗鼻塞鼻过敏 250 例[J]. 吉林中医药，2011，31(2)：147-148.

[12] 秦俊，邹奖励，刘继洲，等. 辛夷止血粉治疗鼻出血 480 例疗效观察[J]. 临床军医杂志，2002，30(6)：111-112.

[13] 景红梅. 辛夷清肺饮加减治疗单纯疱疹 46 例[J]. 黑龙江中医药，2007，36(6)：22.

[14] 胡钦禄,范平国.经验方辛夷止痛散外敷治疗急性腰扭伤151例[J].辽宁中医药大学学报,2008,10(6):99.

[15] 李寅超,赵宜红.辛夷挥发油半数致死量LD_{50}的测定[J].中国医院药学杂志,2009,29(21):1885-1886.

鹅不食草 Ebushicao

【别名】食胡荽(《品汇精要》),野园荽(《濒湖集简方》),鸡肠草(《本草纲目》),地芫荽(《医林纂要》),满天星、沙飞草、地胡椒、大救驾(《简易草药》),三节剑(《分类草药性》),山胡椒、连地稗(《岭南采药录》),球子草(《广州植物志》)。

【来源】始载于《四声本草》,原名"石胡荽"。为菊科植物鹅不食草 *Centipeda minima* (L.)A. Br. et Aschers. 的干燥全草。主产于浙江金华、吴兴,湖北黄冈、孝感,广西邕宁,江苏苏州、丹阳,河南新乡等地。此外广东、江西、福建、安徽等地亦产。均为野生。

【采收炮制】夏秋季采收,连根拔起,去净泥土,晒干即可。

【商品规格】一般均为统装,以绿褐色,无泥沙杂质,嗅之作嚏者为佳。

【药性】辛,温。归肺、肝经。

【功效】发散风寒,通鼻窍,止咳,解毒。

【应用】

1. 风寒头痛,鼻塞目翳 鹅不食草辛散温通,入手太阴肺经、足厥阴肝经。其味辛烈,其性升散,能通肺经,上达头脑,行气散邪开窍。故用治风邪冒犯之头痛鼻塞,目赤涩痛,外翳攀睛等病证,与青黛、川芎同研细末,搐入鼻内,方如《原机启微》搐鼻碧云散。民间常用本品单味搓揉,使嗅其气,即打喷嚏,治伤风感冒,头痛鼻塞,皆效。《濒湖集简方》以本品研汁和酒服,还可治寒痰咳喘或脾寒疟疾。

2. 寒痰咳喘,湿疮肿毒 鹅不食草兼能化痰、止咳、平喘。因性偏辛温,较宜于治疗寒痰所致咳喘之证,可配伍麻黄、细辛、百部等药同用。鹅不食草还有散邪解毒消肿之功,捣烂外敷可治癣疮湿毒,无名肿毒,跌打肿痛。如《濒湖集简方》载本品与穿山甲、当归尾同用,捣烂绞汁服,以渣外敷,治各种肿毒。《江西草药》中还记载以本品与乌韭根煎服,治阿米巴痢疾,若血多者再加仙鹤草;《简便单方》中亦有以本品共适量汞粉,用桐油调膏,敷治湿毒胫疮。另外各地民间以鲜品捣烂外涂,用来治疗牛皮癣、蛇伤、鸡眼等。

【用法用量】煎服,6~9g,外用适量。

【药论】

1.《本草拾遗》:"去目翳,挼塞鼻中,翳膜自落。"

2.《四声本草》:"通鼻气,利九窍,吐风痰。"

3.《医林纂要》:"通郁,去寒,截疟,止痢。"

4.《植物名实图考》:"治痧症。"

5.《广西中药志》:"治喉毒。"

6.《广东中药》Ⅱ:"治百日咳。"

【现代研究】

(一)化学成分

全草含多种三萜成分、蒲公英赛醇、蒲公英甾醇、山金本烯二醇,及另一种未知的三萜二醇。尚含有豆甾醇、谷甾醇、黄酮类、挥发油、有机酸等。

（二）药理作用

1. 抗炎作用 鹅不食草挥发油对二甲苯致小鼠耳肿胀和角叉菜胶致小鼠足跖肿胀均具有一定的抗炎作用[1]。鹅不食草挥发油对急、慢性炎症有明显的抑制作用，其机理与抑制炎症介质组胺和5-羟色胺的释放有关[2,3]。

2. 其他作用 鹅不食草挥发油还有平喘[4]、抗肿瘤[5]等作用。

（三）临床报道

1. 治疗鼻炎 采用鹅不食草乙醇浸泡液治疗过敏性鼻炎32例，治愈19例，好转8例，无效5例，总有效率84.4%[6]。

2. 治疗结石 鲜鹅不食草200g，洗净捣烂取汁，加白糖、白酒少许服用，治疗膀胱结石有效[7]。复方鹅不食草汤（鹅不食草25g，白芍、郁金各15g，金钱草20g，海金沙、延胡索12g，柴胡、枳实、大黄、鸡内金、黄芩各12g，甘草6g）加减，治疗胆石症有效[8]。

3. 治疗急性腰扭伤 以鹅不食草15g（鲜品30g）加水约400ml，煎至约200ml，兑入米酒50ml服用，治疗急性腰扭伤38例，治愈31例，好转4例，无效3例，总有效率92%。31例治愈者中11例服药1次而愈，15例服药2次而愈，5例服药3次治愈[9]。

（四）不良反应

1. 毒性 个别患者内服鹅不食草致上腹疼痛，停用后缓解[10]。偶见严重不良反应，致急性胃炎及血管性头痛[11]。另有外用本品致急性接触性皮炎的报道[12]。

2. 中毒症状及机制 本品内服偶致上腹隐痛不适，烧灼感、反酸，剑突下压痛，头部针刺样疼痛[11]。个别患者外敷鹅不食草后自觉灼热，刺痛难忍，局部高度水肿，见境界清楚大片水肿性炎性紫红斑，外观呈烫伤样，内可见丛集的多发性、松弛性大疱，局部活动受限[12]。

3. 中毒解救 对急性胃炎及血管性头痛者，口服甲氧氯普胺护胃及制酸、扩张血管等对症治疗，一星期后痊愈[11]。予以地塞米松5mg，静滴，1次/日，5天后停用，局部常规清洗和消毒后抽取疱液，注意保留疱壁完好，并予庆大霉素生理盐水持续冷湿敷，酸合氦氖激光扩束照射，1次/日，皮疹迅速消肿并干燥，1周后水疱完全干涸结痂[12]。

参 考 文 献

[1] 张立剑，许树军，张海珠，等. 超临界CO_2萃取法与水蒸气蒸馏法提取的鹅不食草挥发油抗炎作用研究[J]. 黑龙江中医药，2007(6)：47-48.

[2] 覃仁安，梅璇，陈敏，等. 鹅不食草挥发油抗炎作用及机制研究[J]. 中国医院药学杂志，2006，26(4)：369-371.

[3] 吉晓滨，邓家德，藏林泉，等. 鹅不食草对实验性变应性鼻炎血清组胺影响的观察[J]. 中国中西医结合耳鼻咽喉科杂志，2007，15(6)：451-452.

[4] 陈强，周春权，朱贲峰，等. 鹅不食草挥发油平喘作用的实验研究[J]. 中国现代应用药学，2010，27(6)：473-476.

[5] 刘力丰，王尚. 鹅不食草总黄酮的提取及对S180实体瘤抑瘤作用的研究[J]. 中国现代药物应用，2010，4(22)：5-6.

[6] 滕国洲. 鹅不食草治疗过敏性鼻炎32例[J]. 人民军医，2005，48(10)：616.

[7] 陈洁. 膀胱结石[J]. 广西中医药，1984，7(4)：34.

[8] 刘宁，刘永静，刘永翠. 复方鹅不食草汤治疗胆石症32例[J]. 新中医，2003，35(12)：69.

[9] 谭成纪. 鹅不食草治疗急性腰扭伤38例[J]. 中国民间疗法，2000，8(10)：31.

[10] 林悦. 鹅不食草内服致上腹疼痛2例报告[J]. 成都中医药大学学报，2004，27(3)：19.

[11] 彭顺良.鹅不食草致严重不良反应1例[J].药物流行病学杂志,2006,15(5):278.

[12] 黄仲,杨光艳,周飞红.鹅不食草致急性接触性皮炎1例[J].中国皮肤性病学杂志,2008,22(7):437.

生姜　Shengjiang

（附：生姜皮、生姜汁）

【来源】始载于《本草经集注》,为姜科植物姜 *Zingiber officinale* Rosc. 的新鲜根茎。产于全国大部分地区,为栽培品种。

【采收炮制】秋、冬季采挖,除去须根和泥沙,用时切片,是为生姜;纸裹煨后为煨姜。

【商品规格】均为统装,不分等级,以块大、丰满、质嫩者为佳。

按《中国药典》(2010年版一部)规定:本品含6-姜辣素($C_{17}H_{26}O_4$)不得少于0.050%。

【药性】辛,微温。归肺、脾、胃经。

【功效】解表散寒,温中止呕,化痰止咳,解鱼蟹毒。

【应用】

1. 风寒感冒,少阳证　生姜辛散温通,能发汗解表,祛风散寒,但作用较弱,用于风寒感冒轻症,可单煎或配红糖、葱白煎服,多作为辅助之品,与桂枝、羌活等辛温解表药同用,以增强发汗解表之力。若风寒初起,身热头疼,恶寒无汗,腹胀纳呆者,常与米同煮粥食,如《丹台玉案》神仙粥;若风寒表虚,恶风自汗者,常与桂枝、白芍、大枣、甘草同用,如《伤寒论》桂枝汤;若外感风寒,内伤湿滞,憎寒恶风,胸闷腹胀,吐泻怠惰者,常与陈皮、白术、厚朴、半夏同用,如《太平惠民和剂局方》正气散;若表邪入于半表半里,往来寒热,胸胁苦满,不欲饮食者,属少阳证,常与柴胡、黄芩、半夏、大枣同用,如《伤寒论》小柴胡汤。

2. 肺寒咳嗽,喘息气促　生姜辛温发散,能温肺散寒、化痰止咳,对于肺寒咳嗽,不论有无外感风寒,或痰多痰少,皆可选用。若风寒客肺,痰多咳嗽,恶寒头痛者,每与麻黄、杏仁同用,如《太平惠民和剂局方》三拗汤;若外无表邪而痰多者,常与陈皮、半夏等药同用,如《太平惠民和剂局方》二陈汤;若外感风寒,痰饮上逆,咳而上气,喉中水鸡声者,常与麻黄、紫菀、射干等同用,如《金匮要略》射干麻黄汤;若久咳不愈,常与五味子、款冬花、半夏等同用,如《外台秘要》引《小品方》生姜五味子汤;若老人咳嗽,痰多色白者,常与杏仁、桃仁等同用,如《寿亲养老新书》生姜汤;若老人咳嗽气喘,食即吐逆,腹中胀满者,常与红糖同泡水服,如《寿亲养老新书》姜糖煎;若肺律不足,干咳少痰,咽燥而渴者,常与生地、杏仁、白蜜同用,如《杂病源流犀烛》干咳补肺膏;若阴虚肺痿,涎唾甚多,心悸心烦者,常与人参、桂枝、阿胶、麦冬、生地同用,如《伤寒论》炙甘草汤;若产后气虚,喘促不安,自汗腹痛者,常与羊肉、白芍、生地、当归等同用,如《备急千金要方》羊肉汤;若肺肾双虚,喘促不得平卧,乏力倦怠者,常与人参、胡桃仁、大枣同用,如《证治汇补》应梦散。

3. 恶心呕吐,腹痛腹胀　本品温中焦,理胃气,善治各种原因腹痛呕恶。若夏月感寒,饮食不节,呕吐泄泻者,常与香薷、厚朴、黄连同用;若太阳与少阳合病,下利兼呕者,常与黄芩、半夏、白芍等同用,如《伤寒论》黄芩加半夏生姜汤;若饮停中焦,心下痞满,呕吐眩晕,心中悸动者,常与半夏、茯苓同用,如《金匮要略》小半夏加茯苓汤;若中焦虚寒,水饮内停,哕逆呕吐者,常与丁香、半夏同用,如《医学入门》丁夏汤;若寒实内积,痰湿中阻,呕吐不止,胸膈不快,饮食不下者,常与草豆蔻、干姜、诃子皮、半夏等同用,如《普济方》铁刷汤;若湿阻气滞,呕吐纳呆,胃脘胀满者,常与柴胡、厚朴、紫苏、槟榔等同用,如《外台秘要》引《广济方》柴胡厚朴汤；若肝寒气逆犯胃，中脘疼痛，胁肋胀闷者，常与乳香同用，如《赤水玄珠》乳姜汤；若干呕无物，手足厥冷，常与橘皮同用，如《金匮要略》橘皮汤；若妊娠恶阻，呕吐不食，常与半夏、茯苓、陈皮同用，如《医心方》竹茹汤；若新生儿脾阳不振，运化失司，生后三日内不吮乳，肢凉面黯，常与红糖同用，如《儿科证治简要》姜糖饮；若中焦虚寒，呃逆不止，常与丁香、柿蒂、人参同用，如《症因脉治》丁香柿蒂汤；若热郁心烦，呕吐口渴者，常与栀子、豆豉同用，如《伤寒论》栀子生姜豉汤；若胃虚痰阻，胃脘痞满，噫气困乏者，常与人参、半夏、旋覆花、赭石同用，如《伤寒论》旋覆代赭汤；若酒食过度，眩晕呕恶者，常与陈皮、砂仁、红小豆、丁香、白扁豆同用，如《奇效良方》醉乡宝屑；若太阴之疟，恶寒肢冷，腹胀不温，呕吐清水者，常与草果、蜀漆、桂枝、厚朴、茯苓同用，如《温病条辨》温脾汤；若风寒直中于里，胃脘冷痛者，常与石菖蒲、高良姜同用，如《医学入门》抽刀散；若阳虚腹痛胀满者，常与厚朴、甘草、半夏、人参同用，如《伤寒论》厚朴生姜半夏甘草人参汤。

4. 水肿胀满，中风痰壅　痰饮可流动而四处为患，除见咳嗽吐痰外，还表现为水肿、尿少、下利等，痰湿化热有黄汗、脓液过多，痰涎挟风，出现神昏抽搐等。本品宣肺温脾，化痰除饮，长于治疗水肿胀满、中风痰壅等痰湿壅盛之证。若痰饮内停，心下痞满，不饥不渴者，常与半夏同用，如《金匮要略》小半夏汤；若饮留于胃，向上攻冲，心下痞闷，向上牵引疼痛者，常与桂枝、枳实同用，如《金匮要略》桂枝生姜枳实汤；若水湿内聚，水肿胀满，常与香附、紫荆皮、石菖蒲等同用，如《世医得效方》紫金丸；若脾肾阳虚，水气内停，小便不利，肢体沉重，下利或水肿者，常与茯苓、白术、附子等同用，如《伤寒论》真武汤；若妊娠气滞，水湿不运，面目浮肿者，常与陈皮、大腹皮、茯苓、白术同用，如《全生指迷方》白术散；若湿热内蕴，交蒸渗溢，发为黄汗、头面四肢肿胀，身热汗出，色如柏汁，小便不利者，常与黄芪、桂枝、芍药、苦酒同用，如《金匮要略》黄芪芍药桂枝苦酒汤；若痈疽溃后，脓液太多，久不洁净，内有虚热者，常与麦冬、川芎、桂心、五味子同用，如《备急千金要方》黄芪茯苓汤；若胆胃不和，痰热内扰，惊悸不眠，癫痫抽搐者，常与半夏、陈皮、枳实、竹茹同用，如《外台秘要》引《集验方》温胆汤；若风痰上扰，中风舌强，言语蹇涩者，常与香油同用，如《仙拈集》油姜引；若小儿急慢惊风，或成人中风，痰涎壅盛，半身不遂，昏瞀不知，语蹇口㖞者，常与半夏、茯苓、天麻、白术同用，如《卫生宝鉴》天麻散。

5. 风湿痹痛，跌打瘀痛　生姜辛燥，祛风散寒除湿，散结利窍，又善止经络不通之疼痛，为治疗痹痛和瘀痛的良药。若风湿相搏，身体烦疼，大便坚，小便利者，常与附子、白术等同用，如《金匮要略》白术附子汤；若历节风痛，关节疼痛游走不定者，常与黄芪、附子、麻黄、大枣、甘草同用，如《备急千金要方》大枣汤；若痹证日久，血运受阻，关节青紫肿胀刺痛之瘀血痹，常与乳香、没药、阿胶同用，如《万病回春》神应膏；若痹证累及肝肾，关节疼痛，酸重无力者，常与杜仲、补骨脂同用，如《三因极一病证方论》青娥丸。生姜用于胸痹刺痛属瘀血者，常配橘皮、枳实，如《金匮要略》橘皮生姜枳实汤；若妇人产后行经腹痛，经水色黯者，常与熟地同用，如《妇人大全良方》黑神散；若产后胞衣不下，恶血上攻，少腹硬满刺痛，头目眩晕者，常与蒲黄、生地、当归、延胡索、琥珀同用，如《鸡峰普济方》地黄煎丸；若产后血虚血滞，腹中绞痛拘急，痛引腰胯脊背者，常与当归、赤芍、桂心、大枣同用，如《备急千金要方》内补当归建中汤；若产后血瘀，恶露不下而有热者，常与生地汁、藕汁、酒同用，如《圣济总录》藕汁饮；若坠堕闪挫，腰痛不能屈伸者，常与熟大黄同用，如《三因极一病证方论》熟大黄汤；若手足跌伤，肢节肿痛者，常与生地黄同用，如《古今医鉴》引《卢诚斋方》二生膏；若手足皲裂，血行不畅者，常与猪脂、盐、红糟制膏外用，如《普济方》四神膏。

6. 血热妄行，热痢热疮　本品虽属辛温助火之品，然开散力强，在清热药中少佐本品，可起到透发郁热的作用，以治疗热毒炽内的出血、下痢、疮疡、便秘、痱子等病证。若肺热鼻衄，血如泉涌，血色鲜红者，常与生地、荷叶、藕汁等同用，如《万病回春》七生汤；若妇人血热，吐衄崩漏，色鲜量多者，常与生地、人参、当归、麦冬、琥珀等同用，如《鸡峰普济方》交加丸；若温邪入营血分，血热发斑，发热口渴者，常与石膏、栀子、升麻、豆豉同用，如《外台秘要》引《删繁方》香豉汤；若热痢初起，壮热头痛，骨肉酸楚者，常与葛根、葱白、豆豉同用，如《太平圣惠方》葛豉粥；若湿热内蕴，下痢不爽，里急后重者，常与黄连同用，如《博济方》神圣香姜散；若热毒血痢，下痢赤白者，常与陈细茶同用，如《续易简方》姜茶散；若暑湿泄泻，呕吐不食，口干尿少者，常与赤茯苓、生甘草等同用，如《太平惠民和剂局方》冰黄散；若热毒痈疡，红肿热痛者，常与槐枝、葱白、黄丹、花椒同制成膏外用，如《疡医大全》救苦膏；若疔疮恶肿，硬结红痛者，常与大黄、瓜蒌、皂角刺同用，如《医方类聚》引经验秘方五圣散；若湿热火毒郁结，发为梅毒者，常与土茯苓同用，如《仙拈集》苓姜饮；若热毒郁于肌肤，赤痱痒痛者，常与白芷、枫叶、苦参、黄连同研细外用，如《小儿卫生总微论》凉肌粉；若痰火郁结下焦，二便不利者，常与陈皮、半夏、升麻、柴胡等同用，如《医学正传》升发二陈汤；若热扰心神，烦躁不安，胸闷不舒者，常与苏梗、生地汁、茅根汁、藕汁、竹沥同用，如《重订通俗伤寒论》五汁一枝煎；若胃火牙疼，龈肿口臭者，常与竹叶、盐同用，如《青囊秘传》竹叶膏。

7. 心悸气短，消渴虚劳　本品辛温，可鼓动生发气血，在扶正药中少佐本品，可起到鼓舞气血的作用，从而治疗气血不足，阴津亏损之证。若心气不足，心悸乏力，面色㿠白者，常与远志、大枣、饴糖、阿胶、茯苓等同用，如《备急千金要方》大补心汤；若久疟气血两虚，寒热往来，遇劳则发，面萎食少，消瘦自汗者，常与人参、当归、何首乌、陈皮同用，如《明医杂著》露姜饮、《景岳全书》何人饮；若内热消渴，多饮多食多尿，身体消瘦者，常与天花粉、黄连、人参、麦冬、生地等同用，如《仙拈集》天地膏；若产后气阴两亏，虚烦头疼，心悸气短者，常与麦冬、小麦、大枣、甘草、竹茹同用，如《备急千金要方》淡竹茹汤；若阴虚烦热，口干唇燥者，常与麦冬、人参、知母、石膏等同用，如《备急千金要方》竹叶汤。

【用法用量】内服：煎汤，3～10g或捣汁。外用：捣敷，擦患处或炒热熨。

【使用注意】阴虚内热者忌服。

【鉴别用药】生姜、干姜同出一源，前者取其新鲜根茎，后者为干燥根茎。生姜性味缓和，长于发散表邪，温胃止呕，解半夏、南星及鱼蟹毒。干姜辛热燥烈，功专温中散寒，祛在里之寒邪，温回欲脱之阳气。

【药论】

1.《药性类明》："生姜去湿，只是温中益脾胃，脾胃之气温和健运，则湿气自去矣。其消痰者，取其味辛辣，有开豁冲散之功也。"

2.《药品化义》："生姜辛窜，药用善豁痰利窍，止寒呕，利秽气，通神明。助葱白头大散表邪一切风寒湿热之症；合黑枣、柴、甘，所谓辛甘发散为阳，治寒热往来及表虚发热；佐灯心通窍利肺气，宁咳嗽；入补脾药，开胃补脾，止泄泻。"

3.《本草新编》："姜通神明，古志之矣，然徒用一二片，欲遽通明，亦必不得之数。或用人参，或用白术，或用石菖蒲，或用丹砂，彼此相济，而后神明可通，邪气可辟也。生姜性散，能散风邪，伤风小恙，何必用桂枝，用生姜三钱捣碎，加薄荷二钱，滚水冲服，邪即时解散。……生姜四时皆可服，但不宜多服散气，岂特发汗哉。然而多服则正气受伤，少服则正气无害，又不可过于避忌坐视，而不收其功也。至于偶受阴寒，如手足厥逆，腹痛绕脐而不可止，不妨多用生姜，捣碎炒热，熨于心腹之外，以祛其寒也。

【现代研究】

（一）化学成分

本品含挥发油，其主要成分是2-庚醇，1,3,3-三甲基三环庚烷，三环烯，α-蒎烯，β-蒎烯，β-葑烯，柠檬醛，甲基丁香酚、乙醛，紫苏醛，α-姜萜烯，姜醇。此外还有6-姜酚，6-生姜酮，6-生姜醇等多种萜类及苯基链烷基化合物。

（二）药理作用

1. 抗炎作用 鲜姜汁注射液可明显对抗大鼠蛋清性及甲醛性脚肿，具有抗炎作用[1]。生姜油可抑制二甲苯引起的小鼠耳肿胀，降低弗氏完全佐剂引起小鼠足肿胀和血清中NO水平的升高，并对2,4-二硝基氯苯（DNCB）引起的小鼠迟发性皮肤超敏反应有明显抑制作用[2]。

2. 镇痛作用 小鼠腹腔注射鲜姜注射液5g/kg或10g/kg，有明显的镇痛作用[1]。

3. 止呕作用 生姜丙酮提取物（EG）对大鼠的止呕作用，可抑制顺铂、阿扑吗啡、旋转所致的大鼠异嗜高岭土的量，其机制可能与P物质、5-HT及抑制呕吐中枢有关[3]。

4. 抗组织缺血作用 生姜提取液有抗脑缺血及缺血再灌注损伤的作用，其机制与抑制脑组织脂质过氧化产物MDA生成，清除自由基，提高SOD活性和Na^+-K^+-ATP酶活性，抑制血小板聚集和花生四烯酸代谢，改善凝血功能，降低组织水肿等有关[1,4,5]。生姜醇提物可能通过保护线粒体、减轻脂质过氧化程度、增强清除氧自由基的能力而保护心肌细胞[6]。生姜提取物还可调控SOD活性及MDA、NO含量，改善超微结构而对缺血再灌注视网膜起保护作用[7]。

5. 抗氧化作用 生姜的醇提物中富含多酚类抗氧化活性成分，具有一定的清除DPPH自由基的能力，且清除能力与浓度呈较明显的量效关系[8]。生姜中二苯庚烷类化合物对DPPH自由基有较好的清除作用，可抑制大鼠脑匀浆脂质过氧化，对H_2O_2诱导的PC12细胞损伤有明显的保护作用[9]。

6. 降脂作用 生姜可显著降低大鼠血清低密度脂蛋白胆固醇、总胆固醇、甘油三酯及载脂蛋白B水平，但对高密度脂蛋白胆固醇和载脂蛋白A无影响[10]。

7. 保肝作用 生姜油可显著降抑制四氯化碳造成的大鼠慢性肝纤维化形成[11]，降低四氯化碳损伤小鼠肝脏脂质过氧化[12]，对四氯化碳所致的大鼠肝细胞损伤有保护作用[13]。

8. 调节免疫作用 生姜具有调节机体免疫功能的作用，能促进脾细胞抗体的生成，能增加小鼠腹腔巨噬细胞吞噬活性及细胞毒活性，能增强NK细胞杀伤活性[14]。

9. 改善学习记忆作用 生姜水提物能明显提高VD大鼠morris定位航行能力和空间搜索能力，提高血管性痴呆大鼠学习记忆能力的作用，作用机制与提高胆碱能神经功能和抑制胆碱酯酶活性有关[15]。

10. 抗肿瘤作用 生姜醇提取物能抑制人肺腺癌细胞的增殖，促进其凋亡，其作用呈明显剂量依赖性[16]。

11. 抗辐射损伤作用 生姜提取物对X射线引起的小鼠外周血白细胞及红细胞损伤具有保护作用，并对X射线引起的小鼠脾淋巴细胞转化功能的损伤有明显的保护作用，对X射线引起IgG的降低具有拮抗作用[17-19]。

（三）临床报道

1. 治疗呕吐 以鲜姜敷内关穴，治疗重症呕吐十余例，有良效[20]。生姜外敷内关穴，治疗妊娠呕吐有效[21]。生姜片穴位按压及口含具有良好的减轻化疗药胃肠道反应的程度、缩短持续时间及减少发生频率作用，增加患者的舒适度，可作为化疗时缓解胃肠道反应的有效辅助手段[22]。生姜煎汁含服联合旋覆代赭汤内服治疗化疗诱发的迟发性呕吐有效[23]。

2. 治疗消化性溃疡　以当归生姜羊肉汤加味（当归 15g、生姜 25g、羊肉 50g、白术 5g、陈皮 10g），上述中药加水 800ml，沸后文火煮取汁 300ml，分 2 次温服，配合常规西药治疗，结果较单纯西药治疗者效佳[24]。

3. 治疗消化不良　吴茱萸研粉，每次取 3g 左右，用食醋调成糊状，并加热至 40℃，填神阙，取生姜切片成直径 2.5cm，厚度 0.5cm，按压在吴茱萸外面，并用麝香止痛膏于夜间临睡前敷贴固定，治疗功能性消化不良有效[25]。

4. 治疗胃下垂　厚朴生姜半夏甘草人参汤（厚朴 12g、生姜 6g、半夏 10g、甘草 6g、西洋参 6g、乌药 10g、木香 10g）内服，合神阙膏（主要药物有乌药、木香、蟾酥皮、麝香等）外敷神阙，治疗轻中度胃下垂，有效率 94.3%[26]。

5. 治疗腹泻、肠炎　以生姜泻心汤加减（生姜 15g、炙甘草 9g、党参 9g、干姜 3g、黄芩 9g、制半夏 9g、黄连 3g、大枣 6 枚），治疗水热互结型泄泻 49 例，临床痊愈 44 例，有效 5 例，有效率 100%[27]。生姜泻心汤加减治疗肠易激综合征有效[28]。以酸浆草生姜汤（酸浆草 50g、生姜 10g、红糖 20g）治疗急性肠炎 120 例，愈 90 例，好转 22 例，无效 8 例，总有效率 93.3%[29]。

6. 治疗蛔虫病　姜蜜合剂治疗胆道蛔虫 98 例，总有效率 95.92%[30]。

7. 治疗肺痿　生姜甘草汤加减（人参、甘草、生姜、法半夏各 10g，茯苓、白术各 15g，大枣 6 枚。咳重加川贝、枇杷叶各 10g），治疗虚寒肺痿有效[31]。

8. 治疗遗尿　纪氏拟方（生姜 30g、炮附子 6g、补骨脂 12g），敷脐治疗小儿遗尿 25 例，痊愈 20 例，显效 3 例，无效 2 例[32]。

9. 治疗痛经　以艾叶 20g，生姜 15g，红糖适量，水煎半小时，取汁当茶饮，治疗寒湿凝滞型痛经，有良效[33]。

10. 治疗产后身痛　以当归生姜羊肉汤加味（当归 100g、鲜羊肉 600g、黄芪 50g、白芍 30g、桂枝 10g、大枣 100g），治疗产后身痛 96 例，痊愈 82 例，有效 12 例，无效 2 例，总有效率 97.9%[34]。

11. 治疗胎位不正　采用生姜外敷至阴穴，对 50 例胎位不正孕妇进行治疗，结果胎位转正 48 例，较传统膝胸卧位和艾灸至阴穴治疗法疗效显著[35]。

12. 治疗急性炎症　以仙人掌 20g、生姜 10g 捣烂外敷，治疗急性炎症，包括急性淋巴结炎 29 例、急性乳腺炎 21 例、急性腮腺炎 14 例、疔肿 12 例、外伤性肿块 6 例，共 82 例，全部治愈[36]。

13. 治疗水火烫伤　将生姜榨汁外用，无论水疱已破未破均获效[37]。

14. 治疗牙痛　程氏拟方（竹叶、生姜、盐、苍耳子仁）制末，外用治疗牙痛获效[38]。

15. 治疗面瘫　在针灸治疗方案上加用艾蒿、生姜施灸法治疗，较传统的针灸法治疗，疗效显著[39]。

16. 治疗关节炎　以生姜 200g、辣椒 1 个、大粒食盐 200g 炒热外敷，治疗儿童髋关节滑膜炎 9 例，均痊愈[40]。

17. 治疗脂溢性皮炎　采用鲜姜汁涂搽法治疗脂溢性皮炎有效[41]。

18. 治疗斑秃　皮肤针叩刺结合生姜外涂治疗斑秃有良效[42]。

19. 治疗晕动病　鲜生姜外敷内关、神阙穴，对缓解晕动病出现的恶心、呕吐等消化道反应有效[43]。

（四）不良反应

毒性鲜姜注射液小鼠静注的安全系数为临床剂量（肌注每次 2ml）的 625 倍以上。无局部刺激性，溶血试验呈阴性[1]。

参 考 文 献

[1] 钱永龄，钟品伦. 鲜姜注射液抗炎消肿及镇痛作用实验研究[J]. 泸州医学院学报，1979(3)：1-5.

[2] 朱路，王贵林，姚观平，等. 生姜油抗炎和抗超敏反应作用研究[J]. 时珍国医国药，2007，18(1)：105-106.

[3] 张来银. 生姜的丙酮提取物对大鼠异嗜高岭土模型的止呕作用[J]. 中国医药指南，2008，6(5)：23-26.

[4] 王军，黄启福. 生姜抗脑缺血的药理研究[J]. 中医药临床杂志，2006，18(4)：440-442.

[5] 张关亭，王军，张磊，等. 生姜水提物对全脑缺血再灌注大鼠凝血功能的影响[J]. 中医研究，2007，20(4)：18-20.

[6] 卢仁福，贾科，侯朋远，等. 生姜醇提取物抗心肌缺血再灌注损伤的作用研究[J]. 中国药房，2010，21(11)：970-972.

[7] 张然，李平华. 生姜提取物对大鼠视网膜缺血-再灌注损伤的保护作用研究[J]. 中国药房，2010，21(3)：214-216.

[8] 唐仕荣，李超，宋慧，等. 生姜多酚的优化提取及其抗氧化性研究[J]. 食品工业科技，2010(4)：256-259.

[9] 杨雷香，周长新，黄可新，等. 生姜中二苯庚烷类化合物的抗氧化和细胞毒活性研究[J]. 中国中药杂志，2009，34(3)：319-323.

[10] 倪淑华，李秀花，刘雪枫，等. 生姜对大鼠血脂代谢影响的研究[J]. 中国老年学杂志，2006，26(1)：98-99.

[11] 耿涛，谢梅林，孙晓飞. 生姜油治疗大鼠肝纤维化实验研究[J]. 中国药物与临床，2010，10(3)：280-283.

[12] 孙小姗. 生姜提取物对四氯化碳损伤小鼠肝脏脂质过氧化的影响[J]. 中国医药指南，2010，8(23)：26-27.

[13] 沈洪，薛洁，朱路佳，等. 生姜油不同部位对肝损伤模型大鼠肝细胞保护作用的比较[J]. 时珍国医国药，2009，20(1)：89-90.

[14] 熊平源，马丙娜，郭明雄. 生姜对小鼠免疫功能影响的实验研究[J]. 数理医药学杂志，2006，19(3)：243-244.

[15] 王军，黄启福，贾士奇，等. 生姜水提物对血管性痴呆模型大鼠的影响[J]. 医学研究杂志，2008，37(8)：33.

[16] 吴庆琛，张诚. 生姜醇提取物对人肺腺癌细胞(A549)增殖和凋亡的影响[J]. 中国药房，2010，21(39)：3656-3658.

[17] 李景舜，杨湘山，赵淑华，等. 生姜提取物对 X 射线损伤小鼠白细胞的保护作用[J]. 现代预防医学，2006，33(5)：675-676.

[18] 赵淑华，李永勇，李景舜. 生姜提取物对 X 射线致小鼠红细胞损伤的保护作用[J]. 环境与健康杂志，2006，23(2)：140-141.

[19] 李景舜，赵淑华，王春华，等. 生姜提取物对 X 射线损伤免疫功能拮抗作用[J]. 中国公共卫生，2006，22(2)：171-172.

[20] 孙伯琴.生姜外敷内关穴治疗重症呕吐[J].新中医,1986(12):24.

[21] 李红.生姜外敷内关穴治疗妊娠呕吐 20 例[J].实用中医药杂志,2003,19(3):146.

[22] 翁媛英,胡明华,林巧.生姜辅助止吐对缓解顺铂化疗患者胃肠道反应的效果观察[J].江西中医药,2010,41(8):42-43.

[23] 黄剑林,张燕军.含服生姜煎汁联合旋覆代赭汤治疗化疗诱发的迟发性呕吐 30 例[J].陕西中医,2009,30(10):1325-1326.

[24] 周雪林,王艳辉.当归生姜羊肉汤加味配合西药治疗消化性溃疡[J].医药论坛杂志,2009,30(6):93-94.

[25] 史斌娜.吴茱萸加生姜敷脐治疗功能性消化不良[J].现代中西医结合杂志,2008,17(12):1891.

[26] 周玉来.厚朴生姜半夏甘草人参汤合神阙膏治疗轻中度胃下垂 35 例[J].中国社区医师,2008,10(3):78-79.

[27] 孟新刚.生姜泻心汤加减治疗水热互结型泄泻 49 例[J].中国民间疗法,2008(4):31.

[28] 牛久旺.生姜泻心汤加减治疗肠易激综合征 34 例[J].中国中医急症,2005,14(2):99.

[29] 罗光富.酸浆草生姜汤治疗急性肠炎 120 例[J].云南中医中药杂志,2005,26(1):54.

[30] 覃柳生.姜蜜合剂治疗胆道蛔虫病所致腹痛 102 例效果观察[J].广西中医药,1983(6):15-16.

[31] 郭金录.生姜甘草汤加减治疗虚寒肺痿 25 例[J].中医药临床杂志,2006,18(5):467.

[32] 纪延龙,刘加琴.加味生姜膏敷脐治遗尿[J].江苏中医杂志,1984(2):封三.

[33] 李占书.验方艾叶、生姜治疗寒湿凝滞型痛经 30 例[J].安徽中医临床杂志,2002,14(6):448.

[34] 杨洪安,邢秀云,安良毅.当归生姜羊肉汤加味治疗产后身痛 96 例[J].中国民间疗法,2004,12(2):30-31.

[35] 刘金莲,金玲燕.生姜外敷至阴穴治疗胎位不正的效果观察[J].中外医疗,2007(24):54.

[36] 卫田江,王淑芝,等.仙人掌姜泥贴敷治疗急性炎症 82 例[J].中西医结合杂志,1990,10(8):478.

[37] 蔡良平.生姜汁治疗水火灼伤有奇效[J].新中医,1984(2):22.

[38] 程爵棠.牙盐散治疗牙痛[J].上海中医药杂志,1983(7):34.

[39] 杨攀,李利民,朱佳静.针灸结合艾条、生姜施灸法治疗周围性面瘫疗效观察——附:120 例病例报告[J].成都中医药大学学报,2010,33(4):36-37.

[40] 耿林森.儿童髋关节滑膜炎的简易治疗[J].中国中医骨伤科杂志,1991(2):14.

[41] 纪同华.姜汁治疗脂溢性皮炎[J].四川中医,1987(5):30.

[42] 康晓利,冯富中.皮肤针叩刺结合生姜外涂治疗斑秃 50 例[J].上海针灸杂志,2010,29(1):24.

[43] 林美珍,丁志君,林江丽.生姜及止痛膏穴位外敷治晕动病[J].中国民间疗法,2008(11):18.

附：生姜皮、生姜汁

1. 生姜皮为生姜根茎切下的外皮。性味辛、凉,功专和脾行水,主治皮肤水肿。入汤剂 3～10g,亦可入丸、散剂。

2. 生姜汁即生姜捣取的汁液。本品功同生姜,但偏于开痰止呕,便于临床应急服用。如遇天南星、半夏中毒的喉舌麻木肿痛,或呕逆不止、难以下食者,可取汁冲服,易于入喉;也可配竹沥,冲服或鼻饲给药,治中风猝然昏厥者。用量 3～10 滴,冲服。

葱白　Congbai

【别名】 葱茎白(《本草纲目》),葱白头(《药品化义》)。

【来源】 始载于《名医别录》,为百合科植物葱 *Allium fistulosum* L. 的鳞茎。我国各地均有栽培。

【采收炮制】 随时采挖,切去须根及叶,剥去外膜入药。

【商品规格】 为统装,不分等级。

【药性】辛,温。归肺、胃经。

【功效】发散解表,通阳散寒,解毒散结。

【应用】

1. 风寒感冒,风温初起 葱白辛温不燥烈,发汗不峻猛,药力较弱,适用于风寒感冒,恶寒发热之轻症。可以单用,亦可与淡豆豉等其他较温和的解表药同用,如《肘后方》葱豉汤;若外感初起,头痛身热,恶寒无汗者,常与生姜同用煮粥,如《惠直堂经验方》神仙粥;若伤寒重症,恶寒甚而无汗,筋脉拘急者,常与葛根、麻黄、豆豉同用,如《外台秘要》引《崔氏方》麻黄汤;若妊娠感受风寒,恶寒发热,头痛鼻塞,无汗肢重者,常与陈皮、紫苏、豆豉、香附同用,如《重订通俗伤寒论》香苏葱豉汤;若小儿伤寒初起一二日,头痛无汗,怕冷身热者,常与豆豉、薄荷同用,如《重订通俗伤寒论》葱豉荷米煎;若麻疹初起,恶寒发热,喷嚏流涕,目赤多泪,腮红者,常与紫苏、葛根、前胡、生姜等同用,如《杂病源流犀烛》苏葛汤;若血虚外感风寒,恶寒发热,面萎神疲者,常与葛根、生姜、麦冬、生地等同用,如《外台秘要》引许仁则方七味饮。本品辛香轻扬,善发散外邪,还可治疗风热外感、风温初起及夏月伤暑。若风温、风热初起,发热头痛,汗出不畅,咽红干渴者,常与栀子、薄荷、连翘、淡竹叶等同用,如《重订通俗伤寒论》葱豉桔梗汤;若夏月伤暑,恶寒发热,心烦口渴者,常与石膏、黄芩、栀子等同用,如《伤寒总病论》黄芩栀子汤。

2. 阴盛格阳,厥逆脉微 葱白辛散温通,能宣通阳气,温散寒凝,可使阳气上下顺接、内外通畅。治疗阴盛格阳,厥逆脉微,面赤,下利,腹痛,常与附子、干姜同用,以通阳回厥,如《伤寒论》白通汤;若少阴病,利不止,厥逆无脉,干呕而烦者,常与干姜、附子、人尿、猪胆汁同用,如《伤寒论》白通加猪胆汁汤。此外,若寒湿下注,闭郁阳气,两腿冷痛,遇寒加重者,常与艾叶、生姜同用,如《良朋汇聚》立效丹。

3. 产后无乳,尿闭便秘 葱白辛散温通,长于通窍,治疗乳汁稀少及二便不通。若产后无乳,眩晕心悸,面色萎黄,属血虚者,常与黄芪、当归同用,如《济阴纲目》当归补血加葱白汤;若强力忍尿,或暴受惊恐,小便不通,脐腹膨急者,常与陈皮、冬葵子同用,如《全生指迷方》葱白汤;若小儿初生不小便、不吮乳者,常与人乳同用,如《外台秘要》引刘氏方葱乳汤;若老人淋病,小便涩滞,烦热肢寒,脐腹燥痛者,常与青粱米、冬葵菜同用,如《寿亲养老新书》葵菜羹;若老人血虚肠燥,大便秘结者,常与阿胶同用,如《圣济总录》葱胶汤。

4. 皮肤瘙痒,痈疡跌仆 本品通阳散结,解毒消肿,可用于风热毒邪壅滞之皮肤瘙痒、肿痛,及气血瘀阻,跌打伤痛。若血虚风燥,湿毒郁于肌肤,皮肤瘙痒,或肛门肿痛湿痒者,常与瓦松、马齿苋、侧柏叶、川椒等同用,如《医宗金鉴》却毒汤;若遍身疥疮,瘙痒不堪者,常与石菖蒲、川椒、艾叶同用,如《杨氏家藏方》椒艾汤。若疮疡肿痛,皮肤赤热者,常与猪秧秧、白矾、轻粉制散外用,如《普济方》疮药消风散;若疔疮恶毒初起未成脓,肿痛焮热者,常与白矾同用,如《外科正宗》治疔简便方;若痈疽脓成将溃者,常与当归、独活、白芷同用,如《医宗金鉴》葱归溻肿汤;若烧烫伤,局部焮肿灼痛者,常与栀子、黄连、生地、白芷制膏外用,如《太平圣惠方》清凉膏;若初生儿肚脐膨肿,啼叫不宁者,常与黑豆、田螺等同制膏外用,如《幼幼新书》豆豉膏;若痔疮肿痛,肛门坠胀者,常与萆薢、天花粉、五倍子等同用,如《圣济总录》神妙汤;若妇人阴中肿痛,常与小麦、朴硝、白矾、五倍子同煎汤外洗;若跌仆损伤,筋伤肉破,患部青肿疼痛出血者,常单用本品外敷,如《正体类要》神效葱熨法。

【用法用量】内服:煎汤,3～9g,或煮酒。外用:适量,捣敷、炒熨、煎水洗或塞耳、鼻窍中。

【使用注意】表虚多汗者忌服。

【药论】

1. 张元素："葱茎白专主发散，以通上下阳气，故《活人书》治伤寒头痛如破，用连须葱白汤主之；张仲景治少阴病下利清谷，里寒外热，厥逆脉微者，白通汤主之，内用葱白。若面色赤者，四逆汤加葱白，腹中痛者，去葱白。成无己解之云，肾恶燥，即食辛以润之，葱白辛温，以通阳气也。"

2.《本草纲目》："葱，所治之症，多属太阴、阳明，皆取其发散通气之功。通气故能解毒及理血病。气者，血之帅也；气通则血活矣。金疮磕损，折伤血出，疼痛不止者，王璆《百一选方》用葱白、砂糖等分研封之，云痛立止，更无痕瘢也。"

3.《本草经疏》："葱，辛能发散，能解肌，能通上下阳气。故外来怫郁诸证，悉皆主之。伤寒寒热，邪气并也；中风面目肿，风热郁也；伤寒骨肉痛，邪始中也。喉痹不通，君相二火上乘于肺也，辛凉发散，得汗则火自散而喉痹通也。肝开窍于目，散肝中邪热，故云归目。除肝邪气，邪气散则正气通，血自和调而有安胎安中利五脏之功矣。其曰益目睛，杀百药毒者，则是辛润利窍而兼解散通气之力也。"

【现代研究】

（一）化学成分

本品含甲基蒜氨酸，丙基氨酸。又含挥发油，主要为蒜素。此外本品成分还有维生素C，维生素 B_1、B_2，烟酸，维生素 A，脂肪油和黏液质，脂肪油中有棕榈酸、硬脂酸，花生酸、油酸和亚油酸，黏液主要成分是多糖，如纤维素、半纤维素、原果胶等。

（二）药理作用

1. 抗菌作用　本品对志贺痢疾杆菌有抑制作用，水浸剂 1∶10 浓度可抑制许兰毛菌、奥杜盎小孢子菌，1∶1 浓度可抑制皮肤真菌。研磨的滤液 1∶4 在试管内经 30 分钟能杀灭阴道滴虫。本品对金黄色葡萄球菌也有抑制作用[1]。

2. 驱虫作用　煎剂（配蒜或豆油）可驱蛲虫、驱蛔虫[1]。

3. 抗心肌缺血　葱白提取物能明显降低急性缺血性心肌缺血程度（Σ-ST），缩小缺血心肌的梗死面积（MIS），降低血清中磷酸肌酸激酶（CK）、磷酸肌酸激酶同工酶（CK-MB）、肌钙蛋白 I（cTnI）的活性[2]。葱白提取物能明显保护缺血再灌注造成的心肌损伤，其机制可能是通过减轻缺血再灌注心肌细胞内游离钙浓度的增加而发挥上述作用[3]。

4. 抗血栓形成　葱白提取物能改善兔创伤性下肢深静脉血栓形成模型的凝血功能，减少血浆凝血酶调节蛋白（TM）和 D-二聚体（D-D），调节组织型纤溶酶原活化剂（t-PA）、纤溶酶原活化剂抑制物（PAI）之间的相对平衡，从而防治创伤后深静脉血栓形成[4,5]。

5. 其他作用　本品能兴奋汗腺发汗而解热，黏液质能保护胃黏膜，促进消化液分泌，此外对宫颈癌细胞培养株系 JTc-26 有抑制作用[1]。

（三）临床报道

1. 治疗外寒证　以葱白乳汁汤（取葱白 50g 洗净后放水 100ml 煮沸 5 分钟，然后取其汤汁加乳汁 50ml 及适量白糖，文火上边煎边搅拌 10 分钟）内服，配合艾敷神阙穴，治疗新生儿初感风寒所致鼻塞 50 例，效果良好[6]。

2. 治疗胸痹　丹桂葱白汤（丹参 30g、三七 10g、红花 10g、桂枝 12g、葱白 2 根、薤白 12g、延胡索 12g、炙甘草 12g）为基础方，治疗胸痹心脉瘀阻 224 例，总有效率 90.18%[7]。

3. 治疗尿潴留　以葱白、食盐熨脐治疗肛肠病术后尿潴留[8]，葱白敷脐治疗子宫切除术后尿潴留[9]，针刺配合葱白盐炒热敷治疗脑血管病后尿潴留[10]均获良效。

4. 治疗婴儿腹胀　取葱白50g，捣成糊状，用两层无菌纱布包裹敷于脐部，包扎固定，治疗婴儿腹胀62例，使用1次腹胀缓解者51例，使用2次缓解者11例[11]。

5. 治疗冻疮　以葱白辣椒酒(由500g葱白、1000g干红辣椒与75%酒精3000ml浸泡7天而成)治疗冻疮有效[12]。

参考文献

[1] 李广勋.中药药理毒理与临床[M].天津:天津科技翻译出版公司,1992:8-9.

[2] 朱浩,张介眉,郝建军,等.葱白提取物对猪急性心肌缺血影响的实验研究[J].光明中医,2009,24(8):1465-1467.

[3] 王腾,夏豪,唐其柱,等.葱白提取物抗心肌缺血再灌注损伤及其机制研究[J].中西医结合心脑血管病杂志,2009,7(12):1430-1432.

[4] 张晨,彭建明,熊伟,等.葱白提取物对兔创伤性下肢深静脉血栓形成模型凝血功能及D-二聚体、血浆凝血酶调节蛋白的影响[J].湖北中医杂志,2011,33(4):5-6.

[5] 张晨,曹力佳,杨玉环,等.葱白提取物对创伤性下肢深静脉血栓形成过程中兔纤溶功能的影响[J].湖北中医杂志,2011,33(2):11-12.

[6] 吴华美,汪鸣.葱白乳汁汤加艾敷神阙穴治疗新生儿外寒证[J].浙江中西医结合杂志,2006,16(10):648-649.

[7] 陈小明.丹桂葱白汤治疗胸痹心脉瘀阻224例[J].中国中医急症,2008,17(4):542.

[8] 黄琳俐,苏秀宁,韦金翠,等.葱白、食盐熨脐治疗肛肠病术后尿潴留的临床观察[J].护士进修杂志,2010,25(20):1914-1915.

[9] 冉青珍.葱白敷脐治疗子宫切除术后尿潴留28例[J].中国民间疗法,2008(11):17.

[10] 王丽芬,冯卫星.针刺配合葱白盐炒热敷治疗脑血管病后尿潴留30例[J].陕西中医,2007,28(10):1385.

[11] 温学莲,杨秀芳.葱白脐部外敷治疗婴儿腹胀62例[J].中国乡村医药,2003,10(1):31.

[12] 曹琬苏,唐彬洋,陈明惠,等.葱白辣椒酒对冻疮的治疗效果[J].川北医学院学报,2009,24(4):364-366.

香薷　Xiangru

【别名】香柔(《本草经集注》),香菜(《千金方》),香戎(《食疗本草》),香茸(《本草图经》),紫花香柔(《履巉岩本草》),蜜蜂草(《本草纲目》)。

【来源】始载于《名医别录》,历代本草均有记载,以其气香叶柔而得名。为唇形科植物石香薷 *Mosla chinensis* Maxim. 或江香薷 *Mosla chinensis* 'Jiangxiangru'的干燥地上部分。主产于江西宜春、萍乡、铜鼓、贵溪、于都,河北安国,河南禹县、长葛,广西桂林、全县,湖南长沙、湘潭,湖北孝感、黄冈。野生、栽培品种均有。

【采收炮制】夏、秋季当花开或果实成熟时割取地上部分,晒干,切段入药。

【商品规格】商品按产地分为江香薷、青香薷两种。均为统装,一般不分等级,以质嫩、茎淡紫色、叶绿色、花穗多、香气浓烈者为佳。习惯认为产于江西者质优。

按《中国药典》(2010年版一部)规定:本品含挥发油不得少于0.60%(ml/g);按干燥品计算,含麝香草酚($C_{10}H_{14}O$)与香荆芥酚($C_{10}H_{14}O$)的总量不得少于0.16%。

【药性】辛,微温。入肺、胃经。

【功效】发汗解表，化湿和中，利水消肿。

【应用】

1. 暑湿感冒，霍乱吐泻　香薷辛香发散，宣透外邪，温和调脾，拔浊回清，常用于暑季外感风冷，内伤饮食的暑湿感冒。若夏天过食生冷，乘凉受风，外寒内湿，恶寒恶心，头痛无汗，胸闷肢倦，腹痛吐泻者，常与白扁豆、厚朴同用，如《太平惠民和剂局方》香薷散；若妊娠内伤饮冷，外感风寒之阴寒闭暑证，烦闷不安，身热多汗，恶心呕吐者，常与藿香、陈皮、草豆蔻、竹茹等同用，如《陈素庵妇科补解》薷苓清暑汤；若感受暑湿，饮食不节，脾胃不和，憎寒壮热，身疼胸满者，常与茯神、白扁豆、厚朴同用，如《太平惠民和剂局方》香薷汤；若暑湿伤人，恶寒发热，肢体酸重，面赤烦渴，胸闷无汗者，常与金银花、连翘、厚朴、白扁豆同用，如《温病条辨》新加香薷饮。本品理脾胃，化浊气，还可用于霍乱吐泻，心腹撮痛，肢冷烦渴之病证，常与厚朴、槟榔、黄连、白扁豆同用，如《重订严氏济生方》加味香薷饮。

2. 伤暑伏热，暑疟暑疖　香薷散邪解表，可外透暑邪，治疗外伤暑热之证。若伤暑初起，头晕口渴，恶热心烦，甚则痰多气喘者，常与青蒿、陈皮、茯苓等同用，如《石室秘录》青蒿散；若伤暑伏热，燥渴瞀闷，头目眩晕，胸膈烦满，呕恶口苦，倦怠纳呆者，常与紫苏、木瓜、茯神、檀香、藿香同用，如《太平惠民和剂局方》香薷丸；若暑疟发热，面垢无华，汗多渴甚者，常与黄芩、黄连、猪苓、木瓜、厚朴等同用，如《证治准绳》加味香薷饮；若时毒暑疖，发热烦渴，患部红肿疼痛者，常与蒲公英、青蒿、天花粉、大黄等同用，如《洞天奥旨》解暑败毒散。

3. 水肿胀满，小便不利　本品辛散温燥，能行水消肿，使水湿之邪从表宣散温化。用于外邪壅遏，阳气不化的水肿胀满，小便不利，可单用或与白术配伍，以发越阳气，通利水湿，健脾利水，如《外台秘要》单以本品浓煎为丸服；又如《深师方》香薷术丸。

【用法用量】内服：煎汤，3～10g，或研末。

【使用注意】表虚者忌服。

【药论】

1.《本草衍义补遗》："香薷有彻上彻下之功，治水甚捷。肺得之则清化行而热自下。又大叶香薷治伤暑，利小便。浓煎汁成膏，为丸服之，以治水胀病效。《本草》言治霍乱不可缺也。"

2.《本草汇言》："香薷，和脾治水之药。伤暑用之，即消蓄水；霍乱用之，即定烦躁；水肿用之，即行小便。其辛温利水，有彻上彻下之效；甘温和脾，有拔浊回清之功；所以肺得之则清气化行而蕴热自下；脾得之则浊气不干而水道流行也。"

3.《本草正义》："香薷气味清洌，质又轻扬，上之能开泄腠理，宣肺气，达皮毛，以解在表之寒；下之能通达三焦，疏膀胱，利小便，以导在里之水。"

【现代研究】

（一）化学成分

本品含挥发油，主要有香薷酮、苯乙酮等。

（二）药理作用

1. 抗菌、抗病毒作用　水煎剂 1∶20 浓度对病毒 ECHO11 株有抑制作用，对流感病毒有一定灭活作用；对金黄色葡萄球菌、乙型链球菌、伤寒杆菌、白喉杆菌、脑膜炎双球菌、大肠杆菌、铜绿假单胞菌、变形链球菌、乳酸杆菌等有较强的体外抗菌作用[1,2]。

2. 解热作用　本品可兴奋汗腺而起到解热作用[1]。

3. 利尿作用　所含香薷酮、倍半萜烯能使肾小球血管充血，滤过压增高而有利尿作用[1]。

（三）临床报道

1. 治疗湿疹　以自拟香薷天竺黄饮(香薷 12g,天竺黄 10g,蝉蜕、杭菊各 10g,防风 8g,黄芪、金银花各 15g,丹皮、玄参各 12g,水牛角 15g,石决明 10g,陈皮 6g)治疗湿疹有效[3]。

2. 治疗口腔疾病　用单味香薷草液,清洗口腔溃疡面,然后再含液并保留 3 分钟。每天用药 3 次,严重者用药 4 次,用药 1 周,总有效率为 98.82%[4]。以香薷草液清洗口腔及口周,预防颅脑疾病及高热患者口腔感染有效[5]。

参 考 文 献

[1] 李广勋. 中药药理毒理与临床[M]. 天津:天津科技翻译出版公司,1992:6.

[2] 石晓峰,沈薇,李德杏,等. 香薷精油的体外抑菌作用及皮肤毒性实验[J]. 中国药师,2007,10(6):556-557.

[3] 王业龙. 自拟香薷天竺黄饮治疗湿疹疗效试析[J]. 光明中医,2006,21(4):68.

[4] 戴珍华. 香薷草液治疗口疮 85 例临床观察[J]. 湖南中医药导报,2003,9(7):32-33.

[5] 戴珍华. 香薷草液预防颅脑疾病及高热患者口腔感染 749 例[J]. 湖南中医杂志,2003,19(5):32.

胡荽 Husui

【别名】 香菜(《韵略》),香荽(《本草拾遗》),胡菜(《外台秘要》),园荽(《东轩笔录》),芫荽、胡葰(《日用本草》),莞荽(《普济本事方》),莛荽菜、莛葛草、满天星(《湖南药物志》)。

【来源】 始载于《食疗本草》,为伞形科植物芫荽 *Coriandrum sativum* L. 的带根全草。全国各地均有栽培。

【采收炮制】 春季采收,洗净,晒干入药。

【商品规格】 不分等级,以色带青、香气浓厚者为佳。

【药性】 辛,温。归肺、脾经。

【功效】 发汗透疹,消食下气。

【应用】

痘疹丹毒,脱肛尿闭,虫蛇咬伤:胡荽辛温香窜,主散主升,又能辟毒邪,利小肠,若痘疹初起,常以本品泡酒喷撒患处,可令痘疹速透,如《太平圣惠方》胡荽酒;若小儿丹毒,红肿焮痛,游走不定者,常以本品捣汁外敷,如《兵部手集方》方;若气虚脱肛,常与本品烧烟外熏,如《子母秘录》方;若小肠积热,泌浊失司,小便不通者,常与冬葵根、滑石同用,如《圣济总录》葵根饮;若诸蛇咬伤,局部肿痛者,常与胡椒、口椒同用,如《备急千金要方》方。

本品还可消食下气,芳香开胃,供调味用。

【用法用量】 内服:煎汤,3～6g,鲜者 30～60g;或捣汁。外用:煎水熏洗或捣敷。

【使用注意】 痧疹已透,或不透因于热毒壅盛者忌服。

【药论】

《本草纲目》:"胡荽,辛温香窜,内通心脾,外达四肢,能辟一切不正之气,故痘疹出不爽快者,能发之。诸疮皆属心火,营血内摄于脾,心脾之气得芳香则运行,得臭恶则壅滞故尔。"

【现代研究】

（一）化学成分

本品全草和果实均含癸醛。果实含挥发油,油中有芳樟醇,对伞花烃,α-蒎烯,β-蒎烯,香茅醇，龙脑，水芹烯，莰烯。果实还含淀粉，含氮物质，苹果酸，钾盐，有机酸钙盐，蛋白质，维生素C等。

（二）药理作用

本品兴奋胃肠平滑肌，增强胃肠蠕动；促进外周循环；其芳香乳剂可使化脓性疮面洁净，促进肉芽生长，加速疮面愈合；水芹烯、香茅醇能使猪蛔虫严重中毒；所含芳樟醇具有平喘镇咳和杀菌作用[1]。

（三）临床报道

1. 治疗小儿感冒发热　鲜胡荽整棵洗净晒干留用，勿切。取干胡荽10g，用白酒浸泡10分钟左右，待胡荽充分软化后，在小儿的额头、颈部、腋窝、前胸、后背、手心、脚心反复涂擦2遍。加盖衣被后，大约30～60分钟体温可下降到正常水平[2]。

2. 治疗新生儿硬肿症　在综合治疗的基础上，采用韭菜、胡荽擦浴，治疗新生儿硬肿症效果显著[3]。

参考文献

[1] 李广勋. 中药药理毒理与临床[M]. 天津：天津科技翻译出版公司，1992：7.
[2] 马春梅. 胡荽外用治疗小儿感冒发热[J]. 中国民间疗法，2008(6)：13.
[3] 何秋英. 韭菜、胡荽擦浴佐治新生儿硬肿症[J]. 医学文选，2002，21(5)：684-685.

柽柳　Chengliu

【别名】柽（《诗经》），赤柽（《日华子本草》），三春柳（《开宝本草》），春柳（《本草图经》），三眠柳（《本草衍义》），长寿仙人柳（《履巉岩本草》），观音柳（《卫生易简方》），雨丝、蜀柳、垂丝柳（《本草纲目》），西河柳（《本草汇言》），红柳（《新疆药材》），红筋条（河南）。

【来源】始载于《本草图经》，为柽柳科植物柽柳 *Tamarix chinensis* Lour. 的细嫩枝叶。主产于河北黄骅、衡水、安国，河南开封、商丘。多为野生，也有栽培品种。

【采收炮制】4～5月花未开时，折断嫩枝，阴干，切段入药。

【商品规格】均为统货，一般不分等级，以色绿、质嫩、无杂质者为佳。

【药性】辛、甘，平。归肺、胃、心经。

【功效】疏风解表，发汗透疹。

【应用】

风寒感冒，疹出不畅，腹中痞块：柽柳入肺经，走气分，性平不偏，味甘力缓而持久，若用于风寒感冒，常与霜桑叶、生姜同用，如《陕西中草药》方；若斑疹麻痦不出，或受风疹出随之而闭者，常与樱桃核等煎汤外洗，如《经验方》方；若痧疹透出不爽，咳喘烦乱，咽喉肿痛者，常与竹叶、牛蒡子、玄参、麦冬同用，如《先醒斋医学广笔记》竹叶柳蒡汤；若斑疹麻瘄后下利不止者，常与砂糖调服，如《本草从新》方；若腹中痞块，常以本品煎汤服用；若吐鲜血者，常以鲜柽柳叶与茜草根同用，如《草药手册》方。

【用法用量】内服：煎汤3～10g；或研末为散。外用：煎水洗。

【使用注意】麻疹已透及体虚汗多者忌服。本品用量过大能令人心烦，故内服不宜过量。

【药论】

《本草汇言》："柽柳，凉血分，发痧瘖，解痧毒之药也。古云痧瘖，即今之瘄疹也。宜苦凉轻散之剂，则出而解。此药轻清升散，开发瘖毒，如瘖毒内闭不出，或出之甚多，难于解退，或解退后热发不止，或喘嗽不清，肌肉羸瘦，致成瘖疳、瘖劳者多有之，以此煎汤代茶，日饮，瘖疹诸疾，渐自消减矣。与桔梗、甘草、牛蒡子同用更善。”

【现代研究】

（一）化学成分

本品含挥发油、芸香苷、槲皮苷、有机酸等。

（二）药理作用

1. 抗菌作用　本品煎剂体外试验可抑制肺炎双球菌、甲型链球菌、白色葡萄球菌、流感杆菌等[1]。

2. 解热作用　本品浸膏给人工发热兔皮下注射12g/kg，表明有一定的解热作用[1]。

3. 对呼吸系统的作用　煎剂给小鼠腹腔注射5g/kg，有明显止咳作用，但无祛痰作用，对豚鼠亦无明显平喘作用[1]。

4. 其他作用　另外，本品中甾体和黄酮类化合物还具有抗肿瘤作用[2]。

（三）临床报道

1. 治疗药疹　用中药柽柳枝叶的水煎液治疗用复方头孢氨苄所致药疹，采取内服与外洗的方法，每日1次。用药第2天症状明显好转，皮肤瘙痒、头晕、嗜睡、畏寒消失；用药第3天，全身皮肤斑点消失[3]。

2. 治疗类风湿关节炎　以柽柳功劳汤（柽柳、功劳叶各30g，豨莶草15g，赤芍12g，防己10g，威灵仙15g，虎杖根30g，秦艽、土鳖虫、当归各10g）治疗类风湿关节炎，疗效满意[4]。

（四）不良反应

本品临床不良反应少见。其煎剂对小鼠腹腔注射，LD_{50}为（21.6±1.045）g/kg[1]。

参考文献

[1] 江苏新医学院.中药大辞典[M].上海：上海科学技术出版社，1977：1534.

[2] 王斌，任舒文，李国强，等.柽柳抗肿瘤甾体和黄酮类化合物研究[J].中国药学杂志，2009，44(8)：576-580.

[3] 宋霞林.柽柳治愈药疹1例[J].湖南中医药导报，1997，3(5)：46-47.

[4] 梅周元."柽柳功劳汤"治疗类风湿性关节炎的体会[J].江苏中医药，1989(7)：13-14.

第二节　发散风热药

本类药物多性味辛凉，发汗解表作用比较和缓，辛以发散，凉可祛热，故以发散风热为主要作用。主要适用于外感风热所致的发热重、微恶风寒、咽干口渴、头痛目赤、舌苔薄黄、脉浮数等。某些药物还可用治风热所致目赤多泪、咽喉肿痛、疹斑不透以及风热咳嗽等病证。

薄荷　Bohe

【别名】蕃荷菜（《千金·食治》），菝蔄、吴菝蔄（《食性本草》），南薄荷（《本草衍义》），猫儿薄苛（《履巉岩本草》），升阳菜（《滇南本草》），薄苛（《本草品汇精要》），蔢荷（《本草蒙筌》），夜息花（《植物名汇》）。

【来源】薄荷，始载于《药性本草》。后代本草均有收载。因其香味强烈，味初如灼，后有凉感，原名菝蔄，薄荷为其讹音，故名。为唇形科植物薄荷 *Mentha haplocalyx* Briq. 的干燥地上部分。全国各地均产。主产于江苏苏州、太仓、浙江笕桥，河北安国及江西等地。苏州地区产量大而质优。为我国特产药材之一，产量居世界第一。野生与栽培均有，以栽培者为主，野生质量较差。

【采收炮制】大部分产区每年收割2次。第一次（头刀）在小暑至大暑间，第二次（二刀）在寒露至霜降间。应选择晴天，割取全草晒干或晾干，捆成小把，用时润软切段。广东、广西等温暖地区一年可收割3次。

【商品规格】商品按产区分为太仓薄荷、杭薄荷等；按采收季节分头刀薄荷和二刀薄荷；按生长分野生薄荷和栽培薄荷。均以叶多、色深绿、味清凉、香气浓者为佳，一般认为太仓的栽培头刀薄荷质最优。

按《中国药典》（2010年版一部）规定：本品含挥发油不得少于0.80%（ml/g）；叶不得少于30%。

【药性】辛，凉。归肺、肝经。

【功效】疏散风热，清利头目，利咽，透疹，疏肝行气。

【应用】

1. 风热感冒，温病初起　本品辛以发散，凉以清热，归于肺经，善清肺卫之风热，为疏散。风热常用之品，故可用治风热感冒或温病初起，邪在卫分之发热恶风、头痛、咽喉疼痛、口鼻干燥者，常配金银花、连翘、牛蒡子等，如《温病条辨》银翘散；若温病初得，周身骨节疼痛，肌肤壮热无汗，头痛，背微恶寒，脉浮滑者，可配生石膏、蝉蜕、甘草等同用，如《医学衷中参西录》清解汤；若风热表证以风中为主，见头痛，鼻塞或流清涕，多嚏不已者，可配荆芥穗、木贼、蛇蜕等同用，如《圣济总录》胜金散。

2. 风热头痛，伤风咳嗽　《证治汇补·伤风》："伤于风者，上先受之。"头面居人体之上，肺为脏腑之华盖，故风邪侵犯头面及肺系首先受累，风邪阻滞经络故见头痛，肺失宣肃而为咳嗽。本品质轻上浮，辛散透邪，可祛风外出，芳香透窍，为常用之品。若治风邪头痛，常配川芎、荆芥、防风、白芷等，如《太平惠民和剂局方》川芎茶调散；若用于重伤风，头痛身热，恶风怕冷，鼻塞声重，咳嗽清涕，痰多白清而稀，或咳甚，或无汗而喘，苔薄滑者，可配荆芥穗、杏仁、橘红、百部等，如《重订通俗伤寒论》疏风止嗽汤。

3. 咽喉肿痛，口舌生疮，牙龈肿痛　本品辛以散热，凉以清热，辛凉芳香，常用于热邪壅滞于上的诸多病证。本品凉爽怡人尤为利咽之佳品。若用于内有积热，引起咽喉肿痛，烦躁饮冷，大便秘结者，常配金银花、防风、桔梗、牛蒡子、大黄等同用，如《外科理例》清咽利膈散；若频发咽喉肿痛，口舌生疮者，亦可配桔梗、川芎、甘草、诃子等，如《丹溪心法附余》甘露内消丸；若因风热之邪未解，入里化热，蕴为热毒，而见牙龈肿痛，腮肿而热，口渴舌红，脉浮数者，可配金银花、连翘、生地、牛蒡子等，如《中医喉科学讲义》薄荷连翘汤；《杂病源流犀烛》黄袍散还以本品配黄柏、黄连、冰片等，研细末，吹至患处，治疗口疳、口糜、走马牙疳等。

4. 喉痹乳蛾，喉风久嗽　本品功善疏散上焦风热，清头目，利咽喉，理肺气。若用于热毒秽浊之气蕴结于喉所致的白喉、喉痈、喉风或乳蛾肿痛者，均可以本品配金银花、野菊花、土茯苓等清热解毒之品内服治疗，如《中医外科学》清咽消毒剂；亦可以本品配僵蚕、朴硝、白矾、黄连等研末混用，吹于患处，治疗缠喉风、乳蛾、喉痹、重舌、木舌等，如《外科正宗》神效吹喉散；若治缠喉风，声不出者，可配靛花等份，为丸噙化治疗，如《景岳全书》靛花丸；若肺阴不足，干咳少痰或无痰，或咽痒燥咳不止，可重用本品配百部、麦冬、天冬、桑白皮、桔梗等，为丸噙化治疗，如《先醒斋医学广笔记》久嗽噙化丸。

5. 目赤肿痛，胞睑赤烂、酒皶鼻 本品质轻向上，疏散风热，既归于肺经，亦归于肝经，故可治疗肝经火热上攻于目之目赤肿痛；亦可用于脾经内有伏热，外受风热侵袭，上攻于目之胞睑赤烂之证；肺开窍于鼻，肺经风热上壅，蕴结于鼻，而成热毒。治之既需疏散风热，又需清解热毒。若用于肝经风热，眼目暴赤，羞明流泪者，多配菊花、川芎、防风、白芷等，如《百一选方》芎菊散；若眼目暴赤，肿痛难开，眵多，并伴有大便秘结，小便赤涩，脉弦实有力者，应配当归、山栀、大黄、川芎等，如《太平惠民和剂局方》洗肝散；本品配以升麻、山栀、赤芍、石膏等，则可治疗脾经伏热，风热乘袭，致生土疳眼，眦部胞睑红肿，甚则出血流脓者，如《审视瑶函》清脾散；若与山茶花、黄芩、山栀、荆芥等配伍，则可用于鼻准发红，甚则延及鼻翼，鼻头增大，表面隆起，高低不平之酒皶鼻证，如《古今医鉴》清肺饮子；或配防风、荆芥、归尾、灯心草等，如《杂病源流犀烛》疏风散，亦可治疗酒皶鼻。

6. 风疹瘙痒，荨麻疹 本品辛凉透疹，亦有很好的祛风功效，祛风而止痒。若用于风邪侵袭，皮肤瘙痒不能忍者，可配蝉蜕等份为末，温酒调下，如《景岳全书》二味消风散；若用于荨麻疹瘙痒难忍者，可配牛蒡子、板蓝根、僵蚕、马勃等，如《中医皮肤病学简编》薄荷牛蒡汤。

7. 肝气郁滞，胁肋胀痛 本品善入肝经，能疏肝解郁，常与柴胡、白芍、当归等疏肝理气调经之品，治疗肝郁气滞，胸胁胀痛，月经不调之病证，如《太平惠民和剂局方》逍遥散。

8. 暑湿吐泻 本品芳香可以辟秽，故还可用于夏令感受暑湿秽浊之气所致的腹痛吐泻等症，常配藿香、枳壳、山楂、连翘等，如《验方金四》薄荷藿香汤。

【用法用量】3～6g。入煎剂宜后下，其叶长于发汗，梗偏于理气，炒用减少辛散之力，适用于有汗者。

【使用注意】本品芳香辛散，发汗耗气，故体虚多汗者不宜使用。

【鉴别用药】薄荷、荆芥皆为唇形科草本植物，气味芳香，均归于肺、肝经，具有疏风解表，透疹止痒的功效，均可用于风热表证，发热头痛，目赤肿痛，咽喉疼痛之症，常配伍同用；亦常同用于麻疹不透，风疹瘙痒等症。然薄荷性味辛凉，主要用于风热表证，及风热上攻之头痛、目赤。且薄荷兼有疏肝解郁，芳香辟秽之功，可用于肝郁气滞及暑湿吐泻之证；而荆芥辛微温，既可用于风热表证，又可用于风寒表证。兼有祛风解痉之功，可用于妇女产后冒风，口噤发痉之病证。此外，炒炭尚可止血，用于多种出血症。

【药论】

1.《药性论》："去愤气，发毒汗，破血止痢，通利关节。"

2.《备急千金要方》："主贼风、伤寒、发汗、恶气心腹胀满、霍乱、宿食不消、下气。"

3.《本草纲目》："薄荷，辛能发散，凉能清利，专于消风散热。故头痛、头风、眼目，咽喉、口齿诸病，小儿惊热，及瘰疬、疮疥为要药。"

4.《本草求真》："薄荷，气味辛凉，功专入肝与肺。故书载辛能发散，而于头痛、头风、发热恶寒则宜，辛能通气，而于心腹恶气、痰结则治；凉能清热，而于咽喉、口齿、眼、耳、瘾疹、疮疥、惊热，骨蒸、衄血则妙。是以古方逍遥，用此以为开郁散气之具；小儿惊痫，用此以为宣风向导之能；肠风血痢，用此以为疏气清利之法，然亦不敢多用，所用不过二、三分为止，恐其有泄真元耳。"

【现代研究】

（一）化学成分

薄荷的主要成分是挥发油、酚类。新鲜薄荷叶中含挥发油0.8%～1%，干茎叶含

1.3%～2%。油中主要成分为薄荷醇或薄荷脑，含量约77%～78%。其次为薄荷酮，含量为8%～12%。还含有乙酸薄荷酯、莰烯、柠檬烯、异薄荷酮、蒎烯、薄荷烯酮；酚类成分有异端叶灵、薄荷糖苷等黄酮类化合物及鞣质，迷迭香酸和咖啡酸。

（二）药理作用

1. 解热、镇静作用　薄荷醇能加强戊巴比妥钠的中枢抑制作用，缩短巴比妥钠诱导的小鼠入睡潜伏期，降低实验动物体温[1]。

2. 抗炎作用　浓薄荷水灌胃对鸡蛋清致大鼠足跖肿胀的肿胀度和肿胀率均明显低于对照，提示薄荷具有抗炎作用[2]。研究发现，提取薄荷油后的薄荷残渣具有良好抗炎作用[3]。

3. 抗病毒作用　薄荷油具有体外抗Ⅰ型和Ⅱ型单纯疱疹病毒作用，可能通过干扰病毒包膜结构而产生抗病毒作用[4]。

4. 抗氧化作用　薄荷中黄酮类物质对Fenton体系产生的羟自由基具有很好的清除作用[5]。

5. 平喘作用　薄荷醇在不改变气流量的情况下，可改善气道的高反应性，进而有缓解哮喘发作的作用[6]。

6. 促透作用　薄荷油或薄荷脑局部使用，有良好的透皮，并可促进其他药物如达克罗宁、甲硝唑、氯霉素等的透皮吸收[7-9]，促进伊文思蓝透过小鼠血脑屏障，增加血脑屏障通透性[10]。

7. 其他作用　此外，薄荷还有清凉、止痒、保肝、利胆、抗肿瘤等作用[11]。

（三）临床报道

1. 治疗流感　杜氏用薄荷三花饮（薄荷、青蒿、金银花、菊花、一枝黄花各10g，桂枝2g，将药装入纱布袋，沸水冲泡，容器加盖闷片刻饮服，上下午及晚上各2剂，治疗流感高热，共治100例，速效8例，显效41例，有效30例，无效21例，总有效率79%[12]。

2. 治疗咽炎　薄荷水联合α-糜蛋白酶、庆大霉素、地塞米松雾化吸入治疗急性咽炎，疗效确切，较只用西药者效果显著[13]。

3. 治疗睑腺炎（麦粒肿）　以芩薄汤（黄芩6g、薄荷3g，疗程3～5日）治疗麦粒肿，共治疗100例，结果痊愈93例，无效7例[14]。

4. 治疗急性结膜炎　以车前草（子）50g、薄荷10g，分2次煎汤500～600ml，待药汤凉后用消毒纱布蘸药液洗患眼，洗时拨开上下眼睑，使药液进入眼球结膜，每日1剂，洗3～5次，至痊愈为止。治疗12例红眼病，连洗3～5天痊愈者7例，洗6～7天愈者4例，洗7天以上者1例[15]。

5. 治疗胃痛　以薄佩香枳汤（薄荷梗、佩兰梗各15g，九香虫、炒枳壳各10g，瓦楞壳20g，白蔻仁4～12g）随证加减，治疗胃痛，总有效率95.2%[16]。

6. 治疗口腔疾病　王氏以口香爽漱口液（丁香、厚朴各1g，薄荷0.5g，金银花1.5g）50ml，分数次漱口，每日2～3次，治疗口臭72例，全部治愈；治疗牙痛23例，治愈率100%[17]。单方鲜薄荷揉搓成泥，敷压于牙龈红肿处，治疗牙龈炎41例，均取得满意疗效[18]。

7. 治疗慢性荨麻疹　薄荷15g，桂圆干6粒煎服，每日2次，连服2～4周。治疗40例，显效32例，好转4例，无效4例[19]。

（四）不良反应

1. 毒性　研究表明，大鼠一次性口服薄荷油 2.4ml/kg，可造成急性肝脏毒性[20,21]。

2. 中毒症状及机制　大鼠口服过量薄荷油，出现血清 TNF-α、IL-6 升高，肝组织 NF-κB、ICAM-1 蛋白表达增强，出现肝细胞脂肪变性、坏死等病理变化，并呈现毒性时效、量效关系。炎症是肝毒性的主要机制之一[20,21]。

3. 中毒解救　薄荷临床不良反应报道少见，宜控制用量，可避免毒副作用。

参 考 文 献

[1] 陈光亮，佘玉宝，李冬梅. 薄荷油及其有效成分药理作用的研究概况[J]. 中国中医药信息杂志，2000，7(2)：33-34.

[2] 吴论，梅全喜，钟希文，等. 浓薄荷水对鸡蛋清致大鼠足跖肿胀影响的实验研究[J]. 当代医学，2010，16(21)：1-2.

[3] 张继东，王庆琪. 薄荷残渣中化学成分及抗炎作用[J]. 山东医药工业，2000，19(3)：34-35.

[4] 王维娜. 薄荷油体外抗Ⅰ型和Ⅱ型单纯疱疹病毒活性的研究[J]. 国外医药：植物药分册，2004，19(6)：254-255.

[5] 陆海峰，黎海妮，唐玉莲，等. 薄荷中总黄酮的提取及其对羟自由基的清除作用[J]. 华西药学杂志，2010，25(5)：555-556.

[6] 黄人文. 薄荷醇雾化剂对轻度哮喘气道高反应性的作用[J]. 国外医学：呼吸系统分册，1996，16(2)：107-108.

[7] 王雨人，陆卫，钱海涛. 薄荷油对达克罗宁的透皮促进作用[J]. 天津药学，1994，6(3)：15-16.

[8] 吴铁，崔燎，陈志东，等. 薄荷脑促进甲硝唑经皮渗透作用研究[J]. 中国药学杂志，1996，31(8)：457.

[9] 崔燎，吴铁，陈志东，等. 薄荷脑促进氯霉素经皮渗透作用研究[J]. 中国医院药学杂志，1996，16(5)：217-218.

[10] 徐伟，王宗锐. 薄荷醇及冰片对磺胺嘧啶和伊文思蓝在脑中分布的影响[J]. 中药药理与临床，1995，11(6)：31-33.

[11] 彭蕴茹，钱士辉，石磊，等. 薄荷非挥发性提取部位的药理活性研究[J]. 中药材，2008，31(1)：104-107.

[12] 杜玉琳，马伟明. 薄蒿三花饮治疗流感高热 100 例[J]. 河北中医，1991，13(5)：6.

[13] 邱美英，王桂英. 薄荷水雾化吸入治疗急性咽炎的疗效观察[J]. 社区医学杂志，2011，9(4)：29-30.

[14] 黄芝英，林正松. 芩薄汤治疗麦粒肿 100 例[J]. 浙江中医杂志，1996(2)：65.

[15] 周庆扬，栾谨荣. 车前草(子)、薄荷外洗治红眼病好[J]. 新中医，1985，17(6)：47.

[16] 石磊. "薄佩香枳汤"为主治疗胃病 210 例[J]. 江苏中医药，1992，13(12)：33.

[17] 王亚楠. 口香爽漱口液临床应用[J]. 河南中医，1996(2)：46.

[18] 谢长宏，杨贤海. 单方薄荷治疗牙龈炎 41 例[J]. 中国中医药信息杂志，2011，18(3)：84.

[19] 章杏仙. 薄荷桂圆汤治疗慢性荨麻疹[J]. 福建医药杂志，1980，2(5)：6.

[20] 刘红杰，金若敏，齐双岩，等. 薄荷油致大鼠肝毒性机制研究[J]. 毒理学杂志，2007，21(4)：329.

[21] 刘红杰，金若敏，张文斌，等. 薄荷油致大鼠肝毒性的时效、量效关系[J]. 毒理学杂志，2007，21(4)：329.

牛蒡子　Niubangzi

【别名】恶实（《名医别录》），鼠粘子（《本草图经》），黍粘子（《珍珠囊》），大力子（《卫生易简方》),蝙蝠刺(《本草纲目》),大牛子(《山西中药志》),牛子(《陕西中药志》),粘苍子(《辽宁主要药材》),毛然然子、黑风子(《青海药材》),毛锥子(《贵州民间方药集》),鼠尖子、弯巴钩子、万把钩(《江苏植药志》)。

【来源】牛蒡子,始载于《名医别录》,列为中品,历代本草均有收载。为菊科植物牛蒡 *Arctium lappa* L. 的成熟果实。主产于吉林桦甸、蛟河、敦化、延吉,辽宁本溪、清源、风城、桓仁,黑龙江五常、尚志、富锦、阿城,浙江桐乡、嘉兴,以东北产量最大,称"笑力子"。野生与栽培均有。

【采收炮制】秋末果实成熟时,将全株割下或剪取果穗、晒干,打下果实,除去泥土及杂质,生用或炒后捣碎用。炒牛蒡子:取净牛蒡子,用文火炒至微鼓起,外面呈微黄色并略有香气,取出,放凉。

【商品规格】商品一般均为统货,以粒大饱满、外皮灰黑色、无杂质者为佳。以浙江桐乡所产品质最佳,称杜大力。

按《中国药典》(2010年版一部)规定:本品含牛蒡苷($C_{27}H_{34}O_{11}$)不得少于5.0%。

【药性】辛、苦,寒。归肺、胃经。

【功效】疏散风热,宣肺透疹,解毒利咽。

【应用】

1. 风热感冒,温病初起　本品辛散苦泄,寒能清热,故有疏散风热,宣肺利咽之效。主治风热外感或温病初起,发热头痛,咽喉肿痛,常与金银花、连翘、荆芥等配伍,如《温病条辨》银翘散;若风热感冒,憎寒壮热,咽痛咳嗽,可与金银花、薄荷、桔梗配伍,如《北京市中药成方选集》羚翘解毒丸;若风热壅盛,咽喉肿痛,热毒较甚者,可与大黄、薄荷、荆芥等同用,如《证治准绳》牛蒡汤。

2. 麻疹不透,风疹瘙痒　本品清泄透散,疏散风热,从而透泄热毒而使疹子透发,用治麻疹欲出未透或透而复隐,常配荆芥穗、甘草,如《太平惠民和剂局方》消毒散;若疹痘欲出未透,热气上攻咽喉,眼赤心烦,或麻疹既出而又被风寒所遏,毒气内攻而又没者,常配防风、荆芥穗等,如《类证活人书》鼠粘子汤;若疱疹壮热,大便坚实,或伴口舌生疮,咽喉肿痛者,可与升麻、射干等同用。如《小儿痘疹方论》射干鼠粘子汤。若风湿浸淫血脉而致的疮疥瘙痒,可与荆芥、蝉蜕、苍术等同用,如《外科正宗》消风散。

3. 痈肿疮毒,瘰疬痰核　本品辛苦性寒,于升浮之中亦有清降之性,能外散其热,内泄其毒,有清热解毒,消肿利咽之效,且性偏滑利,通行大便,故可用于火毒内结,痈肿疮毒,或兼有便秘者,常配大黄、槟榔等,如《太平圣惠方》牛蒡子散;本品若与瓜蒌、连翘、天花粉、青皮等同用,又可用治肝郁化火,胃热壅络之乳痈、乳疽初起憎寒壮热之症,如《医宗金鉴》栝楼牛蒡汤;若见风毒结核,瘰疬肿硬疼痛者,可与何首乌、雄黄、薄荷等配伍,如《太平圣惠方》牛蒡子丸;若风热壅滞于头面,牙龈肿痛,或颈项痰毒,兼有表证者,常配薄荷、连翘、夏枯草等,如《疡科心得集》牛蒡解肌汤;若见风热毒邪,客于皮肤,遍身疙瘩,形如豆瓣,皮肤瘙痒者,可配秦艽、防风、麻黄等,如《医宗金鉴》秦艽牛蒡汤。

4. 瘟毒发颐,痄腮喉痹　本品辛散透热,清泄热毒,与玄参、黄芩、黄连、板蓝根等同用,可用治瘟毒发颐、痄腮喉痹等热毒之证,如《医方集解》录李东垣方普济消毒饮;若颐毒表邪已尽,耳项结肿,微热不红而疼痛者,可配桔梗、天花粉、川芎、甘草等治疗,如《外科正宗》牛蒡甘桔汤;本品具有很好的清热解毒、利咽消肿作用,与桔梗、升麻、葛根等配伍,可用于治疗酒毒蕴结,热壅咽喉,喉肿色黑,目睛上视之酒毒喉闭之病证,如《医宗金鉴》鼠粘子解毒汤。

5. 咽喉肿痛，咳喘痰多　本品苦寒，具有良好的清热解毒、消肿利咽的功效，除配伍其他辛凉解表药用于风热感冒伴有咽痛症状外，亦常与黄芩、桔梗、山豆根等用于单纯的急、慢性咽喉肿痛，如《种痘新书》理咽散；若与其他滋阴润肺之品如麦冬、紫菀、百部、玄参等配伍，可用于治疗阴虚虚火上炎，咽喉燥痒，微痛，或失音之慢性咽喉炎辨证属肺肾阴虚之证，如《喉科家训》清金化癣汤。本品兼能宣肺利膈，祛痰止咳，与麻黄、石膏、杏仁、黄芩等辛凉疏泄，清肺平喘药物同用，可治疗肺热咳喘，痰多色黄；与阿胶、杏仁、陈皮等滋阴润肺、止咳化痰之品配合，可用治阴虚火旺之喘咳，痰中带血，如《小儿药证直诀》补肺阿胶汤。

【用法用量】煎服，6～12g。入汤剂宜捣碎，炒用寒性略减。外用，煎水含漱。

【使用注意】本品性寒滑利，气虚便溏者慎用。

【鉴别用药】牛蒡子、薄荷均为辛凉解表药，均具有疏散风热，利咽透疹之功效，常配伍用于外感风热表证、麻疹透发不畅、风疹瘙痒、咽喉肿痛等。然牛蒡子以成熟果实入药，在升浮之中具有沉降之性，其性味苦寒主入肺、胃经，具有良好的清热解毒作用，可用于热毒壅滞于头面、颈项的诸多病证。其性寒滑利，通行二便，可用于热毒壅滞兼有大便干结者。薄荷则以茎叶入药，辛凉轻扬，升浮宣散是其特点。其性味辛凉主入肺、肝经，除具有宣透肺经风热之邪外，尚可宣散肝经风热，用于肝经风热上攻头目的头痛目赤，常配荆芥、菊花等。同时，它具有良好的疏肝解郁功效，用于肝气郁滞的胸闷不舒，胁肋胀痛，常配柴胡等。薄荷清香，还可用于痧胀腹痛吐泻。

【药论】

1.《名医别录》："主明目，补中，除风伤。"

2.《食疗本草》："炒过末之，如茶煎三七，通利小便。"

3.《药性论》："除诸风，利腰脚，又散诸结节筋骨烦热毒。"

4.《本草拾遗》："主风肿毒，诸瘘。"

5.《医学启源》："消利咽膈。《主治秘要》：润肺散气。"

6.《用药法象》："其用有四，治风湿瘾疹，咽喉风热，散诸肿疮疡肿毒，利凝滞腰膝之气是也"。

7.《本草纲目》："消斑疹毒。"

8.《药品化义》："牛蒡子能升能降，力解热毒，味苦能清火，带辛能疏风，主治上部风痰，面目浮肿，咽喉不利，诸毒热壅，马刀瘰疬，颈项痰核，血热痘疮，时行疹子，皮肤瘾疹，凡肺经郁火，肺经风热，悉宜用此。"

【现代研究】

（一）化学成分

牛蒡子的主要成分为苯丙素类及其缩合物。这类成分有拉帕酚甲、乙、丙、丁、戊，牛蒡子苷元，牛蒡苷，异牛蒡子苷元，罗汉松树脂酚，牛蒡拉帕酚丁、己。其他还含有联噻吩类及其愈创木酚酯的衍生物，三萜，脂肪酸及甾醇类化合物，以及直链烯炔类衍生物，氨基酸，维生素，微量元素等。其中果实牛蒡的收率为 15.0%～21.5%，含脂肪油 25%～30%。脂肪酸中主要为花生酸。

（二）药理作用

1. 抗病毒作用　牛蒡子提取物可有效抑制甲型流感病毒 FM1 株，其体外抑制作用时间可从 1 小时可持续到 24 小时，并呈量效关系；牛蒡子提取物在 100、50、25mg/ml 时，对感染流感病毒鸡胚具有预防和保护治疗作用[1]。

2. 止咳作用　牛蒡子具有止咳作用，其药效物质基础是牛蒡苷和牛蒡苷元[2]。

3. 降血脂作用　牛蒡子能有效降低实验性高脂血症大鼠血脂水平，改善大鼠血浆总脂酶(PHPA)、脂蛋白脂酶(LPL)活性[3]。

4. 降血糖作用　牛蒡子醇提物可显著降低四氧嘧啶致糖尿病模型小鼠的血糖，使之基本恢复到空白对照水平[4]。牛蒡子具有降糖作用的物质基础与所含的总木脂素类化合物有关[5]。

5. 抗肾病变作用　对链脲佐菌素致糖尿病模型大鼠，牛蒡子可明显抑制大鼠肾组织 NF-κB 活化，降低单核细胞趋化蛋白-1(MCP-1)、纤黏蛋白(FN)表达，减少 24 小时尿蛋白排泄，改善肾功能指标及肾组织病理学损害。抑制 NF-κB 的活化可能是牛蒡子发挥肾脏保护作用的机制之一[6]。

6. 抗氧化作用　牛蒡子提取物可显著提高大强度耐力训练大鼠心肌、肝脏、肾脏、脑和股四头肌组织内 SOD 活性，显示抗氧化作用[7]。

7. 抗肿瘤作用　牛蒡子苷元可明显抑制肝 SMMC-7721 细胞增殖并诱导其凋亡，其作用可能与下调细胞中 *Bcl-2* 基因的表达有关[8]。牛蒡子苷元通过上调 *bax*/*bcl-2* 的表达，提升 caspase-3 的酶活力水平，促进 caspase-3 的作用底物 PARP 被剪切，进而产生细胞内染色质凝缩、片段化以及 DNA 梯形条带，从而诱发人白血病细胞凋亡[9]。

(三) 临床报道

1. 治疗面瘫　以牛蒡子 30g、白芷 10g、女贞子 12g、旱莲草 12g，水煎，日服 2 次。共治疗 47 例，病程一周以内者 30 例，7～30 天 9 例，结果治愈 40 例(占 85.1%)，好转 7 例(占 14.9%)，总有效率 100%，平均住院日 27.7 天[10]。

2. 治疗鼻窦炎　牛蒡子冲剂(牛蒡子粉)内服治疗小儿慢性鼻窦炎 48 例，痊愈 10 例，显效 13 例，有效 25 例，无效 0 例，总有效率为 100%[11]。

3. 治疗乳痈　以牛蒡子汤(牛蒡子 10g、瓜蒌仁 10g、青皮 6g、柴胡 10g、天花粉 10g、陈皮 6g、黄芩 10g、连翘 10g、皂角刺 10g、金银花 15g、山栀子 10g、生甘草 4g)内服，配合金黄散加味外敷，治外吹乳痈 50 例，用药 5 天，痊愈 46 例，有效 3 例，无效 1 例，总有效率 98%[12]。

4. 治疗关节炎　采用牛蒡子汤(牛蒡子、川芎、僵蚕、法半夏、白蒺藜、独活各 9g，白芷、牛膝、威灵仙各 12g，秦艽、甘草各 6g)加减配合石氏伤膏外敷治疗膝骨性关节炎急性发作期 98 例，取得满意疗效[13]。

5. 治疗糖尿病肾病　用随机双盲双模拟安慰剂对照多中心临床试验设计方法，评价牛蒡子苷治疗糖尿病肾病的临床疗效与安全性，结果牛蒡子苷治疗组控显率为 64.82%，有效率为 77.85%，疗效均优于安慰剂组，具有较好的临床疗效和安全性[14]。

参考文献

[1] 王雪峰，潘曌曌，闫丽娟，等. 牛蒡子提取物体外抗甲型流感病毒 FM1 株的实验研究[J]. 中医研究，2007，20(6)：18-21.

[2] 袁媛. 牛蒡子止咳祛痰药效物质基础研究[J]. 辽宁中医杂志，2011，38(3)：516-519.

[3] 陈会敏，徐安莉，黄陈伟，等. 牛蒡子对实验性高脂血症大鼠降血脂效应及其机理研究[J]. 中华中医药学刊，2010，28(3)：626-627.

[4] 徐朝晖，李婷，邓毅，等. 牛蒡子提取物的降血糖作用[J]. 中草药，2005，36(7)：1043-1045.

[5] 徐朝晖,赵爱华,高先富,等.具降糖活性的牛蒡子提取物的化学成分[J].中国天然药物,2006,4(6):444.

[6] 杨明正,张小如.牛蒡子改善糖尿病大鼠肾脏病变机制的探讨[J].海峡药学,2009,21(12):49-50.

[7] 黄龑,张弘,王延军.牛蒡子提取物对运动大鼠不同组织超氧化物歧化酶的影响[J].兰州大学学报:医学版,2008,34(4):47-50.

[8] 郑国灿,王兵,钱程佳.牛蒡子苷元对肝癌 SMMC-7721 细胞增殖、凋亡的影响及机制探讨[J].山东医药,2011,51(14):13-15.

[9] 王潞,赵烽,刘珂.牛蒡子苷元诱导人白血病细胞凋亡的作用及机制[J].药学学报,2008,43(5):542-547.

[10] 韩玉.牛蒡纠偏汤为主治疗面瘫 47 例[J].实用中医内科杂志,1988,2(3):128.

[11] 吕仁柱,诸嫦鸿,向文波.中药牛蒡子治疗小儿慢性鼻窦炎 48 例疗效分析[J].交通医学,2003,17(3):310.

[12] 华正白.牛蒡子汤加味内服金黄散加味外敷治外吹乳痈 50 例[J].中国中医急症,2000,9(S1):18.

[13] 江杨青,李登晓.牛蒡子汤配合石氏伤膏治疗膝骨性关节炎 98 例[J].临床观察.浙江中医杂志,2010,45(6):429.

[14] 马松涛,刘冬恋,牛锐,等.牛蒡子苷治疗糖尿病肾病的随机双盲安慰剂多中心Ⅲ期临床试验[J].中国临床药理学杂志,2011,27(1):15-18.

蝉蜕 Chantui

【别名】蜩甲(《庄子》),蝉壳、伏蜟、枯蝉(《名医别录》),蜩蟟退皮(《本草拾遗》),蝉退壳(《太平圣惠方》),金牛儿(《卫生易简方》),蝉退(《眼科龙木论》),蝉衣(《临证指南》),催米虫壳(《贵州民间方药集》),唧唧猴皮、唧唧皮(《山东中药》),知了皮、热皮、麻儿鸟皮(《中药志》)。

【来源】蝉蜕,始载于《名医别录》。历代本草均有收载。蝉者禅意,即变化相禅之谓,蜕为蝉之壳,故名。为蝉科昆虫黑蚱 *Cryptotympana pustulata* Fabricius 羽化时脱落的皮壳。全国各地均产,以山东、河北产量较大。皆为野生。

【采收炮制】6～9 月间,由树上或地面上收集来,除去泥沙,晒干。

【商品规格】商品分金蝉蜕和土蝉蜕两种。土蝉蜕为统货,金蝉蜕按采收时间分头水花、二水花。头水花为 6 月下旬采集,壳厚带红光,每千克约 5800～6400 只,二水花为 7 月中旬采集,壳厚色转黄,每千克约 6400～7200 只。均以色红黄、体轻、完整,无泥沙者佳。

【药性】甘、寒。归肺、肝经。

【功效】疏散风热,利咽,透疹,明目退翳,解痉。

【应用】

1. 风热感冒,温病初起,咽痛音哑　本品甘寒清热,质轻上浮,长于疏散肺经风热,宣肺利咽,开音疗哑,为治疗咽痛音哑之良药。故可用于风热感冒,温病初起,冬温袭肺之发热恶风、头痛身热,咽痛音哑之症,常配薄荷、牛蒡子、前胡等,如《时病论》辛凉解表法;若用于温病初起,憎寒壮热,头痛身重,遍体酸痛,口苦咽干者,常配白僵蚕、金银花、生地、木通等,共奏清热透邪、泻火解毒之效,如《伤寒温疫条辨》神解散;若用于咳嗽音哑、失音者,则可配牛蒡子、桔梗、甘草等同用,如《现代实用中药》方。

2. 麻疹风疹,痈肿丹毒　本品宣散透发,疏散风热,透疹止痒,故可用治风邪外束,疹出不透之病证。若风热之邪侵袭肌表,疹出不速者,可配升麻、牛蒡子、麻黄等疏散风热,解表透疹,如《杂病源流犀烛》麻黄散;若风寒外束,疹出色白,碎小微红,冷时发作,遇热则轻,畏风，苔薄白，脉浮紧之荨麻疹者，可配麻黄、槐花、浮萍等同用，共奏祛风散寒，透疹止痒之功，如《中医皮肤病学简编》麻黄蝉蜕汤；若风湿热相搏，浸淫血脉，致生疮疥，风疹湿疹，瘙痒不绝者，常配荆芥、防风、苦参、苍术等，如《外科正宗》消风散；本品与生地、当归、荆芥、白蒺藜等相配，又可消风清热凉血，用于脂溢性皮炎、人工荨麻疹、玫瑰糠疹等，如《朱仁康临床经验集》凉血消风散；若痘疹而见发热发痒，搔抓溃破者，可以本品配地骨皮为末，白酒送服，透热凉血，如《赤水玄珠》蝉花散；本品甘寒清热，质轻透散，可用于治疗热邪壅滞的热毒痈肿、丹毒，常配荆芥穗、夏枯草、连翘等为末，蜜水调敷，如《慈禧光绪医方选议》敷药散。

3. 风邪头痛，目赤翳障　本品质轻上浮，且具良好的疏风作用，故可治疗风邪头痛，头目昏胀，疼痛明显者，可配白芷、藁本、薄荷等水煎熏洗治疗，如《慈禧光绪医方选议》洗药方。本品入肝经，善疏散肝经风热而明目退翳，故可用治风热上攻，目赤肿痛，目中翳障或翳膜遮睛，常配菊花、谷精草、草决明、密蒙花等，如《太平惠民和剂局方》蝉花散；若目生花翳，羞明而不痛者，常配菊花、白蒺藜、草决明、车前子等同用，如《银海精微》蝉花散；若目中生障翳者，可配蛇蜕、黄连、绿豆、甘草等，如《仁斋直指方》道人开障散；此外，《银海指南》复睛方中以本品配夏枯草、当归、黄芪、白蒺藜等，用治一切目疾。

4. 惊风夜啼，破伤风证　本品甘寒，既能疏散风热，又可凉肝息风止痉，故可用治小儿风热惊悸，常配茯神、龙齿、牛黄等，如《太平圣惠方》蚱蝉散；若小儿惊风夜啼，咬牙咳嗽，咽喉肿痛者，可配白僵蚕、延胡索、甘草等为末送服，如《小儿药证直诀》蝉花散；若见小儿急热惊风，神昏抽搐者，可配天南星、朱砂、僵蚕、麝香等为末，薄荷汤温服送下，如《魏氏家藏方》镇惊丸；本品亦可用于慢惊风，常配全蝎、天南星等，水煎服，如《直指小儿方》蝉蝎散；若用治破伤风牙关紧急，手足抽搐，角弓反张者，配天麻、全蝎、天南星、僵蚕等，如广州中医学院主编《方剂学》引山西省史全恩家传方五虎追风散。若用于小儿胎风，久为惊痫，时发时止者，配蛇蜕、钩藤、黄芪、细辛等同用，如《圣济总录》断痫丸。

5. 其他杂症　《普济方》清膈散以本品配滑石，用于胃热吐食；《普济方》救生散以本品配蛇蜕、血余(胎发)，共为灰烬，温酒送服，治疗孕妇难产。

【用法用量】3～6g。水煎服或单味研末冲服。

【使用注意】《名医别录》云本品"主女人生子不出"，故孕妇慎用。

【鉴别用药】蝉蜕、薄荷均能疏散风热，疏风透疹，均可治疗风热表证及麻疹不透、风疹瘙痒等病证。但薄荷辛凉解表力强，善散头目风热，且能疏肝解郁，芳香辟秽；蝉蜕善明目退翳，息风止痉，善治一切目疾及破伤风、急慢惊风等证。

【药论】

1. 《名医别录》："主小儿痫，……灰服之主久痢。"

2. 《药性本草》："治小儿浑身壮热惊痫，兼能止渴。"

3. 《本草拾遗》："研一钱匕，井花水服，主哑病。"

4. 《本草衍义》："治目昏翳。又水煎壳汁，治小儿出疹不快。"

5. 《本草纲目》："蝉，主疗皆一切风热证，古人用身，后人用蜕。大抵治脏腑经络，当用蝉身；治皮肤疮疡风热，当用蝉蜕。"

6. 《医学衷中参西录》："蝉蜕，主小儿惊痫。盖幼科惊痫，内热为多，即《素问》之所谓血与气并，交走于上，则为薄厥。治以寒凉，降其气火，使不上冲，此所以能治癫痫之真义也。甄权谓蝉蜕治小儿壮热，其意亦同。目之翳膜、儿之痘疮，实热为多，寒能胜热，是以主之。濒湖又谓治痘疹作痒，则实热有余者宜之，如其气虚作痒，勿混用。"

【现代研究】

(一) 化学成分

蝉蜕主要含氨基酸类。其中游离氨基酸 12 种,包括天冬氨酸、苏氨酸、谷氨酸、丙氨酸、甘氨酸、胱氨酸、缬氨酸、异亮氨酸、亮氨酸、苯丙氨酸、赖氨酸、精氨酸;水解氨基酸 17 种,除以上 12 种外,还包括丝氨酸、蛋氨酸、酪氨酸、组氨酸、脯氨酸;蛋白质、甲壳质和酸性及酚类化合物。尚含 24 种微量元素,其中铝含量最高,其次为 Fe、Ca、Mg、Mn、P、Zn 等。

(二) 药理作用

1. 镇痛作用 蝉蜕水提液给小鼠皮下注射,扭体法测定证明有明显的镇痛作用[1]。

2. 抗惊厥作用 蝉蜕醇提物和水提物均有抗惊厥作用。蝉蜕水提液小鼠灌胃给药,能降低硝酸士的宁或戊四唑引起的动物惊厥死亡率。蝉蜕醇提物对小鼠的惊厥发生率无影响,但可明显延长小鼠发生惊厥的潜伏期,并延长惊厥小鼠的死亡时间,降低死亡率。蝉蜕水提物的抗惊厥作用强度强于醇提物[1,2]。

3. 镇静作用 蝉蜕水提液小鼠腹腔注射,结果证明对小鼠有明显的镇静作用,并可增强戊巴比妥钠的催眠效力[1]。

4. 镇咳、祛痰、平喘作用 蝉蜕有平喘作用,但其机制并非通过直接舒张支气管平滑肌发挥作用,可能是通过神经-体液-免疫系统的整体调节作用实现的[3]。蝉蜕可减少氨水引咳小鼠咳嗽次数,增加酚红排泌量,具有镇咳、祛痰作用[4]。

5. 抗过敏作用 用小鼠耳异种被动皮肤过敏反应法(PCA)证明,蝉蜕可显著抑制小鼠耳异种 PCA 和大鼠颅骨骨膜肥大细胞脱颗粒,对 2,4-二硝基氯苯(DNCB)所致小鼠耳迟发型超敏反应亦具有明显抑制作用[5]。

6. 其他作用 蝉蜕还具有降低毛细血管通透性[1]、兴奋子宫平滑肌等作用[6]。

(三) 临床报道

1. 治疗久咳 自拟三拗蝉蜕百部汤(麻绒 10g、杏仁 15g、甘草 6g、射干 12g、金银花 18g、蝉蜕 12g、炙百部 25g、赤芍 15g、地骨皮 25g、桔梗 10g、枳壳 12g)随证加减,治疗感冒后久咳不愈 126 例,结果治愈 102 例,好转 18 例,总有效为 95.3%[7]。

2. 治疗破伤风 用蝉蜕、全蝎、蜈蚣、僵蚕、地龙、川乌、半夏、白附子、生南星、葶苈子、大黄、钩藤、葛根制成注射液,治疗破伤风 21 例,结果 19 例治愈,2 例死亡[8];将去头足之蝉蜕焙干研成末,成人每次服 45~60g,1 日 2 次,以黄酒 90~120ml 调服或胃管注入,儿童酌减,配合支持疗法及抗生素,共治 8 例,均于 7~17 天内痊愈[9]。

3. 治疗头痛 蝉蜕 15g、葛根 15g、川芎 15g、白芍 15g、白芷 15g、细辛 3g、甘草 6g,1 日 1 剂,治疗血管神经性头痛,疗效满意[10]。

4. 治疗失眠 自拟蝉蜕二藤汤(蝉蜕 15g、夜交藤 30g、钩藤 15g)随证加减,治疗失眠有效[11]。

5. 治疗急性肾小球肾炎 蝉蜕 25g、浮萍 15g,随证加减,水煎服,日 1 剂,治疗急性肾小球肾炎 68 例,平均疗程 21 天,治愈 54 例,显效 9 例,好转 5 例[12]。

6. 治疗荨麻疹 以乌蛇蝉蜕汤(乌梅 20g、蝉蜕 12g、蛇蜕 5g、桂枝 10g、白芍 10g、炙甘草 9g、生姜 3g、大枣 4 枚)随证加减,治疗荨麻疹有效[13]。

7. 治疗湿疹 血府逐瘀汤加蝉蜕煎汤口服和外洗治疗湿疹,效果优于西药抗过敏治疗[14]。

8. 治疗泄泻 取大黄、蝉蜕各 10g,将大黄捣碎,蝉蜕去头足,水煎,每日 1 剂,待症状缓解后给予辨证调理，治疗顽固性泄泻有效[15]。

9. 治疗小儿抽动症　蝉蜕钩藤饮（蝉蜕 10g、钩藤 10g、荆芥 10g、防风 10g、僵蚕 5g、当归 10g、熟地黄 10g、白芍 10g、川芎 3g、甘草 3g）随证加减，治疗小儿抽动症，临床疗效确切[16]。

10. 治疗小儿夜啼　蝉蜕清心汤（蝉蜕、钩藤各 15g，芦根、玄参各 8g，竹叶 6g，灯心草 3 扎，甘草梢 4g，淡豆豉、牛蒡子各 5g），治疗小儿夜啼 46 例，2 剂后夜啼次数减少，续服 2 剂，夜啼止[17]。

参考文献

[1] 王喜云，刘小平，王国珍，等. 蝉蜕炮制的研究[J]. 中国中药杂志，1986，11(4)：25-28.

[2] 安磊. 蝉蜕的抗惊厥作用[J]. 中国医药导报，2008，5(15)：35-36.

[3] 徐树楠，王永梅，侯仙明，等. 蝉蜕对豚鼠离体气管环的作用研究[J]. 中药药理与临床，2008，24(2)：41-42.

[4] 徐树楠，张美玉，王永梅，等. 蝉蜕镇咳、祛痰、平喘作用的药理研究[J]. 中国药理学通报，2007，23(12)：1678-1679.

[5] 马世平，瞿融，杭秉茜，等. 蝉蜕的免疫抑制和抗过敏作用[J]. 中国中药杂志，1989，14(8)：42-46.

[6] 郑梅，杨榆青，海青山，等. 蝉蜕水煎剂对未孕大鼠离体子宫平滑肌作用的研究[J]. 中华中医药学刊，2007，25(11)：2300-2301.

[7] 冯庆莲. 自拟三拗蝉蜕百部汤治疗感冒后久咳不愈 126 例[J]. 四川中医，2005，23(10)：63-64.

[8] 李辉，姚公树. "抗破 1 号注射液"治疗破伤风 21 例疗效观察[J]. 江苏中医杂志，1980(6)：26-27.

[9] 王明琛. 单味蝉蜕治疗破伤风[J]. 陕西中医，1985(7)：322-323.

[10] 赵益人，程晋斌. 蝉葛芎芍汤治疗血管神经性头痛 21 例的临床观察[J]. 上海中医药杂志，1985(2)：17-18.

[11] 王祥麒，司瑞超. 蝉蜕二藤汤治疗失眠 45 例[J]. 河南中医，2010，30(9)：881-882.

[12] 徐永春. 蝉蜕浮萍汤加减治疗急性肾炎 68 例分析[J]. 辽宁中级医刊，1980(8)：7-9.

[13] 宋文萍. 乌蛇蝉蜕汤治疗荨麻疹 48 例[J]. 实用中医药杂志，2007，23(2)：82-83.

[14] 于影. 血府逐瘀汤加蝉蜕治疗湿疹 170 例[J]. 河南中医，2008，28(5)：63.

[15] 薛会才. 大黄蝉蜕汤治疗顽固性泄泻体会[J]. 实用中医药杂志，2009，25(7)：481-482.

[16] 王芬，彭清华，张明亮. 蝉蜕钩藤饮治疗小儿抽动症临床研究[J]. 山东中医杂志，2011，30(4)：231-232.

[17] 李兰铮. 蝉蜕清心汤治疗小儿夜啼 46 例[J]. 实用医学杂志，2000，16(1)：75.

淡豆豉 Dandouchi

（附：大豆黄卷）

【别名】香豉（《伤寒论》），淡豉（《本草纲目》），豆豉（《普济本事方》），豉（《范汪方》）。

【来源】淡豆豉，始载于《本草汇言》，后代本草均有收载。豉者，嗜也。功能调和五味，可甘嗜也，故名。为豆科植物大豆 *Glycine max*（L.）Merr. 的成熟种子的发酵加工品。

【采收炮制】炮制方法有二：一是夏季取桑叶、青蒿各 70～100g，加水煎煮，滤过，煎液拌入净大豆 1000g 中，俟吸尽后，蒸透，取出，稍晾，再置容器内，用煎过的桑叶、青蒿渣覆盖，闷使发酵至黄衣上遍时，取出，除去药渣，洗净，置容器内再闷 15～20 天，至充分发酵、香气溢出时，取出，略蒸，干燥，即得。此法比较普遍。二是每 50kg 黑大豆，用苏叶、麻黄各 2kg，水浸汁，将黑豆煮透，药汁煮干，倒于竹匾内，晒至八成干后，装入大坛内，封口，夏季 3 天，待其充分发酵，取出晒至将干，再行蒸透，然后晒干收存。

【商品规格】以色黑，附有膜状物者为佳。

【药性】苦、辛，凉。归肺、胃经。

【功效】解表，除烦，宣发郁热。

【应用】

1. 风寒感冒　本品质轻辛散，能疏散表邪，且发汗解表之力颇为平稳，有发汗而不伤阴之说。若用于风寒感冒，常配葱白、薄荷等，如《重订通俗伤寒论》葱豉荷米煎，用于小儿伤寒初起一二日，头痛身热，怕冷无汗者；若外感风寒表实证，见恶寒甚而拘急，无汗者，可配麻黄、葛根、葱白等，如《类证活人书》葱豉汤（又名麻黄汤）；若妊娠伤寒，见恶寒发热，头痛鼻塞，无汗脉浮者，配香附、陈皮、紫苏等同用，如《重订通俗伤寒论》香苏葱豉汤。

2. 风热感冒，温病初起　本品辛散，疏风透邪，无论风寒或风热表证均可用之。用于风热感冒、温病初起，常与金银花、连翘、薄荷等同用，如《温病条辨》银翘散；若烂喉痧兼见神烦、热盛汗少等温病初起症状者，可配牛蒡子、荆芥、连翘、栀子等同用，如《疫痧草》犀豉饮；若风热感冒，兼见咳嗽者，当疏风散邪，宣肺止咳，常配桔梗、连翘、杏仁、苏梗等，如《类证治裁》豉桔汤。

3. 胸中烦闷，虚烦不眠　本品既能透散外邪，又能宣发郁热，故常与清热除烦的栀子同用，治疗邪热内郁胸中，心中懊侬，烦热不眠之证，如《伤寒论》栀子豉汤；《备急千金要方》香豉汤，以香豉一味煎服，用于妇人半产下血不尽，烦满欲死者；若见胸中烦满，而兼见少气者，可配栀子、甘草同用，如《伤寒论》栀子甘草豉汤；若心下烦热见于诸症，发作无常者，可配常山、甘草同用，如《肘后方》常山汤。

4. 热郁头痛、牙痛，骨蒸烦热　本品辛散，宣发郁热效佳，故可用于热郁之证。若热壅头痛不可忍者，可配白僵蚕、石膏、川乌等同用，如《杨氏家藏方》立效丸；本品配蜂房、蜀椒，用于牙齿虫蚀肿痛，如《圣济总录》蜂房汤；本品配葱白、粳米，用于骨蒸烦热咳嗽，四肢疼痛，时发寒热者，如《太平圣惠方》葱豉粥。

5. 其他杂病　本品由青蒿等炮制而成，故尚有解暑辟秽之效，如《温病条辨》黄连黄芩汤中，本品与黄连、黄芩、郁金相配，清热化浊，用于阳明温病，干呕，口苦而渴者；本品若与草果、厚朴、半夏、黄芩等相配，还可用于暑秽夹湿，霍乱吐下，脘痞烦渴，外见恶寒肢冷者，如《霍乱论》燃照汤；《普济方》淡豆豉丸以本品配巴豆（去油），用治小儿面色萎黄，不欲饮食，腹胀如鼓，日渐羸瘦之疳积证者；《圣济总录》橘姜丸以本品配陈皮、生姜内服，治食鱼中毒；《圣济总录》鲫鱼涂敷方以本品与生鲫鱼合捣为细末，涂敷疮上，治疗疮癣浸淫。

【用法用量】6～12g。本品以桑叶、青蒿发酵者多用治风热感冒，热病胸中烦闷之证；以麻黄、紫苏发酵者，多用治风寒感冒头痛。

【使用注意】凡寒邪入里，直入三阴经者禁用。

【鉴别用药】淡豆豉、大豆黄卷均为豆类加工制品，均具有解表作用。然淡豆豉主用于风寒或风热表证，且具有宣郁透热除烦之功，用于诸热郁不透之证。大豆黄卷功善解表祛暑，清热利湿，适用于暑湿、湿温初起，以及湿热为患者。

【药论】

1.《本草汇言》："淡豆豉，治天行时疾，疫疠瘟瘴之药也。王绍隆曰：此药乃宣郁之上剂也。凡病一切有形无形，壅胀满闷，停结不化，不能发越致疾者，无不宣之，故统治阴阳互结，寒热迭侵，暑湿交感，食饮不运，以致伤寒寒热头痛，或汗吐下后虚烦不得眠，甚至反复颠倒，心中懊侬，一切时灾瘟瘴，疟痢斑毒，伏痧恶气，及杂病科痰饮，寒热，头痛，呕逆，胸结，腹胀，逆气，喘吸，脚气，黄疸，黄汗，一切沉滞浊气搏聚胸胃者，咸能治之。倘非关气化寒热时瘴，而转属形藏实热，致成痞满燥实坚者，此当却而谢之也。”

2.《珍珠囊》:“去心中懊侬。”

3.《本草纲目》:“黑豆性平，作豉则温，既经蒸罯，故能升能散。得葱则发汗，得盐则能吐，得酒则治风，得薤则治痢，得蒜则止血。炒熟则又能止汗，亦麻黄根节之义也。”

【现代研究】

(一) 化学成分

淡豆豉含有丰富的蛋白质、脂肪和碳水化合物，以及胡萝卜素，维生素 B_1、B_2，烟酸等。此外，亦含有异黄酮类和皂苷。其中异黄酮类包括大豆黄酮苷和染料木苷。

(二) 药理作用

1. 抗氧化作用　淡豆豉多糖对化学体系产生的羟自由基和超氧阴离子有清除作用，具有抗氧化活性[1]。

2. 抗骨质疏松作用　淡豆豉提取物能纠正骨质疏松大鼠骨形态计量学参数的异常，改善骨的微细结构，对去卵巢大鼠骨质疏松有一定的防治作用[2]。

3. 保护心血管作用　淡豆豉提取物对心肌缺血有一定的保护作用，其机制可能与抑制脂质过氧化反应，保护内皮依赖性松弛因子有关[3]。淡豆豉对早期动脉粥样硬化大鼠血管损伤有明显的保护作用，其机制可能通过下调 Caspase-3 的蛋白表达，调节血管内皮细胞凋亡与增殖的平衡来实现[4]。

4. 降血糖作用　淡豆豉正丁醇提取物对链脲佐菌素糖尿病大鼠的血糖升高有明显的降低作用，并明显降低血糖曲线下面积，改善糖耐量[5]。

参 考 文 献

[1] 劳凤云，刘正猛，王洪波. 淡豆豉多糖的提取及其清除自由基的活性研究[J]. 现代预防医学，2008，35(10)：1909-1910.

[2] 牛丽颖，王鑫国，任艳青，等. 淡豆豉提取物对去卵巢骨质疏松大鼠骨微细结构的改善作用[J]. 中成药，2010，32(11)：1874-1876.

[3] 高淑丽，牛丽颖，曹秀莲，等. 淡豆豉提取物抗心肌缺血作用的研究[J]. 河北医药，2007，29(9)：923-924.

[4] 白霞，牛丽颖，刘娇，等. 淡豆豉防治早期动脉粥样硬化大鼠血管损伤的机制研究[J]. 时珍国医国药，2008，19(1)：170-171.

[5] 牛丽颖，常淑凤，刘姣，等. 淡豆豉正丁醇提取物对糖尿病大鼠血糖及糖耐量的影响[J]. 时珍国医国药，2008，19(6)：1398-1399.

附：大豆黄卷

本品为豆科植物大豆 *Glycine max*（L.）Merr. 的成熟种子发芽干燥的炮制加工品。全国各地均产。本品分清水豆卷和制大豆黄卷。清水豆卷，采用黑大豆浸水湿润发芽，晒干而成；制大豆黄卷，即取大豆黄卷与竹叶、灯心草之煎液共煮，至药汁吸尽为止。性味甘，平。归脾、胃、肺经。功效解表祛暑，清热利湿。适用于暑湿、湿温初起，湿热内蕴所致的发热汗少，恶寒身重，胸闷苔腻；湿热下注，鹤膝肿热作痛；脾虚湿盛，腹膨足肿，纳谷大减；湿蕴日久，化热成毒，湿毒互结之急性女阴溃疡、急性过敏性皮炎、急性接触性皮炎、下肢溃疡合并感染等。用量 10～15g。解表祛暑多用清水豆卷，清热利湿多用制大豆黄卷。

葛根　Gegen

（附：葛花）

【别名】干葛（《阎氏小儿方》），甘葛（《滇南本草》），粉葛（《草木便方》），葛麻茹（《陆川本草》），葛子根（《山东中药》），黄葛根（《四川中药志》），葛条根（《陕西中药志》）。

【来源】葛根，始载于《神农本草经》，列为中品，历代本草均有记载。葛为藤类，其植物藤长约数丈，故名。为豆科植物野葛 *Pueraria lobata*（Willd.）Ohwi 的干燥根。习称野葛。野葛根在我国大部分地区有产，一般均自产自销，以湖南、河南、广东、浙江、四川为主。

【采收炮制】10 月后至第二年 4 月前后挖根，洗净并刮去外皮。野葛多趁鲜切成厚片或小块，干燥；甘葛藤除去外皮后，用硫黄熏后，稍干，截段或再纵切两瓣，干燥。生用、煨用或磨粉用。炮制时拣去杂质，洗净，用水浸泡，捞出，润透，及时切片，晒干，即生葛根。或先以少量麸皮撒入热锅内，待冒烟后，将葛片倒入，上面覆盖剩下的麸皮，煨至下层麸皮呈焦黄色时，随即以铁铲将葛根与麸皮不断翻动，至葛根片呈深黄色为度，取出，筛去麸皮，晾透（每 50kg 葛根，用麸皮 10kg），即煨葛根。

【商品规格】商品因产地不同，品质上略有差异。一般南方产者粉性大，质佳；北方产者粉性小，稍逊。分野葛根、粉葛根两种。以片大、质坚实、色白、粉性足、纤维少者为佳；质松、色发黄，缺粉性者质次。

按《中国药典》（2010 年版一部）规定：本品按干燥品计算，含葛根素（$C_{21}H_{20}O_9$）不得少于 2.4%。

【药性】辛、甘，凉。归脾、胃、肺经。

【功效】解肌退热，生津止渴，透疹，升阳止泻，通经活络，解酒毒。

【应用】

1. 风寒外感　本品辛甘性凉，辛能透散，凉而不寒，入脾胃经，有良好的发表解肌作用，为解肌之代表药，常用于外感六淫之邪侵袭肌表引起的恶寒发热、头痛、项背拘急。若用于外感风寒表实证，常配麻黄、桂枝、白芍、生姜等，如《伤寒论》葛根汤用于治疗风寒表实证，见恶寒发热，头痛、项背强几几，身痛无汗，腹微痛，或下利，或干呕，或微喘，舌淡苔白，脉浮紧者。现用于感冒、流行性感冒、麻疹、痢疾以及关节痛等病证见上述症状者；若外感风寒，头项及腰脊拘急疼痛，但邪郁可化热，见浑身烦热而恶寒者，可配麻黄、白芍、葱白、淡豆豉，一方面散寒解表，一方面透热外出，如《类证活人书》麻黄葛根汤；本品轻浮升散，又善入阳明经，为治疗阳明头痛之要药，常配升麻、秦艽、荆芥、白芷等，用于风邪侵袭，阳明头痛，目痛鼻干，项背强急，恶风微热，如《医学心悟》葛根汤；若体虚外感，但见发热恶寒，鼻塞不通，头痛无汗，四肢酸懒作疼，咳嗽稀白痰者，可配人参、苏叶、半夏、陈皮、桔梗、麻黄等同用，如《北京市中药成方选集》通宣理肺丸；若外感风寒表虚证，见项背强几几，反汗出恶风者，配以麻黄、桂枝、白芍、甘草等，如《伤寒论》桂枝加葛根汤。

2. 风热外感，温病初起　本品性味辛凉，功可辛凉解表，故可用于风热外感或温病初起，见身体壮热，头痛，骨肉酸楚，背脊强，口鼻手足微冷，小便赤黄者，可配葱白、淡豆豉、生姜同用，以疏风透热，如《太平圣惠方》葛豉粥；另《肘后方》葛根解肌汤以本品配麻黄、大青叶、黄芩、石膏等，亦用于温病初起之壮热微恶寒者。

3. 斑疹不透　本品有发散表邪，解肌退热，透发麻疹之功，故可用治麻疹初起，表邪外束，疹出不畅之证，常与升麻、芍药、甘草同用，如《阎氏小儿方》升麻葛根汤；若麻疹初起，已现麻疹，但疹出不畅，见发热咳嗽，或乍冷乍热者，当解肌透疹，配荆芥穗、牛蒡子、蝉蜕、前胡等，如《麻科活人全书》葛根解肌汤；若麻疹初起，憎寒壮热，鼻流清涕，身体疼痛，咳嗽气急，腮红眼赤，目泪喷嚏，伴呕吐泄泻，或干呕恶心者，可配紫苏、赤芍、陈皮、前胡等同用，如《杂病源流犀烛》苏葛汤；若见冬温壮热而咳，肌肤发斑，状如锦纹，胸闷作呕，但吐清水者，可配麻黄、陈皮、杏仁、知母等，如《外台秘要》葛根橘皮汤。

4. 热病口渴，阴虚消渴　本品甘凉，于清热之中，又能鼓舞胃气上升，而有生津止渴之功，若治热病津伤口渴，常与芦根、天花粉、知母等同用；若因热病气阴两伤，津伤口渴，气短乏力者，又当与茯苓、生地、人参、五味子、知母等同用，如《幼幼集成》莲花饮；若用治内热消渴，口渴多饮，体瘦乏力者，又多配乌梅、花粉、麦冬、党参、黄芪等同用，如《沈氏尊生书》玉泉丸；若见消渴，胸中伏热，口干，心烦躁闷者，可与粟米饭同食，如《圣济总录》葛粉饭。

5. 热呕热痢　本品既能清透邪热，又能升发清阳，鼓舞脾胃清阳之气上升，清阳升而浊阴降，故可止呕止痢止泄。若用治表证未解，邪热入里，身热，下利臭秽，肛门有灼热感，心下痞，胸脘烦热，喘而汗出之热泻热痢证，常与黄芩、黄连、甘草同用，如《伤寒论》葛根黄芩黄连汤；若霍乱吐泻后，心下烦闷，渴而引饮，口干舌燥者，本品可升阳止泻，又可生津止渴，常配黄连、升麻、山栀、生地等同用，如《症因脉治》葛根清胃汤；若小儿风热感冒，伴肠胃失调见呕吐，头痛，惊啼者，可与粳米煮粥服食，如《太平圣惠方》葛根粥；若见胃脘实热，烦渴，咽干吐逆者，当与黄连、半夏、甘草同用，如《圣济总录》葛根汤；若胃热呕吐频频，又当急与半夏、甘草同煎合姜汁饮用，如《普济本事方》竹茹汤。

6. 牙齿疼痛，大头瘟毒　本品辛散风热，归于胃经，为阳明经引经药，故本身虽无明显的清热解毒作用，却可用于阳明经风火上升之证。若用于阳明实火牙齿疼痛者，当配石膏、花粉、连翘、防风等，如《医醇賸义》葛根白虎汤；若用于外感齿痛，阳明风热者，配石膏、防风、甘草同用，如《症因脉治》干葛防风汤；若胃热炽盛，循经上壅，发为大头瘟者，可配贯众、白僵蚕、甘草同用，如《仙拈集》清毒饮。

7. 高热抽搐　本品透热解肌作用良好，故可用于高热引起的肌肉抽搐，如用于小儿高热抽风者，可以本品配柴胡、天竺黄、全蝎、朱砂等同用，见《普济方》青丸子；本品与石膏、金银花、白芍、全蝎、蜈蚣等配伍，用于脊髓灰质炎急性期。

8. 大便不通　本品归脾胃二经，有鼓舞脾胃清阳之气上升的作用，清阳升有助于降浊阴，故可用于大便不通。若热结津伤，大便不通，腹中胀满，或二便俱不通者，可配大黄、猪膏同服，如《备急千金要方》濡脏汤；本品配皂角，可用于急性肠梗阻，如《河南医学院报》急性肠梗阻方。

9. 酒疸、酒痔　本品归脾胃二经，功可升举清阳之气，故可助脾运湿，治疗饮酒过度，湿热内蕴而致的酒疸，见身目发黄，心中懊侬，小便色黄者，常配枳实、栀子、淡豆豉、甘草等，如《重订严氏济生方》葛根汤；若用于饮酒过度，内蕴成湿，湿蕴生热，湿热下注而成酒痔者，当配半夏、茯苓、黄芩、枳壳等，如《仁斋直指方》干葛汤。

10. 脾虚泄泻　本品轻扬升发，入脾胃二经，功可升发清阳，鼓舞脾胃之气，脾得运则泄可止。然本品性凉，恐伤脾胃之弱阳，加重脾虚泄泻，故用于本证时当取煨品，多配党参、茯苓、白术、甘草等同用，如《证治准绳》七味白术散。

【用法用量】10～15g。退热生津宜生用，升阳止泻宜煨用。

【使用注意】《景岳全书・本草正》云："其性凉，易于动呕，胃寒者所当慎用。"《本草从新》云："夏日表虚汗多尤忌"。

【鉴别用药】葛根、葛花同出于一种植物，为不同的入药部位。葛根辛、甘、凉，用于解肌退热，透疹生津，升阳止泻，主治外感表证、恶寒发热，麻疹不透，热病消渴，湿热泻痢及脾虚泄泻等证；然葛花轻清芳香，性甘平，善解酒毒，醒脾和胃，主要用于饮酒过度，蕴而生湿，湿阻脾胃之证。

【药论】

1.《神农本草经》："主消渴，身大热，呕吐、诸痹，起阴气，解诸毒。"

2.《名医别录》："疗伤寒中风头痛，解肌发表，出汗，开腠理"；"生根汁，疗消渴，伤寒壮热。"

3.《本草纲目》："本草十剂云，轻可去实，麻黄、葛根之属。盖麻黄乃太阳经药，兼入肺经，肺主皮毛；葛根乃阳明经药，兼入脾经，脾主肌肉。所以二味药皆轻扬发散，而所入迥然不同也。"

4.《本草经疏》："葛根，解散阳明温病热邪之要药也，故主消渴，身大热，热壅胸膈作呕吐。发散而升，风药之性也，故主诸痹"；"伤寒头痛兼项强腰脊痛，及遍身骨疼者，足太阳也，邪犹未入阳明，故无渴证，不宜服。"

5.《本草正》："葛根，用此者，用其凉散，虽善达诸阳经，而阳明为最，以其气轻，故善解表发汗。凡解散之药多辛热，此独凉而甘，故解温热时行疫疾，凡热而兼渴者，此为最良，当以为君，而佐以柴、防、甘、桔。"

【现代研究】

（一）化学成分

葛根中主要含黄酮类化合物，含量达12%。其中包括大豆苷、大豆苷元、葛根素及大豆苷元4′,7-二葡萄糖苷、葛根素木糖苷等；其他成分还有尿囊素、胡萝卜苷，6,7-二甲氧基香豆素、酚性化合物、PG-1、PG-2、PG-3、色氨酸衍生物及其糖苷、氨基酸、淀粉、花生酸等。

（二）药理作用

1. 对平滑肌的作用　葛根具有收缩和舒张平滑肌的作用。实验提示，葛根的收缩成分可能是胆碱、乙酰胆碱和卡塞因R等物质[1]。葛根中的多种异黄酮化合物，特别是大豆黄素具有抗乙酰胆碱作用[1]；中国葛根及日本产葛根均含有这类成分，对小鼠、豚鼠离体肠管均具有罂粟碱样解痉作用[2]。

2. 对心脏的作用　葛根素能明显缓解$PGF_{1\alpha}$心绞痛，改善缺血心电图[3]；葛根素尚能使冠状动脉及外周血管扩张，降低心肌耗氧量，抗心绞痛[4]。葛根黄酮、大豆苷元和葛根乙醇提取物对抗乌头碱、氯化钡、氯化钙、氯仿、肾上腺素和急性心肌缺血等所致的心律失常，表明葛根成分可能通过影响细胞膜对钾、钠、钙离子的通透性而降低心肌兴奋性，预防心律失常的发生[1,5]。

3. 对血压的影响　葛根中共存着升高和降低血压的物质，对血压似有双向调节作用[6,7]，但多数研究表明葛根对血压的影响以降压为主。葛根浸膏、总黄酮和葛根素可使正常麻醉狗的血压短暂而明显地降低[8]。自发性高血压大鼠口服葛根大豆苷元2小时血压下降达最高峰，收缩压下降12.8%；对麻醉猫静注葛根大豆苷元，致收缩压下降18.6%±10.6%，舒张压下降43.0%±19.2%[9]。葛根素能阻滞异丙肾上腺素所致猫股静脉及肾动脉对甲氧明引发收缩产生的舒张反应，并呈剂量依赖式，但不能阻滞硝酸甘油引起的舒张反应，提示葛根素对猫的离体静脉及动脉具有β受体阻断作用[10]。

4. 改善血液循环　葛根总黄酮注射于麻醉犬的颈动脉能使脑血流量迅速而明显地增

加，脑血管阻力降低[6]。葛根素无论对正常金地鼠脑循环，还是对局部滴加去甲肾上腺素引起的微循环障碍都有明显的改善作用，主要表现为增加微血管运动的振幅，提高局部微血流量[3]。葛根还能改善视网膜末梢血管的阻滞状态[3,11]。葛根素能抑制二磷酸腺苷(ADP)诱导的体外鼠血小板聚集，静脉注射葛根素亦有抑制作用。葛根素浓度为0.25～3.0mg/ml，在试管内对ADP和5-羟色胺(5-HT)诱导的家兔、绵羊和正常人的血小板聚集也有抑制作用[12]。

5. 降血糖、降血脂作用　口服葛根素能使四氧嘧啶性高血糖小鼠血糖明显下降，血清胆固醇含量减少，当选用最低有效剂量的葛根素与小剂量(无效量)阿司匹林组成复方后，降血糖作用加强，且可维持24小时以上，并能明显改善四氧嘧啶性小鼠的糖耐量，明显对抗肾上腺素的升血糖作用，且认为葛根素可能是葛根治疗糖尿病的主要成分[13]。

6. 提高学习记忆功能　采用小鼠跳台法和大鼠操作式条件反射法观察葛根醇提物及总黄酮对动物学习记忆功能的影响，结果二者均能对抗东莨菪碱所致的小鼠记忆获得障碍和40%乙醇所致的记忆再障碍。葛根醇提物尚能对抗东莨菪碱所致的大鼠操作式条件反射的抑制，东莨菪碱能降低小鼠大脑皮层和海马乙酰胆碱含量，并降低海马乙酰胆碱转移酶活性。这可能是葛根能改善学习记忆功能的机制之一[3,14]。

7. 抗肿瘤作用　葛根大豆苷元在单独处理HL-60细胞时，对细胞的诱导作用较弱，当它与乳香的有效成分BC-4联合应用时，对HL-60细胞的生长有明显的抑制和分化诱导作用[3,15]。

(三) 临床报道

1. 治疗坐骨神经痛　用葛根汤加减(葛根15～20g、麻黄10～12g、桂枝10～12g、白芍15～24g、生姜5g、大枣10～20枚。寒重者加附子，生姜改为干姜；湿重者去白芍，加薏苡仁、苍术；久病肾阳虚者加杜仲，桂枝改为肉桂。还可酌加活血之丹参，祛风之防风，引药下行之牛膝)用于22例坐骨神经痛患者，病程短则1个月，长则5年，其中痊愈19例，好转3例，未见不良反应。少则9剂，多则18剂，平均13.5剂[16]。

2. 治疗颈椎病　以葛根汤加减(以葛根、桂枝、赤白芍、威灵仙、片姜黄、甘草为主，随证加减)治疗颈椎病40例，结果15例显效，23例好转，总有效率95%[17]；另以葛根二藤汤(葛根30～60g、鸡血藤30～60g、钩藤10～30g)加减，治疗颈椎病41例，其中22例治愈，15例显效，3例好转，1例无效，总有效率97.5%[18]；用葛根活血汤(葛根60g，桂枝、羌活、川芎、片姜黄、没药、地龙、甘草各10g，鸡血藤30g，王不留行15g，木瓜20g，麻黄6g)加减治疗颈椎病200例，总有效率为98.5%[19]。

3. 治疗缺血性脑梗死　用葛根汤加减，以葛根30～45g、丹参15～35g、地龙20～30g、红花20～35g，加减治缺血性脑栓塞，头痛剧烈、血压高者加夏枯草、钩藤、菊花，肢体麻木加天麻，痰热重加鱼腥草、竹沥、川贝母，便秘加生大黄或以番泻叶泡茶饮；血压过低，加党参、炙草，减地龙。每日1剂，水煎服2次。结果：28例脑血栓形成1个月后大部分好转恢复，3个月内基本痊愈17例，显效9例，无效2例，基本痊愈及显效率为75%，总有效率为92.9%[20]。

4. 治疗头痛　用葛根30g，桂枝15g，赤白芍各20g，川芎30g，白芷、柴胡各15g，钩藤25g，地龙20g，全蝎10g，僵蚕15g，鸡血藤、石菖蒲各20g，治疗血管神经性头痛1例，1剂痛止，连服7剂后，未再发[21]；赵氏等用蝉葛芍药汤(葛根、蝉衣各9g，川芎15g，白芍15g，细辛3g，甘草6g)每日1剂，水煎服，治疗血管神经性头痛21例，获得满意疗效，症状控制者7

例，显效10例，好转2例[22]。

5. 治疗颈斜 以加味葛根汤(葛根30g，桂枝10g，白芍、防己各30g，辛夷、甘草各15g，大枣5枚)治疗1例强直性痉挛性持续颈斜9个月患者，共服12剂而愈[23]。

6. 治疗伤寒及副伤寒 以葛根芩连汤(葛根15g、黄连20g、黄芩30g、甘草3g)日1剂，每日服3次，治疗伤寒及副伤寒200例。结果显效58%，有效41%，总有效率99%。其中54例患者曾用抗生素治疗，无1例发生并发症[24]。

7. 治疗泄泻 用葛根双黄液(葛根、黄芩各500g，黄连100g，木香、鸡苏散、焦楂皮各500g，马齿苋750g，车前子500g)治疗88例小儿湿热型泄泻，煎药得2000ml，平均每次15ml保留灌肠，1～2次/日。结果痊愈62例，好转22例，无效4例，总有效率95.4%[25]。

8. 治疗婴幼儿中毒性消化不良 以葛朴散(粉葛、姜厚朴、炒扁豆、神曲、山楂肉各10g)随证加减，水煎服，3次/日(如系乳儿，应母子同服)，合外治法(用姜黄散：鲜葱60g、生姜15g，热重者生姜5g，寒重者生姜30g。共捣成泥，外敷于神阙穴，上盖以消毒纱布)，共治疗婴幼儿中毒性消化不良114例，结果痊愈106例，好转6例，总有效率98%。如小儿处在昏迷期，可配人中、印堂、合谷、足三里扎针，1小时1次，泻法，不留针，直至神志转清[26]。

9. 治疗耳聋 以葛根合剂(葛根18g、川芎10g、丹参10g、女贞子、枸杞子各10g、菊花12g、黄精、黄芪各15g、泽泻10g)治疗突发性耳聋，共治疗329只患耳，痊愈114只，占34.7%；显效126只，占38.3%；进步45只，占13.7%，总有效率86.7%[27]；蔡氏用葛根素注射液治疗突发性耳聋30例，70%的患者在用药2周内甲皱微循环一直处于良好状态，听力有不同程度的提高[28]。

10. 治疗冠心病 用葛根素治疗冠心病，可使心肌耗氧指数减低，限制心肌梗死范围，改善缺血心电图和全血黏度，缓解心绞痛[29,4]。

11. 治疗眼科疾病 以100%葛根注射液治疗视网膜动脉阻塞，治疗后，视网膜感光区由视盘周围逐渐向外扩大，视力提高，总有效率为75%[30]；用葛根素注射液治疗127例(133只眼)视网膜中央动脉阻塞患者，结果视力增进明显，视网膜循环时间比治疗前明显缩短[31]。

(四) 不良反应

葛根的毒性很小，但不同品种的葛根其毒性各不相同。研究表明，云南葛的毒性最大，峨嵋葛和野葛次之，粉葛的毒性最小[32]。

附：葛花

本品为豆科植物葛 *Pueraria tobata*(Willd.)Ohwi. 的未开放花蕾。主产于湖南、河南、广东、广西、浙江、四川、安徽等地。立秋后花未全放时采收，去掉梗叶，晒干。性味甘平。归胃经。功能解酒毒，醒脾和胃。主要用于饮酒过度，头痛头昏，烦渴，呕吐，胸膈饱胀等症。用量3～12g。煎服或入丸、散。

参考文献

[1] 赖祥，林唐冰. 葛根的实验研究与临床应用新进展[J]. 中国中药杂志，1989，14(5)：52-56.

[2] 江苏新医学院编. 中药大辞典(上册)[M]. 上海：上海科学技术出版社，1977：2307.

[3] 石昌顺. 中药葛根的研究进展[J]. 中草药，1994，25(9)：496-498.

[4] 杨国君，张龙生，范礼理. 葛根素抗冠心病心绞痛疗效观察及对血栓素A2和前列环素的影响[J]. 中西医结合杂志，1990，10(2)：82-85.

[5] 范礼理，赵德化，赵敏崎，等. 葛根黄酮抗心律失常作用[J]. 药学学报，1985，20(9)：647-651.

[6] 郭建平，孙其荣，周全. 葛根药理作用研究进展[J]. 中草药，1995，26(3)：163-165.

[7] 陈妙华. 葛根化学成分的研究[J]. 中国中药杂志，1985，10(6)：34-36.

[8] 周远鹏. 葛根的药理作用和临床应用研究进展[J]. 中西医结合杂志，1984，4(11)：699-702.

[9] 刘玉兰，王世久，颜鸣，等. 葛根黄豆苷元固体分散物对自发性高血压大鼠血压的影响[J]. 沈阳药学院学报，1991，8(2)：105-108.

[10] 王磊一，赵爱平，柴象枢. 葛根素对猫离体血管平滑肌的作用[J]. 中国药理学报，1994，15(2)：180-182.

[11] 谷万章，付俊敏，王月春. 葛根与葛根素对视网膜动脉阻塞的疗效观察[J]. 实用眼科杂志，1986，4(4)：252-254.

[12] 尹钟洙，曾贵云. 葛根素的药理研究——V. 葛根素对人和动物血小板聚集性和 5-HT 释放的影响[J]. 中国医学科学院学报，1981，3(suppl. 1)：44-47.

[13] 申竹芳，谢明智. 葛根素与阿斯匹林复方的降血糖作用[J]. 药学学报，1985，20(11)：863-865.

[14] 邹莉菠，刘干中. 葛根醇提物及总黄酮对动物学习记忆功能的影响[J]. 中药学理论与临床，1990，6(6)：18-20.

[15] 景永奎，韩锐. 大豆苷元(S86019)与乳香有效成分 Bc-4 或阿糖胞苷对 HL-60 细胞分化的联合诱导[J]. 药学学报，1993，28(1)：11-16.

[16] 卢自昌. 葛根汤治疗坐骨神经痛 22 例[J]. 广西中医药，1991(2)：57.

[17] 李志民. 葛根汤加减治疗颈椎病 40 例报告[J]. 黑龙江中医药，1990(6)：14-15.

[18] 王瑞海. 葛根二藤汤治疗颈椎病 41 例[J]. 山东中医杂志，1991(1)：18-19.

[19] 宋明会，张书江. 葛根活血汤治疗颈椎病 200 例[J]. 实用中医药杂志，1995，11(1)：7.

[20] 颉全太. 葛丹地红汤为主治疗缺血性脑卒中 28 例[J]. 兰州医学院学报，1989，15(3)：145.

[21] 贾永宽. 加味葛根汤治疗心脑血管病的应用[J]. 黑龙江中医药，1993(1)：13-14.

[22] 赵益人，程晋斌. 蝉葛芎芍汤治疗血管神经性头痛 21 例的临床观察[J]. 上海中医药杂志，1985，16(2)：17-18.

[23] 鞠文翰. 加味葛根汤治疗斜颈[J]. 四川中医，1992(5)：40.

[24] 朱可奇，黄志强. 葛根芩连汤治伤寒及副伤寒 200 例临床观察[J]. 江西中医药，1992，23(2)：20-21.

[25] 姜润林. 葛根双黄液灌肠治疗小儿湿热型泄泻 88 例[J]. 云南中医杂志，1992(1)：16.

[26] 曾立昆. 葛朴散合外治法治疗婴幼儿中毒性消化不良 114 例小结[J]. 湖南中医杂志，1993，9(3)：22-23.

[27] 董凤增，宋风竹，钱欣梅，等. 葛根合剂治疗突发性耳聋的临床报道[J]. 中国医药学报，1993，8(3)：22-23.

[28] 蔡正华，冯彦. 葛根素注射液对突发性耳聋患者甲皱微循环的影响[J]. 中国中西医结合杂志，1994，14(2)：98.

[29] 王丽华，秦川秋，于田. 葛根素治疗冠心病高粘高凝血症[J]. 山东医药，1990，30(4)：5-6.

[30] 谷万章，王月春，卜秀荣，等. 葛根注射液治疗视网膜动脉阻塞疗效分析[J]. 中国中医眼科杂志，1994，4(2)：67-70.

[31] 雷嘉启，谷万章，王月春，等. 葛根素注射液治疗视网膜中央动脉阻塞临床研究[J]. 中国中医眼科杂志，1996，6(2)：74-79.

[32] 周远鹏，苏秀玲，程斌，等. 不同品种葛根药理作用的比较性研究[J]. 中国中药杂志，1995，20(10)：619-621.

柴胡　Chaihu

【别名】地熏、茈胡(《神农本草经》)，山菜、茹草(《吴普本草》)，柴草(《本草品汇精要》)。

【来源】柴胡，始载于《神农本草经》，列为上品，原名茈胡。历代本草均有收载。本品嫩者入菜,老者采而为柴,故名。为伞形科植物柴胡 *Bupleurum chinense* DC. 或狭叶柴胡 *Bupleurum scorzonerifolium* Wild. 的干燥根。按性状不同,分别习称"北柴胡"及"南柴胡"。北柴胡,又名硬柴胡,主产于我国北部地区,河北承德、易县、涞源,北京密云、怀柔,河南嵩县、栾川、洛宁,辽宁西部至中部,以及黑龙江、吉林、陕西等省,内蒙古、山西、甘肃亦产。南柴胡,又名软柴胡、香柴胡,主产于湖北、四川、江苏等省,安徽、黑龙江、吉林等地亦产。柴胡药材中,尚有竹叶柴胡、春柴胡两种,其原植物主要为狭叶柴胡,前者产地同南柴胡。春柴胡,系春季采收幼嫩的全株,又称"芽胡",主产于江苏、安徽、山东。柴胡多为野生,也有家种。

【采收炮制】春秋两季采挖,晒干,切短节。炮制时,拣去杂质,除去残茎,洗净泥沙,捞出,润透切片,随即晒干用。醋柴胡:取柴胡片,用醋拌匀,置锅内用文火炒至醋吸尽并微干,取出,晒干(每 50kg 柴胡,醋 6kg)。鳖血柴胡:柴胡片,置火盆内,淋入用温水少许稀释的鳖血,拌匀,闷润,置锅内用文火微炒,取出,放凉(柴胡 50kg,活鳖 200 个取血)。

【商品规格】商品以产地不同分为:①津柴胡:以太行山之东、河北易县、涞源、平山所产的著名,品质较好。山西阳泉、长治、太行山,内蒙古凉城、大青山均产。集散于天津,又称"山柴胡"。其质坚硬,略带须根,并留有芦茎 3~7cm。②柴胡;产于河南牛山区,以嵩县、卢氏、栾川等地,品质特佳。独根肥壮、色黄褐,不留残茎,有"柴胡王"之称。③汉柴胡:在汉口集散,产湖北均县、郧县,陕西商县,河南西峡、内乡等地。尤以三省交界的紫荆关所产最佳,即有名的"紫荆关柴胡"。根条长壮、色深褐,但留芦较长。现多以来源不同只分北柴胡和南柴胡两种,一般认为北柴胡品质尤佳。以条粗坚实,气味浓者为佳。

按《中国药典》(2010 年版一部)规定:本品按干燥品计算,含柴胡皂苷 a($C_{42}H_{68}O_{13}$)和柴胡皂苷 d($C_{42}H_{68}O_{13}$)的总量不得少于 0.30%。

【药性】辛、苦,微寒。归肝、胆、肺经。

【功效】疏散退热,疏肝解郁,升举阳气。

【应用】

1. 感冒发热　本品芳香疏泄,性味苦、微寒,具有良好的疏散解表退热作用,为临床所常用,如柴胡注射液、正柴胡饮冲剂等。可用于风寒、风热感冒及虚人外感等的发热。若用于风寒感冒,邪郁化热,症见恶寒发热,头痛肢楚,目疼鼻干,眼眶疼痛,心烦不眠,舌苔薄黄,脉浮微洪者,当配葛根、黄芩、羌活、白芷、石膏等,如《伤寒六书》柴葛解肌汤。现可用于感冒、流行性感冒等见上述症状者;若外感风寒,发热恶寒,头疼身痛,痎疟初起者,常配防风、陈皮、白芍、生姜等,平散风寒,如《景岳全书》正柴胡饮;若见小儿伤寒壮热,头痛体疼,口干烦渴者,当解表清热,多配石膏、黄芩、葛根、麻黄、豆豉等同用,如《太平惠民和剂局方》柴胡散;若见小儿伤寒,寒邪外束,肺气不能宣降而喘,喉鸣,鼻流清涕,兼见腹胀肠鸣者,应配麻黄、升麻、厚朴、益智仁、神曲等,如《兰室秘藏》麻黄柴胡升麻汤;若见外感风寒,咳嗽发热,痞满多痰者,可配陈皮、半夏、茯苓、甘草等,解表发汗,化痰止咳,如《景岳全书》柴陈煎;本品亦可用于外感风热或温病初起之证。若用于时行瘟疫,壮热恶风,头痛,体疼,鼻塞咽干,心胸烦满,寒热往来,痰盛咳嗽,涕唾黏稠者,常配石膏、葛根、升麻、黄芩等,如《太平惠民和剂局方》柴胡石膏散;若见发颐,表邪未尽,热毒内蕴,身热不解,红肿坚硬作痛者,宜解肌散邪,清热解毒,可配天花粉、葛根、黄芩、桔梗、连翘、石膏等,如《外科正宗》柴胡葛根汤;若脾虚泄泻兼有表证身热者,可配黄芩、白术、茯苓、猪苓等,如《景岳全书》柴芩汤;若见痘疮及麻疹初起,发热未退者,宜解肌和营透疹,常配白芍、荆芥穗、当归、甘草同用,如《景岳全书》柴归饮;

若表虚外感，自汗发热者，常配桂枝、白芍、葛根、生姜、甘草等，如《幼幼集成》柴葛桂枝汤；若元气不足，或劳倦内伤而外感风寒者，当扶正解表，可配人参、当归、生姜、炙草同用，如《景岳全书》四柴胡饮；若素禀阴虚血少而偶感风寒，或产后感冒，缘气血虚弱不能祛邪外出，宜补散兼施，可配白芍、当归、陈皮、甘草等同用，如《景岳全书》三柴胡饮；若见表证未解，邪热入里，泄泻，肛门灼热，粪色多黄，小便赤涩，发热口渴，唇干齿燥，面赤烦躁者，可配葛根、黄芩、黄连同用，如《症因脉治》柴葛芩连汤。

2. 少阳证，寒热往来　本品芳香疏泄，味苦，气微寒，归肝、胆经，善于疏散少阳半表半里之邪，为治疗邪在少阳，寒热往来，胸胁苦满，口苦咽干等少阳证之要药，多与黄芩等相配同用，如《伤寒论》小柴胡汤；若用于伤寒少阳证，见寒热往来，寒重热轻，或但寒不热，胸胁满微结，小便不利，渴而不呕，但头汗出，心烦者，宜和解散寒，生津敛汗，常配桂枝、干姜、天花粉、黄芩等，如《伤寒论》柴胡桂枝干姜汤；若外感寒湿，伤于少阳，手足拘挛，不能转侧者，当配防风、羌活、荆芥、川芎、葛根等，如《症因脉治》柴胡防风汤；若外感风湿，伤于少阳，腰痛如锥刺皮中者，宜配独活、防风、川芎、苍术、甘草等同用，如《症因脉治》柴胡独活汤；若少阳之邪未解，内传阳明，少阳、阳明合病，症见往来寒热，胸胁苦满，呕不止，郁郁微烦，心下痞硬或满痛，大便秘结，或协热下利，舌苔黄，脉弦有力者，可以本品配大黄、枳实、黄芩、半夏、芍药等同用，和解少阳，内泻热结，如《伤寒论》大柴胡汤。现用本方加减治疗急性胰腺炎、急性胆囊炎、胆石症等见上述证候者。

3. 妊娠伤寒，产后伤风，寒热如疟　本类病证多因妇女妊娠期间、经期或产后，感受外来邪气，邪热侵入血室，与血相搏，常易形成下腹或胁下结块或硬满而痛。症见寒热如疟，甚或见到狂言乱语。本品可和解少阳，疏肝解郁，疏肝、胆二经之郁，解血室之结。《金匮要略》曰："妇人中风，七、八日，续来寒热，发作有时，经水适断，此为热入血室，其血必结，故使如疟状，发作有时，小柴胡汤主之。"此外，妊娠寒热头痛，症见不欲饮食，胁下痛，呕逆痰涎；或产后伤风，热入胞宫，寒热如疟；或经水适来适断，病后劳复，余热不解者，还可以本品大量配黄芩、人参、甘草等，如《类证活人书》黄龙汤。

4. 疟疾寒热　本品尚可退热截疟，为治疗疟疾寒热的常用之品。常配黄芩、半夏、白术、桂枝、甘草等，用于疟疾初起，热多寒少，如《嵩崖尊生全书》五苓平胃汤；本品配桂枝，可用于寒疟证，见寒伤少阳，寒多热少者。如《症因脉治》桂枝柴胡汤；与石膏、天花粉、黄芩、知母、荷叶等配伍，可用于暑疟证，见热多寒少，津伤口渴者，如《重订通俗伤寒论》柴胡白虎汤；若用治痰疟证，痰湿阻于膜原，见胸膈痞满，心烦懊憹，头眩口腻，咳痰不爽，或间日疟发，舌苔粗如积粉者，可配厚朴、枳壳、青皮、黄芩、草果等，和中化湿，祛痰止疟，如《重订通俗伤寒论》柴胡达原饮；《瘴疟指南》柴胡散，还以本品配半夏、肉桂、白芍、生姜、甘草等，用于瘴疟14日外，寒热不已者；若疟疾见夜间往来寒热，即所谓阴疟者，可配川芎、当归、人参、芍药等同用，如《万病回春》柴胡芎归汤；若遇劳疟经久不愈，寒热往来，日渐消瘦者，常配常山、鳖甲、知母、青蒿、枳壳等同用，如《圣济总录》祛劳汤。

5. 肝郁气滞，胸胁胀痛，头痛目眩，月经不调　本品能条达肝气，疏肝解郁，调经止痛，故可用治血虚肝旺，头痛目眩，月经不调，经行腹痛等症，常与当归、白芍等同用，如《太平惠民和剂局方》逍遥散；对于胸胁疼痛，不论内伤肝郁，外伤跌仆，均可应用，常与香附、川芎、芍药等同用，如《景岳全书》柴胡疏肝散；若肝郁气滞，耳聋不闻雷声者，当疏肝理气，常与香附、川芎同用，研末冲服，如《医林改错》卷上通气散；若见湿阻气滞，心腹胀满者，当理气化湿，常配厚朴、茯苓、陈皮、紫苏等，如《外台秘要》柴胡厚朴汤；若因产后感寒，气滞血凝，乳汁不行者，当配木香、木通、枳壳、当归等，行气通乳，如《丹台玉案》调卫饮；若跌打损伤，恶血留于胁下，痛不可忍，或小腹作痛，或痞闷，缘肝经血瘀兼气滞导致，故应疏肝通络，活血化瘀，可配当归、瓜蒌根、红花、大黄等，如《医学发明》复元活血汤；若见肝胆气滞，日久化火，但见胁下痛胀，口苦，喜叹息者，可配栀子、郁金、当归、佛手、合欢花等，如《医醇賸义》后辛汤。

6. 肝胆火旺，胸胁胀满，烦躁易怒，肝胃不和　本品疏泄作用良好，常用于肝胆郁滞之证，若与清泄肝胆火热之品相配，则可用于肝胆气滞化火之证。如《症因脉治》柴胡清肝饮，以本品配山栀、丹皮、青皮、苏梗等，用于肝胆火郁的胆胀之证；若用于郁怒而致肝胆之火上冲，致发呃逆不止，脉象弦者，常配山栀、丹皮、黄芩、陈皮等同用，如《症因脉治》加味柴胡汤；若肝经郁火循经上冲，致生雀目内障，眼中痒涩，朝明暮暗，黄昏视物难见者，宜配车前子、黄芩、茺蔚子、细辛等同用，如《医宗金鉴》洗肝散；若见小儿肝胆经火热，致生疮毒，经久不愈，或发热不止者，缘郁火未去，当配山栀、丹皮、川芎、芍药、牛蒡子同用，如《证治准绳・幼科》柴胡栀子散；肝胆火旺，盗汗频频者，为热迫津液外出，当配黄芩、竹茹、厚朴、陈皮等同用治之，如《伤寒大白》清胆汤；若因暴怒伤肝，肝郁化火，木火刑金，咳嗽咯血者，可配黄芩、大黄、陈皮、人参、当归等同用，如《症因脉治》柴胡饮子；对于肝郁化火，横逆犯胃，热灼胃络，致胃脘灼痛，吞酸吐苦，甚则吐血者，当疏肝理气，清热泻火，常配川楝子、黄芩、延胡索、大黄、蒲公英等同用，如《中西医结合治疗急腹症》复方大柴胡汤用于溃疡病急性穿孔第二期，辨证属里实热证者；肝经火郁为病，常见胸胁、腹背、面目、四肢填塞愤懑，时而呕逆，咽喉肿痛，口舌干苦，胃脘上下忽时作痛，目赤头晕，心热烦闷，两颧红赤，或身生痱疮等症。“火郁”宜发之，故配栀子、木香、白芥子、当归等药同用，如《辨证录》发火汤；临床上常见肝气郁滞，横逆犯胃之肝胃不和证，症见中脘痞满，打嗝反酸，胸闷喜叹息，身热等，常配陈皮、半夏、枳壳、香附、川芎等同用，如《医学入门》退热清气汤；《新急腹症学》将本品配黄芩、半夏、全瓜蒌、川楝子、生大黄等，名清胰丸，疏肝清热，宽胸理气，用治急性胰腺炎恢复期有腹痛、胁痛、背痛、胸满等症者。

7. 肝胆湿热之酒疸、结石　湿热之邪蕴于肝胆，使肝胆之气疏泄不利。本品通过疏肝解郁，疏泄肝胆，有助于湿运。常与茵陈、黄芩、半夏、黄连、大黄等配伍，用于饮酒过度，湿热内蕴，致成酒疸之证。见身目俱黄，腹胀，心中懊侬，时欲吐，足胫肿满，小便黄赤等，如《杂病源流犀烛》加味柴胡汤；若用于急性胰腺炎及其并发症辨证属肝胆湿热证者，可配黄芩、白芍、厚朴、枳实、大黄等同用，理气解郁，清热化湿。如《急腹症方药新解》胰腺清化汤；现代临床常以本品配黄芩、郁金、枳壳、姜黄、大黄、金钱草等药，清热利湿，通淋排石，用于肝胆管结石、总胆管结石，胆囊结石，胆道术后残余结石，胆道泥沙样结石等，如《古今名方》排石汤；若胆系感染、胆石症见胁脘隐痛，闷胀痛或窜痛，牵引肩背，口苦咽干，食少腹胀，大便失调，辨证以气郁为主者，可配郁金、香附、金钱草、大黄、木香等同用，如《新急腹症学》胆道排石汤Ⅰ号。

8. 阴虚发热，骨蒸劳热　本品性味苦微寒，疏散退热，不仅可用于外感发热、肝经郁热，鳖血炒后还可清退虚热，故可用于阴虚发热、骨蒸劳热等虚热证。常配人参、黄芩、胡黄连、芍药等，如《金匮翼》柴胡梅连散；若用于劳瘵热甚，骨蒸久不痊者，多配秦艽、知母、鳖甲、胡黄连、猪胆汁、猪脊髓等，如《医宗金鉴》柴胡清骨散；若见肺痿骨蒸，劳嗽不已，或寒或热，体虚自汗，四肢倦怠，饮食减少之气阴两虚证者，常配人参、鳖甲、秦艽、地骨皮、紫菀等同用，如《杨氏家藏方》秦艽扶羸汤；若阴虚之中以肝阴血不足明显，症见两目赤涩，烦闷，胸脘有灼热感者，常配羚羊角屑、麦冬、决明子、车前子等同用，如《太平圣惠方》柴胡散；若用于麻疹收后，阴亏血虚，只发热而无他症者，可配生地、当归、黄芩、地骨皮等养阴清热，如《麻科活人全书》加减清肌汤。

9. 痰热、热毒郁结　用治本类病证，主要取柴胡之疏散透泄功能。用于痰热互结之头痛，手足烦热，肢体倦怠，身体疼痛，嗜卧少力，饮食乏味者，常配人参、半夏、黄芩、白术等，如《类证活人书》柴胡半夏汤；若用于痰湿闭阻心窍，出现癫狂，哭笑不休，骂詈歌唱不避亲疏者，常配半夏、香附、木通、紫苏子、桑白皮等，如《医林改错》癫狂梦醒汤；本品配钩藤、川芎、当归、白术等，有抑肝健脾，清热解痉之功效，可用于痰热咬牙，惊悸寒热，肝经虚热发搐等症，如《保婴撮要》抑肝散；火毒壅滞，不得透泄，致生鬓疽，根盘深硬，色紫焮痛者，可配丹皮、茯苓、山栀、羚羊角、天花粉等同用，以透热泄热，解毒排脓，如《外科正宗》加味逍遥散；湿热之邪侵犯腰部，症见腰部酸痛沉重，内热烦躁，自汗口渴，小便赤涩等，为湿邪缠绵，热邪流连难去所致，当配独活、苍术、黄柏、黄芩等，祛湿除热，如《症因脉治》柴独苍术汤；若见湿热互结，热郁于内，疸证发热者，可与赤茯苓、桑白皮、川芎等同配，如《仁斋直指方》一清饮；热郁于内，熏蒸于上，口糜生疮者，可配地骨皮同煎含咽之，以透发郁热，如《圣济总录》柴胡汤；若见痘疹及瘟疫表里俱热者，亦可以本品配葛根、芍药、黄芩、连翘等，以清热透疹，解毒养阴，如《景岳全书》柴葛煎。

10. 肝经循行部位的痈疮、瘿瘤、瘰疬痰核、湿痒　本品归于足厥阴肝经，为常用的肝胆二经的引经药。同时又能疏肝解郁，条达肝气，促邪外出，故能用治多种病邪阻滞于肝经所导致的病证。若热毒壅滞于肝，胁间疼痛异常，拒按者，本品配白芍、香附、薄荷、当归、天花粉、金银花等同用，理气宣郁，清热解毒，如《辨证录》宣郁化毒汤；若痰气互结，阻于肝经，形成瘿瘤者，常配海藻、昆布、龙胆草、小麦等，如《校注妇人良方》海藻散坚丸；若与当归、牛蒡子、三棱、桔梗、连翘等配伍，可用于小儿项侧马刀疮，坚而不溃，或瘰疬者，如《兰室秘藏》柴胡通经汤；若风热之毒，侵袭足厥阴肝经，大腿内侧阴包穴生痈者，亦可用此配牛膝、丹参、黄芩、黄芪、荆芥等同用，如《疡科心得集·补遗》黄芪柴胡汤；若湿热之邪循经下注于肝脉，睾丸湿冷，两大腿内侧汗出，阳痿，阴囊湿痒气秽者，宜配黄柏、升麻、泽泻、防己、龙胆草等同用，如《兰室秘藏》清魂汤。

11. 气虚下陷，久泻脱肛　本品长于升举脾胃清阳之气，善治气虚下陷所致之神倦发热，食少便溏，久泻脱肛，胃、子宫下垂等病证，常配人参、黄芪、升麻等同用，如《脾胃论》补中益气汤；若脾胃虚弱，兼湿阻气滞，见体倦乏力，脘腹胀满，大便泄泻，肢节烦疼，不思饮食者，当益气健脾，和中祛湿，常配黄芪、人参、苍术、升麻等，如《脾胃论》调中益气汤；妇人脾胃气虚，阳气不足，而见月经不调，经来量多，色黑有块，大便水泄，饮食减少，身体消瘦者，需益气升阳，养血调经，当配升麻、当归、人参、黄芪、白术等，如《兰室秘藏》益胃升阳汤；若中气不足，又兼胸中气郁血瘀者，当配黄芪、当归、桂枝、乳香、没药等，如《医学衷中参西录》理郁升陷汤。

【用法用量】煎服，3～10g。醋炒减低散性；酒炒增其升提之力；鳖血炒可退虚热。

【使用注意】本品药性升发，凡气逆不降，阴虚火旺，肝阳上升者，均当慎用。

【鉴别用药】柴胡、升麻、葛根均为辛凉解表药，均具有解表升阳的功效，可用于外感表证及脾胃清阳不升之泄泻。然柴胡主入少阳经，善和解少阳，疏散少阳经半表半里之邪，主要用于少阳证往来寒热，亦用于妇人伤寒，热入血室，以及疟疾、黄疸、内伤杂病而见少阳证者；且具良好的疏散退热，疏肝解郁，调经止痛，升阳举陷作用，可用于各种表证发热，以及肝郁气滞，中气下陷之脱肛、内脏下垂等病证。升麻主入肺、胃经，功善升散解表透疹，升举清阳，风热表证应用较少，主要用于麻疹不透及阳明头痛。其升举之力较柴胡为强，为治疗脱肛、内脏下垂等气虚下陷证之要药。此外，尚能清热解毒，可治斑疹不透，咽喉肿痛，口舌生疮及热毒疮疡等病证；葛根主入阳明经，功善解肌退热，透疹生津，为治疗表证发热，无汗、头痛、项背强痛之要药，又可治疗斑疹不透、热病口渴及消渴病。其升阳作用主要体现在煨葛根升清阳而止泄泻，很少用于中气下陷之脱肛、内脏下垂等证。

【药论】

1.《神农本草经》："主心腹肠胃结气，饮食积聚，寒热邪气，推陈致新。"

2.《医学启源》："柴胡，少阳、厥阴引经药也。妇人产前产后必用之药也。善除本经头痛，非此药不能止。治心下痞、胸膈中痛……。引胃气上升，以发散表热。"

3.《本草纲目》："劳有五劳，病在五脏。若劳在肝、胆、心及包络有热，或少阳经寒热者，则柴胡乃手足厥阴、少阳必用之药；劳在脾胃有热，或阳气下陷，则柴胡乃引清气退热必用之药；惟劳在肺肾者不用可尔。然东垣李氏言诸有热者宜加之，无热则不加。又言诸经之疟，皆以柴胡为君；十二经疮疽，须用柴胡以散结聚。则是肺疟肾疟、十二经之疮有热者，皆可用之矣。"

4.《本草经疏》："柴胡，为少阳经表药。主心腹肠胃中结气，饮食积聚，寒热邪气，推陈致新，除伤寒心下烦热者，足少阳胆也。胆为清净之府，无出无入，不可汗，不可吐，不可下，其经在半表半里，故法从和解，小柴胡汤之属是也。其性升而散，属阳，故能达表散邪也。邪结则心下烦热，邪散则烦热自解。阳气下陷，则为饮食积聚，阳升则清气上行，脾胃之气行阳道，则饮食积聚自消散矣。诸痰热结实，胸中邪逆，五脏间游气者，少阳实热之邪所生病也。柴胡苦平而微寒，能除热散结而解表，故能愈以上诸病。大肠停积，水胀，及湿痹拘挛者，柴胡为风药，风能胜湿故也。"

5.《本草汇言》："银柴胡、北柴胡、软柴胡，气味虽皆苦寒，而俱入少阳、厥阴，然又有别也。银柴胡清热，治阴虚内热也；北柴胡清热，治伤寒邪热也；软柴胡清热，治肝热骨蒸也。"

6.《本草正》："柴胡，用此者用其凉散，平肝之热。其性凉，故解寒热往来，肌表潮热，肝胆火炎，胸胁痛结，兼治疮疡，血室受热；其性散，故主伤寒邪热未解，温病热盛，少阳头痛，肝经郁证。总之，邪实者可用，真虚者当酌其宜，虽引清气上升，然升中有散，中虚者不可散，虚热者不可寒，岂容误哉？"

7.《药品化义》："柴胡，性轻清，主升散，味微苦，主疏肝。若多用二、三钱，能祛散肌表。属足少阳胆经药，治寒热往来，疗疟疾，除潮热。若少用三、四分，能升提下陷，佐补中益气汤，提元气而左旋，升达参芪以补中气。凡三焦胆热，或偏头风，或耳内生疮，或潮热胆痹，或两胁刺痛，用柴胡清肝散以疏肝胆之气，诸症悉愈。"

【现代研究】

（一）化学成分

柴胡主要含有挥发油、皂苷、有机酸、醇类等。挥发油中含有 α-甲基环戊酮、柠檬烯、月桂烯等 38 种成分，狭叶柴胡中含有 β-萜品烯、柠檬烯等 18 种成分；皂苷为齐墩果烷型，有柴胡皂苷 a、b、c、d 及柴胡苷元 E、F、G，龙吉苷元等。其他还有白芷素。狭叶柴胡全草还含有槲皮素、异槲皮素、芦丁、水仙苷以及钙、钾、铝等金属元素。

（二）药理作用

1. 解热作用　柴胡水煎液灌胃能缓解 2，4-二硝基苯酚所致大鼠体温升高，效果与阿司匹林相似或略低于阿司匹林，显示出良好的解热作用[1]。柴胡-黄芩药对组分配伍亦对实验性发热大鼠模型有显著解热作用[2]。

2. 镇痛作用　柴胡可减少腹腔注射醋酸致痛小鼠扭体反应次数，醋炙后镇痛作用增强。醋柴胡与白芍按 1∶2 合煎对实验动物有显著镇痛作用[3]。

3. 抗炎作用　柴胡水煎液灌胃可抑制二甲苯所致小鼠耳肿胀[1]。给大鼠肌注 50mg/kg、25mg/kg 柴胡总皂苷，能明显抑制由右旋糖酐引起的足浮肿，剂量增加抑制作用也增强，大鼠去两侧肾上腺后抑制作用明显减弱；柴胡总皂苷对醋酸引起的小鼠腹腔渗出有明显抑制作用[4]。

4. 保肝作用　柴胡对四氯化碳所致小鼠急性肝损伤有保护作用，可抑制 ALT、AST 升高[5]。柴胡皂苷 a 亦对四氯化碳引起的小鼠实验性肝损伤有保护作用，可使过氧化脂质含量降低，肝脏中 GSH 含量升高，血清中 ALT 含量下降，肝脏中甘油三酯含量降低，说明具有保护肝细胞损伤和促进肝脏中脂质代谢的作用[6]。柴胡对二甲基亚硝胺所致大鼠肝纤维化具有抗纤维化作用，对肝功指标 ALT、AST、ALP 的升高有抑制作用，并可降低肝组织胶原蛋白含量，抗肝细胞凋亡[7,8]。

5. 利胆作用　生柴胡及醋柴胡水提液在灌胃给药后 2 小时，能显著促进大鼠胆汁排泌，且柴胡醋炙后利胆作用有增强趋势[3]。

6. 对免疫系统的作用　小鼠腹腔注射柴胡多糖可显著增加脾系数、腹腔巨噬细胞吞噬百分数及吞噬指数和流感病毒血清中的抗体滴度，但不影响脾细胞分泌溶血素。柴胡多糖对正常小鼠迟发超敏反应(DTH)无作用，但可以完全及部分恢复环磷酰胺或流感病毒对小鼠 DTH 反应的抑制。柴胡多糖还能明显提高 ConA 活化的脾淋巴细胞转化率及天然杀伤细胞的活性。实验结果表明柴胡多糖能提高小鼠体液和细胞免疫功能，并使免疫抑制状态有一定程度的恢复[9]。

7. 抗肿瘤作用　用柴胡代替卡介苗，以新西兰纯种白兔可成功制备具有抗癌效应的肿瘤坏死因子(TNF)，以肝癌细胞作为靶细胞，结果使癌细胞坏死、裂解；用 HeLa 细胞和肺腺癌细胞做同样实验，亦获相同结果[10]。

8. 抗辐射损伤作用　由阿拉伯糖、半乳糖等 7 种单糖组成的平均分子量 8100 左右的柴胡多糖，对受 8.5GY 照射的小鼠，在照前 1 小时、腹腔注射 5mg 时，能提高 30 日存活率 42.5%，照后 30 分钟给药，提高 45%，而阳性对照药盐酸胱胺组，提高 40.5%。柴胡多糖对造血组织如脾重量、骨髓 DNA 含量、内源性和外源性脾结节数等指标也有保护作用，其有效程度和盐酸胱胺接近[11]。

(三) 临床报道

1. 用于发热性疾病　以单味柴胡煎剂保留灌肠治疗高热 42 例，从临床投药到发生药效时间为(15±10)分钟，药效持续时间为 6～16 小时，用药后患者呼吸、血压、心率等生命体征无明显变化，无过敏反应，偶有腹泻现象[12]。用小柴胡汤(柴胡、黄芩、党参、半夏各 10g，桃仁、丹皮、归尾、川芎各 6g，生姜 3 片，大枣 4 枚，或小柴胡汤加丹皮、川芎、归尾各 6g)治疗经期发热两例，服 3 剂，均愈[13]。用柴胡桂枝干姜汤(柴胡 10g、桂枝 3g、干姜 2g、天花粉 5g、黄芩 4g、牡蛎 3g、生甘草 2g)2 剂，水煎服，2 次/日，治疗 1 例壮热战汗者，获效[14]。用柴桂败毒汤(柴胡 15g、桂枝 10g、黄芩 15g、法半夏 10g、党参 15g、生姜 3 片、大枣 5 枚、苍术 10g、藿香 10g、大腹皮 30g、白芍 15g、酒炒常山 15g、麻黄 10g、甘草 6g)水煎服，轻、中度患者每日 1 剂，重度每日 2 剂，呕吐剧烈者，可直肠滴注，用量加倍，治疗流行性出血热发热期 50 例，结果痊愈 26 例，显效 14 例，有效 7 例，无效 3 例，总有效率为 94%[15]。

2. 治疗咳嗽　以小柴胡汤随证加减辨治外感后久咳63例，结果外寒夹饮型21例中治愈18例，有效2例，无效1例；痰热阻肺型30例中(其中包括小儿顿咳18例)治愈27例，有效3例；肺燥内热型9例中治愈7例，有效2例；气阴不足型3例中有效2例，无效1例。共治愈52例，有效9例，无效2例，总有效率为96.8%[16]。从生产柴胡注射液的残渣中提取镇咳有效成分制成柴胡镇咳片服用，治疗因感冒、急慢性支气管炎、肺炎、肺癌等引起的咳嗽1005例，结果总有效率为85.8%，显效率为60.4%[17]。刘氏以小柴胡汤加减(柴胡9g、半夏9g、黄芩9g、党参12～30g、甘草4.5g、生姜3片、川朴9g、杏仁9g、红枣5枚，外感重、卫阳不振加桂枝、白芍各9g；咳痰呈泡沫状加干姜3g、细辛1.5g、五味子9g；肺有郁热加连翘12g、芦根30g；咽燥，午夜频咳，饮水则舒，痰黏少者，去生姜、党参，加南、北沙参各12g、麦冬9g)治疗上呼吸道感染咳嗽不愈者38例，结果治愈14例(6天内热退咳止，无自觉症状，胸透正常者)，显效15例(7～10天热退咳止，胸透好转)，有效5例(7～10天热退咳嗽明显减轻，胸透变化不太大)，无效(7～10天咳嗽仍剧者)4例[18]。

3. 治疗病毒性肝炎　口服肝复康(人参茎叶皂苷，柴胡皂苷按10∶1制成片剂，每片27.5mg)3～6片/日。1个月为1个疗程，连续治2～3个疗程。结果360例中，治疗组临床控制66例，显效87例，有效166例，无效41例，总有效率88.6%。经观察肝复康可使自觉症状和肝功能明显改善，HBsAg阴转或滴度下降率较高，对免疫系统有调节作用，能促进肝内RNA和蛋白质合成[19]。有人用柴连大黄宁肝汤(柴胡、陈皮、山楂、白芍各12g，连翘、茯苓各15g，大黄3～15g，板蓝根、薏苡仁各20g)水煎服，日1剂，15天为1个疗程，治疗383例病毒性肝炎。结果其中急性黄疸型肝炎182例，痊愈159例，好转21例，无效2例；急性无黄疸型肝炎24例，痊愈23例，好转1例；慢性迁延型肝炎98例，痊愈65例，好转28例，无效5例；慢性活动型肝炎72例，临床治愈37例，好转24例，无效11例；毛细血管性肝炎7例，痊愈6例，好转1例。其中47例HBsAg阳性经治疗38例转阴，转阴率80.9%。疗程最长者4个月，最短者10天，总有效率95.3%[20]。

4. 治疗肝脓肿　谢氏用柴胡清肝汤加减[方1：柴胡8g，金银花、蒲公英各20g，连翘15g，黄芩、天花粉、桃仁、当归、川楝子各10g，生大黄8g，薏苡仁30g；方2：柴胡8g，赤芍15g，金钱草30g，黄芩、制乳香、制没药、延胡索、山栀、生军(后下)各10g，丹参、连翘、蒲公英、薏苡仁各20g]加服小金片，每次4片，3次/日，治疗2例肝脓肿，获效[21]。

5. 治疗肝癌　叶氏等用小柴胡汤加减[党参9g、柴胡、黄芩、法半夏、仙鹤草各15g、炙甘草6g、郁金20g、牡蛎、蛇舌草各30g、田七末(冲服)3g]用于肝癌介入疗法后的治疗，一般于术后第二天开始1次/日顿服，共治疗81例，同时与西医组(放疗)进行比较。结果：中医组可明显制止消化道出血，增进食欲，减轻疼痛，无1例出现呕吐[22]。

6. 治疗胆石症　大柴胡汤加减[柴胡15g、大黄20g(后下)、枳实10g、黄芩15g、白芍15g、金钱草30g、海金沙15g(包煎)、丹参25g、郁金15g、芒硝10g(冲)，胁腹痛甚者加川楝子、延胡索、五灵脂；恶心、呕吐者加竹茹、旋覆花、半夏；肝胆湿热并重者加黄连、胆草、栀子、茵陈；大便燥结不通者，重用大黄、芒硝；热象重者加金银花、连翘]治疗胆石症30例，结果：痊愈5例；有效：排石，结石减小，但不完全者19例；无效6例；总有效率80%[23]。

7. 急性胆系感染　以大柴胡汤化裁(柴胡15g、黄芩15g、半夏15g、枳实20g、大黄15～20g、白芍30～50g，延胡索15g、木香15g、金钱草30～50g、甘草10g。气滞加郁金；热重加金银花、山栀；湿重加茵陈、白蔻仁；结石加海金沙、鸡内金，重用金钱草；胆道蛔虫加川椒、乌梅、槟榔)治疗急性胆系感染75例。结果：痊愈56例，占74.6%；好转17例，占22.7%；无效2例，占2.7%[24]。

8. 降低转氨酶　五味子50g，柴胡、甘草各30g。水煎浓缩至200ml，日1剂，每次100ml，每日2次，饭后服，1～3个月为1个疗程。治疗转氨酶升高48例，结果转氨酶均接近正常值[25]。

9. 治疗高脂血症　柴胡注射液每次肌注4ml(含生药4g)，日1次，15～20天为1个疗程，具有较好的降甘油三酯作用，对胆固醇则无明显影响[26]。

10. 治疗渗出性中耳炎　柴胡500g，香附、川芎各250g，共制水丸。早晚各服5g，10日为1个疗程。治疗84例，痊愈36例，好转28例，无效20例[27]。

11. 治疗变应性鼻炎　黄氏等以小柴胡汤治疗变应性鼻炎65例，有效率90.8%；对照组65例，口服氯苯那敏(扑尔敏)治疗，有效率76.9%。两组有效率比较有显著差异，认为小柴胡汤是治疗变应性鼻炎的有效方药[28]。

12. 抑制链霉素的副反应　柴胡、香附各30g，川芎15g。焙干研末入胶囊，2丸/次，每日3次，饭后服。治本病10例均有效，其中眩晕者4例，1周内消失1例，2周内消失2例；听力减退者6例，1周内消失2例，2周内消失3例。本组经用本品均完成了链霉素3～6个月疗程的治疗[29]。

13. 治疗扁平疣　柴胡注射液治疗扁平疣39例。方法：选择母疣，常规消毒皮肤，用灭菌注射器及皮试针头抽取柴胡注射液，从母疣边缘进针至基底部反抽无回血即可注入上药，依皮疹大小每次注射0.2～0.5ml，致疣体发白即可。拔针后创面稍加压1～2分钟。1周后根据皮疹变化再决定下次是否继续注射。结果：治疗扁平疣39例，痊愈(疣体全消失)35例占89.7%。显效(疣体比原有缩小、低平、部分消失)4例占10.3%[30]。

14. 治疗口腔颌面部急性炎症　以大柴胡汤化裁(大黄、黄芩各12～15g，柴胡、枳实、半夏各10～12g，热甚加蒲公英、地丁、黄连、金银花；肿甚加蒲公英、连翘、天花粉；脓成未溃者加穿山甲、皂角刺、贝母；已溃脓者加桔梗、玄参)每日1剂，水煎服，用于治疗口腔颌面部急性炎症31例，结果痊愈31例。其中颌面部间隙感染11例，牙槽脓肿13例，拔牙术后感染7例，经中西药治疗未效者16例[31]。

15. 治疗睾丸炎　有人以柴胡疏肝散加味(柴胡、黄芩、枳壳各9g，白芍12g，乌药、桃仁、小茴香、橘核、败酱草各10g，炙甘草6g)水煎服，2次/日，7天为1个疗程，治疗睾丸炎37例，结果治愈32例，好转4例，无效1例，总有效率97.39%[32]。

16. 治疗乳腺炎　有人用柴芩汤(柴胡15g、黄芩15g、法半夏10g、青皮10g、牛蒡子10g、连翘10g、金银花15g、蒲公英25g、甘草6g、连须葱白7枚)2剂，水煎服，治疗产后2周左乳房红肿胀痛之乳腺炎1例，后去葱白继服2剂，痊愈[33]。

17. 治疗睾丸鞘膜积液　以四逆散合五苓散加减治愈2例睾丸鞘膜积液患者[34]。

18. 治疗不孕症　柴胡四物汤(柴胡、当归、枳壳、青皮、川芎、鹿角霜各10g，熟地、白芍、香附各15g，蒲公英20g)于月经干净后第三天开始服用，日1剂，水煎2次，连服7～10剂，如下次月经来潮时肝郁症状消失或基本消失，可停止观察，如未完全消失者，可如前法再服。结果治愈20例，有效12例(肝郁症状消失)，无效6例[35]。

19. 治疗痛经　用小柴胡汤加味(柴胡10g、西党10g、甘草5g、半夏10g、黄芩10g、生姜5g、红枣5g、白芍10g、香附子10g)治疗原发性痛经，每月从行经之日起，连服10剂，日1剂，早晚各服1次，3个月为1个疗程，共治疗57剂。结果：痊愈者28例，占49.12%；显效22例，占38.6%；有效5例，占8.8%；无效2例，占3.5%；总有效率96.52%，痊愈显效率87.1%[36]。

20. 治疗急性胰腺炎 大柴胡汤随证加减化裁，气滞夹积者加川楝子、大腹皮、楂曲，肝胆湿热者加黄连、栀子、黄柏，肝胃实热者去枳实，加川楝子、黄连、姜竹茹，气滞血瘀者去法夏，加桃仁、赤芍、五灵脂、蒲黄，阳明腑实者重用生大黄50～120g，加楂曲、莱菔子。煎服或经胃管注入，治疗急性胰腺炎不同分型24例，明显好转时间1～2天者8例，3～4天12例，4天以上者4例[37]。

21. 治疗慢性胃炎 用柴平汤加味（柴胡15g、黄芩15g、法半夏15g、茵陈30g、栀子15g、苍术15g、陈皮15g、厚朴15g、藿香15g、仙鹤草30g、白及30g、山楂30g、金荞麦30g、熏党参15g、甘草10g），痛甚者加延胡索15g、川楝子15g、杭芍30g，痛连脐周者，加败酱草30g、大腹皮20g、白头翁30g，水煎服，治疗慢性胃炎，疗效满意[38]。

22. 治疗呃逆证 许氏自拟柴胡柿蒂汤（柴胡、广木香、甘草各6g，柿蒂、乌梅、合香、大腹皮、栀子、陈皮各10g，芦根20g）用于治疗呃逆32例，其中10岁以下2例，11～20岁8例，21～40岁22例，男28例，女4例，病程2个月以上者19例，4～6天13例。方法：取水500ml加入药中，煎至300ml，去渣，加金银花露100ml熬和，日1剂，2次服完。结果：服药1剂即愈者29例，服2剂而愈者3例[39]。

23. 治疗小儿厌食证 以柴芩汤（柴胡6g、黄芩5g、法半夏5g、郁金6g、香附5g、陈皮6g、薄荷3g、炙甘草3g）水煎服1剂收效，治疗1例小儿厌食证见厌食、心烦、哭闹患者，更进2剂巩固，诸症全消，食欲正常，随访3个月未发[33]。

24. 治疗便秘 用柴芩汤加减（柴胡15g、黄芩15g、生姜10g、半夏10g、莱菔子20g、党参15g、炙甘草10g、大枣7枚）治疗1例便秘患者，4剂水煎服取效，继服2剂痊愈。该患者便秘一年半，大便每3～4日/次，必登厕努责，便后力竭，伴胸胁痞满，口苦心烦，舌苔白滑，脉弦[33]。

25. 治疗精神病 刘氏以柴胡加龙骨牡蛎汤[磁石100g，生龙骨、生牡蛎各30g（三者先煎20分钟），茯苓25g，柴胡18g，黄芩、半夏、太子参、菖蒲、郁金各15g，桂枝12g，大黄、生姜、大枣各10g，日1剂。发作期症状控制后，缓解期守上方去磁石加朱砂20g]方药共研末和蜜为丸（约10g），每日3次，1丸/次，服1～3个月，治疗躁狂型精神病26例。结果：痊愈21例，3例因未坚持服药而复发，2例尚在观察之中，年龄在18～39岁，男8例，女18例[40]。宋氏等报道，用小柴胡汤加减（柴胡、枳实、红花、黄芩、半夏、党参各10g，石菖蒲、郁金各12g，桃仁、赤芍各6g，甘草3g）水煎服，日1剂，治愈1例月经周期性精神病患者。该药是从月经来潮前5天开始服，连用10剂，同时配合服用谷维素40mg，3次/日，治疗三个月经周期后取效的[41]。

26. 治疗失眠 柴胡龙骨牡蛎汤（柴胡、黄芩、桂枝、菊花各15g，生龙骨、生牡蛎各20～40g，大黄5～15g，白芍、生地各20g，夜交藤20～50g，半夏、甘草各10g；心脾两虚，气血不足者，合并归脾汤；心肾不交者，合并黄连阿胶汤；阳明腑实热结者，合大承气汤；肾阴不足，肾精亏损者，合并六味地黄丸）用于不寐230例，水煎服，日1剂，1次/日，结果痊愈未复发者210例，占91.3%；愈而不稳定者20例，占8.1%[42]。

27. 治疗昏睡 曾报道用小柴胡汤（柴胡10g、姜半夏10g、党参10g、黄芩10g、炒山栀10g、生甘草10g、大枣10g、生姜10g）治愈1例酉时昏睡患者。患者每晚6时至6时半左右，即感胸满，烦躁恶心，随即仆倒昏睡1小时左右，他人呼之不应。给患者口服上药水煎液，日1剂，早晚分服，共服3剂，随访未发[43]。

28. 治疗带状疱疹　王氏等以柴胡清肝汤（柴胡、川芎、黄芩、栀子各 9g，白芍、当归、牛蒡子、天花粉各 12g，生地、连翘各 15g，防风、甘草各 6g，热毒重者加金银花、板蓝根各 15g；湿重加苍术、黄柏各 12g、胆草 9g；便秘加大黄 9g）水煎服，每日 1 剂，分 2 次温服，用于带状疱疹见皮疹呈红色干性斑丘疹，或集簇性水疱排成带状，沿一侧周围神经分布，伴刺痛者。共治 36 例，全部治愈。7 天愈者 6 例，7～14 天愈者 23 例，14～23 天愈者 7 例[44]。

29. 治疗青光眼　李氏等用制备的柴葛胶囊治疗青光眼，共治疗 74 例，总有效率 85.1%。方药及制备：柴胡、葛根、车前子各 200g，龙胆草、赤芍各 150g，钩藤 100g，甘草 50g。取葛根粉碎，过 100 目筛，备用。另取余药加水共煎 3 次，每次 1 小时，合并滤液，静置，取上清液浓缩成浸膏与葛根粉混匀，60℃干燥，装 0 号胶囊，每粒重 0.26g[45]。

30. 用于胸痹　以大柴胡汤（柴胡、郁金、杭芍药、延胡索、川楝子、炒枳实各 12g，法半夏、黄芩、生姜各 10g，大黄 6g，甘草 5g）水煎服日 1 剂，共服 15 剂，治愈胸痹 1 例[46]。

31. 用治颅骨骨折感染发热耳聋　孟氏曾用小柴胡汤加味治愈颅骨骨折感染发热耳聋 1 例。具体方药如下：柴胡、知母、白芷、薄荷叶、川芎、天花粉各 15g，黄芩、桃仁、红花、陈皮、沉香、甘草、血竭、桔梗各 10g，生石膏 300g，石斛 20g、半夏、川楝子、生姜各 30g，全葱 1 把。每日 1 剂，3 次/日，煎服。3 剂后加党参、骨碎补各 25g，减生石膏、川楝子、沉香、陈皮、知母，后加肉苁蓉、当归、狗脊、白术各 15g，接骨木、自然铜各 30g，连进 15 剂后愈。3 个月后随访未发[47]。

（四）不良反应

1. 毒性　柴胡口服的毒性很小。大剂量使用柴胡水煎剂灌胃可造成大鼠明显的肝毒性损伤。研究发现柴胡不同组分均可导致大鼠肝毒性损伤，其途径与过氧化损伤机制有关，且醇提组分的肝毒性损伤程度高于水提组分[48]。临床上，柴胡注射液偶见不良反应报道，严重者致人过敏性休克[49,50]。

2. 中毒机理及症状　用柴胡注射液治疗感冒发热时有 9 例出现了以头晕、恶心、面色苍白、汗出为主的副反应，偶见晕仆倒地、不省人事的严重不良反应[50]。

3. 中毒解救　柴胡注射液使用中如出现毒副反应，应立即停止注射，对症治疗，严重反应者皮下注射肾上腺素（副肾素）1/2 支，肌苷 0.2g、维生素 C 1g 加入 50%葡萄糖注射液 20ml 中静脉推注，可使症状迅速缓解。反应较轻者，平卧休息 5～10 分钟后可恢复正常[50]。

参 考 文 献

[1] 曹站霞. 黑柴胡与北柴胡解热、抗炎作用的比较[J]. 中医研究，2009，22(10)：15-17.

[2] 高琳，白晶，刘迪谦. 柴胡-黄芩水煎液中不同化学成分群配伍与其解热作用相关性研究[J]. 北京中医药大学学报，2006，29(11)：760-764.

[3] 聂淑琴，杨庆，李兰芳，等. 柴胡与赤芍、醋柴胡与白芍配伍前后药效学比较研究[J]. 中国实验方剂学杂志，2002，8(3)：11-14.

[4] 于庆海，万立萍. 柴胡皂苷抗炎作用机制初探[J]. 沈阳药学院学报，1986，3(1)：14-16.

[5] 李振宇，李振旭，赵润琴，等. 北柴胡根及其地上部分解热、保肝药理作用的比较研究[J]. 中国实用医药，2010，5(12)：173-174.

[6] 李廷利，吕亚彬，田振坤，等. 长白柴胡中柴胡皂苷 a 对小鼠实验性肝损伤保护作用的实验研究[J]. 中医药学报，1988(1)：45-46.

[7] 谢东浩，袁冬平，蔡宝昌，等. 春柴胡及北柴胡对二甲基亚硝胺所致大鼠肝纤维化的保护作用比较

[J]. 中国医院药学杂志,2008,28(23):2006-2009.

[8] 韩玲. 柴胡总皂苷预防大鼠肝纤维化效果的观察[J]. 江西中医学院学报,2008,20(6):70-71.

[9] 张兴权,陈鸿珊. 柴胡多糖的免疫药理作用[J]. 中国药理学与毒理学杂志,1989,3(1):30-33.

[10] 魏涌,杨燕敏. 以柴胡、当归代替 BCG 制备 TNF 与其抗癌效应的研究[J]. 现代医学,1990,18(3):144-148.

[11] 骆传环,王作华,程鲁榕. 柴胡多糖抗辐射作用的实验研究[J]. 中草药,1995,26(12):645-646.

[12] 姚建,喜斌,王景璐. 柴胡煎剂保留灌肠治疗高热 42 例临床观察[J]. 中国中医药科技,2002,9(5):295.

[13] 刘建农. 小柴胡汤治疗经期发热[J]. 四川中医,1993,11(5):41-42.

[14] 符友丰,王杰. 柴胡桂枝干姜汤战汗除壮热[J]. 黑龙江中医药,1993(3):25-26.

[15] 马超英,耿耘,万兰清. 柴桂败毒汤治疗流行性出血热发热期 50 例疗效观察[J]. 黑龙江中医药,1993(3):11-14.

[16] 薛辉. 小柴胡汤加减辨治外感后久咳 63 例[J]. 国医论坛,2004,19(5):9-10.

[17] 田眼亮,丁义良. 柴胡镇咳片临床疗效的研究[J]. 华南国防医学杂志,1987(4):41-43.

[18] 刘明皓. 38 例咳嗽用小柴胡汤加减治疗[J]. 上海中医药杂志,1994(1):19.

[19] 王雨梅,翟玉秋,刘士学. 肝复康治疗慢性乙型肝炎 360 例[J]. 吉林中医药,1986(5):10-11.

[20] 魏金荣. 柴连大黄宁肝汤治疗病毒性肝炎 383 例[J]. 陕西中医,1991,12(3):102.

[21] 谢兆丰. 柴胡清肝汤加减治疗肝脓肿 2 例[J]. 四川中医,1993,11(12):31.

[22] 叶安娜,季成,罗鹏飞. 小柴胡汤在肝癌介入治疗后的应用[J]. 新中医,1992,24(11):31-32.

[23] 李春林,赵惠琴. 大柴胡汤加减治疗胆石症 30 例疗效观察[J]. 黑龙江中医药,1993(6):19-20.

[24] 乔宦琏. 大柴胡汤为主治疗急性胆系感染 75 例[J]. 上海中医药杂志,1994(12):20-21.

[25] 唐露. 中药降酶汤对化疗所致转氨酶升高等反应的疗效观察[J]. 辽宁中医杂志,1991,18(6):33.

[26] 李焕堂,李宗其,岳景山. 柴胡注射液降血脂效果初步观察[J]. 广西医学,1985,7(6):291-293.

[27] 顾玉如,何明秀. 耳聋通气散治疗渗出性中耳炎[J]. 新中医,1983(12):32.

[28] 黄庆山,李静美,刘红玉,等. 小柴胡汤治疗变应性鼻炎的临床及实验研究[J]. 中国中西医结合耳鼻咽喉科杂志,1996,4(2):76.

[29] 王树凡,王保定,刘清珍. 通气散治疗链霉素副反应观察[J]. 四川中医,1987,5(12):10.

[30] 袁翠英. 柴胡注射液局封治疗扁平疣 39 例[J]. 中西医结合杂志,1992,12(4):212.

[31] 彭世桥. 大柴胡汤治疗口腔颌面部急性炎症 31 例[J]. 陕西中医,1991,12(2):54.

[32] 张宏俊,王道俊. 柴胡疏肝散加味治疗睾丸炎 37 例[J]. 陕西中医,1993,14(2):54.

[33] 李淑坤. 柴芩汤的临床应用及探讨[J]. 吉林中医药,1993(5):40.

[34] 田茂华. 四逆合五苓散治愈小儿鞘膜积液[J]. 四川中医,1993,11(2):44.

[35] 孙济民. 柴胡四物汤治疗不孕症临床小结[J]. 湖北中医杂志,1991,13(1):8.

[36] 刘军,傅建文. 小柴胡汤加味治原发性痛经 57 例疗效观察[J]. 江西中医药,1992,23(4):39.

[37] 邹拥军,邱宏. 大柴胡汤化裁治疗急性胰腺炎 24 例临床报道[J]. 四川中医,2003,21(3):34-35.

[38] 何吉才,李春燕. 柴平汤加味治疗慢性胃炎 80 例疗效观察[J]. 云南中医中药杂志,2004,25(1):22-23.

[39] 许云甲. 自拟柴胡柿蒂汤治疗呃逆 32 例[J]. 湖北中医杂志,1991,13(6):51.

[40] 刘兴旺,刘芳琴. 柴胡加龙骨牡蛎汤治疗躁狂性精神病[J]. 四川中医,1993,11(10):27.

[41] 宋祖慧,郑其庄,王爱兰. 小柴胡汤加减治疗月经周期性精神病[J]. 四川中医,1993,11(11):39.

[42] 张丽君,王秀英,罗秋玲. 柴胡龙骨牡蛎汤治疗不寐证[J]. 中医药信息,1994(2):44.

[43] 杨启瑞. 小柴胡汤治愈酉时昏睡一则[J]. 山西中医,1992,8(2):25.

[44] 王佩茂,李昌远,王象腾. 柴胡清肝汤治疗带状疱疹 36 例[J]. 四川中医,1993,11(9):37.

[45] 李国辉,段亚东. 柴葛胶囊的制备及临床应用[J]. 中国医院药学杂志,1993,13(12):565-566.

[46] 迟炳周. 大柴胡汤新用[J]. 新中医,1992,24(8):47-48.

[47] 孟祥武. 小柴胡汤治愈颅骨骨折感染发热耳聋一例[J]. 新中医,1992,24(1):43.

[48] 吕丽莉,黄伟,孙蓉,等. 不同柴胡组分对大鼠肝毒性与氧化损伤机制影响的研究[J]. 中国中药杂志,2009,34(18):2364-2368.

[49] 吴凤海. 柴胡注射液致过敏性休克一例[J]. 内蒙古医学杂志,1992,12(2):48.

[50] 王业建. 柴胡注射液副反应报告[J]. 江西中医药,2003,34(8):36.

升麻　Shengma

【别名】周升麻(《神农本草经》),周麻(《名医别录》),鸡骨升麻(陶弘景),鬼脸升麻(《本草纲目》),绿升麻(《医学广笔记》)。

【来源】升麻,始载于《神农本草经》,列为上品,历代本草均有收载。因其叶似麻,其性上升,故名。为毛茛科植物大三叶升麻 *Cimicifuga heracleifolia* Kom.、兴安升麻 *Cimicifuga dahurica*(Turcz.)Maxim. 或升麻 *Cimicifuga foetida* L. 的干燥根茎。川升麻(升麻、西升麻),主产于陕西雒南、西方,四川南坪、西昌、灌县,青海互助、湟中。此外,云南、甘肃、河南、湖北也产。北升麻主产于黑龙江及河北承德、龙关、张家口,山西大同,内蒙古集宁、凉城。关升麻主产于辽宁本溪、铁岭、风城,吉林永吉、桦甸及黑龙江等地。多为野生,也有栽培品种。

【采收炮制】春、秋采挖,除去地上茎苗和泥土,晒至须根干时,用火燎或用竹筐撞去须根,晒干,润透切片,生用或蜜制用。炙升麻:取炼蜜,用适量开水稀释后,加入升麻片拌匀,闷透,置锅内,用文火加热,炒至不粘手时,取出放凉。

【商品规格】商品按其来源和产地分为:川升麻(升麻),北升麻(兴安升麻),关升麻(三叶升麻)三种。以个大、外皮绿黑色,无细根,断面深绿色者为佳。以川升麻为良。

按《中国药典》(2010 年版一部)规定:本品按干燥品计算,含阿魏酸($C_{10}H_{10}O_4$)不得少于 0.10%。

【药性】辛、微甘,微寒。归肺、脾、胃、大肠经。

【功效】发表透疹,清热解毒,升举阳气。

【应用】

1. 风热头痛、夹湿外感、麻疹不透　本品辛微甘微寒,辛能升散,有发表透疹之功。用治风热上攻,阳明头痛,可配生石膏、黄芩、白芷等;升麻主入阳明经,故常用于外感风热夹湿之阳明经头痛,额前作痛,呕哕,心烦痞满,多与苍术、葛根、鲜荷叶配伍,如《症因脉治》清震汤;若外感风热夹湿之头面巅顶痛甚的雷头风证,又当与苍术、荷叶同配,如《卫生宝鉴》升麻汤;本品升散发表,宣毒透疹,用于感受时气温疫,头痛发热,麻疹初起,发而不透者,常与葛根、白芍、甘草等同用,如《小儿药证直诀·阎氏小儿方论》升麻葛根汤;若见小儿痘疹,表里有热,大便干结者,又可与犀角(水牛角代)、栀子、大黄等配伍,如《政和本草》引《本草图经》七物升麻丸;若麻疹透发不出,伴有发热咳嗽,烦躁口渴者,又当与葛根、杏仁、桔梗等配伍,如《痘疹活幼至宝》宣毒发表汤。

2. 齿痛齿衄、鼻渊鼻衄、口疮咽痛、颜面丹毒、双目赤肿　本品微甘微寒,可泄热解毒,又具升散之力,故善清头面火毒。其归胃、大肠经,尤善清阳明热毒,故常用治胃火上攻,牙龈肿痛、齿衄出血、口舌生疮等症。若肠胃积热之齿肿齿衄,可配黄连、大黄、当归等,如《症因脉治》升麻清胃散;若见风火牙痛,疼痛难忍者,常配川芎、防风、细辛等取效,如《御药院方》升麻散；若见风虫牙痛，齿根动摇，又可与细辛、白芷、荜茇等同用，如《杨氏家藏方》升麻散；若见牙龈遍肿，连及咽喉、耳内肿痛之骨槽风者，配以桔梗、连翘、射干等药，如《外科大成》升桔汤；若因风毒侵袭阳明，血凝不利，鼻额间痛，或连口唇、颊车、发际皆痛之鼻渊者，可与犀角（水牛角代）、防风、白芷、羌活等配伍，如《普济本事方》犀角升麻汤；若因脾胃积热，引起鼻衄者，可配黄连、干葛、石膏等，如《症因脉治》清胃汤；本品有升浮之性，可载其他清热药上升以达病所，常用于口疮治疗。若胃火亢盛，口热生疮者，配以黄连，共为末，绵裹，含咽汁，如《备急千金要方》黄连升麻散；若见热病口疮，壮热头痛，心神烦躁者，当配清热解肌退热之品，取升麻辛凉透热及甘寒清热之功，如《太平圣惠方》川升麻散中川升麻配柴胡、知母、大青叶等；若感疫疠之气，暴发两目红肿疼痛，伴恶寒发热者，可与葛根、川芎、防风等配伍，如《审视瑶函》升麻干葛汤；若因胃肠积热，循经而上，出现颜面丹毒或痈肿者，又当与芒硝、栀子、黄芩等同用，如《备急千金要方》升麻搨汤；若因阳毒蕴结于咽喉，上攻于头面，出现面赤斑斑如锦纹，咽喉痛，吐脓血者，可配鳖甲、当归、雄黄等，如《金匮要略》升麻鳖甲汤。

3. 骨蒸潮热、肺气壅滞、肝郁气滞、吐血　本品辛散升浮，功可透发散热，故可用于温热病阴虚虚烦潮热之症，常配栀子、柴胡、生地黄等，如《类证活人书》栀子升麻汤；因其入肺，具有宣散之性，又常配伍桔梗、川芎、桑白皮等，用于治疗肺气壅滞的语声不出、胸满短气、涎嗽喘闷、咽喉噎塞之证，如《御药院方》发声散；本品辛散升浮，可助气机条达，故有舒达肝郁之功，常与柴胡、川芎、香附等伍用，治肝郁气滞，呕吐酸水或阳痿不起之证，如《杂病源流犀烛》达郁汤；本品虽非大苦大寒之品，不应用于大热烦躁之症，但因其轻清宣散，疏达透表，给邪以出路，使热从表而走，因而亦用于大热烦躁恍惚，头目不利之症，常配羚羊角屑、柴胡、栀子、牛黄等，如《太平圣惠方》升麻汤；然本品既可辛散邪气，又可升提阳气，故具有升阳散火之功，常配葛根、人参、柴胡、独活、羌活等，用于因血虚或胃虚过食生冷，阳气郁遏于脾，肌肤灼热，或骨蒸潮热之症，如《内外伤辨惑论》升阳散火汤；本品甘寒，清热而又能润胃燥，常与赤芍、生地、黄连等配伍，用于胃热出血，如《古今医鉴》清热解毒汤；此外，尚与常山、蜀漆同用，治疗疟疾，如《外台秘要》常山散。

4. 气虚下陷、久泻脱肛、子宫脱垂　本品入脾胃经，善引清阳之气上升，而为升阳举陷之要药，故常用治气虚下陷、久泻脱肛，胃、子宫等内脏下垂证，多与党参、黄芪、柴胡等同用，共收培补举陷之功，如《脾胃论》补中益气汤；若胸中大气下陷，气短不足以吸，又常以本品配柴胡、黄芪、桔梗等同用，如《医学衷中参西录》升陷汤；若出现气虚下陷，气不摄血，血崩血脱，亡阳垂危等证，需以本品配伍人参、黄芪、白术等，如《景岳全书》举元煎；若出现阳气虚寒者，应在举元煎的基础上加肉桂、附子、干姜等；脾胃气虚，久则气陷，肛门下坠及脱肛便血者，宜以本品配伍川芎、归身、人参、黄芪等，如《医林绳墨大全》提肛散；若因内伤服用大黄、牵牛等泻下药，泄泻过多，腹中痛甚者，以本品配伍柴胡、黄芪、草豆蔻等，补气升阳，和中止痛，如《兰室秘藏》升麻补胃汤。

5. 肾虚下陷，遗精漏精　本品与人参、黄芪同用，补脾升阳，补后天以养先天，加杜仲、枸杞子、补骨脂等，脾肾双补，用于遗精日久，肾虚下陷，玉门不闭，不时漏精之病证，如《医学入门》神芎汤。

6. 湿热内蕴，肢重体倦、腹痛下利　湿邪所生，缘脾不升，胃不降。湿邪已生，亦影响脾之清气运行，故湿邪为患，应佐以升阳之法。本品善引清阳之气上升，为升清之要药。故可用于湿热内蕴，脾气不足，两腿麻木，沉重无力，多汗喜笑，口中涎下，身重如山之病证，常配苍术、黄柏、柴胡、黄芪等药，如《兰室秘藏》除湿补气汤；若用于伤寒夹热，腹痛下利者，又当以本品配黄连、白芍、黄柏等，如《圣济总录》升麻黄连汤。

7. 妇人转胞，小便不通　本品常配黄芪、柴胡等，借黄芪之力而升提清阳，借柴胡之力而调畅气机。妇人转胞缘气虚而气滞，小便滴沥不通者，可用上述配伍治疗，如《医学衷中参西录》升麻黄芪汤。

8. 老年中风　年老体虚，正气不足，虚邪贼风，乘虚而入，而为中风。治之宜益气扶正，疏风散寒。本品一方面可升提清阳以助正气，另一方面可辛散邪气归于阳明，配以葛根、人参、秦艽、防风等，用于风寒客于手足阳明经，口眼㖞斜，恶风恶寒，四肢拘急之老年中风证，如《卫生宝鉴》秦艽升麻汤。

9. 气血不足，疮毒塌陷　本品升阳益气而益血，为补益气血的枢机之品。常配黄芪、人参、白芍、甘草等药，用于忧思过度，饮食失节，气血两虚之面色黧黑、气短，如《医学入门》升麻顺气汤；本品还可用于气血不足，无力托邪外出之疮毒塌陷，常配黄芪、当归、连翘、葛根等，如《兰室秘藏》升麻托黑汤；其升提之性，亦可用于阴虚血燥伴见大便不通，常配熟地、生地、当归、大黄等，如《兰室秘藏》润燥汤，升清以促生化之源。

10. 黄水疮、雀斑、粉刺、皯䵟、瘰疽　本品清热解毒，与金银花、连翘、当归、赤芍等配伍，用于黄水疮，如《医宗金鉴》升麻消毒饮；本品还可配伍犀角（水牛角代）、羌活、川芎、防风等，清热解毒，活血祛风，用治雀斑、粉刺、皯䵟等病，取其清热解毒及载药上行的作用，如《医宗金鉴》犀角升麻丸；本品配射干、大黄、羚羊角屑等，用于治疗瘰疽肿痛不可忍者，取其清热解毒作用，如《太平圣惠方》射干散。

【用法用量】煎服，3～10g。发表透疹解毒宜生用，升阳举陷固脱宜制用。

【使用注意】本品辛散力强，一般风热感冒，麻疹已透，以及阴虚火旺，肝阳上亢者，均当忌用。

【鉴别用药】升麻、牛蒡子均属辛凉解表药，均具发表透疹、清热解毒的功能，同可用于麻疹透发不畅及疮疡肿毒等热毒证。但升麻升散解表，风热表证应用较少，主要用于阳明经头痛，然长于升举清阳之气，为治疗气虚下陷、脱肛久痢久泄、子宫下垂等的要药。又能清热解毒，用于口疮、鼻衄、齿衄、咽喉肿痛等多种热毒证。而牛蒡子苦寒辛散，常用于外感风热表证及肺热咳嗽咯痰不畅、斑疹不透。亦有良好的清热解毒利咽作用，主要用于头面部的热毒之证，为治咽喉肿痛之要药。又可通利二便，对于热毒之证又伴有二便不利者，尤为适用。

【药论】

1.《神农本草经》："升麻，味甘、平，主解百毒，……辟温疫瘴气，邪气蛊毒。"

2.《医学启源》："升麻，若补其脾胃，非此为引不能补。若得葱白、香芷之类，亦能走手阳明、太阳，能解肌肉间热，此手足阳明伤风之药也。《主治秘要》云，其用者有四：手足阳明引经一也；升阳于至阴之下二也；治阳明经分头痛三也；去皮肤风邪及至高之上四也"。"脾痹非升麻不能除。"

3.《本草纲目》："升麻引阳明清气上行，柴胡引少阳清气上行，此乃禀赋素弱、元气虚馁及劳役饥饱、生冷内伤，脾胃引经最要药也。升麻葛根汤，乃发散阳明风寒药也，时珍用治阳气郁遏及元气下陷诸病、时行赤眼，每有殊效。大抵人年五十以后，其气消者多，长者少，降者多，升者少，秋冬之令多之。"

4.《本草正》："升麻，凡痈疽痘疹，阳虚不能起发及泻痢崩淋，梦遗脱肛，阳虚下陷之类，用佐补剂，皆所宜也。若上实气壅，诸火炎上及太阳表证，皆不宜用。若其味苦气散，若血气太虚，及水火无根者，并不可用。"

5.《药品化义》:“升麻,善提清气,少用佐参、芪升补中气。柴胡引肝气从左而上,升麻引胃气从右而上,入补中益气汤有鼓舞脾元之妙,使清阳之气上升而浊阴之气下降。”

6.《本草求真》:“升麻,似与葛根一类,但此辛甘微苦,能引葱白入肺,发散风寒出汗,引石膏能治阳明顶巅头痛、齿痛,引参、芪能入脾胃补脾,且同柴胡能引归、芪、白术甘温之药以补卫气之散而实其表。不似葛根功专入胃,升津解肌而不能引诸药以实卫气也。但升麻佐于葛根,则入阳明生津解肌有效,同柴胡升气,则柴胡能升少阳肝经之阳,升麻能升阳明胃经之阳,一左一右,相须而成。”

【现代研究】

(一)化学成分

升麻中的主要化学成分为三萜多氧化物及色原酮、酚酸等。其三萜类衍生物有升麻(烯)醇,升麻环氧醇苷,升麻苷,乙酰升麻醇木糖苷等;酚酸类化合物有:咖啡酸,阿魏酸,异阿魏酸等;其他成分有水杨酸、鞣质、树脂、升麻碱、升麻素、升麻苷等。

(二)药理作用

1. 抗炎作用 升麻提取物具有抑制大鼠腹腔肥大细胞组胺释放的活性,抑制佛波醇酯和钙离子通道(A23187)诱导的人肥大细胞白血病细胞系 HMC-1 细胞中 IL-4、IL-5 和 TNF-α mRNA 的表达[1]。

2. 镇痛、镇静作用 采用小鼠福尔马林(甲醛溶液)致痛反应、热板法、醋酸扭体实验和小鼠自发活动及举双肢法显示,升麻及兴安升麻均有镇痛和镇静活性,且其镇痛和镇静作用经过蜜制后显著增强[2]。

3. 抗肿瘤作用 MTT 法检测体外升麻总苷对人肿瘤细胞有增殖抑制作用,体内实验显示升麻总苷对小鼠 S180 和裸鼠体内移植人肺腺癌 A549 有抑制肿瘤细胞生长与诱导凋亡作用[3]。

4. 其他作用 此外,升麻皂苷还具有体外抑制艾滋病毒的作用,主要是通过抑制细胞膜的核苷转运过程,导致病毒在宿主细胞内自身 DNA 合成受限,病毒产量下降,而起抑制作用[4]。

(三)临床报道

1. 治疗胃下垂 用开胃合剂(升麻、枳壳各 15g 水煎而成),每日 2 次分服,随证加减,3 个月为 1 个疗程,治疗 50 例,结果痊愈 10 例,显效 9 例,有效 24 例,无效 7 例[5]。

2. 治疗子宫脱垂 李氏报道用升麻 4g(研末)、鸡蛋 1 个,先将鸡蛋顶端钻一黄豆大小圆孔,再将药末放入蛋内搅匀,取白纸一块蘸水将孔盖严,口向上置于蒸笼内蒸熟,去壳内服。2 次/日,10 天 1 个疗程,1 个疗程结束后停服 2 天,然后再服。共治疗 120 例中青年患者,病程最短为半年,最长为 10 年,其中Ⅰ度脱垂者 63 例,Ⅱ度脱垂者 51 例,Ⅲ度者 6 例。结果经 3 个疗程治愈者 104 例,显效 12 例,无效 4 例[6]。

3. 治疗崩漏 倪氏以升陷汤加减(生黄芪、知母、柴胡、升麻、桔梗)治疗中气下陷型崩漏 10 例,疗效满意[7]。

4. 治疗药物性肝病 升麻葛根汤(升麻 30~60g、葛根 30g、赤芍 30g、甘草 10g)随证加味治疗药物性肝病 27 例,治愈 16 例,有效 8 例,无效 3 例,总有效率 89%[8]。

5. 治疗急性鼻窦炎 谭氏以升麻解毒汤加减(升麻 6g、葛根 15g、赤芍 12g、黄芩 12g、苍耳子 10g、生甘草 6g 等)治疗急性鼻窦炎 48 例,结果痊愈 40 例,好转 2 例,无效 6 例。痊愈者中,最少服药 2 剂,最多 30 剂,服药 15 剂以内者 30 例,随访半年,复发者 3 例[9]。

6. 治疗带状疱疹后遗神经痛　升麻葛根汤(升麻10g、葛根20g、白芍30g、甘草10g、紫草30g)随证加味内服,6天为1个疗程,一般治疗3个疗程,治疗带状疱疹后遗神经痛26例,结果26例均获痊愈,总有效率为100%[10]。

7. 治疗湿疹　以升麻消毒饮(升麻10g、当归20g、赤芍10g、金银花20g、连翘20g、牛蒡子10g、栀子15g、羌活15g、白芷10g、红花10g、防风15g、甘草10g、桔梗15g)内服,合自制湿疹膏[主要成分黄连、黄柏、黄芩、氯苯那敏(扑尔敏)、凡士林]外用,治疗湿疹疗效显著,见效快,无毒副作用[11]。

8. 治疗荨麻疹　用升麻鳖甲汤(升麻15g、当归10g、蜀椒10g、甘草15g、炙鳖甲12g、雄黄5g)治疗顽固性荨麻疹,疗效显著[12]。

9. 治疗口腔疾患　用升麻银翘汤(升麻15g,金银花、连翘各30g),轻症每天1剂,水煎含漱及内服各半,重症每天2剂含漱及内服各1剂,治疗口腔黏膜扁平苔藓,屡有效验,尤其止痛更为显著[13]。

10. 其他　亦有报道升麻、葛根用于治疗骨髓炎、肝炎、颜面神经麻痹、高血压、末梢神经炎等取效[14]。

参考文献

[1] 吴德松,卿晨.升麻药理学活性研究进展[J].医学综述,2009,15(6):918-920.

[2] 曹丽,孙虹,李展,等.不同品种的升麻蜜制前后药理活性的比较[J].中药材,2007,30(12):1561-1563.

[3] 曹丽,杨卫彬,潘瑞乐,等.兴安升麻总苷抗肿瘤药效研究[J].中国中医药信息杂志,2008,15(12):31-33.

[4] 林新,蔡有余,肖培根.兴安升麻皂甙体外SIV抑制作用及其机制[J].华西药学杂志,1994,9(4):221-224.

[5] 屠森,郑家顺,孙雅俊,等.升胃合剂治疗胃下垂50例临床总结[J].上海中医药杂志,1987(12):25.

[6] 李治方.治疗子宫脱垂验方[J].四川中医,1986,4(11):47.

[7] 倪晓云.升陷汤加减治验崩漏[J].天津医药,1982(10):617.

[8] 续海卿.升麻葛根汤加味治疗药物性肝病27例[J].光明中医,2008,23(5):626-627.

[9] 谭敬书,徐绍勤.升麻解毒汤治疗急性鼻窦炎48例[J].河北中医杂志,1986(6):31-32.

[10] 董德翠,王璐瑜.升麻葛根汤加味治疗带状疱疹后遗神经痛26例疗效观察[J].中国民族民间医药,2009(5):103-104.

[11] 吕丽红,贺永香,刘学东.升麻消毒饮合自制湿疹膏治疗湿疹疗效分析[J].当代医学(学术版),2008,14(20):138-139.

[12] 李长乐.升麻鳖甲汤治疗顽固性荨麻疹30例[J].四川中医,2011,29(2):100.

[13] 张永全.升麻银翘汤治疗口腔黏膜扁平苔癣[J].新中医,2008,40(7):50.

[14] 赵祚忠,宋友祥.升麻葛根的临床运用[J].中原医刊,1988(1):45.

桑叶　Sangye

【别名】黄桑(《神农本草经》),家桑(《日华子本草》),铁扇子(《百花镜》),荆桑(王祯《农书》)。

【来源】桑叶始载于《神农本草经》,列为中品,历代本草均有收载。本品为桑树的叶,故名。为桑科植物桑 *Morus alba* L. 的干燥叶。全国大部分地区均有生产,以南方育蚕区产量较大，如安徽、浙江、江苏、四川、湖南等地。野生与栽培均有。

【采收炮制】多在霜降后 9～10 月采收，晒干，生用或制用。炮制时拣去杂质，搓碎，簸皮梗，筛去泥屑。蜜炙桑叶：即取净桑叶，加炼熟的蜂蜜和开水少许，拌匀，稍闷，置锅内用文火炒至不粘手为度，取出，放凉。（桑叶每 50kg，用炼熟蜂蜜 10～12.5kg）

【商品规格】商品不分等级，以叶片完整，大而厚，色黄绿，质扎手者为佳，习惯以经霜者为佳，称“霜桑叶”或“冬桑叶”。

按《中国药典》（2010 年版一部）规定：本品按干燥品计算，含芦丁（$C_{27}H_{30}O_{16}$）不得少于 0.10%。

【药性】苦、甘，寒。归肺、肝经。

【功效】疏散风热，清肺润燥，清肝明目。

【应用】

1. 风热感冒，温病初起　本品甘寒质轻，轻清疏散，长于凉散风热，又能清肺止咳，故常用于风热感冒，或温病初起，温邪犯肺，发热、头痛、咳嗽等症，常配菊花、连翘、薄荷、杏仁等同用，如《温病条辨》桑菊饮。

2. 肺热燥咳　本品苦寒清泄肺热，甘寒益阴，凉润肺燥，故可用于燥热伤肺、干咳痰少，轻者可配杏仁、沙参、贝母等同用，如《温病条辨》桑杏汤；重者可配生石膏、麦冬、阿胶等同用，如《症因脉治》清燥救肺汤；若用于肝火灼肺，木火刑金，干咳少痰，咳则胁痛，甚则咳血，或痰中夹有血丝者，可配桑白皮、牡丹皮、地骨皮、川贝母等同用，如《重订通俗伤寒论》桑丹泻白汤；若证属痰火郁肺或阴虚肺热咳嗽，以及肺结核咳嗽者，可配儿茶、硼砂、紫苏子、甘草等，如《医学衷中参西录》安肺宁嗽丸。

3. 喉痧，咽喉红肿，牙痛　本品轻清性寒，长于疏散风热，故可用于风热犯肺之喉痧，咽喉肿痛及风热上扰之风火牙痛。常配防风、淡豆豉、牛蒡子、桔梗、前胡等，用于治疗喉痧，如《喉科家训》桑防白膏汤；或可用单味桑叶 10～15g 煎服，用治咽喉肿痛，风火牙痛，见《上海常用中草药》方。

4. 目赤肿痛，风眼下泪　本品苦寒，兼入肝经，苦寒能清泄肝火，疏风散热而明目，故可用治肝经风热之天行赤眼，目赤肿痛，目涩眩赤，双目痛痒，羞明流泪，或风热上攻之目赤头痛，可用本品单味滚水冲泡，晾温洗眼，如《养素园传信方》所载；或与菊花共用研末为丸，白开水送服，如《慈禧光绪医方选议》明目延龄丸；另《濒湖集简方》记载：用腊月不落桑叶，煎汤温洗，或入芒硝同用，治疗风邪壅滞，气机失调之风眼下泪。

5. 肝阳眩晕，眼目昏花　本品甘寒质润，功能平肝明目，故可治疗肝阳上亢，头痛眩晕，耳鸣心悸，手足躁扰，甚则狂乱痉厥，或热极动风之证。常配伍菊花、石决明、白芍等同用；若用于肝经热盛，热极动风，或肝风内动，孕妇子痫，产后惊风等，当配羚羊角、钩藤、茯神、白芍、生地等凉肝息风之品同用，如《重订通俗伤寒论》羚角钩藤汤；本品疏散风热，清肝明目，平抑肝阳，既可用于肝经风热，肝火上攻之目赤肿痛，又可用于肝阴不足，目失所养，眼目昏花等症，常配滋补精血之黑芝麻同用，如《医级》桑麻丸；若肝肾不足，经常头目眩晕者，可以本品配菊花、枸杞子、决明子，水煎代茶饮，见《山东中草药手册》。

6. 出血症　本品甘寒，尚可凉血止血，故可用治血热妄行之吐、衄血，可单用，如《圣济总录》独圣散，或配其他凉血止血药同用；本品若配其他止血药同用，可用于金疮出血，如《永类钤方》军中一捻金中即以本品配金樱叶、嫩苎叶同用治疗。

7. 自汗、盗汗　本品甘寒益阴，可用于气阴不足之自汗、盗汗，常配黄芪、麦冬、五味子同用，益气养阴，敛汗固表，用于大病之后，或体虚气阴不足，遍体出汗淋漓者，如《辨证录》敛汗汤。

8. 风痧　本品质轻上浮，功可升散，其性质苦寒，尚可清热，故可用于风热侵袭卫表，热盛不解而致的高热口渴，心烦不宁，风痧不透，痧色鲜红或紫黯，痧痒密集，小便黄少等症，可配菊花、薄荷、牛蒡子等辛凉透疹之品，还需配伍赤芍、藏红花等凉血解毒之品同用，如《中医儿科学》透疹凉解汤。

【用法用量】煎服，5～10g。一般生用，煎服或入丸散。外用煎水洗眼。桑叶蜜制能增强润肺止咳的作用，故肺燥咳嗽多用蜜制桑叶。

【鉴别用药】桑叶、菊花均为辛凉解表常用药，均能疏散风热，平肝明目，常同用于外感风热表证，或温病初起，及肝阳上亢，头晕目眩，头昏目赤等。但桑叶疏散之力强于菊花，尤善用于风热表证兼有咳嗽头痛者，又可润肺止咳，兼能凉血止血；菊花平肝明目之功较桑叶为胜，又能解毒，可治疗疮肿毒。野菊花功专清热解毒，为疔疮肿毒之良药。

【药论】

1.《神农本草经》："除寒热，出汗。"

2.《本草经疏》："桑叶，甘所以益血，寒所以凉血，甘寒相合，故下气而益阴，是以能主阴虚寒热及因内热出汗。其性兼燥，故又能除脚气水肿，利大小肠，除风。经霜则兼清肃，故又能明目而止渴。发者血之余也，益血故又能长发，凉血故又止吐血。"

3.《重庆堂随笔》："桑叶，虽治盗汗，而风温暑热服之，肺气清肃，即能汗解。息内风而除头痛，止风行肠胃之泄泻，已肝热妄行之崩漏，胎前诸病，由于肝热者尤为要药。"

4.《本草撮要》："桑叶，得麦冬治劳热；得生地、阿胶、石膏、枇杷叶治肺燥咳血；得黑芝麻炼蜜为丸，除湿祛风明目。以之代茶，取经霜者，常服治盗汗，洗眼去风泪。"

5. 张寿颐："桑叶，以老而经霜者为佳，欲其气之全、力之厚也，故入药用冬桑叶，亦曰霜桑叶。"

【现代研究】

（一）化学成分

桑叶主要含有黄酮类、甾醇类和其他类化合物。其中黄酮类有：芦丁，槲皮素，异槲皮苷，桑苷，黄芪黄酮；甾醇类有：β-谷甾醇，β-D-葡萄糖苷，菜油甾醇；其他还含有昆虫变态激素，多种酸类、酚类，维生素 B_1、B_2、C，微量挥发油，糖类，蛋白质，鞣质等。

（二）药理作用

1. 抗炎作用　桑叶对巴豆油致小鼠耳肿胀、角叉菜胶致足浮肿有较强的抑制作用，并可抑制醋酸引起的小鼠腹腔液渗出，表现出较强的抗炎活性[1]。

2. 降血糖作用　自桑叶中提取的桑叶总多糖（TPM），腹腔注射给药 50mg/kg、100mg/kg、200mg/kg，对四氧嘧啶糖尿病小鼠有显著的降血糖作用。TPM 还可提高糖尿病小鼠的耐糖能力，增加肝糖原含量而降低肝葡萄糖。TPM 腹腔注射给药 100mg/kg 可以提高正常大鼠血中的胰岛素水平。上述实验表明 TPM 对糖尿病小鼠糖代谢有调整作用，并可促进正常大鼠胰岛素的分泌[2]。桑叶总黄酮亦有降血糖作用[3]。

3. 降脂作用　桑叶总黄酮可显著降低高脂血症大鼠血清总胆固醇（TC）、甘油三酯（TG）、低密度脂蛋白胆固醇（LDL-C）的水平，提高高密度脂蛋白胆固醇（HDL-C）的水平，使动脉粥样硬化指数（TC/HDL-C）显著降低，预防肝组织脂肪变性[3]。

4. 抗氧化、抗衰老作用　桑叶黄酮能显著降低血中丙二醛（MDA）、过氧化脂质（LPO）

含量，升高 SOD、谷胱甘肽过氧化物酶(GSH-Px)含量，提高皮肤含水量[4]。桑叶黄酮类化合物还对 DPPH 自由基和 ABTS 自由基具有较好的清除能力，具有一定的抗衰老作用[5]。

5. 抗菌作用　桑叶水提物及醇提物均对金黄色葡萄球菌有较明显的抑菌及杀菌作用，对变形杆菌、铜绿假单胞菌、大肠杆菌也有一定的抑菌或杀菌效果[6]。

(三) 临床报道

1. 治疗咳嗽　以桑叶润肺糖浆(鱼腥草、生石膏、蝉蜕、胡麻仁、北沙参、桑叶、麦冬、苦杏仁、甘草等)治疗燥热咳嗽有效[7]。以桑叶贝母汤(桑叶、沙参、枇杷叶各 10g，川贝母、杏仁各 8g，马兜铃 5g)随证加减，治疗小儿喉源性咳嗽，疗效确切[8]。桑叶止咳颗粒(桑叶 10g、杏仁 10g、桔梗 10g、前胡 10g、枇杷叶 10g、浙贝母 10g、百部 15g、蜜炙麻黄 5g、黄芩 10g、金银花 15g、甘草 3g)治疗感冒后咳嗽有良效[9]。

2. 治疗肺脓肿　用桑芦汤(桑叶 20g、芦根 60g、鱼腥草 60g、白茅根 60g、刺黄柏 30g)水煎服(鲜品更好)，日 1 剂，连续服药，定期复查，治愈后停药，疗程一般为 14～47 天。共治疗 72 例，结果治愈率 90.28%，好转率 9.72%[10]。

3. 治疗盗汗　用霜桑叶 45g 干燥研末，每日晚上睡前用米汤送服桑叶散 9g，治疗盗汗 30 例，取得满意的效果，一般用药 1 天即可减轻症状，5 天左右即可治愈[11]。

4. 治疗化脓性中耳炎　取鲜桑叶数片洗净后，捣烂取汁，每次将桑叶汁滴入耳内 1～2 滴，3 次/日，2～3 天即愈。治疗 1 例，3 天即愈[12]。

5. 治疗乳糜尿　用 25%桑叶口服液，每人 600ml/d，分 3 次服，1 个月为 1 个疗程，治疗乳糜尿 46 例，经 6 个疗程后，总有效率为 93.48%。其中第 1 个疗程有效率为 41.3%，至第 6 个疗程达 82.61%。1 年后随访 32 例，复发 4 例(12.5%)。对复发者再次给予本药治疗，经 1～4 个疗程后治愈[13]。

6. 治疗中风　用桑麻地黄汤(桑叶、丹皮、泽泻、天南星、红花、全蝎各 10g，黑芝麻、何首乌、山萸肉、石菖蒲各 12g，生地、山药、豨莶草各 30g，云苓 18g，甘草 6g)治疗中风 36 例，结果治愈 15 例，显效 13 例，有效 7 例，无效 1 例，总有效率达 97.2%。其中疗程最短 17 天，最长 25 天，平均 44.3 天，治疗后患肢肌无力较前有明显改善[14]。

7. 治疗皮肤病　以桑杷祛风汤(桑叶 20～40g，蚤休、生地各 10～15g，枇杷叶 10～20g，生甘草 5～10g)每剂加清水浸泡 20 分钟，煎 3 次，取汁混合为 450ml。每服 150ml，2 次/日，必要时取渣再煎汁外洗，治疗红斑类皮肤病有效[15]。

参 考 文 献

[1] 陈福君，林一星，许春泉，等. 桑的药理研究(Ⅱ)——桑叶、桑枝、桑白皮抗炎药理作用的初步比较研究[J]. 沈阳药科大学学报，1995，12(3)：222-224.

[2] 陈福君，卢军，张永煜. 桑的药理研究(Ⅰ)——桑叶降血糖有效组分对糖尿病动物糖代谢的影响[J]. 沈阳药科大学学报，1996，13(1)：24-27.

[3] 江正菊，宁林玲，胡霞敏，等. 桑叶总黄酮对高脂诱导大鼠高血脂及高血糖的影响[J]. 中药材，2011，34(1)：108-111.

[4] 王灿，左艇，王琳琳. 桑叶黄酮抗皮肤衰老实验研究[J]. 中国医药导报，2011，8(3)：30-32.

[5] 姜玉兰，朴惠善，李镐. 桑叶抗氧化活性成分的研究[J]. 中药材，2008，31(4)：519-522.

[6] 梁薇，梁莹，应惠芳. 桑叶水提物及醇提物抗菌作用的研究[J]. 时珍国医国药，2005，16(8)：753.

[7] 杨宪煌. 桑叶润肺糖浆治疗燥热咳嗽 60 例观察[J]. 实用中医内科杂志，2007，21(3)：80-81.

[8] 李孔就. 桑叶贝母汤治疗小儿喉源性咳嗽 72 例[J]. 四川中医，2002，20(7)：61.

[9] 朱佳,刘海燕.桑叶止咳颗粒治疗感冒后咳嗽 30 例[J].中医药学刊,2001,19(6):596-597.
[10] 余化平,王显忠,肖欣荣,等.桑芦汤治疗肺脓肿 72 例[J].华西医学,1993,8(2):158-159.
[11] 王豪.桑叶散治疗盗汗 30 例[J].实用中医内科杂志,1998,12(2):28.
[12] 朱培忠,蒋素容.桑叶汁治疗化脓性中耳炎[J].四川中医,1985(5):封三.
[13] 王培义,刘仑华,甄天民,等.桑叶口服液治疗乳糜尿疗效观察[J].山东中医,1991,10(5):20-21.
[14] 王立琴,孙恩润.桑麻地黄汤治疗中风 36 例[J].陕西中医,1996,17(3):105.
[15] 孙枫.自拟桑杷祛风汤治疗红斑类皮肤病 22 例[J].吉林中医药,1990(4):20.

菊花 Juhua

【别名】节华(《神农本草经》),金精(《金匮玉函方》),甘菊、真菊(《抱扑子》),金蕊(《本草纲目》),家菊(《群芳谱》),馒头菊、簪头菊(《医林纂要》),甜菊花(《随息居饮食谱》),药菊(《河北药材》)。

【来源】菊花,始载于《神农本草经》,列为上品。历代本草多有收载。菊本作鞠。鞠,穷也。月令九月有黄华,华事至此而穷,故名。为菊科植物菊 *Chrysanthemum morifolium* Ramat. 的干燥头状花序。按性状不同分为白菊花、滁菊花、贡菊花、杭菊花。白菊花:主产于安徽亳县、涡阳及河南商丘者称为“亳菊”,产于河南武陟、博爱者称为“怀菊”,产于四川中江者称为“川菊”,产于山东济南者称为“济菊”,产于河北安国者称为“祁菊”,产于湖南平江者称为“平江菊”;滁菊花:主产于安徽滁县,品质最佳;贡菊花:主产于安徽歙县,浙江德清;杭菊花:主产于浙江嘉兴、桐兴,吴兴产多系茶菊,产于海宁者多系黄菊。均为栽培。

【采收炮制】9~11 月当花盛开时采集。白菊花系将花枝折下,捆成小把,倒挂阴干,然后剪下花头;滁菊花系摘取头状花序,经硫黄熏过,晒至六成干时,用筛子筛,使头状花序成圆球形,再晒干;贡菊系摘下头状花序,上蒸笼蒸过,晒干;黄菊则用炭火烘干。炮制:取拣净的菊花,置锅内炒至焦褐色,但须存性,喷淋清水取出,晒干即得。炒制:选择完整菊花,文火炒至花瓣边缘微黑色为度。

【商品规格】商品按性状不同分为白菊花、滁菊花、贡菊花、杭菊花四种。按产地不同分怀菊、亳菊、川菊、祁菊、贡菊、杭菊、滁菊、黄菊、济菊、平江菊、茶菊等。按加工方法不同又分为烘菊、蒸菊、晒菊等。均分为 1~3 等,以身干、色白(黄)、花朵完整不散瓣、香气浓郁、无杂质者为佳。以亳菊和滁菊品质最优。

按《中国药典》(2010 年版一部)规定:本品按干燥品计算,含绿原酸($C_{16}H_{18}O_9$)不得少于 0.20%;含木犀草苷($C_{21}H_{20}O_{11}$)不得少于 0.080%;含 3,5-*O*-二咖啡酰基奎宁酸($C_{25}H_{24}O_{12}$)不得少于 0.70%。

【药性】甘、苦,微寒。归肺、肝经。

【功效】散风清热,平肝明目,清热解毒。

【应用】

1. 风热感冒,发热头痛 本品体轻达表,气清上浮,微寒清热,长于疏散风热,故常用治风热感冒,或温病初起,温邪犯肺,发热、头痛、咳嗽等症,每与桑叶、连翘、薄荷、桔梗等同用,如《温病条辨》桑菊饮。

2. 风邪上扰,头痛目眩 本品辛、微寒,疏散风热效佳,故可用于风热上攻,头痛不止,口干烦热者,常配石膏、防风、蔓荆子、羌活等,疏风散热,如《重订严氏济生方》菊花散;或与羌活、独活、旋覆花等配伍,可用于治疗风邪外袭,面目浮肿,头目昏眩,甚则呕吐之症,如《宣明论方》菊叶汤(又名菊花散);若与疏散风热之品荆芥、防风、薄荷、蝉蜕等以及祛风止痛之品川芎、羌活、白芷配伍,可用于风热上攻,偏正头痛,或巅顶痛,伴有恶寒发热,头晕目眩,舌苔微黄者,如《银海精微》菊花茶调散;若风寒之邪上扰,所致头痛眼疼,头眩胸闷者,本品还可与细辛、防风、麻黄、川芎等药配伍,疏风散寒止痛,如《圣济总录》菊花汤。

3. 目赤昏花,翳膜内障,瞳仁紧小,睑眩赤烂　本品功善疏风清热,清肝泻火,兼能益阴明目,故可用治肝经风热、肝火上攻以及肝肾阴虚所致的目赤肿痛,目暗不明,视物昏花,翳膜附睛等病证。若用于肝经风热或肝火上攻所致目赤肿痛,羞明流泪,隐涩难开,或暴赤眼痛,或攀睛胬肉痒痛者,一般均可配伍白蒺藜、木贼、蝉蜕等清肝明目药同用,如《太平惠民和剂局方》菊花散;若内热炽盛,上攻头目,目肿如脱者,可配芒硝、石膏、射干等同用,清泄内热,消肿止痛,如《圣济总录》接神散;若风热上攻,两目昏暗,羞明多泪,隐涩难开,渐生翳膜,或久患偏头痛,牵引两眼,昏涩隐痛,或暴赤肿痛者,可与密蒙花、石决明、白蒺藜、木贼、羌活配伍,疏风清热,明目退翳,如《太平惠民和剂局方》密蒙花散;或配大黄、川芎、牛蒡子、山栀、白蒺藜、黄芩等,共奏疏风泻火,退翳明目之效,如《太平惠民和剂局方》流气饮;若风热上攻,两目暴肿,两睑溃烂者,当配滑石、石膏、黄芩、桔梗、黄连等,如《证治准绳》菊花通圣散;若用于眼生翳膜,遮睛翳障及内障青盲者,可适当配活血药及其他明目退翳药同用,如《圣济总录》车前散中以本品配车前子、蝉蜕、京三棱、石决明、草决明等;治疗翳膜遮睛,还可以本品配川椒、楮实、荆芥穗、木贼等,如《卫生宝鉴》五秀重明丸;若用于肝肾不足,虚火上炎,目赤肿痛,久视昏暗,迎风流泪,畏光羞明,头晕盗汗,潮热足软者,又常配枸杞子、熟地黄、山萸肉、怀山药、白茯苓等,如《医级》杞菊地黄丸,共收滋补肝肾,益阴明目之功;若用于心肾阴虚,目失濡养,双目不痛,瞳仁紧小,口干口苦者,可配女贞子、麦冬同用,如《辨证录》菊女饮;若见肝肾不足,眼目昏暗,瞻视不明,常见黑花,多有冷泪者,当配枸杞子、巴戟天、肉苁蓉等,共奏补肝肾,明眼目之效,如《太平惠民和剂局方》菊睛丸;若配蜀椒为丸,口服,用治眼目昏暗诸疾,如《圣济总录》夜光丸。

4. 眩晕惊风　本品入肝经,功可平肝潜阳,息风止痉,故与石决明、珍珠母、牛膝等同用,可用治肝阳上亢,头痛眩晕;配羚羊角、钩藤、白芍等同用,可用治痉厥抽搐肝风实证,如《通俗伤寒论》羚羊钩藤汤。

5. 油风脱发　血虚不能随气荣养肌肤,风热之邪乘虚而入,致生油风,毛发成片脱落,皮肤光亮,痒如虫行者,当首先疏风清热,使邪去正复,可以本品配海艾、薄荷、防风、藁本、藿香等同用,如《外科正宗》海艾汤;若素体血热,加之风热上扰,头发干燥脱落者,亦可与侧柏叶、川芎、桑白皮、旱莲草等配伍,共奏凉血清热,疏风止痒之效,如《御药院方》洗发菊花散。

6. 头面游风、风癣　本品质轻上浮,有良好的疏风作用,故可用于正气不足,风邪乘虚而入,郁于肌肤,窜于腠理,而为头面游风者,当配细辛、附子、干姜、人参、防风、防己等同用,共奏扶正祛风之功,如《医部全录》菊花散;亦可用于肺胃风热上壅,面生风癣,初如痦瘰,时作痛痒者,可与白附子、白芷、绿豆等同用,疏风清热,祛风止痒,如《医宗金鉴》消风玉容散。

7. 风痰上扰,头昏目眩　本品入肝经,功可平肝潜阳,息风止痉,故可用于风痰上扰,头昏目眩,见物飞动,猝然晕倒者,常以本品配天麻、钩藤、茯神、川芎、半夏、陈皮等同用,共奏息风化痰之效,如《重订通俗伤寒论》麻菊二陈汤;若风痰上扰,阻遏清阳,出现头昏目眩,耳常重听者,又当配白僵蚕、荆芥穗、羌活、川芎、木香、石菖蒲等,祛风痰,清头目,开耳窍,如《朱氏经验方》清神散。

8. 疔疮肿毒　本品甘寒益阴，清热解毒，尤善解疔毒，故可用治疔疮肿毒，常配金银花、生甘草等同用，如《医学心悟》菊花甘草汤以菊花、甘草等分，各120g，水煎服，治疗疔疮；或配当归、生地、白芍、川芎、知母等，清热解毒，泻火凉血，用于石榴疽，症见色红焮肿，坚硬疼痛，破翻如榴，寒热如疟者，如《医宗金鉴》菊花清燥汤。

【用法用量】煎服，5～10g。或泡茶，入丸、散剂。

【使用注意】凡阳虚或头痛而恶寒者，均忌用。《本草汇言》曰："气虚胃寒，食少泄泻之病，宜少用之。"

【鉴别用药】菊花有黄菊花、白菊花、野菊花三种，一般疏散风热多用黄菊花（杭菊花），平肝明目用白菊花（滁菊花），清热解毒用野菊花。

【药论】

1.《神农本草经》："主诸风头眩、肿痛、目欲脱、泪出。"

2.《本草纲目》："菊花，昔人谓其能除风热，益肝补阴。盖不知其尤多能益金、水二脏也，补水所以制火，益金所以平木，木平则风息，火降则热除，用治诸风头目，其旨深微。"

3.《本草新编》："甘菊花，气味轻清，功亦甚缓，必宜久服始效，不可责以近功，惟目痛骤用之，成功甚速，余则俱于缓始能取效也。近人多种菊，而不知滋补之方间有用之者。又取作茶茗之需，以为明目也。然而甘菊不单明目，可以大用之者，全在退阳明之胃火。盖阳明内热，必宜阴寒之药以泻之，如石膏、知母之类，然石膏过于大峻，未免太寒以损胃气，不若用甘菊花至一二两，同元参、麦冬共剂之，既能平胃中之火，而不伤胃之气也。"

4.《本草经百种录》："凡芳香之物，皆能治头目肌表之疾。但香则无不辛燥者，惟菊不甚燥烈，故于头目风火之疾，尤宜焉。"

5.《本草便读》："甘菊之用，可一言以蔽之，曰疏风而已。然虽系疏风之品，而性味甘寒，与羌、麻等辛燥者不同，故补肝肾药中可相需而用也。"

6.《本草正义》："凡花皆主宣扬疏泄，独菊花则摄纳下降，能平肝火，熄内风，抑木气之横逆。"

【现代研究】

（一）化学成分

菊花含有多种挥发油，黄酮类，菊苷，氨基酸，水苏碱，腺嘌呤，胆碱，刺槐素，维生素B_1、A等。挥发油中含龙脑菊油环酮、樟脑等；黄酮类有木犀草素-7-葡萄糖苷、大波斯菊苷、刺槐苷。尚含丁二酸二甲基酰肼。挥发油含量测定表明，济菊含量最高，贡菊含量最低。

（二）药理作用

1. 抗菌、抗病毒作用　菊花在体外对大肠杆菌、宋内痢疾杆菌、变形菌、伤寒杆菌、副伤寒杆菌、铜绿假单胞菌及霍乱弧菌等致病菌有抑制作用。对甲型流感病毒、单纯疱疹病毒、脊髓灰质炎病毒和麻疹病毒具有不同程度的抑制作用[1]。

2. 解热作用　菊花浸膏灌胃，对人工发热家兔有解热作用[1]。

3. 抗炎作用　从菊花中分离得到的三萜烯二醇、三醇及其相应的棕榈酸酯和肉豆蔻酸酯对实验性小鼠耳水肿具有明显的抗炎作用[2]。

4. 抗氧化、抗衰老作用　菊花能增强谷胱甘肽过氧化物酶的活性，降低过氧化脂质（LPO）含量，明显延长家蚕寿命；还可以提高小鼠心脑耐缺氧作用，延长其生存时间以及清除自由基的能力[2]。

5. 对心血管系统的作用　菊花对实验性心肌梗死、实验性冠脉粥样硬化或供血不足的实验动物，能增加其血流量和营养性血流量，还有加强心肌收缩和增加耗氧量的作用[1]。

6. 其他作用　另外，本品还有抗诱变、抗肿瘤等作用[1-3]。

（三）临床报道

1. 治疗发热　以小儿退热汤（金银花、白菊花、荆芥、白芷、生地黄、芦根、七叶一枝花、板蓝根、淡竹叶、生甘草）随证加减，用于小儿多种感染（细菌、病毒）引发的高热，治疗 36 例，痊愈 29 例，显效 4 例，无效 3 例，总有效率为 91.6%。疗程最短 11 小时，最长 5 天，一般在 24 小时以后开始退热[4]。

2. 治疗急慢性咽炎　自拟菊花方（菊花 10g、金银花 8g、麦冬 12g、桔梗 8g、胖大海 6g、木蝴蝶 1g、生甘草 6g，上药掺匀，取适量加入白开水浸泡 5～10 分钟，代茶饮）用于治疗急、慢性咽炎，每日 1 剂，3 天 1 个疗程。共观察 300 余例，均获良效。其中急性咽炎一般 1～2 个疗程，慢性咽炎 3～5 个疗程[5]。

3. 治疗头痛　以单味菊花饮泡茶内服治疗偏头痛 32 例，结果治愈 23 例，有效 9 例。治疗显效最短半月，最长 2 个月[6]。

4. 治疗三叉神经痛　以菊花茶调散（菊花 12g、川芎 24g、白芷 9g、细辛 5g、蜈蚣 3 条、全蝎 9g、僵蚕 9g、钩藤 30g、白芍 12g、甘草 6g）合撮风散（菊花 12g、白芷 9g、细辛 5g、僵蚕 9g、全蝎 9g、蜈蚣 2 条、钩藤 30g、白芍 12g、甘草 6g、蝉蜕 30g）加减内服，治疗三叉神经痛 39 例，疗效确切[7]。

5. 治疗高血压　以杭菊花、野菊花、冬桑叶、辛夷各 500g，薄荷 200g，红花 100g，混合粉碎后另拌冰片 50g 装入布袋做枕头使用，治疗高血压 36 例，显效 15 例，有效 14 例，无效 7 例[8]。另有以桑寄生、夏枯草、钩藤、菊花、罗布麻叶、生槐花、灯心草、绿豆壳、薄荷、龙脑等十余味中药做成高血压外用药包，将药包置于睡枕上面，枕于脑后风府、风池、大椎穴上，睡时使用，治疗 195 例高血压患者，有效率为 92.30%，其中Ⅰ期疗效最好，Ⅱ期次之，Ⅲ期疗效最差[9]。

6. 治疗眩晕　以自拟菊花生地饮（菊花 30g、生地 20g、女贞子 15g、夏枯草 20g、白芷 10g、枸杞子 20g、白蒺藜 15g、牡蛎 3g、佛手 10g）随证加减水煎服，治疗眩晕者 42 例，结果治愈 9 例，显效 13 例，有效 10 例，总有效率 100%[10]。另有自拟清眩通窍汤（菊花、半夏、天麻、菖蒲、钩藤等）治疗内耳眩晕 62 例，总有效率 100%[11]。

7. 治疗重症沙眼　潘氏以自拟沙眼 2 号（金银花、菊花各 18g，生地、连翘、木贼、山栀各 12g，红花 6g，生甘草 9g）每日 1 剂，水煎服，第 3 煎用之外洗，治疗眼睑内脉络壅滞，气滞血瘀的重症沙眼 124 例，结果治愈 97 例，显效 23 例，好转 4 例[12]。

8. 治疗链霉素毒性反应　以骨菊钩藤汤（骨碎补 30g，菊花、钩藤各 12g，随证加减，浸泡半小时后，用文火煎至 500ml 备用）每日 1 剂，分两次服，用于消除链霉素毒副反应，总有效率 98.1%[13]。

9. 治疗鼻炎、鼻窦炎　取菊花和鹅不食草的全草挥发油制成菊鹅滴鼻剂，临床用于鼻窦炎及急慢性单纯性鼻炎共 135 例，治疗结果，治愈 64 例，显效 34 例，有效 10 例，无效 27 例，总有效率为 80%[14]。

10. 治疗睑腺炎（麦粒肿）　采用耳尖、眼穴，太阳穴点刺出血，同时耳穴贴压，并用熏眼明方（桑叶、菊花、川军）治疗麦粒肿 200 例，总有效率 98.5%[15]。

11. 治疗其他病证　菊花明目饮（菊花 18g，黄芩 12g，柴胡 6g，龙胆草 3g，知母、玄参、赤芍、牡丹皮各 9g，防风 3g，青葙子 6g）加减治疗葡萄膜炎（色素膜炎）47 例，获效[16]。

(四) 不良反应

据有关报道,杭菊花可致接触性皮炎,表现为患者面部、手背等暴露部位出现水肿性红斑,红斑基底上有散在的小水疱,或出现糜烂、渗液、结痂、肥厚增生等。连续 5 年以上接触杭白菊后,皮损逐渐表现为糜烂、渗出、结痂、肥厚增生、色素沉着;患者自觉瘙痒、烧灼感及绷紧感;无恶寒、发热、恶心、头痛及食欲不佳等全身症状。根据病史、发病季节、皮疹形态、自觉症状及斑贴试验,可以诊断杭白菊叶、花引起的接触性皮炎为变态反应性接触性皮炎[17]。

参 考 文 献

[1] 李英霞,彭广芳,王小梅,等. 菊花的药理研究进展[J]. 时珍国医国药,1998,9(6):580.

[2] 张健,李友宾,钱大玮,等. 菊花化学成分及药理作用研究进展[J]. 时珍国医国药,2006,17(10):1941-1942.

[3] 余素贞,王家骥,魏凌珍. 7 种中草药的抗诱变性试验[J]. 癌变·畸变·突变,1994,6(2):31-35.

[4] 陈命新. 小儿退热汤治疗高热 36 例[J]. 云南中医杂志,1988,9(2):27.

[5] 侯瑞田. 菊花方治疗急慢性咽炎[J]. 山东中医杂志,1995,14(6):277.

[6] 刘炳凤. 单味菊花饮治疗偏头痛 32 例[J]. 河南中医,1995,15(4):234.

[7] 刘红军,吕树云. 菊花茶调散合撮风散加减治疗三叉神经痛 39 例[J]. 山东中医杂志,1992,11(2):32.

[8] 王健生. "健康长寿药枕"的临床应用[J]. 浙江中医学院学报,1986,10(1):34.

[9] 梁珑,冯佩芬. 高血压外用药包治疗 195 例高血压临床疗效分析[J]. 中成药,1997,19(1):26-27.

[10] 王永宪. 自拟菊花生地饮治疗眩晕 42 例[J]. 辽宁中医杂志,1994,21(12):558.

[11] 王丽华. 清眩通窍汤治疗眩晕 62 例[J]. 陕西中医,1996,17(9):404.

[12] 潘聪亚. 中药治疗重症沙眼 124 例[J]. 陕西中医,1995,16(5):202.

[13] 刘子贵. 骨菊钩藤汤治链霉素毒性反应 53 例疗效观察[J]. 新中医,1986(11):30-31.

[14] 秦百宣,秦葵,钱彦丛,等. 菊鹅滴鼻剂的临床研究[J]. 中成药,1996,18(1):25-26.

[15] 吴传俊,周升举. 针药并施治疗麦粒肿 200 例[J]. 陕西中医,1997,18(2):84.

[16] 周奉建,张教景. 菊花明目饮加减治疗色素膜炎 47 例[J]. 山东中医杂志,1996,15(10):448-449.

[17] 蒋惠平,钱利兴,刘学勤,等. 杭白菊致接触性皮炎临床分析(附 108 例报告)[J]. 临床皮肤科杂志,1995,24(1):16-17.

蔓荆子　Manjingzi

【别名】 蔓荆实(《神农本草经》),荆子(《本草经集注》),万荆子(《浙江中药手册》),蔓青子(《中药材手册》)。

【来源】 蔓荆子,始载于《神农本草经》,列为上品。历代本草均有收载,因其苗蔓生,药用其果,故名。为马鞭草科植物单叶蔓荆 *Vitex trifolia* L. var. *simplicifolia* Cham. 或蔓荆 *Vitex trifolia* L. 的干燥成熟果实。主产于山东牟平、文登、蓬莱、荣城、威海,江西都昌、新建、永修,浙江青田、象山,福建莆田、晋江、漳浦、长东,河南南阳、新乡等地,以山东产量最大。多为野生。

【采收炮制】 8～10 月间果实成熟时采收果实。除去杂质,阴干或晒干,捣碎生用;或炒至焦黄色,同时捣碎;制炭:武火炒至外黑色,及时喷淋清水灭尽火星,摊晾。

【商品规格】 商品不分等级。以粒大、饱满、气芳香、无杂质、果皮外有白膜者为佳。习惯以山东产者为佳。

按《中国药典》(2010年版一部)规定：本品按干燥品计算，含蔓荆子黄素($C_{19}H_{18}O_8$)不得少于0.030%。

【药性】辛、苦，微寒。归膀胱、肝、胃经。

【功效】疏散风热，清利头目。

【应用】

1. 风热感冒，头痛　头风本品辛能散风，微寒清热，轻浮上行，主散头面之邪，有祛风止痛之效，用治外感风热，头痛头晕，及头风偏头痛，常与菊花、薄荷及白蒺藜、川芎、钩藤等同用；或用单味蔓荆子酒浸，温服，用治头风头痛，如《千金方》所载；本品亦可配升麻、生石膏、黄连，用治齿龈肿痛；与石决明、白芍、牡蛎、天麻等同用，又可治疗肝阳上亢，头痛眩晕。

2. 目赤肿痛，目昏多泪　本品能疏散风热，清利头目，故可用治风热上攻，目赤肿痛，目昏多泪，常配蝉衣、菊花、谷精草、白蒺藜、决明子等同用，如《证治准绳》蝉花散；或与白蒺藜、连翘、决明子、青葙子等同用，用于肝热目赤、多泪，如《张氏医通》白蒺藜散。

3. 目生内障，视物不清　本品药性升发，清利头目，与黄芪、党参、白芍、黄柏等同用，还可用治中气不足，清阳不升，目生翳障，视物不清及耳鸣耳聋等症，共奏益气升阳，养阴明目之效，如《东垣十书》益气聪明汤；或配黄芪、人参、炙草、黄柏、白芍等，益气养阴，用治因饮食不节、劳逸无度，损伤肝脾的目生内障，视物昏花之症，如《兰室秘藏》蔓荆子汤。

4. 风湿痹痛　本品辛散，祛风止痛，故可用治风湿痹痛，多配羌活、独活、川芎、防风等同用，如《内外伤辨惑论》羌活胜湿汤；或可用于风湿之邪闭阻经络，郁而化热所致肢节浮肿，拘挛作痛，不可握拳等症，常配防风、枳实、桂心、木通、薏苡仁等，共奏祛风利湿通经络之效，如《奇效良方》蔓荆子散。

5. 头风脱发　本品升散，清利头目，祛风可以止痒，故可用于头风头痒，白屑脱发，甚至斑秃，伴有风邪壅滞之头胀闷，多配生附子、羊踯躅花、葶苈子等同用，浸于油中，患处外用，如《外治秘方·广济方》蔓荆子膏；或用单味蔓荆子捣为末，以猪油调涂患处，治小儿头秃不生发，苦痒者，如《太平圣惠方》蔓菁子散。

【用法用量】煎服，5～10g；酒浸或入丸、散。外用：捣敷。

【使用注意】血虚有火之头痛目眩及胃虚者慎服。

【鉴别用药】蔓荆子、藁本均能祛风湿，止痹痛，且善治头痛，风湿痹痛，筋脉拘挛等症。然蔓荆子辛、微寒，善治外感风热所致头痛目赤；藁本辛温，药势雄壮，善达巅顶，以发散风寒之邪见长，主要治疗太阳风寒巅顶头痛。

蔓荆子、白蒺藜性味辛、苦，均归肝经，都可用治肝经风热之目赤翳障，眩晕头痛。但蔓荆子属辛凉解表药，功善疏散风热，偏于治疗风热上攻为患者；白蒺藜以平抑肝阳为主，偏于治疗肝阳上亢所致的头晕目眩，头痛目赤之症。

【药论】

1.《神农本草经》："主筋骨间寒热，湿痹拘挛，明目坚齿。"

2.《本草纲目》："蔓荆实，气轻味辛，体轻而浮，上行而散，故所主者皆头面风虚之症。"

3.《本草汇言》："蔓荆子，主头面诸风疾之药也。前古主通利九窍，活利关节，明目坚齿，祛除风寒风热之邪。其辛温轻散，浮而上行，故所主头面虚风诸证。推其通九窍，利关节而言，故后世治湿痹拘挛，寒疝脚气，入汤散中，屡用奏效，又不拘于头面上部也。"

4.《药品化义》："蔓荆子，能疏风、凉血、利窍，凡太阳头痛，及偏头风，脑鸣、目泪、目昏，皆血热风淫所致，以此凉之，取其气薄主升，佐神效黄芪汤，疏消障翳，使目复光，为肝经胜药。”

5.《本草新编》：“蔓荆子，佐补中药以治头痛最效，因其体轻力薄，藉之易于上升也，倘单恃一味，欲取性于俄顷，则不能。”

【现代研究】

（一）化学成分

单叶蔓荆果实和叶含挥发油，主要成分为莰烯和蒎烯，并含牡荆子黄酮和少量蔓荆子碱。叶中也含有紫牡荆素（即蔓荆子黄素）、木犀草素-7-葡萄糖苷和四羟基甲氧基黄酮-α-D-葡萄糖苷、蔓荆子碱等。果实中含蔓荆子碱、18种氨基酸、挥发油（0.05%）；蔓荆的叶中含挥发油α-水芹烯、α-蒎烯、β-蒎烯等，还含苯酚、木犀草素-7-O-β-D-葡萄糖醛酸苷等。果实中含脂肪族烃、卫矛醇、香草酸。

蔓荆子炮制后其质量发生显著变化，共检出26个成分，生品检出22个，微炒品检出22个，炒焦品检出18个，炒炭品检出15个。在炒焦、炒炭品中还有5个新成分被检出，如13β-甲基-13-乙烯基罗汉松-7-烯-3β-醇等。分析表明，随蔓荆子炒制程度加重，总黄酮含量先上升而后下降。

（二）药理作用

1. 解热作用　蔓荆子生品及炮制品均有明显的解热作用，可显著降低2,4-二硝基酚所致发热大鼠的体温，以微炒品作用时间最长[1]。

2. 镇痛作用　小鼠镇痛试验热板法及醋酸扭体法证明，蔓荆子水煎液腹腔注射有明显镇痛作用[2]。曹氏等的实验还证明，蔓荆子的镇痛作用，以生品醇总提取物作用尤显著，且生品作用明显强于炒制品；醇提物作用明显强于水提物[3]。

3. 祛痰作用　按小鼠酚红排泌法实验证明，蔓荆子醇浸液有显著的祛痰作用[2]。

4. 平喘作用　按离体气管容积测定法，证明蔓荆子水煎液、石油醚提取液可使豚鼠离体气管平滑肌舒张，说明有平喘作用[2]。

5. 降压作用　蔓荆子醇浸液有明显降压效果，且维持时间长，对心电图无明显影响[2]。

6. 改善微循环作用　彭氏对蔓荆子叶经蒸馏提取得注射液，并进行药理作用研究，通过兔球结膜微循环及大鼠肠系膜两种微循环障碍模型实验均证明，蔓荆子叶提取物不仅能够改善外周微循环，而且对内脏微循环亦有较好的改善作用[4]。

7. 其他作用　离体豚鼠肠平滑肌实验表明，蔓荆子水煎液、醇浸液均有抑制肠平滑肌作用。常压耐缺氧试验表明，蔓荆子醇浸液可延长小鼠死亡时间。小鼠游泳试验、大鼠抗炎试验（蛋清关节肿法）表明，蔓荆子均有一定作用[2]。

（三）临床报道

1. 治疗偏头痛　自拟蔓荆子头风汤（蔓荆子15g、菊花15g、钩藤15g、薄荷6g、川芎10g、白芷10g、白蒺藜15g、细辛3g、防风15g、僵蚕10g）随证加减，治疗偏头痛120例，疗效确切，复发率低[5]。

2. 治疗血管性头痛　以蔓荆子汤（蔓荆子15g、菊花15g、钩藤15g、薄荷6g、川芎15g、白芷10g、细辛3～6g、甘草6g）随证加减水煎服，每日1剂，治疗血管性头痛，共观察93例，治愈67例，有效23例，无效3例，总有效率96.8%[6]。

3. 治疗中耳炎　蔓荆子汤（蔓荆子15～20g、升麻12～15g、前胡8～12g、桑白皮12～15g、甘草3～9g、麦冬14～18g、茯苓18g、赤芍药15～20g）煎服，合红棉散（枯矾15g、龙骨

12g、海螵蛸 15g、冰片 2g 为末)吹耳,治疗慢性化脓性中耳炎,疗效确切[7]。

4. 治疗白内障 用蔓荆子(研粉)5g、猪肉(剁细)50g,二者拌匀,炖熟,一次服完,日 1 次,治疗老年性白内障,一般服 2~3 日可见效,疗效可靠[8]。

5. 治疗坐骨神经痛 取蔓荆子 50g,炒至焦黄,轧为粗末,加入到白酒 500ml 内浸泡 3~7 天,兑凉开水适量,取汁 700ml,每天分早、晚两次各饮 50ml,7 天为 1 个疗程,治疗坐骨神经痛,3 个疗程内总有效率为 98.2%[9]。

(四) 不良反应

蔓荆子毒性很小。其安全限度实验及 LD_{50},用药相当于临床口服用量的 300 倍和 200 倍,仍表现毒性很小[2]。

参 考 文 献

[1] 隋在云,王爱洁. 蔓荆子解热作用的实验研究[J]. 中药药理与临床,2007,23(5):138-139.

[2] 陈奇,连晓媛,毕明,等. 蔓荆子开发研究[J]. 江西中医药,1991,22(1):42-43.

[3] 曹晖,李福保. 蔓荆子炮制的初步研究[J]. 中国中药杂志,1988,13(5):24-26.

[4] 彭华民,项思远,胡锦官,等. 蔓荆提取物对微循环障碍模型治疗作用的实验研究(初报)[J]. 安徽医学院学报,1985,20(2):37-39.

[5] 许贺先. 蔓荆子头风汤治疗偏头痛临床疗效观察[J]. 中国民康医学,2007,19(20):862-863.

[6] 李克隆,高英莲,王志刚. 蔓荆子汤治疗血管性头痛 93 例[J]. 北京中医,1991(3):22-23.

[7] 郭萍,王庚美. 蔓荆子汤合红棉散治疗慢性化脓性中耳炎 110 例[J]. 河北中医,2003,25(7):508.

[8] 吕惠英. 蔓荆子治疗老年性白内障[J]. 中医杂志,2000,41(12):713-713.

[9] 王士国. 蔓荆子治疗坐骨神经痛 56 例[J]. 河北中医药学报,2001,16(4):24.

浮萍 Fuping

【别名】苹(《尔雅》),水萍、水花(《神农本草经》),浮蓱(《尔雅》郭璞注),水白、水苏(《名医别录》),萍子草(《补缺肘后方》),小萍子(《本草拾遗》),浮萍草(《本草图经》),水藓(《本草品汇精要》),水帘、九子萍(《群芳谱》),田萍(《中药志》)。

【来源】浮萍,始载于《神农本草经》,列为中品,后世本草多有收载,因其生于水面,浮于水上,或湖边,属草类,故名。为浮萍科植物紫萍 *Spirodela polyrrhiza* (L.) Schleid. 的全草。全国各地池沼均有产,以湖北、江苏、浙江、福建、四川等省产量大。均为野生。

【采收炮制】6~9 月采收,自水中捞出后,洗净,拣出杂质,晒干即成。

【商品规格】商品中有两种,一种面背皆紫,一种面背皆绿,前者为"紫浮萍",后者为"青浮萍",以紫浮萍为主流商品。皆以身干、色绿、背紫、完整、无杂者为佳。

按《中国药典》(2010 年版一部)规定:水分不得过 8.0%。

【药性】辛,寒。归肺经。

【功效】宣散风热,透疹,利尿。

【应用】

1. 风热表证,发热无汗 本品性味辛寒,轻浮升散,善通毛窍,故可解表发汗,疏散风热。古有发汗胜于麻黄之说,为解表发汗之良药。若用于风热表实无汗证,可单用为末,炼蜜为丸,名紫萍一粒丹;亦可配伍金银花、连翘、薄荷等使用,如《秋温证治》浮萍银翘汤。

2. 麻疹不透,风疹瘙痒 本品轻浮升散归于肺,可发表散风开腠理,故可透发斑疹。寒能祛热,故为散热透疹之良药。如《养生必用方》以本品配牛蒡子、薄荷,用治皮肤风热,遍身生瘾疹者;《小儿卫生总微方论》以本品与羊肝合用,治疗疮疹入眼,痛楚不可忍者,名为浮萍散。

3. 时行热病,发热无汗　本品辛散透表,性寒泄热,故可用于热邪郁滞,表实无汗之证,使热邪从表而走,随汗而解,如《本草图经》中本品配麻黄、桂心、附子研末,热汤送服,治疗时行热病,发热无汗者。

4. 顽癣疥癞、白癜风　本品辛散祛风止痒,归肺经,主皮毛,故常用于顽癣疥癞等皮肤病。若因湿邪为患者,本品常配苍术、苦参等化湿、燥湿之品,共奏祛风燥湿,清热解毒之功,如《外科正宗》顽癣浮萍丸;若因风邪侵袭皮肤,气血失和,致生白癜风者,可单用紫背浮萍治之,如《医宗金鉴》浮萍丸;本品亦可与荆芥、川芎、麻黄等配伍,用治癞风,如《儒门事亲》浮萍散。

5. 中风、口眼㖞斜、口舌生疮　本品辛散祛风,可用于外风,亦可用于内风引起的口眼㖞斜、瘫痪等中风证,常配草乌、海风藤、麻黄等,如《青囊秘传》清平丸;本品尚可清热散火,故可用于实热壅滞所致的口舌生疮,多配黄柏、青黛、杏仁等,如《仁斋直指方》萍草丸。

6. 消渴　热灼津伤而为消渴,本品寒能泄热,故可治疗消渴,若配以清热生津之品则更佳,《千金方》浮萍丸以浮萍、瓜蒌等分为末,以人乳汁和为丸,用于治疗消渴。

7. 水肿、小便不利　本品有良好的利水消肿作用,单用或伍用均可。如《备急千金要方》以单味浮萍用于膀胱胀满、小便不通、水肿之症;内蒙古《中草药新医疗法资料选编》以本品配黑豆,用于急性肾炎水肿、小便不利之症。

【用法用量】3～9g。内服煎汤;外用适量,煎汤浸洗。

【使用注意】表虚自汗者勿用;非大实大热,不可轻试;血虚肤燥,气虚风痛,二者禁用。

【鉴别用药】浮萍、麻黄二者均能发汗解表,利水消肿。然麻黄辛温,适于外感风寒表实无汗之病证,且具平喘止咳之功;浮萍辛寒,适于外感风热、温病初起之发热无汗之病证,或外感风热兼水肿、小便不利者。此外,浮萍尚有祛风止痒、透疹的作用,可用于麻疹不透、风疹瘙痒、疥癣等症。

【药论】

1.《神农本草经》:"主暴热身痒,下水气,胜酒,长须发,止消渴。"

2.《本草图经》:"治时行热病,亦堪发汗。"

3.《滇南本草》:"发汗,解毒。治疥癞,疥癣,祛皮肤瘙痒之风。"

4.《本草纲目》:"主风湿麻痹,脚气,打扑损伤,目赤翳膜,口舌生疮,吐血,衄血,癜风,丹毒。"

5.《中国药植图鉴》:"捣汁涂敷虫咬伤。"

【现代研究】

(一) 化学成分

浮萍的主要成分有:荭草素、异荭草素、牡荆素、异牡荆素、芦丁、叶黄素,醋酸钾、氯化钾及脂类化合物等。此外,还含有蛋白质和氨基酸等。

(二) 药理作用

1. 利尿作用　浮萍有利尿作用,其活性成分为醋酸钾和氯化钾[1]。

2. 对心血管系统的作用　浮萍水浸膏对奎宁引起的蛙心衰竭有强心作用,钙可增强之。大剂量使心脏停止于舒张期,并使血管收缩血压上升[2]。

3. 解热作用　浮萍煎剂及浸剂 2g/kg，经口服给药，观察其对注射伤寒混合疫苗后发热的家兔体温的影响，结果证明有微弱的解热作用[2]。

4. 其他作用　浮萍对黑素细胞有显著体外促增殖作用，且呈剂量依赖关系[3]。

(三) 临床报道

1. 治疗肾炎水肿　以自拟楤木浮萍苡米赤小豆汤（楤木根、苡米、赤小豆各 30g，浮萍 15g）随证加减，治疗急慢性肾炎 12 例，其中急性肾炎 9 例，慢性肾炎急性发作 3 例。结果 9 例急性肾炎全治愈，平均治愈时间为 27 天，1 例慢性肾炎急性发作经 3 个月治愈，2 例好转[4]。

2. 治疗下肢深静脉血栓　用槐米浮萍胶囊（由槐米、浮萍、水蛭、乳香、没药、茯苓、白鲜皮、蛇床子、怀牛膝、黄芩、苦参、甘草等组成）治疗下肢深静脉血栓形成，临床应用高效、安全，无副作用[5]。

3. 治疗湿疹　胡氏以浮萍汤治愈湿疹 1 例[6]。

4. 治疗荨麻疹　自拟桂枝浮萍汤（桂枝、苍术、防风、薏苡仁各 15g，浮萍、皂角刺各 10g，地肤子 20g，蚕砂 25g）内服治疗荨麻疹 50 例，疗效满意[7]。

5. 治疗痤疮　以丹参浮萍汤（丹参 30g，浮萍草 30g，生地 30g，桑皮 12g，红花 10g，川芎 15g，鸡血藤 21g，连翘 30g，荆芥穗、甘草各 10g）治疗痤疮 18 例，治愈 12 例，显效 5 例，无效 1 例[8]。

6. 治疗鹅掌风　浮萍醋浸泡剂（浮萍、僵蚕、皂荚、荆芥、防风、制川乌、制草乌、羌活、独活、白鲜皮、黄精、威灵仙各 10g，鲜凤仙花 1 株，上药用陈醋 1kg 浸泡 24 小时后，小火上煮沸，滤去药渣备用），浸泡患部，治疗鹅掌风 80 例，总有效率为 97.5%[9]。

参 考 文 献

[1] 中国医学科学院药物研究所. 中药志（第四册）[M]. 北京：人民卫生出版社，1988：587.

[2] 阴健. 中药现代研究与临床应用（第二册）[M]. 北京：中医古籍出版社，1995：322.

[3] 牟宽厚，冯捷，张宪旗，等. 浮萍、紫丹参醇提取物对体外培养的黑素细胞生长的影响[J]. 中药新药与临床药理，2004，15(1)：6-9.

[4] 林少仁. 自拟楤木浮萍苡米赤小豆汤治疗急慢性肾炎 12 例[J]. 广州医药，1993(3)：14.

[5] 缠双鸾，崔茂香，刘丽华，等. 槐米浮萍胶囊治疗下肢深静脉血栓形成 240 例疗效观察[J]. 新中医，2005，37(5)：22-23.

[6] 胡国臣. 中药现代临床应用手册[M]. 北京：学苑出版社，1993：561.

[7] 王集智，林海峰. 桂枝浮萍汤治疗荨麻疹 50 例[J]. 中医药学报，1998(3)：43.

[8] 周世群. 丹参浮萍汤治疗痤疮 18 例[J]. 河南预防医学杂志，2000，11(1)：43.

[9] 陈金兰. 浮萍醋浸泡剂治疗鹅掌风 80 例[J]. 湖北中医杂志，2002，24(6)：35.

木贼　Muzei

【别名】木贼草（《本草经疏》），锉草（《盛京通志》），节节草（《植物名实图考》），节骨草（《东北药植志》），擦草、无心草（《山西中药志》）。

【来源】木贼，始载于宋《嘉祐本草》。以后本草均有收载。李时珍谓：此草有节、面粗糙涩、治木骨者，用之磋擦则光净，犹云木之贼也，故名。为木贼科植物木贼 *Equisetum hiemale* L. 的地上部分。主产于陕西凤县、盩厔，吉林通化、靖宇，辽宁清原、本溪，湖北兴山、竹溪及黑龙江等地。以陕西产量大，辽宁品质好。此外，四川、甘肃、河北、内蒙古亦产。

皆为野生。

【采收炮制】夏、秋二季采割，除去杂质，晒干或阴干。

【商品规格】商品按大小分为一、二等，有全草和饮片规格。全草以茎粗长，色绿，质厚不脱节，身干无杂者为佳，习惯认为产于辽宁省者为最著。

按《中国药典》（2010年版一部）规定：本品按干燥品计算，含山柰素（$C_{15}H_{18}O_6$）不得少于0.20%。

【药性】甘、苦，平。归肺、肝经。

【功效】疏散风热，明目退翳。

【应用】

1. 风热目赤，翳障多泪　本品疏散风热，明目退翳，兼有发汗解表之功，主要应用于外感风热、目赤翳障多泪者，常配蝉衣、黄芩、谷精草、蛇蜕等，如《证治准绳·类方》神消散；若因小儿痘后余毒攻眼，导致目生云翳者，常配蝉衣、连翘、荆芥、防风等治疗，如《眼科指南》解毒拨云散。本品功善明目退翳，亦有疏散风热之效，但一般风热感冒很少使用，而多用于风热上攻于目之证。若用于五脏热壅，风毒循肝经上攻于目，出现双目灼热，眵多流泪，肿痛难忍者，本品常配川芎、防风、石膏、石决明等，如《银海精微》救睛散。

2. 眼出冷泪　本品疏风明目，轻清宣上，为明目佳品。可用于治疗风邪上犯，肝经疏泄失调，眼出冷泪，辨证属实者，常配防风、羌活、白蒺藜、川芎等，如《证治准绳》木贼散。

3. 目昏多泪　本品明目退翳，如《方氏脉症正宗》常配羊肝用于目障昏矇多泪症；《太平圣惠方》中配苍术，共为末，茶调下，用于目昏多泪。

4. 肠风下血、妇科出血及其他出血症　本品兼有止血作用，但药力微薄，很少单独使用，常与其他凉血止血药伍用。如《仁斋直指方》木贼散，以本品配枳壳、槐角、荆芥等，用治肠风下血；还有以本品配黄柏、益母草、五倍子等，研末，内服或外用，用于外伤出血、消化道出血、妇科出血等，如内蒙古《中草药新医疗法资料选编》所载。

5. 脱肛、血痢、胎动不安、崩漏　《本草经疏》云："木贼草，……其主积块，疗肠风、止痢，及妇人月水不断，崩中赤白、痔疾出血者，皆入血益肝胆之功，肝藏血故也。"本品归肝经而止血，故可治疗多种血证及血痢，如《太平圣惠方》单味木贼三钱（10g），水煎温服，治疗月水不断（崩漏）；《太平圣惠方》以木贼五钱，水煎温服治血痢；《圣济总录》以本品配川芎、金银花，用治胎动不安。

此外，《三因极一病证方论》（简称《三因方》）中以木贼烧存性，研末，掺肛门上，治脱肛历年不愈者。

6. 浮肿型脚气、皮肤病性肾炎、水肿　《现代实用中药》以本品配浮萍、赤豆等，水煎温服，治疗以上疾病。

7. 扁瘊　本品配伍香附、薏苡仁、板蓝根等，共奏清热利湿之功，用于治疗扁瘊效佳，如《中医外科学》祛疣汤。

【用法用量】煎汤，3～9g，或入丸、散。外用，研末撒。

【使用注意】气虚、血虚目疾者应慎用。

【药论】

1.《嘉祐本草》："主目疾，退翳膜，消积块，益肝胆。"

2.《本草经疏》："目疾由于怒气及暑热伤血暴赤肿痛者，非其所伍。"

3.《本草纲目》："与麻黄同形同性，故亦能发汗解肌，升散火郁风湿，治眼目诸血疾也。"

4.《本草求真》:“形质有类似麻黄,升散也颇相似,但此气不辛热,且入足少阳胆,足厥阴肝,能入二经血分驱散风热,使血上通于目,故为去翳明目要剂。”

5.《本草汇言》:“多服损肝,不宜久服。”

【现代研究】

(一)化学成分

木贼的主要化学成分为挥发油、黄酮类及葡萄糖、果糖等。其中挥发性成分有琥珀酸、延胡索酸、戊二酸甲酯、阿魏酸、咖啡酸等;黄酮类成分有山柰酚、槲皮素、棉黄苷等。其他还有胸腺嘧啶、香荚兰醛、葡萄糖、果糖等。

(二)药理作用

1. 镇痛、镇静作用　木贼有镇痛作用,其木贼乙醚提取物的镇痛作用比水提物和乙醇提取物强。木贼醇提物能明显增强戊巴比妥钠对中枢神经系统的抑制作用,延长小鼠的睡眠时间[1]。

2. 降压作用　木贼醇提物腹腔注射或十二指肠给药,对麻醉猫有持久的降压作用,降压强度和维持时间与剂量呈一定相关性。其降压作用与组胺释放无关,不影响肾上腺素的升压作用;切断两侧迷走神经,阻断血管内血压感受器可部分减弱木贼醇提物的降压作用。阿托品阻断外周 M-胆碱反应系统后,可减弱或阻断其降压。木贼醇提物还能使离体兔耳的灌流量明显增加,并能对抗组胺的缩血管作用,对切断脊髓的猫仍有降压作用,故认为其降压部位是外周性的[2]。木贼注射液对家兔血管有一定降压作用,对家兔离体血管有明显扩张作用[3]。

3. 对心脏的作用　木贼醇提物能增加离体豚鼠心脏冠脉流量[2]。木贼注射液对家兔呼吸和在位心脏没有明显影响;对家兔离体心脏收缩力有一定抑制作用,对心率没有影响;对蟾蜍离体心脏亦有减弱心肌收缩力的作用,使心率能明显减慢。木贼醇提物静脉给药对垂体后叶素引起的 T 波升高和心率减慢有一定的对抗和缓冲作用[3]。

4. 其他作用　木贼醇提物低浓度时对家兔肠和豚鼠回肠有兴奋作用,能使肠肌收缩频率和肌张力增加,收缩振幅加大,高浓度时则呈抑制作用[2]。

(三)临床报道

1. 治疗扁平疣　以木贼草酊外敷,治疗扁平疣,疗效显著优于无环鸟苷软膏[4]。

2. 治疗尖锐湿疣　取木贼 200g,水煎后滤出液再加热浓缩成糊状,将纱布条在药液中浸泡 3 日后取纱布敷于患处,治疗尖锐湿疣 78 例,治愈 74 例,无效 4 例,总治愈率 94.9%[5]。

3. 治疗鼻出血　取木贼 10g,用水适量,浓煎取汁,过滤,鼻腔内滴注,治疗小儿鼻出血有良效[6]。

4. 治疗泪溢症　自拟木贼全虫散(木贼草 200g、全蝎 10g、北五味子 15g,共研粉)内服治疗小儿功能性泪溢症 100 例,有效率 100%[7]。

(四)不良反应

小鼠灌胃及腹腔注射木贼醇提取物的 LD_{50} 分别为 249.6g/kg 和 47.56g/kg[2]。木贼注射液静脉注射的 LD_{50} 为 33.49g/kg[3]。

参考文献

[1] 朴惠顺,金光洙. 木贼的化学成分和药理作用研究进展[J]. 时珍国医国药,2006,17(6):

1077-1078.

[2] 张世芳，何功倍，张循范，等. 木贼的药理研究[J]. 湖北中医杂志，1980(5)：52-56.

[3] 王维芝，徐朝峰，张既宣. 木贼药理作用的实验性研究[J]. 锦州医学院学报，1980(2)：38-42.

[4] 王均. 自制木贼草酊治疗扁平疣 47 例[J]. 浙江中医杂志，2009，44(11)：842.

[5] 陈树钊. 木贼草膏外敷治疗尖锐湿疣 78 例[J]. 河北中医，2004，26(7)：542.

[6] 张少禹，苗林艳，李颖. 木贼治疗小儿鼻出血 30 例[J]. 实用中医药杂志，2000，16(1)：16.

[7] 邱志济，邱江峰，邱江东. 自拟木贼全虫散治疗小儿功能性泪溢症 100 例[J]. 安徽中医临床杂志，1998，10(5)：295.

（张德芹　周鹏　杜娟）

第二章

清　热　药

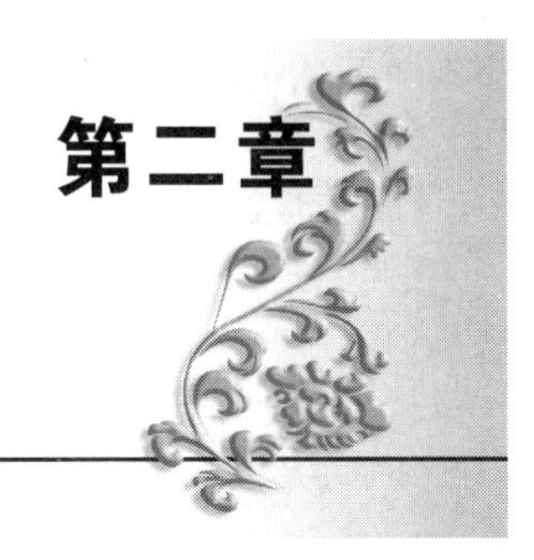

凡以清解里热为主要作用，常用于治疗里热证的药物，称为清热药。属于《黄帝内经》“热者寒之”的治则，治法中的“清法”。

清热药具有清热泻火、燥湿、凉血、解毒及清虚热等功效。本类药物主要用于表邪已解、里热炽盛，而无积滞的里热病证，如外感热病高热烦渴，湿热泻痢，温毒发斑，痈肿疮毒及阴虚发热等。

由于发病原因不一，病情发展变化的阶段不同，以及患者体质的差异，里热证既有气分与血分之分，又有实热与虚热之异。因此，就有多种类型的临床表现。针对热证的不同类型，并根据药物的功效，将清热药分为以下五类：清热泻火药，功能清气分热，用于高热烦渴等气分实热证；清热燥湿药，功能清热燥湿，用于泻痢、黄疸等湿热病证；清热凉血药，功能清解营分、血分热邪，用于吐衄发斑等血分实热证；清热解毒药，功能清解热毒，用于痈肿疮疡等热毒炽盛的病证；清虚热药，功能清虚热、退骨蒸，用于阴虚发热、骨蒸劳热等证。

使用清热药首先要辨别热证的虚实，对实热证有清热泻火、清营凉血、气血两清的用药不同；对虚热证用药又有滋阴清热、凉血除蒸及养阴透热之别。同时还应注意有无兼证，如兼有表证者，当先解表，然后清里，或与解表药同用，以表里双解；若兼里热积滞者，则应配泻下药。

本类药物，药性寒凉，易伤脾胃，凡脾胃气虚，食少便溏者慎用；热证易伤津液，苦寒药物又易化燥伤阴，故阴虚患者亦当慎用；阴盛格阳、真寒假热之证，禁用清热药。

药理研究表明，清热药一般具有抗病原微生物和解热作用，部分药物有增强特异性或非特异性功能、抗肿瘤、抗变态反应以及镇静、降压、利胆保肝等作用。

第一节　清热泻火药

热与火均为六淫之一，统属阳邪。热为火之渐，火为热之极，故清热与泻火二者不可分，凡能清热的药物，大抵皆能泻火。清热泻火药，以清泄气分邪热为主，主要用于温热病邪入气分而见高热、口渴、汗出、烦躁，甚或神昏谵语，脉象洪大等气分实热证。并且这类药物各有不同的作用部位，分别适用于肺热、胃热、心火、肝火等引起的脏腑实热证。

石膏　Shigao

【别名】细石、细理石（《名医别录》），软石膏（《本草衍义补遗》），寒水石（《本草纲目》），白虎（《药品化义》），玉火石（甘肃）。

【来源】石膏，始载于《神农本草经》，列为中品。为硫酸盐类矿物硬石膏族石膏，主含含水硫酸钙($CaSO_4 \cdot 2H_2O$)。主产于湖北应城,安徽凤阳;山东、河南、山西、甘肃、云南、四川、贵州等省区亦产。主生于海湾盐湖和内陆湖泊中形成的沉积岩中。

【采收炮制】全年皆可开采,去净泥土杂石即可。研细生用或煅用。

【商品规格】商品均为统货,不分等级,以白色、块大、质酥、纵断面如丝、无夹层、无杂石者为佳。

按《中国药典》(2010年版一部)规定:本品含含水硫酸钙($CaSO_4 \cdot 2H_2O$)不得少于95.0%;含重金属不得过百万分之十;含砷量不得过百万分之二。

【药性】辛、甘,大寒。归肺、胃经。

【功效】生用:清热泻火,除烦止渴;煅用:收湿生肌,敛疮止血。

【应用】

1. 温热病气分热证　本品辛甘性寒,生用善于清泻肺、胃二经气分实热,而有除烦止渴之功,同时又具解肌透热之效。适用于温热病,邪在气分,壮热、烦渴、汗出、脉洪大等实热亢盛之症,常与知母相须为用,如《伤寒论》白虎汤;若邪渐深入,气血两燔而发斑者,宜与生地黄、丹皮等清热凉血药同用,以气血两清,如《疫疹一得》清瘟败毒饮;若暑湿郁遏,烦热欲吐者,常与杏仁、滑石、通草等药配伍,以散郁热、祛暑湿,如《温病条辨》三石汤;若热病后期,余热未尽,而见气津双亏者,可配人参、麦冬、竹叶等益气养阴生津之品,如《伤寒论》竹叶石膏汤。

2. 肺热喘咳　本品具有清泄肺经气分邪热的作用。用于邪热郁肺,气急喘促,咳嗽痰稠,发热口渴等症,常与麻黄、杏仁等配伍,以清泄肺热,平喘止咳,如《伤寒论》麻杏甘石汤;若肺经热盛,喘咳痰多者,可与寒水石同用,如《素问病机气宜保命集》双玉散;若肺热津伤,口燥唇焦,咳喘自汗者,又可伍桑白皮、地骨皮等,如《症因脉治》石膏泻白散。

3. 胃火牙痛、头痛、消渴　本品功能清泻胃火,又用于胃火上炎所致的头痛、牙痛以及消渴病。若胃经积热,上攻口齿,牙龈肿痛,常与升麻、黄连等配伍,如《外科正宗》清胃散;若阴虚胃热,烦渴牙疼,可与熟地黄、麦冬等配用,以清胃滋阴,如《景岳全书》玉女煎;若风热头痛,头痛而胀,常与菊花、川芎等配伍,如《医宗金鉴》芎芷石膏汤;若痰火头痛,头痛昏蒙,可与川芎、黄芩等配用,如《证治汇补》石膏散;若肺胃燥热,津液耗伤,烦渴引饮,常与知母、人参等相配,以清热生津止渴,如《伤寒论》白虎加人参汤,亦可与麦冬、天花粉等养阴生津之品配用,如《金匮翼》消渴方。

4. 风湿热痹　明代缪希雍在《本草经疏》中指出"石膏,辛能解肌",而有辛散透达经络郁热之效。故可用于风湿阻滞经络,郁久化热,而致骨节红肿热痛之热痹证,常与苍术、桂枝、知母等药配伍,以清热祛湿通痹,如《金匮要略》白虎加桂枝汤、《类证活人书》白虎加苍术汤。

5. 疮疡不敛、外伤出血　本品煅用有清热收湿、敛疮生肌、收敛止血之效。用于疮疡溃烂,久不收口,以及湿疹浸淫,水火烫伤等,常与黄连、青黛等研粉外用,如欲祛腐生肌,可配升丹外用,如《医宗金鉴》九一丹;用于刀伤、创伤出血不止者,可同黄连、黄柏、槟榔等药为末,外敷患处,如《小儿卫生总微论方》刀伤方;若用于痔漏出血,《中草药新医疗法资料选编》将煅石膏配少许冰片,研粉外敷患处。

【用法用量】清热泻火宜生用;收湿生肌,敛疮止血宜煅用。内服用生石膏15～60g,先煎;外敷用煅石膏研末掺撒患处。

【使用注意】脾胃虚寒及阴虚内热者忌用。

【鉴别用药】石膏与煅石膏，来源虽同，但经炮制其成分及功效均有改变。前者为含水硫酸钙（$CaSO_4 \cdot 2H_2O$），善清肺、胃二经气分实热，主治温热病邪在气分，及肺热喘咳、胃火牙痛等症；后者为无水硫酸钙（$CaSO_4$），功能敛疮生肌、收涩止血，主治疮疡不敛、外伤出血等症。

【药论】

1.《本草衍义补遗》："石膏，本阳明经药，阳明主肌肉，其甘也，能缓脾益气，止渴去火；其辛也，能解肌出汗，上行至头；又入手太阴、少阳，而可为三经之主者。"

2.《本草经疏》："石膏本解实热，祛暑气，散邪热，止渴除烦之要药。温热二病，多兼阳明，若头痛、遍身骨痛而不渴不引饮者，邪在太阳也，未传阳明不当用；七、八日来，邪已结里，有燥粪，往来寒热，宜下者勿用；暑气兼湿作泄，脾胃弱甚者勿用；疟邪不在阳明则不渴，亦不宜用；产后寒热由于血虚或恶露未尽，骨蒸劳热由于阴精不足而不由于外感，金疮、下乳，更非其职，宜详察之，并勿误用。"

3.《疫疹一得》："石膏性寒，大清胃热；味淡气薄，能解肌热；体沉性降，能泄实热。……非石膏不足以治热疫，遇有其证辄投之，无不得心应手，三十年来，颇堪自信。"

4.《医学衷中参西录》："石膏，凉而能散，有透表解肌之力。外感有实热者，放胆用之，直胜金丹。……是以愚用生石膏以治外感实热，轻症亦必至两许；若实热炽盛，又恒重用至四、五两或七、八两，或单用，或与他药同用，必煎汤三、四茶杯，分四、五次，徐徐温饮下，热退不必尽剂。"

【现代研究】

（一）化学成分

石膏的主要成分为含水硫酸钙（$CaSO_4 \cdot 2H_2O$），含量不少于95.0%。其中CaO 32.5%，SO_3 46.6%，H_2O_2 0.9%。此外，常含黏土、砂粒、有机物、硫化物等。

石膏尚含一些微量元素，它们的百分含量为，钛0.001，铜0.001，铁0.002，铝0.01，硅0.05，银＜0.0001，锰＜0.001，镁＜0.01，钠＜0.01；含铝量为0.003%，还含锌、钴、铬和镍，并含较多的^{34}S。

（二）药理作用

1. 解热作用　生石膏对人工发热动物具有一定的解热作用。用生石膏1∶1的煎液直肠给药，测定对牛或伤寒菌苗引致兔发热的影响，结果显示有一定的退热作用，而纯硫酸钙无作用[1]。对伤寒混合疫苗引致的发热家兔，生石膏煎液（5g/kg灌入）有显著的解热作用，且作用迅速，但不太持久，降温效果与0.2g/kg安替匹林相似而略持久，以服后半小时体温下降为显著，在1～1.5小时作用最强，故认为石膏具有迅速但维持时间较短的解热作用[2]。石膏煎剂分别对细菌内毒素性发热家兔和白细胞致热原家兔的发热效应均有明显抑制作用，同时使实验家兔脑脊液环核苷酸（cAMP）含量显著下降，而对正常家兔体温无影响，认为其机制很可能与中枢神经组织中cAMP含量变化有关[3,4]。据报道，白虎汤对发热家兔具有明显的解热作用，能使家兔退热1.3℃，知母能使家兔退热0.7℃，石膏能使家兔退热0.3℃，而石膏、知母合用则退热1.2℃，知母的解热成分为芒果苷，纯硫酸钙无效，故推测石膏的解热作用为其所含硫酸钙以外成分所致[5]。对干酵母及2,4-二硝基苯酚所致大鼠的发热，白虎汤有显著退热作用；去石膏的白虎汤退热作用不明显，可见石膏在复方中有明显的增强退热的作用。单味石膏、煅石膏或$CaSO_4 \cdot H_2O$入方剂均无退热作用。生石膏具有明显的促进肠蠕动的作用，而煅石膏无促进肠蠕动的作用。结合解热实验可以推测，通过促进小肠蠕动而达到泻热的功效可能是石膏的解热途径之一[6]。

2. 生肌作用 煅石膏能促进大鼠伤口成纤维细胞和毛细血管的形成，加快肉芽组织增生，从而促进皮肤创口的愈合，而生石膏无生肌作用[7]。

3. 镇痛、抗炎作用 生石膏对醋酸致痛以及热致痛小鼠均有镇痛作用，煅石膏仅对醋酸致痛小鼠有镇痛作用，$CaSO_4 \cdot 2H_2O$ 对两种致痛法均无作用。说明生石膏具有镇痛作用，但其主要成分 $CaSO_4 \cdot 2H_2O$ 并不是镇痛的物质基础[8]。石膏注射液能降低小鼠毛细血管的通透性，对角叉菜胶所致的大鼠足趾肿胀以及棉球肉芽肿有明显的抑制作用，并对小鼠两种疼痛模型(扭体法、热板法)均显示有抑制作用，表明石膏注射液有显著的抗炎镇痛作用[9]。

4. 对心血管系统的作用 石膏浸液对蛙的在体心脏无影响，对于离体蟾蜍心及兔心，小剂量石膏浸液有兴奋作用，而大剂量时则有抑制作用，换液后心脏可恢复正常。静脉注射4%的石膏上清液达 1mg/kg 以上时，则家兔、猫呈现呼吸抑制、血压下降、血流量减少、心率减慢。石膏上清液对于因交感神经刺激、副交感神经刺激及肾上腺素、去甲肾上腺素和乙酰胆碱引起的呼吸、血压、血流量、心率的变化毫无影响。静脉注射石膏液 0.2ml/kg 可使家兔和猫的大腿动脉的血流量呈一时性减少，其后增加，并使冠状动脉血流量减少。在家兔耳廓、后肢和肠系膜血管灌流标本实验中，用石膏上清液 0.2ml 则灌流量增大，有扩张血管作用。且石膏还能缩短血凝时间。此外，配有石膏的方剂，如大青龙汤、白虎加人参汤、竹叶石膏汤、麻杏石甘汤、越婢加术汤、白虎加桂枝和木防己汤的温浸液用小量时，可使大鼠和猫的血压轻度上升，而大剂量时血压下降[10]。

5. 对机体免疫功能的影响 石膏具有增强烧伤大鼠模型体内 T 淋巴细胞、巨噬细胞功能的作用，可提高烧伤大鼠创面的愈合速度。推测中药石膏可能通过其主要成分钙或其他微量元素，一方面引起降热作用，另一方面可能作为某些细胞内的信息物质，直接或间接地对抗烧伤后血清抑制因子的释放和活性，从而增强细胞的免疫功能[11]。又有研究表明，石膏可使烧伤大鼠血浆 cAMP、PGE_2 值明显下降，脾组织和巨噬细胞中 cAMP 含量降低，血浆、脾组织及巨噬细胞中 cAMP/cGMP 比值亦出现相应的变化。认为 cAMP、cGMP、PGE_2 可能参与烧伤时机体的免疫调节，石膏可能是通过 Ca^{2+}、加量 cGMP 的作用，抑制 cAMP、PGE_2 的合成而增强免疫功能的[12]。

6. 对肌肉和外周神经兴奋性的影响 用 4% 或 40% 石膏上清液处理过的蟾蜍坐骨神经-腓肠肌标本实验，发现神经或肌肉的单次电刺激 10.1V、频率 0.2c/s，延搁 0.05ms，持续时间 1.0ms 振幅增大。连续刺激时，肌运动持续时间较对照组长，说明石膏能提高肌肉和外周神经的兴奋性。亦有报道，服用石膏，可增加钙离子血药浓度，抑制神经应激能力，减弱骨胳肌的兴奋性[10]。

7. 对平滑肌的作用 对于家兔的离体小肠和子宫，用小量石膏上清液时振幅增大，用大量时则紧张性降低，振幅减小。石膏还可以使大鼠尿排出量增加，小肠推进功能减慢，并增加大鼠和猫的胆汁排泄。麻杏石甘汤及木防己汤对豚鼠的支气管肌及肠管呈抗组胺作用，对支气管肌呈抗乙酰胆碱作用。木防己汤对肺呈抗钡离子作用[10]。

8. 其他作用 长期喂饲石膏，可使大鼠垂体、肾上腺、颚下腺、胰及血清中的钙含量降低，但脾脏及胸腺等的钙含量则升高。而对摘除甲状腺、副甲状腺的大鼠，则可使胸腺钙含量增加，脾脏含量减少。对人工造成实验性骨缺损腔的家兔，以石膏糊充填之，可见术后血钙升高、骨缺损愈合加速。实验还证明人参白虎汤对四氧嘧啶糖尿病小鼠具有降血糖作用，其作用主要来自知母及人参，但仅以知母及人参合用则出现相互拮抗，加入石膏则可协调二药而共同发挥良好的降血糖作用，在石膏上述作用中，其所含钙离子似起主要作用[10]。石膏在体内 ATP 存在下，经酶和烷基多糖苷（APG）的作用，产生硫同位素的分馏，使^{34}S 的血药浓度增大，从而起到抗病毒作用[13]。

（三）临床报道

1. 治疗发热　以单味生石膏为基础，若仅见高热、汗出、口渴三症者即用单味生石膏；兼有便秘者加大黄；兼有手足掣动者加钩藤；兼烦躁者加知母或栀子；兼咳者加杏仁。生石膏当用武火单味速煎，待药温频频引服（呼渴即服），不拘时限，热退为止。若加大黄，当先煎生石膏，另以麻沸汤（沸开水）将大黄渍之，兑服，治疗小儿高热 40 例。结果：24 小时内退烧者 5 例，占 12.5%；24～48 小时退烧者 27 例，占 7.5%；48 小时后退烧者 8 例，占 20%。热退后，饮食复初者 37 例，占 92.5%，饮食欠佳，有轻微损伤胃阳者 3 例（此 3 例均未按“中病即止和温药送服”的医嘱执行），占 7.5%[14]。另有用石膏 20g 及适量面粉，用温水调匀，捏成 5 个如 2 分镍币大小的小饼，临睡前敷于患儿涌泉（双）、内关（双）、神阙穴，用 6cm×6cm 的胶布固定，次日晨取下。经 1～3 次治疗，70 例患儿体温均恢复正常。其中外用 1 次即热退者 31 例，2 次热退者 27 例，3 次热退者 12 例[15]。

2. 治疗感冒　将生石膏捣烂放入瓷器皿或新药锅内，加水 500ml，煎至 50ml 左右，共煎四次，每次煎煮时间不得少于 1 小时，药液可以加糖。用量：1 岁以上每天用 200g，1 岁以下每天用 100g，治疗婴儿流行性感冒 131 例。结果 1 日内退烧 37 例，2 日退烧 78 例，3 日退烧 9 例，3 例未服完药为无效，治愈率为 97.71%[16]。用生石膏粉 20g、阿司匹林 0.5g 为 1 包量，每次 1 包，日 3～4 次，治疗风热型感冒 100 例，治愈 89 例，有效 3 例，无效 8 例[17]。

3. 治疗牙痛　以生石膏 45g、细辛 4.5g，水煎 2 次，药液混匀，一半漱口，一半分两次服下，1 日 1 剂。统计 38 例，其中辨证属风火牙痛者 14 例，胃火牙痛者 24 例，全部治愈。服 1 剂药痊愈者 10 例，2 剂药痊愈者 16 例，3 剂药痊愈者 8 例，4 剂药痊愈者 4 例。未发现副作用[18]。

4. 治疗口疮　用生石膏 30g，竹叶、山栀、大青叶、金银花各 9g，川连、甘草、薄荷各 4.5g，水煎服，日服 1 剂。5 剂为 1 个疗程，治疗 50 例小儿口腔溃疡，42 例痊愈，7 例好转，无效 1 例[19]。

5. 治疗酒渣鼻　生石膏、生石灰各等分，研细为末过筛，用乳钵研匀装瓶备用。用时先将患处用清水洗净，取药粉适量，加烧酒调成泥糊状，外敷，每日 1 次，一般连用 3 次。局部皮损者禁用。治疗酒渣鼻 12 例，均获痊愈[20]。

6. 治疗臁疮　生石膏 90g，朱砂、硼砂各 22g，冰片 1g。朱砂研细水飞晾干，生石膏、硼砂分别研细，过 100 目筛，4 味药混合均匀。创面分别用过氧化氢溶液（双氧水）、0.5%碘伏清洗后用无菌棉签蘸少许药粉撒于创面，并用无菌纱布包扎，整个小腿则用弹力绷带加压包扎。开始治疗的第 1 周，每天换药 1～2 次，待创面脓性分泌物减少，肉芽组织水肿消失，改为每 1～2 日换药 1 次，总有效率为 96.63%[21]。

7. 治疗带状疱疹　取煅石膏粉、滑石粉各等分，加入适量麻油调制呈膏状，涂敷于患处部位皮肤，厚度约 1～1.5mm，外覆消毒敷料，每 24 小时换药 1 次，14 日为 1 个疗程，治疗带状疱疹 98 例，有效率为 97.96%[22]。

8. 治疗局部组织疼痛肿胀　石膏、大黄等量研为细末，用蜂蜜调为糊状，摊于双层纱布上，置于肿胀处，其面积应略大于患处，每日 1～2 次，3 日为 1 个疗程，用 1～2 个疗程。能在短时间内消肿止痛[23]。又有报道将生石膏、冰片按 9.5∶0.5 比例研成极细末备用。使用时视肿块大小，在石膏冰片粉中加入少许食醋及适量冷开水，调匀成膏状，然后直接敷于肿块上，外用纱布固定，若药粉干燥时即用冷开水湿润。每天换药 1 次，待肿块消失后停药。40 例中治愈（局部红肿痛热消退，肿块消失）38 例，总有效率为 95%[24]。

9. 治疗急性肠炎　生石膏、寒水石、滑石各 30g，煎两次，将两次煎出药液混合后澄清，分数次饮服。轻者 24 小时服 1 剂，腹泻口渴严重者，24 小时可服 2～3 剂。治疗 175 例，结果：痊愈 155 例，占 89%；好转 7 例，占 4%；无效 13 例，占 7%[25]。

10. 治疗阑尾炎　生石膏 500g、桐油 150g。盛于干净器皿内，反复搅拌，调和成面团状备用。确诊患者，可立即将桐油石膏调和剂直接敷于腹部。单纯性阑尾炎以麦氏点为中心，敷药面应超过压痛范围以外 5～10cm；化脓性阑尾炎一般应超过压痛范围 5～10cm；形成弥漫性腹膜炎的患者，外敷范围上平剑突，两侧至腋中线，下至耻骨联合，敷药厚度均以 2cm 为宜，敷药后用塑料薄膜及布料分层包裹。每 24 小时更换一次，连续使用，直至患者基本痊愈后，仍继续使用 3～5 天。敷药同时，可根据病情配合西药对症处理。结果用此法治疗 220 例，有效率达 91%[26]。

11. 治疗慢性溃疡性结肠炎　生石膏 100g、云南白药 2g、2%盐酸普鲁卡因（奴佛卡因）20ml，加温开水 250ml 搅匀。溃疡性直肠炎、乙状结肠炎者取左侧卧位，病变在乙状结肠以上者取右侧卧位，用 25～28 号肛管插入肛门，深达 15～30cm，至少半小时，然后灌注上药。7～10 日为 1 个疗程，疗程间隔 4 日。治疗慢性溃疡性结肠炎 100 例，总有效率为 97%[27]。

12. 治疗小儿肺门淋巴结结核　生石膏 10 份、粉甘草 3 份、朱砂 1 份，共研细末。3～6 岁每次服 2g；7～9 岁服 3g；10～13 岁服 4g；大于 13 岁服 4.5g，日 3 次。治 20 例均有效，平均治愈天数为 45 天[28]。

13. 治疗三叉神经痛　以生石膏 30g、细辛 3g，随证配用他药，治疗三叉神经痛，屡用屡效[29]。

14. 治疗糖尿病　生石膏 50g、知母 15g、白参 10g、大米 10g、甘草 15g，日服 1 剂，治疗糖尿病 8 例，均临床治愈[30]。

15. 治疗烧烫伤　石膏 20g、冰片 15g、儿茶 20g 研面凉开水调糊状敷伤处。治疗水、火、油烧烫伤 1000 余例，均取得了较好的效果[31]。取石膏 50g，紫草、大黄、栀子、黄柏、薄荷各 15g，将上药置入 500ml 豆油中浸泡 24 小时，放入锅中，文火炸至焦黄，去渣，趁热加入蜂蜡 50g，冷却成膏，涂患处。治疗 50 例烧伤患者，48 例治愈，1 例好转，1 例无效。总有效率为 96%[32]。

16. 治疗干裂脱屑型唇炎和唇疱疹　取熟石膏 47g，过 80 目筛，另取蜂蜜 50g，加入冰片 3g 配制成糊剂，每日取药 1g，涂患处 2～3 次。治疗干裂脱屑型唇炎 200 例和唇疱疹 100 例。结果：当日疼痛明显减轻或脱屑减少，结痂无分泌物者 182 例，占 60.67%；次日疼痛减轻或脱屑减少，且有结痂者 84 例，占 28.00%；第 3 日症状基本消失者 34 例，占 11.33%。均未见不良反应[33]。

17. 治疗静脉炎、阑尾脓肿　用生桐油与石膏粉以 3∶7 比例混拌，外敷于病变部位，治疗静脉炎患者 52 例甚效[34]。另外，用桐油石膏加微波理疗方法，治疗阑尾脓肿也有明显的效果[35]。

参 考 文 献

[1] 郭协壎，陈汝逊. 天然石膏的初步研究[J]. 上海中医药杂志，1958(3)：33.

[2] 张鸿祺，商登鑫，刘翠华. 石膏解热作用的实验报告[J]. 天津医药杂志，1962(1)：8-10.

[3] 孟凡会，胡景新，石成龙，等. 中药石膏对家兔内毒素性发热效应和脑脊液环核苷酸含量变化的影响[J]. 中国中西医结合杂志，1995(S1)：326-328.

[4] 孟凡会，胡景新，刘自强，等. 石膏对家兔白细胞致热原性发热效应和脑脊液环核苷酸含量变化的影响[J]. 中国病理生理杂志，1991，7(4)：378-381.

[5] 王爱芳. 白虎汤的研究[J]. 药学通讯，1981，16(3)：67.

[6] 夏怡，李祥，陈建伟，等. 石膏及白虎汤清热泻火功效的实验研究[J]. 现代中药研究与实践，2009，23(2)：48-51.

[7] 李祥，刘元芬，项晓人，等. 石膏炮制前后的生肌药效比较研究[J]. 中西医结合学报，2006，4(6)：624-627.

[8] 夏怡，李祥，陈建伟，等. 石膏镇痛作用的实验研究[J]. 中国医药导报，2009，6(9)：23-24.

[9] 江涛，陈一乐，黄凤和，等. 石膏注射液抗炎镇痛作用研究[J]. 广东药学院学报，1992(2)：26.

[10] 阴健，郭力弓. 中药现代研究与临床应用(1)[M]. 北京：中国古籍出版社，1993：214.

[11] 胡景新，孟凡会，苏畅，等. 中药石膏对烧伤大鼠创面修复的影响及 T 淋巴细胞、腹腔巨噬细胞功能变化的观察[J]. 中国病理生理杂志，1991，7(3)：260-263.

[12] 胡景新，孟凡会，吴决，等. 中药石膏对烧伤鼠血浆、脾组织、腹腔巨噬细胞中环核苷酸以及血浆 PGE_2 含量的影响[J]. 中国病理生理杂志，1991，7(1)：12-15.

[13] 苏达世. 石膏中无机元素的研究概况[J]. 中国医院药学杂志，1989，9(4)：166.

[14] 卫振华. 大剂石膏治疗小儿高热 40 例临床观察[J]. 山西职工医学院学报，2006，16(2)：50-51.

[15] 李艳. 石膏外敷治疗小儿发热[J]. 中医杂志，2000，41(4)：199.

[16] 杨作诗. 生石膏煎剂内服治疗婴幼儿流行性感冒 131 例报告[J]. 中国农村医学，1982(6)：337.

[17] 覃公平，李聚善. 石膏、阿斯匹林治风热型感冒[J]. 中原医刊，1982(1)：12.

[18] 陶维礼. 治牙痛验方石膏细辛汤[J]. 黑龙江中医药，1988(5)：8.

[19] 杨樟辉. 竹叶合剂治疗小儿口疮 50 例疗效观察[J]. 浙江中医杂志，1984，19(5)：211.

[20] 张桂宝. 酒齇鼻[J]. 广西中医药，1983(3)：28.

[21] 赵东瑞. 大青散治疗臁疮 89 例疗效观察[J]. 浙江中医药大学学报，2007，31(5)：575-576.

[22] 曹忠民，赵伍，郭立. 麻油双石膏治疗带状疱疹的临床观察[J]. 四川中医，2010，28(5)：109-110.

[23] 林冬梅，于美燕. 石膏大黄散消肿止痛[J]. 中国民间疗法，2010，18(8)：81.

[24] 周汉清. 石膏外敷治疗痈肿[J]. 中医杂志，2000，41(4)：200.

[25] 李乃庚. 玉露散治疗小儿暑热泻 175 例[J]. 江苏中医杂志，1986，7(5)：8.

[26] 董富银. 桐油石膏外敷法治疗阑尾炎[J]. 中西医结合杂志，1988，8(9)：569.

[27] 唐德晰，李恒明. 生石膏合剂灌肠治疗慢性溃疡性结肠炎 100 例[J]. 四川中医，1988，6(4)：43.

[28] 徐祖德. “离中丹”治疗小儿肺门淋巴结结核[J]. 新中医，1983(12)：15.

[29] 朱树宽. 二辛煎加味治疗三叉神经痛[J]. 浙江中医杂志，1995，30(9)：420.

[30] 董治中. 人参白虎汤治疗糖尿病疗效小结[J]. 吉林中医药，1983(1)：19.

[31] 陈树清. 石膏治疗烧伤[J]. 中医杂志，2000，41(4)：201.

[32] 玄相栋，王立岗，邹观复. 紫黄膏治疗烧伤 50 例[J]. 黑龙江中医药，1985(6)：35.

[33] 王庚寅，祝睿. 石膏蜂蜜糊治疗干裂脱屑型唇炎和唇疱疹[J]. 中级医刊，1995，30(1)：34-35.

[34] 莫美娟，朱秀娟. 桐油石膏与新鲜芦荟外敷治疗静脉炎的效果评价[J]. 护理与康复，2008，7(11)：855-856.

[35] 王庆淮. 桐油石膏治疗阑尾脓肿的应用[J]. 华夏医学，2004，17(2)：222-223.

知母 Zhimu

【别名】蚔母、连母、野蓼、地参、水参、水浚、货母、蝭母(《神农本草经》)，昌支(《新修本草》),穿地龙(《山东中药》),蒜瓣子草(河北、辽宁),羊胡子根(河北)。

【来源】知母,始载于《神农本草经》,列为中品。为百合科多年生草本植物知母 *Anemarrhena asphodeloides* Bge. 的根茎。主产于河北山区、山西、陕西、内蒙古等地,以河北易县产品最佳,称"西陵知母"。栽培与野生均有。

【采收炮制】春、秋二季采挖,以生长 3 年以上者质量为佳。除去茎苗和须根,晒干,习称"毛知母";剥去外皮,晒干,习称"知母肉"。切片入药,生用或盐水炙用。

【商品规格】毛知母:以身条肥大、外皮附金黄色细绒毛、质坚实而柔润、断面白色、嚼之味苦发黏者为佳。知母肉:以身条肥大、滋润、质坚、色白、嚼之发黏者佳。

按《中国药典》(2010 年版一部)规定:本品含芒果苷元($C_{19}H_{18}O_{11}$)不得少于 0.70%,知母皂苷Ⅱ($C_{45}H_{76}O_{19}$)不得少于 3.0%。

【药性】苦、甘,寒。归肺、胃、肾经。

【功效】清热泻火,滋阴润燥。

【应用】

1. 温热病气分热证　本品甘寒质润,善清肺胃气分实热,而除烦止渴。用于温热病,邪热亢盛,壮热、烦渴、脉洪大等肺胃实热证,常与石膏相须为用,如《伤寒论》白虎汤;若治温疟,壮热不能食,则与鳖甲、常山等配用,如《延年秘录》知母鳖甲汤。

2. 肺热咳嗽,阴虚燥咳　本品功能清泻肺火,滋阴润肺。用于肺热咳嗽,痰黄黏稠,常与甘草、桔梗同用,如《症因脉治》知母甘桔汤;若热重者,可与黄芩、栀子、瓜蒌同用,如《统旨方》清金化痰汤;若阴虚燥咳,干咳少痰,多与贝母同用,如《急救仙方》二母散;若兼气虚者,可配黄柏、人参、麦冬,如《症因脉治》知柏参冬饮;若久嗽不止,痰中带血,可与五味子、款冬花、阿胶等配伍,如《宣明论方》知母茯苓汤。

3. 骨蒸潮热　本品又能滋肾阴、润肾燥而退骨蒸,故有滋阴降火之功。用于阴虚火旺,骨蒸潮热,心烦盗汗等症,常与黄柏相须为用,二者又多配入养阴药中,以加强滋阴降火之效,如《医方考》知柏地黄丸;此外,二药又可与熟地黄、龟甲同用,如《丹溪心法》大补阴丸;亦可与天冬、生地黄相伍,如《症因脉治》知柏天地煎。

4. 阴虚消渴,肠燥便秘　本品又有滋阴润燥,生津止渴之效。用于内热伤津,口渴引饮之消渴病,常与石膏、葛根等配用,如《症因脉治》知母石膏汤;又可与生山药、天花粉、鸡内金等配伍,如《医学衷中参西录》玉液汤;若用于肠燥便秘,则与生首乌、当归、麻仁等药同用,又具润肠通便之功。

【用法用量】煎服,6～12g。清热泻火宜生用;滋阴降火宜盐水炙用。

【使用注意】本品性寒质润,有滑肠之弊,故脾虚便溏者不宜用。

【鉴别用药】知母与生石膏均能清热泻火,而治肺、胃二经气分热盛之证,二药常相须为用,可用于:①温病邪入气分之壮热、口渴、汗出、脉洪大等症;②肺胃热盛之咳喘、痰黄不利、牙龈肿痛等症。二药功用不同点在于:知母尚有滋阴作用,可用于阴虚火旺之口渴、多饮、多尿的消渴病和阴虚火旺之潮热、盗汗等症。总之,知母长于滋阴降火,清中有润,用于里热而津已伤者;然生石膏长于清气分实热,清中有散,透散气分邪热,用于里热而津未伤者。

【药论】

1.《神农本草经》:"主消渴热中,除邪气,肢体浮肿,下水,补不足益气。"

2.《用药法象》:"知母,其用有四:泻无根之肾水,疗有汗之骨蒸,止虚劳之热,滋化源之阴。"

3.《本草纲目》:“肾苦燥,宜食辛以润之;肺苦逆,宜食苦以泻之。知母之辛苦寒凉,下则润肾燥而滋阴,上则清肺金而泻火,乃二经气分药也。”

4.《本草通玄》:“知母苦寒,气味俱厚,沉而下降,为肾经本药。兼能清肺者,为其肃清龙雷,勿使僭上,则手太阴无销烁之虞也。泻有余之相火,理消渴之烦蒸,凡止咳安胎,莫非清火之用。多服令人泄泻,亦令人减食,此惟实火烁灼者,方可暂用。若施之于虚损之人,如水益深矣。盖苦寒之味,行天地肃杀之令,非长养万物者也。”

5.《本草正》:“古书言知母佐黄柏滋阴降火,有金水相生之义。盖谓黄柏能制膀胱、命门阴中之火,知母能消肺金、制肾水化源之火,去火可以保阴,即是所谓滋阴也。故洁古、东垣皆以为滋阴降火之要药。继自丹溪而后,则皆用以为补阴,诚大谬矣。夫知母以沉寒之性,本无生气,用以清火则可,用以补阴,则何补之有?”

6.《本草新编》:“黄柏未尝不入气分,而知母未尝不入血分也。黄柏清肾中之火,亦能清肺中之火;知母泻肾中之热,而亦泻胃中之热。胃为多气多血之腑,岂止入于气分,而不入于血分耶? 是二药不必兼用。”

7.《医学衷中参西录》:“知母原不甚寒,亦不甚苦,尝以之与黄芪等分并用,则分毫不觉凉热,其性非大寒可知。又以知母一两加甘草二钱煮饮之,即甘胜于苦,其味非大苦可知。寒、苦皆非甚大,而又多液,是以能滋阴也。有谓知母但能退热,不能滋阴者,犹浅之乎视知母也。是以愚治热实脉数之证,必用知母;若用黄芪补气之方,恐其有热不受者,亦恒辅以知母。”

【现代研究】

(一) 化学成分

知母主要含有甾体皂苷、双苯吡酮类(芒果苷、异芒果苷)、木脂素类、多糖类(知母多糖A-D)、有机酸类(烟酸、鞣酸等)、大量的黏液质、微量元素(铁、锌、铜、锰、钴、铬、镍等,其中以铁、锌含量最高)。其他尚含有二十五烷酸乙烯酯、β-谷甾醇、β-豆甾醇等。

(二) 药理作用

1. 清热作用　知母浸膏 4g/kg 皮下注射,能防止和治疗大肠杆菌所致兔高热,且作用持久[1]。知母根茎中所含的皂苷具有明显降低由甲状腺素造成的耗氧率增高及抑制 Na^+-K^+-ATP 酶活性的作用,其中总皂苷对 Na^+-K^+-ATP 酶的抑制率达 59.8%,而酸水解得到的萨尔萨皂苷元抑制率为 44.6%,其半琥珀酸衍生物抑制率为 89.8%,从理论上解释了知母具有清热泻火的功效[2]。知母皂苷元不仅在体外有抑制 Na^+-K^+-ATP 酶的作用,而且口服知母皂苷元,对肠、肾及肝的 Na^+-K^+-ATP 酶均有明显的抑制,红细胞的钠泵活性也显著下降,抑制程度与口服知母皂苷元的剂量有平行关系。这种作用可能与知母的解热活性有关[3]。又有研究表明,知母及盐知母均能显著降低 Na^+-K^+-ATP 酶的活性,其中低剂量组(0.1g/ml)盐知母作用优于生知母;高剂量组(0.2g/ml)结果相反,即盐炙后作用降低,且高剂量组作用弱于低剂量组。说明知母及盐知母均具有滋阴清虚热作用,合理的剂量及盐炙可使其作用进一步增强[4]。

2. 抗菌作用　体外实验表明,知母浸出液对金黄色葡萄球菌、白色葡萄球菌、铜绿假单胞菌、大肠杆菌、伤寒杆菌、甲型链球菌、乙型链球菌均有明显抑菌作用[5]。知母提取物乳膏对豚鼠须癣毛癣菌感染具有较好的治疗作用,且对皮肤无明显的致敏作用及毒性[6]。

3. 抗病毒作用　知母宁(chinonin)是从百合科植物知母中提取的天然酚类化合物,别名芒果素、芒果苷(mangiferin)。研究表明,知母宁具有较强的抗流感病毒 A 型(H_1N_1)活性的作用，其中75mg/kg的知母宁治疗作用与利巴韦林(15mg/kg)相似[7]。体外研究也证明知母宁具有明显的抗甲型人流感病毒作用[8]。体内外实验均证实知母宁具有抗乙肝病毒的作用，其机制可能与抑制HBV-DNA的复制有关[9]。另有报道，知母宁体外能够较强地抑制单纯疱疹病毒Ⅰ型和Ⅱ型的活性，且抗病毒作用具有多个作用点[10,11]。

4. 降血糖作用　知母聚糖能降低正常小鼠和四氧嘧啶诱发的高血糖大鼠的血糖、增高肝糖原含量、增加骨骼肌对^3H-2-脱氧葡萄糖的摄取能力[12]。知母多糖1次灌胃2mg/kg、20mg/kg可显著降低四氧嘧啶引起的家兔血糖升高；知母多糖1次灌胃20mg/kg对正常家兔血糖无明显影响；200mg/kg可降低正常家兔血糖，具有甲苯磺丁脲同样的实验性降低血糖作用[13]。知母总酚对糖尿病动物有较好的降糖作用，其中芒果苷对α-葡萄糖苷酶活性的抑制作用可能是其降糖的机制之一[14]。知母皂苷对正常小鼠无降血糖作用，但可使糖耐量曲线趋于平缓；而对实验性糖尿病小鼠能够显著提高其糖耐量，降低空腹血糖[15]。生知母的降血糖效果比盐知母稍强，但是都在正常的血糖范围内，说明不同的知母炮制品在降血糖的药理作用上没有差异。知母不同炮制品大、小剂量比较，以大剂量的降血糖效果非常明显[16]。也有研究也表明，知母有明显的降血糖作用，但盐制品作用明显优于生品，且随剂量增加作用增强[17]。

5. 对激素作用的影响　以甲状腺激素型及氢化可的松两种"阴虚"模型为对象，用放射配基结合分析法，观察到模型肾和脑β-肾上腺素受体及M-胆碱能受体对细胞调控机制反方向变化时，滋阴中药知母有双向调节作用。即知母能使增多的β-肾上腺素受体最大结合位点数减少，使减少的M-胆碱能受体最大结合位点数增多，同时使它们各自向相反方向转化，从而调整它们的相互关系，使细胞功能异常得到纠正[18]。知母皂苷元(菝葜皂苷元)与知母水煎剂相似，能明显降低高甲状腺激素状态小鼠脑β受体RT值，但对亲和力无影响，还能显著地改善该状态小鼠的体重下降[19]。大鼠服用滋阴降火中药生地知母甘草汤或其中的单味药，均能使受地塞米松抑制的血浆皮质醇浓度升高，并有防止肾上腺萎缩的作用。此外，临床观察发现生地知母甘草汤和皮质激素同服时，能减少激素的副作用[20,21]。体外试验还证明，知母可减弱皮质醇$C_{4=5}$双键的打开还原与$C_{17,20}$-羟基和C_{20}酮基的变化。由于保护了皮质醇A环$C_{4=5}$的双键和C_3酮基不被还原及侧链上C_{17}和C_{20}羟基、酮基免受降解，因此能延缓肝细胞对皮质醇的分解代谢[22]。知母皂苷和知母皂苷元对动物模型病理性升高的β受体具有调整作用，实验研究显示，这种作用与糖皮质激素及其受体无关[23]。

6. 抗肿瘤作用　知母皂苷对人肝癌移植裸大鼠模型进行治疗，结果表明，治疗组的裸大鼠生存期均比对照组的长；治疗组的肿瘤体积比对照组小，但统计无显著差异。相关分析表明：知母皂苷治疗组裸大鼠生存期与肿瘤体积的增长之间无相关关系[24]。其抗肿瘤作用机理同其对细胞膜的泵的强烈抑制作用有关[25]。从西陵知母根茎中分得β-谷甾醇[25]，据报道治疗皮肤鳞癌、宫颈癌等有较好的疗效，且无副作用[26]。知母宁在5～8μg/ml浓度范围内对早幼粒白血病细胞(HL-60)细胞生长和增殖有抑制作用，并呈明显的剂量依赖关系[27]。

7. 抗炎作用　知母水提物及总多糖对多种致炎剂引起的急性毛细血管通透性增高、炎性渗出增加及组织水肿均有明显的抑制作用，对慢性肉芽肿增生有显著抑制作用。认为促进肾上腺分泌较高水平的糖皮质激素及抑制炎症组织前列腺素E的合成或释放是其发挥抗炎作用的重要途径[28,29]。

（三）临床报道

1. 治疗更年期综合征　以知母、茯神、泽泻、山茱萸各12g，黄柏10g，生地、煅龙骨、煅牡蛎各30g，山药、牡丹皮各16g，水煎服，治疗更年期综合征91例，治愈65例，好转19例，无效7例，总有效率89.2%[30]。

2. 治疗头皮毛囊周围炎　知母、夏枯草各30g，水煎，湿敷患处。共治19例，其中11例脓性分泌物增多，耳后淋巴结明显增大，加服复方磺胺甲噁唑（复方新诺明），结果全部治愈[31]。

3. 治疗2型糖尿病　利用纯中药制剂消渴灵（知母、生地），治疗2型糖尿病64例，治愈32例，好转24例，无效8例，总有效率87.5%。治疗后的血糖、血脂、球结膜微循环较治疗前有显著改变[32]。

参考文献

[1] 王裕生，邓文龙，薛春生. 中药药理与应用[M]. 2版. 北京：人民卫生出版社，1998：709-714.

[2] 陈锐群，余竹元，张夏英，等. 知母皂苷元是 Na^{+}-K^{+}-ATP酶的抑制剂[J]. 生物化学与生物物理学报，1982，14(2)：159.

[3] 陈锐群，张夏英，郑境娟，等. 口服知母皂苷元对 Na^{+}-K^{+}-ATP酶的作用[J]. 生理科学，1982，2(9)：30.

[4] 佟连琨，高慧，贾天柱. 知母及盐知母对大鼠能量代谢影响的比较研究[J]. 炮制药理，2010：445-447.

[5] 杜镇镇，王志强，李恒元，等. 知母体外抑菌作用研究[J]. 时珍国医国药，2008，19(5)：1158.

[6] 巨艳红，甄清，李勇，等. 知母提取物抗真菌作用实验研究[J]. 特产研究，2009(3)：24-27.

[7] 蒋杰，李明，向继洲. 知母宁抗流感病毒作用研究[J]. 中国药师，2004，7(5)：335-338.

[8] 李沙，甄宏. 知母宁体外抗甲型流感病毒作用研究[J]. 中国药师，2005，8(4)：267-270.

[9] 高洁，李明，刘妮. 知母宁抗乙肝病毒作用的体内外实验研究[J]. 实验中医药学，2007，8(2)：16-18.

[10] 蒋杰，向继洲. 知母宁体外抗单纯疱疹病毒Ⅰ型体外活性研究[J]. 中国药师，2004，7(9)：666-670.

[11] 李沙，甄宏，蒋杰，等. 知母宁的体外抗单纯疱疹病毒Ⅱ型作用[J]. 华中科技大学学报：医学版，2005，34(3)：304-307.

[12] 卢盛华，孙洪伟，王菊英，等. 知母聚糖降糖作用及其机理研究[J]. 中国生化药物杂志，2003，24(2)：81-83.

[13] 黄彩云，谢世荣，黄胜英. 知母多糖对家兔血糖的影响[J]. 大连大学学报，2004，25(4)：98-99.

[14] 黄芳，徐丽华，郭建明，等. 知母提取物的降血糖作用[J]. 中国生化药物，2005，26(6)：332-335.

[15] 李春梅，高永林，李敏. 知母皂苷对小鼠血糖的影响[J]. 中药药理与临床，2005，21(4)：22-23.

[16] 郭志力. 知母不同炮制品滋阴作用研究[J]. 中国中医基础医学杂志，2008，14(5)：386-387.

[17] 高慧，陈缤，贾天柱. 知母盐制前后的药效学比较研究[J]. 时珍国医国药，2010，21(1)：41-42.

[18] 易宁育，夏宗勤，胡雅尔，等. 知母及其皂苷元对β肾上腺素受体的调节作用[J]. 中药药理与临床，1992，6(3)：12.

[19] 丁元生，周月红，易宁育，等. 知母皂苷元对“甲高”小鼠脑βAR的下调作用[J]. 中药药理与临床，1990，6(2)：15.

[20] 陈锐群，查良伦，顾天爵，等. 祖国医学“肾”的研究中有关滋阴泻火药作用的探讨——Ⅱ. 生地、知母、甘草对地塞米松反馈抑制作用的影响（动物实验）[J]. 上海第一医学院学报，1979(6)：393.

[21] 沈自尹，陈泽霖，查良伦，等. 祖国医学“肾”的研究中有关滋阴泻火药作用的探讨——Ⅰ. 生地、知

母、甘草对地塞米松反馈抑制作用的影响(临床观察)[J]. 上海第一医学院学报,1979(5):313.

[22] 张丽丽,陈锐群,顾天爵. 祖国医学"肾"的研究中有关滋阴泻火药作用的探讨——Ⅲ. 生地、知母、甘草对肝中皮质醇分解代谢的影响[J]. 上海第一医学院学报,1980(1):37.

[23] 赵树进,韩丽萍,李俭洪. 知母皂苷及其苷元对动物模型β肾上腺素受体的调整作用[J]. 中国医院药学杂志,2000,20(2):70-73.

[24] 叶胜龙,汤钊猷. 知母皂苷治疗人肝癌移植裸大鼠模型的观察[J]. 肿瘤,1988,5(8):259-260.

[25] 洪永福,韩公羽. 中药知母有效成分的研究[J]. 第二军医大学学报,1984,增刊(5):80.

[26] 洪永福. 中药知母的药理与化学研究[J]. 药学情报通讯,1987,5(4):62.

[27] 侯敢,黄迪南,祝其锋. 三种天然抗氧化剂对早幼粒白血病细胞(HL-60)的生长抑制作用研究[J]. 湖南中医学院学报,1996,6(1):49.

[28] 陈万生,乔传卓. 知母抗炎作用初探[J]. 药学情报通讯,1993,11(3):14-15.

[29] 陈万生,韩军,李力,等. 知母总多糖的抗炎作用[J]. 第二军医大学学报,1999,20(10):758-760.

[30] 周雅莲. 知柏地黄汤加味治疗更年期综合征[J]. 陕西中医,1991,12(12):554.

[31] 李林普. 知母、夏枯草治疗头皮毛囊周围炎 19 例观察[J]. 临床皮肤科杂志,1985,4(5):275.

[32] 韩宏妮,段英春,侯毅敏. 消渴灵治疗Ⅱ型糖尿病的临床观察和实验研究[J]. 新中医,1994,26(1):26.

芦根　Lugen

【别名】 芦茅根(《会约医镜》),苇根(《温病条辨》),顺江龙(《天宝本草》),芦通(《江苏植药志》),芦芽根(《山东中药》),甜梗子(《四川中药志》),芦苇根、苇子根(河北)。

【来源】 芦根,始载于《名医别录》。为禾本科多年生草本植物芦苇 *Phragmites communis* Trin. 的新鲜或干燥根茎。全国大部地区均产。多为野生,生于池沼地、河溪地、湖边及河流两岸沙地及湿地等处。

【采收炮制】 春、夏、秋三季均可采收,一般在春季清明节挖出者质嫩品佳。挖出根茎后,洗净,剪去顶端的残基及节上的须根,剥去芽,切段,鲜用或晒干用。

【商品规格】 商品有干货和鲜货两种,均以条粗均匀、色黄白、有光泽、无须根者为佳。

按《中国药典》(2010 年版一部)规定:本品含水分不得过 12.0%;总灰分不得过 11.0%;酸不溶性灰分不得过 8.0%。

【药性】 甘,寒。归肺、胃经。

【功效】 清热生津,除烦,止呕,利尿,透疹。

【应用】

1. 热病烦渴　本品甘寒质轻,能清透肺胃气分实热,并能养阴生津,止渴除烦,且无恋邪之弊。故用于热病伤津,烦热口渴,或舌燥少津之证,常与天花粉、麦冬等同用,亦可与藕汁、梨汁、荸荠汁等合用,如《温病条辨》五汁饮;若暑湿伤肺,身热汗出,脘闷烦渴者,又与滑石、桑白皮、黄芩等配伍,以祛暑化湿、清肺生津,如《暑病证治要略》芦根清肺饮。

2. 胃热呕哕　本品能清泄胃热而降逆止呕。用于胃热呕逆,饮食不下,常与竹茹、生姜等同用,如《备急千金要方》芦根饮子。

3. 肺热咳嗽,肺痈吐脓　本品清透肺热,祛痰排脓。用于肺热咳嗽,咯痰黄稠,多与瓜蒌、贝母、黄芩同用;外感风热,身热咳嗽,多与桑叶、菊花、桔梗等同用,如《温病条辨》桑菊饮;肺痈吐脓,又常与薏苡仁、冬瓜仁等配伍,以增强清热排脓之效,如《备急千金要方》苇茎汤。

4. 热淋涩痛 本品又能利尿，而导热外出。用于热淋涩痛，小便短赤，多与白茅根、车前子等配伍。

5. 麻疹初起 本品既能清泄肺热，又能透发麻疹，清中有透。用于麻疹初起，透发不畅，可单独煎汤服用，亦可与薄荷、蝉蜕等同用。

【用法用量】煎服，干品 15～30g，鲜品 30～60g。鲜芦根清热、生津、利尿之效佳，干芦根则次之。

【使用注意】脾胃虚寒者忌服。

【鉴别用药】芦根为芦苇的地下根茎，苇茎为芦苇的地上嫩茎。二者功效相近，但芦根长于生津液，而苇茎长于清肺热，略有侧重。现药房多不备苇茎，而以芦根代之。

【药论】

1.《名医别录》："主消渴客热。"

2.《本草经疏》："芦根，味甘寒而无毒。消渴者，中焦有热，则脾胃干燥，津液不生而然也。甘能益胃和中，寒能除热降火，热解胃和，则津液流通而渴止矣。"

3.《玉楸药解》："消降肺胃，消荡郁烦，生津止渴，除呕下食，治噎膈懊。"

4.《医学衷中参西录》："《千金》苇茎汤，释者谓苇用茎而不用根者，以肺原在上，取本乎天者亲上也。而愚则以为不然，苇之根居于水底，其性凉而善升。患大头瘟者，愚常用之为引经要药，是其上升之力可至脑部，而况于肺乎？且其性凉能清肺热，中空能理肺气，而又味甘多液，更善滋养肺阴，则用根实胜于茎明矣。今药房所鬻者名为芦根，实即苇根也。其性颇近茅根，凡当用茅根而无鲜者，皆可以鲜芦根代之也。"

【现代研究】

（一）化学成分

芦根中主要含有碳水化合物、多聚醇、甜菜碱、游离脯氨基酸等；碳水化合物中有木聚糖(12.4%)等多种具有免疫活性的多聚糖类化合物；其他尚含有蛋白质、脂肪、薏苡素、天门冬酰胺、黄酮类化合物苜蓿素以及多量维生素 B_1、B_2和 C。

（二）药理作用

保肝作用：芦根提取物对四氯化碳肝损伤具有良好的保护作用，可能与所含的酰胺类物质、丰富的多糖以及某些有机酸有关[1]。芦根多糖可通过抗氧化、保护肝细胞、降低肝脂肪化程度、抑制胶原沉积等途径来抑制四氯化碳所致的实验性肝纤维化[2,3]。

（三）临床报道

治疗肺脓疡：单味干芦根 300g，文火煎 2 次，取汁约 600ml，分 3 次服完，疗程 1～3 个月，治疗期间禁食咸辣煎炒食物，一般治疗 7 天即见效。共收治 8 例，8 例患者服用干芦根前，每日咯脓臭痰量均在 100～200ml 之间，服药后 30～40 天后咯痰基本消失，均获痊愈[4]。

参考文献

[1] 张国升，方方，金少杰. 芦根保肝作用的实验研究[J]. 中医药学报，2001，29(1)：38.

[2] 李立华，张国升，戴敏，等. 芦根多糖对四氯化碳致肝纤维化大鼠的保肝作用[J]. 安徽中医学院学报，2005，24(2)：24-27.

[3] 李立华，张国升. 芦根多糖保肝作用及抗肝纤维化的研究[J]. 安徽中医学院学报，2007，26(5)：32-34.

[4] 曾立昆. 大剂干芦根治疗肺脓疡[J]. 浙江中医杂志，1995(2)：87.

天花粉 Tianhuafen

【别名】栝楼根(《神农本草经》),蒌根(《雷公炮炙论》),白药(《本草图经》),瑞雪(《本草纲目》),天瓜粉(《重庆堂随笔》),花粉(《增订伪药条辨》),栝蒌粉、蒌粉(《药材学》)。

【来源】天花粉,始载于《神农本草经》,列为中品。其根做粉,洁白如雪,故名天花粉。为葫芦科多年生宿根草质藤本植物栝楼 *Trichosanthes kirilowii* Maxim. 或双边栝楼 *Trichosanthes rosthornii* Harms. 的干燥块根。主产于山东、河南、安徽、四川等省,以河南安阳一带所产者质量较好。多为栽培品种。

【采收炮制】秋、冬二季采挖,以秋季采收者为佳。挖取根部,洗净,除去须根,刮去外皮,切成厚片,干燥用。

【商品规格】商品规格分三等,以条均匀、色白、质坚实、粉性足、筋脉少、味微苦者为佳。

按《中国药典》(2010年版一部)规定:本品含水分不得过15.0%;总灰分不得过5.0%;水溶性浸出物不得少于15.0%。

【药性】甘、微苦,微寒。归肺、胃经。

【功效】清热泻火,生津止渴,消肿排脓。

【应用】

1. 热病口渴,消渴多饮 本品甘寒,善清胃热而养胃阴,而有生津止渴之效。用于热病津伤,消渴多饮,常与生地、五味子等同用,如《仁斋直指方论》天花散;若燥伤肺胃,咽干口渴,多与沙参、麦冬等伍用,如《温病条辨》沙参麦冬汤;若阴虚内热,烦渴多饮,可与葛根、山药等配伍,如《医学衷中参西录》玉液汤;若治百合病,渴不瘥者,则与牡蛎同用,如《金匮要略》栝楼牡蛎散;若下焦阳虚,小便不利,其人苦渴,又与附子、瞿麦、茯苓等配用,以温下行水、滋阴润燥,如《金匮要略》栝楼瞿麦丸。

2. 肺热燥咳 本品能清肺热而润肺燥。用于燥热伤肺,干咳少痰,痰中带血等肺热燥咳之症,常与天冬、麦冬、生地等同用,如《杂病源流犀烛》滋燥饮;若燥火烁肺,身热口渴,喘咳气逆,则与石膏、知母、甘草等配伍,如《症因脉治》栝楼根汤。

3. 痈肿疮疡 本品有清热解毒,消肿排脓的功效。用于疮疡初起,热毒炽盛者,未成脓使之消散,脓已成可溃疮排脓,常与金银花、白芷、穿山甲等同用,如《妇人良方》仙方活命饮;若风火燥热上犯,口中干燥,舌裂生疮,多与黄芩、白僵蚕、大黄等相配,如《证治准绳》栝楼根散。

4. 太阳痉病 本品具滋养津液,而舒缓筋脉的作用。用于津液不足,风邪化燥,筋脉失养,而成太阳痉病,身体强几几然,脉反沉迟者,常与桂枝、芍药等配用,如《金匮要略》栝楼桂枝汤。

【用法用量】煎服,10~15g。

【使用注意】孕妇忌服;反乌头。

【鉴别用药】天花粉与芦根皆能清肺胃之热,养阴生津,二药常相须为用,以治疗热病伤津,烦渴,以及肺热咳嗽等症。然天花粉养阴生津力较强,并具解毒消肿之效;而芦根清肺胃气分之热力强,又具宣透之力。

【药论】

1.《神农本草经》:"主消渴,身热,烦满大热,补虚,安中,续绝伤。"

2.《日华子本草》:"通小肠,排脓,消肿毒,生肌长肉,消扑损瘀血,治热狂时疾,乳痈发背，痔瘘疮疖。”

3.《本草汇言》：“天花粉，退五脏郁热，如心火盛而舌干口燥，肺火盛而咽肿喉痹，脾火盛而口舌齿肿，痰火盛而咳嗽不宁。若肝火之胁胀走注，肾火之骨蒸烦热，或痈疽已溃未溃，而热毒不散，或五疸身目俱黄，而小水若淋若涩，是皆火热郁结所致，惟此剂能开郁结，降痰火，并能治之。又其性甘寒，善能治渴，从补药而治虚渴，从凉药而治火渴，从气药而治郁渴，从血药而治烦渴，乃治渴之要药也。”

4.《本经逢原》：“栝楼根，降膈上热痰，润心中烦渴，除时疾狂热，祛酒瘅湿黄，治痈疡解毒排脓。《本经》有补虚安中续绝伤之称，以其有清胃祛热之功，火去则中气安，津液复则血气和而绝伤续矣。其性寒降，凡胃虚吐逆，阴虚劳嗽误用，反伤胃气，久必泄泻喘咳，病根愈固矣。”

5.《医学衷中参西录》：“天花粉，为其能生津止渴，故能润肺，化肺中燥痰，宁肺止嗽，治肺病结核。又善通行经络，解一切疮家热毒。疔痈初起者，与连翘、山甲并用即消；疮疡已溃者，与黄芪、甘草并用，更能生肌排脓，即溃烂至深，旁串他处，不能敷药者，亦可自内生长肌肉，徐徐将脓排出。”

【现代研究】

（一）化学成分

天花粉主要含有淀粉、皂苷、多糖类、氨基酸类、酶类和一定量的蛋白质。从栝楼根新鲜汁中得到一种对中期妊娠引产有效的蛋白质，命名为天花粉蛋白（TCS）；从栝楼根中还分离出对妊娠小鼠有强烈堕胎作用的蛋白质 Karasurin 以及具有引产、免疫抑制和抗肿瘤活性的蛋白质 α-Momorcharin 和 β-Momorcharin。多糖主要由葡萄糖、半乳糖、果糖、甘露糖、木糖和少量蛋白质组成。氨基酸类有大量游离瓜氨酸、丙氨酸、精氨酸、谷氨酸、天冬氨酸、缬氨酸、酪氨酸、赖氨酸和 γ-氨基丁酸等 14 种游离氨基酸和少量肽类。

（二）药理作用

1. 致流产和抗早孕作用　天花粉蛋白（TCS）致流产系 20 世纪 70 年代发现，给妊娠小鼠、兔、狗或猕猴皮下或肌内注射 TCS，可使小鼠、兔的大部分胎仔死亡，胎狗和胎猴死亡并娩出。大剂量 TCS 阴道内给药对孕兔也有致流产作用[1]。有实验表明：TCS 注射于早孕兔有明显的抗早孕效果，可使胚泡坏死、液化，终至完全吸收[2]。人类和不同种类动物对 TCS 的止孕效应有不同的敏感性。用于妊娠妇女，可使胎物顺利排出，称为引产。而用于中孕小鼠则只能使胎物死于子宫内，逐渐吸收而不能排出，称为止孕。人和不同的动物对 TCS 引产或止孕效应的敏感程度如下：人＞豚鼠＞狗＞兔＞猴＞小鼠。实验结果还表明：不同纯度的 TCS 的止孕效果各不相同，以纯度最高的结晶 TCS（蛋白质含量 100%）的止孕有效剂量最低，效果最好[3]。天花粉致流产的有效成分为植物蛋白，其引产的机理为：直接作用于对其敏感的胎盘滋养层细胞，使绒毛破损，促使细胞内促凝物质外溢，并在绒毛间隙形成血凝，出现胎盘循环和营养障碍，导致组织坏死，引起炎症反应。同时这种损伤作用也影响胎盘的内分泌功能，妊娠维持受到威胁。由于营养障碍诱发胎儿应激反应，使前列腺素分泌增加，引发宫缩，最终导致流产[4]。

2. 对免疫系统的影响　TCS 同时具有免疫刺激和免疫抑制两种作用。

(1) 免疫刺激作用：天花粉对脾脏免疫细胞的形成和分化有促进作用，可使小鼠脾脏的白髓成分增殖，生发中心增大，边缘增宽，IgM、B 淋巴细胞及 IgG 浆细胞的数量明显增多，巨噬细胞分布区也有所扩大[5]。以天花粉喂饲小鼠 7 天后，免疫球蛋白 IgM 明显增多，提示天花粉能增强机体免疫功能[6]。采用被动皮肤过敏试验观察 TCS 对小鼠 IgE 抗体生成的影响，结果表明：TCS 可刺激体液免疫系统，使机体产生抗 TCS 的 IgE 抗体，而 $Al(OH)_3$ 佐剂可加强这一反应[7]。TCS 具有增强红细胞免疫功能的作用，可提高红细胞 C3b 受体及 SOD 活性水平，增强小鼠 PMN 吞噬作用[8]。天花粉多糖对人外周血单核细胞有明显促增殖和活化作用，可不同程度地上调 T 淋巴细胞亚群 $CD3^+$、$CD4^+$、$CD8^+$ T 细胞的含量，并可诱导人外周血单核细胞高水平分泌产生 TNF-α、IL-6，以增强机体免疫力[9]。

（2）免疫抑制作用：对于 TCS 的免疫抑制作用，许多学者从多个角度进行了观察。C57BL/6N 小鼠在接受过敏原卵清蛋白免疫注射的前 1 天先注射不同剂量的 TCS，通过 PCA 滴度的比较观察 TCS 对 IgE 抗体生成的影响，结果表明：用 TCS 预处理的小鼠的 IgE 抗体的产生都比对照组低，1μg/25g 鼠的 TCS 就有明显抑制活性，而且在加强免疫后的二次应答表现更为显著。C57BL/6J 小鼠在腹腔注射 4×10^8 羊红细胞的前 2 天，腹腔注射 TCS 100μg/25 鼠，4 天后，用改良的溶血空斑试验对脾脏内的空斑形成细胞（PFC）进行计数，免疫注射后的第 7 天、第 14 天、第 21 天，分别测定免疫小鼠血清凝集素的滴度，结果表明 TCS 可显著抑制 PFC 的形成和血清凝集素的抗体滴度[3]。以上结果提示 TCS 对体液免疫有抑制作用。此外，TCS 也可抑制细胞免疫反应。用 C57BL/6J 小鼠的脾细胞、淋巴细胞和胸腺细胞进行离体细胞培养，发现：TCS 100μg/ml，对刀豆蛋白 A（Con-A）诱发的淋转抑制率达 90%；50% TCS 对植物血凝素（PHA）诱发的淋转抑制率达 90%以上，且抑制强度均与剂量直接相关[10]。TCS 可抑制混合淋巴细胞反应中的蛋白质、RNA 和 DNA 的生物合成。^{51}Cr 释放试验也显示，TCS 在体外可抑制同种异型细胞毒 T 淋巴细胞的初次反应[3]。用 5～10μg/mg 的 TCS 处理淋巴细胞 5 小时后，用电泳和流式细胞术对凋亡做定性和定量测定，发现细胞发生凋亡，包括断裂[11]。

3. 抗艾滋病病毒作用　体外试验表明，TCS 可抑制艾滋病病毒（HIV）在感染的免疫细胞内的复制繁衍，减少免疫细胞中受病毒感染的活细胞数，在培养过程中，TCS 能使感染的 T 细胞表面迅速丧失病毒的活性膜蛋白 gp120，或使感染的单核白细胞/巨噬细胞内的病毒迅速丧失其中心蛋白 P24。天花粉的有效抑制浓度为 0.05～10μg/ml[12,13]。进一步研究表明，天花粉有很强的抑制人免疫缺陷病毒（HIV）的 DNA 复制和蛋白质合成的作用。一种能抑制 HIV 感染和复制的蛋白质已从天花粉中分离、纯化得到，这种蛋白质被称为抗-HIVTAP29[3]。对于 TCS 抗 HIV 的作用机制，有如下几种认识：①作用于受 HIV 感染的单核吞噬细胞，抑制单核吞噬细胞内 HIV 复制[12]。②抑制合胞体形成，1μg/ml 的 TCS 可抑制 80%合胞体的形成，2μg/ml 则可全部抑制[3]。③诱发免疫抑制和杀伤，其诱发免疫抑制作用通过 CD8 细胞发挥作用[14]。④直接作用于病毒核酸，破坏病毒 DNA 的高级结构，使之失去感染力[15]。⑤通过影响宿主细胞核糖体的生物学功能而影响病毒的生长繁殖。病毒感染宿主细胞后，有赖于宿主细胞核糖体合成病毒所需的非结构蛋白（如 RNA 聚合酶等）和结构蛋白（外壳蛋白等）。TCS 作为核糖体失活蛋白可抑制蛋白质的生物合成，使宿主细胞不能产生病毒所需的蛋白质，从而干扰病毒的复制、加工、包装等过程，最终产生不成熟的病毒颗粒，缺少外壳蛋白的保护，易受到核酸酶的降解或失去感染能力[16,17]。⑥引起 HIV 感染细胞的凋亡[18]。

4. 抗其他病毒作用　TCS 作为一种单链核糖体失活蛋白只有活性链而无细胞结合链，只能选择性的进入病毒感染的异常细胞内，而对正常宿主细胞毒性很小，极具临床应用价值。体外实验表明，TCS 对流感病毒、乙脑病毒、柯萨奇病毒、麻疹病毒、单纯疱疹病毒、脊髓灰质炎病毒、肝炎病毒及腺病毒都有抑制作用[19]。

5. 抗肿瘤作用 天花粉可明显减少实验性肝癌腹水和艾氏腹水癌小鼠的腹水，并使生存期明显延长[8]，对移植性肝癌实体瘤也有轻度抑制作用[20]。以 50μg 以上的 TCS 处理人肝癌细胞后，癌细胞增殖受到抑制，剂量增加，抑制作用增强，但这种抑制可逆，一段时间后可恢复增殖[21]。小鼠移植性肿瘤的筛选试验结果为：天花粉温浸冷冻干燥制剂或水浸剂，对子宫颈癌 U14 的抑制率分别为 40.4%和 30.9%；而煎剂对子宫颈癌 U14，温水冷冻干燥制剂对肉瘤 S180 与淋巴肉瘤 L-1 腹水型均无抑制作用[22]。10μg/ml 浓度的 TCS 在体外就可诱导 H_{22}肝癌细胞出现典型的凋亡形态学特征[23]。TCS 还能抑制 MDA-MB-231 和 MCF-7 乳腺癌细胞增殖和乳腺癌裸鼠移植瘤生长[24]。有研究将 TCS 与重组人干扰素 α-1b 联合作用于荷瘤裸鼠 LCI-D20 模型，结果显示 TCS 对肝癌细胞有选择性的杀伤作用，其协同抑瘤作用显著，并能在一定程度上拮抗彼此的毒副作用[25]。

天花粉抗肿瘤机制可能与其能提高 NK 细胞的杀伤活性[26]、诱导细胞凋亡[27-29]、抑制蛋白质合成[30,31]和免疫调节作用[32-35]有关。

6. 对血糖的影响 天花粉提取液可使正常家兔血糖升高，对饥饿兔这一作用更为明显，并增加饥饿家兔的肝、肌糖原含量。而天花粉 40%乙醇提取液，对正常家兔及四氧嘧啶糖尿病家兔均未见降血糖作用[3]。近 20 年来，随着天花粉降血糖的研究及其有效成分分离的发展，现已基本明确，天花粉中降血糖有效成分和 TCS 是两种不同类的化合物。前者是一类糖蛋白，称之为天花粉凝集素。有学者从天花粉中分离得到三种天花粉凝集素，在体外实验中，这三种天花粉凝集素均有胰岛素样作用[36]。

（三）临床报道

1. 治疗糖尿病 用黄连降糖散（天花粉、泽泻各 2 份，黄连、党参各 1 份）治疗糖尿病 20 例，其中痊愈 3 例，好转 11 例，仅 1 例无效[37]。用天花粉 50g，葛根 30g，生地、麦冬各 15g，甘草 6g，五味子 6g，水煎服，每日 1 剂，20 剂为 1 个疗程。治疗老年性糖尿病 26 例，治疗期间停用化学降糖药物，配合饮食控制，效率达 88.46%[38]。

2. 抗早孕 停经 12 周以内的属早期妊娠，天花粉蛋白是较好的抗早期妊娠药。首先做天花粉试敏（阳性者忌用）。采用羊膜腔内、外及宫颈注射，用药量 1.2～1.8mg，加生理盐水 3～4ml 稀释后应用。羊膜腔内注射同一般中期引产术（中引术），羊膜腔外首先暴露宫颈，常规消毒，用 1mm 细塑料管插入宫腔，深度为宫腔的 2/3，将稀释后的药液缓慢注入，同时注入丙酸睾酮及地塞米松 5mg，观察 1 小时无反应者待自行流产。248 例中完全流产 228 例，不完全流产 12 例，无效 8 例[39]。

3. 治疗过期流产及死胎 用天花粉前先按常规作皮肤试验，20 分钟后若皮试阴性，再肌内注射试探剂量，注射天花粉用 1mg，结晶天花粉用 0.05mg。2 小时后查血压、脉搏、心率等，若无变化即可肌内注射。从 1986 年起改用宫颈注射。注射天花粉用药剂量是：妊娠月份×2mg。一次剂量不超过 12mg，结晶天花粉剂量是：妊娠月份×0.48mg。宫颈注射不论妊娠月数，皆在宫颈管 2 点钟与 10 点钟处各注射 1.2mg。用药后，每 6 小时观察体温、血压、心率与其他反应。从 1983 年开始，在天花粉肌内或宫颈注射后，再肌内注射地塞米松 5mg，每日 2 次，共 2 天，共用药 20mg。结果：29 例死胎中完整排出和不全排出者共 28 例，有效率达 97%；73 例过期流产中完全排出和不全排出者共 70 例，有效率达 95.9%[40]。

4. 治疗恶性滋养细胞肿瘤 用天皂合剂（天花粉 60mg、牙皂 25mg 研粉装入胶囊），阴道塞药，5～7 日给药 1 次。治疗 7 例，其中恶性葡萄胎 5 例治愈，绒毛癌 2 例无效；天皂合剂加手术治疗12例均愈；天皂合剂加化疗治疗19例，治愈13例，无效6例；天皂合剂加化疗加手术治疗65例，治愈54例，无效11例[41]。

5. 治疗异位妊娠 用结晶TCS皮试稀释液0.05ml(相当于0.1μg)做皮内试验，观察20分钟阴性后，给天花粉试探剂量0.045mg，肌内注射，2小时后无头晕、头痛、胸闷、气急、面色改变、皮疹，生命体征无改变，给治疗量TCS注射液2.4mg臀部注射，在天花粉治疗量前30分钟肌内注射地塞米松5mg，以后每日2次，共2日。结果100例采用天花粉保守治疗的患者中，88例血β-hCG进行性下降，阴道出血减少，成功率88%；12例失败，均于腹腔镜下行患侧输卵管切除术[42]。

6. 治疗胎盘残留 将38例产后经B超及临床确诊为胎盘残留的患者，经用TCS注射液做皮丘试验确认无过敏后，臀部肌内注射试探给药，2小时后深部肌内注射给治疗量112～118mg(45kg体重以下可酌情减少剂量到<1.2mg)。结果34例出血逐渐停止，子宫复旧良好，3例于注药后4～7天做B超复查，见宫腔内膜回声清，宫区回声均匀，证实残留组织已排出，治愈率达97.7%[43]。

参考文献

[1] 周金黄.中药药理学[M].上海：上海科学技术出版社，1986：61.

[2] 束怀德，魏湘，吴白云，等.注射用天花粉对早孕兔子宫收缩的作用[J].生理学学报，1979(1)：21.

[3] 阴健，郭力弓.中药现代研究与临床应用[M].北京：学苑出版社，1995：344-345.

[4] 李振红，陆阳，刘晶星.天花粉化学成分与药理活性[J].国外医药：植物药分册，2003，18(1)：1-4.

[5] 万集今.天花粉和五味子对小鼠脾脏抗体形成细胞的影响[J].福建中医药，1988，19(5)：79.

[6] 万集今，葛振华，王若愚.天花粉和五味子对小鼠唾液腺内凝集素受体和免疫球蛋白作用的研究[J].福建中医药，1989，20(3)：15.

[7] 叶敏，季永墉，沈瑞珍，等.小鼠对天花粉蛋白体内及体外免疫应答的基本特点[J].实验生物学报，1986(19)：81-89.

[8] 郭峰，刘小平，徐瑛.天花粉对小鼠艾氏腹水癌的疗效和对红细胞免疫功能的影响[J].中西医结合杂志，1989，9(70)：418-420.

[9] 徐水凌，赵桂珠，屠婕红，等.天花粉多糖对人外周血单个核细胞的免疫活性作用[J].中国中医药杂志，2010，35(6)：745-749.

[10] Leung KN，Yeung HW，Leung SO. The immunomodulatory and antitumor activities of Trichosanthin-an abortifacient protein isolated from Tian-hua-fen(Trichosanthes kirilowii)[J]. Asian Pacific J Allergy Immunol，1986(4)：111-120.

[11] 李宁丽，郑泽铣，沈伯华，等.天花粉蛋白诱发人体淋巴细胞发生凋亡[J].中国免疫学杂志，1995，11(7)：539-542.

[12] McGrath M S et al. GLQ233：An inhibitor of human immunodeficiency virus replication in acutely and chronically infected cells of lymphocyte and mononuclear phagocyte lineage[J]. Proc Natl Acal Sci USA，1989，86(8)：2844-2848.

[13] 赵巧云，黎志东，宋纪蓉.天花粉蛋白抗人免疫缺陷病毒型研究[J].西北大学学报：自然科学版，2006，36(1)：85.

[14] 周光炎，MMChan，WBBlas.天花粉蛋白诱发CD8阳性细胞参与的人体免疫抑制[J].上海免疫学杂志，1990，10(1)：1-5.

[15] Li MX，Yeung HW，Pan LP，Chan SI(1991). Trichosanthin，a potent HIV-1 inhibitor，can cleave supercoiled DNA in vitro[J]. Nucleic Acid Res，1991，19(22)：6309-6312.

[16] 查树伟,查信. 抗生育中草药的抗 HIV 研究现状和展望[J]. 中国计划生育学杂志,2007,138(4):250.

[17] 王建华,欧阳东云,王媛媛,等. 核糖体失活蛋白抗 HIV-1 失活作用的研究进展[J]. 动物学研究,2006,27(5):541.

[18] Yuan-Yuan Wang, Dong-Yun Ouyang, Hai Huang, et al. Enhanced apoptotic action of trichosanthin in HIV-1 infected cells[J]. Biochemical and Biophysical Research Communications, 2005, 331(4):1075.

[19] Lee KM, Wong KB, Shaw PC. Recent advances in trichosanthin, a ribosome-inactivating protein with multiple pharmacological properties[J]. Toxicon, 2005, 45(6):683-689.

[20] 郭峰,李川生,周维登. 天花粉对实验性肝癌腹水型的疗效观察及免疫机理的初步探讨[J]. 第二军医大学学报,1980,1(2):9.

[21] 熊用周,吕淑霞. 天花粉蛋白对体外培养不同种类细胞的作用[J]. 实验生物学报,1981(14):259.

[22] 王浴生. 中药药理与应用[M]. 北京:人民卫生出版社,1983:151.

[23] 周欣阳,张天一,施海燕,等. 天花粉蛋白诱导 H_{22} 肝癌细胞凋亡的研究[J]. 南通医学院学报,2003,23(4):371-374.

[24] 丁波泥,陈道瑾,李小荣. 天花粉蛋白抑制乳腺癌生长的实验研究[J]. 实用肿瘤杂志,2008,23(4):310-313.

[25] 孙健,吴志全,李雁,等. 天花粉蛋白与重组人干扰素 α-1b 协同抑制人肝细胞癌的实验研究[J]. 中国临床医学,2003,10(3):278-280.

[26] 田维毅,马春玲,白惠卿. 天花粉及其组份对小鼠 NK 细胞杀伤活性的影响[J]. 贵州中医,2001,25(11):289.

[27] 毕黎琦,李红军,张玉华. 中药天花粉蛋白对黑色素瘤细胞凋亡及细胞周期的影响[J]. 中国中西医结合杂志,1998,18(1):35.

[28] 张曙,胡梅洁. 天花粉蛋白诱导的胃癌细胞凋亡与 bcl-2 表达下降有关[J]. 中华消化杂志,2000,20(6):380.

[29] 何贤辉,曾耀英,孙荭,等. 天花粉蛋白诱导人类白血病细胞株 HL-60 细胞凋亡的研究[J]. 中国病理生理杂志,2001,17(3):200.

[30] Shaw PC, Chan WL, Yeung HW, et al. Minireview: trichosanthin-Aprotein With multiple pharmacological properties[J]. Life Sci, 1994, 55(4):253.

[31] 邹晓义,张应玖,刘兰英,等. 天花粉蛋白 N-糖苷酶的活性[J]. 吉林大学自然科学学报,1994(3):118.

[32] 毕黎琦,刘继文,宋怡. 中药天花粉对免疫调节 T 细胞作用的研究[J]. 中国中西医结合杂志,1994,14(1):18.

[33] 邬伟秀,郭峰. 天花粉对血液肿瘤患者红细胞免疫功能影响的实验研究[J]. 上海免疫学杂志,1995,5(3):156.

[34] 洪建,富赛里,陆佩华,等. 天花粉蛋白对 T 细胞活化的抑制作用与信号传导[J]. 中华微生物学和免疫学杂志,1998,18(2):111.

[35] 刘景田,党小军. 中药多糖增强淋巴细胞免疫效应与机制研究[J]. 中国药学杂志,1999,34(12):807.

[36] 仇伟欣. 天花粉药理学研究进展[J]. 中国中医药信息杂志,1996,3(6):11-13.

[37] 刘士杰. 黄连降糖散治疗糖尿病 65 例分析[J]. 山东中医杂志,1983(5):15.

[38] 赵开元. 天花散治疗老年糖尿病 26 例疗效观察[J]. 中西医结合杂志,1987,7(11):693.

[39] 卓勤,孙雪. 结晶天花粉蛋白注射液抗早孕流产及引产 248 例分析[J]. 白求恩医科大学学报,1996,22(2):220.

[40] 邹吟，李承慧，金毓翠. 天花粉针剂应用于宫内死胎和过期流产[J]. 上海第二医科大学学报，1988，8(2)：109-111.

[41] 姚菊芳. 中西医结合治疗恶性滋养层肿瘤 106 例分析[J]. 江苏医药，1978(6)：5.

[42] 黄云霞. 天花粉保守治疗输卵管妊娠的临床研究[J]. 临床探讨，2008，46(36)：162-173.

[43] 郑大伟，郝风霞，徐宏伟. 结晶天花粉蛋白注射液治疗胎盘残留 38 例[J]. 中医药信息，2002，19(4)：44-45.

竹叶　Zhuye

【别名】淡竹叶（《名医别录》），苦竹叶（《本草图经》）。

【来源】竹叶，始载于《名医别录》。为禾本科常绿乔木或灌木淡竹 *Phylloslachys nigra* (Lodd.) Munro var. *henonis* (Mitf.) Stapf ex Ren-dle. 或苦竹 *Pleioblastus amarus* (Keng) Keng f. 的干燥嫩叶。其卷而未放的幼叶，称竹叶卷心。产于长江流域各省。多为栽培。

【采收炮制】全年均可采收，以夏、秋两季竹叶旺盛时期采收者为佳。晒干，生用。

【商品规格】以叶嫩、色绿、呈卷状者为佳。

【药性】甘、辛、淡，寒。归心、胃、小肠经。

【功效】清热除烦，生津利尿。

【应用】

1. 热病烦渴　本品甘寒入心，功能清心除烦，生津止渴，且可凉散上焦风热之邪。用于热病津伤，烦热口渴之证，常与石膏、麦冬、人参等同用，以治热病后期，余热未清，气津两伤之证，如《伤寒论》竹叶石膏汤；若外感风热，烦热口渴，常与金银花、连翘、薄荷等配用，如《温病条辨》银翘散；若暑热内陷，烦热口渴，多与西瓜翠衣、荷梗、西洋参等配伍，如《温热经纬》清暑益气汤；若痧疹不透，烦闷喘嗽，可与西河柳、牛蒡子、荆芥穗等伍用，如《先醒斋医学广笔记》竹叶柳蒡汤；若产后中风，发热面赤，喘渴头痛，则与葛根、防风、桔梗等同用，如《金匮要略》竹叶汤。

2. 口疮尿赤　本品上清心火而解热，下通小肠而利尿，能使心火下行，从小便而清。故用于心火上炎，口舌生疮，以及心火下移于小肠所致的小便短赤涩痛等症，常与木通、生地、甘草梢同用，如《小儿药证直诀》导赤散。

此外，竹叶卷心更长于清心火，多用于温热病，邪陷心包，神昏谵语之症，常与玄参、莲子心、连翘心等同用，如《温病条辨》清宫汤。

【用法用量】煎服，6～15g；鲜品 15～30g。

【使用注意】阴虚火旺，骨蒸潮热者忌用。

【鉴别用药】竹叶与竹叶卷心，均能清心火，利小便。前者宜治热病津伤，烦热口渴，但尿赤尤甚者；而后者清心火之力更强，宜治温病邪陷心包，心烦躁扰，高热神昏者。

【药论】

1.《名医别录》："主胸中痰热，咳逆上气。"

2.《本草经疏》："阳明客热，则胸中生痰，痰热壅滞，则咳逆上气。竹叶辛寒能解阳明之热结，则痰自消，气自下，而咳逆止矣。仲景治伤寒发热大渴，有竹叶石膏汤，无非假其辛寒，散阳明之邪热也。"

3.《药品化义》："竹叶，清香透心，微苦凉热，气味俱清。经曰：治温以清，专清心气，味淡利窍，使心经热血分解。主治暑热消渴，胸中热痰，伤寒虚烦，咳逆喘促，皆用为良剂也。

又取气清入肺，是以清气分之热，非竹叶不能。”

4.《本草求真》：“竹叶，据书皆载凉心缓脾，清痰止渴，为治上焦风邪烦热，咳逆喘促，呕哕吐血，一切中风惊痫等症，无非因其轻能解上，辛能散郁，甘能缓脾，凉能入心，寒能疗热故耳。然大要总属清利之品，合以石膏同治，则能解除胃热，而不致烦渴不止。”

【现代研究】

（一）化学成分

竹叶中含有大量的黄酮类化合物和其他生物活性成分，如酚类、蒽醌类、香豆素类内酯、活性多糖、氨基酸等，其中黄酮是主要功能因子。

（二）临床报道

治疗复发性口腔溃疡：取竹叶鲜品 15g（干品亦可），沸水漫泡，加适量白糖，代茶饮，此为 1 天剂量。治疗复发性口腔溃疡，连续用 2～3 天即可痊愈[1]。

参 考 文 献

[1] 王豪. 单味中药治疗复发性口腔溃疡[J]. 家庭医学，2007(10)：56.

淡竹叶　Danzhuye

【别名】竹叶门冬青（《分类草药性》），迷身草（《岭南科学杂志》），山鸡米（《华南经济禾草植物》），竹叶麦冬（《中国药植志》），地竹（《广西中药志》），淡竹米（《药材学》），土麦冬（《闽东本草》）。

【来源】淡竹叶，始载于《本草纲目》。为禾本科多年生草本植物淡竹叶 *Lophatherum gracile* Brongn. 的干燥茎叶。主产于浙江、江苏。此外，福建、广东、广西、四川、贵州、云南等地亦产。均为野生。

【采收炮制】夏季未抽花穗前采割，晒干，切段生用。

【商品规格】商品有大、小淡竹叶之分，均同等入药，以色绿、叶片大、梗少、不带根及花穗等杂质者为佳。

按《中国药典》（2010 年版一部）规定：本品含水分不得过 13.0%；总灰分不得过 11.0%。

【药性】甘、淡，寒。归心、胃、小肠经。

【功效】清热除烦，通利小便。

【应用】

1. 热病烦渴　本品甘寒，功能清心泄热，除烦止渴。用于热病津伤，心烦口渴之症，常与石膏、芦根等同用；若治孕妇热盛，烦热而渴，多与黄芩、知母、麦冬等配伍，如《医学心悟》淡竹叶汤。

2. 口疮尿赤　本品甘淡性寒，功能清心降火，渗湿利尿。用于心火炽盛，口舌生疮，以及移热小肠，热淋涩痛等症，常与灯心草、滑石、白茅根等同用。如《江西草药》与海金沙、灯心草同用，治热淋；与白茅根配伍，治尿血。

【用法用量】煎服，6～10g。

【使用注意】阴虚火旺，骨蒸潮热者忌用；孕妇勿服（《品汇精要》）。

【鉴别用药】淡竹叶与竹叶功效相近，均能清心除烦、通利小便。但竹叶清心火的功效较强，而淡竹叶利尿渗湿的作用较佳。然明代以前方剂中所用的淡竹叶均为竹叶。

【药论】

1.《本草纲目》:"去烦热,利小便,清心。"

2.《本草从新》:"甘淡寒,利小便。小便利则心火因之而清,故能兼除烦热,有走无守。"

3.《生草药性备要》:"消痰止渴,除上焦火,明眼目,利小便,治白浊,退热,散痔疮毒。"

4.《现代实用中药》:"清凉解热,利尿。治热病口渴,小便涩痛,烦热不寐,牙龈肿痛。"

【现代研究】

(一)化学成分

淡竹叶中主要含有芦竹素、白茅素、蒲公英赛醇等三萜类化合物,及β-谷甾醇、豆甾醇、菜油甾醇、蒲公英甾、酚类、有机酸、氨基酸和糖类等成分。

(二)药理作用

1. 解热作用 淡竹叶水浸膏给注射酵母混悬液引起发热的大鼠灌胃,有解热作用,有效成分能溶于水及稀盐酸,但不易溶于醇及醚。对大肠杆菌所致发热的猫和兔,2g/kg淡竹叶的解热效价约为33mg/kg,为非那西丁(非那西汀)的0.83倍[1]。

2. 利尿作用 淡竹叶利尿作用较猪苓、木通等为弱,但其增加尿中氯化物的排泄量比猪苓等强[2]。

3. 抑菌作用 体外实验证实,淡竹叶的水煎剂对金黄色葡萄球菌、溶血性链球菌有抑制作用[1]。近年来从淡竹叶中分离出来的荭草苷、异荭草苷、牡荆苷和异牡荆苷,对真菌、细菌均有一定的抑制作用。其中,牡荆苷在四者中的抑菌效果最好[3]。

(三)临床报道

1. 治疗小儿口腔溃疡 淡竹叶、山栀、大青叶、金银花各9~15g,生石膏20~30g,川连、甘草、薄荷各4.5~10g,剂量大小视年龄而定。每日1剂,煎后加糖口服,一般使用5~10天。治疗32例,痊愈27例,有效5例,总有效率为100%[4]。

2. 治疗病毒性心肌炎 用竹叶、石膏、麦冬、人参、瓜蒌、甘草,随症加减。水煎服,1个月为1个疗程。治疗53例,治愈18例,显效17例,有效13例,无效5例[5]。

3. 治疗白塞综合征 用导赤散加味治疗白塞综合征,治疗8例,7天左右基本痊愈[6]。

4. 治疗肛肠疾病术后尿潴留 淡竹叶、灯心草、木通、大黄各10g,甘草梢3g。随证加减,每天1剂。治疗158例,结果药后3小时内排尿132例,5小时排尿19例,7小时排尿7例,均无需导尿[7]。

参考文献

[1] 王浴生.中药药理与应用[M].北京:人民卫生出版社,1983:1109.

[2] 沈君文,王忠康,唐姚珍,等.猪苓、玉米须、黄芪、木通、淡竹叶的利尿作用[J].上海第一医学院学报,1957(1):38.

[3] 薛月芹,宋杰,叶素萍.淡竹叶中黄酮苷的分离鉴定及其抑菌活性的研究[J].华西药学杂志,2009,24(3):218-220.

[4] 李亚萍,阎留玉,李莉娅.竹叶合剂治疗儿童口腔溃疡32例[J].现代中西医结合杂志,2002,11(11):1052.

[5] 刘稚芬,张凤春.竹叶石膏汤加减治疗病毒性心肌炎53例疗效观察[J].哈尔滨医药,2003,23(1):46-47.

[6] 凤存安,袁芝霞,陈光明.导赤散加味治疗白塞氏综合征[J].山东中医杂志,1983(5):43.

[7] 关兰芬.竹叶饮为主治疗肛肠疾病术后尿潴留158例[J].新中医,2000,32(8):51-52.

栀子 Zhizi

【别名】木丹(《神农本草经》),越桃(《名医别录》),支子(《本草经集注》),枝子(《新修本草》),山栀子(《药性论》),黄栀子(《江苏药材志》),红栀子(《中药手册》)。

【来源】栀子,始载于《神农本草经》,列为中品。为茜草科常绿灌木植物栀子 *Gardenia jasminoides* Ellis 的干燥成熟果实。产于我国长江以南各省,以湖南、江西产者为佳。栽培与野生均有。

【采收炮制】9～11 月果实成熟呈红黄色时采收,蒸至上汽或置沸水中略烫,取出,干燥。生用或炒焦用。

【商品规格】商品分为一、二等,以个小、完整、仁饱满、内外色红者为佳。

按《中国药典》(2010 年版一部)规定:本品含栀子苷($C_{17}H_{24}O_{10}$)不得少于 1.5%。

【药性】苦,寒。归心、肺、三焦经。

【功效】泻火除烦,清热利湿,凉血解毒;外用消肿止痛。

【应用】

1. 热病烦闷　本品苦寒清降,清泻三焦火邪,有清心除烦之效。用于温热病,邪热客心,心烦郁闷,躁扰不宁等症。每与淡豆豉合用,以宣泄邪热,解郁除烦,如《伤寒论》栀子豉汤;若火毒炽盛,高热烦躁,神昏谵语,三焦俱热者,又常与黄芩、黄连、黄柏同用,以直折火势,如《外台秘要》黄连解毒汤;若心烦腹满,卧起不安者,可与厚朴、枳实同用,如《伤寒论》栀子厚朴汤;若气滞火郁,胸膈痞闷,吞酸呕吐者,又与川芎、香附等配伍,以行郁滞、解火郁,如《丹溪心法》越鞠丸。

2. 肺热咳嗽,胃火呕吐,肝火目赤　本品苦寒清降,又入肺、胃、肝经,而清泻三经邪热,故用于肺热咳嗽、胃火呕吐、肝火目赤诸症。若肺热咳嗽,咽喉干痛,可与黄连、桔梗、杏仁等同用,如《症因脉治》栀连清肺饮;若肺热痰郁,胸满喘逆,则与黄连、半夏、陈皮等配伍,如《症因脉治》栀连二陈汤;若胃火呕吐,口中或酸或苦,常与黄连、陈皮、苍术等配用,如《症因脉治》栀连正气散及栀连平胃散;若肝经火热,目赤灼痛,多与大黄同用,如《圣济总录》栀子汤;若肝火羞明,多眵多泪,常与草决明、谷精草、密蒙花等伍用,如《原机启微》栀子胜奇散。

3. 黄疸,热淋　本品既能清肝胆湿热而退黄疸,又能利膀胱湿热而通小便。用于肝胆湿热郁结所致黄疸、发热、小便短赤等症,常与茵陈、大黄合用,如《伤寒论》茵陈蒿汤;亦可与黄柏、甘草同用,如《金匮要略》栀子柏皮汤。用于热结膀胱,小便不畅,或淋沥涩痛等热淋、血淋诸症,常与木通、滑石、甘草等配用,如《太平惠民和剂局方》八正散及五淋散。

4. 血热吐衄　本品又有清热凉血止血之效。用于血热妄行的吐血、咳血、咯血等症,常与小蓟、白茅根、牡丹皮等同用,如《十药神书》十灰散;若三焦火盛,迫血妄行,而致衄血、咳血、尿血者,可与黄芩、黄连、黄柏合用,如《景岳全书》栀子金花丸。

5. 热毒疮疡　本品不仅能凉血解毒,而又具消肿止痛之效。故又用于热毒疮疡,红肿热痛,及外伤肿痛之症,多配金银花、连翘、蒲公英等药。若口疮溃疡,咽喉肿痛,又可与大青叶、黄柏等同用,如《普济方》栀子汤。

【用法用量】煎服,3～10g。生用,走气分而泻火;炒黑,入血分而止血。

【使用注意】本品苦寒伤胃,脾虚便溏者不宜用。

【鉴别用药】栀子药用果实,若单用果皮,名栀子皮,偏于达表而祛肌肤之热;若用种子,名栀子仁,偏于走里而清内热。

【药论】

1.《神农本草经》:"主五内邪气,胃中热气,面赤酒疱渣鼻,白癞赤癞疮疡。"

2.《本草衍义》:"栀子虽寒无毒,治胃中热气,既亡血、亡津液,脏腑无润养,内生虚热,非此物不可去。又治心经留热,小便赤涩,用去皮山栀子、火煨大黄、连翘、炙甘草等分,末之,水煎三钱服,无不利也。"

3.《汤液本草》:"或用栀子利小便,实非利小便,清肺也。肺气清而化,膀胱为津液之府,小便得此气化而出也。"

4.《本草正》:"栀子,若用佐使,治有不同:加茵陈除湿热黄疸,加豆豉除心火烦躁,加厚朴、枳实可除烦满,加生姜、陈皮可除呕哕,同元胡破热滞瘀血腹痛。"

5.《本草求真》:"治上宜生,治下宜炒黑。虽其上下皆入,而究则由自肺达下,故能旁及而皆治者也。此惟实邪实热则宜,若使并非实热,概为通用,恐不免有损食泄泻之虞矣。生用泻火,炒黑止血,姜汁炒止烦呕,内热用仁,表热用皮。"

6.《本草思辨录》:"栀子,其治在心、肝、胃者多,在肺者少。苦寒涤热,而所涤为瘀郁之热,非浮散之热,亦非坚结之热。能解郁,不能攻坚,亦不能平逆,故阳明之腹满有燥屎,肺病之表热咳逆,皆非其所司。独取其秉肃降之气,以敷条达之用,善治心烦与黄疸耳。"

【现代研究】

(一)化学成分

环烯醚萜类成分是栀子属植物中的特征性成分,其中栀子苷的含量最高。主要有京尼平苷、羟异栀子苷、山栀子苷、栀子酮苷、栀子酸等。另含藏红花素、藏红花酸、栀子素等色素和槲皮素、芦丁等黄酮类以及绿原酸等有机酸类、挥发性化合物、多糖类、胆碱、熊果酸等成分。

(二)药理作用

1. 保肝作用　对栀子生品及各种炮制品进行护肝作用比较,发现生品对 CCl_4 所致小鼠急性肝损伤的保护作用最强,炒品、炒焦品、姜炙品也有较好的作用,炒炭品则无此作用。说明加热炮制可使栀子的护肝作用降低,且有随温度升高,作用逐渐降低。炮制温度达到200℃时,护肝作用消失。主要是由于有效成分栀子苷受热破坏分解所致。故认为治疗急性黄疸性肝炎以生品为好[1]。栀子水提液和栀子黄色素能够抑制 CCl_4 所引起的急性肝损伤小鼠血中ALT和AST活性的升高,减轻肝细胞变性和肝小叶内的灶性坏死[2,3]。栀子苷具有显著的保肝作用,其作用机制为抑制小鼠肝脏内细胞色素 P_{450}-E1的活性,降低自由基的生成速率和增加肝细胞内谷胱甘肽-S-转移酶以及谷胱甘肽还原酶的活性,增加谷胱甘肽系统对 CCl_4 的清除能力和速率[4]。栀子苷还能降低酒精所致小鼠的死亡率并且延长死亡时间,这可能与药物能够促进酒精代谢及加速其分解产物的消除有关[5]。藏红花酸对酒精性脂肪肝也有一定的治疗作用,其作用机制与加速肝脏线粒体脂肪酸氧化,减轻肝脏脂肪堆积,加速乙醇和乙醛的清除,调控酒精代谢过程,提高机体抗氧化能力有关[6]。

2. 利胆作用　栀子的水提取物、醇提取物分别给家兔口饲,在给药3小时内对胆汁分泌无影响,同样剂量静脉给药,胆汁分泌量增加。栀子所含环烯醚萜苷类成分均有利胆作用[7,8],藏红花苷,藏红花酸及格尼泊素均可使胆汁分泌量增加。栀子主要成分京尼平苷1g/kg及2g/kg于大鼠十二指肠给药,分别于5小时、2小时后对胆汁分泌呈显著的持续性的促进作用;京尼平苷苷元、京尼平静脉内及十二指肠内给予25mg/kg,门静内给予2.5mg/kg,均与去氢胆酸钠作用同等或有胜之,呈一过性利胆作用。京尼平苷是通过水解生成京尼平而发挥利胆作用的[7]。栀子的醇提物及藏红花苷、藏红花酸可增加胆汁的分泌量，从十二指肠给予大鼠京尼平苷，发现各剂量组均对胆汁分泌呈显著的持续性促进作用，低剂量组1小时达到利胆峰值，高剂量作用则更强更快[9]。栀子苷能明显促进正常大鼠和由异硫氰酸-1-萘酯所致的肝损伤大鼠6小时内胆汁排泌量，对胆固醇、总胆红素、直接和间接胆红素没有明显影响，其利胆作用在0.2～1.6g实验剂量范围内均有显著性差异，尤其在给药2小时和肝损伤模型中表现更为明显[10]。

3. 对胃功能的影响　栀子生品对饥饿小鼠胃酸分泌和胃蛋白酶的活性均有明显的抑制作用；炒品、烘品的抑制作用较生品弱；姜炙品则有促进作用[1]。京尼平对幽门结扎大鼠呈胃液分泌抑制作用。在胃液总酸分泌试验中，对碳酰胆碱、四肽胃泌素、组胺引起的胃酸分泌亢进，京尼平仅对碳酰胆碱的作用呈抑制效果。京尼平以相同剂量静脉给药，对大鼠在体胃的运动能一过性抑制其自发运动及毛果芸香碱所致的亢进运动，并能使胃张力减少。对于离体肠管，京尼平对乙酰胆碱及毛果芸香碱所致的收缩呈弱的拮抗作用。因此认为京尼平对胃功能表现为抗胆碱性的抑制作用[7]。栀子水煎剂可浓度依赖性地提高离体兔Oddi括约肌张力和收缩波频率，对括约肌自发性节律收缩具有明显的兴奋作用，而且不受六烃季胺及吲哚美辛(消炎痛)的影响，但部分被阿托品所拮抗。认为栀子对括约肌自发性节律收缩的兴奋作用可能部分经由M受体介导[11]。又报道，栀子能显著升高兔胃底和胃体纵行肌条张力和十二指肠肌条张力，增加其收缩频率，减小胃体收缩波平均振幅。说明栀子对胃和十二指肠肌条的收缩活动具有明显的兴奋作用，这种兴奋作用部分经由M受体介导[12,13]。有研究发现，栀子总苷能显著抑制幽门结扎大鼠胃溃疡的发生，抑制胃液量，降低胃液中游离酸度与总酸度，有效降低胃液中胃蛋白酶活性[14]。栀子总苷对阿司匹林致急性胃黏膜损伤小鼠有明显的保护作用，其作用机制可能与增加胃黏膜血流及抗氧化作用有关[15,16]。

4. 泻下作用　通过研究栀子的泻下作用及栀子对胃肠运动的影响发现，临床等效剂量的栀子的泻下作用不明显，但随着剂量的增大泻下作用逐渐明显，首次排出稀便的时间逐渐缩短，6小时内排出稀便的粒数逐渐增加，且与临床等效剂量的大黄比有更强的泻下作用，说明栀子具有泻下作用，但临床剂量不足以引起明显的泻下作用，随着剂量的加大，泻下作用越来越明显，但服用日久对胃肠运动功能有抑制作用[17]。

5. 对心血管系统的影响　离体鼠心灌流实验表明，栀子提取物能降低心肌收缩力。大鼠静注大剂量1g/kg的栀子甲醇提取物时，心电图可呈现心肌损伤及房室传导阻滞。但麻醉兔静注格尼泊素30mg/kg，对血压、心率和心电图都无明显影响[7]。栀子的煎剂和醇提取物对麻醉或不麻醉猫、兔、大鼠，不论口服、腹腔或静脉给药均有降血压作用，静脉给药降压迅速，维持时间亦短暂，栀子的降血压作用对肾上腺素升压作用及阻断颈动脉血流的加压反射均无影响，也不能加强乙酰胆碱的降压作用。给予抗组胺药如苯海拉明，对栀子的降血压作用无影响，说明其降压作用不是由于释放组胺所引起的。静注普鲁卡因也不改变栀子的降血压效果，说明其降血压作用与传入神经纤维无关，对神经节无阻断作用。当切断两侧迷走神经后，栀子的降血压作用显著减弱或完全消失，阿托品也可取消其降压作用。故认为栀子的降血压作用部位在中枢，主要是加强了延脑副交感中枢紧张度所致[18]。

6. 解热作用　栀子生品及各种炮制品的95%乙醇提取物以含生药1g/100g灌胃大鼠，对致热剂15%鲜酵母混悬液以2ml/100g皮下注射大鼠颈背部所致发热有较好的解热作用，且生品作用强于炮制品，这与目前临床生用栀子治疗热病高热的用药经验相吻合[19]。

7. 镇静作用　栀子生品及各种炮制品均有一定的镇静作用，可明显延长异戊巴比妥钠对小鼠的睡眠时间，且经炒焦、炒炭炮制后，镇静作用明显增强，在200℃以下，有随温度升高作用增强的趋势[1]。此外，去羟栀子苷能抑制小鼠由醋酸等化学物质所引起的扭体反应，具有明显的镇痛作用[20]。萃取的栀子油可抑制小鼠自主活动，诱导小鼠入睡，延长睡眠时间，与戊巴比妥钠有协同作用。能延长戊四氮引起的小鼠惊厥潜伏期，减少小鼠入室错误次数，具有镇静、催眠、抗惊厥作用[21]。又报道，栀子黄色素能缩短小鼠睡眠潜伏期，延长小鼠睡眠时间[22]。

8. 抗病原微生物作用　栀子对金黄色葡萄球菌、溶血性链球菌、卡他球菌、霍乱杆菌、白喉杆菌、人型结核杆菌等具有中等强度抗菌作用。水浸液在体外能抑制各种皮肤真菌。水煎液在体外能杀死钩端螺旋体及血吸虫，并具有抗埃可病毒的作用[23-25]。

栀子提取物在体外对甲型流感病毒、副流感病毒1型(PIV-1)、呼吸道合胞病毒(RSV)、柯萨奇B族病毒3,5型(CoxB3,CoxB5)、单纯疱疹病毒(HSV-1,HSV-2)、腺病毒3,5型(Ad3,Ad5)所引起的细胞病变均有明显抑制作用[26]。

9. 抗炎、镇痛作用　栀子生品的抗炎作用最强，可明显抑制巴豆油所致的小鼠耳壳炎症，降低醋酸所致小鼠腹腔毛细血管通透性，但经不同方法炮制后，其作用逐渐降低，当温度超过175℃时，抗炎作用消失[27]。其机制主要与栀子苷受热破坏分解，尤其是与京尼平苷的损失增大有关。生栀子醇提物在实验剂量下既可抑制炎症早期的水肿和渗出，又可抑制炎症晚期的组织增生和肉芽组织的形成，并且对中、晚期肉芽组织形成的抑制作用优于早期水肿和渗出的抑制作用[28]。栀子苷对化学物质引起的扭体反应有抑制作用，可明显升高小鼠对热板刺激的痛阈，且其抗炎镇痛作用呈剂量相关趋势[29]。

10. 抗肿瘤作用　栀子多糖对S_{180}肉瘤细胞和腹水肝癌细胞有明显的抑制作用[30]。藏红花素和熊果酸均能显著地抗致癌物，如苯并芘[B(α)P]及黄曲霉素B_1(AFB_1)诱发的DNA突变，抑制癌变的启动以及肿瘤细胞的增殖与扩散；能较好捕获氧自由基，在肝微粒体和P_{450}单胺氧化酶系中对脂质过氧化均有较强的抑制作用。熊果酸能通过抑制DNA的复制，阻滞细胞周期，抑制细胞的增殖，而诱导肿瘤细胞周期的终止及凋亡。熊果酸还可增强机体的免疫功能，促进T、B淋巴细胞的增殖和分化，增强外周血细胞功能，减轻放射后造血组织的损伤[31-33]。藏红花酸也具有较强的抑癌、抗癌能力，其机理可能与藏红花酸具有破坏肿瘤细胞中DNA、RNA的合成及其抗氧化功能有关[34]。

（三）临床报道

1. 治疗闭合性软组织损伤　用栀子、红花各500g，50%酒精2500ml，浸泡7天后备用。湿敷时先用药酒按摩或推拿5分钟，再用药酒湿敷患处，每次30分钟，每日2次。治疗急性软组织损伤206例，痊愈106例，显效67例；好转33例[35]。也有用生栀子粉50g，生蜜适量，调成黏膏状，将调成的药膏平摊于棉垫上，贴于患处，绷带包扎。每2日换药1次，3次为1个疗程。治疗踝关节扭挫伤188例，显效146例，有效38例，无效4例，总有效率为97.87%[36]。又报道，取栀子适量，研末，以食醋调成糊状，外敷于扭伤局部。结果踝关节扭伤18例中，治愈17例；跗跖关节扭伤10例中，治愈8例，总治愈率89.3%[37]。

2. 治疗冠心病　取栀子、桃仁各12g，加炼蜜30g，调成糊状，摊敷在心前区，面积约7cm×15cm，用纱布敷盖。共治疗冠心病50例，44例症状好转，显效及改善各22例。心电图7例显效，18例改善，25例无改变[38]。

3. 用于止痛　栀子外用镇痛效果颇佳。对热郁胸痛，可用栀子、杏仁按2∶1配伍，研为细末，用白酒调糊，于睡前外敷于膻中穴，用汗巾捆好，隔夜取下，局部呈现青紫色，闷痛可缓解。对胃脘痛属寒者，用炒栀子、附片等分，研细末加白酒调成糊状，于睡前外敷患处；属热者，以栀子、生姜按 4：1 比例混合，研细末，用白酒调匀敷贴于疼痛部位[39]。又有用栀子、大黄各 10g，研末，以蓖麻油或液状石蜡加数滴 75％酒精调糊后敷患处，而后用纱布固定，治疗各种疼痛 110 例，有良好止痛作用[40]。栀子和大蓟二者比例为 1：1，一般各 20～30g 共研细末，用 30％乙醇调为糊状，摊于双层纱布中央，四周向内折叠、包严，置于疼痛处湿敷，随干随加乙醇调湿敷之，至疼痛减轻和消失为止，则达治疗目的。对可致痉挛痛及静脉炎的药物，静脉用药过程中，可在针眼上 3cm 处向心方向置以上药糊湿敷，以达预防目的。通过临床治疗输液致血管痉挛疼痛 20 例应用观察，80％～90％可在 0.5 分钟～1 小时疼痛减轻或消失，10％～20％需 1 小时以上症状减轻或消失[41]。

4. 治疗耳廓假性囊肿　取栀子、大黄、白矾、雄黄按 8：4：4：1 的比例研成末，用时与凡士林调成 50％软膏，外敷，覆盖消毒纱布。阳证者药膏中去雄黄，每隔 2～3 天换药 1 次，直到痊愈为止。共治耳廓假性囊肿 22 例，除 2 例分别治疗 6 天、11 天中断治疗外，余均获痊愈。治愈时间平均为 11.7 天，换药 4～6 次[42]。

5. 治疗小儿发热　生山栀 9g，研碎，浸入少量的 70％酒精或白酒中 30～60 分钟，取浸泡液与适量面粉和匀，做成 4 个如 5 分镍币大小的面饼，临睡前贴压于患儿的涌泉穴（双）、内关穴（双），外敷纱布，再用胶布固定，次晨取下，以患儿皮肤呈青蓝色为佳。50 例患儿经 1～3 次治疗后，体温均恢复正常[43]。

6. 治疗急性卡他性结膜炎　取生栀子，视病程或年龄每次用量为 6～12g，捣碎后用开水浸泡，当茶饮用，每日更换药物一次。治疗 58 例，显效 35 例，有效 17 例，效差 4 例，无效 2 例，总有效率为 89.7％[44]。

7. 治疗婴幼儿腹泻　取生山栀子（有条件者取新鲜者尤佳）捣如泥，加少许食盐混匀，外贴于患儿手厥阴心包经荥穴劳宫上，外用纱布包扎固定。每隔 12 小时调换，直至吐泻完全停止。有脱水表现者加服米汤频服，少数重度脱水者补液纠正电解质紊乱。治疗 45 例，总有效率为 93.3％[45]。

8. 治疗癃闭　栀子 3～5 枚，独头蒜一头，面盐少许。将栀子末、蒜、面盐少许同放在捣药罐中，捣碎成黏糊状，平摊在纱布上，患者平卧将药敷在脐中（神阙穴）用胶布固定。药物贴干后及时换药。结果 150 例癃闭患者，有效率 92％，一般患者用药 1～3 次即可明显好转[46]。

参考文献

[1] 张学兰，孙秀梅，刘玉荣. 栀子不同炮制品护肝作用比较研究[J]. 中成药，1996，18(2)：18.

[2] 林庆勋，徐列明. 栀子水提液对小鼠急性肝损伤的治疗及肝毒性作用观察[J]. 辽宁中医药大学学报，2010，12(6)：65-68.

[3] 张德权，吕飞杰，台建祥. 栀子黄色素对四氯化碳肝损伤小鼠的影响[J]. 营养学报，2002，24(3)：269-273.

[4] 张立明，何开泽，任治军，等. 栀子中京尼平甙对 CCl_4 急性小鼠肝损伤保护作用的生化机理研究[J]. 应用与环境微生物学报，2005，11(6)：669-672.

[5] 付田，蒲蔷，谭健，等. 栀子京尼平苷对小鼠急性酒精性肝损伤的保护作用[J]. 中药药理与临床，2007，23(3)：25-27.

[6] 施韵，盛亮，钱之玉，等. 西红花酸对大鼠酒精性脂肪肝的改善作用及机制探讨[J]. 中国新药杂志，

2008,17(24):2115-2118.

[7] 阴健,郭力弓.中药现代研究及临床应用(1)[M].北京:学苑出版社,1995:471.

[8] 王萍,汪丽燕.山栀对胆囊收缩的实验研究[J].安徽医学,1993,14(6):46.

[9] 朱振家,钱之玉,陆莉华,等.栀子提取物京尼平苷和西红花苷利胆作用的研究[J].中草药,1999,30(11):841.

[10] 孙旭群,赵新民,杨旭.栀子苷利胆作用实验研究[J].安徽中医学院学报,2004,23(5):33-36.

[11] 汪龙德.栀子对离体兔Oddi括约肌收缩活动的影响[J].兰州大学学报:医学版,2009,35(2):5-8.

[12] 杨淑娟,汤治元,焦效兰,等.栀子对兔胃平滑肌体外运动的影响[J].中国应用生理学杂志,2007,23(4):471-477.

[13] 杨淑娟,焦效兰,马青,等.栀子对胃肠平滑肌条运动的影响[J].浙江医学,2008,30(9):947-948.

[14] 居靖.栀子总苷对幽门结扎大鼠胃溃疡保护作用的实验研究[J].中国临床药理学与治疗学,2009,14(10):1106-1109.

[15] 马燕,金家宏,赵维中.栀子总苷对阿司匹林致胃黏膜损伤的保护作用[J].安徽医科大学学报,2004,39(5):354-356.

[16] 马燕,胡强,赵维中.栀子总苷对小鼠实验性胃粘膜损伤的保护作用[J].时珍国医国药,2005,16(5):386-387.

[17] 李飞艳,陈斌,李福元.栀子泻下及对胃肠运动影响的实验研究[J].光明中医,2010,25(4):608-610.

[18] 张学兰,刘玉荣.炮制对栀子部分成分及解热作用的影响[J].中药材,1995,18(3):136-139.

[19] 张世芳,刘月盈,林贤琦.栀子的药理作用[J].药学学报,1965,12(10):636.

[20] 朱江.栀子的抗炎镇痛作用研究[J].中草药,2000,31(3):198-200.

[21] 李宝莉,陈雅慧,杨暄.栀子油的提取和对中枢神经系统的作用[J].第四军医大学学报,2008,29(23):2152-2155.

[22] 郝昭琳,江璐,车会莲.栀子苷和栀子黄色素改善睡眠作用的研究[J].食品科学,2009,30(15):208-210.

[23] 滕佳琳.栀子[J].山东中医学院学报,1993,17(3):64.

[24] 郭霖,王桂云,王迪,等.茜草科药用植物药理作用研究概述[J].中医药信息,1994,11(1):37.

[25] 周邦劲.常用中药的抗菌作用及其测定方法[M].重庆:科学技术出版社重庆分社,1987:188.

[26] 王意忠,崔晓兰,高英杰,等.栀子提取物抗病毒试验研究[J].中国中药杂志,2006,31(14):1176-1178.

[27] 张陆勇.栀子西红花总苷对神经、心血管及呼吸系统的影响[J].中国药科大学学报,2000,31(6):455-457.

[28] 姚全胜,周国林.栀子抗炎、治疗软组织损伤有效部位的筛选研究[J].中国中药杂志,1991,16(8):486-488.

[29] 方尚玲,刘源才,张庆华,等.栀子苷镇痛和抗炎作用的研究[J].时珍国医国药,2008,19(6):1373-1376.

[30] 石若夫,李大力.栀子多糖的抗肿瘤活性研究[J].林产化学与工业,2002,22(4):67-70.

[31] Li J,Guo WJ,Yang QY. Effects of ursolic acid and oleanolic acid on human colon carcinoma cell line HCT15[J]. World J Gastroenterol,2002,8(3):493-495.

[32] Kim DK,Back JH,Kang CM,et al. Apoptotic activity of ursolic acid may correlate with the inhibition of initiation of DNA[J]. Int J Cancer,2002,87(5):629-636.

[33] You HJ,Choi CY,Kim JY,et al. Ursolic acid enhances nitric oxide and tumor necrosis factor-alpha production via nuclear factor kappaB activation in the resting macrophages[J]. FEBS Lett,2001,509

(2):156-160.

[34] Yang R,Tan X,Thomas AM,et al. Crocetin inhibits mRNA expres-sion for tumor necrosis factor-alpha,interleukin-1 beta,and inducible nitricoxide synthase in hemorrhagic shock[J]. J Parenter Entera Nutr,2006,30(4):297-301.

[35] 侯汝旺. 栀红药酒治疗急性软组织损伤 206 例[J]. 人民军医,1988(1):67.

[36] 郝双阶. 外敷生栀子粉治疗踝关节扭挫伤 188 例[J]. 山西中医,2003,19(1):34.

[37] 隋荣玲,杨洪兴. 栀子调敷治疗软组织扭挫伤 28 例[J]. 中国民间疗法,2004,12(6):16.

[38] 张仲全. 桃仁栀子糊剂治疗冠心病[J]. 中级医刊,1981(4):19.

[39] 张德林. 栀子外用镇痛法简介[J]. 江苏中医杂志,1983(1):67.

[40] 乐锦茂. 栀黄散外敷治疗痛症[J]. 四川中医,1988(9):11.

[41] 刘润宏,祁玉杰,侯海霞. 复方栀子散治疗输液致血管痉挛疼痛临床效果观察[J]. 齐鲁护理杂志,2008,14(20):36.

[42] 张冠生,蓝一荣. 耳廓假性囊肿 22 例治疗观察[J]. 中医杂志,1983(7):19.

[43] 方红. 生栀子外敷治疗小儿发热 50 例[J]. 中医杂志,1991,32(12):32.

[44] 宋新民,施永初. 栀子泡饮治疗急性卡他性结膜炎疗效观察[J]. 中国医院药学杂志,1996,16(1):38.

[45] 周向锋. 生栀子外贴劳宫治疗婴幼儿腹泻 45 例疗效观察[J]. 中国社区医师,2002(5):31-32.

[46] 周淑丽,张鸿燕. 栀子外敷神阙穴护理癃闭的临床研究[J]. 光明中医,2007,22(6):82-83.

寒水石 Hanshuishi

【别名】凝水石、白水石(《神农本草经》),凌水石(《名医别录》),盐精(《丹房鉴源》),冰石(《石药尔雅》),盐精石、盐根(《本草纲目》)。

【来源】寒水石,始载于《神农本草经》,列为中品。其性大寒如水,故名。为硫酸盐类矿物红石膏,主含硫酸钙($CaSO_4 \cdot 2H_2O$);或碳酸盐类矿物方解石,主含碳酸钙($CaCO_3$)。前者产于辽宁、吉林、内蒙古、甘肃、河北、山西、山东等地;后者产于河南、安徽、江苏、浙江、江西、广东、湖北等省。但亦有考证,本品为硫酸盐类矿物芒硝的天然晶体者。

【采收炮制】全年皆可采挖。采挖后,去净泥沙、杂石即可。生用。

【商品规格】市售商品有两类:北方多用红石膏,以纯净、片状、肉红色、有细丝纹、具光泽者为佳;南方多用方解石,以色白透明、有光泽、击碎后呈方形、具棱角者为佳。

【药性】辛、咸,寒。归心、胃、肾经。

【功效】清热泻火。

【应用】

1. 热病烦渴,惊痫癫狂　本品功能清热泻火,除烦止渴而宁心。用于温热病,邪在气分,壮热烦渴,脉洪大者,常与石膏、滑石等同用,如《温病条辨》三石汤;若兼停饮惊悸,多与滑石、甘草配用,如《三因极一病证方论》寒水石散;若伤寒发狂,弃衣奔走,可与黄连配伍,如《普济本事方》鹊石散;若痰热狂躁,则与天竺黄、甘草、冰片相配,如《姚僧坦集验方》龙脑甘露丸;若惊痫抽搐,可与龙骨、牡蛎等伍用,如《金匮要略》风引汤。

2. 丹毒烫伤　本品有清热泻火,缓解赤热疼痛之效。用于小儿丹毒,皮肤发赤,《本草汇言》用本品与猪胆汁调涂患处;若用于水火烫伤,《卫生易简方》用本品煅研外敷患处。

【用法用量】煎服,10~15g。外用适量。

【使用注意】脾胃虚寒者忌服。

【鉴别用药】石膏与寒水石,皆能清阳明气分热,以治热在气分,而见壮热烦渴,脉洪大等症，亦常相须为用。其不同点为：石膏又入肺经，尚治肺热喘息，并解肌肤之热；而寒水石又入心经，与清热祛痰镇心药同用，亦用于惊痫癫狂之症。

【药论】

1.《神农本草经》："主身热，腹中积聚邪气，皮中如火烧，烦满，水饮之。"

2.《名医别录》："除时气热盛，五脏伏热，胃中热，烦满，口渴，水肿，小腹痹。"

3.《本草经疏》："凝水石，《本经》味辛气寒，《别录》加甘，大寒无毒。《经》曰，小热之气，凉以和之，大热之气，寒以取之。又曰，热淫于内，治以咸寒。大寒微咸之性，故主身热邪气，皮中如火烧，烦满，及时气热盛。五脏伏热，胃中热也，易饥作渴，亦胃中伏火也，甘寒除阳明之邪热，故能止渴不饥。水肿者湿热也，小便多不利，以致水气上溢于腹，而成腹痹，辛咸走散之性，故能除热利窍消肿也。疗腹中积聚者，亦取其辛散咸软之功耳。"

4.《本经逢原》："寒水石，治心肾积热之上药，《本经》治腹中积聚，咸能软坚也；身热皮中如火烧，咸能降火也。《金匮》风引汤，《局方》紫雪，皆用以治有余之邪热也。"

鸭跖草　Yazhicao

【别名】鸡舌草、碧竹子（《本草拾遗》），碧竹草（《本草图经》），竹鸡草（《濒湖集简方》），竹叶菜（《本草纲目》），水竹子（《植物名实图考长编》），竹叶兰（《贵阳民间药草》），鸭食草（《辽宁经济植物志》），鸭仔草（《福建中草药》）。

【来源】鸭跖草，始载于《本草拾遗》。为鸭跖草科一年生草本植物鸭跖草 *Commelina communis* L. 的干燥地上部分。全国大部分地区有分布。栽培与野生均有。

【采收炮制】夏、秋二季采收，洗净鲜用，或晒干切段用。

【药性】甘、淡，寒。归肺、胃、小肠经。

【功效】清热解毒，利水消肿。

【应用】

1. 温病发热　本品能清热泄火。用于温病初起，邪在卫分，可与金银花、连翘、薄荷等配伍；若热入气分，高热烦渴，可与石膏、知母、芦根等同用。《浙江民间常用草药》单用鲜品煎服，治急性热病，发烧不退。

2. 喉痹疮疡　本品能清热解毒。用于痄腮喉痹，咽喉肿痛，可与板蓝根、玄参等同用，《江西草药》用鲜品绞汁，频频含服；若用于疮疡肿毒，可与紫花地丁、野菊花等配伍，《浙江民间常用草药》又用鲜品捣烂，外敷患处。

3. 水肿热淋　本品有利水消肿、清热通淋之效。用于小便不利，水肿有热兼有表证者，多与浮萍、连翘、白茅根等同用；若膀胱湿热，小便淋沥涩痛者，又可与车前草、淡竹叶、木通等配伍，如《濒湖集简方》与车前草同用，治小便不通；《浙江民间常用草药》单用鲜品煎服，以治水肿。

【用法用量】煎服，15～30g；鲜品 30～60g。外用适量，捣敷患处或绞汁点喉。

【使用注意】脾胃虚弱者，用量宜少。

【鉴别用药】鸭跖草与淡竹叶，均治热淋涩痛。前者宜治膀胱湿热所致的小便淋沥不畅、尿道涩痛者；而后者宜治心火下移于小肠所致的小便短赤或热淋涩痛者。

【药论】

1.《本草拾遗》："主寒热瘴疟，痰饮，疔肿，肉癥涩滞，小儿丹毒，发热狂痫，大腹痞满，身面气肿，热痢，蛇犬咬，痈疽等毒。"

2.《日华子本草》："鸭跖草和赤小豆煮，下水气湿痹，利小便。"

3.《常用中草药手册》(广州部队)："治心脏性水肿，脚气水肿，肾炎水肿，尿路感染及结石。"

【现代研究】

(一) 化学成分

鸭跖草中主要含有飞燕草素、飞燕草素双葡萄糖苷-飞燕草苷以及阿伏巴苷和飞燕草苷与镁原子以4∶1络合成的复杂络合物：蓝鸭跖草苷等。其他尚含有氨基酸、无机盐、黏液质；种子中含脂肪油25%～40%。

(二) 药理作用

1. 抗菌作用　鸭跖草水提液对志贺痢疾杆菌、福氏痢疾杆菌、宋内痢疾杆菌、枯草杆菌、大肠杆菌、变形杆菌、金黄色葡萄球菌、铜绿假单胞菌均有良好的抑菌作用，特别是对大肠杆菌、枯草杆菌、志贺痢疾杆菌作用更好[1]。

2. 抗病毒作用　鸭跖草水提取物能够减轻流感病毒所致的小鼠肺部炎症，并能降低流感病毒感染小鼠的死亡率和延长其存活时间[2]。

(三) 临床报道

1. 治疗扁桃体炎　用鸭跖草鲜品60g(干品30g)，浓煎去渣，加冰糖50g，凉后服用，每日3次。吞咽困难者用鲜全草绞汁调米醋少许，频频咽下，治疗112例，治愈率达100%[3]。

2. 治疗泌尿系感染　用鸭跖草鲜品60g，加水浓煎去渣，每日1剂，分两次服用。7天为1个疗程。结果服用1～2个疗程后21例患者全部治愈[4]。

3. 治疗睑腺炎(麦粒肿)　用鲜鸭跖草一根，先用清水洗净，晾干或擦干其表面水分，然后离鸭跖草的节0.5cm处切断或剪短，再用酒精灯或其他点火用具烧烤离草节0.5～1cm处，断端处遇热后流出一滴较大的黏液珠，即将黏液涂于麦粒肿处，每日1～2次。结果，103例患者中痊愈86.4%，显效7.8%，好转2.9%，无效2.9%，总有效率为97.1%[5]。

参 考 文 献

[1] 万京华，章晓联，辛善禄.鸭跖草的抑菌作用研究[J].公共卫生及预防医学，2005，16(1)：25-27.

[2] 谭志荣，蒋友福，李沛波.鸭跖草水提取物抗流感病毒的实验研究[J].中国热带医学，2009，9(5)：829-831.

[3] 郑培銮.鸭跖草治疗急性扁桃体炎112例效果观察[J].时珍国药研究，1993(2)：10-11.

[4] 周嘉鹤.鸭跖草鲜品治疗急性尿路感染[J].浙江中医杂志，1999(2)：78.

[5] 赵艳云，莫爱莲，房伟宜，等.鸭跖草外治麦粒肿103例[J].武警医学院学报，1997，6(4)：254.

夏枯草　Xiakucao

【别名】 夕句、乃东(《神农本草经》)，燕面(《名医别录》)，麦夏枯(《滇南本草》)，铁色草(《本草纲目》)，棒柱头花(《中国药植志》)，大头花(《浙江中药手册》)，灯笼头(《江苏植药志》)，白花草(《河北药材》)，棒槌草(《中药志》)，夏枯头。

【来源】 夏枯草，始载于《神农本草经》，列为下品。因此草夏至后即枯，故名。为唇形科草本植物夏枯草 *Prunella vulgaris* L. 的干燥果穗。主产于江苏、浙江、安徽、河南、湖北等省。此外，广西、湖南、山东、贵州、云南、吉林、辽宁各地亦产。均为野生，多生于路旁、草地、林边。

【采收炮制】夏季果穗呈棕红色时采收，除去杂质，晒干。

【商品规格】商品不分等级，多为统装，以穗大、色棕红、摇之作响者为佳。

按《中国药典》（2010年版一部）规定：本品含迷迭香酸（$C_{18}H_{16}O_8$）不得少于0.20%。

【药性】辛、苦，寒。归肝、胆经。

【功效】清肝明目，散结消肿。

【应用】

1. 目赤肿痛，头痛眩晕　本品苦寒，功能清泄肝火，消肿止痛；肝火得清，则阴血上荣，故兼养肝明目之效。用于肝火上炎，目赤肿痛，头痛眩晕，常与菊花、决明子等同用；亦用于肝阴不足，目珠疼痛，至夜尤甚者，常与香附、甘草配伍，如《张氏医通》夏枯草散。

2. 瘰疬瘿瘤　本品辛以散结，苦以泄热，能散痰火郁结。用于肝郁化火，痰火凝聚，而致瘰疬，可与贝母、香附等同用，如《外科正宗》夏枯草汤；若用治瘿瘤，常与昆布、玄参等配伍，如《医宗金鉴》夏枯草膏；若用于乳痈初起，《本草汇言》又与蒲公英同用。

【用法用量】煎服，9～15g；或熬膏服。

【使用注意】脾胃虚弱者慎用。

【鉴别用药】夏枯草与夏至草，均为唇形科植物，二者药名相近。但夏枯草辛苦性寒，长于清肝明目，用于肝火目赤眩晕；而夏至草微苦性平，长于活血调经，用于血瘀月经不调。

【药论】

1.《神农本草经》："主寒热、瘰疬、鼠瘘、头疮，破癥，散瘿结气，脚肿湿痹。"

2.《本草纲目》："黎居士《易简方》，夏枯草治目疼，用沙糖水浸一夜用，取其能解内热，缓肝火也。楼全善云，夏枯草治目珠疼至夜则甚者，神效，或用苦寒药点之反甚者，亦神效。盖目珠连目本，肝系也，属厥阴之经。夜甚及点苦寒药反甚者，夜与寒亦阴故也。夏枯禀纯阳之气，补厥阴血脉，故治此如神，以阳治阴也。"

3.《本草通玄》："夏枯草，补养厥阴血脉，又能疏通结气。目痛、瘰疬皆系肝症，故建神功。然久用亦防伤胃，与参、术同行，方可久服无弊。"

4.《重庆堂随笔》："夏枯草，微辛而甘，故散结之中，兼有和阳养阴之功，失血后不寐者服之即寐，其性可见矣。陈久者其味尤甘，入药为胜。"

【现代研究】

（一）化学成分

夏枯草主要含有齐墩果酸、熊果酸、夏枯草苷、胡萝卜苷、乌索酸、矢车菊素、黄酮类、香豆素类、有机酸、挥发油及糖类等。

（二）药理作用

1. 降压作用　夏枯草煎剂、水浸出液、乙醇-水浸出液及乙醇浸出液均可明显降低实验动物血压。茎、叶、穗及全草均有降压作用，但穗的作用弱[1]。对于肾上腺素模拟病态下的家兔血压失常，夏枯草煎剂可以使血压下降[2]。夏枯草总皂苷（PVS）与其降压作用有关，2.5mg/kg静脉注射对麻醉大鼠的舒张压和收缩压有显著下降作用[3,4]。夏枯草醇提液对KCl、NE、$CaCl_2$所致的主动脉条收缩都有一定的拮抗作用。说明夏枯草醇提物可能是一种钙拮抗剂[5]。还有研究认为，夏枯草醇提取物可能是通过NO-鸟苷酸环化酶途径产生内皮依赖性的血管舒张作用[6]。

2. 抗炎作用　夏枯草水煎醇沉液对巴豆油所致耳肿胀和醇母液致足趾肿胀均有抑制作用[7]。根据《中国药典》"夏枯草膏"改剂型制成的新中药制剂——夏枯草口服液，能抑制巴豆油所致小鼠耳肿胀，对大鼠角叉菜胶性和蛋清性足肿胀模型及大鼠棉球肉芽肿均有明显的抑制作用[8]。

3. 抗菌作用 夏枯草水煎剂有广谱抗菌活性。体外实验表明，夏枯草煎剂对痢疾杆菌、伤寒杆菌、副伤寒杆菌、霍乱弧菌、大肠杆菌、铜绿假单胞菌、变形杆菌、鼠疫杆菌、炭疽杆菌等革兰阴性杆菌及葡萄球菌、α或β溶血性链球菌、白喉菌、肺炎双球菌等革兰阳性球菌均有较强的抑制作用。对许兰黄癣菌、奥杜盎小芽孢黄癣菌等皮肤真菌均有不同程度的抑制作用，同时对结核杆菌亦有抑制作用[9,10]。

4. 抑制免疫作用 国内早有研究认为，夏枯草可能是一种免疫抑制剂，表现出对特异性免疫功能有相当强的抑制作用。大鼠肌内注射夏枯草水煎醇沉液，可使肾上腺重量增加，胸腺和脾脏重量减轻，其中胸腺萎缩极显著，并可改变肾上腺皮质、胸腺及脾脏组织结构[11]。皮下注射夏枯草注射液，可使豚鼠、小鼠肾上腺明显增大，而胸腺、脾脏明显萎缩。大鼠腹腔注射夏枯草水煎醇沉液，1小时后血浆皮质醇水平提高72.6%。大鼠肌内注射夏枯草水煎醇沉液可使血中淋巴细胞数量减少40.1%，表现为免疫抑制效应[12]。

5. 降血糖作用 夏枯草醇提取物可降低正常小鼠和四氧嘧啶糖尿病模型小鼠血糖水平，并可改善糖耐量，增加肝糖原合成，其机制可能与修复β细胞，使胰岛素分泌正常或增加组织对糖的转化利用有关[13]。夏枯草水提物对α-淀粉酶、α-葡萄糖苷酶、离体小肠α-麦芽糖酶活性均有抑制作用，同时能提高其麦芽糖耐量，降低正常ICR小鼠餐后高血糖。说明夏枯草水提物能延缓正常ICR小鼠单糖吸收，其机制可能与抑制肠道α-糖苷酶类有关[14]。

（三）临床报道

1. 治疗高血压 夏枯草10～20g、生白芍5～10g、生杜仲5～10g、黄芩3～6g，治疗肝阳上亢型眩晕。水煎服，日1剂，早晚各1次。10天为1个疗程。结果176例患者，显效70例，有效90例，无效16例，总有效率为90.90%[15]。由单味夏枯草制成的夏枯草口服液，治疗肝郁化火证高血压患者197例，总有效率为91.6%，疗效确切，安全性好[16]。

2. 治疗甲状腺肿 以夏枯草、全当归、珍珠母、生牡蛎各30g，昆布、丹参各15g，共研末，制蜜丸，每丸9g，每天2次，每次1丸，3个月为1个疗程。治疗甲状腺良性结节46例，服药3～6个月，痊愈6例，显效28例，好转4例，无效3例[17]。

3. 治疗乳癖 由当归、柴胡、夏枯草等药组成的消癖汤，治疗乳腺增生病40例，总有效率达95%[18]。夏枯草口服液对乳腺增生也有确切的临床疗效，其有效率为100%[19]。

4. 治疗慢性乙型肝炎 夏枯草12～15g，白花蛇舌草、白茅根各15～30g，甘草6～12g，板蓝根、山豆根各10～15g，每日1剂，水煎服，疗程2～3个月，同时配服维生素C 200mg等，每日3次。治疗慢性乙型肝炎50例，近期治愈33例，好转12例，无效5例[20]。

5. 治疗手足皲裂 夏枯草30g、白及15g，共研细末，猪油调膏。先用夏枯草60g，煎水洗患处，再敷以药膏，纱布包扎，1天1次。一般连用3～7天可愈。曾治36例，34例痊愈，总有效率94.4%[21]。

6. 治疗手脱皮 夏枯草100g，水煎2次，泡洗双手，每天2次，每次30分钟，连用10～15天。曾治手脱皮百余例，均痊愈[21]。

7. 治疗肺结核 夏枯草1000g，加水5L煎煮，去渣取汁，再浓缩至500g左右，加红糖适量制成膏，每日服3次，每次15ml，治疗27例，效果颇佳，使用中未发现毒副反应[22]。

参 考 文 献

[1] 王浴生. 中药药理与应用[M]. 北京：人民卫生出版社，1983：883.

[2] 何晓燕，赵淑梅，宫汝淳. 夏枯草对家兔降压作用机理的研究[J]. 通化师范学院学报，2002，23(5)：100.

[3] 王海波，张芝玉，苏中武. 夏枯草总苷对麻醉大鼠急性心肌梗死的保护作用及降压作用[J]. 中草药，1994，25(6)：302-303.

[4] 王海波，张芝玉，苏中武. 国产3种夏枯草中挥发油的成分[J]. 中国药学杂志，1994(11)：652-653.

[5] 孙旭丽，周大兴，陆晓波等. 夏枯草醇提取物对大鼠离体胸主动脉条收缩作用的影响[J]. 江西中医学院学报，2007，19(6)：69-70.

[6] 许松日，金光，李文. 夏枯草醇提取物对正常大鼠离体胸主动脉环的舒张作用[J]. 四川中医，2010，28(4)：52-54.

[7] 付晓瑞，李继昌，张明智. 夏枯草近代研究进展概述[J]. 中医研究，2005，18(6)：60-62.

[8] 陈勤，曾炎贵，曹明成，等. 夏枯草口服液抗炎镇痛作用研究[J]. 基层中药杂志，2002，16(2)：6.

[9] 桂晓虹，梅建. 夏枯草对结核分枝杆菌的药物敏感性研究[J]. 中华中西医杂志，2003，4(10)：1461-1462.

[10] 马德恩，王竹梅，马爱英. 夏枯草的抗炎作用及对免疫器官影响的研究[J]. 山西医药杂志，1983，12(2)：427.

[11] 蒋岩，君建豪，孙晓媛. 夏枯草对动物胸腺、脾脏和肾上腺的影响[J]. 甘肃医药，1988，7(4)：427.

[12] 蒋岩，君建豪，孙晓媛. 夏枯草对动物胸腺、脾脏和肾上腺的影响[J]. 甘肃医药，1988，7(4)：427.

[13] 刘保林，朱丹妮，王刚，等. 夏枯草醇提物对小鼠血糖的影响[J]. 中国药科大学学报，1995，26(1)：44-46.

[14] 吴慧平，陈美娟，郜明. 夏枯草水提物对ICR小鼠单糖吸收作用研究[J]. 中药材，2010，33(5)：782-785.

[15] 高万芳，勉生有. 枯草汤治疗肝阳上亢型眩晕176例[J]. 中国社区医师，2010，12(22)：174.

[16] 潘定举，程雪翔，葛文波. 夏枯草口服液治疗肝郁化火证高血压病197例[J]. 中国新药杂志，2007，16(12)：971-973.

[17] 陈宝兴. 中药"甲瘤丸"治疗甲状腺良性结节46例临床观察[J]. 中医杂志，1981(2)：36.

[18] 王杰方. 内外兼治乳腺增生病40例临床观察[J]. 国医论坛，1999，14(5)：371.

[19] 高学忠，董树枫. 夏枯草口服液治疗乳腺增生症100例[J]. 上海中医药杂志，2003，37(11)：271.

[20] 李滁新，郭桂华，吕风珍，等. 三草三根汤治疗慢性乙型肝炎50例疗效观察[J]. 中西医结合杂志，1986，6(6)：366.

[21] 刘天骥. 夏枯草的临床新用[J]. 中草药，1995，26(6)：297.

[22] 叶仁团，李烈辉. 夏枯草治疗肺结核27例[J]. 中国民间疗法，2000，8(8)：44.

决明子　Juemingzi

【别名】草决明(《吴普本草》)，羊角(《广雅》)，马蹄决明(陶弘景)，还瞳子(《医学正传》)，假绿豆(《中国药植志》)，马蹄子(《江苏植药志》)，千里光(《山西中药志》)，羊角豆(《广东中药》)，野青豆(《江西草药》)，咖啡豆(辽宁)。

【来源】决明子，始载于《神农本草经》，列为上品。以明目之功而命名。为豆科一年生草本植物决明 *Cassia obtusifolia* L. 或小决明 *Cassia tora* L. 的干燥成熟种子。主产于安徽、广西、四川、浙江、广东等省，全国大部地区均有生产。栽培与野生均有。

【采收炮制】秋季采收成熟果实，晒干，打下种子，除去杂质。生用或炒用。

【商品规格】以颗粒均匀、饱满、色绿棕者为佳。

按《中国药典》(2010年版一部)规定：本品含大黄酚($C_{15}H_{20}O_4$)不得少于0.12%，含橙黄决明素($C_{17}H_{14}O_7$)不得少于0.080%。

【药性】甘、苦、咸,微寒。归肝、大肠经。

【功效】清肝明目,润肠通便。

【应用】

1. 目赤目暗 本品苦寒泄热,甘咸益阴,既能清泄肝火,又兼疏风热、益肾阴。肝开窍于目,瞳子属肾,故为明目佳品,虚实目疾,均可应用。用于风热上冲,目赤肿痛,羞明多泪者,常与菊花、青葙子、茺蔚子等同用,如《证治准绳》决明子丸;若热毒上攻,赤翳涩痛者,可与黄芩、赤芍、木贼等配用,如《银海精微》决明子散;若肝肾阴亏,视物昏花,目暗不明,多与山茱萸、生地黄、蔓荆子等伍用,如《银海精微》决明散。

2. 头痛眩晕 本品苦寒入肝经,又有泻肝火、平肝阳、清头目之效。用于肝阳上亢所致的头痛眩晕,多与菊花、钩藤、夏枯草配伍,有平肝清热之功。《江西草药》用本品 15g 炒黄,水煎代茶饮,治高血压头目眩晕。

3. 肠燥便秘 本品性质凉润,又有清热润肠通便之效。用于内热肠燥,大便秘结,常与火麻仁、瓜蒌仁等配伍。

【用法用量】煎服,10～15g。用于通便,不宜久煎。

【使用注意】气虚便溏者不宜用。

【鉴别用药】决明子与夏枯草,均能清肝明目。前者既治肝热上炎所致的目赤肿痛,又治风热所致的目赤肿痛,尤在伴有便秘时用之最良;后者仅治肝火上炎之目赤肿痛,在伴有头痛眩晕时用之最佳。

【药论】

1.《神农本草经》:“治青盲,目淫肤赤白膜,眼赤痛,泪出,久服益精光。”

2.《本草经疏》:“决明子,其味咸平,《别录》益以苦甘微寒而无毒。咸得水气,甘得土气,苦可泄热,平合胃气,寒能益阴泄热,足厥阴肝家正药也。亦入胆、肾。肝开窍于目,瞳子神光属肾,故主青盲目淫,肤赤白膜,眼赤痛泪出。《别录》兼疗唇口青。《本经》久服益精光者,益阴泄热,大补肝肾之气所致也。”

3.《本草求真》:“决明子,除风散热。凡人目泪不收,眼痛不止,多属风热内淫,以致血不上行,治当即为驱逐;按此苦能泄热,咸能软坚,甘能补血,力薄气浮,又能升散风邪,故为治目收泪止痛要药。并可作枕以治头风。但此服之太过,搜风至甚,反招风害,故必合以蒺藜、甘菊、枸杞、生地、女贞实、槐实、谷精草相为补助,则功更胜。谓之决明,即是此意。”

4.《本草正义》:“决明子明目,乃滋益肝肾,以镇潜补阴之义,是培本之正治,非如温辛散风,寒凉降热之止为标病立法者可比,最为有利无弊。”

【现代研究】

(一) 化学成分

决明子含有大黄酚、大黄素、芦荟大黄素、大黄酸、决明子素、橙黄决明素、决明素等蒽醌类物质以及决明苷、决明酮、决明内酯、红镰霉素、去甲红镰霉素等萘并吡咯酮类。此外,还含有甾醇、脂肪酸、糖类、蛋白质及人体必需的微量元素。

(二) 药理作用

1. 降压作用 决明子的水浸液、醇水浸出液和乙醇浸出液对麻醉的狗、猫、兔都有降低血压的作用[1]。决明子可使自发性遗传性高血压大鼠收缩压明显降低,同时使舒张压明显降低,对心率和呼吸无显著影响。决明子对自发性遗传性高血压大鼠的降压作用,显著强于利血平,且持续时间亦显著长于利血平[2]。决明子脂溶部分 10mg/(ml·kg)对实验动物开始有明显的降压慢效应，醇溶、水溶部分 15mg/(ml·kg)开始出现明显的降压效应，三者降压效应均无快速耐受性现象，与迷走神经无关，不能抑制肾上腺素的升压效应，不能加强乙酰胆碱的降压效应，但能为阿托品所阻断，提示与胆碱能神经、外周 M 受体有关[3]。决明子蛋白质、低聚糖及蒽醌苷均有明显的降压作用。决明子蛋白质产生的降压作用与其在肠道内分解后形成的氨基酸和多肽短链的吸收入血有关。决明子低聚糖产生的降压作用与其促进肠道双歧杆菌的增殖有关，这可能是决明子低聚糖降压作用持续时间较复方利血平长的原因。决明子蒽醌苷的降压强度及持续时间优于复方利血平，但其降压的具体成分及其作用机制尚待深入研究[4]。

2. 降血脂作用　决明子散有降低高脂血症大鼠血浆 TC 和 TG 的作用[1]。决明子对高胆固醇血症的小鼠血清 TC 水平无影响，但能明显增加血清 HDL-C 含量及提高 HDL-C/TC 的比值，可明显改善体内胆固醇的分布状况，对于胆固醇最终被转运到肝脏作最后处理十分有利[5]。决明子蛋白质和蒽醌苷均能降低高脂血症大鼠的 TC、TG、LDL-C 等指标，当二者合用时，效果更佳。提示决明子蛋白质和蒽醌苷皆为决明子防治高脂血症的重要成分[6]。

3. 抑菌作用　决明子的醇浸出液除去醇后，对金黄色葡萄球菌、白色葡萄球菌、橘色葡萄球菌、白喉杆菌、巨大芽胞杆菌、伤寒杆菌、副伤寒杆菌、乙型副伤寒杆菌及大肠杆菌均有抑制作用，但其水浸液则无作用[7]。醋炙能增强决明子对金黄色葡萄球菌、铜绿假单胞菌、白色念珠菌的抗菌作用，酒炙能增强决明子对大肠杆菌、福氏痢疾杆菌的抗菌作用[8]。决明子水浸剂(1∶4)在试管内对石膏样毛癣菌、许兰黄癣菌、奥杜盎小孢子癣菌等皮肤真菌均有不同程度的抑制作用[1]。

4. 对免疫功能的影响　决明子注射液可使小鼠胸腺萎缩、结构改变显著，但对脾脏和其结构无明显影响。说明决明子对细胞免疫功能有抑制作用；对体液免疫功能无明显影响；而对巨噬细胞吞噬功能有增强作用[9]。

5. 泻下作用　决明子中不同成分都有润肠通便作用，但效果略有不同。其中蒽醌类物质主要体现为泻下作用并伴随便秘；而多糖与纤维素的通便作用则稳定平缓，且二者结合后效果最佳，表现出协同作用[10]。决明子生品长于润肠通便，而炒制品作用下降，生品中结合蒽醌含量明显高于炒制品，故认为是决明子炒制时高温对决明子油脂类成分及苷类成分的部分破坏，使其泻下作用略缓[11]。

(三) 临床报道

1. 治疗高脂血症　决明子每日 20～30g，开水泡后代茶饮用(不少于 500ml)，服药期间的饮食习惯基本与服药前相同，不加其他降脂药物治疗。治疗高脂血症 24 例，其中 12 例高 TC 者治疗 1 个月后平均 TC 下降 19.2%，治疗 2 年后平均下降 27.4%；17 例高 TG 者治疗 1 个月后平均 TG 下降 26.9%，治疗 1 年后平均下降 38.7%，治疗 2 年后平均下降 39.2%[12]。用草决明糖浆，每 100ml 相当于原生药 75g，含糖量 40～45g，每次 20ml，日 3 次，2 个月为 1 个疗程。通过对 48 例高脂血症的疗效观察，结果表明，本品有显著降低血清胆固醇、β 脂蛋白及甘油三酯的作用[13]。

2. 治疗高血压　用决明子为主，配伍丹参、山楂泡服代茶饮，治疗高血压。治疗时间为 1 个月至半年，治疗期间均不服任何西药降压。结果 50 例高血压患者，有效 46 例，无效 4 例，有效率为 92%[14]。

3. 治疗便秘　炒决明子 60g 压粉，每服 3g，早晚各 1 次，用于治疗老年人顽固性便秘

30例，结果痊愈10人，显效18人，无效2人，总有效率93.33%[15]。

4. 用于术前灌肠 采用决明子泡水饮服，替代清洁灌肠153例，结果有效146例，无效需给予肥皂水灌肠7例，总有效率为95.42%。决明子泡水饮服运用于泌尿外科选择性手术前的肠道准备，其原理是根据其泻下作用，从而引起腹泻，清洁肠道[16]。

参考文献

[1] 阴健，郭力弓. 中药现代研究与临床应用(1)[M]. 北京：学苑出版社，1995:317.

[2] 刘菊秀，苗戎，狄俊英，等. 决明子降压作用的实验研究[J]. 天津中医，1990(5):37-38.

[3] 许实波. 决明子降脂、降压作用的研究[J]. 中药药理与临床，1987，3(增刊号):90.

[4] 李续娥，郭宝江，曾志. 决明子蛋白质、低聚糖及蒽醌苷降压作用的实验研究[J]. 中草药，2003，34(9):842-843.

[5] 陈卫星，刁国俊，蒋文娟，等. 决明子对高胆固醇血症小鼠模型的影响[J]. 中草药，1991，22(2):72-73.

[6] 李续娥，郭宝江. 决明子蛋白质和蒽醌苷对高脂血症大鼠血脂的影响[J]. 中国中药杂志，2002，27(5):374-3771.

[7] 何菊英，刘松青. 决明子的药理作用及其临床应用[J]. 药学实践杂志，2001，19(2):111-1131.

[8] 陈梅玲，饶春恺. 不同炮制方法对决明子抗菌作用的影响[J]. 中国药业，2001，10(4):7.

[9] 南景一，王忠，沈玉清，等. 决明子对小鼠免疫功能影响的实验研究[J]. 辽宁中医杂志，1989，13(5):432-441.

[10] 刘安军，李琨，高献礼，等. 决明子SCI中通便有效成分研究[J]. 食品科技，2004(11):93-96.

[11] 丁淑敏，宋国强，曹引梅. 比较生、炒决明子中有效成分的含量[J]. 天津化工，2007，21(2):53-54.

[12] 王靖. 决明子治疗高脂血症24例近远期疗效观察[J]. 辽宁中医杂志，1991(4):5.

[13] 王俭. 草决明糖浆对48例高血脂症的疗效观察[J]. 中国医院药学杂志，1987，7(9):395.

[14] 肖伍华，吴耀龙. 决明子治疗高血压病[J]. 湖南中医药导报，1996，2(6):49.

[15] 白淑芳，李淑萍. 中药决明子治疗便秘30例[J]. 武警医学院学报，2000，9(3):287.

[16] 马美艳，张燕，张玉奇. 决明子用于泌尿外科手术前肠道准备153例[J]. 医药卫生论坛，2005(15):2821.

夜明砂 Yemingsha

【别名】天鼠屎、鼠法、石肝(《神农本草经》)，黑砂星(《本草纲目》)，檐老鼠屎(《江西中药》)，蝙蝠粪(河北)。

【来源】夜明砂，始载于《神农本草经》，列为下品。为蝙蝠科动物东方蝙蝠 *Vespertilio superans* Thomas 等多种蝙蝠的干燥粪便。全国大部分山区均产，主产于浙江、江西、江苏、广西、河南、甘肃、辽宁等地。该动物喜栖于深山岩石洞中或屋檐、塔顶阴暗处。

【采收炮制】全年皆可采收，以春、夏二季为宜。从蝙蝠窝中取出，洗去泥沙，除净杂质，晒干即可；亦有收集后不洗，只除去杂质晒干者。

【商品规格】以色棕褐、质轻、无泥沙等杂质者为佳。

【药性】辛，寒。归肝经。

【功效】清肝明目，散血消积。

【应用】

1. 肝热目赤，青盲雀目 本品为肝经血分药，辛散血瘀，寒清血热，故有清肝、散瘀、明目的功效。用于肝热目赤，尤以治白睛溢血为宜，可单用炒微焦，研细冲服，亦可与黄芩、赤芍、丹皮等同用；若治青盲，可与木贼、青木香、防风等配用，如《证治准绳》夜明丸；若治雀目，又与石决明、猪肝配伍，如《原机启微》决明夜灵散。

2. 疳积寒热 本品辛以消积，寒以清热，故又用于疳积寒热之症。《本草衍义》谓本品“治疳有效”。《方氏脉症正宗》治疳疾常与阿魏、花椒、红曲同用。

【用法用量】入丸、散剂，3～10g。

【使用注意】因本品能散血消积，古书载“下死胎”，故孕妇慎用。

【鉴别用药】夜明砂与望月砂（为兔科动物蒙古兔 Lepus talai Pallas 等野兔的干燥粪便），均治目疾。前者既治肝热所致的目赤，更治白睛溢血所致的目赤；而后者宜治痘疹毒邪所致的目生翳膜。

【药论】

1.《神农本草经》：“主面痈肿，皮肤洗洗时痛，腹中气血，破寒热积聚，除惊悸。”

2.《本草经疏》：“夜明砂，今人主明目，治目盲障翳。其味辛寒，乃入足厥阴经药，《本经》所主诸证，总属是经所发，取其辛能散内外结滞，寒能除血热气壅故也。然主疗虽多，性有专属，明目之外，余皆可略。”

3.《本草求真》：“入肝经血分活血，为治目盲障翳之圣药。凡人目生障翳，多缘肝有血积，以致上攻于目，其或见为惊疳疟魃，血气腹痛，得此辛以散邪，寒以胜热，则血自活，而病无不可愈。”

【现代研究】

化学成分：夜明砂中含有尿素、尿酸、胆甾醇及少量维生素 A 等。

谷精草 Gujingcao

【别名】戴星草（《开宝本草》），文星草、流星草（《本草纲目》），移星草（《现代实用中药》），珍珠草（《江苏植药志》），鱼眼草（《陆川本草》），天星草（《南宁市药物志》），佛顶珠（《四川中药志》）。

【来源】谷精草，始载于《开宝本草》。李时珍谓本品为“谷田余气所生”，故名谷精草。为谷精草科一年生植物谷精草 *Eriocaulon buergerianum* Koern. 的干燥带花茎的头状花序。主产于浙江、江苏、湖北、安徽等地。野生于溪沟、田边阴湿地带。

【采收炮制】秋季采收，将花序连同花茎拔出，晒干，切段用。

【商品规格】以花序大而紧密、色灰白、花茎短、色黄绿、无杂质者为佳。

【药性】辛、甘，平。归肝、肺经。

【功效】疏散风热，明目退翳。

【应用】

目赤翳障，头痛齿痛 本品轻浮升散，善于疏散头面风热，而明目退翳，医头痛齿痛。用于风热上扰，目赤肿痛，羞明多泪，目生翳膜，可与荆芥穗、草决明、龙胆草等配伍，如《审视瑶函》谷精草汤。若用于风火头痛、牙痛，可与薄荷、菊花、石膏等同用；亦有与铜绿、硝石共研细粉，吹入鼻内，以治脑风头痛者，如《圣济总录》谷精草散；或与升麻、白矾、猪牙皂角等共研细末，敷于患处，而治牙疳齿痛者，如《太平圣惠方》谷精草散。

【用法用量】煎服，5～15g。

【使用注意】阴虚血亏目疾者不宜用。

【鉴别用药】谷精草与木贼，均治目赤肿痛。前者宜用于治风热目赤，且兼有头痛者；而后者宜用于治风热目赤,且表证较重者。

【药论】

1.《本草纲目》:"谷精草体轻性浮,能上行阳明分野。凡治目中诸病,加而用之,甚良。明目退翳之功,似在菊花之上也。"

2.《本草述》:"洁古《用药式》,谷精草入肝补气,是固风剂也。有治暗风方,用谷精草为末少许,水噙,时复搐左右鼻(孔),愚于风虚头痛,同诸味用之累效,然则又为风证之补剂,张洁古先生洵能察物哉。"

3.《本草正义》:"谷精草,其质轻清,故专行上焦,直达巅顶,能疏散头部风热,治目疾头风,并疗风气痹痛者,亦以轻清之性,善于外达也。性温味辛,故能上升外散,非其他明目之药,以凉降为功之比,则散风火而无寒凉遏抑之虞,尤为良剂。《开宝本草》称其辛温,主喉痹,齿风痛,诸疮疥;濒湖谓主头风痛,目盲翳膜,皆辛以散之之意,今人仅以治风热目赤,尚未足尽其功用也。"

【现代研究】

(一)化学成分

谷精草全草中含有生物碱、酚性成分、有机酸、黄酮及其苷类、挥发油、植物甾醇、蒽醌、鞣质等成分。其中谷精草挥发油中主要成分为软脂酸;黄酮类成分主要有槲皮万寿菊素、粗毛豚草素、万寿菊素、槲皮素及其衍生物等。

(二)药理作用

抗菌作用:谷精草水浸剂(1∶6)在试管内对奥杜盎小芽孢癣菌、铁锈色小芽孢癣菌等均有不同程度的抑制作用。毛谷精草水浸剂对絮状表皮癣菌、羊毛状小芽孢癣菌、须疱癣菌、石膏样小芽孢癣菌等皮肤真菌也有效[1]。

参考文献

[1] 冉先德.中华药海(上册)[M].哈尔滨:哈尔滨出版社,1993:1458.

密蒙花 Mimenghua

【别名】小锦花(《雷公炮炙论》),蒙花(《本草求真》),黄饭花(《南宁市药物志》),疙瘩皮树花(《中药材手册》),鸡骨头花(《四川中药志》)。

【来源】密蒙花,始载于《开宝本草》。其花繁密蒙茸如簇锦,故名。为马钱科落叶灌木密蒙花树 *Buddleja officinalis* Maxim. 的干燥花蕾及其花序。产于湖北郧西、巴东、恩施,四川金堂、广汉、江油,陕西安康、紫阳,河南商城等地。此外,甘肃、云南、贵州亦产。野生于山坡、丘陵地、河边、林边及灌木丛中。

【采收炮制】春季花未开放时采收,除去杂质,干燥。生用。

【商品规格】商品不分等级,一般均为统装,以色灰绿、花蕾密聚、茸毛多者为佳。

按《中国药典》(2010年版一部)规定:本品含密蒙花苷($C_{28}H_{32}O_{14}$)不得少于0.50%。

【药性】甘,微寒。归肝经。

【功效】清热泻火,养肝明目,退翳。

【应用】

目赤翳障本品甘寒入肝,能清肝火,养肝血,而明目退翳。用于肝火上炎,目赤肿痛,常与菊花、防风、甘草等同用,如《圣济总录》密蒙花散;若风气上攻,眵泪羞明,多与石决明、木贼、羌活等配用，如《太平惠民和剂局方》密蒙花散；若肝火郁滞，目生翳障，可与白蒺藜、蝉蜕、川芎等伍用，如《原机启微》拨云退翳丸；若肝肾两亏，目昏干涩，又与菟丝子、肉苁蓉、山药等配伍，如《医宗金鉴》绿风还睛丸；若肝肾虚损，瞳仁不清，则与青葙子、蔓荆子、枸杞子等同用，如《银海精微》密蒙花散。

【用法用量】煎服，5～10g。

【鉴别用药】密蒙花与决明子，均为清肝明目之品。前者宜治肝火上炎或肝阴不足所致的目赤涩痛；而后者则宜治肝火上炎或风热上犯所致的目赤肿痛。

【药论】

1.《开宝本草》："主青盲肤翳，赤涩多眵泪，消目中赤脉，小儿麸痘及疳气攻眼。"

2.《本草经疏》："密蒙花，为厥阴肝家正药，所主无非肝虚有热所致。盖肝开窍于目，目得血而能视，肝血虚则为青盲肤翳，肝热甚则赤肿眵泪，赤脉，及小儿痘疮余毒，疳气攻眼。此药甘以补血，寒以除热，肝血足而诸证无不愈矣。"

3.《本草求真》："密蒙花，味薄于气，佐以养血之药，更有力焉。"

【现代研究】

（一）化学成分

密蒙花含有刺槐素、密蒙花苷、蒙花萜苷A、蒙花萜苷B、对-甲氧基桂皮酰桃叶珊瑚苷、梓果苷、梓醇、桃叶珊瑚苷、对-甲氧基桂皮酰梓醇、洋丁香酚苷、海胆苷、木犀草素、芹黄素等。

（二）药理作用

密蒙花中所含刺槐素有维生素P样作用。给小鼠灌服刺槐素25～100mg/kg，能减轻甲醛性炎症，50～100mg/kg还能降低皮肤、小肠血管的通透性及脆性。刺槐素可对抗氯化钡、组胺、乙酰胆碱引起的大鼠离体小肠张力增加，具有解痉作用。给家兔静脉注射10～25mg/kg刺槐素或40mg/kg给大鼠十二指肠给药，均可使胆汁分泌有短暂、轻度的增加，并可松弛胆管平滑肌。给家兔静脉注射25mg/kg刺槐素可使尿量略有增加(75%)。刺槐素可缩短环己巴比妥引起的四氯化碳性肝炎大鼠的睡眠时间，而对正常大鼠则无影响[1]。

（三）临床报道

治疗结膜炎：用密蒙花30g，防风、天花粉、白芍、石决明、金银花各20g，牛蒡子、前胡各15g，龙胆草、荆芥、黄连、菊花各10g。尿赤加滑石，大便干加大黄。同时配合润舒眼药水滴眼，1日3次，治疗结膜炎30例，结果：治愈25例，好转4例，无效1例，总有效率96.7%[2]。

（四）不良反应

刺槐素对小鼠的LD_{50}为933mg/kg[1]。

参考文献

[1] 江苏新医学院. 中药大辞典[M]. 上海：上海人民出版社，1977：2264.

[2] 金树森. 复方密蒙花汤治疗结膜炎30例[J]. 云南中医中药杂志，1998，19(1)：21-22.

青葙子　Qingxiangzi

【别名】草决明(《神农本草经》)，牛尾花子(《中药材手册》)，狗尾巴子(《四川中药志》)，野鸡冠花子(《中药手册》)。

【来源】青葙子，始载于(《神农本草经》)，列为下品。为苋科一年生草本植物青葙

Celosia argentea L. 的干燥成熟种子。产于我国中部及南部各省。野生、栽培均有。

【采收炮制】秋季果实成熟时采割植株或摘取果穗，晒干，收集种子，除去杂质。生用。

【商品规格】以种子颗粒饱满、色黑、光亮者为佳。

按《中国药典》(2010 年版一部)规定：杂质不得超过 2%。

【药性】苦，微寒。归肝经。

【功效】清泄肝火，明目退翳。

【应用】

1. 目赤翳障　本品苦寒入肝，其性清降，功专清泄肝经实火，而明目退翳。用于肝火上炎，目赤肿痛，或生翳膜，常与羚羊角、草决明、茺蔚子等同用，如《证治准绳》青葙子丸；若风热上扰，羞明多泪，多与密蒙花、木贼、白蒺藜等配伍，如《太平惠民和剂局方》蒙花散；若目疾日久，肝虚血热，视物昏暗，可与生地、玄参、车前子等配用，如《医宗金鉴》青葙丸；若肝肾两亏，目昏干涩，则与菟丝子、肉苁蓉、山药等伍用，如《医宗金鉴》绿风还睛丸。

2. 肝火眩晕　本品味苦性寒，其性主降，能清肝火、镇肝阳、凉血热。用于肝阳化火，头痛眩晕，急躁不寐，常与石决明、栀子、夏枯草等配伍，以泻火平肝。《福建中草药》单用本品，水煎服，治肝阳头痛。

【用法用量】煎服，5～15g。

【使用注意】本品有扩散瞳孔的作用，故青光眼患者忌用。

【鉴别用药】青葙子与密蒙花，均治目赤肿痛。前者宜治肝火上炎之目赤肿痛；后者宜治肝火或兼肝血不足之目干涩肿痛。

青葙子与决明子，均能清肝火而明目。然青葙子以清肝降火为长，治肝经实火目疾；而决明子又兼有疏风清热之功，并治风热目赤肿痛。

【药论】

1.《本草纲目》："青葙子治眼，与决明子、苋实同功。《本经》虽不言治眼，而云一名草决明，主唇口青，则其明目之功可知矣。目者，肝之窍；唇口青者，足厥阴经之证。古方除热亦多用之，青葙子之为厥阴药，又可知矣。况用之治目，往往有验，尤可徵。"

2.《本经逢原》："青葙子，治风热目疾，与决明子功同。……其治风瘙身痒，皮肤中热，以能散厥阴经中血脉之风热也。"

3.《本草正义》："青葙，即鸡冠花之同类。其子苦寒滑利，善涤郁热，故目科风热肝火诸症统以治之。"

【现代研究】

(一) 化学成分

青葙子含有对羟基苯甲酸、3,4-二羟基苯甲酸、棕榈酸胆甾烯酯、菸酸。还含有正丁醇-β-D-果糖苷、蔗糖、3,4-二羟基苯甲醛、β-谷甾醇以及脂肪油、淀粉和丰富的硝酸钾。

(二) 药理作用

1. 降压作用　经动物实验证明，其有降压作用[1]。

2. 防护晶状体作用　青葙子水提液可明显减轻新西兰白兔晶状体损伤模型的晶状体的混浊程度，效果优于传统抗白内障药物吡诺克辛钠滴眼液；且青葙子还能使晶状体内 SOD、GSH-Px 和 GSH 含量显著升高，表明其能增强晶状体的抗氧化能力，防护晶状体的氧化损伤[2]。

3. 保肝作用　从青葙子水提液中分离出的一种酸性多糖(CE)在 D-半乳糖胺/脂多糖

(D-GalN/LPS)处理前对大鼠腹腔注射，可以非常有效地防护其对大鼠肝细胞的毒性作用，而且CE具有提高肝、脾NK细胞活性的作用，如果这种作用先于GalN/LPS注射则可保护肝细胞。因此，CE可能是一种治疗急性肝炎，保护肝细胞的有效物质[3]。

（三）临床报道

1. 治疗近视眼　300例近视眼患者，患眼共586只，初诊视力<0.1～0.9。取青葙子、生地、白术、枸杞子、丹参、枣仁各20g，川芎、人参、石斛、熟附子、五味子、决明子、红花、肉苁蓉各15g，萸肉、当归、丹皮、菖蒲、远志、蝉蜕、桃仁、夜明砂、枳壳各10g，桂枝、泽泻、炙甘草各5g，炼蜜为丸，每丸重10g。早晚各服1丸，连服7天停7天，再服8天停药8天。1个月服30丸为1个疗程。经1～3个疗程后，平均视力由治疗前的0.42上升至0.76，有效率76.1%。随访6～12个月，视力下降者31%，稳定者69%[4]。

2. 治疗单疱病毒性角膜炎　药用青葙子、木贼草、蝉蜕、蛇蜕、凤凰衣、密蒙花、潼白蒺藜等。共治100例，疗效好[5]。

3. 治疗聚星障　青葙子、麦冬、山栀、木贼、赤芍各15g，石决明、草决明各30g，羌活3g，荆芥、大黄各6g。随症加减，日1剂，水煎服。治疗聚星障32例，痊愈17例，好转12例，无效3例[6]。

4. 治疗云雾移睛（飞蚊症）　青葙子、生地、茯苓、当归、夜明砂各15g，枣皮10g。治疗22例，愈21例[7]。

5. 治疗高血压　青葙子30g，水煎2次，滤液混合，每日分3次服。5例患者，血压平均在160～230/100～135mmHg。用药1周后，血压降至125～145/78～90mmHg[8]。

参考文献

[1] 全国中草药汇编组.全国中草药汇编(上)[M].北京：人民卫生出版社，1975：482.

[2] 黄秀榕，祁明信，汪朝阳，等.四种归肝经明目中药防护晶状体氧化损伤和上皮细胞凋亡的研究[J].中国临床药理学与治疗学，2004，9(4)：442-446.

[3] 阴赪宏.青葙子水提物CE对D-半乳糖胺/脂多糖诱导的急性肝损伤大鼠NK细胞活性的影响[J].国外医学：中医中药分册，1999，21(6)：31.

[4] 王毅夫.疴明眼丸治疗近视眼300例观察[J].河北中医，1987(2)：17.

[5] 刘益群.退翳良方治疗单疱病毒性角膜炎[J].中医药学报，1987(3)：29.

[6] 邬开阳，杨淑焕.石决明散加减治疗聚星障32例[J].陕西中医，1990，11(3)：118.

[7] 熊德先.睛明饮治疗云雾移睛22例[J].湖北中医杂志，1990(3)：39.

[8] 林介鸿.青葙子治高血压[J].中医杂志，1962(8)：19.

乌蛇胆　Wushedan

【别名】蛇胆（《中国药物大全》）。

【来源】蛇胆，始载于《本草纲目》。为游蛇科动物乌梢蛇 *Zaocys dhumnades*(Cantor)的胆。分布于华东、华南、西南和湖南、湖北、山西、河北等地。野生于丘陵地带及田野草丛或水边。

【采收炮制】4～11月间捕捉。捕得后，将蛇剖开腹部，找出胆囊，用线扎住胆管上端，然后沿结扎处上方剪断，取出晾干。

【商品规格】干燥的胆囊，全体呈棕褐色或绿褐色，皱缩。以对光透视微透明、内心黄棕色或黄绿色，味极苦而回甜者为佳。

【药性】苦，寒。归肺、肝、胆经。

【功效】清肺化痰，清热解毒。

【应用】

1. 肺热痰多　本品味苦性寒，入肺经，功能清肺热，化热痰。用于肺热咳嗽，痰多不爽，常与川贝母同用，如《中国药典》蛇胆川贝散；若风寒咳嗽，痰多呕逆，又与陈皮配用，如《中国药典》蛇胆陈皮散。

2. 目赤、疮痈　本品苦寒，又入肝、胆经，具有清肝明目、清热解毒之效。用于肝火上炎，目赤肿痛；以及热毒壅聚，疮痈肿毒，痔疮红肿等症。《四川中药志》载：用本品兑酒吞服，治以上诸症；或配麻油调搽患处，而疗痔疮红肿。

【用法用量】内服，研末入丸散剂使用；外用，研末撒或调搽。

【药论】

1.《本草纲目》："主治大风疠疾，木舌胀塞。"

2.《四川中药志》："治痰迷心窍，风热发狂，眼雾不明，痔疮红肿，及皮肤热毒等症。"

3.《中国药物大全》："清肺化痰，用于肺热咳嗽，痰多不爽，以及百日咳；清热解毒，用于目赤肿痛，喉痹，疮痈肿毒，痔疮红肿等症。"

猪胆汁　Zhudanzhi

【来源】猪胆汁，始载于《名医别录》。为猪科动物猪 *Sus scrofa domestica* Brisson. 的胆汁。我国大部分地区均有饲养。

【采收炮制】将猪宰杀后，及时收集。

【商品规格】新鲜滤过的胆汁，以质黏稠、棕绿色或黯绿色、味极苦者为佳。

【药性】苦，寒。归肺、肝、胆经。

【功效】清肺化痰、解毒、润燥。

【应用】

1. 肺热痰嗽　本品苦寒入肺，能清肺热、化热痰、止咳逆。用于肺热咳嗽，痰多不爽，常与陈皮、半夏、大皂角等同用，如《中国药物大全》胆夏止咳片及胆荚片；若治肺热咳喘，又与地龙、甘草配伍，如《中国药物大全》咳喘素胶囊；若用于小儿百日咳，亦可单用，如《中国药物大全》猪胆汁片。

2. 热毒发斑，目翳，鼻渊，喉痹，烫伤　本品苦寒，又有清热解毒之功。用于热毒发斑，常与苦酒、鸡子同用，如《备急千金要方》猪胆汤；用于目生翳膜，可与硇砂配用点眼，如《鸡峰普济方》猪胆膏；用于鼻渊浊涕，多与藿香、白芷、苍耳子等伍用，如《中国药物大全》胆香鼻炎片；用于喉痹肿痛，常与射干、玄明粉、人中白同用，如《四川中药志》治喉痛方；用于水火烫伤，可与黄柏配用，如《外台秘要》治烫伤方。

3. 里热燥渴，便秘　本品苦寒而性滑，寒能胜热，滑能润燥，故又具有止燥渴、通热秘之效。用于里热津亏，口干而渴，可与天花粉同用，如《圣济总录》猪胆煎；用于热结便秘，可与蜂蜜同用，如《四川中药志》治大便燥结方，亦可与醋和匀，灌入直肠中，如《伤寒论》猪胆汁导法。

此外，本品还可入于温热剂中，作为苦寒反佐之用，如《伤寒论》白通加猪胆汁汤与通脉四逆加猪胆汁汤。

【用法用量】冲服，3～6g；或入丸、散剂。外用：涂敷、点眼或灌肠。

【鉴别用药】猪胆汁与乌蛇胆，均有清肺化痰、清热解毒之效。但前者又具润燥、通便之功，用于里热燥渴便秘之症；而乌蛇胆清肺化痰之力，胜过猪胆汁。

【药论】

1.《名医别录》："疗伤寒热渴。"

2.《伤寒明理论》："仲景以猪胆汁和醋少许，灌穀道中，通大便神效。盖酸苦益阴润燥，而泻便也。又治少阴下利不止，厥逆无脉，干呕烦者，以白通汤加猪胆汁主之。若调寒热之逆者，冷热并行，则热物冷服，下嗌之后，冷体既消，热性便发，故病气自愈。此所以和人尿、猪胆咸苦之物，于白通热剂之中，使其气相从，而无拒格之患也。又云霍乱病吐下已断，汗出而厥，四肢厥急，脉微欲绝者，通脉四逆汤加猪胆汁主之。盖阳气太虚，阴气独胜，纯与阳药，恐阴气格拒不得入，故加猪胆汁。苦入心而通脉，寒补肝而和阴，不致格拒也。"

3.《本草纲目》："方家用猪胆，取其寒能胜热，滑能润燥，苦能入心，又能祛肝胆之火也。"

【现代研究】

（一）化学成分

猪胆汁主要成分为胆汁酸类。另含胆红素、胆甾醇、卵磷酯、盐类、多肽化合物及多种氨基酸等。胆汁酸中含有猪胆酸和猪去氧胆酸、3α-羟基-6-氧-5α-胆烷酸、胆酸，去氧胆酸，石胆酸等。它们大多与甘氨酸形成结合胆汁酸而存在。

（二）药理作用

1. 镇咳、平喘作用　小鼠氨雾引咳法和豚鼠药物喷雾致痉实验表明，复方猪胆混悬液（猪胆、桔梗、半夏、地龙）、胆酸、胆酸钠、鹅去氧胆酸钠等都有明显的镇咳作用和一定的平喘作用。给麻醉猫口服猪胆粉（0.5～1.0g/kg）和静注胆酸钠（20mg/kg），对电刺激喉上神经引起的咳嗽反应有抑制作用，而去氧胆酸钠与牛磺胆酸钠无效。在离体豚鼠肺灌流实验中，胆酸钠能直接扩张支气管，作用缓慢而持久，又能对抗组胺和毛果芸香碱引起的支气管痉挛。大鼠毛细管法祛痰实验表明，复方猪胆混悬液、胆酸及其钠盐口服有祛痰作用。猪胆酸和去氧胆酸口服能使小鼠支气管酚红排泌量增加，证明亦有祛痰效果。给兔静注胆酸钠能延长肺牵张反射时间，提示对呼吸中枢有抑制作用[1]。

2. 抑菌作用　体外抑菌试验表明，复方猪胆粉、猪胆膏、猪胆酸钠与胆酸对肺炎双球菌、甲型和乙型溶血性链球菌、流感杆菌均有不同程度的抑菌作用，其中以胆酸与猪胆酸钠作用较强。猪胆酸、猪去氧胆酸钠、鹅去氧胆酸钠、胆酸钠、去氧胆酸钠对金黄色葡萄球菌、链球菌、四叠球菌等亦有抑菌作用。猪胆汁、猪胆粉、去氧胆酸钠、甘氨胆酸钠能抑制百日咳杆菌的生长。猪胆汁、猪胆粉、胆酸钠、牛磺胆酸钠、α-甘氨猪去氧胆酸钠及鹅去氧胆酸钠对结核杆菌均有不同程度的抑菌作用[1]。猪胆汁乙醇提取物对大肠杆菌、痢疾杆菌、肺炎球菌、金黄色葡萄球菌的生长均有明显抑制作用，最低抑菌浓度分别为50、50、200、200μg/ml[2]。综上所述，猪胆汁及所含胆汁酸盐对多种细菌都有一定的抑菌作用，但效力低于抗菌素抗生素或其他特效抗菌药物。胆汁酸盐可能通过其降低表面张力作用，使菌体细胞膜破坏而裂解菌体，从而干扰细菌的生长[1]。

3. 抗炎、抗过敏作用　10%猪胆粉溶液口服对兔耳无菌性炎症和大鼠甲醛性脚肿有一定的抗炎消肿作用。用马血清使豚鼠致敏后，再心内注射胆酸5mg/kg，能使之耐受第二次马血清注射，明显降低过敏性休克的发生率[1]。

4. 对心血管系统的作用　猪胆汁精制提取物（主要成分为甘氨猪去氧胆酸）对离体蟾

蜍心脏有兴奋作用。给麻醉兔静注后出现降压反应，并能对抗肾上腺素的升压作用。根据正常大鼠口服实验结果，猪胆汁精制提取物的降压效果不及牛黄和胆酸钙明显。胆酸在10^{-3}浓度时对离体蟾蜍心脏有兴奋作用，而同样浓度的鹅去氧胆酸则有明显抑制作用[1]。

5. 镇静、抗惊厥作用　猪胆粉给小鼠口服有明显镇静作用。猪胆汁酸盐(粗制品)给小鼠口服对可卡因所致惊厥有显著对抗作用，且较牛胆汁酸盐(粗制品)为佳。其抗惊厥作用可能是抑制中枢神经及阻断神经肌肉接头所致[1]。

6. 对消化系统的作用　临床应用猪胆汁保留灌肠，可促进肠运动，缓解手术后腹气胀，又能通便。多种动物试验均证明，胆汁酸盐能显著增加实验动物的胆汁及胆汁酸盐的分泌量。试管内试验证明，5%去氧胆酸钠溶液能够溶解人体胆色素混合结石。猴实验结果显示，鹅去氧胆酸能增加胆汁库，提高胆汁溶解胆固醇的能力，又能减少胆固醇的生物合成，并增加胆汁分泌量。通过这些作用，可使胆石溶解，减少胆石的形成率。制备保留奥狄括约肌的猪总胆管标本进行试验，所试胆汁酸盐类于10^{-4}浓度时对总胆管与括约肌均有不同程度的松弛作用，可能通过此种松弛作用而促使胆汁排入十二指肠[1]。猪胆汁乙醇提取物对家兔离体肠平滑肌收缩，小鼠小肠碳墨推进均有明显抑制作用，能缓解蓖麻油所致小鼠腹泻[2]。

胆汁酸盐对脂肪、类脂质与脂溶性维生素的消化吸收有促进作用。其作用机理有三方面：①促进脂质乳化；②增强脂肪酶活性；③与脂肪水解后产生的脂肪酸结合形成水溶性络合物，使之易于通过肠黏膜吸收。另有人实验证明胆酸、去氧胆酸、鹅去氧胆酸、猪去氧胆酸均能增强胰脂肪酶的活性。由于胆汁酸盐能促进脂类吸收，因而对胡萝卜素类、维生素 D 和 K 的吸收亦有促进作用。小鸡与大鼠同位素跟踪实验证实，牛磺去氧胆酸、甘氨鹅去氧胆酸与甘氨胆酸有促进小肠吸收钙盐的作用[1]。

7. 杀灭男性精子、碎解阴道毛滴虫作用　猪胆汁及其提取物杀灭男性精子，其杀精效应的顺序是：去氧猪胆酸钠＞胆酸钠精制品＞胆酸钠纯品＞猪胆汁提取物＞猪胆粉，5%猪胆汁提取物在体内 5 分钟即可杀灭全部精子，经房事后的实验检测，证实体内实验避孕效果是完全可靠的[3,4]。猪胆汁提取物及其有效成分去氧胆酸钠对培养的人阴道毛滴虫具有碎解作用，其作用原理可能与药物的表面活性作用促进了滴虫生物膜系统的结构脂类的降解直接有关[5]。

(三) 临床报道

1. 治疗急性胃肠炎、菌痢等　用新鲜猪胆汁 100ml，加入绿豆粉 500g 混合搅拌，制成药丸(绿胆丸)。成人每次 6～9g，儿童每次 0.9g，日服 3～4 次。治疗急性胃肠炎 31 例，治愈 28 例，好转 1 例，无效 2 例；治疗细菌性痢疾 26 例，治愈 24 例，好转 2 例；治疗慢性肠炎 4 例，治愈 2 例，好转 1 例，无效 1 例；治疗卡他性肠炎 3 例，好转 1 例，无效 2 例；治疗慢性结肠炎 7 例，治愈 3 例，好转 2 例，无效 2 例。遇有脱水现象者仍须补液。部分病例在用药 1～2 天内即出现疗效，并无副作用[6]。还有用鲜猪胆汁 15～20ml、儿茶细末 2g，加入生理盐水 25～30ml，睡前排便后将药物加温做保留灌肠。每晚 1 次，30 次为 1 个疗程。同时口服肠炎片，每次 6 片，每日 3 次。治疗 52 例慢性非特异性溃疡性结肠炎，治愈 38 例，好转 8 例，有效率为 88.5%[7]。

2. 治疗肝炎　猪胆汁与鸡蛋清按照 1∶1 的比例，即一个猪胆的胆汁比一只鸡蛋的蛋清，制作时先将猪胆汁浓缩至一半量时可置入鸡蛋清，并不停搅拌，充分混合。置入鸡蛋清后需改为文火，熬至糊状时取出置入清洁器皿，入烤箱适温烘干，研粉装空心胶丸。服法：猪胆汁丸每日3次，每次2丸，温开水送服，连服6～7个月。结果以检测肝功能及HBV-M为依据。ALT降至正常者33例(33/35)，γ-GT及ALP呈轻度异常者18例(15/35)，A/G之比呈轻度异常者3例(3/35)，HBsAg转阴者14例(14/35)，临床症状消失或基本消失33例(33/35)[8]。

3. 治疗百日咳　在睡前1～2小时，根据患儿不同年龄把0.5～2ml猪胆汁与10ml生理盐水吸入注射器内摇匀，接导尿管，插入直肠10～15cm，缓慢注入，停留约2分钟，慢慢拔出导尿管，并垫高臀部，每日1次，连续治疗5天。结果，治疗百日咳67例，痊愈34例，有效28例，无效5例，总有效率为92.5%，通过对未痊愈患儿的随访，发现治疗组患儿较对照组患儿痉咳期明显缩短[9]。以鲜猪胆汁2份、百部3份、白糖25份，制成丸，药丸大如梧子。日服3次，1～3岁者，每次服2丸，4～6岁者，每次服4丸。治疗250例百日咳患儿两周内治愈率达95%以上[10]。

4. 治疗慢性气管炎　用鲜猪胆汁加热浓缩，烘干磨细粉，装入胶囊，每次0.5g，日服3次，空腹温开水送下，治疗慢性气管炎143例，近期控制13例，显效35例。或用鲜胆汁1份，淀粉2份，混合炒拌均匀，待干燥后研粉压制成片，每片含猪胆汁0.3g，每次2～3片，日服3次，7天为1个疗程，经治疗慢性气管炎119例，显效12例，占10%。其中以单纯型患者的效果较好[6]。

5. 用于妇科疾病　取猪胆3个、大黄6g，焙干研成极细末放干燥处备用，外阴用高锰酸钾溶液或苯扎溴铵(新洁尔灭溶液)清洗。取猪胆汁大黄粉涂撒在溃疡面上，每日3～4次，6天为1个疗程，治疗期间停用其他疗法。结果治愈32例，显效12例，好转2例[11]。取无病猪胆汁1000g，加热浓缩至黏稠状，将此浓缩胆汁25g，加入95%乙醇300ml，回流4小时，过滤，滤液回收乙醇至原体积的1/4，后用丙酮沉淀，得淡黄色絮状固体，即为猪胆汁提取物，将猪胆汁提取物50mg制成栓剂。患者睡前清洗外阴，仰卧床上，自己用手指将药栓缓缓送入阴道深处即可。隔日上药一次，五次为1个疗程。结果139例白带增多患者，治疗后有123例减少，治愈率为88.5%；123例阴痒患者，治愈者99例，治愈率80.5%；有61例阴道充血，治疗后58例减退，治愈率为95.1%；152例阴道分泌物镜检滴虫阳性，治疗后147例阴转，治愈率为97.4%[12]。另以此栓剂治疗宫颈糜烂147例，治愈113例，显效26例，好转6例，无效2例，此栓剂未见毒性反应，副作用也很少[13]。

6. 治疗慢性化脓性中耳炎　以猪胆汁30ml、枯矾30g，先将枯矾研为细末，再与胆汁混合拌匀，晾干为面。将耳内脓水用药棉揩净，然后将药面少许置于芝麻油中，调匀滴耳，治愈40余例中耳炎患者[14]。

7. 用做通便剂　取新鲜猪胆1个，洗清洁后取汁与等量蜂蜜混合一次口服。第1周每天1次，第2周隔天1次，第3周每3天服1次，第4周服1次。个别患者刚开始1～2次未能很自然排便，第3次加用番泻叶5g开水冲泡后送服。4周后一般都不再服用猪胆汁。同时嘱患者养成每日定时上厕习惯，保持适当的体力活动，适当多食含纤维素较高的食物。结果：治疗1个疗程并随访两个月，全部有效。其中9例每天均能自然排便一次，另4例1～2天自然排便一次[15]。另报道，取新鲜猪胆汁存放在瓶中备用。灌肠时将胆汁稍加温，用注射器吸胆汁20ml，通过导尿管慢慢注入直肠内，20分钟后即可排便。如果胆汁存放日久而变浓时，用时可加适量的水，若20分钟后不排便者，可以重复使用1次。结果48例便秘患者全部有效。其中一次灌肠生效者29例，占60.42%，2次生效者19例，占39.58%。一般1～2次即可获效，无任何副作用[16]。

8. 治疗肠梗阻　以鲜猪胆1只或干猪胆2只取汁，白酒30g，炖热后1次服下。治愈21例急性肠梗阻，服药后不久即可见肠蠕动加快，2～4小时即放矢气而通下[17]。以鲜猪胆汁50ml，保留灌肠20～30分钟，治疗45例小儿蛔虫性肠梗阻，经1次灌肠治疗，排出活蛔虫团，肠梗阻症状消失者8例，2次灌肠治疗者5例；3次灌肠治疗者8例。认为其作用原理与猪胆汁中的去氧胆酸钠能解除肠道平滑肌的痉挛有关[18]。

参考文献

[1] 王浴生. 中药药理与应用[M]. 北京：人民卫生出版社，1983：1071-1073.

[2] 张中泉，陈百泉，杜钢军，等. 猪胆汁乙醇提取物对消化系统的影响[J]. 山西中医，2002，18(4)：49-50.

[3] 胡卿发，郭仁舆. 猪胆汁杀灭精子作用的体外实验研究[J]. 陕西新医药，1986，5(8)：3.

[4] 郭仁舆，邱曙东. ZDZ提取物及去氧胆酸钠对人精子作用的电镜观察[J]. 西安医科大学学报，1986，7(2)：126.

[5] 郭仁舆，邱曙东. 猪胆汁提取物及去氧胆酸钠对人阴道毛滴虫作用的电镜观察[J]. 西安医科大学学报，1986，7(2)：126.

[6] 江苏新医学院. 中药大辞典(下册)[M]. 上海：上海科学技术出版社，1977：2195.

[7] 张志杰，郭廷信，李堂. 中西结合治疗慢性非特异性溃疡性结肠炎52例疗效观察[J]. 陕西中医学院学报，1987，10(1)：25.

[8] 朱蕴娟，钱卫星. 猪胆汁治疗慢性活动型乙型病毒性肝炎[J]. 上海中医药杂志，1995(11)：29.

[9] 荆向荣. 猪胆汁保留灌肠治疗百日咳六十七例[J]. 浙江中医杂志，1997(2)：84.

[10] 徐明堂. 胆汁百部丸治疗百日咳[J]. 山东中医杂志，1984(4)：42.

[11] 王宏伟，芦红霞，朱会友. 猪胆汁大黄粉外用治疗外阴溃疡46例[J]. 实用中医药杂志，1999，15(7)：34.

[12] 胡卿发. 猪胆汁提取物治疗滴虫性阴道炎152例[J]. 北京中医杂志，1988(3)：26-27.

[13] 胡卿发. 猪胆汁提取物治疗宫颈糜烂147例[J]. 陕西新医药，1986，15(10)：34.

[14] 樊学成. 治中耳炎验方[J]. 四川中医，1984，2(4)：62.

[15] 那炳炎. 猪胆汁口服对习惯性便秘有良效[J]. 福建医药杂志，1994，16(3)：52.

[16] 马玉珍. 猪胆汁灌肠治疗便秘48例[J]. 湖南中医杂志，1988(2)：48.

[17] 刘长天. 猪胆白酒汤治疗急性肠梗阻[J]. 中医药学报，1983(4)：41.

[18] 林宗义. 猪胆汁为主治疗小儿蛔虫性肠梗阻[J]. 福建中医药，1986，17(2)：38.

第二节　清热燥湿药

本类药物性味苦寒，苦能燥湿，寒能清热，故有清热燥湿的功效。主要用于湿热证，症见发热胸痞、食欲不振、小便短少、舌苔黄腻等。如湿温或暑温夹湿，因湿热蕴结，气机不畅，而见身热不扬、胸脘痞闷、小便短赤、舌苔黄腻；湿热蕴结脾胃，升降失常，而致痞满、呕吐、泻痢；湿热壅滞大肠，传导失职，则见泄泻、痢疾、痔漏肿痛；湿热蕴蒸肝胆，可见黄疸、胁肋胀痛、口苦尿赤、耳肿流脓；湿热下注，则带下色黄，或热淋灼痛；湿热流注关节，则见关节红肿热痛；湿热侵淫肌肤，则成湿疹、湿疮。上述病症，均属本类药物应用范围。苦寒多能伐胃，性燥多能伤阴，故一般用量不宜过大。凡脾胃虚寒，津伤阴亏者当慎用。如需用时，可与健脾及养阴药同用。此外，本类药物多兼泻火、解毒作用，可与清热泻火、清热解毒药参酌使用。

黄芩 Huangqin

【别名】腐肠(《神农本草经》),黄文(《吴普本草》),芚葿(《广雅》),空肠(《别录》),元芩、土金茶根(《东北药植志》),山茶根、黄金茶根(《中药手册》)。

【来源】黄芩,始载于《神农本草经》,列为中品。古文"芩"作"莶",谓其色黄,故名。为唇形科多年生草本植物黄芩 *Scutellaria baicalensis* Georgi 的干燥根。主产于东北、河北、山西、内蒙古、河南、陕西等省区。多为野生,栽培者近年亦有。

【采收炮制】春、秋二季采挖,除去须根及泥沙,晒后撞去粗皮,晒干。润透切片,生用、酒炙或炒炭用。

【商品规格】商品中分枝芩(条芩)、子芩、枯芩、片芩、混装等规格。以枝芩、子芩质佳,枯芩质次。均以条粗、色黄、质坚实、除去外皮、内心充实、枯心少者为佳。

按《中国药典》(2010 年版一部)规定:本品按干燥品计算,含黄芩苷($C_{21}H_{18}O_{11}$)不得少于 8.0%;总灰分不得过 6.0%。

【药性】苦,寒。归肺、胃、胆、大肠经。

【功效】清热燥湿,泻火解毒,止血,安胎。

【应用】

1. 湿热痞闷,泻痢　本品苦寒,清热燥湿,能清肺、胃、胆及大肠经之湿热,尤善清中、上二焦湿热。用于湿温郁阻,气机不畅,胸脘痞闷,身热不扬,渴不多饮或不渴,舌苔黄腻,多与滑石、豆蔻、通草等同用,如《温病条辨》黄芩滑石汤;若湿热中阻,痞满呕吐,常与黄连、干姜、半夏等配伍,寒热并用,辛开苦降,如《伤寒论》半夏泻心汤;若胃肠湿热之泻痢,可与黄连、葛根同用,如《伤寒论》葛根黄芩黄连汤;若泄痢腹痛,又与芍药、甘草配用,如《素问病机气宜保命集》黄芩芍药汤。

2. 肺热咳嗽,热病烦渴　本品善清肺火及上焦之实热。若肺热壅遏,肺失清宣,咳嗽痰稠,单用即效,如《丹溪心法》清金丸;若肺热咳嗽气喘,常与桑白皮、紫苏子、杏仁等同用,如《万病回春》清肺汤;若肺中燥热,咳嗽咽痛,痰少难咯,可与沙参、麦冬、瓜蒌皮等配用,如《医醇賸义》清金保肺汤。此外,本品还可用治外感热病,中、上焦郁热所致的壮热烦渴、面赤唇燥、溲赤便秘、苔黄脉数,常与薄荷、大黄、栀子等同用,以泻火通便,如《太平惠民和剂局方》凉膈散。

3. 少阳寒热　本品又入少阳胆经,而清泄少阳半表半里之郁热。用于少阳病,往来寒热,胸胁苦满,心烦喜呕,常与柴胡、半夏、人参等同用,以和解少阳,如《伤寒论》小柴胡汤;若少阳胆经热盛,兼有湿热痰浊中阻,寒热如疟,寒轻热重,胸痞作呕,多与青蒿、陈皮、竹茹等配伍,如《通俗伤寒论》蒿芩清胆汤。

4. 痈肿疮毒　本品有较强的泻火解毒之力,用于火毒炽盛的疮痈肿毒,咽喉肿痛,常与连翘、牛蒡子、板蓝根等同用;若伴有身热烦渴者,可与黄连、黄柏、栀子配伍,如《外台秘要》黄连解毒汤。

5. 血热吐衄　本品又能清热凉血而止血,用于热毒炽盛,迫血妄行所致的吐血衄血、崩漏下血等症,可单用,如《太平圣惠方》黄芩散和《瑞竹堂经验方》芩心丸;或与熟地黄、白芍、白术等同用,如《医垒元戎》黄芩六合汤。

6. 胎动不安　本品有清热安胎之效。用于怀胎蕴热,胎动不安之症,常与白术配伍,如《金匮要略》当归散及《妇科玉尺》安胎丸;若阴虚血热,多与地骨皮、沙参、白芍等同用,如《揣摩有得集》安胎饮。

【用法用量】 煎服，3～10g。清热多生用，安胎多炒用，清上焦热多酒炙用，止血多炒炭用。

【使用注意】 本品苦寒伤胃，脾胃虚寒者不宜使用。

【鉴别用药】 黄芩分枯芩与子芩。枯芩为生长年久的宿根，中空而枯，体轻主浮，善清上焦肺火，而治肺热咳嗽痰黄之症；子芩为生长年少的子根，中实而坚，体重主降，善泻大肠湿热，而治湿热泻痢腹痛之症。

【药论】

1.《神农本草经》："主诸热黄疸，肠澼泄痢，逐水，下血闭，恶疮疽蚀火疡。"

2.《医学启源》："黄芩，治肺中湿热，疗上热目中肿赤，瘀血壅盛，必用之药。泄肺中火邪上逆于膈上，补膀胱之寒水不足，乃滋其化源。《主治秘诀》云，其用有九：泻肺经热，一也；夏月须用，二也；上焦及皮肤风热，三也；去诸热，四也；妇人产后养阴退阳，五也；利胸中气，六也；消膈上痰，七也；除上焦热及脾湿，八也；安胎，九也。单制、二制、不制，分上、中、下也。酒炒上行，主上部积血，非此不能除，肺苦气上逆，急食苦以泄之，正谓此也。"

3.《本草汇言》："清肌退热，柴胡最佳，然无黄芩不能凉肌达表。上焦之火，山栀可降，然舍黄芩不能上清头目。……所以方脉科以之清肌退热，疮疡科以之解毒生肌，光明科以之散热明目，妇女科以之安胎理经，此盖诸科半表半里之首剂也。"

4.《本经逢原》："昔人以柴胡去热不及黄芩，盖柴胡专主少阳往来寒热，少阳为枢，非柴胡不能宣通中外；黄芩专主阳明蒸热，阳明居中，非黄芩不能开泄蕴著。一主风木客邪，一主湿土蕴著，讵可混论。芩虽苦寒，毕竟治标之药，惟躯壳热者宜之，若阴虚伏热，虚阳发露，可轻试乎？其条实者，兼行冲脉，治血热妄行，古方有一味子芩丸，治女人血热，经水暴下不止者，最效。"

5.《本经疏证》："仲景用黄芩有三耦焉，气分热结者，与柴胡为耦（小柴胡汤、大柴胡汤、柴胡桂枝干姜汤、柴胡桂枝汤）；血分热结者，与芍药为耦（桂枝柴胡汤、黄芩汤、大柴胡汤、黄连阿胶汤、鳖甲煎丸、大黄䗪虫丸、奔豚汤、王不留行散、当归散）；湿热阻中者，与黄连为耦（半夏泻心汤、甘草泻心汤、生姜泻心汤、葛根黄芩黄连汤、干姜黄芩黄连人参汤）。以柴胡能开气分之结，不能泄气分之热；芍药能开血分之结，不能清迫血之热；黄连能治湿生之热，不能治热生之湿。譬之解斗，但去其斗者，未平其致斗之怒，斗终未已也。故黄芩协柴胡，能清气分之热；协芍药，能泄迫血之热；协黄连，能解热生之湿也。"

【现代研究】

（一）化学成分

黄芩主要含黄酮类化合物，如黄芩苷、黄芩素、汉黄芩苷、汉黄芩素、黄芩黄酮Ⅰ、黄芩黄酮Ⅱ、白杨素等，其中黄芩苷为主要有效成分。尚含有苯乙醇糖苷、挥发油、β-谷甾醇、苯甲酸、黄芩酶、氨基酸、糖类等。

（二）药理作用

1. 抗病原微生物作用　黄芩有较广的抗菌谱。煎剂在试管内对痢疾杆菌、白喉杆菌、铜绿假单胞菌、伤寒杆菌、副伤寒杆菌、变形杆菌、金黄色葡萄球菌、溶血性链球菌、肺炎双球菌、脑膜炎球菌、霍乱弧菌等均有不同程度的抗菌作用。醇提物对脑膜炎球菌及铜绿假单胞菌亦有效[1]。体外实验发现黄芩及其炮制品的煎剂对宋氏痢疾杆菌、志贺Ⅰ型痢疾杆菌、肠炎沙门菌（黄芩炭除外）较敏感[2]。黄芩提取液对大肠杆菌、铜绿假单胞菌、金黄色葡萄球菌、乙型链球菌、葡萄球菌均有较强的抑制作用[3]。黄芩乙醇提取物与黄芩苷均有较好的体外抗幽门螺杆菌活性，且黄芩苷效果优于黄芩乙醇提取物[4]。

黄芩对多种病毒有抑制作用。黄芩苷对流感病毒有一定的清除作用，能降低肺内流感病毒的血凝滴度和感染力[5]。黄芩苷在体外对流感病毒甲型、柯萨奇病毒 B_3 型和呼吸道合胞病毒的细胞病变有抑制作用，且对柯萨奇 B_3 病毒的细胞病变抑制作用优于利巴韦林[6,7]。黄芩抗流感病毒的主要有效成分是黄芩苷[8]。

黄芩苷对肺炎衣原体感染细胞有较强干预作用，对肺炎衣原体引起的炎症反应有明显的抑制作用[9,10]，对解脲支原体 Uu_{14} 也有较好的抑制作用[11]。黄芩的抗真菌作用较强，尤其是抗皮肤癣菌的作用，对红色毛癣菌、絮状表皮癣菌、石膏样毛癣菌、申克孢子丝菌、新型隐球菌、白色念珠菌均有不同程度的抑制作用[12]。

2. 抗炎作用　黄芩可使二甲苯所致小鼠耳廓肿胀程度明显减轻，作用强度与阿司匹林相近[13,14]。汉黄芩素浓度为 20～30μmol/L 时能有效降低 NO、TNF-α 和 IL-6 的含量，有抑制促炎性因子分泌的作用[15]。黄芩苷元能明显抑制角叉菜胶引起的大鼠足爪炎症，其作用与减少炎症因子 NO、脂质过氧化物及炎症介质有关[16]。黄芩苷的抗炎机理可能与其影响白细胞的功能有关，即黄芩苷可抑制白细胞内白三烯 B_4、白三烯 C_4 的生物合成，还可抑制 fMLP 激发的白细胞内 Ca^{2+} 升高，并促进细胞内 cAMP 水平提高[17]。

3. 解热作用　黄芩有良好的解热效果，其原药、水提取物、黄芩总黄酮、黄芩苷、黄芩醇提取物等成分均具解热效应[18]，通过阻断发热激活物的致热作用、减少内生致热原(EP)的产生或阻断 EP 的致热性以及调节发热中枢介质的作用等引起发热的多个病理环节来实现解热作用[19,20]。黄芩水提物、醇提物、黄芩总黄酮、黄芩苷 4 种提取物，在相同黄芩苷剂量下，对应用 2,4-二硝基酚、角叉菜胶和干酵母所致大鼠发热模型，均有大体类似的解热作用，且黄芩苷是解热作用的主要药效物质[18]。黄芩苷对干酵母混悬液制备的大鼠发热模型也有较好的解热效果[21]。黄芩总提物以及单一活性成分中的黄芩苷、野黄芩苷(黄芩茎叶提取物)，对感染性发热(内毒素、酵母致热)及非感染性发热(松节油致热)都具有显著的解热作用，其主要机制是通过抑制下丘脑中 PGE_2 和 cAMP 含量的升高，从而发挥解热作用的[22]。

4. 镇痛作用　黄芩提取物能减少小鼠对冰醋酸刺激的扭体反应次数，镇痛机制与钙离子拮抗有关[14]。黄芩能明显延长热板法小鼠的痛阈值，给药后 7 日的作用明显增强，镇痛强度与阿司匹林组相近；黄芩可使化学刺激(扭体)法小鼠扭体次数明显减少，但镇痛强度弱于阿司匹林[23]。

5. 抗变态反应作用　黄芩素对 2,4-二硝基氯苯所致小鼠迟发型变态反应性耳肿、对豚鼠 Forssman 皮肤血管炎症反应以及小鼠同种被动皮肤过敏反应均有抑制作用，同时对低分子右旋糖酐所致小鼠搔痒反应、组胺所致豚鼠足痒反应亦有抑制作用，并可抑制组胺引起的豚鼠离体回肠收缩和二甲苯所致小鼠耳肿反应，表明黄芩有明显的抗过敏作用[24]。黄芩苷可以使过敏性哮喘模型动物气道周围炎性细胞，尤其是嗜酸性粒细胞的浸润明显减轻，IL-4 水平明显降低，对过敏性哮喘具有保护作用[25]。生物制剂中加入黄芩苷可以大量地降低过敏反应的发生，其机制主要是抑制巯氢基酶的活化并防止肥大(嗜碱性)细胞脱颗粒以及组胺、5-羟色胺等介质的释放，同时降低毛细血管通透性[26]。另有研究显示，黄芩苷有阻止肥大细胞脱颗粒作用，认为这可能是治疗过敏性疾病的机理之一[27]。

6. 保肝、利胆作用　黄芩煎剂能降低四氯化碳致急性肝损伤大鼠血中 ALT、MDA 含量和 SDH 活性，增加 SOD 活性，使肝糖原合成增加，肝脏组织病理损伤得到明显改善[28,29]。黄芩苷能降低刀豆蛋白 A、四氯化碳、D-氨基半乳糖所致肝损伤小鼠血清 ALT、AST 活性和 MDA 的含量，增加肝组织 CAT、SOD 和 GSH-Px 活力，保护肝细胞核 DNA 且效果优于联苯双酯[30-32]。黄芩苷也可以显著降低酒精性肝损伤大鼠血清和肝脏中 ALT、AST 活性，降低 MDA 含量，提高 SOD 和 GSH-Px 活性，降低酒精肝损伤大鼠血清中 TNF-α 含量，对酒精性肝损伤大鼠具有保护作用[33]。黄芩煎剂 0.5g/kg 静注可使麻醉犬胆汁分泌增加。未麻醉兔静脉给药证实，水提物、醇提物与黄芩苷均有利胆作用，而汉黄芩素无效。对兔总胆管结扎所致血胆红素含量升高，静注黄芩苷可使之下降[1]。

7. 对心血管系统的影响　黄芩苷具有竞争性地拮抗肾上腺素、去甲肾上腺素、多巴胺对大鼠主动脉条和肺动脉条的收缩作用，可剂量依赖性地降低静息状态下平滑肌细胞内 Ca^{2+} 的浓度，抑制去甲肾上腺素和高 K^{+} 引起的细胞内 Ca^{2+} 浓度的升高，从而扩张血管、降低血压[34]。另有研究显示，黄芩苷具有明显的排钠利尿作用，从而减少外周血容量及心排出量，降低血管阻力，使血压下降[35]。药物浓度为 0.08g/ml 的黄芩水提醇沉液、乙醇浓度为 30％的黄芩水提醇沉液对家兔的降压作用最显著，且随着药物浓度的增加、乙醇浓度的降低这种变化越明显[36]。

心肌细胞内钙离子浓度异常增加是引起触发性心律失常的主要原因，作为钙电流主要成分的 L-型钙电流（$I_{Ca\text{-}L}$）更是起着关键作用。黄芩苷能抑制 $I_{Ca\text{-}L}$ 的内流，减少心肌细胞 Ca^{2+} 超载，缩短动作电位时程，抵抗毒毛花苷 G（哇巴因）诱导延迟后除极和触发活动，具有潜在抗触发性心律失常作用[37]。黄芩苷还可增加乌头碱或哇巴因诱发大鼠或豚鼠所致室性心律失常所需剂量，推迟氯化钡致心律失常的出现时间和持续时间，推迟缺血再灌注诱发大鼠心律失常的发生时间并缩短室速和室颤的持续时间，降低室颤的发生率[38]。

8. 降血脂作用　黄芩素能够降低高脂血症性脂肪肝大鼠血清 TC、TG、LDL-C、ALT、AST 水平以及肝组织中 TC 和 TG 含量，升高血清 HDL-C 水平[39]。

9. 抗氧化作用　黄芩苷元具有抗氧化活性作用，是黄芩抗氧化作用的主要物质成分之一[40]。黄芩对慢性支气管炎大鼠有抗氧化作用，可增加大鼠肺组织匀浆 NO 含量，降低 MDA 含量[41]。黄芩水提物能显著延长常压缺氧条件下小鼠的存活时间以及腹腔注射异丙肾上腺素小鼠在常压缺氧条件下的存活时间[42,43]。黄芩苷元能保护四氯化碳所致小鼠肝损伤，降低血清 ALT、AST 活力，提高 SOD 活性和总抗氧化能力水平，还能降低小鼠肝脏 MDA 含量和肝组织的 NO 和总抗氧化能力（T-AOC）[44]。黄芩素和黄芩苷对羟自由基、超氧阴离子自由基、烷过氧自由基及 DPPH 自由基有较强的清除作用，而汉黄芩素和汉黄芩苷在测定浓度范围内对上述自由基作用较弱或无明显的清除作用，黄芩素和黄芩苷的自由基清除活性大大高于汉黄芩素和汉黄芩苷的原因是其结构中含有邻二酚结构[45]。

10. 抗凝血和抗血栓作用　黄芩苷能下调动脉粥样硬化大鼠血清中凝血酶激活的纤溶抑制物水平，进而恢复机体的凝血纤溶系统的平衡，使血液中纤维蛋白原水平下降，起到延缓动脉粥样硬化进程的作用[46]。黄芩素可抑制胶原诱导的血小板聚集作用，抑制凝血酶诱导的纤维蛋白原转化为纤维蛋白，对花生四烯酸诱导的血小板聚集也有抑制作用，并防止由内毒素诱导的弥散性血管内凝血及大鼠血小板和纤维蛋白原的减少，还能抑制 PAI-1 的生成[47,48]。

11. 保胎作用　黄芩提取物对子宫的自发收缩及催产素引起的强直性收缩均有不同程度的抑制作用，推测其作用机制主要是抑制子宫平滑肌收缩，其中水提物作用最强，醚提物的作用较弱，炒黄芩的作用强于生黄芩[49]。

（三）临床报道

1. 治疗小儿肺炎　用酒黄芩60g水煎顿服，每8小时一次。另以5%葡萄糖500ml加维生素C静脉滴注，治疗细菌性肺炎38例，痊愈30例，好转8例[50]。

2. 治疗病毒性肝炎　黄芩苷注射液4ml(相当于生药200mg)肌注，每日1次或6ml加入10%葡萄糖注射液250ml中静注，治疗病毒性肝炎128例，15日为1个疗程，2～3个疗程后，结果：显效率为：急性肝炎100%，慢性活动性肝炎57.2%，慢性迁延性肝炎80%，亚急性重型肝炎37.5%；有效率：急性肝炎0%，慢活肝34.2%，慢迁肝0%，亚急性重型肝炎37.5%；无效率：急性肝炎0%，慢活肝8.6%，慢迁肝20%，亚急性重型肝炎25%[51]。

3. 治疗小儿菌痢　取黄连、黄芩、黄柏等量研末用治小儿菌痢，1岁内每次用1g，2～3岁用2g，4岁以上用3g，调入生理盐水30～40ml后保留灌肠，每日1次，病情较重者2次，治疗期间节制饮食，结果：146例中经2～6日治愈112例，无效28例[52]。

4. 治疗痤疮　取黄芩100g，加75%酒精浸泡1周，过滤外用治疗痤疮66例，1日2次，20天为1个疗程。结果1个疗程治愈5例，2个疗程治愈24例，3个疗程治愈3例，显效10例，效果满意[53]。

5. 治疗局部急性炎症　黄芩、黄连、黄柏各10g，水煎取汁，以敷料浸药外敷，每次1小时，1日3～4次，治疗局部急性炎症212例，结果：治疗手术切口周围炎72例，有效率94%；治疗静脉炎24例，有效率91.6%；用治乳腺炎28例，有效率64%；用于其他炎症88例，有效率93%[54]。

6. 治疗睑腺炎(麦粒肿)　金银花、黄芩各20g，制成煎剂，治疗麦粒肿150例，1日1剂，两次分服，一般服1～2日即愈，少数服药3天痊愈，效果优于抗生素[55]。

7. 用于过敏性鼻炎　以黄芩100g、蒲公英50g，加注射用水1L制成复方黄芩滴鼻液，治疗过敏性鼻炎27例，结果有效20例，好转5例[56]。

8. 治疗日光性皮炎　取黄芩粗粉100g，60%乙醇提取得黄芩提取物，加甘油适量混匀，加入乳膏基质混匀，分装制成黄芩防晒霜治疗日光性皮炎38例，用时涂抹于患处，每日2次，每周复诊一次，观察2周后，痊愈24例，好转12例，总有效率94.7%[57]。

9. 治疗顽固性皮肤溃疡　取黄芩200g，水煎至500ml，治疗顽固性皮肤溃疡56例，用时以洁净纱布浸透药液外敷溃疡面，干后淋以药液，保持湿润，结果用药3～5日后溃疡面渗出明显减轻，2周后即有新生肉芽组织，1个月可痊愈，56例全部痊愈[58]。

10. 治疗妊娠恶阻　取黄芩30～45g，水煎成200～400ml，分次频服，治疗妊娠恶阻274例，有效率达97.45%[59]。

11. 预防新生儿臀红　取黄芩1份研末过筛(80目筛)，黄凡士林9份，文火略煎拌匀后成10%黄芩软膏，用于新生儿臀红(亦称新生儿尿布疹、尿布皮炎)422例，结果有效417例，无效5例，总有效率98.82%[60]。

12. 治疗湿疹　将黄芩100g煎水浓缩成浸膏，再加入500g凡士林调匀制成黄芩油膏，每日早晚温水清洗后，把药物均匀涂敷于患处皮肤，每日用药2次，疗程4周，治疗血虚风燥型湿疹79例，结果痊愈35例，有效19例，显效14例，无效11例，总有效率68.35%[61]。

（四）不良反应

兔口服煎剂10g/kg，静注醇提物2g/kg，除表现镇静外无一例死亡。静注浸剂2g/kg，亦可使兔产生镇静和催眠反应，但8～12小时后死亡。如减为1g/kg，则仅有镇静作用，不致死。给犬一次口服浸剂 12g/kg 或 15g/kg 观察 48 小时，除大剂量发生呕吐外，无其他反应。犬每次口服 4g/kg 或 5g/kg，每天 3 次，连服 8 周，血常规及内脏病检均无明显异常，大剂量组出现粪便稀软，期满停药后即恢复正常。小鼠皮下注射致死量如下：醇提物 6g/kg，黄芩苷 6g/kg，汉黄芩素 4g/kg。小鼠腹腔注射黄芩苷的 LD_{50} 为 3.081g/kg。另有报道，兔静注黄芩苷 15mg/kg 出现不安和呼吸急促，1 小时后有显著镇静催眠作用，所试 4 只兔皆于 48 小时内死亡。综上所述，黄芩制剂口服毒性很小，静脉注射毒性稍大[1]。

参考文献

[1] 王浴生. 中药药理与应用[M]. 北京：人民卫生出版社，1983：957-962.

[2] 宋霄宏，昝日增. 炮制对黄芩体外抗菌作用的影响[J]. 中药材，1988，11(5)：34-35.

[3] 梅林，贺锡，中熊云，等. 中药黄芩的血清抑菌活性试验研究[J]. 医学研究杂志，2009，38(1)：102-104.

[4] 吴静，胡东，王克霞. 黄芩和黄芩苷对幽门螺杆菌的体外抗菌活性研究[J]. 中药材，2008，31(5)：707-710.

[5] 初正云，初明，滕宇. 黄芩苷体内抗流感病毒作用[J]. 中国中药杂志，2007，32(22)：2413-2415.

[6] 高雷，陈鸿珊. 黄芩苷体外对流感病毒、单纯疱疹病毒和柯萨奇病毒的抑制作用[J]. 中国新药杂志，2008，17(6)：474-478.

[7] 高雷，陈鸿珊. 黄芩苷对柯萨奇Ⅲ型病毒性心肌炎病毒复制的影响[J]. 中国自然医学杂志，2007，9(3)：173-175.

[8] 吴莹，金叶智，吴珺，等. 黄芩主要成分体外抗甲型流感病毒作用的研究[J]. 北京中医药大学学报，2010，33(8)：541-545.

[9] 邝枣园，符林春，罗海燕，等. 从受体角度探讨黄芩苷对肺炎衣原体感染细胞的干预机理[J]. 广州中医药大学学报，2005，22(3)：210-213.

[10] 邝枣园，黄衍寿，吴伟. 黄芩苷对肺炎衣原体诱导的可溶性细胞粘附因子及 IL-8 的调节作用[J]. 浙江中医杂志，2004，11：502-503.

[11] 顾红绫，罗晶. 黄芩苷对解脲支原体体外抑制作用的实验研究[J]. 长春中医学院学报，2005，21(4)：44.

[12] 吕小讯，周玉珍，万丹云，等. 黄芩黄精等四种中药抗真菌实验研究[J]. 广东药学院学报，1995，11(1)：18-19.

[13] 王丽娟，王勇，朱旭燕，等. 黄芩抗炎镇痛作用的实验研究[J]. 齐齐哈尔医学院学报，2008，29(11)：1304-1305.

[14] 左亮. 黄芩提取物抗炎镇痛耐缺氧及抗疲劳作用的研究[J]. 时珍国医国药，2007，18(9)：2157-2158.

[15] 朴花子，崔弘，朴日龙，等. 汉黄芩素对脂多糖诱导的促炎性因子的影响[J]. 西安交通大学学报，2008，29(2)：230-232.

[16] 刘建新，何珏，周俐，等. 黄芩苷元对大鼠角叉菜胶所致炎性反应的影响[J]. 中药药理与临床，2008，24(5)：26-27.

[17] 侯艳宁，朱秀媛，程桂芳. 黄芩苷的抗炎机理[J]. 药学学报，2000，35(3)：161-164.

[18] 尹华熙，白筱璐，邓文龙. 黄芩的解热作用研究[J]. 中药药理与临床，2007，23(6)：51-53.

[19] 龚敏，李树清. 黄芩的解热机理研究近况[J]. 临床合理用药，2011，4(2)：153-154.

[20] 佟继铭，佟悦，苏桂兰，等. 黄芩茎叶总黄酮抗炎及解热作用研究[J]. 中国民族民间医药杂志，1999，40(5)：287-288.

[21] 孙虹，赵玉男，刑东明，等. 感冒一小时胶囊中黄芩苷在正常与发热大鼠体内动力学特点的比较

[J]. 中药药理与临床,2003,19(4):34-36.

[22] 徐珊,孟庆刚. 黄芩提取物解热作用及机制研究进展[J]. 中华中医药学刊,2008,26(6):1179-1181.

[23] 王丽娟,王勇,朱旭燕. 黄芩抗炎镇痛作用的实验研究[J]. 齐齐哈尔医学院学报,2008,29(11):1304-1305.

[24] 华晓东,巩媛媛,芮菁,等. 黄芩素对皮肤过敏治疗作用的实验研究[J]. 天津中医药,2007,24(3):241-244.

[25] 姜斌,张世明,李强,等. 黄芩苷在过敏性哮喘模型中的作用[J]. 药学服务与研究,2001,1(1):36-39.

[26] 吴梅,闫慧,张春梅. 黄芩苷作为一种抗生物制剂的过敏反应的研究[J]. 微生物学免疫学进展,2007,35(4):48-50.

[27] 李振伟,于桂华. 黄芩苷、枳壳治疗过敏性疾病的实验研究[J]. 实用药物与临床,2005,8(增刊):32-33.

[28] 罗德生,郑红花,刘琴,等. 黄芩煎剂对大鼠 CCl_4 急性肝损伤保护作用的实验研究[J]. 咸宁医学院学报,2001,15(2):92-94.

[29] 罗德生,郑红花,罗丽丹,等. 黄芩煎剂对四氯化碳致大鼠急性肝损伤的保护作用[J]. 陕西中医,2004,25(2):184-185.

[30] 汪晓军,马赟,张奉学,等. 黄芩苷对 ConA 致肝损伤小鼠肝细胞核 DNA 的影响[J]. 新中医,2006,38(3):91-93.

[31] 汪晓军,马赟,张奉学. 黄芩苷对 ConA 致肝损伤小鼠肝组织 CAT 活力的影响[J]. 新中医,2006,38(3):91-93.

[32] 崔雄,金香子. 黄芩苷对大鼠肝损伤的保护作用[J]. 时珍国医国药,2007,18(11):2795-2796.

[33] 李海燕,李夏,金向群,等. 黄芩苷对大鼠慢性酒精性肝损伤的影响[J]. 中国实验方剂学杂志,2008,14(6):58-60.

[34] 黑爱莲,孙颂三. 黄芩苷对大鼠主动脉条收缩的影响[J]. 首都医科大学学报,1997,18(2):114-117.

[35] 杨学青,黄力. 中药治疗高血压研究进展[J]. 中日友好医院学报,2002,16(5):328-331.

[36] 应如海,王明根,吕锦芳,等. 黄芩水提醇沉液对家兔动脉血压及心率的影响[J]. 中国中医药科技,2007,14(4):265-266.

[37] 王腾,汪晶晶,甘文云,等. 黄芩苷对大鼠心室肌细胞触发性心律失常的影响及其机制[J]. 中国心脏起搏与心电生理杂志,2009,23(4):343-346.

[38] 欧阳昌汉,吴基良,陈金和. 黄芩苷抗实验性心律失常的作用[J]. 咸宁医院学报,2002,16(1):7-10.

[39] 彭蕾,顾振纶,薛仁宇,等. 黄芩素对大鼠高脂血症性脂肪肝的防治作用研究[J]. 中成药,2011,33(3):414-418.

[40] 宋成岩,刘宇,朴锦花,等. 黄芩抗氧化化学成分的研究[J]. 时珍国医国药,2007,18(4):856-857.

[41] 黄雷,陈玉凤,孙荪,等. 黄芩对慢性支气管炎大鼠肺一氧化氮和丙二醛的影响[J]. 中药药理与临床,2004,20(1):17-18.

[42] 高卫,蒋秀芳,范春梅,等. 中药黄芩抗缺氧作用研究[J]. 大连大学学报,2006,27(2):94-96.

[43] 付守廷,付宇. 黄芩苷的耐缺氧作用[J]. 沈阳药科大学学报,2001,18(3):207-210.

[44] 刘建新,汪秀荣,张文平,等. 黄芩苷元对四氯化碳诱导小鼠脂质过氧化反应的影响[J]. 中药药理与临床,2008,24(1):25-27.

[45] 高中洪,黄开勋,徐辉碧. 黄芩黄酮对自由基的清除作用的 ESR 研究[J]. 华中理工大学学报,1999,27(1):97-99.

[46] 于昕，刘向群，陈焕芹，等. 黄芩苷对动脉粥样硬化大鼠凝血酶激活纤溶抑制物水平及血脂、凝血纤溶指标的影响[J]. 中国老年学杂志，2010，30(22)：3299-3301.

[47] KimaraY，YokoiK，MatsushitaN，et al. Effects of flavonoids islated from Scutellariae radix on the production of tissue-typeplasminogen activator and plasminogen activator inhibitor-1 induced by thrombin and thrombin receptoragonistpeptide in cultured human umbilical vein endothelial cells [J]. Pharm Pharmaco，1997，49(8)：816-822.

[48] Kimura Y，Matsushita N，Yokoi-Hayashi K，*et al*. Effects of baicalein isolated from Scutellaria baicalensis Radix on adhesion molecule expression induced by thrombin and thrombin receptor agonist peptide in cultured human umbilical vein endothelial cells[J]. Planta Med，2001，67(4)：331-334.

[49] 罗文华，田颖刚. 黄芩提取物对小鼠子宫平滑肌的作用研究[J]. 江西中医学院学报，2000，12(2)：73-74.

[50] 黄志华，徐子琴. 单味黄芩治疗细菌性肺炎[J]. 时珍国药研究，1992，3(3)：106-107.

[51] 王瑞云，陈钟英. 黄芩苷注射液治疗病毒性肝炎 128 例观察[J]. 中西医结合杂志，1988，8(3)：166.

[52] 杨侃. 三黄粉灌肠治疗小儿急性菌痢 146 例[J]. 江苏中医药，1989，24(3)：36.

[53] 乔丽华. 黄芩酊治疗痤疮 66 例[J]. 辽宁中医杂志，1993，20(7)：31.

[54] 胡必文，胡崇智. 三黄液外敷治疗局部急性炎症 212 例[J]. 湖北中医杂志，1985(1)：36.

[55] 王瑞. 忍冬花黄芩治疗麦粒肿 150 例[J]. 山东医药，1989，29(11)：22.

[56] 关晓华，康剂梅. 复方黄芩滴鼻液的制备与临床应用[J]. 广东微量元素科学，1996，3(4)：58-59.

[57] 刘智兰，高改珍. 黄芩防晒霜治疗日光性皮炎 38 例疗效观察[J]. 长治医学院学报，1998，12(3)：224-225.

[58] 李丽荣. 黄芩治疗顽固性皮肤溃疡[J]. 中国民间疗法，2002，10(7)：28.

[59] 刘昭坤，刘同珍. 单味黄芩治妊娠恶阻[J]. 新中医，1993，25(12)：47.

[60] 徐刘凤，杨九华. 黄芩软膏预防新生儿臀红的临床观察[J]. 中国中药杂志，1997，22(7)：437.

[61] 刘岩，王晓华，闵仲生. 黄芩油膏治疗血虚风燥型湿疹 79 例临床观察[J]. 江苏中医药，2010，42(9)：30-31.

黄连 Huanglian

【别名】王连(《神农本草经》)，支连(《药性论》)，味连、川连、鸡爪黄连、雅连、峨眉连、凤尾连、野连(《中药手册》)，云连、土黄连(《中国药材商品学》)。

【来源】黄连，始载于《神农本草经》，列为上品。其根连珠而色黄，故名。为毛茛科多年生草本植物黄连 *Coptis chinensis* Franch. 三角叶黄连 *Coptis deltoidea* C. Y. Cheng et Hsiao. 或云连 *Coptis teeta* Wall. 的干燥根茎。以上三种分别习称"味连"、"雅连"、"云连"。味连主产于四川万县、涪陵地区，湖北西部及郧阳地区；雅连主产于四川乐山、雅安地区，贵州毕节地区及黔南布依族、苗族自治州；云连主产于云南德钦、碧江等地。野生与栽培皆有。

【采收炮制】秋季采挖，除去须根及泥沙，干燥。生用或清炒、酒炙、姜汁炙、吴茱萸水炙用。

【商品规格】商品通常分为味连、雅连和云连 3 种规格。味连还分为"南岸连"和"北岸连"。不同规格的商品一般分为一、二两等。

川连、雅连以身干、粗壮、连珠形、无残茎毛须、质坚体重、断面红黄者为佳；云连以身干、条细紧、曲节多、须根少、色黄绿者为佳；野连、土连以身干、色黄褐、无梗、无泥沙杂质者为佳。每个品别均分为一、二等。

按《中国药典》(2010 年版一部)规定：本品按干燥品计算，以盐酸小檗碱计，含小檗碱

($C_{20}H_{17}NO_4$)不得少于5.5%，表小檗碱($C_{20}H_{17}NO_4$)不得少于0.80%，黄连碱($C_{19}H_{13}NO_4$)不得少于1.6%，巴马汀($C_{21}H_{21}NO_4$)不得少于1.5%。

【药性】苦，寒。归心、肝、胃、大肠经。

【功效】清热燥湿，泻火解毒。

【应用】

1. 湿热痞满，呕吐吞酸　本品大苦大寒，清热燥湿之力胜于黄芩，尤长于清中焦湿热郁结。用于寒热阻滞中焦，气机不畅，心下痞满，恶心呕吐，常与黄芩、干姜、半夏等同用，如《伤寒论》半夏泻心汤及黄连汤；若热邪壅滞，心下痞，按之濡，大便燥结者，可与大黄同用，如《伤寒论》大黄黄连泻心汤；若痰火互结，心下痞硬，按之痛，可与半夏、瓜蒌配伍，如《伤寒论》小陷胸汤；若肝火犯胃，胁肋胀痛，呕吐吞酸，多与吴茱萸同用，如《丹溪心法》左金丸；若脾胃虚寒，呕吐酸水，又与人参、白术、干姜等配用，如《证治要诀类方》连理汤。

2. 湿热泻痢　本品苦寒，善除脾胃大肠湿热，为治痢要药。用于湿热泻痢，轻者单用即效；若泻痢腹痛，里急后重，可与木香同用，如《兵部手集方》香连丸，亦可与芍药、当归、木香等同用，如《素问病机气宜保命集》芍药汤；若泻痢兼有身热者，常与葛根、黄芩、甘草同用，如《伤寒论》葛根黄芩黄连汤；若阴虚发热，下痢脓血，多与阿胶、当归等配伍，如《备急千金要方》驻车丸。

3. 热盛烦躁，暑湿身热　本品苦寒，善泻实火，并解暑湿。用于三焦热盛，高热烦躁，常与黄芩、黄柏、栀子同用，如《外台秘要》黄连解毒汤；若热盛迫血妄行，吐血衄血，可与黄芩、大黄同用，如《金匮要略》泻心汤；若暑湿偏盛，身热汗出，腹满欲吐，常与半夏、厚朴、石菖蒲等配用，如《霍乱论》王氏连朴饮；若暑湿内郁，心烦口渴，身热无汗，又与香薷、厚朴、扁豆配伍，如《类证活人书》黄连香薷饮。

4. 心火亢盛，心烦不寐　本品苦以降火，寒以胜热，尤善泻心经实火。用于心火亢盛扰及心神，烦躁不眠，可与重镇安神的朱砂同用，如《内外伤辨惑论》朱砂安神丸；若痰热内扰，心烦失眠，多与半夏、陈皮、竹茹等同用，如《六因条辨》黄连温胆汤；若热邪伤阴，心烦不寐，常与黄芩、芍药、阿胶等配伍，如《伤寒论》黄连阿胶汤；若心肾不交，怔忡无寐，可与肉桂合用，如《张氏医通》交泰丸。

5. 胃火牙痛，痈肿疔毒　本品苦寒清降，既善于清胃火，又长于解热毒。用于阳明胃热，牙痛难忍，常与石膏、升麻、丹皮等同用，如《脾胃论》清胃散；用于热毒炽盛，痈疽疮疡，红肿热痛，多与黄柏、连翘、生地等配伍，如《东垣试效方》黄连消毒散；用于心胃热盛，口舌生疮，可与升麻同用，如《卫生宝鉴》黄连升麻汤；用于眼睑肿烂，羞明多泪，可与炉甘石、冰片配用，如《原机启微》黄连炉甘石散。

【用法用量】煎服，2～10g；研末吞服，1～1.5g，日3次。外用适量。

【使用注意】本品大苦大寒，过服久服易伤脾胃，脾胃虚寒者忌用；又苦燥伤津，阴虚津伤者亦应慎用。

【鉴别用药】本品现代炮制主要有生用、酒炙、姜汁炙及吴茱萸炙。生黄连，善清心火及大肠湿热，用于心火炽盛，心烦不寐，泻痢腹痛，痈肿疔毒；酒黄连，善清上焦火热，用于目赤肿痛，口舌生疮；姜黄连，善清中焦火热，并能健胃止呕，用于寒热互结，湿热中阻，痞满呕吐；萸黄连，善于疏肝和胃止呕，用于肝胃不和，呕吐吞酸。

【药论】

1.《神农本草经》："主热气目痛，眦伤泪出，明目，肠澼腹痛下痢，妇人阴中肿痛。"

2.《珍珠囊》:"其用有六:泻心火,一也;去中焦湿热,二也;诸疮必用,三也;去风湿,四也;治赤眼暴发,五也;止中部见血,六也。"

3.《本草新编》:"黄连,入心与胞络,最泻火,亦能入肝,大约同引经之药,俱能入之,而入心尤专任也。宜少用而不宜多用,可治实热而不可治虚热也。盖虚火宜补,而实火宜泻,以黄连泻火者,正治也;以肉桂治火者从治也。故黄连、肉桂寒热实相反,似乎不可并用,而实有并用而成功者,盖黄连入心,肉桂入肾也。凡人日夜之间,必心肾两交,而后水火始得既济;水火两分,而心肾不交矣。心不交于肾,则日不能寐;肾不交于心,则夜不能寐矣。黄连与肉桂同用,则心肾交于顷刻,又何梦之不安乎?"

4.《神农本草经百种录》:"凡药能去湿者必增热,能除热者,必不能去湿。惟黄连能以苦燥湿,以寒除热,一举两得,莫神于此。心属火,寒胜火,则黄连宜为泻心之药,而反能补心何也?盖苦为火之正味,乃以味补之也。若心家有邪火,则此亦能泻之,而真火反得宁,是泻之即所以补之也。"

5.《本草思辨录》:"黄连之用,见于仲圣方者,黄连阿胶汤,治心也;五泻心汤、黄连汤、干姜黄连黄芩人参汤,治胃也;黄连粉,治脾也;乌梅丸,治肝也;白头翁汤、葛根黄芩黄连汤,治肠也。其制剂之道,或配以大黄、芍药之泄,或配以半夏、栝蒌实之宣,或配以干姜、附子之温,或配以阿胶、鸡子黄之濡,或配以人参、甘草之补,因证制宜,所以能收苦燥之益,而无苦燥之弊也。"

6.《本草正义》:"黄连大苦大寒,苦燥湿,寒胜热,能泄降一切有余之湿火,而心、脾、肝、肾之热,胆、胃、大小肠之火,无不治之。上以清风火之目病,中以平肝胃之呕吐,下以通腹痛之滞下,皆燥湿清热之效也。又苦先入心,清涤血热,故血家诸病,如吐衄溲血,便血淋浊,痔漏崩带等证,及痈疡斑疹丹毒,并皆仰给于此。但目疾须合泄风行血,滞下须兼行气导浊,呕吐须兼镇坠化痰,方有捷效,仅恃苦寒,亦不能操必胜之券。且连之苦寒,尤以苦胜,故燥湿之功独显。凡诸证之必需于连者,类皆湿热郁蒸,恃以为苦燥泄降之资,不仅以清热见长,凡非舌厚苔黄,腻浊满布者,亦不任此大苦大燥之品。即疮疡一科,世人几视为阳证通用之药,实则惟疔毒一证发于实火,需连最多,余惟湿热交结,亦所恒用。此外,血热血毒之不挟湿邪者,自有清血解毒之剂,亦非专恃黄连可以通治也。"

【现代研究】

(一)化学成分

各种黄连根茎均含多种异喹啉类生物碱,小檗碱(Berberine,Ber)又名黄连素,为黄连的主要成分,国产的几种黄连的小檗碱含量略有差异,味连5.56%~7.25%,雅连5.20%~5.32%,云连6.83%~7.69%。不同的黄连的有效成分也不同,迄今已得数十种生物碱类成分。如:小檗碱、表小檗碱、黄连碱、甲基黄连碱、巴马亭、小檗红碱、掌叶防己碱、非洲防己碱、药根碱等,并含阿魏酸、黄柏酮、黄柏内酯、木兰花碱以及多种微量元素等。

(二)药理作用

1.抗病原微生物作用　体外实验发现,黄连及其浸出液对大肠杆菌、金黄色葡萄球菌、白色葡萄球菌、福氏痢疾杆菌、宋氏痢疾杆菌、变形杆菌、炭疽杆菌均有明显的抑菌作用[1,2]。黄连盐酸小檗碱体外抑菌活性显著,抑菌强弱依次为:金黄色葡萄球菌>枯草杆菌>大肠杆菌[3]。黄连各浓度(500、250、125、62.5、31.25、15.63、7.813、3.906、1.953mg/ml)的水煎剂对牙髓卟啉单胞菌均具有抑菌作用[4]。黄连70%乙醇提取物对于幽门螺杆菌的最小抑菌浓度为0.0156g/ml,盐酸小檗碱的最小抑菌浓度为0.025g/ml,以黄连的抗菌活性相对较好[5]。

体外实验显示：黄连有一定的抗白色念珠菌作用，其最小抑菌浓度为 50mg/ml[6]。黄连对都柏林念珠菌具有较好的抑菌效果，且抑制都柏林念珠菌出芽效果也较好[7]。水提黄连与红色毛癣菌分别作用 2 小时、8 小时和 24 小时，均表现出菌丝与孢子的连续性破坏过程，同时醇提黄连对皮肤癣菌也表现了较强抑制作用[8]。盐酸小檗碱作用于红色毛癣菌后，扫描电子显微镜下菌丝表面变粗糙，菌丝萎缩、皱瘪、粗细不一，出现多处破损、断裂和小的破坏性孔洞。推测盐酸小檗碱标准品可能通过影响红色毛癣菌细胞膜、细胞壁的合成或代谢，影响细胞的完整性和通透性，进一步影响细胞核的功能，从而起到对红色毛癣菌的抑菌作用[9]。另有研究发现，小檗碱对深部真菌的最小抑菌浓度（*MIC*）范围为 31.25～125mg/L，对皮肤癣菌的 *MIC* 范围为 62.5～250ms/L，且经过小檗碱处理后，石膏毛癣菌、申克孢子丝菌、疣状着色真菌出现菌外形改变及菌细胞破坏[10]。

体外实验证明，黄连具有抗柯萨奇 B_3 型病毒作用，其机制可能是通过直接杀伤病毒或（和）抑制病毒吸附或（和）抑制病毒在细胞内增殖这 3 个环节来实现的[11]。小檗碱（黄连素）在体外对阴道毛滴虫（TV）有明显的抑制和杀灭作用，对 6 株 TV 临床虫株的最低致死浓度（*MLC*）范围为 0.25～1.0mg/ml，*MLC* 均数为 0.417mg/L[12]。

2. 对心血管系统的作用　小檗碱能防治 $CaCl_2$、乌头碱、$BaCl_2$、肾上腺素、电刺激以及冠脉结扎所致的室性心律失常，并有明显的量效关系[13]。小檗碱 1～4mg·kg^{-1}，iv，呈剂量依赖性降低大鼠缺血性心律失常的发生率；小檗碱 30μmol·L^{-1} 可以抑制缺血引起豚鼠离体心肌细胞动作电位时程和缩短有效不应期，并使缺氧心肌细胞 APA、OS 和动作电位零相最大上升率进一步降低，这可能是小檗碱抗缺血性心律失常作用的重要机理[14]。也有研究认为，小檗碱类的抗心律失常原理可能与影响钙钠转运有关[15]。

黄连素对充血性心力衰竭患者有增加心肌收缩力，降低外周阻力，改善心功能作用，是一种有前途的正性肌力中药[16]。小檗碱可通过增加心肌细胞内 cAMP 浓度，并由 cAMP 介导 Ca^{2+} 内流，使心肌收缩力增强[17]。利用激光扫描共聚焦技术研究认为，1μmol/L 的小檗碱可抑制 KCl(30mmol/L)引起的心肌细胞外钙内流；当浓度达到 100μmol/L 时，又可促进心肌细胞内钙释放，小檗碱的正性肌力作用可能是由于促进了胞内钙库的释放而非外钙内流[18]。另外，小檗碱对离体大鼠心脏的急性心力衰竭也有保护作用[19]。

黄连素对缺血再灌注心肌细胞有很好保护作用，其作用与浓度有一定依赖关系[20]。小檗碱可以降低心肌缺血再灌注损伤大鼠急性心肌梗死面积，抑制血清中 CPK、LDH 的活性和心肌细胞凋亡，降低心肌组织 MDA 的含量，增加心肌组织 NO 含量以及总 NOS 和诱导型 NOS 的活性，对心肌缺血也显示了良好的保护作用[21,22]。

对离体大鼠肠系膜动脉研究显示，小檗碱是通过作用于血管内皮和平滑肌细胞两种途径而产生血管松弛作用的。血管内皮释放 NO 是小檗碱产生血管松弛作用的内皮依赖性机制；非内皮依赖性松弛作用可能是通过激活瞬时外向 K^+ 通道和抑制细胞内咖啡因敏感钙池的 Ca^{2+} 释放或者是直接的血管松弛作用。此外，小檗碱能阻断血管平滑肌的腺苷受体（A），对 A_1 的阻断作用大于 A_2，也可产生扩血管作用，降低外周阻力；也能与胆碱酯酶活性中心的阴离子部位结合，抑制酶活性，从而增强 ACh 的作用[23]。实验研究表明，小檗碱静注于麻醉犬、猫、大鼠和蛙有明确的降压作用，随剂量增加，降压幅度与时间也增加，重复给药无快速耐受性，降压剂量并不抑制心脏[24]。

小檗碱对 4 种血小板聚集诱导剂二磷腺苷、花生四烯酸、胶原及钙离子载体（A23187）

诱导的家兔血小板聚集和 ATP 释放均有不同程度的抑制作用，其中以对胶原诱发的聚集及释放的抑制作用最为强烈；对富含血小板血凝块收缩的抑制作用显著；可促使血小板聚集团块很快解聚，但对 A23187 诱导形成的聚集团块则无明显作用[25]。

3. 对消化系统的影响

（1）胃黏膜保护作用：黄连丙酮提取物中的黄连碱和 8-氧黄连碱对胃黏膜具有明显的保护作用，而其他原小檗碱型生物碱，如小檗碱、氧化小檗碱、巴马汀则对由乙醇引起的胃黏膜损伤不具有保护作用[26]。黄连中以黄连碱的胃黏膜保护作用最强，且其含量最高，故认为黄连的胃黏膜保护作用主要归因于黄连碱[27]。研究发现，黄连解毒汤能抑制小鼠小肠推进率和正常兔肠管的自发运动，能增强小鼠小肠的吸收，对乙醇、阿司匹林诱发的胃电位差低下有明显的抑制作用，提示有保护胃黏膜的作用[28]。

（2）抗溃疡作用：黄连及其提取成分有抗溃疡作用。黄连碱和氧化黄连碱 C-9 和 C-10 位上有次甲二氧基，能够抑制胃损伤形成，且具有剂量依耐性。黄连对乙醇引起的损伤有抗溃疡作用，这种作用与原小檗碱型生物碱 C-9 和 C-10 位上有次甲二氧基有关[29]。体外实验发现，小檗碱以剂量依赖方式抑制牛磺胆酸盐诱导的胃黏膜损害，它不仅抑制氢和钠离子自细胞净流出，也能抑制氢离子反扩散入胃黏膜，从而加强胃黏膜屏障作用，其抗溃疡作用是通过增强细胞保护作用和减少胃酸分泌来实现的[30]。

（3）对胃肠分泌的作用：小檗碱无论是肠腔给药，还是非胃肠道给药，在给大肠杆菌或霍乱弧菌的热不稳定肠毒素前和后给药，都能抑制肠毒素引起的兔肠分泌亢进，使肠毒素引起的离体回肠袢液体潴留的剂量反应曲线右移，也能抑制大肠杆菌热稳定肠毒素引起的幼小鼠肠分泌反应[31]。整体和离体实验还表明小檗碱能对抗霍乱肠毒素和大肠杆菌热稳定肠毒素促进大鼠肠道分泌水、Na^+、Cl^- 和 HCO_3^-[32-34]。但不影响正常兔和大鼠的水和电解质转运和各种电解质的基础净离子流[34]。小檗碱的抗分泌作用不是立刻发生，需要接触 1 小时，作用才显著，但去除药物后，作用消失也需要 1 小时左右[33]。

（4）对胃肠运动的影响：对于豚鼠离体胃窦环行肌的自发收缩，黄连水提物和黄连总生物碱呈小剂量促进而大剂量抑制的作用。黄连中 3 个成分也存在相似效应，但有一定差异，其中药根碱可促进胃窦平滑肌收缩，而小檗碱则抑制胃窦平滑肌收缩。研究还发现，黄连水提物、黄连总生物碱、小檗碱、巴马丁碱和药根碱都能增强自发收缩和电场刺激诱发的收缩，30μg/ml 黄连水提物即具有增强 EFS 诱发的收缩的作用，而 30μg/ml 黄连总生物碱未表现出此作用[35]。小檗碱对整体正常动物的胃肠活动，报告颇不一致，给小鼠口服或腹腔注射小檗碱都能降低肠活动[36]。有研究表明口服小檗碱不影响小鼠的胃肠推进率[37]。然而对各种动物离体胃肠平滑肌的研究结果是比较一致的，即低浓度小檗碱兴奋胃肠平滑肌，甚至痉挛，高浓度（大于 2×10^{-5} g/ml）时呈现解痉作用[38,39]。小檗碱还能对抗乙酰胆碱、卡巴胆碱（氨甲酰胆碱）、组胺、缓激肽、氯化钡和氯化钾引起的离体豚鼠回肠收缩，高浓度的解痉作用可能与其具有的局麻作用，干扰细胞膜的去极化和复极化过程有关[40]。对于前列腺素引起的离体豚鼠回肠收缩，小檗碱在低浓度时加强，高浓度时抑制收缩反应。对于氯化钙引起的去极化回肠收缩，也呈加强作用，且高浓度也不能降低氯化钙的收缩效应[41]。

（5）抗腹泻作用：研究发现，小檗碱能显著抑制豚鼠结肠平滑肌细胞膜表面延迟整流钾通道和 Ca^{2+} 激活钾通道的开放，钾通道开放受抑制就能抑制平滑肌细胞膜复极化，延长其不应期，导致平滑肌收缩频率下降，抑制结肠平滑肌收缩，这可能是其治疗动力性腹泻的机制之一[42]。小鼠口服 1/10 和 1/5 半数致死量的硫酸小檗碱（40mg/kg 和 80mg/kg），对番泻叶和蓖麻油引起的腹泻有对抗作用。但对抗番泻叶引起腹泻的作用比较强，作用持续时间达8小时以上，其作用随剂量的加大而增强[43]。近年来的研究表明，小檗碱可减少基础状态和受刺激后人结肠黏膜的离子转运，在小肠上皮细胞系（T_{84}）中，小檗碱抑制Ca^{2+}或cAMP敏感的上皮细胞外侧基底膜上的K^+通道，可降低钾离子电流，同时还可减少Cl^-分泌，说明小檗碱可通过钾通道产生抑制分泌的作用，这可能是其治疗分泌性腹泻的机理[44-46]。

4. 对中枢神经系统的作用　小檗碱小剂量对小鼠大脑皮层的兴奋过程有加强作用，大剂量则对抑制过程有加强作用。小檗碱能降低小鼠直肠温度和自发活动，并延长环己巴比妥、戊巴比妥钠的睡眠时间。动物一般行为观察实验表明，腹腔注射小檗碱较大剂量（15mg/kg）有中枢抑制作用，若剂量低于2mg/kg或口服达300mg/kg则未见此作用。治疗量的小檗碱可使呼吸兴奋，其原因可能是直接兴奋呼吸中枢或化学感受器，大剂量小檗碱可使呼吸中枢麻痹，并出现共济失调、运动抑制和肌肉软弱[47]。

5. 对神经递质及受体的影响　小檗碱具有阻滞α肾上腺素受体的作用[48,49]。放射配基结合试验证明小檗碱对α_1和α_2受体均有亲和力，大鼠肛尾肌实验进一步提示其对突触前后α_1、α_2受体均有阻断作用[49-51]。四氢小檗碱对α_1受体有亲和力，对α_2受体无亲和力[50]。小檗碱有抗胆碱作用。在豚鼠回肠纵向肌的收缩实验中发现，低浓度（$<5\times10^{-5}$M）小檗碱以剂量依赖的方式竞争性地拮抗胆碱能M受体；较高浓度（1×10^{-4}M）则出现对M受体非竞争性拮抗效应，这可能是小檗碱作用于M受体以外的其他部位所致[52]。实验证明四氢小檗碱（THB）能阻滞脑内突触前和突触后多巴胺（DA）受体的功能，可能是DA受体阻滞剂。整体动物实验充分论证了THB是DA受体阻滞剂，其作用机理与氟哌啶醇很相似[53,54]。THB具有良好的中枢抑制作用及安定作用，并且随剂量增大会引起僵住症[54]。

6. 抗炎及对免疫系统的作用　黄连甲醇提取物有抑制肉芽组织增生的作用，其机理是作用于某些炎性细胞和炎性介质，可增强非特异性免疫功能，抑制特异性免疫作用[55]。小檗碱对环孢素抗皮肤移植排斥反应有增强作用[56]。小檗碱能抑制IL-1或TNF诱导的多形核白细胞与血管内皮细胞的黏附及黏附分子ICAM-1和CD18的表达，这可能是小檗碱发挥抗炎作用的机制之一[57]。体外实验发现，黄连素对T细胞早期活化抗原CD69和中期活化抗原CD25的表达有明显抑制效应，另外黄连素对PKC或其下游的信号途径有影响，并可以通过下调黏附分子表达而抑制淋巴细胞与血管内皮细胞间的黏附作用，从而影响淋巴细胞再循环。证明黄连素对T细胞的活化和增殖均有明显的作用[58]。

7. 抗癌作用　较多资料认为，小檗碱及其一些衍生物具有抗癌活性[59-66]。盐酸小檗碱呈浓度依赖性抑制肝癌$HepG_2$细胞、宫颈癌HeLa细胞、乳腺癌MCF-7细胞增殖，表明盐酸小檗碱具有潜在治疗肿瘤的作用[59]。黄连及其主要成分小檗碱对人鼻咽癌细胞株CNE-2Z具有增殖抑制作用，体外实验也表明，黄连对鼻咽癌（NPC）细胞的体外增殖活力具有极强的抑制作用[60,61]。小檗碱可以抑制LNCaP前列腺癌细胞株、埃利希腹水癌细胞以及人胃癌SNU-5细胞株增殖并最终诱导凋亡，同时还可抑制小鼠肺癌沿中隔淋巴结转移[62-65]。黄连提取物$10\mu g\cdot ml^{-1}$连续作用72小时，能完全抑制胃癌、结肠癌和乳腺癌细胞生长[66]。

8. 降血糖作用　黄连水煎剂可以降低正常小鼠血糖，小檗碱可以降低正常小鼠、四氧嘧啶糖尿病小鼠和自发性糖尿病KK小鼠的血糖[67]。研究中药黄连及其复方对实验动物血糖的影响，发现黄连具有较强的降血糖作用，在治疗消渴病的中药方中选出0.8g/kg黄连与黄芪、女贞子、麦冬配伍组成新复方,其仍具有较好的降血糖作用[68]。黄连总生物碱578.7mg/kg可使糖尿病大鼠空腹6小时血糖和糖化血清蛋白显著下降,而黄连总生物碱192.9mg/kg作用不明显,表明黄连总生物碱对链脲佐菌素所致的糖尿病大鼠有降低血糖的作用[69]。还有研究表明,不同剂量的黄连小檗碱均可降低血糖值,其降血糖的作用主要是通过升高血清胰岛素水平来实现的[70]。研究黄连对糖尿病神经病变的作用机制,发现黄连在体内外均能够抑制醛糖还原酶(AR)活性,而在临床研究中黄连对AR活性的抑制作用更加明显[71]。小檗碱可增加胰岛素抵抗大鼠模型的胰岛素敏感性,改善自发性糖尿病大鼠的糖耐量[72]。对小檗碱的降血糖作用进行了系统研究,结果发现:①剂量在40mg/kg呈显著降糖作用;②降糖作用与给药剂量呈典型量效关系;③给药1小时后降糖作用明显,2~4小时降糖作用最强,6小时后作用减弱;④可对抗葡萄糖引起的高血糖;⑤亦可对抗肾上腺素引起的血糖上升;⑥可明显降低四氧嘧啶糖尿病小鼠血糖[73]。

9. 抗焦虑作用

(1) 抑制儿茶酚胺生物合成:黄连可作为一种抗焦虑药应用于临床。黄连的丁醇提取物在浓度为40μg/ml时,可阻止儿茶酚胺的生物合成。经硅胶柱层析表明,其丁醇提取物的FrⅡ和FrⅢ中含有原小檗碱型生物碱,如小檗碱和巴马汀。FrⅢ在浓度为40μg/ml时能使嗜铬细胞瘤(PC12)细胞中多巴胺的合成减少77%,其半数抑制量(IC_{50})为19.5μg/ml,同时酪氨酸羟化酶的活性也被FrⅢ抑制。此外,小檗碱和巴马汀也能减少PC_{12}细胞中多巴胺的生物合成,其IC_{50}分别为9.5μg/ml和7.7μg/ml。这说明黄连中的原小檗碱型生物碱通过抑制PC_{12}细胞中的酪氨酸羟化酶活性而阻止儿茶酚胺的合成[74]。

(2) 抑制单胺氧化酶活性:单胺氧化酶(MAO)A和B能够催化降解中枢神经系统或表皮组织中神经/血管中的胺。MAO-A抑制剂(MAOAI)在临床上用于治疗抑郁和焦虑,而MAO-B的抑制剂(MAOBI)则主要用于防止和治疗帕金森病。但现有的MAOAI、MAOBI由于易与其他药物或食物发生相互作用而致副作用发生,如细胞毒性、高热、扩散性的腔内凝集、痉挛、昏迷以及肌肉僵硬等症。黄连的甲醇提取物对源于小鼠线粒体的MAO-A、B均具有抑制作用,产生抑制作用的是原小檗碱型生物碱,如小檗碱和药根碱,其抑酶活性主要与A环上的取代方式有关。小檗碱可竞争性抑制MAO-A活性,其IC_{50}为126μmol/L[75]。

10. 其他作用　离体器官试验表明小檗碱能使动物的离体支气管、膀胱及子宫等平滑肌兴奋,降低兔离体子宫被5-HT所引起的收缩。黄连对凝固汽油弹所致兔和小猪皮肤小面积Ⅲ度烧伤创面有较明显促进组织愈合的作用[47]。有人报告,小檗胺可使大鼠脑梗死范围缩小,对脑梗死可能有保护作用[76]。

(三) 临床报道

1. 治疗细菌性痢疾　用黄连10g,煎至100ml,每日1次,保留灌肠,灌肠前先用0.9%温盐水清洁灌肠,同时口服呋喃唑酮片(痢特灵片)每次0.1g,每日3次。治疗30人,显效6例,有效18例,无效6例,总有效率80%[77]。将盐酸小檗碱片10mg/kg研成粉末,用10~15ml 0.9%氯化钠溶液与之充分混合后,以20ml注射器抽吸,排尽空气,将药液缓慢推注后,再注入温水5ml使药液完全进入肠道。药液尽量保留30分钟以上。治疗小儿痢疾性腹泻48例,显效26例,有效20例,无效2例,总有效率为95.8%[78]。

2. 治疗腹泻　黄连碱溶液保留灌肠,<6个月用黄连碱2mg加生理盐水10ml,>6个月用黄连碱4mg加生理盐水15ml,每日2次保留灌肠。治疗小儿秋季腹泻58例,结果有效49例，无效9例，总有效率84.48%[79]。还有用小剂量黄连素于大肠俞(双)穴位注射(每穴0.15ml)，每日1次，泻止后停注。治疗小儿秋季腹泻228例，治愈216例，好转12例，治愈率94.2%[80]。

3. 治疗非特异性溃疡性直肠炎　黄连3g、明矾2g、马勃5g、鸡子黄1枚，每剂水煎2次，每次取汁约100ml，以甘油灌肠器保留灌肠。灌肠后卧床休息约2小时，卧床体位一般以药液尽可能浸渍创面为好，便后给药尤佳。治疗非特异性溃疡性直肠炎20例患者10～30天后，痊愈18例，好转2例[81]。

4. 治疗轮状病毒性肠炎　取黄连素33.3g、铁苋菜166.7g、甘草222.2g，共研细末，分装1000个胶囊，每粒重1.92g。婴儿1～2粒，日3次，幼儿3粒，日3次，同时，给予"口服补液盐"溶液，必要时静滴林格乳酸钠溶液。共治疗132例，结果总有效率为90.9%[82]。

5. 治疗胃炎　黄连500g、食醋500ml(瓶装为佳)、白糖300g、山楂片1000g，加开水4000ml，混合浸泡7日，每次50ml，饭后服，每天3次。治疗胃炎患者24例，经胃镜复查，其中21例胃黏膜萎缩性病变消失，2例由萎缩性胃炎转为浅表性胃炎，胃液分析空腹总酸度，游离酸度恢复正常范围(服药50～90天)。1例因坏死性胃炎死亡[83]。

6. 治疗脓疱疮　将黄连研末过100目筛后制成黄连粉，黄连油是5g黄连粉加10ml香油调成。用棉签将黄连油涂在患儿皮损上，每日3次，7日为1个疗程。治疗脓疱疮60例，结果：痊愈49例，有效11例，总有效率为100%，无任何不良反应[84]。

7. 治疗滴虫性阴道炎　黄连200g加水1000ml，置砂锅内泡20～30分钟，武火煮沸后文火煎30分钟。用吸脓球或冲洗器吸取黄连水冲洗阴道前后穹隆，每日1～2次。治疗滴虫性阴道炎106例，其中64例患者用药后很快即感到症状减轻，38例患者用药3天后白带减少，瘙痒症状消失；其他患者的症状亦均在10天后全部消失，复查化验滴虫呈阴性[85]。

8. 治疗新生儿脐炎　脐部创口先用3%过氧化氢溶液清洗，再用生理盐水棉球擦洗，常规消毒后取无菌小药杯加入黄连液至药杯1/2处，用无菌镊子取小纱布浸药液敷于脐部创口，1次/日，每次15～30分钟。治疗新生儿脐炎271例，结果全部治愈，无继发败血症[86]。

9. 治疗呼吸道感染　双黄连粉针剂组：用5%葡萄糖注射液将双黄连粉针剂稀释静滴，≤15岁用量2～3支，≥16岁4～5支；双黄连水针剂组：≤15岁用40～60ml，≥16岁80～100ml，用法同上。共治疗急性扁桃体(扁桃腺)炎、肺炎、肺气肿或肺心病并发肺部感染患者90例，结果两组分别痊愈76.7%和73.3%，无显著差异($P<0.05$)[87]。

10. 治疗睑腺炎(麦粒肿)　取黄连3g，洗净后用50ml沸水浸泡10～15分钟，然后用无菌棉签或纱布蘸起清洗患处，每日3～4次，疗程最短3天，最长5天。外洗治疗麦粒肿15例，有效15例，有效率达100%[88]。

11. 治疗心律失常　黄连5～10g，党参(重症用人参)5g，麦冬各12g，五味子5g，苦参、丹参各15g。每日1剂，文火水煎，分3次服，10天为1个疗程。共治疗期前收缩(过早搏动)258例，用药1个疗程者119例，2个疗程者93例，3个疗程以上者46例。结果：显效124例，有效98例，无效36例，总有效率为86.1%[89]。黄连素口服每次0.3g，每日3～4次，每3周为1个疗程。治疗顽固性室性心律失常36例，结果显效11例，有效16例，有效率达75%[90]。口服黄连素0.3～0.5g，日3～4次，治疗室性心律失常60例，结果有效率为60%，显效率40%[91]。

12. 治疗糖尿病　取黄连20～40g，水煎取汁30ml，凉后分服，3次/日，用量根据清晨空腹血糖和三餐前尿糖水平进行调整，疗程为1个月。治疗2型糖尿病患者18例，总显效率55.5%，有效率88.8%[92]。黄连泡水代茶饮，5g/d，服药20天后30例中血糖、尿糖降至正常的有15例，有所降低的10例，总有效率83.3%[93]。小檗碱每日0.9～1.5g，于早、中、晚餐前半小时口服，疗程2个月。治疗2型糖尿病，结果治疗后空腹及餐后2小时血糖明显下降，胰岛素明显升高，胆固醇及甘油三酯的含量亦显著降低[94]。

13. 治疗新生儿臀红　取黄连1份研末过80目筛，黄凡士林9份，文火略煎拌匀后成10%黄连软膏。外用防治新生儿臀红610例，结果有效598例，无效12例，有效率为98%[95]。

14. 治疗剥脱性唇炎　黄连50g，研磨去粗，筛取粉末；维生素B_2 5mg×20片研末，用芝麻油将二者混合后调成糊状，每餐餐后涂上，餐前洗去。治疗剥脱性唇炎，3日后脱屑减半，7日后脱屑消失，追访至今未发[96]。

15. 治疗鼻炎　黄连4g、白芷4g、辛夷6g、苍耳子6g，加水适量煎煮30分钟后，取药液澄清过滤装入滴鼻瓶内待用。用时患者仰卧，头部低于床沿，滴入药液5～7滴，感觉喉部渗有药液时将头部左右摆动数次，使药液遍布鼻腔，10分钟后坐起。1日滴4～6次，轻者3天见效，1周后症状消失[97]。取黄连、黄柏、姜黄、当归尾、生地、麻油，凡士林制成复方黄连膏，涂抹于创面上，每日2次，7天为1个疗程。治疗鼻前庭炎74例，结果：治愈56例，有效16例，无效2例，总有效率为97.3%[98]。

16. 防治结膜炎　春茶叶20g、黄连末5g，加开水200ml，煮沸10分钟，纱布过滤备用，配制1次有效期3日。用法：点眼2滴/次，每日4次，预防则用本品每次1滴，每日4次，连用3日。结果：茶连液治疗组340例，治愈312例，显效13例，进步11例，无效4例。氯霉素点眼治疗组320例，治愈256例，显效38例，进步10例，无效16例。茶连液点眼预防组300例，结果未发病者294例；无用药对照组300例，结果无发病219例[99]。黄连、板蓝根、菊花、决明子、生大黄各50g，煎煮两次，混合液浓缩至1000ml，用此液直接点眼，每次1～2滴，每日4～6次。治疗流行性出血性结膜炎患者149例，痊愈(2天内睑结膜不充血，无分泌物及刺痒、畏光感，全身体征消失)86例，有效(2天内症状减轻，睑结膜充血或出血点基本消失)56例，无效(用药5天，症状同前)7例，痊愈时间平均1～3天[100]。

17. 治疗湿疹　将黄连100g、大黄100g、连翘50g、苦参80g、雄黄80g、明矾50g、松香40g，混合加工碎粉过120目筛，得精细之粉，加适量水调制成糊状，用棉签均匀涂擦于皮损，每日1次，10天为1个疗程。外治小儿湿疹66例，其中51例急性湿疹患儿痊愈26例，显效11例，有效10例，无效4例，总有效率为92%；12例亚急性湿疹患儿中，痊愈3例，显效1例，有效5例，无效3例，有效率为75%；3例慢性湿疹患儿中，有效1例，无效2例，有效率为33%[101]。黄连膏(黄连粉0.4g、当归0.2g、生地1.2g、姜黄0.3g、香油14g、黄蜡2.0g)外涂于患处，每日2次，7日为一疗程，最多用两个疗程。治疗急性肛门湿疹37例，痊愈(症状、体征消失，局部皮肤恢复正常)33例，显效(症状、体征消失，局部皮肤基本恢复正常)3例，有效(症状、体征明显减轻，局部皮肤明显好转)1例，无效(主要症状、体征有所减轻，但局部皮肤病变无好转或无变化，甚至加重)0例，总有效率达100%[102]。

18. 治疗单纯疱疹病毒性角膜炎(单疱病毒角膜炎)　黄连、藏红花各2g，用200ml蒸馏水浸泡24小时，取煎液细滤、除菌，调pH值7.4，制成滴眼液。每日6～8次点眼。治疗48例，治愈和好转率达94%[103]。

19. 治疗化脓性中耳炎　黄连粉外用治疗中耳炎80例，治疗时先用3%过氧化氢及生理盐水清洁耳道，再用无菌棉球拭干，蘸少许黄连粉末吹入耳道。结果：痊愈70例，显效10

例，总有效率 100%[104]。取黄连 100g 煎煮得黄连液 60ml，加入含冰片 1.5g、麝香 0.5g 的甘油混合剂 10ml，然后再加 10ml 注射用水，使用时，先以 3%过氧化氢溶液清洗耳内脓液，拭净后，患耳向上滴入药液 3～6 滴，轻按耳屏 1 分钟，促使药液经鼓膜穿孔流入中耳腔，每日 2 次，5 天为 1 个疗程，结果总有效率达 91%[105]。

20. 治疗烧伤　黄连 250g、菜子油 500g，先将黄连切成片状，放入容器内，再将食油放入洗净的铁锅内，加温至冒清烟，立即将油倒入盛黄连的容器内，待油散后，用灭菌纱布过滤，沉淀，取上清液，装入灭菌瓶中备用。使用时，以 1‰苯扎溴铵（新洁尔灭）冲洗清洁创面，然后涂以黄连油，不包扎，每日 5～6 次，治疗烧伤患者 6 例，全部有效[106]。有报道将黄连膏（黄连、黄柏、生地、当归、姜黄、麻油等）涂于纱条上，紧贴创面。每 3 天换药 1 次，治疗浅Ⅱ度烧伤 200 例，一般换药 2～3 次即愈。多数创面愈后不留瘢痕[107]。

21. 治疗面部痤疮　黄连粉倒膜 2～3 次，一人份石膏倒膜粉（约 120g）中加入黄连粉 10g，倒膜在面部保留约 40 分钟，总疗程 4 周。治疗面部痤疮 64 例，结果：治愈 22 例，显效 18 例，好转 16 例，无效 8 例，愈显率 62.5%[108]。

22. 治疗手足癣　取黄连 15g，浸入 10%冰醋酸溶液 100ml 中，5 天后即可用其浸液外擦患处。皮肤无破损处可用力擦效果更好。每天 1～2 次。轻者 2 周可愈，重者需连续用药，直至痊愈[109]。

（四）不良反应

1. 毒性　黄连的 10%水悬浊液对小鼠腹腔注射的 LD_{50} 为 730mg/ml。大、小鼠、豚鼠、兔静注小檗碱的 MLD 在 27.5～250mg/kg 之间，腹腔或皮下注射不能明显减轻其毒性。小鼠腹腔注射的 LD_{50} 为 24.3mg/kg。大鼠腹腔注射的 LD_{50} 为 205mg/kg。四氢小檗碱给小鼠灌胃、皮下及静脉注射的 LD_{50} 分别为 940mg/kg、790mg/kg 及 100mg/kg，长期用药未见蓄积作用及病理变化。黄连的甲醇浸膏、生物碱部位及非生物碱部位给大鼠灌胃 11 周，其体重、摄食量及血象、脏器重量均无变化[110]。

2. 不良反应　黄连及其制品有时会发生下列不良反应：药疹，药敏性荨麻疹，过敏性紫癜，药敏性休克，血红蛋白及红细胞减少，头晕、心慌、气短、关节痛等。引起不良反应的多为小檗碱注射剂，因此应用小檗碱注射剂时宜从小剂量开始，逐渐加量，密切注意观察患者的反应[111]。

参考文献

[1] 邱世翠，荣先国，邸大琳，等. 黄连的体外抑菌作用研究[J]. 时珍国医国药，2002，13(4)：196.

[2] 魏长志，张来周，时淑平. 黄连与香连丸的体外抑菌实验对比[J]. 山东中医杂志，1994，3(1)：34-35.

[3] 刘萍，向灿辉，邓镇涛，等. 黄连盐酸小檗碱的提取鉴定及抑菌活性研究[J]. 广西轻工业，2011(1)：3-4.

[4] 邱艳梅，李金陆，连增林，等. 黄连对牙髓卟啉单胞菌抑菌作用的体外研究[J]. 北京口腔医学，2011，19(2)：92-94.

[5] 吴静，王克霞，李朝品，等. 黄连与盐酸小檗碱对幽门螺杆菌的体外抗菌活性[J]. 中药药理与临床，2006，22(2)：37-38.

[6] 刘强，李力，陈枝岚，等. 黄连体外抗白色念珠菌的实验研究[J]. 中国药业，2004，13(10)：26-27.

[7] 王小丽，钟有添，马廉兰. 黄连等 6 种中草药对都柏林念珠菌抗菌活性的比较研究[J]. 时珍国医国药，2008，19(9)：2212-2213.

[8] 王玲，吕雪莲，孙令，等.黄连等 6 味中药提取物对皮肤癣菌的抗真菌活性研究[J].中国皮肤性病学杂志，2008，22(8)：498-500.

[9] 佟盼琢，杨云，谢红霞.盐酸小檗碱对红色毛癣菌形态学的影响[J].中国皮肤性病学杂志，2010，24(6)：522-524.

[10] 赵晓秋，田家琦，宋军，等.小檗碱体外抗真菌作用初探[J].中国皮肤性病学杂志，1992(2)：80-83.

[11] 马伏英.黄连等中药抗柯萨奇 B_3 病毒性心肌炎的实验研究[J].武警医学，1997，8(4)：193-195.

[12] 杨婧，傅颖媛.黄芩苷、黄连素体外杀灭阴道毛滴虫的实验研究[J].中国中医药信息杂志，2006，13(4)：37-39.

[13] 汪永孝，姚秀娟，谭月华.小檗碱抗实验性心律失常的作用[J].第四军医大学学报，1986，7(3)：205-208.

[14] 汪永孝，谭月华，盛宝恒.小檗碱抗缺血性心律失常的作用及其机理[J].中国药理学与毒理学杂志，1993，7(2)：108-111.

[15] 杨宝峰，王晓虹，李亦秀，等.小檗胺对实验性心律失常的药理作用研究[J].哈尔滨医科大学学报，1984，18(3)：78.

[16] 康巧真，叶菲.黄连素治疗充血性心力衰竭 17 例疗效观察[J].中国自然医学杂志，2002，4(2)：83-84.

[17] 智光，黄大显，杨兴生.黄连素治疗心功能衰竭的实验和临床观察[J].中华内科杂志，1991，30(9)：581-582.

[18] 董德利，孙建平，罗大力，等.小檗碱对豚鼠心室肌细胞胞浆内游离钙离子浓度的影响[J].中国药理学与毒理学杂志，2000，14(2)：128-130.

[19] 周祖玉，徐建国，蓝庭剑.黄连素对灌流心脏发生心衰的保护作用[J].华西医科大学学报，2001，32(3)：417-418.

[20] 郑凌云，周祖玉，陶大昌，等.黄连素对缺血再灌注心肌细胞损伤的保护作用[J].四川大学学报：医学版，2003，34(3)：452-453.

[21] 杜玉斌，刘可云.小檗碱对实验性心肌缺血再灌注损伤的保护作用及其机制[J].中国中医药现代远程教育，2008，6(7)：723-724.

[22] 熊茂来，魏蕾.小檗碱对大鼠心肌缺血再灌注损伤的保护作用[J].湖北民族学院学报：医学版，2009，26(1)：8-10.

[23] Ko WH，Yao XQ，Lau CW，et al. Vasorelaxant and antiproliferative effects of berberine[J]. Eur J Pharmacol，2000，399(2-3)：187-196.

[24] 赵海英，毛秀菊，朱会平，等.小檗碱与硝苯地平治疗原发性高血压的比较[J].新药与临床，1994，13(1)：25.

[25] Huang CG，Chu ZL，Wei SJ，et al. Effect of Berberine on ar achidonic acidmetabolism in rabbit-platelets and endothelia cells[J]. ThrombRes，2002，106(4-5)：223-227.

[26] Hirano H，Takashi T，Toshio Y，et al. Gastric mucous membrane-protective principles of Coptidis Rhizoma[J]. Natural Medicines，1997，51(6)：510.

[27] Hirano H，Osawa E，Yamaoka Y，et al. Gastric-mucous membrane protection activity of coptisine derivatives[J]. Biol Pharm Bull，2001，24(11)：1277.

[28] 吴锦梅，秦香兰，郑有顺.黄连解毒汤对胃肠运动影响的实验研究[J].中药药理与临床，1994，10(2)：8-9.

[29] Hirano H.黄连对胃粘膜的保护作用[J].国外医学：中医中药分册，1998，20(6)：31.

[30] Suenaga T，et al. Mechanism of protective effects of Ouren-gedoku-to and sanou-syshin-to on the gastricmucosa[J]. Nippon-Yakurigaku-Zasshi，1991，98(4)319.

[31] Sack RB, Frochlich JL. Berberine inhibits intestinal secretory response of Vibrio cholera and Escherichia coli enterotoxins[J]. Infect Immun, 1982, 35: 471.

[32] Sabir M, Akhter MH, Bhide NK. Antagonism of cholera toxin by berberine in the gastrointestinal tract of adult rats[J]. Indian J Med Res, 1977, 65: 305.

[33] Swabb EA, Tai YH, Jordan L. Reversal of cholera toxin-induced secretion in rat ileum by luminal berberine[J]. Am J Physiol, 1981, 241: G248.

[34] Tai YH, Fescr JF, Marnane WG, et al. Antisecretory effects of berberine in rat ileum[J]. Am J Physiol, 1981, 241(2): G253.

[35] 袁建业，张德高，于肖，等. 黄连提取物及其化学成分对豚鼠胃窦环行肌收缩功能的影响[J]. 中西医结合学报，2009(7): 831-835.

[36] Akhter MH, Sabir M, Bhide NK. Possible mechanism of antidiarrheal effect of berberine[J]. Indian J Med Res, 1979, 70: 233.

[37] 张明发，沈雅琴. 小檗碱的抗腹泻和抗炎作用[J]. 中国药理学报，1989(10): 174.

[38] 王浴生. 中药药理与应用[M]. 北京：人民卫生出版社，1983: 968.

[39] Ulrichoua J, et al. Inhibition of acetylcholinesterase activity by some isoquinoline alkaloids[J]. Planta Medica, 1983, 48: 111.

[40] Sabir M, Bhide NK. Pharmacological action of berberine[J]. Indian J Physiol Pharmacol, 1971, 15: 111.

[41] Sabir M, Akhter MH, Bhide NK. Further studies on pharmacology of berberine[J]. Indian J Physiol Pharmacol, 1978, 22: 9.

[42] 陈明锴，罗和生，余保平. 小檗碱对豚鼠结肠平滑肌细胞膜离子通道的影响[J]. 中华消化杂志，2003, 23(11): 689-690.

[43] 张明发，沈雅琴. 小檗碱的抗腹泻作用[J]. 中国药理学报，1989, 10: 174.

[44] 罗和生，操寄望，余保平，等. 小檗碱对豚鼠结肠平滑肌细胞内游离钙浓度的影响[J]. 生理学报，2000, 52(4): 343.

[45] 黄晓东，罗和生，操寄望，等. 小檗碱治疗分泌性腹泻的实验研究[J]. 中药药理与临床，2001, 16(3): 15.

[46] Taylor CT, Winter DC, Skelly MM, et al. Berberine inhibits ion transport in human colonic epithelia[J]. Eur J pharmaco, 1999, 368(1): 111.

[47] 阴健，郭力弓. 中药药理研究与临床应用(1)[M]. 北京：学苑出版社，1995: 576-578.

[48] Coodhardt M，罗来源. 肝脏的肾上腺素 α_1 受体[J]. 中国药理学报，1986, 7(5): 407.

[49] 方达超，江明性，姚伟星，等. 小檗碱对 α 肾上腺素受体的阻滞作用[J]. 同济医科大学学报，1987, 16(3): 159-164.

[50] 韩邦媛，刘国卿，赵守训. 小檗碱及四氢小檗碱对 α-受体的影响[J]. 中国药科大学学报，1990, 21(5): 309.

[51] 姚伟星，方达超，夏国瑾. 小檗碱对大鼠肛尾肌多种受体的阻断作用[J]. 药学学报，1987, 22(3): 274.

[52] Tsai CS, et al. Pharmacological effects of berberine on the longitudinal muscle of the guinea-pig isolated ileum[J]. Aleh-Int-Pharmacodyn-Ther, 1991, 310: 116.

[53] 汪晓立，金国章，俞蕾平，等. 四氢小檗碱对中枢多巴胺突触前和突触后受体功能的阻滞作用[J]. 中国药理学报，1982, 3(2): 73-77.

[54] 汪晓立，洪庚辛，金国章. 四氢小檗碱的僵住症与脑内 DA 能系统的关系[J]. 中国药理学报，1981, 2(4): 230-234.

[55] 耿东升. 黄连素的抗炎与免疫调节作用[J]. 解放军药学学报，2000, 16(6): 317-320.

[56] 刘幼英,辛华巺,吴笑春,等. 黄连素对环孢素抗皮肤移植排斥反应的增强作用[J]. 中国药师,2004,7(12):928-929.

[57] 郝钰,邱全瑛,吴珺,等. 小檗碱对 IL-1 或 TNF 诱导的多形核白细胞与内皮细胞粘附的影响[J]. 中国病理生理杂志,2000,16(7):585-587.

[58] 何贤辉,曾耀英,徐丽慧,等. 黄连素对 T 淋巴细胞活化和增殖的抑制作用[J]. 中国病理生理杂志,2002,18(10):1183-1186.

[59] 廖霞,李彩虹,丁航. 黄连提取物盐酸小檗碱对三种肿瘤细胞株增殖的影响[J]. 东南大学学报:医学版,2011,30(2):344-346.

[60] 崔国辉,黄秀兰,周克元. 黄连及其主要成分小檗碱对人鼻咽癌 CNE-2Z 生长的抑制作用[J]. 广东医学,2008,29(5):737-739.

[61] 矜南平,唐发清,田道法. 黄连对鼻咽癌细胞的抑制作用及其药理特性[J]. 湖南中医杂志,1997,13(2)增刊:93-94.

[62] Mantena SK,Sharma SD,Katiyar SK. Berberine,a natural product,induces G1-phase cell cycle arrest and caspase-3-dependent apoptosis in human prostate carcinoma cells[J]. Mol Cancer Ther,2006,5(2):296.

[63] Letasiova S,Jantova S,Miko M,*et al*. Effect of berberine on proliferation,biosynthesis of macromolecules,cell cycle and induction of intercalation with DNA,dsDNA damage and apoptosis in Ehrlich ascites carcinoma cells[J]. J Pharm Pharmacol,2006,58(2):263.

[64] Lin JP,Yang JS,Lee JH,et al • Berberine induces cellcycle arrest and apoptosis in human gastric carcinoma SNU-5cell line[J]. World J Gastroenterol,2006,12(1):21.

[65] Mitani N,Murakami K,Yamaura T,*et al*. Inhibitory effect of Berberine on the mediastinal lymph node metastasis produced by orthotopic implantation of Lewis lung carcinoma[J]. Cancer Lett,2001,165(1):35.

[66] Li XK,Motwani M,Tong W,*et al*. Huanglian,a Chinese herbal extract,inhibits cell growth by suppressing the expression of cyclin B1 and inhibiting CDC2kinase activity in human cancer cells[J]. MolPharmacol,2000,58(6):1287.

[67] 陈其明,谢明智. 黄连及小檗碱降血糖作用的研究[J]. 药学学报,1986,21(6):401-406.

[68] 叶菲,申竹芳,谢明智. 中药黄连及其复方对实验动物血糖的影响[J]. 中国实验方剂学杂志,1999,5(3):23-26.

[69] 汤喜兰,唐剑彬,张启云,等. 黄连总生物碱对糖尿病大鼠降血糖作用研究[J]. 中国临床药理学与治疗学,2010,15(9):967-971.

[70] 李应霞,成小蔓,何海霞. 黄连小檗碱对大鼠糖尿病模型中血糖的影响[J]. 医学研究杂志,2007,36(11):70-71.

[71] 刘长山,王秀军. 黄连素对醛糖还原酶活性的抑制及防治糖尿病神经病变的临床意义[J]. 中国中药杂志,2002,27(12):950-952.

[72] 高从容,张家庆,黄庆玲. 黄连素增加胰岛素抵抗大鼠模型胰岛素敏感性的实验研究[J]. 中国中西医结合杂志,1997,17(3):162-164.

[73] 陈其明,谢明智. 黄连及小檗碱降糖作用研究[J]. 药学学报,1986,21(6):401.

[74] Lee MK,Kim HS. Inhibitory effects of protoberberine alkaloids from the roots of Coptis japonica on catecholamine biosynthesis in PC12 cells[J]. Planta Med,1996,62(1):31.

[75] Kong LD,Cheng CH,Tan RX. Monoamine oxidase inhibitors from rhizoma of Coptis chinensis[J]. Planta Med,2001,67(1):74.

[76] 包力华,李风林,李文汉,等. 小檗胺对大鼠脑皮层梗塞的保护作用[J]. 中国药理学通报,1990,6(2):102-104.

[77] 荀健,双洁玉.黄连煎剂灌肠治疗难治性痢疾 30 例[J].山西中医学院学报,2001(3):23.

[78] 郭爱妮.盐酸小檗碱片保留灌肠治疗小儿痢疾性腹泻的效果观察及护理[J].临床合理用药,2010,3(8):56-57.

[79] 彭琪.黄连碱保留灌肠治疗小儿秋季腹泻 58 例疗效观察[J].儿科药学杂志,2001,17(2):41.

[80] 池玉英,郭碧川,张敬琏,等.小剂量黄连素穴位注射治疗小儿秋季腹泻的临床观察及作用机理探讨[J].中医杂志,1982(6):40-43.

[81] 贾美华.清肠护膜汤保留灌肠治疗非特异性溃疡性直肠炎 20 例[J].江苏中医,1988,9(5):11.

[82] 叶孝礼,杨珍春,曹以轩,等.止泻定治疗轮状病毒性肠炎疗效观察[J].中医杂志,1986,27(6):29-30.

[83] 张茵州,方桂成,郝政华,等.黄连食醋白糖山楂饮治疗萎缩性胃炎[J].中医杂志,1986(6):28.

[84] 齐英.黄连油治疗小儿脓疱疮 60 例临床观察[J].中国民康医学杂志,2005,17(4):151.

[85] 张凤霞,温瑞娥.黄连治疗滴虫性阴道炎 106 例[J].中国民间疗法,2004,12(2):26.

[86] 李胃.黄连液治疗新生儿脐炎 271 例护理体会[J].齐鲁护理杂志,2007,13(5):47.

[87] 高雪,曲敬来,张迪,等.双黄连粉针剂治疗呼吸道感染的临床疗效评价[J].中医药信息,1991,8(1):14.

[88] 黎小妹,梁英兰.黄连外治麦粒肿的疗效观察[J].右江医学,2002,30(2):167.

[89] 王金荣,唐桂荣.自拟黄连生脉饮治疗过早搏动 258 例——附 46 例对照观察[J].浙江中医杂志,1995,30(6):249.

[90] 刘诣銮.黄连素治疗顽固性室性心律失常 36 例观察[J].临床内科学杂志,1995,12(2):34.

[91] 郑建珠.大剂量黄连素加谷维素治疗心律失常 60 例临床观察[J].中华实用中西医结合杂志,1993,6(10):638.

[92] 杨世春,刘淑云.单味黄连治疗Ⅱ型糖尿病 18 例[J].黑龙江中医药,1999(6):12.

[93] 李安海,李爱琴.单味黄连治疗胃热型消渴 30 例[J].中国乡村医药,2000(1):28.

[94] 谢培凤,周晖,高彦彬.小檗碱治疗 2 型糖尿病 40 例疗效观察[J].中国临床保健杂志,2005,8(5):402-403.

[95] 张仁泽,李风香.黄连软膏预防新生儿臀红临床观察[J].河北中西医结合杂志,1999,8(6):997.

[96] 陈桂生,潘丽华.黄连油膏治疗剥脱性唇炎[J].吉林中医药,1999(6):62.

[97] 刘小炳,刘新杰.黄连合剂滴鼻治疗鼻炎[J].国医论坛,1994(4):21.

[98] 张小平.复方黄连膏治疗鼻前庭炎 74 例[J].辽宁中医药,1990(7):36-37.

[99] 林景灿,郭佳土.茶连液防治急性结膜炎 1260 例疗效观察[J].福建中医药,1989,20(4):17-18.

[100] 杨雷,沈加如.黄连滴眼液治疗流行性出血性结膜炎 149 例[J].新中医,1998,30(8):47.

[101] 韩凤芹,周淑荣,王哲玲,等.黄连合剂外治小儿湿疹 66 例疗效观察[J].中国全科医学杂志,2000,3(4):327.

[102] 赵景明,周建华.黄连膏外用治疗急性肛门湿疹 37 例[J].吉林中医药,2005,25(2):20.

[103] 艾育德,乌仁图亚,陆蓓,等.蒙药治疗单疱病毒角膜炎的初步探讨[J].内蒙古中医药,1991,10(4):14-15.

[104] 李连秋.黄连粉外用治疗中耳炎 80 例[J].中医外治杂志,1996(2):14.

[105] 郑现甫,马耀斌,赵爱敏.复方黄连滴耳剂治疗化脓性中耳炎[J].四川中医,1995(2):48.

[106] 田泉乐.黄连油在治疗烧伤中的临床应用[J].中级医刊,1988,23(10):54.

[107] 段砚方.黄连纱条治疗Ⅱ度烧伤 200 例[J].湖北中医杂志,1996,18(2):41.

[108] 廖文进,沈利东,曹燕.黄连粉倒膜治疗面部痤疮 64 例[J].江苏中医药,2009,41(5):31.

[109] 郭丽华,燕秀然.黄连浸液治疗手足癣[J].山西中医,1998,14(2):10.

[110] 王浴生.中药药理与应用[M].北京:人民卫生出版社,1983:973.

[111] 张宪印.安丽华,邵智.黄连及其制品的不良反应和治疗[J].时珍国医国药,2003,14(11):470.

黄柏 Huangbo

【别名】檗木(《神农本草经》),檗皮(《伤寒论》),黄檗(《本草经集注》),关柏、川柏(《中国药材商品学》)。

【来源】黄柏,始载于《神农本草经》,列为中品。为芸香科落叶乔木植物黄皮树 *Phellodendron chinense* Schneid. 的干燥树皮。前者习称"川黄柏",后者习称"关黄柏"。川黄柏主产于四川、云南、贵州、湖北等地;关黄柏主产于吉林、辽宁、黑龙江、内蒙古、河北等地。野生与栽培均有。

【采收炮制】清明前后,剥取树皮,刮去粗皮,晒干压平,润透切片或切丝。生用或盐水炙或炒炭用。

【商品规格】商品按产区分为川黄柏、关黄柏两种,分为统装,一、二等。以色鲜黄、粗皮去净、皮厚、皮张均匀、纹细、断面色黄者为佳。以川黄柏质量最佳。

按《中国药典》(2010 年版一部)规定:本品按干燥品计算,含小檗碱以盐酸小檗碱($C_{20}H_{17}NO_4 \cdot HCl$)计不得少于 3.0%,含黄柏碱以盐酸黄柏碱($C_{20}H_{23}NO_4 \cdot HCl$)计,不得少于 0.34%。

【药性】苦,寒。归肾、膀胱、大肠经。

【功效】清热燥湿,泻火解毒,退热除蒸。

【应用】

1. 湿热带下,淋浊　本品苦寒沉降,清热燥湿,长于清泻下焦湿热。用于湿热下注,带下黄浊秽臭,常与山药、芡实、车前子等同用,如《傅青主女科》易黄汤;若湿热下注膀胱,小便淋浊,多与萆薢、车前子、丹参等配伍,如《医学心悟》萆薢分清饮,或与黄连、茯苓、莲须等配用,如《医学正传》治浊固本丸;若湿热蕴结膀胱,小便不利,又与知母、肉桂同用,如《兰室秘藏》滋肾通关丸。

2. 湿热泻痢,黄疸　本品苦寒清热燥湿,又善清大肠湿热而医泻痢,泻湿热蕴结而退黄疸。用于湿热泻痢,下利脓血,常与白头翁、黄连、秦皮同用,如《伤寒论》白头翁汤;若用于湿热黄疸,小便黄赤,可与栀子、甘草配伍,如《伤寒论》栀子柏皮汤。

3. 湿痹痿躄　湿热浸淫筋脉而足膝肿痛,或软弱无力。本品苦寒沉降,善清下焦湿热而消肿止痛。用于湿热下注,脚气痿躄,足膝肿痛,多与苍术、牛膝配用,如《医学正传》三妙丸;若肝肾不足,筋骨痿软,可与知母、熟地、龟甲等同用,如《丹溪心法》虎潜丸。

4. 疮疡肿毒,水火烫伤　本品既能清热燥湿,又能泻火解毒。用于痈肿疔毒,常与黄连、黄芩、栀子同用,如《外台秘要》黄连解毒汤;或与大黄共研细粉,和醋调搽患处,如《证治准绳》二黄膏;若治口糜生疮,可与白僵蚕同用,如《圣济总录》黄柏散;用于烧伤烫伤,常与大黄、朴硝、寒水石等同用,如《世医得效方》黄柏散。

5. 阴虚发热,盗汗遗精　本品长于清相火,退骨蒸。用于阴虚火旺,潮热盗汗,腰酸梦遗,常与生地黄、知母等同用,如《医方考》知柏地黄丸及《症因脉治》知柏天地煎;或与龟甲、熟地黄等配伍,如《丹溪心法》大补阴丸;亦可与砂仁、甘草配用,如《御药院方》封髓丹。

【用法用量】煎服,5～10g。外用适量。

【使用注意】本品苦寒,容易损伤胃气,故脾胃虚寒者忌用。

【鉴别用药】黄芩、黄连、黄柏三药皆具有清热泻火、燥湿、解毒的功效,而用于湿热或热毒炽盛之证,临床常相须为用。然黄芩长于泻肺火,又有安胎之效,故肺热咳嗽,痰黄黏稠,及胎热不安之症多用，取其泻肺以清上焦之热；黄连泻心、胃之火，并有止呕消痞之效，故心烦不眠，痞满呕逆诸症多用，取其泻心、胃以清中焦之热；黄柏泻相火，又长于除下焦湿热，故阴虚火旺，潮热盗汗，及湿热下注诸症多用，取其泻相火以清虚热及下焦湿热。

黄柏生用泻实火，清热燥湿，泻火解毒之力强；盐水炙用入肾，泻相火之力增强，用于除骨蒸退虚热；炒炭用其清热泻火之力虽减，但清热止血之功著，可用于邪热炽盛或虚火内炽所致之尿血、便血、崩漏下血。

【药论】

1.《神农本草经》："主五脏肠胃中结热，黄疸，肠痔，止泄痢，女子漏下赤白，阴伤蚀疮。"

2.《医学启源》："《主治秘诀》云，泻膀胱龙火，利结小便，下焦湿肿，痢疾先见血，脐中痛，补肾水不足。"

3.《本草经疏》："黄檗，主五脏肠胃中结热。盖阴不足，则热始结于肠胃；黄疸虽由湿热，然必发于真阴不足之人；肠澼痔漏，亦皆湿热伤血所致；泄痢者，滞下也，亦湿热干犯肠胃之病；女子漏下赤白，阴伤蚀疮，皆湿热乘阴虚流客下部而成；肤热赤起，目热赤痛口疮，皆阴虚血热所生病也。以至阴之气，补至阴之不足，虚则补之，以类相从，故阴回热解，湿燥而诸证自除矣。乃足少阴肾经之要药，专治阴虚生内热诸证，功烈甚伟，非常药可比也。"

4.《药品化义》："黄柏，味苦入骨，是以降火能自顶至踵，沦肤彻髓，无不周到，专泻肾与膀胱之火。盖肾属寒水，水多则渐消，涸竭则变热。若气从脐下起者，阴火也。《内经》曰，肾欲坚，以苦坚之。坚即为补，丹溪以此一味名大补丸，用盐水制，使盐以入肾，主降阴火以救肾水。用蜜汤拌炒，取其恋膈而不骤下，治五心烦热、目痛口疮诸症。单炒褐色，治肠红痔漏，遗精白浊，湿热黄疸。又膀胱热，脐腹内痛，凡属相火，用此折之，肾自坚固，而无旁荡之患。因味苦能走骨，能沉下，用酒拌炒，四物汤调服，领入血分，治四肢骨节走痛，足膝酸疼无力，遍身恶疮及脚气攻冲，呕逆恶心，阴虚血热，火气于足者，盖此一味，名潜行散，能散阴中之火，亦能安蛔虫，以苦降之之义也。"

5.《得配本草》："以黄柏补水，以其能清自下泛上之阴火，火清则水得坚凝，不补而补也。盖阴中邪火，本非命门之真火，不妨用苦寒者除之。若肾中真水不足，水中之真火虚浮于上，宜用二地以滋之，水足火自归脏也。如误服知、柏，水愈燥而火愈炎，反成孤阳飞越，莫可救矣。""命门之火，安其位为生生之少火，出其位则为烁阴食气之壮火，是畏火也，非急除不可，川柏、丹皮在所必需。然少火出位，失水之源，用川柏之苦燥，不若丹皮之辛润，为无伤于真阴也。"

【现代研究】

（一）化学成分

黄柏主要含有小檗碱、黄柏碱、木兰花碱、药根碱、*N*-甲基大麦芽碱、掌叶防己碱（巴马亭）、蝙蝠葛任碱等生物碱类；黄柏内酯、黄柏酮、黄柏酮酸等柠檬苷素类；7-脱氢豆甾醇、β-谷甾醇、菜油甾醇等甾醇类；其他尚含青荧光酸、白鲜交酯等。

（二）药理作用

1. 抗菌作用　黄柏抗菌有效成分为小檗碱。黄柏煎剂或醇浸剂体外试验对金黄色葡萄球菌、白色葡萄球菌、柠檬色葡萄球菌、甲型链球菌、乙型链球菌、溶血性链球菌、肺炎双球菌、变形杆菌、结核杆菌、炭疽杆菌、霍乱弧菌、白喉杆菌、枯草杆菌、大肠杆菌、铜绿假单胞菌、伤寒杆菌、副伤寒杆菌、脑膜炎双球菌及粪产碱杆菌等均有不同程度的抑制作用[1,2]。体内实验表明，黄柏的煎剂、水浸出液或乙醇浸出液对化脓性细菌有抑菌作用，尤其对金黄色葡萄球菌、白色葡萄球菌、表皮球菌、化脓性链球菌等阳性球菌有较强的抑菌效果，对铜绿假单胞菌有较弱抑菌作用。作用原理与其对细菌呼吸及 RNA 合成的强烈抑制有关[3,4]。

在试管中，黄柏煎剂或浸剂对多种常见的致病性皮肤真菌，如堇色毛癣菌、絮状表皮癣菌、犬小孢子菌、许兰毛癣菌、奥杜盎小孢子菌及腹股沟表皮癣菌均有不同程度的抑制作用。其水煎剂还能杀死钩端螺旋体。在体外对阴道滴虫，也有一定的抑制作用[1]。黄柏中盐酸小檗碱对红色毛癣菌、须癣毛癣菌、大小孢子菌、石膏样小孢子菌和絮状表皮癣菌均有抑制作用，并且呈一定量效关系。同时还发现不同提纯度的盐酸小檗碱中粗品对红色毛癣菌、须癣毛癣菌、石膏样小孢子菌抑菌作用优于精制品[5]。黄柏的杀螨时间为(0.83±0.36)分钟，0.5 分钟时螨出现死亡，1.5 分钟时全部死亡，具有较明显的抑杀毛囊蠕形螨的效果[6]。

2. 抗炎、镇痛作用　黄柏提取物可显著提高吞噬细胞的吞噬功能，对二甲苯诱发的小鼠耳廓炎症有明显的抑制作用[7]。急性抗炎实验证明，黄柏不同炮制品的水煎剂均可以减轻巴豆油所致小鼠耳壳肿胀，降低醋酸所致小鼠腹腔毛细血管通透性，其中作用最强的是生品[8]。12%和 6%的黄柏冷敷剂对由二甲苯所致的鼠耳肿胀有明显的抗炎作用；12%和 6%的黄柏冷敷剂水溶液外敷大白鼠皮肤，有非常明显的抗渗出作用[9]。比较由两种不同植物来源黄柏组方的二妙胶囊的抗急性炎症作用，结果发现，由关黄柏组方的二妙胶囊有抑制组胺所致大鼠皮肤通透性增加、二甲苯所致鼠耳肿胀、角叉菜胶诱发大鼠足趾肿胀等作用，而由川黄柏组方的二妙胶囊仅有抑制二甲苯所致鼠耳肿胀的作用[10]。

3. 对心血管系统的作用　药根碱对心肌的作用与小檗碱相似，有正性肌力作用和抗心律失常作用。其正性肌力作用与细胞外 Ca^{2+} 内流有关，而不涉及细胞内 Ca^{2+} 的释放[11]。药根碱 10mg/kg 静脉注射对大鼠心肌缺血和复灌引起的心律失常有对抗作用，可使心肌缺血和复灌期间心律失常的开始时间推迟、持续时间缩短，并使复灌期间室性心律失常的发生率和动物死亡率降低。耳静脉注射药根碱还能使家兔冠脉结扎所致的心肌梗死范围缩小[12]。

黄柏对麻醉动物静脉或腹腔注射，可产生显著而持久的降压作用。颈动脉注射较静脉注射的作用更强，因此，降压可能是中枢性的。对季胺型的黄柏碱加以改变而合成的叔胺型的化合物昔罗匹林也有明显的降压作用，其降压作用强度及持续时间随剂量增大而增强。对于猫脊脊髓，在 1～2 颈椎间切断脊髓时，其降压作用消失，因而也证明其降压作用属中枢性的。当阿托品化、切断双侧迷走神经、给予苯海拉明、六烃季胺或摘除双侧颈动脉窦时，对降压作用无明显影响，但给予妥拉唑林(妥拉苏林)、酚苄明(双苄胺)、利血平等则能减弱其降压作用。此外，昔罗匹林有较强的抗肾上腺素样作用，能拮抗因压迫颈动脉、窒息、电刺激大内脏神经引起的升压反应；亦能使去甲肾上腺素及肾上腺素的升压作用翻转；并能抑制注射肾上腺素或电刺激颈上交感神经节引起的瞬膜收缩反应[13]。黄柏胶囊中的小檗碱用于犬的静脉注射后，血压显著降低，且不产生快速耐受现象，降压作用可持续 2 小时以上[14]。

4. 对消化系统的作用　黄柏中小檗碱以外的提取成分皮下给予 100mg/kg 药量，对胃液量、总酸度、总胃蛋白酶活性有明显抑制作用，其抑制率分别为 25.6%，29.7%，23.5%[15]。生黄柏、酒黄柏、蜜黄柏、盐黄柏、清炒黄柏均能抑制大鼠胃液分泌，增加胃液的 pH 值，降低总酸度及总酸排出量，使胃蛋白酶活性下降[16]。用黄柏除去甲醇可溶性成分(小聚碱类生物碱等)的水溶性部分(收率 2.0%)灌胃给药，发现其对乙醇性溃疡有明显的抑制作用，抑制率 63.3%，且作用与剂量呈正相关；皮下给予 20mg/kg 药量对幽门结扎性溃疡的形成有明显抑制作用，抑制率 56.3%；皮下给予 100mg/kg 及灌胃给予 1000mg/kg

药量都能明显地抑制阿司匹林溃疡形成;皮下给药100mg/kg,灌胃1000mg/kg对约束水浸应激溃疡有明显的抑制作用[17]。

5. 对免疫系统的作用　黄柏水煎液和小檗碱均可显著地抑制小鼠对绵羊红细胞所致的迟发型超敏反应和IgM的生成,还能显著抑制脾细胞在LPS和ConA刺激下的增殖反应,且高浓度的黄柏水煎液可以使血清溶菌酶减少[18]。黄柏具有抑制二硝基氟苯(DNFB)诱导的小鼠迟发型超敏反应的作用[19,20],其机制可能是通过抑制了IFN-γ、IL-1、TNF-α、IL-2等细胞因子的产生和分泌,从而抑制免疫反应,减轻炎症损伤[19]。

6. 镇咳、祛痰作用　黄柏果挥发油及其单体香叶烯有一定镇咳作用,灌胃给药可使氨雾法小鼠的半数动物咳嗽时明显提高,并可提高电刺激麻醉猫喉上神经的致咳阈值。而且,还可显著增加小鼠呼吸道内酚红排泌量,切断迷走神经作用依然不变。黄柏果挥发油能明显降低呼吸道灌洗液中总蛋白含量。上述作用可被预先皮下注射的阿托品所阻断。黄柏果挥发油可加快鸽子气管对印度墨汁的排送速度,显示有明显的祛痰作用[13]。

(三) 临床报道

1. 治疗菌痢　采用黄柏粗粉1kg,5%硫酸3000～4000ml浸泡24小时,浸出液过滤,加石灰乳,调整pH 9～10,放置8～10小时后取上清液加入其总容量的5%的氯化钠,再放置8～10小时,析出沉淀,过滤,取沉淀粉加热蒸馏水使其溶解,用布氏漏斗抽滤,然后加水至1000ml,分装,100℃ 30分钟灭菌,制成黄柏液。用法及用量:取生理盐水1000ml,加温37℃,清洁洗肠。然后用粗导尿管送入肛内15～25cm后,将黄柏液20ml加蒸馏水20ml,混匀注入,每日1～2次。重症每日可3～4次。灌肠治疗菌痢患者160例,结果治愈149例,一般多在2～4日即可痊愈[21]。

2. 治疗肠炎　取黄柏25g,马齿苋30g、黄连、五倍子、防风、赤芍、金银花各15g,制成粉剂,用自制的喷壶,在乙状结肠镜直视下将药物直接喷洒在病变部位,治疗肠炎患者153例,治愈103例,好转46例,未愈4例,有效率为97.39%[22]。

3. 治疗痔疮合并感染　黄柏、红藤、博落回各60g,加水2000ml,煎取1000ml,过滤去渣,趁热熏洗患部15～30分钟,每日2～3次。治疗痔疮合并感染患者30例,经治2～5天后,痊愈25例,显效4例,无效1例[23]。

4. 治疗慢性前列腺炎　嘱患者排尽大小便,取坐位,用电流感应电疗机,作用极铅板大小6cm×10cm,外套以温水浸湿衬垫,用黄柏提取液10ml浸透纸放衬垫上,置会阴部,接直流电阳极。辅电极铅板大小8cm×12cm,置耻骨联合上缘,接直流电阴极,电流输出强度为作用极0.01～0.02mA/cm^2,隔日1次,每次20分钟,10次为1个疗程,疗程间隔2周,治疗慢性前列腺炎患者115例,总有效率为95.7%[24]。

5. 治疗慢性支气管炎　用痰喘宁胶囊(每胶囊含黄柏果挥发油100mg、苦参浸膏150mg)2粒,每日2次,10天为1个疗程,3个疗程结束判定疗效,观察期间不改变劳动、生活条件,停用其他止咳、平喘、消炎类药物。结果:300例中临床控制104例,显效93例,好转94例,无效9例,总有效率97%[25]。

6. 治疗口腔炎症　取黄柏50g,加水400ml,浸泡30分钟后用文火煎成100ml左右,治疗时用无菌棉签蘸黄柏液涂于溃疡面,也可用无菌滴管吸黄柏液少许,直接滴入溃疡处,每4小时1次。治疗小儿溃疡性口腔炎24例,结果2天治愈者2例,3天治愈者5例,4天治愈者2例,7天治愈者5例,10天治愈者2例,平均治愈数4.3天[26]。

7. 治疗臁疮　用1%过氧化氢溶液清洗疮面,然后以0.9%盐水冲洗,取二黄粉(黄柏、大黄各等分为末)适量,以开水调成糊状外敷。每隔2日治疗1次,直至红肿消散,下凹之肉长平后,再用珍珠散。治疗臁疮36例,结果治愈29例,显效6例,无效1例[27]。

8. 治疗湿疹　应用黄柏胶囊(贵阳新天药业有限公司生产),治疗各型湿疹90例,其中急性湿疹者78例,亚急性湿疹者46例,结果痊愈25例、显效43例、好转16例、无效6例[28]。

9. 治疗带状疱疹　用黄柏、雄黄、冰片各20g,研末与鸡蛋清制成膏剂,治疗带状疱疹患者80例,结果:贴敷该药物后24小时左右,患者感觉患处疼痛减轻,凉爽舒适,3天后水疱逐渐干涸结痂消退[29]。

10. 治疗足癣　黄柏洗剂(黄柏、黄芩、苦参、甘草各30g,金银花20g,黄连6g),每日1剂,早晚2次冷湿敷,2天为1个疗程,治疗足癣感染35例,结果显效28例,有效4例,无效3例,总有效率91.4%[30]。

11. 治疗脸部隐翅虫皮炎　黄柏3～5g,元明粉3g,水煎,待冷,温敷局部,每日4～6次,每日1剂。治疗3天后,34例脸部隐翅虫皮炎患者皮损消失而渐愈[31]。

12. 治疗咽炎　口服黄柏胶囊,每次3粒,4次/日,不用其他抗菌素及抗炎药物。治疗100例急性及亚急性咽炎,4日后86例患者均获得比较满意的治疗效果,仅有14例因症状无明显改善或因患者要求改用其他药物治疗而停药,总有效率为85%[32]。

13. 治疗鼻炎　用黄柏滴鼻液,每日滴鼻3次,每次左右鼻腔各滴2～3滴,7日为1个疗程,连用1～3个疗程。治疗急慢性鼻炎、鼻窦炎患者645例,结果治疗组对鼻塞、流涕、嗅觉障碍、鼻甲肿胀等主要症状及体征的治疗效果明显优于对照组,总有效率为94.41%[33]。

14. 治疗中耳炎　用棉签蘸取黄柏煎剂,滴点入耳道内,然后患者头偏向健侧少许,以患侧耳道流出黄色稀薄液体为止,每日2～3次。治疗中耳炎患者26例,结果26例经5～7次治疗,全部痊愈[34]。

15. 用于急性乳腺炎　采用直流电点送治疗机将黄柏煎液浸湿滤纸,紧贴于乳房患处接阳极。治疗电极(10cm×10cm)×2对置法导入,以患者感觉度为限,每日1次,一次30ml,10次为1个疗程。治疗急性乳腺炎24例,经3～8次治疗全部治愈,其中5次以上2例,配合抗生素3日,病程越长,治疗次数越多,治愈率达100%[35]。

16. 治疗烧伤　将烧伤患者迅速脱离热源,消灭身上的热源,并保护烧伤部位,切勿牵拉搓揉创面;烧伤后,立即连续用5～15℃的冷水湿敷,以减轻疼痛;烧伤在1～2小时内,用5%的冷盐水或0.1%新洁尔灭液轻柔冲洗创面,并常规消毒创面周围10cm内皮后,水疱巨大者可用消毒针具刺破。随后用中药大黄,碾成粉末并经高压蒸汽灭菌法(用蒸汽压力1.06～1.40kgf/cm^2,温度121～126℃,持续30分钟)消毒;然后适量拌入黄柏液100ml(黄柏20g,水煎至500ml),调成糊状,均匀涂布于烧伤创面,并用敷料固定,间隔2小时,用余下的黄柏液适量渗入敷料上使之保持湿润,2日更换一次药物和敷料。治疗浅Ⅱ度烧伤患者30例,经过治疗,无一例感染,效果良好[36]。取黄柏、榆树内皮粉碎,混合加80%酒精,超出混合物平面0.01cm左右,密封浸泡48小时,喷创面1次,以后一般2～4小时喷1次,创面全部结痂后,据病情进行切痂。治疗烧伤患者50例,均获痊愈[37]。

17. 治疗阴道炎　取黄柏100g,烘干研成细末,蛇床子100g,加入500g麻油,浸泡1周,去渣留油装入净瓶备用,用药前先用温开水将外阴冲洗干净,拭干,再用消毒棉签蘸黄柏油擦于外阴及阴道,每日2～3次,治疗50例霉菌性阴道炎患者,结果痊愈43例,显效5例,无效2例;80例滴虫性阴道炎患者中,痊愈70例,显效8例,无效2例;32例老年性阴道炎患者中，痊愈28例，显效4例，总有效率为97.53%[38]。

18. 治疗流行性腮腺炎 将黄柏粉与生石膏粉按7∶3的比例混合均匀，治疗时取适量药粉，用水或米醋、酒调成糊状，敷于患处，以纱布、塑料薄膜等敷盖固定，每日敷1次，一般连续敷用2～3天。治疗62例，结果：敷药2天治愈者51例，3天治愈者8例，4天治愈者3例[39]。

19. 治疗冻疮 感染者用黄柏60g、芒硝30g；未感染者用黄柏30g、芒硝60g。研末，凉开水调成糊状，取适量敷于局部，每日敷药1次，无菌敷料包扎。治疗冻疮62例，结果敷药后胀痛、灼痒明显减轻。感染者3～6日愈合，未感染者2～4日愈合[40]。

（四）不良反应

黄柏小鼠腹腔注射的LD_{50}为2.7g/kg，小鼠腹腔注射的MLD为0.52g/kg。黄柏碱小鼠腹腔注射的LD_{50}为69.5mg/kg，昔罗匹林为71.5mg/kg[1]。一般症状：少量时，立毛；中等剂量，自发运动抑制，闭眼，呼吸缓慢；大剂量，运动停止，对刺激无反应，伸出四肢。

参考文献

[1] 王浴生. 中药药理与应用[M]. 北京：人民卫生出版社，1983：992-994.

[2] 陈蕾，邸大琳. 黄柏体外抑菌作用研究[J]. 时珍国医国药，2006，17(5)：759-760.

[3] 杨霓芝，黄春林. 泌尿专科中医临床诊治[M]. 北京：人民卫生出版社，2000：275-309.

[4] 梁莹. 黄柏抑菌效果的实验研究[J]. 现代医药卫生，2005，21(20)：2746-2747.

[5] 刘春平，赵淑肖，陈强，等. 盐酸小檗碱抗5种皮肤癣菌实验观察[J]. 临床皮肤科杂志，2005，34(1)：29.

[6] 张荣波，李朝品，田晔. 黄柏提取物体外抑杀毛囊蠕形螨活性研究[J]. 中国药理学通报，2006，22(7)：894-895.

[7] 郭鸣放，宋建徽，谢彦华，等. 复方黄柏液促进伤口愈合的实验研究. 河北医科大学学报，2001，22(1)：11.

[8] 南云生，毕晨蕾. 炮制对黄柏部分药理作用的影响[J]. 中药材，1995，18(2)：81-84.

[9] 赵鲁青，增瑞祥，王森民，等. 复方黄柏冷敷剂的药理学研究[J]. 中国药事，1995，9(4)：236.

[10] 贾红慧，王曙，袁洁，等. 比较两种黄柏组方二妙胶囊的抗炎作用[J]. 华西药学杂志，2007，22(6)：33.

[11] 熊程亿，方达超. 药根碱对离体豚鼠心房的作用[J]. 中国药理学与毒理学杂志，1989，3(4)：255-258.

[12] 陈超，韩虹，方达超，等. 药根碱对实验动物心肌缺血和复灌性损伤的保护作用[J]. 中国药理学通报，1989，5(6)：373-376.

[13] 阴健，郭力弓. 中药现代研究与临床应用(1)[M]. 北京：学苑出版社，1995：589.

[14] 王德全，胡俊英. 黄柏胶囊抗炎疗效临床分析[J]. 中华实用中西杂志，2004，4(17)：839.

[15] 何献伟. 黄柏提取物的抗溃疡作用[J]. 中成药，1991，13(4)：47.

[16] 廉莲，贾天柱. 黄柏及其炮制品对小鼠及大鼠胃肠功能的影响[J]. 中华中医药学刊，2008，26(3)：499-501.

[17] 何献伟. 黄柏提取物的抗溃疡作用[J]. 中成药，1991，13(4)：47.

[18] 邱全瑛，谭允育，赵岩松，等. 黄柏和小檗碱对小鼠免疫功能的影响[J]. 中国病理生理杂志，1996，24(6)：664.

[19] 吕燕宁，邱全瑛. 黄柏对小鼠DTH及其体内几种细胞因子的影响[J]. 北京中医药大学学报，1999，22(6)：48.

[20] 宋智琦，林熙然. 中药黄柏、茯苓及栀子抗迟发型超敏反应作用的实验研究[J]. 中国皮肤性病学杂志，1997，11(3)：143-144.

[21] 王鸿文，傅占元. 黄柏液灌肠治疗菌痢[J]. 辽宁中医杂志，1981(6)：24.

[22] 张宏英，金振美，胡景萍. 自拟黄柏散局部喷洒治疗慢性非特异性结肠炎 153 例[J]. 中医药临床杂志，2005，17(3)：279.

[23] 熊晓荣. 三味博落回煎剂治疗痔疮合并感染[J]. 云南中医杂志，1988，9(3)：18.

[24] 崔玉仁，黄娟菊，骆金凤，等. 黄柏提取物直流电导入治疗慢性前列腺炎 115 例[J]. 上海医科大学学报，1987，14(3)：217-219.

[25] 王庆文，井枫林，李秀兰，等. 痰喘净药理实验与治疗慢性支气管炎 300 例疗效观察[J]. 中西医结合杂志，1984，4(4)：222.

[26] 张竹玲. 应用黄柏煎剂治疗小儿溃疡性口腔炎[J]. 邯郸医专学报，1994，7(4)：360-361.

[27] 刘国州. 外用二黄粉治臁疮 36 例疗效观察[J]. 黑龙江中医药，1990(5)：40.

[28] 白静. 黄柏胶囊治疗湿疹 90 例疗效观察[J]. 实用医技杂志，2008，15(27)：3704-3705.

[29] 李桂英，陈瑞华，米艳红，等. 雄黄黄柏冰片膏外敷治疗带状疱疹[J]. 中华护理杂志，2000，35(5)：296.

[30] 付雪梅. 黄柏洗剂治疗足癣感染 35 例[J]. 中国民间疗法，2010，18(8)：23-24.

[31] 刘益群. 黄柏水湿敷治疗睑部隐翅虫皮炎 34 例[J]. 安徽中医学院学报，1988，7(2)：26.

[32] 戴建军，宁树成. 黄柏胶囊治疗急性和亚急性咽炎 100 例临床观察[J]. 实用临床医学，2004，5(4)：122.

[33] 刘琳，汪冰. 黄柏滴鼻液治疗鼻炎、鼻窦炎临床研究[J]. 山东中医药大学学报，2004，28(5)：346-347.

[34] 岳玉玲. 黄柏煎剂治疗中耳炎 26 例[J]. 中国民间疗法，2007，15(5)：19-20.

[35] 朱国红. 黄柏煎剂离子导入治疗乳腺炎 24 例[J]. 中医外治杂志，1999，8(5)：48.

[36] 刘勇. 大黄、黄柏治疗烧伤 30 例[J]. 实用中西医结合临床，2002，2(5)：26-27.

[37] 杜福勤. 黄柏榆树皮液治疗烧烫伤 50 例[J]. 中原医刊，1988，15(4)：20.

[38] 杨金珊. 黄柏油外用治疗阴道炎[J]. 中国民族民间医药杂志，2004(5)：38.

[39] 杨守珍. 黄柏石膏粉外敷治疗流行性腮腺炎[J]. 中国民间疗法，2000，8(12)：15.

[40] 苏军，刘明明，王爱斌. 黄柏芒硝治疗冻疮 62 例[J]. 临床军医杂志，2002，30(3)：105-106.

龙胆 Longdan

【别名】陵游(《神农本草经》)，草龙胆(《本草图经》)，龙胆草(《履巉岩本草》)，苦龙胆草、地胆草(《滇南本草》)，胆草(《药品化义》)，山龙胆(《浙江中药手册》)，四叶胆《广西中兽医药用植物》)，水龙胆(《江苏植药志》)，龙须草(江西)。

【来源】龙胆，始载于《神农本草经》，列为中品。因植物叶如龙葵，味苦如胆，而得名。为龙胆科多年生草本植物条叶龙胆 *Gentiana manshurica* Kitag.、龙胆 *Gentiana scabra* Bge.、三花龙胆 *Gentiana triflora* Pall. 或滇龙胆 *Gentiana rigescens* Franch. 的干燥根及根茎。前三种习称"关龙胆"，后一种习称"坚龙胆"。关龙胆主产于东北和内蒙古，产量大，品质优；坚龙胆主产于云南、四川、贵州。多为野生，亦有栽培。

【采收炮制】春、秋二季采挖，洗净，干燥。切段，生用。

【商品规格】商品按产区分为关龙胆(龙胆)和坚龙胆 2 种。龙胆以条粗大饱满、顺直、根上部有环纹、不带茎枝、黄色、质柔软、味极苦者为佳。坚龙胆以根细长、黄色及黄棕色为佳。

按《中国药典》(2010年版一部)规定:按干燥品计算,龙胆含龙胆苦苷($C_{16}H_{20}O_9$)不得少于3.0%。坚龙胆含龙胆苦苷($C_{16}H_{20}O_9$)不得少于1.5%。

【药性】苦,寒。归肝、胆、膀胱经。

【功效】清热燥湿,泻肝胆火,健胃。

【应用】

1. 下焦湿热,阴肿阴痒,带下,尿赤,黄疸　本品大苦大寒,清热燥湿,尤善清下焦湿热。用于湿热下注,阴肿阴痒,妇女带下黄稠,男子阴囊湿肿,尿赤涩痛等症,常与泽泻、木通、车前子等同用,如《兰室秘藏》龙胆泻肝汤;用于肝胆湿热,黄疸烦渴,多与栀子、大黄、白茅根等配用,如《太平圣惠方》龙胆散,或与板蓝根、败酱、青蒿等伍用,如《中国药物大全》龙胆退黄糖浆。

2. 肝火头痛,目赤耳聋,胁痛口苦　本品苦寒沉降,能泻肝胆实火。用于肝胆实火,胁痛口苦,头痛耳鸣等症,常与柴胡、生地、当归等配用,如《兰室秘藏》龙胆泻肝汤;若肝火上炎,目赤肿痛,多与栀子、防风、菊花等同用,如《银海精微》龙胆饮;若风热上扰,眼睑赤烂,又与苦参、牛蒡子配伍,如《审视瑶函》龙胆丸。

3. 肝热生风,高热惊厥　本品能清泻肝胆实火,而平息肝风。用于肝经热盛,热极生风,高热惊厥,手足抽搐诸症,常与牛黄、黄连、青黛等同用,如《小儿药证直诀》凉惊丸;或与栀子、芦荟、麝香等配用,如《宣明论方》当归龙荟丸;亦可与钩藤、黄芩、大黄等配伍,如《备急千金要方》龙胆汤。

4. 肝火犯胃,胃脘胀痛　本品味苦,又具清肝和胃的作用,张锡纯谓本品有"开胃进食"之效。用于肝胃不和,胃脘胀痛,食欲不振之症,可与大黄粉、丁香油、薄荷油等同用,如《中国药物大全》肝胃气痛片;或与橙皮、草豆蔻配用,如《中国药物大全》复方龙胆酊;亦可与蒲公英、小茴香油等配伍,如《中国药物大全》胃痛宁片。

【用法用量】煎服,3～6g。

【使用注意】脾胃虚寒者不宜用;阴虚津伤者慎用。

【鉴别用药】龙胆草与黄柏,皆能清下焦湿热。但龙胆草长于泻肝胆实火,以治头晕目赤;而黄柏主泻相火,以疗潮热遗精。

【药论】

1.《神农本草经》:"主骨间寒热,惊痫邪气,续绝伤,定五脏,杀蛊毒。"

2.《药品化义》:"胆草专泻肝胆之火,主治目痛颈痛,两胁疼痛,惊痫邪气,小儿疳积。凡属肝经热邪为患,用之神妙。其气味厚重而沉下,善清下焦湿热,若囊痈、便毒、下疳,及小便涩滞,男子阳挺肿胀,或光亮出脓,或茎中痒痛,女人阴癃作痛,或发痒生疮,以此入龙胆泻肝汤治之,皆苦寒胜热之力也。亦能除胃热,平蛔虫,盖蛔得苦即安耳。"

3.《医学衷中参西录》:"龙胆草,味苦微酸,为胃家正药。其苦也,能降胃气,坚胃质;其酸也,能补益胃中酸汁,消化饮食。凡胃热气逆,胃汁短少,不能食者,服之可以开胃进食。……微酸属木,故又能入肝胆,滋肝血,益胆汁,降肝胆之热使不上炎。举凡目疾、吐血、衄血、二便下血、惊痫、眩晕,因肝胆有热而致病者,皆能愈之。其泻肝胆实热之力,数倍于芍药,而以敛辑肝胆虚热,固不如芍药也。"

4.《本草正义》:"龙胆草,大苦大寒,与芩、连同功,但《本经》称其味涩,则其性能守而行之于内,故独以治骨热著;余则清泄肝胆有余之火,疏通下焦湿热之结,足以尽其能事;而霉疮之毒,疳痃之疡,皆属相火猖狂,非此等大苦大寒,不足以泻其烈焰,是又疏泄下焦之余义矣。”

【现代研究】

（一）化学成分

龙胆主要含有龙胆苦苷、獐牙菜苦苷、苦龙苷、三叶苷、苦樟苷、龙胆碱、秦艽乙素、齐墩果酸、熊果酸、马钱子苷酸、龙胆醛碱、龙胆次碱、龙胆三糖、β-谷甾醇等。

（二）药理作用

1. 保肝作用　龙胆苦苷腹腔注射能明显降低四氯化碳和D-氨基半乳糖所致化学性肝损伤小鼠血清ALT、AST水平，减轻实验动物肝坏死和肝细胞的病变程度，提高肝细胞内糖原含量，提示其对四氯化碳所致肝细胞糖原合成障碍有拮抗作用[1,2]。龙胆水提取物对四氯化碳、硫代乙酰胺及迟发型变态反应机制所致的SALT和SAST活性的上升有显著的抑制作用，还显著增加小鼠碳粒廓清速率，具有明显的保肝作用，其机制可能与保护肝细胞膜、抑制在肝脏发生的免疫反应及促进吞噬细胞的吞噬功能或在肝损伤状态下刺激肝药酶的活性而加强对异物的处理等有关[3]。另有实验显示，龙胆粉针剂不仅对化学性肝损伤，而且对免疫性肝损伤也有较好的保护作用[4]。

2. 利胆作用　用龙胆注射液给健康和肝损害的大鼠十二指肠注射50g/kg或给健康犬静脉注射4.5g/kg均能显著增加胆汁流量。从犬的胆汁分泌流量曲线可见在给药后5分钟和20分钟出现两个高峰，可能第一个高峰为胆囊收缩所致，第二个高峰为胆汁分泌增加的结果[5]。灌胃给予龙胆苦苷后能明显增加大鼠胆汁分泌量和胆汁中胆红素浓度，作用时间可持续3小时以上[2]。

3. 健胃作用　龙胆等苦味健胃药可使大鼠胃液和胃酸分泌增加，但食饵摄取量及体重增加情况与对照组比较无差异。于食前半小时服用少量龙胆草，能刺激胃液分泌；若食后服用，反使胃功能减退，分泌减少[6]。日本学者研究发现经胃瘘管注入龙胆苦苷可使胃液中游离酸及总酸度升高；舌下涂抹龙胆苦苷可使胃液量稍增；静脉给药胃液量基本不增加，表明龙胆苦苷对胃液和胃酸分泌有直接的刺激作用[1]。

4. 抗菌作用　试管法证明龙胆草煎剂对铜绿假单胞菌、变形杆菌、伤寒杆菌、金黄色葡萄球菌、石膏样毛癣菌、星形诺卡菌等有不同程度的抑制作用。龙胆注射液浓度为250～500mg/ml时对脑膜炎双球菌有抑制作用[5]。

5. 抗炎、解热、镇痛作用　龙胆草水提物能显著抑制角叉菜胶所致的大鼠足趾肿胀，对2,4-二硝基苯酚所致大鼠发热亦有显著的抑制作用[7]，并能减少冰醋酸所致小鼠的扭体次数[6]。皮下注射龙胆苦苷，可以减少小鼠扭体次数，提高痛阈值，同时还可明显减轻二甲苯致小鼠耳廓肿胀和蛋清致大鼠的足趾肿胀，抑制大鼠肉芽肿[8]。

（三）临床报道

1. 治疗慢性肝炎　用龙胆草、黄芩各10g，柴胡、酸枣仁各9g，山栀子7g，大枣6g，水煎至每剂400ml，每日1剂，分2次口服，2个月为1个疗程。治疗慢性乙型肝炎湿热证患者33例，结果全部患者NK水平、SOD活性均明显升高，MDA水平明显下降[9]。

2. 治疗带状疱疹　龙胆草30g，丹参15g，川芎10g。水煎服，每日1剂，早晚分2次服。大便秘结者加大黄12g。治疗42例，全部治愈。服药1剂后疼痛减轻者14例，服药3剂后皮疹停止发展者38例[10]。

3. 治疗结膜炎　龙胆草15g，水250ml。取煎液加适量氯化钠洗眼，每日3～4次。治疗94例，用药1～2天后痊愈者84例。治疗后仅4例无效[11]。10%复方龙胆滴眼液每小时1次或每日4～6次点眼。治疗急性结膜炎60例，结果治愈56例，好转3例，无效1例，有效率为98.33%[12]。

4. 治疗阴道炎 龙胆草50g，水煎服，每日3次口服，1次250ml，饭前服用，外用局部涂擦剂（苦参100g研末，加凡士林膏油合调），每日2次，涂擦于阴道局部。治疗霉菌性阴道炎患者85例，结果用药1次后，阴道奇痒症状均好转，阴道分泌物呈白色凝乳状、豆渣状均减少，经治3～10日均痊愈[13]。

5. 治疗膝关节积液 膝关节有积液，不管是因滑膜炎还是风湿、类风湿引起的，都在处方中加入龙胆草25～30g，疗效甚佳[14]。

（四）不良反应

龙胆苦苷的毒性很低，小鼠腹腔注射龙胆苦苷的LD_{50}为9572mg/kg；静脉注射龙胆苦苷4000mg/kg及口服15 000mg/kg的小鼠均无死亡[15]。龙胆水煎剂含龙胆苦苷、龙胆宁碱，大剂量服用后可抑制胃肠蠕动，使肠麻痹状态高级神经中枢受到抑制，出现四肢瘫痪[16]。

参考文献

[1] 张勇，蒋家雄，李文明. 龙胆苦苷药理研究进展[J]. 云南医药，1991，12(5)：304-306.

[2] 刘占文，陈长勋，金若敏，等. 龙胆苦苷的保肝作用研究[J]. 中草药，2002，33(1)：47-50.

[3] 徐丽华，徐强. 龙胆对实验性肝损伤的影响[J]. 中药药理与临床，1999(3)：20-22.

[4] 佟丽，陈育尧，刘欢欢. 龙胆粉针剂对实验性肝损伤的作用[J]. 第一军医大学学报，2001，21(12)：906-907.

[5] 王浴生. 中药药理与应用[M]. 北京：人民卫生出版社，1983：296-297.

[6] 金香子，徐明. 龙胆草提取物抗炎、镇痛、耐缺氧及抗疲劳作用的研究[J]. 时珍国医国药，2005，16(9)：842-843.

[7] 王德健，李巧云，徐世军，等. 龙胆草水提物的抗炎解热作用研究[J]. 四川省卫生管理干部学院学报，2007，26(1)：3-5.

[8] 陈雷，王海波，孙晓丽，等. 龙胆苦苷镇痛抗炎药理作用研究[J]. 天然产物研究与开发，2008(20)：903-906.

[9] 张诗军，马翠玉，陈泽雄，等. 清热利湿法对慢性乙型肝炎湿热证患者自然杀伤细胞、自由基水平的影响[J]. 中国中西医结合杂志，1997，17(5)：304-305.

[10] 赵保艾，张合恩，郑金盈，等. 治疗带状疱疹42例报告[J]. 河北中医，1984(2)：27.

[11] 钟玉坤. 介绍龙胆草治疗急性结膜炎[J]. 新医药学杂志，1974(8)：38.

[12] 周守慧. 复方龙胆滴眼液治疗急性结膜炎疗效观察[J]. 甘肃中医学院学报，1998，15(9)：44-45.

[13] 李佳华. 口服中药龙胆草液、局部涂擦苦参膏治疗霉菌性阴道炎[J]. 中医药学报，2001，29(3)：36.

[14] 缑玉玲. 龙胆草治疗膝关节积液[J]. 中国民间疗法，2008(1)：59.

[15] 林原，刘玉华，苏成业. 龙胆苦甙对CCl_4、扑热息痛毒性的保护作用[J]. 大连医学院学报，1991，13(3)：63-65.

[16] 赵志祥，李延龙，闰淑华. 龙胆草中毒致神经系统损害1例[J]. 中国中西医结合杂志，1997，17(9)：53.

秦皮 Qinpi

【别名】岑皮（《淮南万毕术》），梣皮（《名医别录》），秦白皮（《药性论》），蜡树皮（《中药志》),苦枥皮。

【来源】秦皮,始载于《神农本草经》,列为中品。为木犀科落叶乔木植物苦枥白蜡树 *Fraxinus rhynchophylla* Hance、白蜡树 *Fraxinus chinensis* Roxb.、尖叶白蜡树 *Fraxinus szaboana* Lingelsh. 或宿柱白蜡树 *Fraxinus stylosa* Lingelsh. 的干燥枝皮或干皮。主产于辽宁、河南、陕西等地。多为野生。

【采收炮制】春、秋二季剥取,晒干。切丝,生用。

【商品规格】商品有枝皮与干皮之分,一般不分等级。以条长、外皮薄而光滑、顺直、身干者为佳。

按《中国药典》(2010 年版一部)规定:本品按干燥品计算,含秦皮甲素($C_{15}H_{16}O_9$)和秦皮乙素($C_9H_6O_4$)的总量不得少于 1.0%。

【药性】苦、涩,寒。归肝、胆、大肠经。

【功效】清热燥湿,解毒,收涩,明目。

【应用】

1. 热毒泻痢,湿热带下　本品苦寒,其性收涩,既能清热燥湿解毒,又能收涩止痢止带。用于热毒泻痢,里急后重,常与白头翁、黄连、黄柏同用,如《伤寒论》白头翁汤;若用于湿热下注,赤白带下,多与丹皮、当归同用,如《本草汇言》治带下方。

2. 目赤肿痛,目生翳膜　本品能清肝泻火,明目退翳。用于肝经郁火,目赤肿痛,目生翳膜,常与栀子、淡竹叶同用,如《外台秘要》秦皮汤;亦可与黄连、升麻配用,煮汁过滤点眼,如《圣济总录》秦皮煎;若肝经风热,目赤生翳,多与秦艽、防风、甘草等配伍,如《眼科龙木论》秦皮汤。

【用法用量】煎服,3～12g。外用适量。

【使用注意】脾胃虚寒者忌用。

【鉴别用药】秦皮与菊花,均治目赤肿痛,目生翳膜。然前者宜治肝胆郁火,上攻于目所致的两眼红肿热痛,或生翳膜者;而后者宜治肝经风热所致的目赤肿痛,羞明流泪者。

【药论】

1.《神农本草经》:"除热,目中青翳白膜。"

2.《名医别录》:"疗男子少精,妇人带下,小儿痫,身热,可作洗目汤。"

3.《本草纲目》:"梣皮,色青气寒,味苦性涩,乃是厥阴肝、少阳胆经药也。故治目病、惊痫,取其平木也;治下痢、崩带,取其收涩也;又能治男子少精、益精有子,皆取其涩而补也。"

4.《本草汇言》:"秦皮,味苦性涩而坚,能收涩走散之精气。故仲景用白头翁汤,以此治下焦虚热而利者,取苦以涩之之意也。《别录》方止男子精虚,妇人崩带;甄氏方又治小儿惊痫身热,及肝热目暗,翳目赤肿,风泪不止等疾;皆缘肝胆火郁气散以致疾,以此澄寒清碧下降之物,使浊气分清,散气收敛。故治眼科,退翳膜,收泪出;治妇人科,定五崩,止血带;治大方科,止虚痢,敛遗精;治小儿科,安惊痫,退变蒸发热。"

【现代研究】

(一) 化学成分

苦枥白蜡树树皮中含七叶素、七叶苷、秦皮苷和秦皮甲素等香豆素类及鞣质。尖叶白蜡树树皮中含有七叶素、七叶苷、秦皮苷、莨菪亭等。宿柱白蜡树树皮中含有七叶素、七叶苷、丁香苷、宿柱白蜡苷。小叶白蜡树树皮含秦皮素、秦皮苷、七叶素、七叶苷等。

（二）药理作用

1. 抗病原微生物作用　秦皮中的秦皮甲素、秦皮乙素为抑制病原微生物的有效成分。体外实验表明，秦皮煎剂对金黄色葡萄球菌、大肠杆菌、福氏痢疾杆菌、宋内痢疾杆菌均有抑制作用[1]；对幽门螺杆菌的抗菌效果非常明显[2]。七叶树苷 10～20mg/100ml 对金黄色葡萄球菌、卡他球菌、甲型链球菌、奈瑟双球菌有抑制作用。秦皮乙素对卡他双球菌、金黄色葡萄球菌、大肠杆菌、福氏痢疾杆菌的 *MIC* 分别为：1∶2000、1∶∶1000 及 1∶2000[1]。秦皮水煎醇沉液的体外抑菌试验表明，对金黄色葡萄球菌、福氏痢疾杆菌、宋内痢疾杆菌有显著的抑制作用，对伤寒杆菌、副伤寒杆菌也有一定程度的敏感性；体内抑菌试验结果显示，可降低由伤寒杆菌引起的小鼠急性腹腔感染的死亡率[3]。应用新的中药抑菌实验方法进行秦皮对 308 株临床菌株的抑菌实验研究发现，秦皮对金黄色葡萄球菌和表皮葡萄球菌抑菌效果较好，对金黄色葡萄球菌和表皮葡萄球菌的 MIC_{50} 均为 $3g \cdot L^{-1}$，其 MIC_{90} 分别为 $12g \cdot L^{-1}$ 和 $6g \cdot L^{-1}$，但对肠球菌和肺炎克雷白菌的抑菌效果较差[4]。另有研究发现秦皮水煎醇沉后制成的浸液具有抗单纯疱疹病毒的作用[5]。

2. 抗炎镇痛作用　秦皮中的秦皮甲素、秦皮乙素、秦皮苷和秦皮素均具有明显的抗炎镇痛作用。腹腔注射秦皮乙素对大鼠蛋清性及右旋糖酐性脚肿有明显的抗炎作用，表现为踝关节的肿胀减轻及消退加速。秦皮乙素对此两种病理模型的作用较水杨酸钠强。它的抗炎作用可能与兴奋肾上腺皮质功能有关[6]。七叶苷及秦皮苷能显著抑制组胺引起的毛细血管通透性增加，而对缓激肽引起者不起作用。秦皮乙素和七叶苷对紫外线照射豚鼠背部引起的红斑反应均有抑制作用，前者作用更强。七叶苷对角叉菜胶、右旋糖酐、5-羟色胺及组织胺所引起的脚肿有抑制作用，对甲醛性脚肿也有抑制作用，但弱于对角叉菜胶性脚肿。秦皮苷作用较七叶苷更显著，但抑制 5-羟色胺和缓激肽所致脚肿的作用则比七叶苷要弱。七叶素在大剂量时对角叉菜胶性脚肿也有抑制作用[1]。秦皮乙素对巴豆油诱导的耳廓肿胀具有显著的抗炎和外周镇痛作用[7]；秦皮乙醇总提物和秦皮甲素对酵母多糖和角叉菜胶诱导的小鼠足爪肿胀模型具有显著的抗炎作用[8]。

3. 对尿量和尿酸排泄的影响　秦皮苷有利尿作用，能促进兔及风湿病患者尿酸的排泄。大鼠、家兔酚红排泄实验表明，七叶苷和七叶素均有促进尿酸排泄的作用，该作用可能是兴奋了交感神经系统，以及对肾脏的直接作用，即抑制了肾小管对尿酸的重吸收所致[9]。秦皮甲素和秦皮苷有一定的利尿作用，秦皮用于治疗痛风疗效甚佳，其有效成分为香豆素类成分。在氧嗪酸诱导的小鼠和大鼠高尿酸血症模型，腹腔注射秦皮甲素 $100mg \cdot kg^{-1}$ 或以上浓度时，显示出很强的降低血尿酸的作用，但口服给药此剂量的秦皮甲素无显著的作用；另外在小鼠和大鼠肝匀浆的体外试验中，秦皮甲素不显示对黄嘌呤氧化酶和黄嘌呤脱氢酶的抑制作用[10]。秦皮总香豆素能明显降低高尿酸血症小鼠的血尿酸及尿尿酸水平，对肾功能损害较小，认为其机理可能与有效抑制黄嘌呤氧化酶活性有关[11]。

4. 镇咳、祛痰和平喘作用　腹腔注射秦皮乙素悬浊液和七叶苷水溶液，对氨水喷雾引咳的小鼠有明显的镇咳作用；酚红排泌法证明秦皮乙素和七叶苷还有明显的祛痰作用。豚鼠组胺法实验证明，秦皮乙素 12.5g/kg 有显著的平喘作用；0.25%秦皮乙素对豚鼠离体气管有松弛气管平滑肌及对抗组胺的作用[1]。

（三）临床报道

1. 治疗细菌性痢疾　秦皮、白头翁各 30g，红苋、败酱草、马齿苋、凤尾草各 60g，赤芍 20g，甘草 10g，水煎煮至 200ml，每日 4 次，每次 25ml。1～2 周为 1 个疗程，服药期忌油腻、生冷瓜果，宜素食。用药后1周内复常者12例，1～2周复常者18例；腹痛与里急后重用药后2天内消失者16例，3～6天消失者14例；大便培养阳性12例，用药后9天内转阴者8例，大便转阴率66.7%[12]。

2. 治疗百日咳　秦皮、百部各12g，天竺黄15g，罂粟壳、甘草各10g，水煎3次，浓缩成100ml，或酌加白糖，制成糖浆。每日5次，饭前服。治疗30例，治愈22例，平均治愈时间10天，好转6例，无效2例[13]。

3. 治疗眼疾　用秦皮滴眼液（主要成分：秦皮、冰片）治疗31例慢性结膜炎中医辨证属风热上扰的患者，20日后，痊愈4例，显效8例，有效19例，无效4例，显效率34.28%，有效率88.57%[14]。

4. 治疗慢性气管炎　用秦皮浸出液气雾疗法（即以1∶1浓度的秦皮溶液喷雾，每次2ml，10次为1个疗程，一般用2个疗程）及浸膏片内服治疗530例，结果气雾组422例总有效率92.9%，显效率53.5%[15]。

（四）不良反应

急性毒性试验结果表明，小鼠口服秦皮素 LD_{50} 为 $2.39g \cdot kg^{-1}$，秦皮苷在 $11.5g \cdot kg^{-1}$ 剂量时只有30%动物死亡，二者中毒症状为镇静、惊厥、昏迷、呼吸麻痹而死；亚急性毒性试验结果显示，小鼠口服秦皮素 $1g \cdot kg^{-1}$，连续2周未观察到毒性反应，表明秦皮素与秦皮苷毒性很低[7]。取40只小鼠腹腔注射秦皮供试液（$1g \cdot ml^{-1}$ 水煎液），观察24～72小时动物死亡数，测得小鼠腹腔注射秦皮供试液的半数致死量 LD_{50} 为 $14.60g \cdot kg^{-1}$，表明其毒性较低[16]。

参考文献

[1] 王浴生. 中药药理与应用[M]. 北京：人民卫生出版社，1983：858.

[2] 王雨玲. 中药材黄芩、双花、秦皮等对幽门螺旋杆菌体外抗菌活性的研究[J]. 实用心脑肺血管病杂志，2010，18(5)：605.

[3] 杨天鸣，葛欣，王晓妮. 秦皮抗菌作用研究[J]. 西北国防医学杂志，2003，24(5)：387.

[4] 李仲兴，王秀华，岳云升，等. 用新方法进行秦皮对308株临床菌株的体外抑菌活性研究[J]. 中医药研究，2000，16(5)：51.

[5] 王育良，陆绵绵. 中药抗单纯疱疹病毒的实验研究[J]. 中国中医眼科杂志，1995，5(2)：78.

[6] 胡隐恒，汪曼影. 秦皮中所含的秦皮素和秦皮素苷的主要药理作用[J]. 新医药学杂志，1975(8)：41.

[7] Tubaro A，DelNegro P，Ragazzi E，et al. Anti-inflammatory and peripheral analgesic activity of esculetin in vivo[J]. Pharmacol ResCommun，1988，20(Suppl 5)：83.

[8] Stefanova Z，NeychevH，IvanovskaN，et al. Effect of a total extract from Fraxinus ornus stem bark and esculin on zymosan-and carrageenan-induced paw oedema in mice[J]. J Ethnopharmacol，1995，46(2)：101.

[9] 阴健，郭力弓. 中药现代研究与临床应用(1)[M]. 北京：学院出版社，1995：537.

[10] Kong L，Zhou J，Wen Y，et al. Aesculin possesses potent hypouricemic action in rodents but is devoid of xanthine oxidase/de-hydrogenase inhibitory activity[J]. Planta Med，2002，68(2)：175.

[11] 张三印，曹瑞竹，代勇，等. 秦皮总香豆素降低小鼠慢性高尿酸血症血尿酸水平及机理研究[J]. 四川中医，2010，28(9)：48-49.

[12] 王左，毛锦梅，梅珍. 秦皮合剂治疗急性菌痢30例临床观察[J]. 中成药，1985，(11)：21.

[13] 景其昌，李炳权. 痉咳五妙汤治疗百日咳30例[J]. 四川中医，1983(5)：26.

[14] 陆萍,李明飞.秦皮滴眼液治疗慢性结膜炎的临床观察[J].上海中医药杂志,2002(9):29.
[15] 沈阳部队221医院.花曲柳(秦皮)治疗慢性支气管炎疗效观察[J].中草药通讯,1973(1):21.
[16] 杨天鸣,葛欣,王晓妮.秦皮抗菌作用研究[J].西北国防医学杂志,2003,24(5):387.

苦参　Kushen

【别名】 苦骨(《本草纲目》),川参(《贵州民间方药集》),凤凰爪(《广西中兽医药志》),牛参(《湖南药物志》),野槐根、山槐树根、地参(江西、福建)。

【来源】 苦参,始载于《神农本草经》,列为中品。因形似参,味苦而得名。为豆科多年生落叶亚灌木植物苦参 *Sophora flavescens* Ait. 的干燥根。全国大部地区均产。均为野生。

【采收炮制】 春、秋二季采挖,除去根头及小支根,洗净,干燥;或趁鲜切片,干燥。生用。

【商品规格】 因加工不同,商品分苦参个与苦参片两种。以条均匀、断面色黄白、味极苦者为佳。

按《中国药典》(2010年版一部)规定:本品按干燥品计算,含苦参碱($C_{15}H_{24}N_2O$)和氧化苦参碱($C_{15}H_{24}N_2O_2$)的总量不得少于1.2%。总灰分不得过8.0%。

【药性】 苦,寒。归心、肝、胃、大肠、膀胱经。

【功效】 清热燥湿,杀虫,利尿。

【应用】

1. 湿热泻痢,便血,黄疸　本品苦寒,功能清热燥湿。用于湿热蕴结肠胃,腹痛泄泻,或下痢脓血,可单用,如《仁存堂经验方》治血痢方,亦可与木香、甘草同用,如《杂病源流犀烛》香参丸;用于湿热便血,肠风下血,痔漏出血,可与生地黄同用,如《外科大成》苦参地黄丸;用于湿热蕴蒸,谷疸发黄,多与龙胆草、牛胆汁合用,如《补缺肘后方》治谷疸方。

2. 带下阴痒,风疹,疥癣　本品苦寒沉降,既清下焦湿热,又能杀虫止痒。用于湿热下注,带下色黄,阴肿阴痒,常与蛇床子、鹤虱等同用,如《外科正宗》搨痒汤;若治风疹瘙痒,多与防风、蝉蜕、荆芥等配用,如《外科正宗》消风散;若治疥癣瘙痒,又与黄柏、金银花、地肤子等配伍,如《疡科心得集》苦参汤;若治烧伤灼痛,可单用研末,香油调搽患处,如《卫生宝鉴》绿白散。

3. 湿热蕴结,小便不利　本品性主降泄,善清下焦湿热,以利膀胱气化,故能通利小便,使湿热从小便排出。用于湿热蕴结膀胱,小便不利,可单用;亦可与当归、贝母合用,如《金匮要略》当归贝母苦参丸,治妊娠小便难。

【用法用量】 煎服,3～10g。外用适量。

【使用注意】 本品苦寒伤胃、伤阴,脾胃虚寒及阴虚津伤者忌用或慎用;反藜芦。

【鉴别用药】 苦参与黄柏,均清下焦湿热,用于痢疾、黄疸、带下之症。但苦参又善杀虫止痒,而治疥癣瘙痒;黄柏又泻命门相火,而治阴虚潮热。

【药论】

1.《神农本草经》:"主心腹结气,癥瘕积聚,黄疸,溺有余沥,逐水,除痈肿,补中,明目止泪。"

2.《本草汇言》:"姚斐成云,苦参,祛风泻火,燥湿去虫之药也。前人谓苦参补肾补阴,其论甚谬。盖此药味苦气腥,阴燥之物,秽恶难服,惟肾气实而湿火胜者宜之;若火衰精冷,元阳不足,及年高之人,胃虚气弱,非所宜也。况有久服而致腰重者,因其专降而不升,实伤肾之谓也,何有补肾补阴之功乎?"

3.《神农本草经百种录》："苦参，专治心经之火，与黄连功用相近。但黄连似去心脏之火为多，苦参似去心腑小肠之火为多，则以黄连之气味清，而苦参之气味浊也。按补中二字，亦取其苦以燥脾之义也。"

4.《本草正义》："苦参，大苦大寒，退热泄降，荡涤湿火，其功效与芩、连、龙胆皆相近，而苦参之苦愈甚，其燥尤烈，故能杀湿热所生之虫，较之芩、连力量益烈。近人乃不敢以入煎剂，盖不特畏其苦味难服，亦嫌其峻厉而避之也。然毒风恶癞，非此不除，今人但以为洗疮之用，恐未免因噎而废食耳。"

【现代研究】

（一）化学成分

苦参含有多种生物碱及多种黄酮类化合物。

生物碱类主要有苦参碱、氧化苦参碱、槐果碱、槐胺碱、槐定碱、拉马宁碱、别苦参碱、臭豆碱等。黄酮类化合物主要有苦参酮、去甲苦参酮、槐黄烷酮 G、槐黄醇、苦参啶、苦参啶醇、苦参醇、高丽槐素、苦醇、三叶豆紫檀苷、芒柄花素等。此外，从苦参中还分得植物血凝素、脂肪酸、挥发油、大黄酚、大豆甾醇 B、胞嘧啶等。

（二）药理作用

1. 对心血管系统的作用

（1）正性肌力作用：早期的研究认为苦参总碱对兔、大鼠、蟾蜍等心脏有明显的抑制作用，表现为心肌收缩力减弱，心排出量减少，且不受预先注射异丙肾上腺素的影响[1]。近来研究认为苦参碱、氧化苦参碱对心脏收缩力的影响与前相反，表现为正性肌力作用。其正性肌力作用的原因可能是在分子结构中含有 O＝C—N—C—C—C—N 基团[2]。苦参碱对哇巴因的正性肌力作用有增强效应，而哇巴因属于强心苷类，可抑制心肌细胞膜上的 Na^+-K^+-ATP 酶，因此，认为苦参碱正性肌力作用可能与 Na^+-K^+-ATP 酶无关[3]。氧化苦参碱对离体家兔心房和豚鼠乳头肌标本有正性肌力作用，能使离体蛙心、蟾蜍心脏和离体兔心房的收缩力加强，振幅增加，并呈剂量依赖关系[4]。氧化苦参碱还能降低前负荷，纠正由于心力衰竭而造成的心室舒张末压增高，对外周血流量有降低的趋势，对总外周阻力无明显影响，可明显改善心脏泵血功能，产生有益的血流动力学效应[5]。还有研究发现，苦参碱的正性肌力作用不被 α-和 β-肾上腺素能受体拮抗剂所抑制。苦参碱也增加心室肌细胞 L-型钙通道（$I_{Ca\text{-}L}$）并与剂量相关，使灭活曲线右移；可明显地增加 KCl 诱导的胞内钙浓度的升高。$I_{Ca\text{-}L}$ 可能是苦参碱的主要标靶，通过刺激 $I_{Ca\text{-}L}$ 增加胞内钙浓度，对电驱动豚鼠乳头肌起正性肌力作用[6]。

苦参碱（0.1～10mmol/L）可增强离体豚鼠右心房收缩力。对离体豚鼠右心室乳头肌，苦参碱（10^{-3}～10mmol/L）亦有明显的正性肌力作用，3mmol/L 时出现毒性表现。在普萘洛尔（心得安）诱发豚鼠心力衰竭动物模型中，苦参碱可使心率减慢，但无正性肌力作用，显示了离体和在体动物实验的不完全一致性[7]。对离体豚鼠工作心脏，苦参碱（0.1～10μmol/L）可浓度依赖性地增强心脏收缩功能，增加冠脉流量，减慢心率，但抑制舒张功能。苦参碱（0.1～1.0μmol/L）能浓度依赖性地增加分离的乳鼠单个心肌细胞内 Ca^{2+} 浓度，这从细胞水平进一步证明了其正性肌力作用与升高 Ca^{2+} 浓度有关[8]。有实验证明苦参碱可提高肾上腺素诱发的离体豚鼠左房自动节律的阈浓度[3]。通常认为，肾上腺素诱发心肌自律性增高是通过兴奋心肌 β 受体实现的。因此，苦参碱的正性肌力作用看似与其抗肾上腺素作用相矛盾，这提示苦参碱抗肾上腺素的作用可能与阻断 β 受体无关。

(2) 抗心律失常作用:苦参碱能明显对抗乌头碱、氯化钡和结扎左冠状动脉前降支诱发的大鼠室性心律失常,也能明显对抗氯化乙酰胆碱(CCl-ACh)混合液诱发的小鼠心房颤动或扑动。大鼠心电图试验证明苦参碱有负性频率和负性传导作用[9]。通过于犬左前降支结扎前后分别给苦参碱预防室颤实验,表明苦参碱能显著提高心室舒张期兴奋阈值(DET),降低心肌自律性,消除早期和延迟后除极所致的心律失常,延长心室有效不应期(ERP),使冲动落入不应期或使心肌各部分(ERP)趋于一致而终止折返激动。缺血前预先给苦参碱,能同时延长缺血区和正常区心肌 ERP,减少心肌 ERP 的不均一性,减少室颤发生;而在结扎后给药,因药物在缺血区分布少,对缺血区作用不明显,而明显延长了正常区 ERP,加剧了 ERP 的不均一性。因此认为苦参碱提高 DET,延长 ERP 是其抗心律失常作用机制,且应于缺血前给药为好[10]。苦参碱对酸化条件及长期心肌缺血后心室肌细胞的单个心室肌细胞快速延迟整流钾电流仍表现出明显的抑制作用,表明其对治疗心肌梗死后心律失常有效[11]。槐定碱 10mg/kg、20mg/kg 能明显对抗乌头碱 20μg/kg、氯化钡和结扎冠状动脉前降支诱发大鼠的室性心律失常,也能明显对抗氯化钙-ACh 混合液诱发小鼠心房颤动或扑动。槐定碱 10mg/kg 对大鼠心电图实验证明有其负性频率和负性传导作用[12]。槐胺碱可减轻清醒大鼠缺血早期心律失常,也可显著缩短再灌注心律失常持续时间,降低房颤的发生率。另外,苦参总黄酮亦有明显的抗大鼠心律失常作用[13]。

苦参抗心律失常的作用原理:苦参碱对乌头碱所致心律失常作用尤佳,抗心律失常较阿托品快而持久,认为其作用机制是一种非特异性"奎尼丁样"作用,即通过影响心肌细胞膜钾、钠离子传递系统,降低心肌应激性,延长不应期,从而抑制异位节律点[14]。研究证明,乌头碱可使心肌细胞膜的 Na^+ 通道持续开放,加速 Na^+ 内流,促使心肌细胞膜去极化而诱发心律失常。苦参碱可抑制乌头碱诱发大鼠左心房自律性作用,延长乌头碱诱发自动节律的潜伏期和减慢其初始频率,有效对抗乌头碱的心脏毒性,认为苦参碱可能有直接抑制心肌细胞膜钠内流的作用[15]。还有研究发现,氯化钾提高心肌细胞内钙离子浓度的作用可以被苦参碱所阻断,由此可以认为,苦参碱主要是通过心肌细胞膜上的 L 型钙通道影响钙离子内流的,这种作用可能是苦参碱抗心律失常的机制之一[16]。槐果碱是苦参碱类生物碱,主要能对抗室性心律失常,作用与 β 受体无关,可能是通过对心脏的直接作用及通过神经系统对心脏的间接作用,可使豚鼠心室乳头肌动作电位时间延长,对心肌细胞膜电位的作用类似于Ⅲ类抗心律失常药物,槐果碱使离体豚鼠右心室乳头肌、犬正常心脏和急性缺血心脏以及猫心肌梗死模型的 APD 和 ERP 明显延长,使 ERP/APD>1,打断折返通路,消除心律失常,与Ⅲ类抗心律失常相似[17]。氧化苦参碱(OMT)可在不同膜电位水平对 Na^+ 通道具有均匀一致的抑制作用,且这种抑制作用呈浓度依赖性和电压依赖性。认为 OMT 对 Na^+ 通道的阻滞作用是其抗心律失常作用机制的基础[18]。

(3) 对血压的影响:苦参总碱能扩张冠状动脉,增加冠状动脉血流量,扩张离体兔的肾及耳血管,但对后肢血管无明显影响,有一过性的降压作用。静脉给予氧化苦参碱 30mg/kg、60mg/kg 和 90mg/kg 具有剂量依赖性地降低血压的作用,氧化苦参碱能增强多沙唑嗪的降压作用,但与普萘洛尔无协同降压作用[19]。

2. 抗菌作用 苦参水煎液对大肠杆菌、金黄色葡萄球菌、甲型链球菌、乙型链球菌以及变形杆菌均有明显抑制作用[20]。复方苦参洗液对妇女外阴、阴道炎常见致病菌具有较强的抑菌效力,对家兔阴道黏膜实验证明,其对金黄色葡萄球菌感染具有显著疗效[21]。苦参对痢疾杆菌、鸡白痢沙门杆菌有显著抑制作用,对堇色毛癣菌等 10 多种皮肤真菌也有不同程度的抑制作用[22]。苦参碱还对结核杆菌有较强的抑制作用[23]。苦参根的甲醇提取物具有很强的抗菌活性，对G(+)菌*MIC*在25～50ng・ml^{-1}之间，对枯草杆菌尤为敏感；对G(−)铜绿假单胞菌值*MIC*为25ng・ml^{-1}[24]。现已知苦参抗菌的主要活性成分是苦参碱、氧化苦参碱、槐定碱、三叶豆紫檀苷和高丽槐素[25]。

3. 平喘作用　氧化苦参碱可显著减轻哮喘小鼠血管、气道周围炎性细胞浸润，改善黏膜上皮坏死脱落情况，消除哮喘的主要病理基础，起到抗炎、平喘的作用。研究发现，氧化苦参碱对哮喘小鼠IL-4 mRNA的表达有抑制作用，可通过抑制IL4的合成，进而抑制淋巴细胞的增殖及淋巴细胞和巨噬细胞的免疫活性[26]。氧化苦参碱能抑制哮喘小鼠肺组织中ICAM-1 mRNA表达[27]。氧化苦参碱还能降低细胞膜流动性，提高细胞膜稳定性，影响细胞膜表面IgE受体移动，从而有效地抑制抗原与特异性IgE受体结合诱导的肥大细胞脱颗粒释放组胺[28]。氧化苦参碱也可影响细胞内cAMP水平，使支气管平滑肌细胞内cAMP水平升高，支气管平滑肌舒张，进而发挥平喘作用[29]。大鼠、豚鼠离体气管在有Ca^{2+}和无Ca^{2+}的情况下，苦参碱均有明显地对抗组胺、乙酰胆碱及氯化钡兴奋气管平滑肌的作用，在无Ca^{2+}作用下，这种对抗作用更为明显[30]。

4. 抗炎作用　苦参碱和氧化苦参碱对多种致炎剂诱发的动物炎症均有抑制作用，二者与氢化可的松相似，能对抗巴豆油诱发小鼠和大鼠耳壳的炎症，长期给药时其作用随着剂量的增加而增强。它们对大鼠后肢由角叉菜胶诱发的炎症和对小鼠腹腔注射(ip)冰醋酸诱发的渗出性炎症均有明显的抑制作用；但对大鼠由埋藏棉球诱发肉芽组织增生的慢性炎症却无作用[31,32]。苦参碱霜剂能减少4-AP诱发的小鼠舔体反应次数，抑制2,4-二硝基氯苯所致的小鼠变应性接触性皮炎，具有止痒及抗急性炎症的作用[33]。

5. 对免疫系统的影响　苦参及其有效成分氧化苦参碱是一种双向免疫调节剂[34,35]，在低浓度时可刺激淋巴细胞增殖，高浓度时则抑制之。但总地来说，以免疫抑制作用为主。

苦参中的生物碱——苦参碱、氧化苦参碱、槐果碱、槐胺碱及槐定碱均为免疫抑制剂，对T细胞介导的免疫反应有不同程度的抑制效应，对依赖T细胞的抗致敏红细胞抗体反应，苦参碱、氧化苦参碱、槐胺碱均具有明显的抑制效应。氧化苦参碱对小鼠脾T、B淋巴细胞和细胞因子呈双向调节作用，即高浓度(1mg/ml)呈不同程度的抑制效应，而低浓度(10～5mg/ml)则有明显的增强效应，较高浓度时与分裂霉素对淋巴细胞的作用呈协同作用[36]。苦参类生物碱还显著抑制巨噬细胞(Mφ)的吞噬功能；苦参碱能降低Mφ抑制P_{815}肿瘤细胞增殖效应，对Mφ有直接细胞毒性作用。对T细胞介导的肿瘤免疫和血清溶菌酶活性也有抑制作用。其机制为苦参碱对T细胞增殖及Th细胞产生IL-2的能力均有抑制作用，是细胞毒性免疫抑制剂，但其杀伤作用不明显[37]。氧化苦参碱可使低反应性的人扁桃体淋巴细胞增殖能力提高，而对高反应性的人扁桃体淋巴细胞及正常小鼠脾细胞增殖则表现为抑制作用[38]。氧化苦参碱对人和小鼠淋巴细胞的增殖都有抑制作用[39]。有研究发现，氧化苦参碱可显著抑制正常小鼠脾细胞的自发增殖及ConA或脂多糖刺激的转化反应，而对手术已使之显著降低的脾细胞对ConA刺激的转化反应则无影响[40]。苦参碱能抑制T淋巴细胞酯酶染色率，增强网状内皮系统的吞噬能力，但对迟发型超敏反应和血清溶血素抗体无明显影响，表明苦参碱对免疫低下小鼠的细胞免疫具有明显抑制作用，但增强其非特异性免疫[41]。苦参碱还可明显抑制ConA和LPS诱导的小鼠脾淋巴细胞增殖及ConA诱导的小鼠脾细胞释放IL-2，对LPS诱导的小鼠腹腔巨噬细胞释放IL-1亦有一定的抑制作用[42]。

6. 促进白细胞增生　苦参总碱30mg/kg和氧化苦参碱100mg/kg静脉或肌内注射，对正常家兔外周血白细胞有明显升高作用。对家兔经 X 线 600R(600 伦琴)全身照射所致的白细胞减少症有显著的治疗作用。而苦参碱似无治疗作用。氧化苦参碱对环磷酰胺所致小鼠白细胞减少症有一定疗效[43]。氧化苦参碱与环磷酰胺合用,可提高环磷酰胺的代谢激活,并使环磷酰胺减少剂量的 1/2,其抑瘤的作用仍相当于原剂量,而环磷酰胺引起白细胞减少的毒性明显降低[44]。苦参碱和氧化苦参碱对^{60}钴 γ 源和深部 X 线的照射引起的家兔白细胞低下有明显的升白作用。小白鼠腹腔注射(ip)氧化苦参碱可防止丝裂霉素 C 引起的白细胞减少[45]。

7. 抗肿瘤作用　苦参碱有比较广泛的抗肿瘤作用。苦参碱对人肝癌 HepG 细胞、人胃癌 NCI-N_{87} 细胞、人肺腺癌 SPC-A-1 细胞、白血病细胞株 HL-60 细胞、鼻咽癌 CNE_2 细胞、卵巢癌 $SKOV_3$、人恶性黑素瘤细胞株 A_{375}、胆管癌 QBC_{939} 细胞、涎腺腺样囊性癌 ACC-M 细胞、人骨肉瘤细胞 MG-63、视网膜母细胞瘤细胞、人肾癌细胞系 GRC-1 细胞株等的增殖都有明显的抑制作用[46-58]。另报道,苦参碱可使大肠癌细胞出现皱缩、脱壁、漂浮,有的细胞出现破碎现象[59]。苦参碱的主要抗癌机制与下列因素有关:①抑制肿瘤细胞增殖[60]。②诱导肿瘤细胞分化[61,62]。③抑制肿瘤转移[63,64]。④诱导肿瘤细胞凋亡[65,66]。⑤逆转肿瘤细胞耐药性[67,68]。⑥免疫调节作用[69,70]。

8. 镇静和催眠作用　苦参碱和氧化苦参碱有类似安定的作用,对中枢均有抑制作用,并与脑中递质 γ-氨基丁酸和甘胺酸含量增加有关,作用随剂量增加而增强[71]。腹腔注射(ip)1/16、1/8、1/4 LD_{50} 剂量的氧化槐定碱和氧化苦参碱都能引起小鼠自发活动的减少,戊巴比妥钠入睡时间缩短,睡眠时间延长,并能明显加强阈下剂量戊巴比妥钠的催眠作用。同比剂量氧化槐定碱对小鼠自主活动抑制,对阈下剂量戊巴比妥钠协同作用略强于氧化苦参碱,但氧化苦参碱对延长戊巴比妥钠睡眠时间略强于氧化槐定碱[72]。苦参碱对青霉素钠诱导产生的大鼠海马脑片 CAI 区 PS 有抑制作用,提示其对海马中枢有镇静抑制作用[73]。

(三)临床报道

1. 治疗细菌性痢疾　①口服苦参胶囊:将苦参粉碎,过 120 目筛子,装 0 号胶囊,0.5g/粒,每次 6 粒,1 日 3 次,口服。②100%苦参煎剂保留灌肠:苦参 100g,水煎 2 次,浓缩至 100ml(小儿酌减),待温度适中时睡前保留灌肠,每晚 1 次。保留时间尽可能延长,保留至第 2 天更好。每 10 天为 1 个疗程,3 个疗程结束后评定疗效。结果:58 例均在 3 个疗程内治愈,近期治愈率 100%。未见任何不良反应[74]。

2. 治疗慢性直肠炎　苦参、槐花各 30g,水煎 2 次,滤液浓缩至 150ml。用时加锡类散 2 支、2%普鲁卡因(奴夫卡因)10ml。方法:①点滴组 120 例,晚 8 时排便后,取左侧屈膝卧位,用 16 号导尿管插入直肠内 20cm,滴速 120 滴 1 分钟。②灌肠组 86 例,灌肠时间、体位及插尿管深度均同上组,于 10 分钟用注射器将药液缓慢注入。均日 1 次,15 日为 1 个疗程。疗程间隔 5 日。治疗两个疗程后,点滴组与灌肠组分别治愈 91、46 例,好转各 25 例,无效 4、15 例,总有效率 96.6%、82.6%。两组疗效比较有显著性差异($P<0.001$)[75]。

3. 治疗霉菌性肠炎　以苦参粉 2g、云南白药 1g 混匀,早晚各服 1 次;或按苦参与云南白药 2∶1 投料,先煎苦参浓缩成流浸膏,调入云南白药,制成 0.5g 重的药丸,每次 2 丸,每日 3 次,均以 30 天为 1 个疗程。共治疗 40 例,结果治愈 28 例,好转 12 例[76]。

4. 治疗滴虫性肠炎　苦参、蛇床子、白鲜皮、黄柏各 30g,浓煎过滤为 60ml,兑 1%醋酸溶液 60ml,行保留灌肠,1 日 2 次,连用 3～5 天。本组 48 例经治疗后,4 天内腹泻停止,腹痛消失,大便镜检阴性者 36 例;4～6 天症状消失,大便镜检阴性者 11 例;6 天以上症状消失，大便镜检阴性者1例。全部有效。经随访，复发者4例(均为女性)，占8%[77]。

5. 治疗慢性溃疡性结肠炎　苦参30g、地榆20g、防风10g、白及6g，水煎浓缩至50ml，每晚睡前1次保留灌肠，经2周治疗，临床治愈4例，好转4例，无效4例[78]。

6. 治疗心律失常　用复方四参汤(苦参、丹参、太子参、南沙参、广郁金、莲子心、炙远志、炒枣仁、香谷芽)治疗病毒性心肌炎后心律失常，以期前收缩(早搏)为主的89例病例中，显著疗效44例，有效34例，无效11例，总有效率达到87.64%；以T波改变为主的11例中，经治疗后有8例恢复正常，3例无效[79]。还有报道，心律失常患者停用各种抗心律失常药，用苦参总碱100～200mg，3次/日，3～4周为1个疗程。结果50例患者，显效33例，有效11例，无效0例，总有效率88%[80]。

7. 治疗失眠　用苦参糖浆(每100ml约相当生药50g)，成人20ml，小儿5～15ml，一次口服或鼻饲，以代替镇静催眠药，观察10例，效果良好。对感染性疾患的催眠作用尤佳，未见明显副作用[81]。用苦参100g，百合、枣柏仁各40g。将苦参等四味中药加水适量，将3次药液浓缩至1200ml过滤，装瓶备用，每晚临睡前1小时服30ml。注意事项：浓缩药液宜低温保存(2～8℃)，服用时加温至常温(40℃左右)。结果，治愈：21例，显效6例，无效3例，总有效率为90%[82]。

8. 治疗食管炎　苦参30g、黄连10g、大黄6g，加水150ml煎至60ml，每次服20ml，日3次，服药后禁食1小时。治疗10例食管炎患者，均于7日内症状消失。其中6例于治疗10天后，复查胃镜，5例食管黏膜基本复常[83]。

9. 治疗蛲虫病　百部150g、川椒60g、苦参200g、明矾10g，加水500ml，煮沸20～30分钟，去渣过滤，每晚睡前用40ml保留灌肠，儿童酌减。治疗50例，均用药2～4次而愈[84]。

10. 治疗化脓性中耳炎　苦参、紫草各50g，香油500ml，冰片6g，枯矾3g。将苦参、紫草放入香油锅内浸泡24小时，然后炸至药枯呈黑黄色，过滤后再将冰片、枯矾研成面搅匀即成紫参滴耳油。滴耳每次1～2滴，每日1次，3日为1个疗程。治疗急性化脓性中耳炎120只耳，痊愈112只耳，显效6只，好转2只；慢性化脓性中耳炎25只耳，痊愈21只，显效2只，好转1只，无效1只[85]。

11. 治疗宫颈炎　80例慢性宫颈炎患者给予苦参凝胶5g注入阴道深处。于月经净后3日开始用药，每日1次，2周为1个疗程，连用2个疗程，每疗程结束后于月经净后复查。结果，宫颈糜烂总有效率第1个疗程69%，第2个疗程89%，单纯型宫颈糜烂有效率明显高于颗粒型和乳突型。说明苦参凝胶治疗宫颈糜烂疗效显著，且无刺激性，患者依从性好[86]。

12. 治疗阴道炎等　苦参、黄连、黄柏、蛇床子各30g，川椒、枯矾各10g，冰片3g，共为细末，消毒备用。先用3%碳酸氢钠液或1∶1000新洁尔灭洗净外阴及阴部，然后局部上药，每日1～2次，5次为1个疗程。结果显效64例，好转4例，有效率100%[87]。还有报道，每晚将苦参软膏置于阴道后穹隆处，7日为1个疗程，停药后第1次月经干净后3～5日复查。结果总有效率为97%。无不良反应报告[88]。

13. 治疗肛裂　苦参50g，荆芥、防风、川椒各30g，冰片(后下)5g，将上药浸泡于6000ml冷开水中20分钟，再用文火煎20～30分钟，停火后，去渣取汁，加入冰片，待冷却至约40℃时，行坐浴15～20分钟，每天1剂，连用6剂为1个疗程。共治60例，结果：痊愈50例；显效10例。本组病例中最多2个疗程，最少半个疗程，平均1个疗程[89]。

14. 治疗神经性皮炎　苦参200g，加入陈醋500ml内浸泡5天备用。治法：患部先抓后用温水洗净，再用消毒棉棍蘸药搽患处，每日早晚各1次，一般搽药3～5天见效。结果：治疗 52 例，痊愈 45 例，显著进步 7 例，无不良反应及副作用[90]。

15. 治疗烫伤　苦参 60g、连翘 20g，共研细末，过 80 目细筛，除渣，用麻油 200g 调匀。以凉开水洗净患处，用消毒棉球吸干水珠，涂药，每日 2 次，适用于Ⅰ°、Ⅱ°中小面积烫伤。共治疗 6 例均愈。本药止痛快，能控制局部感染[91]。

16. 治疗淋病　单味苦参每次 200g，一煎取汁 400ml，早晚分服；二煎取汁 300～1200ml，浸洗阴茎或坐浴阴道，每日 2～3 次。连续用半个月，治疗 38 例，治愈率 84.2%[92]。

（四）不良反应

苦参浸膏小鼠灌服或肌注的 LD_{50} 分别为 14.5g/kg 及 14.4g/kg。苦参结晶碱小鼠皮下注射的 LD_{50} 为(297±18)mg/kg。苦参生物碱结晶给小鼠腹腔注射的 LD_{50} 为(571.2±48.8)mg/kg[43]。氧化苦参碱给小鼠静注或肌注的 LD_{50} 分别为(144.2±22.8)mg/kg 和(256.74±573.6)mg/kg[93,94]。狗肌内注射苦参碱结晶 200mg/kg，观察 6 小时，除有轻度安静外无任何异常现象，每天肌内注射 0.5g，连续 14 天，动物精神状态、活动情况与血象也均无明显改变。狗每天肌内注射苦参浸膏 0.1g/kg，13 天为 1 个疗程，共用 1～3 个疗程。每个疗程结束后，病理检查心肌均无明显改变。鸽肌内注射苦参生物碱 100mg/kg，未发生任何毒性症状，注射 200mg/kg 者，于 5～10 小时内部分鸽发生呕吐，注射 400mg/kg 者全部呕吐，观察 24 小时内死亡 4 只[43]。苦参避孕栓放置小鼠阴道，涂片检查发情周期，杀死后肉眼检查阴道、宫颈、子宫，并取阴道、宫颈黏膜组织切片、染色、光镜观察，结果证明无刺激性[95]。

参 考 文 献

[1] 辛洪波. 苦参碱抑制心肌细胞膜钠内流的作用[J]. 中国药理学报，1987，8(5)：501.

[2] 李锐松，陈水英. 苦豆子七种生物碱对豚鼠乳头肌收缩性的影响[J]. 中国药理学报，1986，7(3)：219.

[3] 辛洪波，刘世芳. 苦参碱对离体豚鼠心房及对几种致颤药物作用的影响[J]. 中国药理学报，1987，8(6)：501.

[4] 阮长武，何仲海，金朝俊，等. 苦参碱对去甲肾上腺素促心肌细胞肥大及肌球蛋白重链基因表达的影响[J]. 临床心血管病杂志，2002，18(4)：171-172.

[5] 李青，王进，毛小洁，等. 氧化苦参碱的强心作用[J]. 沈阳药科大学学报，1999，16(4)：281.

[6] 庄宁宁，李自成，张爱东，等. 氧化苦参碱对豚鼠心室肌细胞膜 L-型钙通道的影响[J]. 中国心脏起搏与心电生理杂志，2004，18(3)：209-211.

[7] 金朝俊，王逸平，孙伟康，等. 苦参碱对豚鼠心肌收缩性的影响[J]. 医学研究通讯，1997，26(10)：20.

[8] 季勇，孙丽洲，饶曼人，等. 苦参碱的正性肌力作用与心肌细胞内游离钙的关系[J]. 南京医科大学学报，1998，18(4)：265.

[9] 黄彩云，谢世荣，黄胜英，等. 苦参碱抗心律失常作用的实验研究[J]. 大连医科大学学报，2002，24(3)：176-179.

[10] 曾建新，曹宏宇，李青. 苦参碱对犬急性心肌缺血室颤的影响[J]. 中国药理学通报，1996，12(6)：574.

[11] 张婉，潘振伟，冯铁明. 苦参碱对缺血性心室肌细胞快速延迟整流钾电流的作用[J]. 中国药理学通报，2008，24(3)：322-326.

[12] 谢世荣，黄彩云，黄胜英. 槐定碱抗心律失常作用的研究[J]. 大连大学学报，2002，23(6)：104-107.

[13] 王继光. 苦参总黄酮抗实验性心律失常作用的实验研究[J]. 中药药理与临床,2001,17(5):177-199.

[14] 沈映君. 中药药理学[M]. 上海:上海科学技术出版社,1997:61.

[15] 金朝俊,王逸平,孙伟康,等. 苦参碱对豚鼠心肌收缩性的影响[J]. 医学研究通讯,1997,26(10):20.

[16] 李进禧,李留东,邢健东,等. 苦参碱对大鼠心肌细胞钙内流影响的实验研究[J]. 中成药,2002,24(10):774-776.

[17] 金朝俊,王逸平,孙卫康. 苦参碱对豚鼠心肌收缩性的影响[J]. 医学研究通讯,1997,26(10):20-22.

[18] 张爱东,李自成. 氧化苦参碱对豚鼠心室肌细胞膜 Na^+ 通道的影响[J]. 中国病理生理杂志,2005,21(10):1946-1949.

[19] 刘芬,刘洁,王秋静,等. 氧化苦参碱对大鼠血压的影响[J]. 吉林大学学报:医学版,2005,31(3):417-419.

[20] 邸大琳,李法庆,陈蕾,等. 苦参体外抑菌作用的研究[J]. 时珍国医国药,2006,17(10):1974.

[21] 谭元生,胡宏,黄大香等. 复方苦参洗液的药效学研究[J]. 中药药理与临床,1999,15(2):36-38.

[22] 郑永权,姚建仁,邵向东. 苦参化学成分及农业应用研究概况[J]. 农药科学与管理,2000,21(1):24-26.

[23] 李洪敏,冯端浩. 中药苦参碱对结核杆菌的抑制作用[J]. 解放军药学学报,2002,18(6):383-384.

[24] 尚飞,陈芳晓,钱春. 苦参中黄酮成分的药理研究进展[J]. 药品评价,2004,(5):385-387.

[25] 苗抗立. 苦参的化学成分及药理的研究进展[J]. 天然产物开发与研究,2002,13(2):69-73.

[26] 侯伟,刘海燕,王爱荣. 氧化苦参碱对小鼠哮喘模型气道炎症及细胞因子的影响[J]. 西安交通大学学报:医学版,2004,25(6):587-589.

[27] 焦霞,沈其昀. 氧化苦参碱对哮喘小鼠的抗炎作用及对 ICAM-1 mRNA 表达的影响[J]. 首都医科大学学报,2006,27(1):28-31.

[28] 殷金珠,韩桂秋,张琪. 苦参治疗Ⅰ型变态反应性疾病的机理研究[J]. 北京医科大学学报,1993,25(2):84.

[29] 王会贤,喻学忠,钱玉昆. 氧化苦参碱对淋巴细胞第二信使的影响[J]. 中国免疫学杂志,1993,9(5):315.

[30] 鲍淑娟,李淑芳,周文正. 苦参碱平喘作用机理探讨[J]. 中药药理与临床,1995,11(5):33-34.

[31] 谭焕然. 苦参碱抗炎症作用的实验研究[J]. 中西医结合杂志,1985,5(2):108.

[32] 廖杰. 氧化苦参碱的抗炎症作用[J]. 北京医科大学学报,1988,20(4):313.

[33] 王鲁萍,宋磊,黄桢. 苦参碱对鼠实验性皮炎的抗炎止痒作用[J]. 世界感染杂志,2005,5(6):471-474.

[34] 钱玉昆. 中药(SFA、LLA)对小鼠免疫功能的调节作用[J]. 中华微生物与免疫学杂志,1988,8(5):312.

[35] 冯亚珍,周蓉,李秀枝,等. 苦参调节免疫功能的实验研究[J]. 中华实验和临床病毒学杂志,1998,12(2):192-193.

[36] 刘桂荣,黄万忠,严仲铠. 苦参的研究概况[J]. 特产研究,1993(4):35-38.

[37] 路岐祥. 苦参碱等 5 种单体生物碱影响免疫功能的探讨[J]. 上海免疫学杂志,1987,6:335-337.

[38] 王会贤,章灵华,杜守英,等. 氧化苦参碱对淋巴细胞增殖的影响[J]. 中草药. 1994,25(7):362.

[39] 王会贤,章灵华,杜守英,等. 氧化苦参碱对淋巴细胞增殖的影响[J]. 中草药,1994,12(2):192-193.

[40] 秦泽莲,庄红明,刘燕,等. 氧化苦参碱延长小鼠异体移植心肌存活期及其免疫机理的研究[J]. 中西医结合杂志,1990,10(2):99.

[41] 呙爱秀,黄兴国,雷黎明. 苦参碱对免疫功能低下小鼠免疫功能的影响[J]. 中国现代药物应用,2008,2(11):7-8.

[42] 尚智,丁涛,温富春,等. 苦参碱对小鼠免疫功能的影响[J]. 长春中医药大学学报,2007,23(2):21-22.

[43] 王浴生. 中药药理与应用[M]. 北京:人民卫生出版社,1983:640-641.

[44] 袁寀,吕式琪,姚娴. 氧化苦参碱对环磷酰胺抗癌活性和毒性的影响[J]. 药学学报,1987,22(4):245.

[45] 中国医学科学院药物研究所. 中药志(第1册)[M]. 北京:人民卫生出版社,1982:195.

[46] 程向东,杜义安,黄灵,等. 苦参碱对人肝癌 HepG2 细胞内 GSH 水平调节和细胞杀伤作用[J]. 中国肿瘤,2008,17(4):311-313.

[47] 王中林,蒋平,谭映霞,等. 苦参碱对 NCI-N_{87} 胃癌细胞增殖凋亡及 bcl-2 蛋白表达的影响[J]. 中华中医药学刊,2009,27(1):141-143.

[48] 耿国军,姜杰,杜好信,等. 苦参碱对肺腺癌细胞生长抑制的实验研究[J]. 浙江中西医结合杂志,2009,119(14):207-208.

[49] 罗文纪,虞荣喜,朱宁希. 苦参碱诱导白血病细胞株 HL-60 分化的实验研究[J]. 中国医药学报,2001,16(5):21-23.

[50] 张力,李海英,吴式琇. 苦参碱对人鼻咽癌 CNE_2 细胞增殖的抑制作用研究[J]. 江西中医学学报,2009,21(2):55-56.

[51] 凌丹,李力,黎丹戎,等. 苦参碱对卵巢癌细胞生长及其尿型纤溶酶原激活因子和抑制因子表达的影响[J]. 广西医科大学学报,2007,24(4):498-500.

[52] 刘晓艳,方红,羊正纲,等. 苦参碱对人恶性黑素瘤细胞株侵袭能力及乙酰肝素酶 mRNA 表达的抑制作用[J]. 中药材,2006,29(3):253-256.

[53] 刘晓艳,方红,滕理送,等. 苦参碱抑制人恶性黑素瘤 A_{375} 细胞株的侵袭[J]. 中华皮肤科杂志,2006,39(6):331-334.

[54] 陈�,张双卫,王银全. 苦参碱对人胆管癌细胞 QBC_{939} 增殖和凋亡的影响[J]. 中华实验外科杂志,2005,22(5):627.

[55] 赵军方,李新明,刘善廷,等. 苦参碱对涎腺样囊性癌生长抑制的实验研究[J]. 河南外科学杂志,2005,11(5):2-3.

[56] 郑安祥,陈杰,陶惠民. 苦参碱抑制人骨肉瘤 MG-63 细胞增殖和诱导凋亡的体外实验研究[J]. 河南外科学杂志,2005,11(5):2-3.

[57] 种铁,牛建强,王子明,等. 苦参碱抑制人肾癌细胞系 GRC-1 细胞株增殖和促凋亡的实验研究[J]. 中西医结合学报,2006,4(4):388-391.

[58] 喻巍,李彬,岳常丽,等. 苦参碱抑制视网膜母细胞瘤细胞增殖的研究[J]. 眼科,2007,16(2):127-128.

[59] 詹刚,冯来运. 苦参碱对大肠癌细胞凋亡发生及 Bad 蛋白表达的影响[J]. 重庆医学,2009,38(8):926-927.

[60] 钱学敏,李继强,罗鸿予,等. 氧化苦参碱抑制 SMMC-7721 细胞增殖的研究[J]. 上海第二医科大学学报,2002,22(6):512-514.

[61] 朱宁希,罗文纪,虞荣喜,等. 苦参碱对白血病细胞诱导分化作用和机理研究[J]. 上海中医药大学学报,2001,15(1):43-44.

[62] MEICHLE A,PHILIPPA,EILERSEM,et al. The Functions of Myc Proteins[J]. Biochemica et Biophysica Acta,1992(114):129-146.

[63] 林洪生,李树奇,朴炳奎. 三参冲剂对肿瘤转移中内皮细胞及粘附因子的影响[J]. 中国肿瘤,1999,8(12):574-576.

[64] 王兵,王国俊,徐均.氧化苦参碱对肿瘤诱导血管内皮细胞增殖的抑制作用[J].实用肿瘤杂志,2000,15(5):297-300.

[65] 司维柯,陈安,李鹏,等.苦参碱诱导人肝癌细胞系 $HepG_2$ 凋亡的研究[J].第三军医大学学报,2001,23(7):816-820.

[66] 刘北忠,蒋纪恺,张彦,等.苦参碱触发的 K_{562} 细胞胞内钙信号的动态变化.临床检验杂志,2003,21(Suppl):33-35.

[67] 孙付军,王宁,李贵海,等.苦参碱对获得性多药耐药小鼠 S_{180} 肿瘤细胞基因表达产物 P_{170}、LRP 及 TOPOⅡ表达的影响[J].中药材,2004,27(11):838-840.

[68] 丁艳芳,谢霞,赵瑾瑶,等.苦参碱逆转人白血病 K_{562}/ADM 细胞对阿霉素耐药性的研究[J].大连医科大学学报,2004,26(4):256-260.

[69] 王国征,孙明,周健,等.苦参碱抑制 KG1a 细胞生长及提高自然杀伤细胞对其杀伤敏感性的研究[J].肿瘤,2009,29(3):240.

[70] 刘欣燕,王润田,崔澂,等.氧化苦参碱对 L_{929} 肿瘤细胞免疫抑制作用的影响[J].中国免疫学杂志,2009,25(3):216.

[71] 耿群美.苦参碱、氧化苦参碱对小白鼠脑中递质——氨基丁酸和甘胺酸含量的影响[J].内蒙古医学杂志,1993,13(1):3-4.

[72] 余建强,蒋袁絮,王丽韫,等.氧化槐定碱和氧化苦参碱对小鼠中枢的抵制作用[J].宁夏医学杂志,2002,24(1):13-15.

[73] 王绪平,陈庆梅,郑筱祥.苦参醇提取液镇静催眠作用的实验研究[J].中草药,2004,35(5):551.

[74] 张振卿.单味苦参治疗耐药细菌性痢疾的体会[J].四川中医,2002,20(11):48.

[75] 么秋春,马莲,张丽明,等.苦参槐花合剂直肠滴注治疗慢性直肠炎疗效观察[J].四川中医,1991(5):27.

[76] 王健中.霉菌性肠炎 40 例疗效观察[J].中医杂志,1983(6):57.

[77] 唐嗣景.苦参煎剂治疗滴虫性肠炎 48 例[J].湖南中医杂志,1987(5):56.

[78] 郭福生.苦参汤灌肠治疗慢性溃疡性结肠炎[J].辽宁中医杂志,1995,22(4):172.

[79] 郑秀春,石蕴玉,沈博生,等.益气养阴治疗病毒性心肌炎后心律失常 100 例[J].辽宁中医杂志,1995,22(2):72-73.

[80] 赵敏,金玄俊,邢武军.苦参总碱治疗心律失常 50 例疗效分析[J].心血管康复医学杂志,1999(3):58-59.

[81] 王国铨,沙克千.苦参子的临床应用[J].中级医刊,1983(5):55.

[82] 赵金洋,曲亚楠.苦参汤治疗顽固性失眠 30 例[J].陕西中医,2007,28(4):447-448.

[83] 孙建中,王保利,张同山.参连大黄液治疗食管炎 10 例[J].甘肃中医,1992(1):42.

[84] 王俊侠.百椒汤灌肠治疗蛲虫病 50 例[J].湖北中医杂志,1981(3):37.

[85] 王彩云,张兰香.紫参滴耳油治疗化脓性中耳炎[J].浙江中医学院学报,1991,15(6):19.

[86] 钮启能.苦参凝胶治疗慢性宫颈炎 80 例[J].现代中西医结合杂志,2009,18(26):3202-3203.

[87] 梁佩丽.苦参散治疗真菌性阴道炎 68 例[J].中国民康医学,2008,20(22):2673.

[88] 刘红杰,何秀权,孙禹威.苦参软膏治疗滴虫性阴道炎 60 例疗效观察[J].中国现代药物应用,2008,2(16):29.

[89] 徐常本,魏香荣,王玉平,等.苦参的临床新用途[J].基层中药杂志,1995(2):43.

[90] 郭筱宝.中药治疗神经性皮炎 52 例[J].湖北中医杂志,1985(6):20.

[91] 汪用坤.中药苦参连翘油剂治疗烫伤简介[J].中国医刊,1983(7):31.

[92] 陶立军,董俊峰.苦参煎汤治疗淋病 38 例[J].陕西中医,1997,18(5):200.

[93] 张宝恒,孔祥军,蔡育立,等.氧化苦参碱抗心律失常作用[J].北京医科大学学报,1988,20(6):419.

[94] 廖杰，张宝恒. 氧化苦参碱的抗炎症作用[J]. 北京医科大学学报，1988，20(4)：313.

[95] 李立杰，周忠光，史之茂. 苦参避孕栓对小鼠阴道及宫颈粘膜影响观察[J]. 中医药信息，1988(1)：44.

白鲜皮 Baixianpi

【别名】北鲜皮(《药材资料汇编》)，白膻皮、羊膻草根、羊角条根皮(河南)，八股牛(东北)。

【来源】白鲜皮，始载于《神农本草经》，列为中品。李时珍谓：鲜者，羊之气也，此草根白色，有羊膻气，故名。为芸香科多年生草本植物白鲜 *Dictamnus dasycarpus* Turcz. 的干燥根皮。主产于辽宁、河北、山东、江苏等地。均为野生。

【采收炮制】春、秋二季采挖，除去须根和外部粗皮，纵向剖开，抽去木心，切厚片，晒干。生用。

【商品规格】商品统装。以身干、条大、肉厚、色灰白、断面分层、无木心者为佳。以辽宁产品质优。

按《中国药典》(2010 年版一部)规定：本品按干燥品计算，含梣酮($C_{14}H_{16}O_3$)总量不得少于 0.050％，黄柏酮($C_{26}H_{34}O_7$)不得少于 0.15％。

【药性】苦，寒。归脾、胃、膀胱经。

【功效】清热燥湿，祛风解毒。

【应用】

1. 湿热疮毒，湿疹疥癣　本品苦寒，具有清热燥湿，泻火解毒，及祛风止痒之效。用于湿热疮毒，遍身脓窠，肌肤溃烂，黄水淋漓，常与苍术、苦参、连翘等燥湿解毒之品同用；若治风疹、湿疹、疥癣瘙痒，又多与生地、防风、赤芍等配伍，如《外伤科学》四物消风汤。

2. 黄疸尿赤，湿热痹痛　本品既清热燥湿，又祛风通痹。用于湿热黄疸，小便黄赤，配茵陈蒿有利胆退黄之功，如《杂病源流犀烛》白鲜皮汤；若治风湿热痹，关节红肿热痛，可配苍术、黄柏、牛膝等品，以除湿热痹痛。李时珍谓本品“为诸黄风痹之要药”。

【用法用量】煎服，6～10g。外用适量，煎汤洗或研粉敷。

【使用注意】本品苦寒，虚寒患者慎用。

【鉴别用药】白鲜皮与苦参，皆有祛除湿热、止痒退黄之效，而用于湿疹、黄疸诸症。但白鲜皮又能通利关节，以治风湿热痹；而苦参更为苦寒沉降，善治泻痢带下之症。

【药论】

1.《本草纲目》：“白鲜皮，气寒善行，味苦性燥，足太阴、阳明经，去湿热药也。兼入手太阴、阳明，为诸黄风痹要药。世医止施之疮科，浅矣！”

2.《本草述》：“白鲜根皮，始尝之，味微咸，后味辛，后即纯苦，苦中复有微辛，《本草》言其气寒。夫咸入血，苦寒之性，有辛而合之以入血，宜能清散血中之滞热矣。肝为风木，不独血虚能生风，即血滞者亦然，血之滞也，不独寒能涩之，即热而气伤者亦能涩之，此味于是有专功，谓其通关节，利九窍及血脉者不谬也。……但脾以肝为用，而此之借金气以达者，肝更借肺为用以致于脾，脾因肝之血和，肺之气达，而湿热乃散，故治湿痹及黄疸症。”

3.《本草求真》：“白鲜皮，阳明胃土，喜燥恶湿，一有邪入，则阳被郁不伸，而热生矣。有热自必有湿，湿淫则热益盛，而风更乘热至，相依为害，以致关节不通，九窍不利，见为风疮疥癣，毛脱疸黄，湿痹便结，溺闭阴肿，咳逆狂叫，饮水种种等症，治宜用此苦泄寒咸之味，以为开关通窍，俾水行热除，风息而症自克平。奈世不察，猥以此为疮疡之外用，其亦未达主治之意耳。然此止可施于脾胃坚实之人，若使素属虚寒，切勿妄用。”

【现代研究】

（一）化学成分

白鲜皮的根中含有白鲜碱、异白鲜碱、白鲜皮碱、茵芋碱、γ-崖椒碱、前茵芋碱、异斑佛林草碱、胡芦巴碱、胆碱、去甲茵芋碱；梣酮、异白蜡树酮、6β-羟基白蜡树酮、柠檬苦素、柠檬苦素地噢酚、黄柏酮酸、黄柏内酯、白鲜脑交酯、β-谷甾醇、菜油甾醇等。

（二）药理作用

1. 抗菌作用　白鲜皮水浸剂（1∶4），在试管内对多种致病真菌如堇色毛癣菌、同心性毛癣菌、许兰黄癣菌、奥杜盎小孢子癣菌、铁锈色小孢子癣菌、羊毛状小孢子癣菌、腹股沟表皮癣菌、红色表皮癣菌、星形诺卡菌等均有不同程度的抑制作用[1]。白鲜皮乙醇提取物对大肠杆菌和金黄色葡萄球菌有较好的抑制作用，但对白色念珠菌和黑曲霉无明显抑菌效果[2]。

2. 解热作用　试验证明，白鲜皮浸出液，对因温刺法而发热的家兔有解热作用[3]。

3. 抗炎作用　白鲜皮水提物对半抗原 2，4，6-三硝基氯苯所致的接触性皮炎及颗粒性抗原羊红细胞所致的足趾反应有抑制作用，同时还能抑制二甲苯所致的小鼠耳肿胀及蛋清所致的小鼠足跖炎症反应[4,5]。白鲜皮水提取物和 95%乙醇提取物有抑制二甲苯造成的非特异性耳廓肿胀的作用，与吲哚美辛作用相似，但水提取物抗炎作用弱于 95%乙醇提取物。故认为 95%乙醇提取物是白鲜皮的抗炎有效部位[6]。

4. 对免疫功能的影响　白鲜皮水提物对半抗原 picryl chlonide 所致的接触性皮炎及颗粒抗原羊红细胞所致的足跖反应有明显抑制作用，但抗原攻击前给药则无这种作用。此外，白鲜皮对于小鼠抗 SRBC 抗体的产生，包括对抗体产生细胞数和血清溶血素水平均有明显的抑制作用。这些结果表明，白鲜皮对细胞免疫和体液免疫均有抑制作用[5]。白鲜皮中粗多糖能明显增加正常小鼠胸腺和脾脏的重量，提高网状内皮系统吞噬功能[7]。

5. 抗癌作用　本品非极性溶剂提取物及挥发油在体外有抗癌活性，45%浓度即能杀死艾氏腹水癌、S180 及 U14 细胞[1]，胡芦巴碱 12.5mg/kg 能延长 P_{388} 白血病小鼠生命 31%[8]。

（三）临床报道

1. 治疗胃与十二指肠溃疡病　白鲜皮粉，每服 5g，口服 2 次，治疗 18 例，痊愈 12 例，好转 1 例，无效 5 例[9]。

2. 治疗阴道炎　用白鲜皮、蛇床子、地肤子各 30g，苦参、川椒、龙胆草各 15g，枯矾 20g，治疗老年性阴道炎。将除枯矾外的以上 6 种药材煎煮 2 次，第 1 次加水 3000ml，煎 20～30 分钟；第 2 次加水 2000ml，煎 20 分钟，合并两次煎滤液，浓缩至 1000ml，加枯矾兑化备用。将煎剂温度保持在 30～40℃，熏蒸 20 分钟，坐浴 15 分钟，早晚各 1 次，7 天为 1 个疗程，连续 3 个疗程后停药 1 周。结果：56 例患者中 48 例痊愈，显效 7 例，无效 1 例，总有效率 98.2%[10]。

3. 治疗面癣　白鲜皮 20g，苦参、大黄各 30g，川椒、地肤子、黄柏各 15g，黄连 10g。将上药加水 300ml，煎煮 15～20 分钟，滤液，待温后浸洗患处，每次 15～20 分钟，每日 2 次，每天 1 剂，10 天为 1 个疗程。治疗 49 例，治愈 45 例，有效 4 例[11]。

4. 治疗手足皲裂　白鲜皮、地骨皮、苦参、甘草各 30g。加水 2000～3000ml，煎至 1000～1500ml 药液，趁热滤出，先熏洗患处，待温度适宜时浸泡 30 分钟，每日 1 剂，每天熏洗2次，7日为1个疗程。平时患处外涂甘草油（甘草100g，酒精200ml，甘油200ml。先将甘草粉碎过80目筛，浸泡在酒精内24小时后，滤除甘草，于浸液中加入甘油混匀备用）。治疗50例，总有效率为96%[12]。

5. 治疗扁平疣　白鲜皮50g，明矾50g。先将白鲜皮文火水煎30分钟后倒出滤液约200ml，加入明矾充分摇匀，待凉温后取适量药液涂擦患处，并用手揉搓10分钟，使药物渗透于皮肤内。每日1次，7日为1个疗程。结果：用药1个疗程达到止痒效果者43例，占35.8%；用药2～3个疗程皮损完全消退脱落者89例，占74.2%；症状无明显改善者4例，占3.3%[13]。

参考文献

[1] 阴健. 中药现代研究与临床应用(3)[M]. 北京：中国古籍出版社，1997：79.

[2] 付永霞. 白鲜皮的抑菌作用[J]. 中国现代药物应用，2010，4(6)：238-239.

[3] 马清钧. 常用中药现代研究与临床[M]. 天津：天津科技翻译出版公司，1995：162.

[4] 谭家莉，谢艳华，匡威. 白鲜皮抗炎作用的实验研究[J]. 中国新医药，2004，3(8)：35-36.

[5] 王蓉，徐强，徐丽华. 白鲜皮的免疫药理研究[J]. 中国药科大学学报，1992，23(4)：234.

[6] 杨桂明，艾丹. 白鲜皮抗炎有效部位的研究[J]. 时珍国医国药，2010，21(9)：2209-2210.

[7] 李淑惠，纪耀华. 白鲜皮粗多糖提取与总糖含量测定[J]. 时珍国医国药，2000，11(1)：14.

[8] 国家医药管理局中草药情报中心站. 植物药有效成分手册[M]. 北京：人民卫生出版社，1986：1076.

[9] 丁万一. 白藓皮治疗胃、十二指肠溃疡病[J]. 辽宁医药，1977(4)：44.

[10] 刘丽华，王素云，舒晓宏，等. 中药熏蒸治疗老年性阴道炎56例观察[J]. 实用中医药杂志，2007，23(6)：375.

[11] 何同国. 中药洗剂治疗面癣49例[J]. 陕西中医，1991，12(1)：33.

[12] 宋红旗，王飞霞. 中药外用治疗手足皲裂50例[J]. 辽宁中医杂志，1990，14(11)：45.

[13] 董小海. 白鲜皮明矾洗液治疗扁平疣[J]. 山西中医杂志，1999，18(12)：567.

椿皮　Chunpi

【别名】樗白皮(《药性论》)，樗皮(《日华子本草》)，臭椿皮(《滇南本草》)，苦椿皮(《陕西中药志》)，椿根皮、椿白皮、椿樗皮(《中药手册》)，椿根白皮。

【来源】椿皮，始载于《新修本草》，附于"椿木叶"项下。为苦木科落叶乔木植物臭椿 *Ailanthus altissima* (Mill.)Swingle 的干燥根皮或干皮。全国大部地区均有生产，主产于浙江、江苏、湖北、河北等省。野生与栽培均有。

【采收炮制】全年均可剥取，晒干，或刮去粗皮晒干。切段，生用或麸炒用。

【商品规格】商品有椿根皮与椿干皮之分，均为统货。以肉厚、块大、黄白色、不带外皮者为佳。习惯认为根皮比干皮质优。

【药性】苦、涩，寒。归大肠、肝经。

【功效】清热燥湿，收涩止泻，止带止血。

【应用】

1. 湿热泻痢，久泻久痢　本品苦涩性寒，既可清热燥湿而治湿热泻痢；又能收敛固涩而治久泻久痢。用于湿热泻痢，常与地榆同用，如《鲁府禁方》椿根散；或与枳壳、甘草配用，如《苏沈良方》樗根散。用于久泻久痢，可与诃子、母丁香配伍，如《脾胃论》诃黎勒丸；或与人参同用，如《杂病源流犀烛》樗白皮散。

2. 赤白带下　本品清热燥湿，收涩止带。用于湿热下注，赤白带下，经浊淋漓，常与苦参、黄柏、栀子等同用，如《仁术便览》樗白皮丸；或与黄柏、高良姜、芍药配伍，如《摄生众妙方》樗树根丸；若痰湿下注，带下脉滑者，多与苍术、陈皮、半夏等配用，如《女科指掌》樗皮丸。

3. 崩漏经多，便血痔血　本品清热燥湿，收敛止血。用于血热崩漏，月经过多，常与黄柏、白芍药、龟甲等同用，如《医学入门》固经丸。若用于便血痔血，可单用为丸，如《圣济总录》如神丸；或与侧柏叶、升麻、芍药等同用，如《丹溪心法》椿皮丸；或与苍术、枳壳配伍，如《普济本事方》椿皮丸。

【用法用量】煎服，3～10g。外用适量。

【使用注意】本品苦寒，脾胃虚寒者慎用。

【鉴别用药】椿皮与黄柏，二者均清热燥湿，对湿热泻痢带下之症，常相须为用，以增强疗效。然而前者具收敛固涩之性，对血热崩漏便血，及泻痢日久不愈者，亦常用之；而后者只具苦寒之性，且清热燥湿作用更强，并能清命门相火，又常用于阴虚火旺之证。

【药论】

1.《药性论》："治赤白痢，肠滑，痔疾泻血不住。"

2.《本草通玄》："樗白皮，专以固摄为用，故泻痢肠风，遗浊崩带者，并主之。然必病久而滑，始为相宜，若新病早服，强勉固涩，必变他症而成痼疾矣。凡用刮去粗皮，生用则能通利，酸醋炙即能固涩。"

3.《现代实用中药》："内服治妇人子宫出血及产后出血、子宫炎、肠炎、赤痢、肠出血、膀胱及尿道炎症、淋病等，有消炎、制泌、止血之功；又治神经痛及肝脏、脾脏等之疾患。"

【现代研究】

（一）化学成分

臭椿的根皮含苦楝素、β-谷甾醇、胡萝卜苷、东莨菪内酯、山柰酚、鞣质、赭朴吩等。树皮含臭椿苦酮、臭椿苦内酯、乙酰臭椿苦内酯、苦木素、新苦木素等。

（二）药理作用

抗肿瘤作用：苦木素和臭椿酮均有抗肿瘤作用。4mg/kg 苦木素对小鼠白血病 P_{388} 的生命延长率为 65%，50μg/kg 仍可使生命延长率高于 25%。臭椿酮对人鼻咽癌 KB 细胞的 ED_{50} 为 10^{-2}～10^{-3} μg/ml，0.12～4.00mg/kg 剂量时，对淋巴细胞白血病 P_{388} 显示一定的活性[1]。椿皮可抑制小鼠移植 S_{180} 肉瘤的生长和肿瘤组织中基质金属蛋白酶 9（MMP_9）的表达，且相应的肿瘤微血管密度也下降，认为椿皮的抗肿瘤作用不仅是提高免疫、诱导凋亡，而且对血管生成也有显著的抑制作用，是多途径共同发挥作用的结果[2]。

（三）临床报道

1. 治疗急性细菌性痢疾　取鲜樗根白皮 30g，煎 2 次，滤汁混合分 2 次服，为成人 1 日量。观察 82 例，治愈 81 例。服药后发烧多在 3 日内降至正常，腹痛及里急后重平均 2 天消失（配合复方樟脑酊内服），脓血便多在 2～3 天内减少，以后逐渐转为正常。曾对治愈中的 48 例作了随访，结果有 2 例在 2 个月后复发，再服上药治疗，3 个月治愈。或用 100%椿根皮流浸膏，成人每次 10～15ml，儿童每岁 1～2ml，每日 3 次饭前服。如行保留灌肠，剂量较内服者增大 1 倍，用水稀释 10 倍使用。经治 70 例，痊愈 68 例，无效 2 例。平均治愈时间 6.3 天。体温降至正常平均为 1.35 天，腹泻控制平均为 2.4 天，大便恢复正常平均为 3 天[3]。

2. 治疗阿米巴痢疾　取干樗根白皮100g,加水至600ml,煎汁浓缩至100ml,成为1∶1煎剂。日服3次,每次10ml,一般7天为1个疗程。临床可根据年龄、体质及病情酌予增减剂量及疗程。观察31例,经用药7～24天(平均8.5天),临床治愈30例,好转1例(病程20年)。经选8例随访观察,6个月未有复发者[4]。

3. 治疗便血　取樗根白皮120g切碎,生绿豆芽、生萝卜各120g榨取鲜汁,混合后加水煎煮过滤,冲入黄酒适量,临睡时炖温服。小儿酌减。经治30例,治愈27例,好转1例,无效2例。治愈病例中起病半月以内的22例,均服4剂治愈;起病在半个月至3个月的5例,均服8剂治愈[5]。

4. 治疗溃疡病　将臭椿树皮剥下后,除去最外一层青皮,用内面厚白皮,晒干炒成老黄色研粉,制成丸、散、片均可。日服3次,每次6～9g。419例胃与十二指肠溃疡患者,经治后临床控制185例,显效89例,有效101例,无效44例[6]。

5. 治疗宫颈癌　取臭椿白皮1000g、麦糠500g,加水3000ml,煎至1000ml。每次50ml,日服3次。部分病例用煎剂行局部涂布。共治10例,临床治愈1例,系宫颈鳞癌Ⅱ度晚期菜花型,经服药20天后,宫颈肿物消失,两次活检均未发现癌细胞,宫旁肿痛亦消失;显效1例,有效5例,无效3例[6]。

6. 治疗功能失调子宫出血　椿皮40g,白术、棕炭、地榆炭、炒山栀各25g,侧柏叶20g,辨证加减,水煎服,1日服3次。治疗122例患者,显效67例,好转36例,无效19例。总有效率为84.4%[7]。

参考文献

[1] 阴健.中药现代研究与临床应用(3)[M].北京:中医古籍出版社,1997:298.

[2] 郭继龙,王世军.椿皮抑制S_{180}肉瘤血管生成机理的实验研究[J].中国实验方剂学杂志,2008,14(8):48-49.

[3] 徐清林.鲜樗根白皮治疗细菌性痢疾有效[J].中医杂志,1961(1):27.

[4] 贾如宝.椿根皮流浸膏治疗70例菌痢[J].上海中医杂志,1964(6):19-20.

[5] 张庆瑞.椿根白皮煎剂治疗便血[J].浙江中医杂志,1966,9(7):320.

[6] 江苏新医学院.中药大辞典(下册)[M].上海:上海科学技术出版社,1977:2588-2589.

[7] 高振华,王彦群.椿皮饮治疗功能失调子宫出血[J].吉林中医药,1983(2):27.

第三节　清热凉血药

清热凉血药,多为甘苦咸寒之品。咸能入血,寒能清热。多归心、肝经。心主血,肝藏血,故本类药物具有清解营分、血分热邪的作用,主要用于营分、血分等实热证。如温热病热入营分,热灼营阴,心神被扰,症见舌绛、身热夜甚、心烦不寐、脉细数,甚则神昏谵语、斑疹隐隐;邪陷心包,神昏谵语、舌蹇肢厥、舌质红绛;热入血分,热盛迫血,心神扰乱,症见舌质深绛、吐血衄血、尿血便血、斑疹紫黯、躁扰不安,甚或昏狂。亦可用于其他疾病引起的血热出血证。本类药物中的生地黄、玄参等,既能清热凉血,又能滋养阴液,标本兼顾。本类药物一般适用于热在营血的病证,如果气血两燔,可配清热泻火药,以气血两清。

生地黄　Shengdihuang

【别名】苄(《尔雅》),地髓(《神农本草经》),原生地(《本草正义》),干生地(《中药志》),

怀地黄(河南),蜜罐花根。

【来源】生地黄,始载于《神农本草经》,列为上品。因其色黄,质重下沉,故名。为玄参科多年生草本植物地黄 *Rehmannia glutinosa* Libosch. 的新鲜或干燥块根。我国大部地区皆有生产,主产于河南温县、博爱、武陟、孟县、泌阳等地。一般以河南产量大、质量好,为四大“怀药”之一。多为栽培,也有野生。

【采收炮制】秋季采挖,除去芦头、须根及泥沙,鲜用;或将地黄缓缓烘焙至约八成干。前者习称“鲜地黄”,后者习称“生地黄”或“干地黄”。切厚片,生用。

【商品规格】鲜地黄以粗壮、色红黄者为佳;干地黄以块大、体重、断面乌黑色者为佳。

按《中国药典》(2010 年版一部)规定:按干燥品计算,含梓醇($C_{15}H_{22}O_{10}$)不得少于 0.20%;含毛蕊花糖苷($C_{29}H_{36}O_{15}$)不得少于 0.020%。总灰分不得超过 8.0%;酸不溶性灰分不得超过 3.0%;水溶性浸出物不得少于 65.0%。

【药性】甘、苦,寒。归心、肝、肾经。

【功效】清热凉血,养阴生津。

【应用】

1. 热入营血,斑疹吐衄　本品甘寒质润,苦寒清热,入营分、血分,为清营、凉血、止血之要药。用于温热病热入营血,壮热烦渴,神昏舌绛,常与水牛角、玄参等同用,如《温病条辨》清营汤;若血热妄行,吐血衄血,斑疹紫黑,常与水牛角、赤芍、丹皮配伍,如《备急千金要方》犀角地黄汤;若血热吐衄便血,崩漏下血,血色鲜红,亦可与生荷叶、生艾叶、生柏叶配用,如《妇人良方》四生丸;若血分热盛,吐血脉数,又可与牡丹皮、焦山栀、三七等配伍,如《医学心悟》生地黄汤。

2. 阴虚内热,潮热盗汗　本品甘寒质润,入肾经,又能滋阴降火。用于温病后期,余热未尽,邪伏阴分,夜热早凉,舌红脉数者,常与鳖甲、青蒿、知母等同用,如《温病条辨》青蒿鳖甲汤;若阴虚火旺,盗汗不止,多与黄柏、黄芪、浮小麦等配用,如《景岳全书》生地黄煎;若劳瘵阴虚,骨蒸劳热,可与丹皮、知母、地骨皮等配伍,如《古今医统》地黄膏;若肺阴亏损,虚劳干咳,咽燥咯血,常与人参、茯苓、白蜜同用,如《洪氏集验方》琼玉膏。

3. 津伤口渴,内热消渴　本品甘寒质润,又具清热养阴、生津止渴之效。用于热病伤阴,口干咽燥,烦渴多饮,常与玉竹、麦冬、沙参同用,如《温病条辨》益胃汤;用于肺热津伤,烦渴多饮,多与天花粉、黄连、藕汁等配用,如《丹溪心法》消渴方;若暑热伤阴,肾水不能上济,而口渴引饮,则与黄连、乌梅、阿胶等同用,如《温病条辨》连梅汤;用于阴虚内热的消渴证,口渴多饮,可与山药、黄芪、山茱萸等配用,如《医学衷中参西录》滋膵饮;若温病伤津,大便燥结,咽干口渴,常与玄参、麦冬同用,如《温病条辨》增液汤。

【用法用量】煎服,10～30g,鲜品用量加倍,或以鲜品捣汁入药。

【使用注意】本品性寒而滞,脾虚湿滞、腹满便溏、胸膈多痰者慎用。

【鉴别用药】生地黄包括鲜地黄和干地黄两种,均有清热、凉血、养阴的功效。但鲜地黄苦重于甘,其气大寒,清热凉血作用较为突出;而干地黄甘重于苦,益阴养血功效较佳。故急性热病,热入营血,以鲜者为好;慢性阴虚内热的病证,以干者为宜。

【药论】

1.《神农本草经》:“主折跌绝筋,伤中,逐血痹,填骨髓,长肌肉,作汤除寒热积聚,除痹。生者尤良。”

2.《本草经疏》:“干地黄,乃补肾家之要药,益阴血之上品。”“生地黄性大寒,凡产后恶食作泻，呈见发热恶露作痛，不可用，用则泄不止。胃气者，后天元气之本也，胃困则饮食不运，精血不生，虚热何自而退，故并当归忌之。凡见此证，宜多加炮姜、桂心、人参必自愈。凡阴虚咳嗽，内热骨蒸或吐血等候，一见脾胃薄弱，大便不实，或天明肾泄，产后泄泻，产后不食，俱禁用生地黄、当归，误则同于前辙，慎之。凡胸膈多痰，气道不利，升降窒塞，药宜通不宜滞，汤液中禁入地黄。”

3.《本经逢原》：“干地黄，内专凉血滋阴，外润皮肤荣泽，病人虚而有热者宜加用之。戴元礼曰，阴微阳盛，相火炽强，来乘阴位，日渐煎熬，阴虚火旺之症，宜生地黄以滋阴退阳。浙产者，专于凉血润燥，病人元气本亏，因热邪闭结，而舌干焦黑，大小便秘，不胜攻下者。用此于清热药中，通其秘结最佳，以其有润燥之功，而无滋腻之患也。”

4.《神农本草经百种录》：“地黄，专于补血，血补则阴气得和而无枯燥拘牵之疾矣。古方只有干地黄、生地黄，从无用熟地黄者。熟地黄乃唐以后制法，以之加入温补肾经药中，颇为得宜，若于汤剂及养血凉血等方，甚属不合。盖地黄专取其性凉而滑利流通，熟则腻滞不凉，全失其本性矣。又仲景《伤寒》一百十三方，惟复脉用地黄。盖伤寒之病，邪从外入最忌滋滞，即使用补，必兼疏拓之性者方可入剂，否则邪气向里，必有遗害。”

【现代研究】

（一）化学成分

地黄的主要成分为苷类、糖类及氨基酸，以苷类为主，在苷类中又以环烯醚萜苷为主。主要的有：梓醇、二氢梓醇、乙酰梓醇、益母草苷、桃叶珊瑚苷、单蜜力特苷、蜜力特苷、海胆苷、去羟栀子苷、乙酰梓醇苷和地黄苷 A、B、C、D 等。糖类有水苏糖、棉子糖、葡萄糖、蔗糖、果糖、甘露三糖、毛蕊花糖及半乳糖。此外，尚含有 20 余种氨基酸、有机酸及多种无机离子和微量元素等。

（二）药理作用

1. 对心血管系统的影响　地黄小剂量使血管收缩，大剂量使血管扩张。用北京野生地黄制成流浸膏，对蛙心的收缩力有显著增强作用，对衰弱的心脏更显著，但大剂量能使正常蛙心中毒。研究表明，地黄可明显对抗 L-甲状腺素灌胃诱导的大鼠心肌肥厚，抑制心、脑线粒体 Ca^{2+}-Mg^{2+}-ATP 酶活性，从而保护心脑组织，避免 ATP 耗竭和缺血损伤。用 70%怀地黄的乙醇提取物、水提取物给大白鼠静脉注射，对心脏有明显的抑制作用，使心跳变慢甚至停止[1]。地黄煎剂可对抗异丙肾上腺素诱导的大鼠脑缺血，亦可明显抑制 Ca^{2+}-Mg^{2+}-ATP 酶活性升高，提示地黄中可能含有钙拮抗活性物质[2,3]。生地黄水溶性成分和醇溶性成分均能改善垂体后叶素诱发大鼠的急性心肌缺血，但醇溶性成分的保护作用更优[4]。大鼠腹腔注射怀地黄水提液，对急性实验性高血压有明显降压作用，对寒冷（室温 23℃）情况下的血压则有稳定作用，提示地黄对血压具有双向调节作用[5]。此外，怀地黄水提取物酸性部分主要含苷类、生物碱类及磷酸等成分，有显著的降压作用，而乙醚、乙醇提取物无上述作用，中性、碱性部分作用也不明显[6]。

2. 止血作用　乙醇提取物所得的黄色针状结晶能缩短凝血时间，而水煎剂的作用不明显。腹腔注射水煎剂或醇浸剂以及口服地黄炭均能缩短小鼠尾部出血时间[1]。对各种炮制的地黄进行凝血时间的比较，结果证明：生地黄、熟地黄、生地炭、熟地炭的水煎剂不仅都能明显缩短凝血时间，而且相互间亦无显著性差异[7]。用鲜地黄汁、鲜地黄煎液和干地黄煎液给小鼠灌胃，均在一定程度上拮抗阿司匹林诱导的小鼠凝血时间延长，且鲜地黄汁的作用最强[8]。

3. 对血糖的影响 对地黄的降血糖作用研究较多,但至今还没有肯定结论。早年报告兔皮下注射地黄(品种未注明)醇浸膏溶液 2g/kg 或灌胃 4g/kg 均可使血糖下降。尤其以注射给药较明显,于给药后 4 小时血糖降至最低水平。兔皮下注射地黄醇浸膏溶液,还能抑制党参所含碳水化合物引起的持久性高血糖作用。肌注地黄醇浸膏溶液,也可抑制和预防肾上腺素所致的兔血糖升高。兔皮下注射地黄素,亦有类似地黄水浸出物的降血糖效果。地黄的水提取物及甲、乙醇提取物均可使兔的血糖下降[1]。地黄水提取物、地黄醇提取物、地黄水提物经 60%醇沉后的提取物对肾上腺素小鼠糖尿病模型均显示出降糖作用,接近于格列本脲(优降糖)25mg/kg 剂量的降糖水平[9]。生地黄煎剂、浸剂或醇提取物能明显降低家兔正常血糖和由肾上腺素、氯化铵引起的高血糖,怀地黄根茎的热水提取物中乙醇沉淀组分,主要由果胶多糖组成,对正常小鼠血糖和链脲佐菌素诱导小鼠的高血糖均有降低作用[10]。对怀庆地黄的成分进行分离筛选,找到了具有显著的而且能代表地黄降血糖作用的部分 R-BP-F。将该部分腹腔注入小鼠体内,剂量 100mg/kg,8 小时后可使血糖下降 62.4%。其后又对 R-BP-F 用硅胶层离,其中主要成分为梓醇,故认为梓醇可能是地黄降血糖作用的有效成分之一[11]。地黄寡糖可使四氧嘧啶糖尿病大鼠血糖降低、血清胰岛素浓度及肝糖原含量增加,肠道菌群中双歧杆菌类杆菌、乳杆菌等优势菌群的数量明显增加,说明地黄寡糖调节机体微生态平衡可能是地黄寡糖降血糖的机制之一[12]。

但也有相反资料,认为地黄水或醇浸出物仅降低正常兔血糖,而对肾上腺素所致的高血糖无效。用地黄的醇浸膏、煎剂、水浸剂等对家兔进行实验,未能证实地黄的降血糖作用,甚至还略有升高。地黄水煎浸膏剂和醇浸剂 6g/kg,在 6 小时内对兔正常血糖没有影响。大鼠皮下注射同样制剂 20g/kg 也不能拮抗肾上腺素所致大鼠的升血糖效应。而且还观察到灌服地黄水煎浸膏剂后,大鼠的血糖反有升高的现象,这可能是由地黄水煎浸膏剂中含大量碳水化合物所致[1]。

4. 对内分泌的影响 地黄能对抗连续服用地塞米松后血浆皮质酮浓度的下降,并能防止肾上腺皮质萎缩[13]。生地黄与地塞米松合用 2、4、6 周时,家兔皮质酮浓度逐渐上升,病理学观察亦显示两药联合使用,对兔的垂体和肾上腺皮质形态学未见明显改变,提示生地黄能减轻由糖皮质激素对兔垂体-肾上腺皮质系统功能和形态学的影响[14]。地黄煎剂灌胃能显著降低大鼠肾上腺维生素 C 的含量[1,15]。可见地黄具有对抗地塞米松对垂体-肾上腺皮质系统的抑制作用,并能促进肾上腺皮质激素的合成[13]。临床观察发现地黄与糖皮质激素合用可减少激素引起的阴虚阳亢的副作用[1]。

5. 对免疫系统的影响和抗炎作用 干地黄水提取物可使小鼠外周血液 T 淋巴细胞显著增加,干地黄醇提取物明显促进抗 SRPC 抗体-溶血素生成,减少外周血液 T 淋巴细胞[16]。地黄的有效成分地黄多糖是地黄中促进免疫功能的主要有效成分,其主要机理是影响 T 淋巴细胞功能;在体内,$10\sim40mg\cdot kg^{-1}\times8d$,腹腔注射能明显提高 T 淋巴细胞增殖能力;$20ng\cdot g^{-1}\times8d$,腹腔注射可显著促进小鼠脾脏 T 淋巴细胞 IL-2 的分泌[17,18]。地黄低聚糖可明显增强正常小鼠的溶血空斑试验(PFC)反应,提高环磷酰胺抑制小鼠和荷瘤小鼠的 PFC 数及增强荷瘤小鼠的淋巴细胞增殖反应,提示地黄低聚糖可明显增强免疫抑制小鼠的体液免疫和细胞免疫功能[19]。另有研究表明,生地黄能明显抑制皮质酮肌内注射诱导的糖皮质激素过剩"阴虚"模型小鼠巨噬细胞对 IFN-γ 诱导的Ⅰa 抗原的高水平表达,提示地黄具有一定的免疫抑制作用,而抑制巨噬细胞表面Ⅰa 抗原表达水平,降低其抗原能力,可能是生地黄的作用机理之一[20]。地黄煎剂对大鼠甲醛性关节炎和蛋清性关节炎均有明显的对抗作用，并能抑制松节油皮下注射引起的肉芽肿和组胺引起的毛细血管通透性的增加[1]。

6. 对中枢神经系统的作用　地黄对中枢神经系统具有明显抑制作用。用生地黄水提取液给小鼠腹腔注射(1.5、3g/kg)40分钟后观察到小鼠自主活动次数明显下降。实验还显示，同样的给药剂量，生地黄水提取液与阈下催眠剂量的戊巴比妥钠及硫喷妥钠有协同催眠作用，同时可拮抗安钠咖对小鼠的兴奋作用，但不能对抗硝酸士的宁和戊四氮所致的惊厥作用，说明生地黄有明显的镇静作用，且作用的部位可能是脑干网状结构上行激动系统及大脑皮层[21]。

7. 抗肿瘤作用　地黄中的重要成分地黄多糖b具有一定的抗肿瘤活性。地黄多糖b对正常及S180荷瘤小鼠T淋巴细胞功能影响的研究表明，地黄多糖可明显抑制小鼠肉瘤的生长，抑瘤率为46%，对小鼠Lewis肺癌、B_{16}黑色素瘤、H_{22}肝癌亦有效，抑瘤率分别为46%、55%和44%。深入研究表明，地黄多糖只有在体内用药才能明显提高荷瘤小鼠脾脏T淋巴细胞增殖能力，提高其LTL样杀伤肿瘤细胞的作用，同时还能相对改善因肿瘤生长而导致的NK细胞衰退和IL-2分泌能力的减退效应，可有效地阻止荷瘤小鼠$CD4^+/CD8^+$比值上升，使执行杀伤功能的$CD8^+$亚群处于优势，发挥其抑瘤生长作用[22]。低分子量地黄多糖可使小鼠Lewis肺癌细胞内的*c-fos*基因表达明显增加，*c-myc*基因表达明显减少[23]，在体内外可使Lewis肺癌细胞*p*53基因表达增加[24,25]，而*c-fos*、*p*53为抗癌基因，其表达产物的增多即意味着癌细胞活性的丧失，这从基因水平找到了地黄多糖的抗癌依据[26]。

8. 抗衰老作用　怀地黄多糖可明显拮抗D-半乳糖所致衰老模型小鼠胸腺及脾脏的萎缩，甚至使相关免疫指标如胸腺皮质厚度和细胞数、脾小结及淋巴细胞数明显升高，以至超过正常水平，提示怀地黄多糖可能是怀地黄补益抗衰老的主要活性成分，可拮抗衰老模型小鼠免疫器官的萎缩，增强免疫[27]。

（三）临床报道

1. 治疗紫癜　生地黄30g，白茅根90g，生黄芪、大蓟、小蓟各15g，牛膝、防己、甘草各10g为基本方加减，每日1剂，水煎服，7天为1个疗程，治疗过敏性紫癜68例，2个疗程后治愈60例，显效7例，好转1例[28]。

2. 治疗红斑狼疮性肢痛　生地120g、黄芩60g、苦参30g，水煎服，治疗本病20例，临床全部治愈。10天内治愈者13例，11～30天治愈者5例，1～3个月治愈者2例[1]。

3. 治疗功能失调性子宫出血　生地黄60g、黄酒500ml，为1天剂量。生地黄60g放入沙锅或铝锅中，先加黄酒375ml，再加冷水125ml，用文火煮开，水开后掀开锅盖任其挥发，煎至药液剩100ml左右，倒在杯里，然后将剩下的125ml黄酒加冷水250ml，倒入锅内，用上述方法，进行第二次煎煮，亦煎至药液100ml；两次药液混合，放红糖少许调味，分早晚2次口服。结果治疗48例功能失调性子宫出血，全部有效，用药时间最短1天，最长3天，平均2天。总有效率100%[29]。

4. 治疗便秘　生地50～100g，玄参、麦冬各50g，水煎25～30分钟，日1剂分2次服，连服3日为1个疗程，治疗50例便秘病例，显效41例，有效9例[30]。

5. 治疗痹证　以生地黄90g，桂枝、羌活、川芎、麻黄、独活、防己各9g，桑枝30g为主方，水煎服治疗类风湿关节炎，5～8剂后痊愈，随访无复发[31]。

6. 治疗视网膜静脉阻塞　以生地黄、丹参各30g，当归、菊花各15g，赤芍、地龙各12g，川芎、川牛膝各10g，水煎服，日1剂，治疗56例，有效率90.6%[32]。

参 考 文 献

[1] 阴健,郭力弓. 中药现代研究与临床应用(1)[M]. 北京:学苑出版社,1995:274-278.

[2] 陈丁丁,戴德哉,章涛,等. 地黄煎剂消除 L-甲状腺素诱发的大鼠心肌肥厚并抑制其升高的心脑线粒体 Ca^{2+},Mg^{2+}-ATP 酶活力[J]. 中药药理与临床,1997,23(4):27-28.

[3] 陈丁丁,戴德哉,章涛,等. 地黄煎剂抑制异丙肾上腺素诱发的缺血大鼠脑 Ca^{2+},Mg^{2+}-ATP 酶活力升高[J]. 中药药理与临床,1996,12(5):22-24.

[4] 洪琳,求鑫瑜,周大兴,等. 生地黄水溶性成分和醇溶性成分抗急性心肌缺血的实验研究[J]. 浙江中医药大学学报,2010,34(6):836-841.

[5] 刘鹤香,曹中亮,常东明,等. 怀地黄的降压镇静抗炎作用及有效部分分析[J]. 新乡医学院学报,1998,15(3):219-221.

[6] 常吉梅,刘秀玉,常吉辉. 地黄对血压调节作用的实验研究[J]. 时珍国医药研究,1998,9(5):416-417.

[7] 甄汉深,李公亮,张同心,等. 地黄炒炭前后止血作用的比较[J]. 中成药研究,1985(12):20.

[8] 梁爱华,薛宝云,王金华. 鲜地黄与干地黄止血和免疫作用比较研究[J]. 中国中药杂志,1999,24(11):663-666.

[9] 万昌武,张雅丽,桂华珍,等. 地黄不同方法提取物制剂降糖作用的实验研究[J]. 贵州医药,2003,27(12):1112-1113.

[10] 木方正,渡边利明,永井胜辛,等. 怀庆地黄根茎的多糖部分的降血糖作用及对正常小鼠肝脏糖代谢的影响[J]. 药学杂志(日本),1992,112(6):393-400.

[11] 张兆旺. 地黄的药效成分之一——梓醇(Catalpol)的研究简况[J]. 山东中医学院学报,1980(1):69-70.

[12] 王晓莉,张汝学,贾正平. 地黄寡糖灌胃对糖尿病人鼠的降糖作用及对肠道菌群的影响[J]. 西北国防医学杂志,2003,24(2):121-123.

[13] 上海第一医学院. 医用生物化学(上)[M]. 北京:人民卫生出版社,1979:578.

[14] 查良伦,沈自尹,张晓峰,等. 生地对家兔糖皮质激素受抑模型的实验研究[J]. 中西医结合杂志,1988,3(2):95-97.

[15] 陈锐群,查良伦,顾天爵. 祖国医学“肾”的研究中有关滋阴泻火药作用的探讨——Ⅱ. 生地、知母、甘草对地塞米松反馈抑制作用的影响(动物实验)[J]. 上海第一医学院学报,1979,6(6):393-397.

[16] 曹中亮,朱明,刘鹤香,等. 熟地黄炮制前后对小鼠免疫功能的影响[J]. 新乡医学院学报,1988,5(2):13-15.

[17] 陈力真,冯杏婉,顾国民,等. 地黄免疫抑瘤活性成分的分离提取与药理作用[J]. 中国中药杂志,1993,18(8):502.

[18] 陈力真,冯杏婉,周金黄,等. 地黄多糖 b 的免疫抑瘤作用及其机理[J]. 中国药理学与毒理学杂志,1993,7(2):153-156.

[19] 汤建芳,茹祥斌,顾国明,等. 地黄低聚糖对小鼠免疫和造血功能的作用[J]. 中药药理与临床,1997,13(5):19-21.

[20] 马健,樊巧玲,木村正康. 生地黄对“阴虚”模型小鼠腹腔巨噬细胞Ⅰa 抗原表达的影响[J]. 中药药理与临床,1998,14(2):22-24.

[21] Prieto JM, Recio MC, Giner RMi, et al. Influence of traditional Chinese anti-inflammatory medicinal plants on leukocyte and platelet functions[J]. J Pharm Pharmacol,2003(55):1275-1282.

[22] 吴尚魁,常东明,刘春霞. 怀地黄对中枢神经系统的抑制效应[J]. 中国药理学会通讯,1995,12(3):9.

[23] 魏小龙,茹祥斌,刘福君,等. 低分子量地黄多糖对癌基因表达的影响[J]. 中国药理学与毒理学杂

志,1998,12(2):159.

[24] 汤建芳,茹祥斌,顾国明,等.地黄低聚糖对小鼠免疫和造血功能的作用[J].中药药理与临床,1997,13(5):19-21.

[25] 魏小龙,茹祥斌.低分子量地黄多糖体外对Lewis肺癌细胞p53基因表达的影响[J].中国药理学通报,1998,14(3):245-248.

[26] 魏小龙,茹祥斌.低分子量地黄多糖体外对p53基因表达的影响[J].中国药理学报,1997,18(5):471-474.

[27] 苗明三.(怀)地黄多糖对衰老模型小鼠免疫器官的影响[J].河南中医,1999,19(3):30.

[28] 宁改梅.生地白茅根汤治疗过敏性紫癜68例[J].中国民间疗法,2009,17(3):27.

[29] 黄乐芬.单味生地黄治疗功能性子宫出血48例[J].中西医结合杂志,1991,11(3):176.

[30] 张宝忠.增液汤治疗便秘50例疗效观察[J].中医药信息,1987(1):26.

[31] 李凤霞.大剂量生地黄为主治痹证[J].河南中医学院学报,2004,19(3):57.

[32] 徐艳.丹参地黄饮治疗视网膜静脉阻塞56例[J].中医研究,2008,21(7):39-4.

玄参　Xuanshen

【别名】重台(《神农本草经》),鹿肠、玄台(《吴普本草》),逐马(《药性论》),馥草(《开宝本草》),黑参(《孙天仁集效方》),野脂麻(《本草纲目》),元参(《本草通玄》),乌元参、浙玄参(《中药手册》)。

【来源】玄参,始载于《神农本草经》,列为中品。李时珍谓:"玄,黑色也。其茎微似人参",故名玄参。为玄参科多年生草本植物玄参 *Scrophularia ningpoensis* Hemsl. 的干燥根。主产于浙江东阳、杭州、盘安等地。此外,四川、贵州、湖北、湖南、江西、陕西、山东、吉林等地亦产。多为栽培品。

【采收炮制】冬季茎叶枯萎时采挖,除去根茎、幼芽、须根及泥沙,晒或烘至半干,堆放3～6天,反复数次至内部色黑,晒干,切片。生用。

【商品规格】商品以浙江产者为优。有细皮玄参(质优)和粗皮玄参两种,各分为一、二、三等。一般以根条粗壮、皮细薄、肉肥厚、体重、质坚实、断面乌黑色、柔润者为质佳。

按《中国药典》(2000年版一部)规定:本品按干燥品计算,含哈巴苷($C_{15}H_{24}O_{10}$)和哈巴俄苷($C_{24}H_{30}O_{11}$)的总量不得少于0.45%。

【药性】甘、苦、咸,寒。归肺、胃、肾经。

【功效】清热凉血,滋阴解毒。

【应用】

1. 温邪入营,内陷心包,温毒发斑　本品咸寒,入血分,功能清热凉血。用于温病热入营分,身热夜甚,心烦口渴,舌绛脉数,常与生地、水牛角、麦冬等同用,如《温病条辨》清营汤;用于温病邪陷心包,神昏谵语,多与水牛角、连翘心、竹叶卷心等配用,如《温病条辨》清宫汤;若温热病,热入营血,气分热邪未罢而气血两燔,发斑发疹,常与水牛角、石膏、知母等配伍,如《温病条辨》化斑汤。

2. 热病伤阴,烦渴便燥,骨蒸劳嗽　本品甘寒质润,又能养阴清热、生津润燥。用于热病伤阴,咽干口渴,心烦不寐,常与沙参、麦冬、柏子仁等同用,如《医醇賸义》玄妙散,或与丹皮、酸枣仁、莲子心等配用,如《辨证录》玄参莲枣饮;用于温病伤阴,津少口渴,肠燥便秘,多与生地、麦冬配伍,如《温病条辨》增液汤;用于肺肾阴虚,虚火上炎,骨蒸潮热,劳嗽咯血,常与百合、贝母、生地等同用,如《慎斋遗书》百合固金汤。

3. 咽痛目赤，瘰疬痰核，痈肿疮毒 本品苦寒，有清热降火、解毒利咽、软坚散结之功。用于外感瘟毒，热毒壅盛所致咽喉肿痛，痄腮喉痹，及大头瘟疫，常与连翘、牛蒡子、板蓝根等同用，如《东垣试效方》普济消毒饮；若风热上攻，咽喉肿痛，多与升麻、防风、桔梗等配用，如《卫生宝鉴》玄参升麻汤；用于肝经热盛，目赤肿痛，常与羚羊角、栀子、大黄等同用，如《审视瑶函》玄参饮；若肝经风热，目赤涩痛，羞明多泪，多与菊花、防风、赤芍等配用，如《太平圣惠方》玄参散；用于痰火郁结，瘰疬痰核，多与贝母、牡蛎配伍，如《医学心悟》消瘰丸；若治脱疽，肢端皮肤紫黑，冷厥溃烂疼痛，常与金银花、当归、甘草同用，如《验方新编》四妙勇安汤。

【用法用量】煎服，10～15g。

【使用注意】本品性寒而滞，脾胃虚寒，食少便溏者不宜服用。反藜芦。

【鉴别用药】玄参与生地黄，均能清热凉血，养阴生津，常相须为用。然玄参泻火解毒之力较强，且能软坚散结，故咽痛喉痹、瘰疬痰核之症多用；而生地清热凉血之力胜，故热病出血、内热消渴之症多用。

【药论】

1.《神农本草经》："主腹中寒热积聚，女子产乳余疾，补肾气，令人明目。"

2.《药品化义》："戴人谓肾本寒，虚则热。如纵欲耗精，真阴亏损，致虚火上炎，以玄参滋阴抑火。凡头疼、热毒、耳鸣、咽痛、喉风、瘰疬、伤寒阳毒、心下懊憹，皆无根浮游之火为患，此有清上澈下之功。凡治肾虚，大有分别，肾之经虚则寒而湿，宜温补之；肾之脏虚则热而燥，宜凉补之；独此凉润滋肾，功胜知、柏，特为肾脏君药。"

3.《本草正义》："玄参，禀至阴之性，专主热病，味苦则泄降下行，故能治脏腑热结等证。味又辛而微咸，故直走血分而通血瘀。亦能外行于经隧，而消散热结之痈肿。寒而不峻，润而不腻，性情与知、柏、生地近似，而较为和缓，流弊差轻。"

4.《医学衷中参西录》："玄参，味甘微苦，性凉多液，原为清补肾经之药。又能入肺以清肺家烁热，解毒消火，最宜于肺病结核，肺热咳嗽。《本经》谓其治产乳余疾，因其性凉而不寒，又善滋阴，且兼有补性，故产后血虚生热及产后寒温诸症，热入阳明者，用之最宜。愚生平治产后外感实热，其重者用白虎加人参汤，以玄参代方中知母，其轻者用拙拟滋阴清胃汤亦可治愈。诚以产后忌用凉药，而既有外感实热，又不得不以凉药清之，惟石膏与玄参，《本经》皆明载治产乳，故敢放胆用之。然石膏又必加人参以辅之，又不敢与知母并用。至滋阴清胃汤中重用玄参，亦必以四物汤中归、芍辅之，此所谓小心放胆并行不悖也。《本经》又谓玄参能明目，诚以肝开窍于目，玄参能益水以滋肝木，故能明目。且目之所以能视者，在瞳子中神水充足，神水固肾之精华外现者也，以玄参与柏实、枸杞并用，以治肝肾虚而生热，视物不了了者，恒有捷效也。"

【现代研究】

（一）化学成分

玄参含有哈巴苷、哈巴苷元、桃叶珊瑚苷元、6-*O*-甲基梓醇、玄参环醚、玄参三酯苷、异玄参苷 A、异玄参苷 B、异玄参苷元、士可玄参苷 A、京尼平苷、毛蕊花苷等环烯醚萜类化合物及植物甾醇、脂肪酸、挥发油、糖类、生物碱等成分。

（二）药理作用

1. 对心血管系统的影响 给麻醉犬静脉注射 50～100mg(生药)/kg 的玄参水浸液或水煎液，可使血压下降至原水平的 70%左右，50～90 分钟后恢复。恢复后重新给药出现快速耐受，此时加大剂量仍产生降压作用。给正常犬口服玄参煎液 2g/kg，每日 2 次，也可使血压降低。服药 2 周内，收缩压平均下降 11.775mmHg（1.57kPa），舒张压平均下降 15.975mmHg(2.13kPa)。停药 1 周后，血压可恢复至给药前水平。同样剂量玄参煎液给肾性高血压犬口服 2 周，可使收缩压平均下降 16.17mmHg(2.15kPa)，舒张压平均下降 14.06mmHg(1.87kPa)，用药时间延长，降压幅度加大[1]。静脉注射玄参浸膏水溶液 1.23g/kg，可使麻醉猫血压下降 40.5%，对肾上腺素的升压作用及阻断颈动脉血流所致的升压反射均无明显影响。玄参对蟾蜍下肢血管有扩张作用，其降压作用可能与其扩张血管功能有关[2,3]。给小鼠腹腔注射玄参醇浸膏水溶液 15g/kg，能明显增加小鼠心肌营养性血流量，并可明显对抗垂体后叶素所致的冠脉收缩。家兔静脉注射玄参醇浸膏水溶液 0.5g/kg，对垂体后叶素引起的急性心肌缺血有保护趋势。离体实验表明，玄参醇浸膏水溶液能明显增加离体兔心冠脉流量，同时对心率、心肌收缩力有轻度抑制作用[4]。微量玄参流浸膏对蟾蜍有轻度的强心作用，剂量稍大时则会使心脏呈中毒状态[2]。此外，针对体外培养的人脐静脉血管内皮细胞的实验研究显示，哈巴苷及哈巴俄苷能对抗肾上腺素（Adr）引起的损伤，保护血管内皮细胞[5]。

2. 抗菌作用　玄参对金黄色葡萄球菌、白喉杆菌、伤寒杆菌、铜绿假单胞菌、乙型链球菌、大肠杆菌 O_{111} 型、福氏痢疾杆菌均有显著的抗菌作用[2]。

3. 抗炎作用　玄参口服液对蛋清致炎引起的大鼠足趾肿胀、巴豆油致炎引起的小鼠耳壳肿胀以及对小鼠肉芽肿的形成均有明显的抑制作用，对小鼠的扭体反应也有明显的抑制作用[6]。临床资料表明，患者服用含玄参方药后，尿中 17-OH 类固醇含量增高，认为可能对肾上腺皮质有兴奋作用[7]。

4. 对血糖浓度的影响　早年研究报道，家兔皮下注射玄参浸膏 5g/kg 有轻微降血糖作用。但也有实验结果表明，5g/kg 玄参煎剂给家兔皮下注射可使血糖浓度升高，给药后第 3 小时升至最高点，上升幅度为 39.8%[8]。体外试验显示，玄参煎液可使正常人红细胞胰岛素受体总结合率和最高结合率略有增高，但与对照组比较无显著差异[9]。另有资料表明，5-*O*-β-羟基-8-*O*-β-反式-肉桂酰基-8α-甲基-1,6,7,9-四氢-2-oxaind-3-烯-1-*O*-β-D-吡喃葡糖苷、土可玄参苷 D 均具有显著的抗糖尿病作用[10]。

（三）临床报道

1. 治疗发热　用玄参 20～30g，金银花、石膏各 30g，荆芥、神曲各 10g，伴便秘加大黄 3～5g。治疗小儿高热，水煎 2 次，取 150ml，3 岁以下服 1 剂，3～8 岁服 1 剂半，8～12 岁服 2 剂。共治疗小儿高热 175 例，有效率 100%，其中速效 71 例，12 小时内体温降至正常[11]。又有以鲜玄参汁、生雪梨汁、生荸荠汁、生西瓜汁、生甘蔗汁各 50ml 混匀，每次 20ml，频饮治疗小儿外感高热，1 小时后体温由 39.5℃降至 38℃，6 小时后降至正常[12]。

2. 治疗咽喉疾病　玄参、麦冬、草决明各 5～10g，加 200ml 开水，浸泡 10 分钟后服，每日数次，1～2 个月为 1 个疗程。治疗慢性咽炎 100 例，痊愈 78 例，好转 13 例，无效 9 例，总有效率 91%[13]。另有报道，将玄参 150g，冷水漂洗干净，大火蒸 30 分钟备用，用时取 1 片含口中，徐徐咽下汁水，并嚼烂食之，分 3～5 日服完，治疗口咽干燥有效[14]。

3. 治疗便秘　以玄参(炒)、莱菔子(捣碎)各 50g，枳实 15g，水煎，分 2 次温服，每日 1 剂，治疗老年性便秘，疗效较佳[15]。

4. 治疗淋巴结肿大　玄参(蒸)、牡蛎(醋煅)、贝母(去心，蒸)各等份为末，炼蜜为丸，每服 9g，开水送下，每日 2 次，治疗瘰核瘰疬初起，淋巴结肿大，效果满意[16]。

（四）不良反应

S. grossheimi 中分离的总黄酮苷元素偏低，小鼠口服急性 LD_{50} 为 555mg/kg，腹腔注射为 323mg/kg；玄参所含皂苷具有溶血与局部刺激的作用[2]。玄参叶 LD_{50} 的 95%可信限为 19.35～24.63g/kg 体重，最小致死量为 15.4g/kg 体重；玄参 LD_{50} 的 95%可信限为 15.99～19.81g/kg 体重，最小致死量为 10.8g/kg 体重。二者均无明显的蓄积作用。小白鼠中毒表现为安静、消瘦、反应迟钝、腹泻、黑稀便，尸检未发现对肝、脾、心、肺和肾脏等器官造成病理改变[17]。

参 考 文 献

[1] 张宝恒. 治疗高血压病的药物的研究[J]. 北京医学院学报，1959(1)：52.

[2] 张建春，朱建美. 玄参的化学成分与药理活性研究进展[J]. 山东医药工业，2003，22(1)：25-26.

[3] 杨秀英，毛小平，毛晓健，等. 丹参苦参与藜芦配伍前后对血压的影响[J]. 云南中医学院学报，1998，21(5)：46.

[4] 龚维桂，钱伯初，许衡钧，等. 玄参对心血管系统药理作用的研究[J]. 浙江医学，1981，3(1)：11-13，10.

[5] 崔忠生，邸科前，马焕云. 哈巴苷及哈巴俄苷对肾上腺素损伤血管内皮细胞的保护作用[J]. 山东医药，2009，49(25)：60-61.

[6] 翁东明，李黄彤，李亚伦，等. 玄参口服液的药效学研究[J]. 海峡药学，1995，7(4)：14-15.

[7] 王浴生. 中药药理与应用[M]. 北京：人民卫生出版社，1983：370.

[8] 阴健. 中药现代研究与临床应用(2)[M]. 北京：学苑出版社，1995：125-126.

[9] 刘国良，等. 天花粉、黄精、玄参、知母水提液对正常人红细胞胰岛素受体的影响[J]. 中西医结合杂志，1991，11(10)：606.

[10] AHMED B. 荒漠玄参中新的环烯醚萜苷及其抗糖尿病和抗炎活性[J]. Biol Pharm Bull，2003，26(4)：462-467.

[11] 李江. 银石饮治疗小儿高热 175 例[J]. 陕西中医，1990，11(4)：161-162.

[12] 张武强，张武标. 玄参治疗儿童外感高热[J]. 中医杂志，2010，51(6)：536.

[13] 阎敏. 清咽茶治疗慢性咽炎 100 例疗效观察[J]. 中西医结合杂志，1991，11(3)：171.

[14] 张振朋. 玄参治疗口咽干燥[J]. 中医杂志，2009，50(6)：535.

[15] 司占海. 玄参治疗老年便秘[J]. 中医杂志，2010，51(5)：440.

[16] 江苏新医学院. 中药大辞典(上册)[M]. 上海人民出版社，1977：770.

[17] 陈少英，贾丽娜，刘德发，等. 玄参叶的抗菌和毒性作用[J]. 福建中医药，1986，17(4)：57.

牡丹皮 Mudanpi

【别名】牡丹(《神农本草经》)，牡丹根皮(《本草纲目》)，丹皮(《本草正》)，丹根(《贵州民间方药集》)，粉丹皮(《中药手册》)。

【来源】牡丹皮，始载于《神农本草经》，列为中品。李时珍谓：其花以色丹者为上，虽结子而根上生苗，故谓之牡丹。为毛茛科多年生落叶小灌木植物牡丹 *Paeonia suffruticosa* Andr. 的干燥根皮。全国各地均有栽培，主产于安徽、四川、湖南、湖北、陕西、山东、甘肃、贵州等省。多为栽培。

【采收炮制】秋季采挖根部，除去细根，剥取根皮，除去木心；或将根皮的粗皮刮去，并除掉木心，晒干。前者称“原丹皮”或“连丹皮”，后者习称“刮丹皮”。切薄片，生用或炒用。

【商品规格】商品按加工不同分为风丹皮、连丹皮、刮丹皮等规格，均分为 1～4 个等级。

以条粗长、皮厚、无木心、断面色白、粉性足、结晶多、香气浓者为佳。

按《中国药典》(2010年版一部)规定:本品按干燥品计算,含丹皮酚($C_9H_{10}O_3$)不得少于1.2%;水分不得过13.0%;总灰分不得过5.0%。

【药性】苦、辛,微寒。归心、肝、肾经。

【功效】清热凉血,活血散瘀。

【应用】

1. 血热吐衄,温毒发斑　本品性凉,入心、肝血分,能清营分、血分之实热,而有凉血止血的功效。用于温病热入营血,迫血妄行,发斑发疹,吐血衄血,常与水牛角、生地、赤芍同用,共奏凉血散血之效,如《备急千金要方》犀角地黄汤;若温毒发斑,身热烦渴,多与栀子、黄芩、大黄等配用,如《圣济总录》牡丹汤;若妇人产后,阴虚血热,吐血衄血,又与麦冬、生地、黄芩等配伍,如《景岳全书》清化饮。

2. 温病伤阴,阴虚发热　本品辛寒,又入阴分,于清热凉血除蒸之中,兼有清透之力,故善清透阴分伏火,为治无汗骨蒸之佳品。用于温病后期,邪伏阴分,夜热早凉,骨蒸无汗,常与鳖甲、生地、知母等同用,如《温病条辨》青蒿鳖甲汤;若肝郁血虚有热,潮热盗汗,胁肋脘腹胀痛,多与栀子、柴胡、当归等配用,如《妇人良方》丹栀逍遥散;若妇人阴虚火旺,月经先期,可与地骨皮、黄柏、白芍等配伍,如《傅青主女科》清经散。

3. 血滞经闭,痛经癥瘕　本品辛行而散,入血分,而活血行瘀,通经消癥。用于瘀血阻滞,经闭痛经,癥瘕积聚,常与桃仁、赤芍、桂枝等同用,如《金匮要略》桂枝茯苓丸;若血热瘀滞,月经不行,多与川芎、大黄、苦参等配用,如《圣济总录》牡丹丸;若气滞血瘀,经行腹痛,可与延胡索、三棱、牛膝等配伍,如《妇人大全良方》牡丹散。

4. 痈疡淋浊,外伤肿痛　本品苦寒,具有清热泻火、凉血消痈、散瘀消肿之效。用于热毒炽盛,痈肿疮疡,可与大黄、白芷、甘草等同用,如《本草汇言》将军散;用于肠痈初起,少腹肿痞,按之即痛如淋,常与大黄、桃仁、芒硝等配伍,如《金匮要略》大黄牡丹汤;若下焦湿热,小便混浊,淋漓涩痛,多与萆薢、木通、赤芍等配用,如《医醇賸义》牡丹皮汤;若跌仆闪挫伤损,局部瘀血肿痛,又与红花、乳香、没药等配伍,如《证治准绳》牡丹皮散。

【用法用量】煎服,6~12g。清热凉血生用,活血散瘀酒炒用,止血炒炭用。

【使用注意】血虚有寒,月经过多及孕妇不宜用。

【鉴别用药】牡丹皮与生地黄,均治阴虚发热。然丹皮清芳透散,能使热退而阴生;而生地甘寒滋阴,能使阴生而热退。二者常相须为用。

【药论】

1.《神农本草经》:"主寒热,中风瘈疭、痉、惊痫邪气,除癥坚瘀血留舍肠胃,安五脏,疗痈疮。"

2.《本草经疏》:"牡丹皮,其味苦而微辛,其气寒而无毒,辛以散结聚,苦寒除血热,入血分,凉血热之要药也。寒热者,阴虚血热之候也。中风瘈疭、痉、惊痫,皆阴虚内热,营血不足之故。热去则血凉,凉则新血生、阴气复,阴气复则火不炎而无因热生风之证矣,故悉主之。痈疮者,热壅血瘀而成也。凉血行血,故疗痈疮。辛能散血,苦能泻热,故能除血分邪气,及癥坚瘀血留舍肠胃。脏属阴而藏精,喜清而恶热,热除则五脏自安。"

3.《本草求真》:"世人专以黄柏治相火,而不知丹皮之功更胜。盖黄柏苦寒而燥,初则伤胃,久则伤阳,苦燥之性徒存,而补阴之功绝少,丹皮能泻阴中之火,使火退而阴生,所以入足少阴而佐滋补之用,较之黄柏不啻霄垠矣。"

4.《重庆堂随笔》:"丹皮虽非热药,而气香味辛,为血中气药,专于行血破瘀,故能堕胎,消癖。所谓能止血者,瘀去则新血自安,非丹皮真能止血也。血虚而感风寒者,可用以发汗,若无瘀而血热妄行,及血虚而无外感者,皆不可用。惟入于养阴剂中,则阴药借以宣行而不滞,并可收其凉血之功,故阴虚热入血分而患赤痢者,最为妙品。然气香而浊,极易作呕,胃弱者服之即吐。诸家本草皆未言及,用者审之。"

5.《本经疏证》:"牡丹皮入心,通血脉中壅滞与桂枝颇同。特桂枝气温,故所通者血脉中寒滞;牡丹皮气寒,故所通者血脉中热结。"

【现代研究】

(一)化学成分

牡丹根及根皮中含有丹皮酚、丹皮酚苷、丹皮酚原苷、丹皮酚新苷、芍药苷、苯甲酰芍药苷、氧化芍药苷、2,3-二羟基-4-甲氧基苯乙酮、2,5-二羟基-4-甲氧基苯乙酮、3-羟基-4-甲氧基苯乙酮、挥发油及植物甾醇、没食子酸、没食子酰氧化芍药苷、多糖、鞣质和微量元素等。

(二)药理作用

1. 对心血管系统的影响 牡丹皮对实验性心肌缺血有减轻损伤程度作用,并能够降低心肌耗氧量,增加冠脉流量[1]。心肌缺血导致心肌细胞钙超载,芍药苷对心肌细胞钙通道有明显的阻断作用,通过阻断钙通道,芍药苷能够抑制胞内钙超载,从而达到保护心肌损伤的目的,这可能是其在心肌损伤中的保护机制之一[2]。丹皮酚能明显减少冠脉结扎致实验性心肌梗死犬的心肌梗死面积、降低心肌梗死程度、减少心肌酶的释放,同时能增强清除自由基的能力,减轻脂质过氧化损伤的程度[3]。

丹皮酚(80mg/kg、160mg/kg)能不同程度降低心肌缺血再灌注模型大鼠室颤(VF)及室速(VT)的发生率,缩短其持续时间,并能缩小心肌梗死范围,抑制 SOD 活性下降及 MDA 含量的升高[4]。丹皮酚及合剂能明显降低急性心肌缺血豚鼠心律失常发生率,延长心律失常间隙时间,缩短心律失常发作持续时间[5]。电生理研究表明,丹皮酚在体外可抑制豚鼠右心室乳头心肌细胞自律性、折返及延迟后除极及其触发活动,并具有钙拮抗剂作用;另外,$400\mu g \cdot ml^{-1}$丹皮酚可使分离的单个豚鼠心肌细胞动作电位时程明显缩短,而静息电位和动作电位幅值无明显改变,均与其抗心律失常作用有关[6,7]。

将丹皮酚溶于丙二醇中给犬静脉注射 $40mg \cdot kg^{-1}$,可出现短暂降压作用;注射 80~$120mg \cdot kg^{-1}$时降压作用达到 41%~61%,维持 10~12 分钟。给肾性高血压犬口服丹皮酚,降压幅度超过 20.3mmHg(2.7kPa),持续 9~14 日,降压期间伴心率减慢,心电正常;用丹皮酚的花生油溶液 $0.7g \cdot kg^{-1}$灌胃 20 日,血压下降 15.0~20.3mmHg(2~2.7kPa)[8]。后来的研究证实,丹皮酚降压作用与其结构中酮基、羟基有关,当改变结构中的酮基,降压作用消除,而去羟基则作用减弱[9]。

丹皮酚能降低实验动物全血表观浓度,降低血细胞比容,降低红细胞聚集性和血小板黏附性,增强红细胞的变形能力[10]。牡丹酚水提取物及芍药酚能抑制环氧化酶反应,使血栓素 A_2的合成减少,从而具有抗血小板凝聚作用[11]。牡丹皮提取物对血纤维蛋白溶解酶元和溶解酶均有一定的抑制作用[12]。牡丹酚、苯甲酰芍药苷、苯甲酰氧化芍药苷,抑制大鼠和人的血小板凝聚作用比阿司匹林强[11]。

多种动物实验显示,丹皮酚和丹酚酸均可明显降低动脉粥样硬化(AS)动物实验模型血清中 TC 和 LDL 水平,延缓 AS 进展,显著降低主动脉斑块面积、内膜/中膜厚度比及内膜泡沫细胞数。病理学观察也显示,丹皮酚可不同程度地减轻主动脉的病变,具有明显的抗

AS作用[13]。丹皮酚还可通过升高血清一氧化氮(NO)和血浆前列环素(PGI_2),降低血管内皮素(ET)作用来保护血管EC,逆转内皮功能障碍,减轻主动脉病变程度,从而减缓AS进程,这可能是其防治AS的另一重要机制[14]。此外,丹皮酚还可通过影响多种血液流变学指标,从而抑制动脉粥样硬化的产生[15]。

2. 抗炎作用　牡丹酚及其以外的糖苷类成分均有抗炎作用,且后者的抗炎作用比牡丹酚强得多[16]。牡丹酚对由角叉菜胶、蛋清、甲醛、组胺、5-羟色胺和缓激肽所引起的大鼠足跖肿胀,对二甲苯引起的小鼠耳壳肿胀和内毒素引起的腹腔毛细血管通透性增高均有明显的抑制作用,摘除大鼠双侧肾上腺后其抗炎作用依然存在,提示牡丹皮的抗炎作用与垂体-肾上腺系统无明显关系[17,18]。

3. 抗病原微生物作用　丹皮酚对金黄色葡萄球菌、表皮葡萄球菌、铜绿假单胞菌、阴沟肠杆菌、肺炎克雷白杆菌、大肠杆菌、白色念珠菌、热带念珠菌、光滑球拟酵母菌,均有很强的抗菌活性,尤其是对致病性真菌效果最好[19]。鸡胚试验证明牡丹皮有一定的抗流感病毒的作用[20]。体外试验证明牡丹酚对引起阑尾炎的细菌有抑菌作用[11]。

4. 对中枢神经系统的作用　牡丹酚是牡丹皮中对中枢有抑制作用的有效成分之一,实验证明,牡丹酚有镇静、降温、解热、镇痛、解痉等中枢抑制作用[11]。小鼠腹腔注射或口服牡丹酚,均显示镇静作用,表现为自发运动减少,对咖啡因所致的兴奋活动有抑制作用;若用大剂量则有催眠作用,在延长环己巴比妥睡眠时间方面也优于苯乙酮;牡丹酚能使正常小鼠体温降低;对注射伤寒和副伤寒杆菌所引起的人工发热小鼠,口服牡丹酚也有退热作用。丹皮酚可减少醋酸所致小鼠的扭体反应次数,使热刺激所致小鼠疼痛的阈值明显提高,具有明显的镇痛作用[20]。对鼠尾压痛也有止痛作用[11]。

5. 降血糖作用　丹皮多糖对正常小鼠具有明显的降低血糖的作用,对葡萄糖性高血糖及四氧嘧啶性糖尿病小鼠和大鼠模型也有降血糖作用[21-23]。

6. 其他作用　牡丹酚有利尿作用;牡丹酚对小鼠及豚鼠的离体回肠有抗乙酰胆碱及抗组胺的作用,能防止应激所致的小鼠溃疡病,抑制大鼠胃液分泌和在体子宫的自发运动[11]。对小鼠有抗早孕作用[24]。

(三)临床报道

1. 治疗紫癜　重用丹皮30g,加生地15g,当归12g,赤芍、白芍、丹参、阿胶和鹿角胶各10g组成复方,治疗原发性血小板减少性紫癜32例,效果尚佳[25]。又有用牡丹皮、金银花炭各20g,大青叶18g,青蒿、白芍、生地黄、黄芪、太子参、山药各15g,水煎服,治疗过敏性紫癜14例,每日1剂,早晚2次温服,15天为1个疗程,治愈12例,好转2例[26]。

2. 治疗高血压　用丹皮、萹蓄制成浸膏,加入丹皮酚及珍珠层粉,制成复方丹皮片,每片0.3g。每次服7片,日服3次,治疗原发性高血压30例,治疗1周总有效率73.33%,服药满4周总有效率93.33%[27]。

3. 急性胆囊炎　以牡丹皮、大黄、桃仁各12g,玄明粉(分2次冲服)、冬瓜子各10g,每剂煎2次,每6小时服1次,7天为1个疗程,一般1～3个疗程,治疗44例,结果治愈30例,显效10例,无效4例[28]。

4. 治疗过敏性鼻炎　牡丹皮1500g,清水浸泡约1天,蒸馏成200ml,使呈乳白色液。制剂时药物不能超过容器的1/3,水不能超过容器的2/3。滴鼻,每日3次。治疗140例过敏性鼻炎,结果显效36例,好转86例,总有效率为87.1%。其中坚持用药3周者97例,有效率为91.75%;用药2周者18例,有效率为88.88%[29]。

5. 治疗湿疹 用牡丹皮加工提取3.5%的丹皮酚霜，外涂皮损处，每日2次，治疗急性湿疹27例，治愈8例，显效5例，好转6例，无效8例[30]。

6. 治疗神经性皮炎 外用丹皮酚软膏，将药物薄薄涂于患处，并轻轻按摩2～3分钟，每日2次，疗程3周，总有效率90%[31]。

7. 治疗寻常型痤疮 面部及躯干部常规消毒后清除黑头或白头粉刺，第3天外用20%丹皮酊(丹皮20g加50%酒精100ml，泡7日后外用)，每日1次，连续外用60日；并水煎服丹皮汤(丹皮15g，桑白皮、黄芩各10g，生大黄5g)加减，每日1剂，连服5天停10天为1个疗程，连用4个疗程，总有效率95.7%，疗效满意[32]。

参考文献

[1] 马玉玲，刘建勋，孙卫，等. 牡丹皮心对犬心肌缺血及心脏血流动力学影响的研究[J]. 山西医药杂志，1984，13(4)：212-214.

[2] 张广钦，郝雪梅，陈世忠，等. 芍药苷对大鼠心肌细胞L钙通道的阻断作用[J]. 中国药理学通报，2003，19(8)：863.

[3] 冯巧巧，周勇，张岫美. 丹皮酚对麻醉犬冠脉结扎致心肌梗死的保护作用[J]. 中同生化药物杂志，2008，29(5)：320-323.

[4] 张广钦，禹志领，赵厚长. 丹皮酚对抗大鼠心肌缺血再灌注心律失常作用[J]. 中国药科大学学报，1997，28(4)：225-227.

[5] 侯刚健，苏琳. 丹皮酚对豚鼠急性心肌缺血所致心律失常的影响[J]. 华北煤炭医学院学报，2009，11(2)：160-161.

[6] 陈江斌，唐其柱，黄从新，等. 丹皮酚对心肌细胞自律性和延迟后除极的影响[J]. 中国应用生理学杂志，1999，15(4)：332-334.

[7] 王腾，唐其柱. 丹皮酚对豚鼠心肌细胞动作电位及钙通道电流的影响[J]. 武汉大学学报，2001，22(4)：331-333.

[8] 中国医学科学院药物研究所. 降压中药的研究Ⅱ——丹皮及丹皮酚[J]. 药学学报，1960(6)：250-254.

[9] 严永庆，余传隆，黄泰康，等. 中药辞海(第二卷)[M]. 北京：中国医药科技出版社，1996：282-287.

[10] 李薇，王远亮，蔡绍晳，等. 丹皮酚和阿司匹林对大鼠血液流变学影响的比较[J]. 中草药，2000，31(1)：29-31.

[11] 阴健，郭力弓. 中药现代研究与临床应用(1)[M]. 北京：学苑出版社，1995：364-366.

[12] 顾关云. 牡丹全根入药的商榷[J]. 中成药研究，1984(8)：15.

[13] 李后开，戴敏. 兔动脉粥样硬化模型的建立及丹皮酚药物作用的实验研究[J]. 安徽中医学院药学院，2005，12(3)：129-130.

[14] 戴敏，刘青云. 丹皮酚对高脂血症大鼠动脉内皮细胞的保护作用[J]. 中国中医基础医学杂志，2001，7(2)：38-40.

[15] 李薇，王远亮，蔡绍晳，等. 丹皮酚和阿司匹林对大鼠血液流变性影响的比较[J]. 中草药，2000，31(1)：29-31.

[16] 王浴生，邓文龙，薛春生. 中药药理与应用[M]. 北京：人民卫生出版社，1983：530.

[17] 巫冠中，杭秉蒨，杭静霞，等. 丹皮酚的抗炎作用及其机制[J]. 中国药科大学学报，1989，20(3)：147-150.

[18] 巫冠中，杭秉蒨，杭静霞，等. 丹皮的抗炎作用[J]. 中国药科大学学报，1990，21(4)：222-225.

[19] 刘国声，蒋景仪，陈鸿珊，等. 中药的抗流感病毒作用[J]. 微生物学报，1960，8(2)：164.

[20] 刘爱敏，武海军，杨玉梅. 丹皮酚的镇痛作用[J]. 包头医学院学报，2004，20(2)：99-100.

[21] 赵帜平,沈业寿,葛盛芳,等.丹皮多糖分离纯化和降血糖作用研究[J].安徽大学学报,1999,23(2):90-93.

[22] 刘超,陈光亮,赵帜平,等.丹皮多糖对正常及高血糖小鼠的降血糖作用[J].安徽中医学院学报,1998,17(6):45-47.

[23] 刘丽萍,洪浩,王钦茂,等.丹皮多糖-2b降血糖作用的实验研究[J].中国临床药理学与治疗学,2002,7(5):424-427.

[24] 吴波,赵铁栋,关世海.牡丹酚(Paeonol)对小白鼠抗早孕作用的研究[J].辽宁中医杂志,1980(4):43-44.

[25] 刘淳.重用丹皮组方治疗原发性血小板减少性紫癜32例(摘要)[J].中西医结合杂志,1985(4):245.

[26] 王丽萍.丹皮消斑汤治疗过敏性紫癜14例[J].河南中医,2005,25(2):46.

[27] 过大白.自制复方丹皮片治疗原发性高血压30例[J].北京中医杂志,1992(2):24.

[28] 曹金婷.大黄牡丹皮汤治疗急性胆囊炎44例[J].河南中医,2008,28(2):16.

[29] 张玉梅.牡丹皮治疗过敏性鼻炎140例疗效观察[J].湖南医药杂志,1983(4):24

[30] 唐鸿珊,唐鸿珊,高银花,等.丹皮酚霜治疗湿疹类皮肤病40例临床小结[J].中医杂志,1983,24(10):19.

[31] 李福秋,曲生明,刘士瑞.丹皮酚软膏治疗老年神经性皮炎60例[J].中国老年学杂志,2008,28(23):2382-2383.

[32] 孙则胜,王秀清,孙则红.丹皮制剂治疗寻常型痤疮46例观察[J].现代中西医结合杂志,2002,11(16):1574.

赤芍　Chishao

【别名】 芍药(《神农本草经》),赤芍药(《本草经集注》),红芍药(《圣济总录》),臭牡丹根(《青海药材》)。

【来源】 赤芍,始载于《神农本草经》,列为中品。因形似白芍而色较赤,故名。为毛茛科多年生草本植物芍药 *Paeonia lactiflora* Pall. 或川赤芍 *Paeonia veitchii* Lynch 的干燥根。主产于内蒙古多伦,河北滦平、围场及东北等地;川赤芍主产于四川。野生、家种均有。

【采收炮制】 春、秋二季采挖,除去根茎、须根及泥沙,晒干。切片,生用。

【商品规格】 一般商品分一、二等,出口品分为一、二、三等。以根长、外皮易脱落、断面色白、粉性强(习称"糟皮粉碴")者为佳。以内蒙古多伦所产质量最优,称"多伦赤芍"。

按《中国药典》(2010年版一部)规定:本品含芍药苷($C_{23}H_{28}O_{11}$)不得少于1.8%。

【药性】 苦,微寒。归肝经。

【功效】 清热凉血,散瘀止痛。

【应用】

1. 热入营血、斑疹吐衄　本品苦寒,主入肝经,善走血分,能清肝火,除血分郁热而有凉血止血、散瘀消斑之功。用于温病热入营血,斑疹吐衄,常与水牛角、生地、丹皮同用,如《千金要方》犀角地黄汤;若兼脾阳虚损,不能统血,而吐血唾血,可与白术、黄芩、阿胶等同用,如《圣济总录》赤芍药散;若妇人血崩不止,可与香附配伍,如《太平圣惠方》如神散。

2. 经闭癥瘕、跌打损伤　本品苦降,有活血通经、散瘀消癥、行滞止痛之效。用于瘀血阻滞,经闭痛经,癥瘕积聚,常与丹皮、桃仁、桂枝等同用,如《金匮要略》桂枝茯苓丸;若瘀在膈下,癥积痞块,多与当归、桃仁、红花等配伍,如《医林改错》膈下逐瘀汤;用于跌打损伤,瘀肿疼痛,多与乳香、没药、血竭等配用,以疗伤止痛。

3. 痈肿疮毒、目赤肿痛　本品味苦微寒，既能凉血消痈，又能清肝散瘀、消肿止痛。用于热毒壅盛，痈肿疮毒，常与金银花、白芷、皂刺等同用，如《妇人良方》仙方活命饮；若胃火炽盛，痈疡身热，多与石膏、升麻、甘草等配伍，如《证治准绳》芍药汤；若肝经风热，目赤肿痛，眵多羞明，可与荆芥、薄荷、黄芩等配用，如《原机启微》芍药清肝散。

4. 肝郁胁痛、血痢腹痛　本品入肝经血分，既能清热凉血散瘀而止疼，又能消散肝经郁滞而止痛。用于肝经瘀滞，胁肋疼痛，烦闷少食，常与柴胡、丹皮、甘草等同用，如《博济方》赤芍药散；用于血分热毒，赤痢腹痛，可与黄柏同用，如《太平圣惠方》赤芍药散，亦可与黄柏、地榆配伍，如《圣济总录》芍药汤。

【用法用量】煎服，6～15g。

【使用注意】血寒经闭者不宜用。反藜芦。

【鉴别用药】赤芍与牡丹皮，均能凉血祛瘀，二药常相须为用，以治血热发斑吐衄等症。然丹皮清热凉血作用较强，既能清血分实热，又善除阴分虚热，而治无汗骨蒸；赤芍清热凉血作用较弱，但活血祛瘀之力较强，善于散瘀止痛，而治血瘀经闭及其他瘀血疼痛。

【药论】

1.《神农本草经》："主邪气腹痛，除血痹，破坚积，寒热疝瘕，止痛，利小便，益气。"

2.《药品化义》："赤芍，味苦能泻，带酸入肝，专泻肝火。盖肝藏血，用此清热凉血，入洞然汤，治暴赤眼；入犀角汤，清吐衄血；入神仙活命饮，攻诸毒热壅，以消散毒气；入六一顺气汤，泻大肠闭结，使血脉顺下。以其能主降，善行血滞，调女人之经，消瘀通乳。以其性禀寒，能解热烦，祛内停之湿，利水通便。较白芍味苦重，但能泻而无补。"

3.《本经逢原》："赤芍药，性专下气，故止痛不减当归。苏恭以为赤者利小便下气，白者止痛和血，端不出《本经》除血痹、破坚积、止痛、利小便之旨。其主寒热疝瘕者，善行血中之滞也，故有瘀血留著作痛者宜之，非若白者酸寒收敛也。其治血痹利小便之功，赤白皆得应用，要在配合之神，乃著奇绩耳。"

4.《本草求真》："赤芍与白芍主治略同，但白则有敛阴益营之力，赤则止有散邪行血之意；白则能于土中泻木，赤则能于血中活滞。故凡腹痛坚积，血瘕疝痹，经闭目赤，因于积热而成者，用此则能凉血逐瘀，与白芍主补无泻，大相远耳。"

【现代研究】

（一）化学成分

芍药根中含有丰富的苷类化合物，主要含有芍药苷、羟基芍药苷、芍药内酯苷、苯甲酰羟基芍药苷、苯甲酰芍药苷、芍药花苷、氧化芍药苷、丹皮酚、丹皮酚原苷、丹皮酚苷、芍药苷元、芍药新苷、(*Z*)-(1*S*,5*R*)-*β*-蒎烯-10-基-*β*-巢菜糖苷、没食子酰芍药苷。

此外还含有没食子酸、没食子酸甲酯、没食子酸乙酯、香荚兰酸、鞣花酸、水杨酸、芍药苷元酮、逆没食子鞣质、pedunculagin、galonlped uncul-gain、eugeniin、胡萝卜甾醇、*β*-谷甾醇、苯甲酸、赤芍精(*d*-儿茶精)、赤芍甲素、赤芍乙素、没食子酸丙脂、棕榈酸、鞣质、糖、淀粉、蛋白质、脂肪油、树脂、挥发油。

川赤芍与芍药根中的化学成分基本相同，主要含有芍药苷、氧化芍药苷、苯甲酰芍药苷、儿茶精、没食子酸、*β*-谷甾醇、*β*-谷甾醇-*α*-D-葡萄糖苷、十九碳烷、棕榈酸乙酯、棕榈酸、顺$\triangle^{19,12}$-十八碳二烯酸、二十四碳烷、二十五碳烷、二十六碳烷。

（二）药理作用

1. 对心血管系统的作用　赤芍注射液可使大白鼠离体心脏的冠脉流量增加28.4%，使纤颤心脏的冠脉流量增加21%，有直接扩张冠状动脉的作用[1]。对垂体后叶素诱发的急性心肌缺血，静注赤芍注射液(8g/kg)或赤芍苷均有明显保护作用，但对氯化钡诱发的心律失常无效[1,2]。有实验表明，赤芍提取物10g/kg灌胃对烫伤大鼠早期心肌功能的改变有一定程度的保护作用，能不同程度地减轻大鼠烫伤后1～4小时的心功能指标[3]。赤芍注射液1.0g/kg肌内注射对实验性家兔肺动脉高压有扩张肺血管，改善肺血运动状态，降低肺动脉压，增加心排出量，改善心肺功能的作用[4]，能改善ARDS状态下心肌做功能力，提高心排出量[5]。

赤芍对家兔实验性动脉粥样硬化病灶也有明显的消退作用，并具有明显的降脂、抗脂质过氧化、降解血浆纤维蛋白原及抗平滑肌细胞增殖作用[6]。

2. 对血液系统的作用　实验表明，赤芍水提液、赤芍苷、赤芍成分及其衍生物(801、802)对ADP、胶原、花生四烯酸(AA)等诱导的血小板聚集均有显著抑制作用[2,7-9]，并能显著升高血小板的cAMP水平[8,9]，对人的红细胞膜ATP酶有明显抑制作用[10]。赤芍还能明显改善乙肝黄疸患者红细胞的通透性，增加红细胞对低渗张力抵抗性，有一定稳定红细胞膜结构的作用[11]。赤芍提取物能通过激活纤溶酶原变成纤溶酶使已凝固的纤维蛋白发生溶解，还能显著抑制尿激酶对纤溶酶原的激活作用[12]。

赤芍能通过影响钙代谢，调节TXA_2/PGI_2平衡抗动脉粥样硬化。实验性动物粥样硬化家兔喂饲赤芍浸膏能显著升高HDL-C和亚组分组(HDL3-C)，明显降低TC、LDL-C和VLDL-C水平，使高血脂引起的TXA_2/PGI_2比值改变趋于平衡，并能降低血浆脂质过氧化物(LPO)、动脉壁脂质、钙和磷脂及主动脉斑面积，其作用强于钙通道阻滞剂[13]。另有实验表明，赤芍能明显降低高脂兔血小板胞浆游离钙含量，并提高兔红细胞膜Ca^{2+}-Mg^{2+}-ATP酶活性[14]。

3. 对免疫系统的影响　赤芍正丁醇提取物3g/kg皮下注射5次，小鼠网状内皮系统吞噬指数显著提高，肝脏重量明显增加[2,15]。赤芍水提取物和70%乙醇提取物能明显抑制小鼠溶血素反应，且作用以在抗原刺激前一天起给药为最强；对鸡红细胞激发的迟发型过敏反应亦有显著抑制作用，赤芍70%乙醇提取物对小鼠脾脏玫瑰花结形成细胞有明显抑制作用，说明对活性T淋巴细胞有抑制作用[16]。赤芍水提取物使人末梢血淋巴细胞和小鼠脾细胞的淋巴细胞幼稚化活性显著升高[2]。

4. 对神经系统的作用　赤芍总苷对糖损伤、缺氧损伤、自由基损伤、咖啡因损伤、一氧化氮损伤及NMDA(*N*-methyl-D-aspartate)损伤的大鼠神经细胞具有明显保护作用，可显著提高损伤模型神经细胞的存活数[17]。芍药苷具有镇静作用，脑室注射较腹腔注射的作用更明显。芍药浸膏对士的宁诱发的惊厥亦有对抗作用。芍药苷对小鼠正常体温和人工发热体温均有降温作用[2]。

5. 对肿瘤的作用　赤芍的正丁醇提取物1～1.5g/kg腹腔注射对S_{180}实体瘤有明显的抑制作用[15]。其水提物1～2g/kg肌内注射，能使S_{180}腹水癌细胞内的cAMP含量增加23%～37.7%；70%乙醇提取物0.5～1g/kg腹腔注射，使Lewis肺癌原发瘤组织的cAMP含量增高64%，S_{180}实体瘤组织的cAMP含量升高68%，提示其抗肿瘤作用与升高癌细胞和瘤组织中的cAMP水平有关[2,15]。从肿瘤血管的角度，赤芍还能增强实验大鼠VEGF的表达及肿瘤血管的形成，并可促进肿瘤侵袭和转移的发生[18]。

6. 解痉作用　赤芍和芍药苷能抑制大鼠和豚鼠肠管和胃运动，对抗乙酰胆碱引起的平滑肌痉挛。对大鼠子宫平滑肌有抑制作用，并能对抗垂体后叶素引起的子宫收缩，对抗毛果芸香碱引起的大鼠胃紧张[1,2]。

7. 抗病原微生物作用　体外试验证明，赤芍对多种病原微生物有较强的抑制作用，对痢疾、伤寒、副伤寒、绿脓、大肠、变形及百日咳杆菌、葡萄球菌、α及β-溶血性链球菌、肺炎双球菌以及霍乱弧菌均有抑制作用；对某些致病性真菌也有抑制作用。赤芍煎剂在试管内对京科68-1病毒、疱疹病毒、流感病毒、副流感病毒及肠道病毒有抑制作用，但对腺病毒作用不明显[2]。

8. 对肝脏和机体代谢的影响　赤芍0.7～3.3mg/ml对肝细胞DNA的合成有明显增强作用，能显著促进^{3}H-胸腺嘧啶核苷掺入肝细胞内，促进肝细胞再生。赤芍801 24mg/kg腹腔注射对大鼠肝脏和心脏微粒体羧基酯酶的活力均有显著诱导作用，提示其对肝脏水解过程有促进作用，有利于毒物排泄[19]。赤芍成分、赤芍801、802 62.5～250.0μm对大鼠线粒体氧耗量、磷/氧和呼吸控制比均有不同程度的降低作用，且具有明显的量效和构效关系[7]。

（三）临床报道

1. 治疗冠心病　用赤芍801 180mg，加生理盐水250ml，静滴，每日1次，2周为1个疗程，46例中显效26例，改善14例，无效6例，总有效率86.96%[20]。

2. 治疗急性脑血栓形成　用180mg赤芍801加入5%或10%葡萄糖250～500ml中静滴，每日1次，15日为1个疗程，治疗263例，基本治愈106例，显效98例，好转38例，无效21例，总有效率92.0%[21]。

3. 治疗肺心病　100%赤芍注射液和0.9%氯化钠5ml、5%碳酸氢钠适量，调pH值至7.35。无创组32例静注，有创组10例通过右心导管注入肺动脉，均每日1次，并于3分钟内注射完毕，5次为1个疗程，用于治疗肺心病失代偿期，能扩张肺血管，降低肺动脉压力和肺血管阻力，增加心排出量，改善右心功能和血液流变性，提高氧分压，使临床瘀血体征显著改善[22]。

4. 治疗肝曲综合征　赤芍30g，川朴25g，丹参20g，每日1剂，常规水煎分3次服，连服7日为1个疗程。结果治疗肝曲综合征12例，显效6例。有效5例，无效1例，有效率为91.6%[23]。

5. 治疗肝炎　赤芍100g，丹参30g，水煎至200ml，1日2次口服，10天为1个疗程。治疗急性黄疸型肝炎25例，3个疗程内治愈[24]。

6. 治疗急性乳腺炎　赤芍、甘草各50g，局部脓性分泌物较多者加黄芪30g，局部湿疹瘙痒者加地肤子20g，乳房结核伴乳腺炎者加穿山甲10g、昆布20g。每日1剂，水煎分2次饭后服，3天为1个疗程。治疗102例，均在短期内治愈，用药最多者7剂，最少者2剂[25]。

7. 治疗色素性紫癜性苔藓样皮炎　每日用赤芍注射液4ml(含生药8g)肌注，治疗13例，结果治愈9例，显效及好转2例[26]。

8. 下肢深静脉血栓　低分子肝素5000U，皮下注射，每日2次，生理盐水250ml+盐酸棓丙酯180mg，静滴，每日1次，同时给予己酮可可碱肠溶片，每次0.4g，每日3次，治疗患者100例，疗效满意[27]。

参 考 文 献

[1] 王珏英，周军良，吴佩君，等. 赤芍注射液的药理作用[J]. 中成药，1980(1)：31-33.

[2] 阴健，郭力弓. 中药现代研究与临床应用(1)[M]. 北京：学苑出版社，1995：353-354.

[3] 楚正绪，谭建权，张亚霏. 赤芍提取物对烫伤大鼠早期心肌力学的影响[J]. 中成药，1989，12(7)：23-25.

[4] 马秀风，马浩如，钱翠萍，等. 赤芍治疗肺心病的临床观察和防治肺动脉高压的实验研究[J]. 中西医结合杂志，1988，8(11)：660-662.

[5] 黄志勇，余金甫，熊桂先. 赤芍对油酸致成人呼吸窘迫综合征治疗作用的观察[J]. 中国危重病急救医学，1995，7(5)：257-259.

[6] 于永红，王瑞英. 赤芍、尼群地平对家兔实验性动脉粥样硬化病灶的消退作用[J]. 临床心血管病杂志，1996，12(3)：164-167.

[7] 王继峰，张家俊，陈文为. 赤芍成分及其衍生物抗血小板聚集和调节氧化磷酸化作用的研究[J]. 中西医结合杂志，1984，4(12)：745-747.

[8] 李次芬，张慧英，殷宗健，等. 舒心散治疗冠心病出凝血机制的观察及赤芍对血小板功能影响的研究[J]. 上海中医药杂志，1986(12)：40-42.

[9] 陈文为，孙承琳，何基渊，等. 抗心梗合剂对人血红细胞膜 ATP 酶活性和小白鼠血浆及心肌中 cAMP 含量的影响[J]. 新医药学杂志，1979(4)：45-48.

[10] 朱慧民，牟华明. 赤芍对球囊损伤术后血管内膜单核细胞趋化蛋白-1 基因表达的影响[J]. 中国中西医结合急救杂志，2008，15(3)：138-141.

[11] 赵春景，王芳，赫飞. 赤芍对乙肝黄疸患者红细胞通透性的影响[J]. 中医药研究，1999，15(5)：42-43.

[12] 王玉琴，马立昱. 赤芍对血液凝固-纤溶系统酶活性的影响[J]. 中西医结合杂志，1990，10(2)：101-102.

[13] 张永珍，阎西艴，张延荣，等. 赤芍和硝苯啶对慢性高脂血症兔血浆 TXB_2 和 6-酮-$PGF_{1\alpha}$ 的影响[J]. 中西医结合杂志，1990，10(11)：669-671.

[14] 郑丽丽，阎西艴，张永珍，等. 赤芍对高脂兔血小板胞浆游离钙、红细胞膜 Ca^{2+}-Mg^{2+}-ATP 酶活性的影响[J]. 中国中西医结合杂志，1996，16(5)：295-296.

[15] 黄孔威，傅乃武，叶树勇，等. 赤芍的抗癌作用及原理的探讨[J]. 药学通报，1983，18(6)：51.

[16] 黄孔威，傅乃武. 赤芍对免疫功能的影响[J]. 药学通报，1982，17(10)：54.

[17] 何丽娜，杨军，何素冰，等. 赤芍总苷对原代培养大鼠神经细胞损伤模型的保护作用[J]. 中国临床药理学与治疗学，2000，5(1)：28-31.

[18] 丁罡，宋明志，于尔辛. 丹参、赤芍对大鼠 Walker256 癌肝转移影响机制的研究[J]. 中国癌症杂志，2001，11(4)：364-366.

[19] 杜贵友，叶文华，李红. 赤芍 801 对大鼠心脏和肝脏微粒体羧基酯酶的诱导作用[J]. 中西医结合杂志，1989，9(8)：491.

[20] 左晓莉，庄华彦. 赤芍 801 治疗冠心病心绞痛的临床观察[J]. 齐齐哈尔医学院学报，2002，23(1)：37.

[21] 周绍华，孙怡，林世和，等. 赤芍 801 治疗急性脑血栓形成临床疗效观察[J]. 中西医结合杂志，1986，6(9)：561.

[22] 贾雁宾，汤泰秦. 赤芍注射液治疗慢性肺心病、肺动脉高压的临床研究[J]. 中西医结合杂志，1991，11(4)：199-202.

[23] 赵树民，陈国厚. 赤芍川朴丹参饮治疗肝曲综合征 12 例[J]. 辽宁中医杂志，1987，11(8)：18-19.

[24] 杨军，张桂芹. 大剂量赤芍治疗急性黄疸型病毒性肝炎的疗效观察[J]. 铁道医学，1989，17(3)：183.

[25] 贺方礼. 赤芍甘草汤治疗急性乳腺炎 102 例报告[J]. 湖南中医杂志，1990，6(5)：17.

[26] 朱光斗，方丽，龚志铭. 赤芍治疗色素性紫癜性苔藓样皮炎[J]. 中医杂志，1985(6)：47.

[27] 杨云峰，赵素霞，王健. 赤芍提取物盐酸棓丙酯合己酮可可碱治疗下肢深静脉血栓形成的临床研

究[J].河北中医药学报,2008,23(3):27-28.

紫草 Zicao

【别名】紫丹、紫芙(《神农本草经》),地血(《吴普本草》),紫草茸(《小儿药证直诀》),鸦衔草(《本草纲目》),紫草根(《现代实用中药》),山紫草(《江苏植药志》),红石根(《辽宁经济植物志》),紫根(《中药手册》)。

【来源】紫草,始载于《神农本草经》,列为中品。因其根呈紫色,故名。为紫草科多年生草本植物新疆紫草 *Arnebia euchroma*(Royle)Johnst. 或内蒙紫草 *Arnebia guttata* Bunge 的干燥根。前者习称"软紫草",后者习称"硬紫草"。软紫草主产于新疆、甘肃等地;硬紫草主产于东北、华北地区,长江流域中下游诸省亦产。野生与栽培均有。

【采收炮制】春、秋二季采挖,除去茎叶及泥沙,晒干。切片用。

【商品规格】商品规格按来源分软紫草(新紫草)、硬紫草(西紫草、关紫草)、内蒙紫草3种,一般为通货。硬紫草一般以体稍软、表面色红、断面紫红、黄色木心小者(老条紫草)为佳;软紫草以条粗长、色紫红、质软、白心小者为佳。一般认为软紫草质优。

按《中国药典》(2010年版一部)规定:本品含羟基萘醌总色素以左旋紫草素($C_{16}H_{16}O_5$)计算,不得少于0.80%。按干燥品计算,含β,β'-二甲基丙烯酰阿卡宁($C_{21}H_{22}O_6$)不得少于0.30%。

【药性】甘、咸,寒。归心、肝经。

【功效】凉血活血,解毒透疹。

【应用】

1. 斑疹紫黑,麻疹不透 本品主入肝经血分,有凉血活血、解毒透疹之效。用于温毒发斑,血热毒盛,斑疹紫黑,常与赤芍药、蝉蜕、甘草等同用,如《张氏医通》紫草快斑汤;若小儿麻疹不透,可与钩藤配伍,如《小儿药证直诀》紫草散;若疹毒内郁,兼咽喉肿痛者,可与牛蒡子、山豆根、连翘等配用,如《张氏医通》紫草消毒饮;若正虚不足,疹出不畅者,多与升麻、荆芥、黄芪等同用,如《证治准绳》紫草解肌汤。

2. 痈疽疮疡,湿疹瘙痒,水火烫伤 本品性寒,能凉血解毒、活血消痈。用于血热毒盛,痈疽疮疡,溃不收口,常与当归、白芷、血竭等同用,如《外科正宗》生肌玉红膏;若湿疹瘙痒,可与黄连、黄柏、漏芦等配伍,如《仁斋直指方论》紫草膏;若疥癣瘙痒,可与白芷、当归、甘草等用麻油熬膏外搽,如《疡医大全》紫茸膏;若烧伤烫伤,多与黄柏、丹皮、大黄等用麻油熬膏外搽,如《外科学》紫草膏。

【用法用量】煎服,5~10g。外用适量,熬膏或用植物油浸泡涂擦。

【使用注意】本品性寒而滑,有轻泻作用,脾虚便溏者忌服。

【鉴别用药】紫草茸系昆虫紫胶虫在树枝上所分泌的胶质,有清热凉血解毒之功,用于麻疹、斑疹透发不畅,产后血晕,疮疡肿毒等症,功倍于紫草,故称为紫草茸。植物药紫草,亦别称紫草茸,切勿与昆虫药紫草茸相混,二者实非同类。

【药论】

1.《神农本草经》:"主心腹邪气,五疸,补中益气,利九窍,通水道。"

2.《名医别录》:"疗腹肿胀满痛。以合膏,疗小儿疮及面皶。"

3.《本草经疏》:"紫草为凉血之要药,故主心腹邪热之气。五疸者,湿热在脾胃所成,去湿除热利窍,其疸自愈。邪热在内,能损中气,邪热散即能补中益气矣。苦寒性滑,故利九窍而通利水道也。腹肿胀满痛者，湿热瘀滞于脾胃，则中焦受邪而为是病，湿热解而从小便出，则前证自除也。合膏药疗小儿痘疮及面皶，皆凉血之效也。”

4.《本草纲目》：“紫草，其功长于凉血活血，利大小肠。故痘疹欲出未出，血热毒盛，大便闭涩者宜用之，已出而紫黑便闭者亦可用。若已出而红活，及白陷大便利者，切宜忌之。”

5.《本草正义》：“紫草，气味苦寒，而色紫入血，故清理血分之热。古以治脏腑之热结，后人则专治痘疡，而兼疗斑疹，皆凉血清热之正旨。杨仁斋以治痈疡之便闭，则凡外疡家血分实热者，皆可用之。且一切血热妄行之实火病，及血痢、血痔、溲血、淋血之气壮邪实者，皆在应用之例。而今人仅以为痘家专药，治血热病者，治外疡者，皆不知有此，疏矣。”

【现代研究】

（一）化学成分

紫草的有效化学成分，一类是脂溶性很强的萘醌色素类化合物和脂肪酸，萘醌类成分主要包括：紫草素、乙酰紫草素、β,β'-二甲基丙烯酰紫草素、异丁酰紫草素、β-羟基异戊酰紫草素、异戊酰紫草素、2，3-二甲基戊烯酰紫草素、α-甲基-正丁酰紫草素、异戊酸紫草素酯、去氧紫草素、当归酸紫草素酯和脱水紫草素等。脂肪酸成分主要为软脂酸、油酸和亚油酸等。另一类是水溶性成分，主要是多糖，含量在2%左右。

（二）药理作用

1. 抗病原微生物作用　紫草煎剂、紫草素、二甲基戊烯酰紫草素、β,β'-二甲基丙烯酰紫草素对金黄色葡萄球菌、大肠杆菌、枯草杆菌等具有抑制作用[1]。紫草素对大肠杆菌、伤寒杆菌、痢疾杆菌、铜绿假单胞菌和金黄色葡萄球菌均有明显抑菌作用[2]。动物实验还证实一定质量浓度的紫草对副流感病毒有直接杀灭作用，且毒性较低[3]。紫草水提物具有体外抑制抗乳头瘤病毒HPV-DNA作用。紫草多糖在乳兔细胞上对单纯疱疹病毒1型(HSV-1)有明显抑制作用[4]。紫草多糖抗病毒的机理是在宿主细胞内抑制HSV-1的复制，明显影响HSV-1在乳兔肾细胞内的复制动力学[5]。10%的生理盐水紫草浸液对絮状表皮癣菌、羊毛状小孢子癣菌有抑制作用[1]。紫草中的萘醌具有较强的抗真菌作用，对念珠菌病有显著治疗作用[6]。

2. 抗炎、抗过敏作用　紫草的乙醚、水、乙醇提取物均有一定的抗炎作用[1,7,8]。紫草醇提取物200mg/kg灌胃给药对醋酸引起的小鼠腹腔渗出性炎症有明显抑制作用。不同来源、产地紫草的水、醇提液均对小鼠腹腔毛细血管通透性有抑制作用[7]。皮下注射紫草素10mg/kg对小鼠巴豆油耳炎症和大鼠酵母性足跖肿有明显抑制作用[9]。紫草素和乙酰紫草素做成软膏，局部给药对血管通透性亢进及浮肿等炎症有显著抑制，尚可增加肉芽生长，促进伤口愈合[1]。

3. 解热、镇痛作用　紫草素及乙酰紫草素腹腔注射(10mg/kg)，可使正常小鼠及实验性发热大鼠的体温显著降低；紫草素及乙酰紫草素还有较强的镇痛效应，小鼠口服ED_{50}分别为160mg/kg和180mg/kg，皮下注射ED_{50}为15mg/kg和17mg/kg，前者为氨基比林效价的1/25，后者为其2～3倍[10]。

4. 对心血管系统的作用　紫草煎剂对健康兔和蟾蜍的离体或整体心脏，均有明显的兴奋作用，与煎剂中含钙有关。在全身麻醉下，静脉或肌内注射此煎剂，能使近半数动物(兔、犬、猫)血压急剧下降，甚至死亡，但不麻醉或口服则无此严重反应，对蟾蜍内脏血管和兔后肢、离体兔耳灌流皆无影响[11]。有报告认为，紫草煎剂对心脏的作用，小量兴奋，大量则抑制，最后停止于舒张期。紫草乙醇提取物对离体兔耳和蛙后肢血管有收缩作用[1]。又有研究表明，紫草素对大鼠血管平滑肌细胞具有明确的抗增殖、促凋亡、阻滞细胞周期进程作用，并与细胞周期调节蛋白的变化密切相关[12]。

5. 抗生育作用　紫草对青春期雌性大鼠下丘脑-垂体-性腺轴（HPGA）有抑制作用，可能既作用于下丘脑-垂体水平，又作用于卵巢水平，且紫草对 HPGA 的抑制作用是可逆的[13]。小鼠口服紫草有明显的抗垂体促性腺激素、抗绒毛膜促性腺激素（hCG）和抗着床作用，抗生育率 100%[14]。日本产紫草根乙醇提取液及紫草根粉末混合喂饲动物，均可抑制大鼠动情期，根中提取的色素则无效[15]。用牛子宫做受体实验，紫草提取物能和甾体激素竞争受体而无甾体激素样的生物活性，产生抗促黄体生成素（LH）和卵泡刺激素（FSH）作用[16]。动物实验发现，长期服用紫草提取物，能使垂体、卵巢和子宫的重量下降，但对组织无损害，其抑制作用是可逆的[17,18]。

6. 免疫调节和抗肿瘤作用　紫草多糖可促进小鼠腹腔巨噬细胞的吞噬功能，增加脾脏中 T 淋巴细胞的计数和 T 淋巴细胞功能，促进迟发性变态反应，具有增强机体特异性和非特异性免疫的作用[19]。紫草多糖还具有体外抑制 HPV-DNA 活性，有明显的抗人乳头瘤病毒作用[20]。此外，紫草素可抑制多重耐药 HIV 病毒株的复制[21]。

紫草根中的紫草素衍生物 2-hyim-DMNQ-S33，能有效抑制因辐射导致的纤维肉瘤增殖，延长小鼠生命[22]。紫草素对体外培养的人绒癌耐药细胞株也有抑制增殖、促进凋亡及诱导细胞周期停滞的作用，抑制率与剂量和作用时间呈正相关，随药物浓度增加，凋亡率也增加，并可见典型凋亡细胞核形态学的变化[23]。紫草提取物可以抑制雌激素依赖性人乳腺癌细胞生长，小鼠服用后血清雌孕激素水平降低，子宫重量指数减小，子宫雌孕激素受体水平升高，并可改善他莫昔芬（三苯氧胺）引起的子宫病理改变[24]。

紫草萘醌单体分离物 LⅢ在剂量为 5μg/ml 时对人胃癌 BGC823 细胞和人食管癌 ECa109 细胞的生长有明显抑制作用，而在相同条件下对人正常羊膜细胞和小儿包皮成纤维细胞生长无影响[25]。萘醌-5，8-二乙酸酯对人体鼻咽表皮癌细胞培养具有细胞毒性质[1]。每天经腹腔注射紫草萘醌单体提取物（6mg/kg），连续 5 日，小鼠脾细胞 NK 细胞毒提高约 20%，动力学实验参数 V_{max} 和 K_{mapp} 均明显增加，而 V_{max}/K_{mapp} 则无明显变化，提示其通过增加杀伤细胞的频率增强 NK 活性[26]。

7. 降血糖作用　紫草聚糖 A、B 和 C 腹腔给正常小鼠 100mg/kg，7 小时后降低血浆葡萄糖浓度分别为对照的 64%、83%和 55%，对阿脲诱导高血糖小鼠腹腔内给予聚糖 A，其减少血浆葡萄糖浓度和程度与剂量有关，给予 100mg/kg，7 小时后降血糖为对照的 51%[1]。

（三）临床报道

1. 治疗玫瑰糠疹　用紫草、甘草各 30g，水煎服，日 1 剂，药渣外洗，治疗玫瑰糠疹患者 131 例，治愈率为 60.3%，总有效率为 91.6%[27]。

2. 治疗静脉炎　将紫草提取物制片，每次服 2 片（每片相当生药 0.8g），每日 3 次，治疗 25 例，有效率 100%[1]。

3. 治疗烧伤　取紫草 250g、香油 1000ml。香油煮沸后加入紫草，搅拌并继续煮至稀糊状，过滤得油约 300～350ml，待冷却至 40℃时加入冰片少许，搅匀备用。一律采用暴露疗法。①Ⅰ度及小面积浅Ⅱ度烧伤，其水疱未破者，创面以 75%酒精清洗，再以 95%酒精冷敷 5～10 分钟，随即涂以紫草油，每日 1 次，一般涂 2～4 次。②面积＞15%的浅Ⅱ度及深Ⅱ度以上的烧伤，须加服中药并采用西药疗法；水疱中有大量渗液者，以 1‰苯扎溴铵（新洁尔灭）清洗创面后，抽出水疱液并涂紫草油；创面已感染者，每日用 1‰新洁尔灭清洗 1 次，至创面露出新鲜组织后，涂紫草油，每日3～4次；同时，根据病情内服清热解毒类方药，应用大剂量抗生素、补液乃至切痂植皮等。轻、中度疗程7～12天为1个疗程，重度14～28天为1个疗程。治疗轻度烧伤82例，中度烧伤141例，重度烧伤60例，特重度烧伤2例，除特重度患者死亡1例外，全部治愈[28]。

4. 治疗肝炎及扁平疣　0.1%紫草注射液肌注，每次2ml，治疗急性无黄疸型肝炎及慢性肝炎270例，扁平疣37例，均有较好疗效[1]。用紫草提取物加透皮剂制成紫草液，用竹签蘸药液直接涂于皮损处，每日2次，2周为1个疗程，治疗扁平疣39例，治愈34例，显效1例，有效1例，无效2例，总有效率94.8%[29]。

5. 治疗口腔黏膜病　用生药紫草根的提取物，制成软膏，用消毒小棉球取如黄豆(大约0.5g)大药膏，涂于患部，每餐后及睡前涂药。治疗口腔黏膜病30例，有效率为89.7%，多数病例的发红、肿胀等炎症可迅速消退[1]。又有报道，取紫草10g，放入100g芝麻油内用慢火煎熬约0.5小时，取油备用。用生理盐水棉球清洁口腔(也可用温开水漱口)后，用棉棒蘸取紫草油将其涂于溃疡面上，每日3次，一般用药2～3天。共治疗复发性口腔溃疡25例，治愈率100%，平均治愈时间2.44天[30]。

6. 治疗银屑病　用0.1%紫草注射液2ml，每日肌注1次，除用抗组胺药对症止痒外，不服其他药物。共治疗50例，结果痊愈13例，基本痊愈8例，显效18例，好转9例，无效2例，除注射局部疼痛外，未见其他不良反应，病程短者疗效好。大多数注射40针以下即有明显改进。如40针以上效果不佳者应停用[1]。

7. 避孕　将新疆生紫草(包括花、叶、茎、根)粉6kg，生绿豆粉2.5kg，压制成0.2g片剂，外包糖衣，每次月经净后服用，日3次，每次9片，连服9日，可避孕1个月。停药可受孕。观察102例，避孕有效率为82.4%[31]。

8. 治疗角膜炎　紫草250g、硼酸11.25g、硼砂2.25g、尼泊尔金0.75g、蒸馏水750ml，制成眼药水滴眼，治疗单纯疱疹病毒性角膜炎31例(34眼)，治愈26眼，基本治愈4眼，好转2眼，无效2眼，对上皮型树枝状角膜炎和浅实质层树枝状角膜炎疗效较好[1]。

9. 治疗宫颈糜烂　取紫草200g入香油750g中，炸枯过滤呈油浸剂。外涂宫颈及阴道上端，隔日1次，10次为1个疗程。治疗期间禁性生活，行经期停药。治疗子宫糜烂100例，1～2个疗程后，痊愈48例，显效8例，好转4例，总有效率96%。几种紫草的外用剂型比较结果，以紫草油对本病的治疗较理想[32]。

10. 治疗婴儿湿疹　用紫草、大黄各10g，碾碎装瓶，加香油100ml，将药浸泡24小时，棉棒蘸油外涂患处，早晚各1次。共治疗32例(湿性22例，干性10例)。其中1岁以内23例，1～2岁9例，病程最短3天，最长3周，取效满意[33]。

11. 治疗淋病尿道狭窄　单味紫草20～30g水煎服，日3次，治疗7～25天，对62例患者，痊愈50例，好转12例[34]。

12. 治疗化脓性中耳炎　将紫草、苦参各50g放入香油500ml中浸泡20小时，然后加热炸至药枯呈黑黄色，过滤后再将冰片6g、枯矾3g研成细末，搅匀备用。先用消毒棉签蘸3%过氧化氢溶液洗净耳内脓液，滴入本品1～2滴，再用消毒棉签蘸本品适量塞入耳中，最后用药堵塞外耳道，日1次，3日为1个疗程。本组120例145只耳，经2～15日治疗后，痊愈133只耳，显效8只耳，好转3只耳，无效1只耳，总有效率为99.3%[35]。

13. 治疗阴道炎　取紫草100g，加水300ml，文火煎20分钟，去渣取汁，坐浴30分钟，同时清洗外阴，要使药液浸入阴道内，每日用药1剂，坐浴2次，连续用药1周。26例患者中,22 例症状消失,分泌物减少,显微镜下检查未见真菌、滴虫和其他细菌;3 例症状减轻;1 例无效[36]。

14. 治疗婴儿红臀　将紫草 30g 放入芝麻油 250g 中浸泡半小时,用慢火熬至煮沸,放凉、过滤,取油,装消毒瓶中备用。使用时,先用温开水清理红臀部位,晾干后用棉签蘸药涂于患处,轻者 2～3 次/日,重者 3～4 次/日,疗程 7 日。对糜烂渗液多者,涂药后配合红外线照射;对并发感染者,加用抗生素。治疗 189 例患者,痊愈 66 例,显效 80 例,有效 38 例,无效 5 例,总有效率 97.3%[37]。

15. 治疗新生儿硬肿症　对 32 例新生儿硬肿症患者,采用复方维生素 E 紫草油对硬肿部位进行外擦按摩,在 4 日内有 29 例硬肿消失或大部分消失,无效 3 例,有效率达 90.63%[38]。

16. 治疗皮肤白斑　自制紫草克白搽剂外搽白斑,超过外围 $1cm^2$,每日 2～5 遍,61 例患者用药后均有局部红肿起疱,1 周后脱痂痊愈者 25 例,2 周痊愈者 36 例,总治愈率达 100%[39]。

17. 治疗异位妊娠　采用复方紫草汤(紫草 30～50g,天花粉 30g,丹参、赤芍各 15g,桃仁、三棱、莪术、香附、川芎各 10g,炙甲片 5g)联合甲氨蝶呤、米非司酮保守治疗异位妊娠 40 例,有效 38 例,无效 2 例,有效率为 95.0%[40]。

18. 治疗皮肤瘙痒　患处常规皮肤消毒,以紫草油外敷,每日换药 1 次,或用紫草油涂擦患处,每日可数次。治疗 104 例,痊愈 86 例,显效 18 例,总有效率 100%[41]。

19. 治疗皮炎　将紫草末加麻油 1∶2 比例浸泡 15 天,滤汁取油涂于患处,每日 3～6 次,治疗局限性神经性皮炎 11 例,均治愈[42]。以紫草油外敷,每日换药 1 次,治疗接触性皮炎 26 例全部痊愈[43]。

20. 治疗黄水疮　紫草 30g、冰片 3g 放碗中或大口瓶中,加菜油 2 两,浸泡半日即成,先用盐水将疮面洗净,再将此浸泡的紫草冰片油搽患处,每日 3 次,效果满意[44]。

21. 治疗肿瘤破溃　将破溃面充分暴露,若有脓液用 0.9%生理盐水轻轻指压,来回轻擦数次,排出脓液;若需穿刺引流则先常规无菌消毒后,仔细引流。处理后,用 3%的紫草油棉纱条轻轻擦于患处,尽量均匀涂遍患处,然后用无菌纱布块封闭包扎,隔日换药一次紫草油。轻度破溃的一般 4～6 次换药,8～9 天基本愈合;较重度的破溃 6～9 次换药,10～12 天即愈合[45]。

22. 治疗慢性鼻炎　紫草 15g 泡入高浓度瓶装烧酒中,酒平面漫过紫草,密封至少 1 天,用此点鼻孔,日 3～4 次,7 天为 1 个疗程,隔 2 天行第 2 个疗程,共治疗 2～3 个疗程。治疗 126 例,7 天治愈率 70.63%,14 天治愈率 80.95%[46]。

参考文献

[1] 阴健,郭力弓. 中药现代研究与临床应用(1)[M]. 北京:学苑出版社,1995:635-640.

[2] 宓伟,王志强,邱世翠,等. 紫草体外抑菌作用研究[J]. 时珍国医国药,2007,18(9):2217-2219.

[3] 罗学娅,李明辉,伦永志,等. 左旋紫草素抗副流感病毒作用[J]. 中草药,2005,36(4):568.

[4] 符惠燕,邓远辉,冯怡,等. 紫草抗人乳头瘤病毒作用的研究[J]. 中药新药与临床药理,2005,7(4):260.

[5] 陈瑞琪,何士勤,施仲贤,等. 紫草多糖在组织培养管内抑制单纯疱疹病毒的实验研究[J]. 江西医学院学报,1982,(2):5-10.

[6] 佐佐木健郎. 紫草成分的抗真菌活性及其对念珠菌性口腔疾患的改善作用[J]. 国外医学:中医中

药分册，2004，26(5)：310.

[7] 楼雅卿，张远，陆道培，等. 紫草醇提取物对动物实验性炎症过程的影响及毒性实验[J]. 北京医学院学报，1979，(2)：83-86.

[8] 林志彬，柴宝玲，王珮，等. 紫草化学成分抗炎症作用的研究[J]. 北京医学院学报，1980，12(2)：101-106，148.

[9] 王文杰，白金叶，刘大培，等. 紫草素抗炎及对白三烯 B_4 生物合成的抑制作用[J]. 药学学报，1994，29(3)：161-165.

[10] 林启涛. 中草药成分化学[M]. 北京：北京科学出版社，1977：186-188.

[11] 邓士贤，施越华. 紫草的药理研究[J]. 云南医药，1983，4(4)：232-237.

[12] 张卓琦，曹希传，张玲，等. 紫草素对大鼠血管平滑肌细胞增殖与凋亡作用的实验研究[J]. 中华医学杂志，2005，85(21)：1481-1488.

[13] 曾燕，熊丰，吴崇荣，等. 紫草抑制青春期雌性大鼠性腺轴功能的研究[J]. 中国药房，2008，19(3)：169-172.

[14] 谢力贤，许绍芬，顾汉颐. 中药紫草根及其它药物对小白鼠避孕作用的初步报告[J]. 复旦学报：医学版，1959，2(6)：601.

[15] 江苏新医学院. 中药大辞典(下册)[M]. 上海：上海人民出版社，1977：2342.

[16] Findley WE. The antigonadotropic activity of lithospermum ruderale[J]. Contraception，1980，21(2)：199.

[17] 吴葆杰. 中草药药理学[M]. 北京：人民卫生出版社，1983：262.

[18] 戴德英，钟以. 中医药和避孕抗生育[J]. 上海中医药杂志，1981，15(5)：3.

[19] 董建英. 紫草多糖对小鼠免疫机能的调节作用[J]. 中国实验临床免疫学杂志，1995，7(5)：42-44.

[20] 邓远辉，王海兰，韩凌. 紫草多糖的分离纯化及生物活性研究[J]. 中药材，2008，31(5)：753-756，23.

[21] Xin Chen，Lu Yang，Ning Zhang，et al. shikonin，a component of Chinese herbal medicine，inhibits chemokine receptor function and suppresses human immunodeficiency virus type 1[J]. Antimicrobial Agents and Chemotherapy，2003，47(9)：2810-2816.

[22] Kim SH，Kang JC，Yoon TJ，et al. Antitumor activities of a newly synthesized shikonin derivative，2-hyim-DMNQ-S-33[J]. Cancer Lett，2001，172(2)：171-175.

[23] 马海鸥，李巨. 紫草素对人绒癌耐药细胞株增殖的抑制及凋亡的作用[J]. 中国实验诊断学，2008，12(2)：181-185.

[24] 王薇，李萍萍. 紫草提取物对 MCF-7 细胞及小鼠雌孕激素水平的影响[J]. 中国中药杂志，2003，28(11)：1062-1066.

[25] 路桂荣. 紫草萘醌单体分离物的抗癌生物效应测试[J]. 中西医结合杂志，1990，10(7)：422-425.

[26] 刘立华. 紫草萘醌提取物对小鼠 NK 细胞活性的增强作用[J]. 中国免疫学杂志，1990，6(3)：154-156.

[27] 赵立新，李存洲. 紫草汤治疗玫瑰糠疹 131 例[J]. 浙江中医杂志，1997，32(2)：557.

[28] 张兴镇，王秀萍. 中西医结合以紫草油外涂治疗烧伤 285 例临床观察[J]. 中西医结合杂志，1986，6(11)：695.

[29] 巫毅，张丽萍，姜兰香. 紫草液治疗扁平疣 39 例[J]. 白求恩医科大学学报，2000，26(5)：534.

[30] 史常荣，田海萍. 紫草油治疗复发性口腔溃疡[J]. 山东中医杂志，1995，14(9)：421.

[31] 李复光. 紫草避孕 102 例临床观察[J]. 上海中医药杂志，1960(3)：142.

[32] 杨葆雄，周青梅. 紫草油治疗宫颈糜烂临床疗效观察[J]. 中西医结合杂志，1986，6(4)：237.

[33] 王绍华. 紫草大黄液治疗婴儿湿疹 32 例[J]. 辽宁中医杂志，1995，22(11)：504.

[34] 张润民. 紫草治疗淋病尿道狭窄[J]. 中医杂志，1996，37(5)：63.

[35] 王彩云,张兰香.紫参滴耳油治疗化脓性中耳炎[J].浙江中医学院学报,1991,15(6):19.

[36] 王谦,刘新卿.紫草煎剂坐浴治疗阴道炎26例[J].中国民间疗法,2004,12(6):62-63.

[37] 沈静,魏翠兰.紫草油治疗新生儿红臀189例疗效观察及护理体会[J].中国实用乡村医生杂志,2008,15(7):27.

[38] 周虹,李顺维.复方维E紫草油外用治疗新生儿硬肿症[J].中医外治杂志,2001,10(4):13.

[39] 马玉德.紫草克白搽剂治疗皮肤白斑61例[J].中医外治杂志,1998,7(5):14.

[40] 李欣,吴国英.复方紫草汤为主治疗异位妊娠40例[J].浙江中医杂志,2010,45(1):23.

[41] 朱力.紫草油治疗皮肤瘙痒症104例[J].吉林中医药,2008,28(12):899.

[42] 王文利,李华山.紫草治疗神经性皮炎有特效[J].中医杂志,1996,37(9):518-519.

[43] 杨东红.紫草油治疗接触性皮炎26例[J].中国社区医师,2005,7(8):62-63.

[44] 王德俊.紫草冰片油治疗黄水疮[J].四川中医,1985(7):51.

[45] 马惠文,高晓敏,徐贞素,等.紫草油治疗肿瘤破溃临床应用的效果观察[J].实用肿瘤学杂志,1992(2):83-84.

[46] 邹爱卿,陈陪波.高浓度烧酒浸泡紫草治疗慢性鼻炎的体会[J].职业与健康,2005,21(4):622-623.

水牛角 Shuiniujiao

(附:水牛角浓缩粉)

【来源】水牛角,始载于《名医别录》。为牛科动物水牛 *Bubalus bubalis* Linnaeus 的角。主产于华南、华东地区。南方水稻地区多有饲养。

【采收炮制】取角后,水煮,除去角塞,干燥。镑片或锉成粗粉用。

【药性】苦、咸,寒。归心、肝、胃经。

【功效】清热凉血,解毒。

【应用】

1. 热入营血,高热神昏　本品苦寒,清热泻火,咸入血分,善清心、肝、胃三经之火,而有凉血解毒之效,为解营分、血分热毒之品。用于温病热入营血,壮热不退,烦躁不眠,神昏谵语,常与生地黄、板蓝根、石菖蒲等同用,如《中国药物大全》解毒清心丸;或与牛黄、黄连、珍珠粉等配伍,如《中国药物大全》清瘟安宫丸。

2. 血热妄行,斑疹吐衄　本品具有清热凉血、泻火解毒之功。用于热入血分,迫血妄行,斑疹吐衄,常与生地、丹皮、赤芍等配伍,以凉血止血,解毒散瘀。《中草药新医疗法资料选编》将本品与羊角、羊蹄甲、水牛蹄甲配用,煅炭研粉,用于各种出血症,若治内出血则口服,若治外出血又可外撒患处。

3. 喉痹咽肿,疮疡肿毒　本品苦寒,具有清热解毒、凉血消肿之效。用于热毒壅聚,咽喉肿痛,常与玄参、桔梗、牛蒡子等同用,如《中国药物大全》化毒丸;若用于疮疖痈疡,红肿热痛,多与黄连、连翘、赤芍等配伍,如《中国药物大全》水牛角解毒丸。

【用法用量】煎服,15~30g,宜先煎3小时以上。

【使用注意】本品性寒,脾胃虚寒者不宜用。

【鉴别用药】犀角,为犀牛的角,是清热凉血的传统代表药物。但由于犀牛为世界保护的稀有珍贵动物,故国内外临床均已禁用犀角。犀角与水牛角,二者均有清热凉血、泻火解毒的功效,皆治热入营血之证。其主要区别为,犀角凉血止血、解毒消斑、清心安神、凉肝定惊的作用均强,而疗效显著;而水牛角的功效虽与犀角相近,现代作为犀角的代用品使用,但其气味俱薄，药力较弱，故用量宜大。

【药论】

1.《名医别录》："疗时气寒热头痛。"

2.《日华子本草》："煎，治热毒风并壮热。"

3.《陆川本草》："凉血，解毒，止衄。治热病昏迷，麻痘斑疹，吐血衄血，血热溺赤。"

【现代研究】

（一）化学成分

水牛角含胆甾醇，强心成分（熔点 215～218℃），肽类及多种氨基酸。尚含微量元素铍、硅、磷、铁、镁、锰、铋、铝、钙、铜、银、锌、钠、钛。

（二）药理作用

1. 对心血管系统的影响　水牛角提取物（1g/ml）及 50％水牛角煎剂可增强低钙致衰的蟾蜍离体心脏的收缩力，并使之恢复至正常，增加用药剂量，可使蟾蜍心脏活动停止于收缩期。10％、20％和 50％的水牛角煎剂及 10％混悬剂对正常和缺钙的蟾蜍离体心脏均有强心作用[1]。给麻醉猫注射 100％水牛角煎剂 3ml/kg，可使血压先略升高而后下降，随后恢复正常。切断双侧迷走神经和（或）双侧交感神经，对降压没有影响[1]。

2. 对血液系统的影响　给家兔静脉注射水牛角提取物 2ml/kg，1 小时后白细胞总数明显下降，5 小时后逐渐恢复正常，给药前后红细胞无明显变化。对白细胞分类计数表明，给药后中性白细胞数显著降低，与给药前相比，平均下降 93.6％，而淋巴细胞比数增加，为给药前的 2.32 倍[2]。但亦有实验结果显示，应用水牛角后中性粒细胞数增加，而淋巴细胞减少[3]。给家兔静脉注射水牛角提取物 2ml/kg 后进行组织切片检查，淋巴小结和脾脏小结都有增生活跃现象，骨髓中出现髓细胞减少[2]。此外，水牛角还可增加血小板计数，缩短凝血时间，并降低毛细血管通透性[1,3]。

3. 镇惊、解热和镇静作用　给小鼠灌服水牛角煎剂 15g/kg，连续 3 日，能降低士的宁惊厥的动物的反应率和死亡率，使惊厥潜伏期和小鼠生存期有所延长。此外还可协同戊巴比妥钠的作用，延长动物睡眠时间，但对戊四氮和咖啡因的作用没有影响[4]。但也有报道，水牛角无明显的抗惊厥和解热作用[2]。

4. 抗感染作用　水牛角对大肠杆菌、乙型溶血性链球菌攻击的小鼠有明显保护作用，对金黄色葡萄球菌无论在体内和体外均无抑制作用[4]。相对分子质量 5～10 和 10～30 的水牛角酶解液对腹腔注射大肠埃希菌的小鼠，有抗感染作用[3]。

5. 抗炎作用　水牛角可抑制新鲜蛋清所致的大鼠足跖肿胀，并使尿中 17-羟和 17-酮甾体的排泄量明显增加[5]。大鼠腹部蓝斑试验结果表明，水牛角可显著降低毛细血管通透性。小鼠胶体炭末廓清实验证明，水牛角对网状内皮系统的吞噬功能有明显增强作用[5]。

6. 对血脂的影响　雄性大鼠口服水牛角粉每日 0.5g，连续 8 日，可使血清 TC 略有下降，而 HDL-C 略有升高，HDL-C/TC 也有明显升高[5]。

7. 对垂体-肾上腺皮质系统的作用　给大鼠灌服水牛角煎剂 6～10g/只，或腹腔注射水牛角乙醚提取物 5g/只，可明显降低肾上腺中抗坏血酸含量，但对阻断垂体作用的大白鼠肾上腺中抗坏血酸含量无影响[4]。

（三）临床报道

1. 治疗紫癜　用水牛角做成片剂，每片含量 0.25g，每日 3 次，每次 4～8 片，饭后服，3 个月为 1 个疗程。治疗原发性血小板减少性紫癜 30 例，痊愈 5 例，显效 5 例，好转 11 例，无效 9 例，总有效率 70%[6]。

2. 治疗肝炎　肌注水牛角注射液，每次 2ml，日 2 次，口服水牛角片，每次 2g，日 3 次，治疗急性黄疸型传染性肝炎 12 例，疗效满意[7]。

3. 治疗血栓闭塞性脉管炎　用牛黄清络散（人工牛黄、水牛角粉、三七、血竭）治疗该病 161 例，临床治愈率达 82%，该方尤适用于本病急性期发热，局部红肿，创面扩大，脓性分泌物增多，或伴有皮肤结节性红斑，浅静脉蓝索条状，大便秘结，小便黄赤，苔黄而腻等热毒闭阻络脉之症[5]。

4. 肝病低蛋白血症　三七与水牛角粉等量，研细后混装空心胶囊，每日口服 3 次，每次 1g，1 个月为 1 个疗程。37 例患者，21 例显效或有效，7 例近愈，总有效率 75.7%，无效 9 例（占 24.3%）。服药时间最长者 3 个疗程，最短者 1 个疗程，未发现明显毒副作用，无效病例 5 例因肝脏病加重出现并发症而退出观察[8]。

5. 治疗白血病高热、出血　水牛角 30g，生地黄 50g，赤芍 15g，牡丹皮、侧柏叶各 12g，并随证加减，每日 1 剂，水煎服，连服 3～6 天，服药期间除停用退热止血西药外，一般不停用抗生素、化疗物及其他支持疗法。10 例患者，退热止血有效 6 例，好转 2 例，无效 2 例（体温 39℃并发颅内出血死亡）[9]。

6. 治疗银屑病　用犀角（水牛角代）10g，生地黄 25g，牡丹皮、赤芍各 10g 为基本方，辨证论治寻常型银屑病 40 例，治愈 15 例（37.5%），有效 24 例（60.0%），无效 1 例（2.5%），总有效率 97.5%[10]。

7. 精神分裂症　取水牛之角的尖端实心部分，刨片，烘干粉碎为细末，装入胶囊备用每日空腹用开水服 3 次，症状缓解后改为日 2 服或 1 服，日最大量 21g，最小量 5g，平均 15g，以 1 个月为 1 个疗程，最长治疗时间 4 个月。单独水牛角粉治疗 13 例患者，痊愈 2 例，显著进步 2 例，进步 5 例，无效 4 例；合并抗精神病药物治疗患者 10 例，显进 6 例，进步 3 例，无效 1 例[11]。

8. 流行性乙型脑炎　用 10 倍于犀角剂量的水牛角代替犀角的安宫牛黄丸，治疗流行性乙型脑炎患者 78 例，退热和醒脑息风作用良好[12]。

9. 治疗血证眼病　以水牛角 30g，生地 15g，丹皮、赤芍、玄参、竹叶各 10g 为主加减，水煎服，治疗热性血证眼病，效果满意[5]。

10. 治疗复发性阿弗他溃疡　水牛角 30g，玄参 15g，滑石 25g，牛黄（人工）0.2g，黄芩、黄连、桔梗、甘草各 10g，大黄 6g，水煎服，并每日 3 次按时涂擦少量所服药液，至溃疡面愈合后停止擦药。6 天为 1 个疗程，共治疗 3 个疗程，20 例患者的 5 天愈合率为 85%，随访第 6、12、24 个月复发者分别为 3、7、8 例，复发间隔期较治疗前明显延长[13]。

11. 治疗慢性肾衰竭　用肾毒清（水牛角丝、猪苓、生大黄、当归各 10g，土茯苓、茯苓各 20g，焦术 12g，）或广角四苓汤（水牛角丝、猪苓、泽泻、生大黄各 10g，茯苓 20g，焦白术 12g）辨证论治慢性肾衰竭，能明显改善患者临床表现和肾功能[14]。

参 考 文 献

[1] 周尔凤，黄科士. 牛角提取物研究Ⅰ. 对心脏和血压的作用[J]. 药学学报，1962，9(9)：517-528.

[2] 叶定江，何仪. 犀角、牛角、羊角、猪蹄爪甲药理作用的比较[J]. 江苏中医，1962(11)：封 2，1-4.

[3] 李宝国，黄丽华，杜雪. 水牛角不同相对分子质量酶解液的药理作用研究[J]. 中国当代医药，2009，16(13)：16-17.

[4] 王浴生.中药药理与应用[M].北京:人民卫生出版社,1983:243.

[5] 阴健,郭力弓.中药现代研究与临床应用(2)[M].北京:学苑出版社,1995:86-88.

[6] 上海第二医学院附属第九医院.水牛角片治疗原发性血小板减少性紫癜30例简介[J].新医学杂志,1974(10):29.

[7] 龙门县左潭卫生院科研组.水牛角治疗急性黄疸型传染性肝炎12例临床观察[J].广州医药,1977(2):37.

[8] 窦传斌.三七及水牛角粉在肝病低蛋白血症中应用观察[J].内蒙古中医药,2005(5):24.

[9] 连国英.水牛角地黄汤加减对白血病退热观察[J].海峡药学,1996,8(1):58-59.

[10] 裴文涛.犀角地黄汤加减治疗寻常型银屑病40例[J].甘肃中医,2009,22(3):40-41.

[11] 陈元德.水牛角粉治疗精神分裂症二十三例临床观察[J].成都中医学院学报,1984(2):18-19.

[12] 上海市水牛角临床研究协作组.水牛角与犀角治疗流行性乙型脑炎的临床观察[J].上海医学,1978(7):56.

[13] 吴银洲,熊炎斌,王宇明,等.犀黄汤对复发性阿弗他溃疡的疗效[J].江西中医药,2005,36(3):39-40.

[14] 王聪慧,王筝,朱小静,等.赵玉庸教授泻浊法治疗慢性肾衰竭经验验案举隅[J].中国中西医结合肾病杂志,2011,12(1):6-7.

附:水牛角浓缩粉

始载于《中华人民共和国药典》(1990年版)。为水牛角的半浓缩粉。本品为淡灰色粉末,气微腥,味微咸。其功效与应用同水牛角。冲服,1次1.5～3g,1日2次。制剂:水牛角浓缩粉散剂,每袋30g,口服,1次1～3g,1日2次;片剂,每片0.3g,口服,1次8片,1日3次;冲剂,每袋10g,口服,1次10g,1日2次。

第四节 清热解毒药

毒的含义甚广,这里所称的毒,为火热壅盛所致,通常称为热毒或火毒。本类药物具有清泄热毒或火毒的作用,主要适用于痈肿疔疮、斑疹丹毒、瘟毒发颐、咽喉肿痛、热毒下痢、虫蛇咬伤,以及其他急性热病等。在临床用药时,应根据各种证候的不同表现及兼症,结合具体药物的特点,有针对性的选择应用。并应根据病情的需要给予相应的配伍,如热毒在血分者,应配伍清热凉血药;火热炽盛,应配伍清热泻火药;夹有湿邪者,应配伍利湿或燥湿药;疮痈、咽喉肿痛,应与外用药配合应用。此外,热毒血痢,里急后重者,可与活血行气药配伍;疮疡属虚者,又应与补气养血托疮药同用。但是疮疡、喉痹、痢疾等不属于阳证、热证,而属于阴证、寒证者,则不宜应用本类药物。

金银花 Jinyinhua

(附:忍冬藤)

【别名】忍冬花(《新修本草》),银花(《温病条辨》),鹭鸶花(《植物名实图考》),苏花(《药材资料汇编》),金花(《江苏植药志》),金藤花(《河北药材》),双花(《中药材手册》),二宝花(《江苏验方草药选编》),二花(《陕西中药志》)。

【来源】金银花,始载于《名医别录》,列为上品。因一蒂两花、黄白相映,故名。为忍冬科多年生半常绿缠绕性木质藤本植物忍冬 *Lonicera japonica* Thunb. 的干燥花蕾或带初开的花。全国大部地区均有生产,主产于河南、山东等省。栽培与野生均有。

【采收炮制】夏初当花含苞未放时采摘,阴干。生用、炒炭或制成露剂使用。

【商品规格】商品按产区可分为密银花(即南银花,主产于河南密县、巩县一带),济银花

(即东银花,主产于山东平邑、苍山一带),均分为1～4等。以无花开放、花蕾饱满、色泽青绿微白、无枝叶、无黑头和油条、身干、有香气者为佳。以密银花品质最优,济银花产量最大。

按《中国药典》(2010年版一部)规定:本品按干燥品计算,含绿原酸($C_{16}H_{18}O_9$)不得少于1.5%;含木犀草苷($C_{21}H_{20}O_{11}$)不得少于0.050%。

【药性】甘,寒。归肺、心、胃经。

【功效】清热解毒,疏散风热。

【应用】

1. 痈肿疔疮,肠痈肺痈 本品甘寒,清热解毒、散痈消肿之力颇强,为治外痈、内痈的要药。用于疮痈初起,红肿热痛,常与皂角刺、穿山甲、白芷等同用,如《妇人良方》仙方活命饮;若疔疮肿毒,坚硬根深者,又与紫花地丁、蒲公英、野菊花等配用,如《医宗金鉴》五味消毒饮;若痈疡已成,不能消散或溃脓者,可与人参、当归、桔梗等配伍,如《外科正宗》托里消毒散;若用于乳痈肿痛,可与黄芪、当归、甘草等同用,如《杂病源流犀烛》金银花散;若肠痈腹痛,多与地榆、黄芩、薏苡仁等配用,如《辨证录》清肠饮;若肺痈咳吐脓血,则与鱼腥草、芦根、桔梗等配伍,如《方剂学》银苇合剂。

2. 外感风热,温病初起 本品甘寒,芳香疏散,善散肺经热邪,而透热达表。用于外感风热或温病初起,身热头痛,咽痛口渴,常与连翘、薄荷、牛蒡子等同用,如《温病条辨》银翘散;若热入营血,心烦少寐,神昏舌绛者,多与水牛角、生地、玄参等配用,如《温病条辨》清营汤,本品有透营转气之功;若治暑温,发热烦渴,头痛无汗,又与香薷、厚朴、连翘等配伍,如《温病条辨》新加香薷饮;若暑温后期,余热未尽,头目不清,昏眩微胀者,可与荷叶、竹叶卷心、西瓜翠衣等同用,如《温病条辨》清络饮;若暑热烦渴,咽干口燥,亦可单用本品制成露剂使用,如《全国中药成药处方集》金银花露。

3. 热毒痢疾,喉痹咽痛 本品甘寒,又有解毒利咽、凉血止痢之效。用于热毒痢疾,下利脓血,里急后重,可单用本品研末,赤痢用蜜水调服,白痢以砂糖水调服,如《惠直堂经验方》忍冬散;亦可与山楂炭、黄芩、黄连等同用,如《温热经解》银楂芩连汤。用于湿温阻喉,咽喉肿痛者,可与连翘、马勃、牛蒡子等配伍,如《温病条辨》银翘马勃散及《温热经解》银翘败毒汤。

【用法用量】煎服,10～15g。

【使用注意】脾胃虚寒及气虚疮疡脓清者忌用。

【鉴别用药】金银花有生用、炒炭用及制成露剂使用之分。本品甘寒芳香,疏散风热、清泄里热以生用为佳;炒炭后透泄之功已失,而擅入血分,解毒凉血止痢,用于热毒血痢为佳;若用蒸汽蒸馏法制成金银花露,则具有清热解暑之功,而用于暑热烦渴之症。

【药论】

1.《本草通玄》:"金银花,主胀满下痢,消痈散毒,补虚疗风,世人但知其消毒之功,昧其胀利风虚之用,余于诸症中用之,屡屡见效。"

2.《本草正》:"金银花,善于化毒,故治痈疽肿毒、疮癣杨梅、风湿诸毒,诚为要药。毒未成者能散,毒已成者能溃。但其性缓,用须倍加,或用酒煮服,或捣汁搀酒顿饮,或研烂拌酒厚敷。若治瘰疬上部气分诸毒,用一两许时常煎服极效。"

3.《本经逢原》:"金银花,解毒去脓,泻中有补,痈疽溃后之圣药。但气虚脓清,食少便泻者勿用。"

4.《常用中草药手册》(广州部队):"制成凉茶,可预防中暑、感冒及肠道传染病。"

【现代研究】

（一）化学成分

金银花含有绿原酸、异绿原酸、木犀草素、忍冬苷、木犀草素-3-*O*-α-D-葡萄糖苷、木犀草素-7-*O*-β-D-半乳糖苷、槲皮素-7-*O*-β-D-葡萄糖苷、金丝桃苷、挥发油、三萜皂苷、芦丁、槲皮素、齐墩果酸、胡萝卜苷等成分。

（二）药理作用

1. 抗菌作用　体外实验表明，金银花对多种致病菌有抑制作用。金银花水煎剂对金黄色葡萄球菌、乙型链球菌、肺炎球菌、甲型溶血性链球菌、乙型溶血性链球菌、卡他球菌、大肠杆菌、伤寒杆菌、痢疾杆菌、变形杆菌、福氏志贺菌、白喉杆菌、铜绿假单胞菌均显示了较好的抗菌活性[1-4]。金银花提取物对枯草杆菌、青霉菌、黄曲霉菌和黑曲霉菌也有一定的抑制作用[5]。金银花水煎剂对临床分离的耐甲氧西林金黄色葡萄球菌、耐甲氧西林溶血葡萄球菌、耐甲氧西林表皮葡萄球菌、耐高水平氨基糖苷类的肠球菌菌株均有一定抑制作用，对产AmpC β-内酰胺酶细菌也有抑制作用[6,7]。金银花中绿原酸、异绿原酸及木犀草素可能是其抗菌的有效成分，金银花各部位抗菌作用强弱顺序为：总异绿原酸＞总绿原酸＞总黄酮＞总环烯醚萜[8]。

2. 抗病毒作用　金银花中活性成分绿原酸，在体外对常见呼吸道病毒合胞病毒、柯萨奇B3、腺病毒7型、腺病毒3型和柯萨奇B5型均具有明显的抑制作用[9]。绿原酸在体外对抗人巨细胞病毒的效果明显高于金叶败毒和金银花[10]。金银花醇提物对甲型流感病毒FM1型鼠肺适应株有一定的抑制作用，其活性物质除绿原酸外，还有其他3～4个重要的成分参与这一药理过程[11-13]。金银花在体外主要通过直接灭活、阻止病毒吸附和抑制生物合成3种方式发挥抗呼吸道合胞病毒作用[14]。

3. 解热、抗炎作用　金银花提取物对皮下注射酵母致热大鼠有不同程度的解热作用，挥发油的解热作用强度不如干膏部分[15]。采用IL-1β注射复制发热新西兰兔模型证实，金银花的解热作用机制可能与其抑制视前区-下丘脑前部前列腺素受体EP3的表达有关[16]。金银花提取液可明显抑制二甲苯诱导的小鼠耳廓肿胀[17]。在体外建立的炎症反应细胞模型，观察到金银花具有很强的抗炎作用，效果优于连翘[18]。金银花提取物不但可以抑制角叉菜胶所致的大鼠足肿胀，并能降低炎性渗出液中MDA、PGE_2、组胺和5-HT的含量，推测金银花通过抑制炎症部位炎症因子的合成或释放，以发挥类似非甾体类抗炎药物的抗炎作用[19]。

4. 抗过敏作用　金银花的环烯醚萜组分具有显著抗过敏活性[20]。金银花水提物可使卵清蛋白致敏小鼠血清中特异性IgE水平降低至正常水平，改善小肠绒毛上皮细胞局灶性坏死、脱落，减轻固有层淋巴细胞、浆细胞的炎症细胞浸润以及小肠肥大细胞的聚集和脱颗粒现象，对卵清蛋白介导的速发型过敏反应有预防作用[21]，其主要机制为：金银花可通过降低抗卵清蛋白特异性IgE抗体的产生，抑制肥大细胞的组胺释放，从而对抗Ⅰ型变态反应，抑制过敏反应的发生[22]。

5. 降血脂、降糖作用　金银花提取物可降低高脂血症模型动物血清和肝组织中的TG水平，但对血清TC、LDL-C、HDL-C和肝组织TC无明显作用，对实验性高血糖有降低作用，其机理可能与抑制肠道α-葡萄糖苷酶活性或拮抗自由基、保护胰腺β-细胞有关[23]。体外实验表明，金银花提取液对A-淀粉酶和A-葡萄糖苷酶的活性均有一定的抑制作用，可能是金银花降血糖的作用机制之一[24]。金银花的有效成分绿原酸也有类似降脂作用，静脉给予绿原酸能显著降低大鼠血浆中TC和TG的含量，肝脏中的TG水平也有明显降低[25]。

（三）临床报道

1. 治疗咽炎　采用复方双花片（由金银花、连翘、穿心莲、板蓝根组成）口服，日3次，1次4片，6天为1个疗程，治疗90例，治愈45例，显效20例，有效8例，无效2例，总有效率为97.8%[26]。采用中药免煎颗粒（金银花10分、麦冬15分、胖大海6分、薄荷2分、生甘草4分）按照重量配比取上述药物用开水冲泡饮用，日1剂，10日为1个疗程，治疗200例，两个疗程后，治愈196例，好转3例，无效1例，总有效率99.5%[27]。

2. 治疗手足口病　金银花10g，通草5g，黄芩、防风各6g，水煎服，日1剂，3剂为1个疗程，治疗30例，治愈28例，显效2例，总有效率100%[28]。

3. 治疗扁桃体炎　金银花15～30g、山豆根9～15g、硼砂1.5g、生甘草9g，水煎服，日1剂。共治疗187例，痊愈151例，显效32例，无效4例，总有效率97.8%[29]。

4. 治疗慢性荨麻疹　以金银花、土茯苓各12g，莪术、川芎各10g，黄连3g，甘草5g为基本方，随症加减，水煎服，日1剂，1周为1个疗程，治疗4个疗程，治疗56例，其中治愈33例，有效18例，无效5例，总有效率91%[30]。

5. 治疗小儿上感发热　金银花、柴胡、太子参各10g，大青叶12g，青蒿、竹叶各6g，水煎服，日1剂，1～2岁小儿用量酌减，治疗106例，总有效率100%[31]。采用银花清暑合剂（金银花、藿香、佩兰、青蒿）口服，日3次，根据年龄酌情调整用量，3日为1个疗程，治疗79例，治愈53例，显效11例，有效4例，无效2例，总有效率97.1%[31]。

6. 治疗小儿肺炎　金银忍冬冲剂（金银花、忍冬、黄芩）每包相当生药11g。小儿1岁每服半包，日服3次，按年龄递增，治疗时停服他药。治疗100例，痊愈84例，好转16例，总有效率100%[32]。

7. 预防上呼吸道感染　取银花、贯众各60g，甘草20g，水煎后浓缩至120ml，每日上午用喷雾器喷入或滴入咽喉部约1.2ml，防治儿童上感393例，疗效显著[33]。

8. 治疗肿瘤放疗、化疗口干症　采用金银花露，每天3次，每次100ml，天冷炖温服用，必要时可增加服药次数，少数患者可日服1000ml，2周为1个疗程，2个疗程以上作疗效分析。结果治疗肿瘤放疗、化疗口干症978例，有效率为87%（放疗组）、74%（化疗组），平均有效率为80.5%。两组纳呆改善的平均有效率为50.5%，白细胞回升数占总病例的46.5%[34]。

9. 治疗皮肤病　金银花、没药各50g。将金银花、没药加入1000ml水中，煎至500～700ml，冷却备用。用软布或6～8层纱布浸取药液，以不滴为度，平敷于患部，每次30分钟，每日3次。结果治疗急性湿疹67例，慢性湿疹急性发作42例，接触性皮炎52例，脚癣合并感染26例，其他5例，共计192例，全部治愈。其中184例于用药1～2天后，仅8例于用药5天左右，皮损渗出减少，创面干燥、结痂[35]。

（四）不良反应

金银花水浸液灌服对家兔、犬等无明显毒性反应，对呼吸、血压、尿量均无影响，小鼠皮下注射金银花浸膏的LD_{50}为53g/kg[36]。绿原酸有致敏原作用，可引起变态反应，但口服无此反应，因其可被小肠分泌物转化成无致敏活性的物质。静脉注射绿原酸后，大鼠血浆中磷的含量明显降低而铜、镁、钠和钾的含量却显著升高，这提示在临床应用时应注意防止电解质紊乱[37]。

参考文献

[1] 潘清平,雷志君,周日宝,等.灰毡毛忍冬与正品金银花抑菌作用的比较研究[J].中医药学刊,2004,22(2):243.

[2] 荀占平,万德光.川产习用金银花的抑菌作用研究[J].时珍国医国药,2008,19(3):724-725.

[3] 苏香萍,龚大春,张亚雄,等.金银花二氧化碳超临界萃取物的体外抑菌作用研究[J].时珍国医国药,2009,20(4):832-854.

[4] 王瑞君.几种中草药对金黄色葡萄球菌体外抑制作用的研究[J].现代食品科技,2009,25(9):1104-1105.

[5] 赵良忠,蒋贤育,段林东,等.金银花水溶性抗菌物质的提取及其抑菌效果研究[J].中国生物制品学杂志,2006,19(2):201.

[6] 陈开森,蔡庆,吕小林,等.黄连金银花鱼腥草和大青叶对阳性球菌作用的试验研究[J].实用中西医结合临床,2009,9(3):87-88.

[7] 刘东梅,毕建成,郄会卿,等.黄芩、黄连、乌梅、金银花、败酱草对产 AmpC β-内酰胺酶细菌的体外抑菌作用[J].河北中医,2008,30(6):654-655.

[8] 张甜甜,张媛媛,陈红鸽,等.基于微量量热法的金银花抗菌活性部位初筛[J].解放军药学学报,2011,27(3):205-207,211.

[9] 胡克杰,王跃红,王栋.金银花中绿原酸在体外抗病毒作用的实验研究[J].中医药信息,2010,27(3):27-28.

[10] 陈娟娟,方建国,万进,等.绿原酸体外抗人巨细胞病毒的实验研究[J].医药导报,2009,28(9):1138-1141.

[11] 郭承军,石俊英.金银花抗小鼠流感作用的谱效关系研究[J].中药药理与临床,2009,25(4):50-52.

[12] 王文丽,王雪峰,闫丽娟,等.银翘散主要药物体外抑制流感病毒作用比较研究[J].中华中医药学刊,2009,27(8):1634-1636.

[13] 潘嬰嬰,王雪峰,闫丽娟,等.金银花提取物体外抗甲型流感病毒 FM1 株的研究[J].中国中医药信息杂志,2007,14(6):37-38,51.

[14] 李美玉.金银花体外抗呼吸道合胞病毒的作用研究[J].热带医学杂志,2010,10(4):420-422.

[15] 倪力军,邬科芳,史万忠,等.解热抗炎中药挥发性成分的药效学研究[J].中成药,2007,29(8):1217-1221.

[16] 谢新华,蒋绍祖,邹晓琴,等.金银花对发热新西兰兔解热作用机制的研究[J].时珍国医国药,2009,20(3):691-692.

[17] 林丽美,王智民,王金华,等.金银花、连翘及银翘药对水煎剂的抗炎、解热作用研究[J].中国中药杂志,2008,33(4):473-475.

[18] 况玲,郭庆勇,武聚富,等.金银花、连翘对成纤维上皮细胞炎症反应模型的作用[J].现代中西医结合杂志,2008,17(34):5275-5277.

[19] 崔晓燕,王素霞,候永利.金银花提取物的抗炎机制研究[J].中国药房,2007,18(24):1861-1863.

[20] 小川优子.金银花抗促过敏作用[J].国际中医中药杂志,2006,28(6):363.

[21] 李斐,黎海芪.金银花水提物对卵清蛋白致敏小鼠的抗过敏作用研究[J].重庆医科大学学报,2004,29(3):288.

[22] 冉域辰,黎海芪.金银花水提物对卵清蛋白过敏反应预防作用的研究[J].中国儿童保健杂志,2007,15(5):502-504.

[23] 王强,陈东辉,邓文龙.金银花提取物对血脂与血糖的影响[J].中药药理与临床,2007,23(3):40-42.

[24] 陈晓麟. 金银花水提取液对糖代谢影响的体外实验研究[J]. 时珍国医国药，2010，21(3)：628-629.

[25] Andrade Cetto A，Wiedenfeld H. Hypoglycemic effect of Cecropia obtusifolia on streptozotocin diabetic rats[J]. J Ethnopharmacol，2001，78(2-3)：145-149.

[26] 董淑霞，侯金霞，邓苏平. 复方双花片治疗慢性咽炎 90 例[J]. 陕西中医，2007，28(5)：560-561.

[27] 张念武，尹德娥，钟坚娥. 自拟咽炎散治疗肺胃阴虚型咽炎 200 例疗效观察[J]. 中医耳鼻喉科学研究杂志，2010，9(3)：35-36.

[28] 闫承韵. 自拟银通散治疗手足口病 30 例临床观察[J]. 实用中医内科杂志，2005，19(4)：356.

[29] 程爵棠，程功文. 咽喉消肿汤治疗急性扁桃体炎 187 例[J]. 湖北中医杂志，1983(1)：21.

[30] 李仁灿. 胡氏皮肤解毒汤治疗慢性荨麻疹 56 例临床观察[J]. 中国中医药科技，2010，17(1)：9.

[31] 王春华，曹佩科. 大青柴银汤治疗小儿上感发热 106 例[J]. 光明中医，2010，25(1)：106.

[32] 焦玉成，卢志. 金银忍冬冲剂治疗小儿肺炎 100 例疗效观察[J]. 黑龙江中医药，1986(5)：38.

[33] 周黎明. 中草药煎剂预防儿童上呼吸道感染 393 例[J]. 上海中医药杂志，1993(9)：27.

[34] 浦鲁言. 金银花露治疗肿瘤放疗、化疗口干 978 例[J]. 江苏中医药，1992，13(6)：15.

[35] 杨桂仙. 没银煎剂治疗皮肤病 192 例[J]. 中西医结合杂志，1990，10(8)：492.

[36] 阴健，郭力弓. 中药现代研究与临床应用(Ⅰ)[M]. 北京：学苑出版社，1995：453.

[37] Rodriguez de Sotillo DV，Hadley M. Chlorogenic acid modifies plasma and liver concentrations of cholesterol，triacylglycerol，and minerals in(fa/fa)Zucker rats[J]. J Nutr Biochem，2002，13(12)：717-726.

附：忍冬藤

始载于《名医别录》，列为上品。又名金银藤、银花藤。为忍冬科植物忍冬 *Lonicera japonica* Thunb. 的干燥茎枝。秋、冬二季采割，晒干，生用。其药性、功效与金银花相似，故可做金银花的代用品。本品解毒作用不及金银花，但又有通经络之效，可消除经络的风热而止痹痛，故常用于风湿热痹、关节红肿热痛、屈伸不利等症。煎服，15～30g。

连翘 Lianqiao

【别名】旱连子(《药性论》)，大翘子(《新修本草》)，空壳(《中药志》)，落翘、黄花翘(山西)，连召。

【来源】连翘，始载于《神农本草经》，列为下品。因其果实似莲作房，翘出众草，故名。为木犀科落叶灌木连翘 *Forsythia suspense*(Thunb.)Vahl 的干燥果实。主产于山西阳城、沁县，河南辉县、嵩县，陕西宜川、黄龙，湖北郧西、应山，山东淄博、莱芜等地。野生与栽培均有。

【采集炮制】秋季果实初熟尚带绿色时采收，除去杂质，蒸熟，晒干，习称“青翘”；果实熟透时采收，晒干，除去杂质，习称“老翘”或“黄翘”。生用。

【商品规格】商品分青翘及老翘(即黄翘)两种，以老翘为主流商品，一般不分等级，均为统货。青翘以色绿、不开裂者为佳；老翘以色黄、瓣大、壳厚者为佳。

按《中国药典》(2010 年版一部)规定：本品按干燥品计算，含连翘苷($C_{27}H_{34}O_{11}$)不得少于 0.15%；含连翘苷 A($C_{29}H_{36}O_{15}$)不得少于 0.25%。

【药性】苦，微寒。归肺、心、小肠经。

【功效】清热解毒，消肿散结，疏散风热。

【应用】

1. 痈肿疮毒，瘰疬痰核　本品苦寒，主入心经，“诸痛痒疮，皆属于心”，本品既能清心火、解疮毒，又能消散痈肿结聚，故有“疮家圣药”之称。用于痈肿疮毒，红肿未溃，常与蒲公英、皂角刺、穿山甲等同用，如《外科真诠》加减消毒饮；若热毒结聚，疮疡肿硬，皮色不变，可与黄连、当归、赤芍等配用，如《素问病机气宜保命集》内疏黄连汤；若疮疡脓出，红肿溃烂，多与金银花、牡丹皮、天花粉等配伍，如《疡医大全》连翘解毒汤；若痰瘀壅阻，乳痈肿痛，乳内结核，则与青皮、瓜蒌、川芎等同用，如《奇效良方》连翘饮子；若痰火郁结，瘰疬痰核，常与玄参、黄芩、桔梗等同用，如《外科正宗》连翘消毒饮；若小儿热毒，痄腮肿痛，多与栀子、升麻、薄荷等配伍，如《伤寒全生集》连翘败毒饮。

2. 外感风热，温病初起　本品苦能泻火，寒能清热，入心、肺二经，长于清心火，散上焦风热。用于风热感冒，心烦咽痛，可与防风、栀子、甘草同用，如《类证活人书》连翘饮；若温病初起，发热头痛，口渴咽痛，常与金银花、薄荷、牛蒡子等同用，如《温病条辨》银翘散；若热入营血，烦热斑疹，多与水牛角、生地、金银花等配用，如《温病条辨》清营汤；若热入心包，高热神昏，则与水牛角、莲子心、竹叶卷心等配伍，如《温病条辨》清宫汤。

3. 热淋尿闭，肢体湿肿　本品苦寒通降，《日华子本草》谓能"通小肠"，《药性本草》称："主通利五淋"，故又有利湿通淋消肿之功。用于小肠湿热郁滞，不能分别清浊，而致小便不利，或淋沥涩痛，常与马蔺花、白茅根、车前子等同用，如《杂病源流犀烛》如圣散；若水湿泛溢肌肤，肢体浮肿，或两膝肿痛，多与薏苡仁、木瓜、牛膝等配伍，如《疡医大全》连翘解毒汤。

【用法用量】煎服，6～15g。

【使用注意】脾胃虚寒及气虚脓清者不宜用。

【鉴别用药】连翘临床有青翘、老翘及连翘心之分。青翘，又名青连翘，为初熟的果实，色尚青绿，其清热解毒之力较强；老翘，又名黄连翘、连翘壳，为熟透的果实，质轻透散，长于透热达表，而疏散风热；连翘心，为连翘的种子，长于清心、泻火，而治邪入心包的高热烦躁、神昏谵语等症。

连翘与金银花，均有清热解毒作用，既能透热达表，又能清里热而解毒。对外感风热、温病初起、热毒疮疡等症，二药常相须为用。然区别点是：连翘清心解毒之力强，并善于消痈散结，为疮家圣药，亦治瘰疬痰核；而金银花偏散表热，甘寒不伤胃，炒炭后又能凉血止痢，以治热毒血痢。

《伤寒论》有麻黄连轺赤小豆汤，其中连轺系连翘之根，非其果实，今已少用，可以连翘代之。

【药论】

1.《神农本草经》："主寒热，鼠瘘，瘰疬，痈肿，恶疮，瘿瘤，结热，蛊毒。"

2.《珍珠囊》："连翘之用有三：泻心经客热，一也；去上焦诸热，二也；为疮家圣药，三也。"

3.《药品化义》："连翘，总治三焦诸经之火，心肺居上，脾居中州，肝胆居下，一切血结气聚，无不调达而通畅也。但连翘治血分功多，柴胡治气分功多。同牛蒡子善疗疮疡，解痘毒尤不可缺。"

4.《医学衷中参西录》："连翘，具升浮宣散之力，流通气血，治十二经血凝气聚，为疮家要药。能透肌解表，清热逐风，又为治风热要药。且性能托毒外出，又为发表疹瘾要药。为其性凉而升浮，故又善治头目之疾，凡头疼、目疼、齿疼、鼻渊，或流浊涕成脑漏证，皆能主之。""按连翘诸家皆未言其发汗，而以治外感风热，用至一两，必能出汗，且其发汗之力甚柔和，又甚绵长。曾治一少年风温初得，俾单用连翘一两煎汤服，彻夜微汗，翌晨病若失。"

5.《本草正义》："近人有专用连翘心者，即其房中之实也，细而质轻，故性浮而专清上焦心肺之热，较之其壳在外，亦能通行经络，其用固自有别。然虽是心，而亦不坚实，若是竟谓能清心家实火，亦殊未必。”

【现代研究】

（一）化学成分

连翘含有连翘酯苷、异连翘酯苷、连翘苷、松脂素、连翘脂素、柏烯、β-水芹烯、龙脑、β-月桂烯、β-蒎烯、桉油精、黄樟醚、芳樟醇、连翘环己醇、白桦脂酸、齐墩果酸、熊果酸等。此外，尚含有酚酸类，如：咖啡酸、咖啡酸甲酯、对羟基苯乙酸甲酯、原儿茶酸等，黄酮类化合物芦丁以及微量元素锌、铁、锰等成分。

（二）药理作用

1. 抑菌作用　连翘有广谱的抑菌作用，对多种革兰阳性及阴性细菌均有明显的抑制作用，其抑菌活性部位为30%乙醇和50%乙醇部位[1]。连翘水煎剂对志贺痢疾杆菌、史氏痢疾杆菌、鼠疫杆菌、人型结核杆菌、金黄色葡萄球菌、伤寒杆菌、霍乱弧菌、肺炎双球菌、副伤寒杆菌、溶血性链球菌、福氏痢疾杆菌、大肠埃希菌、变形杆菌、白喉杆菌均有程度不同的抑菌作用。连翘酚为其抗菌的主要有效成分，对金黄色葡萄球菌及志贺痢疾杆菌的 *MIC* 分别为1∶5120及1∶1280，连翘子挥发油在体外对金黄色葡萄球菌也有明显的抗菌作用，其抗菌作用稳定而彻底[2-4]。从体外抗菌实验观察不同剂型的抗菌作用表明，连翘颗粒对大肠埃希菌、白喉棒状杆菌、乙型溶血性链球菌、铜绿假单胞菌和卡他球菌的抑菌作用明显优于连翘煎剂，2种剂型对白色念珠菌都不敏感，对肺炎链球菌的 *MIC* 相同，而对金黄色葡萄球菌和甲型溶血性链球菌的抗菌作用大致相当[5]。

2. 抗病毒作用　连翘及其有效成分对多种病毒具有抑制作用，体外抗病毒实验显示，连翘酯苷对合胞病毒、腺病毒3型和7型、柯萨奇病毒B组3型和5型均有不同程度的抑制作用[6]。采用血凝试验证实，连翘提取物可有效抑制甲型流感病毒FM1株体外增殖，其效果优于金银花、牛蒡子提取物，并且与药物浓度和作用时间存在相关性[7]。连翘浓缩煎剂对乙型脑炎病毒无直接灭活作用，但可干扰病毒对细胞的吸附及抑制病毒在细胞内的复制增殖，从而在体外细胞模型中有较好的抗乙脑病毒感染作用[8]。连翘抗病毒有效部位LC24，对于进入细胞的呼吸道合胞病毒，无论是在病毒复制的早期，还是在病毒复制的中晚期，都有一定的抑制作用，LC24也具有明显的预防呼吸道合胞病毒增殖的作用[9]。人巨细胞病毒是最常见的宫内感染病原体，连翘和其有效成分槲皮素具有良好的体外抗人巨细胞病毒效果，槲皮素抗人巨细胞病毒效果大大高于更昔洛韦和连翘，但其细胞毒性与连翘相同，比更昔洛韦低[10]。

3. 免疫调节和抗炎、抗内毒素作用　连翘及其提取物具有调节小鼠特异性和非特异性免疫功能，拮抗内毒素和抑制炎症反应的作用。连翘提取物对盲肠结扎穿孔诱导的脓毒血症小鼠早期炎症引起的T淋巴细胞增殖具有抑制作用，可延长脓毒血症小鼠的存活率，增加小鼠脾脏的重量和指数以及胸腺指数，对胸腺和脾脏有保护作用[11]。对刀豆蛋白A(ConA)刺激诱导的T细胞CD69、CD25和CD71的表达均有降低作用，对ConA诱导的小鼠T淋巴细胞增殖具有抑制作用，对ConA诱导的T细胞早、中、后期活化和体外增殖均有抑制作用[12]。不同浓度的连翘提取物对脂多糖(LPS)诱导的小鼠腹腔巨噬细胞体外NO的释放均有抑制作用，并可促进小鼠腹腔巨噬细胞的体外吞噬能力[13]。连翘苷能显著提高小鼠巨噬细胞的碳粒吞噬能力，减轻小鼠迟发超敏反应时两耳重量之差，抑制对二硝基氯苯所致迟发型皮肤过敏反应，延长小白鼠在常压下耐缺氧的时间，可调节小鼠非特异性免疫功能，并有一定的抗应激能力[14]。

4. 止吐作用　不同剂量的连翘水煎剂均能抑制顺铂引起的小肠功能亢进，抑制强度大小为连翘中剂量组＞连翘高剂量组＞连翘低剂量组，通过抑制小肠运动，从而抑制顺铂产生的呕吐[15]。连翘提取物具有降低顺铂所致异食癖模型大鼠血清及脑组织5-羟色胺(5-HT)和5-羟吲哚乙酸(5-HIAA)含量的趋势，推测连翘防治顺铂所致恶心呕吐的止呕机制可能与调节神经递质5-HT和5-HIAA有关[16]。

5. 解热镇痛作用　以连翘为主药的牙痛灵制剂能提高电刺激家兔齿髓及小鼠痛阈值，对物理、化学及电刺激引起的疼痛模型均有镇痛作用，亦能抑制各种致炎因子引起的炎性肿胀[17]。连翘煎剂能使静注枯草杆菌浸液所致的家兔发热作用显著下降，1小时后恢复正常，随后还可降至正常体温以下[18]。

（三）临床报道

1. 治疗甲状腺肿瘤　口服内消连翘丸(连翘、生黄芪、夏枯草、射干、天花粉、漏芦、泽兰、沙参、桃仁)8周为1个疗程。治疗37例，治愈3例，显效13例，有效15例，无效6例，总有效率83.8%[19]。

2. 治疗痤疮　连翘、海浮石、蚤休、牡丹皮各12g，木瓜10g，土茯苓15g，大黄6g，水煎口服，日3次，6天为1个疗程，治疗100例，治愈76例，显效13例，有效8例，无效3例，总有效率97%，明显优于口服西药抗生素[20]。

3. 治疗腮腺炎　连翘、金银花各10g，黄芩、柴胡、板蓝根、山栀子各9g，竹叶、赤芍、升麻各6g，甘草3g，清水煎，日1剂，5日为1个疗程。观察疗效，治疗68例，其中治愈50例，有效16例，无效2例，总有效率97.06%[21]。

4. 治疗下肢血栓性浅静脉炎　口服连翘败毒片，并同时口服迈之灵片，连续服用4周，治疗湿热瘀阻型下肢血栓性浅静脉炎患者36例，治愈28例，好转6例，无效2例，总有效率94.4%[22]。

5. 治疗扁桃体炎　连翘、金银花各6～10g，薄荷2～5g，生石膏10～30g，大黄1～5g，黄芩、菊花各3～6g，马勃6～10g，甘草1～3g，水煎服，日1剂，1周为1个疗程，治疗104例，治愈76例，好转24例，无效4例，总有效率96.2%[23]。

6. 治疗流行性感冒　连翘15g，桂枝、柴胡各10g，白芍9g，黄芩、防风、荆芥、黄芪各6g，杏仁、甘草各3g，水煎服，日1剂，服药3～5天，治疗28例，显效23例，有效4例，无效1例，总有效率为96.4%[24]。

7. 治疗鹅口疮　用2%碳酸氢钠清洁口腔后，用连翘、竹叶各9g，丹皮8g，黄连、生甘草各6g，白茅根15g，水煎服，根据患儿年龄不同调整用量，6天为1个疗程，治疗68例，治愈52例，好转15例，无效1例，总有效率98.5%[25]。

8. 治疗慢性化脓性中耳炎　取连翘生药150g，加水煎煮两次，将药液浓缩为1000ml，滤过液中加入枯矾30g，溶解后再过滤，再加入甘油1000ml备用。用法：先用5%过氧化氢液滴入外耳道清洗数次，擦干后，滴入本品3～5滴，用手将耳屏反复向外耳道口挤压，使药液进入中耳，每日滴耳3～4次。治疗33例，结果总治愈率为87.9%，未见任何毒副作用[26]。

9. 治疗烫伤　苦参60g、连翘20g，研末过80目筛，用麻油200g调匀，治疗Ⅰ度、Ⅱ度小面积烫伤36例，除12例原用四季青治疗，结痂后痂下化脓，改用本药治疗外，其余24例，均在10天内治愈[27]。

（四）不良反应

连翘注射液（1∶1）小鼠腹腔注射 LD_{50} 为（24.85±1.12）g/kg，连翘壳煎液（1∶1）小鼠皮下注射 LD_{50} 为 29.37g/kg，连翘心为 30g/kg 以上，青翘壳为 13.23g/kg，青翘心为 28.35g/kg[28]。连翘酯苷对小鼠腹腔注射急性毒性的 LD_{50} 为 1976.5mg/kg，LD_{50} 的 95%可信限为 1863.7～2096.1mg/kg[29]。

参考文献

[1] 盛尊来. 连翘抑菌活性部位的初步研究[J]. 中国新技术新产品，2009(4)：2.

[2] 杨润亚，李艳华，柳娜娜. 连翘内生真菌的分离及其抑菌活性初步研究[J]. 安徽农业科学，2007，35(15)：4561.

[3] 李晓燕. 中药连翘抗菌活性的考察[J]. 山东医药工业，1997，16(2)：46.

[4] 侯晓薇，杨更森，刘春梅. 7 种中药对龋病主要致病菌的体外抑菌作用[J]. 中级医刊，1998，33(8)：55.

[5] 林锦泉，邝枣园，黄少伟，等. 连翘颗粒和煎剂体外抗菌作用的观察[J]. 中外医疗，2011(10)：122-123.

[6] 胡克杰，徐凯建，王跃红，等. 连翘酯苷体外抗病毒作用的实验研究[J]. 中国中医药科技，2001，8(2)：89.

[7] 潘曌曌，王雪峰，南春红，等. 银翘散主要药物提取物体外抑制流感病毒作用的比较研究[J]. 中医儿科杂志，2011，7(1)：9-12.

[8] 洪文艳，唐博恒，刘金华，等. 连翘浓缩煎剂抗乙型脑炎病毒的体外实验研究[J]. 亚太传统医药，2010，6(12)：13-14.

[9] 陈杨，李鑫，周婧瑜，等. 连翘抗病毒有效部位(LC24)体外抗呼吸道合胞病毒作用的研究[J]. 卫生研究，2009，38(6)：733-735.

[10] 张丹丹，方建国，陈娟娟，等. 连翘及其主要有效成分槲皮素体外抗人巨细胞病毒的实验研究[J]. 中国中药杂志，2010，35(8)：1055-1059.

[11] 尹乐乐，曾耀英，侯会娜. 连翘提取物对脓毒血症小鼠及体内 T 淋巴细胞影响[J]. 现代免疫学，2009，29(5)：392-396.

[12] 尹乐乐，曾耀英，黄秀艳，等. 连翘提取物对小鼠 T 淋巴细胞体外活化与增殖的影响[J]. 细胞与分子免疫学杂志，2008，24(1)：10-12.

[13] 尹乐乐，曾耀英，侯会娜. 连翘提取物对小鼠腹腔巨噬细胞体外吞噬和 NO 释放的影响[J]. 细胞与分子免疫学杂志，2008，24(6)：557-559，563.

[14] 刘静. 连翘苷对小鼠非特异性免疫及应激作用的实验研究[J]. 陕西教育学院学报，2008，24(3)：59-61.

[15] 赵江红，白明，吴磊，等. 连翘对顺铂所致小鼠小肠推进的影响. 中医学报，2010，25(4)：683-686.

[16] 王静，王丽霞，聂克. 连翘对化疗性异食癖大鼠血清和脑组织 5-HT 及 5-HIAA 含量的影响[J]. 山东中医杂志，2010，29(10)：702-703.

[17] 张其兰，赵鲁明，滕伯刚. 牙痛灵镇痛、抗炎及抑菌作用的研究[J]. 中成药，1994，16(8)：351.

[18] 龙盛京，罗佩卓，覃日昌. 17 种清热中药抗活性氧作用的研究[J]. 中草药，1999，30(1)：401.

[19] 张洪海，吕培文，丁毅. 内消连翘丸治疗结节性甲状腺肿的临床观察[J]. 北京中医，2006，25(8)：453-455.

[20] 陈永哲，彭继美，苏慈敏，等. 海翘合剂治疗痤疮 100 例[J]. 中国中医药科技，2007，14(3)：213.

[21] 莫长城. 银花连翘解毒汤治疗急性流行性腮腺炎疗效观察[J]. 实用中西医结合临床，2008，8(4)：23.

[22] 王一飞，李福伦，范斌等. 迈之灵片联合连翘败毒片治疗湿热瘀阻型下肢血栓性浅静脉炎 36 例[J]. 中国中西医结合皮肤性病学杂志，2008，7(3)：160-161.

[23] 赵建奎，魏秀芳. 九味解毒退热饮治疗小儿急性扁桃体炎 104 例[J]. 山东中医杂志，2008，27(3)：167.

[24] 宗淑云. 自拟桂枝柴胡连翘汤治疗流行性感冒 28 例临床观察[J]. 北京中医，2007，26(8)：521.

[25] 冯志鹏，赵继臣，胡亚男. 中西医结合治疗鹅口疮 68 例[J]. 山东医药，2009，49(17)：83.

[26] 张宝洲，王辉，闵云山. 连翘滴耳液治疗慢性化脓性中耳炎 33 例疗效观察[J]. 甘肃中医，1990(1)：26-27.

[27] 汪用坤. 中药苦参连翘油剂治疗烫伤简介[J]. 中级医刊，1983(7)：31-32.

[28] 阴健，郭力弓. 中药现代研究与临床应用(Ⅰ)[M]. 北京：学苑出版社，1995：358.

[29] 毛东有，张中文，杨明，等. 连翘酯苷对小鼠的急性毒性及体内诱生 IFN-α 的研究[J]. 动物医学进展，2009，30(6)：15-17.

蒲公英　Pugongying

【别名】蒲公草、耩耨草(《新修本草》)，仆公英(《千金翼方》)，仆公罂(《本草图经》)，婆婆丁(《滇南本草》)，黄花地丁、蒲公丁(《本草纲目》)，奶汁草(《本经逢原》)，黄花草、古古丁(《江苏植药志》)，茅萝卜(《四川中药志》)，黄花三七(《杭州药植志》)。

【来源】蒲公英，始载于《新修本草》。为菊科多年生草本植物蒲公英 *Taraxacum mongolicum* Hand.-Mazz. 碱地蒲公英 *Taraxacum borealisinense* Kitam. 或同属数种植物的干燥全草。全国大部分地区均有生产，主产区为河北、山东、河南等地。均为野生。

【采收炮制】春至秋季花初开时采挖，除去杂质，洗净，晒干。切段，生用。

【商品规格】统装。以身干、叶多、色灰绿、根完整、花黄、无杂质者为佳。

按《中国药典》(2010 年版一部)规定：本品按干燥品计算，含咖啡酸($C_9H_8O_4$)不得少于 0.020%。

【药性】苦、甘，寒。归肝、胃经。

【功效】清热解毒，消痈散结，利湿通淋。

【应用】

1. 痈肿疔毒，乳痈内痈　本品苦以泄降，甘以解毒，寒能清热兼散滞气，为清热解毒、消痈散结之佳品，主治内外热毒疮痈诸证，因兼能疏郁通乳，故又为治疗乳痈之要药。用于痈肿疔毒，常与野菊花、紫花地丁、金银花等同用，如《医宗金鉴》五味消毒饮；若乳痈肿痛，可与金银花、连翘、甘草等配用，如《中国药物大全》消炎解毒丸；若肠痈腹痛，常与大黄、牡丹皮、桃仁等同用；若肺痈吐脓，多与鱼腥草、冬瓜仁、芦根等配用，亦可与黄芩、北豆根、小檗根配伍，如《中国药物大全》四合素片。

2. 热淋涩痛，湿热黄疸　本品苦寒，清热利湿，利尿通淋，故对湿热所致的淋证、黄疸等也有较好的效果。用于热淋小便涩痛，常与白茅根、金钱草、车前子等同用，以加强利尿通淋的效果；若用于湿热黄疸，可与柴胡、黄芩、大黄等配伍，如《实用中医内科学》清胆汤。

3. 目赤咽痛　本品苦寒，既有清热解毒之功，又有清肝明目之效。用于肝火上炎，目赤肿痛，羞明多泪，可单用本品水煎，乘热熏洗两眼，如《医学衷中参西录》蒲公英汤；若目生翳膜，可与四季青、黄芩、野菊花制成眼药水点眼，如《眼科证治经验》蒲公英四季青眼药水；用于热毒壅聚，咽喉肿痛，可单用本品制成片剂，如《中国药物大全》蒲公英片，或与黄芩、重楼、黄芪配伍，如《中国药物大全》复方蒲公英片。

【用法用量】煎服，10～30g。外用适量。

【使用注意】用量过大，可致缓泻。

【药论】

1.《新修本草》："主妇人乳痈肿。"

2.《本草新编》："蒲公英，至贱而有大功，惜世人不知用之。阳明之火，每至燎原，用白虎汤以泻火，未免太伤胃气。盖胃中之火盛，由于胃中土衰也，泻火而土愈衰矣。故用白虎汤以泻胃火，乃一时之权宜，而不可恃之为经久也。蒲公英亦泻胃火之药，但其气甚平，既能泻火，又不损土，可以长服久服而无碍。凡系阳明之火起者，俱可大剂服之，火退而胃气自生。但其泻火之力甚微，必须多用，一两，少亦五、六钱，始可散邪辅正耳。"

3.《本草求真》："蒲公英，能入阳明胃、厥阴肝，凉血解热，故乳痈、乳岩为首重焉。缘乳头属肝，乳房属胃，乳痈、乳岩，多因热盛血滞，用此直入二经，外敷散肿臻效，内消须同夏枯、贝母、连翘、白芷等药同治。"

4.《本草正义》："蒲公英，其性清凉，治一切疔疮、痈疡、红肿热毒诸证，可服可敷，颇有应验，而治乳痈乳疖，红肿坚块，尤为捷效。鲜者捣汁温服，干者煎服，一味亦可治之，而煎药方中必不可缺此。"

【现代研究】

（一）化学成分

全草含蒲公英甾醇、胆碱、菊糖、果胶等；根含蒲公英醇、蒲公英赛醇、Ψ-蒲公英甾醇、蒲公英甾醇、β-谷甾醇、胆碱、有机酸、果糖、蔗糖、葡萄糖、葡萄糖苷以及树脂、橡胶等；叶含叶黄素、蝴蝶黄梅素、叶绿醌及维生素C、D；花含山金车二醇、叶黄素和毛茛黄素。

（二）药理作用

1. 抑菌作用　蒲公英具有广谱抑菌活性，已有研究证实，其对金黄色葡萄球菌、表皮葡萄球菌、腐生葡萄球菌、肺炎链球菌、溶血性链球菌、粪肠球菌、大肠埃希菌、幽门螺杆菌、铜绿假单胞菌、变形杆菌、弗氏痢疾杆菌、副伤寒杆菌、人型结核杆菌（H37RV）、炭疽杆菌、白色念珠菌、强毒株嗜水气单胞菌和温和气单胞菌，一系列癣菌，如堇色毛癣菌、同心性毛癣菌、许兰毛癣菌等，各种皮肤真菌和单纯疱疹病毒以及钩端螺旋体均有不同程度的抑制作用[1-5]。另有研究表明，蒲公英不同部位提取物对大肠杆菌和金黄色葡萄球菌均有一定的抑制作用，但全草的效果优于根，水提醇沉物抑菌效果优于水提物[6]。

2. 抗炎作用　蒲公英提取物在小于1mg/ml剂量范围内对巨噬细胞无细胞毒作用，对LPS刺激的小鼠腹腔巨噬细胞TNF-α、IL-6和IL-1分泌具有抑制作用[7]。蒲公英提取物对二甲苯致小鼠耳廓肿胀模型、蛋清致大鼠足趾肿胀模型及大鼠棉球肉芽肿模型的毛细血管扩张、通透性亢进、渗出水肿、白细胞聚集、纤维组织增生等炎症反应均有抑制作用[8]。

3. 抗肿瘤作用　不同剂量的蒲公英均能抑制由环磷酰胺引起的小鼠骨髓淋巴细胞染色体畸变，同时对环磷酰胺诱发的微核率也有抑制效应，且对环磷酰胺诱导的实验性小鼠精子畸形具有抑制作用，说明蒲公英能保护细胞遗传物质免受染色体断裂剂环磷酰胺的伤害，阻断由环磷酰胺所引起的染色体DNA分子的损伤，具有抗突变作用[9,10]。蒲公英单味提取物在体外对肝癌细胞、大肠癌Lovo细胞的增殖有抑制作用[11]。蒲公英萜醇和乙酰蒲公英萜醇均能通过阻滞胃癌AGS细胞周期于G_2/M期和促进细胞凋亡，抑制胃癌AGS细胞的生长，但乙酰蒲公英萜醇的作用弱于蒲公英萜醇[12]。蒲公英多糖对肝癌细胞的抑制作用不明显，但可以提高外周血细胞免疫力，拮抗由环磷酰胺诱发的微核突变[13]。

4. 调节胃肠运动的作用　蒲公英水煎剂可使离体肠平滑肌收缩幅度、张力、频率明显增加，具有促进肠蠕动的作用，该作用可被阿托品所阻断[14]。进一步对蒲公英有效成分的研究显示，蒲公英正丁醇部分是促进胃肠动力的有效部位[15]。

（三）临床报道

1. 治疗急性扁桃体炎、咽炎　采用蒲地蓝消炎口服液（蒲公英、黄芩、苦地丁、板蓝根）口服，每次 10ml，日 3 次，7 天为 1 个疗程，治疗 60 例，治愈 19 例，显效 14 例，有效 24 例，无效 3 例，总有效率 95%[16]。

2. 治疗湿疹　蒲公英、地肤子、土茯苓、花椒、苦参各 30g，水煎外洗，每日 2 次，1 周为 1 个疗程，治疗 20 例，治愈 8 例，好转 11 例，无效 1 例，总有效率 95%[17]。

3. 治疗盆腔炎　蒲公英、败酱草各 30g，苏木 20g，赤芍 15g，当归、延胡索、大黄各 10g，水煎取汁保留灌肠，每日 1 次，治疗 61 例，痊愈 40 例，显效 15 例，有效 6 例，总有效率 100%[18]。

4. 治疗乳腺炎　蒲公英、金银花各 60g，白芷、生甘草各 20～30g，水煎服，每日 2 剂，治疗乳腺炎 40 例，2 日痊愈 7 例，3 日痊愈 24 例，4 天以上痊愈 9 例[19]。

5. 治疗产后乳汁淤积　采用蒲公英 30g，水煎服，日 1 剂，如体温超过 38℃，可适当加用解热镇痛剂，治疗以 3 天为 1 个疗程，治疗 83 例，治愈 55 例，好转 26 例，未愈 2 例，总有效率 97.1%[20]。

6. 治疗肛窦炎　蒲公英、鱼腥草、防风各 10g，乳香、没药各 6g，水煎取汁，直肠滴注，治疗 36 例，显效 16 例，好转 18 例，无效 2 例，总有效率 94%[21]。

7. 治疗浅表性胃炎　蒲公英 15g、大黄 10g、茯苓 12g、砂仁 6g，水煎服，每日 1 剂，15 日为 1 个疗程，共治疗 42 例，显效 36 例，有效 5 例，无效 1 例，总有效率 97%[22]。

8. 治疗小儿便秘　采用蒲公英 60～90g，水煎至 50～100ml，加白糖或蜂蜜，日 1 剂顿服。治疗 30 例，全部治愈[23]。

9. 治疗慢性前列腺炎　蒲公英 45g、萆薢 15g、丹参 25g、甘草 6g，水煎服，日 1 剂，4 周为 1 个疗程。治疗 53 例，显效 17 例，有效 31 例，无效 5 例，总有效率 91%[24]。

（四）不良反应

蒲公英副作用较少见。个别病例静脉滴注后出现寒战、面色苍白青紫，或有精神症状。服煎剂偶见胃肠道反应，如恶心、呕吐、腹部不适及轻度泄泻，亦有出现全身瘙痒、荨麻疹等。服用酒浸剂有头晕、恶心、多汗等反应，少数患者出现荨麻疹并发结膜炎，停药后消失。部分患者服片剂后有胃部发热感[25]。

参 考 文 献

[1] 吕俊华，邱世翠，张连同，等. 蒲公英体外抑菌作用研究[J]. 时珍国医国药，2002，13(4)：2152-2161.

[2] 李立顺，时维静，关鸣，等. 四倍体蒲公英活性成分比较及体外抑菌作用研究[J]. 中国实验方剂学杂志，2008，14(6)：552-581.

[3] 谷肄静，王立娟. 蒲公英总黄酮的提取及其抑菌性能[J]. 东北林业大学学报，2007，35(8)：432-451.

[4] 孙继梅，郑伟，周秀珍，等. 蒲公英体外抑菌活性的研究[J]. 中国误诊学杂志，2009，9(11)：2542.

[5] 刘清华，林渊，邱颂平. 单味中药散剂清除幽门螺杆菌的实验研究[J]. 福建中医药，2011，42(2)：49，52.

[6] 刘利本,平家奇,高海飞,等. 蒲公英不同部位提取物体外抑菌作用的比较[J]. 延边大学农学学报,2010,32(1):65-68.

[7] 刘利本,平家奇,刘婧陶,等. 蒲公英提取物对 LPS 激活小鼠腹腔巨噬细胞炎症因子分泌的影响[J]. 动物医学进展,2011,32(2):45-47.

[8] 平家奇,刘利本,邹娟,等. 蒲公英提取物体内抗炎作用研究[J]. 延边大学农学学报,2010,32(1):52-55.

[9] 朱蔚云,庞竹林,梁敏仪,等. 蒲公英对环磷酰胺致小鼠骨髓细胞突变作用的抑制研究[J]. 癌变·畸变·突变,2003,15(3):164-167.

[10] 朱蔚云,庞竹林,汤郡,等. 蒲公英水煎液对环磷酰胺诱导的实验性小鼠精子畸形的影响[J]. 广州医学院学报,1999,27(4):14-16.

[11] 沈敬华,杨丽敏,张林娜,等. 五种中药提取物抗肿瘤作用的研究[J]. 内蒙古医学院学报,2005,27(4):300-302.

[12] 谭宝,石海莲,季光,等. 蒲公英萜醇和乙酰蒲公英萜醇对胃癌细胞株 AGS 细胞周期和凋亡的影响[J]. 中西医结合学报,2011,9(6):638-640.

[13] 杨晓杰,付学鹏. 蒲公英多糖体外抑瘤和抗突变作用研究[J]. 时珍国医国药,2009,20(10):2470-2471.

[14] 张启荣,朱克刚,刘青,等. 蒲公英等 6 种中药对小肠平滑肌活动的影响研究[J]. 时珍国医国药,2009,20(4):906-908.

[15] 郭慧淑,蔡正旭,朴惠善. 蒲公英不同萃取物对豚鼠胃窦环行肌自发性收缩活动的影响[J]. 大连医科大学学报,2009,31(2):119-122.

[16] 胡连生,吴焕革,王旭辉. 蒲地蓝消炎口服液治疗 120 例急性扁桃体炎、急性咽炎的疗效[J]. 药学服务与研究,2004,4(4):384-385.

[17] 袁淑萍,代江群. 中西医结合治疗急性湿疹 20 例[J]. 现代中西医结合杂志,2009,18(24):2960-2961.

[18] 张国瑛,苏玉国. 中药保留灌肠治疗盆腔炎 61 例[J]. 陕西中医,2011,32(3):327.

[19] 周显菊. 大剂蒲银汤治疗乳痈 40 例[J]. 陕西中医,1988,9(4):174.

[20] 吉卉. 蒲公英汤治疗产后乳汁淤积 83 例[J]. 天津中医药,2007,24(3):247.

[21] 孙小君. 清热解毒活血止痛方直肠滴注治疗肛窦炎 36 例[J]. 陕西中医,2009,30(4):441-442.

[22] 马力行,徐培民,周继新. 英黄砂苓汤治疗浅表性胃炎 42 例[J]. 山东中医杂志,1995,14(2):64.

[23] 谭衡钧. 蒲公英煎剂内服治疗小儿热性便秘[J]. 中级医刊,1987,22(6):54.

[24] 滕兆礼,林强. 蒲公英方治疗慢性前列腺炎 53 例疗效观察[J]. 中国临床医生,2001,29(6):39-40.

[25] 丁涛. 中草药不良反应及防治[M]. 北京:中国中医药出版社,1992:134.

紫花地丁　Zihuadiding

【别名】地丁(《本经逢原》),箭头草(《普济方》),独行虎(《本草纲目》),地丁草(《本草再新》),如意草(《随息居饮食谱》),堇堇菜、铁头尖(陕西),六月绿花草(重庆),紫地丁(北京、天津)。

【来源】紫花地丁,始载于《本草纲目》。因其花色紫,地下根如钉,故名。为堇菜科多年生草本植物紫花地丁 *Viola yedoensis* Makino 的干燥全草。主产于江苏、浙江、安徽、福建、河南、甘肃、云南等地。均为野生。

【采收炮制】春、秋二季采收,除去杂质,晒干。切段,生用。

【商品规格】商品不分等级,均为统装。以身干、色绿、叶片完整、茎叶及蒴果皆生茸毛者为佳。

【药性】苦、辛，寒。归心、肝经。

【功效】清热解毒，凉血消肿。

【应用】

1. 痈肿疔疮，乳痈肠痈　本品苦泄辛散，寒能清热，入心、肝血分，功能清热解毒、凉血消肿、消痈散结，为治血热壅滞，红肿热痛，痈肿疮毒的常用药物，尤以治疔毒为其特长。用于痈肿疔疮，常与金银花、蒲公英、野菊花等同用，如《医宗金鉴》五味消毒饮；若疔疮初起，麻痒肿痛，多与连翘、山栀、半枝莲等同用，如《朱仁康临床经验集》地丁饮；若气血虚损，疮疡难愈，可与黄芪、当归、金银花等配伍，如《普济方》紫花地丁散；以上痈肿疮疡，亦可单用制成软膏，外敷患处，如《中国药物大全》紫花地丁软膏；用于乳痈肿痛，可与蒲公英熬膏，摊贴患处，如《惠直堂经验方》地丁膏；用于肠痈腹痛，又与红藤、白花蛇舌草、大黄等配伍，如《经验方》五味消毒汤。

2. 毒蛇咬伤　本品兼解蛇毒。用于毒蛇咬伤，《中草药手册》用鲜品捣汁内服，其药渣加雄黄调敷患处；《河南中草药手册》又与鲜瓜子金、鲜半边莲共捣烂，敷患处。

【用法用量】煎服，15～30g。外用适量。

【使用注意】体质虚寒者忌服。

【鉴别用药】蒲公英开黄花，主根圆锥形，似钉状，故又有黄花地丁之称；而本品开紫花，主根亦如钉状，故名紫花地丁。二者皆为苦寒清热解毒之品，为治阳性疮疡通用之品，二药常相须为用。其不同点是：蒲公英长于解毒消痈散结，尤以治乳痈见长；而本品长于解毒凉血消肿，尤以治疔毒为优。此外，蒲公英又可利湿，用于湿热黄疸及淋证；而本品又能解蛇毒，可用于毒蛇咬伤。

【药论】

1.《本草纲目》："主治一切痈疽发背，疔肿瘰疬，无名肿毒，恶疮。"

2.《本经逢原》："地丁，有紫花、白花两种，治疔肿恶疮，兼疗痈疽发背，无名肿毒。其花紫者茎白，白者茎紫，故可通治疔肿，或云随疔肿之色而用之。但漫肿无头，不赤不肿者禁用，以其性寒，不利阴疽也。"

3.《本草正义》："地丁，专为痈肿疔毒通用之药，濒湖《纲目》称其苦辛寒，治一切痈疽发背，疔肿瘰疬，无名肿毒，恶疮。然辛凉散肿，长于退热，惟血热壅滞，红肿焮发之外疡宜之，若谓通治阴疽发背寒凝之证，殊是不妥。"

【现代研究】

（一）化学成分

紫花地丁含有黄酮及其苷类、香豆素及其苷类、有机酸、挥发油、糖类、多肽及蛋白质、皂苷、植物甾醇等多种化学成分，其中黄酮类化合物及香豆素类化合物是紫花地丁中重要的活性成分。主要成分有木犀草素、芹菜素、槲皮素、七叶内酯、菊苣苷、东莨菪素、秦皮甲素、含棕榈酸、对羟基苯甲酸、植醇、反式对羟基桂皮酸、丁二酸、二十四酰对羟基苯乙胺、山柰酚-3-*O*-鼠李吡喃糖苷、芦丁、硬脂酸、软脂酸甲酯和蜡。蜡中含饱和酸、不饱和酸、醇类及烃。挥发油的化学组成主要以酯类、醛酮类、酚类及高级烷烃为主。

（二）药理作用

1. 抑菌作用　紫花地丁所含黄酮苷类及有机酸是其抗菌的有效成分，体外抑菌试验显示对金黄色葡萄球菌、猪巴氏杆菌、大肠杆菌、链球菌都有较强的抑菌作用[1]，还可抑制乳房链球菌、停乳链球菌、无乳链球菌生长[2]。同时对表皮葡萄球菌、腐生菌、粪肠球菌、变形杆菌以及副伤寒沙门菌、枯草杆菌等也有较强的抑菌作用[3,4]，对耐甲氧西林金黄色葡萄球菌耐药质粒具有消除作用[5]。

2. 抗病毒作用　体外试验显示，紫花地丁提取物具有抗呼吸道合胞病毒、抗柯萨奇病毒 A16、柯萨奇病毒 B1、柯萨奇病毒 B3、柯萨奇病毒 B4 的作用[6]。其水浸出物对乙型肝炎病毒 DNA 全基因转染 HepG2.2.15 细胞内 HBsAg、HBeAg 和 HBcAg 三种抗原均有抑制作用，且优于拉米夫定[7]。国外研究显示，紫花地丁的二甲亚砜提取物具有较强的抗艾滋病毒(HIV)作用，它的甲醇提取物也显示这种作用，但没有二甲亚砜提取物作用强。通过采用 H9 细胞株进行 HIV 活性试验，结果显示紫花地丁提取物在其亚毒性浓度下，可完全抑制 HIV 的生长，但细胞外并不抑制 HIV 的活性[8,9]。

3. 抗炎作用　紫花地丁煎剂对二甲苯所致的小白鼠皮肤毛细血管通透性亢进、大白鼠甲醛性足跖肿胀以及小鼠棉球肉芽增生均有抑制作用[10]。紫花地丁水煎剂及乙醇提取物乙酸乙酯部位对二甲苯所致的小鼠耳肿胀也有抑制作用[11]。

（三）临床报道

1. 治疗疖肿　取新鲜紫花地丁 300～500g，加入食盐 3～5g，捣烂成糊状。取适量药糊敷于患处，包扎固定，每日换药 2 次。治疗 22 例，均在 1 周内痊愈[12]。

2. 治疗蜂窝组织炎　取鲜嫩的紫花地丁适量，捣烂，敷于患处，每日早晚换药。另取紫花地丁、蒲公英各 30g，或二者鲜品各 60g，水煎 5～6 分钟，滤汁 250ml，饭前温服。治疗 3 日后，20 例痊愈，15 例好转，总有效率为 100%[13]。

3. 治疗流行性腮腺炎　鲜紫花地丁全草(或干品浸透)100～250g 洗净，加雄黄约 0.5g，共捣烂，外敷患处，每次敷 1～2 小时，每日 2 次，86 例患者均治愈[14]。取鲜紫花地丁 100g，捣成泥状，加入食醋少许，涂在纱布上，并贴于患处，1 天换药 1 次，21 例患者均在 3 日内痊愈[15]。

4. 治疗复发性霉菌性阴道炎　将紫花地丁、马鞭草各 30g，加水 300ml，水煎后装入阴道冲洗器内，每晚灌洗 1 次，然后将妇康安药膏放入阴道，连用 7 天为 1 个疗程，连用 3 个疗程，共治疗 68 例，有效率为 100%，复诊 1 年内无复发[16]。

参考文献

[1] 刘湘新，刘进辉，刘自逵，等. 紫花地丁的有效成分分析及抗菌作用研究[J]. 中兽医医药杂志，2004(3)：16.

[2] 李定刚，张武岗，宋毓民，等. 紫花地丁抗菌活性成分研究[J]. 西北农林科技大学学报，2006，34(4)：87-90.

[3] 童延清，李晖. 紫花地丁、蒲公英体外抗菌作用研究[J]. 中华微生物和免疫学杂志，2003，23(9)：669.

[4] 童延清，李晖. 紫花地丁和蒲公英的不同比例配伍对其体外抗菌活性的影响[J]. 广州中医药大学学报，2006，23(6)：487-488.

[5] 杨明炜，陆付耳，徐丽君，等. 紫花地丁对耐甲氧西林金黄色葡萄球菌耐药质粒的消除作用[J]. 中西医结合研究，2009，1(1)：27-28.

[6] 杨洁，刘萍，武晓玉. 5 种中药提取物体外抗病毒药效学研究[J]. 军医进修学院学报，2007，28(5)：375-376.

[7] 王玉，吴中明，罗果，等. 激光共聚焦显微镜检测紫花地丁水浸出物对 HBV 的影响[J]. 遵义医学院

学报,2010,33(3):208-209.

[8] Ngan Fung,Chang RS,Tabba HD,et al. Isolation,purification and partial characterization of an active anti-HIV-compound from the Chinese medicinal herb viola yedoensis[J]. Antiviral Res,1988,10(3):107-116.

[9] Chang RS,Yeung HW. Inhibition of growth of human-immuno-deficiency-virus in vitro by crude extracts of Chinese medicinal herbs[J]. Antiviral Res,1988,9(3):163-175.

[10] 李培锋,关红,贺春阳. 四种中草药的抗炎作用[J]. 内蒙古农牧学院学报,1990,11(1):36-39.

[11] 陈胡兰,汤沛然,陈兴. 紫花地丁抗炎及体外抑菌作用活性部位的筛选研究[J]. 成都中医药大学学报,2008,31(2):52-53.

[12] 张勤义,杜桂玲. 紫花地丁治疗疖肿疗效观察[J]. 中国社区医师,2005,21(1):36.

[13] 叶春芝. 紫花地丁治疗蜂窝组织炎[J]. 浙江中医杂志,2006,41(3):170.

[14] 李西文,田美香,刘霞. 紫花地丁加雄黄外敷治疗流行性腮腺炎 86 例[J]. 中国民间疗法,2001,9(12):35.

[15] 余淑芳. 紫花地丁调醋外敷治疗痄腮 21 例[J]. 中医外治杂志,1999,8(6):48.

[16] 曲风丽,刘华玲,崔巧燕. 复发性霉菌性阴道炎的新疗法[J]. 山东医药工业,2002,21(4):58-59.

野菊花 Yejuhua

【来源】野菊花,始载于《本草汇言》。为菊科多年生草本植物野菊 *Chrysanthemum indicum* L. 的干燥头状花序。主产于江苏、安徽、四川、广西、山东等地。野生与栽培均有。

【采收炮制】秋、冬二季花初开放时采摘,晒干,或蒸后晒干。生用。

【商品规格】一般均为统装。以完整、色黄、香气浓、无杂质者为佳。

按《中国药典》(2010 年版一部)规定:本品按干燥品计算,含蒙花苷($C_{28}H_{32}O_{14}$)不得少于 0.80%。

【药性】苦、辛,微寒。归肺、肝、心经。

【功效】清热解毒,泻火平肝。

【应用】

1. 痈疽疔疖,咽喉肿痛　本品辛散苦降,功能清热泻火、解毒利咽、消肿止痛,为治外科疔痈之要药。用于热毒蕴结,疔疮痈疡,咽喉肿痛,常与蒲公英、紫花地丁、金银花等同用,如《医宗金鉴》五味消毒饮;若风疹皮肤红肿痒痛,可与千里光、侧柏叶、土荆芥等配伍,如《中医皮肤病学简编》野菊煎剂。

2. 风火赤眼,头痛眩晕　本品味苦入肝,兼泻肝火;味辛入肺,兼散风热。用于风火上攻,目赤肿痛,常与黄菊花、密蒙花、金银花等同用,如《经验方》金黄洗肝汤;若肝火上炎,头痛眩晕,又与决明子配用,如《中国药物大全》菊明降压丸。

【用法用量】煎服,10～15g。外用适量。

【鉴别用药】野菊花与菊花,为同科属植物,但野菊花苦寒之性胜过菊花,清热解毒之功独擅,疔疮痈疡肿毒之症多用;而菊花辛散之力较强,疏散上焦头目风热多用。

【药论】

1.《本草汇言》:"破血疏肝,解疔散毒。主妇人腹内宿血,解天行火毒丹疔。洗疮疥,又能去风杀虫。"

2.《本草纲目》:"治痈肿疔毒,瘰疬眼瘜。"

3.《本草求真》:"凡痈毒疔肿,瘰疬,眼目热痛,妇人瘀血等证,无不得此则治。"

【现代研究】

（一）化学成分

野菊花含有木犀草素、槲皮素、木犀草素-7-葡萄糖苷、野菊花内酯、槲皮素苷、绿原酸、挥发油、山榆酸甘油酯、棕榈酸、多糖、β-胡萝卜素、氨基酸、胆碱、维生素 A 和 B_1 以及多种微量元素等。

（二）药理作用

1. 抗菌作用　野菊花水提物和挥发油都具有抗菌的活性，且野菊花煎液的抑菌活性强于挥发油。野菊花水提物对金黄色葡萄球菌、白喉杆菌、伤寒杆菌、大肠杆菌、变形杆菌、痢疾杆菌、大肠埃希菌、铜绿假单胞菌、福氏志贺菌均有较强的抑制作用[1,2]。野菊花体外抑制脲原体生长作用明显，且抑菌活性与药液浓度呈正相关[3]。野菊花醇提浸膏的水溶液对常见的浅部真菌，如红色毛癣菌、羊毛状小孢子菌、石膏样毛癣菌、石膏样小孢子菌均有明显的抑制作用[4]。

2. 抗病毒作用　野菊花水提物和挥发油都具有抗流感病毒的活性，但作用较利巴韦林（病毒唑）弱[2]。野菊花水提物能有效降低甲Ⅰ型流感病毒感染的小鼠肺指数，延长流感病毒感染小鼠平均生存时间，降低死亡率；体外实验表明，最大稀释浓度的野菊花水提物可以完全抑制甲型流感病毒 H_1N_1 亚型（简称 H_1N_1 病毒）[5]。野菊花提取物对呼吸道合胞病毒有直接的杀伤作用，在呼吸道合胞病毒感染 Hep22 细胞后 2、4、6、8 小时，给予野菊花提取物对病毒均能产生显著抑制作用，对病毒穿入过程和吸附过程同样能明显的抑制，说明野菊花提取物可以在多环节中发挥作用，它既可在与病毒共同温育时直接灭活病毒，又能抑制病毒吸附和穿入细胞膜感染细胞，同时它还对已经侵入细胞的病毒有一定清除作用[6]。

3. 对心血管系统的调节作用　野菊花提取物 CI22（主含黄酮及内酯）可有效地保护缺血心肌的正常生理功能，减少心肌梗死范围，减轻心肌的损伤程度[7]。野菊花水提液能减轻压力负荷大鼠心肌组织胶原沉积，降低心脏的后负荷，负性调节 PKC 和 P38 MAPK 通路，抑制压力负荷性心室重构大鼠 RAAS 和交感神经系统活性，减少神经内分泌因子 AngⅡ、ALD、TNF-α 生成，具有抗实验性心室重构，抑制心肌肥大，保护心肌的作用[8,9]。通过离体血管环张力实验证实，野菊花提取物及其主要单体木犀草素对大鼠胸主动脉环经去氧肾上腺素（苯肾上腺素）引起血管环收缩显示出呈剂量依赖性的舒张效应，对于去内皮的血管环，二者也具有一定的舒张能力[10]。

4. 降压作用　有研究比较了 95%、50% 和 25% 乙醇热浸及水提取的野菊花浸膏对麻醉猫的降压作用，发现乙醇浓度越低，提取到的成分降压效果越差，水提物基本无降压作用，野菊花 95% 乙醇浸提物主要含有野菊花内酯和黄酮苷等成分，对麻醉猫或正常狗均有一定的降压效果，而且降压作用缓慢、持久[11]。

5. 抗炎、镇痛作用　野菊花颗粒能抑制二甲苯所致小鼠耳廓肿胀，减少醋酸所致小鼠扭体次数[12]。野菊花提取物及其单体木犀草素二者均能剂量依赖性地抑制炎症巨噬细胞生成 NO 及其诱导型合酶 iNOS 表达[11]。

（三）临床报道

1. 治疗流行性结膜炎　选取干鲜野菊花 50g，冲入 100℃开水 150ml，浸过菊花约 20～30 分钟，等水温下降，再加上 2ml 75% 乙醇做药引，混合后即倒出浸出液，取其澄清液 50～80ml，放入超声雾化器，嘱患者撑开眼睑，雾化 20～25 分钟，每天 2 次，并配合传统的抗菌抗病毒药物治疗，结果治疗组 48 例，痊愈时间为（5±2）天，痊愈 32 例，显效 12 例，有效 4

例，明显优于传统的抗菌抗病毒药物[13]。

2. 治疗慢性盆腔炎 采用每晚睡前温水坐浴10分钟后将1枚野菊花栓剂纳入肛门内7～10cm处，并配合妇科千金胶囊口服。4周为1个疗程，治疗40例，治愈6例，显效19例，有效11例，无效4例，总有效率90%，明显优于单纯使用妇科千金胶囊[14]。

3. 治疗前列腺炎 采用野菊花栓1枚，每晚一次肛门给药，同时配合爱活尿通片口服，疗程4周，治疗55例，显效39例，有效13例，无效3例，总有效率94.5%[15]。

（四）不良反应

野菊花浸膏水溶液腹腔注射于清醒大鼠52g(生药)/kg时，出现心率显著变慢，P-R和Q-T间期延长及T波变宽而圆钝，于4小时后死亡。致死量为有效量的9倍。野菊花全草制剂的毒性大于花的提取物，野菊花慢性用药无蓄积中毒现象[16]。

参考文献

[1] 夏稷子. 千里光等五种中草药的体外抑菌试验[J]. 中国微生物杂志，1997，9(4)：50.

[2] 任爱农，王志刚，卢振初，等. 野菊花抑菌和抗病毒作用实验研究[J]. 药物生物技术，1996，6(4)：241-244.

[3] 周丽萍. 野菊花等中草药对71株解脲脲原体的体外抑菌研究[J]. 中华微生物学和免疫学杂志，2002，22(2)：205.

[4] 彭敬红. 中药苦参、野菊花对浅部真菌的抑菌作用观察[J]. 郧阳医学院学报，1998，17(4)：226.

[5] 史晨希，刘妮，张奉学，等. 野菊花水提物体内外抗甲1型流感病毒作用研究[J]. 2010，33(11)：1773-1776.

[6] 张振亚，方学平，刁志花，等. 野菊花提取物抑制呼吸道合胞病毒作用的体外实验研究[J]. 解放军药学学报，2006，22(4)：273-276.

[7] 李道中，程村贵. 野菊花提取液的药理及临床应用[J]. 药学进展，1999，23(6)：344.

[8] 吴琦，陈长勋，顾伟梁，等. 野菊花对心室重构大鼠心肌胶原及信号传导的影响[J]. 中国中药杂志，2010，35(5)：623-629.

[9] 吴琦，陈长勋，顾伟梁，等. 野菊花对压力负荷性大鼠左室心肌及神经内分泌因子的影响[J]. 中华中医药杂志，2009，24(9)：1140-1143.

[10] 章李军，凌霜，陈刚领. 野菊花提取物舒张血管及抗炎机制研究[J]. 上海中医药杂志，2009，43(5)：60-63.

[11] 阴健. 中药现代研究与临床应用. 北京：中医古籍出版社，1997：254-255.

[12] 黄勇，苏韫，陈丽，等. 野菊花颗粒抗炎镇痛作用的实验研究[J]. 甘肃中医学院学报，2009，26(5)：5-6.

[13] 魏永红. 野菊花浸出液雾化治疗"红眼病"效果观察[J]. 辽宁中医药大学学报，2010，12(10)：138-139.

[14] 王翠玲. 妇科千金胶囊联合野菊花栓治疗慢性盆腔炎40例[J]. 传统医药，2011，20(6)：78-79.

[15] 陈祥. 爱活尿通联合野菊花栓治疗Ⅲ型前列腺炎的临床分析[J]. 医药论坛杂志，2009，30(10)：74-75.

[16] 黄泰康. 常用中药成分与药理手册[M]. 北京：中国医药科技出版社，1994：1601.

重楼 Chonglou

【别名】蚤休(《神农本草经》)，蚩休(《别录》)，重台(《新修本草》)，重楼金线(《本草图经》)，草河车(《植物名实图考》)，七叶一盏灯(《分类草药性》)，铁灯台(《广西中兽医药植》)，白河车(《浙江民间常用草药》),虫蒌(云南),七叶一枝花。

【来源】重楼,始载于《神农本草经》,列为下品。因其具有轮生叶和在花茎上轮生的花被片以及花蕊和花柱等构成二、三层,故名。为百合科多年生草本植物云南重楼 *Paris polyphylla* Smith var. *yunnanensis* (Franch). Hand.-Mazz. 或七叶一枝花 *Paris polyphylla* Smith var. *chinensis*(Franch). Hara 的干燥根茎。主产于广西、云南、四川、贵州、湖北、湖南等省。均为野生。

【采收炮制】秋季采挖,除去须根,洗净,晒干。切片,生用。

【商品规格】一般不分等级,均为统货。以粗壮、质坚实、断面色白、粉性足、无泥沙者为佳。

按《中国药典》(2010年版一部)规定:本品含总灰分不得过6.0%;酸不溶性成分不得过3.0%。

【药性】苦,微寒;有小毒。归肝经。

【功效】清热解毒,消肿止痛,凉肝定惊。

【应用】

1. 痈肿疔疮,咽喉肿痛,毒蛇咬伤　本品苦以降泄,寒能清热,故有清热解毒,消肿止痛之功,为治痈肿疔毒、毒蛇咬伤的要药。用于痈肿疔毒,常与金银花、黄连、赤芍等同用,如《外科全生集》夺命汤;亦可与半夏、木鳖子共为末,醋调敷患处,如《太平圣惠方》重台草散;若咽痛喉痹,《浙江民间草药》单用本品研粉吞服,或与牛蒡子、连翘、板蓝根等同用;若用于毒蛇咬伤,多与半边莲同用,《浙江民间常用草药》单用本品研末冲服,并用鲜根捣烂,外敷患处。

2. 惊风抽搐　本品苦寒入肝,凉肝泄火,息风止惊。用于小儿惊风,手足搐搦,《卫生易简方》单用本品为末冲服;亦常与钩藤、菊花、蝉蜕等同用,或与瓜蒌根配伍,如《小儿药证直诀》瓜蒌汤。

3. 跌打损伤,瘀血肿痛　本品入肝经血分,又有化瘀止血、消肿止痛的功效。用于外伤肿痛,《广西药植图志》单用本品研末冲服,亦可与三七、血竭、自然铜等同用。

【用法用量】煎服,5～10g。外用适量。

【使用注意】体虚,无实火热毒,阴证外疡及孕妇均忌服。

【鉴别用药】蚤休与紫花地丁,均治痈肿疔毒及毒蛇咬伤。但前者毒蛇咬伤更多用;而后者痈肿疔毒更常使。

【药论】

1. 《神农本草经》:"主惊痫,摇头弄舌,热气在腹中,癫疾,痈疮,阴蚀,下三虫,去蛇毒。"

2. 《本草汇言》:"蚤休,凉血去风,解痈毒之药也。但气味苦寒,虽云凉血,不过为痈疽疮疡血热致疾者宜用,中病即止。又不可多服久服。"

3. 《本草正义》:"蚤休,乃苦泄解毒之品,濒湖谓足厥阴经之药。盖清解肝胆之郁热,熄风降气,亦能退肿消痰,利水去湿。《本经》治惊痫,摇头弄舌,皆肝阳肆虐、木火生风之症。又谓之癫疾者,癫即巅顶之巅,字亦作颠,谓是肝风上凌,直上顶巅之病。蚤休能治此症,正以苦寒泄降,能熄风阳而清气火,则气血不冲,脑经不扰,而癫疾惊痫,摇头弄舌诸病可已。若其专治痈肿,则苦寒清热,亦能解毒。治阴蚀,下三虫,亦苦寒胜湿,自能杀虫,其用浅显易知,不烦多赘。濒湖引谚语有'……痈疽如遇着,一似手拈拿'。知此草专治痈疡,古今无不推重。然此类寒凉诸品,惟阳发红肿大痛者为宜,而坚块顽木之阴症大忌,非谓凡是外科无不统治也。"

【现代研究】

（一）化学成分

重楼含蚤休苷、薯蓣皂苷、薯蓣皂苷元的3-葡萄糖苷、3-鼠李糖葡萄糖苷、3-鼠李糖阿拉伯糖葡萄糖苷和3-四糖苷、娠二烯醇酮-3-查考茄三糖苷等多种皂苷，还含有单宁酸及18种氨基酸、肌酸酐、生物碱、黄酮、甾酮、蜕皮激素、胡萝卜苷等。

（二）药理作用

1. 抗病原微生物作用　蚤休对亚洲甲型流感病毒有较强的抑制作用，对痢疾杆菌、伤寒杆菌、副伤寒杆菌、肠炎杆菌、大肠杆菌、副大肠杆菌、金黄色葡萄球菌、溶血性链球菌、脑膜炎双球菌等均有抑制作用，对化脓性球菌的抑制作用优于黄连[1]。水煎剂对沙眼衣原体具有抑制作用[2]。

2. 抗炎镇痛及镇静作用　蚤休的水煎剂对于右旋糖酐引起的"无菌性炎症"有对抗作用[3]。能提高热板法实验小鼠痛阈值，减少醋酸扭体法实验小鼠扭体次数，减轻巴豆油导致小鼠耳肿胀和角叉菜胶导致小鼠足肿胀程度[4]。蚤休苷可使小鼠的自由活动减少，增加巴比妥钠的镇静作用[5]。

3. 抗蛇毒作用　蚤休对小鼠蝮蛇毒、眼镜蛇毒中毒有明显的保护作用，其有效成分可能是甾体皂苷和氨基酸[3]。

4. 止咳平喘作用　蚤休水煎剂或乙醇提取物对组胺所致气管痉挛有明显的保护作用，乙醇提取物作用尤强，其皂苷部分亦有较强的平喘作用，其水煎剂对二氧化硫引咳的小鼠亦有明显止咳作用[5]。

5. 抗癌作用　蚤休水煎剂经腹腔注射给药，对小鼠肉瘤-180、肉瘤-37抑制率为40%～50%，对小鼠实验性实体型肝癌抑制率为30%～40%[6,7]。

6. 对平滑肌的作用　蚤休煎剂及皂苷对豚鼠的离体回肠有兴奋作用。皂苷对离体兔耳血管平滑肌有直接收缩作用[5]，能诱导家兔主动脉条收缩[8,9]，还能使实验动物子宫肌收缩，其作用较强且持久，促进子宫收缩的化学成分存在于蚤休的苦味部分[10]。

7. 止血作用　重楼总皂苷、重楼皂苷C均可降低实验动物出血时间和出血量，缩短凝血时间，降低毛细血管通透性，诱导主动脉条收缩。重楼皂苷C还能缩短大鼠血浆复钙时间，其作用机理可能在于促进内源性凝血系统功能，诱导血管收缩。蚤休粉抑制子宫出血的效果与益母草相近[8-10]。

8. 杀灭精子作用　七叶一枝花的乙醇提取物及其粗皂苷均有较强的杀精子作用，对小鼠、大鼠及人精子均有杀灭作用[11]。七叶一枝花的提取物七叶一枝花（Ⅱ）有抑制大鼠及人精子活性的作用。家兔阴道给药有灭活精子、抑制受精作用，其作用较乳酸锌弱[12]。

9. 促进肾上腺皮质功能作用　蚤休给大鼠灌胃，可明显减低大鼠肾上腺内维生素C的含量，促进肾上腺功能，此作用可能与甾体皂苷具有激素样作用有关[5]。

10. 降脂和抗动脉硬化作用　蚤休水提液能显著降低载脂蛋白E基因敲除小鼠血清的TC、TG以及LDL-C水平，减少无名动脉处的斑块面积，降低斑块中基质金属蛋白酶-1（MMP-1）的含量，抑制动脉粥样硬化晚期斑块的进一步的发展[13]。蚤休总皂苷可抑制高脂血症大鼠动脉内皮细胞合成及释放内皮素1，保护动脉内皮细胞[14]。

（三）临床报道

1. 治疗胃癌　采用蚤休、乌骨藤、石见穿、藤梨根、白花蛇舌草、半枝莲、枳实、半夏、薏苡仁组方，治疗晚期胃癌 22 例，存活 6 个月者 6 例，6～9 个月者 3 例，12～16 个月者 5 例，19～24 个月者 6 例，30 个月者 2 例[15]。

2. 治疗流行性乙型脑炎 将蚤休根茎用冷开水磨汁，每日 15g，分 3～4 次服，3 日为 1 个疗程。或将蚤休根茎 15g、白马骨 75g、鲜鸭跖草 400g，水煎服，每次 125ml，每 3 小时服 1 次，3～4 日为 1 个疗程。治疗 77 例，痊愈 72 例[16]。

3. 治疗腮腺炎 蚤休根茎 10g，用冷开水磨呈浓汁状涂布患处，每 0.5～1 小时涂擦 1 次，治疗 40 例，显效 36 例，有效 2 例，总有效率 95%[17]。

4. 治疗外科炎症 用蚤休根茎制成注射液（2g 生药/ml），肌内注射，每次 2～4ml，每日 2～3 次。治疗过敏性皮炎、痈疖、蜂窝织炎、急性淋巴结炎共 37 例，痊愈 27 例，好转 6 例，无效 4 例[7]。

5. 治疗颈部毛囊炎 将鲜蚤休根茎用冷开水洗净，加 95%乙醇浸泡，密闭 1 周后使用。以药棉蘸药液外搽患处，重复涂 4 次，每日 3 次，治疗 40 例，全部治愈[18]。

6. 治疗虫咬皮炎 将蚤休干草药 100g 研成粉末，用 70%的酒精 1000ml 浸泡半月，自制成蚤休酊，外涂皮损处治疗隐翅虫皮炎，每日数次，共治疗 132 例，均在 1～4 日内痊愈[19]。

7. 治疗静脉炎 蚤休根茎磨成汁状 5g，置于 20ml 白醋中，外涂患处，每日 3～4 次。治疗抗癌药静注引起的静脉炎 30 例，2 天治愈者 20 例，3 天治愈者 9 例，7 天治愈者 1 例[20]。

8. 治疗急性浅表性淋巴结炎 蚤休、川乌头、山乌龟各 30g，共研细末，加米醋调成糊状，平摊于无菌纱布上贴于患处，加盖敷料，胶布固定，每天更换 1 次。治疗 100 例，大部分敷药 1 次好转，最多敷药 5 次痊愈[21]。

9. 治疗宫颈糜烂 用五重软膏（五倍子、重楼粉、甘草按 1：1：2 的比例调成软膏）适量涂于单层纱布上，制成阴道栓剂，置于糜烂面 24 小时取出，3 天后重复使用。治疗 31 例，有效率为 96.2%[7]。

10. 治疗女性生殖道感染 取灭菌的蚤休粉 1g，上药于阴道及宫颈处，隔日 1 次，7 天为 1 个疗程。治疗女性生殖道支原体感染 200 例，结果治愈 137 例，好转 63 例，全部有效[22]。

11. 治疗咽喉病 自拟中药雾化 2 号（蚤休、玄参、石斛、花粉各 10g），水煎液蒸馏提纯后，经超声雾化吸入治疗慢性咽炎 172 例，显效 62 例，好转 87 例，总有效率为 86.7%[23]。

12. 治疗乳房肿块 将蚤休粉用蜂蜜调成膏状，外敷乳部肿块处，每日 1 次，治疗男性乳房内肿块 9 例，配合中药汤剂内服，经敷药 1 周～4 个月后，其中 8 例乳房肿块完全消失，平均消退时间为 1.7 个月[24]。

13. 治疗牙痛、胃痛 用蚤休研粉或磨汁内服，每次 0.9～3g，治疗牙痛 50 余例，胃痛 10 例，疗效满意[7]。

14. 带状疱疹 蚤休 30～60g 研末，加米酒调成稀糊状，调涂于患处，每日调涂 3～5 次，治疗 50 例，经 3 天治愈者 28 例，5 天好转者 17 例，总有效率 90%[25]。

15. 痔疮 将蚤休焙干研末，每次服 3g，每日 3 次，另将蚤休适量加醋磨汁，每晚滴入肛内 10 滴，治疗 100 例，61 例痊愈，39 例好转，用药 2～5 天即可见效[26]。

参考文献

[1] 高学敏. 中药学[M]. 北京：中国医药科技出版社，1990：90.

[2] 王乾宇. 蚤休对沙眼衣原体临床分离株的抗菌活性研究[J]. 贵阳中医学院学报,2008,30(6):74-75.

[3] 周金黄,王筠默. 中药药理学[M]. 上海:上海科学技术出版社,1986:323.

[4] 柳燕,窦昌贵. 蚤休合剂镇痛抗炎活血作用实验研究[J]. 时珍国医国药,2005,16(8):736-737.

[5] 全国中草药汇编编写组. 全国中草药汇编(上册)[M]. 北京:人民卫生出版社,1975:4.

[6] 南京药学院中草药学编写组. 中草药学(下册)[J]. 南京:江苏科学技术出版社,1980:1314.

[7] 杨宗正. 七叶一枝花的临床应用[J]. 赤脚医生杂志,1980(3):48.

[8] 吴廷楷,周世清,尹才渊,等. 重楼总皂苷止血作用的药理研究[J]. 中药药理与临床,1987,3(4):37.

[9] 罗刚,吴廷楷,周永禄,等. 重楼皂苷C止血作用的初步研究[J]. 中药药理与临床,1988,4(2):37.

[10] 田凯. 重楼缩宫止血作用的临床及实验探讨[J]. 中医杂志,1984(3):37.

[11] 张寅恭,卢风英. 七叶一枝花的杀精子作用[J]. 中草药,1981,12(2):40.

[12] 曹霖. 七叶一枝花(Ⅱ)等4种化合物抑精子活性的研究[J]. 中草药,1987,18(10):19.

[13] 高琳琳,李福荣,康莉,等. 蚤休水提液对ApoE基因敲除小鼠动脉粥样硬化晚期斑块的影响[J]. 泰山医学院学报,2007,28(4):245-247.

[14] 温海涛,李莉,陈融,等. 蚤休总皂苷对大鼠动脉内皮细胞保护作用的实验研究[J]. 中国中西医结合杂志,2002,22(基础理论研究特集):7-9.

[15] 邵德石. 中草药治疗胃癌22例[J]. 湖北中医杂志,1986(3):9-10.

[16] 湖南省澧县人民卫生防治站. 全国中草药新医疗法展览会资料选编[M]. 1972:43.

[17] 韦德云. 蚤休外用治疗腮腺炎40例疗效观察[J]. 黔南民族医专学报,1996,9(3):38.

[18] 余克涌. 蚤休治疗颈部毛囊炎40例疗效报告[J]. 江西中医杂志,1985(4):39.

[19] 王萌. 蚤休酊治疗隐翅虫皮炎132例[J]. 安徽中医临床杂志,1996,8(2):70.

[20] 李军. 七叶一支花醋汁外治静脉炎[J]. 新中医,1987(2):17.

[21] 旷李荣. 治急性浅表性淋巴结炎方[J]. 湖南中医杂志,1990,6(5):24.

[22] 叶燕萍,胡琳,游曼球. 蚤休粉阴道给药治疗女性生殖道支原体感染200例[J]. 陕西中医,2000,21(8):352.

[23] 王湘,周建春,王淦岑,等. 中药雾化2号治疗慢性咽炎172例[J]. 辽宁中医杂志,1992(3):31.

[24] 陈效莲. "蚤休"研末外敷治疗男性乳腺肿块9例[J]. 广州医药,1984(6):25.

[25] 汪星. 蚤休外敷治疗带状疱疹50例[J]. 中国农村医学,1996,24(11):56-57.

[26] 刘桂玲,于方英. 蚤休治疗痔疮100例[J]. 中国民间疗法,2002,10(1):29.

拳参　Quanshen

【别名】紫参、疙瘩参(《河北药材》),草河车、红蚤休(《中药材手册》),虾参、石蚕(《山东中药》),刀枪药(《中药志》),马峰七(《广西中药志》)。

【来源】拳参,始载于《图经本草》。为蓼科多年生草本植物拳参 *Polygonum bistorta* L. 的干燥根茎。全国大部地区均有分布,主产于河北、山西、甘肃、山东、江苏及湖北等地。均为野生。

【采收炮制】春初发芽时或秋季茎叶将枯萎时采挖,除去泥沙,晒干,去须根。切片,生用。

【商品规格】统装。以身干、根条粗大、质坚实、皮黑、断面浅棕红色、无杂质者为佳。

按《中国药典》(2010年版一部)规定:本品含总灰分不得过9.0%;含醇溶性浸出物不得少于15.0%。

【药性】苦,涩,微寒。归肺、肝、大肠经。

【功效】清热解毒，息风止痉，凉血止痢。

【应用】

1. 痈肿瘰疬，毒蛇咬伤　本品苦泻凉清，清热解毒，消痈散结，故可用于痈肿瘰疬、痔疮肿痛、毒蛇咬伤等症，常用本品捣烂敷患处，或煎汤外洗，或与其他清热解毒药配伍。

2. 热病惊痫　本品苦凉入肝，清热息风，故可用于热病惊痫抽搐，以及破伤风等症，多与钩藤、全蝎、僵蚕、牛黄等配伍。

3. 赤痢脓血，湿热泄泻　本品清热解毒，凉血止痢，兼能涩肠止泻，故可用于赤痢脓血及湿热泄泻等症，可单用制成片剂，如《中国药物大全》紫参片；亦可与黄连、秦皮、白头翁等同用。

【用法用量】煎服，3～12g。外用适量。

【使用注意】无实火热毒及阴证外疡忌用。

【鉴别用药】重楼，别名蚤休、草河车，为百合科植物；而拳参，又名红蚤休，亦名草河车，为蓼科植物。但在实际应用上，拳参、蚤休、重楼、草河车等名称，往往混淆不清，或张冠李戴。因此，在临床处方时，应统一使用《药典》规定的正名，即用重楼和拳参之名，勿以别名相混。

【药论】

1.《图经本草》："捣末用之淋渫肿气。"

2.《中药志》："清热解毒，散结消肿。治热病惊痫，手足抽搐，破伤风，痈肿瘰疬，蛇虫咬伤。"

3.《广西中药志》："治肠胃湿热，赤痢；外用治口糜，痈肿，火伤。民间作产后补血药。"

4.《现代实用中药》："内服治赤痢；含漱作口腔炎之收敛剂；外用治痔疮及肿疡。"

【现代研究】

（一）化学成分

拳参含鞣质（8.7％～25.0％）、淀粉（12％～45.81％）、糖类（5.7％～7.5％）及果酸、树胶、黏液质、蒽醌衍生物、树脂等。主要包括没食子酸、鞣花酸、D-儿茶酚、L-表儿茶酚及β-谷甾醇的异构体、绿原酸、咖啡酸、原儿茶酸、黄酮苷以及丰富的Ca、Mg、Fe、Cu、Zn、Mn等。

（二）药理作用

1. 抗菌作用　拳参的提取物及单体化合物对金黄色葡萄球菌、大肠埃希菌、枯草芽胞杆菌、变形杆菌、产气杆菌、铜绿假单胞菌和肺炎链球菌均有抑菌活性，但乙酸乙酯层提取物及单体中没食子酸的抑菌性最强[1]。

2. 对心血管的作用　拳参正丁醇提取物（PBNA）具有明显的抗心律失常作用[2]，并能提高心肌缺血再灌注损伤大鼠心脏冠脉流量，减慢心率，调节左心室收缩压和舒张压，对心肌缺血再灌注损伤起保护作用[3]。

3. 镇痛作用　PBNA对醋酸扭体法、热板致痛法、电刺激致痛法小鼠均具有明显的镇痛作用[4]，其水提液的镇痛作用与氨基比林、吗啡相当[5]。

4. 免疫调节作用　拳参水提取物和乙醇提取物能显著增强小鼠单核巨噬细胞的吞噬能力，提高正常小鼠胸腺和脾脏指数，促进T淋巴细胞增殖，增强NK细胞的细胞毒作用[6,7]。

（三）临床报道

1. 治疗细菌性痢疾　拳参、草血竭各12g，槟榔6g，水煎口服，每日1剂，治疗湿热型痢疾52例，痊愈47例，好转3例，无效2例[8]。

2. 治疗婴幼儿腹泻　拳参2～8g，煎汤内服，1日3次，3天为1个疗程，治疗48例，总有效率83.33%[9]。

3. 治疗胃及十二指肠溃疡　利用复方拳参片（拳参、白及、海螵蛸、寻骨风、陈皮）治疗255例，有效率100%[10]。

4. 治疗肺结核　拳参洗净粉碎，加淀粉压成0.3g的片剂，成人每次4～6片，每日3次，小儿酌减，治疗肺结核12例，结果3例原发综合征均痊愈，9例浸润型肺结核，痊愈5例，好转3例，1例无效[11]。

5. 治疗牙痛　将拳参放在牙痛位置上，用牙咬住20分钟左右，就起到了明显的止痛效果，治疗30余例牙痛患者，结果表明对各种类型的牙痛均有疗效，但治标不治本[12]。

参考文献

[1] 刘晓秋，李维维，李晓丹，等. 拳参提取物及单体化合物的体外抑菌活性初步研究[J]. 中药材，2006，29(1)：51-53.

[2] 曾靖，黄志华，叶和杨，等. 拳参正丁醇提取物抗实验性心律失常的研究[J]. 中国病理生理杂志，2004，20(13)：2538.

[3] 黄真，黄志华，李良东，等. PBNA对心肌缺血再灌注损伤的保护作用研究[J]. 赣南医学院学报，2009，29(4)：490-491.

[4] 黄玉珊，曾靖，叶和杨，等. 拳参正丁醇提取物的镇痛作用的研究[J]. 赣南医学院学报，2004，24(1)：12-13.

[5] 曾靖，单热爱，钟声，等. 拳参水提取物镇痛作用的实验观察[J]. 中国临床康复，2005，9(6)：80-81.

[6] 李珂珂，栾希英，刘现兵. 拳参水提物对小鼠免疫功能的影响[J]. 中药材，2010，33(8)：1302-1306.

[7] 李珂珂，栾希英. 拳参乙醇提取物的免疫调节作用[J]. 中国现代应用药学，2011，28(1)：21-25.

[8] 黄平，肖顺丰. 民间验方“拳参止痢方”治疗湿热型痢疾52例[J]. 中国民族民间医药杂志，2001(2)：85-86.

[9] 吴荷芬，张琳，何露，等. 拳参辅助治疗婴幼儿腹泻的临床分析[J]. 右江医学，2003，31(4)：389.

[10] 屈良斋. 复方拳参片治疗胃十二指肠炎及溃疡255例疗效观察[J]. 中级医刊，1989(9)：49-52.

[11] 王炯. 浅议重楼与拳参在临床应用中的不同[J]. 甘肃中医，2003，17(1)：34-35.

[12] 孟庆涛，李明. 拳参治疗牙痛[J]. 山东中医杂志，1990，9(5)：51.

马鞭草　Mabiancao

【别名】风颈草（《本草纲目》），紫顶龙芽（《本草纲目拾遗》），铁马鞭（《草木便方》），狗牙草（《中国药植志》），铁马莲（《湖南药物志》），土荆芥、野荆芥（《浙江民间常用草药》），马鞭梢（《中药材手册》）。

【来源】马鞭草，始载于《名医别录》，列为下品。苏恭谓“穗类鞭梢，故名马鞭”。为马鞭草科多年生草本植物马鞭草 *Verbena officinalis* L. 的干燥地上部分。全国大部地区均产，主产于湖北、江苏、贵州、广西等省区。均为野生。

【采收炮制】6～8月花开时采割，除去杂质，晒干。切段，生用。

【商品规格】均为统货。以身干、色青绿、带有花穗、无杂质者为佳。

按《中国药典》(2010年版一部)规定:本品按干燥品计算,含齐墩果酸($C_{30}H_{48}O_{3}$)和熊果酸($C_{30}H_{48}O_{3}$)的总量不得少于0.30%。

【药性】 苦,凉。归肝、脾经。

【功效】 清热解毒,活血散瘀,利水消肿,截疟。

【应用】

1. 乳痈,喉痹　本品味苦微寒,有清热解毒之功。用于热毒壅聚,乳痈肿痛,可用鲜品捣烂外敷;《卫生易简方》与生姜同用,捣汁调酒内服,其渣外敷患处。用于热毒喉痹,咽喉肿痛,本品能解毒利咽,《千金要方》用鲜品捣汁内服。

2. 经闭,癥瘕　本品入肝经血分,有活血消癥、凉血通经之效。用于妇女血瘀经闭、痛经,常与丹参、泽兰、益母草等同用;用于癥瘕积聚,多与三棱、莪术、鳖甲等配伍。《太平圣惠方》治经闭、癥块,单用本品水煎,温酒调服。

3. 水肿,疟疾　本品苦凉,入脾、肝二经,又兼利水、截疟的功效。用于水湿内停,大腹水肿,可单用本品煎服;《补缺肘后方》与鼠尾草同用。用于疟疾寒热,无论新久,《千金要方》用鲜品取汁,加酒调服;现亦有单用本品制成煎剂、丸剂、针剂使用者。

【用法用量】 煎服,5～15g。外用适量。

【使用注意】 孕妇慎服。

【鉴别用药】 车前科植物车前 *Plantago asiatica* 或平车前 *P. depressa* Willd. 的干燥花穗,在华北部分地区混作马鞭草使用,应注意鉴别。

【药论】

1.《名医别录》:"主下部䘌疮。"

2.《本草拾遗》:"主癥癖血瘕,久疟,破血。作煎如糖,酒服。"

3.《本草经疏》:"马鞭草,本是凉血破血之药。下部䘌疮者,血热之极,兼之湿热,故血污浊而成疮,且有虫也。血凉热解,污浊者破而行之,靡不瘥矣。陈藏器谓其破血杀虫,亦此意耳。"

【现代研究】

(一)化学成分

马鞭草含马鞭草苷、5'-二氢马鞭草苷、桃叶珊瑚苷、熊果酸、齐墩果酸、十六酸、β-谷甾醇、扇豆醇、蒿黄素、β-胡萝卜素等化学成分。

(二)药理作用

1. 抗肿瘤作用　马鞭草醇提液对人绒毛膜癌JAR细胞增殖有明显抑制作用[1],小剂量的马鞭草醇提液能够显著增加紫杉醇的抗肿瘤活性[2]。其水提物与顺铂联用对肝癌具有协同抑瘤作用[3]。

2. 抗早孕作用　马鞭草甲醇提取物具有显著的抗大鼠早孕作用[4]。马鞭草C部位能导致滋养细胞及蜕膜退行性改变,胎盘组织萎缩,血流量减少[5]。其提取液能抑制妊娠6～8周早孕绒毛组织细胞生长及激素分泌,以剂量依赖方式直接损伤滋养层细胞[6]。

3. 对子宫平滑肌的作用　马鞭草对子宫平滑肌有着专一性的兴奋作用,并和前列腺素间存在相互增强子宫平滑肌兴奋的效应。马鞭草苷、3,4-二氢马鞭草苷和5-羟基马鞭草苷给药后均能增强子宫肌条的收缩频率和振幅,高浓度的马鞭草苷对子宫肌条呈现先短暂兴奋后持续抑制的作用[7]。

4. 抗病原微生物作用　马鞭草煎剂及马鞭草苷对金黄色葡萄球菌、表皮葡萄球菌、溶血链球菌、卡他球菌、大肠杆菌、铜绿假单胞菌、普通变形杆菌、伤寒杆菌、福氏痢疾杆菌、志贺痢疾杆菌、流感杆菌、斯密兹痢疾杆菌、炭疽杆菌、白喉杆菌均有抑制作用[8]。马鞭草对甲型流感病毒、副流感病毒仙台株有抑制作用，31mg/ml 的马鞭草水煎剂能杀死钩端螺旋体[8]。

5. 免疫调节作用　马鞭草醇提物能增强小鼠 T 淋巴细胞增殖能力和抗体形成细胞分泌抗体的能力，但对小鼠吞噬细胞功能具有明显的抑制效应[9]。

6. 消炎镇痛作用　马鞭草水煎液可抑制二甲苯致小鼠耳廓肿胀，其醇提液可抑制角叉莱胶引起的大鼠足跖肿胀，二者均能抑制大鼠棉球肉芽肿的增重[10]。马鞭草水煎液能显著抑制醋酸致小鼠扭体反应，延长热板引起小鼠疼痛反应的痛阈值[11]。

7. 其他作用　马鞭草水煎剂有镇咳作用，其镇咳的有效成分为β-谷甾醇和马鞭草苷；马鞭草苷可促进家兔的血液凝固，对交感神经末梢小剂量兴奋，大剂量抑制；对疟原虫有抑制作用，可使疟原虫变形[8]。

（三）临床报道

1. 治疗急性细菌性痢疾及肠炎　取鲜地锦草和鲜马鞭草全草各 500g，或干地锦草 150g 和干马鞭草 100g，水煎取汁 1000ml，每次口服 100ml，每日 2 次，治疗急性菌痢 63 例，痊愈 62 例，有效 1 例；治疗急性肠炎 248 例，3 天内全部治愈，疗效优于小檗碱（黄连素片）[12]。

2. 治疗急性乳腺炎　取鲜马鞭草 100g 或干品 50g，放入带壳鸡蛋 2～3 个，加水煮至蛋熟，吃蛋喝汤，每日 1 剂，治疗急性乳痈 15 例，其中 11 例 1 剂而愈，4 例 2 剂获愈[13]。取 30g 马鞭草水煎服，或鲜者 100g 捣汁服，药渣敷患处，治疗乳痈 30 例，用药后 1～2 天痊愈 25 例，2～3 天痊愈 3 例，症状减轻 2 例[14]。

3. 治疗口腔炎　口含服马鞭草合剂（马鞭草 20g、金银花 15g、甘草 5g），每日 1 剂，治疗放射性口腔炎 40 例，可减轻放射性口腔炎的损伤程度[15]。

4. 治疗尿道综合征　马鞭草、车前草各 20g，仙鹤草 30g，水煎服，连用 7～14 天，治疗本病 20 例，显效 16 例，有效 3 例，无效 1 例[16]。

5. 治疗软组织损伤　取鲜品马鞭草 100g、鲜桃树叶 50g，捣烂，加香白芷粉 15g，用米酒调为糊状，均匀涂于患部，早晚各换药一次，治疗本病 60 例，全部痊愈，平均治疗时间为 7 天[17]。

6. 治疗寻常疣　取马鞭草鲜品洗净捣汁，或晒干切碎用 75%酒精适量浸泡 7 天，用药汁直接涂搽疣体，每日 2 次，共治疗寻常疣 23 例，全部痊愈，疗程最短 7 天，最长 50 天[18]。

7. 治疗偏头痛　取马鞭草碎末 1 勺、花生油 1 勺、蛋清 1 个，调匀后在锅中煎成薄饼，贴于头痛侧前额，每天 1 次，治疗顽固性偏头痛 25 例，2～3 个月后治愈 20 例，有效 3 例，无效 2 例[19]。

参考文献

[1] 焦中秀，徐小晶，周菁，等. 马鞭草醇提液对绒毛膜癌 JAR 细胞增殖的影响[J]. 南京医科大学学报，2000，19(5)：378-380.

[2] 徐华娥，袁红宇，欧宁. 马鞭草醇提液小剂量时能显著增加紫杉醇的抗肿瘤活性[J]. 南京医科大学学报，2008，28(10)：1275-1278.

[3] 李小龙，曹志然. 马鞭草对肝癌小鼠抑瘤作用及 IL-2 生物活性的影响[J]. 河北医药，2011，33(2)：

234-235.

[4] 张涛,谢虹,李万.马鞭草提取物抗大鼠早孕作用的实验研究[J].中国中医药科技,2001,8(1):30.

[5] 徐昌芬,曾群,徐珊,等.马鞭草醇提液中有效部位的提取及筛选[J].交通医学,2003,17(5):604.

[6] 徐昌芬,卢小东,焦中秀,等.马鞭草抗早孕作用机理的初步研究[J].南京医科大学学报,1998,18(5):402-406.

[7] 张涛,李万,阮金兰.马鞭草化学成分对大鼠离体子宫平滑肌条作用的研究[J].中国中医药科技,2001,8(5):313.

[8] 阴健.中药现代研究与临床应用(3)[M].北京:中医古籍出版社:1995:31.

[9] 王文佳,王平,俞琦,等.马鞭草醇提物免疫活性的初步研究[J].贵阳中医学院学报,2008,30(4):17-18.

[10] 王振富.马鞭草抗炎作用的实验研究[J].中国民族民间医药,2009(18):8-9.

[11] 王振富.马鞭草镇痛作用的实验研究[J].中国民族民间医药,2009(17):35-36.

[12] 李友良,宁静.地马合剂治疗急性细菌性痢疾及肠炎的临床疗效观察[J].药学进展,2003,27(5):300-303.

[13] 高鹏飞.单味马鞭草治疗乳痈15例[J].中国民间疗法,2002,10(7):62.

[14] 王月秋.马鞭草治疗乳痈30例[J].中国民间疗法,2009,17(11):71.

[15] 杨水秀,甘晓英,兰脆霞,等.马鞭草合剂防治放射性口腔炎的效果观察[J].家庭护士,2007,5(6B):12.

[16] 杨胜强,任江兵.三草汤治疗尿道综合征20例[J].中国民间疗法,2009,17(7):27.

[17] 刘建武,李省慧,王晓慧.马鞭草膏外敷治疗急性软组织扭挫伤[J].中医外治杂志,2001,10(2):37.

[18] 高宗丽,张亚雄,张育兰.马鞭草外用治疗寻常疣23例[J].云南中医中药杂志,2008,29(7):74.

[19] 苗志勃.验方马鞭草治疗顽固性偏头痛25例[J].辽宁中医杂志,2006,33(4):479.

大青叶 *Daqingye*

【别名】蓝叶、大青(《本草经集注》),靛青叶、板蓝根叶(《中药材手册》),菘蓝叶(《中药商品学》)。

【来源】大青叶,始载于《名医别录》,列为中品。李时珍谓:其茎叶皆深青,故名。为十字花科二年生草本植物菘蓝 *Isatis indigodica* Fort. 的干燥叶。主产于江苏、安徽、河北、河南、浙江等地。野生与栽培均有。

【采收炮制】夏、秋二季分2～3次采收,除去杂质,晒干。切碎,生用。

【商品规格】均为统货,不分等级。以叶大、无柄、色黯灰绿者为佳。

按《中国药典》(2010年版一部)规定:本品按干燥品计算,含靛玉红($C_{16}H_{10}N_2O_2$)不得少于0.020%。

【药性】苦,寒。归心、胃经。

【功效】清热解毒,凉血消斑。

【应用】

1. 热入营血,温毒发斑　本品苦咸性寒,善解心胃火毒,既走气分,又入血分,既能清热解毒,又能凉血消斑。用于热入营血,心胃毒盛,温毒发斑,常与水牛角、玄参、栀子等同用,如《医学心悟》犀角大青汤;若气血两燔,斑疹紫黯,多与生地、石膏等配用,如《证治准绳》大青汤;若气血不足,温毒发斑,身热心烦,可与阿胶、甘草、豆豉配伍,如《肘后备急方》大青汤。

2. 喉痹口疮,痄腮丹毒　本品苦寒,有解毒利咽、凉血消肿的功效。用于热毒熏蒸,咽喉肿痛，口舌生疮，常与生地、大黄、升麻同用，如《圣济总录》大青汤；若热盛牙痛，口鼻生疮，可与石膏、大黄、薄荷配伍，如《中国药物大全》清火片；若热毒壅聚，痄腮肿痛，又与金银花、拳参、大黄等配用，如《中国药物大全》大青叶合剂；若血热毒盛，丹毒红肿，《本草汇言》用鲜品捣烂，外敷患处。

3. 外感时疫，热毒泻痢　本品寒凉，善解瘟疫时邪及胃肠热毒。用于外感时疫，恶寒壮热，头痛口渴，常与连翘、黄芩、葛根等同用，如《中国药典》清瘟解毒丸；若外感风热或温病初起，咳嗽咽喉，可与连翘、拳参、板蓝根配伍，如《中国药典》感冒退热冲剂，或与白薇、藿香、薄荷等配用，如《中国药典》小儿感冒冲剂；用于热毒泻痢，又与穿心莲同用，如《中国药物大全》解热消炎片。

【用法用量】煎服，10～15g。外用适量。

【使用注意】脾胃虚寒者忌用。

【鉴别用药】本品为十字花科植物菘蓝的叶。而蓼科植物蓼蓝 *Polygonum tinctorium* Ait. 的叶，在东北、华北、山东、广西等省区多做大青叶用，《中华人民共和国药典》名为“蓼大青叶”。二者药性、功效、应用基本相同，以前者为正品，多用。

【药论】

1. 《名医别录》：“疗时气头痛，大热，口疮。”“蓝叶汁，杀百药毒，解狼毒、射罔毒。”

2. 《本草经疏》：“甄权云大青叶甘，能去大热，治温疫寒热。盖大寒兼苦，其能解散邪热明矣。经曰：大热之气，寒以取之，此之谓也。时行热毒，头痛大热口疮，为胃家实热之证，此药乃对病之良药也。”

3. 《本经逢原》：“大青，泻肝胆之实火，正以祛心胃之邪热，所以小儿疳热、丹毒为要药。”

4. 《本草正义》：“蓝草，味苦气寒，为消热解毒之上品，专主温邪热病，实热蕴结，及痈疡肿毒诸证，可以服食，可以外敷，其用甚广。又能杀虫，疗诸虫毒螫者，盖百虫之毒，皆由湿热凝结而成，故凡清热之品，即为解毒杀虫之品。又凡苦寒之物，其性多燥，苟有热盛津枯之病，苦寒在所顾忌，而蓝之鲜者，大寒胜热而不燥，尤为清火队中驯良品也。”

【现代研究】

（一）化学成分

大青叶主要含有生物碱类、有机酸类、苷类化合物等。主要成分有靛蓝、菘蓝苷、靛玉红、靛红烷 B、葡萄糖芸苔素以及铁、锰、铜、锌等无机元素和挥发性成分。

（二）药理作用

1. 抗病原微生物作用　大青叶水煎剂在体外对金黄色葡萄球菌、大肠埃希菌、铜绿假单胞菌、肺炎克雷白杆菌、白色葡萄球菌、甲型链球菌、乙型链球菌、白色念珠菌均有明显抑制作用[1]。对耐甲氧西林金黄色葡萄球菌、耐甲氧西林溶血葡萄球菌、耐甲氧西林表皮葡萄球菌、耐高水平氨基糖苷类的肠球菌也有抑制作用[2]。大青叶体外具有良好的抗豚鼠巨细胞病毒的作用[3]。其提取物在体外能抑制登革病毒Ⅱ型复制增殖[4]。其Ⅱ-Ⅴ部位对单纯疱疹病毒Ⅰ型有直接灭活作用[5]。

2. 抗肿瘤作用　靛玉红及其衍生物体外可抑制慢性髓性白血病细胞株 K562、人早幼粒白血病细胞株 HL-60、人白血病细胞株 K562、人卵巢癌细胞株 SK-OV-3、人肝癌细胞株 Bel-7402、人乳腺癌细胞株 MDA-MB-231、人肝癌细胞株 HepG-2、人宫颈癌细胞株 Heal 等多种肿瘤细胞的增殖[6,7]。

3. 免疫调节作用 大青叶水煎剂能促进小鼠脾淋巴细胞的增殖反应和腹腔巨噬细胞的吞噬功能[8]。能促进辅助T细胞和B细胞的分化增殖，调节Th细胞和分泌IL-2，从细胞免疫和体液免疫两个方面提高免疫功能[9]。

4. 抗内毒素作用 大青叶提取物能够抑制放线菌素D敏化小鼠内毒素对家兔发热模型的致热性，降低小鼠死亡率，其正丁醇萃取部位能直接中和降解内毒素[10]。其氯仿提取物有破坏大肠杆菌$O_{111}B_4$内毒素作用[11]。

5. 抗炎、解热作用 大青叶醇沉物与颗粒剂对二甲苯所致的小鼠耳肿胀及蛋清所致的大鼠足肿胀有抑制作用，对干酵母所致的大鼠发热及内毒素所致的家兔发热均有降温作用[12]。

6. 对心血管的作用 蓼蓝叶水煎剂对离体蟾蜍心脏有抑制作用，甚至导致心脏停搏，对大鼠下肢血管有扩张作用，当血管呈收缩状态时，扩张作用尤为明显[13]。

7. 其他作用 靛蓝混悬液对CCl_4所引起的小鼠肝损伤有一定的保护作用[13]。蓼蓝叶水煎剂、浸剂及注射剂对离体兔肠肌有抑制作用，能使肠蠕动减弱，振幅减小，对离体豚鼠子宫平滑肌有兴奋作用，小剂量产生节律性收缩，剂量增大呈强直性收缩[13]。大青叶还可降低铅中毒小鼠的血铅值，缓解铅中毒导致的锌、铁、钙等微量元素降低[14]。

（三）临床报道

1. 治疗带状疱疹 取大青叶30g，黄连、黄柏、乌贼骨各15g，雄黄50g，冰片6g，研成细末，用蓖麻油调成糊状，敷患处，每天1次，1周为1个疗程，治疗48例带状疱疹，治愈32例，显效12例，好转4例，总有效率91.67%[15]。

2. 治疗尖锐湿疣 大青叶、板蓝根、败酱草、石见穿、野菊花各30g，煎水取汁坐浴，同时配合西药外敷患处，治疗28例，治愈27例，无效1例[16]。

3. 治疗手足口病 大青叶、板蓝根各10g，紫草8g，石膏15g，野菊花、萆薢各6g，甘草5g，水煎服，日1剂，另加珍珠粉3g，分次含服，治疗60例手足口病，治愈52例，显效5例，有效1例，无效2例[17]。

4. 治疗小儿发热 大青叶12g，柴胡、金银花、太子参各10g，青蒿6g，竹叶6g，水煎服，日1剂，日服2次，1～2岁小儿用量酌减，治疗106例小儿发热，服药1剂退热者38例，2剂退热者52例，3剂退热者16例，总有效率100%[18]。

5. 治疗病毒性感冒 采用大青叶合剂（大青叶、金银花、大黄、拳参、羌活）口服，日3次，根据患者年龄酌情调整用量，治疗30例，全部治愈[19]。

6. 治疗小儿病毒性心肌炎 大青叶、山楂各10g，丹参25g，黄芪15g，竹叶6g，水煎服，日1剂，治疗60例小儿病毒性心肌炎，治愈30例，显效26例，有效18例，无效4例[20]。

7. 治疗嗜酸性粒细胞增多症 大青叶30g，开水泡饮，每日1剂，30天为1个疗程，治疗78例嗜酸性粒细胞增多症，治愈54例，有效19例，无效5例[21]。

8. 治疗急性咽炎 采用大青叶、薄荷、金银花、板蓝根各10g，水煎取药液100ml，加入冰片2g，雾化吸入，治疗5天，治疗117例，治愈53例，显效46例，有效14例，无效4例[22]。

9. 治疗皮肤软组织化脓性感染 大青叶、桑枝、黄芪、黄柏、野菊花、槐角各25g，水煎取药液冲洗伤口，每日2次，7天为1个疗程，治疗100例皮肤软组织化脓性感染，全部治愈[23]。

（四）不良反应

口服大青叶未见不良反应的报道，单用靛玉红偶见胃肠道反应，如：食欲减退，精神不振，腹痛，腹泻，便血，甚至呕血，一般停药后可恢复[24]。严重者出现骨髓抑制或再生障碍性贫血[25,26]。

动物实验显示，狗口服靛玉红6个月，中剂量(100mg/kg)靛玉红组1只狗出现肝细胞灶性坏死，3只狗的肝细胞浆凝集为条状或块状，2只狗的AKP活性增强，1只狗的肝小叶周边脂类呈小灶性堆积。大剂量(200mg/kg)靛玉红组肝脏发生明显形态学的变化：肝窦扩张瘀血，肝索排列紊乱，肝细胞普遍萎缩，汇管区、肝小叶网状纤维明显增加，肝窦壁血管增厚，脂类堆积，AKP活性下降，部分肝细胞以肿胀变性为主[27]。

参考文献

[1] 张连同，邱世翠，吕俊华，等. 大青叶体外抑菌作用研究[J]. 时珍国医国药，2002，13(5)：283-284.

[2] 郑剑玲，王美惠，杨秀珍，等. 大青叶和板蓝根提取物的抑菌作用研究[J]. 中国微生态学杂志，2003，15(1)：18-19.

[3] 刘海智，陈素华，王昕荣，等. 大青叶抑制巨细胞病毒致细胞病变的药效实验初探[J]. 中国优生与遗传杂志，2006，14(1)：58-60.

[4] 洪文艳，唐博恒，刘金华，等. 大青叶提取物抗登革病毒Ⅱ型的体外实验研究[J]. 中国现代药物应用，2010，4(20)：161-162.

[5] 方建国，胡娅，汤杰，等. 大青叶抗单纯疱疹病毒Ⅰ型的活性研究[J]. 中国中药杂志，2005，30(17)：1343-1346.

[6] 刘雅波，陶文沂. 18种青黛7-氮杂靛玉红对6种肿瘤细胞增殖的影响[J]. 天然产物研究与开发，2010，22(5)：899-906.

[7] 吴琦玮，葛忠良，高月，等. 靛玉红对肿瘤细胞抑制作用的研究及相关机制探讨[J]. 天津中医药，2008，25(1)：55-58.

[8] 张淑杰，赵红，顾定伟，等. 大青叶水煎剂对小鼠细胞免疫功能的体外研究[J]. 中国公共卫生，2003，19(9)：109.

[9] 赵红，张淑杰，马立人，等. 大青叶水煎剂调节小鼠免疫细胞分泌IL-2、TNF-α的体外研究[J]. 陕西中医，2003，23(8)：757-758.

[10] 刘云海，李清香，石玉梅. 大青叶抗内毒素实验[J]. 中药材，1994，17(6)：36-38.

[11] 黄继全. 大青叶抗内毒素的实验研究[J]. 江西中医学院学报，2007，19(2)：70-71.

[12] 史国举，张杰. 大青叶醇沉物药理作用的实验研究[J]. 河南中医学院报，2006，21(4)：15-16，18.

[13] 阴健，郭力弓. 中药现代研究与临床应用(Ⅰ)[M]. 北京：学苑出版社，1995：52.

[14] 赵琳，刘宁，孙子重. 绿豆和大青叶对铅毒性的拮抗作用[J]. 中国公共卫生，2004，20(8)：966.

[15] 苏海娟. 中药外敷治疗带状疱疹48例[J]. 辽宁中医杂志，2007，34(6)：764.

[16] 王晓霞. 中西医结合治疗尖锐湿疣28例报告[J]. 中国社区医师，2005，7(8)：63-64.

[17] 成永明，任小红，文洁珍，等. 自拟大紫方治疗手足口病60例[J]. 中国中医急症，2010，19(4)：675.

[18] 王春华，曹佩科. 大青柴银汤治疗小儿上感发热106例[J]. 光明中医，2010，25(1)：106.

[19] 孙殿浩，王玉华，杨自成，等. 复方大青叶合剂治疗病毒性感冒30例[J]. 山东医药，1999，39(19)：65-66.

[20] 庞桂香，庞淑琴，李冠慧. 中药"丹芪青叶汤"治疗小儿病毒性心肌炎60例疗效观察[J]. 中国误诊学杂志，2006，6(5)：923-924.

[21] 宋元禄，张连伟. 大青叶治疗嗜酸性粒细胞增多症78例[J]. 新中医，1998(7)：44.

[22] 朱金萍. 雾化吸入治疗急性咽炎242例[J]. 河南中医学院学报，2006，21(4)：59.

[23] 刘向龙，岳红霞，于明克. 中西医结合治疗皮肤软组织化脓性感染100例疗效观察[J]. 中国中医

药科技,2010,17(1):64.

[24] 齐秀珍.靛玉红引起消化道出血1例[J].河北医药,1986,8(1):14.

[25] 谢周生,林素琴.靛玉红致严重毒副反应2例报告[J].广西中医药,1985,8(1):31-32.

[26] 李晓明,施赛珠,林果为.靛玉红引起再生障碍性贫血1例报告[J].上海医学,1992,15(4):245-246.

[27] 温志坚,杨柳,易忠萍,等.靛玉红对狗、大鼠肝脏组织学、组织化学影响的观察[J].中药通报,1988,13(5):50-51.

板蓝根 Banlangen

【别名】靛青根(《本草便读》),蓝靛根(《分类草药性》),靛根(《中药形性经验鉴别法》),大青、大蓝根(江苏),菘蓝根,北板蓝根。

【来源】板蓝根,始载于《本草纲目》。为十字花科二年生草本植物菘蓝 *Isatis indigotica* Fort. 的干燥根。主产于河北、江苏、安徽等省。均为栽培。

【采收炮制】秋季采挖,除去泥沙,晒干。切片,生用。

【商品规格】规格分为二等。以条长、粗大、体实者为佳。

按《中国药典》(2010年版一部)规定:本品按干燥品计算,含(R,S)-告依春(C_5H_7NOS)不得少于0.030%。

【药性】苦,寒。归心、胃经。

【功效】清热解毒,凉血利咽。

【应用】

1. 时行温病,热入营血,温毒发斑 本品苦寒,入心胃经,善于清瘟解毒,凉血消斑。用于时行温病,发热头痛,可单独使用,如《中华人民共和国药典》板蓝根冲剂;若热入营血,温毒发斑,高热不退,谵语痉厥,常与水牛角、鲜生地、连翘等同用,如《中国药物大全》抗热镇痉丸。

2. 大头瘟疫,喉痹咽肿,痄腮痈肿 本品苦寒,又善解毒利咽,凉血消肿。用于大头瘟疫,头面红肿,咽喉不利,常与玄参、连翘、牛蒡子等同用,如《东垣试效方》普济消毒饮;若热毒内盛,头痛目赤,咽喉肿痛,多与龙胆草、黄柏、石膏等配用,如《中国药物大全》清热解毒丸;若痄腮肿痛,疮疖痈疡,可与蒲公英、紫花地丁等配伍,如《中国药物大全》复方板蓝根冲剂。

【用法用量】煎服,10～15g。

【使用注意】体虚而无实火热毒者忌服。

【鉴别用药】本品为十字花科植物菘蓝的根。而爵床科植物马蓝 *Baphicacanthus cusia* (Nees) Bremek. 的根茎及根,南方地区习作板蓝根用,《中华人民共和国药典》名为"南板蓝根"。二者药性、功效、应用基本相同,以前者为正品,多用。

【药论】

1. 《日华子本草》:"治天行热毒。"

2. 《分类草药性》:"解诸毒恶疮,散毒去火,捣汁或服或涂。"

3. 《本草便读》:"板蓝根即靛青根,其功用性味与靛青叶同,能入肝胃血分,不过清热、解毒、辟疫、杀虫四者而已。但叶主散,根主降,此又同中之异耳。"

【现代研究】

(一) 化学成分

板蓝根含有靛蓝、靛玉红和板蓝根乙素、丙素、丁素。尚含有β-谷甾醇、色胺酮、植物性蛋白、树脂状物、糖类、芥子苷和多种氨基酸等。

（二）药理作用

1. 抗病原微生物作用　板蓝根水浸液对金黄色葡萄球菌、表皮葡萄球菌、枯草杆菌、八联球菌、大肠杆菌、伤寒杆菌、甲型链球菌、肺炎双球菌、流感杆菌、脑膜炎双球菌均有抑制作用[1]。板蓝根所含色胺酮对皮癣菌有很强的抗菌活性[2]。板蓝根水煎剂有显著的抗人巨细胞病毒效应[3]。板蓝根腺苷对单纯疱疹病毒Ⅰ型（HSV-1）有直接杀灭作用[4]。板蓝根水提物对甲、乙型流感病毒均有一定程度的抑制作用[5]。

2. 抗肿瘤作用　板蓝根中含有靛玉红、靛蓝、色胺酮等多种抗肿瘤活性成分。靛玉红对人宫颈癌、肝癌、淋巴瘤、肝门胆管癌、人白血病 K562 细胞株及人早幼粒白血病 HL60 细胞株均具有较好的抑制作用[6]，板蓝根中的色胺酮可抑制肝癌 BEL-7402 细胞及卵巢癌 A2780 细胞增殖，具有诱导癌细胞分化的能力[7]。

3. 免疫调节作用　腹腔注射板蓝根多糖可显著增加正常小鼠的脾重、白细胞总数及淋巴细胞数，对氢化可的松所致免疫功能抑制有明显对抗作用[8]。

4. 抗内毒素作用　板蓝根氯仿提取部分有抗大肠杆菌 O111B1 内毒素作用，破坏率达 99%，其第 F022 组分不仅可以直接破坏内毒素，还在体外可抑制炎性因子的过度释放[9]。板蓝根成分 3-(2)-羧基苯基-1(3H)-喹唑酮可降解脂多糖，使脂多糖引起的小鼠死亡率从 70%降为 25%[10]。

5. 抗炎解热作用　板蓝根水煎剂对二甲苯所致小鼠耳肿胀和角叉菜胶所致的大鼠足跖肿有明显的抑制作用[11]。板蓝根醇沉物对干酵母所致的大鼠发热及内毒素所致的家兔发热均有明显的降温作用[12]。

6. 其他作用　腹腔注射板蓝根多糖，可显著提高中华鳖肾脏 SOD、CAT、GSH-Px 活性，并降低 MDA 含量[13]。板蓝根注射液对四氯化碳所致大鼠慢性肝损伤有显著的保肝降酶作用。此外，板蓝根可降低小鼠心肌耗氧量，可解藜芦中毒，并对乙肝病毒 DNA 有中度抑制作用[14]。

（三）临床报道

1. 治疗扁平疣　板蓝根 300g、生薏仁 500g、菊花 200g、红花 100g，晒干研细末，每次 50g，加白糖适量，白开水送服，日 3 次，连服 30 天，治疗 115 例扁平疣，治愈 105 例，有效 9 例，无效 1 例[15]。

2. 治疗扁桃体炎　采用板蓝根注射液及糜蛋白酶溶液，注射于扁桃体病变较严重、隆起处的黏膜下，每周治疗 2 次，共 2 周，治疗 30 例，治愈 12 例，显效 9 例，有效 7 例，无效 2 例[16]。

3. 治疗带状疱疹　取板蓝根、金银花、火炭母各 50g，杠板归 100g，水煎取汁湿敷患处，日 1 剂，同时配合雄黄散外涂患处，治疗 120 例带状疱疹，5 天后痊愈 100 例，有效 17 例，无效 3 例[17]。

4. 治疗尖锐湿疣　板蓝根、乌梅、五倍子、苦参、马齿苋、蛇床子各 30g，明矾 20g，水煎坐浴熏洗，日 2 次，治疗 20 例尖锐湿疣，1 周后全部治愈[18]。

5. 治疗病毒性角膜炎　板蓝根注射液结膜下注射，局部给予板蓝根注射液滴眼，治疗 30 例病毒性角膜炎，治愈 23 例，显效 5 例，好转 1 例，无效 1 例[19]。

6. 治疗腮腺炎　采用板蓝根冲剂口服，配合中药外敷，治疗 36 例腮腺炎，痊愈 33 例，好转 3 例[20]。

7. 治疗手足口病　板蓝根、地胆头、大飞扬、银花藤各 30g，水煎取汁，浸泡手足皮肤病损处，每日 2 次，治疗 40 例手足口病，显效 23 例，有效 15 例，无效 2 例[21]。

8. 治疗小儿病毒性感冒　采用抗病感口服液（板蓝根、石膏、连翘、草河车、钩藤、桔梗、甘草）口服，治疗病毒性感冒患儿 200 例，治愈 148 例，显效 36 例，有效 7 例，无效 9 例[22]。

9. 治疗黄褐斑　采用板蓝根注射液穴位注射，取肾、胃、内分泌、耳背肺等耳穴，隔日一次，10 次为 1 个疗程，治疗 60 例黄褐斑，治愈 18 例，显效 26 例，好转 10 例，无效 6 例[23]。

10. 治疗慢性乙型病毒性肝炎　采用芪军蓝甘汤（板蓝根 10～30g、黄芪 10～50g、大黄 5～20g、甘草 5～10g）加减，水煎服，治疗 30 例慢性乙型病毒性肝炎，治愈 21 例，显效 7 例，好转 1 例，无效 1 例[24]。

（四）不良反应

板蓝根口服一般无明显毒副作用，偶可引起消化系统症状，如恶心、呕吐、食欲不振等，个别报道可引起溶血反应，甚至过敏性休克，注射液可引起荨麻疹、多形性红斑、过敏性皮炎、多发性肉芽肿及过敏性休克[25,26]。

板蓝根的药物毒性研究较少，有报道用其煎剂给小鼠灌服，能明显诱发小鼠骨髓嗜多染红细胞微核和小鼠精子畸形，具有致突变作用[27]。

参 考 文 献

[1] 桂承会，秦永琪，陈铁梅，等. 板蓝根抗菌作用及剂型的研究[J]. 药学通报，1959(5)：237-240.

[2] 袁俊贤. 从马蓝中分离抗真菌成分[J]. 国外医学：药学分册，1980，7(3)：179.

[3] 孙广莲，胡志力，孟红，等. MTT 法检测板蓝根抗巨细胞毒效应[J]. 山东中医药大学学报，2000，24(2)：137-138.

[4] 方建国，汤杰，杨占秋，等. 板蓝根体外抗单纯疱疹病毒 I 型作用[J]. 中草药，2005，36(2)：242-244.

[5] 杨子峰，王玉涛，秦笙，等. 板蓝根水提物 S-03 体外抑制甲、乙型流感病毒感染的实验研究[J]. 病毒学报，2011，27(3)：218-223.

[6] 吴琦玮，葛忠良，高月，等. 靛玉红对肿瘤细胞抑制作用的研究及相关机制探讨[J]. 天津中医药，2008，25(1)：55-58.

[7] 梁永红，侯华新，黎丹戎，等. 板蓝根二酮 B 体外抗癌活性研究[J]. 中草药，2000，31(7)：531-533.

[8] 许益民，陆平成，王永珍，等. 板蓝根多糖促进免疫功能的实验研究[J]. 中西医结合杂志，1991，11(6)：3572-3591.

[9] 刘云海，方建国，王文清，等. 板蓝根抗内毒素活性物质筛选[J]. 中南药学，2004，2(6)：326-329.

[10] 王喜芬，刘云海. 板蓝根中 3-(2)-羧基苯基-1(3H)-喹唑酮的抗内毒素作用研究[J]. 时珍国医国药，2008，19(2)：262-264.

[11] 卫琮玲，闫杏莲. 板蓝根的抗炎作用[J]. 开封医学专报，2000，19(4)：53.

[12] 许启泰，杜钢军，林海红. 板蓝根醇沉物的药理作用[J]. 中国医院药学杂志，2003，23(10)：587-588.

[13] 朱道玉. 板蓝根多糖对中华鳖肾脏抗氧化性的影响[J]. 西南师范大学学报，2009，34(4)：98-101.

[14] 高学敏. 中药学[M]. 北京：中国医药科技出版社，1990：91.

[15] 刘建国，刘娟，张志清. 自拟消疣散治疗扁平疣 115 例疗效观察[J]. 当代医学，2010，16(34)：124.

[16] 张芬. 板蓝根联合糜蛋白酶局部注射治疗慢性扁桃体炎疗效观察[J]. 中医药杂志，2008，24(3)：159.

[17] 韦雄. 杠板归汤湿敷与雄黄散外涂治疗带状疱疹 120 例[J]. 山西中医，2009，25(8)：35.

[18] 杨茂林. 消疣煎熏洗治肛门尖锐湿疣 20 例[J]. 中国民间疗法，2010，18(2)：13.

[19] 李瑞恒，孙煦. 双黄连联合板蓝根治疗病毒性角膜炎[J]. 华西医学，2010，25(12)：2213.

[20] 赵梅，王洪飞，马华朝. 中药外敷配合板蓝根冲剂口服治疗小儿流行性腮腺炎 36 例疗效观察[J]. 河北中医，2009，31(9)：1313-1314.

[21] 孔凡荣. 中西医结合治疗手足口病的临床分析[J]. 中外医疗，2010(22)：105.

[22] 殷金华，黄富宏，欧青林. 抗病感口服液治疗小儿病毒性感冒 200 例[J]. 中国中医药科技，2010，17(2)：174-175.

[23] 吴锐，王瑜. 板蓝根注射液耳穴注射治疗黄褐斑 60 例[J]. 广西中医药，2010，33(3)：44.

[24] 姜海斌，蒋俊和. 芪军蓝甘汤加减治疗乙型病毒性肝炎 30 例[J]. 湖南中医杂志，2006，22(1)：32-33.

[25] 张英从. 口服板蓝根干糖浆致溶血反应 1 例[J]. 陕西中医，1997，18(11)：522.

[26] 汪民海. 板蓝根软胶囊致过敏性休克 1 例[J]. 安徽医药，2010，14(2)：247.

[27] 庞竹林，汤郡. 板蓝根对试验性小鼠遗传毒性的影响[J]. 广州医学院学报，2003(28)：13-16.

青黛 Qingdai

【别名】靛花(《简便单方》)，青蛤粉(《本草纲目》)，青缸花(《外科正宗》)，花露、淀花(《手板发蒙》)，靛沫花(《中药形性经验鉴别法》)，蓝靛(《中药材手册》)。

【来源】青黛，始载于《药性论》。“黛”是眉毛的颜色，因唐代妇女曾以本品染眉，故名青黛。为爵床科植物马蓝 *Baphicacanthus cusia* (Nees) Bremek 蓼科植物蓼蓝 *Polygonum tinctorium* Ait. 或十字花科植物菘蓝 *Isatis indigotica* Fort. 的叶或茎叶经加工制得的干燥粉末或团块。主产于福建仙游、广东、江苏、河北、云南等地。

【采收炮制】夏、秋二季当植物的叶生长茂盛时，割取茎叶，置大缸或木桶中。加入清水，浸泡 2～3 昼夜，至叶腐烂、茎脱皮时，捞去茎枝叶渣，每 100kg 茎叶加石灰 8～10kg，充分搅拌，待浸液由乌绿色转变为紫红色时，捞取液面泡沫状物，晒干。研细用。

【商品规格】商品分为统装，一、二等。以体质轻松、色深蓝、粉末较细、能浮于水面，燃烧产生紫红色火焰者为佳。以福建的产品为优，称“建青黛”。

按《中国药典》(2010 年版一部)规定：本品按干燥品计算，含靛玉红($C_{16}H_{10}N_2O_2$)不得少于 0.13%。

【药性】咸，寒。归肝、肺、胃经。

【功效】清热解毒，凉血消斑，泻火定惊。

【应用】

1. 温毒发斑，血热吐衄　本品寒能清热，咸能入血，故有清热解毒、凉血消斑之效。用于温毒发斑，脉洪数者，常与生地、石膏、升麻等同用，如《通俗伤寒论》青黛石膏汤；用于血热妄行，吐衄咯血者，可单独服用，如《端效方》青金散，亦可与杏仁配伍，如《中藏经》圣饼子。

2. 暑热惊痫，惊风抽搐　本品咸寒，善清肝火，祛暑热，以息风止痉。用于暑热惊痫，目赤咽痛，常与滑石、甘草同用，如《宣明论方》碧玉散；若肝胆火盛，惊悸抽搐，多与龙胆草、芦荟、黄连等配用，如《宣明论方》当归龙荟丸；若小儿惊风抽搐，可与牛黄、钩藤、黄连等配伍，如《小儿药证直诀》凉惊丸及《证治准绳》青黛丸。

3. 咳嗽胸痛，痰中带血　本品咸寒，主清肝火、泻肺热、凉血止血。用于肝火犯肺，咳嗽胸痛，痰中带血，常与海蛤粉同用，如《卫生鸿宝》黛蛤散及《医学从众录》青黛蛤粉丸；若肺热咳嗽，痰黄而稠，多与海浮石、瓜蒌仁、川贝母配伍，如《症因脉治》青黛海石丸。

4. 咽痛口疮，疮疡湿疹 本品有清热解毒、凉血消肿之效。用于热毒炽盛，咽喉肿痛，口舌生疮，常与黄柏、甘草同用，如《卫生宝鉴》绿袍散；若口腔溃疡，日久不愈，多与冰片、白矾配伍，外撒患处，如《中国药物大全》口腔溃疡散；若热毒疮疡，可与寒水石共研为末，外敷患处，如《普济方》青金散；若湿疹瘙痒，可与煅蛤粉、煅石膏、黄柏等合用，如《外科大成》青蛤散。

【用法用量】内服，1.5～3g，本品难溶于水，宜入丸、散剂用。外用适量。

【使用注意】胃寒者慎用。

【鉴别用药】大青叶为菘蓝的叶；板蓝根为菘蓝的根；青黛为马蓝、蓼蓝或菘蓝的茎叶经加工制得的粉末。大体上讲，三者同出一源，功效亦相近，皆有清瘟解毒、凉血消斑的作用。但大青叶更善于凉血消斑；板蓝根更善于解毒利咽；而青黛又善于清泻肝火。

【药论】

1.《开宝新详定本草》："主解诸药毒，小儿诸热，惊痫发热，天行头痛寒热，煎水研服之。亦摩敷热疮、恶肿、金疮、下血、蛇犬等毒。"

2.《本草经疏》："青黛，解毒除热，固其所长，古方多有用之于诸血证者，使非血分实热，而病生于阴虚内热，阳无所附，火气因虚上炎，发为吐衄咯唾等证，用之非宜。血得寒则凝，凝则寒热交作，胸膈或痛，愈增其病矣。"

3.《本经逢原》："青黛，泻肝胆，散郁火，治温毒发斑及产后热痢下重，《千金》蓝青丸用之，天行寒热头痛，水研服之。与蓝同类，而止血拔毒杀虫之功，似胜于蓝。又治噎膈之疾，取其化虫之力也。和溺白垽、冰片，吹口疳最效。"

4.《本草求真》："青黛，大泻肝经实火及散肝经火郁。故凡小儿风热惊痫，疳毒，丹热痈疮，蛇犬等毒，金疮血出，噎膈蛊食，并天行头痛，瘟疫热毒，发斑、吐血、咯血、痢血等症，或应作丸为衣。或用为末干掺，或用水调敷，或入汤同服，或作饼子投治，皆取苦寒之性，以散风郁燥结之义。"

【现代研究】

（一）化学成分

青黛中含靛蓝 5%～8%，靛玉红 0.1%，以及靛棕、靛黄、吲哚醌、正-廿二十九烷、色胺酮、青黛酮、鞣酸、β-谷甾醇、蛋白质和大量无机盐。

（二）药理作用

1. 抗菌作用 青黛醇浸液和水煎剂在体外对炭疽杆菌、肺炎球菌、志贺痢疾杆菌、霍乱弧菌、金黄色葡萄球菌和白色葡萄球菌均有抑制作用[1]。活性成分色胺酮对羊毛状小孢子菌、断发癣菌、石膏样小孢子菌、紫色癣菌、絮状表皮癣菌、红色癣菌等均有较强的抑制作用[2]。

2. 抗肿瘤作用 靛玉红可促进白血病细胞变性坏死，并能延长淋巴细胞白血病 L7212 小鼠的生存时间[1]。青黛所含的 18 种 7-氮杂靛玉红衍生物对人白血病、卵巢癌、肝癌、乳腺癌等 6 种肿瘤细胞增殖具有显著抑制作用[3]。

3. 抗炎镇痛作用 青黛颗粒可减少醋酸扭体法小鼠扭体次数，减轻大鼠棉球肉芽肿和角叉菜胶所致大鼠足肿胀[4]。

（三）临床报道

1. 治疗慢性粒细胞白血病 口服靛玉红 100～300mg，每日 3～4 次，治疗慢性粒细胞白血病 18 例，时间 43～400 天。结果完全缓解 6 例，部分缓解 6 例，进步 4 例，无效 2 例，总有效率为89%[5]。口服靛玉红片：白细胞总数>$10^4/mm^3$，每次50mg，4次/日；白细胞总数$5\times10^4\sim10\times10^4/mm^3$，每次50mg，3次/日；白细胞总数$1\times10^4\sim5\times10^4/mm^3$，每次50mg，2次/日；白细胞总数$0.5\times10^4\sim1\times10^4/mm^3$，每次50mg，1次/日；<$0.5\times10^4/mm^3$，停服。治疗40例，联合清肝化瘀方组20例，完全缓解13例，部分缓解5例，未缓解2例，有效率90%；联合健脾消食方组20例，完全缓解5例，部分缓解9例，未缓解6例，有效率70%[6]。

2. 治疗过敏性紫癜　以青黛3g、紫草9g、乳香6g、白及9g为基本方，加减治疗本病120例，结果显示，痊愈110例，显效6例，有效4例，临床总有效率100%[7]。

3. 治疗流行腮腺炎　以青黛4g，冰片1g，胡黄连、胆南星各2g，共研细末，加醋配以浸膏敷于腮腺肿胀处，治疗本病56例，在平均病程、退热时间、腮腺消肿时间方面优于常规西药治疗[8]。取青黛30g，加食用醋100ml调匀，涂敷患处，同时静滴双黄连注射液，疗程6日，治疗小儿流行性腮腺炎49例，总有效率95.9%，优于利巴韦林[9]。

4. 治疗乙型肝炎　青黛30g、明矾10g、麝香0.5g，将独头蒜捣烂，加上药混合药粉10.5g，装入酒杯内，扣在臂臑穴上，1个月换药1次，3次为1个疗程，同时配合中药口服。治疗本病200例，治愈率达73%，有效率达92.5%[10]。

5. 治疗溃疡性结肠炎　自制青黛散(青黛、薄荷、甘草、冰片)灌肠，每天1次，治疗本病56例，10天后治愈47例，好转5例，总有效率达94.64%[11]。

6. 治疗消化性溃疡　以青黛为主，加入甘草、白芍流浸膏和呋喃唑酮，制成“消疡灵”胶囊口服，治疗本病325例，结果治愈率95.38%，复发率10.9%[12]。

7. 治疗癫痫　口服复方青黛片(每片0.5g，含青黛1份、硼砂3份、山药6份)，每次5g，每日3次，小儿酌减，治疗本病375例，服药1年，痊愈3例，显效99例，有效226例，无效47例，总有效率为87.4%[13]。

8. 治疗慢性直肠炎　取西瓜霜喷剂1支，按1∶1比例与青黛混匀，在直肠镜下将药末喷于病变部位，每天1次，治疗2～3周，治疗本病26例，治愈21例，显效3例，无效2例，总有效率为92.3%[14]。

9. 治疗带状疱疹　取鲜马齿苋100g，捣成糊状，加入青黛20g，调匀外敷患处，每天1次，治疗本病22例，9天内全部治愈[15]。将青黛、雄黄各等份，以食醋调成糊状涂抹患处，每日2～3次，共治疗32例，全部治愈[16]。

10. 治疗银屑病　青黛30g，轻粉、冰片、硫黄各10g，共研粉末，加入凡士林调匀外擦患处，每日1～2次，7天为1个疗程。治疗本病63例，治愈53例，好转7例，脱失3例[17]。将青黛粉压成片剂，每片0.5g，每次4～5片，每天2次口服，皮损局部外擦硼酸软膏，治疗本病46例，治愈6例，有效、无效各14例[18]。

11. 治疗口腔溃疡　将青黛、冰片(4∶1)以生理盐水调成糊状，直接涂于溃疡面，每日3～6次，治疗化疗后口腔溃疡25例，总有效率100%[19]。

12. 治疗剥脱性唇炎　青黛、黄连、穿山甲、冰片按照5∶4∶1∶0.5的比例共研细面，加凡士林100g，调成油膏。每天早晚2次外擦，2周为1个疗程。治疗本病20例，近愈11例，有效7例，无效2例[20]。

13. 治疗干槽症　将青黛粉、灭滴灵(甲硝唑)粉、氧化锌粉各1/3，加适量的丁香油混合调成糊状，用水门汀充填器将青黛灭滴糊剂放入拔牙窝内，并使其覆盖窝底，治疗干槽症16例，均治愈[21]。

14. 治疗小儿水痘 青黛粉、生牡蛎粉、滑石粉等量，加入适量麻油调成糊状，轻轻地擦于患处薄薄一层，每日1～2次，治疗本病32例，痊愈24例，显效8例[22]。

15. 治疗湿疹 取青黛、黄柏、黄连、石膏、滑石各等份，共研细末，用鸡蛋清或麻油调敷患处，早晚各1次，共治疗婴儿湿疹30例，7日后治愈27例，好转2例，未愈1例，总有效率为96%[23]。

16. 治疗鸡眼 将新鲜马齿苋搅碎成泥，加青黛粉适量，敷于鸡眼处，治疗本病40例，时间最短1天，最长4天，均获痊愈[24]。

17. 治疗褥疮 青黛50g，滑石粉50g，用麻油调成糊状，涂于创面，每日换药1次，共治疗本病31例，全部有效[25]。

18. 治疗尿布性皮炎 用适量青黛撒于尿布性皮炎创面上，次数不限，治疗本病84例，5天后治愈69例，好转10例，总有效率94.05%[26]。

参 考 文 献

[1] 江苏新医学院. 中药大辞典(上册)[M]. 上海：上海人民出版社，1977：1230.

[2] 黄泰康. 常用中药成分与药理手册[J]. 北京：中国医药科技出版社，1994：1174-1177.

[3] 刘雅波，陶文沂. 18种青黛7-氮杂靛玉红对6种肿瘤细胞增殖的影响[J]. 天然产物研究与开发，2010，22(5)：899-906.

[4] 杜立阳，刘悦，宗士群，等. 青黛颗粒抗炎镇痛作用的实验研究[J]. 中国医科大学学报，2003，32(4)：456-458.

[5] 泸州医学院附院内科血液组. 靛玉红治疗慢性粒细胞型白血病18例初步体会[J]. 泸州医学院学报，1980(1)：28-29.

[6] 吴正翔，王昆伟，冷筱华，等. 靛玉红与中药联用治疗慢性粒细胞性白血病40例对比观察[J]. 中医杂志，1987，28(10)：24.

[7] 王自彬，江超，刘正兰. 青黛饮治疗过敏性紫癜120例[J]. 山东中医杂志，1997，16(6)：254.

[8] 史湘英，陈松柏，车颖悟，等. 青黛浸膏辅佐治疗流行性腮腺炎的临床研究(附56例报告)[J]. 哈尔滨医药，2008，28(2)：41-42.

[9] 赵燕. 双黄连、青黛治疗小儿流行性腮腺炎49例疗效观察[J]. 中国误诊学杂志，2006，6(7)：1290-1291.

[10] 刘生贵，张立业，张保贵. 外贴青矾麝香粉配合口服中药治疗乙型肝炎200例[J]. 辽宁中医杂志，1993，20(9)：22.

[11] 陆向群. 青黛散灌肠治疗溃疡性结肠炎的观察及护理[J]. 现代中西医结合杂志，2000，9(2)：183.

[12] 唐毅，唐和. 溃疡灵治疗消化性溃疡疗效观察(附425例对照分析)[J]. 广西中医药，1988(1)：1.

[13] 朱中健，顾达才，龚传美. 复方青黛片治疗癫痫375例临床观察及药理作用研究[J]. 黑龙江中医药，1990(4)：15.

[14] 肖华. 青黛合西瓜霜喷涂治慢性直肠炎[J]. 新中医，2005，37(4)：22.

[15] 宁海燕，丁完兰. 青黛及马齿苋外敷治疗带状疱疹22例[J]. 实用中医药杂志，2005，21(3)：165.

[16] 肖桂芹，邢念丽. 青黛外敷治疗带状疱疹23例体会[J]. 现代中西医结合杂志，2002，11(4)：343-344.

[17] 廖邦忠. 牛皮康软膏外用治疗牛皮癣63例[J]. 湖南中医杂志，1991，7(5)：43.

[18] 王津奉. 青黛治疗银屑病46例临床观察[J]. 临床医学，2002，22(9)：39-40.

[19] 吴雪梅，冯德霞. 青黛冰片散治疗化疗后口腔溃疡25例[J]. 实用中医药杂志，2003，19(7)：372.

[20] 梁锡宗. 青黛膏治疗剥脱性唇炎20例疗效观察[J]. 中医药研究，1991(3)：42-43.

[21] 崔燕侠. 应用青黛灭滴糊剂治疗干槽症的疗效观察[J]. 实用医技，2000，7(2)：109.

［22］肖颁宪.青黛牡滑散外用治疗小儿水痘32例[J].湖南中医杂志,1990,6(5):41.
［23］陈文欣.加味青黛散治疗婴儿湿疹[J].山东中医杂志,2001,20(4):205.
［24］李凤玲.马齿苋与青黛外敷治鸡眼[J].中国民间疗法,2002,10(1):62.
［25］丁小丽,曾根玉,熊星华,等.青黛油膏治疗褥疮31例临床观察[J].实用中西医结合临床,2007,7(2):44-45.
［26］魏玉姣.青黛外敷治疗尿布皮炎84例[J].中医外治杂志,2010,20(6):31-32.

鱼腥草 Yuxingcao

【别名】蕺(《名医别录》),葅菜(《新修本草》),蕺菜(孟诜),紫蕺(《救急易方》),葅子(《本草纲目》),九节莲(《岭南采药录》),肺形草(《贵州民间方药集》),臭菜(《中药志》),臭牡丹(《湖南药物志》),臭蕺(《闽东本草》)。

【来源】鱼腥草,始载于《名医别录》,列为下品。因其气味有鱼腥气,故名。为三白草科多年生草本植物蕺菜 *Houttuynia cordata* Thunb. 的干燥地上部分。我国南方各省均有分布,主产于浙江、江苏、安徽、湖北等省。均为野生。

【采收炮制】夏季茎叶茂盛花穗多时采割,除去杂质,晒干。切段,生用。

【商品规格】统货。以茎叶完整、色灰绿、有花穗、鱼腥气浓者为佳。

按《中国药典》(2010年版一部)规定:本品酸不溶性灰分不得过2.5%;水溶性浸出物不得少于10.0%。

【药性】辛,微寒。归肺经。

【功效】清热解毒,消痈排脓,利尿通淋。

【应用】

1. 肺痈吐脓,痰热喘咳　本品寒能泄降,辛以散结,主入肺经,以清肺见长,故有清热解毒、消痈排脓之效,为治肺痈之要药。用于痰热壅肺,发为肺痈,咳吐脓血,常与芦根、桔梗、瓜蒌等同用,《滇南本草》又与侧柏叶、天花粉配伍;若肺热咳嗽,痰黄气急,多与黄芩、贝母、知母等同用,《江西草药》又与厚朴、连翘配伍;若外感风热,咳嗽咽痛,可与连翘、黄芩配伍,如《中国药物大全》复方鱼腥草片。

2. 痈肿疔毒　本品辛寒,既能清热解毒,又能消痈排脓,故凡热毒疮疡皆可使用。用于痈肿疔毒,常与野菊花、蒲公英、金银花等同用,《积德堂经验方》单用鲜品捣烂外敷;若皮肤瘙痒,蚊虫叮咬,疔疖红肿痒痛,亦可单用本品制成搽剂,外涂患处,如《中国药物大全》皮炎宁。

3. 热淋,热痢　本品有清热除湿、利水通淋之效,能清膀胱及大肠湿热。用于膀胱湿热,小便淋漓涩痛,常与车前子、白茅根、海金沙等同用;《江西民间草药》单用本品,不仅治热淋,亦治白浊及白带。用于大肠湿热,泄泻痢疾,多与黄连、黄柏、白头翁等配用;《岭南草药志》又与山楂炭配伍,治疗热痢。

【用法用量】煎服,15～30g,不宜久煎;鲜品用量加倍,水煎或捣汁服。外用适量,捣敷或煎汤熏洗患处。

【使用注意】虚寒证及阴性外疡忌服。

【鉴别用药】鱼腥草与芦根,皆寒凉入肺,为治肺痈的常用药物。但鱼腥草重在清热解毒,而消痈排脓;然芦根则重在清透肺热,而祛痰排脓。二者常相配用。

【药论】

1.《本草经疏》:“治痰热壅肺,发为肺痈吐脓血之要药。”

2.《滇南本草》:"治肺痈咳嗽带脓血,痰有腥臭,大肠热毒,疗痔疮。"

3.《分类草药性》:"治五淋,消水肿,去食积,补虚弱,消膨胀。"

【现代研究】

(一)化学成分

鱼腥草含有黄酮类、甾醇类等多种化合物,挥发油为其主要有效成分。有效成分为鱼腥草素、癸酰乙醛、月桂醛、月桂烯、甲基正壬酮,尚含蕺菜碱、槲皮素、槲皮苷、绿原酸、亚油酸、金丝桃苷等。此外,尚含有氯化钾、硫酸钾和维生素 B_2、维生素 C、维生素 P、维生素 E 以及微量元素 Na、Ca、P、Mg、Mn 等成分。

(二)药理作用

1. 抗病原微生物作用　鲜鱼腥草汁体外对伤寒杆菌、甲型副伤寒杆菌、枯草杆菌、福氏痢疾杆菌、铜绿假单胞菌、大肠杆菌、变形杆菌、肺炎球菌、金黄色葡萄球菌、白色葡萄球菌具有显著抑菌作用[1]。鱼腥草水煎液具有抑制和杀灭幽门螺杆菌的作用[2],对耐甲氧西林金黄色葡萄球菌、耐甲氧西林溶血葡萄球菌、耐甲氧西林表皮葡萄球菌、耐高水平氨基糖苷类的肠球菌均有一定抑制作用[3]。其乙醚浸膏体外对石膏样毛癣菌、红色毛癣菌、石膏样小孢子菌和絮状表皮癣菌均有明显的抑菌作用[4]。鱼腥草的水蒸馏物对单纯疱疹病毒 1 型、流感病毒、人体免疫缺陷病毒有直接抑制活性的作用,且无细胞毒性[5]。鱼腥草所含成分槲皮素能抑制人巨细胞病毒在细胞内的增殖[6]。鱼腥草的非挥发部分提取物对流感病毒感染过的小鼠具有保护作用[7]。鱼腥草注射液对流行性出血热病毒有一定的抑制作用[8],对甲型流感病毒具有直接灭活作用以及预防、治疗作用[9]。

2. 免疫调节作用　鱼腥草注射液能够显著提高外周血 T 淋巴细胞的比例,增强小鼠腹腔巨噬细胞的吞噬能力,促进绵羊红细胞免疫所致的 IgM 的生成,从而可以提高机体的特异性免疫能力[10]。给予鱼腥草素钠(合成鱼腥草素)能明显增加环磷酰胺所致免疫功能低下模型小鼠的脾脏指数、外周血淋巴细胞 ANAE 阳性百分率,增强单核巨噬细胞吞噬功能及 ConA 诱导的脾脏 T 淋巴细胞增殖能力[11]。

3. 抗辐射、抗肿瘤作用　鱼腥草水煎液能提高 ^{6}Gy X 线照射小鼠的血清溶血素含量,增强巨噬细胞吞噬功能,对小鼠 ^{6}Gy X 线照射引起的损伤有明显的保护作用[12]。给予小鼠鱼腥草醇提总黄酮灌胃后,可促进 ^{60}Co-γ 射线照射后小鼠血白细胞、淋巴细胞数恢复正常,对辐射损伤小鼠具有良好防护作用[13]。鱼腥草黄酮提取物能抑制人早幼粒白血病 HL60 细胞株和小鼠 B16BL6 黑色素瘤细胞株生长,具有诱导肿瘤细胞凋亡的作用[14]。

4. 抗炎、解热作用　鱼腥草素灌胃给药对巴豆油致小鼠耳肿胀、角叉菜胶致大鼠足肿胀、醋酸致小鼠腹腔毛细血管通透性增高均有抑制作用[15]。鱼腥草挥发油对小鼠耳肿胀和大鼠足肿胀、肉芽增生有抑制作用,并能降低血清中炎症因子 IL-1、TNF-α 水平,发挥抗炎作用[16,17]。鱼腥草注射液对皮下注射酵母混浊悬液致热大鼠模型具有解热作用,其机制可能是通过抑制下丘脑中 cAMP 含量的升高,促进腹中隔区 AVP 的释放而发挥解热作用[18]。

5. 抗氧化作用　鱼腥草多糖可提高小鼠血清和肝组织中 SOD、GSH-Px 的活力,并可降低肝组织中 MDA 的含量[19]。体外研究显示,鱼腥草黄酮对氧自由基和羟自由基具有清除作用[20]。鱼腥草注射液对 Fe^{2+}-L-半胱氨酸诱导的大鼠肝脏脂质过氧化模型具有抑制作用[21]。

6. 对肺脏的保护作用　鲜鱼腥草挥发油能降低趋化因子受体——半胱氨酸-半胱氨酸趋化因子受体 2 高表达,减轻 LPS 引起的大鼠慢性肺损伤[22]。鱼腥草提取液可以通过提高肺组织中 GSH-Px 活性和 SOD 活性，降低 MDA 含量，对被动吸烟小鼠所致肺组织氧化损伤发挥保护作用[23]。

7. 对心血管系统的保护作用　鱼腥草素钠可抑制心室重构大鼠模型心肌组织 ET-1mRNA 的表达，调节蛋白激酶 C(PKC)和 p38 丝裂原激活的蛋白激酶(p38 MAPK)等信号通路，拮抗心室重构，保护心肌细胞[24]。鱼腥草素衍生物可抑制肿瘤坏死因子 α 诱导的大鼠血管平滑肌细胞 Syndecan-4 表达，从而抑制血管平滑肌细胞增殖，保护细胞内皮[25]。

8. 对肾脏的保护作用　鱼腥草素钠可降低对肾小球肾炎小鼠肾脏组织中单核细胞趋化蛋白-1 的表达，减少蛋白尿，改善肾脏病理组织学[26]。鱼腥草蒸馏液可通过降低尿蛋白及肾组织结缔组织生长因子和单核细胞趋化蛋白-1 的表达，改善糖尿病大鼠肾脏病变[27,28]。

9. 其他作用　鱼腥草黄酮能缩短悬尾实验和强迫游泳实验小鼠的不动时间，具有抗抑郁作用[29]。鱼腥草注射液能抑制家兔小肠平滑肌收缩活动和电活动，其抑制收缩活动机制可能与通过激动 β 受体、增加 NO 浓度和抑制肌浆网 Ca^{2+} 释放有关[30]。此外，鱼腥草还有利尿、镇静、抗惊厥作用[31]。

（三）临床报道

1. 治疗上呼吸道感染　鱼腥草注射液静脉滴注，每日 1 次，7 天为 1 个疗程，酌情给予对症治疗，治疗本病 68 例，治愈 50 例，有效 16 例，无效 2 例，总有效率 97%[32]。

2. 治疗扁桃体炎　鱼腥草 20～30g，野荞麦、野菊花各 15～20g，连翘、牛蒡子各 12g，水煎服，每日 1 剂，7 天为 1 个疗程，治疗本病 62 例，治愈 11 例，显效 34 例，有效 14 例，无效 3 例，总有效率 95.16%[33]。

3. 治疗咽炎　鱼腥草 10～15g、石斛 6～10g，水泡代茶饮，每日 1 次，疗程 7 天，治疗本病 122 例，痊愈 86 例，有效 32 例，无效 4 例，总有效率 96.7%[34]。

4. 治疗急性支气管炎　鱼腥草注射液加生理盐水雾化吸入，每日 2 次，连用 5～7 天，治疗本病 123 例，治愈 89 例，有效 23 例，无效 11 例，总有效率 91.06%[35]。

5. 治疗肺炎　鱼腥草注射液静脉滴注，每日 1 次，同时青霉素钠盐静滴，治疗小儿肺炎 100 例，其中显效 44 例，有效 36 例，无效 20 例，总有效率 80%[36]。采用鱼腥草注射液雾化吸入，每日 2 次，治疗喘憋性肺炎 42 例，显效 20 例，有效 18 例，无效 4 例，总有效率 90%[37]。

6. 治疗肺心病　鱼腥草 35g、甜杏仁 15g、清半夏 10g、炒紫苏子 15g、浙贝母 10g，水煎服，日 1 剂，连用 3 个月，同时配合西医治疗，治疗慢性肺心病患者 78 例，其中完全缓解 12 例，基本缓解 15 例，有效 17 例，无效 4 例，总有效率 91.7%[38]。采用鱼腥草、丹参各 30g，水煎浓缩雾化吸入，每日 2 次，5 天为 1 个疗程，同时配合西医治疗，治疗慢性肺心病患者 30 例，其中治愈 20 例，好转 9 例，未愈 1 例，总有效率 96.6%[39]。

7. 治疗卵巢囊肿　鱼腥草、败酱草各 30g，蒲公英、三棱、莪术、桃仁、赤芍、吴茱萸各 20g，水煎取汁灌肠，每日 1 次，治疗本病 52 例，全部治愈，有效率 100%[40]。

8. 治疗盆腔炎　鱼腥草、败酱草、白花蛇舌草、红藤、蒲公英各 30g，水煎取汁灌肠，每日 1 次，治疗本病 44 例，14 天后治愈 18 例，显效 11 例，有效 11 例，无效 4 例，总有效率 90.9%[41]。

9. 治疗输卵管阻塞性不孕症　将鱼腥草注射液和生理盐水各 10ml，在 150mmHg 压力下缓慢注入宫腔及输卵管内，隔日 1 次，5 次为 1 个疗程，治疗本病 210 例，治愈 200 例，无效 10 例，总有效率 95.52%[42]。

10. 治疗宫颈上皮内瘤变、HPV 感染合并宫颈炎　采用鱼腥草粉约 1.5g 均匀涂于宫颈表面，隔日 1 次，同时口服中药汤剂(鱼腥草 15g，黄芪、党参、白术各 10g，甘草 6g，薏苡仁 15g)，治疗宫颈上皮内瘤变、HPV 感染并宫颈炎患者 35 例，其中治愈 15 例，好转 12 例，无效 8 例，总有效率 77%[43]。

11. 治疗口腔溃疡　鱼腥草 15g，水煎服，每日 1 剂，连服 6～7 剂，治疗复发性口腔溃疡患者 64 例，其中治愈 36 例，有效 15 例，无 13 例，总有效率 79.69%[44]。另有用鱼腥草、土茯苓、金银花各 30g，莲子心、生甘草各 10g，大青叶 5g，水煎服，日 1 剂，治疗复发性口腔溃疡患者 30 例，其中治愈 23 例，好转 4 例，无效 3 例，总有效率 90%[45]。

12. 治疗轮状病毒肠炎　采用鱼腥草注射液 1.5～2ml/kg 静脉滴注，每日 2 次，治疗婴幼儿轮状病毒肠炎 81 例，其中显效 67 例，有效 12 例，无效 2 例，总有效率 97.5%[46]。

13. 治疗腹泻　采用鱼腥草注射液静脉滴注，每日 1 次，同时给予补液和电解质，治疗婴幼儿秋季腹泻 68 例，显效 58 例，有效 9 例，无效 1 例，总有效率 98.5%[47]。采用鲜鱼腥草 500g，捣烂后用淡盐水送服，每 3 小时服 1 剂，连服 5 剂，治疗急性腹泻患者 38 例，全部治愈[48]。

14. 治疗肛管炎　鱼腥草 30g，黄芪、党参各 15g，甘草、升麻各 5g，当归 6g，陈皮 9g，柴胡 12g，白术 10g，水煎服，日 1 剂，治疗本病 36 例，治愈 20 例，有效 14 例，无效 2 例，总有效率 94.4%[49]。

15. 治疗小儿急性肾炎　鱼腥草、半枝莲、益母草、车前草各 15g，倒叩草、白茅根各 30g，灯心草 3g，水煎服，日 1 剂，同时配合西药治疗，治疗本病 68 例，14 天后治愈 52 例，好转 14 例，无效 2 例，总有效率 97%[50]。

16. 治疗乳糜尿　采用鱼腥草 50g，水煎服，日 3 次，15 天为 1 个疗程，治疗 31 例，治愈 26 例，无效 5 例，总有效率 83.9%[51]。

17. 治疗流行性角膜结膜炎　采用鱼腥草滴眼液滴眼，疗程为 10 天，治疗本病 76 例，治愈 67 例，显效 5 例，无效 4 例，总有效率 94.7%[52]。

18. 治疗带状疱疹　采用鱼腥草 30g 煎汤口服，同时配合如意金黄膏外敷，治疗本病 82 例，治愈 72 例，好转 10 例，有效率 100%，治疗时间最短 7 天，最长 22 天[53]。

19. 治疗水痘　采用鱼腥草注射液 100ml 静脉滴注，每日 1 次，同时配合阿昔洛韦静滴，7 天为 1 个疗程，治疗成人水痘 15 例，其中治愈 12 例，显效 2 例，好转 1 例，总有效率 100%[54]。

20. 治疗瘾疹　采用新鲜鱼腥草，用力挤出鱼腥草汁，将其搽于风团处，同时配合食疗，治疗本病 35 例，其中治愈 25 例，好转 10 例，总有效率 100%[55]。

21. 治疗扁平疣　新鲜鱼腥草榨汁外搽，每日 2 次，治疗本病 16 例，14 天后，治愈 12 例，显效 2 例，有效 1 例，无效 1 例，总有效率 93.8%[56]。

22. 治疗银屑病　采用鱼腥草注射液 100ml 静滴，同时外用牛皮癣素膏，15 天为 1 个疗程，治疗本病 26 例，其中治愈 25 例，显效 1 例，总有效率 100%[57]。

23. 治疗干眼症　采用鱼腥草注射液加生理盐水隔日 1 次喷雾，14 天为 1 个疗程，治疗本病 68 例，其中治愈 12 例，好转 44 例，未愈 12 例，有效率达 81.8%[58]。

24. 治疗疱疹性角膜炎　采用鱼腥草注射液 60ml 静脉滴注，每日 1 次，同时鱼腥草注射液和贝复舒滴眼液点眼，共用 14 天，治疗本病 60 例，治愈 52 例，好转 4 例，无效 4 例，总有效率 93.3%[59]。

25. 治疗急性出血性结膜炎　采用鱼腥草滴眼液，每小时 1 次，治疗本病 40 例，用药 7 天后，治愈 38 例，好转 1 例，总有效率 97.5%[60]。

26. 治疗静脉炎　采用新鲜鱼腥草捣烂敷患处，5 天为 1 个疗程，治疗本病 30 例，治愈 14 例，有效 16 例，总有效率 100%[61]。

（四）不良反应

鱼腥草口服不良反应较少，合成鱼腥草素给小鼠灌服，LD_{50} 为（1.6±0.081）g/kg，小鼠每日静注 75～90mg/kg，连续 7 天不致死。小鼠尾静脉注射 1.5mg 的鱼腥草素，一周无死亡，且 90%体重增加，经解剖亦未发现病变。犬静滴 38mg/kg 或 47mg/kg 鱼腥草素，心、肺、肝、肾、脾、胃、肠等脏器均无异常。长期毒性试验，犬每日服 80mg/kg 或 160mg/kg，连续 30 天，对动物食欲、血象及肝肾功能等均无明显影响，但可引起不同程度的呕吐及流涎[31]。

鱼腥草注射液的不良反应主要表现为：皮肤红肿、瘙痒、皮疹、恶寒、发热、寒战、胸闷、心悸、呼吸困难、肺水肿、过敏性休克等，发病急，甚至有死亡病例[62-65]。据统计 31 例鱼腥草注射液不良反应患者，其中皮肤表现为 21 例(67.8%)，发热及药物热表现为主 3 例(9.7%)，呼吸系统表现 2 例(6.5%)，消化系统表现为主 3 例(9.7%)，过敏性休克 2 例(6.5%)[66]。

参考文献

[1] 应惠芳. 鱼腥草等 5 种中草药对 10 种常见细菌体外抑菌实验研究[J]. 时珍国医国药，2006，17(11)：2202-2203.

[2] 刘小英，温永顺，李裕福，等. 鱼腥草煎液对幽门螺杆菌的抑菌作用[J]. 第四军医大学学报，2006，27(8)：676.

[3] 陈开森，蔡庆，吕小林，等. 黄连、金银花、鱼腥草和大青叶对阳性球菌作用的试验研究[J]. 实用中西医结合临床，2009，9(3)：87-88.

[4] 袁带秀，袁志忠，侯娟. 鱼腥草乙醚粗提物体外抗真菌作用研究[J]. 中国病原生物学杂志，2008，3(11)：872，875.

[5] 李大喜. 鱼腥草水蒸气蒸馏物的抗病毒作用及其对 HSV-1、流感病毒和 HIV 作用的研究[J]. 中成药，1996，18(11)：49-51.

[6] 李丹，李力，张柳红，等. 鱼腥草有效成分抗巨细胞病毒的实验研究[J]. 中国妇幼保健，2010，25(36)：5463-5464.

[7] 朱宇同. 鱼腥草非挥发油提取物抗病毒作用的初步研究[J]. 中草药，1983，14(7)：25-26.

[8] 郑宣鹤，廖晓鹏，苏先狮，等. 4 种中草药抑制出血热病毒的实验研究[J]. 湖南医科大学学报，1993，18(2)：165-167.

[9] 莫冰，余克花. 板蓝根和鱼腥草抗流感病毒研究[J]. 江西医学院学报，2008，48(4)：44-46.

[10] 宋志军，王潮临，程建祥，等. 鱼腥草、田基黄和丁公藤注射液对大鼠免疫功能的影响[J]. 中草药，1993，24(12)：643-644.

[11] 邵兰，于庆海，徐静华. 合成鱼腥草素对环磷酰胺模型小鼠免疫功能的影响[J]. 沈阳药科大学学报，2000，17(2)：132.

[12] 周彦钢，任玉翠，凌文娟，等. 鱼腥草抗辐射作用的初步研究[J]. 1998，29(增刊)：107-108.

[13] 包俊，龙正海. 鱼腥草总黄酮的抗辐射效应研究[J]. 中华中医药学刊，2010，28(1)：1747-1748.

[14] 樊宏伟，瞿卫，立彦，等. 鱼腥草黄酮提取物对肿瘤细胞的抑制作用[J]. 中国医院药学杂志，2008，28(7)：528-531.

[15] 李爽，于庆海，张劲松. 合成鱼腥草素的抗炎镇痛作用[J]. 沈阳药科大学学报，1998，15(4)：272.

[16] 袁艺，龙子江，刘伟，等. 鱼腥草野生苗与组培苗挥发油抗炎作用的比较[J]. 中国实验方剂学杂志，2008，14(9)：41-43.

[17] 袁艺，龙子江，王小娟，等. 不同居群鱼腥草挥发油抗炎作用的比较研究[J]. 中国中医药科技，2008，15(5)：357-359.

[18] 王慧玲，崔伟，秦鑫，等. 鱼腥草对致热大鼠下丘脑 cAMP 和腹中隔区精氨酸加压素含量的影响[J]. 中国临床药理学与治疗学，2007，12(1)：78-82.

[19] 马新方，李勇. 鱼腥草多糖体内抗氧化活性研究[J]. 中医研究，2011，24(2)：19-20.

[20] 李利华. 鱼腥草中总黄酮的含量测定及抗氧化性研究[J]. 西北药学杂志，2009，24(3)：177-180.

[21] 李姝，周劲帆，龙盛京. 珍珠精母、肌苷、人胎盘组织液、鱼腥草对大鼠肝脏脂质过氧化的作用[J]. 实用预防医学，2002，9(1)：22-24.

[22] 洪佳璇，郭亚丽，唐法娣，等. 鲜鱼腥草挥发油对慢性肺损伤大鼠半胱氨酸-半胱氨酸趋化因子受体 2 表达的影响[J]. 实用儿科临床杂志，2010，25(10)：753-755.

[23] 王勤，李华文，廖芸芸，等. 鱼腥草对吸烟小鼠的抗肺氧化损伤作用[J]. 时珍国医国药，2009，20(6)：1426-1427.

[24] 高建平，陈长勋，吴琦，等. 鱼腥草素钠对心室重构大鼠心肌信号转导通路和内皮素-1mRNA 表达的影响[J]. 上海中医药大学学报，2010，24(4)：55-59.

[25] 王峰，欧阳平，左琦，等. 鱼腥草素衍生物对 TNF-α 诱导的大鼠血管平滑肌细胞 Syndecan-4 表达的影响[J]. 广东药学院学报，2008，24(6)：598-602.

[26] 潘沛，王彧杰，原永芳. 鱼腥草素钠对肾小球肾炎的疗效和作用机制的实验研究[J]. 中国临床药理学杂志，2010，26(2)：122-126.

[27] 刘艳旭，王海颖. 鱼腥草减轻糖尿病大鼠肾损害的作用机理研究[J]. 中药新药与临床药理，2010，21(2)：107-111.

[28] 王海颖，袁军. 鱼腥草对糖尿病大鼠尿蛋白和肾脏单核趋化蛋白 1 表达的影响[J]. 中药新药与临床药理，2010，21(5)：499-502.

[29] 龚乃超，陈箐筠，刘枣，等. 鱼腥草黄酮抗抑郁活性的研究[J]. 化学与生物工程，2009，26(3)：41-45.

[30] 张丽华，宋士军，孙英，等. 鱼腥草对家兔小肠平滑肌收缩活动和电活动的影响[J]. 河北中医药学报，2007，22(1)：3-8.

[31] 阴健，郭力弓. 中药现代研究与临床应用(Ⅰ)[M]. 北京：学苑出版社，1995：77.

[32] 陈红宙. 鱼腥草治疗急性上呼吸道感染 68 例疗效观察[J]. 现代中西医结合杂志，2005，14(7)：883.

[33] 陈永斌. 乳蛾清消饮治疗急性扁桃体炎临床分析[J]. 广西医学，2003，25(1)：122-123.

[34] 何欣，陈远园. 鱼腥草、石斛治疗咽炎疗效观察[J]. 浙江中西医结合杂志，2006，16(11)：696-697.

[35] 曾莺，邓丽莎. 鱼腥草雾化吸入治疗小儿急性支气管炎疗效观察[J]. 江西中医药，2002，33(6)：20.

[36] 龚宝妹. 鱼腥草加青霉素治疗小儿肺炎 100 例[J]. 现代中西医结合杂志，2000，9(16)：1586-1587.

[37] 王晓燕，袁欣可，史蕾. 鱼腥草雾化吸入治疗喘憋性肺炎 42 例[J]. 第四军医大学学报，2005，26(15)：1373.

[38] 刘硕，周正国. 自拟泻肺汤治疗慢性肺心病 78 例[J]. 中国社区医师，2006，8(11)：50.

[39] 王守珍，秦吉良，孙美霞. 丹参与鱼腥草雾化吸入治疗肺心病急性发作期 30 例疗效观察[J]. 工企医刊，2001，14(30)：53-54.

[40] 王波. 中药灌肠治疗卵巢囊肿 52 例[J]. 中医外治杂志，2007，16(2)：19.

[41] 傅绪梅. 鱼败合剂治疗盆腔炎临床观察[J]. 湖北中医杂志，2000，22(4)：26.

[42] 张仙儒，索建兰. 鱼腥草治疗输卵管阻塞性不孕症 210 例[J]. 陕西中医，2000，21(12)：540.

[43] 徐如意,李丹,李力.鱼腥草联合中药汤剂治疗宫颈上皮内瘤变HPV感染并宫颈炎的临床观察[J].甘肃中医,2010,34(6):38-40.

[44] 再吐娜·克里木,樊新霞,周乐乐.鱼腥草治疗复发性口腔溃疡64例[J].新疆中医药,2007,25(4):49.

[45] 刘思九.鱼腥草汤治疗复发性口腔溃疡30例[J].中国民间疗法,2003,11(12):50-51.

[46] 于冬才,陈俊.鱼腥草治疗婴幼儿轮状病毒肠炎的疗效观察[J].河北医学,2004,10(2):110-111.

[47] 谢展飞,曹梅馨.鱼腥草治疗婴幼儿秋季腹泻的治疗观察[J].广州医药,2001,32(4):68-69.

[48] 陈浩,刁立峰.单方治疗急性腹泻38例[J].中国民间疗法,2003,11(2):62.

[49] 郭建辉.补中益气汤合鱼腥草治疗肛管炎36例[J].福建中医药,2001,32(3):39.

[50] 陈玉琴.鱼腥草汤治疗小儿急性肾炎68例[J].中医研究,2002,15(6):33.

[51] 洪鸾,郭文阁.鱼腥草治疗乳糜尿31例疗效观察[J].中国寄生虫病防治杂志,2003,16(2):98.

[52] 陈萌.鱼腥草滴眼液治疗流行性角结膜炎观察[J].实用中医药杂志,2007,23(1):51.

[53] 毕海军.金黄膏合鱼腥草治疗带状疱疹82例[J].中国中医急症,2005,14(4):329.

[54] 党海燕.鱼腥草联合阿昔洛韦治疗成人水痘的疗效分析[J].中国现代药物应用,2009,3(20):155-156.

[55] 黄琼.鱼腥草外搽配合食疗治疗瘾疹35例疗效观察[J].云南中医中药杂志,2007,28(2):22.

[56] 刘丽英,刘青鹏.鱼腥草治疗扁平疣16例[J].中国民间疗法,2006,14(12):11-12.

[57] 王鹏,迪丽努尔,高瑾,等.鱼腥草治疗寻常性银屑病疗效对比及远期随访观察[J].中国皮肤性病学杂志,2007,21(7):445.

[58] 刘素英.鱼腥草雾化治疗干眼症68例[J].河南中医学院学报,2006,21(6):58.

[59] 罗荣帮,吴志群,张建东.鱼腥草联合贝复舒治疗单纯疱疹性角膜炎[J].实用医学杂志,2006,22(5):594-595.

[60] 马向明,陈丽欣,金玉华.鱼腥草滴眼液治疗急性出血性结膜炎的临床观察[J].海峡药学,2011,23(3):152-153.

[61] 胡莉娜,孟丽萍.鱼腥草治疗静脉炎疗效观察[J].浙江中西医结合杂志,2004,14(8):523.

[62] 林滢.鱼腥草注射液的不良反应[J].中国中医药信息杂志,2001,8(9):27.

[63] 朱长利,乔金文.鱼腥草注射液致过敏性休克1例[J].实用医学进修杂志,2003,31(4):251.

[64] 廖晓玲,姜希林,陈晓文.鱼腥草注射液致严重过敏反应死亡1例[J].药物流行病学杂志,2005,14(6):372.

[65] 王福霞,刘丽利.鱼腥草注射液致变态反应24例治疗体会[J].现代中西医结合杂志,2006,15(1):75.

[66] 张周.鱼腥草不良反应及合理用药分析[J].中国现代药物应用,2009,3(1):135-136.

金荞麦　Jinqiaomai

【别名】天荞麦根、金锁银开(《李氏草秘》),苦荞头(《草木便方》),野荞子(《分类草药性》),铁石子(《天宝本草》),透骨消(《植物名实图考》),蓝荞头(《民间常用草药汇编》),开金锁、苦荞麦根(《上海常用中草药手册》),野荞麦(《中药学》)。

【来源】金荞麦,始载于《新修本草》。为蓼科多年生草本植物野荞麦(天荞麦)*Fagopyrum dibotrys*(D. Don)Hara的根茎。产于江苏、浙江、江西、陕西、河南、湖北、湖南、广西、广东、四川、云南等地。野生与栽培均有。

【采收炮制】秋季采挖,洗净,晒干。切成段或小块,生用。

【商品规格】

按《中国药典》(2010年版一部)规定:本品按干燥品计算,含表儿茶素($C_{15}H_{14}O_6$)不得少于0.030%。

【药性】苦，微寒。归肺、脾、胃经。

【功效】清热解毒，清肺化痰，健脾消食。

【应用】

1. 肺痈吐脓，肺痨咳嗽　本品苦寒，有清热解毒、清肺化痰之功。用于热毒壅肺，发为肺痈，咳吐脓血，常与鱼腥草、金银花、芦根等同用，亦可单用，如《中国药物大全》金荞麦片；若肺痨咳嗽，咳则胸痛，多与百部、穿心莲、鱼腥草等配伍，如《中国药物大全》复方金荞片。

2. 瘰疬疮疖，咽喉肿痛　本品苦寒，有清热解毒、消痈散结、利咽消肿之效。用于瘰疬痰核，《重庆草药》与何首乌、铁菱角配伍；用于疮疡疖肿，可与蒲公英、紫花地丁等配用；用于咽喉肿痛，可与射干、山豆根等同用。

3. 腹胀少食，疳积消瘦　本品又入脾胃，而具健脾消食的作用。用于脾失健运，腹胀食少，或疳积消瘦，可用本品与猪肉炖熟，食肉及汤，或与茯苓、白术、麦芽等配伍，以促进脾胃运化，增加食欲。

【用法用量】煎服，15～30g。

【鉴别用药】鱼腥草与金荞麦，皆有清热解毒之效，而均治肺痈。然二者比较，以鱼腥草解毒消痈之力较强，临床多用。

【药论】

1.《新修本草》："赤白冷热诸痢，断血破血，带下赤白，生肌肉。"

2.《本草拾遗》："主痈疽恶疮毒肿，赤白游疹，虫、蚕、蛇、犬咬，并醋摩敷疮上，亦捣茎叶敷之；恐毒入腹，煮汁饮。"

3.《本草纲目拾遗》："治喉闭、喉风、喉毒，用醋磨漱喉。治白浊，捣汁冲酒服。"

【现代研究】

（一）化学成分

金荞麦含有多酚类、甾体类、三萜类等化学成分。多酚类是金荞麦中最重要的活性成分。主要是一类原花色素缩合性单宁混合物，还包括一些黄酮类化合物。主要有双聚原矢车菊苷元、没食子酸、(－)表儿茶素、原儿茶酸、木犀草素、槲皮素、芸香苷等。此外，尚含有海柯皂苷元、β-谷甾醇、赤杨酮、赤杨醇、棕榈酸单甘油酯、大黄素、β-胡萝卜苷等。

（二）药理作用

1. 抑菌作用　金荞麦根茎醇提取物对金黄色葡萄球菌、肺炎双球菌、铜绿假单胞菌、福氏志贺菌、大肠埃希菌有较明显的抑制作用[1]。金荞麦正丁醇萃取部分对乙型溶血性链球菌有明显的抑制作用，其抗菌作用的物质基础为金荞麦的酚酸类及黄酮类化合物[2]。

2. 抗癌作用　金荞麦提取物对体外培养的个旧肺腺癌细胞、宫颈鳞癌细胞、胃腺癌细胞及鼻咽癌细胞均有杀伤作用，在体内对小鼠移植性肉瘤、Lewis肺癌、宫颈癌有抑制作用[3,4]。威麦宁(从金荞麦中提取出的单宁类化合物)对肺癌细胞株PG、PAa、A549和肝癌细胞株BEL-7402、胃癌细胞株MGC-803以及黑色素瘤细胞株B16-BL6等均有不同程度的抑制作用，并与顺铂有协同抑瘤作用[5]。

3. 免疫调节作用　口服金荞麦E(从金荞麦中提取的一种鞣质类化学物质)不仅能显著提高小鼠网状内皮系统的吞噬指数及吞噬系数，而且能减轻环磷酰胺或接种肿瘤所诱导的小鼠网状内皮系统吞噬功能低下[6]。金荞麦根乙醇提取物药物血清能促进鸡脾T、B淋巴细胞的增殖活性，并呈明显的时效及量效关系[7]。

4. 抗炎作用 金荞麦氯仿部位与水液部位对小鼠耳廓肿胀有抑制作用，氯仿、正丁醇、水液部位均能抑制大鼠CMC背囊中白细胞游走，氯仿部位对大鼠足跖肿胀有明显的抑制作用，氯仿、正丁醇和水液部位及水煎液均能降低大鼠肿胀足跖炎性组织中的 PGE_2 含量[8]。

5. 止咳化痰作用 小鼠灌胃金荞麦浸膏可减少氨水引起的小鼠咳嗽次数，增加小鼠气管酚红的排泌作用，其作用强度与口服杜鹃素相似[9]。

（三）临床报道

1. 治疗肺脓肿 采用金荞麦浓缩颗粒45g、黄酒10ml，用温开水烊冲顿服，每日3次，共治疗本病20例，全部治愈，其中7天痊愈者16例，14天痊愈者3例，21天痊愈者1例[10]。

2. 治疗肺炎 口服金荞麦片，每次5片，1日3次，同时配合口服环丙沙星，疗程10天，共治疗老年人肺炎80例，显效50例，有效25例，无效5例，总有效率93.8%，优于单纯环丙沙星对照组[11]。

3. 治疗急慢性支气管炎 采用金荞麦片口服，每次4～5片，每日3次，治疗急性支气管炎67例，在症状缓解和消失时间方面均与常规抗炎化痰药物治疗无明显差异[12]。在西医常规治疗基础上，加金荞麦水剂口服，治疗慢性支气管炎64例，14天后显效45例，有效16例，无效3例，总有效率95.31%，优于单纯西药治疗[13]。

4. 治疗支气管哮喘 以金荞麦、乌梅各30g，五味子、白果、甘草各10g，炙麻黄5g为主方，水煎服，日1剂，治疗本病50例，治愈18例，好转29例，未愈3例，总有效率为94%[14]。

5. 治疗肺癌 口服威麦宁胶囊治疗非小细胞肺癌48例，8周为1个疗程，总有效率为8.3%，具有改善肺癌患者临床症状，提高机体的免疫功能和生存质量的作用[15]。

6. 治疗原发性痛经 金荞麦根50g(鲜品70g)，于月经前3～5天水煎服，每天1剂，连续服用2个月经周期，治疗本病30例，治愈19例，好转9例，无效2例，总有效率为93%[16]。

7. 治疗细菌性痢疾 口服金荞麦水剂或片剂治疗细菌性痢疾80例，治愈76例，无效4例，治愈率95%，平均住院时间5.51天[17]。

参考文献

[1] 艾群，王斌，王国清. 金荞麦制剂的抑菌研究[J]. 黑龙江医学，2002，26(9)：666.

[2] 王立波，邵萌，高慧媛，等. 金荞麦抗菌活性研究[J]. 中国微生态学杂志，2005，17(5)：330-331.

[3] 娄金丽，林洪生，邱全瑛，等. 威麦宁抗小鼠Lewis肺癌转移作用及分子机制的研究[J]. 中国病理生理杂志，2004，20(4)：627-631.

[4] 孟凡虹，包群，高倬，等. 金E体外抗癌作用的初步研究[J]. 癌症，1994，13(3)：265-266.

[5] 娄金丽，林洪生，邱全瑛，等. 威麦宁体外抗肿瘤作用的实验研究浅探[J]. 中医药学刊，2004，22(5)：810-811.

[6] 杨体模，荣祖元. 金荞麦E对小鼠网状内皮系统吞噬功能的影响[J]. 四川生理科学杂志，1991，13(1,2)：62.

[7] 乔红杰，王贵平，李春玲. 金荞麦根提取物对鸡脾淋巴细胞活性影响的血清药理学研究[J]. 动物医学进展，2010，31(3)：44-48.

[8] 程友斌，潘洪林. 金荞麦抗炎活性部位筛选研究[J]. 时珍国医国药，2009，20(9)：2219-2220.

[9] 包鹏，张向荣，周晓棉，等. 金荞麦提取物的药效学研究[J]. 中国现代中药，2009，11(7)：36-41.

[10] 黄瑞彬，黄周红. 金荞麦(浓缩颗粒)黄酒饮治疗肺脓肿20例[J]. 世界中医药杂志，2009，4

(1):16.

[11] 田雅萍,张继会,王明晖.金荞麦片治疗80例老年人肺炎的疗效观察[J].中国老年保健医学,2007,5(2):26.

[12] 李建华,冯丕敏,李婷,等.金荞麦片治疗急性支气管炎疗效观察[J].辽宁中医药大学学报,2007,9(6):120.

[13] 张红兴.中西医结合治疗慢性支气管炎急性发作120例[J].吉林中医药,2009,29(8):673-674.

[14] 李卫,朱靖.敛肺平喘法治疗支气管哮喘50例[J].中国中医药科技,2002,9(4):200.

[15] 林洪生,李攻戍.威麦宁胶囊治疗非小细胞肺癌的临床研究[J].肿瘤研究与临床,2003,15(6):368-370.

[16] 高开泉.金荞麦根治疗原发性痛经30例临床观察[J].中医杂志,1990,31(8):39.

[17] 张国风.金荞麦治疗细菌性痢疾80例临床报告[J].南通医学院学报,1987,7(3):51-52,62.

大血藤 Daxueteng

【别名】 血藤(《本草图经》),红藤《景岳全书》,大活血(《植物名实图考》),活血藤、血木通(《中药志》),红血藤、红菊花心(《浙江民间常用草药》),五花七、五花血通、大血通(《陕西中草药》)。

【来源】 大血藤,始载于《本草图经》。因其藤茎色棕红而命名。为木通科落叶木质藤本植物大血藤 *Sargentodoxa cuneata*(Oliv.)Rehd. et Wils. 的干燥藤茎。主产于河南、浙江、安徽、广东、福建、湖北等地。野生与栽培均有。

【采收炮制】 秋、冬二季采收藤茎,除去嫩枝叶片,砍成短节,趁鲜切片,晒干。生用。

【商品规格】 统装。以条均匀、色棕红、气香者为佳。

按《中国药典》(2010年版一部)规定:本品总灰分不得过4.0%;醇溶性浸出物不得少于8.0%。

【药性】 苦,平。归大肠、肝经。

【功效】 清热解毒,活血止痛。

【应用】

1. 肠痈腹痛,热毒疮疡　本品味苦,长于清热解毒,消痈止痛。入大肠经,又善散肠中瘀滞,为治肠痈要药。用于热毒瘀滞,肠痈腹痛,常与连翘、丹皮、大黄等同用,如《中医方剂临床手册》红藤煎;亦用于热毒疮疡,红肿疼痛,多与金银花、蒲公英、贝母等配伍,如《景岳全书》连翘金贝煎。

2. 跌打损伤,风湿痹痛,经闭痛经　本品行于血分,又能活血散瘀,消肿止痛。用于跌打损伤,瘀血肿痛,《湖南农村常用中草药手册》用本品与骨碎补共捣烂,外敷伤处;用于风湿痹痛,腰腿不利,《陕西中草药》又与牛膝配伍;用于妇女血虚经闭,《闽东本草》则与益母草、香附配用。

【用法用量】 煎服,10~15g,大剂可用至30g。

【使用注意】 孕妇不宜多服。

【鉴别用药】 本品在华北、华东、中南地区亦做鸡血藤使用。鸡血藤虽能活血通络,以治经闭及痹痛,但无清热解毒之功,而长于补血调经。因此,二者功效并不完全相同,实不宜混淆使用。

【药论】

1.《本草图经》:"攻血,治血块。"

2.《简易草药》:“治筋骨疼痛,追风,健腰膝,壮阳事。”

3.《中药志》:“祛风通经络,利尿杀虫。治肠痈,风湿痹痛,麻风,淋病,蛔虫腹痛。”

【现代研究】

(一)化学成分

大血藤含有鞣质、糖苷、环多酚类、三萜皂苷类、木质素类、黄酮类、苷类及有机酸类等,主要成分包括大黄素、大黄素甲醚、大黄酚、β-谷甾醇、胡萝卜苷、硬脂酸、毛柳苷、右旋丁香酚二葡萄糖苷、右旋二氢愈创木脂酸、香草酸等。

(二)药理作用

1. 抗菌作用 25%的红藤煎剂对金黄色葡萄球菌、乙型链球菌有极敏感的抑菌作用,对大肠杆菌、白色葡萄球菌、铜绿假单胞菌、甲型链球菌、卡他球菌、白色葡萄球菌均有高敏感抑菌作用[1]。红藤叶片水提取物对金黄色葡萄球菌的抑制效果最明显,其次是60%丙酮提取物,再次是70%乙醇提取物[2]。

2. 免疫抑制作用 红藤水煎剂能明显抑制小鼠单核吞噬细胞的吞噬活性,降低小鼠机体抗体生成细胞分泌抗体IgM量,抑制小鼠外周血中的T淋巴细胞数目,降低脾淋巴细胞的转化率,对小鼠细胞免疫及体液免疫功能均有明显抑制作用[3]。

3. 抗癌作用 红藤脂酸钠在体外可诱导人肝癌细胞系SMMC-7721细胞发生凋亡,抑制其生长[4]。红藤成分绿原酸对人慢性髓性白血病K562细胞增殖抑制率为46.6%,其鞣质B_2对小鼠乳腺癌tsFT210细胞和K562细胞均显示抑制作用[5]。

4. 其他作用 红藤水提醇沉物能明显提高小鼠耐缺氧能力,其注射液能提高小鼠减压缺氧存活时间[6]。红藤提取液可抑制犬腹腔手术后粘连形成,粘连缓解有效率为92%,高于右旋糖酐对照组[7]。红藤多糖对大鼠心肌坏死模型缺血心肌具有较强的保护作用[8]。

(三)临床报道

1. 治疗盆腔炎 采用红藤汤(红藤、败酱草、蒲公英、三棱、莪术、黄芪各30g)灌肠,配合中药离子导入及盆腔灌注抗炎药,治疗慢性盆腔炎100例,临床总有效率100%,优于单纯采用盆腔灌注抗炎药治疗[9]。

2. 治疗子宫内膜异位症 采用红藤方(红藤、蒲黄、延胡索、桃仁、丹皮、香附)水煎服,治疗本病41例,用药3个月,该方可明显改善患者临床症状,总有效率为90.2%,愈显率为39.0%[10]。

3. 治疗急性乳腺炎 红藤60~90g,水煎服,每日2次,治疗早期急性乳腺炎24例,治愈21例,好转2例,无效1例,2~4天痊愈者18例,4~6天痊愈者3例[11]。

4. 治疗溃疡性结肠炎 将红藤30g,苦参、白头翁各20g,桂枝10g,透骨草15g,水煎成150ml,加锡类散2支混合,保留灌肠,4周为1个疗程,共治疗本病63例,治愈54例,好转7例,无效2例,总有效率为96.8%[12]。

5. 治疗阑尾炎 红藤、败酱草各100g,水煎服,1日1剂,10天为1个疗程,共治疗慢性阑尾炎46例,全部治愈,服药最长3个月,最短1周[13]。

6. 治疗烧伤瘢痕 红藤250g,丹参、红花各50g,当归100g,水煎取汁,浸泡或湿敷烧伤瘢痕处,每次20~30分钟左右,每日2次,治疗本病102例,治愈24例,显效48例,有效42例,无效6例,临床总有效率为94.1%[14]。

参考文献

[1] 瞿自明. 兽医中草药大全[M]. 北京:中国农业出版社,1989:624-625.

[2] 李钧敏,虞优优,金刚新.大血藤叶片提取物抑菌作用的初步研究[J].浙江中医学院学报,2004,28(1):55-57.

[3] 王红梅,马素好.红藤对小鼠的免疫抑制效应[J].河南中医,2009,29(8):756-758.

[4] 刘涛,王执民,韦建学.红藤脂酸钠对人肝癌细胞系 SMMC-7721 体外抑瘤作用的实验研究[J].介入放射学杂志,2005,14(4):401-403.

[5] 毛水春,顾谦群,崔承彬,等.中药大血藤中酚类化学成分及其抗肿瘤活性[J].中国药物化学杂志,2004,14(6):326-330.

[6] 李珠莲,梁国建,徐光漪.红藤化学成分研究[J].中草药,1984,15(7):9-11.

[7] 胡月光,唐彦萍,褚先秋,等.大血藤提取液腹腔灌注预防腹腔术后粘连的实验研究[J].遵义医学院学报,1993,16(2):17-20.

[8] 张鹤,颜寿琪,邵以德,等.红藤水溶性提取物的抗心肌缺血研究[J].上海医科大学学报,1988,15(3):191-192.

[9] 马晓贤,郑雪绒,张玲.红藤汤灌肠及离子导入配合西药盆腔灌注治疗慢性盆腔炎 100 例[J].陕西中医,2010,31(9):1186-1187,1195.

[10] 尹燕,曹阳,张婷婷.红藤方治疗术后复发性子宫内膜异位症 41 例的疗效及生存质量评价[J].上海中医药大学学报,2011,25(1):36-39.

[11] 杨中学.大血藤治疗早期急性乳腺炎 24 例[J].中医杂志,1984(8):27.

[12] 华东方.保留灌肠治疗溃疡性结肠炎 63 例[J].甘肃中医,2009,22(12):33-34.

[13] 牟尔古,江兵权,孙呷珠.红藤败酱草治疗慢性阑尾炎 46 例[J].四川中医,2003,21(2):41.

[14] 王玲,王琪.大血藤洗剂治疗烧伤瘢痕的临床观察[J].湖北中医杂志,2006,28(2):36-37.

败酱草 Baijiangcao

（附：墓头回）

【别名】败酱、鹿肠(《神农本草经》),鹿首、马草、泽败(《名医别录》),苦菜、苦蘵(《本草纲目》),野苦菜(《植物名实图考》),苦猪菜(《江西中药》),苦斋公(《四川中药志》),龙芽败酱(《中药材手册》)。

【来源】败酱草,始载于《神农本草经》,列为中品。为败酱科多年生草本植物黄花败酱 *Patrinia scabiosaefolia* Fisch. ex Link. 或白花败酱 *Patrinia villosa* Juss. 的干燥全草。全国大部分地区有产,主产于四川、河北、河南、东北三省等地。均为野生。

【采收炮制】夏、秋季采收,连根拔起,洗净,阴干或晒干。切段,生用。

【商品规格】以干燥、根长、叶多、完整、色绿、无杂质者为佳。

【药性】辛、苦,微寒。归胃、大肠、肝经。

【功效】清热解毒,消痈排脓,祛瘀止痛。

【应用】

1. 肠痈腹痛,肺痈吐脓,痈肿疮毒　本品辛散苦泄,既可解毒排脓,又可活血消痈,为治疗肠痈的要药。用于肠痈脓已成者,常与薏苡仁、附子同用,如《金匮要略》薏苡附子败酱散;若肠痈初起,腹痛便秘,未化脓者,多与金银花、红藤、大黄等配伍,如《中国药物大全》阑尾消炎片;用于肺痈咳吐脓血者,常与鱼腥草、芦根、桔梗等同用;用于痈肿疮毒,无论已溃未溃,《闽东本草》取鲜品与地瓜酒煎服,并将药渣捣烂,蜜调敷患处。

2. 瘀阻腹痛　本品辛散行滞,破血行瘀,通经止痛。用于产后瘀阻,腹中刺痛,《卫生易简方》单用本品煎服即效;或与五灵脂、香附、当归等配伍。

【用法用量】煎服,6～15g。外用适量。

【使用注意】 脾胃虚弱，食少泄泻者忌服。

【鉴别用药】 我国北方地区习惯以菊科多年生草本植物苣荬菜 Sonchus brachyotus DC. 和苦荬菜 Ixeris chinensis(Thunb.)Nakai 的带根全草做败酱用；南方地区习惯以十字花科一年生草本植物菥蓂 Thlaspi arvense L. 的带根全草做败酱用。以上植物均无陈酱气，恐非古代所用之败酱草。应以败酱科植物黄花败酱及白花败酱的全草入药为正品。

【药论】

1.《神农本草经》："主暴热火疮，赤气，疥瘙疽痔，马鞍热气。"

2.《名医别录》："除痈肿，浮肿，结热，风痹不足，产后疾痛。"

3.《本草纲目》："败酱，善排脓破血，故仲景治痈，及古方妇人科皆用之。乃易得之物，而后人不知用，盖未遇识者耳。"

4.《本草正义》："此草有陈腐气，故以败酱得名。能清热泄结，利水消肿，破瘀排脓。惟宜于实热之体。《本经》、《别录》、《药性论》、《日华子》诸书所载，无一非实热瘀滞之症。惟产后诸痛，当以瘀露作痛者为宜。而濒湖所引《别录》，竟作产后疾痛；《大明本草》又以产后诸病浑言之，则流弊良多，不可不知所辨别者也。"

【现代研究】

（一）化学成分

败酱草化学成分以三萜皂苷类居多，其次有环烯醚萜类、香豆素类、甾醇类、黄酮类、挥发性化合物。主要成分有：常春藤皂苷类、齐墩果酸皂苷类、乌苏酸皂苷类化合物，以及黄花龙芽苷、败酱皂苷、β-谷甾醇、β-谷甾醇-D-葡萄糖苷、芸苔甾醇-D-葡萄糖苷，芦丁、槲皮素、洋芹素等。黄花败酱中含挥发油 8%，其中以败酱烯和异败酱烯含量最高。

（二）药理作用

1. 抗病原微生物作用　黄花败酱蒸馏液体外对金黄色葡萄球菌、链球菌、大肠杆菌、巴氏杆菌、沙门菌有抑菌作用[1]。白花败酱及其制剂对金黄色葡萄球菌、白色葡萄球菌、伤寒杆菌、大肠杆菌、枯草杆菌、链球菌、变形杆菌等亦有抑制作用[2]。败酱草的水提浓缩液对呼吸道合胞病毒有明显的抑制作用[3]。

2. 抗肿瘤作用　黄花败酱根提取物对小鼠肉瘤有抑制作用[4]。黄花败酱总皂苷能延长艾氏腹水癌小鼠的存活时间[5]。败酱草水提液可抑制 U_{14} 宫颈癌细胞的生长，提高 U_{14} 肿瘤模型小鼠的生命延长率，具有抗 U_{14} 宫颈癌的作用[6]。

3. 镇静作用　黄花败酱醇提取液对小鼠具有镇静作用，其镇静强度与戊巴比妥相当，其水蒸馏液镇静作用相对较弱[1]。黄花败酱的乙酸乙酯萃取物和正丁醇萃取物均能减少小鼠自主活动，而正丁醇萃取物能够明显延长阈剂量戊巴比妥钠所诱导小鼠的睡眠时间[7]。

4. 保肝作用　白花败酱的果枝浸膏有促进肝细胞再生及抑制细胞变性的作用，齐墩果酸被认为是抗肝炎的强活性成分；从黄花败酱中分出的皂苷能提高血清转氨酶的活性，白花败酱对大鼠离体肝脏脂质过氧化有抑制作用[8]。

5. 调节肠道作用　败酱草中含苦菜多糖和苦菜果胶，能够促进小鼠小肠的蠕动，减少小鼠排便次数，延长开始排便时间，具有既抗便秘又防腹泻的双向作用[9]。

（三）临床报道

1. 治疗阑尾炎　取败酱草、鸡矢藤，鲜品各用 150g，或者干品各 60g，水煎服，每日 1 剂，10 天为 1 个疗程，治疗 42 例慢性阑尾炎患者，服药 5 天～3 个月，全部治愈[10]。

2. 治疗新生儿毒性红斑 败酱草50g，加水3000ml，水煎过滤取汁，药浴浸泡5分钟，每日1次，连续3日，共治疗本病108例，轻度78例中，显效67例，有效8例，无效3例，有效率96.15%；重度30例中，显效5例，有效16例，无效9例，有效率70.0%[11]。

3. 治疗新生儿脓疱疹及痱子 败酱草50g，加水1000ml，水煎过滤取汁，清洗治疗新生儿脓疱疹150例及痱子患儿50例，结果全部治愈，其中脓疱疹治愈时间为(3.35±0.97)天，痱子治愈时间为(3.64±0.93)天[12]。

4. 治疗失眠 以败酱草15g，茯苓50g，炒栀子、淡豆豉各10g加减，水煎服，每日1剂，治疗本病120例，结果痊愈41例，显效46例，有效26例，无效7例，总有效率94.2%[13]。

5. 治疗儿童鼻窦炎 败酱草、牡丹花各6g，水煎服，10天1个疗程，共治疗本病36例，显效17例，有效10例，无效10例，总有效率72.2%[14]。

(四) 不良反应

黄花败酱干浸膏24g(生药)/kg给小白鼠灌胃，未见不良反应，其醇浸膏30g/kg灌胃时，对小鼠有轻度呼吸抑制作用和轻度致泻作用[15]。

据报道，有1例患者在服用有败酱草组成的复方后出现面部、四肢及躯干瘙痒，并起红色丘疹等过敏症状，改为败酱草研细末外涂，皮肤出现感觉不适、瘙痒并有红疹。经鉴定，该败酱草为菊科植物苣荬菜带根全草，即通常所称的“北败酱”[16]。另报道，有个别患者服黄花败酱后有口干、胃部不适等反应。白花败酱注射液试治的134例急性细菌性炎症中，有3例白细胞分别于用药第2、5、7天时降至$(2.2\sim2.8)\times10^9$/L之间，停药一周左右恢复正常[15]。

参 考 文 献

[1] 谭超，孙志良，周可炎，等. 黄花败酱化学成分及镇静、抑菌作用研究[J]. 中兽医医药杂志，2003，22(4)：3-5.

[2] 殷网虎. 3味中药对前列腺主要致病菌抑制作用的观察[J]. 实用中西医结合临床，2003，3(2)：53-54.

[3] 李珊珊，李洪源，朴英爱，等. 败酱草抗病毒有效部位体外抑制呼吸道合胞病毒作用研究[J]. 中华流行病学杂志，2004，25(2)：150-153.

[4] 毛金军，王丽敏，张明远，等. 黄花败酱提取物抗肿瘤作用的实验观察[J]. 黑龙江医药科学，2004，27(5)：351.

[5] 沈德凤，杨波，李进京. 黄花败酱总皂苷提取物抗肿瘤作用的实验研究[J]. 黑龙江医药，2007，30(3)：35.

[6] 陈磊，张涛，田黎明，等. 白花败酱草提取物对小鼠U_{14}宫颈癌细胞的抑制作用[J]. 中国老年学杂志，2010，30(8)：1091-1093.

[7] 徐泽民，黄朝辉，朱波，等. 黄花败酱镇静作用活性部位的研究[J]. 浙江中西医结合杂志，2007，17(6)：347-348.

[8] 蒋惠娣，黄夏琴. 九种护肝中药抗脂质过氧化作用的研究[J]. 中药材，1997，20(12)：624-627.

[9] 朱加进，何国庆. 苦菜中防便秘抗腹泻功能因子研究[J]. 营养卫生，2002，23(2)：113-115.

[10] 何耀东. 鸡矢藤败酱草治疗慢性阑尾炎临床体会[J]. 中国社区医师，2010，12(23)：8-9.

[11] 南卫东，王世杰. 败酱草药浴治疗新生儿毒性红斑疗效分析[J]. 实用医技杂志，2006，13(13)：2307-2308.

[12] 马绿珍，李凌. 败酱草佐治新生儿脓疱疹及痱子疗效观察[J]. 中国儿童保健杂志，2000，8(4)：243-244.

[13] 范桂滨.败酱茯苓栀子豉汤治疗不寐120例[J].中国中医药科技,2006,13(1):27-28.
[14] 张超伟.丹花败酱汤口服治疗儿童鼻窦炎36例[J].职业与健康,2002,18(2):139.
[15] 阴健,郭力弓.中药现代研究与临床应用(1)[M].北京:学苑出版社,1995:434.
[16] 崔正义,王培勤,张芙蓉.北败酱草致过敏反应1例[J].时珍国医国药,2000,11(4):348.

附：墓头回

始载于《本草纲目》。为败酱科多年生草本植物异叶败酱 *Patrinia heterophylla* Bunge 及糙叶败酱 P. scabra Bunge 的根。主产于山西、河南、河北、广西等地。秋季采挖,去净茎苗,晒干。味辛、苦,性微寒。效用与败酱草相似,兼有止血、止带的功效,临床多用于崩漏下血、赤白带下等症。用法用量同败酱草。

白头翁　Baitouweng

【别名】野丈人、胡王使者(《神农本草经》),白头公(《本草经集注》),翁草、犄角花(北京),山棉花(山西),老翁花(山东)。

【来源】白头翁,始载于《神农本草经》,列为下品。因其植物近根处有白茸,状似白头老翁,故名。为毛茛科多年生草本植物白头翁 *Pulsatilla chinensis*(Bge.)Regel 的干燥根。主产于吉林、黑龙江、辽宁、河北、山东、山西、陕西、江西、河南、安徽等地。均为野生。

【采收炮制】春、秋二季采挖,除去叶及残留的花茎和须根,保留根头白茸毛,去净泥沙,晒干。切片,生用。

【商品规格】一般不分等级,均为统货。以身干、条粗长、整齐不碎、灰黄色、头部有白绒毛者为佳。

按《中国药典》(2010年版一部)规定:本品按干燥品计算,含白头翁皂苷($C_{59}H_{96}O_{26}$)不得少于4.6%。

【药性】苦,寒。归胃、大肠经。

【功效】清热解毒,凉血止痢。

【应用】

热毒血痢:本品苦寒降泄,清热解毒,凉血止痢,尤善清胃肠湿热及血分热毒,为治热毒血痢的良药。用于热痢腹痛,里急后重,下痢脓血,可单用,亦可与黄连、黄柏、秦皮同用,如《伤寒论》白头翁汤;若妇女产后,血虚下痢,多与阿胶、甘草、黄柏等配用,如《金匮要略》白头翁加甘草阿胶汤;若小儿热毒下痢,便如鱼脑,常与黄连、石榴皮配伍,如《太平圣惠方》白头翁散;若赤痢下血,日久不愈,腹内冷痛,又与阿胶、干姜、赤石脂等同用,如《备急千金要方》白头翁汤。

近年来用本品治疗细菌性痢疾及阿米巴痢疾,均有良好效果。若治阿米巴痢疾,可单用本品15～30g,水煎服;病重者,另用本品30～60g,煎汤保留灌肠。此外,本品与秦皮配伍,煎汤外洗,可治阴痒带下(如滴虫性阴道炎)。

【用法用量】煎服,6～15g。外用适量。

【使用注意】虚寒泄痢忌服。

【鉴别用药】商品白头翁的原植物复杂,较常见的有:毛茛科植物秋牡丹、大火草,蔷薇科植物委陵菜、翻白草,菊科植物祁州漏芦、毛大丁草,石竹科植物白鼓丁等。历代本草记载的白头翁,也不止一种。由于对原植物形态描述不清,遂酿成后世将近根处有白毛的多种植物误用。据考证《新修本草》所载的品种与毛茛科植物白头翁相符,药用应以此为正品。

【药论】

1.《神农本草经》:"主温疟狂易寒热,癥瘕积聚,瘿气,逐血止痛,金疮。"

2.《本草经疏》:"白头翁……暑伏足阳明经,则发温疟;伏手阳明经,则病毒痢,滞下纯血;狂易鼻衄者,血热也;寒热者,血瘀也;癥瘕积聚、瘿气,靡不由血凝而成。积滞停留则腹痛,金疮血凉则痛自止。苦能下泄,辛能解散,寒能除热凉血,具诸功能,故悉主之,殆散热凉血行瘀之要药欤?"

3.《本经逢原》:"白头翁,《本经》言苦温者,传写之误也。其治温疟狂易寒热等症,皆少阳、阳明热邪固结之病,结散则积血去而腹痛止矣。《别录》止鼻衄,弘景止毒痢,亦是热毒入伤血分之候。"

4.《本草求真》:"白头翁,何以用此以治温疟寒热,齿痛骨痛,鼻衄,秃疮,疝瘕等症?亦因邪结阳明,服此热解毒清,则肾不燥扰而骨固,胃不受邪而齿安,毒不上侵而止衄,热不内结而疝与瘕皆却,总皆清解热毒之力也。"

5.《本草正义》:"白头翁,味微苦而淡,气清质轻,《本经》虽谓苦温,然以主治温疟狂易,而仲景且以专治热利下重,则必非温药可知。石顽《本经逢原》改作微寒,盖从阅历中体验而来,其说较为可信。今以通治实热毒火之滞下赤白,日数十次者,颇见奇效。"

【现代研究】

(一)化学成分

白头翁主要含有三萜皂苷、白头翁素、原白头翁素、胡萝卜苷、三萜酸、木脂素以及糖蛋白等成分。

(二)药理作用

1. 抗病原微生物作用

(1)抗阿米巴原虫作用:白头翁煎剂及所含皂苷在体内和体外都有明显的抗阿米巴原虫的作用,低浓度煎剂能减少阿米巴原虫的繁殖,而高浓度则可完全抑制其生长,白头翁水煎剂对溶组织内阿米巴滋养体有理想的杀灭作用[1,2]。

(2)抗菌作用:白头翁浸出液对金黄色葡萄球菌、白色葡萄球菌、铜绿假单胞菌、炭疽杆菌、伤寒杆菌、甲型链球菌、乙型链球菌、枯草杆菌均有显著抑菌作用[3,4]。白头翁正丁醇提取物在体外具有显著抗结核杆菌作用[5]。白头翁水提液对红色毛癣菌、羊毛状小孢子菌、许兰毛癣菌、断发样毛癣菌、紫色毛癣菌、絮状表皮癣菌等多种真菌有抑菌作用[6]。

(3)抗滴虫作用:白头翁水提液具有显著的体外杀灭滴虫作用,白头翁水提液 1∶1 浓度作用 2 小时,1∶2 浓度作用 4 小时,即可全部杀死滴虫,其中 1∶1 浓度 2 小时杀虫率 100%,白头翁抗滴虫作用与白头翁干扰毛滴虫的蛋白和氨基酸代谢有关[7]。

2. 抗肿瘤作用　白头翁的皂苷组分对人肝癌、人宫颈癌细胞株生长均有抑制作用[8]。白头翁含药血清能抑制人肺巨细胞癌细胞株 PG 的增殖[9]。原白头翁素衍生物对人乳腺癌细胞株生长具有显著抑制作用,其机制可能与诱导癌细胞凋亡作用有关[10]。

3. 调节免疫作用　白头翁糖蛋白能显著增强体外培养小鼠腹腔巨噬细胞吞噬能力[11]。白头翁水提物可明显提高小鼠脾细胞对刀豆蛋白 A 及大肠埃希菌脂多糖的反应性,刺激小鼠脾脏 T、B 淋巴细胞转化增殖,显著提高小鼠 NK 细胞的活性[12]。

4. 其他作用　白头翁提取物能降低 CCl_4 肝损伤小鼠血清 ALT、AST 含量,减轻肝组织病理损伤[13]。白头翁总苷可明显延长小鼠卵白蛋白诱发的哮喘潜伏期,抑制氨水诱发咳嗽次数并延长咳嗽的潜伏期,具有止咳平喘作用[14]。

(三) 临床报道

1. 治疗阿米巴痢疾　白头翁30g,秦皮、黄连各9g,黄柏、金银花、败酱草各12g,水煎服;同时配合白头翁40g,秦皮、大蒜子各15g,连翘12g,栀子10g,水煎保留灌肠,治疗本病30例,疗程3～15天,均获得治愈[15]。

2. 治疗细菌性痢疾　白头翁、马齿苋各15g,秦皮、黄连、黄柏各9g,罂粟壳5g,水煎灌肠治疗慢性菌痢87例,其中根除治愈65例,临床治愈15例,好转7例[16]。

3. 治疗溃疡性结肠炎　白头翁15g,黄柏、秦皮各12g,黄连6g,水煎服。治疗本病52例,4周后临床治愈32例,好转16例,无效4例,总有效率92.31%[17]。

4. 治疗流行性腮腺炎　鲜白头翁根50g,洗净捣烂,与1只鸡蛋放入锅内油煎炒熟,早晚各食1剂,治疗本病59例,3天全部治愈[18]。

5. 治疗阴道炎　白头翁、生大黄、蛇床子、苦参各30g,黄柏、秦皮、明矾各15g,水煎外洗,每日2次。治疗本病78例,其中治愈55例,好转17例,无效6例,对滴虫性阴道炎治愈率为72.4%,对霉菌性阴道炎治愈率为69.4%[19]。

6. 治疗牙痛　白头翁全草2000g,制成颗粒冲剂100袋。每次冲服1～2袋,每日1～3次。共治风火牙痛31例,痊愈25例,有效5例,无效1例[20]。

7. 治疗消化性溃疡　白头翁210g,生黄芪105g,加蜂蜜制成糖浆,每次服用20ml,每日3次,用药3个月,治疗本病147例,痊愈51例,好转84例,无效12例[21]。

(四) 不良反应

体外杀精研究表明,白头翁皂苷具有较强的杀精子作用,使精子瞬间失活的最低有效浓度为0.73mg/ml[22]。拟原白头翁素A大鼠急性经口给药LD_{50} 4.6739g/kg,经皮给药LD_{50} >2.0g/kg,毒性分级为低毒,对大鼠皮肤无刺激作用,对大白兔眼黏膜有中等刺激性[23]。高剂量拟原白头翁素A对孕鼠有母体毒性,可引起胚胎发育迟缓,但无畸形发现[24]。

参考文献

[1] 郑虎占.中药现代研究与应用(第二卷)[M].北京:学苑出版社,1997:1616.

[2] 兰继毓,袁继红,邵忠俊,等.五种中药杀灭溶组织内阿米巴滋养体体外实验研究[J].中国寄生虫病防治杂志,1996,9(1):43-46.

[3] 曹景花,李玉兰,邱世翠,等.白头翁的体外抑菌作用研究[J].时珍国医国药,2003,14(9):528.

[4] 陈莉,朱凤静,张春枝.30种中药水提取物的体外抗菌活性试验[J].大连轻工业学院学报,2005,24(4):269-270.

[5] 王淑英,刘萌萌,吴银萍.白头翁提取物体外抗结核杆菌作用的实验研究[J].江西中医学院学报,2009,21(5):42-44.

[6] 杨风琴,柳伟.8种中草药对致病性浅部真菌的抑菌实验研究[J].宁夏医学院学报,2007,29(10):493-494.

[7] 郭永和,刘永春,秦剑.11种中药体外灭阴道毛滴虫[J].时珍国医国药,2000,11(4):297-298.

[8] 钟邱,倪琼珠.白头翁中皂苷成分对肿瘤细胞的抑制作用[J].中药材,2004,27(8):604-605.

[9] 张岱州,李洁,佟全胜.MTT法检测白头翁对人肺巨细胞癌细胞株PG细胞增殖的抑制作用[J].生物医学工程研究,2010,29(1):71-72.

[10] 姜峰玉,孙抒,李熙峰,等.原白头翁素衍生物对人乳腺癌MCF27细胞的抗增殖与诱导凋亡作用[J].山东医药,2009,49(40):19-21.

[11] 戴玲,王华,陈彦,等.白头翁糖蛋白对小鼠腹腔巨噬细胞免疫的增强作用[J].中国生化药物杂

志,2000,21(5):230-231.

[12] 刘忠平,庞慧民,赵云霄,等.白头翁水提物对小鼠免疫功能影响[J].中国公共卫生,2009,25(2):211-212.

[13] 王单,王淑英,吴银萍,等.白头翁提取物对 CCl_4 大鼠肝损伤的保护作用[J].现代中药研究与实践,2008,22(5):34-36.

[14] 张成义,唐丽莉,孙晶波.白头翁总苷平喘作用的试验研究[J].中国老年学杂志,2009,29(2):137-139.

[15] 幸平.白头翁加味治愈阿米巴痢疾 30 例疗效观察[J].中国乡村医药,2000,7(1):13-14.

[16] 黄秀琴.白头翁汤加味保留灌肠治疗慢性菌痢 87 例[J].河南中医学院学报,2004,19(5):59.

[17] 赵海明.白头翁汤加减治疗溃疡性结肠炎 52 例[J].中国中医急症,2010,19(3):508.

[18] 王丽宁.鲜白头翁根和鸡蛋炒食治疗流行性腮腺炎 59 例[J].中国乡村医药,2005,12(11):17.

[19] 张智华.加减白头翁汤治疗滴虫性及霉菌性阴道炎 78 例[J].辽宁中医药大学学报,2009,11(10):114.

[20] 刘磊,丁明礼.白头翁冲剂治疗风火牙痛[J].中国医院药学杂志,1987,7(9):391.

[21] 尤仲伟.胃痛灵糖浆治疗消化性溃疡 147 例的疗效分析[J].江苏中医杂志,1982,3(3):18.

[22] 慕慧,杜俊杰.白头翁皂苷体外杀精效果研究[J].西北药学杂志,1996,11(3):119-120.

[23] 佘素贞,伍越环,缪世廉,等.拟原白头翁素 A 毒性试验研究[J].中国药理学通报,1998,14(2):173-175.

[24] 孙美芳,佘素贞,伍越环,等.拟原白头翁素 A 的生殖与胚胎毒性作用研究[J].安徽医科大学学报,2002,37(2):93-95.

马齿苋 Machixian

【别名】马齿草(《雷公炮炙论》),五行草(《本草图经》),马齿菜(《圣惠方》),马齿龙芽(《宝藏论》),长命菜、九头狮子草(《本草纲目》),酸苋、安乐菜(《医林纂要》),瓜子菜(《岭南采药录》),长命苋、酱瓣豆草(《中国药植志》),长寿菜(《中国药植图鉴》),马蛇子菜(《东北药植志》)。

【来源】马齿苋,始载于《新修本草》。因其叶如马齿,而性滑利似苋,故名。为马齿苋科一年生肉质草本植物马齿苋 *Portulaca oleracea* L. 的干燥地上部分。全国大部地区均产。均为野生。

【采收炮制】夏、秋二季采收,除去残根及杂质,洗净,略蒸或烫后晒干。切段,生用。

【商品规格】均为统货。以棵小、质嫩、叶多、青绿色者为佳。

按《中国药典》(2010 年版一部)规定:本品含水分不得过 12.0%。

【药性】酸,寒。归大肠、肝经。

【功效】清热解毒,凉血止痢。

【应用】

1. 热毒血痢 本品性寒质滑,酸能收敛,入大肠经,具有清热解毒、凉血止痢之功,为治痢疾的常用药物。用于大肠湿热,腹痛泄泻,或下痢脓血,里急后重,可与铁苋菜、辣蓼同用,如《中医方剂临床手册》马齿苋汤;若热毒血痢,可与粳米煮粥,空腹服食,如《太平圣惠方》马齿粥;若产后血痢,《经效产宝》又用鲜品捣汁,合蜂蜜调服。

2. 疮疡丹毒,昆虫蛟伤 本品具有清热解毒、凉血消肿之效。用于血热毒盛,痈肿疮疡,丹毒肿痛,可单用本品水煎服,并用鲜品捣烂外敷,如《医宗金鉴》马齿苋膏;用于昆虫咬伤,《肘后备急方》用鲜品捣汁,外涂伤处。

3. 崩漏便血　本品酸寒，入肝经血分，又有清热凉血、收敛止血的作用。还可用于血热妄行，崩漏下血，可单用鲜品捣汁服，以凉血收敛止血(本品有明显的收缩子宫作用)；若用于大肠湿热，便血痔血，可单用，亦可与地榆、槐角、凤尾草等同用。

【用法用量】煎服，15～30g，鲜品加倍。外用适量，捣敷患处。

【使用注意】脾胃虚寒，肠滑作泄者忌服。

【鉴别用药】广东民间亦有苋科植物野苋(绿苋)Amaranthus viridis Linn 称“马齿苋”，据说治疗痢疾亦有良效。它与正文所述的马齿苋，科属、性状均不相同，属于地方民间习惯用药。

【药论】

1.《新修本草》：“主诸肿瘘疣目，捣揩之；饮汁主反胃，诸淋，金疮血流，破血癖癥瘕，小儿尤良；用汁洗紧唇、面疱、马汗、射工毒涂之瘥。”

2.《本草经疏》：“马齿苋，辛寒能凉血散热，故主癥结，痈疮疔肿，白秃，及三十六种风结疮，捣敷则肿散疔根拔，绞汁服则恶物当下，内外施之皆得也。辛寒滑利，故寒热去，大小便利也。”

3.《本草正义》：“马齿苋，最善解痈肿热毒，亦可作敷药，《蜀本草》称其酸寒，寇宗奭谓其寒滑，陈藏器谓治诸肿，破痃癖，止消渴，皆寒凉解热之正治。苏恭亦谓饮汁治反胃，金疮流血，诸淋，破血癖癥瘕，则不独治痈肿，兼能消痞。苏颂谓治女人赤白带下，则此症多由湿热凝滞，寒滑以利导之，而湿热可泄，又兼能入血破瘀，故亦治赤带。濒湖谓散血消肿，利肠滑胎，解毒通淋，又无一非寒滑二字之成绩也。”

【现代研究】

(一) 化学成分

马齿苋含有三萜醇类、黄酮类、有机酸类、糖类、酚类、香豆素类以及生物碱等多种化学成分。主要成分有3-乙酰油酮酸、木栓酮、α-香树酯醇、羽扇豆醇、槲皮素、山柰酚、杨梅素、芹菜素、木犀草素、橙皮苷、异黄酮、亚麻酸、亚油酸、棕榈酸、胡萝卜苷、β-谷甾醇、豆甾-4-烯-3-酮、去甲肾上腺素、多巴胺等。马齿苋干品中含19.1%的蛋白质，各种氨基酸的含量比栽培蔬菜的还高，此外还有铁、锌、锶、钛、铝、钼、镁、钙、钾等无机元素，尤其钾的含量较高，鲜品中含钾盐质量分数为1%，干品中可达17%。

(二) 药理作用

1. 抗病原微生物作用　马齿苋乙醇提取物对志贺和佛氏付赤痢疾杆菌均有抑制作用，水煎剂对志贺、宋内、斯氏及费氏痢疾杆菌均有抑制作用[1]。马齿苋对多种常见的食品污染菌，如大肠埃希菌、沙门菌、志贺菌、金黄色葡萄球菌、变形杆菌、枯草芽胞杆菌及条件致病菌克雷白杆菌和枸橼酸杆菌等均有抑制作用[2]。马齿苋水煎剂体外对铜绿假单胞菌生长繁殖具有较强的抑制作用[3]。对某些真菌如总状毛霉、黄曲霉、赤霉等也有一定抑制作用[1]。马齿苋水煎液具有较强的抗单纯疱疹病毒Ⅰ型作用，且对细胞毒性低[4]。

2. 抗肿瘤作用　马齿苋提取物体外可抑制肺癌A549细胞和肝癌HepG-2细胞增殖，诱导细胞凋亡[5,6]。马齿苋生物碱对离体培养的人肺腺癌细胞系、人喉表皮样癌细胞系、人宫颈癌细胞系和人恶性胚胎横纹肌瘤细胞系的增殖均具有明显抑制作用[7]。马齿苋多糖对人宫颈癌细胞HeLa和肝癌细胞SMMC7721均有较强的抑制作用，对小鼠S180实体瘤和腹水瘤都具有抑制作用[8]。

3. 免疫调节作用　马齿苋提取物可提高正常小鼠腹腔巨噬细胞的吞噬百分率和吞噬

指数，促进溶血素及溶血空斑的形成，促进淋巴细胞的转化[9]。马齿苋能显著提高正常家兔淋巴细胞和PHA诱导的淋巴细胞的增殖能力，提高细胞免疫功能[10]。

4. 抗衰老作用　马齿苋多糖均能通过改善老年小鼠血清和脑组织自由基代谢，从而发挥抗衰老作用[11]。马齿苋不同醇提取物均能改善脑组织自由基代谢，提高衰老小鼠空间学习记忆能力[12]。马齿苋粉可延长果蝇的半数死亡时间，并能提高果蝇的平均寿命和最高寿命[13]。马齿苋水提液可通过下调D-半乳糖所致衰老小鼠脑组织*p53*基因表达，激活端粒酶的活性，延缓衰老小鼠DNA端粒长度的缩短，以发挥抗衰老的作用[14]。

5. 调节糖脂代谢作用　马齿苋能明显改善2型糖尿病大鼠糖耐量和脂代谢紊乱，降低血清游离脂肪酸，减轻高胰岛素血症，提高胰岛素敏感性[15]。长期灌服马齿苋多糖对四氧嘧啶所致糖尿病小鼠均具有降血糖作用，并能提高正常小鼠及四氧嘧啶所致糖尿病小鼠的糖耐量水平[16]。马齿苋水煎液能降低高脂血症模型大鼠血清TC、TG、LDL及AI水平，并能升高HDL水平，具有调节高脂血症大鼠血脂代谢的作用[17]。

6. 抗动脉硬化作用　马齿苋通过改善高脂血症家兔血脂代谢，使动脉硬化指数下降，有效地减轻主动脉壁粥样硬化形态学改变[18]。马齿苋总黄酮以浓度依赖方式抑制大鼠主动脉平滑肌细胞(RASMC)增殖，抑制氧化型低密度脂蛋白诱导的RASMC增殖，并可诱导少量RASMC凋亡，从而发挥抗动脉硬化作用[19]。

7. 对神经系统的保护作用　Tau蛋白是神经元特异表达的微管结合蛋白，马齿苋多糖可以抑制糖原合成激酶对Tau蛋白的异常磷酸化，从而对神经细胞微管骨架有保护作用[20]。采用马齿苋多糖处理原代培养的胎鼠大脑皮层神经细胞发现，马齿苋多糖可阻碍由谷氨酸诱导的细胞凋亡，有效地提高谷氨酸和β淀粉样蛋白处理后的神经细胞相对成活率，对小鼠大脑神经细胞有保护作用[21]。

8. 抗心律失常作用　马齿苋水提取物可提高乌头碱诱发大鼠室性期前收缩(室早)、室性心动过速(室速)、心室颤动(室颤)及心脏停搏的用量，延长氯化钡诱发大鼠心律失常的出现时间，缩短维持时间，对乌头碱和氯化钡诱发的实验性心律失常均有对抗作用[22]。

9. 调节胃肠功能的作用　马齿苋水煎剂可改善溃疡性结肠炎小鼠结肠黏膜病理形态学，在溃疡急性期可抑制炎症反应，缓解期可促进组织修复[23]。此外，马齿苋水煎剂可减轻番泻叶导致小鼠的腹泻，抑制小鼠的小肠运动，具有止泻作用[24]。同时能抑制糖尿病胃轻瘫大鼠血浆胃动素(MTL)代偿性增高，具有缓解大鼠胃动力减慢的作用[25]。

10. 抗疲劳作用　马齿苋水溶液可有效减少力竭游泳后小鼠骨骼肌乳酸含量，降低运动时相骨骼肌乳酸每分平均蓄积率，具有提高运动耐力、促进疲劳恢复的效应[26,27]。马齿苋提取物也可显著抑制骨骼肌组织乳酸的产生，延长力竭小鼠游泳运动的时间，其机制是增强肌糖原的储备和肌乳酸的利用，降低骨骼肌乳酸脱氢酶的活性，并能缓解因力竭运动引发的糖原耗竭、乳酸蓄积和能源障碍所致的细胞损伤[28]。

11. 抗炎、镇痛作用　马齿苋水提取物对二甲苯和巴豆油所致小鼠耳廓肿胀均有抑制作用[29]。马齿苋醋酸乙酯提取物和正丁醇提取物对二甲苯和巴豆油所致小鼠耳廓肿胀均具有显著的抗炎作用；对醋酸扭体试验和热板法小鼠具有镇痛作用。在相同生药剂量下，马齿苋正丁醇提取物作用强于醋酸乙酯提取物[30]。

12. 其他作用　马齿苋对猫心收缩力有加强作用，并使血压降低，呼吸兴奋，肠管张力降低、肠蠕动减弱，马齿苋还能兴奋豚鼠和家兔子宫平滑肌，促进子宫收缩，具有强心、降压、加强子宫收缩力等作用[31]。马齿苋口服给药、泡洗给药及口服兼泡洗给药均有显著抑制蜂针针刺引起的动物足部过敏症状，口服兼泡洗给药抑制作用最强[32]。马齿苋水提物可降低 CCl_4 诱导的化学性肝损伤小鼠血清 ALT 和 AST 活性，改善肝脏病理组织学，对化学性肝损伤具有保护作用[33]。

（三）临床报道

1. 治疗痢疾　鲜马齿苋 300g，加水 1000ml 煎汤，每次服用 40～80ml，每日 4 次，治疗菌痢 62 例，结果临床治愈 49 例，显效 7 例，有效 4 例，无效 2 例，总有效率 96.77%[34]。鲜马齿苋 50～100g，水煎 300～500ml，分 2～3 次口服，每日 1 剂，再用鲜马齿苋 200～300g，浓煎取液保留灌肠，每日 2 次，治疗急性普通型菌痢 32 例，显效 26 例，有效 4 例，无效 2 例，总有效率 93.44%[35]。

2. 治疗溃疡性结肠炎　口服马齿苋胶囊，6 粒，每日 3 次，同时给予结肠炎灌肠液（马齿苋 50g，焦地榆、白头翁、苦参、丹参、土茯苓、黄柏、秦皮各 10g，三七粉 3g）保留灌肠，3 周为 1 个疗程，连用 2 个疗程。结果：治疗本病 37 例，在临床症状、肠镜表现、组织学进步方面总有效率分别为 91.8%、86.5%、78.3%，优于口服柳氮磺吡啶（柳氮磺胺吡啶片）[36]。

3. 治疗直肠炎　马齿苋 20g，五倍子 15g，黄柏、白及各 10g，加水煎至 100～150ml，保留灌肠，每晚 1 次，连用 4 周，治疗本病 30 例，痊愈 25 例，有效 5 例，总有效率 100%[37]。

4. 治疗小儿腹泻　在常规对症治疗基础上，加用马齿苋全草 15g，水煎服，每日 3 次，治疗婴幼儿腹泻 102 例，显效 71 例，有效 26 例，无效 5 例，总有效率 95.06%[38]。采用马齿苋合剂（马齿苋、藿香、葛根）口服，每次 3ml，每日 3 次。治疗小儿秋季腹泻 30 例，治愈 24 例，显效 4 例，有效 1 例，无效 1 例，总有效率 96.67%[39]。

5. 治疗痔疮　马齿苋 50g，鱼腥草、苦楝皮、瓦松花各 30g，加水煎至 1000ml，冲入朴硝 30g，然后熏洗坐浴，治疗本病 60 例，治愈 38 例，有效 20 例，无效 2 例，总有效率 96.7%，优于高锰酸钾溶液坐浴[40]。

6. 治疗寻常疣　马齿苋 60g，生薏苡仁 30g，蜂房 9g，紫草 15g，水煎服，每日 1 剂，并将药渣加水再煎，外洗局部，每日 1 次，连用 14 剂，共治疗本病 28 例，痊愈 15 例，好转 11 例，无效 2 例，总有效率 92.9%[41]。

7. 治疗痤疮　马齿苋 30g，加水后与纱布垫共煎 30 分钟，将纱布垫湿敷患处，每日 2 次，另取茵陈 30g，水煎口服，两周为 1 个疗程，治疗本病 31 例，治愈 6 例，显效 16 例，有效 4 例，无效 5 例，总有效率 83.9%[42]。

8. 治疗带状疱疹　在常规护理基础上，予马齿苋 60g 水煎取药液，将消毒纱布置于药液中浸透，敷于患处，每次 10～15 分钟，每日 2～3 次，共治疗本病 60 例，痊愈 56 例，显效 0 例，有效 3 例，无效 1 例，总有效率 93.33%[43]。

9. 治疗生殖器疱疹　采用马齿苋合剂（马齿苋、板蓝根各 30g，黄芪 60g，金银花 20g）水煎服，治疗本病 60 例，连续用药 28 天，治愈 33 例，显效 13 例，好转 11 例，无效 3 例，总有效率为 95.0%[44]。

10. 治疗脚癣　取适量的马齿苋，水煎滤取药液，将枯矾放入溶解，将脚浸泡 30 分钟，再在患处外敷枯矾粉末，每日 1 次，治疗顽固性脚癣 31 例，全部获效[45]。

11. 治疗湿疹　以复方马齿苋洗剂（马齿苋 30g、黄柏 20g、甘草 15g）水煎取汁，外洗湿敷患处，每日 3 次，每次 10 分钟，治疗婴儿湿疹 61 例，用药 7 天后，治愈 40 例，显效 15 例，好转 5 例，无效 1 例，总有效率 90.2%[46]。

12. 治疗化脓性感染 鲜马齿苋洗净，捣成泥状，加少量食盐调匀敷患处，每日换药 2～3 次，治疗急性手部化脓性感染 196 例，1 天热退肿消者 86 例，2 天热退肿消者 49 例，3 天热退肿消者 45 例，无效者 16 例，总有效率 91.8%[47]。

13. 治疗隐翅虫皮炎 取鲜马齿苋洗净捣烂，与适量米泔水拌成糊状，外涂于患处，每日1～2 次，治疗本病 23 例，4～5 天患处干燥结痂脱落，全部治愈[48]。

14. 治疗尖锐湿疣 马齿苋、乌梅、五倍子、苦参、板蓝根、蛇床子各 30g，明矾 20g，水煎坐浴 20 分钟，1 日 2 次，1 周为 1 个疗程。治疗本病 20 例，用药 5～14 天疣体脱落，其中 4 例 1 个月后复发，继续使用本方治疗 1 周后痊愈[49]。

15. 治疗冠心病 采用复方马齿苋冲剂（马齿苋 40g，草决明、炒山楂、葛根各 15g，赤芍、川芎各 12g）口服，每天 3 次，每次 2 袋，治疗本病 60 例，可显著改善临床症状，降低血脂，调节血管活性肽水平，优于地奥心血康胶囊[50]。

参 考 文 献

[1] 马慕英. 马齿苋抑菌作用的探讨[J]. 食品科学，1992，12(1)：36-38.

[2] 陈万平. 马齿览提取液体外抑菌作用的实验研究[J]. 时珍国医国药，2007，18(9)：2205-2206.

[3] 于军，徐丽华，王云，等. 射干和马齿苋对 46 株绿脓杆菌体外抑菌实验的研究[J]. 白求恩医科大学学报，2001，27(2)：130-131.

[4] 王毅兵. 马齿苋水煎液抗单纯疱疹病毒的实验研究[J]. 临床合理用药，2011，4(4B)：52-53.

[5] 崔丽敏，张学武. 马齿苋提取物抑制肺癌 A549 细胞增殖的实验研究[J]. 四川中医，2007，25(12)：15-16.

[6] 崔香淑，金元哲，张学武. 马齿苋提取物对肝癌细胞 HepG-2 抑制作用的实验研究[J]. 时珍国医国药，2007，18(5)：1065-1066.

[7] 李玉萍，曾宪伟，叶军，等. 马齿苋活性成分体内外抗癌作用的初步筛选[J]. 时珍国医国药，2009，20(11)：2726-2728.

[8] 崔旻，尹苗，安利国. 马齿苋多糖的抗肿瘤活性[J]. 山东师范大学学报，2002，17(1)：73-75..

[9] 唐伟军，卢新华，何军山，等. 马齿苋提取物对正常小鼠免疫功能的影响[J]. 中医药学刊，2006，24(5)：900-901.

[10] 贺圣文，尤敏，苗乃号，等. 野生马齿苋对家兔淋巴细胞增殖的影响[J]. 上海免疫学杂志，1996，16(5)：269.

[11] 李小兰，周爱国. 马齿苋多糖对衰老模型小鼠的抗衰老作用[J]. 中国老年学杂志，2009，29(21)：2778-2780.

[12] 金英子，张红英，孙晓宇. 马齿苋不同提取物对 D-半乳糖致衰老小鼠空间学习能力的影响[J]. 中国实验方剂学杂志，2011，17(12)：178-181.

[13] 刘浩，李丽华，崔美芝. 马齿苋粉延缓衰老的实验研究[J]. 中国临床康复，2005，9(3)：170-171.

[14] 黄浩，余南才，刘倩，等. 马齿苋水提液保护衰老小鼠 DNA 端粒长度缩短的实验研究[J]. 中国临床药理学与治疗学，2007，12(7)：804-807.

[15] 沈岚，陆付耳. 马齿苋对 2 型糖尿病大鼠胰岛素抵抗的影响[J]. 中国医院药学杂志，2005，25(4)：293-295.

[16] 范玉生，李青旺，高大威，等. 马齿苋多糖对四氧嘧啶糖尿病小白鼠的降糖作用[J]. 黑龙江畜牧兽医，2008(9)：86-88.

[17] 张冲，刘峰，伊乐，等. 马齿苋对高脂血症大鼠的药效学研究[J]. 内蒙古医学院学报，2011，33(2)：

150-151.

[18] 贺圣文.野生马齿苋抗动脉粥样硬化形成的实验研究[J].营养学报,1997,19(1):59.

[19] 卢新华,李强国,谭斌,等.马齿苋总黄酮对大鼠血管平滑肌细胞增殖的影响[J].右江医学,2007,35(3):237-239.

[20] 康洁.马齿苋多糖对 Tau 蛋白磷酸化影响的研究[J].中国农学通报,2010,26(14):113-116.

[21] 康洁.马齿苋多糖对胎鼠大脑皮层细胞保护作用的研究[J].现代预防医学,2010,37(4):747-749.

[22] 李光燮,张红英,王文英.马齿苋提取物抗大鼠实验性心律失常的作用[J].吉林大学学报,2010,36(4):806.

[23] 刘力,张欢.马齿苋对溃疡性结肠炎小鼠结肠黏膜病理形态的影响[J].陕西中医,2010,31(11):1549-1551.

[24] 刘霞.马齿苋对肠运动影响试验研究[J].中国医药导报,2007,4(9):106.

[25] 刘力,张瑞娜,张建安,等.马齿苋水煎剂对糖尿病胃轻瘫大鼠糖化血红蛋白与胃动素的影响[J].上海中医药大学学报,2009,23(4):62-65.

[26] 安玉香,赵亚风.马齿苋对力竭小鼠血乳酸的动态干预作用及其量效关系[J].沈阳师范大学学报,2010,28(3):433-437.

[27] 刘中革,安玉香,姜楠.马齿苋提取物对力竭小鼠骨骼肌乳酸代谢干预特征研究[J].广州体育学院学报,2010,30(2):80-84.

[28] 刘金海,安玉香,马玲.马齿苋提取物对力竭小鼠骨骼肌乳酸性无氧代谢的干预作用[J].沈阳体育学院学报,2010,29(6):94-96.

[29] 范红艳,关丽萍,张红英.马齿苋水提取物对小鼠急性炎症的影响[J].延边大学医学学报,2006,29(3):184-185.

[30] 秦孝智,王丹,张红英,等.马齿苋不同提取物的抗炎镇痛耐缺氧作用[J].中国医院药学杂志,2010,30(22):1909-1911.

[31] 张昆仲,李常春.马齿苋的药理作用研究和人体试用观察[J].中药药理与临床,2006,22(6):71-73.

[32] 李湘力,黄鸣清,李万瑶.马齿苋治疗蜂毒过敏反应的实验研究[J].海峡药学,2007,19(6):40-41.

[33] 王雨,俞红,阮海星,等.马齿苋对化学性肝损伤的保护作用[J].贵州医药,2009,33(8):742-744.

[34] 陆桂喜.马齿苋水煎煮液治疗肠道菌痢 62 例疗效观察[J].中国中医药现代远程教育,2009,7(5):96.

[35] 刘凤英,邓云权.鲜马齿苋浓缩液内服并灌肠治疗急性普通型菌痢 32 例[J].实用中医内科杂志,2008,22(6):35-36.

[36] 刘力,范文涛,张建安,等.马齿苋胶囊加中药灌肠治疗溃疡性结肠炎 37 例[J].陕西中医,2007,28(10):1323-1325.

[37] 王雪柳.中药保留灌肠治疗直肠炎 30 例[J].中医外治杂志,2009,18(2):59.

[38] 谷世平.马齿苋治疗婴幼儿腹泻 102 例[J].湖北中医杂志,2006,28(7):31.

[39] 谭昌龙.马齿苋合剂治疗小儿秋季腹泻 30 例[J].湖北中医杂志,2005,27(2):37.

[40] 杭春平.洗痔肿痛方熏洗治疗混合痔术后水肿的临床观察[J].光明中医,2008,23(4):475.

[41] 丁丽丽.马齿苋合剂治疗寻常疣[J].中国民间疗法,2010,18(3):48.

[42] 陆凌.中药马齿苋外敷及茵陈口服联合治疗痤疮 31 例疗效观察[J].中国医疗前沿,2008,3(8):72.

[43] 商月娥,冯中贤,王建一.马齿苋湿敷配合辨证施护带状疱疹 60 例疗效观察[J].河北中医,2010,32(2):287-288.

[44] 吴娟,刘建国,谢英.马齿苋合剂水提取液治疗生殖器疱疹的临床研究[J].广州中医药大学学报,2007,24(5):368-370.

[45] 吴洪臻,秦玉蕙,刘冠军.马齿苋白矾治疗顽固性脚癣 31 例[J].中国民间疗法,2009,17(7):20.

[46] 吕海鹏.复方马齿苋洗剂治疗婴儿湿疹 61 例[J].光明中医,2011,26(6):1156-1157.

[47] 马宏.鲜马齿苋食盐捣泥外敷治疗急性手部化脓性感染 196 例[J].中国民康医学,2006,18(12):975.

[48] 段丛勇.马齿苋外用治疗隐翅虫皮炎 23 例疗效观察[J].东南国防医药,2008,10(2):115.

[49] 杨茂林.消疣煎熏洗治肛门尖锐湿疣 20 例[J].中国民间疗法,2010,18(2):13.

[50] 赵仁宏,贺圣光,贺圣文.复方马齿苋对冠状动脉粥样硬化性心脏病高黏血症患者脂质过氧化及血管活性肽的影响[J].中国临床康复,2006,10(11):24-25.

鸦胆子 *Yadanzi*

【别名】老鸦胆(《生草药性备要》),苦榛子(《吉云旅钞》),苦参子(《本草纲目拾遗》),鸦蛋子(《植物名实图考》),鸭蛋子(《医学衷中参西录》),鸭胆子(《中药志》),小苦楝(《广西中草药》),鸦豆子(《中药材手册》)。

【来源】鸦胆子,始载于《本草纲目拾遗》。因本品形似乌鸦之胆,故名。为苦木科常绿灌木或小乔木鸦胆子 *Brucea javanica*(L.)Merr. 的干燥成熟果实。主产于广东、广西。此外,福建、云南、贵州等地亦产。野生与栽培均有。

【采收炮制】秋季果实成熟时采收,除去杂质,晒干。去壳取仁用。

【商品规格】统货。以粒大、饱满、种仁色白、油性足者为佳。以产广东者为优。

按《中国药典》(2010 年版一部)规定:本品按干燥品计算,含油酸($C_{18}H_{34}O_2$)不得少于 8.0%。

【药性】苦,寒;有小毒。归大肠、肝经。

【功效】清热解毒,止痢,截疟,外用腐蚀赘疣。

【应用】

1. 热毒血痢,冷积久痢　本品苦寒,清热解毒,燥湿杀虫,凉血止痢。用于热毒血痢,便下脓血,里急后重,可单用,如《吉云旅钞》每岁 1 粒,包龙眼肉吞服;《医学衷中参西录》每服 25～50 粒,糖水送下。根据《幼幼集成》单用本品治疗冷积久痢的经验,近代临床用于治疗阿米巴原虫痢,采取口服与灌肠的方法,可收到较好效果。若用于久痢久泻,迁延不愈,可与诃子肉、乌梅肉、木香等同用,如《中国药物大全》红白痢疾丸。

2. 各型疟疾　本品苦寒,入肝经,能清肝胆湿热,有杀虫截疟之功。可用于各种类型的疟疾,尤以间日疟及三日疟效果较好,对恶性疟疾也有效,如《广西中草药》每次 10 粒,包桂圆肉吞服,日 3 次,连服 5 日。

3. 鸡眼赘疣　本品外用有腐蚀作用。用于鸡眼、寻常疣等,可取鸦胆子仁捣烂涂敷患处,或用鸦胆子油局部涂敷。《经验方》至圣丹,即以鸦胆子仁 20 个,同烧酒捣烂敷患处,外用胶布固定,治疗鸡眼;《医学衷中参西录》亦用上法治疣。

【用法用量】内服,10～15 粒(治疟疾)或 10～30 粒(治痢疾),龙眼肉或胶囊包裹吞服,亦可压去油制成丸剂、片剂服,不宜入煎剂。外用适量。

【使用注意】本品对胃肠道及肝肾均有损害,不宜多服、久服。胃肠出血及肝肾病患者,应忌用或慎用。

【鉴别用药】商品中有将交让木科植物牛耳枫 *Daphniphyllum calycinum* Benth. 的果

实做鸦胆子用,此为伪品。其果实两侧无棱线,种仁无油性,应注意区别。

【药论】

1.《本草纲目拾遗》:“治痢,痔。”

2.《岭南采药录》:“治冷痢,久泻。又能杀虫。”

3.《医学衷中参西录》:“鸦胆子,性善凉血止血,兼能化瘀生新。凡痢之偏于热者用之皆有捷效,而以治下鲜血之痢,泻血水之痢,则尤效。又善清胃腑之热,胃脘有实热充塞,噤口不食者,服之即可进食。审斯,则鸦胆子不但善利下焦,即上焦有虚热者,用之亦妙,此所以治噤口痢而有捷效也。”

【现代研究】

(一)化学成分

鸦胆子主要含有鸦胆子素、鸦胆子苦素、鸦胆子苷、鸦胆子碱、鸦胆宁、糖苷鸦胆灵、鸦胆子苦醇、鸦胆子内酯 D,还有槲皮素-3-*O*-*β*-D-半乳糖苷、木犀草素-7-*O*-*β*-D-葡萄糖苷、胡萝卜苷,6’-*O*-反-*p*-香豆酰橄榄苦苷等黄酮类成分,以及鸦胆子甲素、鸦胆子酚、鸦胆子酸等,并含有大黄素、大黄酚苷、大黄酚、没食子酸、*β*-谷甾醇等成分。

鸦胆子油中 85%为三油酸甘油酯及油酸、亚油酸、软脂酸、硬脂酸、十七碳烷酸、花生烯酸、豆蔻酸、二十碳烯酸和山嵛酸等,还含有三萜醇类化合物,包括蒲公英赛醇、甘遂二烯醇、羽扇醇、24-亚甲基环阿屯烷醇、环阿屯醇、*β*-香树精和 *α*-香树精等。

(二)药理作用

1. 抗病原微生物作用

(1)抗菌抗病毒作用:鸦胆子油的乙醇提取物体外对金黄色葡萄球菌、白色念珠菌、大肠杆菌、铜绿假单胞菌、淋球菌、溶血性链球菌以及阴道滴虫均有较强的抑制作用,并有一定的镇痛、止痒、抗炎作用[1]。鸦胆子苷 A、C、F、G 有抗病毒作用[2]。

(2)抗阿米巴作用:鸦胆子仁及其有效成分对阿米巴原虫有杀灭作用,去油鸦胆子水浸液和乙醚浸膏加入感染粪便,均能杀灭阿米巴。鸦胆子中的苦木苦味素,对阿米巴原虫的半数有效浓度为 0.019～5μg/ml,其中鸦胆丁(bruceantin)活性最强,而乐园树醇(glaucarubol)活性最差。鸦胆子仁及其提取物口服或注射给药,对人工感染的阿米巴痢猫、幼犬、犬和猴均有一定的疗效[2]。

(3)抗疟作用:鸦胆子仁及水浸液和粗制无晶形粉口服或肌注,可使鸡疟血中疟原虫迅速减少或消失,不仅可抑制疟原虫的生长和繁殖,亦可使疟原虫发生变形和破坏,最后完全被消灭[2]。鸦胆子的抗疟活性可能与其所含苦味素有关,鸦胆子苦素 D 和鸦胆子苦素 E 有抗疟作用[3]。体外实验表明,10 种苦木苦味素中的 9 种,用于对氯喹产生抗药性的恶性疟均有效,但其有一定毒性[2]。

(4)对其他寄生虫的作用:鸦胆子粗提物能驱除犬肠道线虫和绦虫[4]。对钩虫亦有极强的驱杀作用[3]。从鸦胆子仁中提得的一种苦味配糖体,在体外 1∶10 000 浓度时,能在 24 小时内杀死肺吸虫成虫,对滴虫、草履虫和尿路原虫都有杀灭作用。鸦胆子对人芽囊原虫具有体外杀灭作用,6400μg/ml 24 小时虫体全部死亡,最适杀虫浓度为 1600～3200μg/ml[4]。

2. 抗肿瘤作用　鸦胆子苷 A 和苷 B 均具有抗艾氏腹水癌、瓦克 256 肉瘤以及 P_{388} 淋巴白血病作用,同时苷 A、苷 B 和鸦胆子素 E 均能抑制组织培养中的 P_{388} 淋巴白血病细胞的 RNA 和蛋白质合成[3]。鸦胆子油乳在体外能够诱导白血病细胞(U937)细胞凋亡[5],在体外能抑制肝癌细胞 SMMC-7721 的增生,抑制 *p*53 和 *Bcl-2* 的表达,诱导细胞凋亡[6]。

3. 对胃黏膜的保护作用　鸦胆子油连续给小鼠灌胃，能抑制幽门结扎和阿司匹林灌胃导致的小鼠胃溃疡形成，对小鼠束水应激性胃溃疡和醋酸腐蚀所致慢性胃溃疡以及氨水所致大鼠慢性萎缩性胃炎均有抑制作用[7]。

4. 调节血脂作用　鸦胆子油乳能降低高血脂沙鼠血清中 TG、TC 水平，并使血清卵磷脂胆固醇酰基转移酶活性升高，通过增高脂蛋白酶活性而发挥降脂作用[8,9]。

5. 抗前列腺增生的作用　将 SD 大鼠去势 7 日后皮下注射睾酮 4mg/kg，同时腹腔注射 10%鸦胆子油乳 5mg/kg，20 日后大鼠前列腺重量明显低于单纯注射睾酮组大鼠，鸦胆子油乳可破坏前列腺上皮细胞的细胞膜、粗面内质网和基膜等，使细胞变性坏死，从而发挥抗前列腺增生的作用[10]。

6. 其他作用　鸦胆子油乳液对 5%普萘洛尔软膏外用构建的豚鼠耳部银屑病样病理改变有改善作用，Baker 评分和炎症细胞浸润数出现不同程度的下降[11]。此外，鸦胆子浸泡对豚鼠异体移植的肌腱可降低其组织抗原性，保留基本结构，有抗排异作用[12]。

（三）临床报道

1. 治疗阿米巴痢疾　鸦胆子仁 2 个，分装胶囊，每日 3 次口服，同时用鸦胆子仁 20 个浸于 1%重曹水 200ml 中，2 小时后灌肠，日 1 次，10 日为 1 个疗程，共治本病 65 例，近期治愈率 94%[13]。单取鸦胆子仁 15～20 粒，分装入空心胶囊，每日 3 次口服，7 天为 1 个疗程，治疗本病 12 例，痊愈 11 例，6 例随访半年至 1 年无异常[14]。

2. 治疗疟疾　鸦胆子仁 5～15 粒装入胶囊，饭后吞服，每天 3 次，用药 5 天，治疗本病 27 例，服药后停止发作或仅发作一次者占 85.2%，血涂片检查阴转者 25 例[2]。

3. 治疗阴道炎　鸦胆子仁 25g，加水 2500ml，煎成 500ml，阴道冲洗，日 1 次，7 天为 1 个疗程，治疗滴虫性、霉菌性、细菌性阴道炎共 270 例，15 例因故中断治疗，255 例中痊愈 240 例(94.1%)，无效 15 例(5.9%)[15]。

4. 治疗丝虫病　鸦胆子 40 粒，每日以浓白糖水送服，连服 7 天。配合辨证用药治疗 96 例，结果痊愈 85 例，有效 9 例，无效 2 例，有效率 97.9%，疗程最短 7 天，最长 60 天，平均 16 天[16]。

5. 治疗血吸虫病　鸦胆子去壳取仁，每次 10 粒(重 0.4g 左右)装入胶囊内吞服，日 3 次，40 天为 1 个疗程，治疗本病 30 余例，疗效满意[17]。

6. 治疗胃肠癌　鸦胆子油乳 20～30ml 加生理盐水静滴，日 1 次，同时口服鸦胆子油乳口服液，20～25ml/次，日 3 次，15 日为 1 个疗程，治疗复发并转移胃肠癌 35 例，其中单用本品 24 例，配合放化疗 11 例，结果显效 7 例，有效 8 例，稳定 14 例，无效 6 例。单用本品治疗 24 例中显效 5 例，有效 6 例，稳定 10 例，无效 3 例[18]。

7. 治疗肺癌　鸦胆子油乳 100ml 静滴，日 1 次，连用 21 日，联合化疗，治疗非小细胞肺癌 20 例，完全缓解 0 例，部分缓解 6 例，稳定 10 例，进展 4 例，疾病缓解率 30%，疾病控制率为 80%[19]。

8. 治疗前列腺癌　以曲普瑞林控释剂 3.75mg 皮下注射，每 4 周 1 次，联合 10%鸦胆子油乳 30ml 加入生理盐水静脉滴注，日 1 次，14 天为 1 个疗程，治疗本病 31 例，持续治疗 6 个月后血清 PSA 水平、睾酮水平均明显降低[20]。

9. 治疗食管癌　采用化疗和放疗的同时，给予鸦胆子油乳 20～30ml，加入生理盐水中静滴，日 1 次，治疗中晚期食管癌 100 例，1 年、2 年、3 年局控率分别为 87.0%、72.0%和 55.0%，生存率分别为 75.0%、66.0%和 45.0%，优于单纯放化疗[21]。

10. 治疗脑胶质瘤 鸦胆子油乳注射液30ml加生理盐水静滴,日1次,28日为1个周期,治疗本病33例,经3个周期治疗后,完全缓解5例,部分缓解10例,稳定14例,进展4例,临床有效率87.9%[22]。

11. 治疗骨转移癌 10%鸦胆子油乳注射液30ml加生理盐水静滴,日1次,配合局部放疗,21天为1个疗程,治疗本病30例,主观疗效总有效率96.7%,客观疗效总有效率70.0%[23]。

12. 治疗老年急性髓细胞白血病 采用小剂量阿糖胞苷皮下注射,同时应用鸦胆子油乳30ml加入生理盐水中静滴,日1次,14日为1个疗程,治疗本病16例,完全缓解率43.75%,部分缓解率18.25%,总有效率62%[24]。

13. 治疗五官科肿瘤 用鸦胆子油局部涂搽的方法,治疗外耳道、声带、齿龈及鼻腔乳头状瘤手术摘除后复发患者共5例,涂搽4～6次均告愈,随访1～2年未见复发[25]。另有报道,鸦胆子油乳注射液30ml加入生理盐水静脉滴注,日1次,联合放疗,30日为1个疗程,治疗鼻咽癌40例,总缓解率70%,疗效优于单纯放疗,且副反应发生率低[26]。

14. 治疗皮肤软纤维瘤 鸦胆子10g,去壳取仁,研成细末,加小麦粉10g,用100%冰醋酸50ml搅成糊状,均匀涂于瘤体,治疗本病103例,共4265只软纤维瘤,第一次脱落2566只,第二次脱落612只,占总数97.35%;好转173只,占2.64%[27]。

15. 治疗直肠息肉 地肤子30g、明矾9g、鸦胆子10粒,水煎过滤取汁,保留灌肠,每次30～40ml,早晚各1次,治疗本病4例,均有效[28]。

16. 治疗溃疡性结肠炎 鸦胆子乳剂50ml加生理盐水保留灌肠,每晚1次,治疗60日,共治疗本病23例,痊愈15例,有效7例,无效1例[29]。鸦胆子30g,大黄、黄连、黄芩、甘草各15g,加水煎至150ml保留灌肠,每晚1次,14天为1个疗程,治疗36例,痊愈11例,有效24例,无效1例,总有效率97.2%[30]。

17. 治疗消化性溃疡 10%鸦胆子油乳剂口服,每次20ml,日2次,治疗胃溃疡26例、十二指肠球部溃疡15例,45天后总有效率分别是96.2%和80%[31]。

18. 治疗疣体 鸦胆子、赤石脂各300g,共研细末,食醋调成糊状,外涂患处,早晚各1次,3天换药1次,用药3周,治疗寻常疣52例,痊愈38例,显效7例,有效4例,无效3例;治疗扁平疣60例,痊愈46例,显效7例,有效3例,无效4例[32]。炒鸦胆子30g,研为细末,加凡士林50g、冰片2g,调制成鸦胆子软膏,外涂患处,4～6次/日,治疗跖疣65例,疗程60日,痊愈18例,显效21例,好转20例,无效6例,有效率90.77%[33]。

19. 治疗带状疱疹 口服鸦胆子乳液20ml,日2～3次,连续服药7天,43例带状疱疹全部痊愈,平均治愈天数4天[34]。

20. 治疗鸡眼 鸦胆子100g,加水2000ml,水煎取液,浸泡患肢,每晚1次,治疗带状疱疹167例,鸡眼直径小者12～15天治愈,直径大者25天治愈[35]。

21. 治疗手足癣 鸦胆子仁15g、生百部60g,浸泡于60%的乙醇和食醋各500ml中6～7天,置手足于液体中浸泡30～60分钟,日2次,治疗本病21例,痊愈19例,好转2例[36]。

22. 治疗灰指甲 将病趾或指甲用温盐水浸泡20～30分钟,用小刀将趾甲或指甲的萎缩松软部分刮净,用力挤压鸦胆子仁,压出油来涂敷在病甲上,外用胶布或伤湿膏固定,每甲1～2粒,日1次,治疗2～3个月,治疗本病6例,5例获愈[37]。

23. 治疗尖锐湿疣 鸦胆子仁,捣碎,以95%乙醇浸泡1周,取浸剂外敷于疣体,1次/日,治疗本病34例,平均3日左右疣体脱落,1周左右痊愈,追访3个月无复发[38]。

24. 治疗瘢痕 鸦胆子仁，研末，加蒸馏水或 45%乙醇调成糊状，外敷于患处，每天换药 1 次，连续用药 7～10 日，治疗本病 128 例，痊愈 69 例，显效 46 例，有效 11 例，无效 2 例，总有效率 98.4%[39]。

（四）不良反应

1. 毒性 鸦胆子壳及种子有毒。去油的鸦胆子对猫灌胃的最小致死量为 0.1g/kg。鸦胆子仁的水煎液给小鸡口服的半数致死量为 0.4g/kg[40]。

2. 中毒机理及症状 鸦胆子毒性成分主要存在于水溶性的苦味成分中。鸦胆子为剧烈的细胞原浆毒，对国家药品不良反应监测数据库中的 114 例鸦胆子油乳注射液不良反应事件报告表进行回顾性研究显示，鸦胆子油乳注射液所致不良反应主要为变态反应，其中发热伴全身性损害 52 例（45.61%），胃肠系统损害 29 例（25.44%），中枢及外周神经系统损害 11 例（9.65%）[41]。临床应用鸦胆子的毒性反应发生率较高，如少量连续给药也会出现慢性中毒，成人服 12 粒即有中毒危险。中毒时主要表现有恶心、呕吐、食欲不振、头昏、乏力、腹痛、便血、胃肠道充血、尿量减少、体温增高、眼结膜充血、四肢麻木或瘫痪、昏迷、抽搐等[41]。

3. 中毒原因及预防 鸦胆子中毒的主要原因：一是用量过大；一是口服时直接吞服或嚼服。因此，应用鸦胆子要掌握好用量，不可长期应用，以免过量和蓄积中毒；口服时勿直接吞服或嚼服，以免刺激胃肠黏膜，引起胃肠道反应。

4. 中毒救治

（1）一般疗法：早期催吐，用温水或者 1∶5000 的高锰酸钾溶液洗胃后，给予 10%的药用炭混悬液 100～200ml，酌用泻药；静脉滴注葡萄糖、盐水；口服或注射维生素 B_1、B_6、B_4；昏睡、呼吸困难时吸氧，酌情选用中枢兴奋剂如苯甲酸咖啡因、尼可刹米、洛贝林（山梗菜碱）等，必要时可行人工呼吸。

（2）中医疗法：用甘草 9g，水煎服，继而吃红糖和冷面粥。胃肠道出血时，用甘草 30g，远志、焦地榆、血余炭各 9g，沙参 15g，三七 1.5g（冲），水煎服。高热、神昏者可服安宫牛黄丸。

参 考 文 献

[1] 丘明明，王受武，韦荣芳，等. 鸦胆子治疗尖锐湿疣活性成分的提取分离[J]. 广西中医学院学报，1999，16(4)：82.

[2] 阴健，郭力弓. 中药现代研究与临床应用(1)[M]. 北京：学苑出版社，1995：497-500.

[3] 林隆泽，张金生，陈仲良，等. 鸦胆子化学成分的研究Ⅰ. 鸦胆子酮酸等五个苦木素的分离和鉴定[J]. 化学学报，1982，40(1)：73-78.

[4] 乔继英，李利军，张荣，等. 中药牛至油、鸦胆子对人芽囊原虫的体外杀灭作用[J]. 中国病原生物学杂志，2008，3(6)：434-439.

[5] 李英，徐功立，李颖，等. 鸦胆子油乳通过 caspase-3 途径诱导 U937 细胞凋亡[J]. 临床血液学杂志，2004，17(3)：154-156.

[6] 马力，张月宁. 鸦胆子油乳诱导肝癌细胞凋亡及对相关基因表达的影响[J]. 世界华人消化杂志，2004，12(3)：559-562.

[7] 薛淑英，陈思维，吴静生，等. 鸦胆子油乳颗粒剂抗胃溃疡及抗慢性胃炎的作用[J]. 沈阳药科大学学报，1996，13(1)：13-17.

[8] 杨丹. 高脂血症沙鼠组织中某些脂酶活性的变化及鸦胆子油乳剂降脂作用[J]. 哈尔滨医科大学学报，1994，11(5)：46-48.

[9] 于晓光，张淑杰. 高脂血症沙鼠组织中某些酶活性的变化及药物降脂作用的研究[J]. 哈尔滨医科

大学学报，1997，31(1)：12-13.

[10] 朱宏建，南勋义，党建功，等. 鸦油乳对前列腺增生动物模型的影响及机理研究[J]. 中华泌尿外科杂志，1999，20(11)：680-682.

[11] 于腾，邱莹，孙扬. 鸦胆子油乳液作用豚鼠耳部银屑病样病理改变实验研究[J]. 济宁医学院学报，2009，32(1)：35-36.

[12] 俞婴敏，刘英斌，浦江晨，等. 中药鸦胆子在豚鼠异体肌腱移植中抗排异作用的实验研究[J]. 浙江临床医学，2000，2(12)：795-798.

[13] 周邦基，黄克威. 鸦胆子治疗阿米巴痢疾 65 例临床分析报告[J]. 中医杂志，1955(1)：16-18.

[14] 刘强. 鸦胆子胶囊治疗阿米巴痢疾 12 例. 井冈山医专学报[J]. 1999，6(2)：40，59.

[15] 王淑贤，曾明清. 鸦胆子洗剂治疗阴道炎[J]. 四川中医，1984，2(4)：271.

[16] 张自强，董精益. 鸦胆子为主治疗丝虫病 96 例[J]. 江西中医药，1992，23(1)：28.

[17] 俞豪民. 中药鸦胆子对血吸虫病疗效的初步观察报告[J]. 上海中医药杂志，1957(12)：22-23.

[18] 程剑华，龙浩，竺家琍. 鸦胆子油乳治疗 35 例复发并转移胃肠癌的疗效分析[J]. 中成药，1991，13(9)：21-22.

[19] 李烜，吴华. 鸦胆子油乳滴注液联合化疗治疗晚期非小细胞肺癌的临床观察[J]. 临床肺科杂志，2010，15(2)：266-267.

[20] 杨兴华，陈娟，方明治. 鸦胆子油乳联合曲普瑞林治疗晚期前列腺癌临床疗效观察[J]. 现代肿瘤医学，2011，19(1)：122-124.

[21] 岳玉仁，孙庆明，梁惠，等. 鸦胆子油乳结合同步放化疗治疗食管癌临床研究[J]. 中医药临床杂志，2010，22(1)：18-20.

[22] 焉兆利，王萍，王飞. 鸦胆子油注射液治疗脑胶质瘤的临床观察[J]. 社区医学杂志，2009，7(8)：57-58.

[23] 吴鹤，叶永来. 鸦胆子油乳注射液结合放疗治疗骨转移癌 30 例[J]. 江西中医药，2010，41(2)：42-43.

[24] 王伟，崔海朋. 鸦胆子油乳联合小剂量阿糖胞苷治疗老年急性髓细胞白血病 32 例[J]. 中国老年学杂志，2009，29(14)：1839.

[25] 李学仪，谢永汉. 鸦胆子油治愈耳、鼻、喉和口腔部乳头状瘤 5 例报告[J]. 广东医学，1984，5(1)：23.

[26] 吴玉昌. 鸦胆子油乳注射液联合放疗治疗鼻咽癌的疗效分析[J]. 亚太传统医药，2009，5(6)：95-96.

[27] 章伟平，贝时英. 鸦胆子糊剂治疗软纤维瘤[J]. 中国临床医生，2003，31(2)：63.

[28] 雷鸣，汤学士. 小单方治愈直肠息肉[J]. 陕西中医，1981，2(1)：32.

[29] 袁佩英. 鸦胆子乳剂治疗溃疡性结肠炎的尝试(附 23 例疗效观察)[J]. 山西中医，1990，61(4)：24.

[30] 毛炯，李艳嫦. 鸦胆子三黄汤保留灌肠治疗溃疡性结肠炎的临床观察[J]. 浙江中西医结合杂志，2002，12(12)：764.

[31] 吕荷兰. 鸦胆子油乳剂治疗消化性溃疡 41 例疗效观察[J]. 首都医药，1998，5(5)：38.

[32] 李德新. 鸦赤散擦剂治疗寻常疣扁平疣 112 例[J]. 湖北中医杂志，1992，14(1)：48.

[33] 易恒安，陈雄波，谢建. 鸦胆子提取物治疗跖疣 65 例的疗效观察[J]. 广西医学，2008，30(5)：681-682.

[34] 胡萌，朱福章，沈荣福. 中药鸦胆子油口服乳液治疗带状疱疹的临床研究——附 43 例临床分析[J]. 临床皮肤科杂志，1994(5)：283.

[35] 黄兴利，高崇恒，刘清华. 中药鸦胆子水煎液浸泡手足治疗鸡眼 167 例体会[J]. 中国乡村医生杂志，1994(3)：32.

[36] 王永彬. 鸦蛋子百部浸剂治疗手足癣21例[J]. 中医药信息,1988(6):35.

[37] 张小丽,王燕青. 鸦胆子外敷治疗灰指甲[J]. 中国民间疗法,2003,11(6):26.

[38] 孙建民,冯士丽,周朴华. 中药鸦胆子浸剂治疗外阴尖锐湿疣34例[J]. 中国实用医药,2010,5(20):156.

[39] 于月英,汪尚晏. 鸦胆子仁外敷治疗瘢痕患者的护理[J]. 护理学杂志,2007,22(20):56.

[40] 杨仓良. 毒剧中药古今用[M]. 北京:中国医药科技出版社,1991:290.

[41] 居靖,李晓娟,汪海孙,等. 114例鸦胆子油乳注射液不良反应事件分析[J]. 中国药物警戒,2009,6(10):606-609.

雪胆 Xuedan

【别名】 罗锅底、苦金盆(《云南中草药选》),金龟莲(《修订增补天宝本草》),金盆(《草木便方》),金银盆(《分类草药性》),土马兜铃(《四川中药志》),金腰莲、曲莲(《全展选编·外科》),蛇莲(贵州)。

【来源】 雪胆,始载于《云南中草药选》。为葫芦科多年生草本植物大籽雪胆 *Hemsleya macrosperma* C. Y. Wu、中华雪胆 *H. chinensis* Cogn. 或园果雪胆 *Hemsleya amabilis* Diels 的块根。大籽雪胆主产于云南;中华雪胆主产于湖北、四川、贵州、广西;园果雪胆主产于云南、广西等地。野生与栽培均有。

【采收炮制】 秋末叶黄时采挖,除去泥沙,洗净,晒干。切片,生用。

【商品规格】 均为片统装。以切片均匀、切面色淡黄、质坚实、粉质多、味极苦者为佳。以云南的产品最良。

【药性】 苦,寒。归肺、胃经。

【功效】 清热解毒,消肿止痛。

【应用】

1. 痈肿疔毒,咽喉肿痛　本品苦寒,入肺胃经,既能清热解毒,又可消肿止痛。用于痈肿疔毒,《成都中草药》与水黄连、蒲公英,捣蓉外敷患处;用于咽喉肿痛,《四川中药志》与射干、马勃、板蓝根等药配伍。

2. 胃火牙痛,脘腹疼痛　本品苦寒,善清胃火,而止疼痛。用于胃火上扰,牙龈肿痛,《成都中草药》与苛草根、枸地芽根配伍;用于胃热壅滞,脘腹灼痛,《全展选编·外科》单用本品研粉,痛时服0.3～0.5g;若脾胃虚寒,脘腹冷痛,可与吴茱萸、干姜等配伍。

【用法用量】 煎服,3～10g;研粉冲服,0.3～1g。外用适量,捣敷或研末调服。

【使用注意】 脾胃虚寒者慎用。服本品过量,可致呕吐、腹泻、腹胀、出汗等反应。

【药论】

1. 《草木便方》:"祛风。治火眼热毒,肠胃热结气痛。"

2. 《分类草药性》:"治咽喉痛,风寒火牙,涂恶疮。"

3. 《贵州草药》:"清热利湿,解毒镇痛。治发痧肚痛,吐泻红痢。"

4. 《昆明民间常用草药》:"健胃止痛,消炎止血。治腹胀,痢疾,肝炎,前列腺炎,外伤出血。"

【现代研究】

(一) 化学成分

雪胆主要有效成分有两类,一类为四环三萜类苦味质,称为雪胆素(庆四素),系雪胆素甲(双氢葫芦素F-25-乙酰脂)和雪胆素乙(双氢葫芦素F)的混合物;另一类为皂苷,称为庆四苷，为两种皂苷的混合物，其皂苷元均为齐墩果酸。不同品种的雪胆都含上述两类成分，但含量有所不同。雪胆含苦味素(粗品)1.5%～2%，皂苷(粗品)5%，而中华雪胆的含量则分别为0.2%和10%。

(二) 药理作用

1. 抗菌作用　雪胆素和雪胆皂苷有显著而广泛的抗菌作用。雪胆皂苷对福氏痢疾杆菌和乙型链球菌均有抑制作用，对金黄色葡萄球菌、大肠杆菌、伤寒杆菌和猪霍乱沙门菌等也有不同程度的抑制作用[1]，对伤寒杆菌、乙型链球菌和大肠杆菌的抑菌浓度分别为1000mg/kg、100mg/kg和10mg/kg[2]。雪胆素对伤寒杆菌、痢疾杆菌和金黄色葡萄球菌的抑制作用强于氯霉素[1]。

2. 对心血管系统的作用　给小鼠腹腔注射雪胆75%乙醇浸出物可对抗肾上腺素刺激心肌耗氧的作用，提高动物的耐缺氧能力，使注射肾上腺素小鼠的平均生存时间延长64.8%；雪胆对垂体后叶素引起的兔心电图S-T、T波的改变有保护作用，静注雪胆总皂苷对麻醉犬还可产生降压作用[3]。

3. 解热、抗炎作用　腹腔注射雪胆素甲对伤寒菌苗引起的兔发热有轻度解热作用，腹腔注射齐墩果酸对大鼠角叉菜胶性足肿和甲醛性足肿均有抑制作用[1]。不同剂量雪胆素片灌胃，能抑制二甲苯所致的小鼠耳廓肿胀和角叉菜胶所致的大鼠足趾肿胀[4]。

4. 抗肿瘤作用　雪胆根分离的化合物Ⅰ(齐墩果酸-28-*O*-β-D-吡喃葡萄糖苷)和化合物Ⅲ(雪胆甲素)均具有抗肿瘤活性。化合物Ⅰ体外对肿瘤悬浮细胞HL-60、U937和K562的IC_{50}分别是0.42μg/ml、0.25μg/ml和13.00μg/ml，对P_{388}白血病小鼠腹腔注射化合物Ⅲ可延长白血病小鼠的生命[5]。

5. 保肝作用　雪胆中的葫芦素成分对肝脏有保护作用，齐墩果酸还有治疗肝炎的作用[6]。葫芦素B可降低CCl_4诱导的小鼠和大鼠急性肝损伤模型血清ALT、AST、ALP、TBIL含量，有一定的肝保护作用[7]。葫芦素B还可减轻小鼠酒精灌胃导致的黄疸[8]。

6. 抗胃溃疡的作用　雪胆提取物能使应激性胃溃疡、幽门结扎性胃溃疡、醋酸致胃溃疡等实验性胃溃疡大鼠的溃疡面积缩小、溃疡指数降低，并能减少大鼠胃液分泌，降低胃酸度及胃蛋白酶活性，有抗溃疡作用[9]。

(三) 临床报道

1. 治疗急性菌痢　将雪胆、石菖蒲烘干研末，按6∶4之比混匀分装，成人每次服1g，每日4次，治疗本病92例，痊愈6例，显效70例，有效14例，无效2例，总有效率为97.8%[10]。

2. 治疗肺结核　口服苦味素片2～4片(每片含苦味素1～2mg)，或肌内注射苦味素注射液2ml(含苦味素2mg)，每日2～3次。治疗本病31例，治愈20例，好转10例，无效1例[1]。

3. 治疗慢性气管炎　内服罗锅底皂苷片，每日3次，每次2片(每片含皂苷0.03g)，治疗本病77例，治愈18例，显效9例，好转44例，无效6例[11]。

4. 治疗烧伤　用罗锅底皂苷3～30mg静脉滴注，并以0.5%～1%浓度的稀释液外用，治疗4例，对败血症和创面感染的控制效果显著[1]。

5. 用于止痛　罗锅底块根洗净切碎，晒干碾粉，痛时服0.3～0.5g。共治疗外伤痛、牙痛、喉痛及腹痛等60余例，一般在服药后2～5分钟止痛，药效持续40分钟至6小时[11]。七叶一枝花2份、曲莲(雪胆)3份、鹿衔草1份，共研细末，每日服2～3次，每次1g，开水送下，治疗胃脘痛15例，显效12例，有效2例，无效1例[12]。

6. 治疗冠心病　从罗锅底、穿龙薯蓣、槐米中提取有效成分，制成片剂内服，每片含罗锅底提取物20mg、穿龙薯蓣提取物20mg、槐米提取物30mg，每日3次，每次2片，部分患者剂量加倍，治疗本病276例，经2个月以上观察，对心绞痛缓解总有效率88.4%，显效率33.1%；心电图总有效率52.9%，显效率22.8%[11]。

7. 治疗宫颈炎　将雪胆、紫草、甘草2∶1∶1混合，研成细末，过筛装入胶囊，重约0.25g，每日坐浴后塞入阴道深处1个，7次为1个疗程，治疗本病16 386例，有效率96%[13]。

参考文献

[1] 王浴生. 中药药理与应用[M]. 北京：人民卫生出版社，1983：1012-1014.

[2] 中国人民解放军第六十九医院. 关于草药罗锅底（曲莲）的报告[J]. 新医药学杂志，1973(1)：29-31.

[3] 四川省彭县中草药研究所. 金龟莲片组成药物的研究和临床观察[J]. 新医药学杂志，1977(3)：16-18.

[4] 陈夏静，伍怡颖，匡文娟，等. 雪胆素片抗炎镇咳作用的实验研究[J]. 四川生理科学杂志，2009，31(4)：153-154.

[5] 陶朝阳，易杨华，林厚文，等. 雪胆根抗肿瘤活性成分研究[J]. 第二军医大学学报，1999，20(5)：337-339.

[6] 施亚琴，杨培全，聂瑞麟. 长果雪胆化学成分的研究[J]. 中草药，1991，22(3)：1102-1105.

[7] 杨世杰，昌友权，郑丽华，等. 葫芦素B对四氯化碳致小鼠急性肝损伤的保护作用[J]. 食品科学，2005，26(9)：524-526.

[8] 魏凤辉，曲红光，王红，等. 葫芦素B对急性酒精性黄疸保护作用的研究[J]. 食品科学，2005，26(9)：487-489.

[9] 宛蕾，覃仁安. 雪胆提取物对实验性胃溃疡作用的研究[J]. 中国中药杂志，2003，28(3)：266-268.

[10] 周德禄. 雪胆冲剂治疗急性菌痢[J]. 上海中医药杂志，1988(9)：33.

[11] 江苏新医学院. 中药大辞典（上册）[M]. 上海：上海人民出版社，1977：1358.

[12] 刘树喜. “重曲鹿”散剂治疗胃痛. 云南中医学院学报[J]. 1978(3)：67-69.

[13] 四川省彭县中草药研究所. 金龟莲胶丸（片）治疗子宫颈炎的疗效观察[J]. 新医药学杂志，1975(2)：34-35.

射干　Shegan

【别名】乌扇、乌蒲（《神农本草经》），鬼扇（《补缺肘后方》），野萱花、扁竹（《本草纲目》），地萹竹（《镇江府志》），黄花扁蓄（《生草药性备要》），扁竹兰（《中药形性经验鉴别法》），金蝴蝶、金绞剪（《浙江中药手册》），山蒲扇（《东北药植志》），剪刀草（《中药志》），寸干（湖北）。

【来源】射干，始载于《神农本草经》，列为下品。因其茎梗疏长，如射箭之长竿，故名。为鸢尾科多年生草本植物射干 *Belamcanda chinensis*（L.）DC. 的干燥根茎。主产于湖北黄冈、孝感、襄阳，江苏江宁、江蒲，河南信阳、南阳，安徽六安、芜湖等地。多为野生，也有栽培。

【采收炮制】春初刚发芽或秋末茎叶枯萎时采挖，除去苗茎、须根，洗净，晒干。切片，生用。

【商品规格】以身干、肥壮、断面色黄、无须根及泥土者为佳。

按《中国药典》（2010年版一部）规定：本品按干燥品计算，含次野鸢尾黄素（$C_{20}H_{18}O_8$）

不得少于0.10%。

【药性】苦，寒。归肺经。

【功效】清热解毒，消痰，利咽。

【应用】

1. 咽喉肿痛　本品苦寒泄降，清热解毒；入肺经，清肺泻火，降气消痰；兼入血分，散血消肿，为治咽喉肿痛之要药。用于热毒痰火郁结，咽喉肿痛，可单用，如《圣济总录》射干汤；或与升麻、甘草等同用，如《古今录验方》射干汤及《小儿痘疹方论》射干鼠粘子汤；若喉痹肿痛较重，亦可与山豆根共研细末吹喉，如《袖珍方》吹喉散；若外感风热或痰热蕴结，咽痛音哑，可与荆芥、连翘、牛蒡子同用，如《张氏医通》射干消毒饮。

2. 痰热咳喘　本品善清肺火，降气消痰，以平喘止咳。用于肺热咳喘，痰多而黄，常与桑白皮、马兜铃、桔梗等同用，如《痧胀玉衡》射干兜铃汤；若寒饮郁肺，咳嗽气喘，痰多清稀，多与麻黄、紫菀、半夏等配伍，如《金匮要略》射干麻黄汤及《备急千金要方》射干汤。

【用法用量】煎服，6～10g。

【使用注意】本品苦寒，脾虚便溏者不宜用。《药性论》载本品"消瘀血"，故孕妇忌用或慎用。

【鉴别用药】鸢尾科植物鸢尾 *Iris tectorum* Maxim. 的根茎，系射干的伪品，它们为同科不同属、种植物。传统经验鉴别：植物抽茎长，开花红黄色，根茎质坚硬，有臼，断面黄色，味苦者为射干；植物不抽长茎，开花紫碧色，根茎质松软（脆），断面白色，味不苦者为鸢尾。

【药论】

1.《神农本草经》："主咳逆上气，喉痹咽痛，不得消息，散结气，腹中邪逆，食饮大热。"

2.《本草经疏》："射干，苦能下泄，故善降；兼辛，故善散。故主咳逆上气，喉痹咽痛，不得消息，散结气，腹中邪逆。既降且散，益以微寒，故主食饮大热。《别录》、甄权、《日华子》、寇宗奭、洁古（诸家所）主，皆此意也。丹溪主行太阴、厥阴之积痰，使结核自消甚捷。又治足厥阴湿气下流，因疲劳而发为便毒，悉取其泄热散结之力耳。"

3.《本草纲目》："射干，能降火，故古方治喉痹咽痛为要药。孙真人《千金方》治喉痹有乌翣膏。张仲景《金匮玉函》方治咳而上气，喉中作水鸡声，有射干麻黄汤。又治疟母鳖甲煎丸，亦用乌扇烧过，皆取其降厥阴相火也。火降则血散肿消，而痰结自解，癥瘕自除矣。"

【现代研究】

（一）化学成分

射干主要含有黄酮类化合物，此外还有醌类、酚类、二环三萜类、甾类化合物等成分。其主要成分包括射干定、鸢尾苷、鸢尾黄酮、鸢尾黄酮苷、紫檀素、射干酮、草夹竹桃苷等。

（二）药理作用

1. 抗病原微生物作用　射干对肺炎双球菌、结核杆菌、铜绿假单胞菌有抑制作用[1]。其乙醚提取物对红色毛癣菌、须癣毛癣菌、犬小孢子菌、石膏样小孢子菌和絮状表皮癣菌等皮肤癣菌均有抑制作用[2]。其有效成分对呼吸道合胞病毒、腺病毒3型、腺病毒7型、疱疹Ⅰ和Ⅱ型、鼻病毒-3型、柯萨奇16等均具有抑制作用[3]。

2. 止咳、祛痰、平喘作用　射干提取物能延长氨水引起小鼠咳嗽的潜伏期，降低咳嗽次数，增加小鼠气管酚红排泌量，具有止咳、祛痰作用[4]。射干还能抑制 TXA_2 合成和促进 PGI_2 生成，发挥解痉平喘的药理效应[5]。

3. 抗炎、镇痛作用　射干提取物能降低蛋清所致大鼠足肿胀和二甲苯所致小鼠耳肿胀，减少小鼠冰醋酸所致疼痛小鼠扭体次数[6]。

4. 其他作用　射干醇提取物对酵母所致大鼠发热有一定的解热作用[7]。射干水煎液可以拮抗环磷酰胺所致的小鼠免疫抑制，有促进免疫功能的作用[8]。射干对人子宫颈癌细胞株培养系 JTC-26 有抑制作用[9]。能延长血栓的形成时间，抑制吲哚美辛加乙醇致小鼠胃溃疡的形成，对抗番泻叶引起的大肠性腹泻和蓖麻油引起的小肠性腹泻，还具有利胆作用[10]。

（三）临床报道

1. 治疗慢性支气管炎　射干、半夏、紫菀、款冬花各 9g，麻黄 5g，细辛、五味子各 3g，随症加减，水煎服，日 1 剂，治疗本病 60 例，7 剂后痊愈 22 例，好转 34 例，无效 4 例，总有效率为 93.3%[11]。

2. 治疗儿童急性扁桃体炎　射干、山楂各 10g，牛蒡子、连翘、蒲公英各 8g，赤芍、玄参各 6g，桔梗、甘草各 5g，水煎服，每日半剂或 1 剂，日 3 次，治疗本病 60 例，痊愈 46 例，显效 6 例，无效 5 例，总有效率 95%[12]。

3. 治疗慢性咽炎　射干 150g、猪油 300g，文火煎至焦黄，冷却成膏，每次 1 匙，每日 4～5 次含服，连用 1 个月，治疗本病 17 例，全部有效[13]。

4. 治疗慢性鼻炎　射干 30～40g，山豆根 15g，柴胡 6g，辛夷、栀子、薄荷各 10g，细辛 3g，甘草 5g，水煎服，日 1 剂，治疗本病 50 例，治愈 32 例，好转 16 例，无效 2 例，总有效率 96%[14]。

5. 治疗水田皮炎　射干 750g，加水 7800ml，煎煮后加食盐 120g，涂洗患部，治疗本病 253 例，均有效，轻者涂洗 1 次，重者 2 次可愈[15]。

6. 治疗乳糜尿　射干 15g，水煎后加适量白糖，1 日 3 次口服，或制成水丸，每次 4g，日 3 次，10 天为 1 个疗程，共治疗本病 104 例，痊愈 94 例，无效 10 例[16]。

7. 治疗阳痿　自拟射甘散（射干 3g、甘松 3g，共研为细末）于行房前 1 小时用白酒送服，10 天为 1 个疗程，一般服药 1～2 个疗程。治疗阳痿 50 例，痊愈 32 例，有效 15 例，无效 5 例[17]。

（四）不良反应

小鼠灌服射干乙醇浸液（1∶1）的 LD_{50} 为 66.78g/kg。射干的乙醚提取物对 3-甲基胆蒽诱发的小鼠背部肿瘤有促进作用[18]。

参 考 文 献

[1] 王云，于军，于红. 射干提取液对绿脓菌 P29 株 R 质粒体内外消除作用研究[J]. 长春中医学院学报，1999，15(3)：64.

[2] 刘春平，王凤荣，南国荣，等. 中药射干提取物对皮肤癣菌抑菌作用研究[J]. 中华皮肤科杂志，1998，31(5)：310.

[3] 赵金明，孟丽，陈贺，等. 射干有效成分抗病毒主要药效学实验研究[J]. 实验动物科学，2010，27(6)：9-12.

[4] 李国信，齐越，秦文艳，等. 射干提取物止咳祛痰药理实验研究[J]. 实用中医内科杂志，2008，22(2)：3-4.

[5] 梁直英，周名璐，陈芝喜，等. 加减射干麻黄汤对哮喘豚鼠血浆血栓素 B_2 和 6-酮前列腺素 F1a 水平变化的影响[J]. 广州中医药大学学报，2000，17(3)：253-255.

[6] 李国信，秦文艳，齐越，等. 射干提取物抗炎及镇痛药理实验研究[J]. 实用中医内科杂志，2008，22

(1):3.

[7] 吴泽芳.射干与鸢尾抗炎作用的比较[J].药物分析杂志,1985,5(3):167.

[8] 林久茂,王瑞国,郑良朴.射干对小鼠免疫功能的影响[J].福建中医学院学报,2005,15(3):39-40.

[9] 李广勋.中药药理毒理与临床[M].天津:天津科技翻译出版公司,1992:45.

[10] 王红武,张明发,沈雅琴,等.射干对消化系统及实验性血栓的影响[J].中医药研究,1997,13(5):43-45.

[11] 来建琴.射干麻黄汤加减治疗慢性支气管炎 60 例[J].江西中医药,2007(6):36.

[12] 吕昌群.山楂射干饮治疗儿童急性扁桃体炎 60 例[J].河南中医,2010,30(1):64-65.

[13] 蒋治平.射干猪脂膏治疗慢性咽喉炎[J].四川中医,1986(12):23.

[14] 高士俊,程树玲.射干豆根汤治疗慢性鼻窦炎 50 例临床报告[J].安徽中医学院学报,1986,5(2):36-37.

[15] 郭元芝,王好德,谢胜泽.中药射干治疗水田皮炎的疗效观察[J].广东医学(祖国医学版),1964(5):18.

[16] 李象复.射干治疗乳糜尿 104 例[J].中医杂志,1981(5):44.

[17] 王豪.射甘散治疗阳痿 50 例[J].实用中医内科杂志,1999,13(4):32.

[18] 纪志武,曾毅.乌桕、射干和巴豆油对 3-甲基胆蒽诱发小白鼠皮肤肿瘤的促进作用的研究[J].癌症,1989,8(5):350-352.

马勃 Mabo

【别名】马庀(《名医别录》),马屁勃(陶弘景),马庀菌(《蜀本草》),灰菇(《经验良方》),马屁包(《袖珍方》),牛屎菇(《本草纲目》),灰包菌(《中药形性经验鉴别法》),药苞(《河北药材》),马粪包(《中药材手册》)。

【来源】马勃,始载于《名医别录》,列为下品。为灰包科真菌脱皮马勃 *Lasiosphaera fenzlii* Reich.、大马勃 *Calvatia gigantea*(Batsch ex Pers.)Lloyd 或紫色马勃 *Calvatia lilacina*(Mont. et Berk.)Lloyd 的干燥子实体。脱皮马勃主产于辽宁、甘肃、湖北、江苏、湖南、广西、安徽;大马勃主产于内蒙古、河北、青海、吉林、湖北;紫色马勃主产于广东、广西、江苏、湖北、安徽。多为野生。

【采收炮制】夏、秋二季子实体成熟时及时采收,除去泥沙,干燥。除去外层硬皮,切成方块,或研粉用。

【商品规格】以个大、皮薄、完整、饱满、紫色、松软如海绵、质轻、按之如棉絮、弹之有粉尘飞出、气脓呛鼻者为佳。

按《中国药典》(2010 年版一部)规定:本品醇溶性浸出物,不得少于 8.0%。含总灰分不得过 15.0%;酸不溶性灰分不得过 10.0%。

【药性】辛,平。归肺经。

【功效】清肺利咽,止血。

【应用】

1. 咽喉肿痛,咳嗽失音 本品味辛质轻,入肺经。既能宣散肺经风热,又能清泻肺经实火,长于解毒利咽,为治咽喉肿痛的常用药物。用于肺经风热或实火所致咽喉肿痛,咳嗽失音,轻者可单用研末含咽;重者常与玄参、板蓝根、牛蒡子等同用,如《东垣试效方》普济消毒饮;若疫喉腐烂,口渴项肿,多与水牛角、金银花、连翘等配用,如《疫喉浅论》清咽消毒饮;若小儿咽喉肿痛,又可与射干、升麻、芒硝配伍,如《幼幼新书》射干汤。此外,治久嗽,可单用本品做蜜丸服用，如《普济方》马屁勃丸；治失音，《摘元方》又与马牙硝同用，砂糖为丸噙化。

2. 吐血衄血，外伤出血 本品有凉血收敛止血的功效，故用于火邪迫肺，血热妄行而致的吐血、衄血等症。《袖珍方》单用本品，砂糖为丸，治血热吐血；《太平圣惠方》单用本品，研末冲服，治妊娠吐衄不止。若用于外伤出血，可用马勃粉撒敷伤口，有止血作用。

【用法用量】煎服，3～6g。外用适量。

【鉴别用药】马勃与玄参，均治咽喉肿痛。前者宜治风热犯肺或肺经实火所致的咽喉肿痛；而后者宜治热毒蕴结或虚火上炎所致的咽喉肿痛。二者各有侧重。

【药论】

1.《名医别录》："主恶疮，马疥。"

2.《本草衍义》："去膜，以蜜揉拌，少以水调呷，治喉闭咽痛。"

3.《本草纲目》："清肺，散血热，解毒。""马勃轻虚，上焦肺经药也。故能清肺热咳嗽，喉痹，衄血，失音诸病。"

4.《本草从新》："每见用寒凉药敷疮者，虽愈而热毒内攻，变生他病，为害不小，惟马勃辛平而散，甚为稳妥。"

5.《中药大辞典》引张寿颐："马勃，《别录》止治恶疮马疥，盖既能散毒，又能燥湿，以疗湿疮，固得其宜，故弘景亦谓敷诸疮甚良。今人用以为金疮止血亦效。寇宗奭治喉痹咽疼，盖既散郁热，亦清肺胃，确是喉症良药。东垣普济消毒饮用之，亦是此意。内服外敷，均有捷验，诚不可以微贱之品而忽之。"

【现代研究】

（一）化学成分

马勃含有亮氨酸、酪氨酸、尿素及紫颓马勃酸等多种含氮类化合物。尚含马勃素、马勃素葡萄糖苷、麦角甾醇、砷及α-直链淀粉酶等成分。

（二）药理作用

1. 止血作用 脱皮马勃的乙酸乙酯部位和正丁醇部位可显著缩短家兔体外凝血时间和复钙时间，是其止血的有效部位[1]。

2. 抗菌作用 脱皮马勃煎剂体外对金黄色葡萄球菌、铜绿假单胞菌、肺炎球菌、乙型链球菌、变形杆菌及肺炎双球菌均有一定的抑制作用，对少数致病真菌也有抑制作用[2]。

3. 抗炎、镇痛作用 马勃能减轻蛋清致大鼠足肿胀的程度，减轻大鼠棉球肉芽肿的重量，减少醋酸所致的小鼠扭体次数[3]。

4. 镇咳作用 脱皮马勃混浊液灌胃，能不同程度地延长机械性气管刺激所致的豚鼠咳嗽的潜伏期，具有镇咳作用[4]。

5. 抗肿瘤作用 马勃多糖对移植S-180肉瘤细胞[5]、脱皮马勃对肝癌细胞Bel-7402和神经胶质瘤细胞C6均有抑制作用[6]。从脱皮马勃中分离到的化合物Ⅱ、Ⅵ对白血病细胞K562和肺癌细胞A549也具有抑制作用[7]。

（三）临床报道

1. 治疗扁桃体炎 加味银翘马勃散（金银花、连翘、射干、马勃、牛蒡子、蒲公英、鱼腥草、桔梗）水煎服，日1剂，连服5日，同时口服或静滴抗生素，治疗本病68例，总有效率99%[8]。

2. 治疗鼻衄 马勃去皮，加入等量维生素B_2片，研粉过筛，鼻衄出血量少时，直接将该药粉涂于出血处；出血较多或搏动性出血，可先用棉片压迫，再将消毒马勃片撒上药粉，压于出血处，治疗本病200例，总有效率为90.2%[9]。

3. 治疗上消化道出血　采用复方马勃止血液（含马勃、五倍子、明矾）10～20ml，通过内镜向出血表面喷洒，治疗本病48例，有效率100%[10]。

4. 防治干槽症　消毒马勃25g、1%丁卡因（地卡因）（液）45g、金霉素眼膏27g、碘仿12g、泼尼松龙（强的松龙）1g，混合调成糊状。在阻生齿拔除后，清除创口，取上药放入创口内，轻轻加压，咬紧。预防干槽症200例，仅1例发生干槽症，治疗50例均痊愈[11]。

5. 治疗非特异性溃疡性直肠炎　用清肠护膜汤（马勃5g、黄连3g、明矾2g、鸡子黄1枚）水煎保留灌肠，治本病20例，痊愈18例，好转2例[12]。

6. 治疗乳头皲裂　用乳风散（制乳香、煨乌梅、制马勃各15g，汉三七6g，浙贝母12g，蜈蚣3条，共研细末）扑于患处，每日1～2次，治疗本病35例，治愈33例，显效2例[13]。

7. 治疗臁疮　马勃200g、土茯苓100g，水煎取汁500ml，加入陈醋50ml，浸纱条湿敷，每日换药1次，治疗本病28例，治愈20例，有效7例，无效1例，总有效率为96.4%[14]。

8. 治疗褥疮　马勃适量，研成细末，外敷患处，每2小时更换1次，治疗本病62例，愈合57例，有效2例，无效3例[15]。

（四）不良反应

1. 过敏反应　据报道，一名6岁患儿服用马勃（8g）后出现胸部不适，咽喉痒感，恶心呕吐，全身皮肤瘙痒等过敏反应[16]。一名53岁女性患者服用马勃（10g）后出现头晕，咽喉肿物堵塞感，伴胸闷、全身皮肤散在斑块状丘疹、瘙痒等过敏症状[17]。

2. 中毒反应　两位从事马勃筛选工作人员，因接触和吸入飞扬的马勃孢子细粉，出现周身不适、头晕、恶心，周身发冷，且面色青紫、手足发凉等表现[18]。

参考文献

[1] 高云佳，赵庆春，闵鹏，等. 脱皮马勃止血有效部位的实验研究[J]. 解放军药学学报，2010，26(6)：548-550.

[2] 孙菊英，郭朝晖. 十种马勃体外抑菌作用的实验研究[J]. 中药材，1994，17(4)：37-38.

[3] 苏方华，潘日兴. 马勃的抗炎镇痛实验研究[J]. 齐鲁药事，2010，29(10)：586-588.

[4] 左文英，尚孟坤，揣辛桂. 脱皮马勃的抗炎、止咳作用观察[J]. 河南大学学报：医学科学版，2004(3)：65.

[5] 孟延发，杨国玲，周秀芳，等. 马勃多糖的研究[J]. 兰州大学学报：自然医学版，1990，26(2)：99-102.

[6] 崔磊，宋淑亮，孙隆儒. 脱皮马勃化学成分研究及抗肿瘤活性的初筛[J]. 中药材，2006(7)：703-705.

[7] 黄文琴. 脱皮马勃抗肿瘤活性研究[J]. 当代医学，2010，16(34)：34-35.

[8] 刘继萍，汪莉莉，王彦平. 加味银翘马勃散治疗小儿急性化脓性扁桃体炎[J]. 现代中西医结合杂志，2007，16(8)：1070-1071.

[9] 蒙龙江. 马勃粉加维生素 B_2 粉在鼻出血治疗中的应用[J]. 中国中医药信息杂志，2001，8(增刊)：70.

[10] 夏锦培. 复方马勃止血液治疗上消化道出血临床观察[J]. 中国中西医结合脾胃杂志，1998，6(2)：115.

[11] 周柏良. 复方马勃糊剂防治干槽症的临床应用[J]. 中西医结合临床杂志，1992，2(3)：31.

[12] 贾美华. 清肠护膜汤保留灌肠治疗非特异性溃疡性直肠炎20例[J]. 江苏中医，1988(5)：11.

[13] 李生安. 乳风散治疗乳头皲裂症35例[J]. 中医杂志，1980(11)：78.

［14］董鹏，张丽兰．复方马勃煎剂治疗臁疮 28 例［J］．中国社区医师，2002，18(15)：41．
［15］李桂荣，曹丽．马勃治疗褥疮 62 例［J］．实用中医药杂志，1998，14(1)：29．
［16］丁烈扬，李兰铮．马勃致过敏 1 例报告［J］．新中医，2000，32(4)：23．
［17］吴树忠．中药马勃过敏反应 1 例报告［J］．中医杂志，1980(8)：39．
［18］任书君．中药马勃致中毒 2 例［J］．辽宁药物与临床，2000，3(4)：161．

山豆根 Shandougen

（附：北豆根）

【别名】山大豆根(《经验方》)，苦豆根(《中药材手册》)，广豆根(广东、广西)，豆根、岩黄连(贵州)。

【来源】山豆根，始载于《开宝本草》。为豆科小灌木植物越南槐 *Sophora tonkinensis* Gapnep. 的干燥根及根茎。主产于广西百色、田阳、凌乐、大新、龙津等地，此外，广东、贵州、云南亦产。多野生。

【采收炮制】秋季采挖，除去杂质，洗净，晒干。切片，生用。

【商品规格】以条粗、质坚、味苦者为佳。

按《中国药典》(2010 年版一部)规定：本品按干燥品计算，含苦参碱($C_{15}H_{24}N_2O$)和氧化苦参碱($C_{15}H_{24}N_2O_2$)的总量不得少于 0.7%。

【药性】苦，寒；有毒。归肺、胃经。

【功效】清热解毒，消肿利咽。

【应用】

1. 咽喉肿痛　本品大苦大寒，主清肺火，泄热毒，利咽消肿，为治疗咽喉肿痛的要药。故凡肺火上攻或热毒蕴结而致的咽喉肿痛均可应用。轻者可单用本品，如《永类钤方》单用本品磨醋噙服；重者常与栀子、连翘、桔梗等同用，如《增补万病回春》清凉散；若咽喉闭塞肿痛，多与升麻、大黄、朴硝配伍，如《仁斋直指方》山豆根丸；若虚火上炎或热毒壅遏，喉痹肿痛，可与玄参、麦冬、射干等配用，如《喉科紫珍集》山豆根汤及《慈幼新书》山豆根汤。

2. 牙龈肿痛　本品大苦大寒，入胃经，又清胃火。用于胃火上炎，牙龈肿痛，常与石膏、升麻、黄连等同用；《肘后备急方》取本品 1 片，含于痛处，可止齿痛；亦可单用煎汤漱口。

3. 痈肿疮毒　本品苦寒，清热解毒，消肿散结。用于热毒蕴结，疮疡痈肿，多与金银花、连翘、黄连等配伍；《肘后备急方》单用本品水研浓汁，外涂患处，以消疮痈之红肿热痛。

【用法用量】煎服，3～6g。外用适量。

【使用注意】本品大苦大寒，过量服用易引起呕吐、腹泻、胸闷、心悸等副作用，故用量不宜过大。脾胃虚寒，食少便溏者不宜用。

【鉴别用药】马勃、山豆根及射干，皆为清热解毒治咽喉肿痛之品。其不同点为：马勃质轻宣散，善于清宣利咽，而治外感风热的咽喉肿痛；山豆根大苦大寒，善于解毒利咽，而治热毒炽盛的咽喉肿痛；然射干苦寒，除清热解毒功效外，尚能消痰散结，故善治痰火互结的咽喉肿痛。

【药论】

1.《开宝本草》："主解诸药毒，止痛，消疮肿毒，急黄发热，咳嗽，杀小虫。"

2.《本草经疏》："山豆根，甘所以和毒，寒所以除热，凡毒必热必辛，得清寒之气，甘苦之味，则诸毒自解，故为解毒清热之上药。凡痛必因于热，毒解热散，则痛自止，疮肿自消。急黄，乃血热极所发，故必发热，热气上熏则发咳嗽。诸虫亦湿热所化，故悉主之，而多获奇效也。”“入散乳毒药中，能消乳癌。”

3.《本草汇言》：“山豆根，苦寒清肃，得降下之令，善除肺胃郁热，凡一切暴感热疾，凉而解毒，表里上下，无不宜之。”

4.《本草求真》：“山豆根，功专泻心保肺，及降阴经火逆，解咽喉肿痛第一要药。缘少阴之脉，上循咽喉，咽喉虽处肺上，而肺逼近于心，故凡咽喉肿痛，多因心火挟其相火交炽，以致逼迫不宁耳。治常用此以降上逆之邪，俾火自上达下，而心气因尔以除。”

5.《本草正义》：“盖苦寒泄降，其味甚厚，故能解毒而疗疮疡之肿痛，兼能杀虫治黄，皆惟大热之实症为宜。又治发热咳嗽，则以肺胃热咳言之，非不问虚实寒热，可为咳嗽之通用品也。今人专以治咽喉肿痛，则直折火毒之上炎，亦惟实热闭塞者，始为合宜。而风邪外束之喉痛，尚须辛凉开泄者，则必不可早投，反恐遏抑不宣，重增其困。”

【现代研究】

（一）化学成分

山豆根主要含有生物碱及黄酮类化合物。生物碱有苦参碱、氧化苦参碱以及少量的臭豆碱、甲基金雀花碱、金雀花碱、氧化槐果碱、槐胺、槐醇、槐果碱山豆根碱等。黄酮类化合物包括柔枝槐酮、柔枝槐素、柔枝槐酮色烯、柔枝槐素色烯、染料木素、紫檀素、山槐素、红车轴草根苷、谷甾醇、蛇麻脂醇、芦丁、槲皮素等。此外，尚含有皂苷、多糖和微量元素等多种成分。

（二）药理作用

1. 抗菌作用　0.3%的苦参碱溶液对乙型链球菌有抑制作用，当其浓度增大到1%时，对痢疾杆菌、变形杆菌、大肠杆菌、金黄色葡萄球菌均出现较强的抑菌效果，对铜绿假单胞菌也有较强的抑菌效果；7.5%～10%的氧化苦参碱对痢疾杆菌、大肠杆菌、乙型链球菌、金黄色葡萄球菌有抑制作用；另外，苦参碱对结核杆菌、霍乱弧菌、麻风杆菌、皮肤致病真菌及钩端螺旋体也有一定抑制作用[1]。另有报道，山豆根总碱对革兰阳性球菌、革兰阴性杆菌等均有明显抑制作用[2]。红车轴草根苷还有抗真菌作用[3]。

2. 抗病毒作用　山豆根总碱对咽喉部常见病毒CB、Adv、RSV的最小抑病毒浓度为24.41$\mu g \cdot ml^{-1}$，对流感、副流感病毒也有抑制作用[2]。山豆根水煎剂还有较强的抗柯萨奇B5病毒的作用[4]。通过对山豆根中生物碱成分进行抗乙肝病毒活性筛选，苦参碱、氧化苦参碱、槐花醇、槐果碱、氧化槐果碱、莱蔓碱、13，14-去氢槐定碱、9α-羟基苦参碱、12α-羟基槐果碱和金雀花碱在0.2μmol/ml时，臭豆碱在0.4μmol/ml时，对HBsAg的抑制率高于阳性对照拉米夫定，并以13，14-去氢槐定碱、槐果碱和莱蔓碱的抑制作用较明显。槐果碱、氧化槐果碱、莱蔓碱和13，14-去氢槐定碱对HBsAg和HBeAg的抑制率均较目前用于临床治疗乙肝的苦参碱和氧化苦参碱的抑制率为高[5]。

3. 抗肿瘤作用　山豆根水提取物及其所含有的多种生物碱对体内外多种实验性肿瘤均有不同程度的抑制作用。山豆根总生物碱对小鼠肉瘤S180、小鼠H22肝癌实体型肿瘤、小鼠艾氏腹水癌（ESC）实体型肿瘤均具有一定的抑制作用，但抑瘤率低，毒性大[6]。复方山豆根注射液对B16黑色素瘤、lewis肝癌荷瘤均有较好的抑瘤作用，可显著延长小鼠的生存期[7]。分析山豆根水提取物对体外培养的人食管癌细胞株（Eca-109）作用的研究发现，100mg/ml、200mg/ml浓度对细胞的杀伤能力随药物作用时间延长而增强，在加药第3天对细胞分裂指数抑制率接近或达到100%；50mg/ml浓度维持在3%左右，山豆根同时使谷氨酸脱氢酶、苹果酸脱氢酶和乳酸脱氢酶活性下降，直至阴性反应[8]。山豆根水提物能抑制体外培养的人肝癌细胞增殖，降低线粒体代谢活性[9]。研究还显示，山豆根提取物按 LD_{50} 剂量的 1/10 腹腔注射，连续给药 10 天，能使移植腹水型肉瘤 180 小鼠生存期延长、腹水量减少、肿瘤细胞的酸性磷酸酶活性增加、癌细胞破坏增多和血中白细胞数增加[10]。另外，用不同方法所得的山豆根提取物及其成分苦参碱对小鼠肉瘤 180、小鼠艾氏腹水癌实体型和腹水型及大鼠瓦克癌、肉瘤 256 均有抑制作用[11]。槐果碱也是抗癌的活性成分之一，其在体外对艾氏腹水癌细胞有直接杀伤作用，对小鼠移植瘤如子宫颈癌(U14)、肉瘤 180、淋巴肉瘤 1 号等均有抑制作用[10,12]。

4. 对心血管系统的作用　大鼠静脉注射苦参碱能显著拮抗乌头碱、氯化钡、结扎冠脉前降支诱发的心律失常和氯化钙-乙酰胆碱混合液诱发的小鼠心房颤动或扑动，且抗心律失常作用随剂量的增加而加强[13]。广豆根总碱(100～150mg/100g 体重)静脉注射，对由乌头碱、洋地黄毒苷、氯仿-肾上腺素、氯化钾所诱发的心律失常动物(家兔、大鼠、豚鼠)模型均有良好的对抗作用，能有效地逆转由异位心律或传导障碍所致的多种类型的心律失常，其抗心律失常的有效成分可能是金雀花碱与苦参碱及其衍生物[14]。氧化苦参碱能显著增强心肌收缩力和心排出量，对心率无明显影响，而对衰竭心脏的作用较正常心脏强，其强心作用具有一定的种属差异，并在强心的同时能显著降低其收缩频率，这种能把变时变力作用分开是氧化苦参碱强心作用的特点[15]。此外，氧化苦参碱还具有降低血压的作用，且随着给药剂量的增加，降压作用逐渐增强，呈剂量依赖性[16]。

5. 抗炎作用　山豆根水提物对二甲苯致小鼠耳肿胀、小鼠腹腔毛细血管通透性以及组胺所致的大鼠皮肤毛细血管通透性均具有抑制作用，同时对急性炎症、免疫性炎症也有抗炎作用，其强度弱于氢化可的松[17]。山豆根碱不但对急性炎症的毛细血管通透性增高炎性渗出和组织水肿有抑制作用，而且对炎症后期肉芽组织的增生也有抑制作用，使用后大鼠肾上腺内抗坏血酸含量显著降低，说明山豆根碱既具有直接抗炎作用，又具有通过兴奋垂体-肾上腺皮质系统间接发挥抗炎作用[18]。另有报道，以醋酸所致扭体反应为镇痛指标，二甲苯所致耳廓肿胀为消炎指标，研究复方山豆根口服液治疗咽炎的药效学作用，结果表明复方山豆根口服液有明显的消炎镇痛作用[19]。

6. 对免疫系统的影响　以地塞米松(Dex)为免疫抑制剂建立小鼠免疫抑制模型，分别以 $50mg \cdot kg^{-1}$、$100mg \cdot kg^{-1}$ 和 $200mg \cdot kg^{-1}$ 剂量的山豆根多糖(SSP)腹腔注射，测定胸腺和脾脏的器官指数和组织匀浆中髓过氧化物酶、黄嘌呤氧化酶、谷胱甘肽过氧化物酶的活性，结果表明 SSP 能够通过改变机体内自由基相关酶的活性来影响体内自由基的产生和清除能力，使机体免疫器官免受过氧化损伤，拮抗 Dex 所致免疫抑制，增强机体的免疫功能[20]。从多个免疫学指标探讨山豆根对小白鼠免疫功能影响的研究显示，山豆根能激活小白鼠腹腔巨噬细胞的吞噬功能，并对提高淋巴细胞的 E2 玫瑰花环形成率具有明显的促进作用，提示山豆根具有较好的免疫作用[21]。山豆根多糖不仅刺激淋巴细胞增殖、促进 PWM 诱导的抗体产生，而且有刺激小鼠淋巴细胞分泌 IgG 的作用。淋巴细胞若先用 PWM 刺激 2 日，再加多糖刺激，产生 IgG 的能力降低，若先或(与 PWM)同时用山豆根多糖刺激，则可增高 IgG 的产生[22]。另有研究表明，苦参碱可抑制小鼠脾淋巴细胞增殖和 IL-22 释放，亦可抑制腹腔巨噬细胞释放 IL-21，从而抑制免疫[23]。此外，用碳清除率法和离体碳吞噬试验证明，山豆根对网状内皮系统功能具有兴奋作用[10]。

7. 其他作用　有研究表明，山豆根中的苦参碱、氧化苦参碱、槐果碱等还有镇静、镇痛及降低体温的作用[24]。

(三) 临床报道

1. 治疗肿瘤　有报道，用山豆根注射液，每次2～4ml，日1～2次，肌注；或山豆根片(每片0.25g，含山豆根总生物碱0.1g)，每次3～6片，日服3次，治疗滋养叶细胞肿瘤。其中恶性葡萄胎90例，临床治愈79例，进步2例，总有效率为90%；绒毛膜上皮癌10例，临床治愈4例，进步1例，总有效率为50%[25]。

2. 治疗鼻咽癌放疗后毒副反应　山豆根、半枝莲、白花蛇舌草、麦冬、石上柏等九味药物，研粉制丸(鼻咽灵)，每次5丸，每日口服4次，15天为1个疗程，治疗226例，总有效率87.38%[26]。

3. 治疗乙型肝炎　肌注山豆根注射液，每次2ml，日1～2次，2个月为1个疗程，治疗乙肝402例，有效369例(其中显效218例)，SALT多在2～4周恢复正常，可升高血清白蛋白，降低球蛋白，对HBsAg和HBeAg也有一定转阴作用[27]。另有用山豆根片，每次5片(2.5g)，日服2次，3个月为1个疗程，治疗无症状HBsAg携带者40例，1个疗程后，阴转15例，滴度下降50%以上者12例，总有效率67.5%[28]。

4. 治疗心律失常　山豆根煎剂(山豆根40g，龟甲胶20g，桂枝尖、五味子各12g)随证加减，水煎服，日1剂，治疗11例，痊愈7例，好转3例，无效1例[29]。

5. 治疗咽炎　山豆根口服液(山豆根、黄芩、金银花、连翘、玄参、竹叶、桔梗、甘草)每次口服30～50ml，每日4次，儿童减半，服药时含口中缓缓咽下，治疗70例急性咽炎，临床治愈36例，显效24例，进步8例，无效2例，总有效率为97.1%[30]。

6. 治疗急性扁桃体炎　山豆根、芦根、板蓝根、生地、连翘各10g，黄芩、栀子各8g，玄参15g，大黄(后下)、薄荷、竹叶、甘草各5g，水煎服，日1剂，治疗35例，痊愈30例，显效5例[31]。

7. 治疗宫颈糜烂　将广豆根粉高压消毒备用，先以1∶1000新洁尔灭消毒宫颈，再用棉球蘸广豆根粉涂宫颈糜烂处，1～3天1次，10次为1个疗程，治疗320例，1个疗程后痊愈者156例，好转94例，无效70例，总有效率78.1%[32]。

8. 治疗带状疱疹　山豆根、黄连、雄黄、密陀僧各30g，煅龙骨、煅炉甘石各20g，蟾酥2g，冰片5g，呋喃西林粉10g，先将山豆根、黄连烘干研极细末，再将雄黄、密陀僧、龙骨、炉甘石、蟾酥、冰片分别用乳钵研为细末，诸药和匀过筛，高压灭菌，患处先以碘酊消毒，再用针头刺破水疱，取药末少许加75%酒精调匀外涂，日3次，必要时可包扎，治疗14例，均于3～5天内痊愈[33]。

9. 治疗跖疣　山豆根、板蓝根各60g，加水3000ml，煮沸10分钟，待稍凉浸泡足部半小时，日1次，对较大之疣体且疼痛显著者可加用艾灸，每次10分钟，治疗54例，治愈43例，无效11例[34]。

10. 治疗痈肿　山豆根、白芷各9g，大黄15g，甘草5g，各为细末，混匀，外用治疗痈肿、跌打损伤及水火烫伤均有效[35]。

11. 治疗银屑病　山豆根、夏枯草各280g，白花蛇舌草、三棱、莪术各140g，制成片剂，成人每次服6～8片，日服3次，小孩酌情减量，1个月为1个疗程，治疗两个疗程，50例患者，治愈25例，显效12例，减轻6例，无效7例，有效率86%[36]。

(四) 不良反应

1. 毒性　山豆根的水提物小鼠腹腔注射的LD_{50}为15.58g/kg。氧化苦参碱小鼠腹腔

注射的 LD_{50} 为(572.2±48.8)mg/kg,皮下注射的 LD_{50} 为(952.6±11.6)mg/kg。苦参碱小鼠腹腔注射的 LD_{50} 为(652±47.3)mg/kg。人的中毒量为 30～90g[37]。

2. 中毒机理及症状　广豆根的中毒成分可能是苦参碱和氧化苦参碱,槐果碱亦不能除外。毒性试验表明,大剂量广豆根煎液灌胃可使小鼠呼吸抑制、震颤和痉挛,最后部分死亡[38]。山豆根主含苦参碱、金雀花碱等生物碱,有较强毒性,苦参碱有烟碱样作用,能使胆碱能自主神经系统兴奋,中枢神经系统麻痹,呼吸肌麻痹,从而出现头昏呕吐、汗出、步态不稳、惊厥、呼吸停止等症状;金雀花碱能够反射性兴奋呼吸中枢和血管运动中枢,使呼吸急促,心跳加快,血压升高[39]。其毒性主要累及神经系统、消化系统和呼吸系统,且呼吸衰竭是其直接致死原因[40]。大剂量广豆根总碱对心脏呈负性频率、负性传导作用和心肌复极化障碍,对呼吸中枢先兴奋后抑制[14]。中毒时主要症状为不同程度的头痛、头晕、恶心、呕吐、腹痛(或腹泻)、四肢无力、心悸、胸闷;重者表现为面色苍白,四肢颤抖、麻木,大汗淋漓,心跳加快,血压升高,步态不稳等;继则呼吸急促、浅表,四肢抽搐,面唇青紫,瞳孔散大,最终因呼吸衰竭而死亡[37]。

3. 中毒原因及预防　山豆根中毒的主要原因是超剂量用药(大于 10g)。所以在应用时应严格掌握剂量,一般宜 3～6g,煎煮时后下,即可避免中毒的发生。

4. 中毒救治

(1) 一般疗法:早期用高锰酸钾液洗胃,服药超过 4 小时,可服硫酸镁导泻,并服药用炭末 60g。轻度中毒一般对症治疗均可痊愈;对重度中毒者用葡萄糖盐水加维生素 C 和 654-2 静脉滴注,或用 50%的葡萄糖加维生素 B_6 静脉注射。若抽搐痉挛者用氯丙嗪;腹痛剧烈者皮下注射阿托品 1mg;昏迷者给甲氯芬酯(氯酯醒),每 2 小时肌注 0.25g,吸氧;合并血压下降、肺水肿、呼吸衰竭者则用升压、利尿和呼吸兴奋药,同时加用抗生素预防感染。

(2) 中医疗法:甘草、绿豆各 30g,急煎口服;或生姜、大枣、红糖(或白糖)各 20g 煎汤服。针灸治疗可采用灸百会、中脘,针内关、足三里(用泻法)。

参考文献

[1] 王浴生.中药药理与应用[M].北京:人民卫生出版社,1983:100.

[2] 樊宏伟,卢继红,张蓉.苦参碱类生物碱的体外抑菌、抑病毒及诱生干扰素的实验研究[J].中医药信息,2000,17(4):75.

[3] 屠世忠.黄酮类化合物的生物活性[J].国外医学:药学分册,1979(4):200-204.

[4] 于起福,孙非.四种中草药水煎剂抗柯萨奇 B5 病毒的细胞学实验研究[J].吉林中医药,1995,15(1):35.

[5] 丁佩兰.山豆根和苦参化学成分的比较研究[M].上海:复旦大学出版社,2004:78.

[6] 姚仲青,朱虹,王光凤.山豆根总生物碱抗肿瘤作用的初步研究[J].南京中医药大学学报,2005,21(4):253-254.

[7] 张良,张万峰,王日芝,等.复方山豆根注射液对荼瘤小鼠 B_{16}、lewis 抑瘤作用的实验研究[J].中医药信息,2001,18(6):53.

[8] 赵培荣,田爱琴,马湘玲,等.山豆根对人食管癌细胞株(Eca-109)杀伤、抑制及脱氢酶类影响[J].河南肿瘤学杂志,1998,11(2):87-89.

[9] 肖正明,宋景贵,徐朝晖,等.山豆根水提物对体外培养人肝癌细胞增殖及代射的影响[J].山东中医药大学学报,2000,24(1):62-64.

[10] 王筠默.中药药理学[M].上海:上海科学技术出版社,1985:40.

[11] 何明焕，邱荣梁，马竹卿，等. 广豆根抗癌成分苦参碱注射液的研究[J]. 中成药研究，1981(3)：36-38.

[12] 姜志义. 中药山豆根中槐果碱的研究[J]. 中药通报，1982，7(5)：29.

[13] 黄彩云，谢世荣，黄胜英，等. 苦参碱抗心律失常作用的实验研究[J]. 大连医科大学学报，2002，24(3)：177-179.

[14] 山西省中医研究所冠心病实验室. 山豆根提取液(总生物碱)抗实验性心律失常的效果[J]. 山西医药杂志，1979(2)：1-6.

[15] 李青，王进，毛小洁，等. 氧化苦参碱的强心作用[J]. 沈阳药科大学学报，1999，16(4)：281-284.

[16] 刘芬，刘洁，王秋静，等. 氧化苦参碱对大鼠血压的影响[J]. 吉林大学学报：医学版，2005，31(3)：417-419.

[17] 杜士明，周本宏，杨光义. 山豆根水提物抗炎作用研究[J]. 中国药房，2008，19(18)：1371-1372.

[18] 谢世荣，黄彩云，黄胜英，等. 山豆根碱抗炎作用的研究[J]. 中草药，2003，34(4)：355-357.

[19] 谢瑞金，唐启令，中庆亮. 复方山豆根口服液镇痛消炎作用药理研究[J]. 时珍国医国药，1999，10(10)：728.

[20] 帅学宏，胡庭俊，曾芸，等. 山豆根多糖对免疫抑制模型小鼠免疫器官指数和自由基相关酶活性的影响[J]. 南京农业大学学报，2009，32(2)：170-172.

[21] 陈爱葵，高丽松，黄清松，等. 山豆根对动物免疫功能的影响[J]. 中国现代医学科技，2003，3(1)：52-54.

[22] 赵武述，张玉琴，任丽娟，等. 山豆根多糖刺激抗体产生的作用[J]. 中日友好医院学报，1992，6(suppl)：200-202.

[23] 尚智，丁涛，温富春，等. 苦参碱对小鼠免疫功能的影响[J]. 长春中医药大学学报，2007，23(2)：21-22.

[24] Xiao P，Kubo H，Ohsawa M，et al. Kappa-Opioid、receptor-mediated antinociceptive，effects of stereoisomers and derivatives of(+)-matrine in mice. Planta Med，1999，65(3)：230.

[25] 杨今祥. 抗癌中草药制剂[M]. 北京：人民卫生出版社，1981：268.

[26] 冯所安. 鼻咽灵治疗鼻咽癌放疗毒副反应及急慢性咽炎 337 例报告[J]. 新中医，1985(8)：28.

[27] 沙静姝. 山豆根注射液[J]. 药学通报，1983(10)：37.

[28] 李涤新，李东. 山豆根片治疗无症状 HBsAg 携带者 40 例[J]. 四川中医，1990(3)：22.

[29] 罗述钦. 山豆根煎剂治疗心律失常 11 例临床分析[J]. 湖北中医杂志，1989(4)：16.

[30] 周宗起，徐健，丁月芳. 山豆根口服液治疗急性咽炎的临床观察[J]. 中成药，1991(8)：20-21.

[31] 朱德梓. 三根凉膈汤治疗急性扁桃腺炎 35 例[J]. 湖北中医杂志，1989(6)：25.

[32] 山东胶县卫生局. 中药山豆根治疗宫颈糜烂 320 例[J]. 山东医药，1972(8)：42.

[33] 曾冲. 带状疱疹[J]. 广西中医药，1985(6)：27.

[34] 李枫. 跖疣[J]. 广西中医药，1983(4)：15.

[35] 王周法. "黄芷山豆根散"治疗痈肿[J]. 四川中医，1985(9)：45.

[36] 权志杰. 复方山豆根片治疗银屑病 50 例[J]. 中国皮肤性病学杂志，1990，4(1)：27-28.

[37] 高渌纹. 实用有毒中药临床手册[M]. 北京：学苑出版社，1995：51.

[38] 天津市药检所. 山豆根的临床毒性反应和动物试验[J]. 天津医药，1976，4(9)：423.

[39] 焦万田. 中药不良反应与治疗[M]. 北京：人民军医出版社，1996：123.

[40] 王三梅，韩冬梅，熊晖，等. 中药山豆根中毒致亚急性基底节坏死性脑病一例[J]. 中华儿科杂志，2007，45(8)：638-639.

附：北豆根

始载于《中国药植志》。原名蝙蝠葛根。为防己科多年生藤本植物蝙蝠葛 Menispermum dauricum DC. 的干燥根茎。切片生用，为北方地区所习用。性味苦寒，功能清热解毒、祛风止痛。用于热毒壅盛，咽喉肿痛，泄泻痢疾，及风湿痹痛。煎服，3～10g。脾胃虚寒者不宜用。

青果 Qingguo

【别名】橄榄(《日华子本草》)，黄榄、甘榄(《陆川本草》)，橄榄子(《南州异物志》)，干青果。

【来源】青果，始载于《日华子本草》。因其果实成熟后，仍为青色，故名青果。为橄榄科常绿乔木橄榄 *Canarium album* Raeusch. 的干燥成熟果实。我国南方及西南各地多有生产，如广东、广西、福建、云南、四川等地。野生与栽培均有。

【采收炮制】秋季果实成熟时采收，洗净，晒干。用时打碎。

【商品规格】一般不分等级，皆为统货。以个大、坚实、整齐、灰绿色、肉厚、味先涩后甜者为佳。

按《中国药典》(2010年版一部)规定：本品醇溶性浸出物不得少于30.0%；总灰分不得过6.0%。

【药性】甘、酸，平。归肺、胃经。

【功效】清热解毒，生津，利咽。

【应用】

咽喉肿痛，咳嗽烦渴，鱼蟹中毒　本品性平偏寒，功能清热解毒、生津利咽、化痰止咳。用于风热上袭或热毒蕴结而致咽喉肿痛，常与硼砂、冰片、青黛等同用，如《中国药物大全》喉症散；或与鲜莱菔配伍，如《王氏医案》青龙白虎汤。用于咽干口燥，烦渴音哑，咳嗽痰黏，可单用鲜品熬膏服用，如《中国药物大全》青果膏；亦可与金银花、桔梗、芦根等配伍，如《中国药物大全》青果丸。用于鱼蟹中毒，《随息居饮食谱》单用鲜品榨汁或煎浓汤饮服；若饮酒过度，《本草汇言》单用本品十枚，煎汤饮用。

【用法用量】煎服，5～15g；鲜品量加倍。

【鉴别用药】本品与藏青果不是同科属的植物。藏青果，又名西青果，为使君子科落叶乔木诃子 Terminalia chebula Retz. 的幼果，其成熟果实即诃子。藏青果的效用与本品基本相同。

【药论】

1.《日华子本草》："开胃，下气，止泻。"

2.《开宝本草》："主消酒。"

3.《滇南本草》："治一切喉火上炎，大头瘟症。能解湿热、春温，生津止渴，利痰，解鱼毒、酒、积滞。"

【现代研究】

(一) 化学成分

青果含有挥发油、三萜类、多酚类、氨基酸、脂肪酸、矿物质及微量元素等多种成分。多酚类是青果中最重要的功效成分，青果的苦涩以及许多药理作用都跟多酚类物质有关。

(二) 药理作用

1. 抗病原微生物的作用　青果的醇提物对大肠杆菌、铜绿假单胞菌和金黄色葡萄球菌均有明显的抑制作用[1]。青果中提取的没食子酸抗HbsAg/HbeAg有效，是青果中抗乙肝病毒的有效成分之一[2]。

2. 抗炎、镇痛作用 青橄榄利咽含片能对抗角叉莱胶所致的大鼠足跖肿胀和棉球肉芽肿增生以及二甲苯所致的小鼠耳廓肿胀，并明显提高小鼠热板痛阈值，减少冰醋酸引起的扭体次数[3]。

（三）临床报道

1. 治疗急性细菌性痢疾 取鲜橄榄连核100g，加水200ml，放入砂锅内用文火煎2～3小时，使成100ml，过滤。成人日服3～4次，每次25～30ml，连续服至大便性状恢复正常、次数每日1～2次后停药。一般疗程为5天。如大便性状未见改善，培养阳性者，则取煎液50ml，加水50ml行保留灌肠，每日1～2次，连续3天。临床治疗本病49例，服药后平均12小时退热，大便次数恢复正常为2.8天，大便性状改善为3.8天，大便培养阴性时间为4.1天[4]。

2. 治疗咽痒干咳 青果、前胡、百部、杏仁、桔梗、甘草各10g，蒲公英、蚤休各15g，安南子4枚，随症加减，水煎服，日2次，疗程3～7日，治疗本病50例，痊愈43例，无效7例[5]。

3. 治疗咽喉炎 30%清咽雾化液（含青果、大黄、玄参、郁金、牛蒡子、硼砂等）20ml，行超声雾化吸入，日1次，急性炎症3日、慢性炎症6日为1个疗程。95例咽喉炎患者，治疗2个疗程，临床治愈29例，显效48例，有效18例[6]。将青果片每次6片，每日2次和青果丸每次2丸，每日2次，治疗急性咽炎进行疗效比较，5天为1个疗程，愈显率分别为75%和70%，总有效率均为95%[7]。

4. 治疗口疮 青果核、炉甘石、人中白、飞西月石各100g，西瓜霜50g，飞石膏250g，川连18g，青黛15g，梅片9g，研末过100目筛，高压消毒，每天吹撒或涂敷患处4～5次，病情重者可频频用，用药3天，治疗本病50例，治愈45例，有效3例，无效2例[8]。

（四）不良反应

据报道，以桑菊饮加减（青果15g，菊花、麦冬、甘草、连翘各12g，桑叶、杏仁各9g，桔梗6g，辽参18g）治疗风热犯肺之咳嗽，当晚患者煎药口服后约半小时，即出现呕吐腹泻，结合患者曾有服青果丸出现上述反应的药物史，嘱其将青果拣出继服，未再出现不良反应。水煎服单味青果15g，又出现呕吐腹泻[9]。

参考文献

[1] 蒋丹. 22种中草药抑菌活性的研究[J]. 辽宁高职学报，2003，5(4)：140-141，146.

[2] 孔庚星，郑民实，张鑫，等. 青果抗乙肝病毒成分研究[J]. 解放军广州医高专学报，1997，20(2)：84-86.

[3] 贾敏，姚秀娟，陈水英，等. 青橄榄利咽含片的抗炎镇痛及抑菌作用[J]. 西北药学杂志，2001，16(4)：162-164.

[4] 江苏新医学院. 中药大辞典（下册）[M]. 上海：上海人民出版社，1977：2599.

[5] 邵金阶. 治疗咽痒干咳50例[J]. 四川中医，1987，5(2)：16.

[6] 王陈应，汪冰，顾真，等. 清咽雾化治疗咽喉炎的临床研究[J]. 山东中医学院学报，1994，18(1)：43-44.

[7] 郭少武，刘进，任大鹏，等. 青果片治疗急性咽炎的临床观察[J]. 辽宁中医杂志，2003，30(5)：370.

[8] 张青，唐孜妮. 妙喉散治疗50例口疮疗效观察[J]. 辽宁中医杂志，1988，12(3)：28.

[9] 李立新. 中药青果引起呕吐腹泻1例报告[J]. 辽宁中医杂志，1981(2)：27.

锦灯笼 Jindenglong

【别名】酸浆实（《神农本草经》），挂金灯（《救荒本草》），金灯笼、天灯笼（《采药书》），灯笼果(《铁岭县志》),浆水罐(《陕西中药志》),红姑娘(《中药材手册》),天泡果(《贵州民间方药集》)。

【来源】锦灯笼,始载于《神农本草经》,列为中品。为茄科多年生草本植物酸浆 *Physalis alkekengi* L. var. *franchetii*(Mast.)Makino 的干燥宿萼或带果实的宿萼。全国大部地区均有生产,以东北、华北产量大、质量好。多为野生,常生于山野、林缘等地。

【采收炮制】秋季果实成熟、宿萼呈红色或橙红色时采收,晒干。

【商品规格】以身干、个大、整齐、外皮红色、无杂质者为佳。

按《中国药典》(2010 年版一部)规定:本品按干燥品计算,含木犀草苷($C_{21}H_{24}O_{11}$)不得少于 0.10%。

【药性】苦、酸,寒。归肺经。

【功效】清热解毒,利咽化痰,利尿通淋。

【应用】

1. 咽痛音哑,痰热咳嗽　本品苦酸性寒,主入肺经,能清热解毒,并长于利咽化痰。善治咽喉肿痛,声音嘶哑,痰热咳嗽,常与山豆根、桔梗、牛蒡子等同用;《贵阳民间药草》将本品与冰片共研末,吹喉,以治喉痛音哑。

2. 小便不利,热淋涩痛　本品苦寒降泄,又具利尿通淋之功。用于小便短赤,或淋沥涩痛,多与车前子、木通、萹蓄等配伍;《贵阳民间药草》与龙胆草、赤茯苓、车前草等配用,治砂淋石淋。

【用法用量】煎服,5~10g。外用适量,捣敷患处。

【使用注意】脾虚泄泻者及孕妇忌用。

【鉴别用药】锦灯笼与青果,皆能清热解毒利咽,而治咽喉肿痛。但前者偏于化痰利咽,宜治痰热咳嗽,咽痛音哑;而后者偏于生津利咽,宜治咽干口燥,烦渴音哑。

【药论】

1.《神农本草经》:"产难,吞其实,立产。"

2.《滇南本草》:"利小便,治五淋、玉茎痛。攻疮毒,治腹痛,破血,破气。"

3.《南京民间药草》:"治喉痛及肿。"

【现代研究】

(一)化学成分

锦灯笼含有酸浆苦素 A、酸浆苦素 D、酸浆苦素 P、芹菜素、木犀草素、槲皮素、杨梅皮素、山柰酚、丁香酸、咖啡酸、阿魏酸、阿魏酸乙酯、七叶内酯、酸浆甾醇 A、酸浆甾醇 B、莨菪醇、伪莨菪醇以及多种氨基酸等。

(二)药理作用

1. 抗菌作用　锦灯笼宿萼提取物体外对金黄色葡萄球菌、甲型链球菌、乙型链球菌、蜡样芽胞杆菌、枯草芽胞杆菌均有抑制作用[1]。锦灯笼的煎剂对宋氏杆菌有抑制作用,对淋球菌中毒敏感[2]。木犀草素在体外浓度为 1∶350 000 时,能抑制金黄色葡萄球菌及枯草杆菌生长[3]。

2. 抗炎作用　锦灯笼提取物能减轻二甲苯致小鼠耳廓肿胀,抑制蛋清导致的大鼠足爪肿胀和肉芽肿的形成[4]。

(三)临床报道

1. 治疗小儿呼吸道感染　锦灯笼注射液Ⅱ号 2ml,Ⅰ号 1.5ml,5 岁以上每次药量加倍。每日2次,疗程为7天,体温正常、脓栓消失即停药。治疗本病191例,化脓性扁桃体(扁桃腺)炎169例,疱疹性咽炎6例,其他16例。痊愈145例,有效36例,无效10例[5]。

2. 治疗急性扁桃体炎 每次用花萼2～3个或全草10～15g,煎服或冲茶服,治疗本病32例,用药1次痊愈者30例,2次治愈者2例,疗程为0.5～3天[6]。

参考文献

[1] 甄清,李静,李勇,等.锦灯笼宿萼提取物体外抗菌作用研究[J].天然产物研究与开发,2006(2):273-274.

[2] 袁昌衡,周启贵,杨飞中,80种中药水煎液对淋球菌的抑制试验[J].中国药学杂志,1997,17(11):508-509.

[3] 宋立人.现代中药学大词典(下册)[M].北京:人民卫生出版社,1999:2311-2314.

[4] 吕春平,王宏芳,李静,等.锦灯笼抗炎作用实验研究[J].现代预防医学,2007,34(12):2213-2214.

[5] 李秋英,温振英,柳文鉴,等.锦灯笼注射液治疗小儿上呼吸道感染191例临床观察[J].北京中医,1986(3):30.

[6] 吉毅祯.锦灯笼治疗急性扁桃体炎[J].新医学,1972(11):55.

金果榄 Jinguolan

【别名】金苦榄(《柑园小识》),九牛胆(《广西野生资源植物》),地苦胆(《四川中药志》),金牛胆(《常用中草药手册》),山茨菇、雪里开(《江西草药》),青牛胆。

【来源】金果榄,始载于《本草纲目拾遗》。为防己科缠绕藤本植物青牛胆 *Tinospora sagittata*(Oliv.)Gagnep. 或金果榄 *Tinospora capillipes* Gagnep. 的干燥块根。主产于广西、湖南。此外,贵州、广东、湖北、四川亦有生产。均为野生。

【采收炮制】秋、冬二季采挖,除去须根,洗净,晒干。切片,生用。

【商品规格】不分等级,均为统货。以个大体重、断面有粉性、质坚实、味极苦者为佳。

按《中国药典》(2010年版一部)规定:本品按干燥品计算,含古伦宾($C_{20}H_{22}O_6$)不得少于1.0%。

【药性】苦,寒。归肺、大肠经。

【功效】清热解毒,利咽,止痛。

【应用】

咽喉肿痛,痈肿疔毒,泄泻痢疾,脘腹疼痛 本品苦寒,具有清热解毒、利咽消痈的功效,并兼清热止痛作用。用于肺胃蕴热,咽喉肿痛,常与栀子、青果、甘草等同用,如《中国药物大全》利咽丸;《百草镜》单用本品煎服,又与冰片共研粉吹喉。用于热毒蕴结,痈肿疔毒,《四川中药志》将本品与鲜苍耳草,捣汁服用;《百草镜》将本品醋磨,外敷患处。用于大肠湿热,泄泻痢疾,《广西中草药新医疗法处方集》单用本品研粉冲服;若胃热脘疼或泄痢腹痛,《全展选编·内科》亦单用本品研粉冲服,取本品清热止痛之效。

【用法用量】煎服,3～10g。外用适量,研末吹喉或醋磨涂敷患处。

【使用注意】脾胃虚弱者慎服。

【药论】

1.《本草纲目拾遗》引《药性考》:"解毒。咽喉痹急,口烂宜服。痈疽发背,焮赤疔瘯,蛇蝎虫伤,磨涂。治目痛,耳胀,热嗽,岚瘴,吐衄,一切外症。"

2.《柑园小识》:"祛内外结热,遍身恶毒,消瘴疠,双单喉蛾及齿痛,切薄片含;磨涂疔疮肿毒。”

3.《本草再新》:“滋阴降火,止渴生津。”

【现代研究】

(一)化学成分

金果榄含有防己碱、药根碱、非洲防己碱、异非洲防己碱、千金藤碱、蝙蝠葛碱、木兰花碱、巴马汀、非洲防己苦素、异非洲防己苦素、异非洲防己苦素-4-β-D-葡萄糖苷(即金果榄苷)、青牛胆苦素等。

(二)药理作用

1. 抗菌作用 金果榄有较广的抗菌谱,对金黄色葡萄球菌高度敏感,对洛菲不动杆菌中度敏感,对表皮葡萄球菌和八叠球菌低度敏感[1];对金黄色葡萄球菌、白色葡萄球菌和变形杆菌有较强的抑制作用[2]。采用琼脂平板稀释法测定,金果榄对幽门螺杆菌的最低抑菌浓度(*MIC*)为1∶640~1∶320,说明金果榄在体外可以抑制Hp的生长[3]。

2. 对神经内分泌系统的作用 金果榄有效成分之一掌叶防己碱能使幼年小鼠胸腺萎缩,该成分2.5mg/kg皮下注射,能引起大鼠肾上腺内维生素C含量明显下降,并有明显的刺激动物垂体促肾上腺皮质分泌的作用。在猫、犬的血压实验、蟾蜍下肢灌注实验和大鼠离体精囊法实验中,掌叶防己碱均有抗肾上腺素作用;而在大鼠子宫肌、离体大鼠结肠、离体大鼠胃均呈现明显的抗5-HT作用;用兔全血以溴麝香草酚蓝为指示剂,也证明其有相当强的抗胆碱酯酶的作用[4]。

3. 抗炎作用 金果榄水煎液能降低二甲苯致小鼠耳肿胀度和蛋清致大鼠足爪的肿胀度,并对小鼠实验性腹膜炎及大鼠实验性皮肤炎症有抑制作用[5]。金果榄乙醇提取物对小鼠二甲苯致耳肿胀、醋酸致小鼠腹腔毛细管通透性增加、鸡蛋清致大鼠足趾肿胀及棉球肉芽增生均有抑制作用[6]。

(三)临床报道

1. 治疗咽喉肿痛 将地苦胆饮片3~4片用沸水冲泡或煮开,放温后当茶饮,日3~10次,待水中无苦味换药再泡,治疗咽喉肿痛50例(扁桃体炎30例,急性咽炎14例,慢性咽炎急性发作6例),显效40例,有效8例,无效2例,总有效率96%[7]。

2. 治疗咽炎 取金果榄200g,玄参150g,桔梗、甘草、麦冬各100g,加水3倍,浸泡2小时后煎煮,共3次,每次煎煮1小时,滤过,合并3次滤液,浓缩至约930ml,加入蜂蜜50g和5%羟苯乙酯8ml,混匀,取出静置24小时,过滤,加纯净水至1000ml,分装,流通蒸汽灭菌30分钟,制成金果榄合剂。口服,每次20ml,日3次,疗程为7日,治疗本病119例,痊愈61例,显效39例,有效14例,无效5例,总有效率95.79%[8]。

3. 治疗静脉炎 取金果榄100g、75%酒精500ml,共置于密封玻璃容器中,浸泡7天以上,制成金果榄浸液,用无菌纱布浸透药液,敷盖于红肿处,敷盖面积应大于红肿边缘约1cm,并不断将药液洒于敷料上,以保持一定的温湿度,每日3次,每次1小时,治疗输液性静脉炎78例,3天后治愈64例,好转12例,无效2例,总有效率97.4%[9]。

4. 治疗带状疱疹 金果榄1个,去壳取其肉,在盛有食醋的土碗内反复研磨,待药汁磨成灰黄色后,用无菌棉球渍上药汁,涂疱疹上,每日4~6日,不需包扎,疗效满意[10]。

(四)不良反应

对地苦胆胶囊的急性毒性实验研究显示,小鼠口服LD_{50}为22.96~28.15g/kg,中毒表现为嗜睡、肢体麻痹、呼吸抑制而死亡[2]。

参考文献

[1] 华娟,周明康,周琼珍,等.50种传统清热解毒药的抑菌试验[J].中药材,1995,18(5):255.

[2] 殷崎,宋勤,杨永东.民族药地苦胆胶囊的药理学研究[J].中国民族民间医药,1998(4):30-34,46.

[3] 张煜,王彦峰.广西常用中草药、壮药抗幽门螺杆菌作用的筛选研究[J].中国民族民间医药,2008(10):19-20,44.

[4] 全国中草药汇编组.全国中草药汇编(上)[M].北京:人民卫生出版社,1975:536.

[5] 王刚,涂自良,陈黎,等.金果榄抗炎作用的实验研究[J].时珍国医国药,2009,20(5):1232-1233.

[6] 钟鸣.金果榄醇提物的抗炎镇痛作用[J].中国中药杂志,1999(增刊):105.

[7] 李凌.地苦胆治疗咽喉肿痛50例[J].湖北中医杂志,2002,24(2):74.

[8] 李淑洁,程静,韩蕴卿,等.金果合剂的制备及临床应用[J].中成药,2009,31(3):6-7.

[9] 张红伟,韩卫锋.金果榄浸液治疗输液性静脉炎78例[J].中医外治杂志,1999(6):25

[10] 谢福友.金果榄治疗带状疱疹[J].湖南中医杂志,1988(1):55.

木蝴蝶 Muhudie

【别名】千张纸(《滇南本草》),玉蝴蝶(《张聿青医案》),云故纸(《兽医常用中药》),白玉纸(《中药志》)。

【来源】木蝴蝶,始载于《本草纲目拾遗》。因其形似蝴蝶,故名。为紫葳科植物木蝴蝶 *Oroxylum indicum*(L.)Vent. 的干燥成熟种子。主产于云南、广西、贵州等省区,福建、广东、四川也有分布。均为野生。

【采收炮制】秋、冬二季采收成熟果实,曝晒至果实开裂,取出种子,晒干。

【商品规格】不分等级,均为统货。以身干、张大、色白、翼柔软如绸者为佳。

按《中国药典》(2010年版一部)规定:醇溶性浸出物不得少于20.0%。

【药性】苦、甘,凉。归肺、肝、胃经。

【功效】清肺利咽,疏肝和胃。

【应用】

肺热咳嗽,喉痹音哑,肝胃气痛　本品苦甘寒凉,具有清肺热,化痰止咳,利咽喉,疏肝和胃的功效。用于肺热咳嗽,或小儿百日咳,常与桔梗、桑白皮、款冬花等同用,如《现代实用中药》止咳糖浆;若邪热伤阴,咽喉肿痛,声音嘶哑,多与玄参、麦冬、冰片等配伍,如《中国药物大全》保喉片;若肝气郁滞,脘腹胁肋胀痛,《本草纲目拾遗》单用本品研末,酒调送服。

【用法用量】煎服,3～6g。

【鉴别用药】木蝴蝶与香附,均治肝胃气痛。前者宜治肝郁犯胃而化热的胃脘疼痛;后者宜治肝郁犯胃无化热的胃脘疼痛。

【药论】

1.《本草纲目拾遗》:“治心气痛,肝气痛,下部湿热。又项秋子云,凡痈毒不收口,以此贴之。”

2.《现代实用中药》:“镇咳,治百日咳及干性气管炎。”

3.《药材资料汇编》:“治咽喉失音。”

【现代研究】

（一）化学成分

木蝴蝶中含有黄芩苷元、芹菜素苷元、白杨素、木蝴蝶素 A、粗毛豚草素、印黄芩素、木蝴蝶苷 A、木蝴蝶苷 B、千层纸苷、野黄芩苷、辛酸、肉豆蔻酸、棕榈酸、硬脂酸、油酸、亚油酸等。

（二）药理作用

1. 对半乳糖性白内障的作用　注射半乳糖的同时，用木蝴蝶水煎剂灌胃，可延迟大鼠出现核混浊的时间；给半乳糖后的第 5 天再给药，可逆转透明晶状体的混浊率[1]。进一步研究显示，木蝴蝶对大鼠半乳糖性白内障形成过程中的代谢紊乱有阻止和纠正作用[2]。

2. 镇咳、祛痰作用　采用氨水引咳法和气管酚红排泌试验法研究显示，木蝴蝶能使氨水引起的小鼠咳嗽次数减少并延长潜伏期，能增加小鼠气管酚红的排泌作用，表明木蝴蝶具有镇咳和祛痰作用[3]。

（三）临床报道

1. 治疗咳嗽　单味木蝴蝶，小儿每日 5～10g，成人每日 12～20g，水煎服，治疗本病 85 例，显效 52 例，有效 29 例，无效 4 例[4]。以木蝴蝶、蝉蜕、生甘草各 5g，杏仁、百部各 10g，黄芩、玄参各 15g，水煎服，日 1 剂，治疗咽源性咳嗽 42 例，治愈 18 例，有效 22 例，无效 2 例，总有效率 95.2%[5]。

2. 治疗咽炎　木蝴蝶、生地各 15g，牛蒡子、金银花、诃子各 12g，胖大海 9g，甘草 6g（儿童用量酌减），水煎服，日 1 剂，治疗本病 98 例，痊愈 90 例，好转 6 例，无效 2 例，总有效率 97.9%[6]。另有报道，木蝴蝶 6g，代代花、桔梗各 8g，薄荷 3g，胖大海 1 枚，金银花 10g，麦冬 12g，开水冲泡代茶饮，每日 2 剂。治疗 183 例，疗效较好[7]。

3. 治疗暗哑　以干净蝉蜕 30g，木蝴蝶 20g，加开水 1500ml，为日剂量，浸泡代茶饮，小儿剂量酌减，治疗各种原因引起的嘶哑疾病，取得满意的临床效果[8]。

参 考 文 献

[1] 杨涛，梁康，张昌颖. 四种中草药对大鼠半乳糖性白内障防治效用的研究[J]. 北京医科大学学报，1991，23(2)：97-99.

[2] 杨涛，梁康，侯纬敏，等. 四种中草药对大鼠半乳糖性白内障氧化还原物质及糖类含量的影响[J]. 生物化学杂志，1992，8(1)：21-25.

[3] 潘勇，韦健全，郑子敏，等. 木蝴蝶对小鼠的镇咳祛痰作用研究[J]. 右江民族医学院学报，2008，30(4)：550-551.

[4] 张英年. 单味木蝴蝶止咳效果临床观察[J]. 中医杂志，1991，32(8)：46.

[5] 陶颖. 木蝴蝶汤加减治疗咽源性咳嗽 42 例[J]. 山东中医杂志，2005，24(3)：153.

[6] 吕康，王平分. 木蝴蝶汤治疗急性咽炎 98 例[J]. 山西中医，1994，10(6)：18-19.

[7] 王思纯，曹品法. 中药泡水代茶治疗咽炎[J]. 中国临床医生，1999，27(7)：35.

[8] 胡同斌. 蝉蝶茶治疗暗哑[J]. 云南中医中药杂志，1987(2)：48.

土茯苓 Tufuling

【别名】草禹余粮（《本草拾遗》），刺猪苓（《本草图经》），仙遗粮（《滇南本草》），土草薢（《本草会编》），冷饭团（《卫生杂兴》），土苓（《四川中药志》），毛尾薯（《中药材手册》），土太片（广西）。

【来源】土茯苓，始载于《本草纲目》。因其形象茯苓，故名土茯苓。为百合科多年生常绿藤本植物光叶菝葜 *Smilax glabra* Roxb. 的干燥根茎。主产于广东、湖南、湖北、浙江、安徽、四川等省。均为野生。

【采收炮制】夏、秋二季采挖，除去须根，洗净，晒干，或趁鲜切成薄片，晒干。生用。

【商品规格】不分等级，均为统货。以身干、粉性大、筋脉少、断面淡棕色者为佳。

按《中国药典》(2010年版一部)规定：本品按干燥品计算，含落新妇苷($C_{21}H_{22}O_{11}$)不得少于0.45%。

【药性】甘、淡，平。归肝、胃经。

【功效】解毒，除湿，通利关节。

【应用】

1. 杨梅毒疮，肢体拘挛　本品甘淡，解毒利湿，又能通利关节，解汞毒。用于梅毒或因梅毒服汞剂中毒而致肢体拘挛、筋骨疼痛者，功效尤佳，为治梅毒的要药。可单用本品水煎服，如《景岳全书》土萆薢汤；亦可与金银花、威灵仙、白鲜皮等同用，如《实用中医外科学》土茯苓合剂；若因服汞剂中毒而致肢体拘挛者，可与薏苡仁、防风、木瓜等配伍，如《本草纲目》搜风解毒汤。

2. 淋浊带下，痈肿瘰疬，湿疹瘙痒　本品甘淡、解毒利湿，故可用于湿热所致的淋浊带下、痈肿湿疹等症。用于热淋，常与木通、萹蓄、车前子等同用；《江西草药》与茶根配伍，又治血淋。用于湿热带下，痈肿瘰疬，多与苍术、黄柏、苦参等配用；《滇南本草》单用本品水煎服，治湿热带下，又单用本品研末，醋调外敷患处，治痈肿疮毒；《积德堂经验方》单用本品水煎服，又治瘰疬溃烂。用于脾虚湿盛，湿疹瘙痒，可与泽泻、白术、茯苓皮等配伍，如《中国药物大全》健脾除湿丸。

【用法用量】煎服，15～60g。

【使用注意】本品为渗利之品，故肝肾阴亏而无湿者，宜慎用。古说服土茯苓并饮茶，有脱发之弊，故亦宜慎用。

【鉴别用药】土茯苓与萆薢：①均治疮毒。前者宜治杨梅疮毒；后者宜治外痈疮毒。②均治筋骨不利。前者宜治因梅毒服用汞剂中毒所致的筋骨拘挛；后者宜治风湿所致的腰膝痹痛。③均治淋证。前者宜治热淋；后者宜治膏淋。

【药论】

1.《本草纲目》："健脾胃，强筋骨，去风湿，利关节，止泄泻。治拘挛骨痛，恶疮痈肿。解汞粉、银朱毒。"

2.《本草会编》："病杨梅毒疮，药用轻粉，愈而复发，久则肢体拘挛，变为痈漏，延绵岁月，竟致废笃。惟锉土萆薢三两，或加皂荚、牵牛各一钱，水六碗，煎三碗，分三服，不数剂多瘥。盖此疾始由毒气干于阳明而发，加以轻粉燥烈，久而水衰，肝挟相火，来凌脾土，土属湿，主肌肉，湿热郁蓄于肌腠，故发为痈肿，甚则拘挛，《内经》所谓湿气害人皮肉筋骨是也。土萆薢甘淡而平，能去脾湿，湿去则营卫从而筋脉柔，肌肉实而拘挛痈漏愈矣。初病服之不效者，火盛而湿未郁也。此药长于去湿，不能去热，病久则热衰气耗而湿郁为多故也。"

3.《本草正义》："土茯苓，利湿去热，能入络，搜剔湿热之蕴毒。其解水银、轻粉毒者，彼以升提收毒上行，而此以渗利下导为务，故专治杨梅毒疮，深入百络，关节疼痛，甚至腐烂，又毒火上行，咽喉痛溃，一切恶症。"

【现代研究】

（一）化学成分

土茯苓含有落新妇苷、异黄杞苷、土茯苓苷、槲皮素、薯蓣皂苷、提果皂苷、胡萝卜苷、生物碱、甾醇、有机酸、挥发油、淀粉、鞣质等。

（二）药理作用

1. 利尿作用　尾静脉注射 0.5～2mg/kg 落新妇苷能使大鼠排尿量增加，且具有剂量-反应关系，给药后第 1 小时尿 Na^+ 排出增加，但尿 K^+ 排出没有明显改变[1]。

2. 抗炎、镇痛作用　土茯苓注射液能抑制皮下注射右旋糖酐所致的足肿胀，减少灌胃冰醋酸后小鼠扭体反应的次数[2]。土茯苓水煎醇沉物能抑制二甲苯所致的耳壳及蛋清所致的小鼠足趾炎症反应；落新妇苷对尿酸钠所致的大鼠痛风性关节炎、对醋酸所致的小鼠扭体反应和热板引起的小鼠足痛均有对抗作用[3]。

3. 抗病原微生物作用　用土茯苓 95%乙醇和醋酸乙酯的提取物对革兰阳性菌和革兰阴性菌的抑菌活性进行检测，证实其抑菌范围广，抑菌活性强[4]。用 K-B 纸片扩散法研究表明，100%土茯苓浸出液滤纸片对金黄色葡萄球菌、白色葡萄球菌、铜绿假单胞菌、大肠杆菌、伤寒杆菌、甲型链球菌、乙型链球菌在体外均有明显的抑菌作用[5]。土茯苓水提物对大肠埃希菌、表皮葡萄球菌也有较强抑制作用[6]。此外，土茯苓抗人巨细胞病毒的作用略低于更昔洛韦，但治疗指数高[7]。

4. 抗肿瘤作用　土茯苓在体外试验对子宫颈癌培养株系 JTC-226 有抑制作用，抑制率在 90%以上[8]。土茯苓总皂苷对体外培养的艾氏腹水癌（EAC）、肉瘤 S_{180} 和肝癌 H_{22} 细胞均具有一定的细胞毒性，对荷瘤小鼠 S_{180} 也有抑制作用，但在体内对 EAC 和 H_{22} 小鼠无明显抑瘤作用，表明土茯苓总皂苷对 S_{180} 有一定选择性，并与环磷酰胺无协同抗肿瘤作用[9]。

5. 免疫抑制作用　土茯苓水提物在抗原致敏后及攻击后给药均能抑制三硝基氯苯所致的小鼠接触性皮炎和绵羊红细胞所致的足趾反应。此外对小鼠 SRBC 抗体形成细胞无明显影响，但其溶血空斑较对照组为大，同时血清溶血素水平呈增加趋势，据此推断土茯苓对体液免疫无抑制作用，但可通过影响 T 淋巴细胞释放淋巴因子的炎症过程从而选择性抑制细胞免疫反应[10]。

6. 抗动脉粥样硬化和抗血栓作用　土茯苓的提取物（主要是甾体皂苷成分）能够溶解粥样硬化斑块内的平滑肌细胞、纤维细胞及泡沫细胞，使已形成的硬化斑块减轻或消退，在不影响血清胆固醇水平的情况下，显著降低实验性鹌鹑动脉粥样硬化斑块的发生率[11]。采用大鼠下腔静脉结扎法和血栓形成法研究显示，土茯苓注射液对下腔静脉血栓形成及体外血栓形成均有显著的抑制作用，且作用优于川芎嗪。光镜、电镜观察亦表明此注射液有保护大鼠下腔静脉内皮细胞、防止内皮损害的作用[12]。

（三）临床报道

1. 治疗头痛　土茯苓 30～60g，最大剂量 120g，并根据不同证型加用相应药物。治疗顽固性头痛 45 例，显效 17 例，好转 27 例，总有效率 97.8%。用药时间最短 7 天，最长 3 个月[13]。

2. 治疗梅毒　以土茯苓 250g，每天三餐前 30 分钟水煎温服，20 天为 1 个疗程，治疗本病 30 例，3 个疗程后治愈 27 例，治愈率 90%，平均治疗 2.6 个疗程[14]。

3. 治疗小儿先天性梅毒性口炎　用土茯苓治疗本病 1 例，病儿母每日服土茯苓 9g，病儿每日服土茯苓 6g，水煎分 3 次服，服药第 4 天，小儿全身红疹全消，口腔溃烂大见好转，共服药八九天完全治愈[15]。

4. 治疗淋病 以土茯苓60g,苦参、蒲公英、鱼腥草、石韦各30g,金银花、瞿麦、萹蓄各15g,车前子10g,甘草6g为主,经6～30天治疗,12例全部治愈[16]。

5. 治疗痛风性关节炎 土茯苓30～60g,泽泻、防己、赤芍各15g,生薏苡仁30g,川牛膝、黄柏、木通、透骨草、土鳖虫各10g,甘草6g,治疗本病56例,治愈40例,好转15例,无效1例,总有效率98.2%[17]。

6. 治疗丹毒 土茯苓、野菊花各30g,冷水浸泡片刻,水煎分2次服,每日1剂,治疗本病15例,服药3～6剂全部治愈[18]。

7. 治疗银屑病 土茯苓、生槐花各30g,甘草15g,水煎分2次服用,30剂为1个疗程,治疗本病18例,1个疗程皆治愈[19]。

8. 治疗带状疱疹 土茯苓120g,大黄、金银花、连翘各30g,黄连、黄柏、生地各10g为基本方,治疗疗效满意[20]。

9. 治疗尿路感染 土茯苓、鲜白茅根、鲜金银花各30g,淡竹叶10g,水煎分2次服,日1剂,并频饮水,一般1～2天内消除或减轻尿急、尿频、尿痛症状,效果显著[21]。

10. 治疗急性睾丸炎 将土茯苓研碎,与仙人掌以2∶1的比例捣烂,加少许鸡蛋清混匀成膏状,敷于睾丸红肿部位,纱布固定,每日换药1次,疗程3～7天,治疗26例全部痊愈[22]。

参考文献

[1] 吴丽明,张敏.土茯苓中落新妇苷的利尿和镇痛作用[J].中药材,1995,18(12):627-630.

[2] 孙晓龙,王宽宇,张丹琦.土茯苓注射液抗炎、镇痛作用的实验研究[J].中国中医药科技,2004,11(4):231-234.

[3] 张白嘉,刘亚欧,刘榴,等.土茯苓及落新妇苷抗炎、镇痛、利尿作用研究[J].中药药理与临床,2004,20(1):11-12.

[4] 纪莉连,范怡梅.土茯苓提取物的抗细菌活性研究.生命科学研究[J].2002,6(1):84-87.

[5] 王志强,邱世翠,宋海英,等.土茯苓体外抑菌作用研究[J].时珍国医国药,2006,11(7):2203-2204.

[6] 殷网虎.三味中药对前列腺主要致病菌抑制作用的观察[J].实用中西医结合杂志,2003,3(2):53-54.

[7] 冯燕,陈娟娟,方建国,等.土茯苓抗人巨细胞病毒的体外实验研究[J].中国妇幼保健,2010,25(36):5457-5459.

[8] 李广勋.中药药理毒理与临床[M].天津.天津科技翻译出版公司,1992:42.

[9] 邱光清,许连好,林洁娜,等.土茯苓总皂苷的抗肿瘤作用研究[J].中药药理与临床,2001,17(5):39.

[10] 徐强,王蓉,徐丽华,等.土茯苓对细胞免疫和体液免疫的影响[J].中国免疫学杂志,1993,9(1):39-42.

[11] 张克锦,邹玉玲,周承明,等.赤土茯苓提取物对试验性鹌鹑动脉粥样硬化的预防作用[J].中草药,1991,22(9):411-412,418.

[12] 孙晓龙,王宽宇,张丹琦.土茯苓注射液对大鼠血栓形成影响的实验研究[J].中国中医药科技,2004,11(4):229-231.

[13] 袁曙光,梁晓星.高濯风重用土茯苓治疗顽固性头痛45例观察[J].河北中医,1988,10(6):4-5.

[14] 王庆泉.土茯苓治疗梅毒30例报道[J].时珍国医国药,2001,12(9):822.

[15] 李百樑.土茯苓治愈小儿先天性梅毒性口腔炎之一例[J].上海中医药杂志,1957(8):18.
[16] 罗振松.自拟土茯苓汤治疗淋病12例[J].湖南中医杂志,1993,9(3):37.
[17] 杨利平.土泽四妙汤治疗痛风性关节炎56例[J].光明中医,2010,25(12):2261.
[18] 徐冠祥.野菊花、土茯苓治疗丹毒[J].江苏中医杂志,1980(3):4.
[19] 侯鹏军,张杰民.土槐饮治疗银屑病[J].山东中医药杂志,2002,21(5):311.
[20] 宋锡祥.土茯苓大黄汤治疗带状疱疹[J].四川中医,1990(2):41.
[21] 董礼明,毕建光.土茯苓在急性尿路感染的新用[J].山东中医杂志,2005,24(2):100.
[22] 刘新年.土茯苓仙人掌外敷治疗急性睾丸炎[J].中医杂志,2001,42(11):648-649.

白蔹　Bailian

【别名】白根、昆仑(《名医别录》),猫儿卵(《本草纲目》),鹅抱蛋(《植物名实图考》),见肿消(《南京民间药草》),穿山老鼠(《浙江中药手册》),山地瓜(《东北药植志》),野葡萄(山东)。

【来源】白蔹,始载于《神农本草经》,列为下品。因敛疮方多用之,故名。为葡萄科攀缘性草质藤本植物白蔹 *Ampelopsis japonica*(Thunb.)Makino. 的干燥块根。主产于华东、华北及中南各省区,广东、广西也有生产。多为野生。

【采收炮制】春、秋二季采挖,除去泥沙及细根,切成纵瓣或斜片,晒干。生用。

【商品规格】商品有个子货及瓣子货之分,一般均为统装。以身干、肥大、断面粉红色、粉性足者为佳。

按《中国药典》(2010年版一部)规定:醇溶性浸出物不得少于18.0%。

【药性】苦、辛,微寒。归心、胃经。

【功效】清热解毒,消肿生肌。

【应用】

痈肿瘰疬,水火烫伤　本品苦寒清泄,辛散消肿,故有清热解毒、消痈散结、敛疮生肌、消肿止痛之效。用于热毒壅聚,痈肿疮毒,可单用,或与金银花、连翘、蒲公英等同煎内服;亦可与苦参、天南星、皂角等制作膏药外贴,如《中国药物大全》提毒膏;若疮疡溃后不敛,可与白及、络石藤共研细末,干撒疮口,有生肌敛疮之效,如《鸡峰普济方》白蔹散。用于痰火郁结,痰核瘰疬,常与玄参、赤芍、大黄等研末醋调,外敷患处,如《太平圣惠方》白蔹散;或与黄连、胡椒研粉,油脂调敷患处,如《刘涓子鬼遗方》白蔹膏。用于水火烫伤,《肘后备急方》单用本品研末外敷;亦可与地榆同用,为末外敷。

【用法用量】煎服,3～10g。外用适量。

【使用注意】脾胃虚寒者不宜服。反乌头。

【鉴别用药】白蔹与蒲公英,均清热解毒、消痈散结,治痈疮肿毒。前者消肿散结而生肌敛疮,宜治痈疮初起肿痛难消,或疮痈脓成不溃而肿痛,或溃后不生肌者;后者解毒散结,用治一切阳性疮疡肿毒之红肿热痛,尤宜于乳痈之红肿热痛。

【药论】

1.《神农本草经》:"主痈肿疽疮,散结气,止痛,除热,目中赤,小儿惊痫,温疟,女子阴中肿痛。"

2.《本草经疏》:"白蔹,苦则泄,辛则散,甘则缓,寒则除热,故主痈肿疽疮,散结止痛。盖以痈疽皆由荣气不从,逆于肉里所致;女子阴中肿痛,亦由血分有热之故;火毒伤肌肉,即血分有热;目中赤,亦血热为病,散结凉血除热,则上来诸苦,蔑不济矣。其治小儿惊痫、温疟及妇人下赤白，则虽云惊痫属风热，温疟由于暑，赤白淋属湿热，或可通用，然病各有因，药各有主，以类推之，或非其任矣，尚俟后哲详之。总之为疗肿痈疽家要药，乃确论也。”

3.《本经逢原》：“白蔹，性寒解毒，敷肿疡疮，有解散之功，以其味辛也。《本经》治目赤惊痫温疟，非取其解热毒之力欤？治阴肿带下，非取其去湿热之力欤？《金匮》薯蓣丸用之，专取其辛凉散结以解风气百疾之蕴蓄也。世医仅知痈肿解毒之用，陋哉。同地肤子治淋浊失精，同白及治金疮失血，同甘草解狼毒之毒，其辛散之功可知。”

【现代研究】

（一）化学成分

白蔹含有没食子酸、脂肪酸、富马酸、酒石酸，龙脑酸、β-谷甾醇、豆甾醇、豆甾醇-β-D-葡萄糖苷、羽扇豆醇、大黄素甲醚、大黄酚、卫茅醇、淀粉、黏液质等。

（二）药理作用

1. 抗菌作用　白蔹的水浸液对同心性毛癣菌、奥杜盎小孢子癣菌、腹股沟和红色表皮癣菌等真菌有不同程度的抑制作用。水煎剂用平板稀释法对金黄色葡萄球菌有抑制作用[1]。醇溶液则对金黄色葡萄球菌、铜绿假单胞菌、福氏痢疾杆菌、大肠杆菌等有明显抑菌作用[2]。

2. 增强免疫功能　白蔹醇提物对小鼠外周血淋巴细胞 ANAE 阳性率、T 细胞增殖能力及巨噬细胞吞噬功能均有促进作用。其抗菌作用与其免疫活性有关，临床用于抗感染治疗可能具有直接抗菌和调节机体免疫功能的双重机制[3]。

（三）临床报道

1. 治疗疖肿　白蔹、赤小豆等量炒黄研末，鸡蛋清调涂疖肿部位，每日换药 1 次，一般疖肿 2～7 日即愈[4]。

2. 治疗手足皲裂　白蔹、白及各 50g，黄连 30g(焙黄)，研成极细末，冰片 5g 研粉，高压消毒储瓶备用。将皲裂部洗净拭干后，用蜂蜜调备用之散剂，涂抹患处，每天 3 次，治愈为止。治疗手足皲裂疗效满意[5]。

3. 治疗口腔溃疡　以中药草珊瑚、白蔹为主要成分制备双层口腔溃疡膜，选择口腔溃疡患者 526 例，随机分成 2 组，其中治疗组用双层口腔溃疡膜治疗，对照组用冰硼散治疗。结果：治疗组总有效率为 96.1%，对照组为 82.5%，治疗组总有效率显著高于对照组[6]。

4. 治疗烧烫伤　白蔹 500g(碾成粉末)、麻油 100ml、蒸馏水 300ml，搅拌成糊状，高压消毒备用。早期无休克者清创后立刻涂药；休克者先抗休克治疗再清创涂药。治疗烧伤 300 例，全部治愈[7]。另报道，用自拟方清火散(大黄、白蔹为主要成分)治疗小面积烫伤 78 例，平均 10 天，全部治愈[8]。

（四）不良反应

白蔹煎剂 30～50g/kg 给小鼠灌胃均无死亡。30g/kg 组部分动物出现竖毛反应，50g/kg 组大部分动物出现呼吸加快及竖毛[9]。

参考文献

[1] 李洪娟，张蕾，王术光. 白蔹的药理作用及临床应用. 食品与药品，2007，9(10)：60-62.

[2] 闵凡印，周鸿，宋学立，等. 白蔹炒制前后的体外抗菌作用. 中国中药杂志，1995，20(12)：728-730.

[3] 俞琦，蔡琨，田维毅. 白蔹醇提物免疫活性的初步研究. 贵阳中医学院学报，2005，27(2)：20.

[4] 宋春丽. 外用白蔹、赤小豆粉治疗疖肿. 中国民间疗法，2008(8)：62.

[5] 曾冲."双白散"治疗手足皲裂.福建中医药,1985(1):63.
[6] 马金荣,孙敬田,程振田.双层口腔溃疡膜的制备与临床疗效观察.中国药房,2007,18(18):1412.
[7] 洪明星,洪宾华.白蔹膏治疗烧伤300例疗效观察.江西中医药,1994,25(增刊):23.
[8] 王淑兰,狄生荣.清火散治疗小面积烫伤疗效分析.社区医学杂志,2008,6(6):51.
[9] 赵翠兰,郭桂森,李开源,等.白蔹部分药理实验研究.云南中医中药杂志,1996,17(3):56.

漏芦 Loulu

【别名】野兰(《神农本草经》),鬼油麻(《日华子本草》),和尚头(河北、山东),龙葱根(河南),毛头(江苏)。

【来源】漏芦,始载于《神农本草经》,列为上品。李时珍说:"屋之西北黑处谓之漏,凡物黑色谓之芦,此草秋后即黑,异于众草,故有漏芦之称。"为菊科多年生草本植物祁州漏芦 *Rhaponticum uniflorum*(L.)DC. 的干燥根。我国北方各省区多有分布,主产于河北、山东、甘肃、陕西等省。为野生。

【采收炮制】春、秋二季采挖,除去须根及泥沙,晒干。切片,生用。

【商品规格】商品分为两类:祁州漏芦,以条粗、外皮灰黑色、质坚实、不劈裂者为佳;禹州漏芦,以身干、根粗大、质坚者为佳。

按《中国药典》(2010年版一部)规定:本品按干燥品计算,含β-蜕皮甾酮($C_{27}H_{44}O_7$)不得少于0.040%。

【药性】苦,寒。归胃经。

【功效】清热解毒,消痈散结,通经下乳。

【应用】

1. 痈肿疮毒,乳痈,瘰疬 本品苦寒降泄,有清热解毒、消痈散结之效,尤为治乳痈之良药。用于热毒壅聚,痈肿疮毒,常与连翘、大黄、甘草等同用,如《备急千金要方》漏芦汤及《集验背疽方》漏芦汤;用于热毒壅塞,乳痈肿痛,多与瓜蒌、蛇蜕配伍,如《太平惠民和剂局方》漏芦散;用于痰火郁结,瘰疬欲破,又与海藻、玄参、连翘等配用,如《圣济总录》漏芦汤。

2. 乳汁不下 本品味苦降泄,有通经下乳之功。用于气血亏损,乳络壅滞,乳汁不下,或乳房胀痛,或乳少清稀,常与黄芪、鹿角胶、穿山甲等同用,如《中国药物大全》催乳丸。

3. 湿痹拘挛 本品苦寒通利,又有舒筋活络通脉的作用。用于湿痹,筋脉拘挛,骨节疼痛,常与地龙配伍,如《圣济总录》古圣散。

【用法用量】煎服,3~12g。

【使用注意】气虚、疮疡平塌及孕妇忌服。

【鉴别用药】漏芦与薏苡仁,均治痈肿及湿痹拘挛。前者清热解毒,宜治热毒壅滞胃络所致的乳痈;后者清热排脓,宜治湿热壅滞肺肠所致的肺痈、肠痈。二者治疗湿痹化热,漏芦以清热见长;薏苡仁以祛湿效佳。

【药论】

1.《神农本草经》:"主皮肤热,恶疮疽痔,湿痹,下乳汁。"

2.《本草经疏》:"漏芦,苦能下泄,咸能软坚,寒能除热,寒而通利之药也。故主皮肤热,恶疮疽痔,湿痹,下乳汁。"

3.《本经逢原》:"漏芦,《本经》治热毒恶疮,下乳汁,以其能利窍也,为消毒排脓杀虫要药。盖咸能软坚,寒能解毒,故服之必大便作泻,使邪从下而出也。"

4.《本草求真》:“漏芦,遗精尿血能止,亦因毒解热除自止之意,非因漏芦寓有收涩之功也。”

5.《本草正义》:“漏芦,滑利泄热,与王不留行功用最近,而寒苦直泄,尤其过之。苟非实热,不可轻用。不独耗阴,尤损正气。《日华》谓通小肠,治泄精溺血,肠风乳痈,排脓止痛,通经脉,皆惟实热之症,可以暂用。”

【现代研究】

(一)化学成分

漏芦含挥发油、蜕皮甾酮、土克甾酮、漏芦甾酮、牛蒡子醛、β-谷甾醇、豆甾醇、齐墩果酸、棕榈酸等。

(二)药理作用

1. 抗真菌作用　漏芦根水浸剂在试管内对许兰黄癣菌、奥杜盎小孢子癣菌、紧密着色芽生菌和星形诺卡菌等14种皮肤真菌显示不同程度的抗菌活性,其中对紧密着色芽生菌作用最强[1]。

2. 降血脂、抗动脉粥样硬化作用　用家兔、鹌鹑造模,以祁州漏芦水煎剂进行防治,可降低血浆胆固醇水平,抑制红细胞膜的脂质过氧化,使粥样硬化病变减轻,发生率降低[2];还可提高前列环素/血栓素 A_2 的比值,减少白细胞在动脉壁的浸润,并抑制平滑肌细胞增生[3]。漏芦水煎剂使过多的脂质在体内经过脂肪酸代谢途径而被氧化分解,从而减轻了过氧化物对动脉壁的直接损伤,较好地保护了动脉细胞超微结构的完整性[4]。漏芦可降低血清胆固醇和LDL含量,降低血清和动脉壁的LPO水平,轻度提高血清6-K-$PGF_{1\alpha}$含量,明显减少TXB_2含量[5]。

3. 提高细胞免疫功能　采用颗粒性抗原(SRBC)和可溶性抗原(卵清蛋白)分别激发小鼠的免疫系统为基础免疫,然后用漏芦多糖灌服小鼠,发现灌服漏芦多糖的小鼠免疫应答水平高于对照组,同时检测调节细胞免疫的重要因子IL-2、IFN-γ均明显升高,说明漏芦多糖具有较强的免疫调节作用[6]。漏芦醇提物20mg/kg,1次/日,连续给药21日,可使小鼠脾指数明显升高。漏芦醇提物和水煎剂对小鼠脾指数也有升高的趋势。漏芦醇提物、水煎剂、醇提物大剂量100mg/kg、小剂量20mg/kg,灌胃,1次/日,连续给药21日,均能不同程度地提高正常小鼠体重增长率,表明漏芦不同提取物能提高正常小鼠免疫力,增加机体防御酶系能力[7]。漏芦脱皮甾醇(EC)在2.5～10μg/ml时与LPS协同能显著地增强巨噬细胞产生IL-1[8]。

4. 保肝作用　漏芦水提物在体内可降低因CCl_4所致大鼠血清ALT和AST活性的升高,使糖原含量增高,在体外能降低肝匀浆脂质过氧化产物MDA含量[9]。又报道,漏芦能通过提高GSH-Px和SOD活性,减轻CCl_4对肝细胞的损伤,减少ALT、AST的释放,降低MDA含量,从而起到保护肝细胞的作用[10,11]。

5. 抗衰老作用　漏芦能增强亚急性衰老大鼠脑组织的SOD活性,降低MDA的含量,抑制MAO活性,从而起到抗衰老作用[12]。漏芦水提取物能提高小鼠脑组织中NOS活性及NO含量,降低LPO含量,对D-半乳糖致衰老小鼠具有抗衰老作用[13]。

6. 抗缺氧、抗疲劳及对记忆障碍的改善作用　漏芦提取物对延长实验小鼠缺氧情况下的存活时间,使小鼠游泳45分钟后肝糖原的含量明显增加,乳酸含量明显减少[14]。漏芦甾酮总提取物能显著对抗东莨菪碱所致的记忆获得障碍及环己酰亚胺所致的记忆巩固障碍,显著对抗东莨菪碱所致的小鼠空间辨别障碍,增强氧代震颤素(氧化震颤素)所致小鼠震颤的强度,改善小鼠学习记忆障碍的作用，该作用可能与其增强中枢胆碱能神经系统功能有关[15]。

（三）临床报道

1. 治疗原发性肝癌　漏芦、半枝莲各 15g，白花蛇舌草、猪苓、蚤休、薏苡仁各 30g，姜黄、三棱、薄荷、八味散（冲服）各 10g，1 剂/日，每天分两次煎服，30 天为 1 个疗程，共用 1 个疗程。治疗本病 30 例，完全缓解 5 例，部分缓解 15 例，有效率为 66.67%[16]。

2. 治疗痤疮　以漏芦 50g、甘草 10g 为主方，湿盛加苍术、佩兰，湿热蕴结成毒者加苦参、土茯苓，痰瘀互结者加川芎、白芥子，冲任失调者加当归、白芍，风热上扰者加金银花、白芷、薄荷。便秘者加大黄、枳实，瘙痒甚者加大力子、白鲜皮、地肤子，上药水煎服，每日 1 剂，7 剂为 1 个疗程。一般治疗 1～2 个疗程，个别患者 3 个疗程，治疗本病 26 例，治愈 13 例，显效 10 例，有效 3 例，总有效率 100%[17]。

3. 治疗肥胖症　漏芦、决明子、泽泻、荷叶、汉防己各 15g，生地、黑豆、水牛角、黄芪各 30g，红参 6g，蜈蚣 2 条，水煎浓缩至 100ml，每次 50ml，每日 2 次口服。体重在 90kg 以上者每次可加至 75ml。服药 1 周后，51 例中体重减轻 0.5kg 以上者 48 例，3 例服药后无变化。51 例中服药后食欲下降者 32 例，血压下降者 3 例，9 例水肿者均有不同程度的减轻，多数患者睡眠时间有不同程度的减少[18]。

4. 治疗蛋白尿　用漏芦、黄柏、地稔、白茅根、山楂、甘草各 20g，水煎服，日 1 剂，治疗各种原因引起的蛋白尿，效果良好[19]。

5. 治疗遗精　漏芦 50g，加水 400ml，煎沸后加红糖 50g，煎至 250ml 时过滤，药渣中再加水 400ml 煎煮至 250ml，过滤去渣，两次药液混合，早晚分两次服，1 周为 1 个疗程。治疗本病 8 例，治愈 7 例，效果很好[20]。

（四）不良反应

本品有效成分蓝刺头碱，对中枢神经系统的作用与士的宁相似，剂量小时起兴奋作用，大剂量则引起痉挛，以后出现全身抑制。可引起血压下降、心收缩力增强，高浓度可使心脏停止于收缩期。中毒量为常用量的二倍。据报道有内服漏芦 30g 通乳引起严重中毒者[21,22]。

参考文献

[1] 曹仁烈. 漏芦的抗菌作用的实验研究[J]. 中华皮肤科杂志，1957(4)：286.

[2] 卢泳才，翁玉椿，刘小青，等. 中药漏芦抗动脉粥样硬化的实验研究[J]. 中华医学杂志，1985，65(12)：750.

[3] 汪建，卢泳才，郭肇铮，等. 高脂兔过氧化脂质代谢与 PGI_2/TXA_2 平衡[J]. 中华医学杂志，1987，67(5)：276.

[4] 刘晓青，卢咏才，郭肇铮，等. 漏芦对鹌鹑动脉粥样硬化形态变化的影响[J]. 中国医药学报，1989，4(3)：22-25.

[5] 卢泳才，王淑华，郭肇铮，等. 漏芦抗家兔动脉粥样硬化的作用[J]. 医学研究通讯，1987，16(2)：48-49.

[6] 李发胜，杨光，咸丰，等. 漏芦多糖对小鼠激发态免疫功能的影响及其可能机制[J]. 中国中药杂志，2007，32(5)：433-435.

[7] 张强，苏黎红. 漏芦药理及实验性研究[J]. 时珍国医国药，2000，11(6)：567.

[8] 顾立刚，龚树生. 漏芦脱皮甾醇对小鼠腹腔巨噬细胞的影响[J]. 中国免疫学杂志，1993，9(6)：381-382.

[9] 朴文花，朴桂花，沈明花，等. 漏芦对四氯化碳肝损伤的保护作用[J]. 延边大学医学学报，2000，23(4)：257-258.

[10] 宋伟. 漏芦提取物对 CCl_4 诱导大鼠原代肝细胞损伤的保护作用及机制探讨[J]. 山东医药，2010，50(50)：27-28.

[11] 崔立敏，陈丽艳. 漏芦提取物对四氯化碳致肝纤维化大鼠 SOD，MDA 及 α-平滑肌肌动蛋白表达的影响[J]. 时珍国医国药，2007，18(10)：2444-2445.

[12] 朴龙，张学武，金香子. 漏芦提取物抗衰老作用的研究[J]. 时珍国医国药，2006，17(10)：1918-1919.

[13] 金香子，蔡英兰. 漏芦对衰老小鼠一氧化氮合酶、一氧化氮及过氧化脂质的影响[J]. 时珍国医国药，2006，17(5)：700-701.

[14] 张学武，李天洙，孙权. 漏芦提取物抗炎、镇痛、耐缺氧及抗疲劳作用的研究[J]. 四川中医，2005，23(7)：22-23.

[15] 先宇飞，纪雪飞，刘新霞. 漏芦甾酮总提取物改善小鼠记忆障碍的实验研究[J]. 中药新药与临床药理，2005，16(6)：405-408.

[16] 王会仓，王秀明. 复方漏芦汤治疗原发性肝癌 30 例临床观察[J]. 湖南中医杂志，2008，24(1)：26-27.

[17] 徐九思. 漏芦甘草汤治疗痤疮 26 例临床观察[J]. 光明中医，2009，24(6)：1164-1165.

[18] 张炬，王磊. 减肥轻身乐治疗 51 例肥胖症[J]. 河南中医，1988(2)：30.

[19] 李赛美. 柏漏地稔汤降尿蛋白[J]. 四川中医，1987，5(2)：41.

[20] 石允家，李安荣. 漏芦治疗遗精 8 例[J]. 河北中医，1998，20(3)：186.

[21] 王学光，任九凌，王松柏. 中药漏芦过量中毒一例[J]. 中原医刊，1988(5)：12-13.

[22] 丁涛. 中草药不良反应与防治[M]. 北京：中国中医药出版社，1992：145.

穿心莲 Chuanxinlian

【别名】春莲秋柳（《岭南采药录》），一见喜（《泉州本草》），榄核莲、苦胆草（《常用中草药手册》），四方莲、日行千里（《广东中草药》），苦草（《福建中草药》）。

【来源】穿心莲，始载于《岭南采药录》。为爵床科一年生草本植物穿心莲 *Andrographis paniculata*（Burm. f.）Nees. 的干燥地上部分。主要产于广东、广西、福建；此外，云南、四川、江西、浙江、江苏、山东等省也有生产。野生与栽培均有。

【采收炮制】秋初茎叶茂盛时采割，晒干。切段，生用。

【商品规格】不分等级，均为统货。以色绿、叶多、无杂质、味极苦者为佳。

按《中国药典》（2010 年版一部）规定：本品按干燥品计算，含穿心莲内酯（$C_{20}H_{30}O_5$）脱水穿心莲内酯（$C_{20}H_{28}O_4$）的总量不得少于 0.80%。

【药性】苦，寒。归心、肺、大肠、膀胱经。

【功效】清热解毒，燥湿消肿。

【应用】

1. 外感风热，温病初起，咽喉肿痛，肺热咳喘，肺痈吐脓　本品苦寒降泄，清热解毒，善清肺火，故凡肺热所致病症，皆可应用。用于风热感冒，发热头痛，或肺热咳喘，常与金银花、连翘、桑白皮等同用；亦可单用，如《中华人民共和国药典》穿心莲片。用于温病初起，咽喉肿痛，多与连翘、牛蒡子、玄参等同用；亦可与大青叶配伍，如《中国药物大全》复方穿心莲片。用于肺痈咳吐脓痰，可与鱼腥草、芦根、桔梗等配用；《草药手册》又与梅叶冬青、白茅根、金银花配伍。

2. 湿热泻痢，热淋涩痛，湿疹瘙痒　本品苦燥性寒，有清热解毒，燥湿止痢的功效。故凡湿热诸症，均可应用。用于大肠湿热，腹痛泄泻，下痢脓血者，《福建中草药》单用鲜品；亦可与苦参、木香配伍，如《中国药物大全》止痢宁片。用于膀胱湿热，淋沥涩痛，《福建中草药》单用鲜叶捣烂，加入蜂蜜，开水冲服；或与车前子、白茅根、栀子等同用。用于湿疹瘙痒，《草药手册》单用本品研粉，甘油调涂患处。

3. 痈肿疮毒，毒蛇咬伤　本品清热解毒，燥湿消肿，故可治湿热火毒诸症。用于热毒壅聚，痈肿疮疡，《草药手册》与三颗针、金银花、野菊花等同用。用于毒蛇咬伤，可与墨旱莲同用，如《中国药物大全》上海蛇药片；《草药手册》又与七叶一枝花、狭叶韩信草、白花蛇舌草配伍。

【用法用量】煎服，6～15g。外用适量。

【使用注意】脾胃虚寒者不宜用。

【鉴别用药】穿心莲与大青叶，皆苦寒清热解毒，其治热病及疮痈之功相近。然穿心莲解风热，治温热于气卫，并能燥湿，又治咳、泻、痢、淋之患；而大青叶凉血消斑，治温热于营卫，时行疫毒、斑疹、痄腮、咽痛常投。

【药论】

1.《岭南采药录》："能解蛇毒，又能理内伤咳嗽。"

2.《泉州本草》："清热解毒，消炎退肿。治咽喉炎症，痢疾，高热。"

3.《福建中草药》："清热泻火。治肺结核发热，热淋，鼻窦炎，中耳炎，胃火牙痛，汤火伤。"

【现代研究】

（一）化学成分

穿心莲含脱氧穿心莲内酯（又称穿心莲甲素）、穿心莲内脂（又称穿心莲乙素）、新穿心莲内酯又称穿心莲丙素）等多种二萜内酯类化合物和多种黄酮类化合物，另含穿心莲烷、穿心莲醇、穿心莲黄酮、甾醇皂苷、酚类、糖类等。

（二）药理作用

1. 抗炎作用　穿心莲甲、乙、丙、丁素均有不同程度的抗炎作用，通过抑制急性炎症早期的毛细血管通透性亢进从而起到抗渗出、改善水肿等作用。许多研究表明，穿心莲对二甲苯所致小鼠耳肿胀、乙酸所致小鼠腹腔毛细血管通透性增加及鸡蛋清所致大鼠足趾肿胀等这3种急性炎症均有明显的抑制作用。还能抑制巴豆油所致出血性、坏死性渗出，对抗蛋白质、组胺、二甲苯所致的毛细血管通透性增加，对肾上腺素引起的急性肺水肿具有保护作用[1]。穿心莲胶囊（0.25、0.75、2、25g·kg^{-1}）对用蛋清、角叉菜胶足跖注射两种致炎模型均有明显的抗炎作用，于30分钟开始起效，可维持8小时之久，3种剂量间存在量效关系[2]。对二甲苯、乙酸介导的急性炎症渗出，穿心莲软胶囊高、中、低3个剂量均有抑制作用[3]。

2. 抗菌作用　穿心莲内酯对枯草芽胞杆菌、大肠杆菌、金黄色葡萄球菌、铜绿假单胞菌、甲型和乙型链球菌等具有较强的抑菌活性，其对细菌性痢疾的疗效较氯霉素与呋喃唑酮（痢特灵）为优[4]。穿心莲对枯草杆菌、变形杆菌和金黄色葡萄球菌有较强抑菌作用，*MIC*分别为6.25%、12.5%和6.25%[5]。穿心莲内酯类化合物为穿心莲的主要有效成分，对细菌性与病毒性上呼吸道感染及痢疾等有特殊疗效。目前临床上广泛应用的穿心莲内酯注射液、穿琥宁注射液、莲必治等，都是穿心莲内酯独特的抗菌作用在生产实践中的应用成果。

3. 抗病毒作用 穿心莲内酯对香港病毒、埃博拉病毒和呼吸道合胞病毒具有拮抗作用[6]。5%精制穿心莲内酯的病毒净滴眼液对单纯疱疹病毒Ⅰ型、腺病毒7型有较好灭活作用[7]。脱水穿心莲琥珀酸单酯可抑制 HIV-1 所致的细胞周期失调，上调 HIV-1 感染者的淋巴细胞 $CD4^+$ 水平，抗 HIV 效果类似第一代抗 HIV 药物齐多夫定[8]。穿心莲水提取物半数毒性浓度(TC_{50})为2.50g/L，有效抑制浓度为0.63g/L，对Ⅰ型疱疹病毒的感染有抑制病毒生长和对病毒颗粒有直接杀伤作用[9]。

4. 解热作用 穿心莲软胶囊高、中剂量可抑制 LPS 引起的家兔发热，并可降低啤酒酵母引起的大鼠直肠温度升高[10]。穿心莲内酯对同时感染肺炎双球菌和溶血型链球菌所致发热家兔能延迟体温上升时间，降低体温上升的程度，还能抑制和延缓肺炎双球菌和溶血性链球菌所引起的人体温上升。150、300mg·kg^{-1}脱氧穿心莲内酯磷酰化钠对干酵母所致的大鼠发热及内毒素所致的家兔发热均有良好的解热作用[1]。亚硫酸氢钠穿心莲内酯80.0mg·kg^{-1}和40.0mg·kg^{-1}可显著降低大肠杆菌诱发的家兔发热[11]。

5. 抗肿瘤作用 穿心莲提取物对乳腺癌细胞株 MCF7、肝癌细胞株 $HepG_2$、肠癌细胞株 HT29、SW620 和 LS180 均有不同程度的增殖抑制作用[12]。穿心莲内酯与硫酸氢钠制备的莲必治注射液在体外研究与动物实验均对胃癌、肝癌、肺癌、乳癌等有确切抗癌作用[13]。穿心莲内酯具有抗前列腺癌的作用，可诱导前列腺癌 PC-3 细胞凋亡，穿心莲内酯在低浓度时即有抗结肠癌的作用，并具有抗黑色素瘤的作用，还具有潜在的诱导白血病细胞分化的功能，对肿瘤细胞有细胞毒性作用[14]。穿心莲内酯的抗乳腺癌效果类似于紫杉醇，抗前列腺癌作用类似于顺铂，但是其毒性却比这二者低很多。对穿心莲内酯机制研究结果认为，它能影响控制细胞分裂的细胞依赖性激酶(CDK)p34cdc2 激酶的活性。该激酶活性过高是导致p34cdc2 激酶蛋白过多表达，造成细胞分裂过多而引发癌症的主要原因之一[15]。

6. 对机体免疫功能的影响 通过对小白鼠腹腔注射穿心莲注射液的实验发现，小白鼠腹腔巨噬细胞吞噬百分率和吞噬指数明显升高，表明穿心莲有提高机体免疫力的功效。进一步研究显示，小白鼠接受穿心莲药物后，其 E 玫瑰花环形成率增高，表示穿心莲有提高 T 淋巴细胞免疫的功能。而新穿心莲内酯在 75～150μm 范围内对刺激的巨噬细胞呼吸爆发及淋巴细胞增殖有抑制作用。而在1.5～7.5μm 范围内可协同刺激剂引起呼吸爆发。高浓度新穿心莲内酯具有抗炎活性，低浓度则有免疫刺激活性，提示其可能具有双向调节功能。莲必治注射液(穿心莲内酯)通过对 NK、巨噬细胞 Mϕ 及细胞因子分泌的影响而对免疫功能起调节作用，能提高豚鼠单核巨噬细胞对鸡红细胞的吞噬率[16]。穿心莲注射液(每毫升0.5g 生药)可提高小鼠 E 玫瑰花环的形成率，升高吞噬百分率和吞噬指数，具有增强 T 淋巴细胞免疫和腹腔巨噬细胞功能的作用[17]。

7. 对心血管系统的作用 穿心莲对腺苷二磷酸(ADP)和肾上腺素诱导的血小板聚集有明显抑制作用，而对花生四烯酸和瑞斯托霉素诱导的血小板聚集反应无明显影响[18]。穿心莲提取物对 ADP 诱导的血小板聚集反应有显著抑制作用，在体外这种作用程度稍强于川芎嗪、潘生丁(双嘧达莫)注射液[19]。通过20名志愿者服药前后血浆及血小板5-羟色胺的测定证明，穿心莲能显著抑制血小板释放5-羟色胺，透射电镜观察到无论是体外加药还是服药后，穿心莲均能明显抑制 ADP 诱聚所致的血小板管导系统扩张及颗粒释放[20]。穿心莲注射液静脉注射可使麻醉大鼠与狗的血压发生快速而持久的下降，其降压作用具有快速耐受性，但不能逆转静脉注射肾上腺素引起的升压作用，推测其无 α 受体阻滞作用[21]。穿心莲注射液和穿心莲内酯均能改善垂体后叶素所致实验性心肌缺血大鼠心电图 ST 段的偏移，降低心肌及血清中 MDA 水平，降低血清中 LDH 和二羟丁酸脱氢酶的活性，提示二者对心肌缺血具有保护作用，其机制可能与抑制氧自由基的形成，防止脂质过氧化反应有关[22,23]。

8. 利胆、保肝作用　穿心莲内酯可对抗四丁基过氧化物(t-BHP)、CCl_4、半乳糖胺和乙酰氨基酚造成的肝毒作用，显著降低谷丙转氨酶、脂质过氧化酶、碱性磷酸酶等的水平[24]。穿心莲内酯还能增加实验大鼠、豚鼠的胆汁流量、胆盐、胆酸和去氧胆酸量，能逆转由于对乙酰氨基(扑热息痛)引起的胆汁、胆酸等分泌物的减少，改善肝功能[25]。

9. 抗生育作用　穿心莲可使胚胎发育异常，精子数量和存活率降低，对雄性大鼠有一定的抗生育作用[26]。大鼠给予穿心莲胶囊后，其胚胎数量和重量与对照组相比较有显著差异，穿心莲胶囊能影响雄性大鼠的生育功能，降低雌鼠的怀孕率[27]。穿心莲注射液对小鼠有明显的抗着床和抗早、中、晚妊娠作用[28]。

(三) 临床报道

1. 治疗呼吸道感染　临床选择急性上呼吸道感染患儿 123 例，治疗组 62 例，对照组 61 例，均给予青霉素或头孢唑林静脉滴注，对照组加用利巴韦林 10～15mg·kg^{-1}·d^{-1}，分 2 次静脉滴注；治疗组在对照组基础上加穿心莲 5～10mg·kg^{-1}·d^{-1}，1 日 1 次(qd)，静脉滴注。疗程均为 3～5 日。结果，穿心莲联合利巴韦林治疗急性上呼吸道感染效果较好[29]。

2. 治疗肺炎　用穿心莲注射液每天 5mg/kg，溶入 5%葡萄糖注射液 100ml 中静脉滴注(20～30 滴/分)，每日 1 次，疗程 5～7 日。治疗小儿病毒性肺炎 30 例，显效 26 例，有效 3 例，无效 1 例，总有效率 96.7%[30]。

3. 治疗化脓性中耳炎　穿心莲干粉 5g、纯甘油 50ml、20%乙醇 50ml，制成滴剂。每日滴耳 3～4 次。滴耳前用 3%过氧化氢溶液洗耳，拭干脓液，个别病例配合穿心莲片剂内服，每次 3 片，日服 3 次。治疗 55 例，治愈 16 例，显效 20 例，好转 15 例，无效 4 例。一般用药 1～2 天后即显疗效[31]。

4. 治疗流行性腮腺炎　采用喜炎平注射液 10mg/kg 静脉滴注，治疗流行性腮腺炎 36 例，1 次/日，疗程 4～8 日，总有效率 100.0%[32]。

5. 治疗急性病毒性心肌炎　用喜炎平注射液 10ml 加入 5%葡萄糖注射液 250ml 静脉滴注，治疗急性病毒性心肌炎 36 例，1 次/日，疗程为 4 周，能有效改善症状、体征和心肌酶学指标，促进心电图恢复正常，总有效率达 94.44%[33]。

6. 治疗烧伤　穿心莲油纱治疗Ⅱ度烧伤 40 例，与应用湿润烧伤膏 40 例对照观察，结果表明，穿心莲油纱能起到消炎止痛、促进上皮生长的作用[34]。

7. 治疗口腔溃疡　用穿心莲内酯滴丸餐后服用，每次 1 袋(0.6g)，忌辛辣、油腻饮食。20 例口腔溃疡患者，经治疗 3～10 日均治愈，随访 1 年未复发[35]。

8. 治疗小儿口足病　筛选小儿手足口病患者 86 例，治疗组应用喜炎平注射液加入 5%葡萄糖注射液稀释后静脉滴注，对照组予利巴韦林注射液加入 5%葡萄糖注射液稀释后静脉滴注，两组给予相同的常规液体疗法及对症处理，结果治疗组在体温恢复时间、皮疹减少、进食情况均优于对照组，治疗组总有效率 86.4%，对照组总有效率 61.9%[36]。

(四) 不良反应

在急性毒性实验中，小鼠灌服穿心莲内酯的 LD_{50} 在 40g·kg^{-1} 以上，小鼠每日最大耐受量为 110.25g·kg^{-1}。亚急性毒性实验中，对大鼠或家兔服穿心莲内酯 1g·kg^{-1}，每日 1 次，连续 7 日，未见明显的毒性。穿琥宁注射液 84mg·kg^{-1} 腹腔注射每日 1 次，连续 10 天，无明显毒性作用。大鼠长期毒性实验证实，连续 4 周腹腔注射穿心莲内酯亚硫酸氢钠，结果表明 250mg·(kg·d)$^{-1}$为安全剂量[37]。

参考文献

[1] 姜永忠，彭永久. 穿心莲的兽医临床应用及内酯提取[J]. 兽药与饲料添加剂，2001，6(1)：8-19.

[2] 陈国祥，丁伯平，徐瑶，等. 穿心莲胶囊抗炎作用的实验研究[J]. 九江医学，2000，15(1)：3-4.

[3] 徐志勇，刘启德，张银卿. 穿心莲软胶囊与穿心莲片的药理作用及急性毒性实验研究[J]. 广州中医药大学学报，2005，22(5)：401-402.

[4] Singha P K，Roy S，Dey S. Antimicrobial activity of Andrographis paniculata[J]. Fitaterapia，2003，74(7)：692-694.

[5] 杨红文，肖春如，黄明圈. 白花蛇舌草、穿心莲、苍耳和贯众的体外抑菌实验研究[J]. 九江学院学报，2009，6(6)：60-62.

[6] Calabrese C，Berman SH，Babish JG，et al. A phase I trial of andrographolide in HIV positive patients and normal volunteers[J]. Phytother Res，2000，14(5)：333-338.

[7] 廖世煌，张国辉，朱俊章，等. 病毒净滴眼液对单纯疱疹性角膜炎疗效研究[J]. 中国中医眼科杂志，1992，2(1)：53.

[8] A joy Basak，Sam Cooper，Andree G. Roberge，et al. Inhibition of proprotein convertases-1，-7and furin by diterpines of Andro-graphis paniculata and their succinoy1 esters. Biochem esters[J]. Biochem J，1999，338(1)：107-113.

[9] 刘妮，孟以蓉，赵昉. 穿心莲水提取物的抗 I 型单纯疱疹病毒作用[J]. 热带医学杂志，2006，6(10)：1098-1099，1107.

[10] 徐志勇，刘启德，张银卿. 穿心莲软胶囊与穿心莲片的药理作用及急性毒性实验研究[J]. 广州中医药大学学报，2005，22(5)：401-402.

[11] 史传英，董六一. 亚硫酸氢钠穿心莲内酯的抗炎解热镇痛作用研究[J]. 中国民族民间医药，2009，12(2)：5-6.

[12] 王新杨，徐浩，吴晓明，等. 异穿心莲内酯衍生物的合成及其抗肿瘤活性[J]. 中国药学大学学报，2005(36)：504.

[13] 孙振华，陈志琳，徐立春，等. "莲必治"并用生物、化学疗法抑制体内肿瘤生长的实验研究[J]. 浙江中西医结合杂志，2001，11(2)：88-89.

[14] 亓翠玲，王丽京，周鑫磊. 穿心莲内酯抗肿瘤作用机制的研究进展[J]. 中国中药杂志，2007，32(20)：2095-2097.

[15] 李玉祥，樊华，张劲松，等. 中草药抗癌的体外实验[J]. 中国药科大学学报，1999，13(3)：37-42.

[16] 彭光勇，周峰，丁如宁，等. 莲必治注射液(穿心莲内酯)对免疫功能的调节作用[J]. 中国中药杂志，2002，27(2)：147-150.

[17] 陈爱葵，黄清松，梁光发，等. 穿心莲对小白鼠腹腔巨噬细胞功能影响的研究[J]. 中国中医药信息杂志，1998，5(8)：23-24.

[18] 张玉金. 穿心莲提取物抗血小板聚集作用的临床及实验研究[J]. 同济医科大学学报，1993，22(4)：245.

[19] 谭获. 穿心莲抗血小板聚集功能的研究[J]. 中西医结合杂志，1989，9(9)：540.

[20] 张瑶珍. 穿心莲提取物抗血小板聚集与释放作用及其机理的研究[J]. 中国中西医结合杂志，1994，14(1)：28.

[21] 刘超，王勇民，马世玉，等. 穿心莲注射液对麻醉大鼠血压的影响[J]. 咸宁医学院学报，2000，14(4)：244-245.

[22] 吴基良，郑敏，刘淑珍，等. 穿心莲注射液对大鼠心脑损伤的保护作用[J]. 中药药理与临床，1996(5)：17.

[23] 吴基良，刘淑珍，李立中，等. 穿心莲内酯对大鼠实验性心肌缺血的保护作用[J]. 中医药研究，1996(4)：61-64.

[24] Kapil A. Antihepatotoxic effects of majors diterpenoid constituents of Andrographis paniculata[J]. Biochem Pharmacol，1993，46(1)：182.

[25] Handa SS，Sharma A. Synthesis and crystal structure of dehydroandrographolide dipolycyclophosphate[J]. Indian J Med Res，1990(92)：284-292.

[26] 王晓燕，谭兴友，王清，等. 穿心莲抗生育作用的实验研究[J]. 济宁医学院学报，2008，31(3)：196-198.

[27] 李荣，戴伟娟，肖顺汉，等. 穿心莲胶囊对大鼠生育功能的影响[J]. 泸州医学院学报，2008，31(6)：625-627.

[28] 周继铭，余朝菁. 具抗孕激素作用中草药的研究[J]. 中成药研究，1985，7(4)：32-34.

[29] 穆润英. 穿心莲联合利巴韦林治疗急性上呼吸道感染 62 例[J]. 医药导报，2004，23(3)：167.

[30] 杜胜华，白雪峰. 穿心莲注射液治疗小儿病毒性肺炎 30 例[J]. 中国实验方剂学杂志，2006，12(5)：64-65.

[31] 宝安县人民医院五官科. 穿心莲滴剂治疗化脓性中耳炎 55 例疗效观察[J]. 新医学，1971(2)：13-14.

[32] 陈积. 喜炎平注射液治疗流行性腮腺炎 36 例疗效观察[J]. 广东医学院学报，2004，22(6)：20-21.

[33] 费忠亭. 喜炎平注射液治疗急性病毒性心肌炎 36 例分析[J]. 河南医药信息，2002，10(20)：64.

[34] 吴佩雁. 穿心莲油纱与湿润烧伤膏治疗浅Ⅱ°烧伤的疗效比较[J]. 汕头大学医学院学报，1997，10(3)：70.

[35] 张学林，张国. 穿心莲内酯滴丸治疗口腔溃疡 20 例[J]. 现代中西医结合杂志，2008，17(22)：3412.

[36] 费建堂. 喜炎平治疗小儿手足口病疗效观察[J]. 社区医学杂志，2007，5(22)：27-28.

[37] 李曙光，叶再元. 穿心莲内酯的药理活性作用[J]. 中华中医药学刊，2008，26(5)：984-986.

千里光 *Qianliguang*

【别名】千里及(《本草拾遗》)，眼明草(《履巉岩本草》)，九里光(《滇南本草》)，九里明(《生草药性备要》)，黄花草(《本草纲目拾遗》)。

【来源】千里光，始载于《本草拾遗》。因有明目之效，故名千里光。为菊科多年生攀缘性草本植物千里光 *Senecio scandens* Buch.-Ham. 的干燥地上部分。主产于江苏、浙江、四川、广西等地。野生与栽培均有。

【采收炮制】夏、秋季采收，扎成小把或切段，晒干。生用。

【商品规格】按《中国药典》(2010 年版一部)规定：本品按干燥品计算，含阿多尼弗林碱($C_{18}H_{23}O_7$)不得过 0.004%；酸不溶性成分不得过 2.0%；总灰分不得过 10.0%。

【药性】苦，寒。归肺、肝、大肠经。

【功效】清热解毒，清肝明目。

【应用】

1. 痈肿疮毒　本品苦寒，具有较强清热解毒作用。用于热毒壅聚，痈肿疮毒，《江西草药》单用鲜品水煎内服、外洗，并捣烂外敷患处，或与金银花、野菊花、蒲公英等同用。

2. 目赤肿痛　本品苦寒入肝，又有较强清肝明目功效。用于风热或肝火上炎，目赤肿痛,《江西民间草药》单用本品煎汤熏洗眼部,或与夏枯草、决明子、谷精草等配伍。

3. 泄泻痢疾　本品味苦性寒,又入大肠经,而具清大肠湿热之功。用于大肠湿热,腹痛泄泻,或下痢脓血,里急后重,可单用本品制成片剂服用,如《中国药物大全》千里光片。

【用法用量】煎服,10～30g。外用适量。

【使用注意】中寒泄泻者勿服。

【药论】

1.《本草拾遗》:"主疫气,结黄,疟瘴,蛊毒,煮服之吐下,亦捣敷疮、虫蛇犬等咬伤处。"

2.《本草图经》:"与甘草煮作饮服,退热明目。"

3.《本草纲目拾遗》:"明目,去星障。煎汤浴疮疡。狗咬以千里膏掺粉霜贴之。治蛇伤。"

【现代研究】

(一)化学成分

千里光含有毛莨黄素、菊黄素犀草素、异鼠李素、氢醌、对羟基苯乙酸、香荚蓝酸、水杨酸、新阔叶千里光碱、千里光宁碱以及挥发油、α-胡萝卜素、β-胡萝卜素等。

(二)药理作用

1. 抗菌作用　千里光中酚酸类成分(氢醌和对羟基苯乙酸)对流感杆菌、肺炎球菌、甲型链球菌、卡他球菌、变形杆菌、金黄色葡萄球菌等均有抑制作用[1]。千里光煎剂对金黄色葡萄球菌、白喉杆菌、伤寒杆菌、大肠杆菌、变形杆菌和痢疾杆菌显示明显的抑制作用[2]。千里光全草水煎剂及黄酮提取物在体外对金黄色葡萄球菌、大肠埃希菌、肠炎沙门菌、炭疽杆菌、溶血性链球菌均有明显的抗菌作用,提示黄酮类成分也是千里光抗菌的有效成分之一[3]。

2. 抗钩端螺旋体作用　千里光煎剂浓度为1∶800～1∶1600时即能抑制钩端螺旋体生长。氢醌对钩端螺旋体的抑制浓度为1∶500 000。大鼠或家兔灌服千里光煎剂后,血和尿具有抗钩体活性。千里光对豚鼠和小鼠的实验性钩端螺旋体感染有一定保护作用,但对金地鼠的实验性钩体感染无效[4]。

3. 抗滴虫作用　试管试验证明千里光煎剂对人阴道滴虫有抑制作用,且在临床上应用良好[4]。

4. 抗炎作用　千里光总黄酮对二甲苯致小鼠耳廓肿胀、醋酸致小鼠毛细血管通透性的增加以及小鼠棉球肉芽肿的形成均有抑制作用;千里光总黄酮高、中、低剂量组炎症渗出液中白细胞数和PGE_2含量明显低于空白对照组[5]。

(三)临床报道

1. 治疗包皮炎　用鲜千里光(全草)1000g或干品600g,加水5000ml,煮开后20分钟去渣取汁,口服150ml,余汁坐浴泡洗20～30分钟,每日2次,治疗本病25例,显效12例,好转4例,总有效率为100%[6]。

2. 治疗腮腺炎　千里光、蒲公英、仙人掌联合治疗流行性腮腺炎患者共43例,显效率为82%[7]。

3. 治疗疖病　千里光100g(鲜品)水煎服,早晚各1次,临床应用本方治疗疔痈疖肿,均能收到满意疗效[8]。另有人自制千里光药膏,即:将干净千里光鲜草放铁锅里加水适量用文火煎沸1小时,去渣后再浓缩至墨汁状,放方盘里太阳光直接照射,待成胶冻状即可。用时将本膏涂于患处,外加敷料包扎,每天换药1次。治疗本病30例,用药2天后有病例疼痛减轻、疖缩小、周围红晕开始消退。用药5天全部痊愈[9]。

4. 治疗红眼病　千里光100g，木贼、金银花各20g，陈艾叶10g，川花椒20粒。上药切碎，用95%酒精500ml浸泡七天后过滤得450ml，加蒸馏水稀释为40%浓度至900ml，贮瓶备用。用法：患者仰卧闭眼，然后取4cm×6cm纸片浸湿外敷于患侧眼睑，纸片干后重新浸湿，每次敷15分钟，1日2次。治疗本病32例，其中28例用本法治疗1～3天痊愈，3例4～6天，1例8天先后获愈[10]。

5. 治疗外伤皮肤感染　千里光鲜草冷开水洗净，捣烂，或千里光片研粉，外敷在创面，治疗外伤皮肤感染11例，全部治愈[11]。

参考文献

[1] 王雪芬，屠殿君. 九里明化学成分的研究[J]. 药学学报，1980，15(8)：503-504.

[2] 贵州省独山县药检所. 千里光等五种中草药的体外抑菌实验[J]. 中国微生态学杂志，1997，9(4)：50.

[3] 陈进军，王建华，耿果霞，等. 千里光的化学成分鉴定及体外抗菌试验[J]. 动物医学进展，1999，20(4)：35-37.

[4] 国家中医药管理局《中华本草》编委会. 中华本草[M]. 上海：上海科学技术出版社，1999：1390.

[5] 张文平，陈惠群，张文书，等. 千里光总黄酮的抗炎作用研究[J]. 时珍国医国药，2008，19(3)：605-607.

[6] 张理保，吴唐树. 千里光治疗包皮炎25例[J]. 湖南中医杂志，2001，17(6)：43-44.

[7] 杨泽. 千里光、蒲公英、仙人掌联合治疗流行性腮腺炎43例[J]. 中国民族民间医药，2009(22)：129-130.

[8] 李宁. 千里光治疗多发性疖病验案[J]. 中国民间疗法，2000，8(4)：49.

[9] 徐忠星. 自制千里光药膏治疗疖病30例[J]. 河北中西医结合杂志，1996，5(3)：125.

[10] 唐桂文. 复方千里光酊外敷红眼病[J]. 四川中医，1983(3)：62.

[11] 胡领娟. 千里光治疗外伤性皮肤感染11例[J]. 中国中医药科技，1998，5(5)：310.

四季青　Sijiqing

【别名】冬青叶(《本草拾遗》)，四季青叶(江苏)。

【来源】四季青，始载于《本草拾遗》。因为常绿植物，四季常青，故名。为冬青科常绿乔木冬青 *Ilex chinensis* Sims. 的叶。主产于江苏、浙江、广西、广东和西南各省。野生与栽培均有。

【采收炮制】秋、冬季采收，拣去杂质，晒干。生用。

【商品规格】按《中国药典》(2010年版一部)规定：酸不溶性成分不得过3.0%；总灰分不得过7.0%。

【药性】苦、涩，寒。归肺、心经。

【功效】清热解毒，凉血止血，敛疮。

【应用】

1. 水火烫伤，湿疹，疮疡，外伤出血　本品苦涩性寒，有清热解毒、凉血止血、敛疮之功。用于水火烫伤，下肢溃疡，皮肤湿疹，热毒疮疡，可单用制成搽剂外涂，如《中国药物大全》四季青药水；亦可用干叶研粉，麻油调敷，或用鲜叶捣烂，外敷患处。用于外伤出血，可用鲜叶捣敷伤口；亦可用干叶研细，撒敷伤口，外加包扎。

2. 肺热咳嗽，咽喉肿痛，热淋泻痢　本品苦寒，善清肺火而解热毒。用于肺火上壅，咳嗽咽痛；或热毒下侵，小便淋沥涩痛，泄泻痢疾。单用本品即效，如《中国药物大全》四季青片。

【用法用量】 煎服，15～30g。外用适量。

【药论】

1.《本草图经》："烧灰，面膏涂之，治皲瘃殊效，兼灭瘢疵。"

2.《江西草药》："凉血止血。治外伤出血，鲜叶捣敷。"

【现代研究】

（一）化学成分

四季青主要含有原儿茶酸、原儿茶醛、咖啡酸、紫丁香苷、龙胆酸、异香草酸、3,4-二羟基-7-(3-*O*-β-D-吡喃葡萄糖基-4-羟基-苯甲酰基)-苯甲醇（俗称四季青酚苷）等酚酸类；长梗冬青苷、冬青苷 A 及冬青苷 B 甲酯苷等三萜及其苷类；山柰素-3-*O*-β-D-半乳糖苷、山柰素-3-*O*-葡萄糖苷、山柰酚、洋芹素、槲皮素等黄酮及其苷类；2-甲基-1-戊烯-3-醇、十六碳酸和 3-羰基-α-罗兰醇等挥发油类。尚含有鞣质、豆甾醇、β-谷甾醇、胡萝卜苷和葡萄糖等成分。

（二）药理作用

1. 抗菌作用　四季青是一种广谱的抗菌药物[1]，对革兰阳性球菌及阴性杆菌，如金黄色葡萄球菌、链球菌、肺炎双球菌、痢疾杆菌、大肠杆菌、铜绿假单胞菌、变形杆菌等均有明显的抑制作用[2]。

2. 抗炎作用　单味四季青可以治疗单纯型慢性化脓性中耳炎[3]，四季青或其注射液对细菌性痢疾、泌尿系感染、骨科感染、血栓闭塞性脉管炎等也有良好的疗效[4]。相同浓度的四季青水提液和醇提液对小鼠急性炎症均有抑制作用，但以醇提液作用较好[5]。

3. 治疗烧烫伤　用四季青鲜汁治疗实验性大鼠烫伤，发现治疗组大鼠伤口表面均有较多成纤维细胞生长，并可见含坏死组织碎屑的脱落，表明四季青有促进大鼠烫伤皮肤愈合的功效[6]。

4. 对心血管系统的作用　四季青中原儿茶醛能明显增加猫冠状窦流量和缓解脑垂体后叶素引起家兔的急性心肌缺血[7]。原儿茶醛体外及体内给药，对 ADP 诱导的小鼠、家兔血小板聚集性均有明显的抑制作用，其抑制机制不是通过影响对血小板集聚有调节作用的 cAMP 代谢，而是通过降低血小板膜流动性及促进聚集的血小板解聚来实现抑制血小板的集聚[8,9]。

5. 其他作用　以四季青为主要成分的复方甲青液治疗复发性阿弗他溃疡[10]，用单味的四季青贴敷或坐浴治疗相对浅表的软组织化脓性感染[11]，均效果明显。

（三）临床报道

1. 治疗烧伤　用鲜四季青叶水煎液治疗烧烫伤，喷药后创面渗出液减少 6～8 小时，可形成一层薄膜，1～2 日可形成保护痂皮，可减少感染机会，防止创面干裂所致的疼痛，伤者均在 1 周内痊愈，未留瘢痕[12]。此外，也见用自制四季青药水治疗深Ⅱ度以内烧烫伤的报道[13]。

2. 治疗外部感染疾病　采用单味草药四季青贴敷、坐浴或外洗治疗乳腺炎、前庭大腺炎、产后会阴感染共 101 例，其中包括急性乳腺炎 36 例、前庭大腺脓肿 52 例、产后会阴部感染 18 例，1～3 个疗程后，治愈 68 例，好转 35 例，未愈 3 例（均做切开排脓后好转），有效率达 97.2%[11]。

3. 治疗冠心病 原儿茶醛注射液肌注或静滴治疗冠心病心绞痛患者27例，用药后显效15例，有效10例，其中19例患者血清胆固醇、甘油三酯和β-脂蛋白有一定程度的降低[14]。

4. 治疗单纯型慢性化脓性中耳炎 用四季青水煎服，每日1剂。5～10岁每剂15g，11～18岁每剂20g，19岁以上25g。治疗本病92例，显效14例，好转8例，无效4例，有效共80例，占87.0%[15]。

参考文献

[1] 解军波，李萍. 四季青酚酸类化学成分研究[J]. 中国药科大学学报，2002，33(1)：76-77.

[2] 甄汉深，李生茂，董佳梓. 四季青化学成分及药理作用研究进展[J]. 中医药信息，2007，24(6)：18-20.

[3] 应利晏. 四季青治疗单纯型慢性化脓性中耳炎92例[J]. 中国全科医学杂志，2000，3(3)：219.

[4] 潘秋文. 四季青鲜汁治疗烫伤的实验研究[J]. 中草药，2004，35(8)：924-925.

[5] 覃仁安，陈敏，梅漩. 四季青水提液和乙醇提取液对小鼠急性炎症的影响[J]. 贵州医药，1999，23(6)：416-417.

[6] 潘秋文. 四季青鲜汁治疗烫伤的实验研究[J]. 中草药，2004，35(8)：924-925.

[7] 江苏新医学院. 四季青、丹参、毛冬青等对猫冠状窦流量、心肌氧耗量作用的初步分析[J]. 江苏医药，1977(4)：19-21.

[8] 石琳，吴禅群，杨毓麟，等. 原儿茶醛对血小板聚集性和血小板内cAMP含量的影响[J]. 苏州医学院学报，1982(2)：1-6.

[9] 石琳，秦正红，高苏祥. 用荧光探剂DPH研究原儿茶醛对血小板膜流动性的影响[J]. 药学学报，1984，19(7)：535-537.

[10] 张淑君，李桂美. 复方甲青液治疗复发性阿弗它溃疡的临床研究[J]. 实用医技杂志，2002，9(5)：362.

[11] 朱惠君. 四季青贴敷、外洗的临床应用[J]. 杭州医学高等专科学校学报，2001，22(4)：231.

[12] 朱学志. 四季青治疗烧烫伤九例疗效观察[J]. 皖南医学院学报，1996，15(4)：10.

[13] 刘培德，周炎广. 四季青药水在中小面积烧伤中的应用[J]. 临床医学，1988，8(7)：329-330.

[14] 张克智，邹毓斌，陆伟杰. 冠心宁(原儿茶醛)治疗冠心病心绞痛[J]. 江苏医药，1978(1)：8-9.

[15] 应利晏. 四季青治疗单纯型慢性化脓性中耳炎92例[J]. 中国医学全科杂志，2000，3(3)：219.

半边莲 *Banbianlian*

【别名】 急解索(《本草纲目》)，蛇利草(《岭南采药录》)，细米草(《中国药植志》)，蛇舌草(《福建民间草药》)，半边菊(《广西中药志》)，箭豆草(《四川中药志》)，腹水草(《湖南药物志》)，鱼尾花(《江西中药》)。

【来源】 半边莲，始载于《本草纲目》。因其小花半边如莲花状，故名。为桔梗科多年生蔓生草本植物半边莲 *Lobelia chinensis* Lour. 的干燥全草。主产于安徽、江苏、浙江、江西、湖南、福建、广东等省。野生与家种均有。

【采收炮制】 夏季采收，除去泥沙，洗净，晒干。切段，生用。

【商品规格】 统货。以身干、叶绿、根黄、无泥沙杂质者为佳。

按《中国药典》(2010年版一部)规定：本品醇溶性浸出物不得少于12.0%。

【药性】 甘、淡，寒。归心、小肠、肺经。

【功效】 清热解毒，利尿消肿。

【应用】

1. 疔疮肿毒，乳痈肿痛，蛇虫咬伤　本品甘寒，清热解毒，故治毒热诸症。用于疔疮肿毒，《岭南草药志》单用鲜品捣烂，加酒外敷患处；用于乳痈肿痛，《福建中草药》亦用鲜品捣烂外敷；用于毒蛇咬伤，蜂蝎螫伤，常与白花蛇舌草、虎杖、茜草等同用，如《中国药物大全》云南蛇药。传有"家有半边莲，可以伴蛇眠"的谚语。

2. 腹胀水肿，黄疸尿少　本品甘淡渗泄，利水消肿，以治水肿、小便不利等症。用于水湿停蓄，大腹水肿，《岭南草药志》与金钱草、大黄、枳实相配；用于湿热黄疸，小便不利，《江西民间草药验方》又与白茅根配用；近代临床又用于肝硬化腹水、肾炎水肿、晚期血吸虫病腹水，《上海常用中草药》单用本品煎服，有效。

【用法用量】煎服，10～15g；鲜品，30～60g。外用适量。

【使用注意】虚证水肿忌用。

【药论】

1.《本草纲目·卷十六》："治蛇虺伤，捣汁饮，以滓围涂之。"

2.《岭南采药录》："治鱼口便毒，跌打伤瘀痛，恶疮，火疮，捣敷之。"

3.《陆川本草》："解毒消炎，利尿，止血生肌。治腹水，小儿惊风，双单乳蛾，漆疮，外伤出血，皮肤疥癣，蛇蜂蝎伤。"

【现代研究】

（一）化学成分

半边莲全草含生物碱，主要为半边莲碱（山梗菜碱）、去氢半边莲碱（山梗菜酮碱）、氧化半边莲碱（山梗菜醇碱）、异氢化半边莲碱（异山梗菜酮碱）即去甲山梗菜酮碱；还含有黄酮苷、皂苷、氨基酸、对羟基苯甲酸、延胡索酸、琥珀酸、葡萄糖和果糖等。

（二）药理作用

1. 抗蛇毒作用　半边莲制剂以及从中分离出的琥珀酸钠、延胡索酸钠、对羟基苯甲酸钠分别于注射蛇毒前半小时口服，或于注射蛇毒同时皮下注射，或用琥珀酸钠、延胡索酸钠和醋酸钠组成复方于注射蛇毒前0.5～4小时口服，对于注射最小安全致死量眼镜蛇毒的小鼠均有较高的保护作用，保护率59.1%～93.1%。但若于注射蛇毒后25分钟再给药，则无保护作用[1]。半边莲煎剂及其中所含的有效成分（延胡索酸、对羟基苯甲酸、琥珀酸、果糖等）对小鼠眼镜蛇毒中毒有明显的保护作用[2]。

2. 对呼吸系统的作用　半边莲煎剂及其所含的半边莲碱给麻醉犬静注，小剂量可兴奋呼吸，随着剂量的增加其作用可延长5小时左右。但剂量过大可引起呼吸麻痹、血压下降以致死亡。摘除颈动脉体或切除窦神经后再注射半边莲制剂，则不出现呼吸兴奋作用，故其作用机理主要为通过刺激颈动脉体化学感受器，反射性兴奋呼吸中枢。半边莲碱肌内注射有呼吸兴奋作用，吸入则能使支气管扩张，对吗啡所致的呼吸抑制有较好的兴奋作用，对乌拉坦和水合氯醛则作用较差[2]。

3. 对心血管系统的作用　半边莲浸剂静注，对麻醉犬有显著而持久的降压作用。浸剂乙醚提取后的残余液具有降压作用，其降压成分口服不易吸收。半边莲的利尿成分和降压成分非同一物质，以乙醚提取其碱性溶液可将其分开。切断迷走神经和注射阿托品，均不影响其降压作用，但压迫双侧颈总动脉的升压反射被抑制。兔灌服半边莲煎剂可见耳部血管扩张，但血管灌注时对兔耳血管和蛙后肢血管则呈直接收缩作用。表明其降压作用可能与其对血管运动中枢的抑制和神经节阻断有关[2]。半边莲生物碱能明显抑制该肾性高血压大鼠胶原的表达以及内皮素基因的转录、蛋白合成和翻译，降低肾素活性，对缓解血管重塑、防治肾性高血压所致的血管病变具有一定作用[3,4]。

4. 利尿作用　麻醉犬静注半边莲浸剂 0.1g/kg，或半边莲总生物碱 6.6mg/kg，正常大鼠灌胃浸剂 1g/kg 以及正常人口服半边莲粉剂 10～30g 均有显著而持久的利尿作用，尿中氯化物的排泄量亦明显增加。半边莲碱 2.5～5mg 肌注，对正常人亦有利尿作用，但尿中排泄的氯化物量不增加，甚至减少，而副作用较多。全半边莲素（主要系生物碱）2mg/kg 的利尿作用与 10mg/kg 汞撒利（撒利汞）相当。半边莲在出现利尿作用之前，常有血液比重下降，表明可能有肾外因素参与其利尿作用。长期应用有效量的半边莲后，利尿作用逐渐减弱。开花前的半边莲比开花后的半边莲利尿作用弱，烘烤对其利尿作用有影响。从半边莲中分离出的菊糖给大鼠口服或腹腔注射，则有抑制利尿作用[1]。

5. 对神经系统的作用　半边莲碱对神经系统的作用与烟碱相似。对自主神经节、肾上腺髓质、延脑各中枢及颈动脉体和主动脉体的化学感受器都有先兴奋后抑制的作用[2]。半边莲所含的琥珀酸对小鼠、大鼠、豚鼠、兔、猫和犬腹腔注射均能保护其对抗高压氧电休克和听源性惊厥；与戊巴比妥钠合用有协同镇痛作用，并能镇静和降低体温[5]。

6. 利胆作用　犬静注半边莲水煮醇沉制剂 1g(生药)/kg，胆汁流量较给药前增加 2 倍以上。给药 50 分钟后作用达到高峰。但胆汁中固形物、胆酸盐和胆红素的浓度都有所减低[2]。通过动物实验及临床观察证实，半边莲有明显的利胆消炎作用，用药后胆汁流量明显增加，有显著的抗胆汁黏滞作用，对胆汁成分及 Oddi 括约肌的影响不明显，对绝大多数引起胆道感染的细菌有较好的抑菌作用[6]。

7. 抗癌作用　半边莲煎剂可明显地抑制小鼠 H22 型肝癌细胞的生长，对小鼠肝癌细胞的生长抑制率为 33.98%，其机制可能与肿瘤细胞内 CerbB-2、P53 蛋白表达有关[7]。另有研究表明，半边莲可显著升高肝癌细胞 HepG2 细胞胞内游离的 Ca^{2+} 浓度，通过影响胞内钙信号进而诱导癌细胞凋亡[8]。半边莲生物碱对胃癌细胞 BG-38 有一定的抑制作用，随着生物碱浓度的升高，抑制作用加强；当药液浓度为 300mg · L^{-1} 时，对胃癌细胞的抑制率最高，达 85.6%；随着作用时间的延长，总体趋势是抑制作用也加强，当作用时间达 16 小时时，达到最大值(90.3%)，但时间再延长抑制率反而略有下降[9]。

8. 催吐作用　猫和犬肌注半边莲碱可致吐。按半边莲所含生物碱而言，其催吐作用的剂量一般反应曲线与半边莲碱一致，其催吐原理与延脑化学感受区有关，亦有周围机制的参与。半边莲碱由于安全性较差，不宜做催吐药[2]。

（三）临床报道

1. 治疗带状疱疹　鲜半边莲全草 150g，加食盐少许，捣烂绞汁，取其药汁开水冲服，以渣调人乳外敷患处，每日 2～3 次。治疗本病 42 例，获得满意的疗效[10]。

2. 治疗蛇咬伤　半边莲 30g，青木香、菊花、白芷、法夏、大黄各 10g，金银花、赤芍各 15g，甘草 3g。于患者咬伤后急煎 1～2 剂，分 2 次服完，次日起每日 1 剂。治疗蝮蛇咬伤 31 例，结果全部治愈，平均治愈天数 8 天[11]。

3. 治疗肾炎　运用单味草药半边莲水煎液治疗急性肾小球肾炎患者 150 例，治愈 97 例，好转 27 例，无效 26 例，总有效率 83%[12]。

4. 治疗急性蜂窝织炎　鲜半边莲全草洗净捣绒，敷于疮口周围组织肿胀处，隔 3～4 小时换药 1 次，治疗急性蜂窝织炎 25 例，其中伴急性淋巴管炎 9 例。结果：22 例用药 1～2 次后，症状减轻，3 天内炎症消退，体温恢复正常（合并急性淋巴管炎 9 例，用药 6～20 小时后淋巴管炎消退),3 例经治 1～2 天后,炎症局限,2 例形成脓点,溃破后外敷生理盐水纱布,一次即告痊愈。全部病例均未用抗生素药物[13]。

5. 治疗小儿发热　用半边莲散剂代茶饮,治小儿夏季热 1000 例,其中有效病例 966 例,平均退热时间 4.5 天,退热同时,口渴多饮、多尿等证减轻[14]。另有用半边莲鲜品 30～40g,用淘米水 200～300ml 浸泡 15～20 分钟后,治疗 86 例,收到了满意效果[15]。

6. 治疗外伤感染　采鲜半边莲 100g(干品减半)洗净加水 200ml,煎至 150ml,口服 3 次,每次 50ml,用 45 度白酒冲服,卧床休息。治疗外伤感染 58 例,结果:显效 51 例,好转 7 例[16]。

7. 治疗过敏性皮炎　用半边莲(量按面积大小酌情)洗净、打碎,再加洗米水适量涂患处,开始 20～30 分钟 1 次,痛痒好转后 3～4 小时 1 次至病愈,有糜烂者加服抗菌素。治疗 36 例松毛虫所致的过敏性皮炎,效果满意,全部治愈。一般 2～3 天基本治愈,有糜烂者 3～7 天治愈[17]。

8. 治疗甲沟炎　用新鲜半边莲加少许食盐捣烂,外敷患处,每日 2 次,次日即可见效,一般 3～5 日即痊愈。临床使用本法治疗者 30 例,有效率达 88%[18]。

(四) 不良反应

1. 毒性　半边莲浸剂对小鼠静注的 LD_{50} 为(6.10±0.26)g/kg。半边莲素为(18.7±2.0)mg/kg,折合生药为(9.35±1.0)g/kg。浸剂大鼠灌胃的 LD_{50} 为(75.1±13.1)g/kg[19]。

2. 中毒症状　初起流涎,恶心,呕吐,头痛,腹泻,血压增高,脉搏先缓后快;继而肌肉颤搐,呼吸困难;重者昏迷、瞳孔散大,血压下降,终则呼吸中枢麻痹而死亡。

3. 中毒原因及预防　半边莲有小毒,过量服用可致中毒,尤其是半边莲碱注射给药过量时,更会致中毒,因而应用本品勿大量。

4. 中毒救治

(1) 一般疗法:先催吐,洗胃,后肌内注射苯巴比妥,每次 0.1g,1 日极量为 0.5g。也可口服或静脉注射戊巴比妥钠,1 次量为 0.25～0.5g,注射速度宜缓慢。有心力衰竭时,应用毛花苷 C 或毒毛旋花子苷 K。呼吸衰竭时,给中枢兴奋药,必要时给氧或行人工呼吸。

(2) 中医疗法:用黄豆汁或甜桔梗 30g 煎服,或甘草 250g,煎汤代茶饮。出现惊厥时,针刺人中、合谷、涌泉等穴位。

参 考 文 献

[1] 王浴生. 中药药理与应用[M]. 北京:人民卫生出版社,1983:389-393.

[2] 阴健,郭力弓. 中药现代研究与临床应用[M]. 北京:学苑出版社,1995:263.

[3] 张晓玲,薛冰,李莉. 半边莲生物碱缓解肾性高血压大鼠的血管重塑[J]. 中国病理生理杂志,2008,24(6):1074-1077.

[4] 张晓玲,薛冰,李莉. 半边莲生物碱抑制肾性高血压大鼠内皮素 1mRNA 和蛋白表达[J]. 中国动脉硬化杂志,2007,15(1):11-14.

[5] 国家医药管理局中草药情报中心站. 植物有效成分手册[M]. 北京:人民卫生出版社,1986:586.

[6] 刘恕,刘浔阳,汤辉焕. 半边莲利胆作用的实验研究与临床观察[J]. 中国现代医学杂志,1995,5(3):1-4.

[7] 邵金华,张红. 半边莲煎剂对小鼠 H22 肝癌荷瘤细胞系 CerbB-2 和 P53 表达的影响[J]. 中国临床药学杂志,2010,19(6):372-375.

[8] 高冬,刘如玉,张振林.半边莲通过钙信号诱导肝癌细胞凋亡的实验研究[J].福建中医学院学报,2006,16(6):32-34.

[9] 粟君,谭兴,李劲涛,等.半边莲生物碱的提取及其对胃癌细胞的抑制作用[J].西华师范大学学报,2007,28(4):311-314.

[10] 苏凤.半边莲治疗带状疱疹经验[J].中国医学研究与临床,2003(14):63.

[11] 刘丽芳.半边莲汤加减治疗蝮蛇咬伤 31 例[J].湖南中医学院学报,1989(2):97.

[12] 江怀筹.半边莲治疗急性肾小球肾炎[J].中国民族民间医药杂志,1999,4(16):211-212.

[13] 刘惠年.半边莲外用治疗急性蜂窝组织炎[J].四川医学,1983,4(3):176.

[14] 泊阳.半边莲治小儿夏季热 1000 例经验[J].江西中医药,1995,26(1):62.

[15] 杨昌英.单味半边莲治疗小儿高热[J].中国民族民间医药杂志,1998(33):21-22.

[16] 尤数培.半边莲治疗外伤感染(58 例)[J].中国社区医师,1990(3):44.

[17] 杨波.半边莲外用治疗松毛虫所致过敏性皮炎 36 例体会[J].福建医药杂志,1998,20(2):140.

[18] 郭建辉,赖应庭.半边莲治疗甲沟炎[J].中国民间疗法,2001,9(2):63-64.

[19] 高淥纹.实用有毒中药临床手册[M].北京:学苑出版社,1995:98.

白花蛇舌草 Baihuasheshecao

【别名】蛇舌草、矮脚白花蛇利草(《广西中药志》),蛇舌癀(《闽南民间草药》),千打捶(《广东中药》),蛇总管(《福建中草药》),目目生珠草《泉州本草》。

【来源】白花蛇舌草,始载于《广西中药志》。以其花色白,叶细瘦状如蛇舌,故名。为茜草科一年生草本植物白花蛇舌草 *Oldenlandia diffusa*(Willd.)Roxb. 的干燥全草。主产于福建、广东、广西等地;此外,云南、浙江、江苏、安徽等省亦产。多为野生。

【采收炮制】夏、秋二季采收,洗净,晒干。切段,生用。

【商品规格】以叶多、色绿者为佳。

【药性】微苦、甘,寒。归胃、大肠、小肠经。

【功效】清热解毒,利湿通淋。

【应用】

1. 痈肿疮毒,咽喉肿痛,毒蛇咬伤　本品苦寒,有较强的清热解毒作用,以治热毒诸症。用于痈肿疮毒,可单用内服,《闽南民间草药》用鲜品捣烂外敷患处;亦可与金银花、连翘、野菊花等配用。用于肠痈腹痛,多与红藤、败酱草、牡丹皮等同用;《中草药处方选编》又与羊蹄草、两面针根配伍。用于咽喉肿痛,常与黄芩、玄参、板蓝根等同用;亦可与山芝麻、穿心莲配伍,如《中国药物大全》喉舒宁片。用于毒蛇咬伤,多与半枝莲、紫花地丁、蚤休等同用;《福建中草药》用鲜品捣烂绞汁或水煎服,渣敷伤口。近年又试用于各种癌症。

2. 热淋涩痛　本品甘寒,有清热利湿通淋之效。用于膀胱湿热,小便淋沥涩痛,《福建中草药》单用本品;亦可与白茅根、车前草、石韦等同用。

【用法用量】煎服,15～60g。外用适量。

【使用注意】阴疽及脾胃虚寒者忌用。

【药论】

1.《广西中药志》:"治小儿疳积,毒蛇咬伤,癌肿。外治白泡疮,蛇癞疮。"

2.《泉州本草》:"清热散瘀,消痈解毒。治痈疽疮疡,瘰疬。又能清肺火,泻肺热。治肺热喘促,嗽逆胸闷。"

3.《广西中草药》:"清热解毒,活血利尿。治扁桃体炎,咽喉炎,阑尾炎,肝炎,痢疾,尿路感染，小儿疳积。”

【现代研究】

（一）化学成分

白花蛇舌草含有车叶草苷、车叶草苷酸、去乙酰基车叶草苷酸、都桷子酸、鸡屎藤次苷、槲皮素、槲皮素-3-*O*-吡喃葡糖苷、2-甲基-3-羟基蒽醌、2-甲基-3-甲氧基蒽醌、*β*-谷甾醇、豆甾醇、三十一烷、对香豆酸、多糖等成分。

（二）药理作用

1. 抗菌、抗炎作用　白花蛇舌草对大肠杆菌、铜绿假单胞菌、金黄色葡萄球菌均有明显的抑制作用[1]。白花蛇舌草提取物对革兰阴性菌的抑菌作用较革兰阳性菌明显[2]。白花蛇舌草所含黄酮类和有机酸类成分对金黄色葡萄球菌、猪巴氏杆菌、大肠杆菌、链球菌、沙门菌均有较强的抑菌作用，其中对金色葡萄球菌的抑菌作用和杀菌作用最明显[3]。白花蛇舌草总黄酮对二甲苯诱导的小鼠耳肿胀、醋酸所致小鼠毛细血管通透性增高、大鼠松节油气囊肉芽增生和新鲜蛋清诱导大鼠足爪肿胀均有抑制作用[4]。

2. 抗肿瘤作用　白花蛇舌草水溶性提取物可抑制小鼠移植性 S_{180} 实体瘤的生长，并且该水溶性提取物与环磷酰胺合用，能改善环磷酰胺所致的小鼠体内免疫器官萎缩和造血系统的损伤[5]。白花蛇舌草体外对人肝癌多药耐药细胞 Bel-7402 细胞株的生长具有明显的抑制作用，且呈剂量依赖关系。在安全用药范围内能促进小鼠脾淋巴细胞的增殖[6,7]。白花蛇舌草水溶性的多糖和亲脂提取物对 S_{180} 肉瘤细胞也有明显的抑制作用[8]。

3. 抗白血病作用　白花蛇舌草醇提取物有抑制白血病的作用[9]。白花蛇舌草在体外对急性淋巴细胞型、粒细胞型的白血病有较强的抑制作用[10]。

（三）临床报道

1. 治疗胃肠炎　以白花蛇舌草、夏枯草为主，治疗慢性萎缩性胃炎 126 例，结果治愈 17 例，好转 91 例，无效 18 例，总有效率为 85.7%[11]。重用白花蛇舌草（白花蛇舌草 30g，柴胡、白芍各 8g 等）治疗慢性结肠炎，每日 1 剂，分 3 次服，2 剂后解细条状大便，再服 3 剂诸症消失[12]。

2. 治疗毒蛇咬伤　鲜白花蛇舌草 100g，鲜半边莲 50g，水、米酒各半，日煎服 3 次。另用上述剂量捣烂，加米酒湿敷局部。注意敷药前咬伤局部用消毒酒精清洗排毒，敷药面至少大于伤口周围各 10cm，时间越久，敷面更应扩大，药渣干要及时另换。此法治疗毒蛇咬伤疗效满意[13]。

3. 治疗阑尾炎　取鲜白花蛇舌草 50g（干品 25g）水煎服，每日 2 次，症状较重者可增至 100～150g，兼用补液并禁食治疗 19 例，其中急性阑尾炎 12 例，脓肿 3 例，服药 8～9 日，平均于 1.9 日和 3.3 日退热，3.2 日和 6 日症状消失[14]。

4. 治疗淋病　用白花蛇舌草 250g，加清水 2500ml，煮沸 30 分钟，去渣，分 3 次服，每日 1 剂，治疗慢性淋病有效[15]。

（四）不良反应

白花蛇舌草浸膏半数致死量，小鼠腹腔注射为 104g（生药）/kg[16]。

参 考 文 献

[1] 蒋丹，王关林. 22 种中草药抑菌活性的研究[J]. 辽宁高职学报，2003，5(4)：140-142.

[2] 李涛，余旭亚，韩本勇. 白花蛇舌草抑菌作用研究[J]. 时珍国医国药，2008，19(6)：1335-1336.

[3] 何湘蓉，李彩云，易金娥，等. 白花蛇舌草有效成分提取及抗菌作用研究[J]. 中兽医医药杂志，2008(1)：27-29.

[4] 王宇翎，张艳，方明，等. 白花蛇舌草总黄酮的抗炎及抗菌作用[J]. 中国药理学通报，2005，21(3)：348-350.

[5] 李瑞，张金艳，杜肖娜，等. 白花蛇舌草水溶性提取物的抗肿瘤作用和对化疗损伤的保护作用的研究[J]. 中国药学，2002，11(2)：58.

[6] 于春艳，李薇，刘玉如，等. 白花蛇舌草体外对人肝癌多药耐药细胞 Bel-7402 抗肿瘤活性的研究[J]. 北华大学学报，2004，5(3)：221.

[7] 于春艳，李薇，刘玉如，等. 白花蛇舌草提取物体外抗肿瘤作用及机制研究[J]. 北华大学学报：自然科学版，2004，5(5)：412.

[8] 赵浩如，李瑞，林以宁，等. 白花蛇舌草不同提取工艺对抗肿瘤活性的影响[J]. 中国药科大学学报，2002，33(6)：510.

[9] 林圣云，叶宝东，胡美薇，等. 白花蛇舌草提取物诱导 U937 细胞凋亡的实验研究[J]. 中国现代应用药学杂志，2007，24(2)：89-92.

[10] 刘宇龙，孟祥涛，贺慧红. 肺癌消煎对移植性肿瘤的实验研究[J]. 山东中医药大学学报，1996，20(1)：27.

[11] 伊春锦，黄德清，金一顺等. 夏枯草、白花蛇舌草治疗慢性萎缩性胃炎“癌前病变”初探[J]. 福建中医药，2007，38(4)：34.

[12] 黄信群. 重用白花蛇舌草治疗肠炎[J]. 中医杂志，2007，48(8)：722-723.

[13] 卢灿辉，卢永兵. 草药白花蛇舌草的临床应用[J]. 光明中医，2010，25(7)：1296.

[14] 广东省龙门县人民医院. 草药白花蛇舌草治疗阑尾炎疗效观察[J]. 新医学，1971(6、7)：51.

[15] 何霖强. 白花蛇舌草治淋病有效[J]. 时珍国药研究，1998，9(1)：11.

[16] 方晓立，龙晓英. 白花蛇舌草成分、药理和临床应用研究概况[J]. 中药材，1996，19(3)：152.

山慈菇 Shancigu

【别名】金灯(《本草拾遗》)，山茨菰(《百一选方》)，山茨菇(《滇南本草》)，朱姑、鬼灯檠(《本草纲目》)，毛姑(《本草从新》)，毛慈姑(《药材资料汇编》)，泥冰子(《中药材手册》)。

【来源】山慈菇，始载于《本草拾遗》。为兰科多年生草本植物杜鹃兰 *Cremastra appendiculata*(D. Don) Makino、独蒜兰 *Pleione bulbocodioides*(Franch.) Rolfe 或云南独蒜兰 *Pleione yunnanensis* Rolfe 的干燥假鳞茎。前者习称“毛慈菇”，后二者习称“冰球子”。主产于贵州、四川等省。均为野生。

【采收炮制】夏、秋二季采挖，除去地上部分及泥沙，分开大小，置沸水锅中蒸煮至透心，晒干。切片，或捣碎生用。

【商品规格】以个大、均匀、色棕黄、明亮者为佳。

【药性】甘、微辛，寒。归肝、脾经。

【功效】清热解毒，消痈散结。

【应用】

1. 痈肿疔毒，瘰疬痰核，蛇虫咬伤　本品味辛能散，寒能清热，而有清热解毒、消痈散结之效。用于痈疽发背，疔疮恶肿，痰核瘰疬，蛇虫咬伤等症，常与雄黄、朱砂、麝香等同用，如《百一选方》紫金锭，内服外用均可。

2. 癥瘕痞块　本品有解毒散结消肿之功，近年来用于癥瘕痞块和多种肿瘤。如以本品配䗪虫、穿山甲、蝼蛄制成复方，治疗肝硬化，对软化肝脾，恢复肝功，有明显效果；配蚤休、丹参、焦栀子、浙贝母、柴胡、夏枯草制成复方，治疗甲状腺瘤，取得了较好效果。

【用法用量】 煎服，3～9g。外用适量。

【使用注意】《本草拾遗》及《本草纲目》均载本品有小毒，故正虚体弱者慎服。

【鉴别用药】 过去药材称"光慈菇"，系百合科多年生草本植物老鸭瓣 Tulipa edlis (Miq.) Beker 的干燥鳞茎。可做山慈菇用，但非正品。

【药论】

1.《本草新编》："山慈菇，玉枢丹中为君，可治怪病。大约怪病多起于痰，山慈菇正消痰之药，治痰而怪病自除也。或疑山慈菇非消痰之药，乃散毒之药也。不知毒之未成者为痰，而痰之已结者为毒，是痰与毒，正未可二视也。"

2.《本草正义》："山慈菇之名，始见于《嘉祐本草》，然陈藏器《拾遗》已有之，则名金灯，即其花也。能散坚消结，化痰解毒，其力颇峻，故诸家以为有小毒，并不以为内服之药。至王璆《百一选方》，乃有太乙紫金丹，亦名玉枢丹，即今通行之紫金锭也，外证可敷，内证可服，其效最捷。则以合大戟、千金子霜、麝香，皆通利迅疾之品，所以行驶极速，取效眉睫。而病重者连服之，则必利下，是以攻逐恶物为专职，药力之猛烈可知。此皆用以荡涤肠胃，驱除积垢，以减邪毒凭陵之势，亦非能通行百脉，消除皮里膜外之坚积也。且气味俱淡，以质为用，所以古来未入煎剂，近人有用入煎方，以为消积攻坚之法，如瘰疬痞积之类皆喜用之，而不能取效者，则以此物止能直下，而不能旁行，其力虽峻，而无宣络通经之性，何能行于肢体脉络。肠胃之病，如食积气滞，胸脘不舒，服玉枢丹少许，则顷刻即效。此中微义，亦可深长思矣。"

【现代研究】

（一）化学成分

独蒜兰主要含有二氢菲类、联苄类化合物，此外，还有少量苷类、木脂素类及黄烷类化合物。

杜鹃兰主要含有菲类化合物、简单芳香化合物及其苷类、糖类。尚含有 β-谷甾醇、腺苷、胡萝卜苷等。日本和韩国学者通过活性筛选从杜鹃兰中分离得到了 4 个化合物，一个具有强的抗血管生成活性的二氢异黄酮类化合物 5,7-di-hydroxy-3-(3-hydroxy-4-methoxy-benzyl)-6-methoxychroman-4-One，一个是乙酰胆碱受体 M_3 的阻断剂——吡咯里西啶类生物碱，2 个具有强降压活性的成分，分别命名为 cremastosine Ⅰ 和 Ⅱ。

（二）药理作用

1. 抗肿瘤作用　从杜鹃兰假鳞茎乙醇提取物中分离出的 cirrhopetalanthrin 对人结肠癌(HCT-8)、肝癌(Be17402)、胃癌(BGC-823)、肺癌(A549)、乳腺癌(MCF-7)和卵巢癌(A-2780)细胞表现出非选择性中等强度的细胞毒活性，其 IC_{50} 依次为 11.24、8.37、10.51、17.79、12.45、13.22μmol/L，这和山慈菇的传统抗肿瘤药效是相吻合的[1]。山慈菇含药血清对肝癌 SMMC-7721 细胞的黏附和侵袭能力均有抑制作用。这种抑制作用可能来自原方剂的一些固有成分，但也不排除新产生的代谢产物的抗肿瘤作用[2]。

2. 抗血管生成活性　利用活性跟踪法发现从杜鹃兰假鳞茎的乙醇提取物中分离出 5,7-dihydroxy-3-(3-hydroxy-4-methoxybenzyl)-6-methoxychroman-4-one，无论在体外还是在体内试验中都表现出很强的抗血管生成活性。在体外试验中，它对基本纤维母细胞生长因子(bFGF)诱导的人类脐带血管内皮细胞(HUVECs)增殖表现出较强的抑制作用，其活性大小与剂量呈依赖关系，在提取物浓度为 0.5μmol/L 时仍有抑制作用；而在没有 bFGF 存在的情况下，则不抑制 HUVECs 的增殖。同时该成分可以抑制 bFGF 诱导的 HUVECs

毛细血管的生成，抑制程度呈剂量依赖关系，且在任何浓度下都未表现出细胞毒性。在体内试验中，用该成分处理成长的鸡胚胎绒毛尿囊膜，根据浓度不同，则表现出不同程度的抑制毛细血管生成的作用[3]。

3. 抗诱变作用　山慈菇可以诱发微核（MN）产生，但其诱变作用不强；山慈菇对镉（Cd）、环磷酰胺（cp）的诱变作用具有明显的抑制效果，并对 Cd 的抑制作用明显强于对 cp 的抑制作用[4]。

4. 抑菌作用　杜鹃兰对铜绿假单胞菌、金黄色葡萄球菌及表皮葡萄球菌均有一定的抑制作用，抑菌浓度分别为：0.125g/ml、0.063g/ml、0.063g/ml[5]。

5. 降压作用　杜鹃兰素Ⅱ犬静脉注入 15μg/kg 可降低血压 39mmHg，降压作用持续 30 分钟以上[6]。

6. 对白细胞的影响　家兔皮下注射秋水仙碱 3mg/kg，产生白细胞总数下降，持续 1 小时，在 2～6 小时后，白细胞显著增加，10～24 小时最大值可为正常的 2～5 倍；静脉注射后，外周血嗜伊红白细胞下降 70%，切除垂体后下降 50%，故认为是外周的作用。反复给药可产生积蓄作用，持续 8 天。在白细胞下降阶段，血凝加速；随着白细胞数增加，而血凝延迟[7]。

7. 致应激反应　小鼠皮下注射秋水仙碱 25mg/kg 引起胸腺、淋巴结、骨髓、肾上腺和毛发的细胞有丝分裂，并可引起淋巴组织和胸腺组织退化，嗜伊红白细胞减少，肾上腺素释放，这些现象均为秋水仙碱所致的典型急性应激反应的特征[7]。

8. 其他作用　秋水仙碱有增强或延长催眠药的作用，能降低体温，增加对中枢抑制药的敏感性，抑制呼吸中枢，增加对拟交感神经药的反应，收缩血管并通过对血管运动中枢的兴奋作用引起高血压。动物实验证明，秋水仙碱能选择性地抑制淋巴组织的呼吸，主要是影响肾上腺皮质功能而发挥作用。体外试验证明，秋水仙碱 0.001mol/L 可轻度抑制精氨酸酶，因而抑制了尿素的形成；0.01mol/L 也能抑制氨甲酰谷氨酸的形成[7]。

（三）临床报道

1. 治疗肿瘤　用蚤休 50～100g 煎水单服，1 个疗程不少于 10 天，服 7～8 个疗程，治疗 15 例晚期胃癌（均已广泛转移，5 例胃大部切除，4 例胃次全切除），结果 11 例术后存活 1 年以上，4 例 2 年以上，较不服药者存活期延长[8]。

2. 治疗肺结核　山慈菇、炙鳖甲、生地、知母各 15g，黄芩、青蒿、川贝、郁金、地骨皮各 10g，白芍 25g，仙鹤草 30g，随证加减。文火水煎，每日 1 剂，分 2 次温服。治疗肺结核 30 例，痊愈 8 例，进步 15 例，无效 7 例[9]。

3. 治疗血栓性浅静脉炎　山慈菇假球茎 90g，碾碎浸泡在 500ml 的 75%酒精中，7 天后滤出浸液即为山慈菇酊。用时将药酊少许倒入手掌，在患处来回搓擦，直至皮肤发热，每日 3～5 次，7 天为 1 个疗程。治疗本病 50 例，治愈 42 例，显效 6 例，无效 2 例[10]。

4. 治疗乳腺增生　山慈菇、鹿角霜、半枝莲等份，共研细末，蜜制为丸如梧桐子大，每次服 4g，日 2 次，温开水送服，2 周为 1 个疗程。治疗本病 100 例，痊愈 34 例，显效 32 例，好转 27 例，无效 7 例，总有效率为 93%[11]。

5. 治疗宫颈糜烂　山慈菇、硇砂、五倍子、苦参、黄柏、蛇床子各 15g，儿茶、黄连各 6g，鸡苦胆 3 个（焙干），上药混匀共研成细末，每 10g 用单层纱布包成 1 包，于月经干净后 3～4 天，放入阴道内子宫颈口旁，7 天为 1 个疗程，治疗中度宫颈糜烂，3 个疗程即愈[12]。

6. 治疗戊型肝炎　山慈菇、党参、菌灵芝、丹参、栀子、虎杖、白蔻、满天星、白术各 15g，金钱草、黑茵陈、黄芪、枸杞各30g，三七、穿山甲各10g。水煎服，每日1剂，每日3次，治疗期间忌酒、辛辣和高脂肪食物，每7剂为1个疗程。治疗戊型肝炎32例全部有效，其中痊愈25例，好转7例。其痊愈者16例，服药20剂，9例服药32剂；好转7例，服药35～42剂[13]。

7. 治疗卵巢囊肿 三棱、山慈菇各15g，茯苓、白花蛇舌草各20g，丹参18g，夏枯草、莪术、鳖甲、甘草、半边莲各10g，加减：形体肥胖者加法夏、桂枝各10g；气虚者加党参、黄芪各10g；闭经者加地龙10g、红花3g；宫颈糜烂者加半枝莲、苦参、蒲公英各10g；少腹痛者加延胡索、乌药各10g；病久伤阴者加太子参、沙参各10g；病实体强者加土鳖虫15g、大黄10g(后下)；乳房胀痛者加柴胡10g、郁金15g；乳癖者加法夏、柴胡、蒲公英各10g。治疗卵巢囊肿30例，治愈9例，显效15例，有效5例，无效1例，总有效率96.7%。1年以内囊肿多在服药2个月后症状消失，B超提示囊肿缩小，3个月痊愈。囊肿在2～5年间，服药4个月显效，半年消失，B超正常。平均疗程70日左右[14]。

8. 治疗痛风 采用自拟山慈菇汤治疗痛风性关节炎30例，并与西药治疗30例进行对照。对照组：予口服秋水仙碱，每小时0.5mg，至关节症状缓解或出现胃肠道症状时即停药，日总量不超过5mg，1～2天内症状控制后改为每次0.5mg，每日2次维持，8天后停药。治疗组：山慈菇、威灵仙、桃仁、苍术、黄柏、丹皮各12g，泽泻、泽兰各20g，土茯苓60g，虎杖、生米仁各30g，萆薢、川牛膝各15g，甘草9g。每日1剂，水煎2次，早晚服。治疗期间，尽量制动，大量饮水，戒酒，禁食高嘌呤及刺激性食物，10天为1个疗程。结果：治疗组和对照组总有效率分别为93.3%、96.7%，组间疗效比较，差异无统计学意义。治疗组15例临床痊愈患者中1年复发1例，对照组16例中复发8例，两组复发率比较，差异有统计学意义，即对照组1年内复发率明显高于治疗组[15]。另报道，用秋水仙碱联合中药治疗痛风性关节炎，疗效满意[16,17]。

(四) 不良反应

1. 毒性 小鼠一次腹腔注射秋水仙碱的LD_{50}为2.6～2.8mg/kg，静注的LD_{50}为2.7～3.03mg/kg。秋水仙酰胺对小鼠腹腔注射的LD_{50}为61.77mg/kg，静注的LD_{50}为30.59mg/kg。秋水仙碱的致死量为20～30mg[18]。

2. 中毒机理及症状 山慈菇中所含的秋水仙碱在体内经氧化生成有毒的氧化二秋水仙碱，对人体有一定的毒性，大剂量可引起死亡，且无特效解毒药物。其中毒时初感口咽灼热，剧烈腹痛，随后发生呕吐，吐出物初似米汤，渐呈黏液状，含胆汁，甚者吐血。腹泻呈水样便，严重者呈血水样大便。口渴，喉干，头痛眩晕，烦躁不安，尿少尿闭，或血尿、蛋白尿。肌肉痉挛疼痛，皮肤变白发冷，后期发绀，终则血压下降、循环衰竭而死亡。秋水仙碱的中毒现象无论皮下注射或口服给药都有数小时和更长时间的潜伏期[18]。

3. 中毒原因及预防 山慈菇中毒的原因多是由于服用剂量过大或运用时间较长，致使所含的秋水仙碱在体内含量增高。故临床应用时应严格掌握剂量，尤其是丽江山慈菇应用时要较其他品种山慈菇小。

4. 中毒救治

(1) 一般疗法：内服0.2%～0.5%胆矾溶液200ml，然后用手指刺激咽喉黏膜引起呕吐；或用5%碳酸氢钠溶液或1%～2%鞣酸溶液洗胃，服用药用炭末，不可用高锰酸钾溶液；剧烈腹痛者可给予蛋清水、稀藕粉、牛奶等以保护黏膜；脱水者予以补液，纠正脱水，防治休克；必要时应用呼吸、循环、中枢兴奋剂，如尼可刹米、洛贝林(山梗菜碱)等；呼吸麻痹时可吸氧、气管插管及用简易呼吸器；后期以促细胞生长药物为主，肌内注射维生素B_{12}，或口服铁剂、维生素等及采用其他对症治疗和支持疗法。

(2) 中医疗法：当归 9g，大黄(后下)、明矾各 30g，甘草 15g，水煎即服；或用天名精 60g、大黄 18g(后下)、元明粉 30g(冲)，水煎即服。

参 考 文 献

[1] 夏文斌，薛震，李帅，等. 杜鹃兰化学成分及肿瘤细胞毒活性研究[J]. 中国中药杂志，2005，30(23)：1827.

[2] 曾迪，李晓祥，边永钎，等. 山慈菇含药血清对 SMMC-7721 细胞侵袭、黏附能力的影响[J]. 第四军医大学学报，2009，30(4)：3.

[3] Joong SS, Jin HK, Jiyong L, et al. Anti-angiogenic activity of a homoisoflavanone from Cremastra appendiculata[J]. Planta Med, 2004, 70(2): 171-173.

[4] 武广恒，刘冰，陆培信. 山慈菇抑制镉诱发遗传损伤研究[J]. 中国公共卫生学报，1999，18(1)：23-24.

[5] 阮小丽，施大文. 山慈菇的抗肿瘤及抑菌作用[J]. 中药材，2009，32(12)：1886-1888.

[6] 薛震，李帅，王素娟，等. 山慈菇 Cremastra appendiculata 化学成分[J]. 中国中药杂志，2005，30(7)：511.

[7] 王浴生. 中药药理与应用[M]. 北京：人民卫生出版社，1983：108-109.

[8] 辽宁盘锦地区肿瘤防治小组. 蚤休治疗胃癌 15 例临床观察[J]. 新医学，1973(8)：377.

[9] 孙祥健. 清肺活肝理痨汤加减治疗肺结核 30 例[J]. 河南中医，1992(1)：31.

[10] 赵秀珍，陈留池，钱南平，等. 山慈姑酊治疗血栓性浅静脉炎[J]. 中国中西医结合杂志，1992(3)：186.

[11] 苏力，孙风英，耿刚，等. 乳腺增生病 100 例临床治疗观察[J]. 内蒙古中医药，1989(2)：2-3.

[12] 韩文广，张引兰. 治疗重度宫颈糜烂良方[J]. 内蒙古中医药，1990(3)：26.

[13] 李陈泉，罗树明. 自拟山慈姑清热利湿祛瘀汤治疗戊型肝炎 32 例[J]. 四川中医，2009，27(3)：81.

[14] 祝均辉. 三棱慈姑莪苓汤治疗卵巢囊肿 30 例[J]. 陕西中医，2001，22(11)：683.

[15] 王晓霞. 自拟山慈姑汤治疗急性痛风性关节炎 30 例[J]. 浙江中医杂志，2009，45(6)：430.

[16] 吕律森. 秋水仙碱联合中药治疗痛风性关节炎 30 例[J]. 承德医学院学报，2011，28(1)：93-94.

[17] 梁雪峰，罗佳龙，张建福. 自拟痛风汤联合秋水仙碱治疗急性痛风性关节炎疗效观察[J]. 现代中西医结合杂志，2010，19(7)：811-812.

[18] 高渌纹. 实用有毒中药临床手册[M]. 北京：学苑出版社，1995：38.

地锦草 Dijincao

【别名】地锦(《本草拾遗》)，草血竭、血见愁(《本草纲目》)，奶花草(《植物名实图考》)，铺地锦、红莲草(《福建民间草药》)，铁线马齿苋、地蓬草(《江西民间草药》)。

【来源】地锦草，始载于《嘉祐补注神农本草》。为大戟科一年生草本植物地锦 *Euphorbia humifusa* Willd. 或斑地锦 *Euphorbia maculata* L. 的干燥全草。全国各地均有分布，尤以长江流域及南方各省为多。野生和栽培均有。

【采收炮制】夏、秋二季采收，除去杂质，晒干。切段，生用。

【商品规格】按《中国药典》(2010 年版一部)规定：本品按干燥品计算，含槲皮素($C_{15}H_{10}O_7$)不得少于 0.10%。

【药性】辛，平。归肝、大肠经。

【功效】清热解毒，凉血止血。

【应用】

1. 热毒泻痢，疮疖痈肿，毒蛇咬伤　本品苦平偏凉，能清热解毒，止痢疗痈。用于热毒泻痢，便下脓血，可单用，亦可与辣蓼、车前草配伍，如《中国药物大全》复方地锦片；热毒痈肿，皮肤溃疡，《泉州本草》用鲜品捣烂，和酸饭粒，加食盐少许，外敷患处；用于毒蛇咬伤，《湖南药物志》取鲜品捣敷患处。

2. 咳血尿血，崩漏下血，外伤出血　本品既能凉血止血，又能活血散瘀，具有止血而不留瘀的特点。用于多种内外出血的病症，如血热所致咳血、衄血、尿血、便血、崩漏、外伤出血等，可单用本品，如《中国药物大全》血见愁片；或与三七配伍，如《中国药物大全》止血片。《世医得效方》治妇女崩漏，单用为末，姜、酒调服；治外伤出血，取鲜品捣烂，外涂患处。

3. 湿热黄疸，小便不利　本品又具利湿退黄的功效。用于湿热黄疸，小便不利，《江西民间草药》单用本品煎服；亦可与茵陈、栀子、黄柏等配伍。

【用法用量】 煎服，15～30g；鲜品 30～60g。外用适量。

【药论】

1.《嘉祐神农补注本草》："主流通血脉，亦可用治气。"

2.《本草纲目·卷二十》："主痈肿恶疮，金刃外损出血，血痢，下血，崩中，能散血止血，利小便。"

3.《本草汇言》："地锦，凉血散血，解毒止痢之药也。善通流血脉，专消解毒疮。凡血病而因热所使者，用之合宜。设非血热为病，而胃气薄弱者，又当斟酌行之。"

【现代研究】

（一）化学成分

地锦草主要含黄酮、甾醇、鞣质类以及有机酸类化合物。如：如槲皮素及其单糖苷、异槲皮苷、芹菜素-7-*O*-葡萄糖苷、木犀草素-7-*O*-葡萄糖苷、槲皮素-3-*O*-阿拉伯糖苷、β-谷甾醇、没食子酸、鞣花酸、短叶苏木酚、槲皮素、山柰酚等。

（二）药理作用

1. 抗菌作用　地锦草鲜汁、水煎剂以及水煎浓缩乙醇提取物等对金黄色葡萄球菌、白色葡萄球菌、溶血性链球菌、卡他球菌、白喉杆菌、大肠杆菌、伤寒杆菌、副伤寒杆菌、施氏痢疾杆菌、福氏痢疾杆菌、宋内痢疾杆菌、铜绿假单胞菌、肠炎杆菌、猪霍乱沙门菌等多种致病性球菌及杆菌有抑菌作用[1]。

2. 抗真菌作用　地锦草软膏对石膏样毛癣菌、红色毛癣菌、絮状表皮癣菌、石膏样小孢子菌等 4 种 30 株具有不同程度的抑菌作用，对不同菌种的 MIC_{90} 范围为 148～429μg/ml，其中对红色毛癣菌的敏感性最强，抗菌谱由强至弱为红色毛癣菌、石膏样毛癣菌、絮状表皮癣菌、石膏样小孢子菌。同时地锦草软膏能够减轻真菌所致豚鼠皮肤病变程度，提高豚鼠治愈率和真菌镜检转阴率[2]。采用大孔吸附树脂梯度洗脱分离法对地锦草乙醇提取物进行洗脱分离，得到 5 个洗脱部位，其中 5 个提取部位均有抗真菌作用，其抗真菌有效物质主要集中在 20％乙醇和 40％乙醇洗脱部分[3]。

3. 止血作用　地锦草有快速缩短凝血时间的作用，能缩短出血时间，快速增加血小板数量，并能随给药时间的延长血小板数量也不断增加，15 日后血小板聚集作用显著增强，但不能对抗华法林（华法令）的抗凝作用[4,5]。在斑地锦、小叶地锦等江西产地地锦类 5 个品种中，斑地锦能明显缩短凝血时间，止血作用最为明显[6]。

4. 抗炎作用　斑地锦、大飞扬对二甲苯所致小鼠耳廓肿胀有显著抑制作用，表明斑地锦、大飞扬对急性炎症有较强抑制作用[6]。

(三) 临床报道

1. 治疗菌痢、肠炎　以地锦草鲜品 120g 或干品 60g，水煎顿服，治疗痢疾患者 105 例，结果痊愈 103 例，一般用药 1～2 次即见效果[7]。亦有以本品鲜品 60～90g 或干品 30g 水煎服，或以地锦丸(每丸含生药 6g)，每服 2 丸，1 日 2 次，治疗痢疾、肠炎 400 多例，结果治愈率达 97%[7]。

2. 治疗肝炎　新鲜地锦草 45g，加白糖 50g，生水适量，于砂锅中煮开后，再煎 5 分钟即可。也可用干品 20～25g，方法基本同前，但水开后需煎 10 分钟。疗程根据病情而定，一般用至肝功能正常后，再巩固用药 1～2 周为佳。治疗病毒性肝炎 65 例，其中急性肝炎 47 例，慢性肝炎 18 例。结果：急性肝炎治愈 43 例，好转 3 例，慢性肝炎治愈 12 例，好转 3 例，总有效率为 83.3%[8]。

3. 治疗皮肤病　鲜地锦草 200g，水煎服，每日 1 剂，分 2 次服。药渣加水再煎，用煎液乘热擦洗皮肤，每晚睡前 1 次。7 日为 1 个疗程，休息 1～2 日，开始下一个疗程。临床观察老年性皮肤瘙痒症 11 例，经 1～3 个疗程治愈 7 例，显效 4 例，有效率 100%[9]。

4. 治疗泌尿系结石　取鲜地锦草 100～200g，洗净捣烂，置一大碗中，上覆盖一较小盖碗，倒进煮沸糯米酒一杯(约 25～30ml)，待其温热适当时服用(焗 10 分钟以上，服时不要将盖碗揭开)，每天服 1～2 次，7～10 天为 1 个疗程。治疗泌尿系结石 23 例，疗效尚可[10]。

参考文献

[1] 柏雪莲，宓伟，王志强，等. 地锦草体外抑菌作用研究[J]. 时珍国医国药，2007，18(11)：2747.

[2] 古力娜·达昌提，尤丽吐孜，艾则孜·亚森，等. 维药地锦草软膏的体外抗真菌及其对豚鼠皮肤真菌感染的治疗作用研究[J]. 中药药理与临床，2007，23(5)：178.

[3] 李治建，斯拉甫·艾白，古力娜·达吾提，等. 地锦草不同提取部位抗皮肤癣菌作用[J]. 石河子大学学报，2008，26(6)：735-739.

[4] 董鹏，唐万斌，郭连芳. 地锦草的止血作用研究[J]. 武警医学院学报，1996，5(1)：21.

[5] 董鹏，邹鹏，郭连芳，等. 地锦草对血小板数、血小板聚集性及血脂的影响[J]. 武警医学院学报，1996，5(1)：26.

[6] 褚小兰，廖万玉，楼兰英，等. 地锦类中草药的药理作用研究[J]. 时珍国医国药，2001，12(3)：193.

[7] 王浴生. 中药药理与应用[M]. 北京：人民卫生出版社，1983：415.

[8] 汪仁柏. 地锦草治疗病毒性肝炎 65 例临床观察[J]. 中国农村医学，1987(3)：12.

[9] 郭吟龙. 单味地锦草治疗老年性皮肤瘙痒症[J]. 中医药研究，2001，17(2)：30-31.

[10] 肖金东. 单味地锦草治泌尿系结石[J]. 新中医，1984(12)：14.

委陵菜 Weilingcai

【别名】 翻白菜(《救荒本草》)，黄州白头翁(《中国药植志》)，龙牙草(《南京民间药草》)，蛤蟆草(《东北药植志》)，老鸦爪(《山东中药》)，鸡爪草(江苏)，白头蒿、痢疾草、天青地白(广东)。

【来源】 委陵菜，始载于《救荒本草》。为蔷薇科多年生草本植物委陵菜 *Potentilla chinensis* Ser. 的干燥全草。全国大部分地区均有分布，以山东、河南为最多。均为野生。

【采收炮制】 春季未抽茎时采挖，除去泥沙，晒干。切段，生用。

【商品规格】以无花茎杂质，味苦者为佳。

按《中国药典》(2010年版一部)规定：本品酸不溶性成分不得过4.0%；总灰分不得过14.0%；醇溶性浸出物不得少于19.0%。

【药性】苦，寒。归肝、大肠经。

【功效】清热解毒，凉血止痢。

【应用】

1. 赤痢腹痛，久痢不止，痈肿疮毒　本品苦寒，清热解毒，以清泄大肠热毒为主。用于热毒泻痢，赤痢腹痛，久痢不止，《贵阳民间药草》单用本品研末冲服，或与白槿花配伍煎服；治泻痢又常与黄柏、白头翁、马齿苋同用，如《中国药物大全》消痢灵片。用于热毒壅聚，痈肿疮毒，《贵阳民间药草》又单用本品煎服，以解毒消肿。

2. 痔疮出血，刀伤出血　本品寒凉，入肝经血分，又能凉血止血。用于痔疮出血，刀伤出血，《贵阳民间药草》单用本品研末，或用鲜品捣烂，外敷患处。

【用法用量】煎服，10～15g。外用适量。

【鉴别用药】委陵菜别名翻白草，然正品翻白草为同科植物翻白草 *Potentilla discolor* Bunge 的干燥全草或根。二者功效大体相同，唯品种不同，以委陵菜效佳。

【药论】

1.《贵阳民间药草》："清热解毒。治赤白痢下，风湿疼痛，瘫痪。"

2.《东北药植志》："煎汤洗疥疮。"

【现代研究】

(一) 化学成分

委陵菜主要含有山柰素、槲皮素、α-儿茶酚、鼠李素、异鼠李素、杨梅素、熊果酸，尚含有鞣质类、有机酸类、维生素C、蛋白质、脂肪、纤维等。

(二) 药理作用

1. 抗菌作用　体外抗菌实验表明，委陵菜全草、根、叶的水煎剂对 G^- 大肠杆菌、G^- 志贺痢疾杆菌、G^+ 金黄色葡萄球菌均有抑菌作用[1]。三叶委陵菜根乙醇提取物乙酸乙酯萃取部分对致龋齿菌生长有抑制作用[2]。

2. 降糖作用　委陵菜粗黄酮组分、粗生物碱组分能降低糖尿病小鼠空腹血糖，生物碱组分可提高血清胰岛素水平，各组分能够降低小鼠血清抵抗素水平，提高血清脂连素水平[3]。又有报道委陵菜F部位与委陵菜黄酮具有明显的降低四氧嘧啶糖尿病小鼠血糖的作用，且委陵菜黄酮降血糖作用强于阳性对照药盐酸苯乙双胍[4]。

3. 保肝作用　委陵菜可以使 CCl_4 所致肝纤维化大鼠血中碱性磷酸酶、丙二醛、透明质酸、层黏连蛋白、Ⅲ型前胶原、Ⅳ型胶原明显下降，血清白蛋白、SOD明显增高，PT缩短，光镜下肝纤维化程度减轻。提示委陵菜具有保肝、延缓肝纤维化形成的作用，其作用机制可能与其抗氧化作用有关[5]。

(三) 临床报道

1. 治疗出血性疾病　取新鲜委陵菜全草60～120g(干品15～30g)切碎，水煎2次，将2次煎液混合，加入少量红糖再煎片刻，2次分服，每日1剂，必要时可续服1～2剂。临床观察子宫功能性出血、月经过多、鼻出血、咯血、血尿和部分癌症出血共112例，结果治愈66例，有效29例。其中对妇科疾病的治疗效果最为满意，内科疾病次之。本品的止血作用以根部最强，如1例大咯血患者服干根30g，次日咯血停止[6]。

2. 治疗菌痢、肠炎　用委陵菜干品水煎浓缩成100%煎服，每次250ml，日3次口服，或将委陵菜干品研成细粉末，每次5g，日3～4次口服。同时配合庆大霉素口服或肌注。治疗细菌性痢疾183例，与单用抗生素（庆大霉素）59例对比，前者治疗效果明显优于后者，且可缩短病程，治愈率100%[7]。用委陵菜、茅莓各50g，加水先后煎煮2次去渣，加糖制成糖浆100ml。分2～3次，用开水冲服，首次加倍。治疗急性胃肠炎100例，结果治愈95例，好转5例[8]。

参考文献

[1] 向红. 民间草药西南委陵菜抗菌作用的研究[J]. 贵州师范大学学报：自然科学版，2003，21(2)：55-57.

[2] 罗新舟，丁洁，韩定献，等. 三叶委陵菜根对致龋齿菌抑菌作用的研究[J]. 湖北中医杂志，2008，30(2)：61-62.

[3] 陆璐，李素君，刘宗林，等. 委陵菜降血糖成分的机理研究[J]. 食品科学，2008，29(6)：387-392.

[4] 赵川，乔卫，张彦文，等. 委陵菜抗糖尿病有效部位及有效成分的研究[J]. 中国中药杂志，2008，33(6)：680-682.

[5] 李贞，程留芳，张铁权，等. 委陵菜防治四氯化碳致大鼠肝纤维化实验研究[J]. 辽宁中医杂志，2007，34(8)：1157-1159.

[6] 江苏新医学院. 中药大辞典(上册)[M]. 上海人民出版社，1977：1370.

[7] 赵景颜. 委陵菜合用抗菌素治疗细菌性痢疾183例观察[J]. 内蒙古医学杂志，1992，12(2)：62.

[8] 屈良斋. 委陵菜合剂治疗急性胃肠炎[J]. 中国军医，1987(2)：43-44.

绿豆　Lüdou

（附：绿豆衣）

【别名】青小豆(《太平圣惠方》)。

【来源】绿豆，始载于《日华子本草》。为豆科一年生草本植物绿豆 *Phaseolus radiatus* L. 的干燥种子。全国大部分地区均有生产。皆为栽培。

【采收炮制】秋后种子成熟时采收，簸净杂质，洗净晒干。打碎入药或研粉用。

【商品规格】以种子粒大、饱满、色绿黄者为佳。

【药性】甘，寒。归心、胃经。

【功效】清热解毒，消暑利尿。

【应用】

1. 痈肿疮毒　本品甘寒，清热解毒，以消痈肿。用于一切痈肿疮毒，可单用煎汤顿服，或生研加冷开水浸泡滤汁服；外用配大黄为末，加薄荷汁、蜂蜜调敷患处。预防痘疮及麻疹，常与赤小豆、黑豆、甘草配伍，如《世医得效方》三豆饮。

2. 暑热烦渴　本品甘寒，清热解暑，除烦止渴、通利小便。用于暑热烦渴，小便短赤，可单用本品煮汤饮用，如《景岳全书》绿豆饮。

3. 药食中毒　本品甘寒，善解热毒，为附子、巴豆、砒霜等辛热毒烈之剂中毒及食物中毒等解毒良药。可用生品研末，加凉开水滤汁顿服，或煮汤频服；亦可与黄连、葛根、甘草同用，如《证治准绳》绿豆饮。

【用法用量】煎服，15～30g。外用适量。

【使用注意】脾胃虚寒，肠滑泄泻者忌用。

【药论】

1.《日华子本草》:“益气,除热毒风,厚肠胃;作枕明目,治头风头痛。”

2.《本草经疏》:“绿豆,甘寒能除热下气解毒。阳明客热则发出风疹,以胃主肌肉,热极生风故也,解阳明之热,则风疹自除。胀满者,湿热侵于脾胃也,热气奔豚者,湿热客于肾经也,除湿则肿消,压热则气下,益脾胃而肾邪亦自平也。”

3.《本草求真》:“绿豆味甘性寒,据书备极称善,有言能厚肠胃、润皮肤、和五脏及资脾胃,按此虽用参、芪、归、术,不是过也。第书所言,能厚、能润、能和、能资者,缘因毒邪内炽,凡脏腑经络皮肤脾胃,无一不受毒扰,服此性善解毒,故凡一切痈肿等症,无不用此奏效。”

【现代研究】

(一)化学成分

绿豆主要含蛋白质、脂肪、膳食纤维、碳水化合物、胡萝卜素、视黄醇(维生素 A)、硫胺素、核黄素、烟酸(尼克酸)、维生素 E、钾、钠、钙、镁、铁、锰、锌、铜、磷、硒等。绿豆的蛋白质大多是球蛋白类,其氨基酸组成中赖氨酸含量丰富,而蛋氨酸、色氨酸和酪氨酸较少。绿豆的脂肪多属不饱和脂肪酸,磷脂成分中有磷脂酰胆碱、磷脂酰乙醇胺、磷脂酰肌醇、磷脂酰甘油、磷脂酰丝氨酸和磷脂酸等。绿豆的淀粉中含较多的戊聚糖、半乳聚糖、糊精和半纤维素。干绿豆虽然不含维生素 C,但发芽以后则含有丰富的抗坏血酸。绿豆所含的生物活性物质还包括:鞣质(单宁)、香豆素、生物碱、蛋白酶、植物甾醇、皂苷和黄酮类化合物等。

(二)药理研究

1. 解毒作用 绿豆中含有丰富的蛋白质,生绿豆水浸磨成的生绿豆浆蛋白含量颇高,内服可保护胃肠黏膜。绿豆蛋白、鞣质和黄酮类化合物可与有机磷农药、汞、砷、铅化合物结合形成沉淀物,使之减少或失去毒性,并不易被胃肠道吸收[1]。绿豆对砷吸附率为 97.24%的解毒实验结果表明,绿豆对砷的吸附作用极强,解砷毒效果显著[2]。绿豆浆可以减轻长期摄入小剂量乐果对大鼠血清性激素的抑制和乐果对大鼠睾丸 ACP、LDH 活性的抑制,也可减轻乐果对睾丸组织的损伤,并在一定程度上减轻乐果对精子质量的不利影响,缓解乐果的雄性生殖毒性[3]。

2. 抑菌作用 绿豆衣提取液对葡萄球菌有抑制作用[4]。绿豆所含的单宁能凝固微生物原生质,可产生抗菌活性。绿豆中的黄酮类化合物、植物甾醇等生物活性物质可能也有一定程度的抑菌、抗病毒作用。另外,绿豆还通过提高免疫功能间接发挥抗菌作用。绿豆所含有的众多生物活性物质如香豆素、生物碱、植物甾醇、皂苷等可以增强机体免疫功能,增加吞噬细胞的数量或吞噬功能[5]。

3. 降血脂作用 用 70%的绿豆粉或发芽绿豆粉混于饲料中喂兔,结果发现对实验性高脂血症兔血脂(总胆固醇及 β-脂蛋白)的升高有预防及治疗作用,进而明显减轻冠状动脉病变[6]。将绿豆水醇提取物拌入饲料喂养动物,连续 7 天,证实对正常小鼠和正常大鼠血清胆固醇有明显降低作用[7]。进一步研究发现,绿豆中含有的植物甾醇结构与胆固醇相似,植物甾醇与胆固醇竞争酯化酶,使之不能酯化而减少肠道对胆固醇的吸收,并可通过促进胆固醇异化和(或)在肝脏内阻止胆固醇的生物合成等途径使血清胆固醇含量降低[8]。

4. 抗肿瘤作用 绿豆对吗啡+亚硝酸钠诱发小鼠肺癌与肝癌有一定的预防作用[9]。从绿豆中提取的苯丙氨酸氨解酶对小鼠白血病 L_{1210} 细胞和人白血病 K_{562} 细胞有明显的抑制作用,并随酶剂量增加和作用时间延长,抑制效果明显增加,同样作用 48 小时,0.7U/ml 的酶其抑制率分别为 5.2%和 14.1%,当酶增加为 3.5U/ml,可分别达 77.1%和 85.8%,而以0.20%、1.0%、2.0%、4.0%、6.0%、10.0%的酶作用于癌细胞72小时，其抑制率分别为25.8%、40.0%、55.3%、72.6%、77.9%、82.9%[10,11]。

5. 排铅作用　绿豆提取物可以增加铅中毒大鼠的铅排出量，降低骨铅和肝铅，具有促进铅的排出和减少体内铅蓄积的作用[12]。

（三）临床报道

1. 治疗中毒　用绿豆、大黄各15g，甘草、滑石、连翘、白茅根各30g，清水煎熬，日夜各1剂（必要时可4～6小时服1剂），口服或胃管鼻饲。治疗有机磷农药中毒12例，12例中，治愈7例，有效5例，平均疗程5.5天[13]。另报道，将22例有机磷农药中毒患者随机分为治疗组和对照组，两组中毒患者均立即用温水清洗皮肤2～3遍，更换衣物。根据病情，静脉滴注解磷注射液，快速达到阿托品化，并用其他药物对症治疗。在上述抢救的基础上，治疗组用生绿豆500g研末、细食盐10g、生甘草150g，加水400ml煮沸、过滤，冷却后给患者饮用或鼻饲。经抢救和治疗5小时后，复查血胆碱酯酶活力，治疗组和对照组平均回升14%，而10小时后，治疗组升至18%，对照组为14.5%。血胆碱酯酶活力恢复到72%以上的时间，治疗组为3天，对照组为5天。提示治疗组的临床疗效明显优于对照组[14]。又报道，以绿豆解毒汤为主治疗急性中毒93例，其中，有机磷农药中毒51例，安眠药中毒27例，酒精中毒15例。治疗方法：所有患者就诊后立即给予洗胃、导泻、催吐等措施，昏迷患者常规吸氧。洗胃后服绿豆解毒汤：绿豆120g，白茅根、金银花、生甘草、石斛各30g，丹参45g，大黄、竹茹各15g。用水煎2次，共取汁500ml，每日2剂，分4次口服，昏迷患者鼻饲灌入。2日为1个疗程。西药治疗：对安眠药中毒、酒精中毒、有机磷农药轻度和中度中毒患者只作对证处理，不用其他解毒剂。对有机磷农药重度中毒患者采用阿托品静注。治疗结果：痊愈63例，显效18例，好转12例，有效率100%[15]。还有用绿豆100～300g、生甘草10～20g，加水1000ml浸泡30分钟，然后煎煮30分钟，取汁600ml，让患者不拘时代茶饮，每次内服100ml左右，每日1～2剂。服本药期间，停用其他中西药物。治疗蕈中毒幻视88例，结果显效68例，有效18例，无效2例。显效率为77%，总有效率为97.7%[16]。

2. 治疗高血压　硫黄、绿豆等量（用纱布包好），加水煮2小时后取出硫黄干燥，加酒制大黄20%，打片（每片含硫黄0.25g），每次4片，日服1次，饭后服，10天为1个疗程，疗程间隔5天，治疗高血压107例，治愈率68.22%，有效率为93.46%[17]。

3. 治疗面部痤疮　绿豆50g、白鲜皮15g、白芷15g，研细过筛，再加入硫黄10g、冰片10g，混匀备用，取药少许清水调成糊状外涂，多数面部痤疮患者一剂见功[18]。

4. 治疗肝炎　绿豆25g、鲜茅根1米长（粗大者为优）、茵陈30g、炙甘草10g。将鲜茅根洗净，切成一寸长段。茵陈为粗末与炙甘草一起纱布包煎。上药放入砂锅或搪瓷容器内，加水适量，武火煎熬，待绿豆煮烂成粥后，拣去茅根和茵陈、炙甘草，加适量白糖调味，1～3天吃完，上药为1剂量，连服5剂为1个疗程，1～2个疗程后，复查肝功能，肝功恢复正常后停止服药。每疗程中间休息1～2天，治疗3个疗程，肝功仍不正常者为无效病例。用此法治疗急性传染性肝炎100例，1个疗程治愈62例，2个疗程治愈33例，3个疗程治愈3例，有效2例[19]。

5. 治疗急性结膜炎　用绿豆加胆汁治疗20例急性结膜炎，用药后8天痊愈者8例，7天痊愈者12例[20]。

6. 治疗小儿高热　生绿豆50g加鸡蛋清调成糊状，分摊于布块上，敷两足掌，外以纱布固定，一日2次，治疗本病52例，治愈41例[21]。

7. 治疗复发性口疮 鸡蛋1个、绿豆适量，将鸡蛋打入碗中调成糊状，绿豆放入砂锅内，冷水浸泡10～20分钟再煮沸，取煮沸绿豆冲入鸡蛋糊内饮用，每日早晚各1次，治疗本病70例，一般3天即愈[22]。

参考文献

[1] 张俊荣，陈庆全. 家用解毒药物[M]. 广州：广东高等教育出版社，1988：77-78.

[2] 杨丽红. 绿豆对砷中毒的解毒作用研究[J]. 亚太传统医药，2010，6(8)：8-9.

[3] 李敏，沈志雷，王炳森. 绿豆对雄性大鼠乐果中毒生殖毒性的预防作用[J]. 第二军医大学学报，2001，22(7)：698-699.

[4] 赵守训，黄泰康，丁志尊. 中药辞海(第三卷)[M]. 北京：中国医药科技出版社，1997：642-643.

[5] 傅翠真. 食用豆类药用有效成分值分析[J]. 生物学杂志，1990，35(3)：15-17.

[6] 李子行. 绿豆对家兔实验性高脂血症及动脉粥样硬化的防治作用[J]. 中华心血管病杂志，1981(3)：228-231.

[7] 王沛，宋启卯，周哲，等. 绿豆对动物的降血脂作用[J]. 沈阳药学院学报，1990，7(1)：42-44.

[8] 张洪，马红斌，蔡鸿生. 降脂中药浅谈[J]. 时珍国药研究，1995，6(1)：34-35.

[9] 陈汉源. 绿豆对实验小鼠肿瘤诱发预防作用[J]. 第一军医大学学报，1989(5)：454-458.

[10] 王晓华. 苯丙氨酸氨解酶抗白血病作用的实验研究[J]. 兰州医学院学报，1995，21(4)：226-228.

[11] 唐煦，周国林. 绿豆苯丙氨酸解氨酶的性质及抗肿瘤作用研究[J]. 微生物学免疫学进展，1996，24(1)：35-39.

[12] 林宣贤. 绿豆提取物排铅效果的实验研究[J]. 广东微量元素科学，2005，12(5)：67-69.

[13] 吴协兵. 绿豆甘草汤治疗有机磷农药中毒12例[J]. 贵阳中医学院学报，1987(3)：55.

[14] 王凤荣. 绿豆甘草汤辅助治疗有机磷农药中毒11例[J]. 中国民间疗法，2002，10(8)：37.

[15] 陈斌，孙纪萍. 绿豆解毒汤为主治疗急性中毒93例[J]. 陕西中医，1991，12(6)：251.

[16] 张宏. 绿豆甘草汤治疗蕈中毒幻视88例[J]. 中国中医急症，2000，9(1)：17.

[17] 广西贵县军民联合防治气管炎科研小组. 硫磺、绿豆、大黄治疗高血压病107例疗效观察[J]. 新医学，1973(8)：394-395.

[18] 王云翔，吕德苗. 绿豆二白散治面部痤疮[J]. 中国初级卫生保健，1987(12)：48.

[19] 聂海潮. 绿豆茅根粥治疗急性传染性肝炎100例[J]. 实用中医药杂志，1996(5)：9.

[20] 高全英，马秀玲，吴龙森. 绿豆加胆汁治疗急性结膜炎20例[J]. 山西中医，1994(3)：26.

[21] 邵金阶. 绿豆蛋清糊外敷治疗小儿高热[J]. 湖北中医杂志，1988(6)：50.

[22] 王志远. 绿豆鸡蛋饮治复发性口疮[J]. 新中医，1989(7)：17.

附：绿豆衣

始载于《开宝本草》。为绿豆的种皮。将绿豆用清水浸泡后取皮晒干即成。性味甘，寒；归心、胃经。功同绿豆，但解暑之力不及绿豆，其清热解毒之功胜于绿豆；并能退目翳，而治疗斑痘目翳。煎服，6～12g。

第五节 清虚热药

本类药物药性寒凉，主入阴分，以清虚热、退骨蒸为主要作用。适用于肝肾阴虚，虚火内扰所致的骨蒸潮热、午后发热、手足心热、虚烦不寐、盗汗遗精、舌红少苔、脉细而数等；亦可用于温热病后期，邪热未尽，伤阴劫液，而致夜热早凉、热退无汗、舌质红绛、脉象细数等。使用本类药物常配伍清热凉血及清热养阴之品，如生地黄、玄参、鳖甲、龟甲之类，以标本兼顾。

青蒿 Qinghao

【别名】蒿(《诗经》),草蒿(《神农本草经》),扻蒿(《蜀本草》),三庚草(《履巉岩本草》),野兰蒿(《现代实用中药》),黑蒿(《山东中药》),香蒿(《中药手册》),臭蒿(《中药商品学》)。

【来源】青蒿,始载于《神农本草经》,列为下品。因其茎叶深青,故名。为菊科一年生草本植物黄花蒿 *Artemisia annua* L. 的干燥地上部分。全国大部地区均有分布。均为野生。

【采收炮制】秋季花将开时采割,除去老茎,阴干。切段,生用。

【商品规格】一般均为统货。以身干、色青绿、质嫩、未开花、香气浓郁者为佳。

按《中国药典》(2010年版一部)规定:本品总灰分不得过8.0%,含水分不多过14.0%。

【药性】苦、辛,寒。归肝、胆、肾经。

【功效】清透虚热,凉血除蒸,解暑截疟。

【应用】

1. 温邪伤阴,夜热早凉　本品苦寒清热,辛香透散,长于清透阴分伏热。用于温病后期,余热未清,伤阴劫液,邪伏阴分,夜热早凉,热退无汗,或热病后低热不退等症,常与鳖甲、知母、牡丹皮等同用,如《温病条辨》青蒿鳖甲汤。

2. 阴虚发热,劳热骨蒸　本品有清透虚热、凉血除蒸的作用。用于阴虚发热,骨蒸劳热,潮热盗汗,唇红颧赤,舌红少苔,脉象细数等,常与银柴胡、胡黄连、地骨皮等同用,如《证治准绳》清骨散;若气阴两虚,气短乏力,五心烦热,可与人参、麦冬配伍,如《全生指迷方》青蒿散;若骨蒸劳热,咳嗽痰红,日渐羸瘦,而成劳瘵,则与黄芪、秦艽、鳖甲等同用,如《活人方》青蒿鳖甲丸。

3. 外感暑热,发热口渴　本品芳香而散,善解暑热。用于外感暑热,头昏头痛,发热口渴,无汗或汗出,脉洪而数,常与连翘、滑石、西瓜翠衣等同用,如《时病论》清凉涤暑法。

4. 疟疾寒热　本品有较强的截疟之功,善除疟疾寒热。用于间日疟、恶性疟,可单用本品,如《中国药物大全》青蒿片,每片含原生药2.4g,口服,1次5～6片,1日2次,首次加倍,连服3日。若少阳三焦湿遏热郁,气机不畅,胸痞作呕,寒热如疟,多与黄芩、半夏、滑石等配用,如《通俗伤寒论》蒿芩清胆汤。

【用法用量】煎服,6～12g;或鲜用绞汁服。本品不宜久煎。

【使用注意】脾胃虚弱,肠滑泄泻者忌服。

【鉴别用药】青蒿与柴胡,均入肝胆经,皆能用治疟疾,寒热往来之症。其不同处是:柴胡性偏升散,长于疏肝解郁,并能升举清阳,多用有伤阴之弊;而青蒿其气清凉芳香,善于清透阴分伏热,凉血除蒸,并善解暑热,而无伤阴之弊。

【药论】

1.《神农本草经》:"主疥瘙痂痒,恶疮,杀虱,留热在骨节间,明目。"

2.《本草纲目》:"治疟疾寒热。"

3.《本草新编》:"青蒿,专解骨蒸劳热,尤能泄暑热之火,泄火热而不耗气血,用之以佐气血之药,大建奇功,可君可臣,而又可佐可使,无不宜也。但必须多用,因其体既轻,而性兼补阴,少用转不得力。又青蒿之退阴火,退骨中之火也,然不独退骨中之火,即肌肤之火,未尝不共泻之也,故阴虚而又感邪者,最宜用耳。又青蒿最宜沙参、地骨皮共用,则泻阴火更捷,青蒿能引骨中之火,行于肌表,而沙参、地骨皮只能凉骨中之火,而不能外泄也。"

4.《重庆堂随笔》:"青蒿,专解湿热,而气芳香,故为湿温疫疠要药。又清肝、胆血分之伏热,故为女子淋带、小儿痉痫疳䘌神剂。《本草》未言,特为发之。”

【现代研究】

(一)化学成分

青蒿含有青蒿素、青蒿素G和青蒿甲、乙、丙、丁、戊素等倍半萜类;山柰黄素、槲皮黄素、黄色黄素、藤菊黄素、槲皮黄素-3-芸香苷、黄色黄素-7-*O*-葡萄糖苷等黄酮类;香豆素、6-甲氧基-7-羟基香豆素、东莨菪内酯等香豆素类。其挥发性成分以莰烯、β-莰烯、异蒿酮、左旋樟脑、β-丁香烯、β-蒎烯为主,约占挥发油总量的70%。

(二)药理作用

1. 抗疟作用　青蒿乙醚提取中性部分和其烯醇浸膏对鼠、猴、人均有显著抗疟作用[1]。鼠疟实验表明,青蒿素的抗疟作用快,抑制作用明显[1,2]。其特点在于快速抑制原虫成熟[3]。体外实验表明,青蒿素可明显抑制恶性疟原虫无性体的生长,有直接杀伤作用[4]。

青蒿素及其衍生物青蒿酯钠抗疟,主要作用于疟原虫的膜系结构,通过干扰原虫表膜——线粒体的功能,最终导致虫体瓦解、死亡。青蒿酯钠进入体内后则主要还原青蒿素抑制疟原虫表膜——食物泡膜、线粒体膜系细胞色素氧化酶的功能[2,3]。也有研究用显微镜观察^{14}C标记的青蒿素和^{3}H-双氢青蒿素对疟原虫超微结构的影响,作用4小时后核糖体消失,疟原虫的食物泡遭到破坏[5]。青蒿素治疗猴疟2.5小时后,会使寄生虫的线粒体膨胀,但不影响未感染的宿主细胞[6]。

2. 抗肿瘤作用　喂食含0.02%青蒿素的粉状鼠食可以延缓二甲基苯蒽诱导的大鼠乳腺瘤生长,有效预防肿瘤发生[7]。青蒿素、双氢青蒿素、蒿甲醚和青蒿琥酯能体外选择性抑制人肺癌细胞、人胃癌细胞、人结肠癌细胞、人红白血病细胞和人肝癌细胞的活性[8]。青蒿琥酯能抑制结肠癌细胞SW620侵袭[9]和食管癌细胞及裸鼠移植瘤的生长[10];还能抑制小鼠移植性5180肉瘤、小鼠宫颈癌实体瘤和腹水瘤的生长,延长艾氏腹水瘤小鼠的生存时间[11,12]。青蒿素衍生物作用于卵巢癌细胞及正常卵巢细胞,可抑制卵巢癌细胞的增殖,促进其凋亡,并呈时间-剂量依赖性[13]。另有研究显示,DHA对放射抗拒的人乳腺癌细胞HTB27表现出很强的杀伤作用,作用16小时后可观察到凋亡小体[14]。

3. 抗血吸虫作用　青蒿素及其衍生物具有抗动物血吸虫、华支睾吸虫的作用[3]。小鼠实验表明,青蒿素对血吸虫成虫有明显的杀灭作用,其促使虫体“肝移”时间虽较缓慢,但杀虫作用则较迅速,对雌虫作用更为明显[3]。蒿甲醚能治疗动物血吸虫病,但在治疗剂量时可引起宿主肝脏较明显的损害[15]。DHA对感染日本血吸虫尾蚴的小鼠也有一定作用,对7日童虫和35日成虫较为敏感[16]。

4. 抗病原微生物的作用　青蒿水煎剂对表皮葡萄球菌、卡他球菌、炭疽杆菌、白喉杆菌有较强的抑菌作用,对金黄色葡萄球菌、铜绿假单胞菌、痢疾杆菌、结核杆菌等也有一定的抑菌作用[17]。青蒿挥发油对所有皮肤癣菌有抑菌和杀菌作用[3]。青蒿琥酯(青蒿酯钠)对金黄色葡萄球菌、福氏痢疾杆菌、大肠杆菌、卡他球菌、甲型和乙型副伤寒杆菌等也有一定程度的抗菌作用;对铁锈色小孢子癣菌、絮状表皮癣菌有抑制作用[18]。

5. 解热、抗炎作用　青蒿注射液对百、白、破三联疫苗致热的家兔有明显的解热作用[3]。青蒿素类还有抗炎作用。青蒿琥酯具有治疗类风湿关节炎滑膜炎症的作用,其机制与诱导滑膜细胞凋亡有关[19],还能下调佐剂性关节炎血IL-17、MMP-3、MMP-9及血管内皮细胞生长因子的浓度,并与药物浓度呈正相关[20,21]。另外,青蒿素、青蒿琥酯、DHA对多种致炎因子包括脂多糖(LPS)、肽聚糖、刺激性CpGODN[人工合成的含有非甲基化的胞嘧啶鸟嘌呤二核苷酸(CpG)的寡脱氧核苷酸(ODN)]、热灭活的大肠杆菌或金黄色葡萄球菌诱导的巨噬细胞释放促炎细胞因子 TNF-α、IL-6 也有明显的抑制作用[22-24]。采用 γ 射线单次全肺照射 15Gy 建立大鼠放射性肺损伤模型,灌服 DHA 具有降低早期放射性肺损伤大鼠血清、肺组织 TNF-α 表达的作用[25]。

6. 对免疫系统的作用　蒿甲醚能明显降低正常小鼠血清 IgG 含量,增加脾脏的重量[26]。青蒿素 50～100mg/kg 静脉注射能显著提高小鼠腹腔巨噬细胞的吞噬率和吞噬指数[3]。青蒿素可提高淋巴细胞的转化率,促进机体细胞的免疫作用,并有某些抗病毒作用[27]。

7. 对心血管系统的作用　青蒿素对离体兔心灌注,有减慢心率、抑制心肌收缩力、降低冠脉流量的作用。青蒿素口服或静注,亦有减慢心率的作用。对于乌头碱所致兔心律失常,青蒿素 8mg/kg 静脉注射无作用,20mg/kg 静脉注射有一定的抗心律失常作用。青蒿素静注对兔有降低血压的作用,此作用既无肾上腺素 α-受体阻断作用,也无拟胆碱或组胺释放作用[28]。

8. 对狼疮性肾炎的作用　DHA125 和 25mg/kg 均可明显降低 BXSB 小鼠血清中抗 ds-DNA 抗体水平,改善狼疮性肾炎的活动程度[29]。DHA 还能抑制 BXSB 狼疮模型小鼠血清 TNF-α 的分泌,并能明显改善肾炎的病理状态[30]。青蒿琥酯 50mg/(kg・d)灌胃治疗狼疮模型鼠 16 周,能显著减少狼疮鼠的蛋白尿及血肌酐水平[31]。

(三)临床报道

1. 治疗疟疾　注射用青蒿琥酯 60mg/支(粉剂),按 1.2mg/kg 肌内注射,7 岁以下小儿按体重 1.5mg/kg 深部肌内注射,首剂可加倍或第 1 次单剂注射后 4～6 小时重复注射 1 次,以后 60mg 肌注,1 日 1 次,5 日为 1 个疗程,1 个疗程后改青蒿琥脂片口服 1～2 个疗程,治疗 964 例,痊愈 946 例,好转 19 例[32]。

2. 治疗血吸虫病　在一般护肝支持、对症治疗之外,成人给青蒿琥酯 3 片/次,日 1 次,服用 1 天后,第 2 天起加用吡喹酮,总量为 120mg/kg,平均 6 日,日 3 次服完;儿童给青蒿琥酯 6mg/kg,1 次顿服,第 2 次起加用吡喹酮,总量按 140mg/kg,平均 6 日,一日 3 次服。治疗急性血吸虫病 22 例,热程、消化道症状消退时间、住院时间均明显缩短[33]。

3. 治疗急性黄疸型肝炎　青蒿、龙胆草各 30g,水煎服,每日 1 剂,平均疗程 31 天,治疗本病 23 例,治愈 21 例,进步 2 例。其中 8 例用青蒿龙胆注射液滴注,平均疗程为 14 天[34]。

4. 治疗系统性红斑狼疮　将青蒿研末制为蜜丸,日服 36～54g,或用青蒿素(日服0.3～0.6g)一般连续服药 2～3 个月,治疗盘形红斑狼疮 21 例,缓解或基本缓解 12 例,有效 6 例,无效 3 例[35]。

5. 治疗尿潴留　青蒿鲜品 200～300g,捣碎(注意勿使汁水流失),敷于脐部,以 25cm×30cm 的塑料薄膜及棉垫各 1 块覆盖,用胶布固定,敷药后患者下腹部有清凉感,待排尿后即可去药。治疗本病 45 例,多在 30～60 分钟内排尿。但对老年性前列腺肥大所致的尿潴留无效[36]。

6. 治疗鼻衄　采取蒸馏法将鲜青蒿制成滴鼻剂,治疗鼻衄 36 例,痊愈 34 例,无效 2 例[37]。

7. 治疗口腔黏膜扁平苔藓　将青蒿研细,加等量炼蜜为丸,制成青蒿蜜丸(每丸 9g),日服 4、6 丸,治疗本病 10 例,服药 1 个月 2 例,2 个月 4 例,3 个月 4 例;青蒿醚(每片 25mg)日服为 75～100mg,治疗本病 20 例,服药 1 个月 6 例,2 个月 8 例,3～5 个月 6 例。30 例患者中,显效 14 例,好转 11 例,无效 6 例,总有效率约 83.3%[38]。

8. 治疗流行性结膜炎 鲜青蒿 250g,加水适量,武火煎 10 分钟,去渣,放置露天过夜,药液接触露水即可。药液洗敷患部,每天 2~3 次,轻者 1~2 天可痊愈,重者 2~3 天,一般不超过 4 天[39]。

(四)不良反应

有研究报道,高剂量(500mg/kg)青蒿水提物可以使孕鼠的胎仔数以及仔鼠平均体质量、胎盘质量下降,吸收胚胎数增加[40]。青蒿素 7.5、15、30mg/(kg·d)三个剂量灌胃对大鼠有胚胎毒性及较弱的致畸作用,可延迟胎仔的发育[41]。

参考文献

[1] 王浴生. 中药药理与应用[M]. 北京:人民卫生出版社,1983:589-590.

[2] 中医研究院中药研究所药理研究室. 青蒿的药理研究[J]. 新医药学杂志,1979(1):23-33.

[3] 阴健,郭力弓. 中药现代研究与临床应用(1)[M]. 北京:学苑出版社,1995:403-405.

[4] 叶祖光,李泽琳,傅湘琦,等. 青蒿素和氯喹对体外培养的红内期恶性疟原虫超微结构的影响[J]. 中医杂志,1982(4):65-67.

[5] Maeno Y,Toyoshima T,Fujioka H,et al. Morphologic effects of artemisinin in Plasmodium falciparum[J]. Am J Trop Med Hyg,1993(49):485-491.

[6] Jiang JB,Jacobs G,Liang DS,et al. Qinghaosu-induced changes in the morphology of Plasmodium falciparum[J]. Am J Trop Med Hyg,1985(34):424-428.

[7] Lai H,Singh NP. Oral artemisinin prevents and delays the development of 7,12-dimethylbenz[a]anthracene(DMBA)-induced breast cancer in the rat[J]. Cancer Lett,2006,231(1):43-48.

[8] 孙雅洁,王京燕. 青蒿素及其衍生物体外抗肿瘤活性研究[J]. 解放军药学学报,2010,26(4):315-317.

[9] 范钰,张尤历,姚广涛,等. 青蒿琥酯抑制人结肠癌 SW620 细胞侵袭的研究[J]. 时珍国医国药,2008,19(7):1740-1741.

[10] 王静,刘亮,李金梅,等. 青蒿琥酯抗人食管癌作用与调控 CDC25A 表达的关系[J]. 第三军医大学学报,2007,29(5):428-431.

[11] 周从明,王小渝,张西,等. 青蒿琥酯对 S180 实体瘤的抑制作用[J]. 西南国防医药,2007,17(1):34-36.

[12] 杜幼芹,肖长义. 青蒿琥酯对小鼠宫颈癌实体瘤和腹水瘤抑制作用的研究[J]. 中国现代医药杂志,2009,11(6):64-66.

[13] Jiao Y,Ge CM,Meng QH,et al. Dihydroartemisinin is an inhibitor of ovarian cancer cell growth[J]. Acta Pharmacol Sin,2007,28(7):1045-1056.

[14] Singh NP,Lai H. Selective toxicity of dihydroartemisinin and holotransferrin toward human breast cancer cells[J]. Life Science,2001,70(1):49-56.

[15] 吴莉菊,杨惠中,杨元清. 蒿甲醚对日本血吸虫及宿主肝脏作用的组织学及组织化学观察[J]. 药学学报,1983,18(1):7-14.

[16] 李洪军,梁幼生,戴建荣,等. 双氢青蒿素抗日本血吸虫作用的体内实验观察[J]. 中国血吸虫病防治杂志,2009,21(6):468-472.

[17] 周邦靖. 常用中药的抗菌作用及测定方法[M]. 重庆:科学技术文献出版社重庆分社,1987:170.

[18] 刘碧凤,叶琦莉,赵一,等. 青蒿酯钠对微生物作用的实验研究[J]. 中国药理学通报,1986,2(3):26-29.

[19] 侯晓强,潘蕾,崔向军,等. 青蒿琥酯对胶原诱导性关节炎大鼠滑膜细胞凋亡的影响[J]. 辽宁中医

药大学学报,2011,13(4):72-74.

[20] 莫汉有,王丽芳,周润华,等.青蒿琥酯对佐剂性关节炎大鼠血白介素-17及血管内皮细胞生长因子的影响[J].时珍国医国药,2011,22(2):415-416.

[21] 莫汉有,王丽芳,周润华,等.青蒿琥酯对佐剂性关节炎大鼠血IL-17、MMP-3及MMP-9的影响[J].重庆医学,2011,40(7):628-630.

[22] 王俊,周红.青蒿素对CpG DNA攻击小鼠保护作用的实验研究[J].中国临床药理学与治疗学,2005,10(3):290-293.

[23] 李斌,张蓉,王俊,等.双氢青蒿素对CpG ODN诱导小鼠RAW264.7细胞释放细胞因子的影响[J].四川生理科学杂志,2005,27(4):149-152.

[24] Li B,Li J,Pan X,et al. Artesunate protects sepsis model mice challenged with Staphylococcus aureus by decreasing TNF-alpha release via inhibition TLR2 and Nod2 mRNA expressions and transcription factor NF-kappaB activation[J]. Int Immunopharmacol,2010,10(3):344-350.

[25] 戴夕超,杜秀平,张西志,等.双氢青蒿素对早期放射性肺损伤大鼠TNF-α表达的影响[J].中华肿瘤防治杂志,2010,17(10):728-731.

[26] 林培英,潘竞锵,冯昭明,等.蒿甲醚对小鼠血清IgG及脾重的影响[J].药学学报,1985,20(3):211-213.

[27] 薛明,田丽娟.青蒿多糖的免疫活性研究[J].中成药,2008,30(8):1211-1213.

[28] 李锐,龙达翔,李秀挺,等.青蒿素药理初步研究(一)[J].新中医,1979(6):51-54.

[29] 董妍君,李卫东,屠呦呦,等.双氢青蒿素对BXSB狼疮小鼠自身抗体产生、TNFα分泌及狼疮性肾炎病理改变的影响[J].中国中西医结合杂志,2003,23(9):676-679.

[30] Li WD,Dong YJ,Tu YY,et al. Dihydroarteannuin ameliorates lupus symptom of BXSB mice by inhibiting production of TNF-alpha and blocking the signaling pathway NF-kappa B translocation[J]. Int Immunopharmacol,2006,6(8):1243-1250.

[31] 王红,姜波,张华勇,等.青蒿琥酯通过抑制ICAM-1治疗鼠狼疮性肾炎的研究[J].实用临床医药杂志,2010,14(17):1-3.

[32] 孟鹃,余华,陈启荣.青蒿琥酯治疗儿童疟疾1500例体会[J].宁夏医学杂志,2010,32(10):923-924.

[33] 李艳芳.青蒿琥酯联合吡喹酮治疗急性血吸虫病[J].临床和实验医学杂志,2006,5(9):1416-1417.

[34] 阴健,郭力弓.中药现代研究与临床应用(1)[M].北京:学苑出版社,1995:409.

[35] 庄国康,朱毅,何立文,等.青蒿治疗盘形红斑狼疮[J].新医药学杂志,1979(6):39-41.

[36] 聂昭义.鲜青蒿敷脐治疗尿潴留[J].中医杂志,1982(4):64.

[37] 冯文宇,刘斌.青蒿滴鼻液的制备及临床运用[J].四川中医,1985(8):32.

[38] 庞劲凡,曹启华,张申,等.青蒿治疗口腔粘膜扁平苔癣[J].上海中医药杂志,1982(5):30-31.

[39] 刘志功.青蒿外洗治疗流行性结膜炎[J].新中医,2003,35(1):8.

[40] 黄燕,张会军,王莎莉,等.青蒿水提物对小鼠生殖功能及胎鼠生殖发育的影响[J].生殖与避孕,2010,30(8):505-508.

[41] 万红平,梁礼珍,黄红坤,等.青蒿素对大鼠致畸作用的研究[J].中药新药与临床药理,2008,19(1):25-28.

白薇 Baiwei

【别名】白微(《本草经集注》),白幕、薇草(《名医别录》),龙胆白薇(《药材资料汇编》),白马薇、白尾(《中国药材商品学》)。

【来源】白薇，始载于《神农本草经》，列为中品。因其根微细而色白，故名。为萝藦科多年生草本植物白薇 *Cynanchum atratum* Bge. 或蔓生白薇 *Cynanchum versicolor* Bge. 的干燥根及根茎。主产于安徽、湖北、辽宁、黑龙江、吉林等省；蔓生白薇产于辽宁、河北、河南、山东、安徽等省。多系野生。

【采收炮制】春、秋二季采挖，洗净，晒干。切段，生用。

【商品规格】一般均为统货，不分等级。以根粗长、心实、色棕黄者为佳。

按《中国药典》（2010 年版一部）规定：本品含杂质不得过 11.0%；含水分不多过 11.0%。总灰分不得过 13.0%。

【药性】苦、咸，寒。归胃、肝、肾经。

【功效】清热凉血，利尿通淋，解毒疗疮。

【应用】

1. 邪热入营，阴虚发热，产后虚热，本品苦咸寒凉，善入血分，而有清热凉血、益阴除热之功。既能清实热，又能退虚热。用于温邪入营，高热烦渴，神昏舌绛，常与水牛角、生地黄、玄参等同用；用于热病后期，余热未尽，阴虚发热，多与地骨皮、知母、青蒿等配用；用于产后血虚发热，夜热早凉，低热不退，及昏厥等症，可与当归、人参配伍，如《全生指迷方》白薇汤；若产后虚热，烦乱呕逆，又与竹茹、石膏、甘草等同用，如《金匮要略》竹皮大丸。

2. 热淋，血淋　本品清热凉血，又能利尿通淋。用于膀胱湿热，小便淋沥涩痛，或尿色红赤，常与木通、滑石、石韦等同用；《常用中草药》又与车前草配伍。

3. 疮痈肿毒　本品清热凉血，又能解毒疗疮。用于血热毒盛，疮痈肿毒，可与天花粉、赤芍、甘草等同用，如《证治准绳》白薇散。

此外，本品还可清泻肺热而治肺热咳嗽，如《普济方》与百部、款冬花、贝母同用，共奏清热化痰之效。

【用法用量】煎服，5～10g。

【使用注意】脾胃虚寒，食少便溏者不宜服用。

【药论】

1.《本草正义》："凡苦寒之药多偏于燥，惟白薇则虽亦属寒而不伤阴液精血，故其主治各病，多属血分之热邪，而不及湿热诸证。盖于清热之中，已隐隐含有养阴性质，所以古方多用于妇女，而《别录》有利阴气益精之文，盖亦实有滋阴益精之效力，初非因其能清热而推广言之也。陶隐居称其治惊邪风狂，则邪热去而阴精充，斯正气自旺，亦实有其理，非荒诞之空言可比。此则白薇之寒凉，既不嫌其伤津，又不偏于浊腻，诚清热队中不可多得之品。凡阴虚有热者，自汗盗汗者，久疟伤津者，病后阴液未复而余热未清者，皆为必不可少之药，而妇女血热，又为恒用之品矣。"

2.《本经逢原》："白薇，治妇人遗尿，不拘胎前产后，有白薇芍药汤，取其有补阴之功，而兼行手太阴，以清膀胱之上源，殊非虚寒不禁之比也。"

3.《本草新编》："白薇功用，善能杀虫，用之于补阴之中，则能杀劳瘵之虫也。用之健脾开胃之中，则能杀寸白蛔虫也。以火焚之，可以辟蝇而断虱。以水敷之，可以愈疥而敛疮也。"

【现代研究】

（一）化学成分

白薇含有强心苷，如白薇苷、白薇苷元、白前苷、白前苷元、日本白薇素甲等。挥发油中主要为白薇素。尚含有糖类和脂肪酸类成分。

（二）药理作用

1. 退热、消炎作用　直立白薇水提物腹腔注射，对15%酵母悬液致大鼠发热有明显的退热和抗炎作用，对巴豆油致炎剂所致小鼠耳廓性渗出性炎症也有显著的抗炎作用[1]。

2. 祛痰、平喘作用　直立白薇水提物有一定的祛痰作用，蔓生白薇水提物有一定的平喘作用[2]。

3. 抗肿瘤作用　蔓生白薇苷A体内具有良好的肿瘤抑制活性[3]。

4. 其他作用　白薇苷能使心肌收缩作用增强，心率变慢[4]。白薇根的80%甲醇提取液和从该提取液中分得的4种皂苷 cynatroside A、B、C 和 D 具有显著的乙酰胆碱酯酶抑制活性，其中 cynatroside B 对减轻记忆破损活性和抗失忆活性均持有显著的治疗剂量[5,6]。

（三）临床报道

1. 治疗内伤发热　白薇、地骨皮、牛蒡子、牡丹皮各30g，青蒿、黄芩、秦艽、知母、金银花各15g，天葵12g，甘草10g，日1剂，剂量随年龄大小增减。治疗本病239例，显效208例，有效27例，无效4例，总有效率为98.3%[7]。

2. 治疗盗汗、热淋、血淋　白薇与地骨皮等清退虚热药配伍，用于体虚低热盗汗，结核病潮热；与车前草配伍，治热淋、血淋，效果明显[8]。

3. 治疗红丝疔　白薇30g、苍术10g，加水2碗，煎成1碗，一次顿服，治疗红丝疔。药渣捣碎敷患处，日1剂，用药后1～2日止痛，随后红肿消退，24例全部治愈[9]。

4. 治疗咳血　白薇1000g、白及1000g、百部1000g、百合1000g、大枣（去核）1000g，共研细末，兑入炼蜜约6000g，制9g丸，口服，每次2丸，日3次，治疗咳血，疗效显著[10]。

5. 治疗晕厥　白薇30g、党参15～30g、当归9g、炙甘草9g，水煎服，日1剂，10剂为1个疗程，治疗老年人排尿性晕厥14例，治愈11例，有效2例，总有效率93%[11]。

参 考 文 献

[1] 薛宝云，梁爱华，杨庆，等. 直立白薇退热抗炎作用[J]. 中国中药杂志，1995，20(12)：751-752.

[2] 梁爱华，薛宝云，杨庆，等. 白前与白薇的部分药理作用比较研究[J]. 中国中药杂志，1996，21(10)：622-625.

[3] Qiu SX，Zhang ZX，Lin Y，et al. Two new glycosides from the roots of Cynanchum versicolor[J]. Planta Med，1991，57：454.

[4] 李广勋. 中药药理毒理与临床[M]. 天津：天津科技翻译出版公司，1992：57.

[5] Lee KY，Sung SH，Kim YC，et al. New acetylcholinesterase-Inhibitory pregnane glycosides Of Cynanchum atratum roots[M]. Helve Chem Acta，2003，86：474.

[6] Lee KY，Yoon JS，Kim ES，et al. Anti-Acetylcholinesterase and Anti-Amnesic Activities of a Pregnane Glycoside，Cynatroside B from Cynanchum atratum[M]. Planta Medica，2005，71(1)：7.

[7] 黄慕姬. 蒿芩白薇汤加味治疗内伤发热239例[J]. 湖北中医杂志，2003，25(10)：44.

[8] 胡国臣. 中药现代临床应用手册[M]. 北京：学苑出版社，1993：88.

[9] 孙旭升. 白薇苍术汤治红丝疔[J]. 新中医，1989(6)：3.

[10] 车鸿平，裴玉霞. 白薇用于咳血[J]. 中医杂志，2006，47(10)：735-736.

[11] 张家驹. 白薇汤治疗老年人排尿性晕厥[J]. 山东中医杂志，1999，18(12)：566.

地骨皮　Digupi

【别名】 杞根、地骨（《神农本草经》），枸杞根（《本草经集注》），枸杞根皮（《药性论》），山杞子根(《河南中药手册》),红榴根皮(《中药材手册》),红耳坠根(河南),白葛针(内蒙)。

【来源】地骨皮,始载于《神农本草经》,列为上品。为茄科落叶灌木植物枸杞 *Lycium chinensis* Mill. 或宁夏枸杞 *Lycium barbarum* L. 的干燥根皮。全国大部分地区均产,以山西、河南产量最大,以江苏、浙江产品质量最优。野生与栽培均有。

【采收炮制】初春或秋后采挖根部,洗净,剥取根皮,晒干。切段,生用。

【商品规格】商品分为四个等级。以块大、肉厚、无木心、身干者为佳。

按《中国药典》(2010 年版一部)规定:本品水分不得过 3.0%;总灰分不得过 11.0%。

【药性】甘,寒。归肺、肝、肾经。

【功效】凉血退蒸,清肺降火。

【应用】

1. 阴虚发热,盗汗骨蒸　本品甘寒清润,能清肝肾之虚热,除有汗之骨蒸,为退虚热、疗骨蒸之佳品。用于阴虚发热,骨蒸潮热,盗汗形瘦,五心烦热,颧红面赤,脉象细数,可单用本品,如《中国药物大全》地骨皮露;又常与鳖甲、知母、银柴胡等配伍,如《圣济总录》地骨皮汤、《奇效良方》地骨皮饮及《小儿药证直诀》地骨皮散。

2. 肺热咳嗽　本品甘寒,善清泄肺热,除肺中伏火,则清肃之令自行。用于肺火郁结,气逆不降,咳嗽气喘,皮肤蒸热等症,常与桑白皮、甘草等同用,如《小儿药证直诀》泻白散;亦可与白前、石膏、杏仁等配伍,如《圣济总录》地骨皮散。

3. 血热出血　本品甘寒入血分,又有清热凉血止血之功。用于血热妄行而致吐血、衄血、尿血等症,《经验广集》单用本品加酒煎服,或取鲜品加水捣汁,再入酒少许,空腹温服;亦可与栀子、白茅根、侧柏叶等凉血止血药同用。

4. 内热消渴　本品于清热除蒸泄火之中,兼有生津止渴的作用。用于肺胃蕴热,唇干口燥,烦渴引饮,可与石膏、小麦配伍,如《医心方》枸杞汤;亦可与天花粉(栝蒌根)、芦根、麦冬等同用,如《圣济总录》地骨皮饮。

【用法用量】煎服,6～15g。

【使用注意】外感风寒发热及脾胃虚寒便溏者不宜用。

【鉴别用药】地骨皮与牡丹皮,均有凉血退虚热之功。然地骨皮甘寒,清中有降,善治有汗之骨蒸及肺热喘咳;而牡丹皮辛苦凉,清中有散,善治无汗之骨蒸及血中瘀热。

【药论】

1.《神农本草经》:"主五内邪气,热中消渴,周痹。"

2.《本草正》:"其性辛寒,善入血分,凡不因风寒而热在精髓阴分者最宜。此物凉而不峻,可理虚劳,气轻而辛,故亦清肺。"

3.《药品化义》:"地骨皮,外祛无定虚邪,内除有汗骨蒸,上理头风,中去胸胁气,下利大小肠,通能奏效。入泻白散,清金调气,疗肺热有余咳嗽;同养血药,强阴解肌,调疮痘不足皮焦。以其性大寒,酒煎二两,治湿热黄疸最为神效。牡丹皮能去血中热,地骨皮能去气中之热,宜别而用。"

4.《本草新编》:"地骨皮,非黄柏、知母之可比,地骨皮虽入肾而不凉肾,止入肾而凉骨耳,凉肾必至泄肾而伤胃,凉骨反能益肾而生髓,黄柏、知母泄肾伤胃,故断不可多用以取败也,骨皮益肾生髓,断不可少用而图功。欲退阴虚火动,骨蒸劳热之症,用补阴之药,加地骨皮或五钱或一两,始能凉骨中之髓,而去骨中之热也。"

5.《藏府药式补正》:"地骨皮,能清骨中之热,泄火下行,以视桑皮,则寒凉又胜一筹。

而清肺热，导气火，亦引皮肤水气顺流而下，不嫌燥烈伤津、破耗正气，则与桑皮异曲同工。”“杞根皮苦寒清肃，直入下焦肝肾，能疗骨蒸里热，而气味俱清，尚不至铲灭真阳，损害元气，然终属清泄凉降之品，绝无滋养能力。”

【现代研究】

（一）化学成分

地骨皮含有甜菜碱、地骨皮甲、乙素和生物碱 A、B 等生物碱类；亚油酸、亚麻酸、肉桂酸、蜂花酸、棕榈酸、硬脂酸、油酸阿魏酸十八酯、玉米黄素二棕榈酸酯等有机酸类；大黄素甲醚、大黄素等蒽醌类；枸杞素 A、B、C、D 等肽类以及苷类成分等。

（二）药理作用

1. 解热作用　地骨皮解热有效成分主要为甜菜碱。枸杞根皮和宁夏枸杞根皮均对皮下注射角叉菜胶致热的大白鼠有明显的解热作用，药效持久[1]。

2. 降血糖作用　地骨皮不仅能降低小鼠葡萄糖和肾上腺素性高血糖，还能降低四氧嘧啶所致糖尿病小鼠的血糖，且与时间和剂量呈正相关[2]。地骨皮可使糖尿病大鼠血清胰岛素含量和肝糖原含量增加，对胰岛 B 细胞分泌胰岛素的促进作用明显[3]。

3. 镇痛作用　通过采用扭体法、热板法和齿髓致痛法研究表明，地骨皮可明显抑制小鼠扭体反应次数，提高小鼠热致痛及家兔电刺激致痛痛阈值，从而表明其具有镇痛作用[4]。

4. 抗微生物作用　地骨皮的 75％乙醇提取物对金黄色葡萄球菌、表皮葡萄球菌、白色念珠菌、大肠杆菌等 12 种常见细菌和真菌均有一定的抗菌活性，尤以甲型溶血性链球菌、肺炎双球菌、铜绿假单胞菌更明显[5]。地骨皮煎剂对伤寒杆菌、甲型副伤寒杆菌与弗氏痢疾杆菌有较强的抑制作用。对流感亚洲甲型京科 68-1 病毒株有抑制其细胞病变作用。对结核杆菌为低效抑菌药物[6]。国外研究显示，地骨皮中的酰胺类物质具有抗真菌的作用[7]。

5. 免疫调节作用　地骨皮在不同免疫状态下具有不同的调节作用。其水煎剂对环磷酰胺所致小鼠脾细胞产生的 IL-2 降低有显著增强作用，而对导致 IL-2 产生超常的硫唑嘌呤用药组及 IL-2 水平正常组则呈现抑制作用[8]。

6. 抗生育作用　地骨皮注射剂能显著兴奋未孕大鼠与小鼠的离体子宫，可加强其收缩活动，有潜在的抗生育作用[9]。

（三）临床报道

1. 治疗糖尿病　地骨皮 50g(1 日量)，加水 1000ml，慢火煎至 500ml，代茶频饮，并适量配用维生素类。治疗本病 16 例，用药 1 周左右基本得到控制，血糖正常，尿糖转阴，其中 3 例随访 1 年以上未复发[10]。

2. 治疗原发性高血压　地骨皮 60g，加水 3 碗，煎至 1 碗，煎好后加少量白糖或加猪肉煎服。隔日 1 剂，5 剂为 1 个疗程。治疗本病 50 例，结果显效 20 例，有效 27 例，无效 3 例。服药 1 个疗程后，血压下降多能维持 2～3 周，有少数加服 2～3 个疗程能维持数月至数年[11]。

3. 治疗更年期崩漏　用炒地骨皮 60g(以甜酒汁 100ml 拌炒至黑)，干荔枝(连壳)10g 捣烂，水煎服，日 1 剂；或炒地骨皮 60g，生地、淮山药、黄芪、丹参各 12g，山茱萸、茯苓、泽泻、白芍、炒茜草各 10g，丹皮 6g，水煎服，治疗更年期崩漏，一般均在 3 服药后出血量即可明显减少[12]。

4. 治疗牙髓炎　地骨皮 50g，加水 500ml，煎至 50ml，过滤后置入瓶中，以小棉球蘸药液填入已清洁之窝洞内，治疗本病 11 例，均有立即止痛效果，并持续数日[13]。

5. 治疗齿衄 地骨皮150g、大黄炭90g，加水1000ml，浸泡2小时，煎15分钟，两煎合并过滤，共得滤液约600ml，加食醋200ml，混匀。每日40～50ml，分3～5次含漱。治疗牙龈出血、口干或口臭、龈内肿痛96例，治愈75例，好转18例，无效3例。一般1～3天出血减少，5～7天完全止血[14]。

6. 治疗过敏性皮肤病 地骨皮煎剂（地骨皮50g、徐长卿25g）内服治疗慢性荨麻疹、药疹、过敏性紫癜、接触性皮炎等取得一定疗效。又有用地骨皮30g、乌梅15g、公丁香3g、白芍12g，痒甚加徐长卿、夜交藤各30g，水煎服，每日1剂，治疗皮肤划痕症50例，有效率为84%[14]。

7. 治疗鸡眼 地骨皮6g、红花3g，共研细末，加适量麻油，面粉调糊，将患部老皮剥掉，然后上药摊敷患处，用纱布包好，2日换药1次，观察25例，均治愈[15]。

8. 治疗疮疡 取生地骨皮50g、炒地骨皮50g，分别研粉，瓶装备用，用时取药粉敷于疮疡表面，初期用生者，破溃生、炒合用，纱布固定，每日换药1次，一般3～5次即愈[16]。

9. 治疗手癣 地骨皮30g、甘草15g，煎水外洗，日1剂，共治疗观察本病15例，全部治愈，绝大多数用药1天，起皮减轻；治愈病例中，最少用药1天，最多用药5天，平均用药2剂（2天）而愈[17]。

10. 治疗淋巴结核 将地骨皮晒干成面，每3钱地骨皮加黄酒100ml，置于玻璃瓶内浸泡7天，取其滤液，日服3次，每次10ml，饭前服。56例淋巴结核患者，服药15～60天，治愈率98.2%[18]。

11. 治疗耳仓瘘 地骨皮刮去外皮膜，取第二层皮，在铁锅内或瓦上焙干（勿焦）研末，用麻油调成糊状，装瓶密封备用，把药糊敷于仓口上或瘘管口上，12小时换药一次，连用1周可愈。治疗本病206例，全部痊愈无复发[19]。

（四）不良反应

1. 心律失常 曾有报道，患者无不洁饮食史，无心脏病、高血压病史，用地骨皮50g煎水约500ml，取150ml冲鸡蛋1个，服后1小时出现头晕、心悸、恶心呕吐，心电图显示窦性心律不齐，偶发室性期前收缩（室早）呈插入性，经治疗出院，仍可闻及期前收缩（早搏）[20]。

2. 盐浸地骨皮毒性反应 有报道，患者因糖尿病口服中药汤剂，治疗一月余病情稳定，后因方中地骨皮为盐浸地骨皮，病情突然加重[21]。

参 考 文 献

[1] 黄小红，周兴旺，王强. 3种地骨皮类生药对白鼠的解热和降糖作用[J]. 福建农业大学学报，2000，29(2)：229-232.

[2] 方志伟，刘非，付井成. 地骨皮降血糖作用的实验研究[J]. 中医药学报，2004，32(4)：47.

[3] 张静，李宛青，吴爱群. 地骨皮、黄芪对胰岛素释放的作用[J]. 河南医学研究，2000，9(3)：221.

[4] 卫琮玲，阎杏莲，柏李. 地骨皮的镇痛作用[J]. 中草药，2000，31(9)：688.

[5] 杨风琴，陈少平，马学琴. 地骨皮的醇提物及其体外抑菌活性研究[J]. 宁夏医学杂志，2007，29(9)：787-789.

[6] 王浴生. 中药药理与应用[M]. 北京：人民卫生出版社，1983：412.

[7] Lee DG，Park Y，Kim MR. Anti-fungal effects of phenolic amides isolated from the root bark of Lycium chinense[J]. Biotechnol Lett，2004，26(14)：1125.

[8] 熊晓玲，李文. 部分扶正固本中药对小鼠脾细胞IL-2产生的双向调节作用[J]. 中国实验临床免疫学杂志，1991，3(4)：38-39.

[9] 王本祥. 现代中药药理学[M]. 天津：天津科学技术出版社，1997：330.
[10] 王德修. 以地骨皮为主治疗糖尿病 16 例[J]. 上海中医药杂志，1984(9)：11.
[11] 罗耀明. 地骨皮治疗原发性高血压 50 例[J]. 临床观察. 广东医学，1983，4(3)：46.
[12] 文智. 大剂地骨皮为主治疗更年期崩漏体会[J]. 湖南中医杂志，1996，12(5)：44.
[13] 谭家齐，郑协万. 地骨皮汤治疗牙髓炎疼痛[J]. 辽宁医学杂志，1960(4)：41-42.
[14] 阴健，郭力弓. 中药现代研究与临床应用(1)[M]. 北京：学苑出版社，1995：272.
[15] 赵先敏. 红花地骨皮散外敷治疗鸡眼 25 例[J]. 新中医，1974(4)：39.
[16] 徐建华. 单味地骨皮治疗疮疡[J]. 山东中医杂志，1996，15(4)：185.
[17] 傅中西. 地骨皮甘草治疗手癣[J]. 河南中医学院学报，1979(2)：10.
[18] 宋文清. 地骨皮黄酒浸剂治疗淋巴结核[J]. 山东医药，1973(3)：27.
[19] 郑永武. 地骨皮治耳仓瘘有良效[J]. 农村新技术，1995(6)：58.
[20 向东方. 服地骨皮煎液引起心律失常一例[J]. 中国中药杂志，1992，17(7)：434.
[21] 王瑞芳，赵焕娥，王爱莲. 盐浸地骨皮毒性反应 1 例报道[J]. 时珍国医国药，2001，12(1)：87.

银柴胡 Yinchaihu

【别名】银胡(《本草求真》)，山菜根(《山东中药》)，牛肚根、沙参儿、白根子、土参(《中药志》)。

【来源】银柴胡，始载于《本草纲目拾遗》。因其植物似柴胡，产于银川者良，故名。为石竹科多年生草本植物银柴胡 *Stellaria dichotoma* L. var. *lanceolata* Bge. 的干燥根。主产于宁夏、甘肃、陕西、内蒙古等地。野生于干燥草原及山坡。

【采收炮制】春、夏间植株萌发或秋后茎叶枯萎时采挖，除去须根及泥沙，洗净，晒干。切片，生用。

【商品规格】以根条长、表面淡黄色、皮细质脆、根头部无砂眼、无黑心者为佳。

按《中国药典》(2010 年版一部)规定：本品酸不溶性灰分不得超过 5.0%。

【药性】甘，微寒。归肝、胃经。

【功效】清虚热，除疳热。

【应用】

1. 阴虚发热　本品甘寒益阴，清热凉血，退热而不苦泄，理阴而不升腾，其性平和，为退虚热、除骨蒸之佳品。用于阴虚发热，骨蒸劳热，潮热盗汗等症，常与地骨皮、青蒿、知母等同用，如《证治准绳》清骨散。若温邪伤阴，阴虚潮热，身体枯瘦，肌肤不润，可与鳖甲配伍，如《温证指归》银甲散。

2. 疳积发热　本品能消疳热。用于小儿食滞或虫积所致的疳积发热，腹部膨大，口渴消瘦，毛发焦枯等症，常与胡黄连、鸡内金、使君子等同用；亦可与栀子、人参、薄荷等配伍，如《证治准绳》柴胡清肝汤。

【用法用量】煎服，3～10g。

【使用注意】外感风寒，血虚无热者忌用。

【鉴别用药】银柴胡与柴胡，为不同科属的植物，功效虽均有解热作用，银柴胡为清退虚热，专治阴虚发热及疳积发热之品，无升散之性；而柴胡为和解退热，善治少阳病寒热往来之品，有升散之性，而无除蒸消疳之功。

【药论】

1. 《本草纲目拾遗》："治虚劳肌热，骨蒸劳热，热从髓出，小儿五疳羸热。"

2.《本经逢原》:"银柴胡,其性味与石斛不甚相远。不独清热,兼能凉血。《太平惠民和剂局方》治上下诸血龙脑鸡苏丸中用之。凡人虚劳方中,惟银川者为宜,若用北柴胡,升动虚阳,发热喘嗽,愈无宁宇,可不辨而混用乎!按柴胡条下,《本经》推陈致新,明目益精,皆指银夏者而言。非北柴胡所能也。"

3.《本草便读》:"银柴胡,无解表之性。从来注《本草》者,皆言其能治小儿疳热,大人痨热,大抵有入肝胆凉血之功。"

4.《本草正义》:"以今之功用言之,治虚热骨蒸,自有实效,断非北柴胡之升阳泄汗可比;然则古人谓柴胡为虚劳之药者,亦指银柴胡言之也。赵恕轩《纲目拾遗》,谓热在骨髓,非银柴胡莫疗,用以治虚劳肌热骨蒸,劳疟热从髓出及小儿五疳羸热,盖退热而不苦泄,理阴而不升腾,固虚热之良药。苟劳怯而未至血液枯绝,以此清理虚火之燔灼,再合之育阴补脾,尚可徐图挽救,非北柴胡之发泄者所可同日语也。"

【现代研究】

(一)化学成分

银柴胡含有 α-菠甾醇、β-谷甾醇、豆甾醇等甾醇类;汉黄芩素等黄酮类;邻-二甲基苯甲酸异丁双酯、邻-二甲苯双丁酯等挥发油以及银柴胡环肽等。

(二)药理作用

1. 解热、抗炎作用　对伤寒、副伤寒甲乙三联菌苗致热的家兔,银柴胡水煎醇沉液5.4g/kg 腹腔注射具有解热作用,且作用随生长年限增加而增强[1]。采用小鼠角叉菜胶性足肿胀法和酵母液皮下注射法研究表明,银柴胡乙醚提取物具有明显的抗炎和降温作用[2]。

2. 抗动脉粥样硬化作用　太平洋丝石竹内提取的三萜皂苷,给家兔在形成动脉粥样硬化的同时或以后每天内服,可降低血清胆甾醇浓度,使胆固醇/脑磷脂系数降低,并降低主动脉类脂质含量[3]。

3. 杀精子作用　银花丝石竹皂素杀精子效果较好,1%水溶液在 3.5 分钟内即能杀死全部人精子,同时溶血指数较高,刺激性较小[1]。

(三)临床报道

1. 治疗小儿疳积发热　以银柴胡为主,配合胡黄连、蟾蜍干、丹皮、鸡内金等,配成散剂或煎剂,治疗小儿疳积身热,效果满意[1]。

2. 治疗阴虚潮热,久病发热　以银柴胡配地骨皮、青蒿、鳖甲等,制丸剂,或水煎内服,治疗阴虚骨蒸潮热,久病发热,疗效好[1]。

3. 治疗感冒高热　以青蒿 15～30g,银柴胡 12～15g,白芷、辛夷各 6～10g 为主加减,治疗本病 165 例,1 例药后鼻衄中止治疗,其余均服药 1 剂痊愈,治愈率为 99.1%[4]。

参 考 文 献

[1] 阴健.中药现代研究与临床应用(2)[M].北京:中医古籍出版社,1995:336.

[2] 王英华,邢世瑞,孙厚英,等.引种与野生银柴胡化学成分研究[J].中国药学杂志,1991,26(5):23-25.

[3] 江苏新医学院.中药大辞典(下册)[M].上海:上海科学技术卫生出版社,1977:2171.

[4] 周学池.青蒿银柴胡为主治疗感冒高热[J].实用中医内科杂志,1988,2(3):131.

胡黄连　Huhuanglian

【别名】 割孤露泽(《开宝本草》),胡连(《本草正义》)。

【来源】胡黄连，始载于《新修本草》。因其性味功用似黄连，出波斯，故名。为玄参科多年生草本植物胡黄连 *Picrorhiza scrophulariiflora* Pennell 的干燥根茎。主产于西藏；国外产印度、锡金、尼泊尔。均为野生。

【采收炮制】秋季采挖，除去须根及泥沙，洗净，晒干。切片或捣碎，生用。

【商品规格】西藏产胡黄连，以根茎粗大、无细根、体轻质脆、苦味浓者为佳；进口胡黄连，以条粗、折断时有粉尘、断面灰黑色、味苦者为佳。

按《中国药典》(2010 年版一部)规定：按干燥品计算，含胡黄连苷Ⅰ($C_{24}H_{28}O_{11}$)与胡黄连苷Ⅱ($C_{23}H_{28}O_{13}$)的总量不得少于 9.0%。水分不得过 13.0%；总灰分不得过 7.0%；酸不溶性灰分不得过 3.0%。

【药性】苦，寒。归肝、胃、大肠经。

【功效】退虚热，除疳热，清湿热。

【应用】

1. 骨蒸潮热　本品性寒，入心、肝二经血分，有退虚热、除骨蒸、凉血清热之功。用于阴虚发热，劳热骨蒸，潮热盗汗等症，常与地骨皮、秦艽、鳖甲等同用，如《证治准绳》清骨散及《太平圣惠方》胡黄连丸。

2. 小儿疳热　本品既能除小儿疳热，又能清胃肠湿热。用于小儿疳积发热，饮食不消，腹大肌瘦，低热不退等症，常与白术、山楂、使君子等同用，如《万病回春》肥儿丸；亦可与黄连、朱砂、芦荟等配用，如《小儿药证直诀》胡黄连丸；或与阿魏、神曲、猪胆汁等配伍，如《金匮钩玄》胡黄连丸。

3. 湿热泄痢　本品苦寒沉降，能除胃肠湿热积滞，功似黄连，但药力稍逊。用于湿热壅滞，气机不畅，下痢赤白，里急后重者，常与黄柏、白头翁、木香等同用；《鲜于枢钩玄》单用本品为丸，治热痢腹痛；若久痢下血，又可与乌梅肉、灶心土配伍，如《苏沈良方》三物散。

4. 痔疮肿痛　本品苦寒，清热燥湿，尤善除大肠湿火蕴结，又为治痔漏的常用药。用于痔疮肿痛，《孙天仁集效方》单用本品为末，调入鹅胆汁外涂患处。用于痔漏成管，可与刺猬皮、麝香配用，如《外科正宗》胡连追毒丸；或与石决明、槐花、穿山甲配伍，如《外科正宗》黄连闭管丸。

【用法用量】煎服，3～10g。

【使用注意】脾胃虚寒者慎用。

【鉴别用药】胡黄连与黄连，均为苦寒清热燥湿医治湿热痢疾之品。但胡黄连善退虚热、除疳热；而黄连则善清心火、泻胃火，为解毒要药。

【药论】

1.《新修本草》："主骨蒸劳热，补肝胆，明目。治冷热泄痢，益颜色，厚肠胃；治妇人胎蒸虚惊，三消五痔，大人五心烦热；以人乳浸点目甚良。"

2.《药品化义》："胡黄连，独入血分而清热。丹溪云，骨蒸发热，皆积所成。此能凉血益阴，其功独胜，若夜则发热，昼则明了，是热在血分，以此佐芎、归为二连汤，除热神妙。"

3.《本经逢原》："胡黄连，苦寒而降，大伐脏腑骨髓邪热，除妇人胎蒸、小儿疳热积气之峻药。"

4.《本草正义》："按胡连之用，悉与川连同功。惟沉降之性尤速，故清导下焦湿热，其力愈专，其效较川连为捷。凡热痢脱肛，痔漏疮疡，血痢血淋，溲血泻血及梅毒疳疮等证，湿火结聚，非此不能直达病所，而小儿疳积腹膨之实证，亦可用之。盖苦降直坠，导热下趋，最为迅疾，且不致久留中州，妨碍脾胃冲和之气耳。"

【现代研究】

（一）化学成分

胡黄连含有胡黄连苦苷、胡黄连素、桃叶珊瑚苷环烯醚萜苷，尚含少量生物碱、酚酸、糖苷以及甾醇等。

（二）药理作用

1. 保肝利胆作用　胡黄连根茎醇提液对D-半乳糖胺诱发大鼠肝炎模型的抗氧化作用明显，有肝保护作用[1,2]。口服胡黄连的糖苷提取物(Picroliv)可显著拮抗乙醇导致的大鼠体内乙醛脱氢酶(ALDH)、SOD、CAT、过氧化物酶、GST等的活性下降，并降低谷胱甘肽水平，减少自由基生成，促进损伤细胞膜的修复，防止酶向血清中渗漏[3]。

Picroliv 6、12mg/kg对清醒大鼠和麻醉豚鼠均有明显的利胆作用，能明显增加胆汁盐、胆酸和脱氧胆酸的排泌，对由对乙酰氨基酚(醋氨酚)和炔雌醇(乙炔雌二醇)诱导的清醒大鼠胆汁郁结及乙酰氧基酚诱导的麻醉豚鼠胆汁郁积均有显著的对抗作用[4]。从胡黄连石油醚提取物中分离得到的香荚兰乙酮还对麻醉犬有显著的利胆作用[5]。

2. 抗炎作用　在佐剂和甲醛诱导的大鼠和小鼠关节炎中，胡黄连活性成分Androsin抗炎活性显著，并能抑制乙酸诱导的小鼠血管通透性降低和白细胞移动性降低[6]。

3. 对平滑肌的作用　香荚兰乙酮对家兔回肠和大鼠子宫有收缩作用，对各种痉挛剂引起的豚鼠回肠和大鼠子宫的痉挛有拮抗作用。胡黄连的糖苷部分对异丙肾上腺素长期给药引起的豚鼠支气管扩张的灵敏度降低有保护作用，与异丙肾上腺素合用可显著降低豚鼠对磷酸组胺引起的支气管收缩效应[5]。吸入胡黄连活性成分Androsin 0.5mg可抑制卵白蛋白和血小板活化因子(PAF)诱发的支气管痉挛，抑制率分别为67%和72%[7]。

4. 调节血脂作用　对三硝基甲苯诱发的大鼠高脂血症，服用Picroliv后，TC、PL、TG和脂蛋白浓度显著降低；对胆固醇引起的高脂血症，Picroliv可使胆固醇引起的脂质参数显著下降；长期服用Picroliv能提高正常大鼠血浆LCAT和PHLA物质的浓度及肝脏脂解活性。另外，Picroliv可抑制正常大鼠肝胆固醇的生物合成，刺激受体调节的^{125}I-LDL分解代谢。Picroliv还能抑制高血脂大鼠总体肝脂质的生物合成，使服用胆固醇的大鼠粪便中胆酸和脱氧胆酸排泄量增大[8]。

（三）临床报道

1. 治疗小儿盗汗　以胡黄连、银柴胡各等份，共研细末，炼蜜丸，每次服1～3g，每天2～3次。治疗小儿盗汗、潮热往来有较好疗效[9]。

2. 治疗痈疽疮肿　以胡黄连、穿山甲(烧存性)等份为末，以茶或蛋清调涂，治疗痈疽疮肿已溃、未溃者，疗效满意[10]。

3. 治疗痔疮　用胡黄连配槐花，研末外敷，治疗痔疮，效果颇佳[11]。另有报道，用胡黄连200g、干无花果30g、儿茶15g、冰片6g，研细拌匀，与合成脂肪酸36型基质共同制成3cm长棒状栓剂，便后取1枚纳入肛内，12天为1个疗程。治疗内痔出血160例，1个疗程后出血完全消失者94例，出血量减少或间断出血者52例，无改善者14例[12]。

4. 治疗小儿口腔溃疡　取胡黄连、吴茱萸各10g研末，放碗内调陈醋制成糊状，敷于双足涌泉穴，纱布、绷带固定，24小时更换一次。治疗本病40例，1天有效率100%，2天治愈12例，3天治愈20例，4天治愈6例[13]。

参 考 文 献

[1] Johnson DK, Schillinger KJ, Kwait DM, et al. Inhibition of NADPH oxidase activation in endothelial cells by orthomethoxy substituted catechols[J]. Endothelium, 2002, 9(3): 191-203.

[2] Rastogi R, Srivastava AK, Rastogi AK. Long term effect of aflatoxin B(1) on lipid peroxidation in rat liver and kidney: effect of picroliv and silymarin[J]. Phytother Res, 2001, 15(4): 307-310.

[3] Rav. Rastogi, Seema Saksena, Narendra Kumar Garg, et al. Picroliv Protects Against Alcoholinduced Chronic Hepatotoxicity in Rats[J]. Planta Medica, 1996, 62(3): 283.

[4] Shukla B, Visen P K, Patnaike G K, et al. Choleretic of picroliv, the hepatoprotective principle of Picrorhiza kurrooa[J]. Planta Med, 1991, 57(1): 29.

[5] 阴健. 中药现代研究与临床应用(2)[M]. 北京:学苑出版社, 1995: 245.

[6] Singh G B, Bani Sarany, Singh Surjeet, et al. Antiinflammatory Activity of the Iridoids Kutkin, Picroside-1 and Kutkoside from Picrorhiza Kurrooa[J]. Phytotherapy Research, 1993, 7(6): 402.

[7] Muller A, Antus S, Bittinger M, et al. Chemistry and pharmacology of the Antiasthmatic plants Galphimia glauca, Adhatoda vasica, and picrorhiza kurrooa[J]. Planta Medica, 1993, 59(7): 586.

[8] A. K. Khanna, R. Chander, N. K. Kapoor, et al. Hypolipidemic Activity of picroliv in AlBino Rats [J]. Phytotherapy Research, 1994, 8(6): 403.

[9] 胡国臣. 中药现代临床应用手册[M]. 北京:学苑出版社, 1993: 497.

[10] 江苏新医学院. 中药大辞典(下册)[M]. 上海:上海人民出版社, 1977: 1550.

[11] 胡国臣. 中药现代临床应用手册[M]. 北京:学苑出版社, 1993: 746.

[12] 李树正, 孟祥华. 胡黄连栓治疗内痔出血[J]. 山东中医杂志, 1996, 15(6): 282.

[13] 张雅红. 吴茱萸、胡黄连涌泉穴外敷治疗小儿口腔溃疡的疗效观察及护理[J]. 护理研究, 2007, 21(1): 242-243.

(张一昕 郭秋红 于文涛 徐晶)

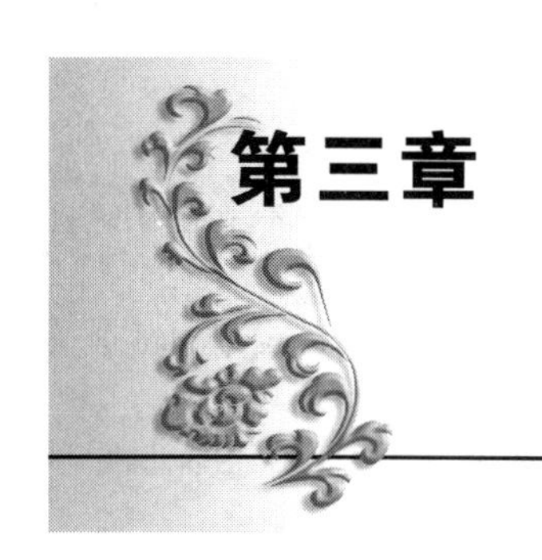

第三章

泻　下　药

凡能引起腹泻，或润滑大肠，促进排便的药物，称为泻下药。

本类药物主要作用是泻下通便，以排除胃肠积滞、燥屎及有害物质（毒、瘀、虫等）；或清热泻火，使实热壅滞之邪通过泻下而清解；或逐水退肿，使水湿停饮随从大小便排除，达到祛除停饮，消退水肿的目的。主要适用于大便秘结，胃肠积滞，实热内结及水肿停饮等里实证。

根据本类药物作用的特点及使用范围的不同，可分为攻下药、润下药及峻下逐水药三类。其中攻下药和峻下逐水药泻下作用峻猛，尤以后者为甚；润下药能润滑肠道，作用缓和。

使用泻下药应注意的是：里实兼表邪者，当先解表后攻里，必要时可与解表药同用，表里双解，以免表邪内陷；里实而正虚者，应与补益药同用，攻补兼施，使攻邪而不伤正。攻下药、峻下逐水药，其作用峻猛，或具有毒性，易伤正气及脾胃，故年老体虚、脾胃虚弱者当慎用；妇女胎前产后及经期应当忌用。应用作用较强的泻下药时，当奏效即止，慎勿过剂，以免损伤胃气。应用作用峻猛而有毒性的泻下药时，一定要严格炮制法度，控制用量，避免中毒现象发生，确保用药安全。

第一节　攻　下　药

本类药物多为苦寒，其性沉降，主入胃、大肠经。具有较强的泻下通便作用，并能清热泻火。主要适用于大便秘结，燥屎坚结及实热积滞之证。应用常辅以行气药，以加强泻下及消除胀满作用。若治冷积便秘者，须配用温里药。

具有较强清热泻火作用的攻下药，又可用于热病高热神昏、谵语发狂，火热上炎所致的头痛、目赤、咽喉肿痛、牙龈肿痛以及火热炽盛所致的吐血、衄血、咯血等上部出血症。上述病证，无论有无便秘，应用本类药后，可清除实热，或导热下行，起到“釜底抽薪”的作用。此外，对痢疾初起，下痢后重，或饮食积滞，泻而不畅之症，可适当配用本类药物，以攻逐积滞，消除病因。对肠道寄生虫病，本类药与驱虫药同用，可促进虫体的排出。

根据“六腑以通为用”，“不通则痛”的理论指导，目前临床上常以攻下药为主，配伍清热解毒药、活血祛瘀药等，用于治疗胆石症、胆道蛔虫症、胆囊炎、急性胰腺炎、肠梗阻等急腹症，并取得了良好效果，为攻下药开辟了新的临床用途。

现代药理研究证明，泻下药均有明显的泻下作用，都能通过不同的作用机理刺激胃肠道黏膜，使肠蠕动增强而致泻。此外，部分药物还有利尿作用，可使尿量明显增加；部分药物有抗感染作用，对革兰阴性、阳性菌中的多种细菌有效，且对某些病毒、真菌以及有些致病性原虫均有抑制作用；某些药物兼有利胆作用，能促进胆汁分泌。

大黄 Dahuang

【别名】黄良、火参、肤如(《吴普本草》),将军(李当之《药录》),锦纹大黄(《千金方》),川军(《中药材手册》)等。

【来源】大黄,始载于《神农本草经》,列为下品,历代本草均有收载。因其色黄,故名。为蓼科多年生草本植物掌叶大黄 *Rheum palmatum* L.、唐古特大黄 *Rheum tanguticum* Maxim. ex Balf. 或药用大黄 *Rheum officinale* Baill. 的根及根茎。主产于甘肃岷县、文县、礼县、临夏、武威,青海同仁、同德、贵德,四川阿坝、甘孜、雅安,以及西藏昌都、那曲地区。此外,陕西、湖北、新疆、河南等地亦产。野生与栽培均有。

【采收炮制】于秋末茎叶枯萎或次春发芽前采挖,除去细根,刮去外皮,切瓣或段,绳穿成串干燥或直接干燥。生用,或酒炙、酒蒸、炒炭用。

【商品规格】商品以不同产地分西大黄、南大黄、雅黄。本品均以外表黄棕色,锦纹及星点明显,体重、质坚实、有油性、气清香、味苦而不涩、嚼之发黏者为佳。

按《中国药典》(2010 年版一部)规定:土大黄苷[置紫外光灯(365nm)下检视]不得显持久的亮紫色荧光。本品含芦荟大黄素($C_{15}H_{10}O_5$)、大黄酸($C_{15}H_8O_6$)、大黄素($C_{15}H_{10}O_5$)、大黄酚($C_{15}H_{10}O_4$)和大黄素甲醚($C_{16}H_{12}O_5$)的总量不得少于 1.5%。

【药性】苦,寒。归脾、胃、大肠、肝、心包经。

【功效】泻下攻积,清热泻火,凉血解毒,逐瘀通经,利湿退黄。

【应用】

1. 大便秘结 《本草经疏》曰:"大黄气味大苦大寒,性禀直遂,长于下通。"本品有较强的泻下通便作用,常用于大便秘结者,由于本品性寒,尤用于热结便秘之证,单用有效。治温热病热结便秘,高热不退,甚则神昏谵语,或杂病里热炽盛,热结便秘者,常与芒硝、枳实同用,以增强其泻下通便,通腑泻热,如《伤寒论》之大承气汤;若治里实热结而兼气血虚亏,或兼阴虚津亏者,宜与补气血或养阴生津药同用;若治脾阳不足,冷积便秘者,须与附子、干姜等温里药同用,如《备急千金要方》之温脾汤;若治肠胃燥热,脾津不足,大便秘结者,常与火麻仁、枳实等同用,如《伤寒论》之麻子仁丸。

2. 胃肠积滞,湿热泻痢 《神农本草经》谓本品能"荡涤肠胃,推陈致新。"《本草纲目》曰其"主治下痢赤白,里急后重"。大黄苦寒降泄,善能泻下荡涤肠胃积滞,治肠胃湿热积滞,痢疾初起,腹痛里急后重者,常与黄连、木香配伍同用,以清除肠胃湿热积滞;若治食积气滞,腹痛,泻而不畅者,常与木香、青皮、神曲等同用,以攻积导滞。

3. 血热出血证 大黄苦寒降泄,善能泻火止血,同时,取制大黄又具化瘀收敛止血之功。治血热妄行之吐血、衄血、咯血者,常与黄连、黄芩同用,如《金匮要略》之泻心汤。现代临床单用大黄粉治疗上消化道出血,有较好疗效。

4. 目赤,咽喉肿痛,牙龈肿痛 本品苦降,能使上炎之火下泄,可用于火邪上炎所致的目赤肿痛,咽喉肿痛,牙龈肿痛等症,亦常与黄连、黄芩配伍同用。

5. 痈肿疔疮,水火烫伤 本品可内服外用。内服能清热泻火解毒,并借其泻下通便作用,使热毒下泄清解。治热毒痈肿疔疮,常与金银花、连翘、蒲公英等同用;治肠痈腹痛,常与牡丹皮、桃仁等同用,如《金匮要略》之大黄牡丹皮汤;本品外用能清热,消肿块,疗烫伤,治水火烫伤,可单用大黄,或配地榆粉,用麻油调敷患处;治热毒痈肿疔疖,可以本品研末,蜜水调敷;治口舌生疮,可与枯矾研末,涂抹患处。

6. 瘀血诸证 《神农本草经》曰其能“下瘀血，血闭寒热，破癥瘕积聚”。又曰可“推陈致新”。《日华子本草》谓其能“通宣一切气，调血脉”。本品其性通泄，入血分，调血脉，具有较好的活血祛瘀作用，其酒制者尤佳，为治疗瘀血证的常用药物。治妇女产后瘀阻腹痛，恶露不尽者，常与桃仁、土鳖虫等同用，如《金匮要略》之下瘀血汤；治癥瘕积聚，二便不通，腹中胀满者，可与芍药研末蜜丸服，如《备急千金要方》之神明度命丸；治跌打损伤，瘀血肿痛者，常与桃仁、红花、穿山甲等同用，如《医学发明》之复元活血汤；治瘀血内留，形瘦腹满，肌肤甲错，两目黯黑之干血劳者，可与土鳖虫、虻虫、桃仁等同用，如《金匮要略》之大黄䗪虫丸。

7. 湿热黄疸、淋证 本品苦寒降泄，取之泻热通便以导湿热外出，治湿热黄疸，尿赤便秘者，常与茵陈、栀子同用，如《伤寒论》之茵陈蒿汤；治湿热淋证者，可与木通、车前子、栀子等同用，如《太平惠民和剂局方》之八正散。

现代临床大黄还常用于胆石症，与芒硝、黄芩、木香、枳壳等同用，有排出结石之功效。

【用法用量】煎服，3～15g。外用适量，研末调敷。生大黄泻下力较强，欲攻下者宜；入汤剂应后下，或用温开水泡服，久煎则泻下力减弱。酒制大黄泻下力较弱，活血作用较好，宜用于瘀血证。大黄炭则多用于出血症。

【使用注意】本品苦寒，易伤胃气，脾胃虚弱者慎用；其性沉降，且善活血祛瘀，故孕妇、月经期、哺乳期应忌用。

【药论】

1.《汤液本草》：“大黄，阴中之阴药，泄满，推陈致新，去陈垢而安五脏，谓如戡定祸乱以致太平无异，所以有将军之名。”

2.《本草切要》：“凡蕴热之症，藏府坚涩，直肠火燥而大便秘；痈肿初发，毒热炽盛而大便结；肥甘过度，胃火盛而大便结；纵饮太盛，脾火盛而大便结，必用苦寒，以大黄可也。至若跌仆损伤，血有所瘀，闭而不行，用桃仁、红花之剂，必加酒炒大黄。又有阳明胃火。痰涎壅盛，喉闭乳蛾，腮颊肿痛连及口齿，用清痰降火之剂，必加姜制大黄。若光明科以之治目，在时眼初发时，用之泻火可也；疮肿以之散热拔毒，在红肿时解毒可也。如产后去血过多，血虚闭而便不行，当用养血润肠之剂，必禁大黄为要。又若老人气虚血闭，当用麻仁丸，肥人痰闭，当用半硫丸，大黄亦所必戒。”

3.《本草纲目》：“大黄，乃足太阴、手足阳明、手足厥阴五经血分之药，凡病在五经血分者，宜用之。”

4.《本草经疏》：“《经》曰，实则泻之。大黄气味大苦大寒，性禀直遂，长于下通，故为泻伤寒温病、热病、湿热、热结中下二焦，二便不通，及湿热胶痰滞于中下二焦之要药，祛邪止暴，有拨乱反正之殊功。”

5.《本草正》：“大黄欲速者生用，泡汤便吞；欲缓者熟用，和药煎服。气虚同以人参，名黄龙汤；血虚同以当归，名玉烛散。佐以甘草、桔梗，可缓其行，佐以芒硝、厚朴，益助其锐。用之多寡，酌人实虚，假实误用，与鸩相类。”

6.《本草述》：“大黄，《本经》首曰下瘀血、血闭，固谓厥功专于血分矣。阳邪伏于阴中，留而不去，是即血分之结热，唯兹可以逐之。《本草》所谓肠间结热，心腹胀满，亦指热之结于血中者而言。如仲景治痞满及结胸证，胥用大黄，乃时珍能晰其微，谓用之以泻脾邪，初不干于气分也，是非其一端可以类推者乎。”

7.《医学衷中参西录》：“大黄，味苦、气香、性凉，能入血分，破一切瘀血，为其气香，故兼入气分，少用之亦能调气，治气郁作疼。其力沉而不浮，以攻决为用，下一切癥瘕积聚，能开心下热痰以愈疯狂，降肠胃热实以通燥结，其香窜透窍之力，又兼利小便。性虽趋下，而又善清在上之热，故目疼齿疼，用之皆为要药。又善解疮疡热毒，以治疔毒，尤为特效之药(疔毒甚剧，他药不效者，当重用大黄以通其大便自愈)。其性能降胃热，并能引胃气下行，故善止吐衄，仲景治吐衄血有泻心汤，大黄与黄连、黄芩并用。《本经》谓其能'推陈致新'，因有黄良之名。仲景治血痹虚劳，有大黄䗪虫丸，有百劳丸，方中皆用大黄，是真能深悟'推陈致新'之旨者也。凡气味俱厚之药，皆忌久煎，而大黄尤甚，且其质经水泡即软，煎一两沸，药力皆出，与他药同煎宜后入，若单用之，开水浸服即可，若轧作散服之，一钱之力可抵煎汤者四钱。大黄之力虽猛，然有病则病当，恒有多用不妨者。是以治癫狂其脉实者，可用至二两，治疔毒之毒热甚盛者，亦可以用至两许，盖用药以胜病为准，不如此则不能胜病，不得不放胆多用也。"

【现代研究】

(一) 化学成分

主要含蒽醌衍生物，一部分为游离状态，如大黄酸、大黄酚、大黄素、芦荟大黄素、大黄素甲醚。大部分为结合状态，其中属蒽醌苷类的有大黄酸-8-葡萄糖苷、大黄素甲醚葡萄糖苷、芦荟大黄素葡萄糖苷、大黄酚葡萄糖苷。属双蒽醌类的有番泻苷A、B、C、D、E、F等，此外尚有大黄蒽醌衍生物与树脂及没食子酸和桂皮酸的结合物，其含量为10.4%；鞣质有儿茶鞣质、没食子酸桂皮鞣质、蒽醌鞣质等。

(二) 药理作用

1. 对消化系统的作用

(1) 泻下作用：大黄泻下的有效成分包括蒽醌类和二蒽酮类及其苷类。其中番泻苷A、B、C、D、E、F的泻下活性(小鼠ED_{50}为13.3～16.1mg/kg)相近；8-葡萄糖-大黄酸蒽酮的作用次之(ED_{50}=20.0mg/kg)；8-葡萄糖-芦荟大黄素(ED_{50}=71.6mg/kg)、芦荟大黄素(ED_{50}=59.6mg/kg)、大黄酸(ED_{50}=99.5mg/kg)、8'-葡萄糖-大黄酸(ED_{50}=103.0mg/kg)等均较弱；而大黄酚、大黄素、大黄素甲醚等几乎没有泻下活性。上述表明，结合型蒽醌的作用较强，游离型则较弱，其中以番泻苷的作用最强[1]。

大黄泻下作用确切，离体肠管电活动和收缩活动实验证实，大黄浸膏对整个结肠的电活动有明显的兴奋作用，其特点是群集性放电，峰电频率明显增快，幅度明显增加，肠收缩活动增强。该效应可被阿托品阻断，表明大黄对肠平滑肌M受体具有兴奋作用。但在小剂量时又能使结肠电活动抑制。大黄的泻下通过两个途径：首先是番泻苷由小肠吸收后，经肝脏转化为苷元，再刺激骨盆神经而引起大肠蠕动致泻，同时一部分以原型或苷元随血运到大肠，刺激黏膜下神经丛，随后更深部肌肉的神经丛，或奥厄巴赫神经丛，而使肠运动亢进，引起泻下；另一方面是通过抑制Na^+，K^+-ATP酶而抑制水分的吸收(较正常时增加450%)，产生容积性致泻作用[1]。

(2) 对胃及十二指肠的影响：大黄对应激型、结扎幽门型、纯酒精引起的胃溃疡有明显保护作用，能使应激型胃溃疡出血程度明显减轻，出血面积明显减少；幽门结扎型胃溃疡出现率明显降低，溃疡面积、胃液量、胃液游离酸减少、胃蛋白酶活性降低；纯酒精型胃溃疡胃黏膜损伤程度明显减轻，并发现胃壁组织PGE_2含量明显升高[1]。大黄对胃溃疡的防治作用类似于甲氰咪胍[2]。此外，大黄对低血容量性和内毒素性休克动物胃肠黏膜也有显著保护作用，对危重症患者胃肠功能衰竭也有防治作用[3]。

(3) 对肝脏的影响：芦荟大黄素对CCl_4所致的小鼠急性肝损害有保护作用，不仅能阻止肝细胞的死亡，而且对脂质过氧化引起的炎症反应也有保护作用[4]。大黄煎剂对乙肝抗原(HBsAg)有明显的抑制作用[1]。大黄酸能减轻非酒精性脂肪性肝炎大鼠肝组织脂肪变性程度及炎症浸润,从而延缓该病的进展[5]。大黄蒽醌衍生物对小鼠肝微粒体细胞色素P450有抑制作用[6]。

(4) 利胆作用:大黄能明显促进犬和家兔胆汁的分泌和排出;疏通胆小管,消除微细胆小管内胆汁的淤积,增强胆管舒张和收缩功能,而发挥明显的利胆退黄效果。家兔经十二指肠给药后,可观察到奥狄括约肌收缩波有所减弱,胆道压力轻度下降,胆汁排出量明显增加[1]。

(5) 对胰腺分泌及其消化酶的影响:大黄能明显降低急性胰腺炎大鼠血清中肿瘤坏死因子(TNF-α)的含量[7],对TNF-α作用下的胰腺组织具有保护作用,可提高相应TNF-α浓度下的胰腺细胞的细胞存活率[8,9]。大黄还能促进胰腺的分泌,能有效地防止酒精或胰蛋白酶引起的急性水肿或急性出血坏死型胰腺炎的发生和发展[1]。大黄煎剂对胰蛋白酶、脂肪酶、淀粉酶均具有明显的抑制作用[1,10]。

(6) 收敛止泻作用:大黄中所含鞣质具有收敛止泻作用,故泻后又有便秘现象,这是由于所含鞣质的收敛作用掩盖了含量过少的泻下成分对大肠的刺激作用所致[11]。

2. 对病原微生物的影响

(1) 抗菌作用:实验证明大黄对葡萄球菌、溶血性链球菌、白喉杆菌、枯草杆菌、草分枝杆菌、布鲁杆菌、鼠疫杆菌、伤寒及副伤寒杆菌、痢疾杆菌、蕈状杆菌、包皮垢杆菌、淋病双球菌等均具有不同等程度的抑制作用,尤以葡萄球菌、淋病双球菌最敏感。大黄抗菌的主要成分为蒽醌类衍生物中的结构为1,9-二羟基蒽醌者。其中以3-羟基大黄酸、羟基芦荟大黄素、羟基大黄素三者抗菌作用最强,如果2位是甲基大黄酚或甲氧基大黄素、甲醚及其他蒽醌衍生物,其抗菌作用较弱,若1,9位缺少羟基(蒽醌)则抗菌作用更低[12,13]。

大黄酸、大黄素、芦荟大黄素对葡萄球菌、链球菌、白喉杆菌、枯草杆菌、炭疽杆菌、伤寒杆菌等的抑制浓度为1.5～25μg/ml。大黄素、芦荟大黄素对金黄色葡萄球菌209P、大肠杆菌、福氏痢疾杆菌在体外的最低抑菌浓度分别为15mg/L、480mg/L、120mg/L和7.5mg/L、600mg/L、60mg/L。对临床分离的119株金黄色葡萄球菌最低抑制浓度,大黄素为20～160mg/L,芦荟大黄素为10～80mg/L。经诱导耐药试验后,芦荟大黄素产生耐药性,而大黄素不产生耐药性[14]。用大黄醇提物对50株痢疾杆菌和20株肠炎病原菌(如产毒大肠杆菌、鼠伤寒杆菌等)并进行试管法测定最小抑菌浓度,对痢疾杆菌为2.048～4.096mg/ml[15]。

大黄的抗菌成分除蒽醌类外,可能还有其他水溶性成分,因为生大黄煎剂单去掉鞣质或游离蒽醌或二者均去掉后,仍有抗菌活性,而这些成分对长时间受热或一定压力加热0.5～6个小时,不影响其抑菌活性,但其泻下成分,特别是番泻苷已基本不存在(加热0.5小时仅剩下微量)或含量明显减少,作用减弱,这可能与目前已知番泻苷、蒽醌苷不是同一物质。并证明大黄素、大黄酸等也有耐热性质[16]。

大黄抗菌作用机制主要是对细菌细胞核酸和蛋白质合成以及糖代谢的抑制作用[1]。

(2) 抗真菌作用:大黄煎剂及水、醇、醚提取物在体外对一些致病真菌亦有抑制作用,对许兰黄癣菌及蒙古变种、同心性毛癣菌、红色表皮癣菌、黄色毛癣菌、铁锈色小孢子癣菌、大小孢子癣菌、絮状表皮癣菌、趾间毛癣菌等均有较高的敏感性[1]。

(3) 抗病毒作用:大黄煎剂对流感病毒有较强的抑制作用,通过鸡胚半体内筛选法测定最小有效量为5mg/胚[1]。大黄抗单纯疱疹病毒的作用,主要通过抑制病毒的吸附和穿入过程而阻止病毒的复制[17]。

(4) 抗寄生虫作用:大黄浸出液对溶组织变形原虫、人毛滴虫、阴道滴虫等均有一定的抑制作用[1]。5%大黄浸出液在48小时内可使淡色库蚊幼虫死亡[18]。

3. 抗肿瘤作用 大黄素每日腹腔注射75mg/kg,对小鼠乳腺癌抑制率为45%。药用大黄的粗提取物皮下注射对小鼠肉瘤、淋巴肉瘤有较强的抑制作用。大黄酸和大黄素对小鼠黑色素瘤的抑制率分别为76%、73%[1]213。大黄素和大黄酸对艾氏腹水癌也有抑制作用,药用大黄的粗提取物皮下注射对小鼠S37肉瘤有抑制作用,大黄素对艾氏腹水癌细胞呼吸的抑制较强,50%抑制浓度为20mg/ml,大黄酸次之,芦荟大黄素和大黄酚作用更差。大黄素对艾氏腹水癌的某些氨基酸和糖代谢中间产物的氧化和脱氢有较强烈的影响,在50mg/ml量时对乳酸氧化和脱氢的抑制分别为87%和91%,对癌细胞的酵解大黄酸亦有明显的作用,在250mg/ml抑制率为60%,而大黄素仅有刺激作用,大黄素25～50mg/ml、大黄酸25mg/ml对宿主正常组织如肝、肾匀浆呼吸几无影响,但大黄酸在50mg/ml时对脑组织匀浆有一定的抑制作用[19]。大黄抗癌作用主要是通过抑制肿瘤细胞的增生、促进细胞凋亡、抑制细胞色素P_{450}1A1和抗突变作用,以及抑制N-乙酰转移酶的活性而实现[20]。

4. 对免疫功能的影响 大黄蒽醌衍生物大黄酸、大黄素和芦荟大黄素腹腔注射70mg/kg 7天对正常小鼠免疫系统有不同程度的抑制作用,如减轻免疫器官的重量,减少抗体的产生,抑制炭粒廓清功能和腹腔巨噬细胞吞噬功能,降低白细胞数,抑制2,4-二硝基氯苯(DNCB)所致的迟发型超敏反应[21]。

5. 对心血管系统的影响 药用大黄及掌叶大黄浸剂、酊剂以及大黄素皆有降低血压的作用。对离体蟾蜍心脏的作用,大黄小剂量为兴奋,大剂量为抑制。酊剂可使离体兔耳扩张,大黄中所含的D-儿茶精可使离体兔耳血管收缩,血压轻度上升[22]。大黄可使蛋黄及高脂饲料诱导的高脂血症的小鼠血清及肝脏胆固醇、甘油三酯和过氧化脂质明显降低,其有效成分可能是蒽醌类、儿茶素类及多糖[23]。

6. 止血和活血作用 各种动物实验证明,大黄能缩短凝血时间,降低毛细血管通透性,改善血管脆性,促进骨髓制造血小板,增加血小板的黏附性和聚集能力,增加纤维蛋白原活性,降低抗凝血酶Ⅰ的活性,并能直接作用于血管平滑肌,增强血管平滑肌的紧张性和收缩运动,因而促进血液凝固。大黄还可以影响微循环,促进局部止血。止血有效成分是大黄酚、大黄素甲醚及没食子酸等。

服用大黄制剂的患者,全血黏度、血细胞比容均下降,红细胞、血小板电泳时间明显延长,血小板聚集指数明显降低。表明大黄及其制剂又有一定的活血作用。大黄可提高血浆渗透压,使组织水分向血管内转移以补充因大失血而丢失的血容量,降低血浆黏度,有利于改善微循环障碍。大黄此种提高血浆渗透压的作用,目前认为与大黄能抑制红细胞膜Na^+-K^+-ATP酶活性有关。大黄对血液的稀释作用正是其活血化瘀的药理基础[1,24-28]。

7. 对肾脏的影响 用喂饲腺嘌呤饲料的方法引起血中尿素氮和肌酐增加,给大黄水煎剂后,血中尿素氮和肌酐含量,门静脉血中的氨基酸含量均明显降低,肝和肾中的尿素量也分别降低12%～37%和19%～24%,与血清中尿素氮量呈平行关系。尿中尿素氮排出量显著增加,肌酐排泄量也有轻度增加,血中游离氨基酸量明显增加。其有效成分可能是大黄鞣质。作用机理是多方面的,泻下作用可减少肠道对氨基氮(合成尿素的原料)的吸收;血中氨基酸合成蛋白增多,使肝肾组织合成尿素减少;另外,大黄还抑制体蛋白,特别是肌蛋白的分解并促进尿素和肌酐的排泄[29]。近年来从细胞水平上探讨了大黄防治肾病的机理。大黄素能抑制肾小管细胞、肾小球系膜细胞的增殖，大黄酸可以抑制糖尿病大鼠肾脏高代谢，明显减少尿蛋白，并可抑制高糖培养条件下肾小球系膜细胞的增殖及细胞外基质的合成，可以逆转 TGF-β(转化生长因子 β)诱导的近端肾小管上皮细胞肥大和 TGF-β_1所致的系膜细胞Ⅰ型葡萄糖转运蛋白的高表达以及系膜细胞糖摄入的增加也有显著抑制作用[30-32]。

8. 抗炎作用　大黄对多种动物实验性炎症有明显的抑制作用。给小鼠灌胃大黄煎剂能显著抑制巴豆油所致小鼠耳壳急性渗出性炎症。同时对大鼠甲醛性、蛋清性足肿胀、小鼠和大鼠的棉球肉芽肿增生，均有抑制作用。大黄抗炎作用可能是使花生四烯酸代谢途径环氧化酶通道受阻，增加羟基花生四烯酸的生成，而活跃脂化酶通路，达到抗炎作用。实验研究表明，大黄抗炎作用不是通过垂体-肾上腺系统，因为切除肾上腺并不影响其抗炎作用[1]210。近年来，有关大黄的抗炎症机制已经做了深入研究。大黄酸可显著抑制小鼠腹腔巨噬细胞内白三烯 B_4、白三烯 C_4的生物合成，其 IC_{50}值分别为 0.44μmol/L 和 2.78μmol/L；大黄酸还可显著抑制内毒素激发的巨噬细胞内 Ca^{2+}升高，并促进细胞内 cAMP 水平提高。大黄酸的显著影响巨噬细胞脂类炎性介质活化过程，可能是其抗炎作用机制之一[33]。大黄素对不同状态下的巨噬细胞分泌的肿瘤坏死因子(TNF-α)和[Ca^{2+}]有双向调节作用。当腹腔巨噬细胞受到大量脂多糖刺激，产生大量 TNF-α、IL-1、IL-6，这些细胞因子的过量存在，进一步激活多形核白细胞和内皮细胞等效应细胞，并释放氧自由基、蛋白酶等，加速花生四烯酸代谢，释放血栓素、前列腺素、白三烯和一氧化氮等炎性介质，导致过度炎症反应，而大黄素对此有明显的抑制作用，可使上述细胞因子的分泌达到或接近正常水平；当机体处于正常状态时，适当剂量大黄素对 TNF-α 分泌尚有一定的促进作用，有利于机体在维护免疫自稳状态下，发挥 TNF-α 抗感染的生物活性。由此可见，大黄素一方面对过度的炎症反应具有抑制和治疗作用，另一方面对机体的正常免疫防御功能又有促进作用，发挥双向调节作用[34]。

9. 解热降温作用　给正常和肺炎双球菌感染发热的家兔灌服大黄水煎剂后，观察到病理性发热家兔体温(肛温)明显下降。同时，对家兔内毒素性发热有明显抑制作用。大黄降温的作用机理，可能是通过影响 PGE 及中枢环核苷酸水平而实现的[35-38]。

10. 抗衰老作用　大黄对 D-半乳糖所致小鼠亚急性衰老模型记忆减退有较好的改善作用，还能明显延长果蝇的平均寿命和最高寿命，增加 2～3 月龄小鼠游泳能力和耐缺氧能力[39]。大黄素-8-*O*-D-吡喃葡萄糖苷能提高正常小鼠学习记忆功能，对东莨菪碱所致学习记忆障碍具防护作用，其作用机制是对胆碱酯酶可逆性的抑制[40]。

11. 利尿作用　大黄生药及大黄酸、大黄素均有利尿作用，口服大黄尿中钠、钾明显增加，尿 pH 逐渐上升，最高可达 pH 8.4，10 小时后恢复正常[41]。

12. 体内过程

(1) 吸收：人或动物口服易于吸收，2 小时后血中浓度即达高峰，8 小时后仅余痕迹。其中大黄酸因易溶于微碱性溶液中，故比大黄素更易吸收。

(2) 分布：大黄蒽醌衍生物吸收后，在体内以肝、肾、胆囊为最多，2 小时达最高浓度，家兔静注大黄酸 5 分钟内即达高峰，随即迅速下降，1 小时后血中浓度接近痕迹。

(3) 排泄：大黄蒽醌衍生物由粪和尿中排出，分别占摄入量的 23.4%及 22.8%，经尿排出以 2～4 小时为最多，8 小时排出约 61%。蒽醌衍生物由尿排出，尿为碱性时呈橘红色，酸性尿则为橙黄色，尿排出物为蒽醌衍生物葡萄糖醛酸苷的盐。小鼠口服大黄素后，胆汁中蒽醌衍生物明显上升，4 小时达高峰，然后迅速下降。由此证明蒽醌衍生物由胆汁中排出是其主要途径之一。游离蒽醌衍生物是脂溶性的，由于胆汁中胆盐的作用，通过肠肝循环在体内持续时间长达 2～3 天才能排尽。大黄酚在人及小鼠体内，可相继氧化为芦荟大黄素和大黄酸，后二者药理活性较强。在体内蒽醌衍生物均可与葡萄糖醛酸结合而解毒，因此尿中蒽醌衍生物以结合状态为多[42,43]。

（三）临床报道

1. 治疗急腹症

（1）治疗肠梗阻：生大黄片 20g，放入水中煮沸后放置至 28～32℃灌肠，每天 2 次，特别严重的患者可白天灌肠 3 次。对照组采用 0.2%肥皂水 100～150ml 灌肠。患者均配合常规保守治疗，主要措施包括：禁食，持续胃肠减压，维持水、电解质及酸碱平衡等，共治疗本病 37 例。结果大黄治疗组显效 15 例，有效 3 例，无效 1 例，总有效率 95%，缓解效果和缓解时间明显优于对照组（显效 10 例，有效 3 例，无效 5 例，总有效率 72%）[44]。

（2）治疗急性胆囊炎、胆绞痛：采用大黄牡丹皮汤[大黄、牡丹皮、桃仁各 12g，玄明粉 10g（分 2 次冲服）、冬瓜子 10g]治疗急性胆囊炎 44 例，其中胆石症并发急性胆囊炎者 19 例，胆道蛔虫继发急性胆囊炎者 4 例，无明显诱因患急性胆囊炎 21 例，结果临床治愈 30 例，显效 10 例，无效 4 例[45]。以生大黄 10～20g、木香 10g，加开水 300ml 浸泡 10 分钟后，频频饮服。结果治疗 45 例胆绞痛，显效（服药 1 小时完全缓解或明显减轻者）21 例，占 46.7%；有效（胆绞痛在服药后 1 小时减轻，患者能忍受）计 20 例，占 44.4%；无效（服药后胆绞痛未减轻或虽有减轻但患者仍不能忍受）计 4 例，占 8.9%，总有效率 91.1%[46]。

（3）治疗急性胰腺炎：用生大黄 10g 加水 100～200ml 浸泡后保留灌肠，每日 2 次，配合西医常规治疗（禁食、胃肠减压、抑制胰腺分泌、抗感染、肠外营养等），至肠功能恢复。结果 34 例急性胰腺炎患者总显效率 70%，优于西医常规治疗组（37 例，总显效率 54%），且大黄组腹痛缓解时间、发热持续时间、平均禁食时间均明显缩短[47]。生大黄 15g，用 80℃开水 100ml 浸泡，滤液经胃管注入后夹闭 2 小时，每天 2 次，配合常规治疗（禁食、胃肠减压等），治疗急性胰腺炎患者 62 例。对照组 53 例，仅采用常规治疗方案。结果生大黄治疗组在改善临床症状体征、缩短临床治愈时间、降低肿瘤坏死因子、白细胞介素-6 及-8 表达等方面均优于对照组[48]。

（4）治疗阑尾脓肿：将大黄 200g 烘干研细末，加入冰片 10g 搅匀，用米醋调匀，保持一定湿润度，再加入面粉少许。外敷于右下腹包块处，外用纱布覆盖，胶布固定，1～2 日换药 1 次，适当配合青霉素肌注，氯霉素静滴，经 3～13 日治疗。治疗 81 例，显效 68 例，好转 3 例，恶化 10 例，总有效率为 89.4%，中转手术率为 10.6%。疗效优于单纯西药组（38 例中转手术率为 57.8%）[49]。

2. 治疗上消化道出血　以大黄粉 5～7g，每 4～6 小时口服或经胃管注入，辅以补充血容量等处理，治疗上消化道出血 30 例，显效 17 例，有效 12 例，总有效率 96%[50]。周氏等认为，大黄可作为治疗急性上消化道出血的首选药物，每次 3～5g，每日 4 次，温水调服，有效率达 95%以上，止血时间平均 32 小时至 2.1 天[51]。

3. 治疗胃炎及消化性溃疡　炒熟大黄研末过 80 目筛，制成散剂，每次饭前 1 小时取 10g 用 60ml 温开水冲服，3 次/日，30 日为 1 个疗程，观察治疗 2 个疗程后复查胃镜。对照组用多潘立酮（吗叮啉）、庆大霉素、消炎利胆片。结果：治疗组的治愈率 42.85%，总有效率 92.85%，显著优于对照组（治愈率 20%，有效率 70%）[52]。阎氏用文火煨大黄，后研细末过

100 目筛，装入胶囊内，每次 2～4g，每日 3 次，分别于饭前半小时服，如大便变稀，适当减量。4 周为 1 个疗程。溃疡愈合后改每晚服药 1 次，共治 2 个疗程。治疗期间不用其他药物。结果 46 例难治性消化性溃疡治愈 16 例，好转 21 例，无效 9 例，总有效率 80%，随访 1 年复发 7 例，均为复合性溃疡，再次用药仍然有效[53]。

4. 治疗急性菌痢、肠炎　以大黄成人每次 15g/d，加开水 400ml，小儿 10g/d，加开水 200ml，浸泡 30 分钟以上，去渣取汁，分 2 次保留灌肠，一般连续 2～3 天，以明显缓解为度。重症配合中药治疗(黄芩 15g、黄柏 15g、木香 12g、槟榔 12g、当归 15g、白芍 20g、地榆 12g)。结果 39 例患者中有 24 例完全用灌肠治疗，15 例配合中药治疗，39 例均痊愈[54]。黄氏等以大黄甘草汤加减(大黄 3g、葛根 6g、甘草 3g，伴有脾虚者可加山药、党参、扁豆、白术各 10g)，加水 200ml 煎两次至 150ml，分数次口服，每日 1 剂。结果治愈 27 例，占 90%；好转 2 例，占 6.7%；无效 1 例，占 3.3%[55]。

5. 治疗中毒性肠麻痹　以生大黄加水 50～100ml 煎煮 5 分钟后再浸泡 10 分钟，取汁鼻饲，每 6～8 小时 1 次，起始剂量为 10g/d，无效者增加至 20g/d。同时积极予以病因治疗：维持水、电解质及酸碱平衡等。对照组使用通便药物如果导片、苁蓉通便口服液、西沙必利等，其余治疗同治疗组。结果治疗组 48 例，显效 28 例，有效 13 例，无效 5 例，总有效率 89.13%；明显优于对照组(共治疗 28 例，有效 10 例，无效 18 例，总有效率 35.71%)[56]。

6. 治疗肠道应激综合征　用大黄、黄芩、黄柏各 30g，加水煎成 150ml 行保留灌肠，每晚 1 次。14 日为 1 个疗程，疗程间隔 1 周，治疗肠道应激综合征 32 例，经治疗 1～2 个疗程后，显效 27 例，有效 4 例，无效 1 例[57]。

7. 治疗肠伤寒　取大黄 3 份、白及 2 份研末。大便隐血(＋)用 1g，隐血(＋＋～＋＋＋)、少量柏油样便用 2g，隐血(＋＋＋＋)、大量柏油样便用 3g，每日 3 次口服。其中配合西药 4 例，输血 1 例。治疗肠伤寒出血 78 例，显效 61 例，有效 13 例，无效 4 例，总有效率为 94.9%[58]。

8. 治疗外科手术后腹胀　用大黄粉 30g，食醋拌成糊状，置于纱布上敷于足底涌泉穴处，然后用保鲜薄膜包裹。肛门排气后再外敷 2 小时，24 小时无肛门排气者更换药物重新外敷。辅以常规治疗：禁食、持续胃肠减压、补液等。治疗本病 50 例，结果显效(12 小时内肠蠕动恢复，肛门排气，腹胀消失)33 例，有效(12～24 小时肠蠕动增加，腹胀缓解)16 例，无效(24～48 小时肠蠕动未恢复，肛门无排气，腹胀未缓解)1 例，总有效率 98%[59]。

9. 治疗急性肝炎　用生大黄粉，成人 3g/次，3 次/日，儿童 80mg/kg，3 次/日，加西药常规治疗，10 日为 1 个疗程，共治疗 2 个疗程。结果治疗组 36 例急性黄疸型甲型肝炎，治愈 20 例、显效 9 例、有效 6 例、无效 1 例，总有效率 97.2%[60]。黄氏等认为对于急性黄疸型肝炎的治疗，大黄每日 30g 可作为常用剂量。煎服时，大黄与中药同煎，不必后下，日大便次数一般 2～4 次左右，且为稀软便，若超过 5 次时，需将大黄先煎沸 10 分钟后再与其他中药同煎，大便次数随即减少，无其他不良反应[61]。

10. 治疗肾衰竭及尿毒症　以生大黄 30g、煅牡蛎 30g、蒲公英 30g，水煎至 300～400ml，行保留灌肠 30～60 分钟，每日 1 次，病重者可两次，以灌肠后排便 3 次左右为宜，治疗 132 例慢性肾衰竭。结果大黄煎剂保留灌肠可降低血尿素氮和血肌酐，改善水肿及消化道症状，显效率 35.61%，总有效率 72.73%，无明显毒副作用[62]。用大黄液(大黄 30g，水煎至 100ml)保留灌肠，每日 1 次，疗程 4 周。辅以常规西医疗法，治疗肾衰竭 50 例，结果显效

26例，有效20例，无效4例，总有效率92%[63]。崔氏等以生大黄煎剂(生大黄30g、生牡蛎30g、蒲公英30g、丹参30g)保留灌肠治疗21例尿毒症患者，结果显效11例(占52.3%)，有效8例(占38%)，无效2例(占9.5%)，总有效率达90.3%[64]。

11. 治疗高脂血症及肥胖症　用生大黄粉碎成末装到空心胶囊，口服2粒，3次/日，4周为1个疗程。治疗期间停服其他降脂药物，且正常饮食。结果32例高脂血症患者经过1个疗程治疗后，25例TC下降到正常，24例TG下降到正常，治疗前后TC及TG差异显著[65]。以大黄片口服4～10片/日，1～3次，饭前30分钟服，使大便保持日3次，同时控制主食，治疗体重超过标准体重10%以上，但未达到肥胖症标准，治疗3个月后，有效率为96%，腹围减少率61.5%～89%[66]。

12. 治疗各种出血症　以1∶1大黄浸出液膀胱灌注，每日1次，每次20ml，保留2小时以上。治疗血尿患者15例，平均止血时间3日[67]。大黄醇提片2～4片/次，日3次，配合西药抗结核、消炎等治疗支气管扩张咯血，肺结核合并咯血25例，止血效果满意[68]。用脱脂棉蘸满经消毒处理过的大黄粉，塞入患者鼻腔，使用枪镊子将填塞物放入鼻腔深部，使大黄粉能接触到大部分的鼻腔黏膜和出血处，结果100例鼻出血患者中98例出血停止，出血停止后第二天填塞物自行脱落，无再次出血[69]。生大黄20～30g口服或鼻饲或灌肠治疗40例不同部位的脑出血患者，总有效率为82.5%[70]。

13. 治疗扁桃体炎、腮腺炎、乳腺炎　生大黄9～12g，用白开水150～200ml浸泡，缓缓饮服，4～6小时体温未降至正常，可泡服第2剂，治疗31例急性化脓性扁桃体炎，效果满意[71]。中药生大黄10～30g，加入开水100～300ml浸泡30分钟，每日3次口服，每次10～100ml；发热退后，酌情减量服用，保持大便每日1～3次为宜。外用生大黄粉及芒硝各等份，取适量米醋调敷患处。每日2～4次。结果186例流行性腮腺炎患者痊愈181例(97.3%)，平均治愈天数4天；无效5例(2.7%)[72]。用大黄、芒硝各80g，研成粉末并混匀，装入布袋后封口，敷于患处，每日1次。结果52例急性乳腺炎患者治愈40例，好转12例，有效率100%[73]。

14. 治疗排卵功能失调　大黄烘干研末装入胶囊，服1g/次，日2次，于月经净后开始服药，连服3～6个月，治排卵功能失调70例，结果排卵51例，有效10例，无效9例[74]。

15. 治疗外阴溃疡、宫颈糜烂　取大黄60g、猪胆3个焙干研成极细面过筛置干燥处备用。外阴用高锰酸钾溶液或苯扎溴铵溶液(新洁尔灭溶液)清洗后，取猪胆汁、大黄粉涂撒在溃疡面上，每日3～4次，6天为1个疗程，治疗期间停用其他疗法。结果46例外阴溃疡患者治愈32例，占70%；显效12例，占27%；好转2例，占3%，总有效率为100%[75]。刘氏对86例宫颈糜烂患者采用中药大黄粉局部用药治疗，结果治愈79例，占91.8%；有效7例，占8.2%；总有效率100%[76]。

16. 治疗烧伤、冻伤及带状疱疹　取大黄粉末1份和蜂蜜3份调成糊状后，分早晚2次外敷局部，辅以皮肤常规消毒、补液等处理，治疗30例Ⅰ、Ⅱ度烫伤患者，结果痊愈22例，好转8例，有效率100%[77]。大黄对家兔盐酸浅Ⅱ度烧伤模型，有减少创面渗出、抗炎、修复作用。临床用治浅Ⅰ度烧伤38例，经5～10天全部治愈[78]。以大黄、甘草各50g，加入水4000ml，煎汁去渣，待温后浸泡患处20分钟，治疗冻疮100例，效果满意[79]。以大黄15g、虎杖15g、冰片15g，浸入300ml 95%乙醇24小时后，取澄清液，涂抹于带状疱疹发生处及疼痛存在区域，治疗带状疱疹155例，全部痊愈，但疱疹溃烂处禁用[80]。

17. 治疗糖尿病肾病　单味大黄30g，水煎400ml，每日1次保留灌肠，疗程20天。同时配合治疗：控制饮食、控制血糖等。结果34例糖尿病肾病患者中显效16例，有效13例，无效5例，总有效率为85.2%[81]。

18. 治疗淤胆型婴儿肝炎综合征　大黄浸泡液口服或十二指肠灌注给药，治疗44例，疗效显著优于对照组肌苷疗法[82]。

19. 治疗新生儿脐炎　大黄粉0.3～1g，每日1次，上敷脐部，治疗新生儿脐炎50例，经治5天，全部痊愈，对照组3%过氧化氢溶液及75%酒精洗脐部，涂以2%甲紫，治疗49例，愈35例[83]。

（四）不良反应

1. 毒性

（1）急性毒性：小鼠腹腔注射大黄醚提取物，相当生药40g/kg，观察72小时，未见小鼠死亡和异常反应。大黄制剂皮下注射LD_{50}为4.05g/kg。用四周龄CPC系小鼠腹腔注射锦纹大黄、唐古特大黄稀醇提取液的LD_{50}均为0.25～0.5g/kg。日本大黄、土耳其大黄LD_{50}为1.25～2.5g/kg。大黄蒽醌类衍生物大黄素LD_{50}为0.56g/kg，大黄素甲醚为1.15g/kg，大黄酚为10g/kg[1]。

（2）亚急性毒性：200%大黄提取液给大鼠灌胃，每日3～4.5ml/kg，4、5天后，电镜观察结果表明，胃和大肠均有不同程度的刺激性炎症，主要表现为黏膜表面突起，错综不匀，杯状细胞增多[1]。

（3）长期毒性：大黄长时间给药（1～2个月），可引起脾虚证，主要表现为胸腺、脾、肠系膜淋巴结等免疫器官缩小、重量减轻。大黄7.5g/kg连续灌胃14天，雌性大鼠性成熟期明显延缓，子宫、卵巢重量减轻[1]。

（4）特殊毒性：用Rec-assary法检测，大黄40℃ 5小时冷水提取诱发实验为阳性，90℃ 3小时热水提取物为阴性。大黄提取物浓度为2.5、5.0、7.5和10mg/ml时诱发的姐妹染色体互换（SCE）频率为7.0±0.5～15.76±0.81，与空白对照组（自发SCE频率6.12±0.40）相比，除剂量2.5mg/ml以外，其他各剂量组均差异显著。又有资料表明，大黄中蒽醌类物质可引起伤寒沙门菌TA1537的转码突变，还发现大黄素也有致突变作用。番泻苷类有导致基因退行性变化毒性作用，1,8-二羟基-9-蒽酮对小鼠有二级致癌作用[1]。

2. 中毒机理及症状　大黄生药一般毒性较低，但服用过量也可中毒，尤其是鲜大黄毒性较大。可引起恶心、呕吐、头昏、腹胀痛、黄疸等，长期经常服用蒽醌类泻药，可致肝硬化与电解质代谢紊乱（低血钾）[84]。

3. 中毒原因及预防　引起大黄中毒之原因，主要是服用过量及长期使用，故临床上应掌握用量及中病即止的用药原则。

参考文献

[1] 邱颂平. 大黄的药学与临床研究[M]. 北京：中国中医药出版社，2007：201-215.

[2] 李敏，李丽霞，刘渝，等. 大黄研究进展[J]. 世界科学技术——中医药现代化，2006，8(4)：34-39.

[3] 刘峰，高士杰. 大黄治疗休克后胃肠功能障碍的研究[J]. 中国急救医学，2003，23(1)：38-41.

[4] Aresio B, Gagliano N, Fusaro LM, et al. Aloe-Emodin quinone pre-treatment reduces acute liver injury induced by carbon tetrachloride[J]. Pharmacol Toxicol, 2000, 87(5): 229-231.

[5] 李荣洲，应卫星，朱畴文. 大黄酸对实验性非酒精性脂肪性肝炎的治疗作用[J]. 中国临床药理学与治疗学，2007，12(8)：923-926.

[6] 孙阳，李薇，陈琼华. 中药大黄的生化学研究. XXVI. 大黄蒽醌衍生物对小鼠肝微粒体细胞色素P-450的影响[J]. 中国药科大学学报，1988，19(2)：110.

[7] 张铁，苏忠. 急性胰腺炎对 IL-6、TNF-α 的变化及大黄干预的研究[J]. 中国中西医结合外科杂志，2005，11(2)：143-145.

[8] 黄华，邹志森. 大黄对急性胰腺炎炎症反应的影响[J]. 海南医学，2003，14(1)：67.

[9] 张永和，宋祖军，郭学刚. 大黄对危重病患者血清 TNF-α，IL-1 及 IL-6 的影响[J]. 陕西医学杂志，2003，32(12)：1066-1072.

[10] 倪弘，崔乃强，吴咸中，等. 大黄对急性胰腺炎大鼠早期的治疗作用[J]. 中国中西医结合外科杂志，1997，3(5)：314-315.

[11] 高学敏. 中药学[M]. 北京：中国中医药出版社，2007：158.

[12] 南京药学院. 中草药学(中册)[M]. 南京：江苏人民出版社，1976：172.

[13] 陈知本，陈琼华，黄玉初，等. 大黄的生化学研究 XL. 大黄蒽醌衍生物对淋病双球菌的抑菌作用[J]. 中国药科大学学报，1990，21(6)：373.

[14] 李成林，叶于薇，孙菊英. 大黄素和芦荟大黄素的抗菌活性研究[J]. 中国药理学通报，1989，5(6)：381.

[15] 王文风，王守慈，陈聪敏，等. 大黄醇提片抗痢疾杆菌和肠炎病原菌的实验研究[J]. 中成药，1991，13(3)：27.

[16] 周远鹏，江京莉. 大黄的药理研究概述[J]. 中药药理与临床，1991，7(4)：46.

[17] 宋艳艳，王桂亭，王小凡. 大黄乙醇提取物体内抗单纯疱疹病毒作用的研究[J]. 中华实验和临床病毒学杂志，2003，17(2)：169-171.

[18] 苗有光，黄美芳，王继汉. 中药及野生植物杀灭淡色库蚊幼虫试验[J]. 中医杂志，1960(5)：45.

[19] 陈琼华，刘楚榕，邱萃华. 中药大黄的综合研究——Ⅻ. 蒽醌衍生物对艾氏腹水癌细胞呼吸和酵解的影响[J]. 药学学报，1980，15(2)：65.

[20] Chung JG，Li YC，Lee YM，et al. Aloe-emodin inhibited N-acetylation and DNA adduct of 2-aminofluorene and arylamine N-acetyltrans-ferase gene expression in mouse leukemia L 1210 cells[J]. Leuk Res，2003，27(9)：831-833.

[21] 路铭，陈琼华. 大黄的生化学研究ⅩⅩⅩ. 蒽醌衍生物对免疫功能的抑制作用[J]. 中国药科大学学报，1989，20(4)：223.

[22] 江苏新医学院. 中药大辞典(上册)[M]. 上海：上海科学技术出版社，1986：104-105.

[23] 胡昌江，马烈，何学梅，等. 九制大黄蒽醌衍生物对动物高血脂及血液流变学的影响[J]. 中成药，2001，23(1)：31-33.

[24] 王鸿利，焦东海，刘训初，等. 大黄有效单体止凝血机理的临床研究[J]. 中西医结合杂志，1985，5(9)：555.

[25] 焦东海，朱长民. 单味大黄活血止血作用的实验研究[J]. 中成药研究，1983(4)：30.

[26] 杜上鉴，戴克逊，李东园，等. 大黄止血有效成分的研究[J]. 中成药研究，1983(7)：29.

[27] 康福龙，李文，朱惠荣，等. 几种酒制大黄对血小板聚集的影响[J]. 山西医药杂志，1985，14(6)：342.

[28] 阴健. 中药现代研究与临床应用[M]. 北京：学苑出版社，1995：569-570.

[29] 肖炜. 大黄治疗慢性肾功能衰竭的临床与实验研究概述[J]. 中国中药杂志，2002，27(4)：241-244.

[30] 顾刘宝，万毅刚，万铭. 大黄治疗糖尿病肾病的分子细胞机制研究进展[J]. 中国中药杂志，2003，28(8)：703-706.

[31] 郭啸华，刘志红，戴春笋，等. 大黄抑制 TGF-β_1 诱导的肾小管上皮细胞肥大及细胞外基质产生[J]. 肾脏病与透析肾移植杂志，2001，10(2)：101.

[32] 朱加明，刘志红. 大黄酸对葡萄糖转运蛋白 1 基因转染系膜细胞功能的影响[J]. 中华内科杂志，2001，40(8)：537.

[33] 倪弘，薛小平，杨秀竹，等. 大黄酸抑制小鼠腹腔巨噬细胞炎性介质活化的作用机理[J]. 天津中医，2001，18(1)：35-36.

[34] 张俊，翁福海. 大黄素对大鼠腹腔巨噬细胞产生的 TNF-α、IL-1、IL-6 及细胞[Ca^{2+}]的影响[J]. 中草药，2001，32(8)：718.

[35] 郭昌燕，王宝恩，赵淑颖，等. 大黄的降温作用及其对中枢神经系统前列腺素 E 的影响[J]. 中西医结合杂志，1986，6(1)：59.

[36] 赵淑颖，张淑文，王宝恩. 通腑法在内科急性感染性疾病的临床应用[J]. 中西医结合杂志，1982，2(2)：90.

[37] 谢怡，魏杭英，凌一揆. 大黄对家兔内毒素性发热及血浆 cAMP 和 cGMP 含量的影响[J]. 上海中医药杂志，1991(2)：46.

[38] 郭昌燕，赵淑颖，王宝恩，等. 大黄对体温中枢调节介质 cAMP 的影响[J]. 中国中药杂志，1989，14(6)：50.

[39] 桑雁，韩清，王宪波，等. 大黄抗衰老作用的实验研究[J]. 新乡医学院学报，1996，13(1)：13-15.

[40] 陈万生，徐江平，李力，等. 大黄素-8-O-β-D-吡喃葡萄糖苷的促智活性及其机制[J]. 中草药，2001，32(1)：39-41.

[41] 周晓明，陈琼华. 中药大黄的生化学研究. ⅩⅦ. 蒽醌衍生物对兔肾髓质 Na^{+}-K^{+}-ATP 酶活性的抑制和利尿作用[J]. 药学学报，1988，23(1)：17.

[42] 陈琼华. 中药大黄的综合研究Ⅳ. 大黄蒽醌衍生物在体内的吸收、排泄和分布[J]. 药学学报，1963，10(9)：525.

[43] 徐锦优，孙景清，陈琼华. 大黄蒽醌衍生物在体内的代谢转化[J]. 生物化学与生物物理学报，1966，6(2)：110-117.

[44] 温翔. 大黄治疗肠梗阻疗效观察[J]. 现代中西医结合杂志，2009，18(27)：3301-3302.

[45] 曹金婷. 大黄牡丹皮汤治疗急性胆囊炎 44 例[J]. 河南中医，2008，28(2)：16.

[46] 石坚. 大黄木香泡服治疗胆绞痛 45 例[J]. 中西医结合杂志，1991，11(3)：183.

[47] 阴建兵，王永奇，杨坤，等. 生大黄保留灌肠治疗急性胰腺炎 34 例临床观察[J]. 中国煤炭工业医学杂志，2005，8(2)：196-197.

[48] 黄庆松. 生大黄对急性胰腺炎治疗价值的临床研究[J]. 中国中医药科技，2007，14(6)：394-395.

[49] 贺文仔. 大黄外敷为主治疗阑尾脓肿 94 例[J]. 上海中医药杂志，1990(7)：31.

[50] 周洪兰，韦颖福，蒋万玲，等. 生大黄治疗急性上消化道出血疗效观察[J]. 贵阳医学院学报，2002，27(2)：169.

[51] 周祯祥，郝建新，柯新桥. 急性上消化道出血属气血亏虚者能否应用大黄[J]. 中医杂志，1994，35(1)：541.

[52] 吴国强. 单味大黄治疗胆汁返流性胃炎 28 例[J]. 湖南中医学院学报，2001，21(2)：54-55.

[53] 阎英华. 大黄粉治疗难治性消化性溃疡 46 例[J]. 浙江中医学院学报，2005，29(4)：37.

[54] 胡放. 大黄溶液灌肠治疗急性细菌性痢疾 39 例[J]. 四川中医，2005，23(4)：40-41.

[55] 黄嘉乔，范建场，王凤仙，等. 大黄甘草汤加减治疗小儿急性肠炎 30 例疗效观察[J]. 中国医药导报，2007，4(14)：115.

[56] 杨成国，俞林明. 生大黄治疗中毒性肠麻痹临床分析[J]. 中国中医急症，2005，14(2)：120-121.

[57] 胡团敏. 三黄汤保留灌肠治疗肠道易激综合征疗效观察[J]. 新中医，1991，23(5)：29-30.

[58] 陈云云. 大黄白芨粉在治疗伤寒肠出血中的应用[J]. 贵阳中医学院学报，1991(1)：25.

[59] 沈梅芳，董兰聪，於国红. 大黄粉加醋涌泉穴外敷治疗术后腹胀[J]. 浙江中西医结合杂志，2005，15(10)：650-651.

[60] 王元海. 口服生大黄粉治疗急性黄疸型甲型肝炎临床观察[J]. 云南中医中药杂志，2001，22(6)：21.

[61] 黄志伟，何秀红．不同大黄剂量对急性黄疸型肝炎量效关系研究[J]．湖南中医药导报，2002，8(11)：658-659．

[62] 王志红．大黄治疗慢性肾功能衰竭172例疗效分析[J]．中国综合临床，2005，21(4)：332-333．

[63] 陈宏略．大黄液保留灌肠治疗肾功能衰竭50例[J]．现代中西医结合杂志，2009，18(2)：182．

[64] 崔秋竹，崔梅玉，郝娟芝．以生大黄煎剂保留灌肠治疗尿毒症的临床观察[J]．江苏医药，2005，40(6)：338-339．

[65] 孙志刚．大黄胶囊治疗高脂血症32例分析[J]．中国误诊学杂志，2009，6(17)：3415．

[66] 华宝芬，高雅萍，焦东海．大黄片治疗"超重"症500例[J]．上海中医药杂志，1991(6)：32．

[67] 张守谦．大黄浸出液治疗膀胱出血疗效观察[J]．黑龙江中医药，1991(2)：35．

[68] 侯萦．大黄醇提片治疗肺咯血25例[J]．上海中医药杂志，1988(11)：26．

[69] 米光熙，米丰年．大黄粉局部填塞治疗血液病鼻出血100例临床观察[J]．牡丹江医学院学报，2009，30(4)：96．

[70] 侯倩．单味大黄治疗出血性中风40例[J]．辽宁中医杂志，1996，23(10)：459．

[71] 时延利．生大黄治疗急性化脓性扁桃体炎31例[J]．新中医，2007，39(1)：53．

[72] 穆宏志．大黄治疗流行性腮腺炎186例效果观察[J]．中国乡村医药杂志，2008，15(3)：50．

[73] 韩晔红．大黄、芒硝外敷治疗急性乳腺炎的临床观察[J]．现代中西医结合杂志，2007，16(30)：4444．

[74] 刘宛华．大黄治疗排卵功能失调的临床观察[J]．中医杂志，1990，31(4)：34-35．

[75] 王宏伟，赵春华，郭芳．猪胆汁大黄粉外用治疗外阴溃疡46例小结[J]．甘肃中医，1999，12(4)：39．

[76] 刘彩珍．大黄粉治疗宫颈糜烂86例疗效观察[J]．甘肃中医学院学报，2003，20(2)：23-24．

[77] 李琦．大黄配合蜂蜜治疗Ⅰ、Ⅱ度烫伤30例临床观察[J]．河北中医，2009，31(2)：172．

[78] 李玉环，魏梅新，王晓萌，等．大黄涂膜剂促进烧伤创面修复作用的实验及临床观察[J]．河北中医，1997，19(3)：13．

[79] 马文秀．大黄甘草液治疗冻疮100例临床观察[J]．中国农村医学，1987(12)：23．

[80] 李加坤．大黄虎杖冰片酊治疗带状疱155例[J]．中医药学报，1991(4)：35-36．

[81] 刘新民，赵淑霞．大黄保留灌肠治疗糖尿病肾病34例[J]．中医药学刊，2002，20(9)：143．

[82] 黄志华，叶望云．大黄治疗淤胆型婴儿肝炎综合征利胆疗效观察[J]．中西医结合杂志，1997，17(8)：459-461．

[83] 周玉琴．大黄粉治疗新生儿脐炎50例[J]．河北中西医结合杂志，1996，5(4)：88．

[84] 国家中医药管理局《中华本草》编委会．中华本草[M]．上海：上海科学技术出版社，1998：1357．

芒硝　Mangxiao

【别名】 消石朴(《名医别录》)，朴硝石(《吴普本草》)，盆消(《本草图经》)，盐消、皮消、水消(《本草纲目》)，朴硝(《太平惠民和剂局方》)等。

【来源】 芒硝，始载于《神农本草经》，列为上品，历代本草均有收载。本品为针状结晶的聚合体，结晶细芒如锋，故名。为硫酸盐类矿物芒硝族芒硝，经加工精制而成的结晶体。主含含水硫酸钠($Na_2SO_4 \cdot 10H_2O$)。主产于河北正定、献县、河间、黄骅，天津，山东梁山、胶东、威海卫，河南兰考、民权、濮阳，江苏泗阳、盐城、东台、泰州，安徽阜阳，山西运城、安邑等地。

【采收炮制】 将天然产品用热水溶解，滤过，放冷析出结晶，通称"皮硝"。再取萝卜洗净切片，置锅内加水与皮硝共煮，取上层液，放冷析出结晶，即芒硝。芒硝经风化失去结晶水而成的白色粉末称玄明粉(元明粉)。

【商品规格】 均为统货。本品以无色、透明、呈结晶块者为佳。

按《中国药典》(2010年版一部)规定:本品含硫酸钠(Na_2SO_4)不得少于99.0%。含重金属不得过百万分之十。含砷量不得过百万分之十。

【药性】 咸、苦,寒。归胃、大肠经。

【功效】 泻下通便,润燥软坚,清热消肿。

【应用】

1. 实热积滞,大便燥结　本品咸苦寒,其性降泄,有泻热通便,润燥软坚,荡涤胃肠,去除燥屎之功,适用于肠胃实热积滞,大便燥结,甚则谵语发狂之症,常与大黄相须为用,以增强泻下热结作用,如《伤寒论》之大承气汤、调胃承气汤。现代临床亦常用于胆石症腹痛便秘者。

2. 咽痛,目赤,口疮及痈疮肿痛　本品外用有清热消肿作用,治咽喉肿痛、口舌生疮,常与硼砂、冰片、朱砂配伍,制成散剂外用,如《外科正宗》之冰硼散;或以芒硝置西瓜中制成的西瓜霜外用。治目赤肿痛,可用芒硝置豆腐上化水,或用玄明粉配制眼药水,外用滴眼。治乳痈初起,可用芒硝化水或用纱布包裹外敷。治肠痈初起,可与大黄、大蒜同用,研末调敷。治痔疮肿痛,以芒硝煎汤外洗。治丹毒,用本品化水外涂。

【用法用量】 煎服,6～12g。冲入药汁内或用开水溶化后服。外用适量。

【使用注意】 孕妇及哺乳期妇女慎用,不宜与硫黄、三棱同用。

【鉴别用药】 大黄与芒硝,均为作用较强的泻下药,均具有泻下通便作用,主治实热积滞,大便秘结;二药外用又能清热消肿,治痈疮肿毒。但大黄苦寒,与其他药物配伍后,又可用于多种便秘证;同时,又能清热泻火、解毒、止血、活血祛瘀、清泄湿热,故又治温热病高热神昏,热结便秘,血热出血、火邪上炎病证、瘀血证及湿热黄疸、淋证等。而芒硝咸苦寒,泻热通便之中,又长于润燥软坚,主治实热积滞,大便燥结;其外用善治咽喉肿痛、口疮、目赤等。

【药论】

1. 成无己:"《内经》云,咸味下泄为阴。又云,咸以软之,热淫于内,治以咸寒。气坚者以咸软之,热盛者以寒消之,故张仲景大陷胸汤、大承气汤、调胃承气汤皆用芒硝以软坚去实热。结不至坚者,不可用也。"

2.《汤液本草》:"《本经》谓芒硝利小便而堕胎。伤寒妊娠可下者,用此兼以大黄引之,直入大肠,润燥软坚泻热,子母俱安。《经》云,有故无殒,亦无殒也,此之谓欤。以在下言之,则便溺俱阴,以前后言之,则前气后血,以肾言之,总主大小便难,溺涩秘结,俱为水少。《经》云,热淫于内,治以咸寒,佐以苦。故用芒硝大黄相须为使也。"

【现代研究】

(一) 化学成分

芒硝主含硫酸钠($Na_2SO_4 \cdot 10H_2O$)。干燥市售品 Na_2SO_4 约97.87%;另含氯化钠0.1%左右;此外,常夹杂各种物质如食盐、硫酸钙、硫酸镁等。芒硝在大气中容易失去水分,故表面呈白粉状;此种风化的芒硝,其硫酸钠含量可超过44.1%。

(二) 药理作用

1. 泻下作用　芒硝为含杂质的硫酸钠(Na_2SO_4),口服后 SO_4^{2-} 不易被肠黏膜吸收,在肠腔内形成高渗状态,吸收肠壁内水分,从而起到容积性泄泻作用。同时盐类对肠黏膜具化学刺激,也能起到刺激性泄泻作用。服药后4～6小时发生泻下作用,排出流体粪便[1]。

2. 抗炎作用　给实验性阑尾炎和阑尾炎穿孔的家兔腹部外敷大黄、芒硝,可明显刺激阑尾及脾脏的网状内皮系统，使增生和吞噬功能均明显增强，炎症较对照组明显减轻。正常家兔右下腹部外敷大蒜芒硝糊剂，可使小肠、阑尾及袋状结肠运动增强，蠕动增加，提高机体抗病能力。1%普鲁卡因局部环形封闭后，上述作用消失，认为增强肠运动的作用是通过神经反射完成的。另外，感染性创伤用10%～25% Na_2SO_4外敷，可加快淋巴生成，有消肿、止痛作用[1,2]。

3. 利尿及组织脱水作用　将4.3% Na_2SO_4无菌液静脉注射可作为利尿剂治疗无尿及尿毒症。口服Na_2SO_4浓溶液，可引起幽门痉挛，延迟全部药物从胃中排空，并将组织中水分吸入肠管，使组织脱水，用于治疗组织水肿[1,2]。

（三）临床报道

1. 治疗急性乳腺炎　芒硝60g、大黄30g，研碎成粉末，混匀，装入布袋后封口，贴敷于患处，24小时更换1次，配合乳房理疗和按摩等，治疗49例急性乳腺炎患者。结果治愈39例，好转10例，总有效率100%[3]。以玄明粉500～1000g，缝入纱布内外敷，每日2～3次，配合瓜蒌牛蒡汤加减水煎服，治疗急性乳腺炎99例，治愈63例，基本治愈18例，好转12例，恶化6例，总有效率94%[4]。

2. 治疗睾丸炎　芒硝60g、青黛30g，二药研细拌匀，加入适量面粉，开水调和，敷肿大阴囊上，治疗睾丸炎7例，均在敷药2次后睾丸肿胀消失而愈[5]。

3. 治疗角膜翳　玄明粉50g、白蜡500g，制成散剂，撒少许于结膜囊下，每日2～3次，20天为1个疗程，治疗角膜翳37例，46只眼，显效37只，好转8只，无效9只，总有效率80.43%[6]。

4. 治疗肠梗阻　用纯净芒硝100～500g，装入棉布袋内，封闭后平铺于腹部。棉布袋潮湿或芒硝结块后即予更换，一般每日1～3次。配合禁食、胃肠减压、维持水电解质酸碱平衡等，共治疗肠梗阻患者54例（机械性肠梗阻29例、麻痹性肠梗阻25例），结果49例患者腹痛、腹胀消失，肛门排气排便恢复，复查腹部平片或腹部透视未见梗阻征象，有效率91%[7]。张氏等[8]将57例患者随机分为实验组与对照组，实验组20例采用500g皮硝腹部外敷；对照Ⅰ组19例采用50g皮硝＋450g食盐腹部外敷；对照Ⅱ组18例采用500g食盐腹部外敷。结果实验组有效率为90.00%，对照Ⅰ组为21.05%，对照Ⅱ组为16.67%。

5. 治疗一般外科感染　芒硝、冰片按10∶1的比例混匀研末备用。按病变范围大小，将本品药粉均匀撒在纱布中央约0.5cm厚，将纱布四边折褶包好，贴敷患处后固定，每2～3天更换1次。治疗一般外科感染230例（包括丹毒25例，急性乳腺炎42例，蜂窝组织炎30例，疖肿未成脓者40例，淋巴管炎38例，静脉炎27例，阑尾炎周围脓肿28例），皆平均换药3次而治愈[9]。

6. 治疗痔疮　芒硝150g、明矾15g，打碎后置面盆内，以开水2000ml冲化后，坐面盆上，使热气熏蒸肛门，待水温渐降，先洗涤患处，再坐浸药液中，直至水凉止。每日坐浴2～3次。治疗外痔50例，痊愈45例，好转4例，无效1例[10]。

7. 治疗中毒性肠麻痹　芒硝100～200g装袋外敷下腹部，上置热水袋，热敷0.5～1小时至腹胀消退。治疗本病285例（小儿），其中118例痊愈，好转158例，死亡9例，总有效率96.8%[11]。

8. 治疗输液外渗　用皮硝袋敷于输液外渗处，待皮硝吸出药液，变硬后更换。对照组采用50%硫酸镁浸湿纱布外敷。两组方法均观察24小时，各治疗静脉输液外渗患者110例，结果试验组治愈率81.82%，显著高于对照组45.46%[12]。

9. 治疗急性胰腺炎 用皮硝400～500g用枕套包裹推平置于患者腹部最痛的部位，用免煎生大黄15g加生理盐水50ml，由胃管注入后夹管30～60分钟，每日2次，辅以常规治疗。对照组给予常规治疗。治疗组45例，治愈42例，有效3例，无无效病例；对照组38例，治愈30例，有效5例，无效3例，治疗组疗效明显优于对照组[13]。

参考文献

[1] 江苏新医学院. 中药大辞典(上册)[M]. 上海：上海科学技术出版社，1986：836.

[2] 冉先德. 中华药海(上册)[M]. 黑龙江：哈尔滨出版社，1993：554.

[3] 陆应妹，吕一，王美华. 大黄芒硝外敷治疗急性乳腺炎49例[J]. 浙江中西医结合杂志，2006，16(5)：314-315.

[4] 李晓红. 芒硝在中医外治方面的临床应用[J]. 中医药学报，2002，30(6)：30.

[5] 赵昌宋. 青芒散治疗睾丸炎[J]. 四川中医，1989(1)：30.

[6] 苏宜春. 玄明粉食醋散治疗角膜翳37例疗效观察[J]. 陕西中医，1987，8(8)：348.

[7] 潘颖颖. 芒硝腹壁外敷在肠梗阻治疗中的应用体会[J]. 现代中西医结合杂志，2006，15(10)：1360-1361.

[8] 张景辉，刘斌，张跃林，等. 大剂量皮硝外敷治疗术后早期炎性肠梗阻的临床疗效观察[J]. 赣南医学院学报，2007，27(4)：561-562.

[9] 张连春，张兴礼. 冰片芒硝治疗一般外科感染230例[J]. 中西医结合杂志，1984(5)：272.

[10] 贾美华. 硝矾坐浴方治疗外痔50例[J]. 福建中医药，1983(2)：14.

[11] 邓永连. 芒硝敷治小儿中毒性肠麻痹285例[J]. 江苏中医，1997，18(10)：20.

[12] 徐明芳，魏桂花. 皮硝外敷治疗输液外渗的临床观察[J]. 临床和实验医学杂志，2008，7(12)：157.

[13] 宋恩峰，项琼，韦桂莲，等. 生大黄联合皮硝外敷治疗急性胰腺炎疗效观察[J]. 中国中医急症，2007，16(11)：1341，1350.

番泻叶 Fanxieye

【别名】旃那叶、泻叶(《药物学大成》)，泡竹叶(《上海市中药饮片炮制规范》)等。

【来源】番泻叶，始载于《饮片新参》，近代中药学均有收载。因药用其叶，故名。为豆科草本状小灌木植物狭叶番泻 *Cassia angustifolia* Vahl 和尖叶番泻 *Cassia acutifolia* Delile 的小叶。主产于印度、埃及、苏丹，我国广东、广西及云南亦有栽培。

【采收炮制】通常于9月间采收，除去杂质，晒干。生用。

【商品规格】本品以干燥、叶形狭尖、片大完整、色绿、枝梗少、无杂质者为佳。

按《中国药典》(2010年版一部)规定：本品含番泻苷A($C_{42}H_{38}O_{20}$)和番泻苷B($C_{42}H_{38}O_{20}$)的总量，不得少于1.1%。

【药性】甘、苦，寒。归大肠经。

【功效】泻热行滞，通便，利水。

【应用】

1. 热结便秘 本品苦寒，其性降泄而不峻，既能泻下导滞，又能清导实热。治热结便秘，腹满胀痛者，可单用，亦可与枳实、厚朴同用，以增强泻下导滞作用。本品亦适用于习惯性便秘或老人便秘，多小剂量单用泡服，以缓泻通便。

2. 腹水肿胀 番泻叶又能泻下行水消胀，治腹水肿胀，二便不利者，可单用泡服，或与牵牛子、大腹皮等同用，以增强泻下之功。

此外，本品还可用于胃弱消化不良，脘闷腹胀，可与橘皮、丁香等配伍同用。

【用法用量】2～6g，煎汤宜后下或温开水泡服。

【使用注意】妇女哺乳期、月经期及孕妇忌用。剂量过大有恶心、呕吐、腹痛等副作用。

【药论】

《现代实用中药》："番泻叶，少用为苦味健胃药，能促进消化；服适量能起缓下作用；欲其大泻则服 4～6 分，作浸剂，约数小时即起效用而泄泻。"

【现代研究】

（一）化学成分

狭叶番泻叶含番泻苷 A 及 B(二者互为立体异构体)、番泻苷 C、D(二者互为立体异构体)、芦荟大黄素双蒽酮苷、大黄酸葡萄糖苷、芦荟大黄素葡萄糖苷及少量大黄酸、芦荟大黄素。此外，尚含有山柰素及番泻叶山柰苷、蜂花醇、水杨酸、棕榈酸、硬脂酸、植物甾醇及其苷。

尖叶番泻叶含蒽醌衍生物 0.85%～2.86%，其中有番泻苷 A、B、C，芦荟大黄素-8-葡萄糖苷，大黄酸-8-葡萄糖苷，大黄酸-1-葡萄糖苷及芦荟大黄素，大黄酸异鼠李素，山柰酚，植物甾醇及其苷。

（二）药理作用

1. 抗菌作用　番泻叶对多种细菌有抑制作用。对大肠杆菌、痢疾杆菌、变形杆菌、甲型链球菌和白色念珠菌均有明显抑制作用[1,2]，对奥杜盎小孢子癣菌、星形诺卡菌等也有抑制作用[2]。

2. 止血作用　番泻叶粉口服后可增加血小板和纤维蛋白原，能缩短凝血时间、复钙时间、凝血活酶时间与血块收缩时间，而有助于止血[3]。番泻叶中的晶纤维和草酸钙簇晶则有局部止血作用[4]。30%番泻叶水浸出液在胃镜直视下喷洒于出血病灶，有即刻止血作用[3]。以番泻叶的总蒽醌苷与等体积生理盐水分别给小鼠腹腔注射，以断尾毛细血管法测定，表明番泻叶苷具有明显止血作用，并且高剂量组与低剂量组止血效果几乎相同，提示小剂量即可达到止血效果[4,5]。

3. 致泻作用　番泻叶浸剂，由胃和小肠吸收，在体内转变成有效活性成分，经血液循环而达大肠，导致大肠推进性运动而致泻。番泻苷 A、B 是致泻的主要成分[2]。

4. 肌肉松弛和解痉作用　番泻叶有箭毒样作用，能在运动神经末梢和骨骼接头处阻断乙酰胆碱，从而使肌肉松弛[6]。番泻叶中某些羟基蒽醌类成分具有一定解痉作用[7]。

（三）临床报道

1. 治疗消化道出血　以 5%番泻叶煮沸液 100ml 一次性胃镜下病灶面喷洒，治疗上消化道出血。结果止血时间最短半天，最长 3 天，平均两天半，有效率 100%[8]。

2. 治疗肠梗阻　以胃管内注入混合性制剂(番泻叶制剂 30ml、二甲硅油 10ml、液状石蜡 40ml)，配合常规的禁食、胃肠减压、补液治疗，对照组仅给予常规疗法，治疗 128 例术后粘连性不全性肠梗阻成人患者。结果非手术治疗成功率对照组为 69.2%(36/52)，治疗组为 92.1%(70/76)，治疗组显著高于对照组；且治疗组恢复正常排气、排便及恢复正常饮食的平均时间均明显短于对照组[9]。关氏等运用中药煎剂(番泻叶 5g、厚朴 10g、火麻仁 10g 等)配合常规疗法治疗急性单纯性机械性肠梗阻 60 例，结果显效 55 例，无效 5 例[10]。

3. 治疗急性胰腺炎　以番泻叶 1.5～3g 温开水泡服，3 次/日，配合应用抑酸、解痉药静滴，治疗急性重症胰腺炎 50 例，结果 35 例第二天出现排便、排气，第五天腹痛完全消失；15

例第三天出现排便、排气，第八天腹痛完全消失[11]。

4. 用于回乳 用番泻叶5～6g，加开水200～300ml，浸泡15分钟后饮用（可重复浸泡），每日3～5次口服，3～7天为1个疗程。结果2300例患者显效2175例，有效125例，总有效率为100%[12]。

5. 治疗流行性出血热 以番泻叶20～50g、生大黄30～100g热开水泡服，疗程1～3日；泻下同时用自拟增液排毒汤（麦冬、天冬、玄参、车前子、板蓝根各12g，生地黄、泽泻、丹参各15g，紫苏叶10g）日煎服2次，治疗流行性出血热少尿期44例。结果血中尿素氮降至正常28例，下降10例，总有效率86%；血钾降至正常4例，有效率80%；除死亡2例，恶化自动出院1例，余痊愈出院[13]。

6. 治疗急性胃、十二指肠出血 每次口服番泻叶胶囊4粒（每粒含生药0.25g），日3次，温开水送服，治疗340例，完全止血320例，有效率94.1%，平均止血时间2.68天[14]。

7. 治疗细菌性痢疾 番泻叶9～15g（儿童酌减），加水200～300ml，用文火煮沸（煮沸时间宜短，久煮失效），或用开水浸泡，日服2次。一般服1～3剂可治愈。治疗百余例，疗效良好[15]。

8. 治疗便秘 老年人顽固性便秘患者51例，采用番泻叶2～3g，逐渐加量至5g，加开水100～150ml浸泡顿服，1日1剂，结果显效率和总有效率为51%和90.2%，优于果导片对照组[16]。

参考文献

[1] 金亚城，杨建华，吴宝平，等. 从番泻叶的临床及实验研究探讨其归经与功效[J]. 中医杂志，1986(11)：56.

[2] 吕金胜，何凤慈. 番泻叶的药理作用、临床应用及不良反应[J]. 中国药师，2000，3(4)：231-232，210.

[3] 米丽，李敬超，张夏华. 番泻叶的化学成分和药理作用研究进展[J]. 西南军医，2009，11(4)：727-728.

[4] 金亚城，胡关海，陈志成，等. 番泻叶对急性胃、十二指肠出血的临床观察和实验研究[J]. 中国中西医结合杂志，1986(8)：445.

[5] 黄泰康. 常用中药成分与药理手册[M]. 北京：中国医药科技出版社，1994：1695.

[6] 程红科. 番泻叶的临床应用及其不良反应[J]. 安徽中医临床杂志，2002，14(4)：229.

[7] 兰梅，王新，刘娜，等. 番泻叶提取物对豚鼠结肠平滑肌细胞的收缩作用[J]. 第四军医大学学报，2002，23(4)：289.

[8] 王芝兰，王庆华，马世珍. 对番泻叶治疗上消化道出血临床应用一文验证[J]. 临床荟萃，1995，10(19)：895.

[9] 王甘露，侍立志，贺德术，等. 术后粘连性不全性肠梗阻的非手术治疗[J]. 中国普外基础与临床杂志，2011，18(3)：286-288.

[10] 关刚强，翁伟建. 中西医结合治疗急性单纯性机械性肠梗阻60例[J]. 河北中医，2002，24(2)：140.

[11] 张桂芳，逄增金. 番泻叶口服代替胃肠减压治疗急性重症胰腺炎50例疗效分析[J]. 吉林医学，2005，26(4)：377.

[12] 李明，魏世鸿，赵若辰. 番泻叶回乳临床研究[J]. 中国社区医师，2008，10(11)：84.

[13] 庄万象，祝园. 下法在流行性出血热少尿期的应用体会[J]. 中国中医药信息杂志，2007，14(12)：65.

[14] 金亚城,胡关海,朱正中,等.番泻叶对急性胃、十二指肠出血的临床观察和实验研究[J].中西医结合杂志,1986,6(8):455.

[15] 叶茂成.番泻叶治疗急性细菌性痢疾[J].中医杂志,1978(6):13.

[16] 许均黎.番泻叶治疗老年人顽固性便秘 51 例疗效观察[J].河北中西医结合杂志,1998,7(8):1232.

芦荟　Luhui

【别名】卢会(《药性论》),讷会(《本草拾遗》),象胆、奴会(《开宝本草》),劳伟(《生草药性备要》)等。

【来源】芦荟,始载于《海药本草》,其后历代本草均有收载。因本品从植物芦荟叶提取液汁,色黑而凝集如饴,故名。为百合科多年生草本常绿植物库拉索芦荟 *Aloe barbadensis* Miller 叶的汁液浓缩干燥物。习称"老芦荟"。本品过去均系进口,现我国广东、云南、江西、福建、台湾等地均有栽培。

【采收炮制】全年可采,割取植物的叶片,收集流出的液汁,置锅内熬成稠膏,倾入容器,冷却凝固后即得。入丸剂用。

【商品规格】本品以色黑绿、质脆、有光泽、气味浓者为佳。

按《中国药典》(2010 年版一部)规定:本品含芦荟苷($C_{21}H_{22}O_9$)不得少于 18.0%。

【药性】苦,寒。归肝、胃、大肠经。

【功效】泻下通便,清肝泻火,杀虫疗疳。

【应用】

1. 热结便秘　本品苦寒降泄,既能泻下通便,又能清肝火,除烦热,可用于热结便秘,兼见心、肝火旺,烦躁失眠之症,常与朱砂同用,如(《先醒斋医学广笔记》)之更衣丸。

2. 肝经实火,惊痫抽搐　本品有较好的清肝火作用,同时又具有除烦定惊之功,可用于肝经火盛而便秘溲赤、头晕头痛、烦躁易怒、惊风癫痫等症,常与龙胆草、栀子、青黛等同用,如《宣明论方》之当归芦荟丸。

3. 小儿疳积　芦荟既能泻下、清肝,又能杀虫疗疳,可用于虫积腹痛及面色萎黄、形瘦体弱的小儿疳积证。常与健脾、驱虫药配伍应用。

此外,取其杀虫之效,可外用治疗癣疮。

【用法用量】入丸散服,每次 2～5g。外用适量。

【使用注意】脾胃虚弱、食少便溏及孕妇忌用。

【药论】

1.《开宝本草》:"芦荟,俗呼为象胆,盖以其味苦如胆故也。""主热风烦闷,胸膈间热气,明目镇心,小儿癫痫惊风,疗五疳,杀三虫及痔病疮瘘。解巴豆毒。"

2.《本草经疏》:"芦荟,凉肝故明目,除烦故镇心。小儿癫痫惊风,热所化也;五疳同为内热脾胃停滞之证;湿热痔病疮瘘,亦皆湿热下客肠腔,致血凝滞之所生,故悉主之。能解巴豆毒,亦除热之力。"

3.《本草汇言》:"芦荟,凉肝杀虫之药也。凡属肝脏为病,有热者,用之必无疑也。但味极苦,气极寒,诸苦寒药无出其右者。其功力主消不主补,因内热气强者可用,如内虚泄泻食少者禁之。"

4.《本经逢原》:"芦荟,入厥阴肝经及冲脉。其功专于杀虫清热。冲脉为病,逆气里急及经事不调，腹中结块上冲，与小儿疳热积滞，非此不除。同甘草为末，治头项顽癣甚效。但大苦大寒，且气甚秽恶，若胃虚少食人得之，入口便大吐逆，每致夺食泄泻，而成羸瘦怯弱者多矣。”

【现代研究】

（一）化学成分

库拉索芦荟中的主要成分为羟基蒽醌衍生物，含芦荟大黄素苷 21.78%，少量的异芦荟大黄素苷、芦荟大黄素、β-芦荟苷。另含 7-羟基芦荟大黄苷。含树脂约 12%，为芦荟树脂鞣酚与桂皮酸所结合的酯，含有游离单糖，如 D-葡萄糖、D-甘露糖、胆固醇、菜油甾醇、β-谷甾醇、羽扇豆醇，17 种氨基酸。另有报道新鲜的芦荟胶中含有 8 种人体必需氨基酸，占鲜胶氨基酸总量的 47%，其中以精氨酸含量最多，组氨酸次之。尚含乙二醛酶Ⅰ、Ⅱ与葡萄糖和甘露糖，并以多糖的形式存在，为葡萄糖甘露聚糖，是包含有 1→4 连接的纯性聚合物。还含有苹果酸、琥珀酸、乳酸、对香豆酸等。另含 K、Na、Al、Cu 等 20 多种无机元素及脂溶性维生素和水溶性维生素。

（二）药理作用

1. 泻下作用　本品所含的蒽醌衍生物，尤其是芦荟大黄素，能抑制肠黏膜 Na^+-K^+ 泵和氯化物通道，使肠腔内水分大量增加，同时刺激肠肌丛内神经节，促进大肠蠕动，从而有通便泻下作用[1]。

2. 抗肿瘤作用　对健康小鼠接种 S_{180} 肉瘤及 H_{22} 肝癌腹水瘤，观察芦荟的抗肿瘤作用，结果发现，芦荟对 S_{180} 肿瘤有抑制作用，能提高荷瘤 H_{22} 小鼠的生存率[2]。

3. 对免疫系统及炎症的作用　芦荟具有免疫刺激性质，能增强小鼠对单核细胞增多性李斯特菌感染的抵抗能力；芦荟多糖具有免疫调节活性，有抗补体作用；芦荟素 A 对仓鼠肾细胞的 DNA 合成有刺激作用；50mg/kg 芦荟素 A 给大鼠腹腔注射，能抑制角叉菜胶诱发的水肿，故表现出抗炎活性[3,4]。

4. 抗菌作用　芦荟对丝状菌、铜绿假单胞菌、革兰阳性菌和阴性菌、葡萄球菌、人型结核杆菌、皮肤真菌、病毒等均表现出强力的杀菌效果[5,6]。其抗菌作用与蒽醌化合物的含量呈正相关。芦荟大黄素苷的糖基配体的存在能够显著提高其抗菌活性，为主要抗菌有效成分之一，抗菌活性明显高于芦荟大黄素[6]，芦荟大黄素对临床常见厌氧菌有很强的抑制作用，芦荟还具有抗菌素不具备的消除内毒素的功效[7]。

5. 对心血管系统的作用　芦荟苷能降低血压、血液黏度，促进血液循环，防止动脉硬化和脑出血的发生[8]；从芦荟花叶中分离出的异柠檬酸钙具有强心，促进血液循环的作用[9,10]；芦荟中所富含的多糖类成分阿波兰 A、B，有长期持续降低血糖的特性[11]。

6. 抗胃损伤和保肝作用　芦荟素 A 能抑制幽门结扎大鼠胃液分泌、胃蛋白酶活性，起到抗攻击因子对胃的损伤作用；芦荟熊果苷、芦荟乌辛能治疗胃及十二指肠溃疡、黏膜溃烂[6,8]。芦荟注射液、芦荟总苷及总苷中分离提得的结晶Ⅲ对实验性化学性肝损伤动物有保护作用，发现三者对 CCl_4、硫代乙酰胺所致小鼠肝损伤所引起的 sALT 升高，均有明显的对抗作用；对 CCl_4 引起的肝细胞损害也有不同程度的保护作用[12]。

7. 对损伤皮肤的保护作用　芦荟外用用于治疗烧伤，药理药效实验证实其具有消肿、止痛和生肌作用，用于各种轻度烧烫、灼伤治疗效果良好[9]。对芦荟提取物进行抗辐射损伤研究，证明它对髓外造血生成细胞和辐射所致的骨髓造血组织损伤有明显的保护作用，可提高照射小鼠的存活率[13]。芦荟中活性物质能防止紫外线照射后 24 小时内诱导的抑制郎氏细胞的佐细胞功能[14]。

8. 其他作用　初步迹象表明芦荟属植物中的一种物质，能增强艾滋病患者的免疫功能。并能阻断人类免疫缺陷病毒的扩散，而没有毒副作用。芦荟中的多糖 Aloeferon 对成纤维细胞的生长有促进作用，用 10～25mg/kg 给予小鼠，对箭毒和阿托品的毒性有对抗作用。芦荟还有一些其他活性，如能缩短凝血时间；促进胃液分泌；对肾上腺皮质有某些兴奋作用。能降低大鼠肾上腺内维生素 C 的含量等等[6,15]。

（三）临床报道

1. 治疗外伤和小动脉血管破裂出血　芦荟外用可制止拔牙、鼻衄、血友病、外伤血小板减少、软组织外伤、直肠小溃疡、直肠镜活检扎破肠壁、白血病口角溃疡、肛裂、痔疮、下肢溃疡等出血。一般出血量多较急者，用消毒棉或油纱布蘸本品药粉填堵或压迫出血处；局部出血量少而缓者，用本品粉 5～10g 撒敷出血处；鼻衄间断出血量少者，将药粉 3～6g，加温开水 10～20ml，搅拌，除去不溶物，用塑料滴瓶滴鼻 1～2 滴，日 3～5 次。治疗拔牙、鼻衄、外伤、直肠小溃疡、口角溃疡、肛裂、痔疮等外伤和小动脉血管破裂出血症，其中用撒敷法和填堵法治疗 156 例，均取得满意的止血效果[16]。

2. 治疗痤疮　取五年生的芦荟鲜汁，先行皮肤过敏试验（若有过敏症状则不能使用此方法），用生理盐水清洗患处，面部皮肤清洁消毒后，用粉刺针清除皮肤粉刺及脓疱，将制取的芦荟鲜汁均匀敷于面部，用多功能冷喷机喷 20～30 分钟后洗掉，每天 1 次。结果 42 例寻常性痤疮患者痊愈 20 例，显效 12 例，好转 10 例，痊愈率 47.62%，总有效率 76.19%[17]。

3. 治疗萎缩性鼻炎　先以 2%丁卡因（地卡因）湿透棉片，贴于注射部位 5～10 分钟后，用 20%芦荟浸出液注于两侧的下鼻甲前端黏膜下，每侧注射药液 2ml，再用棉球轻压注射部位以防出血，每周 1 次，4 次为 1 个疗程，治疗萎缩性鼻炎 48 例，均于用药 1～2 次后症状减轻[18]。

4. 治疗银屑病　用 10%芦荟注射液，每日肌内注射 1 次，每次 3ml。治疗银屑病 30 例，经治疗 16～90 次（平均 38.3 次），结果治愈 3 例，显效 7 例，进步 13 例，无效 7 例[19]。

5. 治疗脚鸡眼　取适量芦荟叶置于鲜童便或自己的尿中，浸 1～2 小时，取清水漂洗备用。首次贴药前将患部用湿水浸洗，使皮肤软化，用刀刮去角皮层，然后将芦荟切去表皮，贴患处，用胶布固定，每晚睡前换药 1 次，轻者连续 3～4 次，重者 6～7 次。治疗脚鸡眼 18 例，均获痊愈[20]。

6. 治疗轻度烧烫伤　将带有水分的芦荟内层捣碎外敷于浅Ⅱ度烧伤创面，结果显示创面于 11 天左右愈合，比湿润烫伤膏愈合时间提前，上皮老化明显，利于皮肤耐磨性的恢复[21]。刘氏用芦荟治疗浅部皮肤烫伤 30 例，取良效[22]。

参 考 文 献

[1] 熊佑清. 芦荟[M]. 北京：中国农业出版社，2002：65-71.

[2] 苏云明，吴波，王莉. 芦荟抗肿瘤作用研究[J]. 黑龙江医药，2002，15(3)：181-182.

[3] 阴健. 中药现代研究与临床应用[M]. 北京：学苑出版社，1996：1749-1750.

[4] 于洪伟，董震，杨占泉. 芦荟的免疫调节作用[J]. 中国中西医结合耳鼻咽喉科杂志，2003，11(3)：150-152.

[5] 田兵，华跃进，马小琼，等. 芦荟抗菌作用与蒽醌化合物的关系[J]. 中国中药杂志，2003，28(11)：1034-1037.

[6] 江苏新医学院. 中药大辞典（上册）[M]. 上海：上海科学技术出版社，1986：1077.

[7] 崔栀,付强,李侠,等.库拉索芦荟抑制内毒素作用的实验研究[J].天津药学,2002,14(2):38.

[8] 李天东,罗英,韩文君.芦荟的药理作用及其应用研究进展[J].中国现代医学杂志,2007,17(23):2281-2286.

[9] 邓军文.芦荟的化学成分及其药理作用[J].佛山科学技术学院学报,2000,18(2):77-80.

[10] 高贵珍.芦荟有效成份的药理和保健功效[J].安庆师范学院学报,2002,8(4):98-99.

[11] 黄祖荫.芦荟临床应用与保健美容[M].广州:广东科学技术出版社,2001:18.

[12] 樊亦军,卢广荣.芦荟提取物对实验性肝损伤的保护作用及初步临床观察[J].中国中药杂志,1989,14(12):42-44.

[13] 邱薇,郭彦萍,范泉水.芦荟的药用及其对皮肤创伤的治疗研究[J].中草药,2001,32(3):282-283.

[14] Lee CK,Hom SS,Mo YK,et al. Prevention of ultraviolet radiation-induced suppression of accessory cell function of Langerhans cell by Aloe vera gel components[J]. Immunopharmacology,1997,37(2-3):153-162.

[15] 王林丽,徐梦雪.芦荟药理作用及临床研究进展[J].中国药业,2003,12(8):70-71.

[16] 孙浩,秦晓菲.芦荟外用止血201例[J].南京中医学院学报,1989(2):18.

[17] 汪尚晏,杨萍.库拉索芦荟鲜汁治疗寻常性痤疮的疗效观察[J].中国美容医学,2007,16(1):115-116.

[18] 沙剑飞.焦氏用药经验临床验证[J].陕西中医,1985(6):270.

[19] 张肇升.芦荟治疗银屑病疗效观察[J].临床皮肤科杂志,1983(4):218.

[20] 王良如.芦荟治疗脚底硬磴[J].福建中医药,1982(4):27.

[21] 徐红英.芦荟治疗Ⅱ度烧伤的临床观察[J].护理研究,2004,18(11):1947-1948.

[22] 刘文玲.芦荟治疗浅部皮肤烫伤30例[J].中华现代临床医药杂志,2003,4(3):43-44.

第二节 润 下 药

本类药物多为植物种子和种仁,富含油脂,味甘质润,多入脾、大肠经,能润滑大肠,使大便软化易于排出。适用于年老津枯、产后血虚、热病伤津及失血等所致的肠燥津枯便秘。使用本类药物还应根据不同病情,配伍其他药物。若热盛伤津而便秘者,配清热养阴药;若血虚者,配补血药;若兼气滞者,可与行气药同用等。

具有润下作用的药物,除本节收载的以外,常用的还有瓜蒌仁、柏子仁、杏仁、桃仁、决明子、蜂蜜、当归、肉苁蓉、(生)何首乌等。

火麻仁 Huomaren

【别名】麻子(《神农本草经》),麻子仁(《伤寒论》),大麻子(《本草经集注》),大麻仁(《药性论》),白麻子(《备急千金要方·食治》),冬麻子(《食医心镜》),火麻子(《本草新编》),麻仁、线麻子(《中药材手册》)等。

【来源】火麻仁,始载于《神农本草经》,列为上品。因其叶似火苗状,药用种仁,故名。为桑科一年生草本植物大麻 *Cannabis sativa* L. 的成熟种子。主产于山东莱芜、泰安,浙江嘉兴,河北、江苏及东北等地亦产。均为栽培。

【采收炮制】于秋季果实成熟时采收,除去杂质,晒干。生用,或炒用,用时打碎。

【商品规格】均为统货。本品以色黄、粒大均匀、种仁饱满者为佳。

【药性】甘,平。归脾、胃、大肠经。

【功效】 润肠通便。

【应用】

肠燥便秘：本品甘平，质润多脂，善能润肠通便，且又兼有滋养补虚作用，常用于老人、产妇及体弱津血不足的肠燥便秘之证，常与当归、桃仁等同用，如《兰室秘藏》润肠丸；若阳明热结，大便燥硬难解者，亦常与大黄、枳实、杏仁等同用，如《伤寒论》麻子仁丸。

【用法用量】 煎服，10～15g，打碎入煎。

【药论】

1.《伤寒明理论》："《内经》曰，脾欲缓，急食甘以缓之，火麻仁、杏仁润物也。《本草》曰，润可去枯。脾胃干燥，必以甘润之物主之。"

2.《本草经疏》："麻子，性最滑利。甘能补中，中得补则气自益，甘能益血，血脉复则积血破，乳妇产后余疾皆除矣。风并于卫，则卫实而荣虚，荣者，血也、阴也。《经》曰，阴弱者汗自出。麻仁益血补阴，使荣卫调和，风邪去而汗自止也。逐水利小便者，滑利下行，引水气从小便而出也。"

3.《药品化义》："麻仁，能润肠，体润能去燥，专利大肠气结便闭。凡老年血液枯燥，产后气血不顺，病后元气未复，或禀弱不能运行皆治。大肠闭结不通，不宜推荡，亦不容久闭，以此同紫菀、杏仁润其肺气，滋其大肠，则便自利矣。"

4.《本草述》："麻子仁，非血药而有化血之液，不益气而有行气之用，故于大肠之风燥最宜。麻仁之所疗风者，然属血中之风，非慢治风也，而其所以疗风者，以其脂润而除燥，盖由于至阳而宣至阴而化，非泛泛以脂润为功也。"

【现代研究】

（一）化学成分

种子含干性脂肪油30%，油中含饱和脂肪酸10%，油酸12%，亚油酸53%，亚麻酸25%。另含胡芦巴碱，L(*d*)-异亮氨酸甜菜碱及白色蕈毒素(Muscarin)。此外，麻仁中尚含蛋白质、麻仁球朊酶及植酸（植酸钙镁），并含赖氨酸、苏氨酸等18种氨基酸。

（二）药理作用

1. 通便作用　给正常及燥结型便秘模型小鼠灌服麻仁软胶囊（火麻仁、芍药等）药液后，小鼠排便粒数及重量均明显增加，粪便质地明显软化，并能明显提高小鼠小肠和大肠中炭末推进百分率，促进大肠和小肠的运动。离体肠管实验表明，麻仁软胶囊药液能加强豚鼠离体回肠平滑肌在生理状态及低温（27℃）下的运动能力，使频率、振幅明显增加。对家兔在体肠的运动振幅也有所加强。麻仁水蜜丸与软胶囊具有相似功效[1]。

2. 降压作用　火麻仁酊剂去酒精制成乳剂，分别对麻醉猫（2g/kg）及正常大鼠（2～10g/kg）给药，血压均可显著降低[2]。静注阿托品1mg/kg可对抗火麻仁醇提物0.5g/kg的降压作用，故认为其降压机理可能是通过兴奋M胆碱能受体而引起血管舒张、血压下降[2]。

3. 调血脂作用　火麻仁油有降低大鼠血脂作用，高脂模型组大鼠血清TC、TG、LDL均高于正常对照组，LPO含量亦高于正常组，而给药组大鼠TC、TG、LDL均低于模型组，LPO含量亦低于模型组，且有显著性差异[3]。

（三）临床报道

1. 治疗便秘　用麻仁通便丸治疗150例便秘患者，结果痊愈100例，显效25例，有效20例，总有效率96.67%[4]。以麻子仁丸每次10g，每日2次，治疗50例脊髓损伤便秘患者。结果显效33例，好转13例，无效4例，总有效率92%[5]。

2. 用于术后胃肠功能恢复　赵氏随机将45例腹部手术后患者，分为中药组（用麻子仁汤加减治疗）、西药组和对照组，每组15例。结果显示，胃肠功能恢复时间（肛门平均排气时间），中药组40.36小时，西药组49.81小时，对照组53.08小时，有极显著差异，表明麻子仁汤有助于术后胃肠功能恢复，且疗效显著[6]。

3. 治疗高血压　麻子仁丸加味治疗高血压48例，有44例血压降低，有效率达91.6%[2]。

4. 治疗口㖞眼斜　用三妙膏（火麻仁30g、麝香2g、血竭12g），小儿用量酌减，治疗口㖞眼斜。先将血竭、火麻仁混合捣烂如泥后分为三等份，麝香亦分为三等份。取一份血竭、麻仁泥均匀地摊在直径5～15cm大小的圆形棉布上，再把一份麝香撒于耳前面神经分布区。七天换药一次。100例患者经2～3次治疗后，痊愈者85例，好转者14例[7]。

5. 用于跌打损伤　用火麻仁200g煅炭，兑黄酒服。治一切跌打损伤，有良效[8]。

（四）不良反应

1. 毒性　火麻仁含有较多的脂肪油，误食一定数量后可引起中毒反应，大多在1～2小时内发作。曾报道误食火麻仁油中毒332例及122例，经对症治疗后无1例死亡[9]。

2. 中毒机理及症状　火麻仁的有毒成分为毒性蛋白质、蕈毒素。大麻酚为主要有毒成分，为红色油状液体，系从大麻油树脂的醚浸出液蒸出醚分馏所得，具有强烈麻醉作用，但性质不稳定，极易被氧化而破坏。中毒后主要是侵犯神经系统，表现为先兴奋而后麻痹，但这些改变是可逆的。临床表现大部分起病迅速，多为2～4小时左右，最长者12小时。食入60～100g即发生中毒，首先出现恶心、呕吐、腹泻、头晕、头痛，继而四肢麻木、烦躁不安、精神错乱、定向丧失、手舞足蹈、脉速、心悸，少数出现幻觉、血压升高、抽风、衰竭而死亡[10]。

蕈毒素系一种毒蛋白，为吲哚衍生物，毒性很强，毒素作用于机体后，刺激胃肠道，发生溶血，破坏血管内皮及损伤肾、肝、神经细胞等。引起肝细胞脂肪变性，大脑灰质的神经呈虎斑样溶解及胶质细胞的增生，心肌亦变性坏死。此外，尚可引起食管、胃、空肠、回肠、结肠广泛出血[10]。

3. 中毒救治

（1）一般疗法：早期催吐、洗胃；应用解毒剂、补液促进毒物排泄，过度兴奋者，可给溴化物、地西泮（安定）、水合氯醛等；昏睡者给中枢兴奋剂；积极抢救休克、急性肾衰竭、脑水肿，以及对症治疗[10,11]。

（2）中医疗法：口服中药解毒剂，用防风30g、甘草15g，水煎200ml，1次服完，或用金银花30g、连翘15g、绿豆50g、甘草15g，水煎代茶频服，或用灵芝15g，水煎频服[12]。

参考文献

[1] 郭建生，蒋孟良. 麻仁软胶囊通便作用的实验研究[J]. 中国中药杂志，1993，18(4)：236-239.

[2] 陈可冀，李春生. 新编抗衰老中药学[M]. 北京：人民卫生出版社，1998：340.

[3] 任汉阳，孙光红，马建中，等. 火麻仁油的降脂及对过氧化脂质的作用的实验研究[J]. 中国中医药科技，1997，4(4)：200.

[4] 席作武. 麻仁通便丸治疗便秘150例[J]. 中国中医药科技，2000，7(3)：154.

[5] 丁光红，苟坤婷. 麻子仁丸治疗脊髓损伤便秘患者疗效观察[J]. 贵阳中医学院学报，2010，32(5)：45-46.

[6] 赵迅. 麻子仁汤对术后胃肠功能恢复的临床观察[J]. 云南中医中药杂志，1997，18(5)：11-12.

[7] 王凤锡. 三妙膏外敷治疗吊线风100例[J]. 河南中医，1985(4)：7.

[8] 赵元开.祖传秘方治跌打损伤[J].四川中医,1988(7):45.
[9] 任汉阳,张瑜,刘红雨,等.火麻仁研究进展.河南中医,2003,23(11):78-80.
[10] 李广勋.中药药理毒理与临床[M].天津:天津科技翻译出版公司,1992:137.
[11] 谢金森.毒植物中毒急救手册[M].北京:科学普及出版社,1993:122.
[12] 梁华龙.中药毒副作用及其处理[M].河南:河南科学技术出版社,1994:137.

郁李仁　Yuliren

【别名】郁子(《医心方》),郁里仁(《珍珠囊》),李仁肉(《药材学》)。

【来源】郁李仁,始载于《神农本草经》,列为下品,历代本草均有收载,因其花实郁香,以种仁入药,故名。为蔷薇科落叶灌木欧李 *Prunus humilis* Bge.、郁李 *Prunus japonica* Thunb. 或长柄扁桃 *Prunus pedunculata* Maxim. 的成熟种子。前二者习称"小李仁",后一种习称"大李仁"。主产于辽宁海城、盖平、岫岩、凤城、辽阳,内蒙古东部等地。野生与栽培均有。

【采收炮制】于夏、秋二季果实成熟时采收,除去果肉及核壳,取出种子,干燥。生用,用时捣碎。

【商品规格】均为统货。本品以粒饱满、完整、色黄白者为佳。

按《中国药典》(2010年版一部)规定:本品含苦杏仁苷($C_{20}H_{27}O_{11}$)不得少于2.0%。酸值不得过10.0。羰基值不得过3.0。过氧化值不得过0.050。

【药性】辛、苦、甘,平。归脾、大肠、小肠经。

【功效】润肠通便,下气利水。

【应用】

1. 肠燥便秘　李杲就本品曰:"专治大肠气滞,燥涩不通。"郁李仁味多辛苦,质润多脂,润肠通便作用类似火麻仁,且润中兼可行大肠之气滞,多用于肠燥便秘而有大肠气滞之证,常与柏子仁、杏仁、桃仁等同用,如《世医得效方》之五仁丸。

2. 水肿胀满,脚气浮肿　《神农本草经》曰:"主大腹水肿,面目、四肢浮肿,利小便水道。"郁李仁能下气利水消肿,治肿满小便不利者,可与茯苓、白术、陈皮、槟榔等同用,如《世医得效方》之郁李仁散,或与桑白皮、赤小豆等利水消肿药同用;若治水肿胀满,癃闭便秘,二便不通之阳实水肿之证,可与甘遂、牵牛子、大黄同用。治脚气浮肿,小便不利者,如《太平圣惠方》之郁李仁粥,以本品配粳米、生姜汁等,煮粥空腹服,或与生薏苡、赤小豆等同用,以增强利水除湿之功。

【用法用量】煎服,6～10g。

【使用注意】孕妇慎用。

【鉴别用药】火麻仁、郁李仁,二药质润多脂,均能润肠通便,主肠燥便秘。然火麻仁甘平油润,又兼能滋养补虚,故老人、虚人、产后所致津亏血虚之肠燥便秘者尤为常用;而郁李仁质润苦降,又能行大肠气滞及利水消肿,且无补虚之性,多用于便秘气滞实证者,并治水肿胀满,脚气浮肿等症。

【药论】

1.《本草纲目》:"郁李仁甘苦而润,其性降,故能下气利水。按《宋史·钱乙传》云,一乳妇因悸而病,既愈,目张不得瞑。乙曰,煮郁李酒饮之使醉,即愈。所以然者,目系内连肝胆,恐则气结,……郁李去结,随酒入胆,结去……,目则能瞑矣。此盖得肯綮之妙者也。"

2.《本草经疏》:"郁李仁,主大腹水肿,面目四肢浮肿者,《经》曰,诸湿肿满,皆属脾土,又曰,诸腹胀大,皆属于热。脾虚而湿热客之,则小肠不利,水气泛溢于面目四肢,辛苦能润热结,降下善导癃闭,小便利则水气悉从而出矣。""郁李仁,性专降下,善导大肠燥结,利周身水气;然而下后多令人津液亏损,燥结愈甚,乃治标救急之药。"

3.《本草求真》:"郁李仁,世人多合胡麻同用,以为润燥通便之需,然胡麻功止润燥、暖中、活血,非若郁李性润,其味辛甘与苦,而能入脾下气,行水破血之剂也。故凡水肿癃急便秘,关格不通,得此体润则滑,味辛则散,味苦则降,与胡麻实异,而又可以相须为用。"

【现代研究】

(一) 化学成分

郁李种子含苦杏仁苷、皂苷约 0.96%,脂肪油 58.3%~74.2%,挥发性有机酸,IR-A、IR-B 蛋白质成分。欧李种子含苦杏仁苷 2.25%以上。

(二) 药理作用

1. 润肠作用 郁李种子的 50%水煎液对燥结型便秘小鼠排便时间显著缩短,与对照组比较差异非常显著($P<0.001$),排便粒数也明显增多($P<0.05$)[1],具有滑润性缓泻作用[2]。

2. 其他作用 具有抗炎作用,镇痛作用[3],有镇咳祛痰作用[4],动物实验有降血压作用[4]。

参 考 文 献

[1] 鄢顺琴. 动物(小鼠)便秘模型的复制及其中药的治疗效果[J]. 中药通报,1988,13(8):43.

[2] 高学敏. 中药学[M]. 北京:中国中医药出版社,2007:162.

[3] 元艺兰. 郁李仁的药理作用与临床应用[J]. 现代医药卫生,2007,23(13):1987-1988.

[4] 李广勋. 中药药理毒理与临床[M]. 天津:天津科技翻译出版公司,1992:138.

第三节 峻下逐水药

本类药物大多为苦寒有毒,泻下作用峻猛,药后能引起剧烈腹泻,使体内潴留的水液随从大便排出,部分药物还兼有利尿作用。适用于水肿、臌胀、胸胁停饮等正气未衰之病证。

本类药物有毒而力峻,易于损伤正气,临床应用当"中病则止",不可久服。体虚者慎用,孕妇忌用。对水肿、臌胀属于邪实而正虚者,在使用本类药物时,要注意处处固护正气,可采取先补后攻,或攻补兼施的方法施治。还要注意本类药物的炮制、剂量、用法及禁忌等,以确保用药安全、有效。

甘遂 Gansui

【别名】主田(《神农本草经》),重泽、苦泽、甘泽、陵藁、甘藁、鬼丑(《吴普本草》),陵泽(《广雅》),肿手花根(《药材资料汇编》),猫儿眼根(《中药材手册》)等。

【来源】甘遂,始载于《神农本草经》,列为下品,历代本草均有收载。古人谓:"上味曰甘,径直曰遂",故名。为大戟科多年生草本植物甘遂 *Euphorbia kansui* T. N. Liou ex T. P. Wang 的块根。主产于陕西韩城、三原,河南灵宝,山西运城等地。此外,甘肃、湖北、宁夏亦产。均为野生。

【采收炮制】于春季开花前或秋末茎叶枯萎后采挖，撞去外皮，晒干。生用或醋制用。

【商品规格】均为统货。本品以肥大饱满、色洁白、粉足者为佳；质坚、粉性小、黄心者质次；未去外皮，折断筋大、无粉者不入药。

按《中国药典》(2010年版一部)规定：本品含大戟二烯醇($C_{30}H_{50}O$)不得少于0.12%。

【药性】苦，寒；有毒。归肺、肾、大肠经。

【功效】泻水逐饮，消肿散结。

【应用】

1. 水肿胀满，臌胀，胸胁停饮　本品苦寒性降，善行经隧之水湿，泻水逐饮力峻，药后可连续泻下，同时小便量亦可增，能使体内潴留之水饮随从二便而排出，故凡是水肿，大腹臌胀，胸胁停饮，而正气未衰者均可用之。如治湿热蕴结，水道不利而水肿胀满者，常与牵牛子相须而用，如《圣济总录》之二气汤；亦可与黑大豆同用，如《太平圣惠方》之甘遂丸。治湿热蕴结，水湿壅聚而致腹大坚满，烦热口苦，二便秘涩者，可与芫花、大黄、木香等同用，如《太平圣惠方》之舟车丸。治水湿停滞，胸胁积水，咳嗽痰唾，胸胁隐痛者，常与大戟、芫花等份为末，大枣煎汤调服，以共奏攻逐水饮之功，如《伤寒论》之十枣汤。若水饮与热邪搏结于胸腹，心下至少腹硬满而痛，口渴，便秘之结胸证，常与大黄、芒硝配伍同用，如《伤寒论》之大陷胸汤。若产后水与血结于血室，而少腹满如敦状，小便难而不渴者，《本草正义》曰之有"攻水破血"之功，可与大黄、阿胶合用，以奏养血扶正，逐水下瘀之功，如《金匮要略》之大黄甘遂汤。治宿食结于肠间而大便不通，呕逆不止者，用之可破滞结，通谷道，可与芒硝、赭石、干姜同用，以收泻下降逆之功，如《医学衷中参西录》之赭遂攻结汤。此外，治小便或二便不通者，可用甘遂末，生面糊调敷脐中、丹田，并艾灸三壮治之。

2. 癫痫发狂　《本草纲目》曰甘遂有治"痰迷癫痫"之功。本品苦寒峻下，能荡涤痰涎，故可用于痰热上扰，蒙蔽清窍而癫痫发狂者，常与安神定惊之朱砂研末吞服，如《济生方》之遂心丹。

3. 痈肿疮毒　本品外用有解毒消肿散结之功，可用于湿热壅滞，痈肿疮毒，以甘遂研末调敷患处，或与其他清热解毒药同用，煎汤服。

现代治疗重型肠梗阻、肠腔积液较多者，以甘遂配合大黄、厚朴、桃仁等同用，如《中西医结合治疗急腹症》之甘遂通结汤；用于治肝硬化腹水、血吸虫病腹水，多与黄芩、木香、砂仁等同用。

【用法用量】本品有效成分不溶于水，故宜入丸散，每次0.5～1.5g。醋制可减低毒性。生甘遂只供外用。

【使用注意】虚弱及孕妇忌用。反甘草。

【药论】

1.《本草衍义》："甘遂，今惟用连珠者，然《经》中不言。此药专于行水，攻决为用，入药须斟酌。"

2.《汤液本草》："甘遂可以通水，而其气直透达所结处。"

3.《本草经疏》："甘遂，其味苦，其气寒而有毒，善逐水。其主大腹者，即世所谓水蛊也。又主疝瘕腹满、面目浮肿及留饮，利水道谷道，下五水，散膀胱留热，皮中痞气肿满者，谓诸病皆从湿水所生，水去饮消湿除，是拔其本也。""甘遂性阴毒，虽善下水除湿，然能耗损真气，亏竭津液。元气虚人，除伤寒水结胸不得不用外，其余水肿臌胀，类多脾阴不足，土虚不能制水，以致水气泛滥，即刘河间云诸湿肿满属脾土，法应补脾实土，兼利小便。不此之图，而反用甘遂下之，是重虚其虚也。”

4.《本草崇原》：“土气不和则大腹，隧道不利则疝瘕。大腹则腹满，由于土不胜水，外则面目浮肿，内则留饮宿食，甘遂治之，泄土气也。为疝为瘕，则癥坚积聚，甘遂破之，行隧道也。水道利则水气散，谷道利则宿积除，甘遂行水气而通宿积，故利水谷道。”

【现代研究】

（一）化学成分

甘遂含大戟苷、γ-大戟醇、甘遂醇、20-表大戟脑、20-去氧巨大戟萜醇、巨大戟萜醇、β-氧化巨大戟萜醇-β-十二烷酸酯-20-己酸酯、甘遂萜醇 A 及甘遂萜醇 B。此外，尚含维生素 B_1、柠檬酸、棕榈酸、草酸及棕榈酸癸酯。

（二）药理作用

1. 泻下作用　实验证实，其醇浸膏有显著的泻下作用，能强烈刺激肠黏膜，引起炎症性充血和肠蠕动增加而造成峻泻，小鼠口服生甘遂或炙甘遂的乙醇浸膏 10～50g（生药）/kg，约半数动物呈明显的泻下作用，生甘遂作用较强，毒性也较大，小鼠服药后一部分死亡，而炙甘遂则无死亡，服生甘遂或炙甘遂粉剂的悬浮液，亦有泻下作用，但无死亡，提取乙醇浸膏后的残渣或甘遂的煎剂则无泻下作用，因此泻下的有效成分存在于酒精浸膏中，可能是一种树脂[1]。

2. 利尿作用　临床实践表明，无论是用炙甘遂研末内服治疗水肿，或是采用甘遂散外敷治疗不同病证引起的小便不利，均可收到通利小便的效果，但甘遂煎剂对大鼠及人均无明显利尿作用[1]。

3. 抗生育作用　甘遂 50%乙醇注射液给药，能终止小鼠、家兔及豚鼠的中、晚期妊娠，但对早孕无影响。临床亦表明，妊娠妇女羊膜腔内注射 0.5～0.8ml 50%甘遂乙醇注射液，流产效果为 99.5%[2,3]。

4. 对免疫功能的影响　甘遂粗制剂对小鼠免疫系统的功能表现为明显的抑制作用。甘遂粗制剂可使小鼠的胸腺重量减轻和脾脏增大，且明显地抑制小鼠抗绵羊红细胞抗体的产生，腹腔或静脉注射给予甘遂粗制剂 50mg/kg，均明显地抑制 SRBC 诱导的迟发型超敏反应[4]。

5. 抗白血病作用　甘遂乙醇提取物含有的甘遂大戟萜酯 A 和 B 有抗白血病作用。从甘遂中得到的甘遂大戟萜酯 A、B，在 0.1、0.5mg/kg 剂量均有很强的抗白血病（P-388）活性[5]。

6. 其他作用　小剂量生甘遂可引起离体蛙心收缩力增强，但不改变其频率，大量则抑制[1]。

（三）临床报道

1. 治疗胸腔积液　用逐水散（甘遂、大黄、芒硝等为主方），每日 1 包，1 日 3 次口服，连用 3 周）配合西医治疗本病 42 例，并设对照组比较。结果胸水吸收的有效率，治疗组为 85.7%，对照组为 58.5%，治疗组明显优于对照组[6]。

2. 治疗胸膜炎　以十枣汤加味治疗 38 例，结果胸腔积液吸收显效 18 例，有效 17 例，无效 3 例，总有效率 92.1%。与常规抗结核治疗相对照，其明显优于对照组[7]。以甘遂白芥子散（甘遂、白芥子按 2∶1 剂量，研细粉）配合西药常规治疗结核性胸膜炎，与单纯西药治疗相对照，其明显优于对照组[8]。

3. 治疗腹水　甘遂半夏膏（甘遂研末 30g、茵陈 300g、黄芪 100g、当归 50g、半夏 60g、陈皮 100g、白术 100g、山药 100g、枸杞子 100g、桑椹子 100g、女贞子 100g、墨旱莲 100g、猪苓 100g、茯苓 100g、泽泻 100g、车前子 300g、香附 100g、郁金 100g、延胡索 100g、枳壳 100g、龟甲 300g、鳖甲 150g、炒谷芽 300g，加饴糖 500g 制成膏方）早晚各 1 匙，豆浆送服，辅以常规疗法，治疗 1 个月，结果 60 例肝硬化腹水患者显效 25 例，有效 32 例，无效 3 例，总有效率 95%[9]。

4. 治疗急腹症　生甘遂面 0.9g、生大黄面 0.6g、芒硝 0.3g，以 20ml 沸水冲化。以上为 1 次剂量，待温口服或自胃管注入，2 小时后再用 1 次，以后 4～6 小时 1 次（只限 4 次）。治疗急性腹膜炎、肠梗阻 364 例，治愈 329 例，中转手术 21 例，无效 8 例，死亡 6 例。总治愈率 94%[10]。

5. 治疗尿潴留　将 65 例急性尿潴留患者随机分为两组，治疗组服生甘遂肠溶胶囊（每次含生甘遂 1.8g，体弱者为 0.9g），对照组予安慰剂。结果治疗组 32 例，有效 25 例，无效 7 例；对照组 33 例，有效 3 例，无效 30 例，治疗组明显优于对照组[11]。

6. 治疗小儿睾丸鞘膜积液　经验方甘遂甘草汤（甘遂、枳壳、赤芍、昆布各 10g，甘草 5g）煎服，日 1 剂，分 2 次服，治疗 7 例小儿睾丸鞘膜积液，均愈。一般 2 剂后肿胀开始缩小，1 周左右积液可完全吸收[12]。

7. 治疗支气管哮喘　以药物（甘遂、白芥子、细辛、延胡索 1∶4∶4∶1，共研细末，老姜汁调成药饼）敷贴穴位，对照组采用安慰剂疗法，各防治支气管哮喘 181 例。结果治疗组近、远期总有效率分别为 80.1%、86.7%，对照组分别为 21.5%、34.2%，治疗组与对照组比较有显著性差异[13]。

8. 治疗小儿支气管肺炎　用甘遂、大戟、芫花各等量，以醋煮沸后晾干，研成细粉，根据年龄及身体状态服用 0.5～2g，每日服 1 次，用大枣 10 枚煎汤约 50ml 冲服。治疗支气管肺炎 26 例，大病灶肺炎 8 例，大叶性肺炎 4 例，暴喘型肺炎 7 例，配合一般对症处理用之支持疗法，结果治愈 44 例，1 例无效死亡[14]。

9. 治疗百日咳　经验方甘遂散（甘遂、巴戟天各 4g，面粉 20g），白开水送服，治疗百日咳 50 例。年龄在 4～12 个月者，每次服 0.5g，1～3 岁每次服 1g，3～6 岁每次服 1.5g，6～10 岁每次服 2g，每天 3 次。结果服药 10～20 天痊愈 40 例，显效 9 例，无效 1 例[15]。

10. 治疗精神分裂症　用自制逐痰将军丸（甘遂、二丑、大黄、木香），涤痰丸（甘遂、淮山药、川大黄、磁石、颠茄酊），“756 丸”（大黄、菖蒲、胆星、赭石）任选一种，从小量开始，逐渐递增，连服 1～3 周，治疗精神分裂症 200 例，取得了明显的治疗效果[16]。

11. 治疗类风湿关节炎　甘遂乌头汤：甘遂 2g（研末清晨空腹米汤送服），制川乌、制草乌、麻黄各 10g，独活、秦艽、汉防己各 15g，伸筋草、乌梢蛇各 20g 等随证加减。日 1 剂，水煎服，1～3 个月为 1 个疗程，治疗关节肿大者 38 例，显效 21 例，好转 15 例，无效 2 例[17]。

12. 治疗晚期食管癌　甘遂甘草散，取甘遂适量，用面粉包裹，放火上烤黄为度，取甘遂在铜药钵中捣烂为粉，另捣甘草为粉，同时甘遂 0.3g、甘草 0.15g 混合，以温开水冲服，日 3 次。治疗 12 例，9 例有程度不同的症状好转，存活期明显延长（6～15 个月），3 例未坚持服药，症状未见改善[18]。

13. 治疗关格　生甘遂末装入胶囊，每服 1～1.5g，使大便泻下 2～3 次，至大便增多，转干为度。治疗出血热、急性肾炎等肾性肾衰竭 16 例，均安全度过少尿期[19]。

（四）不良反应

1. 毒性　小鼠腹腔给予甘遂注射液，LD_{50} 为（346.1±28.64）mg/kg。在家兔的毒性实验中,以 30mg/kg 行腹腔内注射,未发现腹腔内局灶性出血和坏死,心、肝、肾亦未见异常。但连续静脉给药 7 天的 2 只家兔(10mg/kg),第 8 天处死病检心、肝、肾有一定中毒性的组织学改变[20]。

2. 中毒机理及症状　甘遂所含的树脂是峻下逐水的主要成分,其具有巴豆毒样作用,能强烈刺激消化道黏膜发生充血、水肿,甚至糜烂等炎性反应,并促其蠕动而引起峻泻。中毒时主要表现为峻泻,同时伴有恶心、呕吐、腹痛、心悸、头晕、血压下降,烦躁不安;严重者出现休克、昏迷、痉挛等,甚至死亡[21]。

3. 中毒原因及预防　甘遂中毒的主要原因:一是直接“吞服”用量过大的单方散剂,另一是应用未经炮制的甘遂。因甘遂为有毒之品,其有效成分为醇溶性树脂物质,不溶于水,水煎泻水作用差,故宜入丸散,但如用量过大,极易造成毒性反应。生甘遂泻下作用峻烈,毒性大,一般需经加工炮制以缓其毒性,方可用于临床,一般认为生品限于外用,而内服必须炮制,如应用不当,亦易引起毒副作用,所以为预防甘遂中毒的发生,首先应控制剂量。一般按常规剂量服用,煎剂最大剂量勿大于 4g,入丸、散应更少。另外,临床应用时尽量勿生用。生用毒性大,易致中毒,口服宜慎。体质虚弱及孕妇忌用。运用本药宜中病则止,不可久服。

4. 中毒救治

(1) 一般疗法:先用温开水洗胃,口服蛋清或药用炭,保护胃肠黏膜并吸附药物;泄泻引起脱水,可静脉滴注生理盐水,维持水电解质平衡,有酸中毒者,适当补充碱性药物,如同时输入 5%碳酸氢钠;恶心呕吐、腹痛甚者可肌注甲氧氯普胺(胃复安),或阿托品等解痉止呕药;如血压下降,在补液的同时,加用升压药。

(2) 中医疗法:生绿豆 30g、生大豆 15g、黄柏 9g、黄连 6g,水煎服;如下利不止时,用人参 9g、黄连 6g,水煎服。

参考文献

[1] 江苏新医学院. 中药大辞典(上册)[M]. 上海:上海科学技术出版社,1986:574.

[2] 周本宏,罗顺德,蔡鸿生. 抗生育中草药研究概况[J]. 中国药房,1994,5(3):42-43.

[3] 韩向阳,顾素逸,林义家,等. 甘遂中期妊娠引产的效果与其安全性[J]. 哈尔滨医科大学学报,1991,25(5):22-24.

[4] 李嗣英. 甘遂对小鼠免疫功能的影响[J]. 中国药理通讯,1989,6(2):10.

[5] 王立岩. 甘遂的化学成分及其生物活性的研究[D]. 沈阳药科大学,2003.

[6] 周珂,徐凯,高宏,等. 逐水散配合化疗治疗肺癌胸水 42 例[J]. 陕西中医,2007,28(12):1581-1583.

[7] 王彩琴,曾升海. 加味十枣汤治疗结核性胸膜炎胸腔积液 68 例[J]. 陕西中医,2001,22(4):193-194.

[8] 崔万胜. 中西医结合治疗结核性胸膜炎[J]. 山西中医,1993,9(6):19.

[9] 欧阳钦,吴春明. 甘遂半夏膏治疗肝硬化腹水 60 例[J]. 中医杂志,2008,49(8):721-722.

[10] 张增仁,赵文栓,邱宝梁. 甘遂黄硝散治疗急腹症疗效观察[J]. 北京中医,1992(3):26-27.

[11] 彭培初,要全保,彭煜,等. 生甘遂快速解除前列腺增生急性尿潴留临床观察与实验研究[J]. 中国中医急症,2005,14(9):841-843.

[12] 刘东奎,刘毅. 甘遂甘草汤治疗小儿睾丸鞘膜积液[J]. 四川中医,1990(7):22-23.

[13] 米建平,刘炳权,符文彬,等. 天灸疗法防治支气管哮喘 181 例疗效观察[J]. 新中医,2005,37(2):61-62.

[14] 房念东. “十枣汤”治疗小儿肺炎 45 例临床观察[J]. 山东中医杂志,1981(1):26.

[15] 王万富. 甘遂散治疗百日咳 50 例[J]. 上海中医药杂志,1984(10):24.

[16] 解克平. 中西医结合治疗精神分裂症 200 例分析[J]. 中国神经精神疾病杂志,1977(4):封三.

[17] 李汉章,田华. 重用甘遂治疗关节肿大型类风湿性关节炎 38 例的体会[J]. 北京中医,1988(6):33.

[18] 齐文亮. 千家妙方[M]. 北京:战士出版社,1982:563.

[19] 张梅友. 用甘遂治疗关格之体会[J]. 湖南中医杂志,1987(5):31-32.

[20] 韩向阳,孙柏秋,吴爱霞,等. 中药甘遂抗生育作用的研究与其临床应用[J]. 黑龙江医药,1980(1):37.

[21] 郭晓庄. 有毒中草药大辞典[M]. 天津:天津科技翻译出版社,1992:143.

京大戟　Jingdaji

（附：红大戟）

【别名】下马仙(《本草纲目》),龙虎草、将军草、九头狮子草、膨胀草(《中药材手册》)等。

【来源】京大戟,始载于《神农本草经》,列为下品,历代本草均有收载,因其根辛苦,戟人咽喉,故名。为大戟科多年生草本植物大戟 *Euphorbia pekinensis* Rupr. 的根。主产于江苏南京、扬州、邳县等地,河北、山西、甘肃、山东、四川、浙江亦产。多为野生,少有栽培。

【采收炮制】于秋、冬二季采挖,洗净,晒干。生用或醋制用。

【商品规格】均为统货。本品以质坚硬、不易折断、条粗、断面白色者为佳。

【药性】苦,寒;有毒。归肺、脾、肾经。

【功效】泻下逐饮,消肿散结。

【应用】

1. 水肿臌胀,二便秘结　本品苦寒下泄,通利二便,其作用类似甘遂,性亦峻猛。适用于水肿、臌胀,二便不利,正气未衰者。单用有效,亦常与甘遂、芫花等逐水药同用,以增强逐水之功,如《伤寒论》之十枣汤、《景岳全书》之舟车丸。

2. 痰饮积聚　取京大戟泻水逐饮之功,可用治痰湿水饮停滞胸膈而致胁肋隐痛,痰唾黏稠者,可与甘遂、白芥子等同用,以收祛痰逐饮之功,如《三因极一病证方论》之控涎丹。

3. 痈肿疮毒,瘰疬痰核　本品苦寒,又能消肿散结。内服外用均可,但以外用为主,治热毒壅滞之痈肿疮毒及痰火凝结的瘰疬、痰核,常与山慈菇、雄黄等同用,如(《惠直堂经验方》)之紫金锭,内服、外用均可。

【用法用量】煎服,1.5～3g;入丸散服,每次 1g。外用适量,生用。内服醋制用,以减低毒性。

【使用注意】虚弱者及孕妇忌用。反甘草。

【药论】

1.《本草经疏》:“大戟,苦寒下泄,故能逐诸有余之水。苦辛甘寒,故散颈腋痈肿。”又曰:“大戟,阴寒善走而下泄,洁古谓其损真气,故凡水肿不由于受湿停水,而由于脾虚,土坚则水清,土虚则水泛滥,实脾能制水,此必然之数也。今不补脾而复用疏泄追逐之药,是重虚其虚也,宜详辨而深戒之。惟留饮、伏饮停滞中焦及元气壮实人患湿,乃可一暂施耳。”

2.《本经逢原》:“大戟,性禀阴毒,峻利首推,苦寒下走肾阴,辛散上泻肺气,兼横行经脉,故《本经》专治十二水,腹满急痛等证,皆浊阴填塞所致,然惟暴胀为宜,云中风者,是指风水肤胀而言,否则传写之误耳。”

3. 张寿颐:“大戟,《本经》谓主十二水腹满急痛积聚。盖谓十二经水之水湿积聚,以致外肿内满,而为急痛耳。然苟非体充邪实者,亦不可概投。‘中风皮肤疼痛’六字,当作一句读，盖指风湿热之袭于肌腠者，则辛能疏散，而苦寒又专泄降，是以治之，非泛言外受之风寒，石顽谓指风水肤胀，亦颇有理。吐逆，是指水饮停于上焦，而不能下泄以致上逆者，此以辛苦泄破，通达下降，是以主之。《别录》主颈腋痈肿，皆痰饮凝络之症治。头痛，亦指饮邪凝聚，水气上凌者而言。发汗，则驱除水湿之溢于肤腠者耳。利大小便，固通泄攻破之专职矣。”

【现代研究】

（一）化学成分

根含大戟苷约 0.7%，由大戟苷元与 D-葡萄糖、L-阿拉伯糖结合而成。又含生物碱、大戟色素体 A、B、C 等。

（二）药理作用

1. 泻下作用　能刺激肠管，引起肠蠕动增强，产生泻下作用。其乙醇抽出物及热水抽出物均可使实验动物产生泻下[1]。

2. 其他作用　本品有镇痛作用[2]，其提取物能扩张末梢血管；兴奋离体子宫；具有抗肾上腺素的升压作用及利尿作用[3]。

（三）临床报道

1. 治疗结核性胸膜炎　大戟、芫花、甘遂各等份，研细末，另用肥大枣 15 枚煎汤 300ml 备用。于晨起空腹先服枣汤 150ml，5 分钟后用剩余枣汤送服 4g 药末。结果 24 小时胸水吸收者 13 例；48 小时内吸收者 8 例；72 小时以上吸收者 6 例。大部分患者药后有恶心、腹痛，待泻下后 5～7 小时可缓解消失。孕妇及肾功能不全者忌服，体虚者慎用[4]。

2. 治疗百日咳　大戟、芫花、甘遂各等份，炼蜜为丸如绿豆大。1 岁以下服 0.5 粒，1～2 岁服 1 粒，3～4 岁服 2 粒，5～6 岁服 3 粒，每日早晨服 1 次。7～8 岁服 4 粒，9～10 岁服 6 粒，早晚各 1 次。5 天为 1 个疗程，治疗百日咳 852 例，1 个疗程治愈 515 例，2 个疗程治愈 222 例，3 个疗程治愈 45 例，无效 70 例[5]。

3. 治疗急性乳腺炎、骨质增生、流行性腮腺炎　用大戟、芫花、甘草、甘遂、海藻各 30g，黄丹 250g，上药除黄丹外，浸入香油 500ml 内，5～7 天后入锅内，文火煎熬，去药渣后，将黄丹逐渐加入药油中，边加边搅，直至漆黑发亮、滴水成珠为度，摊于牛皮纸上，敷于患处，治疗急性乳腺炎 36 例，均获治愈。治疗骨质增生 17 例，14 例显效，1 例好转，2 例无效。治疗流行性腮腺炎 23 例，均获痊愈。治疗软组织损伤 164 例，疗效满意[6]。

4. 治疗鹤膝风　用大戟、甘遂各 100g，共研细末，蜂蜜调敷双膝，治疗鹤膝风，效果甚佳[7]。

（四）不良反应

1. 毒性　京大戟有毒成分为大戟苷和蒽醌类衍生物[8]。

2. 中毒机理及症状　本品有强烈刺激性，接触皮肤能引起炎症。内服对口腔黏膜、咽喉部和胃肠黏膜可致肿胀及充血，严重时能使呼吸麻痹而死亡。京大戟的内服中毒量为 9～15g。中毒症状，早期咽喉部肿胀、充血、剧烈呕吐、吐出物带血、腹痛、腹泻、头痛、头晕、心悸、血压下降，严重者脱水、呼吸困难、脉搏细弱、体温下降、昏迷、痉挛，最后发生呼吸或循环衰竭而死亡[9]。

3. 中毒原因及预防　主要原因是误服或过量服用引起。应用时应严格掌握用量，本品宜炮制后应用，孕妇及虚弱者禁用。

4. 中毒救治

（1）一般疗法：早期可小心洗胃，洗胃后内服生蛋清、牛奶等润滑保护剂；有脱水者，给

5%葡萄糖盐水静滴，剧烈呕吐控制后，可口服补液。维持电解质平衡；呼吸抑制时，给予呼吸兴奋剂；局部处理；其他对症治疗。

（2）中医疗法：可用甜桔梗 30g，煎汤内服；或菖蒲 30g、黑豆 15g，水煎顿服；或芦根 120g、白茅根 30g、金银花 15g，水煎服。

参考文献

[1] 郭晓庄. 有毒中草药大辞典[M]. 天津：天津科技翻译出版公司，1992：339.
[2] 江苏新医学院. 中药大辞典(上册)[M]. 上海：上海科学技术出版社，1986：109.
[3] 李广勋. 中药药理毒理与临床[M]. 天津：天津科技翻译出版公司，1992：146.
[4] 王恕. 十枣汤治疗 28 例结核性胸膜炎对胸水吸收的临床疗效观察[J]. 中医药学报，1984(1)：53.
[5] 李世文. 百咳宁丸治疗百日咳[J]. 中国临床医生，1978(3)：12.
[6] 阎师锁，杨海兴. 消核膏的临床应用[J]. 新中医，1990(1)：36.
[7] 袁国民. 外治鹤膝风一则[J]. 四川中医，1984(5)：60.
[8] 梁华龙. 中药毒副作用及其处理[M]. 郑州：河南科学技术出版社，1994：144.
[9] 高渌纹. 实用有毒中药临床手册[M]. 北京：学苑出版社，1993：220.

附：红大戟

为茜草科多年生草本植物红芽大戟 *Knoxia valerianoides* Thorel et Pitard 的块根。又名红芽大戟、广大戟。性味苦寒。功用与京大戟略同，但京大戟泻下逐水力强；而红大戟则消肿散结力胜。煎汤，1.5～5g；研末服 1g。外用适量。醋制用或生用。孕妇及虚弱者忌用。反甘草。

芫花 Yuanhua

【别名】芫(《山海经》)，去水(《神农本草经》)，败花、赤芫、儿草(《吴普本草》)，毒鱼、杜芫(《名医别录》)，头痛花(《本草纲目》)，闹鱼花(《中国树木分类学》)，棉花条、大米花(《江苏植药志》)，芫条花、野丁香花(《山东中药》)，九龙花、浮胀草、地棉花(《湖南药物志》)，银腰带、小叶金腰带(《江西草药》)等。

【来源】芫花，始载《神农本草经》，列为下品，历代本草均有收载。李时珍曰："芫花言其似也"，故名。为瑞香科落叶灌木植物芫花 *Daphne genkwa* Sieb. et Zucc. 的花蕾。主产于安徽滁县，江苏南京、徐州、淮阴，四川绵阳、广元、江油，河南嵩县、密县，山东胶县、日照、莒南、历城、泰安，河北易县、正化、平山、邢台、涉县等地。野生与栽培均有。

【采收炮制】于春季花未开放时采收，除去杂质，干燥。生用或醋制用。

【商品规格】本品以花蕾多而整齐、淡紫色、无杂质者为佳。

按《中国药典》(2010 年版一部)规定：本品含芫花素($C_{16}H_{12}O_5$)不得少于 0.20%。

【药性】苦、辛，温；有毒。归肺、脾、肾经。

【功效】泻水逐饮，外用杀虫疗疮。

【应用】

1. 水肿臌胀　芫花泻下逐水作用与甘遂、大戟相似而力稍逊，治水肿、臌胀，二便不利，且正气未衰者，常与甘遂、大戟、牵牛子等同用，如《景岳全书》之舟车丸。而本品又具杀虫之功，亦治积虫臌胀，可与枳壳同用，以逐水杀虫，行气消胀，如《普济方》之枳壳丸。

2. 痰饮喘咳　《名医别录》谓本品能"消胸中痰水"，使水气随从二便排泄，且芫花又具祛痰止咳之功，可用于胸胁停饮所致的喘咳，胸胁引痛，心下痞硬，常与甘遂、大戟同用，如《伤寒论》之十枣汤。《神农本草经》谓其"主咳逆上气"。《补缺肘后方》以本品与大枣煎服，用治咳嗽痰多之症。近代用于治疗慢性气管炎者，有较好的祛痰止咳效果。

3. 头疮、白秃、顽癣　本品外用有杀虫疗癣止痒作用，用治上述诸症，如《集效方》以本品为末，猪脂调膏，涂擦患处；若配以雄黄同用，其效更佳。此外，治痈肿初起，《千金方》以本品为末，调敷患处；治牙痛，可以芫花研末外擦，如《魏氏家藏方》芫花散；治冻疮，可与甘草煎汤外洗。

【用法用量】煎服，1.5～3g；入散剂服，每次0.6～0.9g。外用适量，研末调涂。内服醋制用，以减低毒性。

【使用注意】虚弱及孕妇忌用。反甘草。

【鉴别用药】芫花、大戟、甘遂三者均为峻下逐水药，皆为有毒之品，其性峻猛，宜用于水饮壅滞之重症、实证。就其毒性强弱，其中芫花毒性最强，甘遂、大戟次之。三者之别，古谓："大戟能泄脏腑之水湿，甘遂能行经隧之水湿，芫花偏泻胸肺之痰饮。"

【药论】

1.《本草纲目》："芫花、甘遂、大戟之性，逐水泄湿，能直达水饮窠囊隐僻之处。但可徐徐用之，取效甚捷。不可过剂，泄人真元也。陈言《三因方》，以十枣汤药为末，用枣肉和丸，以治水气喘急浮肿之证，盖善变通者也。杨士瀛《直指方》云：破癖须用芫花，行水后便养胃可也。"

2.《本草述》："芫花所治，在《本经》首言其主咳逆上气，喉鸣喘，咽肿短气，是其用在上焦以及中焦也。……观《本经》于甘遂、大戟，俱云苦寒，而兹物独言辛温，唯其气温，故不独去水气，并治寒毒寒痰。……（此味）与大戟仿佛以致其用，但苦寒、辛温，不惟上下区分，即恐决逐与开散，似犹未可一视。第举言其能虚人元气，以水乃气所化，而气布于上焦也，是亦不可致慎矣。"

3.《本经逢原》："芫花，消痰饮水肿，故《本经》治咳逆咽肿，疝瘕痈毒，皆是痰湿内壅之象。"

4.《本草求真》："芫花主治颇与大戟、甘遂（同），皆能达水饮窠囊隐僻之处，然此味苦而辛，苦则内泄，辛则外搜，故凡水饮痰癖，皮肤胀满，喘急痛引胸胁，咳嗽，瘴疟，里外水闭，危迫殆甚者，用此，毒性至紧，无不立应。不似甘遂苦寒，止泄经隧水湿；大戟苦寒，止泄脏腑水湿；芫花与此气味虽属相同，而性较此多寒之有异耳。"

【现代研究】

（一）化学成分

芫花含芫花素、羟基芫花素、芹菜素、木犀草素、木犀素-7-甲醚等黄酮类及谷甾醇，另含苯甲酸及刺激性油状物。另外，从本植物花的乙醇提物中，得到抗生育有效成分——芫花萜（芫花酯甲）、芫花酯乙、芫花酯丙、芫花酯丁、芫花酯戊等瑞香烷型二萜原甲酸内酯，其中以芫花酯甲含量最高。芫花中尚存在香豆素、酚酸及其糖苷及脂肪油等。

（二）药理作用

1. 对消化系统的作用　炙芫花在高浓度时对离体兔肠有兴奋作用；生芫花与醋芫花的水煎剂、水浸剂、醇浸剂均可兴奋兔离体回肠，使肠蠕动增加、张力增高，但加大剂量则呈抑制作用；生芫花与醋芫花醇浸剂能轻度致泻，对犬除轻度致泻外，尚有致吐作用[1]。

2. 利尿作用　用代谢笼统法研究芫花的利尿作用，健康人口服芫花和家兔用芫花灌胃后均有显著利尿作用[2]。

3. 祛痰镇咳作用　小鼠实验表明，醋制芫花及羟基芫花素均有一定的祛痰镇咳作用。

芫花中的木犀草素-7-*O*-*β*-D-吡喃葡萄糖苷对痰、咳、喘、炎四症都有效[2]。

4. 对子宫肌作用　实验表明，芫花酯甲、乙在浓度为 10.9mol/L 时，能明显地增强动情期及早孕期大鼠离体子宫的收缩力，具有对子宫平滑肌的直接兴奋作用，而芫花酯甲的宫缩张力增强作用大于芫花酯乙[3]。

5. 抑菌作用　将醋制芫花、苯制芫花及羟基芫花素与培养基配成不同比例的浓度，制成平板，按种细菌，观察生长情况。结果表明，醋制芫花及苯制芫花醇水提液 1∶50 时对肺炎球菌、溶血性链球菌、流行性感冒杆菌有抑菌作用，而羟基芫花素无抑菌作用[4]。

6. 对中枢神经系统的影响　芫花乙醇提取液对小鼠腹腔注射有明显的镇静、抗惊厥和镇痛作用[4]。芫花根总黄酮对佐剂性关节炎大鼠有较好的镇痛效果[5]。

7. 对心血管系统的作用　芫花叶提取液给予麻醉猫静脉注射，可产生短暂而明显的降压作用。芫花总黄酮静脉注射对乌头碱引起的大鼠心律失常有明显对抗作用，对氯化钡引起的心律失常有预防作用[1]。

8. 抗炎作用　芫花根醇提物弱极性组分化学成分(苯甲酸酯衍生物、甾族化合物和齐墩果烷衍生物)对角叉莱胶致大鼠足肿胀有显著的抑制作用，能显著提升小鼠网状内皮系统对刚果红的吞噬作用[6]。芫花根提取物均能提升小鼠 RES 对刚果红的吞噬活性和显著抑制小鼠毛细血管通透性的增加，其抗炎作用可能是通过提升 RES 的吞噬活性和竞争性地与组胺受体结合来实现的[7]。

9. 抗白血病作用　芫花的甲醇提取物中的二萜化合物芫花瑞香宁和芫花酯甲具有抗 P-388 淋巴细胞性白血病的作用，芫花中二萜成分具有抑制 HMEC 的活性[8]。

(三) 临床报道

1. 治疗悬饮　先将芫花、甘遂、大戟各 3g 研为细末，取党参 30g、大枣 20g 煎汤冲服，日 2 次，早晚空腹服，再用葶苈子 10g、大枣 15g，水煎服，前 4 天每日 2 剂，后改为每日 1 剂。治疗本病 40 例，治愈 36 例，占 90%，无效 4 例[9]。

2. 治疗慢性支气管炎　以祛痰止咳冲剂("十枣汤"与"参夏汤"化裁而来，由芫花、甘遂、党参、法半夏、大枣等组成)，治疗支气管炎 82 例，结果 39 例急性支气管炎患者显效 10 例、有效 23 例、无效 3 例，总有效率为 92.3%；43 慢性支气管炎患者显效 13 例、有效 25 例、无效 4 例，总有效率为 90.7%[10]。

3. 用于引产　用芫花引产钳刮复合法终止 12～15 周妊娠 100 例，结果 100 例中 1 次成功 93 例(占 93%)，5 例放置芫花药贴引产 2 次才成功(占 5%)，2 例失败，总成功率 98%[11]。

4. 治疗斑秃　芫花、红花、制川乌、制草乌、川椒各 3g，浸泡于 75%酒精(白酒亦可)中，1 周后备用，用时取棉签蘸药液搽患处，搽至头皮发热、发红为度。日 1 次，30 日为 1 个疗程，治疗数十例斑秃，疗效满意[12]。

5. 治疗冻疮　取芫花、甘草、花椒各 10g 混合，开水浸泡 5 分钟，将有冻疮的手、足放入浸泡的药水中约 30 分钟，每天泡 1 次，5 日为 1 个疗程。结果 54 例未溃烂患者痊愈 46 例、有效 7 例、无效 1 例；13 例溃烂患者痊愈 10 例、有效 3 例，总有效率为 98.5%[13]。

6. 治疗恶性肿瘤　芫花、甘遂、大戟、甘草等，精制为丸，每日早晚各服 1 次，每次 8～12 粒，12 天为 1 个疗程，每疗程间停药 2 天，2 个疗程为 1 个治程，治程间停药 4 天，治疗恶性肿瘤。观察 273 例，完全缓解 2 例，部分缓解 18 例，稳定 227 例，恶化 26 例。有效率 90.48%[14]。

7. 治疗淋巴结核 醋炒芫花1.5g、白头翁4.5g,水煎2次,每次沸后煎5分钟,早晚各服1次,20剂为1个疗程。据病情可连服2~3个疗程,孕妇忌用,儿童用量酌减。治疗本病,效果确切[15]。

(四) 不良反应

1. 毒性 生芫花和醋炙芫花的水煎剂给雌性小鼠腹腔注射的 LD_{50} 分别15.2g/kg和30.44g/kg[16]。芫花乙醇提取液小鼠腹腔注射的 LD_{50} 为14.72mg/kg[17]。

2. 中毒机理及症状 芫花的有毒成分为芫花素、芹菜素、苯甲酸和刺激性油状物等。过量可刺激胃肠道黏膜引起消化道症状,并可刺激中枢神经系统引起惊厥,还可引起呼吸衰竭等。中毒时主要表现为口干,胃部烧灼感,轻度恶心,剧烈的呕吐及腹痛,水泻,甚至出血性下痢,频繁呕吐后逐渐出现脱水、低血压等症状,如中毒较久,则会出现血尿、蛋白尿,并出现神经系统的症状,如头痛、头晕、耳鸣、眼花以及四肢疼痛、肌肉痉挛,甚至引起昏迷、呼吸衰竭等症状。

3. 中毒原因及预防 芫花中毒的原因是由于用量过大及内服时应用未经炮制的芫花,因芫花经过醋制后,其毒性大为降低[16]。所以预防芫花中毒,应在用量及炮制上予以注意,如严格控制剂量,不可过量服用;入煎剂,一般剂量勿大于3g;入药要严格掌握炮制方法,不宜生用;老弱孕妇及小儿宜慎用;并注意在使用时配伍大枣以顾护胃气,防止伤正及引起中毒。

4. 中毒的救治

(1) 一般疗法:轻度中毒,可给予含漱温水,清洗口腔,并多饮水,口服药用炭,并给予镇静、止痛等对症处理。中度或重度中毒者,必须及时补充电解质及水分,维持水与电解质平衡,腹泻无度者要给予止泻剂。

(2) 中医疗法:如出现抽搐昏迷,可针刺内关、人中、神门;同时配合中药解毒剂,以黄连9g、绿豆60g、白茅根30g,水煎代茶频服。

参考文献

[1] 李逢菊,王芝春,吴伟.芫花的研究概况[J].科技信息,2010(15):389-390.

[2] 张保献,原思通,张静修,等.芫花的现代研究概况[J].中国中医药信息杂志,1995,2(10):21-24.

[3] 王伟成,沈淑人.芫花酯甲和芫花酯乙对大鼠离体子宫的作用[J].生殖与避孕,1988(2):60.

[4] 李玲芝,宋少江,高品一.芫花的化学成分及药理作用研究进展[J].沈阳药科大学学报,2005,27(1):21-23.

[5] 王莉,郑维发,王建华,等.芫花根总黄酮的镇痛作用及其机制研究[J].宁夏医学杂志,2005,27(1):21-23.

[6] 郑维发,石枫,王莉,等.芫花根醇提物弱极性组分化学成分及抗炎活性研究[J].解放军药学学报,2004,20(1):18-21.

[7] 石枫,郑维发.芫花根分级提取物的化学成分及抗炎活性研究[J].药物生物技术,2005,12(1):46-51.

[8] ZHANG Shi-xuan,LI Xiao-na,ZHANG Feng-hong,et al. Preparation of yuanhuacine and relative daphnediterpeneesters from *Daphne genkwa* and structure-activity relationship of potent inhibitory activity against DNA topoisomerase I[J]. Bioorg & Med Chem,2006,14 (1):3888-3895.

[9] 刘成章.中药复方治疗悬饮40例[J].陕西中医,1988(8):344.

[10] 曾碧翔.祛痰止咳冲剂治疗支气管炎82例疗效观察[J].中国航天医药杂志,2003,5(4):60.

[11] 刘俊.芫花终止12~15周妊娠的报告[J].中国社区医师,2004,6(13):20.

[12] 龚景林.双花二乌酊治疗斑秃[J].四川中医,1985(8):49.

[13] 包志伟.中药外用治疗手足冻疮67例疗效观察[J].中国学校卫生,2006,27(11):927.

[14] 林通国.拮抗丸治疗恶性肿瘤273例的临床观察[J].辽宁中医杂志,1988(6):15-16.

[15] 雍履平.芫白汤治疗颈淋巴结核[J].四川中医,1989(6):52.

[16] 张瑞,花似虎,李淑莲,等.芫花醋炙对其毒性的影响[J].吉林中医药,1985(2):30.

[17] 魏成武,杨翠芝.芫花的药理研究[J].中草药,1981,12(3):27.

牵牛子 Qianniuzi

【别名】草金铃(《雷公炮炙论》),金铃(《本草图经》),黑牵牛、白牵牛(《仁斋直指方》),黑丑、白丑(《本草纲目》),二丑、丑牛子、喇叭花(《中药材手册》)等。

【来源】牵牛子,始载于《名医别录》,列为上品,其后历代本草均有收载。因本品始出田野,人牵牛谢药,故名。为旋花科一年生攀援草本植物裂叶牵牛 *Pharbitis nil*(L.)Choisy 或圆叶牵牛 *Pharbitis purpurea*(L.)Voigt 的成熟种子。主产于辽宁省。此外全国各地均有野生或栽培。

【采收炮制】于秋末果实成熟、果壳未开裂时采割植株,晒干,打下种子,除去杂质。其表面灰黑色者称黑丑;淡黄色者称白丑,同等使用。生用或炒用。

【商品规格】商品牵牛子分黑、白两种,一般不分等级,均以粒饱满、无果皮等杂质者为佳。药用以黑丑较多,白丑较少用。

按《中国药典》(2010年版一部)规定:本品醇溶性浸出物不得少于15.0%。水分不得过10.0%。总灰分不得过5.0%。

【药性】苦,寒;有毒。归肺、肾、大肠经。

【功效】泻水通便,消痰涤饮,杀虫攻积。

【应用】

1. 水肿、臌胀 牵牛子苦寒,其性降泄,能通利二便以排泄水湿,其泻下逐水作用虽较甘遂、大戟稍缓,但仍属有毒峻下之品,以用于正气未衰水湿实证为宜。治水肿臌胀,二便不利者,可单用研末服,如《宣明论方》之一气散;亦可与甘遂、京大戟等同用,如《景岳全书》(引刘河间方)之舟车丸。

2. 痰饮喘咳 《本草纲目》曰本品能"逐痰消饮"。牵牛子苦寒降泄,又能泻肺气,逐痰饮。可用于肺气壅滞,痰饮喘咳,面目浮肿者,可与茴香,或加木香为末,姜汁调服,如《儒门事亲》之禹功散;或与葶苈子、杏仁、橘皮等同用,如《太平圣惠方》之牵牛子散。

3. 实热积滞,大便秘结 牵牛子有泻下、通便、去积作用。治实热积滞,大便不通,如《简易方》以本品为末,姜汁送服;若用于大肠风秘结涩之证,如《本草衍义》以本品配伍桃仁,炼蜜为丸服。治痢疾里急后重者,亦可与木香、槟榔、枳实配伍同用。

4. 虫积腹痛 本品善能去积杀虫,并借其泻下作用以排除虫体。治蛔虫、绦虫及虫积腹痛,常与槟榔同用,以增强去积杀虫之功,如《普济方》之牛槟丸;《永类钤方》以牵牛子、槟榔、使君子等,共研细末,砂糖调服,治一切虫积病证。

【用法用量】煎服,3~6g,入丸散服,每次1.5~3g。本品炒用药性减缓。

【使用注意】孕妇忌用。不宜与巴豆、巴豆霜同用。

【药论】

1.《本草正》:"牵牛,古方多为散、丸,若用救急,亦可佐群药煎服,然大泄元气,凡虚弱之人须忌之。”

2.《本草正义》:“牵牛,善泄湿热,通利水道,亦走大便,故《别录》谓其苦寒,至李氏东垣,以其兼有辛莶气味,遂谓是辛热雄烈。按,此物甚滑,通泄是其专长,试细嚼之,惟其皮稍有辛味,古今主治,皆用之湿热气滞,实肿胀满,二便不通,则东垣以为辛热,张石顽和之,亦谓辛温,皆属不确,当以《别录》之苦寒为正。又莶气戟人喉舌,细味之亦在皮中,所谓有毒,盖即在此。古方中凡用末子,均称止用头末,正以其皮粘韧,不易细碎,只用头末,则弃其皮,而可无辛莶之毒,颇有意味可思。观《别录》主治专破气分之壅滞,泄水湿之肿满,除风利便,固皆以实病言之,此药功用,固已包举无遗。甄权申之,则曰治痃癖气块,利大小便,东垣谓除气分湿热,三焦壅结;濒湖谓逐痰饮,通大便气秘、风秘、杀虫。亦皆主结滞壅塞立论。而甄权乃又谓除湿肿,则误矣。《日华本草》谓治腰痛,盖亦指湿热阻塞,腰脊不利之症,惟言之殊不分明,究属非是。”

【现代研究】

(一) 化学成分

种子含牵牛子苷约2%,尼里酸及没食子酸。牵牛子苷为一种混合物,经皂化可得牵牛子酸,它至少是4种化合物的混合物,其中1种经酸水解可得番红醇酸、葡萄糖及鼠李糖。尚含麦角醇、裸麦角碱、田麦角碱、麦角新碱、麦角辛、麦角辛宁、麦角异新碱以及蛋白质、甾醇类化合物、色素等。在圆叶牵牛子中还分出一种新的苷类:Eviodivtyol-7-*O*-*β*-D-xylopyranosyl-*O*-*β*-D-arabinopyrano-Side。未成熟的种子中含赤霉素A3、赤霉素A5、赤霉素A20。

(二) 药理作用

1. 泻下作用　牵牛子苷有强烈的泻下作用。牵牛子苷在肠内遇胆汁及肠液分解出牵牛子酸,刺激肠道,增加蠕动,导致泻下[1]。

2. 利尿作用　牵牛子可使尿量增加,具利尿作用,其作用与增强肾脏活动有关。牵牛子能加速菊糖在肾脏中的排出,提示可能有利尿作用[1,2]。

3. 对平滑肌的作用　不同浓度的牵牛子提取物对动情期离体小鼠子宫具有明显的兴奋作用,可能与促进前列腺素的释放有关[3]。

4. 驱虫作用　体外试验,黑丑、白丑对蛔虫和绦虫有一定杀灭效果[1]。

(三) 临床报道

1. 治疗腹水　以牵牛子、桃仁、红花各50g,黄芪、莪术各40g,薏苡仁30g,治疗癌性腹水,如证属热者,加黄芩、汉防己各40g;证属寒者加桂枝、猪苓各40g,将各药水煎浓缩呈稀粥状约150ml,将药液涂于肋弓下缘至脐2寸之间,盖纱布,2日更换1次,一般外敷3～5次。45例患者临床症状不同程度改善者39例,有效率为86.7%[4]。经验方铁扫帚牵牛汤(牵牛子、刘寄奴、丹参、石见穿各15g,广木香、大腹皮各12g,铁扫帚、马鞭草、半枝莲、茯苓皮、泽泻、炒车前子各30g)治疗肝硬化腹水患者37例,结果显效20例,好转12例,无效4例,死亡1例,总有效率87%[5]。

2. 治疗便秘　取生牵牛子4粒,分别贴在患者的上脘、中脘、下脘、水分4个穴位上,治疗习惯性便秘56例。结果痊愈43例,占76.79%;有效9例,占16.07%;无效4例,占7.14%。总有效率92.86%[6]。以文火炒牵牛子约5分钟,研粉每晚睡前半小时温开水送服2～3g,疗程1个月,治疗顽固性便秘25例。结果痊愈8例(32%),显效9例(36%),好转7例(28%),无效1例(4%),总有效率为96%[7]。

3. 治疗蛲虫　以牵牛子10g,碾细粉,加入面粉100g,烙成薄饼1次食尽,半个月重复治疗1次。治疗蛲虫病35例,1次治疗后症状全部消失,随访3~6个月,只有2例复发[8]。

4. 治疗癫痫 以牵牛子、石菖蒲各250g,枯矾120g,龙骨、地龙各适量。上药研细末装空心胶囊。1次3g,日3次,开水吞服,10天为1个疗程。586例癫痫患者经过6个月~1年的治疗,治愈354例,进步211例,无效21例,总有效率为96.4%[9]。

5. 治疗中风闭证 以牵牛子、小茴香各5g,牛膝、当归、川芎各15g,大黄、血竭、没药各10g,麝香0.1g(冲),冰片3g(冲),水煎服。治疗中风闭证32例,其中脑血栓形成15例,蛛网膜下腔出血10例,脑出血7例。结果基本治愈8例,显效14例,进步6例,无效2例,死亡2例[10]。

6. 治疗尿潴留 用生二丑(微杵)30g、滑石15g,先将滑石在药锅内煮3~5沸,然后倒入放生二丑的碗内,慢慢饮汁。一般25~40分钟,患者即能畅通排尿[11]。

7. 治疗小儿肺炎、小儿支气管炎 用一捻金(牵牛子、大黄、槟榔、人参各等量,共研细末)蜂蜜调服,7月龄以内0.6~1g,1~3岁1~1.5g,4~6岁1.5~2g,每日2~3次。治疗小儿呼吸道感染(小儿支气管炎、小儿肺炎)79例,结果治愈58例,好转21例,治疗时间最短4日,最长10日,总有效率达100%[12]。

8. 治疗小儿咳喘 用中药牵牛子、明矾、皂荚(各药等份研成细末,生姜汁调末酌加医用凡士林及防腐剂调成药膏)外敷涌泉穴与常规治疗结合,治疗210例小儿咳喘。结果常规治疗加中药穴位敷贴组在改善呼吸频率、减轻临床症状及体征、胸部X线吸收等方面的疗效均明显优于常规观察组[13]。

9. 治疗小儿夜啼 用黑丑7粒,捣碎用温水调成糊状,临睡前敷于脐上,用胶布固定。治疗本病20例,大多当夜止哭[14]。

(四)不良反应

1. 毒性 小鼠皮下注射本品的LD_{50}为37.5mg/kg,对人体毒性不大,但应用过量亦可引起中毒。

2. 中毒机理及症状 过量的牵牛子对肠道有强烈的刺激作用,亦可刺激肾脏使之充血,重者并能损害中枢神经系统,特别是舌下神经,致使舌运动麻痹,出现言语障碍。中毒时主要表现为头晕、头痛,大量呕吐,腹痛、腹泻,大便为绿色水样,并混有黏液及血便。继而脱水,电解质紊乱,还可刺激肾脏,引起血尿。严重者损及中枢神经,发生言语障碍,甚则休克、死亡。

3. 中毒原因及预防 牵牛子中毒的原因主要是剂量过大,故宜严格控制用量,以防中毒。

4. 中毒的救治

(1) 一般疗法:早期洗胃,给予蛋清,牛乳、鞣酸蛋白等;腹痛、泄泻时,应用阿托品解痉,必要时口服复方樟脑酊以止痛、止泻;脱水时,可静脉补液及纠正电解质紊乱;血尿时肌注维生素K_4及对症处理。

(2) 中医疗法:口服牵牛子中毒时,如出现剧烈呕吐者,可用五倍子12g(研末)、鸡蛋清6只、蜜糖60g,水调温服;当泻下无度,伴神疲乏力,四肢不温,脉沉迟弱者,宜用甘草15g、粳米30g,煮熟去渣取汁,加赤石脂末30g送服,每天2剂。血尿时,可用田七末6g(冲)、甘草15g、水牛角18g(先煎),水煎冷服,每天2剂,也可用六一散、五苓散等。在中毒时,亦可配合服用黄芪、仙鹤草各30g,党参15g,白术、茯苓、栀子各9g,黄连6g,水煎服[15,16]。

参考文献

[1] 冉先德.中华药海(上册)[M].黑龙江:哈尔滨出版社,1993:570.

[2] 国家中医药管理局《中华本草》编委会.中华本草[M].上海:上海科学技术出版社,1998:1559-1565.

[3] 余黎,洪敏,朱荃.牵牛子效应成分对动物离体子宫的兴奋作用研究[J].中华实用中西医杂志,2004,4(17):1883-1884.

[4] 李佩文,张代钊,王素芬,等.中药消水方外敷治疗癌性腹水的研究[J].中医杂志,1991(7):28-30.

[5] 陈忠伟.自拟铁扫帚牵牛汤治疗肝硬化腹水37例[J].现代中西医结合杂志,2007,16(31):4601.

[6] 崔秀婷,卢燕许,吴宝琴.腹部贴穴治疗习惯性便秘56例[J].中医外治杂志,2000,9(4):54-55.

[7] 燕玉芹.牵牛子粉治疗顽固性便秘25例[J].四川中医,2002,20(2):33.

[8] 王云翔.牵牛子治蛲虫症[J].新中医,1988(1):26.

[9] 张继德.牵牛子散治疗癫痫586例临床观察[J].湖南中医杂志,1993,9(1):14-15.

[10] 王金桥.禹功七厘夺命汤治疗中风闭证的体会[J].中医药学报,1991(6):41-42.

[11] 刘耀旭.急性尿潴留排尿困难的一种简易疗法[J].陕西医学杂志,1978(1):43.

[12] 朱楠.中西医结合治疗小儿呼吸道感染79例[J].长春中医药大学学报,2008,24(6):727.

[13] 喻闽凤,曾荣香,雷祥高,等.中药外敷涌泉穴治疗小儿咳喘的临床研究[J].中国中西医结合儿科学,2009,1(1):101-103.

[14] 李德营.黑丑外敷治小儿夜啼[J].中医杂志,1983(4):34.

[15] 杨仓良.毒剧中药古今用[M].北京:中国中医药出版社,1991:69.

[16] 高渌纹.实用有毒中药临床手册[M].北京:学苑出版社,1993:217.

商陆 Shanglu

【别名】蓫根、夜呼(《神农本草经》),当陆(《本草经集注》),白昌(《开宝本草》),章柳根(《本草图经》),见肿消、山萝卜(《分类草药性》),水萝卜(《中国药植志》),白母鸡、长不老(《南京民间药草》),湿萝卜(《贵州民间方药集》),狗头三七(《药材资料汇编》),抓消肿、牛萝卜、春牛头(《四川中药志》),下山虎、牛大黄(《湖南药物志》),花商陆、野胭脂(《中药材手册》)等。

【来源】商陆,始载于《神农本草经》,列为下品,历代本草均有收载,本品能逐荡水气,故名蓫薚。讹为商陆。为商陆科多年生草本植物商陆 *Phytolacca acinosa* Roxb. 或垂序商陆 *Phytolacca americana* L. 的根。主产于河南南阳、安阳,湖北恩施,安徽芜湖等地,此外全国大部分地区亦产。野生和栽培均有。

【采收炮制】于秋季至次春采挖,除去须根及泥沙,切成块或片,晒干或阴干。生用或醋制用。

【商品规格】均为统货。本品以片大、色白、粉性足、两面环纹明显者为佳。

按《中国药典》(2010年版一部)规定:本品含商陆皂苷甲($C_{42}H_{66}O_{16}$)不得少于0.15%。水溶性浸出物不得少于10.0%。

【药性】苦,寒;有毒。归肺、脾、肾、大肠经。

【功效】逐水消肿,通利二便,外用解毒散结。

【应用】

1. 水肿、臌胀　本品苦寒性降,能通利二便而排水湿,具有较好的泻下利水作用。可用于水肿臌胀,大便秘结,小便不利之水湿肿满实证。单用有效,或以本品煮粥食,或与鲤鱼、赤小豆煨食，或与泽泻、茯苓皮、槟榔等同用，以增强泻下利水消肿作用，如《济生方》之疏凿饮子。治水肿，小便不利，亦可用商陆捣烂，入麝香少许，贴于脐上，以利水消肿。

2. 疮痈肿毒　商陆外用有消肿散结解毒的作用。可用于疮疡肿毒，痈肿初起者，可用鲜商陆根，酌加食盐少许，捣烂外敷。

【用法用量】 煎服，3～9g。外用适量。

【使用注意】 孕妇忌用。

【药论】

1.《本草纲目》："商陆其性下行，专于行水，与大戟、甘遂盖异而同功。方家治肿满小便不利者，以赤根捣烂，入麝香三分，贴于脐心，以帛束之，得小便利即肿消。又治湿水，以指画肉上随散不成文者，用白商陆、香附子炒干，出火毒，以酒浸一夜，日干为末，每服三钱，米饮下，或以大蒜同商陆煮汁服亦可。其茎叶作蔬食，亦可治肿疾。"

2.《本经疏证》："李濒湖谓商陆沉降而阴，其性下行，专于治水，与大戟、甘遂异性同功也。夫所贵于治《本经》者，为能审名辨物，知其各有所宜耳。若商陆之功，不过与大戟、甘遂埒，则用大戟、甘遂已耳，又何取于商陆哉？夫大戟、甘遂味苦，商陆味辛。苦者取其降，辛者取其通，降者能行逆折横流之水，通者能行壅瘀停蓄之水，取义既殊，功用遂别，岂得以此况彼也。仲景书中十枣汤用大戟、甘遂，大陷胸汤、甘遂半夏汤、大黄甘遂汤均用甘遂，不用大戟，则甘遂之与大戟，固自有异矣；独于大病瘥后，腰已下有水气者，牡蛎泽泻散中偏取商陆，谓非商陆有异于大戟、甘遂乎。下病者上取，上病者下取，牡蛎泽泻散治腰以下水气不行，必先使商陆、葶苈，从肺及肾开其来源之壅，而后牡蛎、海藻之软坚，蜀漆、泽泻之开泄，方能得力，用栝楼根者，恐行水之气过驶，有伤上焦之阴，仍使之从脾吸阴，还归于上。是故商陆之功，在决壅导塞，不在行水疏利，明乎此，则不与其他行水之物同称混指矣。"

【现代研究】

（一）化学成分

商陆和垂序商陆根均有商陆皂苷元 A、商陆皂苷甲（与商陆皂苷 E 相同）、商陆皂苷乙（商陆皂苷 B）、商陆皂苷丙（商陆皂苷 D）、商陆皂苷（商陆皂苷 G）和加利果酸。商陆根中除上述化学成分外，还分得商陆酸、商陆皂苷元 C、商陆皂苷丁、商陆皂苷己和商陆皂苷辛及商陆多糖。垂序商陆根中也分得商陆皂苷元 A、商陆皂苷元 B、商陆皂苷元 D，以及甾醇、甾醇葡萄糖苷和酰化甾醇葡萄糖苷，以及商陆皂苷 F 和商陆皂苷 D2。其他成分：有报道从垂序商陆分得了商陆毒素，将商陆毒素水解后得葡萄糖、木糖和商陆皂苷元。还分得 γ-氨基丁酸和组胺。还含有硝酸钾，以及微量元素锰。

（二）药理作用

1. 利尿作用　商陆及其各炮制品通过大鼠代谢笼法利尿实验表明均有不同程度的利尿作用，且差异不大[1]。以商陆根提取物灌注蟾蜍肾，能明显增加尿流量，以其直接滴于蛙肾或蹼可使毛细血管扩张，血流量增加，循环加速而利尿[2-4]。

2. 祛痰、镇咳及平喘作用　商陆煎剂给家兔灌胃（10g/kg）、腹腔注射（3g/kg），给小鼠灌胃（15g/kg）、气管内给药（0.01g/只）均可使呼吸道排泌酚红量明显增加；商陆生物碱部分 2g/kg 予小鼠灌胃给药，对氨雾引起的小鼠咳嗽有明显的镇咳作用；豚鼠皮下注射商陆煎剂或酊剂 8g/kg（接近中毒致死量）时，有一定的平喘作用[5]。

3. 抗菌作用　商陆煎剂和酊剂对流感杆菌、肺炎双球菌部分菌株有一定的抑制作用；商陆水浸剂（1∶4）对许兰黄癣菌，奥杜盎小孢子癣菌等皮肤癣菌亦有抑制作用；商陆蛋白质具有明显的抗单纯疱疹病毒(Ⅱ型)的作用;商陆抗病毒蛋白可抑制烟草花叶病毒的传染,也可抑制哺乳动物脊髓灰质炎病毒的复制[6]。

4. 对免疫系统的作用 小鼠灌胃商陆多糖-Ⅰ 50mg/kg,能促进腹腔巨噬细胞吞噬功能,刺激小鼠脾淋巴细胞增殖及诱导脾淋巴细胞产生白介素-2(IL-2),还能诱导腹腔巨噬细胞产生 IL-2[7]。商陆多糖-Ⅱ在 31～500mg/L 范围内能显著促进小鼠脾淋巴细胞增殖;在 31～125mg/L 可剂量依赖地促进刀豆蛋白 A、脂多糖诱导的淋巴细胞增殖;在 10～500mg/L 范围内呈剂量和时间依赖性促进脾细胞产生集落刺激因子[8]。垂序商陆根中所含的有丝分裂原(PWM)和商陆皂苷均能诱生高效价的 γ 干扰素,PWM 尚能刺激 T 细胞产生多种集落刺激因子和 IL-2[6]。

5. 对肝脾组织 ^{3}H-胸腺嘧啶核苷掺入的影响 商陆总皂苷给小鼠灌服可明显提高羟基脲致虚小鼠的 ^{3}H-TdR 渗入率,延长动物耐冻时间,增加体重,减少死亡率,使 DNA 的合成保持正常水平[6]。

6. 对心血管系统的作用 商陆浸膏 15mg/kg 注射猫静脉,血压明显下降,作用时间短暂;并对蟾蜍的离体心脏有抑制作用[5],其降压活性成分为 γ-氨基丁酸和组胺[9]。

7. 杀精作用 商陆总皂苷 4g/L 和 2.6g/L 的浓度可分别终止兔精液中全部精子的活性,且有明显的量效关系,皂苷浓度降低,对人精子的杀精效能也减弱[10]。

8. 抗炎作用 商陆皂苷甲可抑制乙酸,提高小鼠腹腔毛细血管通透性;抑制二甲苯引起的小鼠耳壳肿胀;抑制小鼠足跖肿胀和棉球肉芽肿;对摘除肾上腺的大鼠仍有明显的抑制肿胀作用[11]。

9. 抗肿瘤作用 腹腔注射商陆多糖-Ⅰ 10～20mg/kg 可显著抑制 S_{180} 的生长,显著促进脾脏增生,提高 T 淋巴细胞和 IL-2 的产生能力[12];小鼠每隔 4 日腹腔注射商陆多糖-Ⅰ 80～160mg/kg,可使腹腔巨噬细胞对 S_{180} 和 L_{929} 肿瘤细胞的免疫细胞毒作用增强[13]。

10. 其他作用 小鼠灌服美商陆皂苷 E 50mg/kg,对肠道炭末推进有显著抑制作用;100mg/kg 对应激性溃疡有明显的抑制作用,但 200mg/kg 则可诱发和加重胃溃疡[6]。商陆皂苷对杀灭钉螺有良好作用[14]。

(三) 临床报道

1. 治疗水肿 以中药商陆麻黄汤[商陆、生麻黄(先煎去上沫)各 6g,茯苓皮、泽泻各 15g,赤小豆 12g]配合饮食控制等,治疗急性肾小球肾炎 22 例。结果痊愈 10 例,显效 6 例,好转 5 例,无效 1 例,总有效率为 95%[15]。

2. 治疗血小板减少性紫癜 自拟方商陆合剂(商陆、生地黄、牡丹皮各 30g,仙鹤草、鸡血藤、白茅根各 50g,山茱萸 20g,何首乌、甘草各 15g,鳖甲、龟板各 10g,三七 5g,大黄 3g)治疗血小板减少性紫癜 30 例。结果治愈 8 例,显效 16 例,有效 4 例,无效 2 例,总有效率 93%[16]。

3. 治疗带下日久 商陆 60g(鲜 120g),文火炖烂田鸡或猪肉,放盐少许,弃渣分 2～3 次吃汤及肉,治疗宫颈糜烂、白带、功能失调性子宫出血 8 例,均获良效[17]。

4. 治疗银屑病 商陆片治疗本病 40 例,治愈 12 例,显效 9 例,有效 11 例,8 例无效,总有效率 80%,以寻常型和关节病型患者疗效较好[18]。

(四) 不良反应

1. 毒性 商陆水浸剂对小鼠灌胃 LD_{50} 为 26g/kg,煎剂为 28g/kg,酊剂为 46.5g/kg;而小鼠腹腔注射的 LD_{50} 为 1.05g/kg,煎剂为 1.3g/kg,酊剂为 5.3g/kg[5]。

2. 中毒机理及症状 商陆的有毒成分为商陆毒素等，其能刺激胃肠黏膜，促使蠕动增加，引起腹痛、腹泻等，并能兴奋延脑运动中枢，抑制呼吸及心跳。大剂量服用时可引起中毒反应，中毒症状一般在20分钟至3小时出现。严重时可因心肌麻痹，心脏停搏而死亡[19]。中毒时主要表现为恶心、呕吐、腹痛腹泻，继而发热、头晕、头痛、言语不清、呼吸急促、心率增快、血压升高，甚则神志模糊、胡言躁动、站立不稳；严重者昏迷抽搐，手足乱动，瞳孔散大，对光反射消失，血压下降，呼吸衰竭；最后可因心跳或呼吸衰竭而死亡[20,21]。

3. 中毒原因及预防 商陆中毒的原因：一为用量过大，煎煮时间短；另一是真伪不辨，误食中毒。故预防商陆中毒的发生，应当：①严格控制商陆的用量，不宜大剂量使用，并应中病即止；②加强炮制；③提高鉴别本药的能力，以防误服。

4. 中毒救治

(1) 一般疗法：仅有轻度中毒反应者，一般无需特殊处理，用支持及对症疗法即可。中、重度中毒者，早期催吐，并用1∶5000高锰酸钾液洗胃，或以硫酸镁导泻，内服鸡蛋清保护胃黏膜，或输液；有精神障碍者，给予维生素B、C等；抽搐时可给小剂量水合氯醛等镇静剂；心率减慢，皮肤湿冷，可用阿托品缓解之；有循环、呼吸衰竭、酸碱平衡紊乱者，对症处理。

(2) 中医疗法：腹痛、泄泻、发热者，可以防风、甘草15g，肉桂3g，绿豆60g，煎水顿服。也可用菖蒲、黄柏、川楝子各9g，延胡索12g，煎水早晚分服。民间用生甘草，生绿豆各30～60g，捣烂，开水泡服或煎服。

参考文献

[1] 赵一，原思通，李爱媛. 炮制对商陆毒性和药效的影响[J]. 中国中药杂志，1991，16(8)：467-469.

[2] 原思道，王祝举，程明. 中药商陆的研究进展(Ⅰ)[J]. 中药材，1991，14(1)：46-49.

[3] 原思道，王祝举，程明. 中药商陆的研究进展(Ⅱ)[J]. 中药材，1991，14(3)：46-48.

[4] 原思道，王祝举，程明. 中药商陆的研究进展(Ⅲ)[J]. 中药材，1991，14(4)：42，45.

[5] 贾金萍，秦雪梅，李青山. 商陆化学成分和药理作用的研究进展[J]. 山西医科大学学报，2003，34(1)：89-92.

[6] 国家中医药管理局《中华本草》编委会. 中华本草(上册)[M]. 上海：上海科学技术出版社，1998：372-381.

[7] 王洪斌，王劲，郑钦岳，等. 商陆多糖Ⅰ对小鼠淋巴细胞DNA多聚酶α活性的影响[J]. 第二军医大学学报，1996，17(2)：150-153.

[8] 王洪斌，郑钦岳，鞠佃文，等. 商陆多糖Ⅱ体外对小鼠脾细胞增殖及产生集落刺激因子的影响[J]. 药学学报，1993，28(7)：491-493.

[9] 徐炳祥. 商陆的降压成分[J]. 国外药学：植物药分册，1981，2(1)：25.

[10] 王一飞. 商陆总皂苷的抗生育活性[J]. 河南医科大学学报，1996，36(1)：91.

[11] 郑钦岳，麦凯，潘祥福，等. 商陆皂苷甲的抗炎作用[J]. 中国药理学与毒理学杂志，1992，6(3)：221-222.

[12] 王洪斌，郑钦岳，沈有安，等. 商陆多糖Ⅰ对荷S_{180}小鼠的抑制、增强免疫和造血保护作用[J]. 中国药理学与毒理学杂志，1993，7(1)：52-55.

[13] 张俊平，钱定华，郑饮岳. 商陆多糖Ⅰ对小鼠腹腔巨噬细胞细胞毒作用及诱生肿瘤坏死因子和白细胞介素1的影响[J]. 中国药理学报，1990，11(4)：375-377.

[14] 李桂玲，冯青，王雪海，等. 中国商陆皂苷的杀钉螺作用[J]. 中国中药杂志，1998，23(5)：298.

[15] 翟瑞柏，王素芹. 商陆麻黄汤治疗急性肾小球肾炎40例临床观察[J]. 吉林中医药，2009，29(12)：1042-1043.

[16] 李翠萍，曹继晶，徐丽，等. 商陆合剂治疗血小板减少性紫癜 30 例[J]. 中医药学报，2001，29(2)：9.

[17] 刘百录. 商陆炖肉治疗久带[J]. 四川中医，1985(5)：19.

[18] 王琪. 商陆治疗银屑病 40 例介绍[J]. 中医杂志，1984，25(12)：38.

[19] 丁涛. 中草药不良反应及防治[M]. 北京：中国中医药出版社，1992：278.

[20] 缪石先. 多食商陆引起急性中毒[J]. 上海中医药杂志，1980(4)：30.

[21] 高汉森. 中医毒性防治[M]. 广东：广东科技出版社，1985：172.

巴豆　Badou

【别名】巴菽(《神农本草经》)，刚子(《雷公炮炙论》)，江子(《瑞竹堂经验方》)，老阳子(《本草纲目》)，双眼(《岭南采药录》)，猛子仁(《中国药植志》)，巴果(《中药形性经验鉴别法》)，巴米(《药材资料汇编》)，双眼虾、红子仁、豆贡(《南宁市药物志》)，毒鱼子、銮豆、贡仔(《中药志》)，八百力(《广西中药志》)，大叶双眼龙、巴仁、芒子(广州部队《常用中草药手册》)，毒点子(福建)等。

【来源】巴豆，始载于《神农本草经》，列为下品，历代本草均有收载。李时珍谓："此物出巴蜀，形如菽豆，故以名之。"为大戟科植物巴豆 *Croton tiglium* L. 的成熟果实。主产于四川宜宾、江安、长宁、兴文、合川、江津、万县，福建莆田、诏安、南安，广东从化、增城，广西横县等地。多为栽培。

【采收炮制】于秋季果实成熟时采收，堆置 2～3 天，摊开，干燥。用仁或制霜。巴豆仁，是将巴豆用米汤浸拌，置日光下曝晒或烘裂，去皮，取净仁，炒焦黑用；巴豆霜，是取净巴豆仁，碾碎，用多层吸油纸包裹，加热微烘，压榨去油后，碾细，过筛。

【商品规格】均为统货。本品以粒大、饱满、种仁色黄白者为佳。

按《中国药典》(2010 年版一部)规定：本品含脂肪油不得少于 22.0%。含巴豆苷($C_{10}H_{13}N_5O_5$)不得少于 0.80%。

【药性】辛，热；有大毒。归胃、大肠经。

【功效】峻下冷积，逐水退肿，豁痰利咽，外用蚀疮。

【应用】

1. 寒积便秘，心腹冷痛　巴豆辛热，能峻下寒积，荡涤胃肠沉寒痼冷，宿食积滞，药力刚猛。张元素喻其有"斩关夺门之功"。可用于寒滞食积，阻结肠道，大便不通，心腹冷痛，痛如锥刺，起病急骤，气急口噤，暴厥者，可单用巴豆霜装入胶囊服；亦常与大黄、干姜等分为末，炼蜜为丸服，如《金匮要略》之三物备急丸。

2. 腹水臌胀，二便不通　《神农本草经》曰本品能"开通闭塞，利水谷道"。其具有很强的峻下逐水退肿作用，可用于腹水臌胀，二便不通之水湿实证，如《补缺肘后方》以本品配杏仁，并熬令黄，捣和为丸服。近代用巴豆霜配绛矾、神曲为丸服，即巴绛矾丸，治晚期血吸虫病腹水；又巴豆霜配苍术、陈皮、干漆同用之巴漆丸，对血吸虫病及肝硬化腹水均有效。

3. 寒实结胸　本品能祛痰利咽以利呼吸，可用于痰涎壅塞，胸膈窒闷，肢冷汗出之寒实结证，常与贝母、桔梗同用，如《伤寒论》之白散。本品与胆星同用，可用于小儿痰壅咽喉，气逆喘促。

4. 喉痹痰阻　取本品劫痰利咽喉作用，可用于喉痹痰涎壅塞气道，呼吸困难，甚则窒息欲死者，可单用巴豆，去皮，线穿纳入喉中，牵出即苏；近代用于白喉及喉炎引起喉梗阻，用巴豆霜吹入喉部，引起呕吐，排出痰涎，使梗阻症状得以缓解。此外，小儿痰壅、乳食停积甚则惊痫者，可用本品祛痰、消积，并常与胆星、朱砂、六神曲等同用，如《中国药典》（1977年版）之保赤散。

5. 痈肿不溃，疥癣恶疮　本品外用有蚀腐肉、疗疮毒作用。治痈肿疮疡成脓未溃者，常与乳香、没药、木鳖子、蓖麻子同用，外敷患处，以蚀腐皮肤，促进破溃排脓。治疥癣恶疮，《普济方》以巴豆炸油，以油调雄黄、轻粉末，外涂疮面。

【用法用量】 入丸散服，每次0.1～0.3g。制成巴豆霜用，可以减低毒性。外用适量。

【使用注意】 孕妇及体弱者忌用。不宜与牵牛子同用。

【药论】

1.《汤液本草》："巴豆，若急治为水谷道路之剂，去皮心膜油，生用；若缓治为消坚磨积之剂，炒去烟令紫黑，研用。可以通肠，可以止泄，世所不知也。"

2.《本草纲目》："巴豆，生猛熟缓，能吐能下，能止能行，是可升可降药也。盖此物不去膜则伤胃，不去心则作呕，以沉香水浸则能升能降，与大黄同用泻人反缓，为其性相畏也。""巴豆，峻用则有劫病之功，微有亦有调中之妙。王海藏言其可以通肠，可以止泻，此发千古之秘也。"

3.《本草汇言》："巴豆，推荡脏腑，开通闭塞之药也。左氏曰，此剂味甚辛敛，气甚热烈，性甚刚猛，攻关拔固，功过牵、黄，推滞逐实，力浮硝、戟，追逐一切有形留着、久顽不逊之疾，如留饮痰癖、死血败脓、休息结痢、寒痰哮喘，及一切生冷、鱼、面、油腻、水果、积聚、虫积，或水肿大腹、寒疝、死胎、痞结、癥瘕诸证，下咽即行。苟非气壮力强之人，不可轻用。"

4.《本草通玄》："巴豆，禀阳刚雄猛之性，有斩关夺门之功，气血未衰，积邪坚固者，诚有神功，老羸衰弱之人，轻妄投之，祸不旋踵。巴豆、大黄，同为攻下之剂，但大黄性冷，腑病多热者宜之；巴豆性热，脏病多寒者宜之。故仲景治伤寒传里恶热者，多用大黄，东垣治五积属脏者，多用巴豆，世俗未明此义，往往以大黄为王道之药，以巴豆为劫霸之剂，不亦谬乎？"

5.《本经逢原》："巴豆，能荡练五脏六腑，不特破癥瘕结聚之坚积，并可治伤寒湿疟之寒热，如仲景之治寒实结胸用白散，深得《本经》之旨。世本作温疟，当是湿疟，亥豕之谬也。其性峻利，有破血排脓、攻痰逐水之力，宜随证轻重而施，生用则峻攻，熟用则温利，去油用霜，则推陈致新，随证之缓急，而施反正之治。"

【现代研究】

（一）化学成分

巴豆含有机酸及甘油酯、生物碱、植物蛋白及β-谷甾醇、氨基酸及酶等。

种子含巴豆油34%～57%，其中含巴豆油酸、巴豆酸，以及由棕榈酸、硬脂酸、油酸、巴豆油酸、巴豆酸、亚麻酸、肉豆蔻酸、花生酸、月桂酸等组成的甘油酯；巴豆醇-12,13-二酯（其含量约占巴豆油的4%）；巴豆醇三酯（含量约占巴豆油的4%）。巴豆油中的巴豆醇二酯有十多种。从巴豆油中曾分离出佛波醇（即巴豆醇）。巴豆种子中含有生物碱，其中有巴豆苷，即2-羟基-6-氨基嘌呤核糖苷。种子中含有巴豆毒素，为一种毒性球蛋白，结构类似蓖麻子毒蛋白，含有两种外源凝集素。

（二）药理作用

1. 对消化系统的作用　口服少量巴豆油可致口腔、咽及胃部灼热感及呕吐，至肠内水解释放出巴豆酸，刺激肠黏膜使之促进蠕动，增加分泌，随之出现胃肠炎症状[1]。巴豆煎剂对离体兔肠肌具有明显的兴奋作用，并不被阿托品所拮抗。巴豆油乳对兔及犬肠亦表现兴奋作用，而大剂量则表现抑制作用，且不被乙酰胆碱、毛果芸香碱或氯化钡所解除，故巴豆油系直接作用于肠肌。此外，巴豆油酸给动物灌胃可促进肠蠕动，使肠黏膜出血，甚至引起肠坏疽。胆瘘兔实验表明，巴豆水剂能增加胆汁和胰液的分泌[2]。

2. 对病原微生物的作用　巴豆酒浸后的水煎剂对实验性鼠疟有抑制作用。巴豆煎剂对流感杆菌、铜绿假单胞菌、金黄色葡萄球菌及白喉杆菌均有一定抗菌作用，巴豆油制剂能降低感染流行性乙型脑炎的小鼠死亡率并延长存活时间[2]。

3. 抗炎、镇痛及对免疫功能的影响　巴豆制剂 1.5g/kg 灌胃，对小鼠耳廓肿胀、腹腔毛细血管通透性及大鼠白细胞游走、对热疼痛反应均有显著的抑制作用，能明显减少小鼠胸腺和脾指数及腹腔巨噬细胞的吞噬功能[3]。

4. 对循环和呼吸系统的作用　在动物离体但连有神经的后肢和肠实验中观察到，巴豆油能通过对化学感受器的作用，反射性升高血压。巴豆油乳剂给兔静脉注射能引起呼吸商(RQ)轻度增加，血中二氧化碳浓度稍有降低；若皮下注射可加快呼吸频率，降低呼吸交换量。虽然血红蛋白增加，但仍轻度降低动脉血氧含量[2]。

5. 对血液的作用　巴豆毒素能溶解兔、猬、猪、蛇、鸡的红细胞。对牛、羊、猪、蛙血细胞有凝集作用。巴豆油中的活性成分 PMA(Phorbol myristate acetate)可使血小板中环磷鸟苷(cGMP)浓度增加，是一种有力的血小板凝集剂[2]。

6. 抗肿瘤及促肿瘤发生作用　巴豆水提液 4mg/ml 或在 0.5～8g/L 范围处理白血病 HL-60 细胞，HL-60 细胞均向正常方向分化[4]。巴豆总生物碱 0.4ml 给接种腹水型肝癌小鼠灌胃，给药的第 5 天抽取腹水，发现总生物碱可使腹水型肝癌细胞质膜刀豆球蛋白(ConA)受体侧向扩散速度明显增加，ConA 受体流动性增加，胞浆基质结构程度有所改变，这可能与总生物碱破坏癌细胞微管有关[5]。巴豆油每次 0.1ml，每周 3 次，连续 4 周接种于小鼠宫颈部，对人巨细胞病毒接种(每次 0.1ml，每周 3 次，连续 8 周)诱发小鼠宫颈癌的作用有促进效果[6]。巴豆提取物体外 20～40mg/L 使正常人肠上皮细胞株生长延缓或死亡，长期使用巴豆提取物 4～40mg/L，连续 6 周，可诱导细胞增殖加快，异倍体 DNA 含量增加，促使细胞发生恶性转化[7]。

7. 其他作用　巴豆油能使大鼠与皮肤局部释放组胺及引起肾上腺皮质激素分泌增加，巴豆毒素能抑制蛋白质的合成[2]。

（三）临床报道

1. 治疗肠梗阻　以秘方化滞丸(巴豆霜 0.3g 吞服，三棱 10g、莪术 10g、青皮 10g、陈皮 10g、法半夏 10g、木香 10g、丁香 5g 煎汤送服)治疗不完全肠梗阻 34 例，结果痊愈 25 例，好转 8 例，无效 1 例，总有效率 97%[8]。

2. 治疗术后肠粘连　将巴豆皮 3g 干燥后碾成碎屑掺入烟丝中，白纸卷成烟柱形，于术后 8 小时及 12 小时各吸“巴豆皮”烟 1 支，如果效果不显著，可再加吸 1 支，对照组不予任何肠蠕动剂，防治术后肠粘连 200 例。结果吸烟组比对照组术后肠蠕动的恢复时间及肛门排气时间明显提前[9]。

3. 治疗泻痢　以巴豆仁 6g(炒焦研泥)，蜂蜡等量熔化约制 80 丸，每丸重 0.15g(内含巴豆 0.075g)，成人每次 4 丸，日 3 次，空腹服用；8～15 岁每服 2 丸；5～7 岁每服 1 丸；1～4 岁每服半丸；6 月龄以上每服 1/3 丸；6 月龄以下每服 1/4 丸；未满 1 月龄忌服。治疗急性腹泻 13 例，慢性腹泻 4 例，慢性下痢 4 例，均获痊愈[10]。

4. 治疗急性梗阻性化脓性胆管炎　将巴豆仁切成米粒的 1/2～1/3 大小颗粒，不去油，备用。每次用温开水送服 150～200mg，可在 12 小时内给药 3～4 次，次日酌情用 1～2 次，同时配合补充血容量，纠正酸中毒，稳定细胞膜，抗感染及对症治疗。治疗 17 例患者，治愈 15 例，中转手术治疗 2 例[11]。

5. 治疗胆绞痛　巴豆仁切碎置胶囊内每次服 100mg，小儿酌减，每 3～4 小时用药 1 次，至畅泻为度，每 24 小时不超过 400mg。以服巴豆通下后，胆绞痛减轻为有效。治疗胆绞痛 100 例(其中胆系感染 82 例，胆石症 18 例)均获满意疗效[12]。

6. 治疗急性乳腺炎乳腺增生　经验方巴砂丸(巴豆、砂仁、红枣)治疗早期急性乳腺炎 27 例，均治愈。对已脓者勿用[13]。以巴豆仁 120g 于熔化的黄蜡 120g 内炸成深黄色后，滤出黄蜡液，备用。治疗乳腺增生，5 粒/次，每日 3 次(必须囫囵吞下)，温开水冲服，1 个月为 1 个疗程，停药 10 日再服第 2 个疗程，以愈为度。共治本病 458 例，除 3 例癌变外，余皆痊愈或基本痊愈[14]。

7. 治疗癌肿　以肌注或口服巴豆制剂(由山东中医研究所提供)，针剂予 2～4ml/次，日 1～2 次，口服液予 10～30ml/次，日 2～3 次，持续用药 1 个月以上，共治恶性肿瘤 30 例，结果：完全缓解 1 例，部分缓解 4 例，稳定 17 例，恶化 8 例[15]。

8. 治疗骨髓炎　用巴豆汤加减内服外敷治疗急性骨髓炎 54 例。内服法：将诸药(巴豆 2～3g，蒲公英、生黄芪、生地各 30g，赤芍 20g，生猪脚 300～500g)炖至猪脚熟烂，每次喝汤 30～60ml，1 日 2 次。外敷法：将诸药(巴豆仁、野菊花根、地龙、生大黄各 40g，露蜂房 60g，蒲公英、生黄芪各 30g，冰片 1g)烘干研末后用生茶油调敷患处，隔天 1 次。结果痊愈 34 例，显效 10 例，有效 8 例，无效 2 例，总有效率 96.3%[16]。

9. 治疗癫痫　将巴豆霜 5g、杏仁 20g、赤石脂 50g、赭石 50g，共为细末，蜜丸如小豆粒大小。成人每服 3 粒，日 3 次，饭后服。如无不良反应可增至 5 粒。共治疗 324 例，247 例症状完全消失，59 例间歇时间延长；18 例无效，总有效率为 94.44%[17]。

10. 治疗蜂窝组织炎　巴豆霜直接撒于溃疡面，一般隔日 1 次，重者 1 小时换药 1 次，药后患处有热辣感，2 小时逐渐消失。治疗本病 20 例，收效满意[18]。

11. 治疗阑尾炎　自拟方将军丸(巴豆霜 2.5%、大黄 25%、木香 25%、乳香 20%、没药 20%、血竭 7.5%、蜂蜜适量)治疗阑尾炎 44 例。结果痊愈 35 例，好转 8 例，无效 1 例，总有效率为 97.72%[19]。

(四) 不良反应

1. 毒性　人服巴豆油 20 滴可致死。巴豆油主要含有毒性球蛋白，能溶解红细胞(红血球)，使局部细胞坏死。内服使消化道腐蚀出血，并损坏肾脏，出现尿血。外用过量能引起急性皮炎[20]。10%巴豆霜给小鼠灌胃，其 LD_{50} 为 1535mg/kg；40%巴豆霜的 LD_{50} 是 540mg/kg，巴豆油的 LD_{50} 是 506mg/kg[21]。

2. 中毒机理及症状　巴豆含巴豆毒蛋白及巴豆油。巴豆毒蛋白是一种细胞原浆毒，能溶解红细胞，并使局部细胞坏死；巴豆油系一种峻泻剂，对胃肠黏膜具有强烈的刺激和腐蚀作用，可引起恶心、呕吐与腹痛，重则发生出血性胃肠炎，大便内可带血和黏膜。对肾亦有刺激作用。皮肤接触巴豆油后，能引起急性皮炎。中毒时的主要表现为咽喉肿痛，呕吐，肠绞痛，腹泻，甚则腐蚀肠壁，出现霍乱样米汤样大便，头痛，眩晕，皮肤冷湿，脱水，呼吸或循环衰竭而死亡。外用巴豆霜可产生接触性皮炎，局部烧灼或脓疱状红疹、水疱等[22]。

3. 中毒原因及预防　巴豆的主要毒性在油，故巴豆中毒的原因多半是由于服用未经炮制的巴豆，或服用过量的巴豆、巴豆油和巴豆霜；皮肤损害常因手剥巴豆壳或接触巴豆油所致。所以为预防巴豆中毒的发生，需在炮制、剂量、服法及禁忌等方面予以注意。在炮制上宜采用先蒸（高温时巴豆毒蛋白可被破坏）后压去油的方法，再用神曲稀释至10%含油量，古代要求巴豆霜应用在0.15～0.3g（0.5～1分）剂量范围内，现入丸散剂，以每次0.1～0.3g为宜；在服法上采取蜡包裹，胶囊装或同他药混合服用，老年体衰及孕妇禁用。

4. 中毒救治

（1）一般疗法：早期可洗胃，服蛋清及药用炭；补液纠正脱水、酸中毒和电解质紊乱。同时可给予解痉、止痛、吸氧、抗休克，抢救呼吸、循环衰竭等对症处理。

（2）中医疗法：用黄连、菖蒲、寒水石、绿豆煎汁服；或用黄连叶捣烂榨汁饮服。造成皮肤红肿灼痛者，用黄连1.5g泡水涂搽局部。

参考文献

[1] 江苏新医学院. 中药大辞典（上册）[M]. 上海：上海科学技术出版社，1986：502.

[2] 王浴生. 中药药理与应用[M]. 北京：人民卫生出版社，1983：236.

[3] 孙颂三，赵燕洁，袁士琴. 巴豆霜对抗炎、免疫、镇痛及致突变的影响[J]. 中药药理与临床，1993，9(3)：36.

[4] 田艳伟. 巴豆水提取液对HL-60细胞的诱导分化作用[J]. 山西医药杂志，2002，31(3)：265.

[5] 刘秀德，隋在云. 巴豆总生物碱对癌细胞质膜流动性及胞浆基质结构的影响[J]. 山东中医学院学报，1995，19(3)：192.

[6] 鲁德银，左丹，郭淑芳，等. 巴豆油对人巨细胞病毒诱发小鼠宫颈癌的促进作用[J]. 湖北医科大学学报，1997，18(1)：1.

[7] 兰梅，王新，吴汉平，等. 巴豆提取物对人肠上皮细胞生物学特性的影响[J]. 世界华人消化杂志，2001，9(4)：396.

[8] 杨越，吴军君. 秘方化滞丸方治疗不完全肠梗阻34例[J]. 中医研究，2003，16(3)：25-26.

[9] 邵哲辉，李新宇，李有才，等. 巴豆皮烟预防术后肠粘连200例[J]. 中医药学报，2000(2)：19.

[10] 江苏新医学院. 中药大辞典（上册）[M]. 上海：上海科学技术出版社，1986：504-505.

[11] 刘武荣. 巴豆治疗急性重症胆管炎疗效观察[J]. 湖北中医杂志，1986(5)：15.

[12] 武汉医学院附二院中西医结合治疗急腹症小组. 巴豆缓解胆绞痛100例小结[J]. 华中科技大学学报，1977(3)：10.

[13] 赵大国. “巴砂丸”治疗急性乳房炎[J]. 新医学，1977(Z2)：551.

[14] 吴运苍. 巴蜡丸治疗乳癖四五八例小结[J]. 河南中医，1983(3)：35.

[15] 焦中华. 巴豆制剂治疗恶性肿瘤30例[J]. 山东中医学院学报，1990(5)：38.

[16] 金韩. 巴豆汤治疗急性骨髓炎54例[J]. 中国中医药现代远程教育，2006，4(12)：35-36.

[17] 王宗起. 癫痫丸治疗痫证324例疗效观察[J]. 吉林中医药，1988(1)：10.

[18] 胡劲倍. 巴豆霜外治蜂窝组织炎[J]. 江苏中医，1987(5)：47.

[19] 王广见，王书博，王淑瑞. 自拟将军丸治疗阑尾炎44例[J]. 陕西中医，2000，21(2)：19.

[20] 耿新生. 剧毒中药的毒性作用[J]. 陕西中医，1994，15(5)：232.

[21] 王毅，张静修. 巴豆霜的新制法及其急性毒性试验[J]. 中药材，1993，16(4)：24.

[22] 杨仓良. 毒剧中药古今用[M]. 北京：中国医药科技出版社，1991：67.

千金子 *Qianjinzi*

【别名】 千两金、菩萨豆（《日华子本草》），续随子（《开宝本草》），联步（《斗门方》），滩板救（《湖南药物志》）等。

【来源】千金子，始载于《开宝本草》，其后历代本草均有收载。本品又名续随子，其叶出茎，数数相续而生，故名。为大戟科二年生草本植物续随子 *Euphorbia lathyris* L. 的成熟种子。主产于浙江杭州笕桥，河南禹县、温县、孟县，此外河北、四川、辽宁、吉林等地亦产。多为栽培。

【采收炮制】于夏、秋二季果实成熟时采收，除去杂质，干燥。去油制霜用。制霜方法：碾碎，置蒸笼内蒸透，用吸油纸包裹压去油，即得。

【商品规格】均为统货。本品以身干、粒充实饱满、无杂质、不破碎者为佳。

按《中国药典》(2010 年版一部)规定：本品含千金子甾醇($C_{32}H_{40}O_8$)不得少于 0.35%。

【药性】辛，温；有毒。归肝、肾、大肠经。

【功效】泻下逐水，破血消癥，外用疗癣蚀疣。

【应用】

1. 水肿臌胀，二便不利　千金子能泻下逐水，功似甘遂、大戟，其性峻猛，可用于二便不利之水肿臌胀实证，单用有效。《斗门方》以本品压去油服，治水气肿胀；又如《摘玄方》以本品压去油，配大黄末，酒水为丸服，治阳水肿胀；或与防己、槟榔、葶苈子、桑白皮等行气利水药同用，以增强逐水消肿之功，如《证治准绳》之续随子丸。

2. 癥瘕，经闭　本品有破瘀血、消癥瘕、通经脉的作用。可用于癥瘕痞块，多与青黛、轻粉为末，糯米饭粘合为丸，与大枣咀服，如《圣济总录》续随子丸；治瘀滞经闭者，可与当归、川芎、红花等同用。

此外，本品还有攻毒杀虫作用，可用治顽癣、恶疮肿毒及毒蛇咬伤等，可内服、外用。

【用法用量】内服制霜入丸散，1～2g。外用适量。

【使用注意】虚弱者及孕妇忌用。

【药论】

1.《开宝本草》："主妇人血结月闭，癥瘕痃癖，瘀血蛊毒，心腹痛，冷气胀满，利大小肠，下恶滞物。"

2.《本草纲目》："续随子与大戟、泽漆、甘遂茎叶相似，主疗亦相似，其功皆长于利水，惟在用之得法，亦皆要药也。"

3.《本草经疏》："续随子，味辛气温，而其性有毒，实攻击克伐之药也。长于解蛊毒，以致腹痛胀满，攻积聚，下恶滞物，及散痰饮。至于妇人月闭，癥瘕、痃癖、瘀血、大小肠不利诸病，则各有成病之由，当求其本而治，不宜概施。盖此药之为用，乃以毒攻毒之功也。"

【现代研究】

（一）化学成分

种子含脂肪油约 48%，其中含油酸、棕榈酸、亚油酸等的甘油酯及多种二萜醇酯等。二萜醇酯有：巨大戟二萜醇 3-十六烷酸酯、巨大戟二萜醇 20-十六烷酸酯、巨大戟二萜醇 3-十四碳-2,4,6,8,10-五烯酸酯、千金二萜醇二乙酸苯甲酸酯、千金二萜醇二乙酸菸酸酯、6,20-环氧千金二萜醇苯乙酸酯二乙酯。游离的二萜醇有 7-羟基千金二萜醇、6,20-环氧千金二萜醇。甾类有 γ-大戟甾醇、α-大戟甲烯醇、β-谷甾醇。香豆素类有双七叶内酯、异双七叶内酯、七叶内酯、瑞香素。黄酮类有山柰酚-3-葡萄糖醛酸苷。尚含七叶树苷。

（二）药理作用

1. 致泻作用　种子脂肪油中所含的环氧千金、二萜醇苯乙酸酯二乙酸酯，对胃肠刺激可产生峻泻，作用强度为蓖麻油的三倍[1]。

2. 抗菌作用　本品所含的瑞香素对金黄色葡萄球菌、大肠杆菌、福氏痢疾杆菌及铜绿假单胞菌的生长有抑制作用[2]。

3. 抗炎、镇痛作用　瑞香素具有镇痛作用，其治疗指数为 20.9，磷酸可待因为 24.7，瑞香素虽略低，但较安全。临床用于外科手术麻醉，效果与哌替啶（杜冷丁）对照无明显差异。其镇静作用表现在与巴比妥类药物有非常显著的协同作用，促进注射阈下催眠剂量的小鼠入睡快而持久。有抗炎作用，强度比相同剂量的水杨酸钠稍强。本品所含的七叶树苷给大鼠腹腔注射 10mg/kg，对角叉菜胶性、右旋糖酐性、5-羟色胺性及组胺性“关节炎”均有抑制作用，抑制强度分别为 35%、28%、20.8%。对大鼠肉芽肿的形成（棉球法）、豚鼠紫外线照射背部形起的红斑反应、组胺引起的毛细血管通透性增强均有抑制作用[2]。

4. 对尿量及尿酸排泄的影响　以各种途径给予大鼠及兔七叶树苷，均能增进尿酸排泄。亦有报道对小鼠有显著的利尿作用[2]。

5. 抗肿瘤作用　千金子甲醇提取物体内对小鼠肉瘤 180 和艾氏腹水癌显示出较显著的抑制作用[3]。千金子提取液对大鼠原代培养的肺成纤维细胞生长增殖有较强的抑制作用，形态学观察肺成纤维细胞数目显著减少，形状不规则，突起变短，排列混乱，提示千金子提取物可能对肺部肿瘤有一定的治疗作用[4]。

6. 其他作用　七叶树苷有抗血凝以及抑制大鼠眼晶状体的醛糖还原酶等作用。千金子浸剂用于制作化妆品，有抑制色斑形成的作用[5]。

（三）临床报道

1. 治疗晚期血吸虫病腹水　取新鲜千金子去壳捣成泥装入胶囊，用量根据腹围大小决定。腹围大者，每次 6～10g，早晨空腹服，5 天服药 1 次。服药后 30 分钟有头晕、呕吐，继而有肠鸣腹泻，随之腹水渐退、腹围缩小。治疗晚期血吸虫病腹水 21 例，逐水效果显著[6]。

2. 治疗尿道疾病　通关利尿散：续随子、大黄各 20g，黑丑、蝼蛄各 30g，共焙干研细末，每次服 3～5g，6 小时 1 次，以温开水调服。治疗前列腺肿大，尿路感染，产后尿闭，术后癃闭，效果显著[7]。

3. 治疗水肿胀满，小便不利　复方千金子丸：千金子 30g，党参、木香、汉防己、赤茯苓、槟榔、海金沙、葶苈子各 120g，共研极细末，枣肉为丸如梧桐子大，每服 20～30 丸，日 2 次，桑白皮 12g 煎汤送服[5]。

4. 治疗食管癌梗阻　用紫金锭（千金子、山慈菇、红大戟、五倍子、朱砂、雄黄、麝香制成，每颗 3g）5 片，研极细末，少少含咽（不可用水送），分 4～6 次服完，吞咽梗阻显著改善，可减量如法长期内服，能使生存期延长[8]。

5. 治疗慢性咽炎　取紫金锭 30g、参三七 15g，共为细末，1 剂分为 3 次，醋调敷于颈部喉结上方凹陷处，外用纱布覆盖，胶布固定，隔日更换，经常使醋保持湿润。治疗 7 例，用药 2～6 次后，痊愈 5 例，显效 2 例[5]。

6. 治疗毒蛇咬伤　千金子一般用量 20～30 粒，极量为 40 粒。小儿按年龄酌减，最小量用 10 粒。将药捣烂，用米泔水调服，有显效[9]；同上法治疗 160 例，一般服 1 次，重者服 3 次即效。神昏者加龙胆草 30g 煎服[6]。

7. 治疗小儿癫痫　口服紫金锭，1 岁以内 0.15g；1～5 岁 0.3g；6～10 岁 0.6g；11～14 岁 0.9g。分早晚 2 次开水送服。半年不发病者剂量减半，停止发作达 1 年以上者停药。治疗 50 例，显效 18 例，无效 16 例[10]。

8. 治疗风湿痹痛、跌打损伤　千金子 2～3 粒去壳杵碎，放在胶布上，贴于阿是穴，每天换药1次，2～3次为1个疗程，治疗风湿痹痛、跌打损伤万余人，效果满意。对90例风湿痛患者追访，有效率70%[11]。

9. 治疗萎缩性胃炎　内服紫金锭，每次1/4～1片（逐渐增量），日3次，治疗2例，连续服药3个月，症状消失停药。1年后复查胃镜证实病变已愈[12]。

10. 治疗手癣（鹅掌风）　用紫金锭20片，加食醋50ml溶化，将双手浸泡药液内20分钟左右，不用清水冲洗，以保留药液，每天数次，连用10天，可根除[13]。

11. 治疗黄褐斑　千金二萜醇二乙酸酯苯甲酸酯为主要成分研制的千金子美白祛痘霜，临床用于黄褐斑、雀斑的治疗，并以1.5%曲酸二棕榈酸酯霜作对照，实验组38例，总有效率为86.8%，对照组41例，总有效率为70.7%，两组差异有显著性[14]。

（四）不良反应

1. 中毒及中毒症状　千金子所含有毒成分为千金子甾醇、殷金醇棕榈酸酯等，对胃肠道有强烈刺激，对中枢神经系统也有毒性，临床上可见剧烈呕吐，腹痛，腹泻，头痛，头晕，烦躁不安，体温升高，出汗，心慌，血压下降，严重者可发生呼吸、循环衰竭等。

2. 中毒原因及预防　千金子中毒的原因主要是误食及用量过多，故中毒的预防应严格控制用量。内服每次1～3g，多入丸散用，且应炮制制霜后应用。同时宜加强对儿童的卫生教育，以防误吃。

3. 中毒救治

（1）一般疗法：早期可用高锰酸钾及温水反复洗胃，口服硫酸镁导泻，静脉滴注葡萄糖加维生素C，肌注呋塞米（速尿）排毒，烦躁不安可用镇静剂，严重者应注意抢救呼吸、循环衰竭。

（2）中医疗法：如服千金子中毒已超过5小时，则用芒硝以排毒。若泻下无度，可吃冷粥，或饮黑醋，或二者合而用之。若泻下无度而见大汗淋漓，四肢厥冷，脉微欲绝，神情淡漠者，宜用高丽参10g急煎温服，益气固脱。[15]

参考文献

[1] 中国医学科学院药物研究所等编. 中药志(3册)[M]. 2版. 北京：人民卫生出版社，1984：160.

[2] 国家医药管理局中草药情报中心站. 植物药有效成分手册[M]. 北京：人民卫生出版社，1986：304，420，447.

[3] 黄晓桃，黄光英，薛存宽，等. 千金子甲醇提取物抗肿瘤作用的实验研究[J]. 肿瘤防治研究，2004，31(9)：556-558.

[4] 杨珺，王世岭，付桂英，等. 千金子提取物对大鼠肺成纤维细胞增殖的影响及细胞毒性作用[J]. 中国临床康复，2005，9(27)：101-103.

[5] 马春玉. 千金子的药理作用及临床应用[J]. 中外健康文摘，2010，7(1)：255.

[6] 高渌纹. 实用有毒中药临床手册[M]. 北京：学苑出版社，1993：237-240.

[7] 梅九如. 祖传验方"通关利尿散"运用经验举例[J]. 江苏中医药，1989，10(5)：14.

[8] 林起铨. 紫金锭在临床上的应用[J]. 中成药研究，1982(5)：45.

[9] 杨兆庆. 中药千金籽治疗毒蛇咬伤[J]. 河南中医，1982(6)：27.

[10] 王焕庭. 紫金锭治疗儿童癫痫50例效果观察[J]. 浙江中医杂志，1981(11)：520.

[11] 沈绍英. 临床外用千金子的体会[J]. 中国临床医生，1990(4)：41.

[12] 李建新. 紫金锭治疗萎缩性胃炎二例[J]. 辽宁中医杂志，1988(4)：21.

[13] 卢学良. 紫金锭外治皮肤病[J]. 福建中医药，1984(4)：59.

[14] 房子婷,付建明,梁晓军. 千金子美白祛痘霜的制备及临床观察[J]. 医药世界,2007(S1):105-106.

[15] 杨仓良. 毒剧中毒古今用[M]. 北京:中国医药科技出版社,1991:78.

乌桕根皮　Wujiugenpi

【别名】卷根白皮(《草木便方》),卷子根(《分类草药性》),乌臼(《摘元方》)等。

【来源】乌桕根皮,始载于《新修本草》,其后历代本草均有收载。因以植物乌桕的根皮入药,故名。为大戟科落叶乔木植物乌桕 *Sapium sebiferum*(L.)Roxb. 的根皮。主产于华东和广东、广西、云南、贵州、四川、湖南、湖北等地。野生和栽培均有。

【采收炮制】于冬季采挖其部分支根,将皮剥下,除去栓皮,晒干。切片生用。

【商品规格】均为统货。本品以身干、皮厚、条大、无粗皮者为佳。

【药性】苦,微温;有小毒。归肺、肾、大肠经。

【功效】泻下逐水,杀虫解毒。

【应用】

1. 水肿胀满,二便不通　本品性沉而降,苦泄辛散,温通肠胃,泻下逐水。可用于水肿胀满,二便不通。如《肘后方》单用本品煎服,治小便不通;《斗门方》用本品治大便不通;《太平圣惠方》以本品配木通、槟榔为散服,治水肿,小便不利;治体虚水肿,小便不利者,可与黄芪等同用,以益气固本,逐水退肿,攻补兼施。

2. 脚气湿疮　本品既能逐水祛湿,又能杀虫解毒,还可用于脚气湿疮瘙痒之症,如《摘元方》以本品研末外敷;《经验良方》以本品研末,入雄黄末少许,生油调搽,治婴儿胎毒满头。

此外,取之解毒之功,可用于毒蛇咬伤,如《岭南草药志》用其鲜品 30g(干者 15g)捣烂,米酒适量和匀,去渣饮酒,渣敷患处。

【用法用量】煎服,10～15g(鲜品 30～60g),或入丸散。外用适量。

【使用注意】孕妇、体虚者忌用。

【药论】

1.《本草纲目》:“乌桕根,性沉而降,利水通肠,功胜大戟。一人病肿满气壮,令掘此根,捣烂,水煎服一碗,连行数行而病平。气虚人不可用之。此方出《太平圣惠方》,但不可多服尔。”

2.《本草经疏》:“乌桕木根皮,与巴豆、牵牛子略相似。……入手、足阳明经,其主暴水癥结积聚者,皆二经为病,苦能涩,辛能散,温能通行肠胃,则诸症无不除矣。”

【现代研究】

(一) 化学成分

乌桕根皮含花椒素、甾醇、脂肪、树胶、糖、无机盐等。树皮含 3,4-二-*O*-甲基鞣花酸,乌桕萜酸。另据报道,从乌桕树皮中分离得 3 种三萜成分:EM-1、EM-2、EM-3。

(二) 药理作用

体外实验,乌桕水煎剂对金黄色葡萄球菌有抑制作用,且有较强泻下作用,能迅速导泻,消除腹水。其所含花椒素有杀灭肠虫的功效[1]。乌桕提取物对Ⅱ型单纯疱疹病毒及甲基胆蒽诱发的小鼠宫颈癌均有促癌作用[2]。

(三) 临床报道

1. 用于引死胎　取鲜白粉藤(乌桕别名)1 节(约离根部 4～5 节以上),长约 8～10cm,

直径约 1～1.5cm，削去青皮，一端钝圆，另一端系丝线，高压消毒后，在 12 小时内应用。常规阴道及宫颈消毒，将钝圆端缓缓插入宫颈，不可碰到阴道壁，宫颈外口留 1.5～2cm，线头垂于阴道外，然后在阴道及后穹隆处塞以消毒纱布，以防滑脱。一般 24～48 小时换药 1 次，直到死胎排出为止。观察 37 例，36 例用药后死胎皆自然娩出，胎盘也随后娩出，另 1 例做徒手剥离。死胎娩出最快时间为 3 小时，最慢为 168 小时，大多在 12～48 小时内。胎盘娩出时间均在死胎娩出后 30 分钟内，未发现不良情况，无寒战发热，无产后大出血[3]。

2. 治疗传染性肝炎　取鲜乌桕木根的二层皮 120g，加水 300ml，煎至 150ml，分 3 次服，儿童酌减。临床治疗 7 例传染性肝炎，平均治疗时间为 14 天。自觉症状消退较快，黄疸消退最快者 7 天，最慢者 14 天；尿胆原、尿胆素于用药后 3～5 天减退或消失。服药过程中无不良反应[1]。

3. 治疗肾病综合征　取近水旁之乌桕树干的韧皮 60g，加水磨碎，过滤，滤出液加水至大半碗，慢火煎至微沸为度，乘温顿服，每日 1 次。治疗 24 例肾病综合征，对消除水肿有一定疗效；消肿后如给予补肾健脾，益气补血之方，每能巩固疗效。对已有尿毒症表现的慢性肾炎无效。服药后常有恶心、呕吐、腹泻等副作用[1]。

（四）不良反应

1. 毒性及症状　乌桕的树汁、叶子、种子均有毒，毒性成分为乌桕苦味质，本品以树皮及根皮入药，曾有报道服用乌桕根皮 15g 及用乌桕木做切菜砧板，服用食物后发生中毒的报道[4]。乌桕的毒性成分对胃肠道有明显刺激作用，吸收后可引起一系列神经系统症状，中毒时可见恶心、呕吐、腹泻腹痛、酱色便、头痛、耳鸣、眼花、心慌、胸闷、畏寒、冷汗、四肢及口唇麻木，严重者出现脉数、面色苍白、四肢厥冷，最终导致循环系统衰竭。

2. 中毒原因及预防　中毒的原因主要是过量，故使用本品时，用量宜由小而大，严格控制，不可过量。

3. 中毒救治

（1）一般疗法：催吐，洗胃，必要时导泻，内服药用炭或冷蜜糖冲水饮服，补液，适当给予止痛剂，循环衰竭给予中枢兴奋剂等对症治疗。

（2）中医治疗：可以绿豆 120g，生甘草、连翘、石斛、白茅根各 30g，大黄（后下）15g，水煎服；腹痛时可针刺上脘、中脘、足三里等穴位。

参考文献

[1] 郭晓庄. 有毒中草药大辞典[M]. 天津：天津科技翻译出版公司，1992：113-114.
[2] 国家中医药管理局《中华本草》编委会. 中华本草[M]. 上海：上海科学技术出版社，1998：3662.
[3] 阳春县人民医院妇产科. 草药白粉藤用于死胎引产 37 例报告[J]. 新中医，1973(1)：37.
[4] 高渌纹. 实用有毒中药临床手册[M]. 北京：学苑出版社，1993：247.

（王英豪　邱颂平）

第四章

祛风湿药

凡能祛除风湿，以治疗风湿痹证为主要功效的药物，称为祛风湿药。

祛风湿药味多辛苦，性有温凉，能祛除留着于肌肉、经络、筋骨的风湿，另外有些药还兼有散寒、活血、通络、舒筋、止痛或补肝肾、强筋骨等作用。故适用于风湿痹证的肢体疼痛、关节不利、筋脉拘挛等症。部分药物还适用于腰膝酸软、下肢痿弱等症。

应用本类药物时，应根据痹证的类型、邪犯的部位、病程的新久等具体情况，而作适当的选择和配伍。如风邪偏盛、肢体走注疼痛的行痹，应选用祛风为主的祛风湿药，佐以活血养营之品；湿邪偏盛，肢体重痛麻木、关节浮肿的着痹，应选用性质温燥的祛风湿药，佐以运脾渗湿之品；寒邪偏盛，肢冷、疼痛较剧的痛痹，当选用温性较强的祛风湿药，佐以通阳温经之品；阳盛之体素有蕴热，感邪而从热化，或风寒湿痹郁久化热，关节红肿热痛的热痹，又当选用寒凉性质的祛风湿药，或酌情配伍清热解毒药；感邪初期，病邪在表，当配伍散风胜湿的解表药，以期从汗而解；病邪入里，客于经络、筋骨之间，脉道不利，气血运行受阻，须与活血通络药同用；若夹有痰浊、瘀血者，须与祛痰、化瘀药同用。久病体虚抗病能力减弱，应与补养肝肾之品配伍，以达到扶正祛邪的目的。只有这样，才能切合病情，增强疗效。

此外，痹证多属慢性疾病。为服药方便，本类药可制作酒剂或丸剂常服，酒剂还可助长祛风湿药的效能。也有制成外敷剂型，直接用于患处的，如膏药、外搽剂等。

辛温性燥的祛风湿药，对阴虚血亏的患者应当慎用。

现代药理研究证明，祛风湿药多具有抗炎、镇痛、解热、促进血液循环等作用。

第一节　祛风除湿散寒药

本节所列药物的性味为辛苦温燥，有明显的祛风、除湿、散寒止痛之功，故主要治疗风寒湿痹证。

独活　Duhuo

【别名】独摇草（《名医别录》），独滑（《本草蒙筌》），长生草（《本草纲目》），香独活（浙江），绩独活（安徽），山大活（湖北），玉活（江西）。

【来源】独活，始载于《神农本草经》，列为上品，历代本草均有记载，此草得风不摇，无风自动，故名。为伞形科植物重齿毛当归 *Angelica pubescens* Maxim. f. biserrata Shan et Yuan 的干燥根。主产于湖北、四川等地。多为野生，也有栽培品种。

【采收炮制】春初或秋末时挖取根部，除去地上茎及泥沙，晒干或烘干。切片，生用。

【商品规格】商品习惯按产地分川独活、香独活、九眼独活 3 种，以川独活应用广泛，质量较佳。以上均以条粗壮、油润、香气浓郁为佳。

按《中国药典》(2010 年版一部)规定:本品含蛇床子素($C_{15}H_{16}O_3$)不得少于 0.50%;含二氢欧山芹醇当归酸酯($C_{19}H_{20}O_5$)不得少于 0.080%。

【药性】辛、苦,微温。归肾、膀胱经。

【功效】祛风除湿,通痹止痛。

【应用】

1. 风湿痹痛　独活辛散苦燥,气香温通,为治风湿病痹证要药。治风寒湿痹,关节肌肉疼痛酸楚,腰背手足疼痛,昼轻夜重,常用之配当归、白术、黄芪、肉桂等,方如《活幼新书》独活汤。性善下行,主入足少阴肾经,故善治腰背及下半身酸重疼痛。痹久正虚,腰膝酸软,关节屈伸不利,需配补肝肾、强筋骨的桑寄生、杜仲、牛膝等药同用,如《世医得效方》独活寄生汤。又《外台秘要》治历节风痛,取独活、羌活、松节各等份,用酒煮,每天空腹饮酒。

2. 风寒夹湿的表证　风寒夹湿入侵,外感头痛如裹、昏沉胀重、舌苔白腻、脉濡缓,可配辛味发散的羌活、藁本、蔓荆子等同用,方如《内外伤辨惑论》羌活胜湿汤。若配伍羌活、防风、黄芩等药,又可用于兼有里热,头痛、发热、恶寒、口干烦满而渴者,如《此事难知》大羌活汤。

3. 牙痛,头痛　本品有发散郁火之效,可用于风火牙痛,宜配伍石膏、升麻、川芎等;若阴虚有热者常与生地、牛膝、地骨皮等配伍。《备急千金要方》治齿根动痛,用本品配生地黄,浸酒含之。本品又善入肾经而搜伏风,与细辛、川芎等相配,可治风扰肾经,伏而不出之少阴头痛(头晕头痛连及齿颊者),如独活细辛汤(《症因脉治》)。

此外,独活辛散苦燥,善于祛风除湿,用治皮肤风湿瘙痒,可与防风、刺蒺藜、地肤子、苦参等药同用。若疥疮瘙痒,可与黄芩、当归、川芎、大黄、赤芍等同用,煎水趁热外洗,如《普济方》独活散。

【用法用量】水煎服,3～10g;或浸酒;或入丸散。外用:适量,煎汤外洗。

【使用注意】独活性较温,阴虚血燥者慎用,盛夏时要慎用。

【鉴别用药】羌活与独活功效相似,皆有祛风湿止痛作用,但羌活性较燥烈,尤善发汗解表,习惯上多用于风寒湿痹,痛在上半身者;独活性较缓和,发汗力不及羌活,多用于风寒湿痹在下半身者。如全身皆痛,羌活、独活二者皆可用,相得益彰。

【药论】

1.《名医别录》:"治诸贼风,百节痛风无久新者。"

2.《本草正义》:"羌、独二活,古皆不分。《本经》且谓独活一名羌活。所以《本经》《别录》只有独活而无羌活,《纲目》尚沿其旧。然二者形色既异,气味亦有浓淡之殊。"

3.《汤液本草》:"羌活气雄,独活气细,故雄者治足太阳风湿相搏头痛、肢节痛、一身尽痛,非此不能除。……细者治足少阴头风头痛,两足寒湿不能动止,非此不能治。"

【现代研究】

(一) 化学成分

毛当归根含独活内酯(当归醇)、当归素、佛手柑内酯等。

(二) 药理作用

1. 镇痛、抗炎作用　独活挥发油高,低剂量组能够明显抑制蛋清致大鼠炎后足肿胀[1]。独活对小鼠急性腹膜炎和耳肿胀有明显的抗炎作用,热板实验无明显效果,但对小鼠醋酸扭体镇痛效果显著[2]。

2. 脑保护作用　独活及其醇提物可减少自然衰老小鼠脑组织的 mtDNA 缺失，提高线粒体呼吸链酶复合体Ⅰ和Ⅳ的活性，独活及其醇提物对自然衰老小鼠线粒体 DNA 的氧化损伤有保护作用[3]。可改善痴呆模型大鼠的学习记忆能力，并可抑制 p38MAPK 在痴呆模型大鼠脑中的表达[4]。

（三）临床报道

1. 治疗慢性乙型肝炎关节痛　采用独活寄生汤（独活 10g，桑寄生 15g，杜仲 10g，牛膝 15g，细辛 2g，秦艽 15g，茯苓 10g，肉桂 2g，防风、川芎各 10g，党参 15g，当归 12g，生白芍、生地各 15g，甘草 6g）。水煎，分 3 次口服，每日 1 剂，30 天为 1 个疗程。有黄疸者加茵陈 30g、赤芍 60g；肝区隐痛者加柴胡、延胡索各 10g；纳少、腹胀者加鸡内金 15g、莱菔子 30g。治疗 62 例中，疼痛消失，肝功能恢复正常或好转 48 例，有效（疼痛减轻，肝功能好转）11 例；无效 3 例，总有效率为 95.16%[5]。

2. 治疗产后身痛　独活寄生汤：独活 10g，桑寄生 20g，秦艽 10g，防风 10g，细辛 5g，当归 15g，白芍 10g，川芎 6g，干地黄 15g，杜仲 10g，牛膝 10g，人参 6g，茯苓 12g，甘草 6g，桂心 3g。水煎，早晚分服，1 剂/日，7 日为 1 个疗程，对于病程超过半月的患者加穿山甲 5g，研末冲服。同时用中药蒸汽熏蒸洗浴，方选独活寄生汤加羌活 10g，荆芥 10g，乳香、没药各 10g，黄芪 15g，葛根 10g，附子 10g，桑枝 10g，益母草 15g。水煎加热熏蒸，1 次/日，每次 30 分钟，连用 7 日为 1 个疗程，37 例患者经 1～3 个疗程治疗，显效 32 例（临床症状全部消除），显效率为 86.5%，有效 5 例（症状明显减轻），总有效率为 100%[6]。

3. 改善艾滋病患者周围神经病变　治疗组采用独活寄生汤加减（独活 15g、桑寄生 15g、赤芍 9g、桃仁 9g、当归 9g、黄芪 20g、山药 9g、白术 6g）。水煎服，每日 1 剂；或联合外用药物（由苦参 15g、蛇床子 15g、桃仁 15g、川芎 15g、当归 15g、薄荷 9g 组成）水煎，用于浸泡手足，每日 1 次。对照组用维生素 B_1、B_{12}，口服、肌内注射，静脉滴注能量合剂。两组均观察 2 个月后判断疗效。治疗组 36 例，显效 15 例，有效 17 例，总有效率 88.89%，对照组 23 例，显效 5 例，有效 7 例，总有效率 52.17%[7]。

4. 治疗冠心病　治疗组药用独活寄生汤加减（独活、秦艽、防风、炙甘草各 6g，桑寄生 15g，肉桂 2g，细辛 3g，党参、当归、白芍、川牛膝、熟地各 18g，川芎 9g），水煎服，1 剂/日，分 2 次口服。配合西药硝酸异山梨酯（消心痛）10mg 口服，3 次/日。对照组消心痛 10mg 口服，3 次/日；肠溶阿司匹林 50mg 口服，1 次/日。两组心绞痛发作时均含服硝酸甘油，其他随证处理。4 周为 1 个疗程。治疗组 43 例，显效 18 例，有效 21 例，总有效率 90.7%，对照组 29 例，显效 6 例，有效 15 例，总有效率 72.4%[8]。

5. 治疗慢性附睾炎　独活寄生汤（独活、桑寄生、川牛膝、秦艽、茯苓、防风、当归、赤芍、杜仲、党参、生地黄各 10g，川芎、细辛、肉桂各 3g，生甘草 6g）。每天 1 剂，水煎，分早、晚 2 次饭后服用，共服药 4 周。结果根据 CESI 评分，显效 25 例，有效 13 例，无效 5 例，总有效率为 88.37%[9]。

（四）不良反应

大鼠肌内注射，LD_{50} 花椒毒素为 160mg/kg、欧芹属素乙为 335mg/kg、佛手柑内酯为 945mg/kg。异补骨脂素、欧芹属素乙每日给幼大鼠每 75g 体重 2.5mg，60 天未见对鼠生长有明显影响，但可引起肝损害等。其中，欧芹属素乙毒性较小，致死量为 800mg/kg，600mg/kg 则不致死，可见肝脂肪性变及坏死。独活治疗气管炎患者时曾发现服用煎剂有舌发麻、恶心、呕吐、胃不适等不良反应。

参考文献

[1] 黄泰康.常用中药成分与药理手册[M].北京:中国医药科技出版社,1994:1053.

[2] 宋京都,王巍,姚世霞.甘肃三种独活商品镇痛、抗炎作用研究[J].现代中药研究与实践,2006,20(1):33-34.

[3] 李海权,李德新,孙松辉.衰老小鼠脑组织 mtDNA 缺失呼吸链酶复合体活性的变化以及独活作用机制的实验研究[J].中医药学刊,2006,24(2):279-281.

[4] 张杰,杜文彬.独活对痴呆大鼠脑中 p38MAPK 信号转导通路的影响[J].中国老年学杂志,2010,30(6):1514-1515.

[5] 夏月根,孙靖峰.独活寄生汤治疗慢性乙型肝炎关节痛 62 例[J].辽宁中医学院学报,2003,5(2):124.

[6] 周亚娣.中医药治疗产后身痛 37 例[J].陕西中医学院学报,2009,32(4):41-42.

[7] 刘翠娥,李秀惠,孙丽君,等.中医药对艾滋病患者周围神经病变的改善作用[J].广州中医药大学学报,2007,24(1):12-14.

[8] 李泉红,刘荣奎.独活寄生汤加减治疗冠心病[J].湖北中医杂志,2000,22(11):29-30.

[9] 周玉春,薛宇阳,张新东,等.独活寄生汤治疗慢性附睾炎临床研究[J].新中医,2010,42(11):45-46.

威灵仙 *Weilingxian*

【别名】 能消(《开宝本草》),铁脚威灵仙(《本草纲目》)(《宝庆本草折衷》),灵仙(《药品化义》),黑脚威灵仙(《生草药性必备》),黑骨头(《贵州民间方药集》),九草阶、风车(《现代实用中药》),老虎须、辣椒藤(《陆川本草》)。

【来源】 威灵仙始载于《新修本草》,为毛茛科植物威灵仙 *Clematis chinensis* Osbeck、棉团铁线莲 *C. Hexapetala* Pall. 以及东北铁线莲 *C. manshurica* Rupr. 的根及根茎。分布于我国大部分地区。多为野生,也有栽培品种。

【采收炮制】 秋季采挖,除去茎叶、须根及泥土,洗净,润透,切段,晒干入药。

【商品规格】 以条长、皮黑、肉白、质坚实者为佳,切片以片大、片面粉白色者为佳。

按《中国药典》(2010 年版一部)规定:本品含齐墩果酸($C_{30}H_{48}O_3$)和常春藤皂苷元($C_{30}H_{48}O_4$)各不少于 0.30%。

【药性】 辛、咸,温。归膀胱经。

【功效】 祛风湿,通经络。

【应用】

1. 风湿痹痛,肢体麻木,筋脉拘挛,关节屈伸不利　本品辛散温通,且能走表,又通经络,故治游走性关节疼痛尤为适宜。《千金方》单用本品为末,温酒调服。临床常配羌活、独活、牛膝、秦艽等祛风除湿活血药共用;或配温阳活血的当归、桂心同用,如《证治准绳》神应丸;若四肢麻木,指节拘挛,可与桑枝、秦艽、当归、蚕砂等同用,如《马培之医案》利湿通经汤。

2. 疼痛　本品辛散温通,性善走窜,能通行十二经络,具有良好的通络止痛作用,用治跌打伤痛、头痛、牙痛、胃脘疼痛等,可单用或与川乌、五灵脂、乌药等同用。如《普济方》用本品配生川乌、五灵脂,治跌打伤痛;《湖北中草药志》载牙痛方,取威灵仙、毛茛鲜品各适量,捣汁搽患处。

此外,传统认为本品味咸,有软坚消骨鲠作用,用治诸骨鲠喉,可先将本品煎汤,再加醋、砂糖适量，分数次含口中，缓缓咽下。古谚云："铁脚威灵仙，砂糖和醋煎，一口咽下去，铁剑软如棉。"即指本品治诸骨鲠在咽颇验。现在以之治消化道特别是食管肿瘤有效。

此外，本品也可用于痰饮、噎膈、痞积、胸脘痞塞等。

【用法用量】水煎服，6～10g，治骨鲠可用至30g。

【使用注意】本品作用较强烈，气虚血弱者慎用。

【药论】

1.《开宝本草》："主诸风，宣通五脏，去腹内冷滞，心膈痰水、久积癥瘕、痃癖、气块、膀胱宿脓恶水，腰膝冷痛及疗折伤。"

2.《药品化义》："灵仙，性猛急，盖走而不守，宣通十二经络，主治风、湿、痰壅滞经络中，致成痛风走注，骨节疼痛，或肿，或麻木。"

【现代研究】

（一）化学成分

威灵仙含白头翁素、白头翁内酯、甾醇、糖类、皂苷等。

（二）药理作用

1. 抗炎、镇痛作用　煎剂能显著减轻二甲苯致小鼠耳廓肿胀值，具有抑制毛细管通透性作用，大剂量灌服对10%蛋清所致大鼠足部致炎模型有一定的保护作用[1]，生品及酒炙品煎剂明显降低小鼠因醋酸刺激引起的扭体反应次数，对热刺激引痛反应均能明显提高小鼠的痛阈值，能显著减轻二甲苯致小鼠耳廓肿胀值，具有抗炎作用，且酒炙威灵仙的镇痛抗炎作用较强[2]。威灵仙总皂苷能明显延长小鼠热板痛阈时间，对大鼠鸡蛋清诱导的足肿胀及棉球诱导的大鼠肉芽肿均有显著的抑制作用[3]。

2. 抗微生物作用　所含白头翁素具有显著的抗菌作用，对葡萄球菌、链球菌、白喉杆菌、大肠肝菌作用明显，对革兰阴性菌有效，与链霉素有协调作用，且有强的杀真菌活性的作用[4]。

3. 对平滑肌作用　威灵仙醇提液和威灵仙注射剂均能松弛豚鼠离体回肠平滑肌，对抗组胺或乙酰胆碱引起的回肠收缩反应[5,6]。威灵仙促进胆汁分泌，使胆道口括约肌松弛[7]。

4. 免疫抑制作用　威灵仙对小鼠胸腺淋巴细胞和脾脏淋巴细胞的增殖有抑制作用，对COX-1和COX-2 $1mg \cdot ml^{-1}$以上才出现抑制活性，且对COX-1抑制活性大于COX-1，抑制作用有选择性[8]。

5. 抗氧化作用　威灵仙多糖具有清除羟基自由基和超氧阴离子自由基的作用，降低H_2O_2诱导的红细胞氧化溶血率，可显著提高肝损伤小鼠血清和肝脏中超氧化物歧化酶(SOD)、谷胱甘肽过氧化物酶(GSH-Px)活力，降低丙二醛(MDA)含量及肝脏指数，威灵仙多糖在体内外均具有显著的抗氧化作用，其抗氧化作用与清除氧自由基有关[9]。

（三）临床报道

1. 治疗关节炎　取威灵仙0.5kg切碎，和入白酒1.5kg，放入锅内隔水炖半小时取出，过滤后备用。每次10～20ml，日服3～4次。治疗本病15例，对改善症状有一定效果[10]。

2. 治疗跟痛症　威灵仙50g，将威灵仙及鲜姜捣碎，研成细末，以少量醋调成糊状，外敷于足跟痛处，用纱布或胶布包扎固定，每日换药1次，坚持数次，治疗本病46例，所有患者均有效，38例疼痛完全消失，5例基本消失，3例疼痛减轻，经配合西药止痛后疼痛消失[11]。

3. 治疗第三腰椎横突综合征　威灵仙30g、伸筋草15g、透骨草15g、乳香15g、没药15g、桑枝10g、桂枝10g、生川乌10g、生草乌10g、牛膝20g、刘寄奴20g、艾叶15g。取上药2

份,用适量米醋拌湿,分别装入两个布袋内,扎紧袋口,放入锅中蒸30分钟,取出后趁热将药袋置于腰三横突处(以不烫伤皮肤为度)。两包交替使用,每次1小时,每天2次。每2包药可用3日,15日为1个疗程。共治疗本病60例,治愈33例,好转25例,无效2例,总有效率96.7%[12]。

4. 治疗骨鲠 取威灵仙1两,加水2碗,煎成1碗,慢慢咽下,在0.5~1小时内服完,一日内可咽服1~2剂。如骨鲠于食管者,酌情补液及抗感染。治疗诸骨鲠104例,服药后90例顺利消失,14例无效后改在喉镜或食管镜下取出骨鲠,有效率为85%左右[13]。

5. 治疗慢性咽炎 威灵仙20g、半夏10g、厚朴10g、苏叶9g、云苓10g、生姜5g、黄芩10g。咽干者加参须、麦冬;声嘶者加胖大海;咽痒者加酸枣仁、丹皮。每日1剂,水煎,取汁400ml,分4次口服。30天为1个疗程,共观察2个疗程。共治疗本病50例,治愈42例,好转7例,无效1例,总有效率98%[14]。

6. 治疗泌尿系结石 威灵仙每日100g,煎水代茶饮,或根据证候辨证加味煎煮,15天为1个疗程。治疗1~2个疗程后,痊愈86例,好转30例,无效10例,总有效率92.1%[15]。

7. 治疗跖疣 芒硝60g、威灵仙30g,加水2000ml,煎成1000ml,趁热浸洗患处,温度以可以耐受不造成烫伤为度,适当辅以手搓揉足跖,每天浸洗1次,每次30分钟,连用3周为1个疗程。伴足跖多汗者加麻黄根30g,合并真菌感染者加夏枯草15g、荆芥穗10g,1个疗程结束后,痊愈7例,显效12例,有效21例,有效率达100%,两个疗程结束后痊愈18例,显效15例,3个疗程结束后全部痊愈[16]。

(四)不良反应

毒性:威灵仙小鼠腹腔注射LD_{50}为50~150mg/kg。分别给予昆明种小鼠东北铁线莲及其挥发油灌胃,计算100%及10%小鼠死亡率;以0.8为系数给予同容量不同浓度的药物灌胃,观察其72小时内小鼠死亡率,结果小鼠出现少动、嗜睡呈渐进性加重,心率和呼吸减慢,肌肉松弛呈现麻醉状态,36小时内全部死亡。Bliss法计算其LD_{50},分别为51.85g/kg、3.28ml/kg。试验过程中小鼠出现少动、嗜睡、肌肉麻痹等中毒表现大体一致,说明东北铁线莲及其挥发油具有一定的毒性,应引起临床用药的注意[17]。

参考文献

[1] 张蕴毅,张宏伟,李佩芬,等.威灵仙的解痉抗炎镇痛作用[J].中成药,2001,23(11):80-81.

[2] 张余生,陆兔林.炮制对威灵仙镇痛抗炎作用的影响[J].中药材,2001,24(11):815.

[3] 徐先祥,夏伦祝,戴敏,等.威灵仙总皂苷抗炎镇痛作用研究[J].中药药理与临床,2005,21(4):34-35.

[4] 国家医药管理局中草药情报中心站.植物有效成分手册[M].北京:人民卫生出版社,1986:551.

[5] 耿宝琴.威灵仙对胆道系统作用的实验研究[J].中药通报,1985,10(9):37-39.

[6] 张蕴毅,张宏伟,李佩芬,等.威灵仙的解痉抗炎镇痛作用[J].中成药,2001,23(11):808-811.

[7] 王君,何炳书.威灵仙对α-萘异硫氰酸酯所致大鼠黄疸模型的作用研究[J].时珍国医国药,2008,1(7):1742.

[8] 龙启才,邱建波.威灵仙、秦艽、桑寄生醇提物体外对淋巴细胞和环氧酶的影响[J].中药药理与临床,2004,20(8):55.

[9] 陈彦,孙玉军,方伟.威灵仙多糖的抗氧化活性研究[J].中华中医药杂志,2008,23(3):23-24.

[10] 文秀英,鲁敏,许明望,等.威灵仙脂质体对兔膝骨关节炎的治疗作用及机制[J].中国中医骨伤科杂志,2008(10):33-34.

[11] 付祥龙,李成芳.姜醋威灵仙外敷治跟痛症[J].中国民间疗法,2010,18(8):81.

[12] 陈兵.威灵仙药袋热敷治疗第三腰椎横突综合征 60 例[J].甘肃中医学院学报,2007,24(1):28-29.

[13] 姚金才.威灵仙治疗骨刺卡喉 20 例[J].实用中医药杂志,2003(8):78-79.

[14] 李红莲,张承宇.半夏厚朴汤合威灵仙加减治疗慢性咽炎 50 例[J].湖南中医杂志,2007(2):55-59.

[15] 肖霞.威灵仙治疗泌尿系结石 126 例[J].实用中医药杂志,2004,20(12):691.

[16] 赵宏宇.芒硝威灵仙合剂外洗治疗跖疣 40 例[J].北京中医药,2010,29(7):529.

[17] 孙付军,李晓晶.东北铁线莲及其挥发油急性毒性试验研究[J].现代中药研究与实践,2005,19(1):41-42.

川乌　Chuanwu

【别名】川乌头(侯宁极《药谱》),鸡毒(《淮南子》),毒公、耿子(《吴普本草》)。

【来源】川乌,始载于侯宁极《药谱》,为毛茛科植物乌头(栽培品)*Aconitum carmichaeli* Debx. 的干燥母根,因形如乌之头,故名乌头,主产于四川、陕西等地。

【采收炮制】6 月下旬至 8 月上旬间挖出全株,除去地上部茎叶,然后将子根摘下,与母根分开,去净泥土,晒干为生川乌。将生川乌用水浸泡至内无干心,取出,加水煮沸 4～6 小时(或蒸 6～8 小时),取大个及实心者切开,内无白心,口尝微有麻舌感时,取出,晾至六成干,切片,干燥,即为制川乌。为野生,也有栽培品种。

【商品规格】商品有个川乌、川乌片之分。个货以身干、个匀、肥满坚实、无空心者为佳。片货以厚薄均匀、内粉质洁白为佳。

按《中国药典》(2010 年版一部)规定:川乌总灰分不得过 9.0%,酸不溶性灰分不得过 2.0%。制川乌含双酯型生物碱以乌头碱($C_{34}H_{47}NO_{11}$)、次乌头碱($C_{33}H_{45}NO_{10}$)及新乌头碱($C_{33}H_{45}NO_{11}$)的总量计,不得过 0.040%。

【药性】辛、苦,热;有大毒。归心、肝、肾、脾经。

【功效】祛风除湿,温经止痛。

【应用】

1. 关节疼痛,屈伸不利　本品性热温通,擅逐风寒湿邪,且止痛作用明显,故多用治风寒湿痹寒胜痛著者。取制川乌配麻黄、白芍、黄芪、甘草,方如《金匮要略》乌头汤。川乌配五灵脂、苍术、自然铜制成丸药,如《普济方》乌术丸。再如《本事方》单用川乌煮粥,与姜汁、蜂蜜调之。空腹啜下。如果湿重,可加薏仁米同煮。还有《太平圣惠方》用生川乌研粉,用醋调敷于痛处,治疗腰脚冷痹疼痛。

2. 手足不仁,筋脉挛痛　瘀血湿痰或风寒湿邪留阻经络,致使气血不得宣通,营卫失其流畅而见中风手足不仁,肢体筋脉挛痛,屈伸不利等症。用川乌配草乌、地龙、天南星、乳香、没药制成丸药,如《太平惠民和剂局方》小活络丹。

3. 胸阳不振,胸腹冷痛　阴寒内盛所致的心痛彻背,背痛彻心,以乌头 1 份(炮),赤石脂 2 份,干姜 1 份,附子 2 份,蜀椒 2 份,研细粉,做蜜丸如桐子大。先含服 1 丸,日 3 丸,可酌情加服,即为《金匮要略》乌头赤石脂丸。

4. 寒疝　寒邪中腹,阳气受损,气血凝滞不通而见绕脐腹痛,冷汗出,手足厥冷,脉沉紧,取制川乌煎汁加蜜调服,每日 1 剂,方如《金匮要略》大乌头煎。

5. 头风疼痛、偏头痛等　本品祛风止痛力强,配伍细辛、茶叶,能增强止痛力而无需较大剂量，如《备急灸法》乌辛茶。也可用川乌、天南星等份为末，葱汁调涂太阳穴(《经验方》)。

6. 牙痛 本品辛散走窜，善祛风止痛，可治疗风虫牙痛，以生川乌、生附子等份研粉，面糊为丸，如小豆大，以绵裹一丸，于痛处咬之，以瘥为度，如《太平圣惠方》乌头丸。

7. 阴疽肿毒 本品辛热，通行经脉，温经散寒活血，消肿止痛。对于阴寒凝结肌肤所致的阴疽流注，可以川乌头、黄柏等份为末，调敷患处。方见于《僧深集方》。

8. 麻醉止痛 古时外伤科麻醉药多以生川乌同生草乌并用，配伍姜黄、羊踯躅等内服，如整骨麻药方；或配生草乌、生南星、蟾酥等制成散剂外敷，用于局部麻醉止痛，如外敷麻药方，如今已少用。

【用法用量】入煎剂 1.5～3g，应先煎 30～60 分钟。

【使用注意】阴虚阳盛，热证疼痛及孕妇忌用。用量不宜过大也不宜久服，内服宜用制川乌，生川乌只供外用，皮肤破损处勿用。

不宜与半夏、瓜蒌、瓜蒌子、瓜蒌皮、天花粉、川贝母、浙贝母、平贝母、伊贝母、湖北贝母、白及、白蔹同用。

【鉴别用药】附子、乌头的性味相近，都长于散寒止痛，性热燥烈，应用时症见脉象微细或沉迟，舌苔薄白或白腻而后淡胖，口淡不渴，肢冷畏寒，腰膝酸冷，大便溏泄，小便清长等寒象为使用指征。临床上温阳、回阳多用附子，而寒痛证多用乌头，因为乌头毒性较强，所以使用时要注意。

【药论】

1.《医学启源》:“川乌，疗风痹半身不遂，引经药也。《主治秘要》云，其用有六:除寒一也;去心下坚痞二也;温养脏腑三也;治诸风四也;破聚滞气五也;感寒腹痛六也。”

2.《长沙药解》:“乌头，温燥下行，其性疏利迅速，开通关腠，驱逐寒湿之力甚捷，凡历节、脚气、寒疝、冷积、心腹冷痛之类并有良功。制同附子，蜜煎取汁用。”

【现代研究】

(一) 化学成分

主含生物碱:次乌头碱、乌头碱、新乌头碱、川乌碱甲、川乌碱乙和塔拉胺等。

(二) 药理作用

1. 镇痛抗炎作用 川乌能明显抑制二甲苯所致小鼠耳廓肿胀，显著对抗蛋清所致大鼠足肿胀，能抑制巴豆油所致大鼠炎性肉芽肿增生，减少炎性渗出，能显著减少醋酸所致小鼠扭体次数，延长小鼠扭体潜伏期，明显提高小鼠热板痛阈值，药效对应其最佳煎煮时间和给药剂量为 6 小时，214g/kg[1]。川乌与白芍不同比例配伍后使镇痛时间明显延长[2]。川乌与防己配伍组和川乌组镇痛作用较强;24 小时，阳性药物组和防己组已无镇痛作用，而川乌与防己配伍组镇痛作用继续增强，并持续较高水平[3]。乌芍配伍能明显降低单味川乌造成的 LPO 含量增加，又能明显增强 SOD 活性，因此抗炎作用明显增强[4]。

2. 对免疫系统的影响 中剂量蜜煮川乌能促进 H22 荷瘤小鼠 T 细胞增殖、抑制 B 细胞增殖、增强腹腔巨噬细胞的吞噬活性[5]。乌芍配伍既可显著抑制正常和免疫增高小鼠 DTH，明显抑制大鼠佐剂继发性关节炎，又能明显提高免疫低下的小鼠单核 Mφ 的吞噬功能[6]。川乌与防己配伍后对 3 种正常耳廓皮肤迟发型超敏反应 DTH 模型均有明显的抑制作用[7]。

3. 抗肿瘤作用 生川乌水煎液高、中、低剂量灌胃可显著抑制小鼠 S_{180} 实体瘤的生长，生川乌水煎液在体外对肿瘤细胞 LoVo、MGC-803 的生长有明显的抑制作用[8]。采用小鼠骨髓嗜多染红细胞微核(MN)实验,小鼠骨髓细胞姊妹染色单体交换(SCE)实验及染色畸变(CA)实验,结果显示,川乌的不同炮制品均无致突变性;各药对环磷酰胺(CP)引起的昆明种小鼠骨髓嗜多染红细胞(MN)、骨髓细胞SCE和CA有显著的抑制作用,其中蜜炙川乌醇提取物和蜜炙川乌提取物的抗突变作用优于药典法制川乌提取物[9]。

(三)临床报道

1. 治疗骨质增生症 川乌头50g、草乌头50g、甘松50g、干姜25g、肉桂35g、细辛30g、杜仲20g,上药混匀,共研细末,过筛备用。取药粉30g,加入热水,搅拌均匀成糊状,趁热贴敷于骨质增生部位与明显疼痛处。每天治疗1次,20天为1个疗程,共治疗76例骨质增生症,经1~3个疗程治疗,临床治愈25例,占32.89%;好转50例,占65.79%;无效1例,占1.32%[10]。

2. 抑制癌痛 川乌不痛贴由制川乌、制马钱子、蟾酥、延胡索等中药组成,有通络止痛,养血活血之功效,治疗组50名癌痛患者,总有效率为85%[11]。

3. 治疗青春期原发性痛经 用制川乌6g,炒当归、炒白芍各12g,炒党参、阿胶、醋制延胡索、鹿角片(先煎)各15g,川芎、五灵脂、制香附各10g,炒小茴香5g,肉桂2g,益母草24g。水煎2次,取汁300ml,分2次服。月经前3天开始服用,6天为1个疗程,连用3个月经周期。治疗原发性痛经患者45例,有效率为91.1%[12]。

4. 治疗痛性糖尿病神经病变 用生川乌、细辛、薄荷油制成外用涂抹剂型。在肚脐凹陷内一次用0.3ml的药物局部涂抹,用贴膜覆盖,1日1~2次,连续使用1个疗程(3日),严重者可连续使用2个疗程。治疗30例痛性糖尿病神经病变,总有效率为86.36%[13]。

5. 治疗面瘫 将制川乌、制草乌研成粉末状,按一定比例配伍后,取0.5~0.8g以气性良好的纱布包裹成球形,大小以可以塞入鼻孔而不脱出为宜。将其塞入患者患侧鼻孔内,每6~8小时更换1次,直至面瘫完全治愈为止。治疗结果:治疗5天至2个月,痊愈318例,好转8例,无效0例。痊愈率97.5%,有效率100%[14]。

(四)不良反应

1. 毒性 乌头碱类生物碱为醚溶性,易被水解,而苯甲酰乌头胺及乌头胺类则系醚不溶或难溶,因此常以醚溶性生物碱含量多少来表示乌头的毒性。乌头碱小鼠皮下注射致死量为0.2~0.5mg/kg。口服0.2mg乌头碱或乌头酊5ml即可发生中毒反应,3.5mg乌头碱或乌头酊20ml可致死亡。川乌LD_{50}为163.757g/kg[15]。

2. 中毒原因及预防 因川乌品种、采集时间、炮制、煎煮时间等的不同,毒性差别也很大。其原因有以下几种:超量、服药期间饮酒、房室传导阻滞患者使用、煎煮时间太短等[15]。预防措施有:①掌握好禁忌证;②禁用生品;③严防超量用药,药量应从小剂量开始,逐渐加量为妥;④采用少量多次服法,若需久服,可用间断服药方法;⑤切忌与酒同服。⑥适当添加解毒药品,如甘草、生姜、绿豆、蜂蜜等药。⑦不与半夏、贝母、白及、白蔹、天花粉、瓜蒌、犀角等同用。亦不宜与麻黄配伍。此外,还应掌握适应证,防止滥用。并加强乌头类毒性中药的宣传教育[16]。

3. 中毒机理及症状 双酯二萜类生物碱的毒性概括为箭毒样作用,即阻断神经-肌肉接头传导;乌头碱样作用,表现为心律紊乱、血压下降、体温降低、呼吸抑制、肌肉麻痹和中枢神经功能紊乱等。乌头碱可直接毒害心肌细胞,故其心脏中毒的致命性最为严重。生川乌水煎液的长期毒性实验结果显示,动物胃壁内分泌细胞线粒体肿胀,胃平滑肌细胞的线粒体嵴减少、肿胀明显,肠上皮细胞线粒体嵴部分消失,线粒体轻度肿胀。可见,生川乌可能是通过影响细胞骨架来影响细胞的正常结构和功能，出现细胞功能紊乱而产生毒性反应[17]。

中毒时间，短者在服药30分钟以内，长者在1～2小时左右，一般开始先觉口唇、舌及肢体发麻，继之恶心、呕吐、烦躁不安，进而心律不齐，心电图示多发性室性期前收缩，血压下降，面色发白，瞳孔散大，甚则突然死亡。

4. 中毒救治

(1) 催吐、洗胃：用1∶2000高锰酸钾溶液，2%食盐溶液或浓茶洗胃，洗后从胃管中灌入硫酸钠20g导泻，或用2%盐水高位灌肠。但催吐、洗胃必须在无惊厥、无呼吸困难及严重心律失常情况下进行。

(2) 用阿托品0.5～2mg，每10分钟至4小时皮下或肌内注射1次。若用药后未见症状改善可改用利多卡因，每次50～100mg，静脉注射，每次5～10分钟。

(3) 输液：5%葡萄糖盐水和10%葡萄糖，24小时总量1500～2500ml，加用利尿剂以及大量维生素C[16]。

(4) 呼吸困难者，给予吸氧，同时酌用呼吸兴奋剂及地塞米松。

(5) 严重者，可采用颈内静脉置管建立通路进行血液灌流联合血液透析治疗[18]。

(6) 配合服用中草药：①用生白蜜120g加凉开水搅匀，徐徐咽下或绿豆汤代茶频服。②生姜、生甘草各15g，金银花18g，水煎服。③以绿豆60g、黄连6g、甘草15g、生姜15g、红糖适量，水煎后鼻饲或口服。

参考文献

[1] 张宏，彭成．川乌煎煮时间、剂量与药效的相关性研究[J]. 中药药理与临床，2006，22(5)：30-32.

[2] 秦林，彭欣．剂量变化对川乌配伍白芍镇痛作用的影响[J]. 山东中医药大学学报，1999，23(4)：225-228.

[3] 李晓丽，张少华，秦林，等．川乌与防己配伍镇痛作用的实验研究[J]. 中国中西医结合杂志，2000，20(3)：202-204.

[4] 秦林，张少华，李晓丽，等．川乌配伍防己对大、小鼠炎症因子和自由基的影响[J]. 中国中西医结合杂志，2001(S1)：147-149.

[5] 刘曦，李飞，张莉．蜜煮川乌对H22荷瘤小鼠免疫功能影响的实验研究[J]. 北京中医药大学学报，2004，27(2)：68-70.

[6] 秦林，张少华．川乌与白芍配伍的免疫调节作用初探[J]. 中国中药杂志，2002，27(7)：541-543.

[7] 秦林，张少华．川乌配伍防己对小鼠细胞免疫功能的抑制作用[J]. 山东中医药大学学报，1998，22(6)：463-465.

[8] 曾瑾，罗霞，江南，等．生川乌水煎液抗肿瘤作用的实验研究[J]. 四川大学学报：自然科学版，2007，44(6)：1344-1348.

[9] 黄青，刘启福．川乌不同炮制品提取物的致突变与抗突变作用研究[J]. 北京中医药大学学报，2002，25(2)：41-43.

[10] 胥朝晖．火龙疗法治疗骨质增生症76例[J]. 中国民间疗法，2010，18(7)：19.

[11] 高晶晶，吕玉萍，王冬梅，等．川乌不痛贴最佳镇痛作用贴敷时间的实验研究[J]. 环球中医药，2009，2(2)：130-131.

[12] 鲁文珍．川乌温经汤治疗青春期原发性痛经45例[J]. 浙江中西医结合杂志，2008，18(8)：501-502.

[13] 陈奕名，姜秋菊．川乌合剂治疗痛性糖尿病神经病变疗效分析[J]. 中国医药导报，2008，5(3)：72.

[14] 曹会彦，曹官泽. 川乌及草乌塞鼻治疗周围性面瘫 326 例[J]. 实用中医药杂志，2009，25(3)：175.

[15] 张少华，秦林，王平. 防己对川乌急性毒性实验的影响[J]. 中国基层医药，2004，11(11)：1281-1282.

[16] 王瑞玲，王宪法，等. 川乌、草乌中毒原因及救治方法[J]. 中国药学杂志，2001，36(5)：352-353.

[17] 张仲林，彭成，刘宏伟. 生川乌对小鼠 Focal adhesion 信号通路毒性影响的实验研究[J]. 中草药，2009，40(1)：75-78.

[18] 班社景，谢跃萍，乔艳贞. 血液灌流联合血液透析治疗川乌中毒病人的观察及护理[J]. 光明中医，2009，24(9)：1793.

草乌 Caowu

【别名】 草乌头（侯宁极《药谱》），乌喙、奚毒（《神农本草经》），毒公、耿子（《吴普本草》），土附子（《日华子本草》），竹节乌头、金鸭（《本草纲目》）。

【来源】 草乌头始载于侯宁极《药谱》，为毛茛科植物乌头（野生种）*Aconitum carmichaeli* Debx.、北乌头 *Aconitum Kusnezoffii* Reichb. 的块根以及其他多种同属植物的块根，主产于浙江、湖北、湖南、江苏、安徽、辽宁等地。多为野生，也有栽培品种。

【采收炮制】 秋季茎叶枯萎时采挖，除去残茎及泥土晒干，为生草乌。将草乌用水浸至内无干心，取出，加水煮沸至内无白心，口尝微有麻舌感时，取出晒干至六成干，切片干燥，即为制草乌。

【商品规格】 商品分北草乌、华草乌、乌头 3 种，均以根肥壮、质坚实，断面白色，粉质多，残基及须根少者为佳。

按《中国药典》(2010 年版一部)规定：本品含杂质（残茎）不得过 5%，总灰分不得过 6%，制草乌含双酯型生物碱以乌头碱($C_{34}H_{47}NO_{11}$)、次乌头碱($C_{33}H_{45}NO_{10}$)及新乌头碱($C_{33}H_{45}NO_{11}$)的总量计，不得过 0.040%。

【药性】 辛、苦，热；有大毒。归心、肝、肾、脾经。

【功效】 祛风除湿，散寒止痛。

【应用】 草乌功用与川乌相似，而毒性更强，临床上治疗风湿痹痛，跌打损伤疼痛等。习惯草乌多用于外敷方中，如生草乌配生南星、干姜、赤芍、白芷、肉桂研细末，温酒调敷寒湿痹证，方为回阳玉龙膏（《全国中成药处方集》）。在膏药方中，草乌常与川乌同用，配以羌活、细辛、当归、独活、麻黄等，方如追风逐湿膏（《外科正宗》）。草乌与川乌、肉桂、僵蚕、地龙、白蔹、白及等制成阳和解凝膏，外用治疗冻疮（《外科全生集》）。另外有用草乌研粉水调外涂于肿毒痈疽，未溃可令内消，已溃令速愈，方见《圣济总录》草乌头散。

【用法用量】 内服：用制草乌入煎剂 1.5～3g，入丸、散、酒剂中，用量酌减。外用生草乌研末调敷或醋酒磨涂。

【使用注意】 同川乌。附子、川乌、草乌使用时宜从小剂量开始，效果不显著时，再逐步加大剂量，注意中病即止。

【鉴别用药】 草乌与川乌二者皆具祛风湿、散寒活血止痛之功。草乌毒性大，搜风通络胜川乌；川乌毒性较草乌为弱，长于祛风寒湿痛。二者同用则祛风散寒、逐风止痛力更强。在临床中，因生川草乌的毒性大，易中毒，故宜小心慎用。

【药论】

1.《药性论》："乌喙，其气锋锐，通经络，利关节，寻蹊达径而直抵病所。"

2.《本草纲目》："草乌头，射罔，乃至毒之药，非若川乌头、附子，人所栽种，加酿制，杀其毒性之比，自非风顽急疾，不可轻投。”

3.《本草求真》：“附子大壮元阳，虽偏下焦，而周身内外无所不至……川乌专搜风湿痛痹，却少温经之力……草乌悍烈，仅堪外治。”

【现代研究】

（一）化学成分

参见“川乌”。

（二）药理作用

1. 抗炎镇痛作用　草乌有效成分为乌头碱、中乌头碱和次乌头碱，是乌头类抗炎的有效成分。乌头乙醇提取物能明显抑制醋酸致小鼠急性腹膜炎毛细血管通透性的增加[1]。乌头注射液对巴豆油和琼脂所致的耳肿模型和足肿模型小鼠具有明著的抗炎作用，其药效消除呈一级动力学过程[2]。乌头乙醇提取物能显著提高小鼠热板实验中的痛阈，并减少小鼠扭体次数，在镇痛实验中乌头乙醇提取物表现出显著的镇痛作用，但没有剂量依赖关系[1]。

2. 抑菌作用　草乌有抑制金黄色葡萄球菌、大肠杆菌、铜绿假单胞菌的生长[3]。

3. 解热作用　草乌叶能明显降低发热大鼠的体温。经回归分析和验证试验，草乌叶解热作用与煎煮时间和给药剂量显著相关，发挥解热功效的最佳煎煮时间为 6 小时，最佳给药剂量为 0.96g/kg(48 倍)[4]。

4. 对心脏的影响　生、制乌头总生物碱都能增大离体心脏的收缩幅度，增加离体心脏心率，并呈一定的剂量依赖关系。生乌头总生物碱在小于 0.01mg・L^{-1} 的剂量范围内，作用强于去甲肾上腺素，随着剂量的加大，其增加心脏收缩幅度的作用保持不变[5]。草乌使家兔心电图变化，北乌头总碱增强肾上腺素对心肌的作用[6]。

5. 抗肿瘤作用　生草乌含有对小鼠肝癌有明显抑制作用的有效部位群，草乌的毒性成分可能即是其抗癌活性成分[7]。草乌提取物酯型生物碱对小鼠肝癌 H22 引起的癌症有抑制作用，但水煎剂可使抗癌活性丧失。酸水渗漉提取物(A)有显著抑瘤效果，草乌抗肝癌成分在水溶液中不稳定，抗肝癌活性成分为易水解的酯型生物碱[8]。

（三）临床报道

1. 治疗软组织损伤　炙川草乌各 20g、细辛 15g、延胡索 20g、胡椒 15g、乳香 10g、没药 10g、木瓜 20g、冰片油适量，将此中药装入布袋，放入锅内蒸 10 分钟左右，先将冰片油涂于患处皮肤上，然后将热度适宜的药袋敷于患处。每日热敷 1～2 次，1 剂药可用 2 天，3 剂药为 1 个疗程。36 例软组织损伤患者中治愈 23 人，好转 13 人，无效 0 人。总有效率为 100％[9]。

2. 偏头痛　五凤丸(制草乌 30g、木香 15g、诃子 60g、菖蒲 45g、麝香 7.5g)，随证加减，治疗偏头痛 60 例，总有效率达 97％[10]。

3. 治疗急性脑梗死　包巴根那等用蒙药扎冲十三味丸(由制草乌 10g、诃子 10g、石菖蒲 8g、木香 6g 等十三味药组成)治疗急性脑梗死(ACI)患者 68 例，取得满意疗效，显著进步为 36.3％，进步为 44.1％，无效为 11.7％，总有效率为 88.2％[11]。

（四）不良反应

1. 毒性　草乌的主要成分为剧毒的双酯型二萜类生物碱，如乌头碱、中乌头碱、次乌头碱等，虽然其中的含量一般均＜1％，但其毒性均很高，小鼠口服草乌头浸膏剂的 LD_{50} 为(1827±11.4)mg/kg，北乌头为(5780±4.4)mg/kg。腹腔注射北乌头 LD_{50} 为(435±

4.4)mg/kg[12]。

2. 中毒原因及预防、中毒机理及症状、中毒救治类同川乌。

参考文献

[1] 李鸿燕,黄春英,叶朝钧,等.乌头乙醇提取物的抗炎镇痛作用[J].中国现代实用医学杂志,2006,5(6):27-29.

[2] 黄衍民,李成韶,张祚建,等.乌头注射液的抗炎作用及其药效动力学研究[J].中国药学杂志,2006,41(16):1249-1251.

[3] 毛卫春,胡洁琳.草乌中活性成分的提取和活性研究[J].中华临床医药与护理·心理护理,2005(4):50-51.

[4] 张宏,余成浩,彭成.草乌叶煎煮时间、给药剂量与解热功效的相关性研究[J].陕西中医,2007,28(2):255-256.

[5] 孟甄,丁怡,鲁静,等.生、制乌头总生物碱对心脏功能及其毒性的比较[J].中国药理学通报,2004,20(7):801-804.

[6] 王英豪.从化学、药理学和炮制的角度探讨附子、川乌和草乌的传统应用[J].光明中医,2009,9(24):1805-1806.

[7] 黄园,侯世祥,谢瑞犀,等.草乌抗肝癌靶向制剂有效部位的浸出、纯化与确证[J].中国中药杂志,1997,22(11):667-671.

[8] 郭爱华.草乌提取液抗肝癌实验研究[J].山西职医学院学报,2000,10(2):4-5.

[9] 贾雪峰,等.中药热敷治疗软组织损伤36例[J].青岛医药卫生,2004,36(4):287.

[10] 刘萨仁.蒙药治疗偏头痛60例[J].中国民族医药杂志,2001,7(4):10.

[11] 包巴根那,陈娟.蒙药扎冲十三味丸治疗急性脑梗死68例疗效观察[J].中国中西医结合急救杂志,2006,13(5):315-316.

[12] 白长明,等.草乌药理毒理现代研究及蒙医临床应用现状[J].辽宁中医杂志,2008,35(3):475.

海风藤　Haifengteng

【别名】 风藤、巴岩香(《中药志》),满坑香(《浙江药用植物志》),岩胡椒(《新华本草纲要》)。

【来源】 海风藤,始载于《本草再新》。为胡椒科植物风藤 *Piper kadsura* (*Choisy*) Ohwi. 及同属若干植物的干燥藤茎。分布于浙江、福建、广东、台湾等地。为野生品种。

【采收炮制】 8～10月割取藤茎,除去根及叶,晒干。切片生用。

【商品规格】 以茎条粗壮、均匀、有香气者为佳。

按《中国药典》(2010年版一部)规定:本品含水分不得过12.0%;总灰分不得过10.0%;酸不溶性灰分不得过2.0%。

【药性】 辛、苦,微温。归肝经。

【功效】 祛风湿,通经络,止痹痛。

【应用】

1. 风湿痹痛,关节疼痛,筋脉拘挛　本品辛散,苦燥,温通,与威灵仙相似,也为风湿痹痛常用之药。常与羌活、桂枝、秦艽、当归、川芎等配伍。方如《百一选方》蠲痹汤。在古今外贴治疗痹痛的膏药方中也常用海风藤,如《医宗金鉴》之珍宝方,《外科枢要》之善救万全膏方等。

2. 跌打损伤,瘀肿疼痛　取本品通络止痛之功,可与参三七、土鳖虫、红花等配伍,可煎服也可泡药酒服用。

【用法用量】 煎服6～12g。

【药论】

《本草再新》:"行经络,和血脉,宽中理气,下湿除风,理腰脚气,治疝。"

【现代研究】

(一) 化学成分

本品含细叶青蒌藤素、细叶青蒌藤烯酮、细叶青蒌藤醌醇等,其中细叶青蒌藤素含量最高。还含有β-谷甾醇、豆甾醇及挥发油等。近年来自藤茎中分离出海风藤酮,海风藤酚,风藤素K、L,海风藤醇(A、B)等。还含有挥发油,油中主要有榄香醇、β-甜没药烯、β-蒎烯、蛇麻烯、γ-榄香烯和愈创木烯等。

(二) 药理作用

1. 血小板活化因子拮抗作用　海风藤有扩张冠脉循环[1]、防止去甲肾上腺素引起的心肌坏死[2]、改善家兔脑血流图[3]等作用,海风藤提取物对大鼠内毒素性低血压和肺损伤具有拮抗作用[4]。海风藤中有效成分海风藤酚、甲基海风藤酚、海风藤醇A和海风藤醇B均能选择性拮抗血小板活化因子(PAF)对兔血小板的聚集作用[5]。

2. 局部缺血组织保护作用　海风藤酮可以减轻肝脏脂质过氧化及炎症损伤程度,显著改善肝脏损伤后的胆汁流量,减轻肝脏病变程度[6-9],可明显改善大脑中动脉闭塞及再通模型大鼠缺血区局部脑血流量,增加脑缺血再灌注期脑组织超氧化物歧化酶(SOD)活性,抑制鼠脑磷脂酶A2活性和自由基形成,明显减轻缺血脑组织水肿及神经元的坏死,从而对实验性脑缺血组织有明显的保护作用[10,11]。海风藤对犬脑干缺血损伤具有明显保护作用,这种保护作用与海风藤可降低缺血区兴奋性氨基酸EAAs含量有关[12-14]。

3. 对生殖系统的作用　海风藤酮能很好地拮抗PAF的作用,从而降低精子活力[15,16]。在体外培养时,海风藤酮可竞争性与PAF受体结合,干扰PAF对胚胎的作用或胚胎细胞活化,阻止PAF对子宫内膜的直接作用,影响子宫内膜的正常生理活动,使胚胎发育与子宫内膜不能协同而起到抗着床效应[17]。

4. 抗淀粉样蛋白及抗氧化作用　海风藤可以抑制淀粉样蛋白(β-AP)第25个氨基酸到35个氨基酸片段(β-AP25-35)诱导的神经细胞胞浆钙离子升高,从而对神经细胞产生保护作用。同时海风藤还能选择性抑制β-APP基因表达,这些都为海风藤防治阿尔茨海默病提供了实验依据[18,19]。用自旋捕捉与自旋标记电子顺磁共振法研究发现海风藤酮具有一定的抗氧化能力,对人红细胞膜的氧化性损伤有相当程度的保护作用[20]。

(三) 临床报道

1. 治疗强直性脊柱炎　五藤汤(海风藤、青风藤、鸡血藤、宽筋藤、石楠藤各10g,千年健、地风、乳香各6g,木瓜、没药各10g,生甘草4g)水煎服,分2次服,15日为1个疗程,疗程间停药2～4天。治疗强直性脊柱炎21例,临床控制15例,好转5例,无效1例,总有效率97.5%[21]。

2. 治疗痛风　海风藤、忍冬藤、鸡血藤、络石藤各15g,秦艽、威灵仙、五加皮、防己、独活、牛膝、全当归各10g,水煎服。治疗痛风47例,临床治愈10例,好转35例,无效2例[22]。

3. 治疗糖尿病周围神经病变　众藤通脉汤方(海风藤、鸡血藤、忍冬藤、络石藤、石楠藤、黄芪、山药各20g,丹参30g,当归、川芎、地龙、葛根、天花粉各15g,水蛭、甘草各6g)水煎取汁约300ml,分早晚2次服用。另治疗组、对照组均采用降糖、营养神经、改善微循环等西药治疗。4周为1个疗程,2个疗程后观察疗效。治疗组55例,总有效率90.9%;对照组显效 48 例，总有效率 72.9%。两组总有效率比较有非常显著差异($P<0.05$)[23]。

参考文献

[1] 李新芳. 海风藤黄酮乙对离体兔心的作用[J]. 第三军医大学学报，2000(6)：37.

[2] 李英衔，等. 海风藤的药理初步研究(四)——防止去甲肾上腺素引起的心肌坏死[J]. 第三军医大学学报，2006(2)：30.

[3] 张基漠. 等. 海风藤对家兔脑血流图的作用[S]. 重庆市继承老中医经验会中医学术年会资料选编，2003(6)：173.

[4] 李少华. 等. 海风藤提取物对大鼠内毒素性低血压和肺损伤的拮抗作用[J]. 中国中药杂志，2002(11)：43.

[5] 曾华武，等. 海风藤酚、甲基海风藤酚、海风藤醇 A 和海风藤醇 B 对兔血小板聚集的影响[J]. 第二军医大学学报，2001，16(4)：329.

[6] 史留斌，等. 海风藤酮对大鼠肝脏缺血再灌注损伤保护作用的实验研究[J]. 中国普外基础与临床杂志，2004，5(4)：195.

[7] 史留斌，等. 中性粒细胞在肝脏缺血再灌注损伤中的意义及海风藤酮的保护作用[J]. 南京铁道医学院学报，2007，15(2)：83.

[8] 陈怀仁，等. 肝脏缺血-再灌注损伤时中性粒细胞的聚积及海风藤酮的保护作用[J]. 中国危重病急救医学，2009，8(11)：655.

[9] 史留斌，等. 肝脏缺血-再灌注损伤中血小板激活因子致伤作用的实验研究[J]. 中国危重病急救医学，2001(8)：457.

[10] 王伟，等. 海风藤酮对缺血鼠脑磷脂酶 A2、三磷酸肌醇及自由基形成的影响[J]. 中华神经科杂志，2001，29(6)：325.

[11] 王伟，等. PAF 受体拮抗剂海风藤酮脑保护作用的实验研究[J]. 卒中与神经疾病，2003，3(1)：8.

[12] 何英，等. 海风藤对犬脑干缺血后细胞内钙含量和超微病理改变影响的研究[J]. 中风与神经疾病杂志，2003，13(4)：199.

[13] 何英，等. 海风藤对犬脑干缺血后 BAEP 的影响[J]. 临床电脑学杂志，2002，6(3)：165，3.

[14] 邓志宽，等. 海风藤对犬脑干缺血兴奋性氨基酸含量的影响及对其缺血损伤的保护作用[J]. 中国药学杂志，2001，32(5)：276.

[15] 秦爱萍，等. 血小板活化因子对长白猪精子顶体反应率的影响及海风藤酮对其的拮抗作用[J]. 中国兽医学报，2001，19(4)：382.

[16] 余书勤，等. 血小板激活因子拮抗剂海风藤对人精子体外运动的影响[J]. 生殖与避孕，1995，15(1)：57.

[17] 于向民，等. 海风藤酮对小鼠抗着床作用的细胞化学和电镜观察[J]. 青岛医学院学报，2003，35(1)：1.

[18] 韩恩吉，等. 海风藤抑制淀粉样前体蛋白基因表达的研究[J]. 中国中药杂志，2008，23(11)：691.

[19] 韩恩吉，等. 海风藤抑制淀粉样蛋白诱导神经细胞胞浆钙离子升高的研究[J]. 山东医科大学学报，1998，36(3)：239.

[20] 沈传勇，等. 海风藤酮及其类似物抗氧化活性研究[J]. 北京医科大学学报，2006，27(1)：62.

[21] 宋玉明. 五藤汤治疗强直性脊柱炎 21 例[J]. 现代中西医结合杂志，2001，10(12)：1109.

[22] 潘家耀，邓达凡. 自拟四藤通络汤治疗痛风 47 例[J]. 中医研究，2000，13(2)：35.

[23] 徐艳花. 众藤通脉汤配合西药治疗糖尿病周围神经病变 55 例[J]. 陕西中医，2008，(29)8：981-982.

蚕砂 Cansha

【别名】 晚蚕屎(《名医别录》),原蚕沙(《本草纲目》),晚蚕矢(《本草备要》),蚕砂(《医学入门·本草》),二蚕沙(《江苏药材志》)。

【来源】 为蚕蛾科昆虫家蚕 *Bombyx mori* L. 幼虫的干燥粪便。育蚕区均产,以江苏、浙江产量最多。为野生品种。

【采收炮制】 6～8月收集,以蚕眠二眠到三眠的粪便为主,收集后晒干,去除泥土及桑叶碎屑。

【药性】 甘、辛,温。归肝、脾、胃经。

【功效】 祛风除湿,和胃化浊。

【应用】

1. 风湿痹痛　本品辛甘发散,可以祛风,性温而燥,又善除湿。治疗痹证作用缓和,多与防己、薏苡仁、滑石、山栀等清热利湿药合用治疗风湿热痹,方如《温病条辨》宣痹汤。治疗风湿寒痹,湿邪偏重者,本品常配羌活、独活、威灵仙等。《本草纲目》方用蚕砂2袋,蒸热,更互熨患处,治风湿痹痛或半身不遂。

2. 暑湿伤中、湿浊内阻而致的腹痛吐泻转筋　本品与祛湿舒筋的木瓜同用,配以吴茱萸、生薏苡仁、黄连、黄芩、栀子、通草、大豆黄卷等,方如《霍乱论》蚕矢汤。

3. 风疹湿疹瘙痒　本品善于祛风湿,止瘙痒,用治风疹湿疹瘙痒,可单用煎汤外洗局部。或与苦参、地肤子、防风、蝉蜕等同用。

【用法用量】 纱布包煎,5～15g,外用适量。

【鉴别用药】 蚕砂、木瓜均善祛风湿、和中除湿,对于湿痹拘挛及暑湿伤中之吐泻转筋者,两药均可使用。但蚕砂又善祛风,故凡风湿痹痛,不论风重、湿重都可用之,并治疗疮疹瘙痒等症;木瓜不但有较好的和中除湿作用,而且有平肝舒筋功能,除常用于暑湿伤中所致吐泻转筋外,也可用于血虚肝旺,筋脉失养,挛急疼痛等。

【药论】

1.《名医别录》:"主肠鸣,热中消渴,风痹瘾疹。"

2.《本草纲目》:"治消渴、癥结及妇人血崩、头风、风赤眼,去风除湿。"

3.《本草拾遗》:"炒令热,袋盛热熨之,主偏风筋骨瘫缓,手足不遂及腰脚软,皮肤顽痹。"

4.《本草求真》:"为风湿之专药,凡风湿瘫痪因宜,即血虚不能养经络者,亦宜加入滋补药中。"

【现代研究】

(一) 化学成分

蚕砂含叶绿素、植物醇、β-谷甾醇、胆甾醇、麦角甾醇等,还含有胡萝卜素,维生素A、B等及微量元素铜。蚕砂提取物经筛选,从60%乙醇提取物的醋酸乙酯部位中分离得到8个化合物,分别为二氢尿嘧啶(Ⅲ)、尿嘧啶(Ⅳ)、苯甲酸(Ⅶ)等[1]。

(二) 药理作用

1. 消炎抑菌作用　比较石油醚、氯仿、乙酸乙酯和正丁醇萃取物,对停乳链球菌、金黄色葡萄球菌、无乳链球菌、乳房链球菌、大肠杆菌、沙门菌的抑菌活性,显示各萃取物的抑菌活性由强到弱的顺序为乙酸乙酯相、石油醚相、氯仿相、正丁醇相,主要抑菌活性成分为香豆素内酯、黄酮类和酚类[2]。

2. 调节造血调控因子　建立免疫介导的再生障碍性贫血小鼠模型，分别胃饲3种不同剂量蚕砂提取物叶绿素铜钠，结果发现蚕砂提取物能显著降低小鼠血及骨髓IFN-γ、IL-6、TNF-α水平[3]。

3. 抗氧化作用　蚕砂中提取精制的叶绿素类金属配合物[Fe^{2+}（Ⅰ）、Cu^{2+}（Ⅱ）、Mn^{2+}（Ⅲ）、Co^{2+}（Ⅳ）]可作为抗活性氧模拟酶，具有良好的清除O_2作用，分解H_2O_2作用，清除·OH的功能，可使脂质过氧化产物明显减少[4]。

4. 降血糖作用　蚕砂提取物能明显降低正常小鼠和四氧嘧啶诱导的高糖小鼠蔗糖或淀粉负荷后的血糖峰值及血糖曲线下面积（AUC），并使血糖峰值后移，但对葡萄糖耐量无影响；在其长期实验中，蚕砂提取物可明显改善高糖大鼠的三多症状，使空腹血糖、非禁食血糖、血清果糖胺浓度、血脂及尿糖等明显低于对照组，同时血清*N*-乙酰-β-D-氨基葡萄糖苷NAG酶活性、坐骨神经中山梨醇含量及红细胞中还原型谷胱甘肽（GSH）含量也有明显改善[5]。

5. 营养及镇静催眠作用　长期给予蚕砂，可增加小鼠的体重，同时利用YLS-1A多功能小鼠自主活动记录仪检测到蚕砂对小鼠具有一定的镇静作用，也发现蚕砂可显著缩短戊巴比妥钠引起的小鼠入睡潜伏期，延长小鼠的睡眠时间[6]。

（三）临床报道

1. 治疗膝关节积液　自拟防己蚕砂汤[汉防己、蚕砂（包）、苏木、川牛膝、生白术、滑石各15g，生薏仁、土茯苓各30g，广地龙10g，川萆薢12g]每日1剂，水煎服。治疗组、对照组均取髌骨上缘为穿刺点，采用关节抽液、玻璃酸钠2ml注射，1周1次。两组均治疗5周后，统计疗效。治疗组62例中，疗效：优44例，良13例，可5例，差0例，优良率：91.9%；对照组38例中，疗效：优14例，良10例，可11例，差3例，优良率：63.2%[7]。

2. 治疗肌痹　外用熨剂：蚕砂240g、白芷30g（研末），混合后用酒炒热，纱布包好，热熨疼痛处，每日1次。内服方：蚕砂12g、红花8g、桑枝12g、薏苡仁20g、五加皮15g、防己10g、鸡血藤12g、牛膝15g、黄芪30g、白术12g、松节4个。每日1剂，水煎服。疗效颇佳[8]。

3. 治疗小儿生长痛　蚕砂木瓜汤：蚕砂6～9g、木瓜9～12g、薏苡仁15～30g、忍冬藤10～15g、鸡血藤9～15g、当归6～10g、赤芍6～9g、酒炒丝瓜络6～9g、制延胡索6～9g、甘草3～5g、川牛膝6～9g。水煎服，每日1剂，7剂为1个疗程，治疗患儿共31例，治疗2个疗程统计疗效。临床症状完全消失，随访1年未见复发。痊愈26例，有效4例，无效1例，总有效率为96.8%[9]。

4. 治疗口腔溃疡　蚕砂每日20～60g，土茯苓每日25～40g，煎汤代茶饮用，连用6日。治疗20例，对照组治疗20例，予维生素B_2 10mg，每日3次口服，并每日用冰硼散外涂溃疡面1次，连用6日。治疗组、对照组总有效率均为100%，但治疗组痊愈率80%，好转率20%，对照组痊愈率40%，好转率60%[10]。

5. 治疗功能失调性子宫出血　蚕砂固经汤：蚕砂（炒黑吞服）6g、鹿角霜12g、桂枝6g、杜仲12g、当归10g、沙苑子12g、茯神12g、阿胶10g（烊入）、黄芪20g、海螵蛸15g。每剂煎取400ml，每服200ml，日服2次，每月在月经来潮前1周服药6～12剂，疗程3个月经周期。治疗组80例，对照组20例均用西药妇康片或妇宁片治疗，每次8片，每日3次。治疗组80例，总有效率97.5%；对照组20例，总有效率70%。中药治疗组明显优于西药对照组[11]。

6. 治疗早期糖尿病肾脏　将蚕砂600g，加水800ml浸泡6小时，取上清液600ml，加热煮沸装暖水瓶备用，每餐前温服100ml。治疗组和对照组各21例。两组患者在应用胰岛素或口服降糖药物格列喹酮(糖适平)治疗的基础上，对照组加服卡托普利治疗，治疗组加蚕砂治疗。疗程为3个月，实验结果发现治疗前两组患者临床症状，血压，血脂，血糖，尿白蛋白分泌率(UAER)，血、尿β_2-微球蛋白(β_2-MG)相似，治疗后两组患者各项指标明显改善，而治疗组上述指标改善优于对照组($P<0.05$)[12]。

参考文献

[1] 崔锡强，王洪庆，刘超，等. 蚕沙化学成分的研究[J]. 中草药，2007，38(4)：501-502.

[2] 吴联，李定刚，周乐，等. 蚕沙不同溶剂萃取物的抑菌活性[J]. 西北农业学报，2006，15(6)：212-214，220.

[3] 林庚庭，魏克民，梁卫青，等. 蚕沙提取物对再生障碍性贫血小鼠细胞因子影响的实验研究[J]. 中国中医药科技，2008，15(2)：117-118.

[4] 冯清，刘莉，罗丰，等. 蚕砂中叶绿素类金属配合物清除活性氧作用研究[J]. 中草药，2004，35(7)：751-754.

[5] 刘泉，乔凤霞，叶菲，等. 蚕沙提取物的抗糖尿病作用研究[J]. 中国新药杂志，2007，16(19)：1589-1592.

[6] 戚志良，马烈，时连根. 蚕沙水提液对小鼠药理作用的实验研究[J]. 蚕桑通讯，2009，40(3)：13-15.

[7] 竺智雄，裘邯军，王月义. 防己蚕砂汤合玻璃酸钠注射治疗膝关节积液62例——附单用玻璃酸钠注射治疗38例对照[J]. 浙江中医杂志，2005(6)：245.

[8] 翁翠萍，相鲁闽. 蚕砂散治疗肌痹[J]. 中国民间疗法，2000，8(4)：35.

[9] 朱安龙. 蚕砂木瓜汤治疗小儿生长痛31例疗效观察[J]. 现代中西医结合杂志，2001，10(9)：818.

[10] 夏德娣. 蚕砂与土茯苓联用治疗口腔溃疡[J]. 中药方剂，2004(7)：784.

[11] 彭振声. 蚕砂固经汤治疗功能性子宫出血80例疗效观察[J]. 中国中医药信息杂志，2001，8(6)：66.

[12] 刘兴忠. 中药蚕砂对早期糖尿病肾病的治疗作用[J]. 中医中药，2008，5(12)：56-57.

老鹳草 Laoguancao

【别名】五叶草、老官草(《滇南本草》)，天罡草(《分类草药性》)，五齿耙(《河北药材》)，鹌子嘴(《山东中药》)，贯筋(《新疆药材》)，五叶联、破铜钱(《贵州民间方药集》)。

【来源】老鹳草，始载于《本草纲目拾遗》，为牻牛儿苗科植物牻牛儿苗 *Erodium stephanianum* Willd. 或老鹳草 *Geranium wilfordii* Maxim. 的干燥地上部分，前者习称"长嘴老鹳草"，后者习称"短嘴老鹳草"。全国大部分地区都有出产。多为野生，也有栽培品种。

【采收炮制】夏秋果实近成熟时采割，捆成把，晒干，切段入药。

【商品规格】统货，以灰绿色、果实多，无根无泥土者为佳。

按《中国药典》(2010年版一部)规定：本品含杂质不得过2.0%；水分不得过12.0%；总灰分不得过10.0%。

【药性】辛、苦，平。归肝、肾、脾经。

【功效】祛风湿，通经络，止泻痢。

【应用】

1. 风湿痹痛，拘挛麻木 本品辛散苦燥，可祛风除湿，疏通经络。单用老鹳草煎服即有效。可用本品煎煮取汁，浓缩后加熟蜂蜜收成膏服用。老鹳草配槲寄生、续断、威灵仙、独活、制草乌、红花，制成糖衣片，为《中国药典》(1995 年版)所载之祛风止痛片。用治历节疼痛，痛处红肿，手脚屈伸不利，骨节渐大者，常与寻骨风、防己、地龙、伸筋草等同用。

2. 疮痈疖肿，水火烫伤，湿疹　本品有较强的清热解毒、收敛生肌作用，单味老鹳草，用水煎，醇沉工艺提取后加羟基甲酸乙酯、羊毛脂等辅料制成老鹳草软膏，疗效显著。见《中国药典》(1995 年版)。若皮肤湿疮，浸淫瘙痒者，可与黄柏、苦参、黄连、地肤子等同用，内服或外洗。

3. 热泻热痢　本品能清热解毒，止泻痢，用治湿热、热毒泻痢，可与黄连、马齿苋等同用。民间常单用或与凤尾草合煎。

【用法用量】 9～15g，水煎，熬膏或浸酒服用。

【药论】

1.《本草纲目拾遗》："去风，疏经活血，健筋骨，通经络。治损伤、痹证、麻木、皮风，浸酒常饮，大有效。"

2.《滇南本草》："祛诸风皮肤发痒。治筋骨疼痛，痰火痿软，手足筋挛，利小便，泻膀胱积热，攻散诸疮肿毒，退痨热发烧，治风火虫牙，痘疹疥癣。……敷跌打损伤，能定痛治瘀。"

3.《现代实用中药》："止久痢，厚肠胃，调中健脾。"

【现代研究】

(一) 化学成分

牻牛儿苗含挥发油，油中主要成分为牻牛儿醇，又含槲皮素及其他色素。

(二) 药理作用

1. 抗菌、抗炎、镇痛作用　老鹳草煎剂对福氏志贺菌、宋内志贺菌、大肠埃希菌、金黄色葡萄球敏感株和铜绿假单胞菌都有抑制作用[1]。水提物对小鼠耳肿胀、棉球肉芽组织增生、腹腔毛细血管通透性增高和抑制大鼠佐剂型关节炎均有明显抑制作用[2]。在老鹳草不同极性溶剂萃取物中，乙酸乙酯部分可明显延长第 1 次舔足时间且具有抑制扭体的作用；乙酸乙酯部分和水部分可明显抑制由二甲苯所致的小鼠耳廓肿胀作用[3]。

2. 抗腹泻作用　老鹳草总鞣质(HGT)有较好的治疗腹泻作用，可减少番泻叶或蓖麻油所引起的腹泻次数；并可显著抑制正常及推进功能亢进小鼠的墨水胃肠推进率[4]。

3. 抑制结肠癌转移作用　采用 BALB/C 裸鼠，Ls174t 人大肠癌细胞株，脾脏切除脾脏种植法建立裸鼠肝转移模型。实验表明老鹳草提取物和羟喜树碱组都可使移植瘤体的体积缩小，但老鹳草提取物组比羟喜树碱组效果更明显，老鹳草提取物可显著降低肝转移裸鼠血中 PS2 表达及移植瘤体的 PS2、c-myc 表达，抑制裸鼠结肠癌肝转移的发展，且效果优于羟喜树碱[5,6]。

4. 抗氧化作用　老鹳草的主要鞣质老鹳草素(G 素)是抗氧化作用的主要成分，可减轻实验性盐酸、酒精性溃疡的发生，并有超氧化物歧化酶样作用[7]，近年来对老鹳草及其抗氧作用研究，发现其具有对脂质过氧化损伤有抑制作用、抑制肝脏线粒体和微粒体的脂质过氧化，抑制 VC 自动氧化与还原有害重金属离子的作用[8]。

5. 免疫作用　实验表明老鹳草鞣质的提取物在质量浓度较低时($P=5\%$)对 ConA 诱导的鸡外周血 T 淋巴细胞及 LPS 诱导的 B 淋巴细胞的增殖均有显著的促进作用[9]。

6. 抗病毒作用　老鹳草水煎醇沉后提取液可以较强地渗入细胞内滞留，参与抑制单纯疱疹病毒的合成；上清液毒价滴定有明显的抑毒作用[10]。

7. 抗肝损伤作用 老鹳草水提取物可显著降低四氯化碳所致小鼠血清 AST、ALT 活性，升高肝组织 GSH-Px 活性，降低肝组织 MDA 含量[11]。

8. 抗胃黏膜损伤作用 采用无水乙醇制作小鼠胃黏膜损伤模型，连续灌胃给予老鹳草提取物 7 日，结果显示老鹳草提取物能显著提高血清一氧化氮含量及胃黏膜组织中 PGE_2 含量[12]。

（三）临床报道

1. 治疗褥疮 取老鹳草 15g，加水煎 20 分钟，过滤取汁 50ml，倒入雾化罐中，将雾化罩对准褥疮部位，距疮面 3～5cm，进行超声雾化治疗。每次雾化 20～30 分钟，每日早晚各 1 次，局部症状好转后改为超声雾化 1 次，每疗程 7～14 日。本组治愈 33 例，好转 3 例，无效 1 例；治愈率为 89.19%，有效率为 97.30%[13]。

2. 治疗溃疡性结肠炎 将长嘴老鹳草制成含 1g/ml 生药的膏剂，治疗组服用长嘴老鹳草膏，10ml，3 次/日；对照组服用水杨酸柳氮磺吡啶（柳氮磺胺吡啶），1.0g，3 次/日。疗程均为 3 个月。治疗结束后 1 周内复查结肠镜或气钡灌肠检查。治疗组 67 例，临床治愈率为 26.9%，总有效率为 86.6%；对照组 32 例，临床治愈率为 15.6%，总有效率为 78.1%[14]。

3. 治疗肛周湿疹 老鹳草软膏薄涂皮损处早晚各 1 次。观察指标：症状（瘙痒程度）；体征（红斑、丘疹、糜烂、渗出、肥厚、浸润等）经过 3 周治疗观察，共治疗肛周湿疹 120 例，结果：治愈 62 例（51.67%），显效 38 例（31.67%），好转 16 例（13.33%），无效 4 例（3.33%）[15]。

4. 治疗小儿痒疹 治疗组外用老鹳草软膏；对照组外用曲咪新乳膏，破溃皮损外用氯锌油。以上 3 种药物均直接涂抹于患处，每日 2 次，并于治疗后第 1、2 周观察疗效。结果治疗组和对照组各 93 例，有效率分别为 77.4%和 58.1%，治疗组疗效显著高于对照组（$P<0.05$）[16]。

5. 治疗低位直肠癌 老鹳草提取物，10mg/kg，口服，并腔内外微波加温 43℃，每次 40 分钟，并 MTX 20mg，加 5%葡萄糖 500ml 静脉滴注，每日 1 次，5 次为 1 个周期。对照组为术后 3～4 周内伤口愈合后化疗（MF 方案），用 3～6 个周期，治疗 30 例。结果：本组病例 4 年随访期间，除 4 例局部复发和 5 例远处转移，4 年生存率和无瘤生存率分别为 87%（26/30 例）和 83%（25/30 例）[17]。

参考文献

[1] 纳冬筌，魏群德.赵淮，等.老鹳草煎膏的体外抑菌实验及急性毒性实验研究[J].中国民族民间医药杂志，2000(5)：32-35.

[2] 冯平安，贾德云，刘超.老鹳草抗炎作用的研究[J].安徽中医临床杂志，2003，15(6)：511-512.

[3] 胡迎庆，刘岱琳，周运筹，等.老鹳草的抗炎、镇痛活性研究[J].西北药学杂志，2003(3)：113-115.

[4] 王丽敏，卢春凤，路雅真，等.老鹳草鞣质类化合物的抗腹泻作用研究[J].黑龙江医药科学，2003，26(5)：28-29.

[5] 黄国栋，游宇，黄媛华，等.老鹳草提取物对人结肠癌细胞株裸鼠肝转移的影响[J].中药材，2009，32(1)97-99.

[6] 龙惠，余淑娇，黄国栋，等.老鹳草提取物对 Lewis 结肠癌瘤株转染的 C57BL/6 小鼠 PS2 和 c-myc 的影响[J].中医药导报，2011(4)：462-464.

[7] 中西由香.老鹳草素对实验性大鼠盐酸、酒精性溃疡的保护作用[J].国外医学：中医中药分册，2002，15(1)：23.

[8] 杜晓鸣，郭永.老鹳草素及其抗氧化作用[J].国外医学：植物分册，2001，5(2)：7621.

[9] 阎巧娟，韩鲁佳，江正强，等. 老鹳草鞣质的提取工艺及其免疫作用的实验研究[J]. 中国农业大学学报，2002，7(6)：16-19.

[10] 王育良. 中药抗单纯疱疹病毒的实验研究[J]. 中国中医眼科杂志，2000，5(2)：78-82.

[11] 郑铁，周微，徐铁. 老鹳草水提取物对四氯化碳所致小鼠急性肝损伤的保护作用[J]. 延边大学医学学报，2009，32(3)：166-169.

[12] 于海玲，郭建鹏，孙连平. 老鹳草提取物对实验性胃溃疡小鼠胃黏膜的保护作用机制研究[J]. 延边大学医学学报，2007，30(1)：29-31.

[13] 张萌. 老鹳草超声雾化治疗褥疮 37 例分析[J]. 中国误诊学杂志，2010，10(11)：2763.

[14] 刘荣汉. 长嘴老鹳草治疗溃疡性结肠炎 67 例临床观察[J]. 甘肃中医学院学报，2005，22(2)：25-26.

[15] 许丹. 老鹳草软膏治疗肛周湿疹 120 例分析[J]. 中国误诊学杂志，2007，7(18)：4318.

[16] 田利. 老鹳草软膏治疗小儿痒疹 93 例[J]. 医药导报，2008，27(8)：953.

[17] 黄媛华，黄国栋，黄敏，等. 老鹳草提取物治疗低位直肠癌的临床观察及机理探讨[J]. 中成药，2009，33(8)：1161-1164.

寻骨风 Xungufeng

【别名】清骨风、猫耳朵（《南京民间草药》），白毛藤、黄木香（《江苏植物志》），白面风、兔子耳（《江西民间草药》），毛风草（《新华本草纲要》），猴耳草（河南）。

【来源】寻骨风，始载于《植物名实图考》，为马兜铃科植物绵毛马兜铃 *Aristolochia mollissima* Hance 的根茎或全草。主产于江苏、江西、湖南、陕西等地。为野生品种。

【采收炮制】5 月开花前采收，晒干，切段入药。

【药性】苦，平。归肝经。

【功效】祛风湿，通经络，止痛。

【应用】

1. 风湿痹证　本品能祛风湿，通经络，止痛，用治风湿痹痛、肢体麻木、筋脉拘挛、关节屈伸不利，可单用煎汤，浸酒内服，亦可与威灵仙、川芎、羌活、防风、当归等祛风湿、活血药同用。

2. 跌打损伤疼痛　用之能消肿止痛，可单用煎服或取鲜草捣烂外敷。

3. 胃痛　肝胃不和或脾胃不和所致脘胁胀痛，胃脘痞塞胀痛，食少反酸者，可用本品与木香、橘皮、砂仁、吴茱萸等药同用。

4. 牙痛　煎汤含漱。

5. 痈肿　红肿热痛，本品 30g、车前草 30g、苍耳草 60g，水煎服。

6. 急性乳腺炎　寻骨风 30g，水煎取浓汁，打入鸡蛋一个，煮熟，临睡前服下（验方）。

【用法用量】内服 9～15g，或浸酒。

【现代研究】

（一）化学成分

含有生物碱、挥发油、内酯等。

（二）药理作用

抗炎、镇痛作用：采用热板法、扭体法观察寻骨风提取物对小鼠痛阈值变化。结果显示寻骨风提物能有效抑制炎症早期病变及继发性病变，并明显提高痛阈值，呈现镇痛作用[1]。

（三）临床报道

1. 治疗骨痹　寻骨风、川芎、生大黄各等份，烘干，研极细末，收贮于瓷瓶中备用。先将骨关节处用清水洗净，擦干，用鲜鸡蛋清将药末调成糊状，均匀平摊于关节面上，用塑料布包裹，24小时后取下，清水清洗关节面，每天外敷1次，10日为1个疗程。临床治愈71例，有效53例，无效7例。总有效率94.66%[2]。

2. 治疗类风湿关节炎　5%寻骨风注射液穴位注射，主穴：合谷、曲池、梁丘、足三里。配穴随关节疼痛部位选择，每次交替选取6～8个穴位，局部皮肤常规消毒，进针，有针感并回抽无血，每穴注射1～1.5ml寻骨风注射液。每日1次，每次10ml，30次为1个疗程。经治疗患者的关节疼痛、肿胀、压痛均显著下降，握力、晨僵等明显改善。治疗类风湿关节炎74例，治疗后与治疗前相比较有显著性差异（$P<0.05$）[3]。

（四）不良反应

肾损害：服用中药方剂中含中药寻骨风的69例患者，3例为风湿关节痛患者，其余均为恶性肿瘤患者。服用量最少每天10g，最大量为30g；服用时间最短为3日，最长为300日，每周服药量≤5日。1例为外用。最少剂量为30g，最多为441g。对其半年内的肾功能、尿常规及尿细胞学检查结果进行分析比较，结果肾功能轻至中度异常者7例，尿异常者18例，尿异常者仅尿中含少至中量白细胞及蛋白，从检查患者至今2年来，未获有肾衰病例信息反馈[4]。

参考文献

[1] 陈铎葆，徐冰，李兵，等. 寻骨风对抗炎、镇痛作用的研究[J]. 基层中药杂志，2001，15(1)：8-9.
[2] 郭春慧. 寻骨风散外敷治疗骨痹131例[J]. 中医外治杂志，2001，10(1)：16-17.
[3] 韦丹. 寻骨风注射液治疗类风湿关节炎74例分析[J]. 中医药学刊，2004，22(2)：340，359.
[4] 马凤娇. 服用中药寻骨风对69例肾损害初步调查结果分析[J]. 中医药导报，2007，13(10)：35-38.

松节 Songjie

【别名】黄松木节（《太平圣惠方》），油松节（《药材资料汇编》），松郎头（《药材学》）。

【来源】松节，始载于《名医别录》，为松科植物油松 *Pinus tabulaeformis* Carr.、马尾松 *P. massoniana* Lamb. 及同属若干植物茎干的结节。全国大部分地区均有出产。为野生品种。

【采收炮制】多于采伐时或木器厂加工时锯取之，经过选择修整，晒干或阴干。用水浸泡，捞出润透，切片晒干。

【药性】苦、辛，温。归肝、肾经。

【功效】祛风燥湿，舒筋通络。

【应用】

1. 风湿痹痛，历节风痛　本品性温燥，善祛筋骨间风湿。主治痹证筋骨酸痛，腰膝痿弱，或关节肿大，屈伸不利。可单用浸酒饮，或配伍当归、白茄根、秦艽、苍术等药，如《证治准绳》换骨丹。《千金方》治历节风酒，以之配秦艽、人参、猪椒叶等。民间有用松节或松枝与桑枝各30g煎汤代茶饮服，对风湿痛患者防止复发有较好的效果。

2. 跌打损伤　用松节粗粉与醋及童子小便同炒，慢火炒干为散。用童子热小便调服，方如《太平圣惠方》松节散。民间也有用松节煎水熏洗患处治疗跌损的（皮肤破损勿用）。

3. 牙痛　牙根历蛀或齿风而疼痛不止者，可用本品祛风止痛，与槐白皮、地骨皮等同用，如《太平圣惠方》槐白皮散。

【用法用量】 内服，煎汤10～15g；或泡酒服用。外用浸酒外擦或煎水熏洗。

【使用注意】 阴虚血燥者慎服。

【鉴别用药】 松节与桑枝比较，二者都能祛风湿，但松节祛风湿治偏于寒者，桑枝祛风湿治偏于热者，各有所长。

【药论】

1.《名医别录》："主百节久风，风虚，脚痹疼痛。"

2.《本草纲目》："筋骨间风湿诸病宜之。"

3.《本草衍义补遗》："炒焦治骨间病，能燥血中之湿。"

【现代研究】

（一）化学成分

油松、马尾松的松节主要含纤维素、木质素、少量挥发油（松节油）和树脂；挥发油含α-蒎烯及β-蒎烯约90%以上，另有少量τ-莰烯。

（二）临床报道

1. 治疗中老年腰椎间盘突出症　松节油外涂后微波照射治疗中老年腰椎间盘突出症86例，1次/日，10次为1个疗程，疗程间隔1周，2～3个疗程。对照组常规牵引，两组均同时推拿治疗。治疗组总有效率89.5%；对照组总有效率93%。差异无显著性（$P>0.05$）[1]。

2. 清洗沥青烫伤创面　用无菌纱布蘸松节油轻轻擦拭黏附于创面上的沥青，动作要轻柔准确，边擦拭边用生理盐水或1%新洁尔灭溶液冲洗，至沥青擦净为止。再用1%新洁尔灭泡洗一遍。对创面上的水疱，应保留至创面清洗干净后，再在水疱低位处开窗放出疱液，然后用1%新洁尔灭纱布湿敷，3天后换药。松节油能较快地溶解沥青，对创面局部的刺激小[2]。

参考文献

[1] 钟青青，徐贵龙，杨修益，等. 松节油外涂后微波照射治疗中老年腰椎间盘突出症86例[J]. 现代康复，2010，5(8)：94.

[2] 陈丹红，杜凌云，刘希凤，等. 松节油清洗沥青烫伤创面[J]. 中国民间疗法，2001，9(6)：62.

伸筋草　Shenjincao

【别名】 石松（《本草纲目拾遗》），过山龙（《滇南本草》），宽筋藤（《生草药性备要》），金毛狮子草、金腰带（中药志）。

【来源】 伸筋草，始载于《本草纲目拾遗》，为石松科多年生常绿蕨类植物石松 *Lycopodium japonicum* Thunb. 的全草。主产于东北、华北、华中、西南各省。为野生品种。

【采收炮制】 全年都可采收，以夏季收较多，连根拔起，去净泥土、杂质，晒干，切碎，入药。

【商品规格】

按《中国药典》（2010年版一部）规定：本品含水分不得过10.0%；总灰分不得过6.0%。

【药性】 微苦、辛，温。归肝、脾、肾经。

【功效】祛风除湿，舒筋活络。

【应用】

风寒湿痹：本品性温，善通经络。用治风寒湿痹关节酸痛，筋脉拘挛，屈伸不利，肌肤麻木。可用伸筋草配虎杖、大血藤煎服(《浙江民间常用草药》)。或与羌活、防风、寻骨风、防己、薏苡仁等祛风除湿止痛药同用。若顽麻拘急者，常与黄芪、当归、川芎、赤芍、鸡血藤等益气养血活络药同用。

【用法用量】水煎服或浸酒，3～12g。

【使用注意】孕妇慎用。

【药论】

1.《本草纲目拾遗》："主久患风痹，脚膝疼冷，皮肤不仁，气力衰弱。"

2.《滇南本草》："消水肿。"

3.《本草药性备要》："消肿、除风湿，浸酒饮，舒筋活络。"

【现代研究】

(一) 化学成分

全草含石松碱、棒石松碱等生物碱，香荚兰酸、阿魏酸等酸性物质及芒柄花醇、伸筋草醇等三萜化合物。

(二) 药理作用

1. 抗炎、镇痛作用　实验结果表明伸筋草煎剂对小鼠耳肿胀和棉球肉芽肿等急、慢性炎症均有很好抑制作用；对扭体法所致疼痛的镇痛作用不明显，对热板法所致疼痛的镇痛作用明显、持久，但起效慢[1]。

2. 对免疫功能的影响　伸筋草煎剂能抑制小鼠脾脏抗体形成细胞产生和分泌抗体能力，降低血清溶血素水平，对紊乱的T细胞 $CD4^+$、$CD3^+$ 亚群及 $CD4^+/CD3^+$ 起到双向调节作用，说明伸筋草煎剂对小鼠亢进的体液免疫有抑制作用；对小鼠T细胞介导的细胞免疫能起到双向调节作用[2]。

(三) 临床报道

1. 治疗跟腱滑囊炎　伸筋草洗剂：伸筋草30g、苏木20g、威灵仙15g、徐长卿30g、红花15g、海桐皮15g、川椒12g、防风15g、木瓜12g、丹参20g、细辛5g、透骨草15g、艾叶20g。水煎后，渣、水入盆内烫洗患处。伴揉搓患处。一般治疗1～2周。同时穿带跟鞋局部垫棉垫减少对跟腱的牵拉和摩擦，以巩固疗效。治疗跟腱滑囊炎42例，结果按照疗效统计：优35例，良5例，差2例，有1例复发。总有效率为95.2%[3]。

2. 治疗糖尿病周围神经病变　方用自拟三虫汤，药用土鳖虫12g、水蛭3g、地龙10g、丹参10g、续断10g、黄芪10g、何首乌10g、伸筋草10g。以40℃水浸汁2000ml，在足浴盆中浸泡双足，药液以泡过脚踝为度，每日1次，每次20分钟。配合糖尿病常规治疗，3周为1个疗程，治疗组30例，总有效率97.67%，对照组32例，总有效率87.50%，两组比较，$P<0.05$[4]。

参考文献

[1] 郑海兴. 伸筋草煎剂对小鼠抗炎镇痛药理实验研究[J]. 牡丹江医学院学报，2005，26(2)：77-78.

[2] 郑海兴. 伸筋草煎剂对小鼠免疫功能影响的实验研究[J]. 中医药学报，2005，33(4)：36-37.

[3] 郭永洋. 伸筋草洗剂治疗跟腱滑囊炎42例报告[J]. 中医正骨，2003，15(7)：26.

[4] 马蓉.足愈汤足浴治疗护理糖尿病足的临床观察[J].湖北中药杂志,2009,31(3):42-43.

路路通 Lulutong

【别名】 枫实(《南方草木状》),枫香果(《槐西杂志》),九空子(《江苏植物志》)。

【来源】 路路通,始载于《本草纲目拾遗》。为金缕梅科植物枫香树 *Liquidambar formosana* Hance 的干燥成熟果序。因本品为聚花果,由多数小蒴果集合而成,呈球形,小蒴果顶部开裂,呈蜂窝状小孔,孔与孔之间相通,故名路路通。全国大多数省区均产。为野生品种。

【采收炮制】 冬季果实成熟后采收,除去杂质,干燥,生用。

【商品规格】 统货。以个大、色黄、无杂质、无果柄者为佳。

按《中国药典》(2010年版一部)规定:本品含水分不得过9.0%;总灰分不得过5.0%;酸不溶性灰分不得过2.5%。

【药性】 苦,平。归肝、肾经。

【功效】 祛风活络,利水,通经。

【应用】

1. 风湿痹痛,肢体麻木,四肢拘挛等 本品味辛善通,既能祛风湿,又能通血脉之性,常配以桑枝、络石藤、秦艽、伸筋草、鸡血藤等同用,可治风湿阻络、痹痛拘挛。若气血瘀滞,脉络痹阻,中风后半身不遂者,常与黄芪、当归、地龙、川芎、红花等同用。

2. 水肿,小便不利 本品味苦泄降,通行经络,调理气机以利水消肿,用治水肿、小便不利。常配合茯苓皮、桑白皮、冬瓜皮、泽泻等同用。

3. 妇女经闭或经少不畅,小腹胀痛 本品能理气通经活络,用治气滞血瘀之经闭或经少不畅,小腹胀痛,常与当归、川芎、茺蔚子等活血通经药合用。

4. 产后乳汁不下乳房胀痛 每与穿山甲、王不留行、通草、青皮等合用,有通乳之功。

【用法用量】 水煎服,5~10g。

【药论】

1.《本草纲目拾遗》:"辟瘴却瘟,明目除湿,舒经络拘挛,周身麻痹,手脚及腰痛。""其性大能通十二经穴,故《救生苦海》治水肿胀用之,以其能搜逐伏水也。"

2.《岭南采药录》:"治风湿流注,疼痛痈疽肿毒。"

【现代研究】

(一)化学成分

本品含28-去甲齐墩果酮酸、苏合香素、环氧苏合香素、异环氧苏合香素、氧化丁香烯、白桦脂酮酸、24-乙基胆甾-5-烯醇等。

(二)药理作用

抗炎镇痛作用:路路通酸10mg/kg、20mg/kg能明显对抗角叉菜胶引起的小鼠足肿胀,10mg/kg能明显对抗醋酸(H^+)所致小鼠腹腔毛细血管通透性亢进并降低小鼠的扭体次数[1]。

(三)临床报道

治疗老年性腰腿痛:路路通30g,水煎或沸水浸泡当茶频服,对特别严重剧烈疼痛的可加服麻黄10g、制川乌6g、桂枝10g,水煎日1剂,治疗老年性腰腿痛50例,取得了较好疗效[2]。

(四) 不良反应

有报道患者服用含路路通 10g 的中药方剂,0.5 小时后,大汗淋漓,呕吐不止,全身皮肤瘙痒难忍,以四肢为重,遂用手挠之并于次日再次就诊。体检:全身皮肤多处出现红色小丘疱疹,部分融合成片,四肢为重,伴糜烂、血浆渗出。将方中路路通改用为地肤子 10g、甘草 6g,患者未再出现上述症状[3]。

参考文献

[1] 刘婷,孙玉茹,秦彩玲.路路通酸的抗炎镇痛作用[J].中国实验方剂学杂志,2006,12(12):45-47.

[2] 廖有业,廖晓丽.中药路路通煎液治疗老年性腰腿痛 50 例[J].实用中医内科杂志,2001,15(4):24-25.

[3] 史文慧,郭蓉,王玉慧.中药路路通致过敏反应 1 例[J].时珍国医国药,2004,15(6):367.

枫香脂 Fengxiangzhi

【别名】白胶香(《新修本草》),枫脂(《通典》),白胶(《儒门事亲》),芸香(《本草原始》),胶香(《国药的药理学》)。

【来源】枫香脂,始载于《新修本草》。为金缕梅科植物枫香树 *Liquidambar formosana* Hance 的树脂。主产于浙江、江西、福建、云南等地。为野生品种。

【采收炮制】7、8 月间割裂树干,使树脂流出,10 月至次年 4 月采收,阴干。

【商品规格】商品通常依颗粒大小及纯净程度分为三级,以块大、质脆、无杂质、火燃香气浓厚为佳。

按《中国药典》(2010 年版一部)规定:本品含水分不得过 2.0%;总灰分不得过 1.5%;挥发油不得少于 1.0%。

【药性】辛、微苦,平。归肺、脾经。

【功效】活血止痛,解毒生肌,凉血止血。

【应用】

1. 跌仆损伤,风湿痹痛　本品能活血通经止痛,用治跌打损伤,瘀滞肿痛,可与乳香等制成膏药外贴局部,方如《鸡峰普济方》白胶香膏。《世医得效方》中记载用枫香脂外敷治金疮断筋。本品能活血止痛,用治风湿痹痛,可配草乌头、五灵脂、木鳖子、地龙、当归、乳香、没药等为丸,方如《宣明论方》一粒金丹。

2. 痈疽肿痛　本品能凉血解毒,活血止痛,用治痈疽肿痛,可用枫香脂溶解成胶状,加入蓖麻子仁捣成泥和匀成膏,以布帛摊成膏药贴于患处,如《儒门事亲》玉饼子。又能生肌敛疮,用治臁疮日久不愈,可研末外敷之。

3. 血热吐衄　本品入肝经血分,能凉血止血,故可用治血热吐衄。若衄血,取蛤粉、白胶香各等份,以好松烟墨汁调服,方见《百一选方》;治疗吐血,取白胶香研细末,每服 6g,新汲水调下,方见《简要济众方》。

【用法用量】1～3g,宜入丸散服。外用适量。

【药论】

1.《新修本草》:"主瘾疹风痒浮肿,赤痛。"

2.《本草纲目》:"治一切痈疽疮疥,金疮,吐衄咯血,生肌止痛,解毒,烧过揩牙,牙无疾。"

3.《本草求真》:“治中风、腰痛、行痹、痿厥、脚气。”

4.《本草汇言》:“枫香脂,究其味苦,能凉血热,辛平,能完毒疮,粘腻,能去风燥,为散、为膏、为丸、外敷内服,随证制宜可也。”

【现代研究】

(一)化学成分

树脂的挥发油成分中,桂皮酸类约占6.4%,萜类约占84.4%,其他成分占9.2%。

(二)药理作用

对心血管系统影响:枫香脂生药、精制枫香脂、枫香脂挥发油均能提高小鼠常压下的心肌耐缺氧能力,其中精制枫香脂及枫香脂挥发油的作用最强;均可显著降低氯仿诱导的小鼠室颤发生率,其中精制枫香脂作用最强;对体外血栓干重的抑制率,精制枫香脂的作用强于苏合香;均可提高冠脉流量,其中精制枫香脂及枫香脂挥发油的作用强度及作用维持时间均优于苏合香;对离体豚鼠心功能的影响基本相似[1]。

(三)临床报道

1.治疗甲状腺结节　小金胶囊:枫香脂、麝香、木鳖子(去壳去油)、制草乌、制乳香、制没药、五灵脂(醋炒)、当归(酒炒)、地龙、香墨。每粒胶囊含生药0.3g。每次4~10粒,每日2次,3个月为1个疗程,连续服用2个疗程后评定疗效。共治疗甲状腺结节86例,治愈74例,好转10例,无效2例,总有效率97.7%[2]。

2.治疗良性前列腺增生　小金丸主要由麝香、当归、草乌、乳香、没药、枫香脂等10味中药制备而成,每次口服1.2g,每日2次,对照组口服非那雄胺组5mg,每日1次,各治疗80例,疗程6个月,与治疗前比较两组均有非常显著的差异,$P<0.01$。但两组比较经秩和检验差异无显著意义,$P>0.05$[3]。

3.治疗乳癖　消肿片[每片0.325g,由枫香脂(制)、制草乌、马钱子(炒、去毛)、地龙(炙)、五灵脂、乳香(制)、没药(制)、当归、香墨组成],每日3次,每次0.975g。对照组用逍遥丸,每日3次,每次8丸。治疗组痊愈120例,好转152例,无效28例,总有效率90.7%。对照组痊愈12例,好转59例,无效29例,总有效率71.0%。两组总有效率比较有非常显著性的差异($P<0.01$)[4]。

参考文献

[1] 李蓓,邵以德,郭济贤.枫香脂和苏合香的心血管药理学研究[J].天然产物研究与开发,2010,11(5):72-79.

[2] 曹羽.小金胶囊治疗甲状腺结节86例临床观察[J].北京中医药大学学报:中医临床版,2009,16(2):36.

[3] 屈江宁.小金丸治疗良性前列腺增生80例[J].世界中医药,2008,3(5):277.

[4] 蔡宁,王绍彬.消肿片治疗乳癖300例观察[J].实用中医药杂志,2004,20(10):38.

雪莲花　*Xuelianhua*

【别名】雪莲(《西北域记》),雪荷花(《本草纲目拾遗》),大拇花(《修订增补天宝本草》),大木花(《四川中药志》)。

【来源】雪莲花,始载于《本草纲目拾遗》。为菊科植物绵头雪莲花 *Saussurea laniceps* Hand.-Mazz.、水母雪莲花 *S. medusa* Maxim.、大苞雪莲花 *S. involucrata* Kar. et Kin. 等

的带花全株。前两种主产于四川、云南、西藏等地，后者主产于新疆、青海、甘肃，又叫新疆雪莲花。雪莲花都生长在高山石缝、砾石和沙质河滩中。为野生品种。

【采收炮制】6～7月间开花时采收，拔起全株，除去泥沙，晾干。

【药性】辛、甘、苦，温。入肝、脾、肾经。大苞雪莲花有毒。

【功效】散寒除湿，温肾壮阳，温肺化饮，活血调经。

【应用】

1. 风寒湿痹　本品辛散祛风，苦燥温通，具有散寒除湿，温经止痛之功。用治风寒湿痹有效，尤宜于风寒湿痹兼肝肾亏虚，腰膝酸痛，筋骨痿软无力者，可单味泡酒服，或与五加皮、桑寄生、狗脊、独活等药同用。现有雪莲注射液及复方雪莲胶囊供临床使用。

2. 肾虚阳痿，腰膝酸软，筋骨无力　本品甘温补肾壮阳，强筋健骨。故可用于肾阳不足，阳痿不举，筋骨痿软，腰膝酸痛，单用浸酒服，亦可配冬虫夏草，泡酒饮，如《高原中草药手册》方。

3. 肺寒停饮　本品辛散温通，入肺经，可温肺散寒化饮，故可用治肺寒停饮，咳嗽痰稀。可单用，亦可与细辛、干姜、半夏等同用。

4. 月经不调，经闭痛经，崩漏带下　本品性温入肝经血分，既可活血调经，又可温补下元，调理冲任，故适用于下元虚冷，寒凝血瘀之经闭痛经、经寒腹痛、月经不调、崩漏带下。可单味蒸服，或与党参等共炖鸡食，如《高原中草药治疗手册》方。又如《新疆中草药手册》以雪莲15g，白酒或黄酒100ml，浸泡7日，每服10ml，日服2次有效。

此外，还可用治雪盲、牙痛、痘疹不出以及外伤出血等症。

【用法用量】煎服或浸酒服用，每服3～20g。大苞雪莲花（新疆雪莲花）有毒，每次0.5～1.5g。

【药论】

1.《本草纲目拾遗》："治一切寒症。"

2.《四川中药志》："除寒痰水饮，壮阳，补血，暖子宫。治男子阳痿，女子月经不调及崩带。"

3.《新疆中草药手册》："通经活血，强筋骨，促进子宫收缩。治风湿性关节炎，妇女小腹冷痛，闭经，胎衣不下，麻疹不透，肺寒咳嗽，阳痿。"

【现代研究】

（一）化学成分

本品含东莨菪素，伞形花内酯，伞形花内酯-7-*O*-*β*-D-葡萄糖苷，牛蒡苷，大黄素甲醚，芸香苷，金圣草素-7-*O*-*β*-D-葡萄糖苷，芹菜素，芹菜素-7-*O*-*β*-D-葡萄糖苷，芹菜素-7-*O*-*α*-L-吡喃鼠李糖基(1→2)-*β*-D-吡喃葡萄糖苷，木犀草素，木犀草素-7-*O*-*β*-D-葡萄糖苷，木犀草素-7-*O*-*α*-L-吡喃鼠李糖基(1→2)-*β*-D-吡喃葡萄糖苷，槲皮素-3-*O*-*β*-D-吡喃葡萄糖苷，3-吲哚乙酸，秋水仙碱，雪莲多糖，*β*-谷甾醇，对-羟基苯乙酮，对-羟基苯甲酸甲酯，正三十一烷，二十三烷等。

（二）药理作用

1. 抗炎作用　雪莲总生物碱对蛋白血清引起的大鼠后踝关节炎症有对抗作用，且较水杨酸钠为强[1]。其作用机理是抑制磷酸脂酶A2的活性，从而减少了前列腺素及白三烯的生成[2]。

2. 增强机体免疫功能、抗辐射、抗癌作用　雪莲煎剂有增强巨噬细胞吞噬功能和促进细胞免疫作用[3]，雪莲多糖可增强机体的免疫功能[1]，雪莲黄酮总苷对细胞内遗传物质具有保护作用，能抑制丝裂霉素诱导的淋巴细胞的微核形成和 SCE 频率[4]；雪莲总碱具有较强的抗肿瘤活性[3]。

3. 抗疲劳、抗氧化及延缓衰老作用　雪莲能通过增强心肌收缩力、降低基础代谢率、改善血流动力学等作用来增强实验动物的抗疲劳能力及耐低氧能力。雪莲还可能通过增加血红蛋白的含量，提高携带氧的能力，来提高耐低氧的能力[5]。雪莲具有延缓疲劳产生及促进消除疲劳的功效。天山雪莲的高车前素和星状雪莲花的金合欢素，用四唑氮蓝比色法测得具有清除超氧阴离子自由基和抗 NADH 过氧化物酶氧化的能力[6]。雪莲花醇提物(ESLHM)能通过清除大鼠组织和红细胞的·OH、O^{2-}、H_2O_2而发挥抗氧化活性。而自由基的清除在一定程度上又可以增强机体活力、延缓衰老。

4. 改善微循环作用　雪莲水液可使小鼠耳廓细动脉、细静脉显著扩张，毛细血管开放数量亦增加，血流加快，在给药后 30 分钟作用最明显[7]。

（三）临床报道

1. 治疗肩关节周围炎　雪莲透骨液的配制：新疆的野生雪莲花 200g＋白酒 1000ml 密封一周备用；另用透骨草、伸筋草、红花、当归、川芎、白芍、天麻等十余味中药煎制过滤后与上述药液等量混合。用纱布棉垫浸药液敷痛处，外敷塑料膜，配合电围肩治疗仪：输出功率为 40～180W，散热毯面积同肩部等大，治疗每次 60 分钟，每天 1 次，12 天为 1 个疗程，疗程之间间隔 3 天。治疗肩关节周围炎 186 例，疗效优 155 例；良 26 例；差 5 例。总有效率 97.4%[8]。

2. 治疗颈性头痛症　雪莲透骨液的配制：新疆野生雪莲花 200g＋白酒 1000ml 密封一周备用；另用透骨草、伸筋草、红花、当归、川芎、白芍、天麻等十余味中药煎制过滤后与上述药液等量混合，治疗同上法，输出功率为 70～120W，治疗颈性头痛症 276 例，治愈 226 例；好转 43 例；无效 7 例；总有效率 97.5%[9]。

参考文献

[1] 陈玉珍，等.药用资源植物雪莲化学成分及药理作用[J].中国野生植物资源，2005，24(3)：1.

[2] 许刚，等.雪莲注射液对兔关节软骨细胞的影响[J].中国新医药，2004，8(3)：29.

[3] 郭文场，等.高山宝药——雪莲[J].特种经济动植物，2000(4)：37.

[4] 黄辰，等.雪莲黄酮总苷抑制染色体损伤与 SOD 活性的相关研究[J].西安医科大学学报，2000，21(2)：93.

[5] 陈阿城，等.新疆雪莲的药效学研究[J].天水师范学院学报，2005，25(2)：60.

[6] 袁晓凡，等.雪莲的研究进展[J].中草药，2004，35(12)：1424.

[7] 刘发，等.新疆雪莲的应用基础研究[J].新疆中医药，2004，22(6)：12.

[8] 郭彦军，郭丁选，郭强.电围肩热渗透疗法加集刺治疗肩关节周围炎 186 例[J].颈腰痛杂志，2006，27(6)：146.

[9] 郭彦军，郭丁选，朱文君，等.电围颈热渗透疗法加针刺治疗颈性头痛症 276 例[J].西北国防医学杂志，2006，27(1)：68.

雪上一枝蒿　*Xueshangyizhihao*

【别名】铁棒锤、三转半、一枝蒿(《科学的民间草药》)。

【来源】雪上一枝蒿，始载于《科学的民间草药》。为毛茛科乌头属植物短柄乌头 *Aco-*

nitum brachypodum Diels 的块根。分布于甘肃、四川西部、云南西部及青海省等地区。多为野生，也有栽培品种。

【采收炮制】夏末秋初挖取块根，去掉苗叶及小根，洗净晒干，装麻袋内撞击之，使之外表光滑。

【商品规格】统货，以质坚实、断面色白、粉性足者为佳。

【药性】苦、辛，温；有大毒。

【功效】祛风除湿，活血止痛。

【应用】

1. 疼痛　本品辛散温通，性猛善走，能祛风除湿，活血止痛，用治风湿痹痛、神经痛、牙痛、跌打伤痛、手术后疼痛、癌肿疼痛等多种疼痛，均有良好的止痛作用。单用研末服，或泡酒外擦，或制成注射液肌内注射均可。如《云南中草药选》治风湿痹痛，跌打伤痛，牙痛，取雪上一枝蒿 30～75mg（米粒大小）吞服。

2. 疮疡肿毒，毒虫及毒蛇咬伤，蜂蜇伤　《云南中草药选》谓本品能消炎止痛，用治疮疡肿毒，毒虫及毒蛇咬伤，蜂蜇伤等，可用雪上一枝蒿 15g，泡酒 500g，10 日后外擦，禁内服。

【用法用量】内服：研末 30～50mg；外用：浸酒外擦。

【使用注意】本品有大毒，内服宜谨慎。因其含乌头碱类生物碱，故应炮制蒸熟，或煎煮时间较长方可服用，但民间验方中多生用小量粉末吞服，掌握不好剂量易致中毒。孕妇、小儿及体虚者、心脏病、溃疡病患者忌服。

【现代研究】

（一）化学成分

云南昭通产雪上一枝蒿的块根含有 5 种生物碱：乌头碱、次乌头碱以及一枝蒿乙素、戊素和己素。云南东川产雪上一枝蒿的块根分得 5 种生物碱：一枝蒿甲素、乙素、丙素、丁素和庚素。

（二）药理作用

1. 抗炎、镇痛、解热作用　雪上一枝蒿速效止痛搽剂能明显抑制二甲苯所致小鼠耳廓炎性肿胀及醋酸引起的腹腔毛细血管通透性增加；能显著抑制醋酸所致的扭体反应，提高热板法小鼠痛阈，此作用在给药后 30 分钟即可明显并能维持至药后 60 分钟左右[1]。复方一枝蒿颗粒 0.8g、1.6g 和 3.2g/(kg·d)连续灌胃 3 天均可使三联疫苗致家兔发热体温降低[2]。

2. 抗菌作用　复方一枝蒿颗粒在小鼠体内抗菌以对肺炎球菌、乙型溶血链球菌作用最强，ED_{50} 分别为 1259.5mg/kg 和 1587.4mg/kg，对金黄色葡萄球菌 ED_{50} 为 2103.0mg/kg[2]。

3. 免疫促进作用　采用血清溶血素生成和淋巴细胞培养试验，复方一枝蒿颗粒在 62.5～500g/ml 浓度范围内促进 B 淋巴细胞增殖；2.0、4.0、8.0g/(kg·d)连续灌胃 8 天，3 个剂量均可促进小鼠血清溶血素的生成[2]。

（三）临床报道

1. 治疗腰椎间盘突出症　磁片止痛膏：雪上一枝蒿 30g、生川乌 15g、生草乌 15g、细辛 10g、延胡索 10g、牛膝 30g、川断 30g、骨碎补 24g、穿山甲 18g、樟脑 10g、威灵仙 20g、三七 18g、肉桂 24g、干姜 12g、黄丹 50g、麻油 500g。将上述药物放入麻油中浸泡 3 日，炸成焦黄，麻油和匀成膏。每张膏药净重 40g。待每次针刺完毕后，遂将磁片止痛膏加热，贴敷于椎间盘突出相应体表部位或痛点处。治疗腰椎间盘突出症 65 例，经 3 个疗程后，痊愈 31 例，显效 14 例，有效 11 例，无效 9 例，总有效率为 86.15%[3]。

2. 治疗外踝扭伤　治疗组：取穴阳陵泉、丘墟、申脉。行提插捻转插手法 10 秒有针感后，留针 40 分钟，加 TDP 照射 20 分钟。每日 1 次，10 次为 1 个疗程。起针后，选用 5ml 一次性注射器抽取雪上一枝蒿 2ml，阳陵泉注射 1ml，丘墟、申脉各注射 0.5ml，每日 1 次，10 次为 1 个疗程。对照组：局部涂祛伤消肿酊，每日 3 次，10 次为 1 个疗程。1 个疗程后统计疗效。两组各治疗 32 例，治疗组痊愈 20 例，好转 11 例，无效 1 例；对照组有效 4 例，好转 25 例，无效 3 例。两组痊愈率有显著性差异（$P<0.01$）[4]。

（四）不良反应

一枝蒿甲、乙、丁素盐酸盐皮下注射对小鼠的 LD_{50} 分别为（21.96±1.07）、（2.99±0.08）、（70.09±2.78）mg/kg。中毒症状与中毒救治参照“川乌”条。

参考文献

[1] 王璐，高菊珍，张红宇，等. 雪上一枝蒿速效止痛搽剂的抗炎镇痛作用研究[J]. 中药药理与临床，2005，21(4)：52-53.

[2] 陶海英，孙玉华，胡正梅，等. 复方一枝蒿颗粒的抗炎、抗菌作用和对免疫功能的影响[J]. 中药药理与临床，2007，23(2)：64-66.

[3] 王栋，丁新伟. 针刺配合磁片止痛膏贴敷治疗腰椎间盘突出症 65 例[J]. 中国实用医药，2008，3(7)：55.

[4] 陶琪彬. 针刺加穴位注射治疗外踝扭伤 32 例[J]. 上海针灸杂志，2005，24(3)：17.

丁公藤　Dinggongteng

【别名】包公藤（广州空军《常用中草药手册》）。

【来源】丁公藤，始载于（广州空军《常用中草药手册》）。为旋花科植物丁公藤 *Erycibe obtusifolia* Benth. 或光叶丁公藤 *E. schmidtii* Criab 的干燥藤茎。分布于广东等地。

【采收炮制】全年可采收，切段或片，晒干。

【商品规格】

按《中国药典》（2010 年版一部）规定：本品含水分不得过 12.0%；总灰分不得过 10.0%。

【药性】辛，温；有小毒。归肝、脾、胃经。

【功效】祛风除湿，消肿止痛。

【应用】

1. 风湿痹痛　本品辛散温通，善于祛风除湿，消肿止痛，故可用治风寒湿痹，肢节疼痛。可单用本品煎服，或配制成复方酒剂内服外擦。如冯了性风湿跌打药酒，即以本品为主药，配伍桂枝、川芎、五灵脂等药制成酒剂，内服外用，以治风寒湿痹，手足麻木，腰腿酸痛，跌打损伤，方见《中国药典》（1995 年版一部）。或配伍桂枝、羌活、当归、乳香等诸药，如《中国药物大全》（中药卷）丁公藤风湿药酒。

2. 跌打损伤，瘀滞肿痛　本品辛散温通，具有良好的消肿止痛作用，单用浸酒外擦或内服，也可与乳香、川芎、五灵脂、当归、桂枝、羌活等活血化瘀、温经止痛药同用，如冯了性风湿跌打药酒、丁公藤风湿药酒等。

【用法用量】内服煎汤 3～6g，或浸酒。外用：浸酒外搽。

【使用注意】本品有强烈的发汗作用，虚弱者慎用，孕妇忌服。

【现代研究】

(一) 化学成分

含有十六碳酸，β-谷甾醇，东莨菪素，绿原酸，胡萝卜苷，东莨菪素-7-葡萄糖苷及水溶性生物碱丁公藤丙素。

(二) 药理作用

1. 镇痛作用　用稀释的丁公藤注射液涂布于离体的牛蛙坐骨神经，可阻滞神经冲动的传导，对其镇痛机制还有待进一步研究[1]。有报道用丁公藤注射液治疗肾绞痛，镇痛效果明显[2]。

2. 抗炎作用　给大鼠腹腔注射丁公藤，发现东莨菪素对蛋清、组胺引起大鼠急性关节肿，对甲醛引起大鼠亚急性关节肿有抑制作用，能降低二甲苯引起毛细血管通透性的增加，对白细胞移行的抑制未见效果，对棉球引起结缔组织增生有抑制作用，有对抗组胺引起离体豚鼠回肠收缩的作用，对前列腺素合成酶有抑制作用，这些实验结果表明丁公藤中的东莨菪素具有抗炎作用[3]。

3. 对呼吸道免疫功能的影响　通过给大鼠吸入雾化丁公藤注射液，发现雾化的丁公藤注射液能明显提高大鼠的呼吸道 T 淋巴细胞数量和肺泡巨噬细胞吞噬功能。在全身性免疫方面，雾化的丁公藤注射液使大鼠血液中 T 淋巴细胞和脾脏特异性抗体形成细胞比率显著升高，这与皮下给药效果一致[4]。

4. 缩瞳和降眼压作用　丁公藤碱的缩瞳和降眼压作用强，丁公藤碱的缩瞳和降眼压作用主要通过 M_3 受体介导，其信号转导机制与环核苷酸系统相偶联，对兔有明显的缩瞳和降眼压作用，其作用强度随药物浓度的升高而加强，而 M_1～M_3 受体亚型拮抗剂均能拮抗丁公藤碱的缩瞳和降眼压作用[5]。丁公藤中的有效成分东莨菪素和东莨菪苷，具有明显的 M 胆碱样作用，有缩瞳和降低眼压的作用，滴眼后 3～4 小时达到作用高峰，作用时间可长达 8 小时左右[6,7]。

(三) 临床报道

1. 治疗孕产后类风湿关节炎　方药：制川乌 9g，丁公藤 15g，川芎 10g，豨莶草、炙黄芪各 30g，当归身、炒白芍、川断、桑寄生各 15g。随证加减，每日 1 剂，水煎服(先煎制川乌 2 小时，后入余药同煎)，2 个月为 1 个疗程。临床治愈 7 例，占 20.00%；有效 24 例，占 68.57%；无效 4 例，占 11.43%；总有效率 88.57%[8]。

2. 治疗痛风　采用中药三藤饮：丁公藤、当归、威灵仙、川牛膝、萆薢各 15g，鸡血藤、青风藤各 30g，炮山甲、炮附子(先煎)、桂枝、桃仁、苍术各 10g，生黄芪、生薏苡仁各 20g，生甘草 6g。随证加减，每日 1 剂，每剂煎 2 次，取汁 200ml，分早晚 2 次服，治疗 1 个月为 1 个疗程，一般治疗 2～3 个疗程。同时嘱患者控制进食含嘌呤较高的食物，禁酒等。治疗痛风 21 例，结果显示：显效 8 例，有效 10 例，无效 3 例，总有效率为 85.7%[9]。

(四) 不良反应

1. 毒性及症状　服丁公藤中毒会产生出汗不止、四肢麻痹症状。

2. 中毒救治　用甘草、蜜糖内服解毒，温水洗身。必要时输液补充液体。

参 考 文 献

[1] 叶文博，姜芳，丁韶萍，等. 丁公藤注射液对牛蛙坐骨神经结构和传导的影响[J]. 上海师范大学学

报:自然科学版,1999,28(1):82.

[2] 郭福丽.丁公藤注射液治疗肾绞痛[J].四川中医,1986(4):32.

[3] 朱惠兰,黄金城.丁公藤结晶(东莨菪素)抗炎作用[J].中草药,1984,15(10):30.

[4] 杨志平,宋志军,宁耀瑜,等.丁公藤注射液雾化吸入对大鼠呼吸道和全身免疫功能的影响[J].广西中医药,1998,21(5):15.

[5] 周燕文,李梅,赵素荣.丁公藤注射液在家兔体内的药代动力学研究[J].中国中药杂志,1997,22(3):179.

[6] 姚天荣,陈泽乃.包公藤的化学研究——Ⅰ.缩瞳有效成分包公藤甲素的分离和初步研究[J].药学学报,1979,14(12):731.

[7] 黄文勇,彭大伟,曾淑君,等.丁公藤碱对培养的人眼睫状肌细胞内的 Ca^{2+} 运动的影响[J].眼科学报,1999,15(4):212.

[8] 李振武.中药治疗孕产后类风湿性关节炎 35 例[J].实用中医药杂志,2004,20(5):240.

[9] 吴富成.三藤饮治疗痛风 21 例[J].实用中医药杂志,2000,16(5):11.

雷公藤 Leigongteng

【别名】黄藤根、黄药、水莽草、断肠草、南蛇根(《湖南药物志》),黄藤木(《广西药植名录》),山砒霜(《福建药物志》)。

【来源】雷公藤,始载于《中国药用植物志》。为卫矛科植物雷公藤 *Tripterygium wilfordii* Hook. f. 的根及根茎。分布于浙江、江西、安徽、湖南、广东、福建、云南、台湾等地。多为野生,也有栽培品种。

【采收炮制】夏、秋采收。因根皮部毒性较木质部大,有些地区将根皮剥净入药。

【药性】苦、辛,寒;有大毒。归肝、脾经,并可通行十二经。

【功效】祛风除湿,消肿止痛。

【应用】

1. 风湿顽痹　雷公藤苦寒清热力强,消肿止痛功效显著,治疗顽痹(症见关节红肿热痛,肿胀难消,晨僵,功能受限,甚至关节变形)有独特疗效,多与威灵仙、独活、秦艽、防己、黄柏等祛风湿清热药合用,入煎剂。但因起效缓慢,需连续服用半月以上方显疗效。又因久服雷公藤会克伐正气,故用雷公藤的方中又配伍黄芪、党参、枸杞、当归、鸡血藤等补气养血药。

2. 顽癣、皮炎、皮疹　雷公藤苦燥除湿,攻毒杀虫,故可用治皮肤病(症见皮肤变粗变厚,起白屑,瘙痒难忍),可单用煎服,或配伍防风、荆芥、白蒺藜、地肤子等祛风止痒药。

【用法用量】内服,煎剂,带皮全根每日 10～12g,去根皮仅留木质部分的根 15～25g,分 2～3 次口服。泡酒饮服应注意勿超量。外用适量,配成酊剂或软膏用。

【使用注意】以下情况的患者忌用雷公藤:①心、肝、肾有器质性损害、功能异常等;②有胃肠疾病;③有严重心律紊乱;④严重贫血;⑤孕妇及哺乳期妇女;⑥身体虚弱。本品忌与其他细胞毒药物、免疫抑制剂联合应用。

【现代研究】

(一) 化学成分

雷公藤含雷公藤定碱、雷公藤精碱、雷公藤春碱等生物碱;雷公藤甲素、雷公藤乙素、雷公藤酮、吸山海棠素、卫矛醇等成分。

(二) 药理作用

1. 抗肿瘤作用　雷公藤内酯的抗癌活性最强,在体内外均显示较强的抗肿瘤作用,是比较有前途的抗肿瘤药物[1]。雷公藤内酯在体内具较强的抑制人早幼粒白血病细胞、T细胞淋巴瘤和人肝细胞癌的生长，抑制乳腺癌和胃癌细胞系集落的形成，阻断多种器官在不同p53状态下肿瘤生长的作用[2]；雷公藤内酯抗肿瘤的作用机制涉及多个信号传导途径，如通过抑制细胞增殖[3]、诱导细胞凋亡[2]、抑制基质金属蛋白酶的表达、影响血管生成等[4]。

2. 免疫抑制作用　药理实验表明，雷公藤内酯具有显著的免疫抑制作用，明显抑制由伴刀豆球蛋白A(ConA)、脂多糖(LPS)等致有丝分裂原诱导的小鼠淋巴细胞增殖和同种异体淋巴混合细胞反应，而且对2,4-二硝基氟苯所诱导的小鼠迟发型超敏反应和多种细胞因子的表达也有很强的抑制作用[5]。其作用机制主要有抑制T细胞增殖或诱导T细胞凋亡、影响NF-κB活性[6]。

3. 抗炎作用　雷公藤内酯明显抑制因肿瘤坏死因子(TNF-α)刺激引起的类风湿关节炎滑膜成纤维细胞环氧化酶和诱生型一氧化氮合酶的表达及前列腺素E_2(PGE_2)等物质的生成，并与浓度呈正相关[7]，对渗出性和增殖性炎症也有良好的疗效。雷公藤内酯主要是抑制了T细胞的增殖和活化[8]，同时选择性地抑制IL-1、TNF-α，减少细胞因子的表达和分泌并且诱导淋巴细胞和滑膜细胞凋亡，达到减轻炎症的目的[3]。

4. 抗菌作用　雷公藤红素对金黄色葡萄球菌、分枝杆菌、枯草芽胞杆菌、无核杆菌均有明显抑制作用，对革兰阴性菌也有一定效果，对真菌尤其是皮肤白色念珠菌感染疗效特佳[9]。

5. 抗生育作用　雷公藤总苷能降低初级精母细胞核内DNA含量，作用部位涉及睾丸、附睾和精子，作用部位和病变程度与给药总量有关，最终亦可累及精原细胞[9]。

6. 对泌尿系统的影响　对体外培养的肾小球系膜细胞进行雷公藤干预实验，结果显示雷公藤不仅可以抑制肾小球系膜细胞的增殖，还能够抑制其分泌细胞外基质和转化生长因子-β(TGF-β)[10]。

(三) 临床报道

1. 治疗银屑病　雷公藤多苷片每次20mg，日3次，饭后服，显效后减为每次20mg，日2次，或10mg，日3次，连续服用6～9个月评价疗效。临床治愈5例，显效4例，有效1例。关节恢复正常活动8例，遗留畸形者有双膝关节固定1例，行路困难，但生活已可自理；左肩关节固定1例，活动受限[11]。

2. 治疗红斑狼疮　雷公藤片口服，2片/次，3次/日，皮损好转后减量。复方甘草酸苷片口服，每次75mg，3次/日，2周后逐渐减量。同时结合外用丁酸氢化可的松乳膏。疗程3个月，观察疗效。治疗期间注意事项：注意避免日光暴晒，忌用光敏性药物，忌食光敏性食物；避免过度劳累，避免上呼吸道感染及其他感染；注意加强营养及维生素的补充，增强机体抵抗力。基本痊愈9例，显效9例，好转6例，无效1例。总有效率为96%，显效以上占72%[12]。

3. 治疗肾炎、肾病综合征　用雷公藤多苷配合六味地黄汤加味治疗IgA肾病，兼湿热者加藿香、车前草、白茅根；兼瘀血者加生蒲黄、丹参、红花；肝郁气滞者选用柴胡、郁金、枳实、白芍；肉眼血尿者选用益母草、小蓟、三七粉；尿蛋白明显者选用荆芥、大黄、蝉蜕、芡实、玉米须。治疗IgA肾病35例，经治疗患者临床症状均消失或好转，完全缓解18例，显著缓解9例，好转6例，无效2例，总有效率94.3%[13]。

4. 治疗湿疹　雷公藤66μg，3次/日，甘草酸单钾盐片(甘草甜素片)150mg，3次/日，口服，外用1%达克罗宁乳膏或15%氧化锌软膏或青黑油(冰片2.0、黑豆油5.0、青黛10.0、氧化锌油加至100ml)。治疗400例,1周后瘙痒程度显著减轻,显示出好转迹象[14]。

5. 治疗斑秃　口服雷公藤片3～5片/次,每日3次,外搽5%苯酚水溶液,用药3个月,每月复诊1次。共治疗斑秃94例。疗程结束后,再随诊3个月,总有效率达82%[15]。

(四) 不良反应

1. 毒性　雷公藤多苷大剂量组(180mg/kg)给药1周,健康SD大鼠便可见活动减少、进食进水量明显减少,反应迟钝,呼吸浅快,体质量明显下降。雌性反应较重,几乎不进食,毛蓬松,活动明显减少,并有因恶病质衰竭而死亡者。雌性于第4周后,多数进食进水增加,其他一般状况良好;中剂量组(120mg/kg)、小剂量组(30mg/kg)雌性、雄性大鼠在全部实验过程中健康活泼,一般状况良好。大剂量组尸检脏器可见被膜下肝细胞明显水肿,体积增大,胞浆松化透明。大剂量结束时可见被膜下肝细胞肿胀,胞浆松化。二者均可见肾小管上皮细胞肿胀,管腔狭窄。脾脏B细胞区增生受抑,可见多核巨细胞,胸腺的皮质、髓质区淋巴细胞明显减少,余脏器未见明显病理改变。中剂量组除脾脏及胸腺改变同前外,其余脏器未见明显病理改变。小剂量组仅脾脏及胸腺改变同前,其余脏器未见明显病理改变[16]。

2. 中毒机理及症状　①消化系统:一般在用药后2～15日出现,表现为口干、恶心、呕吐、食欲不振、腹痛、腹泻、便秘等,患者多可耐受,停药后不良反应可消失。②生殖系统:影响女性卵巢功能,导致月经紊乱、减少、闭经,育龄妇女不孕;影响男性睾丸、精子发育,精子减少,致使生育能力下降;少儿可因药物致青春期性腺发育障碍,引起生殖器发育不良。③血液系统:雷公藤有骨髓抑制作用,可引起白细胞及血小板减少,严重者可发生粒细胞缺乏、贫血和再生障碍性贫血。④肝毒性:肝实质细胞损伤和坏死。多数患者服用雷公藤后会致转氨酶、总胆红素、直接胆红素升高。雷公藤的急性毒性和急性肝损伤密切相关。⑤肾毒性:出现肾肌酐清除率下降,较高剂量或长期服用雷公藤中毒的患者中有1/3可同时伴有肾损害,严重者可发生急性肾衰竭,导致死亡。雷公藤对肾的损害可能是雷公藤亚慢性中毒者的主要死亡原因[17-21]。

3. 中毒救治

(1) 用五子四物瓜石汤(瓜蒌、石斛、白芍、川芎、生地黄、当归、五味子、菟丝子、枸杞子、车前子、覆盆子)对抗雷公藤多苷所致的消化系统毒性,实验结果表明,五子四物瓜石汤可显著对抗雷公藤多苷这一不良反应,使大鼠进食量明显增加,体质量明显增长[22]。

(2) 各剂量中药复方滋补肝肾(以瓜蒌、石斛、白芍、川芍、生地黄、玄参、牛膝、五味子、菟丝子、枸杞子、车前子、覆盆子、益母草、泽兰、麦冬、当归组成的中药复方)均可对抗雷公藤多苷所致的大鼠子宫重量减轻、肌层变薄,同时均可不同程度地纠正雷公藤多苷导致的动情周期异常,说明中药复方对雌性大鼠生殖系统具有一定的保护和调节作用。而且,各剂量复方中药+雷公藤多苷组对大鼠卵巢的重量及形态也无明显影响[23]。

4. 应用剂量　临床应用雷公藤的剂量应以小剂量开始,大剂量服用则时间不宜太长。

参 考 文 献

[1] 刘媛,陈燕,张纯. 雷公藤内酯醇抗肿瘤作用机制[J]. 临床血液学杂志,2010,23(1):57-59.

[2] 张鹏宇,张瑞,王雅贤. 雷公藤内酯醇抗肿瘤分子机制研究进展[J]. 中医药学报,2009,37(3):79-82.

[3] 王国平,尹成进,欧阳曙明,等. 雷公藤内酯醇对人胃癌细胞SGC7901增殖及表达血管内皮生长因子的影响[J]. 实用医学杂志,2008,24(1):17-19.

[4] Chen WH, Chen Y, Cui GH, et al. Effect of TNF-alpha and curcumin on the expression of VEGF in Raji and U937 cells and on angiogenesis in ECR304 cells [J]. Chin Med J, 2005, 118(24): 2052-2057.

[5] Yang SX, Gao HL, Xie SS, et al. Immunosuppression of triptolide and its effect on skin allograft survival [J]. Int J Immunopharmacol, 1992, 14(6): 963.

[6] Zhu WB, He SM, Li Y, et al. Anti-angiogenic activity of triptolide in anaplastic thyroid carcinoma is mediated by targeting vascular endothelial and tumor cells [J]. Vascul Pharmacol, 2010, 52 (1/2): 46-54.

[7] 邵雪婷,冯磊,姚航平,等.雷公藤内酯醇抑制滑膜成纤维细胞 COX-2 和 iNOS 表达[J]. 2004, 33 (2): 160-165.

[8] Tao X, Schulze-Koops H, Ma L, et al. Effects of tripterygium wilfordii hook F extracts on induction to cyclooxygenase 2 activity and prostaglandin E2 production [J]. Arthritis Rheum, 1998, 41(4): 130.

[9] 汪群红,胡敏.雷公藤的药理作用与毒副作用[J].中国药业,2010,19(19):85-86.

[10] 陈志强,曹枫,黄怀鹏,等.雷公藤多苷对肾小球细胞外基质以及 TGF-β_1 的影响[J].中草药,2003,34(6):548.

[11] 谷雪虹,苗钢,龙振华.雷公藤多苷片治疗银屑病关节炎疗效分析[J].中华皮肤科杂志,2006,39 (3):173.

[12] 康瑞花,张国强,王曙霞,等.雷公藤联合复方甘草酸苷治疗盘状红斑狼疮疗效观察[J].河北医药,2008,30(8):1175-1176.

[13] 李帆.六味地黄汤合雷公藤多苷治疗 IgA 肾病 35 例[J].新中医,2001,12(3):46.

[14] 崔生海,李涛.雷公藤加甘草甜素片治疗湿疹皮炎类皮肤病 400 例临床分析[J].皮肤病与性病,2007,29(3):37-38.

[15] 周雅,范秀芝,姚林春,等.雷公藤片治疗 94 例斑秃疗效观察[J].新医学,2000,31(3):161-162.

[16] 张学梅,廉莲.复方雷公藤多苷的毒性研究[J].辽宁中医杂志,2005,32(7):719-720.

[17] 许杰州,曾庆余,黄少弼,等.雷公藤多苷片不良反应观察[J].中国临床医生,2001,29(6):47.

[18] 王冬阳.口服雷公藤煎剂致急性肾功能衰竭[J].江西医药,2002,37(4):274-275.

[19] 郭静波,薛刚,张丽芳,等.复方雷公藤酒剂治疗类风湿性关节炎的临床观察[J].河北中医,2003,25(3):170-172.

[20] 王启君.雷公藤多苷片结合中药辨证治疗红皮病型银屑病 32 例疗效观察[J].中国冶金工业医学杂志,2008,25(5):570.

[21] 林建峰,朱惠,郑幼兰,等.雷公藤内酚醇的局部刺激作用[J].中国临床药理学与治疗学,2000,5 (2):133-136.

[22] 杨静娴,韩国柱,徐红,等.五子四物瓜石汤对抗雷公藤多苷所致消化系统毒性的研究[J].中药药理与临床,2002,18(2):35-36.

[23] 梁文波,黄彩云,张学梅,等.中药复方对抗雷公藤多苷毒性的研究[J].中草药,1999,30(8):607-608.

蕲蛇 Qishe

（附：金钱白花蛇）

【别名】白花蛇(《开宝本草》),花蛇(《本草纲目》),五步蛇、百步蛇、盘蛇、五步跳、龙蛇(《中药大辞典》)。

【来源】蕲蛇为蝮蛇科动物五步蛇 *Agkistrodon acutus* (Guenther)除去内脏的全体。主产于湖北、浙江、江西、福建等地。为野生品种。

【采收炮制】夏、秋雨季捕捉,剖开蛇腹,除去内脏,洗净,以头为中心盘成圆形,用竹片固定,焙干,干燥后拆除竹片。炮制去头鳞、切成寸段。

【商品规格】商品统称大白花蛇，以条大、头尾齐全、花纹明显，腹内洁白，每条在100g以上者为佳。

【药性】甘、咸，温；有毒。归肝经。

【功效】祛风，通络，止痉。

【应用】

1. 风湿顽痹，肌肤麻木，筋脉拘挛　白花蛇具走窜之性，内通脏腑，外达肌肤，为祛风通络之要药。常配以防风、羌活、当归等祛风活血之品。历代多用本品制成药酒。如《濒湖集简方》中的白花蛇酒，以本品配伍全蝎、天麻、羌活、当归、芍药。也可单用白花蛇泡酒饮服之。

2. 中风，半身不遂，口眼㖞斜　可用本品搜风通络，并配黄芪、天麻、桂枝、当归、白芍、何首乌等，补气养血，祛风通络。

3. 痉挛抽搐，惊厥之证　本品有定惊止惊之功，既能祛外风又能息内风，对于小儿惊风、破伤风等证可用之，如《普济方》定命散，即以本品配伍乌梢蛇、蜈蚣等治疗角弓反张抽搐。

4. 皮肤顽癣、麻风、痒疹、瘰疬、梅毒、恶疮等　取蕲蛇以毒攻毒之意。验方有驱风散，即以本品同乌梢蛇、蝮蛇、雄黄、生大黄等配用之。《洁古家珍》中白花蛇散，治火风疠毒袭人，遍身疮癞，毛落眉脱者，用本品搜风解毒疗疮，配乌梢蛇、雄黄、大黄等药。治疗疥癣，本品可与天麻、荆芥、薄荷熬膏服，如《医垒元戎》驱风膏。若杨梅毒疮，鼻柱塌陷者，本品可与轻粉、朱砂、龟甲、露蜂房、穿山甲等药同用，如《本草纲目》俗传白花蛇丸。

【用法用量】内服煎汤3～9g；研粉吞服，每次1～1.5g；也可泡酒饮服。

【使用注意】阴虚内热者忌服。

【药论】

1.《开宝本草》："主中风湿痹不仁，筋脉拘急，口面㖞斜，半身不遂，骨节疼痛，脚弱不能久立，暴风瘙痒，大风疥癣。"

2.《本草纲目》："通治诸风，破伤风、小儿风热、急慢惊风搐搦，瘰疬漏疾，杨梅疮，痘疮倒陷。""白花蛇能透骨搜风，截惊定搐，为风痹、惊搐、癞癣恶疮要药。"

【现代研究】

（一）化学成分

蕲蛇头部毒腺含多量的血液毒，少量的神经毒，微量的溶血成分，及促进血液凝固成分。蛇体主含蛋白质、脂肪及氨基酸。

（二）药理作用

1. 抗凝作用　用蛇毒生理盐水溶液20mg/kg静脉注入家兔，可使全血凝固时间延长，以至于完全不凝固。血中纤维蛋白含量明显减少，鱼精蛋白附凝试验多数呈阳性以及血小板数目明显减少[1]。

2. 促纤溶活性作用　采用发色底物法（S_{2251}）测定内皮细胞培养液中组织型纤溶酶原激活剂（t-PA）及组织型纤溶酶原激活剂抑制物（PAI）的活性，ELISA法测定培养液中纤维蛋白降解产物的含量。蕲蛇酶使人脐静脉内皮细胞培养液中t-PA活性升高，t-PA/PAI比值升高，纤维蛋白降解产物明显增加[2]。

3. 减轻和预防对脑缺血再灌注损伤的影响　蕲蛇酶治疗高血糖大鼠右脑中动脉阻塞/再灌注（MCAO/R）的动物模损伤体积，在再灌注后明显减少（$P<0.05$），右脑半球脑血流

残留量(residual CBF)明显增多,动物死亡率明显降低。蕲蛇酶能改善高血糖大鼠 MCAO/R 模型脑组织的灌流,减少梗死面积,降低死亡率[3,4]。

4. 抗肿瘤及肿瘤转移作用 蕲蛇提取物对胶质细胞的细胞毒作用,蕲蛇组织提取物中的成分,对胶质细胞具有一定的抑制作用[5]。用尾静脉注射体外培养的黑色素瘤 B16 和肉瘤 S-180 细胞的小鼠肺转移模型,注射瘤细胞前后分别腹腔注射药物蕲蛇酶,20 天后处死小鼠,计数肺表面转移瘤结节数。结果蕲蛇酶剂量在 2～5AU/kg 腹腔注射能明显减少 B16 在 C57BL 小鼠及 S-180 在昆明鼠的肺转移结节数,但对转移瘤小鼠的生命无明显的延长作用。蕲蛇酶具有抗小鼠实验性肿瘤转移作用[6]。

(三) 临床报道

1. 治疗骨质增生 自拟"蕲蛇二乌汤":蕲蛇 10g、川乌 10g(先煎)、草乌 10g(先煎)、蜈蚣 3～5 条、当归尾 10g、鸡血藤 30g、桑寄生 12g、首乌 15g、甘草 3g,随证加减。每日 1 剂,每剂煎 2 次,上、下午饭后分服。7 剂为 1 个疗程,疗程间隔 3 日,服完 1 个疗程,87 例骨质增生患者中,显效 62 例,好转 23 例,无效 2 例,总有效率为 97.7%[7]。

2. 治疗高黏血症 蕲蛇酶注射液 0.75U,经皮试阴性后静滴,1 次/日,7 日为 1 个疗程。在应用蕲蛇酶治疗后,绝大多数患者临床症状均缓解。治疗前有头晕、头痛 22 例,治疗后 100%缓解;治疗前有胸闷、心绞痛 10 例,治疗后 8 例缓解;四肢发麻 5 例亦于治疗后缓解[8]。

3. 治疗不稳定型心绞痛 用蕲蛇酶 1.0～1.5U 加入静滴,1 日 1 次(qd),10 天为 1 个疗程,隔 3～5 天,可重复 1 个疗程,用蕲蛇酶前需行过敏试验。结果:共 34 例不稳定型心绞痛患者,显效 30 例(88.2%),有效 4 例(11.8%),无效 0 例,总有效率 100%[9]。

4. 治疗脑血栓 蕲蛇酶注射液 0.75U 皮试阴性后静脉滴注,每天 1 次,7 日为 1 个疗程,连续 2 个疗程。472 例脑血栓患者急性期临床治愈率为 93.3%,显效率为 99%,恢复期效率为 85.7%。低分子右旋糖酐加丹参组治疗临床治愈率为 37.5%,显效率为 46.8%,恢复期显效率为 15%。提示轻、中度患者急性期用蕲蛇酶疗效好,临床治愈率高,极少留下后遗症[10]。

(四) 不良反应

1. 毒性 蕲蛇的蛇毒对小鼠皮下注射的 LD_{50} 在 8.9mg/kg 以下。炮制去头后入药几乎无毒,现有低温干燥法加工的蛇粉,也可用活蛇浸酒服用。口服蕲蛇制剂未见有中毒报道。

2. 蕲蛇酶不良反应及处理

(1) 过敏:注射前必须做皮内敏感试验。

(2) 疼痛加重或疲乏:主要表现为患肢疼痛加重或肢软无力。原因是蕲蛇酶提高了神经的兴奋性所致或患者体质虚弱,对这些患者暂停蕲蛇酶,同时配合中药治疗,以益气活血之补阳还五汤加减,待其副作用消失后,仍可再用蕲蛇酶,疗效仍显。

(3) 皮肤瘙痒:可暂停药,用氯苯那敏(扑尔敏)或异丙嗪(非那根)抗过敏药配合消风散加减治之,待症状消失后,再启用蕲蛇酶。

(4) 出血:用药过程中部分患者可出现齿血、鼻衄、便血或全身皮肤散在小出血点。停药后,某些病例可自行缓解,若不能自行恢复的,可加用复方阿胶浆、维生素 B_6、利血生、鲨肝醇。[11]

参考文献

[1] 金莲花. 蕲蛇的药理作用与临床应用[J]. 现代医药卫生,2007,23(17):2620-2621.

[2] 许云禄,等. 蕲蛇酶对血管内皮细胞纤维蛋白溶解功能的影响[J]. 中国药理学通报,2003,19(7):814-818.

[3] 徐隽,等. 蕲蛇酶减轻大鼠局灶性脑缺血再灌注损伤的实验研究[J]. 中国临床药理学与治疗学,2004,9(3):294-298.

[4] 魏京娜,王晴川,刘广芬,等. 抗血栓药蕲蛇酶对高血糖大鼠脑中动脉缺血/再灌注后脑损伤的改善作用[J]. 海峡药学,2009,21(12):8-15.

[5] 谢欣,刘桂兰,梁良. 蕲蛇组织提取物抗肿瘤活性的初步探讨[J]. 大连民族学院学报,2005,7(1):93.

[6] 翁绳美,刘广芬,王晴川. 蕲蛇酶抗小鼠实验性肿瘤转移作用研究[J]. 蛇志,2000,12(3):5-6.

[7] 林文火,吴一飘. 蕲蛇二乌汤治疗骨质增生 87 例[J]. 福建中医药,2000,31(5):34.

[8] 李晓冰. 蕲蛇酶治疗高黏血症 26 例临床疗效分析[J]. 黑龙江医学,2007,31(8):606-607.

[9] 林兴三,毛祖湘,蒋秀珍. 蕲蛇酶治疗 34 例不稳定型心绞痛的临床疗效分析[J]. 现代诊断与治疗,2002,13(6):373-374.

[10] 巨雅平,牛超丽,张纪元,等. 蕲蛇酶注射液治疗血脂异常的临床研究[J]. 海峡药学,2003,15(2):61-62.

[11] 王青平. 蕲蛇酶的不良反应及其处理[J]. 贵阳中医学院学报,2002,24(4):61-62.

附：金钱白花蛇

金钱白花蛇始载于《饮片新参》,又名小白花蛇。为眼镜蛇科动物银环蛇 *Bungarus multicinctus* Blyth 的幼蛇去除内脏的全体。盘成圆形如金钱,故名金钱白花蛇。其药性、功用与蕲蛇基本相同而药力较强。用量 3～5g,大多研末服,每次 0.5～1g,或入酒剂、丸散。

乌梢蛇 Wushaoshe

（附：蛇蜕）

【别名】 乌蛇(《药性论》),剑脊乌梢(《本草衍义》),黑花蛇(《本草纲目》),青蛇(《现代实用中药》),剑脊蛇(《中药志》),黑乌鞘、三棱子(《四川中药志》)。

【来源】 为游蛇科动物乌梢蛇 *Zaocys dhumnades*(Cantor)除去内脏的干燥全体。分布于华东、华南、西南和湖南、湖北、山西、河北等地。为野生品种。

【采收炮制】 多于夏、秋之季捕捉,剖开蛇腹或先去蛇皮留头尾,除去内脏,盘成圆盘状,干燥。炮制去头及鳞片,切寸段。

【商品规格】 以头尾齐全,肉色黄白、体坚实者为佳。

【药性】 甘,平。归肝经。

【功效】 祛风,通络,止痉。

【应用】

1. 风湿顽痹　本品能搜风邪,透关节,通经络,用治风湿顽痹,麻木拘挛,手足缓弱,不能伸举,可配天南星、全蝎、白附子、羌活、白僵蚕、麻黄、防风、桂心等研粉制成丸药,方如《太平圣惠方》乌蛇丸。

2. 破伤风证　本品能祛风邪,定惊抽,止痉搐,用治破伤风,颈项紧硬,身体强直,可与白花蛇、蜈蚣为散,热酒调服,方如《圣济总录》定命散。

3. 干湿皮癣　本品能祛风燥湿,杀虫止痒,用治干湿皮癣,瘙痒难忍者,取乌梢蛇配荷叶、枳壳为散，蜜酒调服，方即《圣济总录》三味乌蛇散。

4. 麻风　本品能祛风杀虫，用治麻风病，可用乌梢蛇与防风、细辛、白花蛇、天麻、独活、肉桂、枳壳、苦参为散，炼蜜为丸，即为《太平圣惠方》乌蛇丸。

5. 面上疮及黑斑　乌梢蛇烧灰，研细如粉，以腊月猪脂调涂之。有一定美容作用。

6. 紫白癜风　本品能祛风行滞，可与熟地、天麻、牛膝、白蒺藜等养血祛风药同用，如《太平圣惠方》治紫白癜酒。

【用法用量】煎服6～12g，浸酒或焙干研末为丸散。外用烧灰调敷。

【鉴别用药】凡蛇类药性皆走窜，有祛风通络之功，病久邪深者宜之，其中以金钱白花蛇作用最强，蕲蛇次之，乌梢蛇又次之，金钱白花蛇效高价贵，多入丸散或浸酒服，乌梢蛇性缓无毒，煎剂常用，蕲蛇止痉力强，中风、破伤风、小儿惊风每多选用。金钱白花蛇、蕲蛇性偏温燥，易伤阴血，阴虚血少者慎用，每与养阴补血药同用以纠其偏。

【药论】

1.《开宝本草》："主诸风骚瘾疹，皮肤不仁，顽痹诸风。"

2.《本草从新》："功同白花蛇，无毒而力浅。"

【现代研究】

（一）化学成分

乌梢蛇中主要含果糖1,6-二磷酸酯酶，蛇肌醛缩酶，骨胶原，蛋白质，脂肪。

（二）药理作用

1. 抗炎作用　乌梢蛇水解液，中剂量、高剂量能降低大鼠胶原性关节炎的发病率、改善关节炎症状，低剂量无预防发病率和治疗作用[1]。用ELISA方法测定血清CIA大鼠中TNF-α、IL-1β、IL-4和IL-10的水平，结果显示乌梢蛇水解液能下调CIA大鼠血清中TNF-α水平，提高IL-10水平[2]。

2. 增强机体免疫功能　乌梢蛇血清能明显升高正常小鼠外周血白细胞数，尤其对环磷酰胺诱导的小鼠NK细胞活性下降有明显的恢复作用，提示乌梢蛇血清对机体免疫功能有正向调节作用[3]。

（三）临床报道

1. 治疗类风湿关节炎　乌梢蛇水解液治疗类风湿关节炎120例，将240例类风湿关节炎患者随机分为A、B两组，以双盲法给予乌梢蛇制剂或安慰剂治疗。结果：乌梢蛇水解液组总有效率为64.2%，显效率为16.7%，明显高于安慰剂组的38.3%、6.7%。其最适证型是痰瘀互结型[4]。

2. 治疗下肢深静脉血栓形成　方中用乌梢蛇10～15g煎服，水蛭6g研末冲服（勿加热焙干），辨证加味，30日为1个疗程。治疗1个疗程15例，治疗2个疗程9例，治疗3个疗程6例。治疗30例，临床治愈16例，显效8例，好转6例，总有效率100%[5]。

参考文献

[1] 沈杰，鲍建芳，张之澄，等. 乌梢蛇水解液对大鼠胶原性关节炎的防治作用[J]. 上海免疫学杂志，2002,22(4):257-259,229.

[2] 沈杰，鲍建芳，张之澧，等. 乌梢蛇水解液对炎性和抗炎性细胞因子的作用[J]. 临床内科杂志，2002,19(4):94-96.

[3] 方晓阳. 乌梢蛇血清对小鼠白细胞数和NK细胞活性的影响[J]. 安徽中医学院学报，2002,21(2):

40-41.

[4] 张芳,张之澧,沈杰,等.乌梢蛇水解液治疗类风湿性关节炎120例临床观察[J].上海中医药大学学报,2001,15(2):22-24.

[5] 王玉英,吕明伟,顾京荣.辨证加乌梢蛇水蛭治疗下肢深静脉血栓形成30例[J].山东中医杂志,2000,19(6):352-353.

附:蛇蜕

蛇蜕为游蛇科动物乌梢蛇 *Zaocys dhumades*(Cantor)或黑眉锦蛇 *Elaphe taeniurus* Cope、锦蛇 *E. carinata*(Guenther)等蜕下的表皮膜。始载于《神农本草经》,亦名"蛇退"或"蛇衣"、"龙衣"。春末夏初或冬初采集。除去泥沙,干燥,备用。药性:咸、甘,平。归肝经。功效:祛风,定惊,解毒,退翳。用于小儿惊风、抽搐、痉挛、角膜出翳、皮肤瘙痒、喉痹、疔肿、白癜风等症。用量1.5~3g,研末吞服0.3~0.6g。

木瓜 Mugua

【别名】木瓜实(《名医别录》),铁脚梨(《清异录》),秋木瓜(《滇南本草》),酸木瓜(《云南药用植物名目》)。

【来源】木瓜始载于《名医别录》,列为中品,历代本草均有收载。为蔷薇科落叶灌木植物贴梗海棠 *Chaenomeles speciosa*(Sweet)Nakai.的干燥近成熟果实。主产于四川、安徽、浙江、湖北等地。大多为栽培,野生较少。

【采收炮制】夏、秋二季果实绿黄时采收,置沸水中烫至外皮灰白色,对半纵剖,晒干切片。

炒木瓜:将木瓜片置锅内,用文火炒至微焦为度。

【商品规格】商品分为皱皮木瓜和光皮木瓜两种,以皱皮木瓜为主流商品。皱皮木瓜根据产地又分宣木瓜、川木瓜、资木瓜,均以质坚实、肉厚、紫红色、味酸者为佳。以安徽宣城产的木瓜称宣木瓜,质最优。

按《中国药典》(2010年版一部)规定:本品含水分不得过15.0%;总灰分不得过5.0%;按干燥品计算,含齐墩果酸($C_{30}H_{48}O_3$)和熊果酸($C_{30}H_{48}O_3$)的含量不得少于0.50%。

【药性】酸,温。归肝、脾经。

【功效】平肝舒筋,和胃化湿。

【应用】

1. 湿痹拘挛,足膝肿痛 本品味酸入肝经,有舒筋活络,除痹止痛之功,为治风湿痹痛的常用药。尤以湿痹,筋脉拘挛者更为适宜。可配防己、牛膝、威灵仙等。对于脚气筋肿足痛,属寒湿者,配吴茱萸、苏叶、槟榔等,即《证治准绳》鸡鸣散;属湿热者,配黄柏、薏苡仁、牛膝等。本品亦可用于食疗:将其煮烂,研作浆粥样,用裹痛处,冷即易,治脚膝筋急痛,如《食疗本草》方。

2. 吐泻转筋 本品以温香为用,化湿为功,入脾经,化中焦之湿而醒脾和中,脾得健运,则泄泻可止,胃得和降则呕吐自除。还能平肝舒筋活络而缓挛急。故治疗吐泻转筋常用之,可与蚕砂、薏苡仁、黄连、吴茱萸等同用,如《霍乱论》蚕矢汤。

3. 食积口干 本品酸而温,可平肝和胃,助胃之运化,故可配消食药用治食积消化不良;胃和则能生津,配乌梅、石斛等可治胃津不足,舌干口渴之症。

【用法用量】内服:6~9g,煎汤或入丸、散剂。外用:煎水熏洗。

【使用注意】本品酸收,内有郁热、小便短赤者忌用。

【药论】

1.《雷公炮炙论》:"调营气,助谷气。"

2.《名医别录》:“主湿痹邪气,霍乱大吐下,转筋不止。”

3.《汤液本草》:“去湿和胃。”

4.《本草拾遗》:“下冷气,强筋骨,消食,止水痢后渴不止,作饮服之。又脚气冲心,取一颗去子,煎服之,嫩者更佳。又止呕逆,心膈痰唾。”

5.《日华子本草》:“止吐泻奔豚及脚气水肿,冷热痢,心腹痛,疗渴。”

6.《本草纲目》:“木瓜所主霍乱吐利转筋、脚气,皆脾胃病。”

【现代研究】

(一) 化学成分

主要为酸类化合物:苹果酸、酒石酸、柠檬酸、抗坏血酸、反丁烯二酸、苹果酸钾盐及齐墩果酸,黄酮和鞣质等。

(二) 药理作用

1. 抗炎镇痛作用 木瓜提取物、木瓜总苷、木瓜苷(GCS)及木瓜籽等均有较好的抗炎镇痛效果。采用扭体法、热板法发现木瓜提取物对醋酸、温度所致小鼠疼痛有较好的镇痛作用,但对二甲苯所致小鼠耳肿胀消肿作用很弱[1]。木瓜总苷 120mg/kg、240mg/kg 对角叉菜胶诱导大鼠棉球肉芽肿均有抑制作用,分别在致炎后 5 小时、3 小时开始起效;有效部位疗效持续到致炎后 7 小时[2]。木瓜苷可减轻佐剂性关节炎(AA)大鼠关节肿胀、疼痛和多发性关节炎程度[3]。

2. 抑菌作用 木瓜汁和木瓜煎剂对肠道菌和葡萄球菌有明显抑菌作用。从木瓜水溶性部分中分离提取的木瓜酚经体外抑菌实验证明,其抑菌作用较为明显[4]。

3. 保肝作用 木瓜中齐墩果酸对 HBsAg 和 HBeAg 具有一定的抑制作用,对 HBsAg 的抑制率要明显高于 HBeAg 的抑制率[5]。对 CCl_4 引起的慢性肝损伤大鼠模型,灌胃给予不同剂量木瓜乙醇提取物。结果显示治疗组大鼠一般状态显著改善,ALT、AST、GGT、ALP 指标明显下降[6]。

4. 对机体免疫的影响 皱皮木瓜粗提物齐墩果酸、熊果酸可使移植性肿瘤 H22 小鼠迟发超敏反应增强;NK 细胞活性不明显;SOD 活性提高。说明了皱皮木瓜提取物在一定剂量下能增强荷瘤小鼠的体液免疫能力[7]。

5. 对免疫性关节炎大鼠血液流变性的影响 木瓜水煎剂 25g/kg 连续 8 天灌胃给药,能明显抑制小鼠脾指数,异常升高的全血浆黏度、红细胞的聚集性和纤维蛋白原含量;且具有对抗免疫性关节炎模型大鼠凝血时间缩短的作用[8]。

6. 对胃肠道平滑肌的作用 野木瓜注射液能明显抑制豚鼠和大鼠离体小肠平滑肌的活动,对乙酰胆碱引起的家兔离体小肠痉挛性收缩有很好的缓解作用;也能明显抑制家兔在体十二指肠的活动[9]。

(三) 临床报道

1. 治疗痛风 自拟葛蚕木瓜汤[葛根 25g,蚕砂 12g,木瓜 20g,薏仁、海风藤各 15g,桂枝、独活、土鳖虫、当归、秦艽各 10g,牛膝 9g,三七粉 6g(冲服)]水煎服,日 1 剂,分早、中、晚各 200ml 口服。一般服药 3 剂,红肿疼痛消失,服药 1 周后关节功能恢复正常;58 例患者中 50 例痊愈,5 例显效,有效 2 例,1 例中断治疗。总有效率 94.8%[10]。

2. 治疗不安腿综合征 静舒汤组成:木瓜、鸡血藤各 20g,白芍 30g,威灵仙、桂枝、甘草各 10g。水煎服,日 1 剂,早晚各服药 1 次。治愈 16 例,有效 14 例,无效 2 例,有效率为 94%[11]。

3. 治疗眼睑跳动症　木瓜牡蛎汤：木瓜 30g、牡蛎（先煎）30g。加水 500ml，煎取药汁 350ml，分 3 次口服，常规服用 1 周，用治 56 例眼睑跳动症，据统计总有效率达 98%[12]。

4. 治疗肝硬化腹水　木瓜益母草汤：木瓜、益母草、车前子各 20g，苍术 30g，柴胡、汉防己各 10g，甘草 6g，水煎服，日 1 剂。治疗组、对照组各 30 例，均用常规内科治疗，治疗组总缓解率为 76.20%，总有效率 90%；对照组总缓解率 50.33%，总有效率 73.30%。两组疗效比较有显著性差异（$P<0.05$）[13]。

5. 治疗糜烂性胃炎　以木瓜二粉汤为基础方：木瓜 20g、白及粉 3g（冲服）、三七粉 2g（冲服）、浙贝母 15g、赤芍 20g、白芷 15g、百合 15g、萆薢 15g、薏苡仁 30g、乌贼骨 15g、甘草 10g，根据临床症状分型加减治疗。以上方药，每日 1 剂，水煎 2 次，取汁 300ml，分早晚空腹口服西药组口服雷尼替丁胶囊 0.15g，每日 2 次。4 周为 1 个疗程，1 个疗程后观察疗效。治疗组 120 例，治愈 85 例，好转 28 例，无效 7 例，总有效率为 94.17%；对照组 58 例，治愈 24 例，好转 12 例，无效 22 例，总有效率为 62.07%。两组疗效有非常显著性差异（$P<0.01$）[14]。

6. 治疗肱骨外上髁炎　野木瓜注射液 1～2ml，在痛点最明显处为中心消毒，于中心点用 4 号半针头穿刺，遇骨质后缓慢注射，退出针头后，针眼用棉签压迫止血，稍加按摩确认针眼无渗血后，外用纱布稍加压包扎。7 天后重复治疗 1 次，共 2 次。3 个月后进行疗效评定，优 79 例，良 28 例，差 4 例，总有效率 96.4%[15]。

参考文献

[1] 柳蔚，杨兴海，钱京萍. 资木瓜乙醇提取物镇痛抗炎作用的实验研究[J]. 四川中医，2004，22(8)：7-8.

[2] 张玲玲，戴敏，沈玉先，等. 几种中成药有效部位抗炎作用的比较[J]. 安徽医科大学学报，2002，37(6)：423-425.

[3] 戴敏，魏伟，汪倪萍，等. 木瓜苷对佐剂性关节炎的治疗作用[J]. 中国药理学通报，2003，19(3)：340-343.

[4] 刘淑霞，刘淑琴，王士杰，等. 木瓜籽提取物抗感染镇痛活性研究[J]. 中国医药导报，2008，5(2)：13-15.

[5] 刘厚佳，胡晋红，孙莲娜，等. 木瓜中齐墩果酸抗乙型肝炎病毒研究[J]. 解放军药学学报，2002，18(5)：272-274.

[6] 王宏贤. 木瓜保肝降酶作用的实验研究[J]. 世界中西医结合杂志，2007，2(4)：213-214.

[7] 袁志超，汪芳安，王慧溪，等. 皱皮木瓜提取物增强体内免疫活性研究[J]. 武汉工业学院学报，2007，26(2)：22-25.

[8] 戴敏，魏伟，沈玉先，等. 木瓜总苷对免疫性关节炎大鼠血液流变性的影响[J]. 中国中医药信息杂志，2002，12(9)：20-21.

[9] 孙红英. 中药木瓜的本草与药理研究[J]. 中医学报，2010，25(147)：263-264.

[10] 辛军善. 自拟葛蚕木瓜汤治疗痛风 58 例[J]. 陕西中医，2010，31(6)：700-701.

[11] 王建立，孙春丽，吴雅男. 静舒汤加味治疗不安腿综合征 32 例[J]. 陕西中医，2010，31(1)：79.

[12] 唐曙. 木瓜牡蛎汤治疗眼睑跳动症[J]. 江苏中医药，2011，43(2)：15.

[13] 马安荣，张堆旺，冯仓怀. 木瓜益母草汤联合利尿剂治疗肝硬化腹水 80 例[J]. 陕西中医 2007，28(9)：1109.

[14] 马洪祥，陈玉良，祖素梅等. 木瓜二粉汤治疗糜烂性胃炎 120 例疗效观察[J]. 山西中医，1996，12(4)：2.

[15] 王霞,李岩. 野木瓜注射液痛点注射治疗肱骨外上髁炎疗效观察[J]. 中国社区医师,2011,13(10):200.

昆明山海棠　Kunmingshanhaitang

【别名】紫金皮《滇南本草》,大方藤、火把花、掉毛草、胖关藤(《云南中草药》),紫金藤,红毛山藤,粉背雷公藤,金刚藤,黄藤根,洋道藤,九团花,过山彪,山砒霜,杀虫药,断肠草,莫啊宰呢(哈尼语),车油根(苗族语),姑妹班(彝族语),火把草、断肠草(《本草纲目》)。

【来源】始载于《植物名实图考》。为卫矛科植物昆明山海棠 *Tripterygium hypoglaucum*(Levl.)Hutch. 的全株或根皮。产于云南、四川、贵州、广西、湖南、浙江、江西等地。为野生品种。

【采收炮制】全年可采,净制晒干用。

【药性】苦、涩,温;有剧毒。归脾、肾经。

【功效】续筋接骨,祛风除湿,祛瘀通络。

【应用】

1. 跌打损伤,瘀肿骨折　本品苦温,苦以消炎解毒、消肿止痛,温可活血通络、祛瘀;入肾经,可补骨续断生筋。故用治跌打损伤、瘀血肿痛、骨折筋伤等病症,可单用或配入复方使用。如《证治准绳·疡医》之紫金皮散,与天南星、半夏、川芎等同用;紫金膏方以芙蓉花叶及紫金皮生用,加入生地同捣贴敷或研末,以鸡子清入蜜少许和匀外敷,治诸伤损之赤肿焮热者。

2. 风湿痹痛　本品苦温燥湿,祛风通络,活血止痛,可疗风湿日久之关节肿痛麻痹,单味即效。

另《世医得效方》以本品配干姜、香附、青木香等,治水气肿满之证。

【用法用量】内服:根 9g 或全草 30g,泡酒 500g,每服 5ml,每日 2 次。外用:捣敷。因其对胃有刺激性,故以饭后服为宜。

【使用注意】孕妇及体弱者忌服。

【药论】

1.《云南中草药选》:"续筋接骨,祛瘀通络。治骨折、风湿疼痛、跌打损伤。"

2.《云南中草药》:"治骨折,掉毛草根皮三钱。泡酒 500g,日服 2 次,每次 5ml。""掉毛草,有剧毒,不可多服。中毒可用茶叶煎水服解救。"

【现代研究】

(一) 化学成分

昆明山海棠主要含生物碱和萜类成分。根中含雷公藤素甲、雷公藤素丙、雷公藤酮、雷公藤碱、雷公藤次碱、雷公藤吉碱、山海棠素等。近年从根中还分离到雷公藤内酯甲、乙、雷酚萜醇、山海棠萜酸及雷公藤三萜酸等成分;进一步分离得到 3 个乌索烷型五环三萜化合物、7 个齐墩果烷型三萜化合物及 3 个松香烷型二萜化合物。从其茎中分离得到雷酚二萜酸、雷公藤内酯甲、富马酸、雷酚萜醇(L-表儿茶素)[L-epicate-chin]。

(二) 药理作用

1. 免疫抑制、抗炎作用　昆明山海棠可抑制单核巨噬细胞分泌 IL-8、TNF-α 因子,干预血管内皮细胞表达细胞间黏附分子-1(ICAM-1)等多个环节来拮抗白细胞游走及浸润,减轻炎症病理反应。又能抑制血管内皮细胞表达 ICAM-1,干预白细胞与内皮细胞黏附,从而实现其抗炎作用[1,2]。TH胶囊能显著降低佐剂型关节炎大鼠血清中IL-1、TNF-α、IL-6、IL-8水平，使腹腔巨噬细胞分泌细胞因子(IL-1、TNF-α、IL-6、IL-8)的能力和脾淋巴细胞分泌IL-6、IL-8的能力显著受到抑制，关节液内炎症细胞因子水平明显下降[3]。昆明山海棠甲素能促进外周血CD_4^+ T细胞凋亡，也能诱导CD_8^+ T细胞凋亡[4]。采用免疫组织生化法对大鼠外周血及关节滑膜T细胞亚群CD_4^+和CD_8^+进行检测，发现经TH胶囊治疗后，可明显减少CD_4^+细胞数，降低CD_4^+/CD_8^+比值[5]。

2. 对细胞增殖及凋亡的作用　根部提取的单体成分THW-4能有效抑制体外培养的VSMC增殖，并具有浓度和时间依赖性；透镜及原位凋亡标记发现其具有诱导VSMC凋亡的作用，并使细胞周期阻滞在G_2/M期[6]。TH总生物碱可快速、有效抑制Jurkat T淋巴瘤细胞的生长，降低细胞活力，并可显著诱导各期相细胞发生凋亡[7]。

（三）临床报道

1. 治疗类风湿关节炎　治疗组昆明山海棠3片口服，每日3次，甲氨蝶呤7.5mg口服，每周1次。对照组口服甲氨蝶呤15mg，每周1次。疗程均24周。结果：治疗组40例，在6周、12周、24周时有效率分别为32.5%、62.5%和82.5%。而对照组32例分别为34.38%、65.63%和78.13%，两组疗效比较$P>0.05$，但治疗组在日常生活能力、关节肿胀指数、关节肿胀数、关节压痛数和双手平均握力等指标的改善优于对照组($P<0.05$)，不良反应发生率较对照组少($P<0.05$)[8]。

2. 治疗狼疮型肾炎　在肾上腺皮质激素及环磷酰胺冲击治疗，并用清热解毒、滋阴凉血的中药内服。在激素减量至每天30mg左右时，加用昆明山海棠片，每天3次，每次3～5片，根据患者情况适当增减，2个月为1个疗程，一般需用3～4个疗程。内服中药改为六味地黄丸，每日2次，每次9g。16例患者中完全缓解14例，2例明显好转[9]。

3. 治疗溃疡性结肠炎　A组、B组均予美沙拉嗪$4g \cdot d^{-1}$，分4次口服，B组加服昆明山海棠$0.9g \cdot d^{-1}$，分3次口服，疗程均为8周，治疗20例，显著效9例，有效8例，无效3例，总有效率为85%；A组20例中，显效8例，有效5例，无效7例，总有效率为65%。两组比较差异有统计学意义($P<0.05$)[10]。

（四）不良反应

1. 毒性及症状　雷公藤的LD_{50}为21.61g/kg，而昆明山海棠口服LD_{50}为70g(生药量)/kg，安全量为10g(生药量)/kg，说明昆明山海棠虽有一定毒性，但安全范围较大[11]。其毒副作用以消化道反应最常见，主要有恶心、呕吐、腹痛、腹泻、便秘、食欲不振；其次为皮肤黏膜出现皮疹以及色素沉着，此外对生殖系统也有影响，女性患者闭经、月经不调、不孕，男性患者精子少、精子活动率降低，对精原细胞分裂有抑制作用，从而导致各级生殖细胞减少或消失，停药半年以上可恢复，目前报道对后代不影响。其他副作用如白细胞下降，心、肝、肾、中枢神经系统损害。用药期间需注意性别、年龄、血常规和肝、肾功能。

2. 中毒救治　早期催吐洗胃；输液排毒；使用地塞美松(氟美松)等肾上腺皮质激素，同时肌注654-2；用甘露醇扩容利尿；纠正酸中毒；以毒毛旋花苷纠正心衰；有出血倾向则用氨甲苯酸(抗血纤溶芳酸)、维生素K_3，胃肠道出血，服云南白药或静滴西咪替丁(西咪替丁)等。并可用甘草绿豆汤(甘草15g、绿豆30g、茶叶30g、红糖15g)、清凉解毒饮(冰片3g、硼砂6g、甘草15g、绿豆30g)、疏风解毒饮(荆芥6g、防风9g、桔梗6g、连翘6g、羌活6g、棠木6g、甘草3g、薄荷6g)、杞木解毒饮(杞木树皮9g、红糖9g、茶叶6g)，煎服以解毒。

参考文献

[1] 万屏，肖农，朱明华，等. 昆明山海棠对人单核细胞 TNF-α、IL-8 及基因表达的影响[J]. 临床试验及研究，2002，33(1)：3-5.

[2] 万屏，王红兵，吕昭萍. 昆明山海棠对血管内皮细胞 ICAM-1 表达的影响[J]. 中国皮肤病学杂志，2001，15(4)：238-239.

[3] 唐瑛，王伟莉，郑有顺. 山海棠胶囊对大鼠佐剂性关节炎治疗作用的研究[J]. 中国中医骨伤科杂志，2000，8(6)：1-4.

[4] 林科雄，王长征，钱桂生. 雷公藤甲素对诱导 CD4、CD8 T 细胞凋亡的影响[J]. 第三军医大学学报，2000，22(2)：139-149.

[5] 唐瑛，陈大军，郑有顺. 昆明山海棠胶囊对大鼠佐剂性关节炎 T 淋巴细胞的影响[J]. 中国中医骨伤科杂志，2004，12(1)：7-9.

[6] 喻卓，孟磊，郭艳红，等. 昆明山海棠提取物对血管平滑肌细胞增殖及凋亡的影响[J]. 中国中西医结合杂志，2004，24(9)：827-830.

[7] 杨录军，敖琳，曹佳，等. 昆明山海棠碱诱导 Jurkat 淋巴瘤细胞株的细胞周期和凋亡时相的影响[J]. 第三军医大学学报，2003，25(17)：1505-1507.

[8] 范仰钢，李国华. 昆明山海棠联合甲氨蝶呤治疗老年起病类风湿关节炎[J]. 现代医药卫生，2006，22(4)：478-480.

[9] 王树才，闫承菊. 昆明山海棠与六味地黄丸合用治疗狼疮性肾炎的体会[J]. 辽宁医学杂志，2004，18(3)：167.

[10] 王龙，向永胜，蒋锐，等. 美沙拉嗪联合昆明山海棠对溃疡性结肠炎临床疗效观察[J]. 现代医学，2011，39(1)：79-81.

[11] 王正文. 大剂量口服昆明山海棠中毒死亡一例[J]. 中国皮肤病性病杂志，1994，8(2)：105.

第二节 祛风除湿清热药

本节所列药物的特性多为苦辛寒之性，具有祛风湿、清热通络之功，故主要治疗风湿热痹证。

秦艽 Qinjiao

【别名】秦胶(《本草经集注》)，秦札、秦纠(《新修本草》)，左秦艽(《张聿青医案》)，大艽左宁根(《青海药材》)，左扭(《河北药材》)，鸡腿艽、山大艽(《中药材手册》)，曲双(《中药志》)。

【来源】始载于《神农本草经》，列为中品，历代本草均有记载。为龙胆科植物秦艽 *Gentiana macrophylla* Pall.、麻花秦艽 *Gentiana straminea* Maxim.、粗茎秦艽 *Gentiana. crassicaulis* Duthie ex Burk. 或小秦艽 *G. dahurica* Fisch. 的干燥根。分布于甘肃、青海、四川、贵州、云南、西藏等地。为野生品种，也有栽培品种。

【采收炮制】春秋二季采挖，除去泥沙；秦艽及麻花秦艽晒软，堆置"发汗"至表面呈红黄色或灰黄色，摊开晒干，或不经"发汗"直接晒干；小秦艽趁鲜时搓去黑皮，晒干。炮制切厚片晒干入药。

【商品规格】商品有秦艽、麻花秦艽、小秦艽。按产地分西秦艽、川秦艽、山秦艽，一般认为西秦艽质佳。均以独根粗大、质实、色棕黄、气味浓者为佳。

按《中国药典》(2010年版一部)规定:本品含水分不得过9.0%;总灰分不得过8.0%;按干燥品计算,含龙胆苦苷($C_{16}H_{20}O_9$)和马前苷酸($C_{16}H_{24}O_{10}$)的总量不得少于2.5%。

【药性】 辛、苦,平。归胃、肝、胆经。

【功效】 祛风湿,清湿热,止痹痛,退虚热。

【应用】

1. 风湿痹痛,筋脉拘挛,骨节烦疼及手足不遂等　秦艽善祛风湿通络止痛,为治痹证常用药,风湿痹痛无问寒热新久,均可随证配伍应用。其性微寒,兼有清热作用,故痹证属热者尤为适宜,可配防己、赤芍、丹皮、络石藤、忍冬藤等;若痹证属寒者,须配羌活、独活、桂枝、附子等。若痹痛日久,肝肾两亏,气血不足,筋骨拘挛,关节屈伸不利者,配桑寄生、独活、杜仲等药,方如《备急千金要方》之独活寄生汤。

2. 中风不遂　本品能祛风邪,舒筋络,用治风中阳明,口眼㖞斜,言语不利,恶风恶寒者,可与升麻、葛根、防风、芍药等同用,如《卫生宝鉴》秦艽升麻汤;若血虚风中者,可与当归、熟地、白芍、川芎同用,如《不知医必要》秦艽汤;若舌强不语,半身不遂,属血弱不养筋者,可与防风、石膏、黄芩、生地、川芎、白芍、熟地等祛风清热、养血活筋药同用,如《素问病机气宜保命集》大秦艽汤。

3. 骨蒸潮热　秦艽能清热除蒸,为治阴虚骨蒸潮热的常用之品。每与青蒿、鳖甲、地骨皮、柴胡、知母等同用,如《卫生宝鉴》秦艽鳖甲散;虚劳潮热,咳嗽,盗汗不止,亦可借本品的清虚热之功,配柴胡、知母、甘草,方如《圣济总录》秦艽汤;肺痿劳咳,体虚自汗,秦艽配人参、鳖甲、柴胡、当归、地骨皮等,方如《杨氏家藏方》秦艽扶羸汤。小儿疳积发热,食减瘦弱,以本品常配胡黄连、使君子、槟榔、鸡内金等;《小儿药证直诀》载秦艽散,用秦艽、薄荷、甘草共为粗末,煎服,治小儿潮热、消瘦、食欲不振等。

4. 湿热黄疸　本品入阳明及肝经,能清肝胆湿热而退黄。常配茵陈蒿、栀子同用。《海上集验方》治黄疸,单用本品锉末,用酒绞汁服。孙思邈有用秦艽与牛乳同煮加芒硝服用治黄疸之方。

【用法用量】 煎服,3～10g。

【使用注意】 脾虚便溏者不宜用之。

【鉴别用药】 秦艽与龙胆二者来源接近,且功能都能除湿退热,湿热黄疸都可以应用。但秦艽性微寒而不燥,素有"风药中之润剂"之称,虽祛风除湿,但不损阴液,故多用于风湿痹痛与骨蒸潮热。妇人胎热,小儿疳热也可用之;龙胆大苦大寒,主泻肝经实火与下焦湿热,主治肝火目赤,头晕耳聋,肝热动风抽搐及湿热下注,阴肿,阴痒带下等症。

【药论】

1.《神农本草经》:"主寒热邪气,寒湿风痹,肢节痛,下水,利小便。"

2.《名医别录》:"疗风,无问久新,通身挛急。"

3.《药性论》:"利大小便,瘥五种黄疸,解酒毒,去头风。"

4.《本草纲目》:"手足不遂,黄疸烦渴之病须之,取其去阳明之湿热也。阳明有湿,则身体酸疼烦热,有热则日晡潮热骨蒸。"

【现代研究】

(一) 化学成分

秦艽含生物碱秦艽碱甲(即龙胆碱)、秦艽碱乙(即龙胆次碱)及秦艽碱丙。此外,还含龙胆苦苷、糖及挥发油。

（二）药理作用

1. 抗炎镇痛作用　野生和栽培秦艽水煎醇提液均能抑制二甲苯所致小鼠耳廓肿胀和小鼠棉球肉芽肿生长[1]。秦艽醇提液对二甲苯引起的小鼠耳廓肿胀、蛋清引起的小鼠足趾肿胀和冰醋酸所致小鼠腹腔毛细血管通透性增加有明显的对抗作用，说明秦艽醇提液对机体炎症有显著的抑制作用[2]。秦艽中龙胆苦苷对二甲苯所致小鼠耳廓肿胀、角叉菜胶和酵母多糖A所致大鼠足趾肿胀、冰醋酸所致小鼠腹腔毛细血管通透性和扭体反应增加有明显的抑制作用，但对制霉菌素所引起的大鼠足趾肿胀并无明显抑制作用[3]。甘肃秦艽提取物对大鼠佐剂性关节炎及足肿胀、耳部红斑、尾部结节具有明显的预防和治疗作用，其作用机制可能是甘肃秦艽提取物一方面直接抑制吞噬细胞产生释放前列腺素 E_2（PGE_2），另一方面还可抑制环氧化酶-2（COX-2）活性从而降低炎症部位 PGE_2 的合成释放[4]。秦艽提取物对浓氨水喷雾致小鼠咳嗽及二甲苯致小鼠耳廓肿胀有明显的抑制作用，可提高小鼠热板痛阈，且可增加小鼠气管内酚红排出量及排痰量[5]。秦艽醇提物能显著减轻佐剂性关节炎大鼠关节肿胀，降低关节炎指数，改善关节滑膜增生[6]。

2. 抗感染作用　秦艽所含龙胆苦苷能抑制二甲苯所致小鼠耳肿胀、醋酸引起的小鼠腹腔毛细血管通透性增加，对抗酵母多糖A、角叉菜胶所致的大鼠足跖肿胀，并有一定的剂量依赖关系，但对制霉菌素所致的炎症模型无明显的改善作用，表明龙胆苦苷对炎症早期渗出具有一定的抑制作用[7]。

3. 保护肝脏作用　秦艽中龙胆苦苷对化学性及免疫性肝损伤的保护作用，发现龙胆苦苷可明显降低 CCl_4 肝损伤小鼠血清丙氨酸氨基转移酶（ALT）、天门冬氨酸氨基转移酶（AST）含量，并且肝脏病理损害程度也有所减轻，对硫代乙胺（TAA）和D-氨基半乳糖（D-Gal）所致肝损伤也有明显的改善作用，其血清中ALT、AST含量呈现下降趋势，大鼠肝脏病理形态学变化减轻，还可降低豚鼠同种免疫性肝损伤引起的ALT、AST、乳酸脱氢酶（LDH）含量升高，防止肝细胞出现明显的变性、坏死。表明秦艽对肝损伤有一定的对抗作用[8]。大叶秦艽和麻花秦艽水煎液均可显著降低 CCl_4 所致小鼠急性肝损伤的血清肿瘤坏死因子-α（TNF-α）、ALT水平，升高白细胞介素-10（IL-10）的水平，表明秦艽可增强 CCl_4 损伤肝组织中IL-10的表达，IL-10是介导秦艽保肝效应的重要细胞因子[9]。

4. 对心脑血管作用　给家兔耳缘静脉注射秦艽水煎醇沉液2g/kg后，家兔血压下降，分别用阿托品、肾上腺素和氯化钙后再给秦艽，血压下降，心率也有不同程度的减慢[10]。参照Pulsinelli等的“四管闭塞法”造模方法制成家兔全脑缺血模型，实验开始前7日灌胃给秦艽水煎液，缺血5分钟后分别再灌注12、24、48小时，使用免疫组化技术检测家兔全脑缺血再灌注损伤模型双侧海马CA1区HSP70的表达，结果显示秦艽可以通过对HSP70表达的上调，达到对脑损伤的保护作用[11]。

5. 免疫抑制作用　秦艽醇提物可抑制小鼠脾脏淋巴细胞和胸腺淋巴细胞增殖，且对脾脏淋巴细胞增殖的抑制作用存在一定的量效关系，秦艽醇提物还可抑制COX-1和COX-2，且呈量效关系[12]。大叶秦艽石油醚部位（QS）、正丁醇部位（QZ）、水溶部位（QW）对福氏完全佐剂引起的局部炎症和免疫性炎症有抗感染作用，但作用强度不如雷公藤多苷；QZ体内对ConA诱导的大鼠脾T淋巴细胞增殖有抑制作用，而体外四种提取物对ConA诱导的脾T淋巴细胞增殖均呈现出抑制作用。表明正丁醇提取物有调节免疫作用[13]。

6. 对消化系统作用　给大鼠连续灌胃龙胆总苷，6日后禁食不禁水，12小时再灌胃给药1次，40分钟后灌胃给予半固体营养黑糊，20分钟后处死，计算小肠推进率，结果显示秦艽中龙胆总苷能显著提高半固体营养黑糊胃内排空率和小肠推进率。方法类似，将胃内容物倒入试管离心，取上清液计算每小时胃液量并测定胃液 pH 值、胃蛋白酶活性和胃蛋白酶排出量，结果表明龙胆总苷可促进胃液分泌、提高胃蛋白酶活性及增加胃蛋白酶排出量[14]。

7. 抗胃溃疡　藏药大叶秦艽乙醇提取物（石油醚脱脂）组分能明显缩小两种胃溃疡模型的溃疡面积，大、小剂量均有减少胃液总量分泌和胃蛋白总量分泌作用、减少胃液 H^+ 分泌作用趋势，但作用不强，说明其作用是增加保护因子与减少攻击因子共同作用的结果[15]。

8. 抗流感病毒作用　秦艽水提物和醇提物均可显著延长甲型流感病毒感染小鼠存活天数和存活率，可明显抑制甲型流感病毒感染小鼠的肺病变[16]。

9. 抗肿瘤作用　一定浓度的秦艽总苷对人肝癌细胞 SMMC-7721 有抑制增殖和诱导凋亡的作用[17]，对淋巴癌细胞 U937 有抑制增殖和诱导凋亡的作用[18]。长梗秦艽酮能够显著抑制人肝癌 BEL-7402 细胞、人宫颈癌 HeLa 细胞、人原位胰腺癌 BXPC-3 细胞和人胰腺导管上皮癌 PANC-1 细胞 4 种肿瘤细胞的生长，对肝癌 BEL-7402 细胞最敏感[19]。

（三）临床报道

1. 治疗肩周炎　采用自拟方秦艽木瓜酒[秦艽 10g，木瓜 20g，全蝎 2g，川草乌（各）10g，红花 8g，郁金、羌活、川芎各 10g，透骨草、鸡血藤各 30g]。苔黄，脉数者，郁金可加至 20g，同时可选加徐长卿 30g、忍冬藤 20g。以上药物浸入 60℃左右的粮食白酒 1000g 中，半月后即可服用。服法：每晚服用 10～30g。20 日为 1 个疗程，2 个疗程后，73 例患者总有效率达 90.41%[20]。

2. 治疗急性缺血性中风　大秦艽汤加减：秦艽 20g，川芎、当归、赤芍各 15g，桃仁、红花、郁金、菖蒲各 10g，防风、生地各 9g，羌活、黄芩各 8g。水煎服，每日 1 剂，15 日为 1 个疗程。两组均用西药治疗静滴曲克芦丁（维脑路通）注射液 400mg，各治疗急性缺血性中风 30 例，观察组总有效率 87%；对照组总有效率 57%，两组对照有显著性差异（$P<0.05$）[21]。

3. 治疗面神经炎　大秦艽汤合牵正散化裁：秦艽 3～15g、川芎 3～20g、当归 3～15g、防风 3～15g、羌活 3～10g、细辛 1～3g、白芷 3～15g、僵蚕 1～8g、独活 3～10g、全蝎 1～10g、白附子 2～15g、生甘草 2～10g，随证加减。服用方法：每日 1 剂，水煎，早晚分服，空腹。配合针灸，10 次为一疗程，治疗两个疗程后，56 例患者中，治愈 49 例，显效 3 例，有效 2 例，无效 2 例[22]。

4. 治疗阴虚型咳嗽　用秦艽鳖甲汤：秦艽、青蒿、当归、柴胡、百部各 10g，知母、地骨皮各 15g，鳖甲（先煎）20g。随证加减，每日 1 剂，分早晚 2 次温服。7 剂为 1 个疗程，2 个疗程后，50 例中痊愈 39 例，好转 9 例，无效 2 例[23]。

5. 治疗湿热内蕴型湿疹　复方秦艽丸（秦艽、苦参、乌蛇肉、防风、大黄、黄柏、白鲜皮）。每日 2 次，每次 1 丸（9g），早、晚水送服。对照组：盐酸西替利嗪每日 1 次，每次 10mg，睡前服用。两组患者皮损处均外涂丁酸氢化可的松软膏（尤卓尔），每日 2 次。两组均以 14 天为 1 个疗程，共观察 2 个疗程。治疗组 145 例，总有效率 82.1%，对照组 122 例，总有效率 78.7%，两组治疗效果相近，疗效无显著性差异（$P<0.005$）[24]。

（四）不良反应

秦艽碱甲小鼠灌胃及腹腔注射的 LD_{50} 分别为 486mg/kg 及 300mg/kg；大鼠一次灌服 420～520mg/kg、犬一次灌服 240mg/kg 或静脉注射 80mg/kg；猴、猫每日灌服 100mg/kg 连续 3 日，均无明显不良反应。以 50mg/kg、90mg/kg、120mg/kg 秦艽碱甲给大鼠腹腔注射，每日 1 次，连续 14 日，各组动物外观无改变，病理切片发现肾小球及肾小管内均有蛋白出现，部分动物有肺水肿现象。有报道4例风湿性关节炎患者口服秦艽碱甲100mg，日3次，先后均出现恶心、呕吐等反应。1例出现心悸及心率减慢，但很快恢复。

参考文献

[1] 高亦珑，白洁，孙丽琴，等. 宁夏栽培秦艽与野生秦艽镇痛抗炎作用的比较[J]. 宁夏医学院学报，2007，29(5)：457-459.

[2] 李庆. 秦艽醇提液的抗炎作用研究[J]. 中国实验方剂学杂志，2006，12(9)：63-64.

[3] 陈长勋，刘占文，孙峥嵘，等. 龙胆苦苷抗炎药理作用研究[J]. 中草药，2003，34(9)：814-816.

[4] 靳皓文，俞发荣. 甘肃秦艽提取物抗类风湿性关节炎作用及其机制探究[J]. 医药卫生，2006，35(2)：225-226.

[5] 杨建宏，王莉，马丰才，等. 秦艽提取物镇咳祛痰抗炎镇痛作用的实验研究[J]. 中药药理与临床，2010，26(1)：51-52.

[6] 杨桂枝，田汉文，杨琴，等. 秦艽对佐剂性关节炎大鼠滑膜的影响[J]. 中药药理与临床，2008，24(2)：50-52.

[7] 陈长勋，刘占文，孙峥嵘，等. 龙胆苦苷抗炎药理作用研究[J]. 中草药，2003，34(9)：814.

[8] 李艳秋，赵德化，潘伯荣，等. 龙胆苦苷抗鼠肝损伤的作用[J]. 第四军医大学学报，2001，22(18)：1645-1649.

[9] 苏晓聆，李福安，魏全嘉，等. 秦艽水煎液对小鼠急性肝损伤肿瘤坏死因子-α和白细胞介素-10表达的影响[J]. 时珍国医国药，2010，21(4)：827-828.

[10] 高兰月，高亦珑，赵淑红. 秦艽对心血管的作用及毒性研究[J]. 中国民族民间医药，2010，24(1)：24.

[11] 刘建红，李福安，李建华. 秦艽水煎液对家兔全脑缺血再灌注损伤模型HSP70表达的影响[J]. 青海医学院学报，2008，29(1)：29-32.

[12] 龙启才，邱建波. 威灵仙、秦艽、桑寄生醇提物体外对淋巴细胞和环氧酶的影响[J]. 中药药理与临床，2004，20(4)：26-27.

[13] 董建勇，李广远，李长天. 大叶秦艽抗炎、调节免疫有效部位的初步研究[J]. 甘肃中医学院学报，2006，23(1)：17-19.

[14] 侯洁文，姚烁，黄黎明，等. 秦艽地上部分中龙胆总苷对大鼠胃肠活动的影响[J]. 中药药理与临床，2007，23(5)：105-107.

[15] 孙芳云，张斌，刘庆山，等. 西藏地产藏药大叶秦艽的抗溃疡病作用研究[J]. 时珍国医国药，2006，17(3)：313.

[16] 李福安，李永平，童丽，等. 秦艽抗甲型流感病毒的药效学实验研究[J]. 世界科学技术——中医药现代化，2007，9(4)：41-44.

[17] 汪海英，童丽，李福安. 秦艽总苷对人肝癌细胞SMMC-7721体外作用的研究[J]. 时珍国医国药，2010，21(1)：53-55.

[18] 汪海英，袁冬萍，李福安. 秦艽总苷对人肝癌细胞等几种肿瘤细胞的体外作用[J]. 青海医学院学报，2009，30(3)：173-175.

[19] 章漳，段朝辉，丁侃，等. 长梗秦艽酮体外抗肿瘤活性及其作用机制探讨[J]. 中国药学杂志，2010，45(4)：259-263.

[20] 贺志强，刘利民. 秦艽木瓜酒佐针灸治疗肩周炎73例[J]. 内蒙古医学杂志，2000，32(3)：221.

[21] 屈小元，赵恒芳. 大秦艽汤加减治疗急性缺血性中风30例[J]. 陕西中医，2006，27(7)：807.

[22] 杨淑光，安正阳，范东明. 针药并用治疗面神经炎56例体会[J]. 针灸临床杂志，2002，18(7)：24.

[23] 刘晋秀. 秦艽鳖甲汤加减治疗阴虚型咳嗽50例临床分析[J]. 青海医药杂志，2008，38(2)：33.

[24] 王微,张磊.复方秦艽丸治疗湿热内蕴型湿疹临床观察[J].中国中西医结合皮肤性病学杂志,2005,4(2):103.

防己 Fangji

【别名】 解离(《神农本草经》),载君行(《本草蒙筌》),石解(《本草纲目》),汉防己(《儒门事亲》),瓜防己(《本草原始》),石蟾蜍(《中药大辞典》),长根金不换(海南)。

【来源】 防己,始载于《神农本草经》,列为上品,历代本草多有记载。为防己科多年生木质藤本植物粉防己 *Stephania tetrandra* S. Moore 的根。主产于浙江衢州、兰溪、武义、建德、金华,安徽安庆、徽州地区及南方各省。药材称粉防己,又称汉防己。为野生品种,也有栽培品种。

另外,马兜铃科多年生缠绕草本植物广防己 *Aristolochia fangchi* Y. C. Wu ex L. D Chow et S. M. Hwang 的根,药材称广防己,亦有称木防己。粉防己与广防己过去通称为“防己”。但由于“广防己”含马兜铃酸,具有肾毒性,为保证用药安全,国家已于2004年下文停用“广防己”药用标准,以粉防己代之。

【采收炮制】 秋、冬两季采挖,洗净,除去粗皮,须根,晒干,润透,切厚片,干燥入药。

【商品规格】 均以条匀、质坚实、粉性足者为佳;根壮、粉少、多筋者质次。

按《中国药典》(2010年版一部)规定:本品含水分不得过12.0%;总灰分不得过4.0%;按干燥品计算,含粉防己碱($C_{38}H_{42}N_2O_6$)和防己诺林碱($C_{37}H_{40}N_2O_6$)的总量不得少于1.6%。

【药性】 苦,寒。归膀胱、肺经。

【功效】 祛风止痛,利水消肿。

【应用】

1. 风湿痹痛 本品长于祛风除湿通络,故痹痛湿邪偏盛,肢体酸重,关节肿痛,活动不利者,每选为要药,可随证配伍,因其性寒,而尤宜于湿热痹痛。如痹痛属湿热偏胜者,常配滑石、薏苡仁、蚕砂、杏仁、连翘、山栀、半夏等,清热利湿,宣通经络,方如《温病条辨》宣痹汤。痹痛属寒湿偏胜者,配乌头、桂心、白术、生姜等以散寒除湿止痛,如《备急千金要方》防己汤。

2. 水肿,小便不利 本品苦寒降泄,善走下行,能清湿热,宣壅滞,通经脉,利小便,尤以泄下焦膀胱湿热见长。利水消肿适用于水肿、有汗、恶风、脉浮等风水证者,选用黄芪、白术、甘草等配伍,即《金匮要略》防己黄芪汤。若有四肢皮肤肿盛而不恶风者,可与黄芪、茯苓、桂枝为伍,即防己茯苓汤。若水肿腹满或伴喘咳,二便不利,形证俱实者,可配椒目、葶苈子、大黄以通便逐水,方如己椒苈黄丸。

3. 湿脚气,腿脚肿重 本品能祛风利湿止痛,用治脚气足胫肿痛、重着、麻木者,本品配吴茱萸、槟榔、木瓜等同用;《本草切要》治脚气肿痛方,则用本品配伍木瓜、桂枝、牛膝、枳壳等药。

【用法用量】 煎服,5~10g。

【使用注意】 本品因苦寒之性较强,易伤正气,胃弱阴虚及内无湿邪者慎用。

【鉴别用药】 汉防己、木防己虽非同科植物,但均有祛风湿,利水之功;汉防己偏于利水消肿,木防己偏于祛风湿止痛。临床上症偏于下部,湿重于风者,多用汉防己;症偏于上部,风重于湿者,多用木防己。

【药论】

1.《神农本草经》:"除邪,利大小便。"

2.《名医别录》:"疗水肿、风肿,去膀胱热。"

3.《本草纲目拾遗》:"汉防己主水气,木防己主风气,宣通。"

4.《本草求真》:"防己,辛苦大寒,性险而健,善走下行,长于除湿,通窍,利道,能泻下焦血分湿热及疗风水要药,故凡水湿喘嗽,……脚气水肿,风肿,疮肿,恶疮及湿热流入十二经,以致二阴不通者,皆可用此调治。"

【现代研究】

(一)化学成分

粉防己根含生物碱约1.2%,其中有汉防己碱(汉防己甲素)、防己醇灵碱(汉防己乙素)、轮环藤酚碱、氧防己碱、防己斯任碱、小檗胺、2,2'-*N*,*N*-二氯甲基粉防己碱等,还含有黄酮苷、酚类、有机酸、挥发油等。

(二)药理作用

1. 镇痛作用 观察川乌、防己配伍前后对家兔、小鼠痛阈的影响。结果在3小时之内各给药组均显示有明显的镇痛作用,川乌、防己配伍组和川乌组作用较强;3小时后,川乌、防己配伍组镇痛作用继续增强,并持续较高水平[1]。

2. 利尿作用 采用大鼠代谢笼法,观察广防己和粉防己对正常大鼠尿量和尿液电解质的影响以及与肾功能相关指标的变化,比较二者利尿效应及产生肾毒性情况。结果广防己、粉防己各组在给药第3、5天,广防己高、中剂量组在0~2小时时间段及24小时总尿量显著增加;广防己、粉防己各剂量组大鼠尿液中Na^+、K^+、Cl^-浓度及尿渗量(Uosm)与对照组比较未出现明显差异;广防己各剂量组尿素氮(BUN)均显著升高,中、低剂量组尿液肌酐(CR)升高,高剂量、中剂量组均能增加尿液中β_2-微球蛋白的表达[2]。

3. 抗癌作用 将人鼻咽癌细胞株CNE分为不同浓度Tet处理组,并设立对照组。采用四甲基偶氮唑蓝(MTT)法观察Tet对人鼻咽癌细胞株CNE体外生长的抑制作用;采用透射电镜、琼脂糖凝胶电泳技术、流式细胞术Annenxin V/PI EGFP观察Tet对人鼻咽癌细胞株CNE凋亡的影响;采用逆转录-聚合酶链反应技术(RT-PCR)观察Tet对人鼻咽癌细胞株CNE凋亡相关基因mRNA表达的影响。Tet可抑制癌细胞生长,促进癌细胞凋亡[3]。

4. 抗肝纤维化作用 四氯化碳(CCh)造成肝纤维化Wistar大鼠模型,模型组外观肝脏缩小、黯红色,无光泽,质地较硬,表面有小结节状不光滑表面;光镜观察肝内纤维间隔增宽,正常肝小叶结构消失,假小叶开始形成,炎性细胞浸润,HSC增生减少,基质以Ⅰ型胶原为主。而复方汉防己冲剂组整个实验过程肝脏外观及病理检查均无异常变化[4]。

(三)临床报道

1. 治疗充血性心力衰竭 加用加减木防己汤:汉防己15g、红参10g(另煎兑服)或党参15g、黄芪30~60g、桂枝6~10g、茯苓30g、芒硝6~9g(溶化)、水蛭粉3g(冲服)、黄连10g、葶苈子15~30g。配合吸氧、洋地黄制剂、ACEI,感染重者适当应用抗生素,水肿甚者间断应用利尿剂等治疗不变的情况下,平均观察时间为28日。经过一个阶段的治疗,全部患者心功能提高在一级以上,其中提高两级以上者25例(55.6%)。从中医辨证分型看,属气阴两虚血瘀水停。治疗前后心功能测定EF、SV、CO有明显改善($P<0.01$,$P<0.05$,$P<0.01$),治疗前后血浆血管紧张素Ⅱ(ANGⅡ)、醛固酮(ALD)差异显著($P<0.05$),与对照组比较血浆心钠素(ANF)、血管紧张素Ⅱ(ANGⅡ)差异显著($P<0.01$)[5]。

2. 治疗慢性肾炎 采用防己黄芪汤加味(防己 15g、黄芪 30g、白术 15g、薏苡仁 30g、山药 30g、牛膝 15g、益母草 30g、枸杞子 15g),随证加减,结果 32 例中,治愈 12 例,好转 17 例,无效 3 例,总有效率为 90.6%。并对治愈及好转的病例 1 年后复查,未再复发或加重[6]。

3. 治疗痛风性关节炎 给予加减木防己汤,药用防己 15g、生石膏 30~60g、桂枝 12g、海桐皮 12g、薏苡仁 30g、通草 10g、滑石 15g、杏仁 10g、姜黄 10g。每天 1 剂,水煎服。10 天为 1 个疗程。本组 40 例,服药最少 7 剂,最多 40 剂,平均 20 剂。结果 27 例治愈,11 例好转,2 例无效[7]。

4. 治疗单纯性收缩压升高 以木防己汤(木防己、茯苓各 12g,石膏 30g,桂枝、党参、瓜蒌、薤白各 10g,红藤 15g)随证加减,6 天为 1 个疗程,2 个疗程为一个完整的观察周期。结果:治愈 45 例,有效 3 例,无效 2 例,总有效率 96%[8]。

5. 治疗肝硬化腹水 治疗组给予苍牛防己汤方(苍术、怀牛膝各 15g,防己 10g,黄芪、大腹皮、白术各 30g,甘草 5g),随证加减。对照组给予安慰中药汤剂内服。2 组均观察 2 周,结果总有效率治疗组为 95.0%,对照组 76.67%,两组比较,差异有非常显著性意义($P<0.01$)[9]。

6. 改善血管性痴呆患者认知 患者分为治疗组和对照组。两组中均采用基础疗法[均予抗血小板聚集,控制血压、血糖、血脂达标;并予改善认知的药物奥拉西坦 0.4g,每天 3 次;配合电针治疗(取穴:百会、内关、足三里、三阴交等),日 1 次,留针 30 分钟;认知及语言康复锻炼]治疗。治疗组再加服防己地黄汤(防己 24g、生地黄 90g、甘草 30g、防风 24g、桂枝 12g),水煎服,日 1 剂。共观察 3 个月。两组患者治疗后 MMSE 积分值均较治疗前有所提高,但防己地黄汤治疗组积分显著高于对照组($P<0.05$)[10]。

参考文献

[1] 李晓丽,张少华,秦林,等. 川乌与防己配伍镇痛作用的实验研究[J]. 中国中西医结合杂志,2000,20(3):202-204.

[2] 张良,江振洲,卞勇,等. 中药广防己与粉防己总提取物利尿效应及肾毒性比较研究[J]. 安徽医药,2009,13(12):1471-1473.

[3] 邓雨霞,孙新臣. 粉防己碱对人鼻咽癌细胞株 CNE 增殖抑制和凋亡作用的研究[J]. 医学研究生学报,2007,20(4):360-365.

[4] 权启镇,等. 复方汉防己冲剂抗肝纤维化的实验研究[J]. 中国肝脏病杂志,2007,15(11):873-874.

[5] 齐文升,傅亚龙,宋庆桥. 加减木防己汤合西药治疗充血性心力衰竭 45 例观察[J]. 中国中医急症,2001,10(1):18.

[6] 文继红. 防己黄芪汤加味治疗慢性肾炎 32 例[J]. 云南中医中药杂志,2002,23(3):8-9.

[7] 黄德军. 加减木防己汤治疗痛风性关节炎 40 例报告[J]. 中医正骨,2006,18(4):63.

[8] 朱西杰. 木防己汤加减治疗单纯性收缩压升高 50 例临床分析[J]. 四川中医,2004,22(12):43-44.

[9] 萧焕明,池晓玲,蒋俊民. 苍牛防己汤加减治疗肝硬化腹水 60 例疗效观察[J]. 新中医,2007,39(12):82.

[10] 何莉娜,刘燕婉,颜志刚,等. 防己地黄汤对改善血管性痴呆患者认知的临床研究[J]. 四川中医,2011,29(5):65-66.

桑枝 Sangzhi

【别名】桑条(《本草图经》)。

【来源】桑枝,始载于《本草图经》。为桑科植物 *Morus alba* L. 的嫩枝。全国大部分地区均产。为野生品种。

【采收炮制】 春末夏初采收，去叶，晒干，或趁鲜切片，晒干。生用入药。炒桑枝，清炒至微黄色。

【商品规格】

按《中国药典》（2010年版一部）规定：本品含水分不得过11.0%；总灰分不得过4.0%。

【药性】 微苦，平。归肝经。

【功效】 祛风湿，利关节。

【应用】

风湿痹痛：本品性平，善达四肢经络，通利关节，痹证无问新久，寒热、筋脉拘挛、关节不利或肢体麻木者，均可用之。习惯尤用于上肢痹痛者，如《普济本事方》单用以治风热臂痛。《景岳全书》桑枝膏亦是用本品熬膏服。但单用本品药力较弱，每与其他祛风通络药同用。偏寒者配桂枝、威灵仙；偏热者配络石藤、忍冬藤；偏气血虚者配黄芪、鸡血藤、当归等。对于中风半身不遂，口眼㖞斜，亦可随症配伍应用。

此外，本品兼能行水消肿，也可用治水肿脚气，如《圣济总录》单用本品炒香，水煎服。

【用法用量】 水煎服，9～15g。

【鉴别用药】 桑枝与桂枝，二者均能通络，而桑枝以祛风除湿通络，桂枝以温阳通络，对于上肢风湿痹痛常相须为用。但前者性平，宜用于风湿热证，桂枝辛温，偏治寒痹，且温经通阳之用甚广。

【药论】

1.《本草图经》："主遍体风痒干燥，水气，脚气，风气，四肢拘挛。"

2.《本草纲目》："利关节，除风寒湿痹诸痛。"

3.《本草撮要》："桑枝，功专风湿拘挛，得桂枝治肩臂痹痛，得槐枝、柳枝、桃枝洗遍身痒。"

【现代研究】

（一）化学成分

本品含鞣质、糖分以及黄酮成分桑素、桑色烯、环桑素等。近来从桑枝水提物中分得4个多羟基生物碱及2个氨基酸（γ-氨基丁酸和L-天门冬氨酸）。

（二）药理作用

1. 抗炎作用　桑枝95%乙醇提取物的乳剂能显著抑制二甲苯性小鼠耳肿胀、醋酸致小鼠腹腔血管内染料的渗出，显著拮抗鸡蛋清致小鼠足跖肿胀和滤纸片所诱导的肉芽组织增生，但试验结果表明并非其抗炎作用随剂量的增大而加强[1]。

2. 抗氧化作用　桑枝黄酮类小分子化合物具有强抗氧化性，不仅可清除体内氧自由基，还能清除酶类所不能清除的羟自由基和脂类有机自由基。黄酮类化合物所含的酚羟基能与自由基反应形成稳定的半醌式自由基结构而起到抗氧化的作用，黄酮类化合物的含量与抗氧化作用呈正相关。当测定在浓度为5μg/ml时，从桑枝中提取的黄酮类化合物对氧离子自由基清除率分别为68.5%、83.1%、56.8%，其清除作用比芦丁（芸香苷）强[2]。

3. 降糖作用　在高糖环境中，桑枝可使培养液中HepG2的HepG2葡萄糖消耗有协同增强作用。促进外周组织特别是肝脏的葡萄糖代谢、提高肝细胞对胰岛素的敏感性可能是桑枝防治糖尿病作用的机理之一[3]。给四氧嘧啶高血糖大鼠连续口服桑枝水提物15日，发现其食物和水摄取量、空腹和非禁食血糖、血果糖氨及尿糖等高血糖综合征指标均明显降低，血脂得到调节，糖尿病肾病得到改善，说明桑枝可能对糖尿病及其并发症有一定的治疗作用[4]。

4. 降血脂　桑枝提取产物给小鼠灌胃治疗后，血清中的总胆固醇和甘油三酯水平均有差异，其中以95%的乙醇做溶剂的桑枝提取产物使小鼠血清总胆固醇水平和甘油三酯水平与阳性组比较差异极显著[5]。

5. 提高机体免疫功能　应用两种免疫功能测试模型对桑枝增强小鼠自身的免疫功能进行试验观察，桑枝能显著加快小鼠网状内皮细胞对体内碳粒的吞噬速度，增强机体非特异性免疫功能，对2,4-二硝基氟苯所致的小鼠迟发型变态反应有明显的增强作用。表明桑枝对机体免疫功能有较强的增强作用[6]。

（三）临床报道

1. 治疗神经根型颈椎病　葛根桑枝汤：桑枝50g，葛根20g，桂枝、白芍、延胡索、当归各15g，鸡血藤20g，细辛5g，甘草6g。手臂麻痛重者桑枝用量可至60～70g，年老和体质较弱者可用熟地、黄芪；体质偏寒性者改桂枝为肉桂另加一片姜黄，若痰湿者加法夏。每天1剂，取汁200ml分2次服用，药渣翻煎，以毛巾热敷颈项肩部。2周为1个疗程，2个疗程后停用3～5日继续服用，症状消失继续服用1个疗程。治愈34例，显效37例，好转11例，差4例，总有效率为95.35%[7]。

2. 防治Ⅱ区屈指肌腱术后粘连　桑枝50g，威灵仙、片姜黄各25g，当归、川芎、延胡、制香附、伸筋草各12g，海桐皮、赤芍、木瓜、制乳香各10g。中药治疗在术后1周，局部肿胀渐退后开始予上方常规煎服。术后2周可视伤口愈合情况而予以外洗治疗，用上方加透骨草15g，没药、川椒各10g，每日1剂煎汤熏洗，每剂2次，每次15～30分钟。以上内服及外洗治疗均应持续4～6周。其有效率达86%[8]。

3. 治疗肩周炎　加味身痛逐瘀汤：桑枝100g、片姜黄10g、秦艽15g、川芎10g、桃仁10g、红花10g、甘草6g、羌活10g、没药12g、五灵脂10g、香附10g、牛膝15g、地龙10g、当归10g、桂枝30g、石膏30g。煎服法：取水2500ml先煎桑枝至1500ml后取出桑枝，将石膏入汤先煎30分钟，再入余药煎30分钟。日1剂，分2次煎服。随证加减。共治疗肩周炎126例，经治2～3个疗程，痊愈93例，好转27例，无效6例。总有效率95.2%[9]。

4. 治疗小儿生长痛　桑枝、薏苡仁、银花藤、络石藤、伸筋草各10～15g，赤芍、菊花、蚕砂各5～10g，甘草3～5g。随证加减。水煎服，每日1剂，7剂为1个疗程。所有病例全部治愈，服药5剂后疼痛消失19例，服药7剂后疼痛消失8例，疼痛明显减轻8例。跟踪随访12例，5～6个月后有轻微疼痛发作5例，继服7剂后疼痛消失，未再复发[10]。

5. 治疗尿路结石　桑枝四金饮：桑枝30g、金钱草30g、海金沙20g、石韦18g、郁金18g、白芍24g、太子参24g、寄生24g、川断24g、鸡内金15g。治疗组40例用桑枝四金饮子午流注给药，对照组Ⅰ 40例以石淋通颗粒子午流注给药，对照组Ⅱ 20例以石淋通颗粒常规给药。结果：治疗组总有效率85%，对照组Ⅰ总有效率62.5%，对照组Ⅱ总有效率50%[11]。

参考文献

[1] 刘明月，牟英，李善福，等. 桑枝95%乙醇提取物抗炎作用的试验研究[J]. 山西中医学院学报，2003，4(2)：13-14.

[2] 吴石磊，徐立，王茜龄，等. 桑树中抗氧化物质的研究进展[J]. 蚕学通讯，2008，28(2)：22-26.

[3] 汪宁，朱荃，周义维. 桑枝、桑白皮体外降糖作用研究[J]. 中药药理与临床，2005，21(6)：35-36.

[4] 叶菲,申竹芳,乔凤霞,等.中药桑枝提取物对大鼠糖尿病并发症的实验治疗作用[J].药学学报,2002,37(2):108-112.

[5] 吴娱明,邹宇晓,廖森泰,等.桑枝提取物对实验高血脂症小鼠的降血脂作用初步研究[J].蚕业科学,2005,31(3):348-350.

[6] 邬灏,卢笑丛,王有为.桑枝多糖分离纯化及其免疫作用的初步研究[J].武汉植物学研究,2005,23(1):81-84.

[7] 罗英,李运涛.重用桑枝加葛根汤治疗神经根型颈椎病 86 例[J].临床和实验医学杂志,2008,7(8):144.

[8] 成羿,黄海,倪飞,等.威灵桑枝姜黄汤熏洗防治Ⅱ区屈指肌腱术后粘连[J].中国民间疗法,2001,9(1):47-48.

[9] 敖绍勇,陈卫东,吴正平.加味身痛逐瘀汤治疗肩周炎 126 例[J].江西中医药,2006,37(9):34-35.

[10] 付丽,杨海成.中医药治疗小儿生长痛 35 例[J].长春中医药大学学报,2009,25(2):261.

[11] 林华,施小敏,邱明权,等.桑枝四金饮子午流注给药治疗尿路结石临床研究[J].医学信息,2010,5(10):2803-2804.

豨莶草 Xixiancao

【别名】莶草(《海上方》),希仙虎莶(《本草纲目》),风湿草(《上海常用中草药》),大叶草(《中药材手册》)。

【来源】豨莶草始载于《新修本草》。为菊科植物豨莶 *Siegesbeckia orientalis* L.、腺梗豨莶 *Siegesbeckia pubescens* Makino 或毛梗豨莶 *Siegesbeckia glabrescens* Makino 的干燥地上部分,全国大部分地区均产。为野生品种,也有栽培品种。

【采收炮制】夏、秋二季花开前及花期均可采割,除去杂质,切段晒干入药。生用,或加黄酒蒸熟用。

【商品规格】统货,以叶多、枝嫩、色深绿者为佳。

按《中国药典》(2010 年版一部)规定:本品含水分不得过 15.0%;总灰分不得过 12.0%;按干燥品计算,含奇壬醇($C_{20}H_{34}O_4$)不得少于 0.050%。

【药性】辛、苦,寒。归肝、肾经。

【功效】祛风湿,利关节,解毒。

【应用】

1. 风湿痹痛,筋骨不利,半身不遂　本品辛散苦燥,善祛筋骨间风湿。生用性寒,宜于痹痛偏于湿热者,酒拌蒸熟,能强筋骨,适用于四肢麻痹、腰膝无力、中风半身不遂等。可单用,常与臭梧桐合用,即豨桐丸。《方氏脉症正宗》以本品配蕲蛇、黄芪、当归、威灵仙等,治中风口眼㖞斜、手足不遂、腰脚无力等症。

2. 皮肤风疹,湿疹作痒,疮痈　本品生用还能清热解毒,除湿,治疗风疹、湿疹,可单用本品煎水外洗,也可配白蒺藜、地肤子、白鲜皮、苍耳子、海桐皮等同用。治疗疮痈可配蒲公英、野菊花等药。

3. 湿热黄疸　本品能泄热除湿,可配茵陈蒿、栀子、车前子、地耳草、虎杖等清热利湿退黄药同用。

4. 高血压　本品有一定降压作用,治疗头昏、肢麻、腰膝无力,可单用煎汤代茶。也可服豨桐丸。

【用法用量】水煎服 9～12g,外用煎水洗。

【药论】

1.《本草图经》:“治肝肾风气,四肢麻痹,骨间疼,腰膝无力者。”“兼主风湿疮,肌肉顽痹。”

2.《本草述》:“凡患四肢麻痹,骨间疼,腰膝无力,由于外因风湿者,生用,不宜熟;若内因属肝肾两虚,阴血不足者,九制用,不宜生。”

【现代研究】

(一)化学成分

本品含豨莶苷,及其苷元豨莶精醇、右松脂-8-(14)-烯-6β,15,16,18-四醇,以及16,17-二羟基-16β-(一)-椤利酸等五种双萜类化合物。亦含生物碱、酚性成分、氨基酸,有机酸、糖类、苦味质等。还含有微量元素Zn、Cu、Fe、Mn等。

(二)药理作用

1. 抗炎作用　灌胃给予豨莶草生品和炮制品水提浓缩液(高浓度组6.0g·kg^{-1},低浓度组2.0g·kg^{-1}),结果显示生品和炮制品均可显著降低角叉菜胶诱发的足肿胀,足肿胀抑制率大于40%;生品和炮制品(高浓度组6.0g·kg^{-1},低浓度组2.0g·kg^{-1})均可预防大鼠佐剂性关节炎的原发病变和继发病变,炮制品在起效时间、作用强度、维持时间等方面明显优于生品[1]。

2. 镇痛作用　采用小鼠热板法、醋酸扭体法进行镇痛作用研究,分别给药后,局部外用豨莶草能延长热痛试验中小鼠舔后足的时间,能明显减少醋酸所致小鼠扭体的次数,以5%豨莶草组为优($P<0.01$),其作用呈一定的量效关系[2]。

3. 止痒作用　采用小鼠耳廓微循环实验和豚鼠组胺致痒阈实验(实验组50%的豨莶草乙醇提取物,对照组50%的乙醇),分别给药,结果显示与对照组相比,豨莶草乙醇提取物可改善小鼠耳廓微循环并可提高豚鼠组胺致痒阈($P<0.05$)[3]。

4. 对免疫功能的影响　豨莶草煎腹腔注射对小鼠免疫功能实验表明,用药组胸腺萎缩变薄,分叶不清,小鼠生长缓慢,结合淋巴细胞绝对值减少的Ea、Et玫瑰花结形成率下降,说明小鼠细胞免疫有明显抑制作用。脾脏重量减轻,血清抗体滴度降低,细胞内DNA和RNA吖啶橙荧光减弱,表明对体液免疫有抑制作用。给药后小鼠腹腔巨噬细胞吞噬功能下降、血清溶菌酶活性降低,提示对非特异性免疫有一定的抑制作用[4]。

5. 抗癌作用　培养人宫颈癌HeLa细胞,体外加入不同浓度的豨莶草提取物,MTT法观察其对细胞增殖的影响,结果显示豨莶草的乙酸乙酯和正丁醇部位对HeLa细胞有较强的体外增殖抑制作用[5]。

6. 抗单纯疱疹病毒作用　豨莶草水或醇提取,同时给药(细胞瓶内同时加入药物和病毒)对单纯疱疹病毒有中等度的抑制作用,治疗给药(细胞瓶内先种病毒再加药物)仅水提取有中等强度的抑制作用[4]。

7. 抗血栓形成及对肠系膜微循环的影响　静脉注射豨莶草水煎醇沉液对家兔血栓形成有明显抑制作用,抑制率51.41%,作用强度与曲克芦丁(维脑路通)相当。豨莶草液对小鼠肠系膜微循环障碍后恢复有显著促进作用[4]。

8. 对血液流变学及凝血功能影响的研究　豨莶草胶囊高剂量可降低急性血瘀大鼠模型的全血黏度、血细胞比容、红细胞聚集指数;对大鼠活化部分凝血活酶时间(APTT)、凝血酶原时间(PT)有明显延长作用[6]。

9. 对血小板聚集的影响　让冰水肾上腺素血瘀模型动物口服腺梗豨莶草抗血栓组分,

通过放免测定等方法观察其对血小板聚集功能的影响。实验结果表明豨莶草抗血栓组分能降低血瘀动物血小板的最大聚集率，升高血小板的 cAMP/cGMP 比值，降低血中 TXB。结论：豨莶草抗血栓组分能降低血小板聚集[7]。

10. 抗早孕作用　毛梗豨莶中萜二苷成分豨莶苷在 20～40mg/kg 剂量对大鼠有明显抗早孕作用[4]。

11. 促进皮肤创伤愈合　用体外培养法培养乳鼠真皮成纤维细胞，加入不同浓度的豨莶草提取物，MTT 法观察其对细胞增殖的影响；制备大鼠切除伤模型，观察豨莶草提取物对大鼠实验性创伤的修复作用。实验结果显示，浓度为 50～200g·ml^{-1}的豨莶草提取物对成纤维细胞的增殖作用显著；豨莶草甲醇提取物外涂对实验性大鼠皮肤损伤有加速修复作用。表明豨莶草具有促伤口愈合作用，其促修复作用可能与促进成纤维细胞增殖有关[8]。

(三) 临床报道

1. 治疗风湿性关节炎　莶桐丸(豨莶草与臭梧桐按 1∶2 比例配伍)，每次 6～8g，以后酌情增至 12～15g，每天 2 次，治疗 15 例，其中临床症状消失 9 例，显著好转 5 例，无效 1 例[9]。

2. 治疗痛风性关节炎　治疗组给予豨莶草止痛散：豨莶草、鸡血藤、桂枝、三棱、大黄、骨碎补、生马钱子、乳香、没药、冰片(剂量比例为 3∶2∶1∶2∶2∶1∶0.1∶1∶1∶0.1)研末用酒调和成糊状，外敷，用胶布固定，每天 1 换，7 天为 1 个疗程；对照组给予布洛芬缓释胶囊，治疗 1 周，观察比较两组的疗效。结果显示治疗组总有效率优于对照组($P<0.05$)；治疗组在疼痛缓解时间、关节压痛阴性时间均较对照组缩短($P<0.01$)[10]。

3. 治疗椎体成形术后残留腰背痛　豨莶狗脊延胡汤(药用豨莶草 15g、金狗脊 15g、炒延胡索 15g、炒杜仲 12g、肉苁蓉 12g、全当归 6g、炒白芍 12g、仙灵脾 10g、广地龙 10g、怀牛膝 12g、炙甘草 3g，随证加减)水煎服，每天 1 剂，早晚分服，7 日为 1 个疗程，疗程 5～8 个，治疗 13 例，治愈 5 例，显效 6 例，有效 1 例，无效 1 例，总有效率 92.3%[11]。

4. 治疗冠心病　豨莶草 20g、葛根 20g、山楂 20g，煎汤代茶，每日 1 剂，治疗 8 例，5 例症状消失，2 例症状减轻，生活可自理，1 例因年高去世[12]。

5. 治疗高血压　豨莶草、茺蔚子各 35g，山黄连、甘草、龙葵、透骨草等各 20g。15 日为 1 个疗程，治疗 255 例，停药后观察效果，以舒张血压下降到 95mmHg 为痊愈标准，其中轻度患者(177 例)用药 1～3 日全部痊愈，中度患者(61 例)用药 1～3 日痊愈 57 例，重度患者(17 例)用药 1～3 日痊愈 12 例，中度和重度患者用药 1～3 日非痊愈的用药 4 日以上后痊愈。其长期疗效佳，血压下降到正常值，停药后观察 1 个月，血压仍在正常范围[13]。

(四) 不良反应

毒性：有本草记载本品“有小毒”。豨莶草原生药小鼠静脉注射 LD_{50} 为 45.5g/kg；小鼠腹腔注射最大耐受量为人用量的 400 倍，本品目前尚未见中毒报道。用不同极性的溶剂石油醚、三氯甲烷、乙酸乙酯、正丁醇依次对豨莶草水煎干膏粉分离提取，观察对小鼠的毒性反应。结果正丁醇组、水溶性部分组的小鼠出现毒性反应。表明毒性成分主要存在于极性大的溶剂中，即残留的水溶性部分及正丁醇部分[14]。

参考文献

[1] 胡慧华，汤鲁霞，李小猛. 豨莶草生品和炮制品抗炎、抗风湿作用的实验研究[J]. 中国中药杂志，

2004,29(6):542-544.
[2] 罗琼,汪建平,阮金兰,等.豨莶草局部外用的抗炎镇痛作用研究[J].湖北中医学院学报,2008,10(3):9-11.
[3] 王鹏.豨莶草乙醇提取物改善微循环及止痒的研究[J].医药论坛杂志,2003,24(12):19-21.
[4] 金莲花.豨莶草的药理作用与临床应用[J].吉林中医药,2006,26(10):68.
[5] 汪建平,罗琼,阮金兰,等.豨莶草对人宫颈癌 HeLa 细胞的体外抑制效应[J].医药导报,2009,28(1):45-46.
[6] 朱兰镇,李伟.豨莶草胶囊对大鼠血液流变学及凝血功能影响的研究[J].黑龙江医药,2010,23(2):191-192.
[7] 孟倩超,金若敏,王聃,等.豨莶草抗血栓组分对血小板聚集的影响[J].上海中医药杂志,2008,42(5):89-91.
[8] 罗琼,汪建平,阮金兰,等.豨莶草促进皮肤创伤愈合的实验研究[J].医药导报,2008,27(10):1161-1163.
[9] 钱瑞琴,张春英.豨莶草活性部位抗风湿作用机理研究[J].中国中西医结合杂志,2000,20(3):192-195.
[10] 周卫惠.豨莶草止痛散外敷治疗急性痛风性关节炎疗效观察[J].辽宁中医药大学学报,2009,11(9):86-87.
[11] 孟春,胡柏松,倪晓亮.豨莶狗脊延胡汤为主治疗椎体成形术后残留腰背痛[J].中医正骨,2010,22(4):53-54.
[12] 徐首航.大剂量豨莶草为主治疗冠心病体会[J].中国中医急症,2009,18(6):999-1000.
[13] 许风珍.茺蔚子、豨莶治疗高血压病 255 例[J].中国社区医生,2002,18(17):41-42.
[14] 关建红,裴香萍,刘秉成,等.豨莶草不同提取部位毒性比较研究[J].山西中医学院学报,2009,10(1):15-17.

臭梧桐 Chouwutong

【别名】 海州常山(《本草图经》),臭桐(《广群芳谱》),臭芙蓉(《百草镜》),矮桐子(《中国药用植物志》),臭桐柴(《浙江药用植物志》)。

【来源】 臭梧桐始载于《本草纲目拾遗》。为马鞭草科植物海州常山 *Clerodendron trichotomum* Thunb. 的嫩枝叶。主产于江苏、安徽、浙江等地。为野生品种,也有栽培品种。

【采收炮制】 夏季尚未开花时采收,晒干,生用。

【药性】 辛、苦、甘,平。归肝、脾经。

【功效】 祛风湿,通经络,平肝阳。

【应用】

1. 风湿痹痛　本品能祛风湿,通经络,用治风湿痹痛,四肢麻木,半身不遂等,可单用本品煎服或与豨莶草同用,如豨桐丸。

2. 风疹、湿疹,皮肤湿痒以及痔疮、鹅掌风等　本品能除湿解毒,可用本品煎水外洗,或干叶研末水调敷患处。

3. 肝阳上亢,眩晕头痛　本品有平肝降压作用,用于高血压,可单用入丸散服,或服豨桐丸,也可与野菊花、夏枯草、钩藤等配伍则尤为相宜。《全国中草药汇编》以本品与夏枯草等同用,治高血压。

【用法用量】 水煎服,6～15g。用于高血压不宜久煎。如研末服,每次 3g,日 2～3 次,外用适量。

【药论】

1.《本草纲目拾遗》:"洗鹅掌风,一切疮疥,煎汤洗汗斑,……并能治一切风湿,止痔肿,煎酒服。治臁疮,捣烂作饼,加桐油贴。"

2.《岭南采药录》:"治一切痈疽,捣烂罨之。"

【现代研究】

(一) 化学成分

含臭梧桐素甲和乙、海棠黄苷以及海州常山黄酮苷,臭梧桐素A、B,海州常山苦素A、B,内消旋肌醇,刺槐素-7-双葡萄糖醛酸苷,洋丁香酚苷,植物血凝素,生物碱,苦味质等。

(二) 药理作用

1. 镇痛、镇静作用 臭梧桐素乙有明显的镇痛作用。臭梧桐有镇静作用,且能延长戊巴比妥钠的麻醉作用时间,但本身无催眠作用,亦不能对抗士的宁和咖啡因所引起的惊厥。臭梧桐素甲的镇静指数和显著性均超过利血平[1]。

2. 降压作用 茎、叶煎剂对慢性肾性高血压狗每日灌服10g/kg,第2周降压作用开始显著,继续给药则降压更甚,降压作用缓慢而持久,降压作用较杜仲为佳[1]。

3. 抑制肿瘤细胞增殖生长的作用 臭梧桐叶的甲醇提取物分离出的活性成分鉴定为咖啡酸糖醋(1.5%)与异咖啡酸糖醋,均对$B_{16}F_{10}$增殖抑制活性(GI_{50}为6.25g/ml),对MK-1、HeLa的增殖抑制活性为20~25g/ml[2]。

(三) 临床报道

1. 治疗类风湿关节炎 豨桐胶囊(臭梧桐和豨莶草组成)每日2~3粒,1日3次,治疗38例,显效28.9%,有效47.4%,总有效率为76.3%[3]。

2. 治疗高血压 以中药臭梧桐、野菊花、黄芩、杜仲、丹皮、黄连、川芎、寄生、罗布麻、夏枯草、青木香、地龙、汉防己、黄瓜秋、牛膝等煎汤浴足,每日2次,每次20~30分钟,4周为1个疗程。经治疗,收缩压及舒张压分别由治疗前的(170±15)mmHg、(100±10)mmHg下降至(155±10)mmHg、(87±8)mmHg;第5周末的显效率为42%,有效率为47%,总有效率为89%;其中32例原服用西药降压剂的患者,第4周末有21例西药用量有不同程度的减少[4]。

(四) 不良反应

小鼠腹腔注射的LD_{50}为20.68/kg,臭梧桐热浸液小鼠肌注的LD_{50}为19.4g/kg;以150g/kg灌胃,72小时内未见死亡。0.25g/kg和2.5g/kg灌服大鼠60天,尿、血、体重及病理检查均未见异常变化。仅少数动物饮水量增加、活动减少和大便变稀。煎剂20g/kg灌胃即引起呕吐。臭梧桐甲、乙素毒性小,前者腹腔注射的LD_{50}为1.84g/kg(相当于生药的370g/kg)。口服10倍于此剂量也不引起大鼠死亡。后者小鼠腹腔注射的LD_{50}为3.12g/kg(相当于生药550g/kg)。

参考文献

[1] 李广勋.中药药理毒理与临床[M].天津:天津科技翻译出版公司,1992.

[2] 长尾常敦.关于肿瘤细胞增殖抑制成分的研究(15):臭梧桐及臭牡丹叶的活性成分[J].国外医学:中医中药分册,2002,24(4):247.

[3] 窦永起.豨桐胶囊治疗类风湿性关节炎38例临床观察[J].中国医药学报,2004,19(12):752.

[4] 李新一.中药足疗治疗高血压病40例[J].中国民间疗法,2001,9(10)34-35.

海桐皮 Haitongpi

【别名】钉桐皮、鼓桐皮、丁皮(《药材资料汇编》),刺桐皮(《中药材手册》),刺通、接骨药(《贵州草药》)。

【来源】海桐皮始载于《海药本草》。为豆科植物刺桐 *Erythrina variegata* L. var. orientalis(L.)Merr. 或乔木刺桐 *E. arboreseens* Roxb. 的树皮。产于广东、广西、浙江、台湾、福建等省区。为野生品种,也有栽培品种。

【采收炮制】7~10 月剥取树皮及根皮,切片,晒干入药。

【药性】苦、辛,平。归肝、肾经。

【功效】祛风湿,通经络,杀虫。

【应用】

1. 风湿痹痛,四肢拘挛,腰膝酸痛等 本品长于祛湿,下肢关节痹痛尤为适宜。配薏苡仁、防风、羌活、肉桂、茯苓、熟地、槟榔等为散,方如《脚气治法总要》海桐皮敷。痹证偏湿热者,本品配防己、萆薢、木通。属肾虚者配补骨脂、熟地黄、桑寄生等。《小儿卫生总微论方》治小儿肝肾不足,风湿外乘,脚挛不能伸举,用海桐皮散,即本品配当归、丹皮、地黄、牛膝、山茱萸、补骨脂。

2. 伤折疼痛 本品配乳香、没药、当归、川椒等共为粗末,装布袋内,煎汤熏洗跌打损伤处,如《医宗金鉴》海桐皮汤。本品配防风、附子、黑豆研为散,温酒调服,如《太平圣惠方》海桐皮散。

3. 疥癣、湿疹瘙痒 本品辛散苦燥,具有祛风燥湿,杀虫止痒之功。用治疥癣湿疹瘙痒,可单用或与蛇床子、苦参、土茯苓、黄柏等同用,煎汤外洗,或内服。如《如宜方》以本品与蛇床子等份为末,用腊猪脂调涂。

4. 大麻风 风毒侵袭而致大风癞疾,损皮烂肉,须眉脱落者,用此祛风解毒、活络止痛,可与知母、贝母、乌梅肉、狗脊为丸,羊蹄根自然汁下,如《百一选方》神仙退风丹。

5. 风虫牙痛 《太平圣惠方》单用本品煎水漱口。

【用法用量】水煎服 5~15g。或浸酒,外用煎水洗漱或研末调敷。

【药论】

1.《海药本草》:“主腰脚不遂,顽痹腿膝疼痛,霍乱,赤白泻痢,血痢,疥癣。”

2.《开宝本草》:“主疥癣,牙齿虫痛。”

3.《本草纲目》:“能行经络,达病所,又入血分及去风杀虫。”

【现代研究】

(一) 化学成分

树皮含刺桐灵碱、水苏碱等多种生物碱,还含黄酮、氨基酸和有机酸等。

(二) 药理作用

1. 抗炎、镇痛作用 分别用复方海桐皮袋泡剂、正骨水、温水分别对关节血肿模型大耳白兔熏洗治疗,结果三组间模型度数、治疗前及治疗 1、2、3 周后活动度增加度数无差异,第 4 周活动度增加度数差异有显著性意义($P<0.05$)。三组关节活动度累积增加度数在治疗第 1、2 周无显著差异;第 3、4 周差异有显著性意义($P<0.05$)。袋泡组疗效显著,与温水组比较差异有显著性($P<0.001$),与正骨组比较差异无显著性意义[1]。

2. 抗肿瘤作用 海桐皮提取物在体外对肿瘤细胞增生具有抑制作用,在体内的抗肿瘤药效实验中也表现出明显的抗肿瘤活性。从G-四链体的稳定性实验结果可以看出，随着海桐皮提取物加入量的增加，G-四链体的熔点（Tm）逐步提高，其对G-四链体结构具有很好的稳定作用[2]。

（三）临床报道

1. 治疗足跟痛　采用海桐皮汤（海桐皮12g、透骨草9g、伸筋草9g、当归9g、红花9g、苏木9g、威灵仙9g、五加皮6g、羌活6g、独活6g、白芷6g、川椒3g）煎沸30分钟，用蒸汽熏蒸足跟部位，待药温适宜时将足跟浸于药液，并擦洗足跟部。每日早晚各1次，每次30分钟。并辅以手法按摩。每付药使用2天，再用时火上加温，6日为1个疗程。治疗124例，痊愈101例，显效21例，有效2例，总有效率100%[3]。

2. 治疗骨质增生症　药用海桐皮18g、透骨草18g、乳香12g、没药12g、当归15g、川椒15g、川芎10g、红花10g、威灵仙10g、防风10g、甘草6g、白芷6g。煎水加陈醋熏洗，或敷熨。每日1剂，每日2～3次，每次约20分钟。连用7天为1个疗程，每疗程休息2天。一般用药1～6个疗程。本组痊愈238例，显效120例，好转81例，无效9例。总有效率97.00%[4]。

3. 治疗儿童臀肌挛缩症　海桐皮40g、透骨草25g、乳香10g、没药10g、当归10g、川芎10g、川椒10g、红花10g、威灵仙15g、白芷10g、防风10g、甘草10g共为细末，装入布袋内，扎袋口后煎汤，煮沸5分钟后，热气熏蒸，待水温适宜时入水内浸洗，每日2次，每剂可连用2～3天。痊愈20例，好转8例，未愈1例，总有效率97%。用药最少3剂，最多10剂，未发现不良反应[5]。

4. 治疗龋齿牙痛　每次取海桐皮15～30g放置杯内，加开水100～200ml，浸泡15分钟后，待放至温热时含漱；或用海桐皮15～30g放置沙锅内，加水200ml，水煎10分钟后，取100～150ml药液含漱5～10分钟即可。28例患者用药液含漱3～5分钟后立即止痛，无不良反应出现，一般只需1～2次即愈，且半年以上未见复发；仅有2例患者牙痛缓解不明显[6]。

参考文献

[1] 刘晓清，沈杰枫，孙玉明. 复方海桐皮袋泡剂熏洗治疗家兔膝关节功能障碍的实验研究[J]. 中国临床康复，2004，8(5)：914-915.

[2] 张虹，向俊锋，谭莉，等. 海桐皮提取物的抗肿瘤活性及其机制研究[J]. 药学学报，2009，44(12)：1359-1363.

[3] 乔玉成. 海桐皮汤熏洗辅以手法按摩治疗足跟痛124例疗效观察[J]. 中国动物医学杂志，2006，25(2)：230-231.

[4] 杨继源. 海桐皮汤熏洗敷熨治疗骨质增生症448例[J]. 中医药学刊，2001，19(4)：357.

[5] 唐健强. 海桐皮汤熏洗治疗儿童臀肌挛缩症29例[J]. 广西中医药，2000，23(2)：39.

[6] 郝时全. 单味海桐皮治疗龋齿牙痛30例[J]. 中国实用乡村医生杂志，2008，15(1)：38.

络石藤　Luoshiteng

【别名】络石、石鲮（《神农本草经》），石龙藤、略石、领石（《名医别录》），耐冬、石血《新修本草》），百花藤（《植物名实图考》），石南藤（吉林），过墙风（广东），爬山虎（江苏）。

【来源】络石藤始载于《神农本草经》，列为上品。为夹竹桃科植物络石 *Trachelospermum jasminoides*（Lindl.）Lem. 的带叶藤茎。主产于江苏徐州、南京、镇江，安徽芜湖，湖北孝感，山东青岛；此外，广东、广西亦产。为野生品种，也有栽培品种。

【采收炮制】全年可采，割下藤茎，晒干，切碎生用。

【商品规格】商品以茎条均匀，带叶、枝赤褐色者为佳，均为统装小把，不分等级。

按《中国药典》(2010年版一部)规定：本品含水分不得过8.0%；总灰分不得过11.0%；酸不溶性灰分不得过4.5%。按干燥品计算，含络石苷($C_{27}H_{34}O_{12}$)不得少于0.40%。

【药性】苦，微寒。归心、肝、肾经。

【功效】祛风通络，凉血消肿。

【应用】

1. 风湿痹痛，筋脉拘挛　本品善走经络，痹证见筋骨酸痛，关节屈伸不利，可随症加入。其性微寒，兼可清热，痹痛偏热者尤宜。用于风湿热痹，常配忍冬藤、秦艽、地龙等以清热通络止痛。也有单用本品浸酒服，或与五加皮、牛膝等同浸药酒，如验方络石藤酒。

2. 喉痹、痈肿　本品味苦性微寒，能清热凉血，利咽消肿，可用治热毒炽盛之喉痹、痈肿。如《近效方》单用本品水煎，慢慢含咽，治疗咽喉肿塞。热毒盛者需配山栀、射干等同煎服；治疮疡肿毒，本品配伍皂角刺、瓜蒌、甘草、乳香、没药，方如《外科精要》止痛灵宝散。也有用本品配金银花、蒲公英、紫花地丁等水煎服。

【用法用量】煎服6～12g。

【使用注意】阳虚畏寒，便溏者慎用。

【鉴别用药】络石藤与海风藤二者均善于祛风通络，故风湿所致关节屈伸不利，筋脉拘挛症，均为常用，但海风藤偏温性，适用于风寒湿较重无热象者；络石藤性寒凉，治疗风湿痹痛，偏于兼有热象者，此外，络石藤凉血消肿，热毒疮肿及喉痹疼痛者，也可用之。

【药论】

1.《神农本草经》："主风热死肌痈伤，口干舌焦，痈肿不消，喉舌肿，水浆不下。"

2.《名医别录》："主腰髋痛，坚筋骨，利关节。"

3.《药性论》："主治喉痹。"

4.《本草纲目拾遗》："煮汁服之，主一切风。"

【现代研究】

(一) 化学成分

本品主要含木脂素、甾体糖苷、三萜及其乙酸酯、糖、黄酮及糖苷和吲哚生物碱等。木脂素类含有牛蒡子苷、络石藤苷、罗汉松脂素苷等。另对黄酮类化合物进行研究，先后分离出芹菜素、芹菜素-7-葡萄糖苷、芹菜素-7-龙胆二糖苷、芹菜素-7-新橙皮糖苷、木犀草素、木犀草素-7-龙胆二糖苷、木犀草素-4'-葡萄糖苷。其中主要成分为芹菜素、木犀草素、芹菜素-7-新橙皮糖苷。芹菜素-7-新橙皮糖苷为络石藤中的特有成分。

(二) 药理作用

1. 抗癌作用　牛蒡子苷和络石藤苷元显示很强的抑制小鼠耳廓皮肤炎症作用，牛蒡子苷口服给药对PhIP引起的雌性大鼠乳腺、大肠、膀胱癌变有抑制作用，而且抑制率与剂量成正比；牛蒡子苷元和络石藤苷元对于细胞均具有抗癌活性作用，但其活性弱于鬼臼毒素；木犀草素对放射线诱发的小鼠髓细胞染色体异常以及骨髓和脾脏中脂质过氧化有很强的抑制作用；在抗促癌活性成分的筛选实验中，去甲基络石藤苷元对十四烷酰佛波醇乙酸酯(TPA)诱发的病毒早期抗原的抑制作用与浓度有关[1]。

2. 抗疲劳作用　通过ICR小鼠力竭游泳实验制备疲劳模型，络石藤三萜总皂苷以

100、200、400mg/kg 的剂量灌胃给药，连续 15 日，观察小鼠的体质量变化、负重游泳时间、全血乳酸及血浆尿素氮、丙二醛含量。结果络石藤三萜总皂苷能延长小鼠负重力竭游泳时间，降低定量负荷游泳后全血 LD 及血浆 MDA、BUN 含量[2]。

（三）临床报道

1. 治疗风湿性关节炎　通络止痛汤：络石藤 30g，丝瓜络 50g，制川乌、制草乌、羌活、独活各 10g。水煎服，每日 1 剂，连服 5 日为 1 个疗程，连续治疗 3 个疗程后判断疗效。经治疗治愈 14 例，显效 12 例，有效 6 例[3]。

2. 治疗类风湿关节炎　自拟五藤饮：络石藤 15g、海风藤 15g、青风藤 15g、忍冬藤 15g、鸡血藤 15g、黄芪 50g、当归 20g、豨莶草 15g、露蜂房 10g、秦艽 10g、赤芍 15g、伸筋草 10g、僵蚕 10g、乌梢蛇 10g、地龙 10g、甘草 10g。冷水煎服，3 次/日，1 剂/日，30 日为 1 个疗程。治疗本病 66 例，显效 18 例，有效 52 例，无效 6 例，显效率为 23.7%，总有效率 92.1%，无效率 7.9%[4]。

3. 治疗腰腿痛　五藤二皮饮方：络石藤、鸡血藤、忍冬藤、石楠藤各 15～30g，威灵仙藤、海桐皮、五加皮各 20～15g。每日 1 剂，水煎早晚各服 1 次。治腰腿痛 120 例，结果治愈 67 例，好转 53 例[5]。

4. 治疗过敏性紫癜肾炎　丹参四藤饮采用丹参、银花藤、络石藤、海风藤、鸡血藤各 15g，治疗过敏性紫癜肾炎 31 例，经治总有效率为 87.3%[6]。

5. 治疗高尿酸血症　以络石藤 15g、泽泻 15g、车前子 15g、茯苓 12g、生薏苡仁 12g、苍术 10g、川牛膝 12g，每日 1 剂，每次煎水 150ml，每日 2 次，口服；对照组予苯溴马隆（痛风利仙）50mg，每日 1 次，口服，疗程为 4 周。治疗 30 例，两组治疗前后血尿酸差值比较，渗湿通络法较痛风利仙有效，经统计学处理 $P>0.05$，两组间疗效无显著差异[7]。

参考文献

[1] 西部三省，韩英梅. 络石藤化学成分及其抗癌活性[J]. 国外医药：植物药分册，2002，17(2)：57.

[2] 谭兴起，郭良君，孔飞飞，等. 络石藤三萜总皂苷抗疲劳作用的实验研究[J]. 解放军药学学报，2011，27(2)：128-131.

[3] 周好田. 通络止痛汤治疗痹证 32 例[J]. 中国民间医疗，2002，10(8)：32.

[4] 赵曙光，张杰. 自拟五藤饮治疗类风湿关节炎 66 例[J]. 中国现代药物应用，2010，4(23)：166-167.

[5] 陈华. 五藤二皮饮治疗坐骨神经痛 120 例[J]. 江西中医药，1991(5)：67.

[6] 傅晓俊. 丹参四藤饮治疗过敏性紫癜肾炎 31 例[J]. 陕西中医，1998，19(10)：438.

[7] 徐蕾. 渗湿通络法治疗高尿酸血症 30 例[J]. 医药论坛杂志，2005，26(23)：75-76.

穿山龙　Chuanshanlong

【别名】穿地龙、穿龙骨（《东北药植志》），狗山药（《河北药林》），土山薯、黄姜（《中国经济植物志》），山常山（《山东中药》），过山龙（陕西）。

【来源】穿山龙始载于《东北药植志》，为薯蓣科植物穿龙薯蓣 *Dioscorea nipponica* Makino 的根茎，全国大多数地区均产。为野生品种，也有栽培品种。

【采收炮制】秋季采收，除去外皮须根，切段生用。

【商品规格】统货，以色黄白，粗壮者为佳。

按《中国药典》（2010 年版一部）规定：本品含水分不得过 12.0%；总灰分不得过 5.0。按干燥品计算，含薯蓣皂苷（$C_{45}H_{72}O_{16}$）不得少于 1.30%。

【药性】甘、苦，温。归肝、肾、肺经。

【功效】祛风除湿，舒筋通络，活血止痛，止咳平喘。

【应用】

1. 风湿痹痛，肌肤麻木，关节屈伸不利　本品能祛风除湿，活血通络，其性偏凉，以热痹为多用，多单用穿山龙煎服或浸酒服，也可与桑枝、络石藤、忍冬藤等同用。

2. 跌打损伤，劳损瘀滞疼痛　本品水煎冲红糖黄酒服用。

3. 胸痹心痛　本品活血通络，对瘀血阻滞心痛，与槐花等配伍，方如金槐冠心片(四川省中药研究所)，临床试用效果良好。

4. 痰多咳喘　本品有清肺化痰，止咳平喘之功，用于肺热咳嗽，可与紫金牛、瓜蒌皮、黄芩等同用。

5. 痈肿疮毒　鲜穿山龙根、鲜苎麻根等量，捣烂外敷患处。有凉血消痈之功。

【用法用量】煎服，9～15g，外用鲜品捣敷。

【现代研究】

(一) 化学成分

穿山龙含薯蓣皂苷等多种甾体皂苷。总苷水解产生薯蓣皂苷元。还含有少量25-D-螺甾-3,5-二烯。

(二) 药理作用

1. 抗炎、镇痛作用　穿山龙能明显抑制二甲苯引起的小鼠耳壳炎症及大鼠角叉菜胶性足肿胀，降低小鼠腹腔毛细血管通透性及抑制大鼠棉球肉芽肿，并能延长小鼠疼痛反应时间，减少小鼠扭体次数，表明穿山龙具有明显的抗炎镇痛作用[1]。建立急性大鼠尿酸钠溶液痛风性关节炎模型，穿山龙各剂量组肿胀下降幅度由低剂量向高剂量依次增加，其中穿山龙A、B组关节肿胀程度与模型组及秋水仙碱组比较，差异有显著性($P<0.05$)[2]。

2. 对机体免疫功能的影响　采用小鼠绵羊红细胞溶血素抗体生成试验模型和小鼠二硝基氟苯所致迟发型超敏反应试验模型，1g/kg穿山龙总皂苷灌胃给药可明显降低小鼠绵羊红细胞溶血素抗体生成和二硝基氟苯所致超敏反应，与溶媒组比较$P<0.05$，作用强于2mg/kg泼尼松(强的松)组[3]。

3. 抗肿瘤作用　采用细胞体外培养技术以Mosmann法略加改进MTT实验检测药物细胞毒效应，穿山龙粗提物对人口腔上皮鳞癌KB细胞株有明显的细胞毒作用，IC_{50}为(4.13±0.40)μg/ml，对其相应的多药耐药株KBV200细胞也很敏感，IC_{50}为(4.20±0.63)μg/ml，且不表现交叉耐药[4]。

(三) 临床报道

1. 治疗类风湿关节炎　四龙三妙散(穿山龙2份、活血龙1份、广地龙1份、乌梢蛇2份、黄柏1份、苍术1份、川牛膝1份)。粉碎过筛备用，1日2次，每次6～10g，早晚温开水或黄酒送服。对照组用布洛芬、雷公藤多苷口服。30天1个疗程，二组均停药7天，再进行下一疗程，根据病情轻重治疗3～5个疗程，治疗组68例，治愈38例，显效15例，好转10例，无效5，总有效率92.6%。对照组42例，治愈6例，显效18例，好转9例，无效9例，总有效率78.6%[5]。

2. 治疗膝骨关节炎　穿山龙15g、九节风12g、伸筋藤12g、石南藤12g、薏苡仁50g、土茯苓15g、透骨香12g、制附子10g、黑蚂蚁15g、炒地龙12g、白花蛇12g、甘草6g。水煎，每日1剂，分3次服。对照组服用正清风痛宁缓释片，均30日为1个疗程。治疗组治疗35例，总有效率 94.3%，对照组 30 例，总有效率 86.7%（$P<0.05$）[6]。

3. 治疗重症支气管哮喘　穿山龙注射液每次取 2ml 注射单侧肺俞穴，每日 1 次。配合西医常规处理，共治疗 2 周，显效 8 例，有效 27 例，无效 7 例，总有效率 78.13%，患者相关肺功能指标均有程度不同的改善[7]。

参考文献

[1] 唐丽香. 福建穿山龙抗炎镇痛作用的实验研究[J]. 海峡药学，2000，12(3)：38-40.

[2] 吕婧，苗志敏，阎胜利，等. 治疗急性痛风性关节炎[J]. 青岛大学医学院学报，2009，45(4)：389-394.

[3] 高巍，赵铁华. 穿山龙总皂苷对小鼠免疫功能的影响[J]. 承德中医学院学报，2001，18(1)：9-10.

[4] 刘江涛，陈信义，王玉芝. 穿山龙粗提物抗肿瘤体外实验研究[J]. 中国中医药信息杂志，2004，11(3)：206-207.

[5] 梁贵新，段君民. 四龙三妙散治疗类风湿性关节炎 68 例疗效观察[J]. 光明中医，2007，22(1)：86.

[6] 李成林，唐业建. 复方穿山龙治疗膝骨关节炎 35 例疗效观察[J]. 实用中西医结合临床，2008，8(4)：35-36.

[7] 雷励. 穿山龙注射液穴位注射治疗重症支气管哮喘临床观察[J]. 中国中医急症，2005，14(5)：419，424.

丝瓜络　Sigualuo

【别名】 丝瓜网（《医林纂要》），丝瓜筋（《江苏植物志》），丝瓜瓤（《河北药材》），瓜络、絮瓜瓤（《广州植物志》），丝瓜布（《四川常用中草药》），天萝筋（《脉因诊治》），丝瓜壳（《分类草药性》）。

【来源】 丝瓜络始载于《本草纲目》。为葫芦科植物丝瓜 *Luffa cylindrica*（L.）Roem. 的干燥成熟果实的维管束。全国各地都有栽培。为野生品种。

【采收炮制】 夏、秋二季果实成熟，果皮变黄，内部干枯时采摘，除去外皮及果肉，洗净，晒干，除去种子，切碎生用。

【商品规格】 商品按其筋粗细和硬软分一、二、三等，以及统装。以筋细、质韧、洁白、无残皮种子者为佳。

按《中国药典》(2010 年版一部)规定：本品含水分不得过 9.5%；总灰分不得过 2.5%；酸不溶性灰分不得过 4.5%。按干燥品计算，含络石苷（$C_{27}H_{34}O_{12}$）不得少于 0.40%。

【药性】 甘，平。归肺、胃、肝经。

【功效】 祛风，通络，活血，下乳。

【应用】

1. 风湿痹痛，筋脉拘挛，肢体麻痹　本品祛风通络，唯药力平和，临床多加入复方中应用。常配桑枝、防己、威灵仙等祛风湿止痛药。

2. 跌打肿痛　本品活血和络，可配伍桃仁、红花、乳香、没药等活血祛瘀之品。

3. 胸胁疼痛肝郁气滞，胸胁疼痛，咳嗽加剧　本品能行气通络止痛，常配柴胡、枳壳、桔梗、瓜蒌皮等宽胸理气之品。

4. 妇人产后气血壅滞，乳汁不下，乳痈肿痛　古方多单用烧存性，温酒调服，或与穿山甲、王不留行、蒲公英、漏芦、瓜蒌等同用。

【用法用量】 水煎服 5～12g。

【药论】

1.《本草纲目》:"能通人脉络脏腑,而去风解毒,消肿化痰,祛痛杀虫及诸血病也。"

2.《本草再新》:"通经络,和血脉,化痰顺气。"

3.《现代实用中药》:"通乳汗,发痘疮。"

【现代研究】

(一)化学成分

本品主要含三萜皂苷A、B、C、D、E、F、G、H和人参皂苷Re、Rg_1及黄酮类如芹菜素。

(二)药理作用

1. 利尿作用 以异丙肾上腺素法建立Wistar大鼠心衰模型,分别每天给予丝瓜络5g/kg、10g/kg,灌胃给药,连续用药28日,结果显示,丝瓜络可显著增加心衰大鼠尿量、减轻后肢水肿并使其血清醛固酮水平明显降低[1]。

2. 降血脂作用 丝瓜络煎剂10ml/kg灌胃,实验周期为14日,对实验性高血脂大鼠有明显的降血脂效应,使实验大鼠的TC和TG显著降低,HDL-C显著升高,而且能显著减轻实验大鼠的体重[2]。

(三)临床报道

1. 治疗小儿支气管肺炎 疏风清肺汤:丝瓜络5g、金银花5g、薄荷5g、防风3g、甘草5g、桔梗3g、射干5g、前胡5g、川贝母5g、芦根10g,随证加减,每日1剂,水煎3次,分3次温服。治疗103例,痊愈93例,好转8例,无效2例,总有效率98.1%。治疗时间最长21天,最短7天,平均14天[3]。

2. 治疗乳痈 将洗净晒干的丝瓜络切碎炒炭(炒至表面焦黑,里面焦黄为度),以低度白酒吞服,每次69g,3次/日。不会饮酒或对酒过敏者,可用温开水吞服。24例均为哺乳期女性患者,病程12天,20例治愈,4例配合抗生素治愈,平均服药4次,1.5天治愈[4]。

3. 治疗带状疱疹 方法是将丝瓜络置于高温电炉内烤煳,冷却后用药碾研末加50%酒精调成糊状,涂于患处,可反复涂抹,干后再涂,直至疼痛消失,水疱结痂,干痂脱落为止。24例患者均全身应用抗病毒药物,如利巴韦林(病毒唑)、阿昔洛韦等,并随机分为两组各12例,丝瓜络组痊愈者占83.3%,有效占16.7%;,无效0;对照组分别为50.0%、33.3%与16.7%,两组差异有显著性[5]。

参考文献

[1] 许莉莉,康白,韩慧蓉,等.丝瓜络对慢性充血性心衰模型大鼠利尿作用及机制的研究[J].山东中医杂志,2010,29(11):778-779.

[2] 李菁,付咏梅,朱伟杰,等.丝瓜络对实验性高血脂大鼠的降血脂效应[J].中国病理生理杂志,2004,20(7):1264-1266.

[3] 张国辉,聂忠.疏风清肺汤治疗小儿支气管肺炎103例[J].实用中医药杂志,2010,26(10):688-689.

[4] 殷立敢.丝瓜络炭治疗乳痈[J].湖北中医杂志,2000,22(11):40.

[5] 沈桂荣,刘寿芹,周宣言,等.中药丝瓜络治疗带状疱疹的临床应用[J].齐鲁护理杂志,2002,8(9):658-659.

第三节 祛风湿强筋骨药

本节所列药物既有祛风湿作用,又兼有一定补肝肾,强筋骨作用,主要用于风湿日久,肝肾虚损、腰膝酸软、步履乏力等症。因肾主骨，肝主筋，风湿日久，常多损伤筋骨，肝肾亏虚；腰为肾之府，膝为筋之府，故肝肾虚弱者，风寒湿邪又最易侵犯腰膝部位。因此适当地选用本节药物，就具有扶正祛邪，标本兼顾的意义，风湿病情基本控制后，也多用本节药物调理，以善其后，巩固疗效，防止复发。

五加皮 Wujiapi

【别名】五加(《神农本草经》)，五佳、白刺(《本草纲目》)，木骨、追风使(《本草图经》)，南五加(《科学的民间草药》)，五谷皮(《浙江民间常用草药》)，红五加皮(《鄂西草药名录》)。

【来源】五加皮始载于《神农本草经》，列为上品。为五加科植物细柱五加 *Acanthopanax gracilistylus* W. W. Smith 的干燥根皮。主产于湖北、河南、安徽、四川等省。为野生品种，也有栽培品种。

【采收炮制】夏、秋二季采挖根部洗净，剥取根皮，晒干，切片生用。

【商品规格】商品分为一、二等及统装。以粗长、皮厚、整齐、无木心者为佳。以湖北产品最优，习称“南五加”。

按《中国药典》(2010 年版一部)规定：本品含水分不得过 13.0%；总灰分不得过 12.0%。

【药性】辛、苦，温。归肝、肾经。

【功效】祛风除湿，补益肝肾，强筋壮骨，利水消肿。

【应用】

1. 风寒湿痹、腰膝疼痛、筋骨拘挛　本品辛能散风，温能祛寒，为强壮性祛风湿药，故尤宜于老人和久病体虚的患者。可单用浸酒饮，亦可同当归、牛膝、地榆诸药同浸酒饮，如《本草纲目》五加皮酒。若风湿痹痛，筋脉拘挛，屈伸不利，可与木瓜、松节配伍，如《沈氏尊生书》五加皮散。

2. 筋骨痿软　本品能补肝肾，强筋骨，用治肝肾不足腰膝酸软，下肢痿弱，小儿行迟，需配杜仲、续断、牛膝、龟甲等补肝肾药同用。如《卫生家宝方》五加皮散，治肝肾亏虚，腰膝软弱，与杜仲、牛膝等药同用。《保婴撮要》五加皮散，治小儿迟行，则与龟甲、牛膝、木瓜等药配伍。妇人经血闭阻，气精亏伤而致形容憔悴，肢体困倦，喘满虚烦，发热汗多者，可与牡丹皮、当归、赤芍等同用，如《太平惠民和剂局方》油煎散。

3. 水肿、脚气肿痛，小便不利　五加皮配伍茯苓皮、大腹皮、生姜皮、地骨皮共奏利水消肿之效，如《太平惠民和剂局方》五皮散。风寒湿邪壅遏于下，两脚骨节皮肤湿肿疼痛者，用此祛风除湿，常与紫苏叶、吴茱萸、槟榔、生姜同用，亦可与远志肉为丸服，如《瑞竹堂经验方》五加皮丸。

【用法用量】煎服 10～15g。浸酒或入丸散。

【鉴别用药】五加皮习称南五加；香五加，为萝藦科植物杠柳 *Periploca sepium* Bge. 的根皮，习称北五加。有些地区，将北五加用做五加皮。香五加亦有祛风湿止痹痛之功，并有强心镇静利水作用，可用于风湿性心脏病并发心衰水肿者。香五加有一定毒性，副作用为恶心、呕吐等胃肠道反应，用量不宜过大。

【药论】

1.《神农本草经》：“益气疗躄，小儿不能行，疽疮服蚀。”

2.《名医别录》：“疗男子阴痿，囊下湿，小便余沥，女子阴痒及腰脊痛，两脚疼痹风弱，五缓虚羸。补中益精，坚筋骨，强志意。”

3.《日华子本草》：“明目，下气，治中风骨节挛急，补五劳七伤。”

4.《本草纲目》：“治风湿痿痹，壮筋骨。”

【现代研究】

（一）化学成分

五加皮中已鉴定的化学成分有苯丙烯酸糖苷、丁香苷、二萜类化合物、本考利烯酸和16A2羟基-1-贝壳松烷-19-酸、硬脂酸、d-芝麻酸、β-谷甾醇、葡萄糖苷、4-甲基水杨醛、鞣质、棕榈酸、亚麻酸及维生素A、维生素B_1，胸腺嘧啶、尿嘧啶、黄嘌呤、腺嘌呤、次黄嘌呤、腺苷、丙三醇、D-甘露醇等。

（二）药理作用

1. 对免疫系统的影响　红毛五加多糖可激发T、B_2淋巴细胞的生物学功能，对小鼠T、B2淋巴细胞增殖反应有增强效应[1]。红毛五加多糖在提高ATP酶活性的同时，能部分地升高其免疫水平。提示该药对由于心肌肥厚所出现的免疫抑制现象及增强心肌代偿能力具有一定药理作用[2]。连续腹腔注射，可显著促进脾IgM分泌细胞产生，明显提高NK细胞活性以及增强ConA刺激脾细胞产生HL22。提示红毛五加多糖具有增强免疫功能的作用[3]。

2. 抗肿瘤作用　红毛五加粗多糖能抑制S_{180}肿瘤生长，增加小鼠和环磷酰胺所致免疫功能抑制的小鼠足垫厚度。明显增加小鼠静脉注射碳粒廓清速率[4]。红毛五加挥发油成分作用于癌细胞后，癌细胞的生长受到明显抑制。流式细胞分光光度计测定提示该药可抑制癌细胞合成DNA的各期，阻断DNA的合成[5]。五加皮提取物对多种组织来源的肿瘤细胞增殖有较强的抑制作用，而且有较好的量效关系。五加皮提取物经口投入荷瘤小鼠后，实验组小鼠一般情况较对照组小鼠好，肿瘤生长较慢，生存期明显延长[6]。五加皮多糖，应用MTT法测出对人宫颈癌细胞HeLa细胞有明显的抑制作用；经不同浓度五加皮多糖作用的HeLa细胞电泳均出现相差约200bp的DNA梯子状条带；流式细胞仪检测后发现，不同浓度五加皮多糖处理HeLa细胞，细胞增殖受到明显抑制[7]。

3. 对消化系统的影响　南五加萜酸具有生抗溃疡活性。对大鼠幽门结扎型和无水乙醇型溃疡模型均具有良好保护作用。可显著升高幽门结扎大鼠胃液中的氨基多糖含量，但对胃液分泌和胃蛋白酶活性无明显影响[8]。红毛五加多糖能明显降低小鼠和大鼠四氯化碳、硫代乙酰胺及D2氨基半乳糖肝损伤所致血清谷丙转氨酶的升高，使磺溴酞钠滞留量减少[9]。

4. 对循环系统的影响　红毛五加经乙醇处理后剩余物的水煎液，可延长乌头碱所致小白鼠心律失常的潜伏期，能使氯化钡所致的大白鼠心律失常立即转为窦性心律，但维持时间甚短，仅使心律失常得以改善[10]。红毛五加的提取物和丁醇提取物对离体豚鼠的心脏冠脉流量有较明显增加作用。红毛五加的水、丁醇和乙酸乙酯提取物对离体豚鼠心脏心肌收缩幅度均有增加作用，但水和乙酸乙酯提取物给药后，心肌出现一过性心肌收缩力减弱，而后心肌收缩幅度加大。故对血压的一过性下降作用应引起注意[11]。

5. 对中枢系统的影响　红毛五加醇提取物有明显镇痛作用，并能降低家兔正常及蛋白胨所致发热体温，但对霍乱弧菌引起的发热体温无影响[12]。红毛五加醇提取物和水提取物有明显的中枢抑制作用，可以减少小鼠的自发活性，协同戊巴比妥钠的中枢抑制作用，并能拮抗苯丙胺的中枢兴奋作用，其中枢镇痛作用相似于利血平[13]。

6. 抗应激作用 红毛五加具有显著的耐缺氧、抗疲劳、中枢抑制等作用，增强学习和记忆能力，促进肝脾组织核酸代谢和吞噬等功能，提高肾上腺内维生素 C 的含量和幼鼠的睾丸重量，其毒性甚微[14]。

7. 抗衰老作用 五加皮总苷(TSAB)与人参水提液作用相似，能明显延长小鼠游泳时间及在常压缺氧和寒冷条件下的生存时间，也能显著抑制中老龄大鼠体内过氧化脂质的生成[15]。采用手术去除双侧卵巢方法建立骨质疏松实验动物模型，随机分组，给药 12 周后，与模型空白组比较，给药各组均能明显改善骨生物力学性能，对骨的纵向力学、弯曲力学指标均有显著效果($P<0.05$)，具有明显抗压、抗折作用，几乎接近正常。与碳酸钙 D_3 片(钙尔奇 D)作用相似，五加皮具有明显改善骨生物力学性能[16]。

(三) 临床报道

1. 治疗颞颌关节弹痛症 五加皮、海桐皮、威灵仙、羌活、当归、红花、苏木、白芷、姜黄、川牛膝、川楝子、土茯苓各 15g，乳香 6g，花椒 9g，透骨草 30g。先将以上药物研成粗末，装入布袋放入沙锅内，加适量水煎煮。开锅后 20 分钟，将药袋拿出，待温和时置于患处热敷，药液可用纱布蘸洗患处。1 日 2 次，每次 20 分钟，7 日为 1 个疗程。治疗 60 例，治愈 21 例，显效 31 例，无效 8 例，总有效率 86.67%[17]。

2. 神经根型颈椎病 五加皮、威灵仙、当归、川芎、三七各 50g，红花、肉桂、川芎、草乌各 40g，地龙、土鳖虫各 30g，蜈蚣 20g。上药共研细末，用 75%的酒精 3000ml 密闭浸泡 30 日，用双层纱布过滤制成酊剂备用。将 4 层纱布裁剪成 8cm×12cm 的长方形，均匀浸泡药液，以挤压不滴药液为宜。患者俯卧，将浸药纱布 4 层置于患者颈部正中，上敷一层塑料薄膜，面积稍大于浸药纱布。将温度适宜之热水袋(水温约 45～55℃)置于其上。每日 2～3 次，20～30 分/次，7 日为 1 个疗程。治疗 81 例，治疗时间最短 11 日，最长 24 日，平均 16 日。治愈 43 例，好转 36 例，未愈 2 例，治愈、好转率为 97.5%[18]。

参考文献

[1] 张莅峡，胡庆和，刘泓，等. 红毛五加多糖对机体免疫功能的影响[J]. 中药材，1994，17(5)：361.

[2] 杜力军，国月英，马立焱，等. 红毛五加多糖对心肌肥厚大鼠早期心肌 ATP 酶和免疫功能的影响[J]. 中草药，1995，26(7)：3621.

[3] 江之泉，章崇杰，汪成孝，等. 红毛五加多糖对小鼠免疫功能的增强作用[J]. 华西药学杂志，1993，8(4)：2111.

[4] 陈萍，张莅峡，刘泓，等. 红毛五加粗多糖的抗肿瘤作用及免疫作用[J]. 中国中药杂志，1993，18(6)：3511.

[5] 王满霞，张莅峡，刘红，等. 红毛五加茎皮挥发油成分对体外培养人白血病粒细胞生物学效应的研究[J]. 中国中药杂志，1994，19(9)：558.

[6] 单保恩，李巧霞，梁文杰. 中药五加皮抗肿瘤作用体内外实验研究[J]. 中国中西医结合杂志，2004，24(1)：55-58.

[7] 刘芳，杨翠军，孙黎，等. 五加皮多糖对人宫颈癌 Hela 细胞凋亡作用的研究[J]. 时珍国医国药，2009，20(5)：1178-1179.

[8] 张守仁，韩超，於毓文. 南五加萜酸对大鼠实验性溃疡的作用[J]. 中国医学科学院学报，1990，12(3)：1981.

[9] 党月兰. 红毛五加多糖对实验性肝损伤的保护作用[J]. 中国中药杂志，1997，22(3)：1761.

[10] 刘玉兰，颜鸣，王庭，等. 红毛五加皮对豚鼠离体心脏冠脉流量及某些心律失常的影响[J]. 中国中

医杂志,1990,15(8):381.

[11] 颜鸣,刘玉兰,赵余庆.红毛五加不同提取物的药理研究[J].沈阳药学院学报,1991,8(2):1381.

[12] 邓虹珠,孙士勇,李淑玉.红毛五加镇痛解热作用及毒性的实验研究[J].中国中药杂志,1994,19(1):381.

[13] 邓虹珠,侯连兵,孙士勇,等.红毛五加对中枢神经系统作用的实验研究[J].中国中药杂志,1994,19(3):1711.

[14] 李成林.红毛五加抗应激作用的研究[J].中药药理学临床,1991,7(2):291.

[15] 谢世荣,黄彩云,黄胜英.五加皮总苷的抗衰老作用研究[J].医药导报,2003,(22)4:226-228.

[16] 杨功旭,赵述艳,黎祥胜,等.五加皮对去卵巢大鼠骨质疏松防治作用的生物力学研究[J].中国中医骨伤科杂志,2008,16(6):30-31.

[17] 庞翠萍,李凤兰.中药熏洗治疗颞颌关节弹痛症 60 例[J].中医外治杂志,2000,9(4):44.

[18] 张申庆,徐同印.中药外敷治疗神经根型颈椎病 81 例[J].吉林中医药,2005,25(1):44.

桑寄生 Sangjisheng

【别名】桑上寄生、寄屑(《神农本草经》),寄生树(《尔雅》郭璞注),寄生草(《滇南本草》),茑木(《本草纲目》)。

【来源】桑寄生始载于《雷公炮制论》。为桑寄生科植物桑寄生 *Taxillus chinensis* (DC.) Danser 的干燥带叶茎枝。主产于广东、广西、云南等地。

【采收炮制】冬季至次春采割,除去粗茎,切段,干燥,或蒸后干燥。

【商品规格】统货,以枝细、质嫩、红褐色,叶未脱落者为佳。

【药性】苦、甘,平。归肝、肾经。

【功效】祛风湿,补肝肾,强筋骨,安胎元。

【应用】

1. 风湿痹痛　本品长于补肝肾,强筋骨,对痹证日久,伤及肝肾,腰膝酸痛无力者尤为适宜,常配独活、杜仲、牛膝、桂心、细辛等同用,方如《备急千金要方》独活寄生汤。《全国中草药汇编》治风湿腰腿痛,用本品配伍独活、秦艽、当归等,水煎服。

2. 肾气虚弱,腰背疼痛　本品常配杜仲、续断、狗脊以补肾强腰。也可配鹿茸、杜仲为散,方如《普济方》寄生散。《实用中药手册》强肾镇痛丸,用本品配续断、附子、鹿角等药同用。

3. 肝肾亏虚,胎动不安,胎漏下血　本品配阿胶、菟丝子、续断等安胎止血药同用。如《医学衷中参西录》寿胎丸。也有用本品配伍当归、阿胶、川断、香附、白术、人参等养血安胎,方如《证治准绳・女科》桑寄生散。《太平圣惠方》治妊娠胎动不安,心腹刺痛,即以本品配阿胶、艾叶水煎服。

4. 妊娠水肿　本品配桑白皮、紫苏梗叶、大腹皮、木香安胎调气利水,方如《圣济总录》寄生饮。

【用法用量】水煎服,9～15g。

【鉴别用药】桑寄生科植物槲寄生 *Viscum coloratum* (Komar) Nakai 的枝叶也用做桑寄生药材用,主产于东北、河北、安徽等地。与桑寄生临床作用相似。

【药论】

1.《神农本草经》:"主腰痛,小儿背强、痈肿,安胎,充肌肤,坚发、齿,长须眉。"

2.《名医别录》:"主金疮,去痹,女子崩中,内伤不足,产后余疾,下乳汁。"

3.《药性论》:"能令胎牢固,主怀妊漏血不止。"

4.《湖南药物志》:“治肝风昏眩,四肢麻木,酸痛,内伤咳嗽,小儿抽搐。”

【现代研究】

(一)化学成分

本品茎、叶含齐墩果酸、β-香树脂醇、内消旋肌醇,黄酮类化合物,β-谷甾醇及黄酮苷、槲皮素、萹蓄苷及 d-儿茶素等。

(二)药理作用

1. 免疫及抗炎作用 桑寄生对小鼠胸腺淋巴细胞和脾脏淋巴细胞的增殖有抑制作用,小剂量对 COX-2 无抑制作用,中剂量以上才出现作用。抑制 COX-2 可以发挥抗炎和止痛作用[1]。

2. 抗Ⅰ型变态反应作用 体外和体内(口服)给药,使用肥大细胞作为靶细胞,实验结果桑寄生提取物(HT)对刀豆蛋白(ConA)诱导的肥大细胞脱颗粒呈明显的抑制作用,且呈剂量依赖关系。对卵白蛋白致敏大鼠肥大细胞的脱颗粒,桑寄生提取物同样有明显的抑制作用。口服该提取物也能抑制组胺的释放,抑制率达 85%[2]。

(三)临床报道

1. 治疗关节炎 黄芪熟地寄生汤(黄芪、桑寄生、熟地、乌梢蛇、乳香等),每日 1 剂,水煎服,早晚将药渣加热外敷患处,30 日为 1 个疗程,治疗类风湿关节炎 140 例,治疗组 80 例,对照组 60 例,结果治疗组治愈 16 例、显效 42 例、好转 20 例、无效 4 例,总有效率为 97.5%,明显优于对照组($P<0.05$)[3]。

2. 治疗腰椎间盘突出症 益肾壮腰汤由桑寄生、杜仲、牛膝、锁阳、熟地黄、麻黄、苍术、鸡血藤、茯苓等中药组成,水煎服,1 日 1 剂,分 2 次温服,患者入院后卧硬板床休息,每日间断牵引次。治疗者 87 例,4 周为 1 个疗程,连续治疗 2 个疗程,治愈 36 例,显效 31 例,有效 14 例,无效 6 例,总有效率为 77.01%[4]。

3. 治疗尿毒症 益肾解毒汤:桑寄生 10g、菟丝子 30g、杜仲 15g、巴戟天 15g、人参 10g、黄芪 30g、茯苓 20g、白术 15g、六月雪 50g、土茯苓 30g、晚蚕砂 15g、紫苏 15g。随症加减,每日 1 剂,水煎,分 2 次口服。治疗组 38 例,对照组 22 例,均加常规综合治疗法,以 90 天为 1 个疗程。结果治疗组显效率为 28.9%,总有效率为 76.3%;对照组显效率为 0,总有效率为 36.8%。两组显效率和总有效率比较,差异具有统计学意义($P<0.01$)[5]。

4. 治疗先兆性流产和习惯性流产 补肾安胎方:桑寄生 15g、炒黄芩 12g、白术 15g、炒杜仲 15g、川续断 15g、菟丝子 10g、阿胶 10g(烊化)、生地 15g、熟地 15g、砂仁 10g。每日 1 剂,分早、晚 2 次服。在确诊怀孕后即服药,间断服至度过危险期,再隔日 1 剂,继服 20 日。治疗习惯性流产 56 例,56 例中全部度过危险期,其中 35 例顺产,21 例剖腹产,无出现发育异常婴儿[6]。

5. 治疗高血压 桑寄生 100g、炒杜仲 100g、花生 500g、米醋 1000g。制法:将米醋泡桑寄生、杜仲 24 小时后捞出药渣,在药液中泡入花生米,浸泡 24 小时后即可服用。用法用量:早晚各 10 粒花生米嚼碎服用患者在被确诊为高血压后,服用此药后疗效满意[7]。

6. 治疗病毒性心肌炎急性期和恢复期室性期前收缩(早搏) 用自拟复律汤(桑寄生、苦参、葛根、丹参、磁石各 30g,黄芪 30~60g,川芎 15~30g,生地 12g,炙甘草 15g),随证加减,以上药物水煎 2 次,早晚分服。1 个月为 1 个疗程。可治疗 4 个疗程。治疗 56 例,显效 36 例,好转 13 例,无效 7 例,总有效率为 87.5%[8]。

7. 治疗高脂血症 桑钩温胆汤:桑寄生 20g,钩藤(后下)、法半夏、陈皮、竹茹、枳实各

10g，茯苓15g，甘草6g。随证加减，水煎服，剂量随证加减，每日2次，每次100ml，2个月为1个疗程。期间停服一切降脂药物，治疗前后作血脂代谢、肝肾功能等测定，结果42例中治疗前后血脂检测显效15例、有效21例、无效6例，总有效率为85.7%，其中血总胆固醇、血甘油三酯均比治疗前下降，而高密度脂蛋白上升，经统计学处理差异有统计学意义（$P<0.05$）[9]。

（四）不良反应

口服后可有头痛、目眩、胃不适、食欲不振、腹胀、口干等，中毒后可出现惊厥、呼吸麻痹等。灌胃给予桑寄生醇提物，能使乙醇诱导胃黏膜损伤大鼠的溃疡指数显著增加，并抑制大鼠胃黏膜中环氧化酶的活性，但对正常大鼠胃黏膜溃疡指数及环氧化酶含量无影响。提示桑寄生会加重已有的胃损伤，所以对患有胃溃疡的患者，选药时则应慎重[10]。

参考文献

[1] 龙启才，邱建波. 威灵仙、秦艽、桑寄生醇提物体外对淋巴细胞和环氧酶的影响[J]. 中药药理与临床，2004，20(4)：26-27.

[2] 张秀敏，刘冉，许津. 中药桑寄生的抗Ⅰ型变态反应作用[J]. 中国药师，2005，8(1)：5-7.

[3] 陈有岭. 自拟黄芪熟地寄生汤治疗类风湿性关节炎140例[J]. 陕西中医，2007，28(5)：538-539.

[4] 张凤娥. 益肾壮骨汤治疗腰椎间盘突出症疗效分析[J]. 湖南中医学院学报，2000，20(1)：68.

[5] 刘元一，伍国强，朱湘生. 益肾解毒汤治疗尿毒症38例[J]. 湖南中医杂志，1998，14(5)：11.

[6] 高华红. 自拟补肾安胎方治疗习惯性流产56例[J]. 国医论坛，2007，22(5)：35-36.

[7] 魏学兰，张静，申月艳. "寄屑思仙花生醯"治疗高血压病的分析[J]. 中医中药，2007，35(4)：92.

[8] 杨连利. 复律汤治疗病毒性心肌炎室性早搏56例观察[J]. 实用中医药杂志，2002，18(2)：8-9.

[9] 杨赫，闫平正. 桑钩温胆汤治疗痰浊瘀血型高脂血症42例[J]. 陕西中医，2007，28(6)：673-674.

[10] 徐清，龙启才，邱建波. 桑寄生、雷公藤醇提物对大鼠胃黏膜环氧化酶的影响[J]. 中国医药导报，2011，8(23)：22-23.

千年健 Qiannianjian

【别名】 一包针（《中药志》），千年见（《药材资料汇编》），千颗针、丝棱线（《全国中草药汇编》）。

【来源】 千年健，始载于《本草纲目拾遗》。为天南星科植物千年健 *Homalomena occulta*（Lour.）Schott 的根茎。主产于广西、云南地区。

【采收炮制】 全年可采，以秋季采者品质较佳。挖取后洗净，晒干，切片入药。

【商品规格】 以条粗质硬，色红棕，香气浓者为佳。

按《中国药典》（2010年版一部）规定：本品含水分不得过13.0%；总灰分不得过7.0%。按干燥品计算，含芳樟醇（$C_{10}H_{18}O$）不得少于0.20%。

【药性】 辛、苦，温。归肝、肾经。

【功效】 祛风湿，壮筋骨。

【应用】

风湿痹痛，筋骨无力，拘挛麻木：本品辛散苦燥温通，可以祛风湿，壮筋骨。可入药酒，尤宜老人。常配以钻地风、牛膝、枸杞子、蚕砂、萆薢等浸泡药酒服用。也可配伍络石藤、海风藤、鸡血藤、牛膝等应用。也有用本品与狗脊、鸡血藤共研细末每服3g治风湿痛，即千年健散（上海中山医学院《中药临床应用》方）。

【用法用量】水煎服5～10g，或浸酒。外用研末调敷。

【药论】

1.《柑园小识》："可入药酒，风气痛，老人最宜食此药，忌莱菔。"

2.《本草纲目拾遗》："壮筋骨，浸酒；止胃痛，酒磨服。"

3.《本草再新》："治痈瘘疮疽，杀虫败毒，消肿排脓。"

4.《本草正义》："千年健今恒用于宣通经络，祛风逐痹，颇有应验。盖气味皆厚，亦辛温走窜之作用也。"

【现代研究】

（一）化学成分

千年健含芳香性挥发油，主要为α-蒎烯、β-蒎烯、柠檬烯、芳樟醇、α-松油醇、β-松油醇、橙花醇、香叶醇、香叶醛、丁香油酚、异龙脑、广藿香醇等。

（二）药理作用

抗炎镇痛作用：千年健酒对AA大鼠的原发性炎症和注射佐剂侧继发性炎症有明显的抑制作用，高剂量组对二甲苯致小鼠耳肿胀也有一定的抑制作用，表明千年健酒有抗急性炎症作用。对AA大鼠另侧迟发型超敏反应足肿胀亦有一定的抑制作用，同时大鼠继发性多关节病变症状也得到改善[1]。

（三）临床报道

治疗压疮：对30例带入压疮患者采用千年健柄叶外敷的方法治疗处理。结果：Ⅲ期压疮治疗有效率100％，治愈率96.7％[2]。

（四）不良反应

1. 毒性　动物试验，本药煎剂1/4（约80ml）给家兔灌胃，约10分钟后，家兔开始抽搐，随即卧地、角弓反张、呼吸不规则，30分钟后呼吸停止、瞳孔放大、心跳停止。

2. 中毒症状　潜伏期在30分钟至1小时。初期出现中枢神经系统兴奋，继之则转入抑制状态，并出现恶心、眩晕、呕吐、血压升高、眼球上翻、口吐涎沫、角弓反张、呼吸困难、二便失禁、全身抽搐、昏迷等。

3. 预防抢救　预防：千年健一剂剂量不宜超过10g。抢救：氧气吸入，给氯丙嗪、硫酸镁及利血平肌注、水合氯醛灌肠。服药时间短者1∶5000浓度的高锰酸钾洗胃，洗后由胃管灌入甘草合剂。

参考文献

[1] 陈光亮. 千年健酒的抗炎镇痛作用[J]. 中国基层医药，2000，7(4)：283-284.

[2] 赵鸥. 千年健柄叶外敷治疗压疮的效果观察[J]. 中国临床医药研究杂志，2007(9)：56-57.

鹿衔草　Luxiancao

【别名】破血丹（《植物名实图考》），纸背金牛草、大肺筋草、红肺筋草（《重庆草药》），鹿寿茶（《陕西中草药》），鹿安茶（《山西中草药》），鹿含草（《浙江药用植物志》）。

【来源】鹿衔草始载于《滇南本草》。为鹿蹄草科植物鹿蹄草 *Pyrola rofundifclia* L. subsp. chinensis H. Andres 或普通鹿蹄草 *P. decorata* H. Andres 的干燥全草。分布于全国大部分地区。

【采收炮制】全年均可采挖，将全草连根挖出，洗净，晒至叶片较软时，堆置至叶片变紫褐色，再晒干，切段入药。

【商品规格】统货，以紫红色或紫褐色，无杂质，叶大者为佳。

按《中国药典》(2010年版一部)规定：本品含水分不得过13.0%；总灰分不得过7.0%。按干燥品计算，含水晶兰苷($C_{16}H_{22}O_{11}$)不得少于0.10%。

【药性】甘、苦，温。归肝、肾经。

【功效】祛风湿，强筋骨，止血，止咳。

【应用】

1. 风湿痹痛，腰膝无力　《滇南本草》记载，单用鹿衔草水酒煎服。《陕甘宁青中草药选》载治慢性风湿性关节炎、类风湿关节炎用鹿衔草配白术、泽泻。临床治疗痹痛日久，肝肾亏虚，筋骨软弱者，本品配伍桑寄生、牛膝、独活、杜仲等品。

2. 出血症　本品有止血作用，可用于咳嗽咯血、崩漏下血、外伤出血等。如治疗咳嗽咯血，以本品与白及各12g，水煎服(《山西中草药》方)。治疗崩漏下血，本品15g配地榆炭30g，水煎服(《吉林中草药》方)。治疗外伤出血，用鲜草捣烂或干品粉末外敷(《陕甘宁青中草药选方》)。

3. 久咳虚喘　本品兼能补肺益肾以止咳喘，可用于肺虚久咳，或肾不纳气之虚喘，每与百部、五味子、百合、胡桃肉等同用。

此外，本品也可用治虚劳、泻痢等病证，如治虚劳，本品30g、猪蹄一对，炖食(《陕西中草药》方)。慢性肠炎、痢疾，本品15g，水煎服(《陕甘宁青中草药选》方)。

【用法用量】煎服，9～15g，外用鲜品捣敷或干品研末外敷。

【药论】

1.《滇南本草》："治筋骨疼痛。"

2.《植物名实图考》："治吐血，通经，强筋健骨，补腰肾，生津液。"

3.《中国药植志》："治虚劳，止咳。"

4.《陕西中草药》："补肾壮阳，调经活血，收敛止血。治虚劳咳嗽，肾虚盗汗，腰膝无力，风湿及类风湿关节炎，半身不遂，崩漏，白带，结膜炎，各种出血。"

【现代研究】

(一) 化学成分

鹿蹄草含鹿蹄草素，*N*-苯基-2-萘胺，高熊果酚苷，伞形梅笠草素，没食子酸，原儿茶酸，没食子鞣质，肾叶鹿蹄草苷，6-*O*-没食子酰高熊果酚苷，槲皮素，金丝桃苷，没食子酰金丝桃苷等。普通鹿蹄草含鹿蹄草素，山柰酚-3-*O*-葡萄糖苷，槲皮素-3-*O*-葡萄糖苷等。

(二) 药理作用

1. 抗菌作用　鹿蹄草具有较强的广谱抑菌作用。乙醚提取萘醌类化合物对金黄色葡萄球菌、溶血性链球菌、铜绿假单胞菌和肺炎克雷白菌均有一定的抑制作用，尤对金黄色葡萄球菌的抑制最强[1]。鹿蹄草素作用后金黄色葡萄球菌菌体细胞结构被明显破坏，细胞壁呈溶解状，菌体细胞间相互黏结，细胞间界限变模糊；铜绿假单胞菌菌体细胞间界限变模糊，但并未对菌体细胞壁和细胞膜造成破坏[2]。鹿蹄草素对链格孢病菌有抑制作用[3]。

2. 抗心肌缺血作用　鹿衔草总黄酮能减轻异丙肾上腺素诱导的大鼠心电图T波降低；降低血清CK、LDH的活性及游离脂肪酸(FFA)含量，降低心脏指数，减轻心肌损伤及坏死的程度；升高血清SOD活性及NO含量，降低血清MDA含量。鹿衔草总黄酮对异丙肾上腺素诱导的大鼠急性心肌缺血具有保护作用[4]。

3. 舒张胸主动脉作用 鹿衔草黄酮苷($20mg\cdot L^{-1}$)能够浓度依赖性地降低大鼠离体胸主动脉血管环张力。激光扫描共聚焦检测细胞内钙的结果表明,鹿衔草黄酮苷浓度依赖性地抑制了静息状态平滑肌细胞胞浆内钙浓度的升高[5]。

4. 降压作用 复方鹿衔草水提物对(L-硝基精氨酸甲酯)L-NAME诱导的高血压大鼠有降压作用。复方鹿衔草水提物灌胃4周,每2周末以大鼠尾动脉测压法测量大鼠的血压。结果灌胃2周后血压出现明显下降,灌胃4周后大鼠血压恢复至正常水平[6]。

5. 抗氧化作用 采用DPPH自由基清除效应和磷钼酸盐等方法,对鹿衔草甲醇提取物(ME)、水提取物(WE)、氯仿提取物(CE)和石油醚提取物(PE)进行了抗氧化活性测定。结果表明:四种粗提物对DPPH自由基清除能力、总抗氧化性和总酚含量大小有着一致的顺序:PE<CE<WE<ME。总体而言,高极性溶剂提取物的抗氧化活性较低极性溶剂提取物要强[7]。

(三)临床报道

1. 治疗腔隙性脑梗死 口服复方鹿衔草(鹿衔草、赤芍、丹参、川芎、瓜蒌、浙玄参等)日1剂,连续3周,治疗腔隙性脑梗死80例,对照组患者40例,所有患者予常规治疗;治疗后观察组神经功能缺损评分明显减轻($P<0.005$),说明复方鹿衔草治疗腔隙性脑梗死具有明显疗效。两组治疗后较治疗前LPO水平明显下降,但治疗组比对照组下降更明显($P<0.005$)[8]。

2. 治疗眩晕 鹿衔草、远志、地骨皮、路路通、川芎各10g,丹参、生地各15g,菖蒲12g,菟丝子8g,五味子、胆南星各6g。每日1剂,每次水沸后文火煎药30分钟,取汁100ml,共煎3次分服,服10剂为1个疗程,2个疗程后判断疗效。服中药期间停用其他治疗方法。50例患者中治愈42例,好转7例,无效1例,总有效率为98%[9]。

3. 治疗颈椎病 葛根二鹿汤:葛根30g、鹿角胶10g、鹿衔草30g、丹参30g、当归15g、钩藤15g、川芎10g、黄芪30g、白芍10g、桂枝10g、制何首乌15g。随证加减,91例患者治愈58例,好转28例,未愈5例。总有效率94.5%[10]。

4. 治疗慢性肾炎 基本方药:鹿衔草、杜仲、金银花、蒲公英、丹参、石韦、醋鳖甲各15g,黄芪30g,白花蛇舌草、苡仁根、生牡蛎各20g,益母草12g,蝉衣、车前子各10g。水煎服,每日1剂,早晚各服250ml,2个月为1个疗程。治疗38例,结果:完全缓解15例,好转17例,无效6例,总有效率84.2%[11]。

5. 治疗慢性前列腺炎 虎鹿五参四子汤:虎杖、鹿衔草各30g,丹参、苦参、玄参、蚤休各25g,大黄10g,菟丝子、覆盆子、枸杞子、当归、川牛膝各25g。随证加减,治疗258例,结果治愈139例,显效103例,无效16例(含中断治疗者),总有效率93%[12]。

参考文献

[1] 徐丽萍.鹿蹄草提取物的抑菌作用比较研究[J].哈尔滨商业大学学报:自然科学版,2007,23(3):265-267.

[2] 于庆华,殷文政,艾启俊.鹿蹄草素对金黄色葡萄球菌和绿脓杆菌的抑制效果观察[J].食品科学,2008,29(4):90-93.

[3] 魏月琴,艾启俊,吴振宇.鹿蹄草素对链格孢病菌的抑制作用研究[J].食品工业科学,2008(8):137-139.

[4] 路培培,刘俊田,刘娜,等.鹿衔草总黄酮对异丙肾上腺素诱导的大鼠急性心肌缺血的保护作用[J].中药材,2010,33(1):73-76.

[5] 何秀权,叶明磊,顾袁琴.鹿衔草黄酮苷对大鼠离体胸主动脉的作用及机制探讨[J].时珍国医国药,2010,21(4):900-902.

[6] 柳景,王昌利,崔锐.复方鹿衔草水提物对L-NAME致大鼠高血压模型的影响[J].陕西中医学院学报,2011,34(3):41-42.

[7] 冀晓雯,何春欢,潘英明.鹿衔草不同溶剂提取物抗氧化活性研究[J].食品工业科技,2009(4):100-102.

[8] 李新毅,穆俊霞,魏元平,等.复方鹿衔草治疗腔隙性脑梗死80例疗效观察[J].山西中医学院学报2005(3):27-28.

[9] 刘双穗.鹿丹读书丸治疗眩晕50例[J].陕西中医,2009,30(4):461.

[10] 王熙等.葛根二鹿汤治疗颈椎病91例临床观察[J].河北中医,2006,28(6):450.

[11] 芦建明.中药治疗慢性肾炎38例.实用中医药杂志[J].2004,20(4):178-179.

[12] 刘华等.虎鹿五参四子汤治疗慢性前列腺炎258例[J].陕西中医,2004.25(4):308-309.

石楠叶 Shinanye

【别名】石南叶(《名医别录》),风药(《本草纲目》),栾茶(《本草纲目拾遗》),红树叶、石岩树叶(《中药材手册》),石楠藤(上海中山医学院《中药临床应用》),野丁香、苦丁香、丁香叶(《云南中药资源名录》)。

【来源】石楠叶,始载于(《本草从新》)。为蔷薇科植物石楠 *Photinia serrulata* Lindl.的干燥树叶,主产于江苏、浙江等地。为野生品种。

【采收炮制】全年可采,晒干后扎成小把。

【商品规格】统货,以叶完整、色红棕者为佳。

【药性】辛、苦,平;有小毒。归肝、肾经。

【功效】祛风湿,通经络,益肾气。

【应用】

1. 风湿痹痛,腰背酸痛,肾虚脚弱 本品祛风湿兼有补肾之功,故对于风湿而兼有肾虚之症者适用,如《圣济总录》石南丸,即以本品与白术、黄芪、鹿茸、肉桂、枸杞子、牛膝、木瓜、防风、天麻同用,制丸剂服;现代有配伍海桐皮、五加皮、骨碎补、续断、当归、杜仲等药,为石楠藤汤(上海中山医学院《中药临床应用》)。

2. 头风头痛 本品能祛风止痛,可治头风头痛,单用泡服或浸酒饮,即能奏效;或配白芷、川芎、天麻、藁本等。

3. 风疹瘙痒 本品能祛风止痒,用治风疹瘙痒,可单用本品水煎服。《圣济总录》石南酒,治瘾疹经旬不解者,单用本品为末,煮酒服。

【用法用量】煎服,10~15g。

【药论】

1.《神农本草经》:“养肾气,内伤阴衰,利筋骨皮毛。”

2.《名医别录》:“疗脚弱,五脏邪气,除热。”

3.《药性论》:“能添肾气,治软脚烦闷疼,杀虫,能逐诸风。”

4.《本草纲目》:“浸酒饮,治头风。”

【现代研究】

(一)化学成分

石楠叶中含齐墩果酸和熊果酸,还含氰苷、类胡萝卜素、樱花苷、山梨醇、鞣质、正烷烃、苯甲醛、氢氰酸、皂苷、挥发油等。

(二)临床报道

治疗血管神经性头痛：以石楠叶合剂[石楠叶 20g，川芎、白芷、白僵蚕、羌活、徐长卿各 15g，天麻、蔓荆子、石菖蒲各 10g，葛根、水牛角(先煎)各 30g，炙甘草 6g]水煎，每日 1 剂，早晚 2 次分服，治疗 50 例，对照组 45 例，服用氟桂利嗪片，每次 5mg，每晚睡前服 1 次。2 组治疗期间均停服其他药物，观察并记录头痛及伴随症状的变化。疗程 3 周，随访半年。治疗组有效率 96.0%，对照组 82.2%。两组比较差异有统计学意义($P<0.05$)[1]。

参考文献

[1] 胡春平，杨伟. 石楠叶合剂治疗血管神经性头痛 50 例[J]. 中医药临床杂志，2010，22(12)：1051-1052.

(唐德才 马莉)

第五章 芳香化湿药

凡气味芳香，具有化湿运脾作用的药物，称为化湿药。

脾喜燥恶湿，土喜暖而爱芳香。湿浊中阻，易困滞脾胃，使运化失常。本类药物辛香温燥，有醒脾和胃、燥湿化浊、疏畅气机、消胀除痞的作用。主要用于湿阻中焦，脾阳被困，运化失常而致的脘腹痞满、食少倦怠、舌苔白腻等症。此外，湿温、暑湿初起，湿热内蕴者亦可用之。又本类药物芳香辟秽，兼除四时不正之气，故还用治瘟疫、瘴疟等病证。

湿为阴邪，黏腻重浊，壅滞难去。故使用本类药物时要注意配伍行气畅中、苦温燥湿、淡渗利湿等药，以广开去路，速除湿邪，增强化湿之效。湿热合邪者当与清热药同用；寒湿并存者当配合祛寒药；脾胃虚弱者，又应配伍补脾健胃药，以标本兼用。

本类药物多辛温香燥，易耗气伤阴，对阴虚津亏及气虚者慎用。又因芳香辛烈，多含挥发油，故不宜久煎，以免有效成分挥发。

苍术 Cangzhu

【别名】赤术（陶弘景），马蓟（《说文系传》），青术（《水南翰记》），仙术（《本草纲目》），茅术（江苏），南术、关南术（东北三省），山刺菜、枪头菜、京茅术、仙姜、山芥、地葵、茅君宝（《和汉药考》）等。

【来源】苍术，始载于《经史证类备急本草》。《神农本草经》只有“术”的记载，列为上品，但未明苍术、白术之别。梁代陶弘景于《本草经集注》中始分为苍、白二术。考其所述“叶细无桠，根小苦而多膏”，其所云之赤术当为苍术。以其根干、枝叶之形态似篆文“术”字，故名。为菊科多年生草本植物茅苍术 *Atractylodes lancea*（Thunb.）DC. 或北苍术 *Atractylodes chinensis*（DC.）Koidz 的根茎。主产于江苏句容、镇江、溧水，湖北襄阳、南樟，河南桐柏、唐河等地。浙江、安徽、江西、河北、山西、东北各省亦产。以河南桐柏、安徽太平、江苏茅山所产质量较好。野生及栽培品种均较常见。

【采收炮制】春、秋均可采挖，以8～9月采收质量为好。除去残茎、须根及泥土等杂质，洗净，润透，切厚片，干燥。

【商品规格】商品按产地分为关苍术、北苍术、茅苍术等。一般认为，关苍术质优。以形如连球状、质坚实、无须毛，外表呈黑棕色，断面为黄白色、显朱砂点、有油性、放置后生白毛状结晶者为佳。

国内药用品规格均为统货，一般不分等级，但要求茅苍术中部直径在0.8cm以上，北苍术在1cm以上。出口商品分为三等，其中统装不分等级，大小均有。大苍术每1千克50～70个；小苍术每1千克60个以下。各等级均不得掺入毛须和碎末。

按《中国药典》（2010年版一部）规定：水分不得过13%，总灰分不得过7%；苍术素

($C_{13}H_{10}O$)不得少于0.30%。

【药性】 辛、苦，温。归脾、胃、肝经。

【功效】 燥湿健脾，祛风散寒，明目。

【应用】

1. 湿阻中焦、脾失健运　本品芳香性燥而入脾胃经，善燥脾湿、健脾气。主治中焦湿滞、脾失健运所致恶心呕吐，脘腹胀满，大便溏薄，倦怠乏力，舌苔白腻垢浊者，常与厚朴、陈皮等配伍，如《太平惠民和剂局方》的平胃散；又可合用五苓散，以健脾和中、利水渗湿，如《丹溪心法》之胃苓散；又可治脾为湿困、清浊不分、水谷夹杂而致泄泻及暑令暴泻等病证，常配伍神曲，如《太平惠民和剂局方》之曲术丸；若为脾虚运化无力而见飧泄，则可与花椒配伍，如《素问病机气宜保命集》所载椒术丸；对于脾湿积久而成饮癖，症见胁痛少食，呕吐吞酸者，可用苍术为末，合以大枣为丸，以燥湿健脾化饮，如《普济本事方》之苍术丸；此外，临床若见兼有热象而成湿热或湿温证，可配伍石膏、知母、粳米、甘草，如《杂病源流犀烛》中的苍术白虎汤；兼有虚寒者，酌情配伍干姜、附子；若小儿泄泻，可用炒苍术研末，随证加减，如食积者酌加山楂、麦芽等消食药。若湿痰下注而致便浊痢下，可与白米、半夏、陈皮、甘草同用，如《证治汇补》中之苍白二陈汤。《脾胃论》以其与黄芪、升麻、人参、泽泻等共用，治平素气虚，感受暑湿，脾湿不化证，方名为清暑益气汤。如肝脾郁结，六郁并存，致饮食不化，胸膈痞闷，呕吐吞酸，脘腹胀痛者，可伍用香附、川芎、神曲、栀子，如《丹溪心法》之越鞠丸。

2. 风寒夹湿表证　本品辛可发散，温能祛寒，苦能燥湿。长于散风寒、祛湿邪，主治风寒湿邪侵袭肌表而见恶寒发热、头痛身痛、无汗鼻塞的风寒夹湿表证，常与川芎、白芷、羌活、细辛等配伍，如《太平惠民和剂局方》之神术散。若太阳头痛，可与白术、厚朴、茯苓、半夏曲同用，如《症因脉治》之苍术除湿汤。

3. 风寒湿痹、脚气痿躄　本品辛散苦燥性温，尤其功善燥湿，故对痹证湿重者尤效，亦可用于风胜之行痹及寒重之痛痹。对于湿胜之着痹，症见肢体困重，痛有定处，酸楚隐隐者，常配伍独活、秦艽；对于湿热下注而致热痹、脚气痿躄，症见足膝肿痛，或痿软无力，步履艰难者，用本品配伍苦寒之黄柏或石膏、知母等，如《丹溪心法》二妙散和《伤寒类证活人书》白虎加苍术汤；配伍牛膝，如《医学正传》之三妙丸。亦可用于湿热下注而致湿疮、湿疹等，可与黄柏、槟榔同用，如《医宗金鉴》中的三妙散以清热燥湿止痒，或以《疡科全书》之苍术三黄散为末调敷患处。

4. 脾精不禁、漏浊淋沥、痰湿经闭　本品化湿力强，若配伍大茴香、川楝子、制川乌、补骨脂、龙骨等为丸，可用于元阳气衰、脾精不禁、漏浊淋沥、腰痛力疲诸证，如《世医得效方》之苍术难名丹。若月经量少，经闭不孕，伴见形体肥胖，痰多力乏，当配伍香附、枳壳、制半夏、天南星、茯苓等，如《万氏女科》所载苍莎导痰丸。若脾虚肝郁，湿浊下注而致白带量多，则配以白术、车前子、人参、柴胡等，以补中健脾，化湿止带，如《傅青主女科》之完带汤。

5. 心痛、痢疾痛甚、雀目　本品酌情配伍可治疗一时心痛，时发时止，一日数发，昼夜不安之证，如《辨证录》之苍乌参苓散即以苍术配伍草乌、人参、巴戟天、茯苓治疗该病。对于痢疾痛甚者，《活法机要》以苍术芍药汤治之，药用苍术、芍药、黄芩、肉桂，水煎服。此外，尚能用于雀盲及两目昏涩症治疗，常将本品以米泔浸过研末，入猪肝或羊肝内煮食，如《太平圣惠方》抵圣散。《秘传眼科龙木论》中将苍术与猪肝、石决明同用治青盲、雀目。

【用法用量】 煎汤内服，3～9g。亦可熬膏或入丸、散剂。

【使用注意】 古代医家认为，血虚气弱、津亏液耗、表虚自汗者忌服，如《医学入门》云：

"血虚怯弱七情气闷者慎用。误服耗气血，燥津液，虚火动而痞闷愈甚。"《本草正》也说："表疏汗出者忌服。"另据《本草经疏》记载，阴虚内热者忌服，其言："其病属阴虚血少，精不足，内热骨蒸，口干唇燥，咳嗽吐痰，吐血鼻衄，咽塞，便秘滞下者，法咸忌之。肝肾动气者勿服。"

【鉴别用药】古时苍术与白术通用，今已区分使用，详见"白术"。

【药论】

1.《医学启源》："苍术，主治与白术同。若除上湿发汗，功最大；若补中焦除湿，力小。"

2.《主治秘要》："其用与白术同，但比之白术，气重而体沉。及胫足湿肿，加白术泔浸刮去皮用。"

3.《本草正》："苍术其性温散，故能发汗宽中，调胃进食，去心腹胀痛、霍乱呕吐，解诸郁结，逐山岚寒疫，散风眩头痛，消痰癖气块、水肿胀满。其性燥湿，故治冷痢冷泄滑泻、肠风、寒湿诸疮。"

4.《药品化义》："苍术味辛主散，性温而燥，燥可去湿，专入脾胃。主治风寒湿痹、山岚瘴气、皮肤水肿，皆辛烈逐邪之功也。统治三部之湿，若湿在上焦，易生湿痰，以此燥湿行痰；湿在中焦，滞气作泻，以此宽中健脾；湿在下部，足膝痿软，以此同黄柏治痿，能令足膝有力。取其辛散气雄，用之散邪发汗，极其畅快。"

5.《汤液本草》："苍术气温味甘，入足阳明太阴经。《象》云：主治同白术，若除上湿发汗功最大，若补中焦除湿力小如白术也。《衍义》云：其长如大拇指，肥实，皮色褐，气味辛烈，须米泔浸洗，再换泔浸二日，去上粗皮。东垣云：入足阳明太阴，能健胃安脾。《本草》但言术，不分苍、白。其苍术别有雄壮之气，以其经泔浸火炒，故能出汗。与白术止汗特异，用者不可以此代彼。海藏云：苍、白有止发之异，其余主治，并见《图经》。"

6.《医学入门》："苍以色言，无毒，浮而升，阳也。入足太阴阳明经。主风寒湿痹、死肌痉疸，逐皮间风水结肿、心下满闷、腹中胀痛窄狭，消痰饮、痃癖、气块，祛疟，除瘟疫、山岚瘴气，止霍乱吐泻不止。治大风在身面、风眩头痛、目泪出、青盲雀目、内外翳障。久服乌须驻颜，壮筋骨，明耳目，润肌肤是验，然此皆为阳虚者言也。丹溪云：辛散雄壮，发汗甚速。以黄柏、牛膝、石膏下行三药引之，则治下焦湿疾；入平胃散，能去中焦湿疾，而平胃中有余之气；入葱白、麻黄之类，则能散肉分至皮表之邪。惟血虚怯弱及七情气闷者慎用，误服耗气血、燥津液、虚火动而痞闷愈甚。米泔浸七日夜，去粗皮炒黄色或童便浸，防风、地榆为使。忌桃、李、雀、鸽肉。抑考《神农经》云：若欲长生，须服山精，言术结阴阳之精，未尝分苍、白也。自陶隐居分用，而后贵白而贱苍。善乎！东垣云：补中除湿，力不及白；宽中发汗，功过于白。"

7.《仁斋直指方》："脾精不禁，小便漏浊不止，腰背酸痛，宜用苍术以敛脾精，精生于谷故也。"

8.《本草通玄》："苍术宽中发汗，其功胜于白术；补中除湿，其力不及白术。大抵卑监之土，宜与白术以培之；敦阜之土，宜与苍术以平之。"

9.《玉楸药解》："燥土利水，泄饮消痰，行瘀开郁，去漏化癖除湿，理吞酸去腐，辟岚川瘴疠，回筋骨之痿软，清溲溺之混浊。""白术守而不走，苍术走而不守，故白术善补，苍术善行，其消食纳谷，止呕住泄亦同白术，而泄水开郁，苍术独长。"

10.《本草正义》："苍术气味雄厚，较白术愈猛，能彻上彻下，燥湿而宣化痰饮。最能驱除秽浊恶气，故时疫之病多用之。阴霾之域，久旷之屋，宜焚此物而后居人，亦此意也。凡湿困脾阳倦怠嗜卧，肢体酸软，胸膈满闷，甚至膜胀而舌浊厚腻者，非茅术芳香猛烈不能开泄，而痰饮弥漫，亦非此不化。春秋之交，暑湿交蒸，湿温病寒热头胀如裹，或胸痞呕恶，皆须茅术、藿香、佩兰叶等香燥醒脾，其应如响。而脾家郁湿，或为䐜胀，或为肿满，或为泻泄疟痢，或下流而足重跗肿，或积滞而二便不利及湿热郁蒸，发为疮疡流注，或寒湿互结，发为阴疽酸痛，但有舌浊不渴见证，茅术一味，最为必需之品。是合内外各病，皆有大用者。”

11.《珍珠囊》：“能健胃安脾，诸湿肿非此不能除。”

12.《本草纲目》：“治湿痰留饮……及脾湿下流、浊沥带下、滑泻肠风。”

13.《神农本草经》：“主风寒湿痹、死肌痉疸。作煎饵久服，轻身延年不饥。”

【现代研究】

（一）化学成分

茅苍术的根茎含挥发油 5%～9%，其主要成分为苍术醇、茅术醇、β-桉叶醇。其他成分还有 β-芹子烯、榄香醇、3β-醋酸基苍术醇、3β-羟基苍术醇、3β-醋酸基苍术酮和 3β-羟基苍术酮，含聚乙炔化合物苍术定醇、糖醛。此外，从茅苍术中分离确定了色氨酸、3，5-二甲氧基-4-葡萄糖氧基苯基烯丙醇和 8 个倍半萜糖苷等水溶性成分。

北苍术根茎含挥发油 1.5%，主要成分为苍术醇、苍术酮、茅苍术醇、桉油醇和 α-没药醇。尚含有苍术定醇、乙酰苍术定醇等聚乙炔化合物。

（二）药理作用

1. 对消化系统的作用

（1）对胃肠平滑肌的影响：β-桉叶醇能明显促进正常小鼠的胃肠运动；显著抑制因新斯的明负荷小鼠引起的胃肠功能亢进；增加脾虚小鼠体重，明显改善脾虚小鼠的体征；抑制脾虚小鼠的胃肠运动，对抗泄泻；上述作用可能是 β-桉叶醇通过抗胆碱作用或者直接作用于胃肠道平滑肌而产生的[1]。

（2）抗溃疡作用：关苍术正丁醇萃取物对醋酸型、幽门结扎型、酒精型及消炎痛型胃溃疡均有明显的对抗作用，而对应激型和利血平型胃溃疡的形成则无对抗作用。其作用机理可能与增加胃内的 PGE_2 含量，改善溃疡病灶血液循环和促进 DNA、RNA 及蛋白质的合成有关[2]。

（3）促进胃排空作用：Nakai Y 等研究了用苍术水提取物治疗由 N(G)-nitro-L-arginine 刺激引起的家兔胃排空速度减慢，效果显著[3]。

（4）保肝作用：苍术水煎剂 10g/kg 灌胃，连续 7 天，能明显促进正常小鼠肝脏蛋白的合成[4]。苍术有效成分苍术醇、苍术酮、β-桉叶醇对四氯化碳诱发的一级培养鼠肝细胞损害均有明显的预防作用。另外，苍术酮对叔丁基过氧化物诱导的 DNA 损伤及大鼠肝细胞毒性有抑制作用[5]。

2. 抗炎作用　关苍术乙酸乙酯提取物对二甲苯、巴豆油所致的小鼠耳壳肿胀，角叉菜胶所致大鼠足肿胀，小鼠棉球肉芽肿及大鼠佐剂关节炎等急性、慢性、免疫性炎症模型都有明显的抑制作用；关苍术乙酸乙酯提取物能抑制小鼠毛细血管通透性，增强小鼠单核巨噬细胞系统吞噬功能，减少炎症部位的前列腺素 E2 含量，提示关苍术乙酸乙酯提取物的抗炎机理与影响炎症过程的许多环节有关，如渗出、毛细血管通透性、炎症介质释放、结缔组织增生等[6]。

3. 降血糖作用　苍术苷对小鼠、大鼠、兔、犬有降血糖作用，其降血糖作用与苍术对体内巴斯德效应的抑制有关[7]。它和腺嘌呤核苷酸在同一腺粒体受点上起竞争性抑制作用，从而抑制细胞内氧化磷酸作用，干扰能量转移。

4. 抗心律失常作用　关苍术正丁醇提取物能够明显增加引起大鼠室性心律失常的乌

头碱用量，显著减少氯化钡所致的双相性室性心律失常的大鼠只数，明显推迟心律失常的出现时间，并明显增加引起豚鼠室性心律失常的哇巴因用量[8]。

5. 降血压作用 经石油醚、乙酸乙酯、丙酮萃取后的苍术残渣对血管紧张素抑制酶具有强抑制作用，其抑制率为95.91%。产生降血压作用[9]。

6. 抗缺氧作用 苍术丙酮提取物750mg/kg对氰化钾(KCN)致组织缺氧模型小鼠有明显的延长存活时间效果，降低相对死亡率，说明苍术有抗缺氧作用，进一步的研究表明苍术的抗缺氧主要活性成分为β-桉叶醇[10]。

7. 抗菌抗病毒作用 苍术对金黄色葡萄球菌、结核杆菌、大肠杆菌、枯叶杆菌和铜绿假单胞菌均有明显的抑制作用。Inagaki等报道茅苍术中果聚糖酸对白色酵母感染的小鼠有明显的预防作用，可以延长其存活时间[11]。尹秀芝等对苍术的萃取物进行了系统的多梯度的体外抑菌试验，发现苍术对15种真菌都有不同程度的抑制作用，尤其对红色毛癣菌、石膏样毛癣菌等10种浅部真菌有明显的抑制作用[12]。另外，Min等报道关苍术对HIV-1重组蛋白酶有轻微的抑制作用[13]。

（三）临床报道

1. 治疗秋季腹泻 以苍术合剂(药物组成：葛根10g，苍术10g，铁苋菜10g，焦山楂10g，木香6g，泽泻10g)每日1剂口服，3天为1个疗程。治疗72例秋季腹泻患儿，并用思密达作对照，治疗组和对照组的显效率分别为80.56%(58/72)、62.50%(25/40)，总有效率分别为93.06%(67/72)、77.50%(31/40)，两组疗效经卡方检验有显著性差异($P<0.05$)，且治疗组在退热、止泻、止吐方面显著好于对照组($P<0.05$)[14]。

2. 治疗小儿厌食症 以苍术20～40g(水煎)，鸡内金20～40g(研末)，分3次冲服。治疗小儿厌食症75例，有效率75%[15]。

3. 治疗胃下垂 以苍术10～15g，加水武火煎煮3分钟，再文火缓煎20分钟，煎成药汁约300ml，亦可用沸水浸泡，服时如饮香茗，不宜一饮尽杯，每日1剂，3个月为一疗程，共治疗胃下垂32例，颇获良效[16]。

4. 治疗糖尿病 以金水相生饮(苍术10～15g，配黄芪、沙参、天冬、玄参、生地、山萸肉、山药、五味子等)治疗2型糖尿病52例，总有效率为92%。加有苍术的原方，降糖效果好，速度快[17]。

5. 治疗老年肥胖或超重合糖耐量异常 以复方苍术汤(主要由苍术15g，薏苡仁24g，桑椹20g，山药30g，黄柏10g，荔枝核20g，地龙10g组成)治疗老年肥胖或超重合糖耐量异常患者32例，并与盐酸二甲双胍治疗30例作对照，复方苍术汤组治疗后患者的体重、腰围、臀围及腰臀比、糖耐量试验的血糖水平、空腹血清胰岛素水平、血脂与治疗前比较明显降低($P<0.01$)或($P<0.05$)，与对照组比较差异无显著性($P>0.05$)[18]。

6. 治疗糖尿病性胃轻瘫 以苍术浸膏治疗5例糖尿病性胃轻瘫患者，用药前胃排空时间和胃窦收缩频率分别为(221.5±37.7)分钟和每分钟(1.17±0.49)次，用药后分别为(141.8±30.6)分钟和每分钟(2.11±0.93)次，与用药前比较差异有显著性($P<0.01$)。说明该药能明显改善胃运动功能。用药后各种症状均有减轻或缓解，除嗳气和反酸外，均具有统计学意义[19]。

7. 治疗湿疹 以苍术知柏汤(基本方：炒苍术12g，知母12g，黄柏12g，连翘12g，地肤子12g，白鲜皮12g，苦参12g，半枝莲30g，土茯苓30g，泽泻12g，丹参30g，生甘草6g)加减治疗湿疹30例，对照组30例用常规西药治疗，2周为1个疗程，两个疗程评价，治疗组与对照组有效率分别为86.7%和66.7%，经统计学处理有显著性差异（$P<0.01$）[20]。

8. 治疗霉菌性角膜溃疡 以苍术藿朴汤（苍术、藿香、厚朴、陈皮、茯苓、茵陈、羌活、防风、薏苡仁、黄芩、蝉蜕、金银花），辅以阿托品滴眼液扩瞳，磺胺醋酰钠滴眼，口服维生素AD、维生素C，治疗24例（24只眼）霉菌性角膜溃疡，治愈20例，有效2例，无效2例，治愈率为83.3%，总有效率为91.6%[21]。

参考文献

[1] 王金华，薛宝云，梁爱化，等. 苍术有效成分β-桉叶醇对小鼠小肠推进功能的影响[J]. 中国药学杂志，2002，37(4)：266-269.

[2] 朴世浩，朴惠善，金德男，等. 关苍术正丁醇萃取物的抗溃疡作用研究[J]. 中草药，1996，27(7)：13-16.

[3] Nakai Y. Kido T，Hashimoto K，Kase Y，et al. Effect of the rhizomes of Atractylodes Lancea and its constituents on the delay of gastric emptying[J]. J Ethnopharmacol，2003，84(1)：51-54.

[4] 张秋华，张晓枫，张秋菊. 苍术的化学成分与药理研究进展[J]. 时珍国药研究，1997，8(6)：505-506.

[5] Hwang JM，Tseng TH，Hsieh YS，et al. Inhibitory effect of atractylon on tert-butyl hydroperoxide induced DNA damage and hepatic toxicity in rat hepatocytes[J]. Arch Toxicol，1996，70(10)：640-644.

[6] 陈晓光，金正男，黄红延. 关苍术乙酸乙酯提取物的抗炎作用实验研究[J]. 延边大学医学学报，1999，22(2)：106-110.

[7] Konno C，Suzuki Y，Oishi K，et al. Isolation and hypoglycemic activity of atractans A，B and C，glycans of Atractylodes japonica rhizomes[J]. Planta，1985，(2)：102-105.

[8] 吴帧久，张红英，朴惠善. 关苍术正丁醇提取物的抗心律失常作用研究[J]. 中药药理与临床，1996，12(5)：26-28.

[9] 陈洪源，明智强，李学刚，等. 苍术提取物对血管紧张素转化酶的抑制活性[J]. 重庆工商大学学报，2008，25(4)：420-422.

[10] 李育浩，梁颂名. 苍术的抗缺氧作用及其活性成分[J]. 中药材，1991，14(6)：41-43.

[11] Inagaki N，Komatsu Y，Sasaki H，et al. Acidic polysaccharides from rhizomes of Atractylodes lancea as protective principle in Candida-lnfected mice[J]. Planta Med，2001，67(5)：428-431.

[12] 尹秀芝，蒲卓，王冰梅，等. 中药苍术抗真菌作用的研究及临床观察[J]. 北华大学学报，2000，1(6)：492-494.

[13] Min BS，Kim YH，Tomiyama M，et al. Inhibitory effects of Korean plants on HIV-1 activities[J]. Phytother Res，2001，15(6)：481-486.

[14] 赵丽萍，郁晓维，张晓峰. 苍术合剂治疗婴幼儿秋季腹泻72例[J]. 南京中医药大学学报，2002，18(2)：122-123.

[15] 朱红赤. 苍术治疗小儿厌食症[J]. 中医杂志，1997，38(1)：7-8.

[16] 汪益清. 单味苍术能治胃下垂[J]. 中医杂志，1997，38(2)：71-72.

[17] 金美亚. 苍术治疗糖尿病[J]. 中医杂志，1997，38(2)：70-71.

[18] 石珺，胡衍园，王清华. 复方苍术汤治疗老年肥胖或超重合并糖耐量异常32例临床观察[J]. 中医杂志，2005，46(1)：24-25.

[19] 孙思予，张成伟，魏兵. 苍术浸膏对糖尿病性胃轻瘫的作用[J]. 中国实用内科杂志，1997，17(1)：33-35.

[20] 吴利群. 苍术知柏汤加减治疗湿疹30例[J]. 河南中医，2009，29(11)：1097-1098.

[21] 邝国平. 苍术藿朴汤加味治疗霉菌性角膜溃疡24例[J]. 江西中医药，1994，25(增刊)：43-44.

厚朴　Houpo

（附：厚朴花）

【别名】 厚皮（《吴普本草》），重皮（《广雅》），赤朴（《名医别录》），烈朴（《日华子本草》），川朴（《简明中医辞典》），淡伯（《和汉药考》），紫油厚朴（《全国中草药汇编》）等。

【来源】 厚朴，始载于《神农本草经》，列为中品，历代本草均予收载。因其木质朴而皮厚，故名。为木兰科落叶乔木植物厚朴 *Magnolia officinalis* Rehd . et Wils. 凹叶厚朴 *Magnolia officinalis* Rehd. et Wils. var. *biloba* Rehd. et Wils. 的干皮、根皮及枝皮。主产于四川广元、荥经、丰都、城口，湖北恩施、宜昌、利昌，浙江龙泉、遂昌，福建浦城、松溪，湖南衡阳、彬县等地，江西、广西、甘肃、陕西等地也有出产，以四川、湖北所产者量大质优。野生与栽培均有。

【采收炮制】 每年于4～6月剥取15～20年以上植株的干皮、根皮、枝皮后，刮去粗皮。干皮入沸水中微煮后收堆，在一定的温度和湿度下使之发汗，待水分自内部渗出后，内表面变为紫褐色或棕褐色时，再蒸软，卷成筒状，晒干或炕干或阴干。细小的根皮只需除掉泥土，切断阴干即可。入药时应润透，切丝并晒干。

【商品规格】 商品按产区分为川朴（四川、湖北、陕西等地）、温朴（浙江、福建、安徽、湖南等地）。以川朴质最优，习称为"紫油厚朴"。规格有根朴（统装）、筒朴、脑朴（即靴角朴，为靠近根部的干皮）、枝朴等。筒朴为1～4个等级，根朴和枝朴分有统装货和1～2个等级。均以皮厚肉细、内表面色紫棕、油性足、断面有小亮点、香气浓者为佳。其中温朴卷成半筒或双筒状，两端平齐，表面灰棕色或灰褐色，有纵皱纹，内表面呈深紫色或紫棕色，气香而味苦辛，筒长40cm，重800g以上为一等品。川朴的一等品，要求卷成单筒或双筒状，两端平齐，表面呈黄棕色，有细密纵纹，内表面紫棕色而平滑，划之显油痕，断面外侧显棕色，内侧为紫棕色，显油润而纤维少，气香而味苦辛，筒长40cm，不超过43cm，重500g以上。

按《中国药典》（2010年版一部）规定：水分不得过15.0%；总灰分不得过7.0%；酸不溶性灰分不得过3.0%。本品按干燥品计算，含厚朴酚（$C_{18}H_{18}O_2$）与和厚朴酚（$C_{18}H_{18}O_2$）的总量不得少于2.0%。

【药性】 苦、辛，温。归脾、胃、肺、大肠经。

【功效】 燥湿消痰，下气平喘。

【应用】

1. 脾胃气滞、脘腹胀满　厚朴味辛而主行散，功善运中焦之气而疏利气机，为行气除胀之要药。凡脾胃枢机不利，而见气滞不舒、脘腹胀满者皆可运用。如《斗门方》即以姜制厚朴为末内服，以治气胀胸闷、饮食不下；也可配伍白术、枳壳等健脾行气药物。《伤寒论·辨太阳病脉证并治》中以其配伍人参、生姜、半夏、甘草，治疗发汗后腹胀满者。若痰气郁结，梅核哽喉，或中脘痞满，气不舒快，或呕恶气逆，可配伍半夏、苏叶、茯苓等，方如《金匮要略》之半夏厚朴汤，也可加入姜、枣，如《卫生易简方》中的四七汤。

2. 湿阻中焦、脾运失常　厚朴既能苦温燥中焦湿浊，又可辛散行脾胃气滞。对于湿阻中焦、气机郁滞、脾失健运而致脘腹痞满、胀痛不舒、呕恶食少、舌苔垢浊而腻者，常用其燥湿醒脾、行气除胀，如《太平惠民和剂局方》中用苍术、陈皮等配伍的平胃散。若寒湿偏胜者，则可配伍草豆蔻、干姜等，以温化湿浊、健运中气，如《内外伤辨惑论》中之厚朴温中汤。若为支饮而致胸膈满闷者，可与大黄、枳实共用，如《金匮要略》之厚朴大黄汤。

3. 食积不化、积滞便秘　厚朴味苦而降泄，气辛而散结，故有行气消痞、通积导滞之功。常用于食积不化、内停脘腹、气机阻滞而致嗳腐吞酸、脘腹胀痛、痞满不舒之症，常伍用山楂、麦芽、神曲等消食药。若积滞较重而见脘腹胀痛，大便不通，可与大黄、枳实等配伍以通积导滞，如《伤寒论·辨阳明病脉证并治》中的大承气汤、小承气汤，以及《金匮要略·腹满寒疝宿食病脉证并治》中之厚朴三物汤等。对于泄泻实满者，《伤寒论》中以大柴胡汤治之。若治虫积，《保赤全书》中配伍槟榔、乌梅共用。

4. 湿浊不分、霍乱泄泻　厚朴能坚厚肠胃、泌别清浊而止霍乱吐泻。如《本草纲目》引用鲍氏小儿方中，伍用干姜以治疗中寒洞泄；而《梅师集验方》治下痢水谷之热证及《随息居重订霍乱论》中之王氏连朴饮治霍乱吐泻，均配伍黄连同用。而《霍乱论》之连朴饮则配以石菖蒲、山栀、半夏、芦根等治疗湿热内蕴、升降失常之霍乱吐利。若为阴水而发肿胀，则当先实脾土，《济生方》以实脾散治之，本品伍用白术、木瓜、木香、草果仁、大腹皮、附子等。若发干霍乱，可用《圣济总录》之厚朴汤治之，药用厚朴、槟榔、枳实、朴硝、大黄等。

5. 痰湿内阻、咳逆喘促　厚朴能燥湿痰、降肺气，故能消痰涎而平喘咳。常用于治疗痰多壅肺、胸闷气逆而致咳喘之症，如《太平惠民和剂局方》中配伍紫苏子、肉桂、当归等，如治疗上实下虚，痰涎壅盛的苏子降气汤；《伤寒论·辨太阳病脉证并治》亦用桂枝加厚朴杏子汤，治疗桂枝汤证中而伴见咳喘，或宿有喘疾、复感风寒而发喘证者。若胃寒气滞，或痰聚胸中，烦满欲呕，可与乌梅、半夏、青皮、高良姜、草果等配伍，方如《三因极一病证方论》中之清脾汤。

【用法用量】煎服，3～10g。也可入丸、散剂。

【使用注意】本品行气之力较强，古人多认为本品应用不当易耗元气，有“破气”之说，故对于虚胀者治疗时不可用量过大；对于孕妇亦当慎用。

【鉴别用药】厚朴与苍术均辛苦而温燥，同入脾胃而功善燥湿，治湿阻脾胃之脘腹痞满、呕吐泛酸、大便溏薄、少食倦怠及舌苔白腻等症，常相须为用。但苍术芳香燥烈兼发散，内能化湿浊而燥湿健脾，外散风、寒、湿邪而除痹发汗。长于治风寒夹湿表证、风寒湿痹、湿浊带下，也可伍用清热燥湿、利湿之品而治湿热下注之足膝肿痛等症，故无论湿浊或寒湿在表、在里所致诸病皆可用之。厚朴则苦多于辛，归肺与大肠经。除善于燥湿外，又能行气消胀、化积平喘，既下有形实满，又除无形湿滞。善治食积便秘、气滞痞闷、脘腹胀痛、痰饮喘咳，以及痰气相搏所致梅核气等证。大凡湿、食、寒引起的气滞胀满、痞闷喘咳诸证皆可选用。

【药论】

1.《名医别录》：“温中益气，消痰下气，疗霍乱及腹痛胀满，胃中逆冷及胸中呕不止，泄痢淋露。”“厚肠胃。”

2.《本草发挥》引张元素云：“能治腹胀。若元气虚弱，虽腹胀宜斟酌用之，寒胀是也。大热药中兼用，结者散之，乃神药也。误服败人元气，切禁之。”

3.《医学衷中参西录》：“愚二十余岁时，于仲秋之月，每至申酉时腹中作胀。后将于作胀时，但嚼服厚朴六七分许，如此两日，胀遂不作。服厚朴辛以散之，温以通之，且能升降其气化，是以愈耳。”“诸家多谓其误服能脱人元气，独叶香岩谓‘多用则破气，少用则通阳’，诚为确当之论。”“治胃气上逆，恶心呕哕，胃气郁结胀满疼痛，为温中下气之要药也。”

4.《药性论》：“主疗积年冷气，腹内雷鸣虚吼，宿食不消，除痰饮，去结水”。“消化水谷，止痛。大温胃气，呕吐酸水，主心腹满。”

5.《本草纲目》引王好古云：“治肺气胀满，膨而喘咳。”

6.《本草经疏》:“厚朴气味辛温,性复大热,其功长于泄热散满,温暖脾胃。一切饮食停积,气壅暴胀,与夫冷气、逆气、积年冷气入腹,肠鸣虚吼,痰饮吐沫,胃冷呕逆,腹痛泄泻。及脾胃壮实之人偶感风寒,气实人误服参、耆致成喘胀,诚为要药。然性专消导,散而不收,略无补益之功。”

7.《本草汇言》:“厚朴,宽中化滞,平胃气之药也。凡气滞于中、郁而不散、食积于胃,羁而不行,或湿郁积而不去,湿痰聚而不清,用厚朴之温可以燥湿,辛可以清痰,苦可以下气也。故前古主中风、伤寒头痛寒热,呕逆泻利,虫积痞积,或肺气胀满,痰涎喘嗽,或胃气壅滞,水谷不行,用此消食化痰,去湿散胀,平土、金二脏,以致于中和也。”“沈孔庭云:厚朴辛苦温燥,入脾胃两经,散滞调中,推为首剂。然配他药,无往不可。与枳实、大黄同用,则泄实满,故大柴胡汤用之;与苍术、陈皮同用,则除湿满,故平胃散用之;与人参、白术、麦芽同用,则治虚满,故调中汤用之;又同半夏、胆星,能燥湿清痰;同甘草、白术,能和中健胃;同枳壳、莱菔子,能下气宽肠;同紫苏、前胡,能发散风寒;同山楂、枳实,能疏气消食;同吴萸、肉桂,能行湿燥阴,实有理气行气之功。但气之盛者,用无不验,气之弱者,宜少用之。”

8.《本草品汇精要》:“孕妇不可服。”

9.《汤液本草》:“若与枳实、大黄同用,则能泄实满,《神农本草经》谓消痰下气者是也,若与橘皮、苍术同用,则能除湿满,《神农本草经》谓温中益气者是也。与解利药同用,则治伤寒头痛。与治痢药同用,则厚肠胃。大抵苦温,用苦则泄,用温则补。”

10.《本草经读》:“厚朴,气味厚而主降,降则温而专于散,苦而专于泄,故所主皆为实症。中风有便溺阻隔症,伤寒有下之微喘症,有发汗后腹胀满症,大便硬症,头痛有浊气上冲症,俱宜主以厚朴也。”

11.《神农本草经》:“主中风伤寒,头痛,寒热惊悸,气血痹,死肌,去三虫。”

【现代研究】

(一) 化学成分

厚朴的化学成分中含有木脂素、去甲木脂素、双木脂素、单萜木脂素,其中木脂素中的主要成分为厚朴酚、四氢厚朴酚、异厚朴酚、和厚朴酚及丁香脂素与厚朴醛;去甲木脂素中主要分离出厚朴三醇和厚朴醛;单萜木脂素中已分离出辣薄荷厚朴酚及龙脑基厚朴酚。厚朴挥发油是厚朴的主要化学成分之一,约为1%。其中以桉醇为主,尚含有β-桉叶醇、烯类、酯类、烷类和其他醇类。厚朴中的生物碱主要为木兰箭毒碱、芥子醛等,其他成分也从厚朴中得到分离。

(二) 药理作用

1. 对消化系统和呼吸系统的作用

(1) 对胃肠平滑肌的影响:厚朴对十二指肠平滑肌有松弛作用,而对胃底平滑肌的运动具有增强作用,可促进胃蠕动,有利胃排空。厚朴对乙酰胆碱所致的十二指肠平滑肌运动加强有明显拮抗作用[1]。给大鼠腹腔注射盐酸左旋精氨酸(L-Arg)造成胃动力减缓、血清胃动素减少,厚朴能有效抑制L-Arg引起的大鼠胃动力下降($P<0.05$)和胃动素的下降($P<0.05$)[2]。

(2) 抗溃疡作用:对辛温(热)合归脾胃经中药厚朴进行抑制小鼠水浸应激性溃疡、盐酸性溃疡和吲哚美辛—乙醇性溃疡形成实验的平行比较,研究表明抗胃溃疡是辛温(热)合归脾胃经中药厚朴药效谱(药性)中的一种药效,且具有一定的特有性[3]。Li等使用5种幽门螺杆菌属致病菌作为测试菌,对30种中国传统治疗胃溃疡植物的乙醇提取物进行了活性测试，发现厚朴表现出明显的抗菌活性，且其 MIC 值接近 60mg/ml，说明厚朴具有很大的抗胃溃疡开发价值[4]。

(3) 止泻作用：厚朴酚能明显抑制生大黄导致小鼠小肠炭末推进增快，对番泻叶与蓖麻油引起的小肠腹泻能明显减少湿粪次数，具有抑制小鼠小肠推进、对抗药物引起的小鼠腹泻作用[5]。

(4) 保肝作用：和厚朴酚能显著减轻刀豆蛋白 A(ConA)诱导的自身免疫性肝炎的肝功能损伤，抑制 NF-κBmRNA 转录水平[6]。

2. 对呼吸系统的作用 厚朴总酚对豚鼠支气管条基础张力无明显作用，能抑制氯化钾、乙酰胆碱、磷酸组胺所诱导气管平滑肌收缩，其作用呈剂量依赖性[7]。

3. 中枢性、末梢性肌松弛与抗痉挛作用 厚朴常用于极度精神紧张、兴奋状态及原因不明震颤。厚朴的提取物厚朴酚与木兰箭毒碱具有神经-肌肉接头阻断作用，能引起类似麦酚生的中枢性肌松弛作用。和厚朴酚具有镇静、抗焦虑作用。在超高剂量下，β-桉叶油醇和二苯基乙内酰脲钠显示了更强的阻止电休克癫痫发作作用，β-桉叶油醇有望成为镇癫剂或二苯基乙内酰脲钠抗癫疗法中的协同治疗剂[8]。

4. 对神经系统的影响 和厚朴酚、厚朴酚可明显抑制吗啡戒断反应，这一抑制效应与脑内 β-EP 的增加有关，两者对吗啡依赖大鼠戒断反应的抑制作用相当($P>0.05$)，对正常大鼠和厚朴酚作用强于厚朴酚($P<0.05$)[9]。研究厚朴提取物及其成分对牛肾上腺髓质细胞分泌儿茶酚胺(CA)的影响，结果表明，厚朴可能对自主神经活动有抑制作用[10]。

5. 镇痛、抗炎作用 厚朴乙醇提取物 5g/kg、15g/kg 均有明显镇痛、抗炎作用，明显减少乙酸引起的小鼠腹腔毛细血管通透性升高，并明显抑制二甲苯引起的小鼠耳肿胀及角叉菜胶引起的小鼠足跖肿胀[11]。

6. 抗菌作用 厚朴的乙醚和甲醇提取物对致龋齿致病菌龋变形链球菌有强抗菌作用，其抗菌活性成分确定为厚朴酚，对变形链球菌的最低抑菌浓度(MIC)为 6.3μg/ml，其抗菌作用比黄连素更强。厚朴的初提成分厚朴碱与厚朴挥发油饱和水溶液对金黄色葡萄球菌、八叠球菌和枯草杆菌有一定的抑菌作用。厚朴对肺炎双球菌和痢疾杆菌也有抗菌活性。

7. 抗肿瘤作用 和厚朴酚能明显抑制人结肠癌 SW480 细胞体外增殖，并诱导大肠癌细胞 SW480 通过激活 Caspase 途径发生凋亡[12]。和厚朴酚具有抑制人宫颈癌 Hela 细胞增殖和诱导凋亡作用[13]。

8. 延缓衰老作用 高剂量 10mg/(kg·d)与低剂量 2mg/(kg·d)组的和厚朴酚均能提高小鼠的耐缺氧能力($P<0.01$)，极显著延长小鼠游泳时间($P<0.01$)；高剂量组 1.12×10^{-3}mol/L 和厚朴酚能明显抑制小鼠心、脑、肝匀浆的体外过氧化脂质氧化产物的生成($P<0.01$)，并据此说明和厚朴酚可调节小鼠机体对应激刺激的反应能力，增强机体耐受力，抑制脂质过氧化作用，从而达到延缓衰老的目的[14]。

(三) 临床报道

1. 治疗老年非胃肠吻合术后肠麻痹(气滞证) 将厚朴排气合剂用于老年非胃肠吻合术后早期肠麻痹患者 42 例，治疗组术后 6 小时口服厚朴排气合剂 50ml，术后 10 小时再服厚朴排气合剂 50ml；对照组术后未使用任何促胃肠蠕动药物治疗。24 小时后评价疗效。治疗组总有效率为 95%，对照组为 87.7%，治疗组明显优于对照组($P<0.01$)；术后肛门排气时间比较治疗组优于对照组($P<0.05$)；腹部胀满症状消失时间比较，治疗组优于对照组($P<0.05$)。认为厚朴排气合剂对老年非胃肠吻合术后早期肠麻痹的疗效显著，安全

可靠[15]。

2. 治疗肠梗阻　以厚朴三物汤加西医基础治疗肠梗阻37例，以西医基础治疗28例作对照，观察比较两组临床疗效及一般指标改善结果（肛门排气、腹胀痛缓解、胃管拔除及住院时间）。结果两组临床疗效比较，治疗组优于对照组（$P<0.05$）；两组一般指标改善结果比较，治疗组优于对照组（$P<0.05$）[16]。

3. 治疗功能性消化不良　用厚朴温中汤治疗功能性消化不良36例，并用多潘立酮作对照，结果厚朴温中汤组、多潘立酮组的有效率分别为97.2%、70.0%，两组比较差异有显著性意义[17]。

4. 治疗非糜烂性反流病　用半夏厚朴汤合左金丸（半夏10g，厚朴10g，苏叶10g，黄连12g，吴茱萸2g，茯苓15g，炙甘草10g。吞酸、吐酸较重者加煅瓦楞子30g；伴饮停中焦，胃气上逆，恶心、呕吐清水者加陈皮10g，生姜15g；肝气横逆犯胃，胸胁胀满、口苦易怒加枳实10g，川楝子10g，柴胡10g；心烦易怒加栀子10g，莲子心10g；胃脘疼痛加芍药10g，延胡索10g）随症加减治疗42例非糜烂性反流病患者，并用奥美拉唑和多潘立酮作对照组，治疗组和对照组在总有效率上无显著性差异（$P>0.05$）；但停药12周后，治疗组的复发率较对照组明显降低（$P<0.01$）[18]。

5. 治疗慢性萎缩性胃炎　用半夏厚朴汤加味治疗慢性萎缩性胃炎68例，对照组34例口服多潘立酮片。结果治疗组总有效率88.2%，与对照组比较有显著性差异（$P<0.05$）[19]。

6. 治疗梅核气　用半夏厚朴汤加减治疗38例梅核气患者，结果痊愈21例，有效13例，无效4例，总有效率89.4%[20]。

7. 治疗慢性咽炎和咽异物感　以半夏厚朴汤加减治疗慢性咽炎和咽异物感32例，并用阿莫西林、金嗓子喉宝作对照，中药组总有效率为93.3%，对照组总有效率为80%，彻底治愈率中药组明显优于对照组（$P<0.05$）[21]。

8. 治疗咳嗽变异型哮喘　以桂枝加厚朴杏子汤治疗咳嗽变异型哮喘38例，对照组32例，7天为1个疗程，治疗2个疗程，治疗组患者临床症状及疗效明显改善，与对照组比较差异有显著性（$P<0.05$或$P<0.01$）。桂枝加厚朴杏子汤对咳嗽变异型哮喘病人临床症状缓解、肺功能改善及降低气道高反应性疗效肯定[22]。

9. 治疗支气管哮喘　厚朴麻黄口服液（由厚朴、麻黄、干姜、细辛、五味子、半夏、杏仁、生石膏等组成）治疗支气管哮喘126例，可以改善临床症状（$P<0.05$）和肺功能（$P<0.05$），使异常升高的IgE下降（$P<0.01$）[23]。

（四）不良反应

毒性：厚朴提取物混悬液0.5ml/鼠（相当于原药材0.25g）给小鼠灌胃，每天1次，于给药后即刻及给药后1、2、3个月时称体重；用RP-HPLC法测定24小时尿、血、肾脏厚朴酚、和厚朴酚量；小鼠体重未见明显改变，药物在肾脏排出的半衰期增加1小时以上，血清肌酐、尿素氮和补体3及尿蛋白均增加，病理学检查有明显病理改变。认为长期服用厚朴对小鼠肾脏具有损害作用，肾损害程度与鼠体内厚朴酚、和厚朴酚的浓度呈正相关[24]。

参考文献

[1] 张启荣，丁立，赵训明，等. 厚朴对兔离体胃肠平滑肌运动的影响[J]. 陕西医学杂志，2007，36(6)：656-659.

[2] 王贺玲，白菡，王学清，等. 厚朴对实验大鼠的胃动力影响[J]. 实用药物与临床，2007，10(2)：65-66.

[3] 张明发，沈雅琴，朱自平，等. 辛温(热)合归脾胃经中药药性研究(Ⅱ)抗溃疡作用[J]. 中药药理与临床，1997，13(4)：1-5.

[4] Li Y，Xu C，Zhang Q，et al. In vitro anti-Helicobacter pylori action of 30 Chinese herbal medicines used to treat ulcer diseases[J]. J Ethnopharmacol，2005，98(3)：329-333.

[5] 张根水，魏毅，张贵平. 厚朴酚对小鼠的止泻作用研究[J]. 现代中西医结合杂志，2007，16(4)：461-462.

[6] 伟忠民. 和厚朴酚对小鼠急性肝炎的保护作用研究[J]. 中国药房，2011，22(7)：600-602.

[7] 汤翠英. 厚朴总酚对豚鼠离体气管平滑肌收缩功能的影响[J]. 辽宁中医药大学学报，2010，12(1)：200-201.

[8] 张永太，吴皓. 厚朴药理学研究进展[J]. 中国中医药信息杂志，2005，5(3)：40-42.

[9] 黄德彬，余昭芬，胡泽华. 和厚朴酚与厚朴酚在缓解大鼠吗啡戒断反应中对β-内啡肽的影响[J]. 中草药，2004，2(35)：182-194.

[10] 高桥政史. 厚朴及其成分桉醇对肾上腺髓质细胞分泌儿茶酚胺的影响[J]. 日本药理学杂志，1999，113(2)：22-23.

[11] 朱自平，张明发. 厚朴的镇痛抗炎药理作用[J]. 中草药，1997，28(10)：613-615.

[12] 谭茵，莫立乾，蔡玉婷，等. 和厚朴酚对结肠癌细胞生长影响及 Caspase 凋亡途径相关蛋白的表达研究[J]. 实用医学杂志，2011，27(14)：2509-2512.

[13] 杨光丽，侯文礼，付阿富，等. 和厚朴酚对人宫颈癌细胞增殖和凋亡的影响[J]. 四川大学学报，2008，39(4)：558-562.

[14] 郝庆红，陈冠华，冯雅琪，等. 和厚朴酚延缓小鼠衰老作用研究[J]. 河北农业大学学报，2008，31(6)：87-90.

[15] 游亚虎. 厚朴排气合剂治疗老年非胃肠吻合术后肠麻痹 42 例临床观察[J]. 中医药导报，2010，16(2)：45-46.

[16] 陈晖，陆喜荣，徐进康. 厚朴三物汤治疗肠梗阻 37 例临床观察[J]. 长春中医药大学学报，2009，25(4)：537-539.

[17] 张习东. 厚朴温中汤加减治疗功能性消化不良 36 例[J]. 中医学报，2009，9(5)：56-57.

[18] 陈平，崔秀梅. 半夏厚朴汤合左金丸加减治疗非糜烂性反流病 42 例[J]. 光明中医，2010，25(7)：1284-1286.

[19] 王万卿，王岩，王晟. 半夏厚朴汤加味治疗慢性萎缩性胃炎 68 例疗效观察[J]. 四川中医，2006，24(8)：60-62.

[20] 刘立忠. 半夏厚朴汤加减治疗梅核气 38 例临床观察[J]. 基层医学论坛，2008，12(9)：822-823.

[21] 李焕杰. 半夏厚朴汤加减治疗咽异物感和慢性咽炎 32 例临床观察[J]. 医药世界，2006(11)：159-160.

[22] 许林生. 桂枝加厚朴杏子汤治疗咳嗽变异型哮喘 38 例[J]. 实用中医内科杂志，2011，25(3)：42-44.

[23] 袁效涵，宁选，刘方洲，等. 厚朴麻黄口服液治疗支气管哮喘的临床与实验研究[J]. 中国中西医结合杂志，1998，18(9)：517-519.

[24] 袁成，贾暖，曾林，等. 厚朴提取物长期灌胃对小鼠肾脏的损害作用[J]. 药学服务与研究，2003，3(3)：156-159.

附：厚朴花

本品始载于《饮片新参》。为木兰科乔木厚朴或凹叶厚朴的花蕾。性味苦，微温；归脾、胃经。功能芳香化湿，理气宽中。本品性味辛温而其气芳香，功专行气化湿，作用似厚朴但燥性较弱，偏于行气宽中，醒脾和胃，多用于气滞湿阻引起的脘腹胀满、纳呆纳差等症。入煎剂宜后下，用量3～9g；用时捣碎为佳。

藿香 Huoxiang

【别名】广藿香(广东)，枝香(《中药大辞典》)，土藿香(《滇南本草》)，川藿香、火香、正香、南藿香、海南香、排香草、野藿香、苏合香、怛罗香、迦算香、玲珑藿去病(《和汉药考》)。

【来源】藿香，始载于《名医别录》，历代本草均有收载。因豆叶曰藿，其叶似之而香气浓厚，故名藿香。为唇形科多年生草本植物广藿香 *Pogostemon cablin*(Blanco)Benth. 的干燥全草。广藿香主产于广东省广州市郊高要、海南万宁，多为栽培品。土藿香主产于四川南川、温江、绵阳，重庆附近等地。此外，江苏、浙江、辽宁、云南亦产。有野生品和栽培品。

【采收炮制】广藿香于5～6月和9～10月间枝叶繁茂时采收。采收时将全株拔起，除去根后暴晒两天，堆起用草席覆盖两天，摊开再晒，后复至干或半干时捆成把，再晒全干即可。土藿香多于6～7月间采收，此时花梗已抽出，第二次在10月采收。采收后晒干或阴干，扎成把即得。

炮制时，拣去杂质，除去残根及老茎，将叶摘下另放，茎用水润透，切段晒干，然后与叶和匀，生用。

【商品规格】商品中的正品分为广藿香和土藿香两种。广藿香按产地又可分为石牌广藿香和海南广藿香及高要广藿香，均为统装。在质量上广藿香较土藿香为优，两者均以茎枝粗状结实、断面发绿、顺厚柔软、色青绿而叶多、香气浓郁者为佳。规格等级要求，统货除去净根，枝叶相连，茎节较密，嫩叶被毛茸，断面白色叶片灰绿色，气香浓，味微苦而凉，石牌香散叶不超过10%、高要香不超过15%、海南香不超过20%。

按《中国药典》(2010年版一部)规定：杂质不得过2.0%；水分不得过14.0%；总灰分不得过11.0%；酸不溶性灰分不得过4.0%。叶不得少于20%。本品按干燥品计算，含百秋李醇($C_{15}H_{26}O$)不得少于0.10%。

【药性】辛，微温。归脾、胃、肺经。

【功效】化湿，解暑，止呕。

【应用】

1. 湿阻中焦、中气不运　藿香辛温芳香，辛散而不峻烈，微温而不燥热，故能运脾胃、调中焦、化湿浊，为治疗湿阻中焦、中气不运的常用药。如《太平惠民和剂局方》以苍术、厚朴、半夏等组成理气化湿、和中开胃的不换金正气散，治疗湿浊困脾、中焦不和而见脘腹胀满、食少纳差、恶心呕吐、泄泻不清、舌苔浊腻者。《六科准绳》配伍白术、茯苓、人参、木香等组成七味白术散，以健脾和胃，清热生津。

2. 暑湿证、湿温证初起　藿香性温而不燥，既能散表寒又可化湿浊，对于暑月外感风寒、内伤生冷而致的恶寒发热、头痛脘痞、呕恶泄泻等症甚为适宜。常与紫苏、半夏、厚朴等同用，如《太平惠民和剂局方》之藿香正气散。对于湿温病初起，症见身热不渴，肢体倦怠，胸闷口腻，脉濡缓者，可与半夏、杏仁、茯苓、厚朴等同用，方如《医原》之藿朴夏苓汤。

3. 呕吐　藿香辛散温通，能化湿浊、运脾胃、和中止呕。多用于治疗呕吐诸症，对于脾胃湿浊引起的呕吐尤宜。单用即效，若配伍半夏、生姜同用，止呕效果更好。如湿热并重，见身热困倦，胸闷腹胀，溺赤便秘者，可配伍黄芩、滑石、茵陈蒿等清热利湿之品，方如《温热经纬》之甘露消毒丹；如发霍乱吐泻，可配伍陈皮，如《百一选方》中之回生散；若有脾胃伏火，症见口疮口臭，烦渴易饥，口燥唇干，舌红脉数者，可伍用山栀子、石膏、防风等，方如《小儿药证直诀》之泻黄散。《太平惠民和剂局方》中其与白扁豆、黄芪、白术同用，组成加减四君子汤，治疗小儿吐泻不止，不进饮食。若脾胃虚弱兼有湿热者，配黄连、泽泻、橘红、麦芽等以调理脾胃，益气清热安胎，方如《先醒斋医学广笔记》中之资生健脾丸。若为暑月呕吐，可配伍滑石、丁香共为末，米泔送服，如《禹讲师经验方》所载方。对于妊娠呕吐者，加半夏、砂仁等。

4. 秽浊、疫疠　藿香芳香化浊辟秽，通利九窍，能散邪气，辟恶毒，而解时疫。以治山岚瘴气，不伏水土，寒热作疟等症。如《鸡峰普济方》以高良姜伍用组成藿香散，治疗疟疾诸症。此外，还治鼻渊头痛，如藿胆丸。

【用法用量】水煎内服，3～10g。也可入丸、散剂。另有水煎含漱或烧存性研末调敷用法。鲜品用量加倍。

【使用注意】胃弱欲呕及胃热作呕、中焦之火盛极、阳明胃家邪实作呕作胀，法并禁用；阴虚内热、虚火上炎、舌绛光滑者不宜应用；另外，《本草逢原》谓其茎能耗气，用时也宜慎之。

【鉴别用药】藿香叶偏于发表，藿香梗偏于和中，鲜藿香则解暑之力较强；其与苏叶均有发表和中行气之功，然藿香香燥，长于化湿醒脾止呕。紫苏则善于辛散，发汗散寒解表之力较强。

【药论】

1.《名医别录》："微温，疗风水毒肿。去恶气，疗霍乱心痛。"

2.《本草图经》："二月生苗，茎梗甚密，作丛，叶似桑而小薄。六月、七月采之，暴干，乃芳香，须黄色，然后可收。""治脾胃吐逆，为最要之药。"

3.《本草正义》："藿香，清芬微温，善理中州湿浊痰证，为醒脾快胃，振动清阳妙品。""芳香能助中州清气，胜温辟秽，故为暑温时令要药。""盖疠疫以气染人，无非湿浊秽腐之熏蒸，感之者由口鼻吸入，胃先受之。芳香得清气之正，而藿香气味和平，不嫌辛燥，故助脾胃而无流弊。""藿香芳香而不嫌其猛烈，温煦而不偏于燥烈，能祛除阴霾湿邪，而助脾胃正气。为湿困脾阳，倦怠无力，饮食不好，舌苔浊垢者最捷之药。""藿香虽不燥烈，然究是以气用事，惟舌有浊垢，而漾漾欲泛者最佳。若舌燥光滑，津液不布者，咸非所宜。"

4.《汤液本草》："入手足太阴经，温中快气，肺虚有寒，上焦壅热，饮酒口臭，煎汤漱。"

5.《本草再新》："解表散邪，利湿除风，清热止渴。治呕吐、霍乱、疟、痢、疮疥。梗：可治喉痹，化痰，止咳嗽。"

6.《药品化义》："其气芳香，善行胃气。""用之助胃而进饮食，有醒脾开胃之功。""辛能通利九窍，若岚瘴时疫用之，不使外邪内侵，有主持正气之力。""凡诸气药，独此体轻性温，大能卫气，专养肺胃。但叶属阳，为生发之物。其性锐而香散，不宜多服。"

7.《大同药物学》："藿香即最道地，不过不燥烈而已。只能醒脾，不能补脾，只能和胃，不能益胃，疏利则有余，滋养则不足，用之不当，反有耗气劫液之变。"

8.《珍珠囊》："甘苦，补卫气，益胃气，进饮食。又治吐逆霍乱。"

【现代研究】

（一）化学成分

广藿香主要化学成分为挥发油和黄酮类化合物。挥发油约为1.5%，主要成分为广藿香酮和广藿香醇，其他成分有苯甲醛、丁香油酚、桂皮醛等，另有多种倍半萜类化合物；黄酮类化合物中主要为芹黄素、鼠李黄素、商陆黄素等。

藿香 *Agastache rugosa*（Fisch. et Mey.）O. Kotze. 的主要化学成分也为挥发油和黄酮类化合物。挥发油约为0.28%，主要成分为甲基胡椒酚，占80%以上，尚含有茴香醚、茴香醛、对-甲氧基桂皮醛及多种其他烯类、醇类、醛类化合物；黄酮类化合物中，主要为刺槐黄素、椴素、蒙花苷、藿香苷以及藿香素等。

（二）药理作用

1. 对胃肠功能的调节作用　广藿香的水提物、去油水提物和挥发油对离体培养的兔肠自发收缩以及由乙酰胆碱或氯化钡引起的痉挛性收缩均有抑制作用，其中挥发油对乙酰胆碱或氯化钡引起的收缩抑制作用最强。在整体动物实验研究中发现广藿香水提物和去油水提物与上述广藿香挥发油的作用不一致，前二者均能抑制正常小鼠胃肠推进运动和新斯的明引起的小鼠胃肠推进运动亢进以及番泻叶引起的小鼠腹泻。此外，水提物、去油水提物和挥发油均可抑制冰醋酸引起的小鼠内脏绞痛，其中水提物的作用最强。在得到广藿香改善肠道功能和抗腹泻的有效成分可能为水溶性成分的结论后，实验又探讨了广藿香去油部分5种不同极性提取物对胃肠道的作用，进一步验证了广藿香水溶性成分具有增加胃酸分泌、提高胃蛋白酶活性、减少腹泻次数和镇痛等作用[1]。

2. 对肠屏障功能具有保护作用　对肢体缺血-再灌注大鼠通过降低血清 NO 浓度，抑制血清 TNF-α 水平，使肠上皮细胞保持良好的细胞膜流动性，达到保护肠屏障功能的作用[2]。

3. 抗炎、镇痛及解热作用　藿香挥发油对角叉菜胶、蛋清致大鼠足肿胀，二甲苯致小鼠耳廓肿胀等急性炎症都有明显的抑制作用，对由物理、化学刺激引起的疼痛有较强的镇痛作用，对由2,4-二硝基苯酚引起的大鼠发热有一定的解热作用[3]。

4. 止咳、化痰作用　广藿香挥发油能明显延长引起半数小鼠咳嗽的氨水喷雾时间（EDT_{50}），能促进小鼠气管酚红的排泌，有明显止咳、化痰作用[4]。

5. 抑制病原微生物作用　中国广藿香油对皮肤癣菌具有很好的特异选择性抑制作用，能完全抑制浅部真菌的生长繁殖和红色毛癣菌、犬小孢子菌和絮状表皮癣菌等，其最小抑菌浓度（MIC）在50～400μl/L。进一步对其化学成分进行分析，发现广藿香醇、异愈创木烯和广藿香烯是其最重要的化合物，据此推测这3种成分可能是广藿香油抗真菌作用的关键所在[5]。另外，张广文等研究了广藿香精油化学成分对5种皮肤癣菌、6种条件致病真菌和5种细菌的抗菌实验。结果表明：该精油对新型隐球菌、球毛壳霉和短柄帚霉的生长有较好的抑制作用，通过深入实验研究发现，其化学成分中的广藿香酮为抗菌主要成分之一，而α-愈创木烯的抗菌活性较差[6]。广藿香挥发油对N原虫和R原虫均有杀灭作用，广藿香挥发油对N原虫比对R原虫的作用更有效，即对R原虫有明显的选择性作用[7]。

6. 调节免疫作用　广藿香叶挥发油3小时和4小时含药血清对小鼠外周白细胞具有非常显著的活化作用（$P<0.01$），6小时含药血清对小鼠外周白细胞具有显著的活化作用（$P<0.05$）。3小时含药血清对小鼠腹腔巨噬细胞具有显著的活化作用（$P<0.05$）；4小时和6小时含药血清对小鼠腹腔巨噬细胞具有非常显著的活化作用（$P<0.01$）；3小时、4小时、6小时的含药血清对小鼠脾淋巴细胞具有显著的增殖作用（$P<0.05$）[8]。

7. 其他作用　采用Morris水迷宫检测小鼠学习记忆能力，广藿香醇（80mg/kg、40mg/kg）能使小鼠学习记忆能力显著增强，脑乙酰胆碱酯酶（AchE）活性显著下降，而胆碱乙酰转移酶（Chat）活性显著提高，脑内 M_1 受体水平也显著提高[9]。

（三）临床报道

1. 治疗小儿急性肠胃炎　以藿香厚朴汤（藿香、厚朴、佩兰、柴胡、荆芥、粉葛、蝉衣、车前仁、苍术、神曲）为基本方加减，治疗小儿急性肠胃炎99例，总有效率93.93%，高于对照组[10]。

2. 治疗小儿秋冬季腹泻　应用藿香平泻汤(基本方:藿香 6～10g,苍术 6～10g,陈皮 6～10g,云苓 6～10g,白芍 6～10g,焦山楂 6～10g,马齿苋 10g,乌梅 6g,炙甘草 3～6g)治疗小儿秋冬季腹泻 70 例(其中湿热泻 33 例、风寒泻 24 例、伤食泻 13 例),用思密达 38 例为对照组(其中湿热泻 17 例、风寒泻 14 例、伤食泻 7 例),藿香平泻汤疗效优于思密达对照组,特别是在腹泻治愈时间上明显优于对照组[11]。

3. 治疗功能性消化不良(湿阻中焦证)　以藿香正气软胶囊治疗功能性消化不良(湿阻中焦证)60 例,并用多潘立酮作对照,藿香正气软胶囊总有效率为 91.67%,对照组为 78.33%,试验组总有效率明显高于对照组($P<0.05$)。藿香正气软胶囊治疗 4 周后症状评分,不透 X 线标志物测定胃排空和^{13}C 辛酸固体胃排空试验的改善情况均明显优于对照组($P<0.05$)[12]。

4. 治疗腹泻型肠易激综合征　以藿香正气散加减方治疗腹泻型肠易激综合征 58 例,用思密达粉剂作对照治疗 47 例,均 4 周为 1 个疗程,连服 2 个疗程,结果治疗组显效率为 72.4%,有效率为 87.9%,其显效率明显高于对照组($P<0.05$)[13]。

5. 治疗外感夹湿型感冒　用藿香桂枝汤治疗外感夹湿型感冒 100 例,疗程 3 天,并用藿香正气水作对照。治疗组总有效率为 92%,对照组总有效率为 74%,两组比较有统计学意义($P<0.05$)。两组用药均能改善患者的临床症状和体征($P<0.05$ 或 $P<0.01$),治疗组在改善患者恶寒、鼻塞、流涕、咳嗽、咯痰等症状方面疗效优于对照组($P<0.05$)[14]。

6. 治疗哮喘发作期　用超声携氧雾化藿香正气口服液治疗 42 例哮喘发作期轻、中度患者,并用喘康速气雾剂作对照(42 例),用药均为 7 天,结果显示治疗组有效率显著高于对照组($P<0.05$),提示超声携氧雾化吸入藿香正气口服液能够有效地治疗支气管哮喘[15]。

7. 治疗中枢性呃逆　用藿香正气散(药用藿香 10g,大腹皮 10g,紫苏 10g,陈皮 10g,桔梗 10g,茯苓 20g,白术 20g,厚朴 20g,半夏 10g,白芷 10g,生姜 10 片,炙甘草 3g)加减治疗 87 例脑梗死、脑出血引起的中枢性呃逆,口渴加麦冬 20g;大便数日不解或秘结不通加枳实 20g,大黄 10g。每日 1 剂,水煎取 500ml,分 2～3 次口服或鼻饲。1～10 天为 1 个疗程。结果呃逆症状痊愈 80 例,好转 5 例,无效 2 例,总有效率为 97.70%[16]。

8. 治疗湿浊眩晕　方用藿香 10～15g,紫苏 5～10g,大腹皮 5～10g,陈皮 5～10g,半夏 5～10g,川厚朴 5～10g,桔梗 6g,甘草 5g。血压偏高者加石决明 20g,泽泻 10g;颈椎病者加葛根、丹参各 15g;寒湿偏盛者加白豆蔻 5g,生姜 2 片;痰多者加竹茹 5～10g;兼食积者加焦山楂、焦神曲、炒麦芽各 15g。每日 1 剂,水煎分 2 次服,3～7 天为 1 个疗程。治疗湿浊眩晕 150 例,结果显效 100 例,好转 40 例,无效 10 例,总有效率 92%[17]。

参 考 文 献

[1] 陈小夏,何冰,李显奇,等.广藿香胃肠道药理作用[J].中药材,1998,21(9):462-466.

[2] 谢肆聪,唐方.广藿香对肢体缺血-再灌注大鼠肠上皮细胞膜流动性的保护作用[J].中国中西医结合杂志,2009,29(7):639-641.

[3] 解宇环,沈映君,纪广亮,等.香附、藿香挥发油抗炎、镇痛、解热作用的实验研究[J].四川生理科学杂志,2005,27(3):37-39.

[4] 刘尧,毛羽.广藿香挥发油止咳化痰药理实验的研究[J].时珍国医国药,2007,18(8):1920-1921.

[5] 杨得坡,Chaumont Jean-Pierre,Millet Jolle.藿香和广藿香挥发油对皮肤癣菌和条件致病真菌的抑制作用[J].中国药学杂志,2000,35(1):9-11.

[6] 张广文，蓝文键，苏镜娱，等. 广藿香精油化学成分分析及其抗菌活性(Ⅱ)[J]. 中草药，2002，33(3)：210-212.

[7] 刘爱如，于宗渊，吕丽莉，等. 广藿香挥发油对抗青蒿酯钠伯氏疟原虫的选择性抗疟作用[J]. 中国中西医结合杂志，2000(7)：126-127.

[8] 齐珊珊，胡丽萍，陈文娜，等. 广藿香叶挥发油对小鼠免疫调节作用的实验研究[J]. 中华中医药学刊，2009，27(4)：774-776.

[9] 黄晓舞，刘睿婷，吕秋军. 广藿香醇对东莨菪碱致记忆障碍小鼠学习记忆功能的影响[J]. 中草药，2009，40(9)：1431-1433.

[10] 吴介作，范娟娟. 藿香厚朴汤治疗小儿急性肠胃炎 99 例[J]. 湖南中医杂志，1996，12(2)：37-39.

[11] 韩谨. 藿香平泻汤治疗小儿秋冬季腹泻 70 例临床观察[J]. 北京中医，2003，22(4)：26-27.

[12] 苑珍珍，曹泽伟，郭庆捷，等. 藿香正气软胶囊治疗功能性消化不良的疗效观察[J]. 辽宁中医杂志，2011，38(3)：494-497.

[13] 曹福凯，钱峻，金小晶，等. 藿香正气散加减方治疗腹泻型肠易激综合征 58 例观察[J]. 安徽中医临床杂志，2003，15(5)：376-377.

[14] 褚蕾，朱虹江. 藿香桂枝汤与藿香正气水治疗外感夹湿型感冒 100 例临床对照观察[J]. 云南中医学院学报，2007，30(5)：45-47.

[15] 余传星，严桂珍，林晶. 藿香正气口服液超声携氧雾化吸入治疗支气管哮喘发作期 42 例疗效观察[J]. 福建中医学院学报，2005，15(5)：3-5.

[16] 马占松. 藿香正气散治疗中枢性呃逆 87 例[J]. 河南中医，2009，29(1)：49-51.

[17] 梁国权. 藿香正气散治疗湿浊眩晕 150 例疗效观察[J]. 辽宁中医学院学报，2006，8(2)：90-92.

佩兰　Peilan

【别名】 蕳(《诗经》)，兰(《毛诗传》)，兰草、水香(《神农本草经》)，燕尾香、香水兰(《开宝本草》)，孩儿菊、千金草(《续古今考》)，省头草(《唐瑶经验方》)，女兰、香草(《本草纲目》)，都梁香(《药录》)，大泽兰(《雷公炮炙论》)，醒头草(《得配本草》)，石瓣、针尾风(《广东中药》)。

【来源】 佩兰，始载于《神农本草经》，列为中品，历代本草少见收载。因其为观赏植物，气香如兰，佩之祛暑邪而辟秽气，故名。为菊科多年生草本植物佩兰(兰草)*Eupatorium fortunei* Turcz. 的地上部分。主产于江苏南京郊区、苏州，上海市郊，河北保定、沧县，天津郊区，山东章乐、茌平、历城、蒙阳。安徽、河南、陕西、浙江等地亦产，以江苏产量最大。多生于溪边或原野洼湿地带，野生或栽培品种均有。

西藏地区使用的佩兰，为菊科植物大麻叶泽兰 *Eupatorium cannabinum* L. 的全草。

【采收炮制】 夏季茎叶生长茂盛，未开花时，割取全草，栽培品夏季收割头刀，秋季收割二刀。去净泥沙及杂草，捆成小把，阴干即可。炮制时洗净、稍润，切段后晒干。生用或鲜用。

【商品规格】 商品不分等级，以干燥、叶多色绿、茎少、未开花、香气浓、不带根及杂质为佳。质量上乘者，茎多平直，偶有扭曲，少有分枝，圆柱形或呈扁压状，直径为 1.5～4mm，有明显的节但不膨大，节间长度约为 3～7cm。表面呈黄棕色或黄绿色并带有紫彩，有纵走的细纹理。质脆而易折断，断面类白色，可见韧皮部纤维伸出，木质部有疏松的孔。中部叶片有短柄，裂片长圆形或长圆状披针形，基部狭窄，顶端尖，长约 5～9cm，边缘有粗锯齿，上下面均光滑无毛，呈暗绿色或微带黄色，质薄而脆并易破碎。多不具花。气芳香味微苦。习惯以江苏产者质优。

按《中国药典》(2010 年版一部)规定:水分不得过 11.0%;总灰分不得过 11.0%;酸不溶性灰分不得过 2.0%。本品含挥发油不得少于 0.30%(ml/g)。

【药性】辛,平。归脾、胃、肺经。

【功效】芳香化湿,醒脾开胃,发表解暑。

【应用】

1. 湿阻中焦、脾瘅　佩兰气味芳香,又入脾胃两经,故能芳香化湿,醒脾调中,常用于湿阻中焦之证,其化湿和中作用类似于藿香。若湿邪内困所致身热不扬,脘腹痞满,欲发呕恶,泛吐厚浊涎沫,口中甜腻、不渴或渴不欲饮,大便溏泄,小便混浊,苔白腻,脉濡缓者,是为脾瘅。《素问・奇病论》谓:"治之以兰,除陈气也。"即单以此药一味煎汤饮服。亦可配伍藿香、苍术、厚朴、白豆蔻等芳香化湿之品。如证见湿热内蕴于脾,当酌配以黄芩、滑石、薏苡仁等清热利湿之品。

2. 外感暑湿、湿温初起　佩兰辛平芳香,性发散而能化湿,故有发汗解暑之功。常可用于暑气当令,感受暑湿而致发热恶寒,头痛无汗,肢体酸重疼痛,头昏重胀痛,胸闷脘痞,时发呕恶,可单用佩兰以发汗解表,祛暑化湿,或配伍藿香、陈皮、半夏、大腹皮、鲜荷叶等,如《时病论》之芳香化浊法。或配伍薄荷叶、冬桑叶、大青叶、鲜竹叶、芦笋等,如《增补评注温病条辨》中之七叶芦根汤及《重订广温热论》之五叶芦根汤。对于夏秋之交感受湿热,或脾胃内伤复感外邪而致湿温初起,症见恶寒少汗,身热不扬,午后热甚,头重如裹,身重肢倦,胸闷脘痞,苔白腻,脉濡缓者,亦可单用佩兰或配伍其他发汗解表、芳香化湿之品,使"湿去气通,布津于外,自然汗解"(石芾南语)。对于夏月伤暑,清阳不升之伤暑头痛,可以佩兰清暑化湿而止痛。

3. 产后血虚气弱　佩兰入脾胃两经,能运脾胃之气而旺气血生化之源。故其有生血调气之功。可用于产后气血俱伤,元气受损,正气不足,"百节空虚"之产后诸病。《雷公炮炙论》用佩兰调气生血,以增强体质,防治诸病。

4. 消渴　佩兰辛平芳香,入脾胃两经,前人多认为尚有生津止渴而治疗消渴的作用。如《本草纲目》谓其"治消渴良药";李东垣谓其能"生津止渴","治消渴胆瘅"。

5. 小便不利、痰癖、水肿　本品能醒脾开胃,运化水湿,清利生痰之源,有利水消痰之功,可治疗小便不利、痰癖、水肿诸病证。如《神农本草经》以本品"主利水道",《本草纲目》以此消痰癖,《本草便读》用于"行水消痰"。

6. 气机不利、肝肺郁结　本品辛香性平,既能行散郁结,又可化浊辟秽,故有解郁散结、疏利气机之功。可用于肺气郁结、不得宣畅而致呼吸不利、喉痒咳逆、气喘水肿等症。亦可用于肝气郁结、情志不舒而致精神抑郁、善太息、胸闷胁胀、脘痞嗳气,或月事不行、苔薄腻、脉弦者。

【用法用量】煎服,3～10g。鲜品加倍。

【使用注意】本品辛散力强,有伤阴耗气之弊,故阴虚、气虚者慎用。《得配本草》谓:"胃气虚者禁用。"

【鉴别用药】藿香、佩兰、香薷三药皆有芳香化湿、解暑发表作用,治暑月形寒饮冷、脘腹痞满、呕吐泻利等症时,常相须为用。然藿香辛散而不峻烈,性温而不燥热,善于理气止呕,为治湿郁气滞呕逆之要药;佩兰芳香性平,长于去陈腐、辟秽浊,为治脾湿口甜口臭之良药;香薷和中化湿,兼利小便。以发汗解表论,则香薷最强、藿香次之、佩兰最弱。

【药论】

1.《神农本草经》:"味苦平。""主利水道,杀蛊毒,辟不详。久服,益气轻身,不老,通神明。”

2.《素问·奇病论》:“津液在脾,故令人口甘也,此肥美之所发也。”“治之以兰,除陈气也。”

3.《雷公炮炙论》:“生血,调气与荣。”

4.《蜀本草》:“《图经》云:兰草叶似泽兰,尖长有歧,花红白色而香,生下湿地。”

5.《名医别录》:“除胸中痰癖。”

6.《开宝本草》:“煮水以浴,疗风。”“别本注云,似马兰,故名兰草,俗呼为燕尾香。时人皆煮水以治闻风,故又名香水兰。陶云煎泽草。《唐》注云泽香,并非也。”

7.《本草经疏》:“兰草辛平能散结滞,芬芳能除秽恶,则上述诸证自瘳,大都开胃除恶,清肺消痰,散郁结之圣药也。”

8.《本草纲目》:“按《素问》云,五味入口,藏于脾胃,以行其精气,津液在脾,令人口甘,此肥美所发也,其气上溢,转为消渴,治之以兰,除陈气也。王冰注云,辛能发散故也。李东垣治消渴生津饮用兰叶,盖本于此。”

9.《本草便读》:“佩兰功用相似泽兰,而辛香之气过之。故能解郁散结。”

10.《珍珠囊补遗药性赋》:“生津止渴,润肌肉,治消渴胆瘅。”

11.《本草便读》:“佩兰,功用相似泽兰,而辛香之气过之,故能解郁散结,杀蛊毒,除陈腐,濯垢腻,辟邪气。至于行水消痰之效,二物亦相仿耳,但泽兰治水之性为优,佩兰理气之功为胜,又为异也。”

12.《要药分剂》:“兰草,为消痰除恶,散郁解结之品,《内经》消渴治之以兰,除陈气也,盖消渴由邪热郁结于胃,兰能除陈气。可知兰草固以荡涤为功,肃清肠胃者也。”

13.《重订广温热论》:“治温暑初起,身下热,背微恶寒,继则但热无寒,口大渴,汗大出,面垢齿燥,心烦懊侬。”

【现代研究】

(一)化学成分

佩兰全草含挥发油0.5%~2%。油中含对聚伞花素、乙酸橙花醇酯、5-甲基麝香草醚;叶中含香豆精、麝香草氢醌;其他尚含有多种三萜类化合物,如蒲公英甾醇、豆甾醇、棕榈酸、延胡索酸等。佩兰的地上与根部均含有宁德洛非碱;根部还含有仰卧天芥菜碱。

(二)药理作用

1. 对消化系统的影响 佩兰有刺激胃肠运动、促进胃内容物排空的作用[1];其能增高胃底纵、环行肌条和胃体纵行肌条的张力[2]。干、鲜佩兰挥发油对唾液淀粉酶水解淀粉的活性均有显著的促进作用[3]。

2. 抗炎作用 干、鲜佩兰挥发油对巴豆油引起的小鼠耳廓肿胀有明显抑制作用,其作用强度随剂量增加而增强。鲜佩兰挥发油的抗炎作用比干佩兰挥发油强[3]。

3. 抗病原微生物作用 佩兰挥发油对金黄色葡萄球菌、黏质沙雷菌、白念珠菌、大肠杆菌、黑曲霉均有较强的抑菌和杀菌作用[4]。

(三)临床报道

1. 治疗婴儿腹泻 以中药佩兰白术散(佩兰、白术、陈皮、山药、茯苓、鸡内金)治疗婴儿腹泻237例,有效率95.2%[5]。

2. 治疗轮状病毒性肠炎 用中药汤剂佩兰饮(基本方:佩兰6g,藿香6g,白术10g,苍术6g,茯苓10g,法夏6g,广香3g,厚朴6g,薏苡仁15g,车前子6g,炒川连3g,甘草3g,生姜6g)

治疗轮状病毒性肠炎74例，与常规西药对照组进行比较，治疗组在止泻时间、粪便RV-Ag转阴率等方面的作用明显优于对照组[6]。

3. 治疗梅尼埃病　以佩银散(佩兰70g，白果70g)治疗梅尼埃病48例，两药共研细末，分10等份，每次1份，早晚各1次，饭前温开水服用。恶心、呕吐者加炒白术、干姜；气血虚者加炙黄芪、当归；痰湿浊者，加陈皮、生薏苡仁。结果痊愈47例，无效1例，总有效率97.9%[7]。

4. 治疗2型糖尿病　以佩兰二术汤(佩兰12g，白术12g，苍术12g，茯苓20g，陈皮9g，半夏9g，泽泻12g)加减治疗37例2型糖尿病，疗程2个月，结果治愈5例，好转29例，未愈3例，总有效率为91.89%[8]。

参考文献

[1] 金岗，金若敏. 新编中药药理与临床应用[M]. 上海：科学技术文献出版社，1995：237.

[2] 李伟，郑天珍，瞿颂义，等. 佩兰对大鼠胃肌条运动的作用[J]. 兰州医学院学报，2000，26(4)：3-4.

[3] 孙绍美，宋玉梅，刘俭，等. 佩兰挥发油药理作用的研究[J]. 西北药学杂志，1995，10(1)：24.

[4] 李严巍，Fitzgerald J. A，Flennoy N. J.，等. 几种中药精油抗菌活性的研究[J]. 中药研究与信息，2005，7(12)：22-24.

[5] 任一心，孙瑾，孙悦，等. 中药佩兰白术散治疗婴儿腹泻237例[J]. 中医药学报，1996(3)：22.

[6] 陈辉. 佩兰饮治疗轮状病毒性肠炎74例[J]. 中国民族民间医药杂志，2002，55：78-80.

[7] 鞠忠元，张国新，张扬. 佩银散治疗美尼尔氏综合征48例[J]. 吉林中医药，1999(2)：28.

[8] 封赛红. 佩兰二术汤治疗痰湿型2型糖尿病临床观察[J]. 上海中医药杂志，2009，43(2)：23-24.

砂仁　Sharen

(附：砂仁壳)

【别名】缩砂仁、缩砂蜜(《药性论》)，缩砂(《海药本草》)，阳春砂仁(《南越笔记》)，春砂仁、蜜砂仁(《古今药物别名考》)，土密砂(《增订伪药条辨》)，海南砂、绿壳砂、赛桂香、风味团头(《和汉药考》)等。

【来源】砂仁，始载于《药性论》。后世本草均有收载。其为蒴果脱去果皮的种子团，由种仁30～60粒组成，入药时已干缩聚结为紧密团状，故名。为姜科多年生草本植物阳春砂 *Amomum villosum* Lour. 或绿壳砂 *Amomum villosum* Lour. var. *xanthioides* T. L. Wu et Senjen 或海南砂 *Amomum longiligulare* T. L. Wu. 的干燥成熟果实。阳春砂主产于广东阳春、阳江、罗定、信宜、茂名、恩平、徐闻等县，广西、云南少数地区亦产。绿壳砂仁主产于越南、缅甸、泰国，以越南产者为佳，国内产于云南。海南砂主产于海南、广东和云南。栽培及野生品种均有。

【采收炮制】于8～9月间果实成熟时采收。剪下果穗，放在筛中用微火烘至半干时，趁热喷冷水一次，令其骤然收缩，使果皮与种子紧密结合，保存时不易生霉。阳春砂均加工成壳砂。为了提高品质，可在干后盖上樟树叶，燃烧糠或木炭熏蒸使香气更浓。剥除果皮，将种子团晒干或文火焙干，即为砂仁。用时捣碎。保存时应置阴凉干燥处。

【商品规格】商品有国产和进口两类。国产者有阳春砂、海南砂，阳春砂一般为统货，不分等级，海南砂分为统货和一、二等货，一等品要求每50g在150粒以内，均因加工方法不同而分为壳砂和砂仁两种。以个大坚实、果仁饱满、香气浓郁、气辛凉而味苦者为佳。习惯认为产于广东阳春县的阳春砂仁品质最优。进口砂仁有砂头王、原砂仁、壳砂仁之分，商品多为统货，不分等级。

按《中国药典》(2010年版一部)规定：水分不得超过15.0%。阳春砂、绿壳砂种子团含挥发油不得少于3.0%(ml/g)。海南砂种子团含挥发油不得少于1.0%(ml/g)。本品按干燥品计算，含乙酸龙脑酯($C_{12}H_{20}O_2$)不得少于0.90%。

【药性】辛，温。归脾、胃、肾经。

【功效】化湿开胃，温脾止泻，理气安胎。

【应用】

1. 脾胃气滞、湿浊中阻　砂仁气辛性温，能散能通，入脾胃两经，长于化湿行气温中，有醒脾和胃之功。大凡脾胃湿阻及气滞所致的脾胃不和、脘痞不饥、脘腹胀痛均可选用，尤宜于寒湿气滞诸证。可配伍厚朴、陈皮、枳实等，若脾虚气滞，可配木香、党参、茯苓等品，如《中国医学大辞典》中的香砂六君子汤。若脾胃气虚夹湿，阻遏中焦，症见四肢无力，饮食不化，胸脘痞满，或吐或泻者，配以人参、茯苓、扁豆、薏苡仁、白术等，如《太平惠民和剂局方》中之参苓白术散；脾胃气滞，食入不化者，配伍枳实、白术，如《摄生秘剖》的香砂枳术丸；若食积停滞，嗳腐吞酸者，配莱菔子、山楂、枳实等消食药。对于小儿瘠疾，大腹气胀，面黄肌瘦者，《绛囊摄要》将砂仁置于大蟾蜍腹内，泥封火煅，炙成蟾砂，研末后陈皮汤送服，功能行气消积。治疗腹胀腹痛，纳差呃逆者，《活幼心书》配伍沉香、乌药、香附为丸，以盐汤或紫苏大枣汤送服，方名缩砂饮。

2. 虚寒吐泻、冷痢　砂仁辛香性温，能温中健脾而止泄泻，和胃调中而止呕。常用于治疗虚寒吐泻、冷痢之症。如见大便清稀，甚至如水样，腹痛肠鸣，喜暖喜按，脘腹胀闷不舒，倦怠乏力，可单用砂仁研末服，或合用《内外伤辨惑论》中的厚朴温中汤。对于平素脾胃虚寒之人，感受寒湿之气，或热痢过服寒凉药物，伤及中阳而致下痢稀薄伴有白冻，甚则滑脱不禁、腰酸怕冷、四肢不温、腹部隐痛之虚寒痢，《药性论》以其伍用炮附子、干姜、厚朴、陈皮组成治痢方以温中止痢。对于小儿滑泻、脱肛，《小儿卫生总微论方》以缩砂散，伍用猪腰子共煮，配合白矾丸治之。

3. 胎动不安、妊娠恶阻、心腹疼痛　砂仁尚能行气和中安胎，常用于肝气郁结失于疏泄，冲脉之气上逆，胃失和降而致妊娠恶阻之证，见妊娠初期，呕吐酸水或苦水，以砂仁平冲脉上逆之气。若妊娠胃虚气逆，呕吐不食者，《济生方》以砂仁为末，入姜汁时服，方名缩砂散。如妊娠期间见腰酸腹胀，或下腹坠胀，伴有少量阴道出血之胎气受损、胎动不安之证，亦可以本品安护胎气，如《景岳全书》所载独圣散，即以本品单用，也可配伍白术、苏梗等安胎之品。若伴见肾气不固者，可配伍桑寄生、续断、杜仲等补肾固本之品。治疗心腹疼痛，《本草纲目》单以此药炒研后，袋盛浸酒煮饮，方名缩砂酒。

4. 奔豚、口舌生疮　砂仁辛香走窜，善和五脏，能下气归源，故常可用于治疗肾气内动，冲逆于上之奔豚证和真元亏耗，虚火上炎而致口舌生疮。

5. 其他　《仁斋直指方》谓其常嚼可治牙痛，又云与土狗共研为末，和老酒服之，可治遍身肿满。《事林广记》载其为末常服，可治一切食毒。《本草汇方》言其“与木香同用，治气病尤速”。

【用法用量】3～6g，水煎宜后下。也可入丸、散剂。用时捣碎。

【使用注意】阴虚有热者忌用。

【鉴别用药】砂仁与白豆蔻均为姜科植物的种子，性味相同，功效相似，皆为芳香化湿、行气温中之品，为醒脾和胃之良药。用于脾胃寒湿气滞，脘腹胀满疼痛，或呕逆吐泻等症，常相须配伍。但白豆蔻功偏中、上二焦，长于理脾肺气滞，又能止呕醒酒。故宜疗胸闷不畅、寒湿内困之轻症。但砂仁香气浓郁，温燥之性较强，且功在脾胃、肾经，善理脾胃气滞，常用于治寒湿凝滞，中焦阻塞较重之证。妊娠恶阻，胎动不安及肾气冲逆之证亦宜用之。

【药论】

1.《汤液本草》："缩砂与白檀、豆蔻为使则入肺，与人参、益智为使则入脾，与黄柏、茯苓为使则入肾，与赤、白石脂为使则入大、小肠。"

2.《药性本草》："主冷气腹痛，主休息气痢劳损。消化水谷，温暖脾胃。"

3.《药品化义》："主散结导滞，行气下气，一取其香气能和五脏，随所引药通行诸经。若呕吐恶心，寒湿冷泻，腹中虚痛，以此温中调气；若脾虚饱闷，宿食不消，酒毒伤胃，以此散滞化气；若胎气腹痛恶阻食少，胎胀不安，以此运行和气。"

4.《本草经疏》："凡腹痛属火，泄泻得之暑热，胎动由于血热，脾瘅由于火克，小儿脱肛由于气虚，肿满由于湿热，上气咳嗽由于火冲迫肺而不由于寒所伤，皆须详察鉴别，难以概用。""缩砂密，辛以润肾，兼温则脾胃之气皆和，和则冷痢自止，宿食自消。"

5.《本草正义》："缩砂仁，虽辛温能升，未尝不治中下二焦之气，尤以专治肝肾为特长。甄权谓温暖肝肾，藏器谓治上气奔豚，盖皆有见于此，故用砂仁平气上冲，奔豚而愈。"

6.《开宝本草》："治虚劳冷痢，宿食不消，赤白泻痢，腹中虚痛，下气。"

7.《日华子本草》："治一切气，霍乱转筋，心腹痛。"

8.《本草求真》："缩砂……书号为醒脾调胃之要药……其言醒脾调胃，快气调中，则于腹痛痞胀有功。入大肠则于赤白痢有效，入肺则于咳嗽上气可理。至云止痛安胎，并咽喉口齿浮热能消，和是中和气顺之意。若因实热而云胎气不和，水衰而见咽喉口齿燥结者，服之岂能是乎。""胎挟寒滞者始宜，热属虚浮者方用。若因实热而云胎气不和，定能是乎。故虚实二字，不可不细辨而详察耳。"

9.《本草汇言》："砂仁，温中和气之药也。若上焦之气梗逆而不下，下焦之气抑遏而不上，中焦之气凝聚而不舒，用砂仁治之奏效最捷。然古方多用以安胎何也？盖气结则痛，气逆则胎动不安，此药辛香而窜，温而不烈，利而不削，和而不争，通畅三焦，温行六腑，暖肺醒脾，养胃益肾，舒达肝胆不顺不平之气，所以善安胎也。""砂仁温辛香散，止呕通膈，达上气也，安胎消胀，达中气也，止泻痢、定奔豚，达下气也，与木香同用则气病尤速。"

10.《本草纲目》："肾恶燥，以辛润之，缩砂仁之辛，以润肾燥。""主醒脾调胃，引诸药归宿丹田，故补肾药用同地黄丸蒸，取其达下之旨也。"

11.《玉楸药解》："缩砂仁和中调气。""降胃阴而下食，达脾阳而化谷，呕吐与泄泻皆良。"

【现代研究】

（一）化学成分

阳春砂、海南砂和绿壳砂所含挥发油不同。阳春砂含挥发油3%以上，其主要成分是乙酸龙脑酯、樟烯、樟脑、龙脑、柠檬烯及α-蒎烯等。绿壳砂种子含挥发油1.7%～3%，主要成分是樟脑、橙花叔醇、乙酸龙脑酯、龙脑、柠檬烯及α-蒎烯等。海南砂挥发油中主要成分是α-蒎烯、β-蒎烯、桉叶醇、对-聚花伞素、柠檬烯、樟烯、乙酸龙脑酯及樟脑等。此外，还有皂苷类、黄酮苷类、有机酸类及K、Ca、Mn、Zn、Mg等常量矿物元素及微量元素。

（二）药理作用

1. 对消化系统的作用　砂仁水提液显著增强大鼠胃肠动力，可能与血及胃肠道胃动素

(MTL)、P物质(SP)含量的增加有关，血管活性肠肽(VIP)可能未参与砂仁的促胃肠动力作用[1]。春砂仁提取液能显著升高人体表胃电和麻醉大鼠浆膜胃电慢波幅度，可能是其影响Cajal细胞产生的电活动[2]。砂仁挥发油中主要成分乙酸龙脑酯有显著的抑制番泻叶所致小鼠腹泻、冰醋酸所致小鼠疼痛和离体家兔小肠平滑肌运动的作用，对小鼠胃排空无明显影响，说明乙酸龙脑酯对实验动物消化道的作用部位可能在小肠[3]。有研究表明，海南砂仁挥发油对番泻叶所致腹泻有效，对蓖麻油所致腹泻无效，可能与其在小肠中迅速被吸收后又浓集到大肠，或在肠内细菌作用下产生活性代谢物有关[4]。此外，砂仁可扩张血管，改善微循环，增加胃黏膜血流量，使胃黏膜组织代谢得以加强，从而为胃黏膜损伤的修复与正常功能的发挥创造条件，还有促进胃液分泌作用[5]。砂仁挥发油可通过影响胃黏膜的疏水性而发挥其抗胃溃疡复发的作用[6]。砂仁中各部位及生药粉均能明显增加小鼠胆汁质量，表明利胆作用显著[7]。

2. 抗炎抑菌作用　海南砂仁挥发油对二甲苯致小鼠耳肿胀和卡拉胶所致大鼠足肿胀均有抑制作用，其中高剂量组作用与吲哚美辛相当[4]。砂仁对集中导致腹泻的不同肠道杆菌的体外抑菌和杀菌实验研究结果表明，其能抑制结肠类耶尔森菌和摩根变形杆菌的生长繁殖，对福氏痢疾杆菌和肠毒型大肠杆菌无抑制作用[8]。

3. 镇痛抗炎作用　砂仁挥发油的主要成分乙酸龙脑酯对小鼠热板致痛的痛阈值有一定程度的提高，对小鼠醋酸致痛引起的扭体次数有明显的降低作用，能抑制二甲苯致小鼠耳廓肿胀炎症，说明其具有较显著的镇痛抗炎作用[9]。

4. 其他　有实验报道，海南砂仁挥发油可显著降低实验性溃疡性结肠炎(UC)小鼠肠组织中MDA水平，显著升高SOD水平，具有抗氧化及抗NO作用[10]。此外，砂仁还可作为肿瘤抑制剂，对环磷酰胺所引起的外周白细胞、红细胞、Hb值降低都有显著抑制作用[11]。

(三) 临床报道

1. 小儿秋季腹泻、消化不良　砂仁5g，鸡内金10g，白糖15g。将鸡内金炒至焦黄发泡，与其他两药共研细末。根据年龄分别服用2～6g，每日3次，温开水送服，连服3天。治疗小儿秋季腹泻46例，效果良好[12]。

2. 小儿厌食症　取党参、苍术、砂仁、甘松、藿香，等份共研细末过筛，装瓶中密闭保存，脐疗贴治疗小儿厌食症150例，取得良好疗效[13]。

3. 妊娠恶阻　取公丁香、砂仁、半夏各20g，碾成细末，取鲜姜50g打成姜汁，以姜汁调和上述3味药，然后用文火熬成膏备用。常规消毒脐孔，取备用药膏适量敷于脐孔上，外以纱布覆盖，胶布固定，每天换药1次。耳穴选穴以脾、胃、大肠为主穴，十二指肠、神门、肝等作为配穴。用75%酒精棉球擦去皮肤表面油垢，以王不留行籽按压在选取的相应穴位上，外以胶布固定。治疗妊娠恶阻80例，取得良好疗效[14]。

4. 胃和十二指肠溃疡　仙鹤草60g，白芍15g，砂仁15g，香附15g，佛手15g，枳壳10g，陈皮10g，甘草10g，白术15g，每日1剂，水煎分3次内服。连续用药，1月为1个疗程，治疗胃和十二指肠溃疡27例，取得了较满意的效果[15]。

参 考 文 献

[1] 朱金照，冷恩仁，陈东风，等.砂仁对大鼠胃肠运动及神经递质的影响[J].中国中西医结合消化杂志，2001，9(4)：205-207.

[2] 石胜刚，黄溢明.春砂仁提取液对胃电活动的影响[J].西北国防医学杂志，2009，30(5)：361-362.

[3] 李晓光，叶富强，徐鸿华. 乙酸龙脑酯药理作用的实验研究[J]. 华西药学杂志，2001，25(3)：356-358.

[4] 赵锦，董志，朱毅，等. 海南砂仁挥发油抗炎镇痛止泻的实验研究[J]. 中成药，2009，30(7)：1010-1014.

[5] 邱赛红，陈立锋，柳克铃，等. 芳香化湿药开胃作用机理的实验研究[J]. 中药药理与临床，1995，11(4)：24-27.

[6] 黄强，黄国栋，方承康. 砂仁挥发油对胃溃疡胃黏膜疏水性影响的实验研究[J]. 中医药学报，2009，37(3)：33-35.

[7] 尚建华，苏敏，苏玫，等. 砂仁中各部位的药效学研究[J]. 中草药，2006，37(增)：33-38.

[8] 陈永培，黄哲元，金琪漾，等. 山姜与长泰砂仁的抑菌试验[J]. 福建中医药，1990，21(5)：25-26.

[9] 吴晓松，李晓光，肖飞，等. 砂仁挥发油中乙酸龙脑酯镇痛抗炎作用的研究[J]. 中药材，2004，27(6)：438-439.

[10] 赵锦，朱毅，董志，等. 海南砂仁挥发油对实验性溃疡性结肠炎小鼠抗氧化和抗 NO 自由基作用(英文)[J]. 中成药，2009，31(9)：1334-1338.

[11] 薄芯，杜明莹，戌梅. 沙参、砂仁、猪苓、莪术和鸡血藤对环磷酰胺毒副反应影响的实验研究[J]. 中国中医药科技，1997，4(3)：153-156.

[12] 王丽林. 自拟砂仁鸡金散治疗小儿秋季腹泻 46 例[J]. 中国中医药信息杂志，2002，9(9)：60.

[13] 石慧. 开胃脐疗贴治疗小儿厌食症 150 例[J]. 中国民间疗法，2009，17(2)：25.

[14] 王彦，杨潇然，孙立靖. 中药敷脐配合耳穴按压治疗妊娠恶阻 80 例[J]. 新中医，2008，40(2)：3.

[15] 王金全. 养胃汤治疗胃、十二指肠溃疡 27 例[J]. 哈尔滨医药，2006(5)：69.

附：砂仁壳

本品别名缩砂壳(《本草纲目》)，砂壳(《饮片新参》)。始见于《本草纲目》，为砂仁的果壳。性味功效与砂仁相似，但药力较弱，适用于脾胃气滞轻证，症见脘腹胀满，食欲不振等。用量为 3～5g。

白豆蔻　Baidoukou

（附：豆蔻壳）

【别名】多骨(《本草拾遗》)，壳蔻(《本经逢原》)，白蔻(《本草经解》)，豆蔻、白蔻仁、白蔻(《中药材手册》)，圆豆蔻(《中华本草》)等。

【来源】白豆蔻，始载于《开宝本草》。本品为蒴果，脱去果皮的种子呈圆球形，由 20～30 粒种子组成，李时珍称“盛多为蔻”，其种子为灰白色，形状颇似于豆，故名。为姜科多年生草本植物白豆蔻 *Amomum kravanh* Pierre ex Gagnep. 或爪哇白豆蔻 *Amomum compactum* Soland ex Maton 的成熟果实。多生长于亚热带地区，主产于柬埔寨、越南、泰国、印度尼西亚、老挝、斯里兰卡、危地马拉及南美洲等地，在我国广东、广西、云南南部和海南岛有出产。野生及栽培品均有。按产地不同分为“原豆蔻”和“印尼白蔻”。

【采收炮制】秋季后果实由绿色变为黄绿色，但尚未开裂时采集果穗，晒干后去掉顶端的花萼及基部的果柄，也可再用硫黄熏，以使果皮漂白即成。用时捣碎。

【商品规格】商品有白豆蔻、圆豆蔻和小豆蔻之分。药用最多者为白豆蔻，多为统货，不分等级。本品以个大饱满，质硬成团，果皮薄而完整，皮色洁白，有油性，气香浓郁味辛凉者较佳。另有品种小豆蔻，系姜科植物小豆蔻 *Elettania cardamomum white et* Maton 的干燥果实，产于越南、斯里兰卡、印度等地，市场上也有作白豆蔻使用者，但品质较差。

按《中国药典》(2010 年版一部)规定：原豆蔻杂质不得过 1%，水分不得过 11.0%，含挥发油不得少于 5.0%(ml/g)。印尼白蔻杂质不得过 2%，水分不得过 12.0%，含挥发油不得少于 4.0%(ml/g)。本品按干燥品计算，豆蔻仁含桉油精($C_{10}H_{18}O$)不得少于 3.0%。

【药性】辛，温。归肺、脾、胃经。

【功效】化湿行气，温中止呕，开胃消食。

【应用】

1. 湿阻中焦、脾失健运　白豆蔻辛温芳香，能运湿浊、健脾胃而行气化湿，常用于湿阻中焦，脾胃气滞诸证。如《圣济总录》以其配伍诃黎勒、陈皮、干姜、厚朴，组成白豆蔻汤，治疗肠胃受湿，濡泄无度，腹痛食少。若湿热困脾，胃反吐痰，胸满胁痛，可配伍半夏、黄连、厚朴、山栀、苍术、香附等以化湿热，运中焦，方如《仁斋直指方》秘传半夏厚朴汤。若气滞不舒、脾胃不和引起胸膈痞闷，岔气刺痛，恶心呕吐，大便不调，可以《太平惠民和剂局方》之木香顺气丸治之。若胃虚湿滞，不思饮食，中满痞塞，当酌情选用陈皮、厚朴、木瓜、白术、人参、木香等，方如《奇效良方》中之白豆蔻丸。若脾胃不和，泄泻痢下，也可与当归、枳壳、诃子等同用，如《博济方》中之白豆散。加减仁香汤(时逸人方)药用砂仁、枳壳、木香、泽泻、厚朴等，治疗脘闷腹胀、饮食停滞、食积不消。《证治准绳》配伍丁香、砂仁、陈仓米组成太仓丸以温中行气。若三焦俱虚，又可与人参、黄芪、苍术等配伍，如《圣济总录》之补和汤以调气进食。

2. 湿温证、暑温夹湿证　本品温中化湿，和畅中焦，适当配伍可用于湿温初起，或暑温夹湿证，如《温病条辨》的三仁汤，即治湿温初起，症见头痛恶寒，身重疼痛，面色淡黄，胸闷不饥，午后身热，脉弦细而濡，与杏仁、薏苡仁、滑石、厚朴、半夏等配伍共用。而《医原》则以藿朴夏苓汤治疗身热不渴，肢体倦怠，胸闷口腻，脉濡缓之湿温初起者；配伍半夏、茯苓、薏苡仁、猪苓、厚朴等。若湿温邪气留滞中焦，症见发热身痛，汗出热解，继而复热，口不渴或渴不多饮，舌苔淡黄而滑，脉缓，与黄芩、滑石、茯苓皮、大腹皮、通草等共用，如《温病条辨》之黄芩滑石汤。或以《温病条辨》的甘露消毒丹，药用滑石、木通、茵陈、黄芩、石菖蒲、川贝母等，以利湿化浊，清热解毒。

3. 呕吐、胃寒、气逆　《沈氏尊生书》之白豆蔻汤，将其与陈皮配伍以治呕吐哕证。对于胃寒呕吐者，单用即效，如《赤水玄珠》以其为末后酒调服。也可与木香、砂仁、白术、香附等同用，如《杂病源流犀烛》之香砂养胃丸。对于小儿吐乳胃寒者，《世医得效方》配伍砂仁、甘草以治之。而产后胃气上逆，《乾坤生意》则以其与丁香共为末，桃仁汤送服。若浊痰阻肺而见喘而胸满，咳嗽仰息，痰多黏腻，兼见呕恶纳呆，舌苔白腻者，可与半夏、桔梗、苏子、葶苈子、青陈皮等共用，以降逆气，方如《仁斋直指方》之调降汤。若胃气虚冷，口吐酸水，冷气攻窜腹痛，脘腹疼痛，不思饮食者，可以《圣济总录》之沉香汤，药用沉香、肉桂、槟榔、吴茱萸等治之。《拔粹》之温胃汤以益智仁、砂仁、姜黄、黄芪等为伍，治过服寒药，胃脘痛甚。

4. 噎膈、酒毒、寒疟　《本草纲目》载其能够治疗噎膈。《兰室秘藏》之葛花解酲汤则伍用木香、人参、白术、泽泻、砂仁等治疗酒毒伤胃，湿热内蕴，脾胃失和。《本草纲目》谓其能“解酒毒”，《医林纂要》也云其可“破滞解酒”。此外，《本草纲目》尚有其能“除疟疾寒热”之记载。

【用法用量】3～6g，入汤剂宜后下。宜入丸、散剂。

【使用注意】阴虚血燥、肺胃火盛、未见寒湿者忌服。

【鉴别用药】本药使用时，当与砂仁区别。白豆蔻花及白豆蔻壳的功效与白豆蔻相同而药力微薄，常用为宽膈快气之品。

【药论】

1.《本草经疏》：“白豆蔻，主积冷气及伤冷吐逆，因寒反胃，暖能消物，故又主消谷，温能通行，故主下气，东垣用以散肺中滞气，宽膈进食，去白睛翳膜，散滞之功也。”“凡火升作呕，因热腹痛，法咸忌之。”

2.《开宝本草》：“味辛大温，无毒。”“主积冷气，止吐逆反胃，消谷下气。”

3.《玉楸药解》：“白豆蔻，清降肺胃，最驱膈上郁浊，及疗恶心呕哕，嚼之辛凉，清肃肺腑，郁烦应时开爽。古方谓其大热。甚不然也。”

4.《本草通玄》：“其功全在芳香之气，一经火炒，便减功力，即入汤液，但当研细，待诸药煎好，乘沸点服尤妙。”

5.《本草求真》：“白豆蔻，本与缩砂密一类，气味既同，功亦莫别，然此另有一种清妙气，上入肺经气分，而为肺家散气要药。”

6.《本草汇言》：“凡喘嗽呕吐，不因于寒而因于火者，疟疾不由于瘴邪而因于阴阳两虚者，目中赤脉白翳，不因于暴病寒风，而因于久病血虚血热者，皆不可犯。”

7.《本草求原》：“按白豆蔻能和寒热之气，故升阳剂中，降收剂中，与寒热互用之剂，皆可用之。佐入血药又能通润二肠，使气行血润，不论血寒血热，俱可于寒热方中少佐之。以行其升降。故海藏谓其理脾胃元气，补肺气，收脱气。”

8.《本草备要》：“肺胃火盛及气虚者禁用。”

9.《大同药物学》：“白蔻与缩砂均气味辛温，但缩砂味辛而苦，得辛温中之浊气，白蔻臭香而清，得辛温中之清气，一为浊中之清，一为清中之浊，清者主升，故曰白蔻治中兼治膈上，浊者主降，故缩砂治中兼治腹中。”

10.《本草图经》：“白豆蔻，今广州、宜州有之，不及番舶者佳。”“主胃冷。”

11.《本草拾遗》：“白豆蔻其草形如芭蕉，叶似杜若，长八、九尺而光滑，冬夏不凋，花浅黄色，子作朵如葡萄，初出微黄，熟则变白，七月采之。”

【现代研究】

（一）化学成分

白豆蔻含挥发油 2.4%，其中主要化学成分有右旋龙脑、右旋樟脑、1,8-桉叶素、松油烯、石竹烯、月桂烯、桃金娘醛、葛缕酮、香桧烯等，现已分离出 50 余种不同组分。

（二）药理作用

1. 促消化作用　豆蔻水煎剂 10g/kg 连续灌胃给药 5 天，并于末次十二指肠给药，可促进大鼠胃黏膜的血流量[1]。

2. 解酒作用　豆蔻水提物在体外对乙醇脱氢酶具有激活作用，从而有解酒作用[2]。

（三）临床报道

治疗小儿叹气：药物组成：白豆蔻、干姜、茯苓、陈皮、郁金、降香、焦山楂、炒谷芽等。每袋 50ml，每岁每次 10ml，1 日 2 次，每次最大量不超过 100ml。治疗小儿叹气症 100 例[3]，治愈率 76%，总有效率为 92%。

参考文献

[1] 邱赛红，陈立峰，柳史玲，等. 芳香化湿药开胃作用机理的实验研究[J]. 中药药理与临床，1995(4)：24-27.

[2] 李文哲，芦洁，孙晓宇，等. 几种中药提取物和药物对乙醇脱氢酶活性影响的研究[J]. 中药材，2006，29(8)：816-818.

[3] 张晓霞，宋宇. 小儿叹气汤治疗小儿叹气症 100 例[J]. 云南中医中药杂志，2007，28(10)：21.

附：豆蔻壳

别名白豆壳、白豆衣，为白豆蔻的果皮。始见于《本草纲目》，但未云入药，《药性切用》首载药用及其功效。性味功效与白豆蔻仁相似，但温性较弱，效用亦较弱。适用于湿阻气滞而致胸脘胀闷、食欲不振、呕吐等轻证。煎服，用量3～5g。

草豆蔻 Caodoukou

【别名】 豆蔻(《名医别录》)，草蔻(《本草从新》)，偶子(《中药志》)，草蔻仁、假麻树、飞雷子、弯子(《广东中药》)，豆休、家孽、宝蔻、豆叩(《和汉药考》)等。

【来源】 草豆蔻，始载于《名医别录》，原名为豆蔻，列为上品药，至《雷公炮炙论》始称草豆蔻。其为植物种子团，形略似肉豆蔻，为区别之，故名草豆蔻。为姜科多年生草本植物草豆蔻 *Alpinia katsumadai* Hayata 的干燥近成熟种子。有草豆蔻和云南草蔻两种。前者生于山坡草丛或灌木林边缘，分布于台湾、广东、广西、海南岛等地。后者生于山沟林下阴湿之处，主产于云南西双版纳、文山、红河、临沧等地区。野生和栽培品均有。

【采收炮制】 夏秋果实略变黄色时采收。晒至8～9成干后，剥去果皮，或将果实用沸水略烫后晒至半干，去其果皮，取出种子团，晒至足干。净制品应除去杂质及残壳，筛去灰屑。炮制分为炒制、姜制、盐制。炒制时，置锅内拌炒，以炒至微黄色并有香气溢出为度，取出放凉；姜制时，以文火炒热，喷洒姜汁，每制1000kg药物用生姜10kg，拌炒至干；盐制时，以每1000kg药物用盐15kg，水50kg，边洒盐水边炒拌，至水干色黑为度。用时捣碎。

【商品规格】 多为统货，有草豆蔻和云南草蔻两种，一般不分等级。均以颗粒饱满，均匀整齐，无破碎，香气浓郁为佳。

按《中国药典》(2010年版一部)规定：本品含挥发油不得少于1.0%。按干燥品计算，含山姜素($C_{16}H_{14}O_4$)、乔松素($C_{15}H_{12}O_4$)和小豆蔻明($C_{16}H_{14}O_4$)的总量不得少于1.35%，桤木酮($C_{19}H_{18}O$)不得少于0.50%。

【药性】 辛，温。归脾、胃经。

【功效】 燥湿行气，温中止呕。

【应用】

1. 寒湿腹痛、腹满、痰饮、带下　草豆蔻气辛芳香而性温燥，功专脾胃，辛散滞气，温兼燥湿，长于燥湿化浊而行气滞，对于中焦不运，寒湿偏盛者宜之。常可用于寒湿内蕴而致腹痛痞塞，痰饮积聚，带下等证。如《内外伤辨惑论》配姜厚朴、陈皮、茯苓、木香、干姜组为厚朴温中汤，以温中理气，燥湿除满，用于脾胃寒湿，脘腹胀满，或客寒犯胃，时作疼痛。若形体消瘦，胃脘有振水音或肠鸣辘辘，呕吐清水痰涎，为脾失健运而发痰饮，当温健脾阳，运化湿浊，可配伍半夏、苍术、厚朴等。《医学入门》以其配伍陈皮、沉香、益智仁、人参、檀香、桂心等组成匀气丸，治疗气虚浊生，多痰之证。如因脾虚湿盛，带脉失约而见白带量多清稀，质黏无臭，纳谷少香，或腹胀水肿，四肢困倦，舌淡苔白或腻，当以其配用健脾化湿药，以补中健脾，化湿止带。

2. 泄泻、呕吐　草豆蔻辛可破滞，温能散寒，故具温中散寒、燥湿醒脾之功，对于中寒气滞而致泄泻、呕吐之证尤为适宜。如《奇效良方》之草豆蔻汤则以其与藿香、枳壳、陈皮、白术、丁香等共用，以和胃下气而治干呕。《圣济总录》所载草豆蔻散治疗脾胃虚弱，不思饮食，药用草豆蔻、青皮、高良姜、诃子、白术、炙甘草。若呕吐气逆，饮食不下，腹气上冲，可予《广济方》豆蔻子汤治之，药用本品配伍人参、生姜、炙甘草。如胃中冷凉，不思饮食，泄泻不止如稀水鹜溏，可与《博济方》中的草豆蔻散，即用草豆蔻、肉桂、干姜、甘草、陈皮以散寒燥湿。对于小儿寒泄不止者，可与乳香共煨后为丸，米饮送服，如《史载之方》之豆蔻丸。

3. 气滞寒凝、脘腹冷痛　本品辛可行气，温可散寒，辛散温通、寒去气行则诸痛可止。如见胃脘冷痛，得温则减，痛势不休，甚则剧痛难忍，手足不温，吐水清冷，脉沉迟或沉细者，当配用理中汤类以加强散寒作用，或配伍厚朴、陈皮、木香、干姜、茯苓、甘草以温中散寒理气，方如《内外伤辨惑论》之厚朴温中汤。如中阳不足，寒气内中而致脘腹冷痛，泛吐清涎，不思饮食，大便溏薄，舌苔白腻者，可配伍姜厚朴、肉桂、高良姜、当归，方如《圣济总录》之草豆蔻汤。

4. 瘴疟　本品辛温香燥，能散寒祛湿，辟秽除瘴，用治感瘴岚邪气、寒湿蕴结之寒热往来、寒多热少、胸脘痞闷、呕恶苔腻之瘴疟者，可与厚朴、肉豆蔻等同用，如《鸡峰普济方》之草豆蔻散。

5. 霍乱　本品芳香辟秽，燥湿和中止呕，配黄连、生姜等药，可用于湿热秽浊之气，郁遏于中焦之霍乱吐泻不止者，如《圣济总录》之草豆蔻汤。

【用法用量】水煎内服 3～6g。或入丸、散剂。

【使用注意】本品温燥易伤津耗液，故阴虚血少、津液不足以及未见寒湿者忌用。

【鉴别用药】本品与白豆蔻功效基本一致，临床上在白豆蔻短缺时，可以其代之。但行气作用次于白豆蔻而温燥之性略强，故草豆蔻主治脾胃寒湿气滞，白豆蔻主治脾肺气滞，寒湿中阻。

【药论】

1.《本草纲目》："草豆蔻，治痞满吐酸，痰饮积聚，妇人恶阻带下，除寒燥湿，开郁破气。""豆蔻治病，取其辛热浮散，能入太阳阳明，除寒燥湿开郁化食之力而已。南地卑下，山岚烟瘴，饮啖酸咸，脾胃常多寒湿郁滞之病，故食料必用，与之相宜，然过多亦能助脾热，伤肺损目。"

2.《本草经疏》："豆蔻，辛能破滞，香能入脾，温热能祛寒燥湿，故主温中主及寒客中焦，心腹痛，中寒呕吐也。""又散一切冷气，消酒毒者，亦燥湿破滞行气健脾开胃之功也。产闽之建宁者，气芳烈，类白豆蔻，善散冷气，疗胃脘痛，理中焦。产滇、贵、南粤者，气猛而浊，欲呼草果者是也，善破瘴疠，消谷食及一切宿食停滞作胀闷及痛。"

3.《名医别录》："主温中，心腹痛，呕吐，去口臭气。"

4.《本草衍义补遗》："草豆蔻性温，能散滞气，消膈上痰。若明知身受寒邪，日食寒物，胃脘作疼，方可温散，用之如鼓应桴。或湿痰郁结而成病者亦效。若热郁者不可用，恐积温成热也，必用栀子之剂。"

5.《开宝本草》："下气，止霍乱。"

6.《珍珠囊》："益脾胃、去寒，又治客寒心胃痛。"

7.《本草原始》："补脾胃，磨积滞，调散冷气甚速。虚弱不能饮食者最宜，兼解酒毒。"

8.《本草求真》："草豆蔻，其功又与草果相同，但此止逐风寒客在胃口之上，症见当心疼痛，不似草果辛热浮散，专治瘴疠寒疟也。""草豆蔻，辛热香散，功与肉蔻相似，但此辛热燥湿除寒，性兼有涩，不似肉蔻涩性居多，能止大肠滑脱不休也。"

【现代研究】

（一）化学成分

种子含挥发油约1%。近据报道种子含山姜素为7-羟基-5-甲基双氢黄酮、豆蔻素、1,8-

桉叶油素、松油醇-4、芳樟醇、橙花叔醇、桂皮酸甲酯、小豆蔻明、樟脑、龙脑、对-聚伞花素、γ-绿叶烯等，此外还含有 Mn、Fe、Ni、Cu、Zn 等微量元素。

（二）药理作用

1. 抗胃溃疡作用　草豆蔻挥发油能显著提高溃疡抑制率及降低胃液酸度和胃蛋白酶活性，明显升高大鼠血清中的 SOD 活性，亦显著下调 MDA 含量，对大鼠醋酸性胃溃疡有较好的治疗作用，其作用机制可能为清除自由基[1]。

2. 抗病原微生物作用　草豆蔻种子中黄酮和双苯庚酮类化合物对幽门螺杆菌和金黄色葡萄球菌、表皮葡萄球菌、大肠杆菌等菌株、痢疾杆菌均有抑制作用[2]。

3. 抗肿瘤作用　草豆蔻查耳酮类化合物和二苯基庚烷类成分具有 NF-κB 激活抑制作用和细胞毒活性，对人白血病 K_{562} 和肝癌 SMMC-7721 显示中等活性[3]。其中桤木酮具有一定的抗肿瘤细胞增殖活性，对正常人肝细胞株 L_{02} 也有抑制作用[4]。

4. 抗氧化作用　草豆蔻总黄酮可有效提高 D-半乳糖所致的亚急性衰老小鼠血浆超氧化物歧化酶活力及肝脏组织丙二醛含量，具有较好的体内外抗氧化作用[5]。

（三）临床报道

治疗胃溃疡及十二指肠溃疡：瓦楞子、甘草、草豆蔻、延胡索（3∶1∶2∶2）研末混匀过 80～100 目筛，每瓶装 60g，1 次 5g，日服 3 次。治疗胃溃疡及十二指肠溃疡 207 例，显效 69 例，有效 112 例，一般 19 例，无效 7 例，总有效率达 87.4%[6]。

参考文献

[1] 吴珍，陈永顺，杜士明，等. 草豆蔻挥发油对大鼠醋酸性胃溃疡的影响[J]. 中国医院药学杂志，2010，30(7)：560-563.

[2] 黄文哲，戴小军，刘延庆，等. 草豆蔻中黄酮和双苯庚酮的抑菌活性[J]. 植物资源与环境学报，2006，15(1)：37-40.

[3] 唐俊，李宁，戴好富，等. 草豆蔻种子化学成分及其 NF-κB 的激活抑制作用与抗肿瘤活性[J]. 中国中药杂志，2010，35(3)：1710-1714.

[4] 李元圆，杨莉，王长虹，等. 草豆蔻化学成分体外抗肿瘤作用研究[J]. 上海中医药大学学报，2010，24(1)：72-75.

[5] 吴珍，陈永顺，王启斌，等. 草豆蔻总黄酮抗氧化活性研究[J]. 医药导报，2011，30(11)：1406-1410.

[6] 金建立. 复方瓦甘散治疗胃溃疡及十二指肠溃疡 207 例[J]. 四川中医，2010，28(5)：88-89.

草果　*Caoguo*

【别名】 草果仁（《传信适用方》），草果子（《小儿卫生总微论方》），云草果、老扣（《中华本草》）等。

【来源】 草果，始载于《饮膳正要》。本品为多年生草本植物而又蒴果密集，故名。为姜科多年生草本植物草果 *Amomum tsao-ko* Crevost et Lemaire 的干燥成熟果实。主产于广西靖西、睦边，云南西畴、马关、文山、屏边、麻栗，贵州罗甸等地区。常生于山坡疏林下及灌丛中。多为栽培品种。

【采收炮制】 于每年 10～11 月果实开始成熟，变为红褐色而未开裂时采收，晒干或微火烘干。炮制前，除去外壳，搓散果仁，筛去膜质的假种皮，传统炮制方法有炒制、姜制、烫制、盐制、煨制等炮制方法，现多用清炒法或姜炒法炙之。清炒时，将草果置锅内以文火炒至焦黄色并微鼓起，去壳取仁；姜炒时，取净草果仁以姜汁拌炒至干。阴凉干燥处贮藏，用时捣碎。临床处方时仍习用煨草果一名。

【商品规格】本品有草果和红草果两种。其干燥果实质地坚硬，破开后内为灰白色，气微弱，种子破碎时发出特异臭气，味辛辣。以个大饱满，颗粒均匀，无破裂，表面红棕色，香气浓郁者为佳。

按《中国药典》(2010 年版一部)规定：水分不得过 15.0%，总灰分不得过 8.0%。本品种子团含挥发油不得少于 1.4%(ml/g)。

【药性】辛，温。归脾、胃经。

【功效】燥湿散寒，除痰截疟。

【应用】

1. 脾胃寒湿、呕吐泄泻　草果辛温燥烈，入脾胃经，能燥湿健脾，温中和胃，善除寒湿而温燥中焦，为治脾胃寒湿之主药。常用于寒湿阻滞脾胃、中阳不运而致泛吐清涎，肢倦不温，身重酸楚，呕恶泄泻，脘腹冷痛，纳呆食少，口淡不渴，舌苔白或白腻，脉沉之证。湿重者，配伍苍术、厚朴、藿香等芳香化湿药，寒重者，酌加吴茱萸、干姜等温中散寒之品。若脾寒不愈振寒少热，面青不食，大便溏泄，小便反多者，可配伍附子同用，并以姜枣汤送服，方如《济生方》之果附汤。

2. 痰饮、疟疾　本品其性温燥，有散寒燥湿涤痰、芳香化湿辟秽之功，对于山岚瘴气，秽浊湿邪所致之疟疾、痰饮、瘟疫发热病证，尤为适宜。截疟常与厚朴、槟榔、黄芩、知母等配伍，如《温疫论》之达原饮；也可配伍常山，如《太平惠民和剂局方》之常山饮；或与厚朴、青皮、陈皮、槟榔同用，如《杨氏家藏方》之截疟七宝饮。对于饮留于肠间之痰饮证亦宜运用，症见形体消瘦，饮食减少，脘部有振水音或肠鸣辘辘，呕吐清水痰涎，饮入易吐，心悸短气，舌苔白滑，脉弦或兼滑，可法《金匮要略》"当以温药和之"。若阳虚水肿，症见下半身肿甚，胸腹胀满，手足不温，小便短少者，应配伍白术、木瓜、附子等，以温阳健脾，行气利水，方如《济生方》之实脾散。若邪热内侵而发瘴疟，热象明显，可配伍青皮、柴胡、黄芩、半夏、厚朴等，如《济生方》之清脾汤。

3. 寒湿内阻、食积腹满　草果尚有温化湿浊、消食化积之功。用于寒湿直中，脾胃失和而见腹部胀满，按之不减，食欲不振，恶心呕吐、泄泻。可单以草果一味，酒煎服之，如《仁斋直指方》中之治腹痛胀满方。也可伍用紫苏、高良姜、川芎、青皮、白芷、甘草，《奇效良方》名之为草果饮。

【用法用量】煎服 3～6g，去壳取仁，捣碎用。亦可入丸、散剂中。

【使用注意】本品温燥伤津，大耗元阳。凡阴虚血少者忌用，老弱虚怯者，亦当慎用。《本草备要》有忌铁的记载。

【鉴别用药】草果与草豆蔻均能燥湿散寒温中，主治中焦湿邪郁阻诸证。治湿温病也常与清热燥湿、利湿化浊或芳香化湿之品合用。但草豆蔻气味芳香而燥烈之性不如草果，除燥湿散寒外，兼能温胃止呕，可代白豆蔻用；草果则有特殊的臭气及辣味，燥烈之性胜于草豆蔻，功专燥湿散寒，且可除痰截疟，治疟疾及瘟疫湿浊内蕴之证。

【药论】

1.《饮膳正要》："治心腹痛，止呕，补胃，下气。"

2.《本草品汇精要》："草果，生广南及海南，形如橄榄，其皮薄，其色紫，其仁如缩砂仁而大。又云南出者，名云南草果，其形差小耳。"

3.《用药心法》："温脾胃，止呕吐，治脾寒湿，寒痰；益真气，消一切冷气膨胀，化疟母，消宿食，解酒毒食积，兼辟瘴解瘟。”

4.《本草正义》：“草果，辛温燥烈，善除寒湿而温燥中宫，故为脾胃寒湿主药。”“按岚瘴皆雾露阴湿之邪，最伤清阳之气，故辟瘴多用温燥芳香。”

5.《本草求真》：“草果与草豆蔻。诸书皆载气味相同，功效无别，服之皆能温胃逐寒。然此气味浮散，凡冒巅雾不正瘴疟，服之直入病所而皆有效。”

6.《本草纲目》：“草果与知母同用，治瘴疟寒热，取其一阴一阳无偏胜之害。盖草果治太阴独胜之寒，知母治阳明独胜之火也。”

7.《大同药物学》：“草豆蔻臭香，草果仁臭恶，臭香者性较纯和，臭恶者性较猛悍。”“臭恶则冲动力大，驱痰除疟有异功。大香大臭，均破积聚，香药所不达者，臭药足以达之，是草豆蔻为治世之良臣，而草果仁为平乱之猛将也。”“古人建中、理中、温中均用干姜，不闻用草果，益气虚可用干姜，气虚不可用草果，所以然者，草果臭恶，中分剂即吐，除邪较易，伤正亦较易，中气素虚，及久病中气败坏而误用之，心有虚虚除中之危殆，此中分际，不可不察。”

【现代研究】

（一）化学成分

草果的化学成分主要是挥发油，其果实中含 1.6%，种子中含 2.2%，果皮中含 0.38%。油中含有 α-蒎烯和 β-蒎烯，1，8-桉油精，对-聚伞花素，壬醛，芳香醇，樟脑，反-S-烯醛，α-松油醇，橙花醛-a-b，香叶醇，草果酮，橙花叔醇等。此外还含有 Zn、Cu、Ni 等微量元素。

（二）药理作用

1. 调节胃肠功能作用　草果提取物混悬液 2g/kg 剂量对吲哚美辛、利血平引起的胃溃疡有明显抑制作用。另外，对大鼠胃液总酸度有明显降低作用，可显著抑制胃蛋白酶的活性[1]。此外，草果挥发油对小鼠小肠推进有明显抑制作用[2]。不同的草果水煎液对离体肠管标本均具有拮抗肾上腺素引起的回肠运动抑制作用，可改善乙酰胆碱引起的回肠痉挛[3]。

2. 镇痛作用　草果不同炮制品水煎液均具有明显镇痛作用，将小鼠腹腔注射 10%的草果水煎液（包括生品、炒品及姜制品）10 分钟后腹腔注射 0.5%冰醋酸，3 种水煎液均能明显减少小鼠扭体次数。

3. 抗病原微生物作用　草果挥发油对桔青霉、黑曲霉、产黄青霉、黑根霉、黄绿青霉等有抗霉菌作用[4]。此外，在对 1000 种中草药抑制肝炎病毒表面抗原的实验研究中发现，草果为高效的抑制乙型肝炎病毒的首选药物之一。

（三）临床报道

1. 治疗秋季腹泻　取中药草果 2～3 枚用文火焙至深黄并鼓起，尽量粉碎；将食用面粉 750g 用文火炒至焦黄，二者混合均匀，并加适量白糖矫味。治疗婴幼儿秋季腹泻共 139 例，治愈率 98.5%[5]。

2. 治疗术后腹胀　草果 50g，加冷水 200ml，浸泡 30 分钟，煮沸 15 分钟后口服。治疗剖宫产术后腹胀 42 例，结果显效 30 例，有效 11 例，无效 1 例，总有效率 97.62%[6]。

3. 治疗乙型肝炎　周氏采用家传秘方草果人中黄汤，药用草果 40g，人中黄 50g，地骨皮 60g，并可随症配伍理气、消胀、通腑、化瘀、清热等药物，治疗乙型肝炎 94 例。结果痊愈 59 例，好转 29 例，无效 6 例，总有效率为 91.37%，HBsAg 转阴率为 62.65%[7]。

参 考 文 献

[1] 丁艳霞，崔秀明，戴云，等. 草果的研究进展[J]. 特产研究，2005(4)：60-63.

[2] 杨小方，赵成城，汪维云，等. 草果挥发油提取工艺及对小鼠小肠运动影响的研究[J]. 药物生物技术，2011，18(5)：434-437.

[3] 李伟，贾冬. 草果的无机元素及药理作用[J]. 中国中药杂志，1992，17(12)：727-728.

[4] 谢小梅，龙凯，钟裔荣，等. 高良姜、草果防霉作用的实验研究[J]. 中国药业，2001，11(5)：45-46.

[5] 肖菊新. 草果粉加炒面粉治疗婴幼儿秋季腹泻的临床对照研究[J]. 小儿急救医学，2004，11(增)：135-136.

[6] 戴芙蓉. 草果治疗剖宫产术后腹胀 42 例临床分析[J]. 中国民族民间医药杂志，2003(64)：280-281.

[7] 周世明. 草果人中黄汤治疗乙型肝炎 94 例[J]. 陕西中医，1991，12(9)：391.

（王淳 欧丽娜）

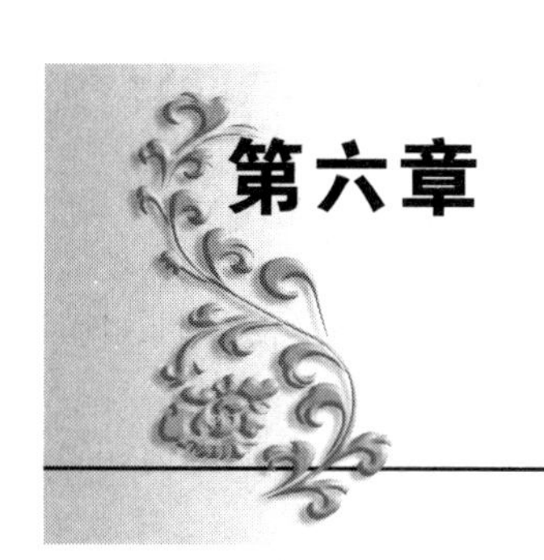

第六章

利水渗湿药

凡以渗利水湿、通利小便为主要功效的药物，称为利水渗湿药。服用这类药物后，能使小便通畅，尿量增多，故又称为渗湿利尿药。

本类药物，适用于水湿停蓄体内所致的水肿、胀满、小便不利，以及湿邪为患或湿热所致的诸证，如淋浊、湿痹、黄疸、湿温、腹泻、痰饮、疮疹等。临床应用须视不同病证选用药物，并作适当配伍：脾虚不能运化水湿，常与补气健脾药配伍，以治其本；水肿有表证，可与解表宣肺药配用；水肿日久，脾肾阳虚者，应配补脾肾药；湿热淋证，小便不利，必与清热泻火药配用；热伤血络，见尿血者，当配清热凉血药等。至于痹证关节疼痛、黄疸、湿温、腹泻、痰饮等病证，则应分别与祛风除湿、清热燥湿，或芳香化湿、逐水饮等药物同用。

利水渗湿药药性渗泄，易伤阴液，故阴虚津亏者应慎用。

根据药物作用的特点，本类药物又分为利水消肿药、利尿通淋药和利湿退黄药三部分。

第一节　利水消肿药

本节所列药物是以利水消肿为主要功效，适用于水湿内停而引起的水肿、小便不利等病证。本类药多与健脾药合用，治脾虚水湿运化无力之水肿；与补肾温阳药合用，治肾阳虚水湿内停之水肿。

茯苓　Fuling

（附：茯苓皮、赤茯苓、茯神）

【别名】茯菟（《神农本草经》），茯灵（《史记》），伏苓（《新修本草》），松薯、松苓、松木薯（《广西中药志》）。

【来源】茯苓始载于《神农本草经》，列为上品。历代本草都有收载。为多孔菌科真菌茯苓 *Poria cocos*（Schw.）Wolf 的干燥菌核。寄生于松科植物赤松或马尾松等树根上，深入地下 20～30cm。主产于湖北、河南、安徽、云南等地。为野生品种，也有栽培品种。

【采收炮制】多于 7～9 月采挖根部洗净，除去泥沙，堆置“发汗”后，摊开晾至表面干燥，再“发汗”反复数次至现皱纹，内部水分大部散失后，阴干，称为“茯苓个”；将鲜茯苓按不同部位切制，阴干，分别称为“茯苓皮”、“茯苓块”。

【商品规格】

茯苓皮：为茯苓外皮，形状大小不一。外面棕褐色至黑褐色，内面白色或淡棕色，质松软，略具弹性。

赤茯苓：削去皮之后的淡红色茯苓块，呈块片状，大小不一。

茯苓块：削去赤茯苓后的内层白色茯苓块，呈块片状，大小不一。白色，淡红色或淡棕色。

茯神：茯苓块中间有细松根穿过的茯神，又称抱木神。

按《中国药典》(2010年版一部)规定：本品含水分不得过18.0%；总灰分不得过2.0%。

【药性】 甘、淡，平。归心、肺、脾、肾经。

【功效】 利水渗湿，健脾，宁心。

【应用】

1. 水肿尿少　本品甘能补脾，淡能渗泄，药性平和，既可祛邪，又可扶正。为利水消肿之要药，可用治各类型之水肿证。治水湿停滞，膀胱气化不行的小便不利，水肿胀满，常与桂枝、白术、泽泻配伍，如《伤寒论》五苓散；若属肾阳虚衰，寒水内停，则与附子、白术、生姜合用，如《伤寒论》真武汤；阳虚气化不行，四肢皮肤肿盛，与防己、黄芪等合用，如《金匮要略》防己茯苓汤。阴虚小便不利，水肿证，与猪苓、泽泻、阿胶合用，如《伤寒论》猪苓汤；若水湿郁遏，形成水肿身热，大便干燥者，与木通、椒目等相伍，如《济生方》疏凿饮子。

2. 痰饮眩悸　本品既健脾又渗湿，使湿无所聚，痰无由生。水饮停于胸胁，症见胸胁胀满，目眩心悸者，常与桂枝、白术、甘草同用，如《伤寒论》苓桂术甘汤；若痰饮停于胃，症见呕吐、眩晕、心悸者，与半夏、生姜同用，如《金匮要略》小半夏加茯苓汤。

3. 脾虚食少、便溏泄泻　本品既能健脾补中，又能渗利水湿而止泻。用于脾胃虚弱之食少，便溏泄泻，常与人参、白术、甘草同用，如《太平惠民和剂局方》四君子汤；尤宜于脾虚湿盛久泻，常与薏苡仁、山药等合用，如《太平惠民和剂局方》参苓白术散。

4. 心神不安、惊悸失眠　本品通过益心脾之气，化凌心水湿，而奏宁心安神之功。对于心脾两虚，气血不足之心悸怔忡，健忘失眠，常与人参、当归、酸枣仁等同用，如《济生方》归脾汤及《世医得效方》益荣汤；治痰饮蓄于心胃之怔忡不已，与半夏、陈皮、沉香合用，如《世医得效方》茯苓饮子；若属心肾不交的惊悸失眠，可配伍菖蒲、远志等药可收益气镇惊、安神定志之功，如《医学心悟》安神定志丸；情志怫郁不眠、心悸等症，与茯神、香附同用，如《沈氏尊生书》交感丹。

【用法用量】 水煎服10～15g。

【药论】

1.《神农本草经》："主胸胁逆气，忧恚惊邪恐悸……利小便。"

2.《本草衍义》："茯苓、茯神，行水之功多，益心脾不可阙也。"

3.《本草纲目》："后人治心病必用茯神。故洁古张氏云：风眩心虚，非茯神不能除，然茯苓未尝不治心病也。"又云"茯苓皮主水肿肤胀，利水道，开腠理"。

4.《世补斋医书》："茯苓一味，为治痰主药。痰之本，水也，茯苓可以行水。痰之动，湿也，茯苓可以行湿。"

【现代研究】

(一) 化学成分

茯苓菌核主要含β-茯苓聚糖占干重约93%，乙酰茯苓酸、茯苓酸、松苓酸、松苓新酸。茯苓聚糖为具有5β(1-6)葡萄糖聚糖如茯苓聚糖、茯苓次聚糖。此外，尚含麦角甾醇、胆碱、腺嘌呤、组氨酸、卵磷脂、脂肪、树胶、β-茯苓聚糖、脂肪酸、钾盐及微量蛋白酶。

(二) 药理作用

1. 利尿作用　茯苓素是利尿消肿的主要成分，茯苓素能激活细胞膜上Na^+-K^+-ATP

酶，而 ATP 与利尿有关。体外可竞争醛固酮受体，不影响醛固酮的合成，说明茯苓素是新的醛固酮受体拮抗剂[1]。

2. 抗肿瘤作用　茯苓中多种成分均具有抗肿瘤的作用。茯苓素体外对小鼠白血病 L-1210 细胞的 DNA 有明显的不可逆的抑制作用，抑制作用随着剂量的增大而增强，对小鼠 Lewis 肺癌的转移也有一定的抑制作用[2]。茯苓多糖能提高荷瘤小鼠体内的肿瘤坏死因子(TNF)水平和明显提高自然杀伤(NK)细胞活性[3]。茯苓多糖结构修饰制后得羧甲基茯苓多糖(CMP)，不仅可提高荷瘤小鼠淋巴细胞转化率和 NK 细胞杀伤活性，还可提高小鼠血清中 TNF-α 的含量，从而改善荷瘤小鼠的免疫功能，具有抗肿瘤作用[4]。茯苓多糖对受照射白血病 K_{562} 细胞的自由基具有一定的清除作用，还可增加 N-乙酰氨基半乳糖转移酶-9(ppGalNAc-T9)在 mRNA 水平的表达，降低放疗引起的副作用[5]。

3. 抗排异作用　建立大鼠异位心脏模型，观察茯苓提取物及环胞素对心脏移植急性排斥反应的抑制作用。结果接受茯苓提取物 25mg/(kg · d)、50mg/(kg · d)剂量组的大鼠移植心脏的存活时间明显延长，病理损害程度减轻，外周血 IL-2 及 IFN-γ 的含量及 CD_3^+、CD_4^+、CD_8^+ 细胞百分比和 CD_4^+/CD_8^+ 的比值降低，与对照组环孢素 A 5mg/(kg · d)灌胃的结果相当，表明茯苓提取物对大鼠异位心脏移植急性排斥反应有明显的抑制作用[6]。

4. 抗 HBV 和保肝作用　羧甲基茯苓多糖注射液对四氯化碳引起的小鼠肝损害具有保护作用，并可使血清谷-丙转氨酶显著降低，还能使肝脏部分切除大鼠的肝再生能力提高，再生肝重和体重之比增加[7]。茯苓对四氯化碳所致大鼠肝损伤有明显的保护作用，使谷丙转氨酶活性明显降低，防止肝细胞坏死。茯苓醇可以使动物肝脏胶原蛋白降解，使肝内纤维组织重吸收增加[8]。

5. 预防结石作用　给雄性大鼠喂成石药乙二醇的同时，分别给茯苓、消石素、五淋化石丹等，结果表明，给药组大鼠的肾内草酸钙结晶面积均显著小于成石对照组，而茯苓组的治疗效果最为显著[9]。

6. 抗迟发性超敏反应　以小鼠 2,4-二硝基氟苯(DNFB)变应性接触性皮炎(ACD)为迟发性超敏反应(DHR)的实验模型，以茯苓的高、中、低剂量于致敏期及诱发期给药，观察耳肿胀、耳部组织块重量，结果显示，茯苓能明显抑制 ACD，且呈现一定的量效关系[10]。

7. 抗菌、抗炎作用　茯苓浸出液滤纸片对金黄色葡萄球菌、白色葡萄球菌、铜绿假单胞菌、炭疽杆菌、大肠杆菌、甲型链球菌、乙型链球菌均有抑制作用[11]。茯苓提取物对二甲苯棉球所致大鼠皮下肉芽肿形成有抑制作用，同时也能抑制其所致小鼠耳肿胀，具有抗炎作用[12]。

8. 抗衰老作用　将茯苓水提液与新生大鼠海马神经细胞原代细胞预孵育 24 小时，再将细胞与叠氮钠孵育培养，与未进行预孵育组比较后发现，茯苓组能明显抵抗叠氮钠引起的神经细胞线粒体还原 MTT 的能力和微管结构紊乱，维持细胞线粒体的功能及微管结构，减缓衰老，有防治神经退行性疾病如阿尔茨海默病、血管性痴呆及帕金森综合征等作用[13]。

9. 增白作用　白茯苓对酪氨酸酶有显著的抑制作用且为竞争性抑制，通过抑制酪氨酸酶活性来减少黑色素生成量，可能是增白中药的作用机制之一[14]。

（三）临床报道

1. 治疗内耳性眩晕　茯苓 20g，桂枝 15g，炒白术 10g，炙甘草 6g。眩晕重、呕吐甚加泽泻 15g，法半夏 15g，生姜 10g；心悸加浮小麦 30g，远志 6g，柏子仁 10g；纳呆加鸡内金 15g，焦山楂 12g，神曲 15g。共治疗内耳性眩晕患者 43 例，结果治愈 35 例，好转 6 例，无效 2 例，总有效率 95.4%[15]。

2. 治疗不寐　茯苓 50g，水煎 2 次，共取汁 100ml 左右，分 2 次服用，分别于午休及晚睡前半小时各服 1 次。服药期间停用一切镇静剂，用药 1 个月为 1 个疗程。治疗不寐 24 例，结果临床痊愈 7 例，显效 9 例，有效 5 例，无效 3 例，总有效率 87.5%[16]。

3. 治疗心律失常　茯苓远志散组成为茯苓 15g，远志 9g，石菖蒲 12g，白术 12g，陈皮 6g，磁石 30g，龙齿 24g，川芎 9g，丹参 12g，党参 9g，炙甘草 15g。每日 1 剂，水煎取汁 300～400ml，早晚温服。将 120 例患者随机分为对照组和治疗组，每组 60 例，对照组治以稳心颗粒。4 周为 1 个疗程，连续服用 4 周。结果治疗组总有效率为 90%，对照组总有效率为 88.33%[17]。

4. 治疗糖尿病性胃轻瘫　茯苓泽泻汤加制半夏：茯苓 20g，泽泻 10g，甘草、桂枝各 6g，白术、制半夏各 9g，生姜 3 片。上腹饱胀甚者加厚朴 6g。每日 1 剂，水煎分 2 次服。对照组用西沙比利 5mg，每日 3 次，饭前口服。两组在积极控制血糖的同时进行观察，均 10 天为 1 个疗程，一般治疗 1～2 个疗程。治疗组 26 例中临床治愈 14 例，有效 9 例，无效 3 例，总有效率 88.47%；对照组 20 例中临床治愈 7 例，有效 8 例，无效 5 例，总有效率 75.00%。两组临床治愈率有显著性差异（$P<0.05$），总有效率无统计学意义（$P>0.05$）[18]。

5. 治疗慢性盆腔炎　茯苓 15g，桂枝 6g，生黄芪、生薏苡仁、败酱草各 30g，赤芍、牡丹皮、川牛膝、香附各 15g，丹参 20g，连翘 12g，肉桂 3g。随证加减，病情较重者每日 1 剂，轻者 2 日 1 剂，水煎服。10 剂为 1 个疗程。症状减轻后也可制成丸、散剂，每次 6g，每日 3 次冲服。对照组经期盆腔封闭，将生理盐水 14ml、林可霉素 1.2g、泼尼松龙 1mg、2%利多卡因 2ml，共 20ml 注入盆腔，两侧交替封闭，每日 1 次，5 次为 1 个疗程。连续治疗 3 个月。治疗组 80 例中治愈 69 例，显效 7 例，好转 3 例，无效 1 例，总有效率 98.75%；对照组 76 例中治愈 32 例，显效 14 例，好转 20 例，无效 10 例，总有效率 86.84%；两组治愈率比较差异显著（$P<0.01$），治疗组优于对照组[19]。

6. 治疗陈旧性宫外孕　桂枝 6g，茯苓 15g，牡丹皮 12g，桃仁、赤芍各 10g，随证加减。上药加清水 500ml，煎取 300ml，每日早晚各服 150ml，并兑少许红糖于药液中。共治疗 12 例陈旧性宫外孕，10 例治愈，1 例好转需继续服药，1 例无效转外科手术治疗[20]。

（四）不良反应

急性毒性实验，由于该药溶解度的限制致使未能测得 LD_{50}。以一次剂量 2000mg/kg 腹腔注射、350mg/kg 静脉注射时，动物全部存活，未见不良反应。

参考文献

[1] 佐野幸惠（杜文）. 利尿剂的作用机理[J]. 国外医学：中医中药分册，1981(3)：45.

[2] 许津，吕丁，钟启平，等. 茯苓素对小鼠 L-(1210)细胞的抑制作用[J]. 中国医学科学院学报，1988，10(1)：45-49.

[3] 陈宏，曾凡波，雷学峰，等. 茯苓多糖的抗肿瘤作用及其机理的研究[J]. 中药药理与临床，1995(2)：34-35.

[4] 纪芳，李鹏飞，徐胜元，等. 羧甲基茯苓多糖的制备及体内抗肿瘤实验研究[J]. 中国微生态学杂志，2003，15(6)：333-334.

[5] 刘可人，杨雪枫，吴士良，等. 茯苓多糖对受照射白血病 K562 细胞 N-乙酰氨基半乳糖转移酶-9 和自由基等的影响[J]. 中国中西医结合杂志，2005，6(25)：94-95.

[6] 张国伟，夏求明. 茯苓醇提取物抗心脏移植急性排斥反应的实验研究[J]. 中华器官移植杂志，

2003,24(3):169-171.

[7] 陈春霞.羧甲基茯苓多糖的保肝和催眠作用[J].食用菌,2003(增刊):46-47.

[8] 尹镭,赵元昌,许瑞龄,等.茯苓对实验性肝硬变的治疗作用[J].山西医学院学报,1992,23(2):101-103.

[9] 陈焱,刘春晓,张积红,等.茯苓多糖防石作用的实验研究[J].中华泌尿外科杂志,1999,20(2):114-115.

[10] 宋智琦,林熙然.中药黄柏、茯苓及栀子抗迟发型超敏反应作用的实验研究[J].中国皮肤性病学杂志,1997,11(3):16-17.

[11] 孙博光,邱世翠,李波清,等.茯苓的体外抑菌作用研究[J].时珍国医国药,2003,14(7):394.

[12] 侯安继,彭施平,项荣,等.茯苓多糖的抗炎作用研究[J].中药药理与临床,2003,19(3):15-16.

[13] 安文林,张兰,李雅莉,等.茯苓水提液对叠氮钠致原代培养的新生大鼠海马神经细胞线粒体损伤的影响[J].中国药学杂志,2001,36(7):450-454.

[14] 尚靖,敖秉臣,刘文丽,等.七种增白中药在体外对酪氨酸酶的影响[J].中国药学杂志,1995,30(11):653-655.

[15] 曾海.苓桂术甘汤加味治疗内耳性眩晕43例[J].中国中医急症,2003,12(1):50.

[16] 范桂滨.大剂量茯苓治疗不寐24例[J].中医研究,2006,19(2):35-36.

[17] 申艳慧,唐欣荣.茯苓远志散治疗心律失常临床观察[J].长春中医药大学学报,2010,26(6):871-872.

[18] 林海飞.茯苓泽泻汤治疗糖尿病性胃轻瘫26例——附西沙比利治疗20例对照[J].浙江中医杂志,2001(9):381.

[19] 王雪敏,李俊芳,赵玲玲.加味桂枝茯苓汤治疗慢性盆腔炎80例[J].中医药临床杂志,2005,17(2):156.

[20] 钱玉敏.桂枝茯苓汤加减治疗陈旧性宫外孕12例[J].山东中医杂志,2001,21(1):27-29.

附：茯苓皮、赤茯苓、茯神

1. 茯苓皮:专行皮肤水湿,治皮肤水肿。常配伍桑白皮、生姜皮、陈皮等同用。如五皮饮。一般用量15～30g。

2. 赤茯苓:功能渗利湿热,主要用于小便短赤,淋沥不畅。配伍车前子、栀子等同用。用量与茯苓同。

3. 茯神:功能宁心安神,专用于心神不安,惊悸健忘等症。常配伍远志、龙齿等同用。方如远志丸,用量与茯苓同。

猪苓 Zhuling

【别名】豕零(《庄子》),豕段猪屎(《神农本草经》),地乌桃(《本草图经》),野猪食(《东北药植志》),猪屎苓(《四川中药志》),野猪粪(浙江)。

【来源】猪苓,始载于(《神农本草经》)。为多孔菌科真菌猪苓 *Polyporus umbellatus* (Pers.) Fries. 的干燥菌核。生长在山林中柞树、枫树、桦树、槭树、橡树的根上。分布于陕西、山西、湖南、湖北等省及东北各地。多为野生,也有栽培品种。

【采收炮制】春秋二季采挖,除去泥沙,干燥,生用。

【商品规格】商品按大小质量分为特级、一、二等和统装规格。以个大、外皮色黑、断面色白、光滑体重者为佳。以陕西的产品最著名。

按《中国药典》(2010年版一部)规定:本品含水分不得过14.0%;总灰分不得过12.0%;酸不溶性灰分不得过5.0%。按干燥品计算,含麦角甾醇($C_{28}H_{44}O$)不得少于0.070%。

【药性】甘、淡，平。归肾、膀胱经。

【功效】利水渗湿。

【应用】

1. 小便不利、水肿泄泻　本品气薄味淡，性沉降，利窍行水，为除湿利水要药，用于水湿停滞的各种水肿证，单味即可见效，如《子母秘录》治妊娠从脚至腹肿及《杨氏产乳方》治通身肿满，小便不利，皆独以猪苓为末，热水调服；表邪不解，水湿内停之膀胱蓄水证，可用《伤寒论》之五苓散；脾虚湿盛水肿，泄泻者，与白术、泽泻、茯苓相伍，如《名医指掌》四苓散；若水热互结，阴伤小便不利，配伍滑石、阿胶等药，如《伤寒论》猪苓汤；肠胃寒湿、濡泻无度，常与黄柏、肉豆蔻共为末，米饭为丸服，如《圣济总录》猪苓丸。

2. 淋浊带下　本品泻膀胱，利小便、除淋浊，治妊娠子淋，《小品方》用本品捣筛，热水调服；如用于热淋，与生地黄、木通、滑石等同用，如《医宗金鉴》十味导赤汤。本品利湿浊而除带下，尤宜于湿毒带下，如《世补斋不谢方》止带方。

3. 湿热黄疸　本品渗利使水湿之邪从小便除，治黄疸湿重于热，与茯苓、白术同用，如《本草图经》猪苓散及《金匮要略》茵陈五苓散。治胎黄，则与泽泻、茵陈蒿、生地黄等合用，如《医宗金鉴》之生地黄汤。

【用法用量】水煎服，6～12g。

【使用注意】无水湿者忌服。

【鉴别用药】猪苓与茯苓，两药都能利水渗湿，对小便不利、淋痛、水肿等病证，常相须为用，协同利水效果。猪苓功专利水渗湿，其利尿作用比茯苓强，但无补益心脾之功；茯苓则利中有补，能补益心脾，且能宁心安神。

【药论】

1.《神农本草经》："利水道。"

2.《珍珠囊》："渗泄，止渴，又治淋肿。"

3.《本草纲目》："治淋肿脚气，白浊、白带、妊娠子淋，胎肿，小便不利"。"利小便与茯苓同功。但入补药不如茯苓也。"

4.《本草衍义》："猪苓，行水之功多，久服必损正气，昏人目。"

【现代研究】

（一）化学成分

菌核含麦角甾醇、α-羟基-廿四碳酸、生物素、水溶性多聚糖化合物猪苓聚糖Ⅰ（GuⅠ）和粗蛋白。

（二）药理作用

1. 利尿作用　猪苓煎剂对麻醉犬有明显的利尿作用。猪苓提取物对肾结石大鼠实验表明，猪苓具有明显促进肾排除尿K^+、Na^+、Cl^-离子，而抑制尿Ca^{2+}排泄及抑制尿草酸钙结晶的生长与聚集，同时其肾脏骨桥蛋白 mRNA 的表达也得到抑制，表现出明显的利尿和抑制尿结石形成作用，并具有明显的肾功能保护作用[1-3]。

2. 免疫调节作用　猪苓多糖具有很强的促进小鼠 T、B 淋巴细胞转化功能、能提高 NK 细胞杀伤肿瘤细胞能力以及使免疫低下小鼠恢复 T 细胞数量和 IgG 水平。喂饲猪苓多糖的免疫低下小鼠的 NK 细胞对 YAC-1 细胞和 P-815 细胞杀伤能力增强[4,5]。猪苓多糖对脐血造血干细胞有明显扩增作用，并能促进脐血造血干细胞移植小鼠免疫造血重建[6]。用 MTT 比包法检测有或无猪苓多糖作用的肿瘤细胞 S_{180} 培养上清（简称肿瘤上清）对 ConA

诱导的小鼠脾细胞增殖和IL-2产生，对小鼠脾细胞的杀伤活性，对CTLL-2细胞和IL-2反应性的影响，对小鼠脾细胞表面IL-2Rα表达的影响，结果表明猪苓多糖可抵消肿瘤上清的免疫抑制作用，下调肿瘤细胞S_{180}合成和分泌免疫抑制物质[7]。

3. 抗肿瘤作用　对荷肝癌H_{22}小鼠肝脏糖代谢和肾上腺皮质功能的作用研究，提示猪苓多糖有适应原作用，这可能是它抗肿瘤作用的一个药理基础[8]。研究发现猪苓多糖对HL_{60}和K_{562}癌细胞株的体外诱导分化作用。但猪苓多糖对白血病细胞株的诱导作用是有选择性的，其有可能成为髓性白血病细胞株的诱导分化剂[9]。

4. 抗辐射作用　猪苓多糖具有明显的防治小鼠急性放射病的效果，有效剂量和时间都比较宽，而且照前照后，腹腔注射和口服都有防护效价，预防比治疗效价高。猪苓多糖对受照小鼠的造血功能无保护作用，但能明显提高受照小鼠肾上腺皮质的应激机能[10]。

5. 抗菌作用　猪苓发酵菌丝体及其多糖水提液对大肠杆菌及金黄色葡萄球菌有抑制作用[11]。

（三）临床报道

1. 治疗老年泌尿系感染　猪苓汤加味：猪苓20g，茯苓15g，泽泻15g，滑石20g，阿胶15g(另包烊化)，车前仁20g，白茅根30g，白芍20g，生甘草6g，随症加减，1日1剂。另治疗组、对照组均用左氧氟沙星片每次0.2g，口服给药，每日2次。2个疗程之后，治疗组总有效率为93.3%，对照组总有效率为74.0%，治疗组疗效显著优于对照组[12]。

2. 抑制膀胱肿瘤复发　术后3～7天开始以猪苓30g，水煎成600～800ml，分早晚2次服用，长期坚持；配合术后2周开始，以丝裂霉素C(MMC)20mg，加生理盐水40ml行膀胱灌注，每周1次共6次，2周1次共4次，4周1次共10次，持续1～2年或更长时间。治疗膀胱肿瘤22例，肿瘤复发率为31.8%，低于文献中MMC单用的68%复发率，猪苓单用的复发率为35%[13]。

3. 治疗慢性肾炎　猪苓汤加味：猪苓、茯苓、泽泻、阿胶(烊化)、滑石(包煎)各12g，生地黄、山茱萸、山药各10g，党参、黄芪各15g，随证加减，每日1剂，分2次服用。治疗组与对照组均予保肾康(每次10mg，每日2次)、雷公藤多苷1.5mg/(kg·d)，伴有高血压者予拜新同(每次30mg，每日1次)，并根据血压变化情况调整。一般14天为1个疗程，连续治疗3个疗程。结果：治疗组显效33例，有效24例，无效5例，恶化0例，总有效率为91.9%；对照组显效27例，有效19例，无效15例，恶化1例，总有效率为74.1%[14]。

4. 治疗慢性乙型肝炎　治疗组、对照组各38例，两组均用拉米夫定100mg口服，每日1次，治疗组同时肌注猪苓多糖20mg，每日1次。3个月为1个疗程，连续治疗3个疗程。结果在治疗24周、40周时，治疗组HBeAg的阴转率、HBV-DNA阴转率显著高于对照组[15]。

5. 治疗渗出性中耳炎　猪苓汤加味：猪苓、阿胶(烊化)各10g，滑石、茯苓、黄芪、石韦、益母草、赤芍各9g，桑白皮、葶苈子、白术、黄芩各6g，仙鹤草20g。每日1剂，分2次口服。所有病例用血管收缩剂滴鼻，咽鼓管吹张，鼓膜穿刺抽液，口服强的松、抗生素等综合治疗。2周为1个疗程。结果中药治疗组60例中显效34例，有效23例，无效3例，总有效率95.0%；对照组30例中显效14例，有效8例，无效8例，总有效率73.3%；两组间总有效率比较差异显著($P<0.05$)[16]。

6. 治疗小儿秋季腹泻　猪苓止泻汤：猪苓10g，藿香5g，苍术6g，法半夏3g，白芍4g，车前子6g(包)，12小时内不定时服下，一般服1～2剂即可。治疗组加用妈咪爱；对照组用思密达,1岁以下每日1袋;1～3岁每日1～2袋,均分3次口服,首次剂量加倍。结果治疗组痊愈84例,好转4例,无效2例;对照组痊愈75例,好转8例,无效7例;治疗组痊愈率高于对照组[17]。

7. 治疗玻璃体积血 猪苓散血饮:猪苓12g,茯苓、泽泻、车前子、当归、紫草、生蒲黄各15g,玄参50g,生地黄、丹参各30g,金银花40g,甘草、栀子各10g,三七粉5g(兑服),每日1剂,水煎2次,温服,服药20～90天不等。随病症加减。结果治疗62例68只眼中,痊愈39只眼,有效24只眼,无效5只眼,总有效率91.1%[18]。

(四) 不良反应

1. 毒性 猪苓煎剂按生药20～50g/kg给小鼠腹腔注射,用药后20分钟表现安静,剂量较大者抑制较深,应激反应减弱,肌肉无力,但48小时后绝大部分恢复正常,仅大剂量组有少数死亡。

2. 过敏反应症状 有报道,肌内注射猪苓多糖40mg,注射后30分钟、3小时时有患者全身出现淡红色片状充血性皮疹,高出皮面,无渗出液,皮疹以胸、背部及四肢伸侧为多,面部潮红;有患者局部有灼热感,出现烦躁、气喘;有患者局部肌肉部位疼痛,牵涉至大腿部,红肿(红肿范围约10cm×20cm)及一过性发热;有患者注射后10分钟出现全身皮肤潮红、咳嗽、声嘶、眼睑及上下嘴唇水肿,眼结膜明显充血;有女患者用药1周后出现阴道流血现象;还有患者出现过敏性休克,用药约4分钟时出现胸闷、心慌、呼吸困难、面色苍白、球结膜充血,测血压10.0/8.0kPa,心音听不清[19-23]。

3. 救治方法 局部出现过敏反应,给予氯苯吡胺、阿司咪唑片等口服或肌注抗过敏治疗;红肿处予外敷治疗;出现过敏性休克,可立即肌内注射肾上腺素0.5mg,吸氧,然后肌内注射氯苯吡胺。

参 考 文 献

[1] 王建红,王沙燕,石之驎,等.猪苓汤抑制肾结石形成的作用机理研究[J].湖南中医药导报,2004,10(6):80-82.

[2] 王沙燕,石之驎,张阮章,等.猪苓汤对肾结石大鼠OsteopotinmRNA表达的影响[J].中国优生与遗传杂志,2005,13(10):39-40.

[3] 王平,刘诗侒.猪苓提取物对大鼠尿草酸钙结石形成的抑制作用[J].中国临床康复,2006,10(43):73-76.

[4] 聂红,马安伦,沈佰华,等.复方猪苓多糖对小鼠免疫功能的调节[J].细胞分子免疫杂志,2000,16(5):384-387.

[5] 李太原,田广燕,许广波,等.猪苓菌丝体多糖对小鼠免疫水平的影响[J].中国兽医学报,2007,27(1):88-91.

[6] 潘万龙,李淑萍,唐恩洁,等.猪苓多糖对脐血造血干细胞体外扩增及干细胞移植后免疫重建的调节效应[J].中国组织工程研究与临床康复,2000,12(12):2216-2220.

[7] 杨丽娟,王润田,刘京生,等.猪苓多糖对S180细胞培养上清免疫抑制作用影响的研究[J].细胞与分子免疫学杂志,2004,20(2):234-238.

[8] 王林丽,吴寒寅,罗桂芳,等.猪苓的药理作用及临床应用[J].中国药业,2000,9(10):58-59.

[9] 姚仁南,黄晓静,徐开林.猪苓多糖对HL-60和K562癌细胞株的诱导分化作用[J].山东医药,2005,45(14):26-27.

[10] 吕宝璋,吴忠忱,单京瑞,等.柴胡和猪苓多糖的生化作用及抗辐射损伤原理的研究[J].解放军医学杂志,1984(1):1-4.

[11] 孙晔.猪苓液体发酵及猪苓多糖的研究[D].华东师范大学硕士论文,2005,9:33-42.
[12] 潘和长.猪苓汤加味治疗老年复发性泌尿系感染的临床观察[J].湖北中医学院学报,2009,11(4):5.
[13] 张宇政.丝裂霉素C膀胱灌注联合猪苓煎剂口服预防膀胱肿瘤术后复发的疗效分析[J].交通医学,2007,21(40):438.
[14] 赵萌.猪苓汤加味治疗慢性肾炎62例临床观察[J].天津中医药,2009,26(1):51.
[15] 杜爱玲,吴永义.拉米夫定联合猪苓多糖治疗慢性乙型肝炎的疗效分析[J].淮海医药,2002,20(6):456-457.
[16] 李雪生,王根民.猪苓汤加味治疗渗出性中耳炎疗效观察[J].辽宁中医杂志,2005,32(7):692.
[17] 郑凤云.猪苓止泻汤治疗小儿秋季腹泻疗效观察[J].中国乡村医药杂志,2007,14(4):41-42.
[18] 曾明葵,曾红艳,郑晓标.猪苓散血饮治疗玻璃体积血62例[J].湖南中医药导报,2000,6(10):16-18.
[19] 张国华.猪苓多糖引起药物性皮炎2例[J].新药与临床,1990,9(3):185.
[20] 赵文君.猪苓多糖致过敏性休克1例[J].中国实用内科杂志,1994,14(9):543.
[21] 周庭雄,刘萍.猪苓多糖致血管神经性水肿1例[J].药物流行病学杂志,1994,3(1):35.
[22] 杨玲.猪苓多糖注射液致皮肤过敏1例[J].中华护理杂志,1994,29(2):125.
[23] 张芝萍,高春祥.猪苓多糖肌内注射液发现阴道出血1例[J].中国新药与临床杂志,1995,14(3):183.

薏苡仁 Yiyiren

【别名】解蠡(《神农本草经》),起实(《名医别录》),薏珠子(《本草图经》),回回米、草珠儿(《救荒本草》),六谷子(《中药志》),裕米(《广西中药志》),益米(《闽东本草》)。

【来源】薏苡仁,始载于《神农本草经》,列为上品。为禾本科植物薏苡 *Coix lacryma-jobi* L. var. *ma-yuen*(Roman.)Stapf 的干燥成熟种仁。全国大部地区均产,主产于福建、河北、辽宁等地。为野生品种,也有栽培品种。

【采收炮制】秋季果实成熟时采割植株,晒干,打下果实,再晒干,除去外壳、黄褐色种皮及杂质,收集种仁。生用或炒用。

【商品规格】统货,以粒大、色白、体质似糯米、饱满者为佳,以产于福建、河北者为最优,习称蒲米仁及祁苡仁。

按《中国药典》(2010年版一部)规定:本品含杂质不得过2%,水分不得过15.0%,总灰分不得过3.0%,甘油三油酸酯($C_{57}H_{104}O_6$)不得少于0.50%。

【药性】甘、淡,凉。归脾、胃、肺经。

【功效】利水渗湿,健脾止泻,除痹,排脓,解毒散结。

【应用】

1. 水肿脚气、小便不利 本品甘淡利湿,微寒清热,能利水渗湿,又兼健脾补中,常用治水湿滞留或湿热内蕴的水肿脚气、小便不利等症。对于水湿内停的水肿胀满,小便不利,常与茯苓、泽泻、猪苓等同用以增强本品利水消肿之效。治水肿喘急,如《独行方》用郁李仁汁煮薏苡仁饭服食;治脚气水肿可与防己、木瓜、苍术同用或配赤小豆、冬瓜皮煮粥服。

2. 脾虚泄泻 本品淡以渗湿,甘以益脾,故能渗除脾湿,补益脾土,微寒而不伤胃,补脾而不滋腻,为清补淡渗之品。对于脾虚湿盛所致的食少泄泻,常与党参、白术、山药等同用,如《太平惠民和剂局方》参苓白术散;本品生用偏寒,可治湿热内蕴,霍乱吐泻转筋,如《霍乱论》蚕矢汤，以之与蚕砂、木瓜、黄连等同用。

3. 湿痹拘挛　本品渗湿除痹，能通利关节，缓和拘挛。可用于湿滞经络的风湿痹痛，筋脉挛急，以其与独活、苍术、防风同用，如《类证治裁》薏苡仁汤；若治湿郁经络，身热身痛，汗出自利等，以本品为主药，配伍竹叶、滑石、通草等同用，如《温病条辨》薏苡竹叶散；治风湿热痹，配防己、晚蚕砂、赤小豆等，如《温病条辨》宣痹汤；热重于湿者，可与苍术、黄柏、牛膝合用，如《成人便读》四妙丸；若风湿一身尽疼，发热日晡剧者，与麻黄、杏仁、甘草同用，如《金匮要略》麻杏苡甘汤；风湿日久，筋脉拘挛，则以本品与粳米煮粥食，如《食医心镜》薏苡仁粥。湿温初起或暑湿邪在气分，头痛身重，肢体酸楚，常与杏仁、蔻仁、滑石等合成三仁汤，见《温病条辨》。

4. 肺痈肠痈　本品上清肺金之热，下利肠胃之湿。对于咳吐脓痰之肺痈，可单用或与苇茎、冬瓜仁、桃仁同用，如《备急千金要方》苇茎汤；治肠痈脓已成以《金匮要略》附子薏苡败酱散或《疡科捷径》赤豆薏苡汤。

5. 赘疣，癌肿　本品清热解毒散结，用于赘疣，可单用或与大青叶、板蓝根、升麻同用，也可研粉醋调外敷；用于癌肿，临床常用注射用薏苡仁油。

【用法用量】煎服或煮食 9～30g。健脾止泻宜炒用，清利湿热宜生用。

【使用注意】津液不足者慎用。

【鉴别用药】薏苡仁与茯苓：两者功能相近似，均能利湿健脾，对于脾虚湿盛之证，均可用之。但薏苡仁性凉而能清热，对肺痈、肠痈及痈肿是为常用，且又擅长祛筋骨肌肉之湿邪，而用于风湿痹痛，茯苓属平性，且补益心脾，宁心安神。

【药论】

1.《神农本草经》："主筋急拘挛，不可屈伸，风湿痹，下气。"

2.《名医别录》："除筋骨邪气不仁，利肠胃，消水肿，令人能食。"

3.《药性论》："主肺痿肺气，吐脓血，咳嗽涕唾上气。"

4.《本草纲目》："健脾益胃，补肺清热，祛风胜湿。"

5.《食疗本草》："祛干湿脚气。"

【现代研究】

（一）化学成分

薏苡种仁含薏苡酯、薏苡素、蛋白质 16.2%，脂肪 4.65%，碳水化合物 79.17%，维生素 B_1，甾体化合物、氨基酸、顺-8-十八碳烯酸、豆甾醇、β-γ-谷固醇类、薏苡胶酯等。

（二）药理作用

1. 抗肿瘤作用　薏苡仁能以量效方式抑制裸鼠移植瘤淋巴转移模型人鼻咽癌细胞 CNE-2Z 的转移，其累积 LD_{50} 为 10～282mol/kg。另外，组织学检查亦发现 CNE-2Z 的侵袭能力降低，且与淋巴细胞转移率下降同步[1]。

2. 提高免疫作用　用大、小剂量薏苡仁多糖水溶液给环磷酰胺致免疫低下模型小鼠灌服，每天给药 1 次，连服 7 天，薏苡仁多糖可显著提高免疫低下小鼠腹腔巨噬细胞的吞噬百分率和吞噬指数；促进溶血素及溶血空斑形成，促进淋巴细胞转化[2]。

3. 降血糖作用　口服薏苡仁多糖对正常小鼠无明显降血糖作用；50mg/kg、100mg/kg 剂量腹腔注射薏苡多糖，能降低正常小鼠、四氧嘧啶糖尿病模型小鼠、肾上腺素高血糖模型小鼠的血糖水平，且呈量效关系[3]。

4. 抗炎镇痛作用　在采用多种实验性急、慢性动物炎症模型进行研究时发现，薏苡仁抗炎镇痛的有效成分为薏苡素，镇痛抗炎作用温和，对癌性疼痛及炎症反应有一定缓解作用[4]。

（三）临床报道

1. 治疗膝关节滑膜炎　薏苡仁汤：薏苡仁120g，当归15g，苍术、防己、黄柏、泽泻、川牛膝各10g。瘀血重者加赤芍、桃仁、红花；疼痛较重者加乳香、没药、三七；病程较长者加穿山甲。每日1剂，水煎服。局部绷带缠绕包扎，肿消前保持卧床休息。治疗90例，与西医常规治疗进行比较，薏苡仁汤治疗组治愈率87.7%，西医常规组治愈率46.6%，两组治愈率有显著性差异（$P<0.05$）[5]。

2. 治疗扁平疣　鲜生薏苡仁，成人每日50～60g，儿童酌减，水煎服，同时取薏苡仁粗粉用食醋调和成糊状敷患处，治疗扁平疣44例，总有效率96%[6]。

3. 治疗痛经　参附四物薏苡仁汤（薏苡仁50g，丹参15g，香附15g，当归尾10g，川芎10g，赤芍10g，熟地黄10g）随证加减。服药期间，停用有影响疗效的其他药，每个月经周期服药7～10剂，所有病人都用棉球蘸吴茱萸、肉桂、冰片、芒硝粉末塞脐眼，外用胶布固定，隔日换1次。治疗3个月经周期后观察疗效。治疗80例中临床治愈57例，显效14例，有效9例，显效率89%[7]。

（四）不良反应

毒性：薏苡仁油小鼠皮下注射的致死量为5～10mg/kg，兔静注为1～1.5g/kg。薏苡素小鼠灌服0.5mg/kg一个月不引起异常改变[8]。

参考文献

[1] 李毓，胡笑克，吴棣华，等. 薏苡仁酯对人鼻咽癌细胞裸鼠移植瘤的治疗作用[J]. 华夏医学，2003，16(1)：1-3.

[2] 苗明三. 薏苡仁多糖对环磷酰胺致免疫抑制小鼠免疫功能的影响[J]. 中医药学报，2002，30(5)：49-51.

[3] 徐梓辉，周世文，黄林清. 薏苡仁多糖的分离提取及其降血糖作用的研究[J]. 第三军医大学学报，2000，22(6)：578-580.

[4] 张明发，沈雅琴，朱自平，等. 薏苡仁镇痛抗炎抗血栓形成作用的研究[J]. 第三军医大学学报，2000，22(6)：578-582.

[5] 王玉萍. 薏苡仁汤治疗膝关节滑膜炎90例—附西医常规疗法治疗30例对照[J]. 浙江中医杂志，2005，40(4)：165.

[6] 于燕莉，刘翠杰，于颖，等. 单味薏苡仁治疗扁平疣44例[J]. 山东中医学院学报，1996，20(2)：120.

[7] 王贻芳，诸爱玲. 参附四物薏苡仁汤加脐疗治疗痛经80例[J]. 中国中医药信息杂志，2001，8(6)：68.

[8] 张伯礼. 中药不良反应与合理用药[M]. 北京：清华大学出版社，2007：898-1050.

泽泻　Zexie

【别名】 水泻、芒芋、鹄泻（《神农本草经》），及泻（《名医别录》），牛唇（《尔雅》），禹孙（《本草纲目》），天鹅蛋、天秃（《药材资料汇编》）。

【来源】 泽泻，始载于《神农本草经》，列为上品，历代本草均有记载。为泽泻科植物泽泻 *Alisma orientalis*（Sam.）Juzep. 的干燥块茎。生于沼泽边缘，主产于四川、福建、江西等地。为野生品种，也有栽培品种。

【采收炮制】 冬季茎叶开始枯萎时采挖，洗净，晒干或阴干，再撞去须根及粗皮。水润透切片，晒干，亦可趁新鲜切片晒干，生用或盐水炒用。

【商品规格】 以个大、质坚实、色黄白、粉性大者为佳。

按《中国药典》(2010 年版一部)规定：本品含水分不得过 14.0%，总灰分不得过 5.0%，含 23-乙酰泽泻醇 B($C_{32}H_{50}O_5$)不得少于 0.040%。

【药性】 甘、淡，寒。归肾、膀胱经。

【功效】 利水渗湿，清热泻火。

【应用】

1. 小便不利、水肿胀满　本品甘淡渗湿，入肾、膀胱经，利水作用较强，对于水湿停蓄所致之水肿、小便不利等症常与茯苓、猪苓等同用，方如《丹溪心法》四苓散；若妇人妊娠遍身水肿，气喘息促，大便难，小便涩，配桑白皮、槟榔、赤茯苓，即《校注妇人良方》泽泻散；若治臌胀水肿，以之与白术为末，茯苓汤送下，如《素问病机气宜保命集》白术散。

2. 痰饮泄泻　本品渗利水湿，能行痰饮。用于心下支饮，症见头目昏眩者，与白术相伍，如《金匮要略》泽泻汤；若痰饮积于下焦，脐下悸动，头眩吐涎者，治以《伤寒论》五苓散。本品利小便而能实大便，对于湿盛泄泻，与赤茯苓、车前子、茵陈同用，如《世医得效方》通苓散；而伤湿夹食滞之腹胀泄泻，配伍苍术、厚朴、陈皮等同用，如《丹溪心法》胃苓汤；治感冒霍乱吐泻，则与茯苓、白术同用，如《本草纲目》之三白散。

3. 带下淋浊、阴虚火亢　本品甘淡性寒，入肾与膀胱，泄两经之热，既能清利膀胱湿热，又能泻肾经虚火。故用治下焦湿热之淋证，常与车前子、木通、黄柏同用；若阴虚有热之淋沥涩痛，治以《伤寒论》猪苓汤；若治虚劳腰重，小便淋沥，如《太平圣惠方》泽泻散，以本品配伍牡丹皮、木通、榆白皮等同用。对肾阴不足，相火偏亢之遗精盗汗、耳鸣腰酸，常与熟地黄、山萸肉等同用，如《小儿药证直诀》六味地黄丸。

【用法用量】 水煎服，6～12g。

【鉴别用药】 泽泻利水渗湿功同猪苓，但泽泻性寒，能泄肾及膀胱之热，下焦湿热为患，尤为适用，且为治疗痰饮眩晕之有效药。

【药论】

1.《神农本草经》："主风寒湿痹，乳难，消水，养五脏，益力气，肥健，久服耳聪明。"

2.《名医别录》："补虚损五劳，除五脏痞满，起阴气，止泄精，消渴，淋沥，逐膀胱、三焦停水。"

3.《日华子本草》："主头旋，耳虚鸣。"

4.《本草纲目》："泽泻，气平，味甘而淡，淡能渗泄，气味俱薄，所以利水而泄下，脾胃有湿热，则头重而目昏耳鸣，泽泻渗去其湿，则热亦随去，而土气得令，清气上升，天气明爽，故泽泻有养五脏、益气力、治头旋、聪明耳目之功。或久服则降令太过，清气不升，真阴潜耗，安得不目昏耶？"

【现代研究】

（一）化学成分

本品含三萜类化合物：泽泻萜醇 A、泽泻萜醇 B 及泽泻醇 A、B、C 的醋酸酯。其茎和叶中亦含泽泻醇 A、B 及其醋酸酯。此外，泽泻块茎中尚含挥发油、生物碱、苷、黄酮、胆碱、卵磷脂、甲硫氨酸、甲酰四氢叶酸、维生素 B_{12}、生物素、豆甾醇及微量多糖，还含有蛋白质和淀粉。

（二）药理作用

1. 利尿作用 泽泻有明显的利尿作用，冬季采集的正品泽泻利尿作用最强，春季采集者则稍差。除盐泽泻外，其他炮制品都有一定利尿作用。健康人口服泽泻煎剂可以见到尿量、Na^+及尿素的排出增加，经家兔口服煎剂利尿效果极弱，但泽泻流浸膏腹腔注射则有较好的利尿作用。家兔耳静脉注射泽泻水制剂有利尿作用，而小鼠经口或皮下注射该制剂则没有利尿作用[1]。

2. 对心血管系统的作用 泽泻及其提取物有一定程度的降压作用。给犬或家兔静脉注射泽泻浸膏有轻度的降压作用，并持续30分钟左右。泽泻经甲醇、苯和丙酮提取的组分T 10mg/kg静脉给药，可使猫和兔的血压下降。泽泻丙酮提取物能抑制高浓度KCl引起的血管收缩。离体兔心灌注实验表明，泽泻醇提取物的水溶性部分能显著增加冠脉流量，对心率无明显影响，对心肌收缩力呈轻度抑制作用[2]。

3. 抗炎作用 泽泻煎剂以10g/kg、20g/kg小鼠腹腔注射注药，连续5天，发现可抑制小鼠碳末廓清速率及2,4-二硝基氯苯所致的接触性皮炎，而对血清抗体含量及大鼠肾上腺内抗坏血酸的含量无显著影响；而泽泻煎剂以20g/kg腹腔注射给药则能明显减轻二甲苯引起的小鼠耳廓肿胀，抑制大鼠棉球肉芽组织增生，提示泽泻具有抗炎作用[3]。

4. 免疫调节作用 泽泻水煎剂可抑制小鼠网状内皮系统对碳粒的廓清速率、降低小鼠的细胞免疫功能，且对迟发型超敏反应的抑制作用具有抗原特异性，但对小鼠免疫器官重量无明显影响[4]。

5. 抑制肾结石形成作用 泽泻能明显抑制乙醇和活性维生素诱导的鼠草酸钙结石形成。泽泻水提取液在人工尿液中能有效抑制草酸钙结晶体的生长和自发结晶，并随着人工尿液的离子强度降低和pH值升高，抑制活性逐渐增强[5]。泽泻水提液具有排石和减少肾小管内草酸钙结晶形成的作用，明显降低肾钙含量和抑制实验性模型动物肾结石的形成，并随浓度增高，效果增加[6]。泽泻乙酸乙酯浸膏是其抑制尿草酸钙结石形成的有效活性部位[7]。

6. 腹膜孔调控作用 泽泻能使小鼠腹膜孔开放数目增加，分布密度增大，孔径扩大，使腹膜孔对腹水吸收作用加强，腹水经腹膜孔吸收进入脉管系，达到清除腹水的作用[8]。

7. 降血脂作用 泽泻水煎剂20g/kg能降低谷氨酸钠肥胖大鼠的Lee指数、子宫及睾丸周围脂肪指数及血清甘油三酯含量[9]。

8. 降血糖作用 家兔6g/kg皮下注射泽泻浸膏发现有轻度降血糖作用，但以5g/kg皮下注射煎剂则无此作用。泽泻水提取物10g/kg、20g/kg灌胃给药，2天可使正常小鼠血糖明显降低，20g/kg治疗7天或预防给药3天，均可使四氧嘧啶小鼠血糖明显降低[10]。

（三）临床报道

1. 治疗高血脂 泽泻清脂汤：泽泻45g，炒白术10g，生大黄、桃仁各6g，制首乌、丹参、生山楂各15g，1日1剂，分2次温服，治疗高血脂患者60例，显效48例，有效10例，无效2例，总有效率为96.7%[11]。

2. 治疗脂肪肝 大黄泽泻丸（生大黄、泽泻、制桃仁各600g，草决明、地龙各300g，鲜山楂900g）日服3次，每次9g，饭后服，3月为1个疗程。服药期间，每月查1次血脂，3个月做1次B超及肝功能检查。治疗32例中痊愈21例、有效6例、无效5例，总有效率为84.3%[12]。

3. 治疗美尼尔氏综合征　用升补泽泻汤(泽泻、白术、骨碎补各 60g,升麻 15g)治疗 90 例。结果显效 67 例,有效 20 例,无效 3 例,总有效率达 96.7%,优于西药对照组的总有效率 83.3%($P<0.01$)[13]。

4. 治疗特发性水肿　泽泻汤合五皮散加减(泽泻 15～30g,白术 10～15g,茯苓皮 10～15g,大腹皮 10～15g,陈皮 10～15g,桑白皮 10～15g,生姜皮 6～10g),1 日 1 剂,分 2 次温服,治疗 30 例,总有效率 96.7%,治愈率 76.7%,服药 4 周内见效率 86.7%[14]。

5. 治疗发作性嗜睡病　泽泻加味汤:泽泻 12g,白术 15g,远志 12g,石菖蒲 15g,茯苓 12g,桂枝 9g,川芎 12g,枳实 12g,升麻 9g。1 日 1 剂,分 2 次温服,治疗 18 例。结果痊愈 12 例,好转 4 例,无效 2 例,总有效率为 88.9%[15]。

6. 治疗渗出性中耳炎　用泽泻汤基本方:泽泻 20g,白术、茯苓、薏苡仁、赤芍、藿香、佩兰、石菖蒲、荆芥、防风、苍耳草各 10g,生甘草、红花各 6g。1 个疗程结束后,全部做纯音测听复查,治疗渗出性中耳炎 86 例。结果治疗组总有效率为 98.33%,抗生素对照组总有效率为 85.71%($P<0.01$)[16]。

(四) 不良反应

毒性:小鼠腹腔注射泽泻煎剂的 LD_{50} 为 36.36g/kg;醇提取物小鼠静脉注射的 LD_{50} 为 0.78g/kg,腹腔注射的 LD_{50} 为 1.27g/kg,用 4g/kg 剂量给小鼠灌服未见死亡。临床应用表明泽泻无明显副作用,但有少数患者出现轻度食减、嘈杂、肠鸣、腹泻等胃肠反应[17]。

参考文献

[1] 江苏新医学院. 中药大辞典(上册)[M]. 上海:上海科学技术出版社,1986:1462.

[2] 郑虎占,董泽宏,佘靖,等. 中药现代研究与应用(第 4 册)[M]. 北京:学苑出版社,1998:3022.

[3] 彭贤,黄舒,郦皆秀,等. 泽泻属植物化学成分与药理活性[J]. 国外医药:植物药分册,2000,15(6):245.

[4] 尹春萍,吴继洲. 泽泻及其活性成分免疫调节作用研究进展[J]. 中草药,2001,32(12):1132.

[5] 尹春萍,刘继红,张长弓,等. 不同离子强度及 pH 值时泽泻和夏枯草对草酸钙结晶形成的抑制作用观察[J]. 同济医科大学学报,1996,25(4):321.

[6] 尹春萍,刘继红,章咏裳,等. 泽泻水提取物预防草酸钙结石形成的体外及动物实验研究[J]. 同济医科大学学报,1997,26(2):99.

[7] 曹正国,刘继红,吴继洲,等. 泽泻不同溶剂提取物对大鼠尿草酸钙结石形成的影响[J]. 中草药,2003,34(1):45.

[8] 李继承,吕连志,石元和,等. 中药对腹膜孔调控作用的实验研究[J]. 中国中医基础医学杂志,1998,4(8):20.

[9] 戴岳,杭秉茜. 泽泻对谷氨酸钠肥胖大鼠的影响[J]. 中成药,1992,14(2):28.

[10] 杨新波,黄正明,曹文彬,等. 泽泻水提取物对正常小鼠及高血糖小鼠血糖的影响[J]. 中药药理与临床,1998,14(6):29.

[11] 过忆. 泽泻清脂汤治疗高甘油三酯血症 60 例[J]. 四川中医,2004,22(10):580.

[12] 王玉茹. 大黄泽泻丸治疗脂肪肝 32 例临床观察[J]. 湖南中医杂志,1998,14(3):11.

[13] 彭暾,刘向明,杨东山. 升补泽泻汤治疗美尼尔氏病 90 例临床观察[J]. 四川中医,2004,22(3):170.

[14] 邹嘉玉. 泽泻汤合五皮散治疗特发性水肿 30 例[J]. 中国临床药理学与治疗学,2000(3):264.

[15] 王卫平. 泽泻加味汤治疗发作性嗜睡病 18 例[J]. 国医论坛,1997,12(1):15.

[16] 朱荣强,尤企新. 泽泻汤加味治疗渗出性中耳炎 86 例[J]. 实用中医药杂志,2002,18(11):19.

[17] 曹正国，刘继红，吴继洲，等. 泽泻不同溶剂提取物对大鼠尿草酸钙结石形成的影响[J]. 中草药，2003，34(1)：45.

冬瓜皮 Dongguapi
(附：冬瓜仁)

【别名】 白瓜皮、白东瓜皮(《全国中草药汇编》)

【来源】 冬瓜皮，始载于《开宝本草》，为葫芦科植物冬瓜 *Benincasa hispida*(Thunb.) Cogn. 的干燥果皮。全国各地均有栽培。

【采收炮制】 食用冬瓜时，削取外层果皮，晒干。

【商品规格】 以皮薄、条长、色灰绿，有粉霜，干燥无杂质者为佳。

按《中国药典》(2010 年版一部)规定：本品含水分不得过 12.0%；总灰分不得过 12.0%。

【药性】 甘，凉。归脾、小肠经。

【功效】 利尿消肿。

【应用】

1. 水肿胀满、小便不利　冬瓜皮甘淡，性质和平，无偏毒之性，多量服用也不会伤人正气，故为利水之常用药。然而冬瓜皮单用力薄，常与茯苓、猪苓、泽泻等配伍应用。《现代实用中药》载治肾炎水肿，小便不利，用本品与西瓜皮、白茅根、玉蜀黍蕊、赤豆合用。

2. 暑热烦渴、小便短赤　本品性凉，可清热解暑，对于暑热烦渴，小便不利等症，冬瓜皮单用或与西瓜皮合用，煎汤代茶饮。用治暑湿，可与生薏苡仁、滑石、扁豆花等同用。

【用法用量】 水煎服 9～30g。

【药论】

1.《滇南本草》："止渴，消痰，利小便。""治中风。"

2.《本草再新》："走皮肤，去湿追风，补脾泻火。"

3.《分类草药性》："治水肿，痔疮。"

【现代研究】

冬瓜果皮含蜡类及树脂类物质，还含腺嘌呤、胡芦巴碱、组氨酸、烟酸、胡萝卜素、葡萄糖、果糖、蔗糖、有机酸，另含维生素 B_1、B_2、C、E。冬瓜子含尿素酶。

附：冬瓜仁

本品始载于《名医别录》，为冬瓜的种子。又名冬瓜子、白瓜子。冬瓜成熟时，剖取种子晒干用，生用或炒用，捣碎入药。性味甘，寒；归肺、胃、大肠、小肠经。功能清热化痰，排脓消痈。主治肺热咳嗽，肺痈肠痈，带下白浊，小便不利。煎服 9～15g。

玉米须 Yumixu

【别名】 玉麦须(《滇南本草》)，玉蜀黍蕊(《现代实用中药》)，棒子毛(《河北药材》)

【来源】 玉米须，始载于《四川中药志》。为禾本科植物玉蜀黍 *Zea mays* L. 的花柱。全国各地均有栽培。主产于北方各地。

【采收炮制】 秋天收获种子时收集花柱，去杂质晒干。切段生用。

【药性】 甘，平。归肝、肾、膀胱经。

【功效】 利水消肿，平肝利胆。

【应用】

1. 水肿淋证　本品主入膀胱经，功能利水消肿，利尿通淋。对于水湿停蓄之水肿、小便不利证，可单味大剂量用或与冬瓜皮、赤小豆、生薏苡仁等其他利水渗湿药相伍用。本品单味大量煎服或与车前草、海金沙、金钱草等药合用，可治膀胱湿热之小便短赤涩痛。

2. 肝阳头痛、阳黄阴黄　本品还入肝经，能平肝利胆退黄。对于肝阳偏亢或肝经有热所致的头痛眩晕，可与钩藤、石决明、菊花等同用；本品单用或与金钱草、郁金、茵陈等合用治疗各种黄疸证。

【用法用量】水煎服15～30g，多至60g。

【药论】

1.《岭南采药录》："治小便淋沥砂石，苦痛不可忍，煎汤频服。"

2.《现代实用中药》："为利尿药，对肾脏病、浮肿性疾患、糖尿病等有效。"

【现代研究】

（一）化学成分

玉米须含脂肪油2.5%、挥发油0.12%，树胶样物质3.8%、树脂2.7%、苦味糖苷1.15%、皂苷3.18%、生物碱0.05%，还含隐黄素、维生素C、泛酸，肌醇，维生素K、谷甾醇、豆甾醇、苹果酸、枸橼酸、酒石酸、草酸等。此外，还含大量硝酸钾、*a*-生育醌。

（二）药理作用

1. 降血脂作用　玉米须水提物可使正常小鼠血中胆固醇和甘油三酯明显降低；使四丁酚醛诱发的高脂血症小鼠胆固醇降低，但甘油三酯未见变化。其降胆固醇作用是由于阻止胆固醇在肝脏合成[1]。

2. 降血糖作用　玉米须多糖对正常小鼠有轻微的降糖作用，对四氧嘧啶及肾上腺素所致糖尿病小鼠有较好的降血糖作用，促进肝糖原合成，加快糖异生，有修复糖尿病小鼠糖代谢器官损伤作用[2]。玉米须总皂苷有较好的降糖活性，能降低正常小鼠血糖水平，对肾上腺素、四氧嘧啶、链脲佐菌素（STZ）所致小鼠高血糖模型也有较好的降糖作用，而且能升高STZ致糖尿病小鼠血清胰岛素水平，降低血清糖化血清蛋白水平[3,4]；其可对抗小剂量静脉注射STZ＋蔗糖、四氧嘧啶＋葡萄糖所致两种病因性糖尿病模型小鼠的血糖升高，改善其胰岛素敏感性，对抗小鼠部分p细胞萎缩，大部分胰岛细胞胞浆较丰富，胰岛体积增大，仅小部分细胞萎缩，细胞胞浆明显减少，细胞核呈现密集现象[5,6]；其对STZ致糖尿病动物模型所引起的肾脏损伤有保护作用，可对抗模型大鼠的胰岛、胸腺细胞萎缩，降低模型大鼠的血糖、血肌酐、尿肌酐、肾指数、血尿素氮（BUN）及微量白蛋白尿水平[7]，可对STZ致糖尿病动物模型所引起的肾脏损伤有保护作用，对抗模型大鼠的胰岛细胞萎缩[8]。

3. 抗氧化作用　玉米须中不同极性的黄酮类化合物对羟基自由基生成体系以及对Fe^{2+}诱发脂蛋白多不饱和脂肪酸（PUFA）过氧化体系的抑制不同，表明不同极性黄酮类化合物的抗氧化活性（AOA）有较大差别。采用硫代巴比妥酸法（TBA法）、共轭二烯检测法（紫外法）检测，表明玉米须黄酮类单体ax-5-methane-3-methoxymaysin和ax-4-OH-3-methoxymaysin对丙二醛（MDA）的抑制能力和对CDPOV的抑制能力基本一致，只是MDA达最大值时比CDPOV达最大值时需要的时间更长[9]。

4. 对免疫系统作用　口服玉米须多糖SMPS对衰老小鼠脾脏有明显的增重作用，且对LPS诱导的B淋巴细胞增殖有增强作用，对巨噬细胞的吞噬功能有明显增强作用，说明玉米须对衰老小鼠的脾脏免疫细胞功能有免疫增强作用，对体液免疫及非特异性免疫功能有增强作用[10]。

5. 抗菌作用　玉米须提取物对7种常见的食品腐败菌及致病菌的抑菌试验研究发现，玉米须乙醇提取物抑菌效果最好，最低抑菌浓度(MIC)为0.3g/kg；玉米须提取物在常规食品杀菌条件(UTH)及中酸至酸性条件下，抑菌活性稳定[11]。

(三) 临床报道

1. 治疗慢性肾小球肾炎　以玉米须60g加水2升，文火煎煮至300ml药液，日服3次，每次服100ml。玉米须治疗组、安慰剂对照组各31例，两组病人均进行休息、限盐等一般治疗及西药常规治疗。治疗组完全缓解率、总有效率分别为58.1%、96.8%，两者均明显高于对照组(32.2%、61.3%)($P<0.05$)[12]。

2. 治疗泌尿系结石　玉米须60g，水煎，每日服药3次；对照组给予正磷酸盐0.5g，加水150ml，1日4次口服。两组均要求同时大量饮水，使尿量保持在2000ml以上。以10周为1个疗程。治疗组49例中，治愈率18.4%，好转率44.9%，未愈率36.7%；对照组48例中，治愈率8.3%，好转率27.1%，未愈率64.6%[13]。

3. 治疗2型糖尿病　玉米须汤：玉米须60g，绞股蓝30g，矮地茶30g，大枣30g，天冬15g，北沙参15g，麦冬15g，玄参15g。每日1剂，水煎服，早晚2次口服。治疗组和对照组同时常规口服盐酸二甲双胍及阿卡波糖。30天为1个疗程，均治疗3个疗程。治疗组总有效率为94.9%，对照组总有效率为85.1%，两组总有效率比较差异有统计学意义($P<0.05$)[14]。

4. 治疗黄疸型肝炎　取干燥玉米须60g用文火煎煮得300ml药液，过滤后内服每次100ml，1日3次，共治疗14天，对30例黄疸型肝炎患者(甲肝6例、乙肝10例、戊肝14例)有明显利胆退黄、改善肝功能的疗效，与传统治疗黄疸型肝炎组24例(甲肝4人、乙肝10人、戊肝10人)比较，治疗组临床表现改善、Tb_1、ALT、肝脏彩超恢复正常者的比率均高于对照组($P<0.05$或$P<0.01$)。治疗组总有效率为93.3%，对照组总有效率为66.7%，两组总有效率比较差异显著($P<0.01$)[15]。

5. 治疗慢性胆道感染　玉米须50～100g，水煎服，早晚各1次，10～14天为1个疗程。治疗40例患者，结果治愈17例，有效15例，无效8例，总有效率达80%。其对反复胆道感染和年老体弱的病人尤其适用，无明显不良反应[16]。

6. 治疗初诊高血压　玉米须每天60g，水煎服，早晚各1次。治疗组46例，对照组采用常规降压治疗45例。服药3个月后，两组血压均明显下降($P<0.05$)，两组治疗后的血压比较差异有统计学意义($P<0.05$)。治疗组总有效率为91.3%，优于对照组的80%，两组总有效率比较差异显著($P<0.05$)[17]。

参考文献

[1] 殷文光. 玉米须的降血脂作用[J]. 国际中医中药杂志，2006，28(2)：98.

[2] 刘娟，韩晓强，姜博. 玉米须多糖治疗糖尿病作用机制的研究[J]. 中药新药与临床药理，2006，17(4)：242-244.

[3] 苗明三，孙艳红. 玉米须总皂苷降糖作用研究[J]. 中国中药杂志，2004，29(7)：711-712.

[4] 苗明三，孙艳红，史晶晶，等. 玉米须总皂苷对糖尿病模型大鼠生化指标的影响[J]. 中药药理与临床，2006，22(34)：80-81.

[5] 苗明三，苗艳艳，宰炎冰，等. 玉米须总皂苷对病因性糖尿病模型小鼠的降糖效应[J]. 中国临床康复，2006，10(39)：123-125.

[6] 苗明三,孙艳红,纪晓宁,等.玉米须总皂苷对四氧嘧啶加葡萄糖所致小鼠病因性糖尿病模型的影响[J].中华中医药杂志,2007,22(3):181-183.

[7] 苗明三,苗艳艳,纪晓宁,等.玉米须总皂苷对链脲佐菌素致糖尿病大鼠肾脏、胰腺、胸腺组织细胞病变的影响[J],中国现代应用药学杂志,2007,24(3):171-173.

[8] 苗明三,张桂兰,苗艳艳,等.玉米须总皂苷对大鼠糖尿病模型肾脏和胰脏超微结构的影响[J].中国中药杂志,2008,33(10):1179-1183.

[9] 任顺成,丁霄霖,史新慧.玉米须黄酮类 ax-5-methane-3-methoxymaysin 和 ax-4-OH-3-methoxymaysin 的抗氧化活性[J].河南工业大学学报:自然科学版,2005,26(6):5-8.

[10] 郑鸿雁,闵伟红,昌友权,等.玉米须多糖调节免疫功能研究[J].食品科学,2004,25(10):291-293.

[11] 纪丽莲.玉米须提取物对食品腐败菌及致病菌抑制作用[J].生命科学研究,2001,5(1):68-72.

[12] 陈沛林,薛艳芸.玉米须煎剂治疗慢性肾小球肾炎临床观察[J].中华中医药学刊,2011,29(2):358-359.

[13] 陈沛林,王新元,杨静.玉米须煎剂治疗泌尿系结石 49 例疗效观察[J].中国中西医结合肾病杂志,2009,10(3):191.

[14] 方和桂.玉米须汤辅助治疗 2 型糖尿病 79 例[J].中医杂志,2007,48(10):880.

[15] 朱爱华,马玉杰,陈沛林.玉米须煎剂对黄疸型肝炎的保护作用[J].中国药师,2009,12(4):456-457.

[16] 岳淑玲,兰翠,李金梅.玉米须治疗慢性胆道感染[J].中国民间疗法,2007,15(11):30-31.

[17] 董艳,巩丽娟,卢军利,等.玉米须治疗初诊高血压病的临床观察[J].中西医结合心脑血管病杂志,2009,7(6):643.

葫芦 Hulu

【别名】匏(《诗经》),匏瓜(《论语》),瓠瓜(《说文解字》),壶卢(《日华子本草》),葫芦瓜(《本草求原》)。

【来源】葫芦古代文献早有记载,作为药名见于(《饮片新参》)。为葫芦科植物瓢瓜 *Lagenaria siceraria*(Molina)Standl. var. *depressa*(Ser.)Hara 的老熟果皮。全国大部分地区有栽培。嫩时可作蔬菜食之。

【采收炮制】秋末冬初采收老熟果实,打碎,除去果瓤及种子,晒干。生用以陈久者良,故有处方名为“陈葫芦”,“陈葫芦瓢”。

【药性】甘、淡,平。归肺、脾、肾经。

【功效】利水消肿。

【应用】

1. 水肿、腹水　本品味淡气薄,功专利尿而消除水肿腹满,其作用与冬瓜皮相似,二者常同用。配伍补气健脾之黄芪、白术、茯苓等,可用于病后体虚的全身水肿。民间有单用葫芦瓢煎汤治疗腹水胀满之症,有一定改善症状之功。

2. 黄疸　本品甘淡渗利,可祛湿退黄,民间有用葫芦瓢煎汤治疗黄疸型肝炎的验方。

3. 淋病　本品利水而通淋,药性平和,对于小便淋沥涩痛者,也可用本品煎汤代茶常饮用。

【用法用量】水煎服,15~30g。

【使用注意】中寒者忌服。同科植物苦葫芦 *Lagenaria siceraria*(Molina)Standl. var. gourda ser. 亦称亚腰葫芦或京葫芦,亦同等入药,性味苦寒,利水消肿作用较强。但苦寒较甚,服后有恶心、呕吐、腹泻等副作用,现临床已少用。

【药论】

1.《名医别录》:“利水道。”

2.《饮膳正要》:“主消水肿,益气。”

3.《滇南本草》:“利水道,通淋,除心肺烦热。”

4.《本草再新》:“利水,治腹胀、黄疸。”

5.《陆川本草》:“润肺,治肺燥咳嗽。”

【现代研究】

(一)化学成分

葫芦干瓢中含葡萄糖、戊聚糖等,果实成熟时木质素含量增多。

(二)药理作用

麻醉犬静脉注射葫芦煎液0.4g/kg,有显著的利尿作用。

(三)临床报道

治疗扁平疣　方法是将新摘的葫芦用针刺破,把流出的葫芦液直接涂在患者的皮疹上,每日3次,连用15天。共治疗132例。结果11例因葫芦来源缺乏未能坚持治疗;其余完成治疗的121例患者中94例治愈,7例显效,8例好转,12例无效,治愈率为77.7%,总有效率为83.5%[1]。

参考文献

[1] 魏运宏.外擦葫芦液治疗121例扁平疣疗效观察[J].临床皮肤科杂志,2000,29(1):66.

荠菜　Jicai

【别名】荠(《名医别录》),(《诗经》),护生草(《本草纲目》),净肠草(《植物名实图考》),枕头草(上海),假水菜(广西),地地菜、烟盒草(四川),菱角菜(广州)。

【来源】荠菜见于《备急千金要方·食治》,为自古以来最常食用的野菜。为十字花科植物荠菜*Capsella bursa-pastoris*(L.)Medic的带根全草,全国均有分布。为野生品种。

【采收炮制】3～5月采收,洗净,晒干,切段生用。

【药性】甘,平。归心、肝、肾经。

【功效】利尿消肿,明目止血。

【应用】

1. 水肿胀满、痢疾泄泻　本品味甘性平,功能利湿消肿,止泄止痢。对于水湿内停所致的水肿、小便不利,如《广西中草药》以之与车前草同煎服;《日用本草》中亦用荠菜叶烧存性蜜汤调服或以荠菜100g煎水服,治疗湿邪阻遏,痢疾泄泻。

2. 火暴赤眼、目生翳膜　本品入心、肝经,生用可清心肝火热,明目退翳。对于火热上攻,目痛红肿或目生翳膜,可用本品之根部捣绞取汁点目中,如《太平圣惠方》所载方。

3. 经多崩漏　本品甘而平和,入心、肝两经,能调经止血,治疗月经过多或崩漏之证,可与仙鹤草同用煎服,如《广西中草药》所载;另《福建民间草药》有载本品鲜药与白茅根煎水代茶饮可治小儿麻疹火盛之证。

【用法用量】水煎服10～15g(鲜者30～60g),外用适量。

【药论】

1.《名医别录》:“主利肝气,和中。”“治中风。”

2.《药性论》:“烧灰(服),能治赤白痢。”

3.《千金方·食治》:“杀诸毒,根主目涩痛。”

4.《日用本草》:“凉肝明目。”

5.《现代实用中药》:“止血。治肺出血,子宫出血,流产出血,月经过多,头痛,目痛或视网膜出血。”

6.《南宁市药物志》:“治乳糜尿。”

7.《广西中药志》:“健胃消食,化积滞。”

【现代研究】

(一)化学成分

荠菜含胆碱、乙酰胆碱、酪胺、马钱子碱,皂苷、黄酮类有芸香苷、橙皮苷、木犀草素7-芸香苷、二氢非瑟素、槲皮素-3-甲醚等。还含黑芥子苷,并含多种有机酸、氨基酸、糖类。

(二)药理作用

1. 抗炎止血作用　荠菜水煎液具有一定的抗炎作用。荠菜能减轻二甲苯所致小鼠耳肿胀、冰醋酸所致小鼠腹腔毛细血管通透性增加,减轻小鼠棉球肉芽肿增生,能明显缩短小鼠BT及RT,具有一定的抗炎止血作用,其机制涉及对多种炎症介质的抑制[1]。

2. 抑菌作用　荠菜多糖对大肠杆菌、枯草杆菌、金黄色葡萄球菌、沙门氏菌都有一定的抑制效果,且随着荠菜多糖浓度的增加其抑菌效果逐渐增强[2]。

3. 抗氧化作用　荠菜多糖具有强抗氧化性能,其对·OH50%清除率的多糖浓度是0.034mg/ml,对O_2^-·50%清除率的多糖浓度是0.125mg/ml[3]。

(三)临床报道

1. 治疗慢性泌尿系感染　将荠菜全草3～6g洗净(以春末夏初采集晒干者为佳),加水3碗煎至1碗,取汁早晚分2次口服。治疗慢性泌尿系感染40例,其中泌尿系彩超检查发现有泌尿系结石12例,效果显著者服用1天尿痛感即可减轻,尿血减少。服用3～5天后症状明显减轻,继续服用2～3天后症状消失[4]。

2. 治疗眼底出血　荠菜明目合剂:荠菜60g,牛膝15g,地榆30g,白茅根60g,蒲黄10g,丹参30g。每次口服40～50ml,1日3次,30天为1个疗程,服药期间停止使用其他中西药。治疗阴虚火旺型眼底出血148例171只眼中,治愈71只眼,显效52只眼,有效36只眼,总有效率92.9%[5]。

3. 治疗高血压　取初春未开花之荠菜洗净,晾干,每次5～10g用开水冲泡,代茶饮。60例病人经上述方法治疗2～3天后,56例有效,其余病人继续治疗1周后,3例有效,1例无效[6]。

参考文献

[1] 岳兴如,阮耀,赵烨,等.荠菜抗炎止血药理作用研究[J].时珍国医国药,2007,18(4):871-872.

[2] 杨咏洁,梁成云,崔福顺.荠菜多糖超声波提取工艺及抑菌活性研究[J].食品工业科技,2010(4):146-149.

[3] 张华,李官浩,杨咏洁,等.荠菜多糖的提取工艺及清除自由基作用的研究[J].江苏农业科学,2008(4):225-227.

[4] 岳淑玲,刘汉东,兰翠.荠菜治疗慢性泌尿系感染40例[J].中国民间疗法,2004,12(7):48.

[5] 谢文军,姜尚平,谢康明,等.荠菜明目合剂治疗阴虚火旺型眼底出血疗效观察[J].中国中医眼科杂志,1995,5(3):161-163.

[6] 丛玲，许永喜，王晓燕. 荠菜代茶饮治疗高血压 60 例[J]. 护理研究，2005，19(8)：1513.

枳椇子 Zhijuzi

【别名】 木蜜(陆玑《诗疏》)，蜜屈律(《太平广记》)，鸡距子(《苏沈良方》)，拐枣(《救荒本草》)，枳枣(《中药志》)

【来源】 枳椇子，始载于《新修本草》。为鼠李科植物枳椇 *Hovenia dulcis* Thunb. 的带有肉质果柄的果实或种子。主产于华东、西南各省。为野生品种，也有栽培品种。

【采收炮制】 10～11 月果实成熟时采收，将果实连柄一并摘下，晒干。或碾碎果壳，筛出种子，晒干，生用入药。

【药性】 甘、酸，平。归心、脾经。

【功效】 利尿消肿，解酒毒。

【应用】

1. 水肿尿少　本品既利小便，亦通大便而消肿。用于水湿停蓄所致水肿、小便不利病证，可与猪苓、泽泻、椿白皮等同用。

2. 饮酒过量、酒醉呕吐　本品解酒毒，凡饮酒过量，酒积内蕴，胸中烦热，恶心呕吐，口渴引饮，二便不利者，可单用本品煎服也可配葛花同用。《世医得效方》中枳椇子丸即用本品研末配以二十分之一的麝香为丸，治醉酒后诸症。

【用法用量】 水煎服 9～15g。或入丸、散。

【药论】

1.《本草纲目》："止呕逆，解酒毒，辟虫毒。"

2.《本草拾遗》："止渴除烦，润五脏，利大小便，去膈上热，功用如蜜。"

【现代研究】

(一) 化学成分

枳椇子果实含多量葡萄糖、苹果酸钙。

(二) 药理作用

1. 解酒作用　采用生化酶法，测定小鼠酒后不同时间内血中乙醇浓度和肝中乙醇脱氢酶(ADH)活性。枳椇子提取物可降低酒后血中乙醇浓度，增强肝中 ADH 活性，其机制可能是通过抑制消化道对乙醇的吸收，从而起到有效的解酒作用[1]。枳椇子乙酸乙酯提取部位可降低急性酒精中毒小鼠血清谷丙转氨酶(SGPT)活性和肝脏丙二醛(MDA)含量，升高小鼠肝脏醇脱氢酶(ADH)、超氧化物歧化酶(SOD)活性和还原型谷胱甘肽(GSH)含量[2]。

2. 保肝作用　枳椇子对高脂饮食诱发的非酒精性脂肪肝(NAFLD)大鼠的肝指数明显高于空白组($P<0.01$)，肝组织广泛脂肪变，呈中、重度炎症。与模型组比较，高剂量枳椇子组能显著降低大鼠肝指数，并明显改善肝组织炎症程度；对照组(易善复)肝指数略低于高剂量枳椇子组，肝组织学无明显改变[3]。采用四氯化碳进行造模，用放免法(RIA)检测大鼠血清中透明质酸(HA)和层粘蛋白(LN)的含量，用逆转录聚合酶链式反应(RT-PCR)检测肝组织中转化生长因子 β_1(TGF-β_1)的表达量，并与秋水仙碱比较。结果枳椇子醋酸乙酯提取物给药组 HA 的含量明显下降($P<0.05$)，其 LN 的含量与秋水仙碱组比较无显著性差异($P<0.05$)，而给药组 TGF-β_1 的表达明显下降($P<0.05$)[4]。

3. 抑瘤作用　2.5～100mg/ml 枳椇子水提取物对体外培养的人肝癌 Bel-7402 细胞的生长呈抑制作用，ID_{50} 为 14mg/ml；体内灌胃给予枳椇子水提取物 2、0.4、0.08g(生药)/(kg・d)

剂量下，对小鼠肝癌细胞H22的抑制率依次为25.41%、36.95%($P<0.05$)、15.38%；表明枳椇子水提取物在体外显示细胞毒作用，体内实验有抑瘤作用[5]。

4. 抗缺氧、抗疲劳作用　枳椇子水提物800、400、200mg/kg 3个剂量下灌胃给予小鼠，给药7天后观察小鼠在缺氧、-20℃寒冷、56℃高温条件下的存活时间，结果枳椇子水提物能明显延长缺氧、-20℃寒冷、56℃高温条件下小鼠的存活时间[6]。枳椇子水提物50、100、200mg/kg 3个剂量连续灌胃给予小鼠，能增强小鼠的运动耐力，增加糖原蓄积，抵抗因运动疲劳而产生的生化指标改变[7]。

5. 促智作用　枳椇子6个皂苷类成分部分能增强自然衰老小鼠的学习和记忆能力；枳椇子酸枣仁皂苷元类皂苷对由东莨菪碱、亚硝酸钠和40%乙醇引起的小鼠记忆获得、巩固及再现障碍病理模型有较明显的改善作用，表明其可能是枳椇子总皂苷促智活性的物质基础[8]。

（三）临床报道

1. 治疗痛风　治疗组服枳椇痛风汤(枳椇子15g，黄柏12g，生薏米30g，忍冬藤30g，怀牛膝15g，土茯苓30g，田七片10g，萆薢15g，车前子10g)，1日1剂，早、晚分服；对照组服美洛昔康7.5mg，每日2次；均治疗1周。两组患者均低嘌呤饮食，多饮白开水，多食蔬菜，争取每日尿量超过1500ml，以助浊毒排泄。结果两组患者治疗后肿痛总指数组间、治疗总有效率比较无统计学差异($P>0.05$)[9]。

2. 治疗高脂血症　枳椇子水煎液(含枳椇子生药为0.125g/ml)每次100ml，每天2次，早晚口服；对照组给予血脂康蒸馏水混悬液，每片含0.3g，使用前用蒸馏水配成0.006g/ml的混悬液，每次100ml，每天2次，早晚分服。结果：对照组40例，临床控制6例，显效9例，有效20例，无效5例，有效率87.5%；治疗组46例，临床控制8例，显效11例，有效21例，无效6例，有效率87.0%；两组比较无统计学意义($P>0.05$)[10]。

参考文献

[1] 陈绍红，钟赣生，李爱里．枳椇子对酒后血中乙醇质量浓度和肝中乙醇脱氢酶活性的影响[J]．中国中药杂志，2006，31(13)：1094-1096.

[2] 时涛，陈振德．枳椇子乙酸乙酯提取部位的解酒作用研究[J]．中国药房，2009，20(18)：1377-1379.

[3] 赵燕平，朱肖鸿，胡洁．枳椇子对非酒精性脂肪肝大鼠肝脏病理损伤的防治作用[J]．中国中西医结合消化杂志，2010，18(1)：12-14.

[4] 王飞，张洪，刘秀玲．枳椇子醋酸乙酯提取物对肝纤维化大鼠血清学指标及TGF-β1的影响[J]．中药材，2006，29(6)：557-560.

[5] 嵇扬．枳椇子水提取物细胞毒作用与抑瘤功效的研究[J]．中医药学刊，2003，21(4)：538-539.

[6] 伊佳，嵇扬，王文俊．枳椇子水提物对小鼠耐寒耐热耐缺氧作用的实验研究[J]．解放军药学学报，2008，24(5)：414-416.

[7] 伊佳，嵇扬，刘俊．枳椇子水提物抗疲劳作用及机制的实验研究[J]．中药材，2009，32(6)：962-965.

[8] 衣淑珍，傅秋生．枳椇子促智活性成分研究[J]．第二军医大学学报，2009，30(11)：1281-1287.

[9] 崔广恒，黎治荣，谭选江．枳椇痛风汤治疗湿热蕴结型急性痛风性关节炎的临床观察[J]．中国医药指导，2011，9(3)：123-124.

[10] 杨丽华．枳椇子对血脂异常患者的调脂作用[J]．中国老年学杂志，2010，30(10)：2852-2853.

香加皮　Xiangjiapi

【别名】五加皮、北五加皮、杠柳皮(《科学的民间药草》)，臭五加(《山东中药》)，山五加皮(《山西中药志》),香五加皮(《四川中药志》)。

【来源】香加皮始载于《中药志》,为萝藦科植物杠柳 *Periploca sepium* Bge. 的根皮。分布于吉林、辽宁、内蒙古、河北、山西、陕西、四川等地。为野生品种,也有栽培品种。

【采收炮制】春、秋二季采挖根部,剥取根皮,晒干。除去杂质洗净,润透,切厚片晒干。

【商品规格】统货,以体轻、质脆、皮厚细、香气浓者为佳。

按《中国药典》(2010 年版一部)规定:本品含水分不得过 13.0%,总灰分不得过 10.0%,酸不溶性灰质不得过 4.0%,含 4-甲氧基水杨醛($C_8H_8O_3$)不得少于 0.20%。

【药性】辛、苦,温;有毒。归肝、肾、心经。

【功效】利水消肿,祛风湿,壮筋骨。

【应用】

1. 小便不利、水肿脚气　本品辛能行水,苦温燥湿,功善利水祛湿,故治水肿,用香加皮配伍陈皮、大腹皮、生姜皮、茯苓皮,如《陕甘宁青中草药选》五皮饮。本品配伍远志可治脚气水肿疼痛,方如《瑞竹堂》五加皮丸。

2. 风湿痹痛、关节拘挛　本品辛散通痹,苦温燥湿,可祛风湿,强筋骨。治风湿阻络关节挛痛,常与川续断、杜仲、羌活、当归等药同用,煎服或泡药酒服。

3. 筋骨软弱、脚痿无力　本品主入肝、肾经,能补益肝肾,强壮筋骨,兼能祛湿通络,故可用于筋骨痿软等症,常以香加皮与木瓜、牛膝、巴戟天等配伍治疗。

【用法用量】水煎服,3～6g,浸酒或入丸、散适量。

【使用注意】本品有毒,服用不宜过量。

【鉴别用药】南五加皮祛风湿、补肝肾、强筋骨作用较好;北五加皮利水祛湿效用较优,但有一定毒性。使用时应注意北五加皮有强心利尿作用,故风湿性心脏病并发心衰水肿者,尤为适用。

【药论】

1.《四川中药志》:"镇痛,除风湿。治风寒湿痹,脚膝拘挛,筋骨疼痛。"

2.《陕甘宁青中草药选》:"祛风湿,壮筋骨,强腰膝。"

【现代研究】

(一) 化学成分

杠柳的茎皮与根皮含 10 余种苷类化合物,如有强心苷杠柳毒苷(Periplocin. 即 Glycoside G)和杠柳苷 A、B、C、D、E、F、H、I、J、K 等。还含 4-甲氧基水杨醛、α-香树脂醇乙酸酯、β-香树脂醇乙酸酯、β-谷甾醇及葡萄糖苷等。

(二) 药理作用

1. 强心作用　大鼠离体心脏研究实验表明,香加皮提取物 A 能显著升高离体心脏的 LVSP,增加 $\pm dp/dt_{max}$,降低 LVEDP,表明香加皮提取物对大鼠离体心脏具有强心作用[1]。

2. 增强免疫作用　香加皮水提取物 CPE 可提高小鼠体外淋巴细胞转化率和 NK 细胞杀伤活性,促进单核细胞分泌。一定剂量的 CPE 可提高小鼠淋巴细胞的免疫功能,从而发挥抗肿瘤作用[2]。

3. 抑制肿瘤作用　香加皮三萜类化合物(TCCP)能明显抑制裸鼠食管癌 Eca109-luc 细胞移植瘤的生长。TCPP 治疗组小鼠移植瘤组织出现明显炎性细胞浸润及肿瘤细胞坏死,移植瘤细胞的凋亡率明显高于大豆油对照组($P<0.05$),移植瘤组织中 survivin 蛋白表达水平明显下降[3]。

（三）不良反应

1. 毒性 40%杠柳酊剂 0.2～0.8ml 皮下注射，使小鼠呼吸促迫，迅速转入呼吸深度抑制而死亡。蟾蜍淋巴囊注射 0.8～1.6ml，20 分钟后出现阵挛性惊厥，半小时后死亡。杠柳浸膏静脉注射给予犬和兔，血压先升后降，继之呼吸麻痹，数分钟即死亡。杠柳皮制剂 1g/kg 给猫灌胃可致死，其毒性主要来自其中所含的强心苷，与其挥发性成分无关。

2. 中毒症状 可见恶心、呕吐和腹泻，减量或停服后多可消失。用量较大时，可见心动过缓。过大量时，先出现全身震颤，后麻痹，使心脏中毒，严重时可致死。

参考文献

[1] 李玉红，高秀梅，张柏礼，等. 香加皮提取物对离体心脏心功能的影响[J]. 辽宁中医学院学报，2005，7(4)：396-397.

[2] 李俊新，蒋玉红，单保恩. 香加皮水提物对小鼠淋巴细胞免疫调节作用的初步研究[J]. 癌变·畸变·突变，2010，22(4)：292-294.

[3] 王丽芳，刘丽华，马毓梅. 香加皮三萜类化合物抑制食管癌 Eca109 细胞裸鼠成瘤及其机制[J]. 中国肿瘤生物治疗杂志，2010，17(6)：620-624.

泽漆 Zeqi

【别名】 泽茎（《广雅》），猫儿眼睛草（《履巉岩本草》），五凤草绿叶绿花草（《本草纲目》），五灯头草、乳浆草（《江苏植物志》），灯台草（《山西中草药》），癣草（福建）。

【来源】 始载于《神农本草经》，为大戟科植物泽漆 *Euphorbia helioscopia* L. 的全草，全国大部分地区均有分布。为野生品种。

【采收炮制】 4～5 月开花时采收，除去根及泥沙，晒干，切段生用。

【药性】 辛、苦，凉；有毒。归大肠、小肠、肺经。

【功效】 利水消肿，化痰散结，杀虫解毒。

【应用】

1. 腹水胀满、周身水肿 本品苦寒降泄利水退肿之力较强，单用有效，如《太平圣惠方》治水气肿满，即用本品熬膏，温酒送服。也有用本品与鲤鱼、赤小豆同煮汤，再加生姜、茯苓、人参、甘草等煎汁内服，服后使小便利，大便稀溏，而水肿消，方如《备急千金要方》泽漆汤。

2. 肺热咳嗽、痰饮喘咳 本品辛宣苦降，有一定化痰止咳平喘之效，单用或与鱼腥草、矮地茶、黄芩等同用。《金匮要略》泽漆汤治咳嗽、脉沉，用本品与半夏、紫菀、桂枝、人参等配伍。

3. 瘰疬癣疮 本品性凉味苦，能清热解毒，辛而能散结化痰，故用于瘰疬，如《便民图纂方》，单味熬成膏外用，亦可配伍浙贝母、夏枯草、牡蛎等同用；若治癣疮，以单味为末，油调搽之，如《卫生简易方》所载。

【用法用量】 水煎服 3～10g，熬膏或入丸、散，外用适量，水煎外洗，熬膏外涂或研末调敷。

【使用注意】 孕妇及气血虚者忌用。

【药论】

1.《神农本草经》："主皮肤热，大腹水气，四肢面目浮肿。"

2.《名医别录》："利大小肠。"

3.《日华子本草》:"止疟疾,消痰,退热。"

4.《本草备要》:"止咳杀虫。"

【现代研究】

(一) 化学成分

含槲皮素-5,3-二-D-半乳糖苷、泽漆皂苷、三萜、丁酸、泽漆醇、β-二氢岩藻甾醇,槲皮素-3,5-二半乳糖苷、3,5-二羟基苯甘氨酸及12-去氧巴豆醇、葡萄糖、果糖、麦芽糖等。乳汁含间-羟苯基甘氨酸、3,5-二羟基苯甲酸,干乳汁含橡胶烃(聚萜烯)13%、树脂62%、水溶性物25%。种子含水分7.74%,脂肪油32.61%,蛋白质17.43%,纤维素33.82%,糖及糖苷2.18%。脂肪油是干性油,有峻泻作用。

(二) 药理作用

1. 镇咳祛痰作用　泽漆所含槲皮素-3-双半乳糖苷和金丝桃苷均有镇咳作用。金丝桃苷有较强的止咳作用小鼠氨雾法证明,口服500mg/kg金丝桃苷的镇咳作用不亚于口服可待因80mg/kg,但泽漆中金丝桃苷含量很少。槲皮素-3-双半乳糖苷是泽漆的主要止咳成分[1]

2. 抗癌作用　泽漆与有些药物配伍有很好的抗肿瘤作用,有报道证实泽漆配以射干、鼠妇、蜣螂、白花蛇舌草、鸡内金、生麦芽等能抑制小鼠Lewis肺癌肿瘤细胞生长稳定病灶,下调肿瘤组织转化生长因子-β_1(TGF-β_1)的表达[2]。

(三) 临床报道

1. 治疗晚期肝癌　鲜泽漆煎汤口服,首日25g,与日递增至150g,每日3次分服,2周为1个疗程。治疗期间同服人参、黄芪、白花蛇舌草、半枝莲。对照组9例行介入化疗,4例服中草药,均未服鲜泽漆。结果显效6例,有效3例,稳定1例,无效3例。目前存活2年以上者4例,超过1年者2例,其余7例于1年内死亡,但存活期均超过6个月。对照组11例于确诊后3个月内死亡,另2例于5个月内死亡[3]。

2. 防治流行性腮腺炎　复方泽漆膏:鲜泽漆1000g,鲜紫花地丁50g,金银花30g,冰片0.5g。将前三药水煎,再文火煎煮浓缩至膏状,随后加入冰片,装入罐内,密闭备用。将药膏摊在厚白布上(布厚约0.5mm)贴药。间日换药1次。单侧发病145例中,痊愈93例,显效48例,有效4例;双侧发病58例,痊愈34例,显效18例,有效6例。在1~2天内痊愈者127例,占62.5%;2~3天内显效者66例,占32.51%;4天内有效者10例,占4.93%,总有效率100%[4]。

3. 治疗复发性口疮　泽漆420g,加水煎煮15分钟,取汁2800ml,用消毒密封袋分装,存放冰箱备用。泽漆煎剂取出室温放置30分钟,每次50ml漱口,每日2次;对照1组以复方氯己定含漱液,每次50ml口腔护理,每日2次;对照2组以生理盐水,每次50ml口腔护理,每日2次。14天为1个疗程。2周后,泽漆煎剂组、复方氯己定组细菌培养条件致病菌明显降低,优于生理盐水组($P<0.01$)。泽漆煎剂组与复方氯己定组比较差异无统计学意义($P>0.05$)[5]。

4. 治疗进行期寻常性银屑病　治疗组复方泽漆冲剂(泽漆、白花蛇舌草、大青叶、板蓝根、鸡血藤等)1包(每包含生药3g),每天3次,1月为1个疗程,服用3个疗程。对照组口服阿维A胶囊。治疗组34例中总有效率为82.35%,对照组18例中总有效率77.78%,两组差异无显著性($P>0.05$)[6]。

(四) 不良反应

小鼠灌胃泽漆 125g/kg 未致死。临床用其煎液内服，即使剂量大至每日 150g，也未见明显毒性反应，可能有毒成分不溶于水。个别报道仅有口干、胃部不适、上腹疼痛等轻度反应，但仅占服药者的 6.89%。泽漆的乳状汁液对皮肤、黏膜有很强的刺激性。接触皮肤可致发红，甚至发炎、溃烂。如误服泽漆鲜草或乳白汁液后，口腔、食管、胃黏膜均可发炎、糜烂，有灼痛、恶心、呕吐、腹痛、腹泻水样便，严重者可致脱水，甚至出现酸中毒。研究发现，泽漆中的主要有毒物质为二萜酯类化合物，如大戟型二萜酯不仅对皮肤有刺激作用，还有或多或少的肿瘤促进作用。临床使用时，初服宜从小量开始，继而逐步加量，达到安全有效的目的。

参 考 文 献

[1] 赵国平，戴慎，陈仁寿. 中药大词典[M]. 2 版. 上海：上海科学技术出版社，2006：2069.

[2] 桑希生，吴红洁，曲永彬，等. 复方泽漆散对肿瘤组织转化生长因子—β1 表达的影响[J]. 中医药信息，2004，21(3)：68-70.

[3] 陈军，朱邦松，许虹波. 鲜泽漆口服治疗晚期肝癌的临床观察[J]. 浙江中医药大学学报，2008，32(2)：231.

[4] 刘光华. 复方泽漆膏治疗流行性腮腺炎 203 例[J]. 江西中医药，2003，34(252)：19-20.

[5] 赵忆文，吴昆仑，都乐亦. 泽漆含漱液治疗复发性口疮的临床观察与护理[J]. 上海护理，2011，11(3)：54-56.

[6] 张虹亚，孙捷，刘涛峰. 复方泽漆冲剂治疗进行期寻常性银屑病的疗效观察及对血清 TNF2α，IL-8 的影响[J]. 中国皮肤性病学杂志，2008，(22)5：281-282.

蝼蛄 Lougu

【别名】 蝼蝈(《吕氏春秋》)，蟪蛄(《神农本草经》)，土狗(《普济本事方》)，地狗(《滇南本草》)，拉蛄(《山东中药》)。

【来源】 蝼蛄，始载于《神农本草经》。为蝼蛄科昆虫华北蝼蛄(北方蝼蛄)*Gryllotalpa unispina* Saussure 和非洲蝼蛄(南方蝼蛄)*G. africana* palisot et Besurois. 的虫体。前者主产于华北，后者主产于江苏、浙江、广东、福建。为野生品种。

【采收炮制】 夏秋间耕地翻土时捕捉或晚上点灯诱捕。捕后用沸水烫死，晒干或烘干。拣净杂质，除去翅足，或焙至黄褐色用。

【药性】 咸，寒。归胃、膀胱经。

【功效】 利水消肿，通淋。

【应用】

1. 水肿腹水、小便不利　本品具有较强的利水消肿作用，并有通利大便之功，多用于头面、大腹水肿，小便不利等实证，单用有效。如《医宗必读》土狗散，再如《太平圣惠方》以本品焙干为末，每服 3g。亦可与大戟、芫花、大黄配伍，治疗大腹水肿，如《奇效良方》半边散。

2. 淋证、癃闭　本品入行膀胱经，利尿以通淋，治石淋作痛，以之配盐，烘干为末，酒送服，见《本草图经》所载方；若小便癃闭不通，可与苦瓠子共研粉末，冷水调下。

【用法用量】 水煎服 3～5g。或入丸、散剂。

【使用注意】 气弱体虚及孕妇均忌服。

【药论】

1.《神农本草经》："主产难，出肉中刺，溃痈肿，下哽噎，解毒，除恶疮。"

2.《日华子本草》:“治恶疮,水肿,头面肿。”

3.《本草纲目》:“利大小便,通石淋,治瘰疬,骨鲠。”

【现代研究】

临床报道

1. 治疗肝硬化腹水　蝼蛄、肉桂、炒黄柏、炒知母。其内服将上药共研细末。每服10g,6小时服1次,轻者8小时服1次。其外敷法,将上药细末适量加葱根,生姜少许,共捣成饼,纳脐部,外用布扎之,6～8小时换1次。施治1例肝癌晚期出现腹水和1例肝硬化腹水经用本方12小时后,即见小便增多,腹水渐消[1]。

2. 治疗截瘫后尿潴留　蝼蛄粉5g,温开水送服,每4小时用药1次,小便畅通后再继服2次。7例病人治疗后均恢复自主控制排尿,其中2天后恢复者1例,3天后恢复者3例,4天后恢复者2例,6天后恢复者1例[2]。

3. 治疗前列腺肥大所致癃闭　蝼蛄6只(焙干研末分3次服用),茯苓30g,猪苓15g,泽泻10g,桂枝8g,怀牛膝15g,荔枝核10g,夏枯草15g,甲珠6g(研末分3次吞服),皂角刺8g,地龙15g。1日1剂,水煎3次,分3次服用,7天为1个疗程。疗效满意[3]。

参考文献

[1] 孟景春.蝼蛄消肝硬化腹水[J].江苏中医,1995,16(9):21.

[2] 姜国军.蝼蛄粉内服治截瘫后尿潴留7例[J].国医论坛,2001,16(3):34.

[3] 陈元,聂诗忠,李漾明.自拟蝼蛄汤治疗前列腺肥大所致癃闭[J].中国民族民间医药杂志,2005(总75):230.

第二节　利尿通淋药

本节药物性质寒凉,以清利湿热、利尿通淋为主要功效,用于热淋,小便频数灼热、短涩刺痛,尿血或有砂石,或小便混浊等症。除常配伍清热泻火药外,如阴虚内热而小便短少者,当配养阴药;血淋证常与凉血止血药同用,脾肾虚损者又当合补脾益肾药。

车前子　Cheqianzi

(附:车前草)

【别名】车前头、车其实(《神仙服食经》),猪耳穗子(《青海药材》),凤眼前仁(《中药材手册》)。

【来源】车前子,始载于《神农本草经》,列为上品。为车前科植物车前 *Plantago asiatica* L.或平车前 *P. depressa* Willd.的成熟种子。前一种分布全国各地,后一种分布北方各省。为野生品种。

【采收炮制】秋季果实成熟时,割取果穗,晒干后搓出种子,簸去果壳杂质。生用或盐水炒用。

【商品规格】商品有大车前子、小车前子两种。均以籽粒饱满、质坚硬、色棕红为佳。

按《中国药典》(2010年版一部)规定:本品含水分不得过12.0%,总灰分不得过6.0%,酸不溶性灰质不得过2.0%,含京尼平苷酸($C_{16}H_{22}O_{10}$)不得少于0.50%,毛瑞花糖苷($C_{29}H_{36}O_{15}$)不得少于0.40%。

【药性】甘，微寒。归肝、肾、肺、小肠经。

【功效】清热通淋，渗湿止泻，明目，祛痰。

【应用】

1. 热淋涩痛　本品甘寒滑利能清利湿热，利水通淋，为治淋要药。用于热结膀胱所致小便淋沥涩痛，可与木通、滑石、山栀等配伍，以增强泻火通淋作用，方如《太平惠民和剂局方》八正散；又如《普济方》治下焦湿热，小便赤涩或癃闭不通，用本品配黄柏、白芍、甘草水煎徐徐服。治虚劳小便淋涩，茎中痛，配生地黄、木通、石韦、王不留行、冬葵子、滑石等，如《圣济总录》车前子散。

2. 暑湿泄泻　车前子能利小便而实大便，对湿盛引起的水泻尤宜，可单用，亦或与香薷、猪苓等药同用，方如《杨氏家传方》车前子散。

3. 肝火上炎、目赤肿痛　车前子性寒泄热，能清泄肝火而明目。对于肝热目赤肿痛常配菊花、决明子、夏枯草等同用，或如《太平圣惠方》以之与黄连同用。若肝肾不足的目昏，视物模糊，需配熟地黄、菟丝子同用，方如《准绳类方》驻景丸。《圣济总录》载车前散配伍菊花、蝉蜕、甘草、石决明、草决明等治眼生云翳、遮障睛瞳及内障青盲。

4. 痰热咳嗽　本品性寒入肺，具有清肺化痰之功，用治肺热咳嗽，吐黄痰，常配杏仁、桔梗、前胡等同用。

【用法用量】水煎服 9～15g，纱布包煎。

【使用注意】肾虚精滑者慎用。

【药论】

1.《神农本草经》："主气癃，止痛，利水道小便，除湿痹。"

2.《名医别录》："男子伤中，女子淋沥，不欲食，养肺强阴益精，明目疗赤痛。"

3.《医学启源》："主小便不通，导小肠中热。"

4.《滇南本草》："消上焦火热，止水泻。"

5.《本草纲目》："导小肠热，止暑湿泻痢。"

6.《科学的民间药草》："镇咳，祛痰，利尿。"

【现代研究】

（一）化学成分

车前子含大量黏液质一车前子胶，属多糖类成分，其中含有 L-阿拉伯糖、D-半乳糖、D-葡萄糖、D-甘露糖、L-鼠李糖、D-葡萄糖酸及少量 D-木糖和岩藻糖。黄酮类化合物主要有木犀草素、高车前苷、车前苷等。三萜类化合物主要有熊果酸、齐墩果酸等。挥发油主要有 2，6-二叔丁基对甲酚和 3-叔丁基-4-羟基茴香醚等；还含有生物碱、蛋白质、氨基酸、环烯醚苷类化合物如桃叶珊瑚苷、京尼平苷酸、大量脂肪酸类、固醇类及酚酸类、微量元素等。车前子中富含 Mg、Fe、Al、Zn 等元素，尤其是 Mg 含量高。

（二）药理作用

1. 降血脂作用　车前子能降低实验性高脂血症大鼠血清胆固醇、血清甘油三酯的含量，提高一氧化氮、高密度脂蛋白含量的同时，提高了超氧化物歧化酶活性，可减轻脂质代谢紊乱，可对抗高脂血症大鼠脂质过氧化作用，对机体自由基的防御机能可产生一定的影响，具有调节血脂和保护高脂血症大鼠血管内皮细胞损伤的功能[1-3]。

2. 降低眼压、恢复眼损伤作用　家兔灌服车前子煎剂 25g/kg，给药 3～6 日，可使家兔眼压轻微下降，但不能阻止水负荷所致的兔眼压升高，对家兔瞳孔无明显影响[4]。车前子水提液对过氧化氢导致的实验性晶状体氧化损伤所致晶体上皮细胞(LEC)凋亡及其凋亡小体形成有着较强的抑制作用[5]。

3. 祛痰、镇咳作用 采用毛细玻管法和浓氨水喷雾法实验证明,车前子苷具有祛痰、镇咳作用,是车前子祛痰、镇咳的活性成分[6]。

4. 促进肠蠕动作用 用炭末推进法观察车前子多糖对灌服阿托品后形成小肠运动障碍小鼠小肠推进率的影响。1%浓度的车前子多糖可提高小鼠的小肠推进率,改善小鼠的小肠运动障碍,促进胃肠动力,达到缓泻的目的[7]。

5. 抗炎作用 采用角叉菜胶复制小鼠炎症模型,发现车前子通过抑制滑膜炎症中 $TNF_{2\alpha}$、IL-12 的含量进行抗炎[8]。车前子多糖阴道内注入 50μl,连续 7 天后,对阴道菌群失调模型小鼠可明显提高其乳杆菌数量[9]。

6. 抗衰老作用 车前子及其多糖可通过增强衰老模型大鼠脑自由基清除能力,降低 AR 和 RAGE 表达而抑制氧化与非酶糖基化,降低羰基化蛋白的产生和清除,进而减少其在细胞的堆积而改善细胞的功能状态,并通过降低脑组织单胺氧化酶 2B(MAO2B)含量而延缓脑衰老。各车前子组中以车前子多糖大剂量效果最明显,说明车前子多糖是车前子发挥抗衰老作用的最主要成分,并且有剂量依赖关系[10]。

(三)临床报道

1. 治疗小儿腹泻 炒车前子 30g,煨粉葛根 10g,诃子皮 60g,三味共碾成细末,过筛,装瓶备用。患儿年龄在 3~6 个月者每次服 0.5g,7 个月~1 岁者每次服 1g,1~2 岁者每次服 1.5g,3~4 岁者每次服 2g,5 岁以上者每次服 3~6g。每日服 3 次,开水冲服。本组 126 例经治疗全部获效,其中服药 1~2 天而获痊愈者 108 例,服药 3~4 天痊愈者 16 例,余 2 例好转[11]。

2. 治疗老年人功能性便秘 车前子中等用量以上(>20g)具有通便作用。从本次观察结果看,大剂量(50~70g)的通便作用更为明显,有效率 78.90%,无副作用[12]。

3. 治疗急性结膜炎 车前子 50g,薄荷 10g,水煎 2 次,取汁 500~600ml,待药液凉后用消毒纱布蘸药汁洗患眼,洗时拨开上下眼睑,使药物进入睑球结膜,每日 1 剂,每日洗 3~5 次,至痊愈为止。治疗 16 例,连洗 3~5 日痊愈 9 例,连洗 6~7 日痊愈 5 例,连洗 7 日以上痊愈 1 例,有效率 100%[13]。

4. 治疗痛风 痛风饮:车前子 10g,秦皮 15g,秦艽 15g,川牛膝 15g,生地黄 15g,木瓜 10g,忍冬藤 15g,络石藤 15g,随证加减。每日 1 剂,2 次分服。1 周为 1 个疗程。治疗 30 例,治愈 18 例,好转 12 例,总有效率 100%[14]。

参 考 文 献

[1] 王素敏,张杰,李兴琴,等. 车前子对高脂血症大鼠机体自由基防御机能的影响[J]. 中国老年学杂志,2003,23(8):529-530.

[2] 李兴琴,张杰,王素敏. 车前子对高脂血症大鼠血清一氧化氮的影响[J]. 四川中医,2004,22(10):8-9.

[3] 王素敏,黎燕峰,代洪燕,等. 车前子调整脂代谢及其抗氧化作用[J]. 中国临床康复,2005,9(31):248-250.

[4] 李文明. 四子汤对家兔瞳孔和眼压影响的拆方研究[J]. 云南中医杂志,1990,11(4):27.

[5] 王勇,祁明信,黄秀榕,等. 车前子对晶状体氧化损伤所致 LEC 凋亡抑制作用的实验研究[J]. 现代诊断与治疗,2003,14(4):199-202.

[6] 舒晓宏，郭桂林，崔秀云．车前子苷镇咳、祛痰作用的实验研究[J]．大连医科大学学报，2001，23(4)：254-255.

[7] 王东，袁昌鲁，林力，等．车前子多糖对小肠运动障碍小鼠的影响[J]．中华中医药学刊，2008，29(6)：1188-1189.

[8] 刘强，牟洪波，刘元禄．中药车前子对小鼠气囊滑膜炎细胞因子 TNF-α 及 IL-12 影响的实验研究[J]．中华中医药学刊，2007，25(4)：816-817.

[9] 谢小梅，付志红．车前子多糖对小鼠阴道菌群失调的调整作用[J]．辽宁中医，2006，33(2)：241-242.

[10] 刘秀娟，欧芹，朱贵明，等．新车前子多糖对衰老模型大鼠脑氧化—非酶糖基化影响的实验研究[J]．中国老年学杂志，2009，29(4)：424-426.

[11] 张晓涛，王海涛，刘红云．车前止泻汤治疗小儿腹泻 126 例[J]．中国民间疗法，2002，10(4)：5.

[12] 刘晓红．不同剂量车前子治疗老年性便秘疗效观察[J]．中国中医药信息杂志，2003，10(11)：57.

[13] 高彩芝．车前子薄荷外洗治疗急性结膜炎 16 例[J]．河北中医，2002，24(6)：424.

[14] 苏木芳．痛风饮治疗痛风 30 例临床疗效观察[J]．安庆医学，2003，24(2)：32-33.

附：车前草

本品为车前的全草。夏季采收，洗净。鲜用或晒干用。药性、功用与车前子相似，但本品又有解毒及凉血作用，可用于热淋涩痛，水肿尿少，暑湿泄泻，痰热咳嗽，以及血热吐血、衄血，痈肿疮毒等。既可内服，亦可鲜品捣烂外敷。用量 9～30g，鲜品加倍，外用适量。

滑石　Huashi

【别名】液石、共石、脱石、番石(《名医别录》)，脆石、留石(《石本尔雅》)，画石(《本草衍义》)，活石(《中药志》)。

【来源】滑石，始载于《神农本草经》，列为上品。为硅酸盐类矿物滑石族滑石的块状体。主含含水硅酸镁[$Mg_3(Si_4O_{10})(OH)_2$]。主产于江西、山东、江苏、陕西、山西等地。为野生品种。

【采收炮制】采挖后除去泥沙及杂石，洗净，砸成碎块，粉碎成细粉或水飞研粉用。

【商品规格】商品按来源和性状有硬滑石和软滑石之分。按产地有西滑石(江西产)和东滑石(山东、辽宁产)之分。以整洁、色白、滑润、无杂石者为佳。习惯认为江西产品为最优，习称“西滑石”。

【药性】甘、淡，寒。归膀胱、肺、胃经。

【功效】利尿通淋，清热解暑，祛湿敛疮。

【应用】

1. 热结膀胱、淋证涩痛　滑石性寒而滑，寒能清热，滑可利窍，主归膀胱经，善于清泻膀胱之热结而通利水道，尤宜于膀胱湿热之小便短赤涩痛。治热淋可与木通、瞿麦、山栀等同用，方如《太平惠民和剂局方》八正散；或与石韦、冬葵子、瞿麦等同用，方如《证治汇补》石韦散。配合通草、车前子、冬葵子即为《备急千金要方》之滑石散，可治疗产后热淋，小便短赤涩痛。本品也常与海金沙、金钱草等同用治疗石淋，可排石通淋。若小便不利，茎中疼痛，少腹急痛，如《备急千金要方》以之与蒲黄为散，以酒送服。

2. 暑热烦渴、湿温初起　本品甘淡利湿，寒能清热，有清热解暑祛湿之功，为暑湿、湿温之常用药。治暑热烦渴，小便短赤，与甘草合用，如《伤寒标本》六一散；暑湿身热，脘闷心烦，则与青蒿、白扁豆、茯苓等合用，如《时病论》雷氏清凉涤暑方；湿温初起或暑温邪在气分，常与薏苡仁、蔻仁等同用，如《温病条辨》三仁汤；若湿热弥漫三焦，又与杏仁、黄芩、郁金等同用，如《温病条辨》杏仁滑石汤。若治伏暑吐泻，以之与藿香、丁香为末，米汤送服，如《普济方》玉液散。

3. 湿疹、湿疮　本品外用又可祛湿清热敛疮，用治湿疹、湿疮等皮肤病证。治天疱疮与甘草等份为末，或加绿豆末外用，如《景岳全书》金黄散；治风毒热疮，如《普济方》所载先以虎杖、豌豆、甘草等份煎洗，后以滑石粉外掺；用治热痱，常与白矾、枣叶为末外用，如《太平圣惠方》滑石散；亦可与薄荷、甘草等配制成痱子粉外用。

【用法用量】水煎服，10～20g，布包入煎，外用适量。

【鉴别用药】滑石与石膏：两药均能清热止渴，但滑石止渴在于利窍渗湿，使脾胃中和渴自止，故适用于暑热有湿而小便短赤不畅烦渴者。石膏止烦渴在于清阳明大热，使热去而津液存留，故阳明热盛烦渴用之适宜。两者外用均能祛湿收敛，但滑石粉偏用于湿疹、痱子流水而痒者，煅石膏则多用于疮疡久不收口者。

【使用注意】脾虚，热病伤津者忌用。

【药论】

1.《神农本草经》："主身热泄澼，女子乳难，癃闭，利小便，荡胃中积聚寒热。"

2.《药性论》："能疗五淋，主难产。除烦热心躁，偏主石淋。"

3.《本草纲目》："疗黄疸，脚气，吐血，衄血，金疮出血，诸疮肿毒。"

【现代研究】

（一）化学成分

主含硅酸镁[$Mg_3(Si_4O_{10})(OH)_2$]，含氧化镁 31%，二氧化硅 63%，并含有黏土、石决、铁等发质。高岭石为含水硅酸铝，含二氧化铝 39.56%，二氧化硅 46.5%，水 13.94%，并含钙、镁、钠、钾等，尚含硝酸。

（二）药理作用

抑菌作用：在体外，10%的滑石粉对伤寒杆菌、甲型副伤寒杆菌有抑制作用。将本品撒布创面，能形成被膜，有保护创面、吸收分泌物、促进结痂作用[1]。

（三）临床报道

1. 治疗尿路结石　金车滑石汤药用：金钱草 30～60g，滑石 20g，车前子 30g，三棱 15g，莪术 15g，桃仁 15g，红花 15g，瞿麦 20g，萹蓄 20g，生鸡内金 30g，赤芍 15g，海金沙 30g，石韦 20g，随证加减。水煎服，每日 1 剂，每次服 250ml，1 日 2 次，10 天为 1 个疗程，观察 1～2 个疗程。治疗 98 例，治愈 68 例，显效 20 例，有效 8 例，无效 2 例，总有效率 98%[2]。

2. 降低激素治疗慢性肾炎的副作用　猪苓汤（猪苓 30g，阿胶、泽泻、滑石各 10g，茯苓 15g）为基本方，采取分期、分阶段辨证分型加减治疗 35 例慢性肾炎患者，全部病人均在服用激素治疗。结果显示，猪苓汤减少激素治疗慢性肾炎患者的副作用，显效 29 例，有效 5 例，无效 1 例，有效率占 83%[3]。

3. 治疗前列腺炎　滑石甘草汤：滑石、牡丹皮、生地黄、柴胡、川楝子各 12g，甘草 9g，香附 10g，金银花 30g，连翘、蒲公英各 15g，随证加减。上药共煎，常规服用，4 周为 1 个疗程。30 例患者中治愈 13 例，显效 12 例，好转 5 例，总有效率 100%[[4]。

4. 治疗痛风　以单味滑石 40g，布包，水煎代茶饮，每日 1 剂。患者服药 12 天后，右足趾疼痛明显减轻。服药 20 余日后，诸症消失。随访 3 年未复发。其间停服秋水仙碱，仍间断服用滑石以巩固。此法临床疗效显著[5]。

5. 治疗肝炎　滑石保肝散：滑石15g，甘草5g，青黛5g，白矾5g。上药共研细末，每次3g，每日2次，早晚温开水冲服，10天为1个疗程。治疗105例，治愈93例，好转12例，全部有效[6]。

6. 治疗反流性食管炎　滑石30g，黄连3g，枳壳10g，赭石12g，甘草6g。水煎，早晚空腹服，每日1剂。10天为1个疗程，连续用药2～3个疗程，治疗16例，症状均消失[7]。

7. 治疗产后缺乳　滑石粉60g(包，先煎)，炒冬葵子30g(杵碎)，每日1剂，水煎服。随证加减。治疗68例，显效52例，有效16例；服药3剂见效者51例，6剂见效者17例[8]。

8. 治疗化脓性中耳炎　滑石20g，枯矾10g，冰片5g。三药共研为细末，每晚睡前用盐开水洗净耳内脓液，将药粉放入耳内，外面用脱脂棉填塞，连续用药10次。一般7天左右耳内脓干，10天愈合，观察1年无复发。治疗化脓性中耳炎20例，疗效满意[9]。

9. 治疗婴儿尿布皮炎　黄柏10g，滑石30g，冰片1g，研粉，外涂尿布疹局部，每天3～4次，大便后用温水清洗擦干，随时涂药；对照组清洁患儿皮肤，保持干燥，并外涂婴儿尿湿粉，每天3～4次，两组疗程均为3天。治疗组49例，治愈36例，好转10例，无效3例；对照组42例，治愈11例，好转19例，无效12例；两组总有效率比较差异有统计学意义($P<0.01$)[10]。

10. 治疗烧伤、烫伤　配制滑石粉、石膏粉各等份，用麻油调成糊状。首先用生理盐水棉球清洗创面，若水疱较大，用灭菌注射器刺破，抽吸疱液后，麻油双石膏外涂创面，消毒纱布包扎，每日更换1次。烫伤面积较大的常规予输液，应用抗生素预防感染。60例患者用药当天均疼痛减轻，Ⅰ度烫伤平均3天治愈，浅Ⅱ度烫伤平均7天治愈，深Ⅱ度烫伤平均12天治愈，Ⅲ度烫伤平均35天治愈[11]。

11. 治疗带状疱疹　取滑石80g，青黛30g，先将滑石粉和青黛粉装入烧杯中，再倒入75%乙醇150ml搅拌均匀，用无菌棉签涂抹在局部疱疹表面，水疱多且大者，可在清疮后将水疱挑破，直接涂抹在疮面上，待干后再加涂一层，反复多次，直至形成较厚的保护膜。治疗55例用药后4～7天结痂，随后脱落，1例疱疹面积较大者25天治愈。平均敷药4.6天[12]。

参考文献

[1] 赵国平，陈仁寿，戴慎. 中药大辞典[M]. 2版. 上海：上海科学技术出版社，2006：3387.
[2] 罗关靖. 金车滑石汤治疗尿路结石98例观察[J]. 实用中医药杂志，2009，25(5)：287.
[3] 廖锦芳. 猪苓汤加味在激素治疗慢性肾炎中的临床应用[J]. 海峡药学，2005，17(4)：147-148.
[4] 袁晓冬，王智. 滑石甘草汤治疗慢性前列腺炎的临床观察[J]. 中医药学报，2007，35(3)：52-53.
[5] 兰友明，鲍雪娇. 滑石治疗痛风[J]. 中医杂志，2000，41(5)：266.
[6] 朱树宽，郭月红. 重用滑石降酶治肝炎[J]. 中医杂志，2000，41(5)：265.
[7] 李保华. 滑石治疗反流性食管炎[J]. 中医杂志，2000，41(5)：265.
[8] 王乃汉. 重用滑石治疗产后缺乳[J]. 中医杂志，2000，41(5)：267.
[9] 熊大邦. 滑石外用治耳疾[J]. 中医杂志，2000，41(5)：267.
[10] 方娟，张蕾，赵洁. 黄柏滑石冰片治疗婴儿尿布皮炎的初期效果观察[J]. 中国药物与临床，2009，9(10)：990.
[11] 赵伍，蒋凤姣. 麻油双石膏治疗烧烫伤60例[J]. 现代中医药，2008，28(1)：22.
[12] 姚春杨，周学华. 青黛、滑石治疗带状疱疹56例[J]. 山东中医杂志，2009，28(12)：861.

木通　Mutong

【别名】 通草、附支(《神农本草经》)，丁翁(《吴普本草》)，丁父(《广雅》)，葍藤(《本草经集注》),王翁、万年、万年藤(《药性论》),燕覆、乌覆(《唐本草》)。

【来源】 为木通科植物木通 *Akebia quinata*(Thunb.)Decne.、三叶木通 *A. trifoliate*(Thunb.)Koidz. 和白木通 *A. trifoliate*(Thunb.)Koidz. var. *australis*(Diels)Rehd. 的干燥藤茎。木通主产于陕西、山东、江苏、安徽等地;三叶木通主产于河北、山西、山东、河南等地;白木通主产于西南地区。

【采收炮制】 9月至翌年3月采收,割取茎部,切段,去掉外面糙皮,晒干或烤干;润透,切薄片,晒干。

【商品规格】 以无老皮、内皮色黄,质轻而坚硬,折断面色黄者为佳。

按《中国药典》(2010年版一部)规定:本品水溶性浸出物按冷浸法测定不得少于16.0%。

【药性】 苦,寒。有毒。归心、小肠、膀胱经。

【功效】 利尿通淋,清心火,通经下乳。

【应用】

1. 小便涩痛、水肿　本品清热利水而通淋、消肿,用治膀胱湿热,小便短赤涩痛,方如《太平惠民和剂局方》八正散;用于血淋,则与小蓟、生地黄、蒲黄等同用,如《济生方》小蓟饮子;湿热壅盛之水肿,可与商陆、泽泻、赤小豆等同用,如《济生方》疏凿饮子;治水气虚肿,小便短涩,又与乌桕根皮、槟榔等同用,如《太平圣惠方》所载;若对腹肿胀大,小便不利,以之与桑白皮、大腹皮等同用,如《圣济总录》所载。

2. 口舌生疮、心烦尿赤　木通能上清心经之火,下泄小肠之热,使湿热之邪下行,从小便而出,故有降火利尿之功。常与生地黄、竹叶、甘草同用,如《小儿药证直诀》导赤散。

3. 经闭不调、乳汁不通　本品通利血脉,调经止痛,又可利窍下乳。用于血瘀闭经,月事不调,如《本事经疏》中以本品与牛膝、生地黄、延胡索同用或入四物汤用;产后乳胀,乳汁不下,常与钟乳石、漏芦、天花粉等同用,如《圣济总录》木通汤。

【用法用量】 水煎服3~6g。

【使用注意】 本品不宜过量或久服。孕妇慎用,内无湿热者、儿童与年老体弱者慎用。

【鉴别用药】 木通药材品种很复杂,关木通为马兜铃科植物东北马兜铃 *Aristolochia manshuriensis* Kom. 的干燥藤茎。分布于东三省及山西、甘肃、陕西等地区。《中国药典》(1963年第一版)定为正品。作为临床常用品应用有100多年历史。但据考证,历代本草所记载的木通则为木通科木通 *Akebia quinata*(Thunb.)Decne.,而非关木通。考虑到近年来国内外有大量的有关关木通引起肾脏损害等不良反应的报道,目前有关部门决定以木通科木通作为正品。

【药论】

1.《药性论》:"主治五淋,利小便,开关格,治人多睡,主水肿浮大,除烦热。"

2.《日华子本草》:"安心除烦,止渴退热,治健忘,明耳目治鼻塞,通小肠,下水破积聚血块,排脓,治疮疖,止痛,催生下胞,女人血闭,月候不匀,天行时疾,头痛目眩,羸劣乳结,及下乳。"

3.《本草新编》:"木通,逐水气,利小便,亦佐使之药,不可不用,而又不可多用,多用则泄人元气……。功何异于猪苓,但嫌其苦寒损胃,非若淡泻之无害也。胃气既伤,元气必耗。"

4.《本草备要》:"君火宜木通,相火宜泽泻,利水虽同,所用各别。"

【现代研究】

（一）化学成分

木通中主要含有三萜皂苷成分，茎中还含有豆甾醇、β-谷甾醇、胡萝卜苷、白桦脂醇、肌醇、蔗糖等；根中含有豆甾醇、β-谷甾醇及胡萝卜苷。木通水浸出物中所含无机成分以钾盐为最多，占原生药的0.25%。三叶木通根中含有豆甾醇、β-谷甾醇、胡萝卜苷。从白木通的茎中提取粗多糖ATBB-2；三叶木通和白木通果实中均含17种氨基酸，其中天冬氨酸、谷氨酸、丙氨酸、亮氨酸多。

（二）药理作用

1. 利尿作用　白木通、关木通、川木通的水煎剂、水提醇沉剂、灰分对大鼠、家兔的利尿实验研究结果表明，3种木通均有显著的利尿作用，白木通效果最佳。同时3药均能促进K^+排泄，临床应用应当引起注意[1]。用大鼠代谢笼法，观察三叶木通水提物大、中、小3个剂量组的利尿作用，结果三叶木通大剂量组动物在水负荷3～6小时、中剂量组在4～6小时、小剂量组5～6小时的尿量显著增加，与模型组相比差异显著（$P<0.05$，$P<0.01$）[2]。

2. 抑菌作用　采用体外抑菌实验，三叶木通水提物对乙型链球菌、痢疾杆菌作用明显，对大肠杆菌、金黄色葡萄球菌有一定的抑菌作用[2]。

3. 抗炎作用　三叶木通水提物大、中、小3个剂量组对二甲苯致耳廓肿胀ICR小鼠炎症模型具有抗炎作用，能显著抑制二甲苯致炎症反应，治疗组与模型组、吲哚美辛对照组相比差异显著[3]。

4. 对酶活性的抑制作用　三叶木通果实不同部位（果皮、果肉、种子）的乙醇提取物对酪氨酸酶活性均有一定的抑制作用，其中尤以果肉对酪氨酸酶活性有极佳的抑制效果，200、500μg/ml的果肉提取物对酪氨酸酶活性抑制率分别为54.60%、77.64%[3]。三叶木通水提物对肝脏CYP3A活性有抑制作用，与正常对照组相比差异显著（$P<0.05$）；三叶木通对肝组织P-gp水平有降低作用，与正常对照组比较有统计学差异（$P<0.05$）[2]。

（三）临床报道

促进产后泌乳　木通木瓜汤（木通15g～20g，路路通10～15g，青木瓜500～1200g，猪蹄子1个约500g，红枣数颗，清水2000～3000ml，用砂锅慢火煲1～2小时，加入盐、味精适量调味即可）。产后当天服用，每日服用2～3次，每次250～300ml，服用1～2天。治疗组、对照组各42例，两组产后2～4天泌乳量及乳胀情况比较均有统计学意义（$P<0.05$）[4]。

（四）不良反应

1. 毒性　三叶木通果实的果皮、果肉对小鼠无毒，果皮滤液的最大耐受量大于50g/kg，果肉的最大耐受量大于100g/kg；而种子与蒸馏水1∶1（g∶ml）的混悬液却对小鼠有毒，LD_{50}为12.83g/kg灌胃后，绝大多数小鼠5～10分钟内自发活动减少，呈嗜睡状态，1～2小时死亡，死亡前少数有轻度惊厥（后肢向后伸），呼吸先停，随后心跳停止；未死亡小鼠中毒症状持续约3～4小时，随后小鼠的饮食、活动恢复正常[5]。临床毒性表现为急性或慢性肾衰竭。

2. 中毒原因　木通的中毒原因主要是大剂量（50～120g）应用致急性中毒，小剂量或正常剂量长期服用使毒性物质在体内积蓄致慢性中毒。

3. 中毒机理及症状　短期大剂量应用关木通引起急性肾衰竭，可伴近端及远端肾小管功能障碍，如肾性糖尿、低渗尿及肾小管酸中毒，且患者常伴有上消化道症状如恶心、呕吐、上腹不适等[6]。长期小剂量服药者易出现慢性肾脏病变，患者此时即使停药，肾功能损害仍可继续进展，其临床表现呈氮质血症或终末期肾衰竭，可有轻、中度高血压和较早地出现贫血，B超检查肾脏体积缩小[7]。

4. 中毒救治

（1）洗胃，灌肠，服用活性炭末。

（2）出现肾功能损害，尿毒症明显时，应限制液体输入量，补充足够热量，限制蛋白摄入；有高血钾时，应用胰岛素加葡萄糖液或用5%碳酸氢钠静脉点滴。

（3）若伴有脱水、血容量不足及休克时，应补充血容量，酌情补液，并用甘露醇等静脉点滴。

（4）若肾衰症状严重，用药后仍不能纠正时，可用血液透析或腹膜透析疗法。

参考文献

[1] 张卫华. 三种木通利尿作用及其毒性的比较研究[J]. 中国药学杂志，1989，24(10)：594.

[2] 白梅荣，张冰，刘小青，等. 三叶五叶木通提取物药效及对药酶影响的比较研究[J]. 中华中医药学刊，2008，26(4)：732-735.

[3] 彭涤非，钟彩虹，周海燕，等. 三叶木通(Akebia trifoliata)果实乙醇提取物对酪氨酸酶体外活性的影响[J]. 武汉植物学研究，2008，26(2)：183-185.

[4] 卢微微，钟琴，黄建菲，木通木瓜汤用于产后泌乳效果观察[J]. 护理研究，2005，19(10)：2018-2019.

[5] 钟彩虹，黄宏文，韦玉先，等. 三叶木通果实对小鼠急性毒性的初步研究[J]. 武汉植物学研究，2009，27(6)：688-691.

[6] 尹广，胡伟新，黎磊石. 木通中毒的肾脏损害[J]. 肾脏病与透析肾移植杂志，1999，354：481-482.

[7] Van Ypersele de Strihou C，Vanherweghem JL. The tragic. paradigm of Chinese herbs nephropath [J]. Nephrol Dial Transplant，1995，(10)：157-160.

通草　Tongcao

【别名】 寇脱（《山海经》），葱草（《本草汇言》），通脱木（《本草拾遗》），白通草（《药性切用》），大通草（《四川中药志》），大叶五加皮（《湖南药物志》），五加风、宽肠、大通塔、大木通、五角五加、通花五加（《湖南药物志》）。

【来源】 通草始载于《本草拾遗》，为五加科植物通脱木 *Tetrapanax papyriferus* (Hook.)K. Koch 的茎髓。分布于福建、台湾、广西、湖南、湖北、云南等地。为野生品种，也有栽培品种。

【采收炮制】 秋季采收，割取地上茎截成段，趁鲜取出髓部，理直晒干。将茎髓加工制成方形薄片，称为"方通草"；加工时修下来的边条称为"丝通草"。

【商品规格】 商品因加工方法不同分有：通草棍、通丝、通方等规格。以条粗、色洁白者为佳。

按《中国药典》(2010年版一部)规定：本品含水分不得过16.0%，总灰分不得过8.0%。

【药性】 甘、淡，微寒。归肺、胃、膀胱经。

【功效】 清热利水，通乳。

【应用】

1. 膀胱湿热、小便淋沥涩痛　通草味淡性寒，气味俱薄，淡渗清降，引热下行，从小便而出，治淋证之小便不利、淋沥涩痛，配伍木通、青皮、赤芍、连翘等应用，方如《医学六要》通草汤。又可与冬葵子、滑石、石韦同用，如《普济方》通草饮子。

2. 水肿尿少、温病初起　本品淡渗利水而消肿，用于水湿停蓄之水肿、小便不利等病证，可配伍猪苓、泽泻、木通等药；又可与猪苓、地龙、麝香为末，米汤送服，如《小儿卫生总微论方》通草散；本品性寒而质轻，又能清热利湿，解除在表之湿邪，如《温病条辨》三仁汤。

3. 产后乳汁不下　本品入阳明胃经，通气上达而下乳汁，用于产后乳汁不畅，常与穿山甲、川芎等同用，如通乳汤，又如《湖南药物志》，以之与人参炖猪脚服食。

【用法用量】水煎服3～5g。

【使用注意】气阴两虚，内无湿热及孕妇慎用。

【鉴别用药】通草本是木通之原名，又是通脱木之异名。考通草又名木通，始见于唐代《药性本草》；而通脱木又名通草，始见于唐代《本草拾遗》。二者皆称通草，使人易于相混，故宋代苏颂曾明确指出："俗间所谓通草乃通脱木也。古方所用通草皆今之木通。"苏颂虽如此分清名实，但在当时本草书上仍将二者混为一条。至明代李时珍所著的《本草纲目》始各列条目。

通草与木通均能清热利水，通乳汁，但通草甘淡微寒，木通苦寒，清热利湿之功木通强于通草。因通草质轻蓬松，应用剂量不宜过大；木通因多用"泄人元气"，也不宜大剂量。

【药论】

1.《本草纲目》："通草色白而气寒，味淡而体轻，故入太阴肺经，引热下降而利小便；入阳明胃经，通气上达而下乳汁。"

2.《本草正义》："通草清热利水，性与木通相似，但无其苦，则泄降之力缓而无峻厉之弊，虽则通利，不甚伤阴，湿热之不甚者宜之。"

【现代研究】

（一）化学成分

通草含肌醇、多聚戊糖、葡萄糖、果糖、乳糖、半乳糖醛酸及谷氨酸等15种氨基酸，尚含钙、镁、铁等21种微量元素。

（二）药理作用

1. 利尿作用　用代谢笼法观察7个品种通草对大鼠尿量及尿氯、尿钠、尿钾排出量的影响，给药剂量均为4g/kg，结果表明通脱木能明显增加大鼠尿中钾离子的排出，而对尿钠、尿氯无明显影响，认为通草利尿作用与排钾有关[1]。

2. 解热、抗炎作用　采用啤酒酵母致大鼠发热法，发现通脱木水煎液10g/kg剂量组解热作用明显（$P<0.05$）。采用角叉菜胶致大鼠足肿胀法发现通草10g/kg剂量组有显著抗炎作用（$P<0.05$）[2]。

3. 抗氧化作用　通草总多糖较长时间腹腔注射给予9月龄小鼠，可明显降低小鼠血清和肝脏中过氧化脂质（LPO）含量，降低小鼠脑组织和心肌中脂褐素（LF）含量，提高小鼠全血超氧化物歧化酶（SOD）活力。表明通草总多糖具有良好的抗氧化作用[3]。

（三）临床报道

1. 治疗泌尿系结石　自拟通草琥珀汤：通草60g，石韦、滑石、冬葵子、白芍各30g，琥珀（后下）5g，蒲黄、王不留行各15g，大黄（后下）、木香（后下）各10g。随证加减，每天1剂，水煎分2次服。7天为1个疗程，治疗1～4个疗程。结果临床治愈36例，好转15例，无效4例，总有效率92.7%[4]。

2. 治疗老年前列腺增生性排尿障碍　鲜通草根50～100g，煎水取汁300ml，1日2次分服;或用通草根干细粉10g,1日3次,开水调后冲服。治疗组、对照组均口服酚苄明(个体化给药)、前列康200mg,1日3次,均治疗7天。治疗组31例,显效29例,有效2例,有效率达100%;对照组28例,显效20例,有效5例,无效3例,有效率为89.3%。治疗组与对照组比较差异显著($P<0.05$)[5]。

3. 预防产后乳胀　通草鲫鱼汤:通草15～20g,鲫鱼1条约500g,红枣数颗。对照组产后行常规护理,指导普通饮食。产后当天开始食用,每日3次,连服3～4天。结果观察组产妇产后第2天中度乳胀率高于对照组,乳汁的产生、乳房的充盈早于对照组,而产后第3、4天观察组重度乳胀率明显低于对照组($P<0.05$)[6]。

参考文献

[1] 陈敏章,顾英奇,胡熙明,等.中华人民共和国药典(一部)[M].北京:化学工业出版社,1995:270.

[2] 沈映君,曾南,苏亮,等.八种通草的解热、抗炎作用实验研究[J].四川生理科学杂志,1995(Z1):4.

[3] 曾南,沈映君,贾敏如.通草及小通草多糖抗氧化作用的实验研究[J].中国中药杂志,1999,24(1):46-49.

[4] 陈妍.通草琥珀汤治疗泌尿系结石55例[J].新中医,2002,34(7):58.

[5] 张美莉.土家药通草根治疗老年男性前列腺增生性排尿障碍31例临床观察[J].中国民族医药杂志,2007(2):8-9.

[6] 肖晓琴.通草鲫鱼汤预防产后乳胀效果观察[J].护理学杂志,2004,19(4):61-62.

瞿麦　Qumai

【别名】 巨句麦(《神农本草经》),大兰(《名医别录》),山瞿麦(《备急千金要方》),南天竹草(《圣济总录》),剪绒花(《医林纂要》),竹节草(《山东中药》),龙须(《新本草纲目》)。

【来源】 瞿麦,始载于《神农本草经》,为石竹科植物瞿麦 *Dianthus superbus* L. 和石竹 *D. chinensis* L. 的带花全草。全国大部分地区均有分布,主产于河北、河南、辽宁、湖北、江苏等地。为野生品种,也有栽培品种。

【采收炮制】 夏、秋二季花果期采割,除去杂质,晒干。切段生用。

【商品规格】 商品有瞿麦和石竹瞿麦两种,均为统装。以身干色黄绿、无杂草、无根须及花未开放者为佳。

按《中国药典》(2010年版一部)规定:本品含水分不得过12.0%,总灰分不得过10.0%。

【药性】 苦,寒。归心、小肠经。

【功效】 利尿通淋,破血通经。

【应用】

1. 小便不利、淋沥涩痛　本品苦寒降泄,能清利膀胱湿热,有利尿通淋之功。宜用于热淋,常与车前子、萹蓄、木通等同用,如《太平惠民和剂局方》八正散;若治下焦热结,小便淋沥有血,宜与山栀、甘草等合用,如《太平惠民和剂局方》立效散;用治石淋,可与石韦、滑石、冬葵子、车前同用,如《证治汇补》石韦散;又如《世医得效方》石燕丸或如《外台秘要》以本品单味为末服;若治产后淋证,《得配本草》以之与蒲黄同用;治下寒上燥,小便不利,可与瓜蒌、茯苓、附子等伍用,如《金匮要略》瓜蒌瞿麦丸。

2. 血瘀经闭、月经不调　本品苦泄下行,有活血通经之效,对于血热兼瘀阻之闭经或月经不调尤宜,可与当归、赤芍、大黄等配伍应用,如《普济方》瞿麦丸。

【用法用量】水煎服 9～15g。

【使用注意】脾气虚弱及孕妇慎用。

【药论】

1.《神农本草经》:“主关格诸癃结,小便不通……破胎坠子,下闭血。”

2.《本草备要》:“降心火,利小肠,逐膀胱邪热,为治淋要药。”

【现代研究】

（一）化学成分

瞿麦含生物碱、磷酸、维生素 A 类物质等,花含丁香油酚、苯乙醇、水杨酸甲酯等。全草含皂苷、维生素等。

（二）药理作用

1. 利尿作用　石竹类均具明显的利尿作用,兴安石竹、三脉石竹利尿作用最强,辽东石竹和石竹次之,山东石竹也有明显的利尿作用,但持续时间较短,而瞿麦类利尿作用相比之下不显著[1]。

2. 抑菌作用　瞿麦对大肠杆菌、副伤寒沙门氏菌、金黄色葡萄球菌、枯草杆菌、变形杆菌五种受试菌都有抑菌性能,且对大肠杆菌、变形杆菌等有很强的抑菌效果[2]。

3. 抗衣原体作用　应用微量 McCoy 细胞培养法检测,瞿麦有抗泌尿生殖道沙眼衣原体活性作用,随着药物浓度的升高,衣原体包涵体的体积和数量逐渐减小、减少,最后消失,表明瞿麦对泌尿生殖道沙眼衣原体有抑制作用[3]。

4. 抗结石形成作用　把 SD 大鼠分为正常对照组、模型组、结石通阳性对照组、瞿麦组共 4 组进行实验,并测定大鼠肾脏切片中肾小管内草酸钙晶体的形成情况。结果瞿麦组治疗的大鼠肾脏草酸钙结晶形成程度比模型组明显减轻[4]。

（三）临床报道

1. 治疗糖尿病肾衰阳虚型水肿　瓜蒌根 15g,瞿麦 15g,茯苓 15g,怀山药 20g,五爪龙 30g,炮附子 5g。每日 1 剂,水煎,早晚分 2 次服。治疗 32 例,显效 18 例,有效 11 例,无效 3 例,有效率为 90.62%[5]。

2. 治疗糖尿病肾病蛋白尿　将 30 例病人随机分为治疗组 15 例,给予常规西医治疗加服瓜蒌瞿麦丸;对照组 15 例单纯给予常规西医治疗;均连续观察 2 月。结果治疗组治疗后 24 小时尿白蛋白排泄量明显降低,优于对照组[6]。

3. 治疗输卵管结石　瞿麦石淋汤:瞿麦、萹蓄、赤芍各 30g,泽泻、金钱草、滑石、三棱、青皮各 15g,枳实、栀子各 10g,大黄(后下)、甘草各 6g。随证加减,水煎取汁 400ml,每日 1 剂,每日 2 次分服。治疗 118 例,有效率为 76.27%[7]。

4. 治疗盆腔炎　瞿麦 50g,加水 100ml,文火煎 20 分钟。每日 1 剂,当茶饮。连用 1～2 个月,所有患者均行 B 超复查。治疗 60 例中服药 1 个月包块消失者 57 例,另 3 例服用 2 个月包块消失,全部患者自觉症状消失,妇科检查无阳性体征[8]。

5. 治疗囊肿　瞿麦 50g,加水 1000ml,煮沸后文火煎 20 分钟,取汁当茶饮,每日 1 剂。结果全部患者治疗 1～3 个月后均取得较好疗效,痊愈 46 例,14 例 B 超提示囊肿明显缩小,无任何症状,随访无复发[9]。

参考文献

[1] 李静. 山东瞿麦研究进展[J]. 山东中医杂志,2000,19(08):510-511.

[2] 杨红文,胡彩艳,汤雯君,等.瞿麦、地榆、没药和紫花地丁的体外抑菌实验研究[J].宜春学院学报,2010,32(12):89-90.

[3] 李建军,涂裕英,佟菊贞,等.瞿麦等12味利水中药体外抗泌尿生殖道沙眼衣原体活性检测[J].中国中药杂志,2000,25(10):627-628.

[4] 李兴广,高学敏.瞿麦水煎液对小鼠妊娠影响的实验研究[J].北京中医药大学学报,2000,23(6):40-42.

[5] 罗试计,庞英华,许廷生.瓜蒌瞿麦散治疗糖尿病肾衰阳虚型水肿32例[J].河南中医,2006,26(4):44-45.

[6] 陈志刚.瓜蒌瞿麦丸治疗糖尿病肾病蛋白尿的临床观察[J].长春中医药大学学报,2009,25(1):92.

[7] 牛占海,刘冬艳.瞿麦石淋汤治疗输尿管结石118例[J].中国社区医师,2009,11(17):54

[8] 马秀,张淑荣.瞿麦煎治疗盆腔炎性包块60例[J].山西中医,2002,18(S1):73.

[9] 裴桂兰,黄海琴,孙启光,等.瞿麦茶治疗囊肿[J].中国民间疗法,2006,14(12):61-62.

萹蓄 Bianxu

【别名】萹竹(《神农本草经》),扁蓄(《太平惠民和剂局方》),粉节草、道生草(《本草纲目》),蓄辩、萹蔓(《吴普本草》),斑鸠台(《安徽药材》),扁猪牙(《东北药用植物志》)。

【来源】萹蓄,始载于《神农本草经》。为蓼科植物萹蓄 *Polygonum aviculare* L.的全草。全国各地均有分布。为野生品种,也有栽培品种。

【采收炮制】夏季叶茂盛时采收,晒干,切碎,生用。

【商品规格】以身干、色绿、叶多、棵壮、质嫩、无杂质者为佳。

按《中国药典》(2010年版一部)规定:本品含水分不得过12.0%,总灰分不得过14.0%,酸不溶性灰质不得过4.0%,含杨梅苷($C_{21}H_{20}O_{12}$)不得少于0.030%。

【药性】苦,微寒。归膀胱经。

【功效】利尿通淋,杀虫止痒。

【应用】

1. 湿热下注、小便短赤、淋沥涩痛　本品可清下焦湿热而利水通淋。古方有单味煎服或与瞿麦、车前子、滑石、栀子等配伍,方如《太平惠民和剂局方》八正散。若与小蓟、白茅根配伍,可治血淋。

2. 皮肤湿疹、滴虫阴痒　本品苦能燥湿,微寒清热,对于湿热为邪之湿疹、湿疮、阴痒等证可煎汤外洗,有杀虫止痒作用,鲜品为佳。

3. 虫病　本品善杀“三虫”,治疗蛔虫病、蛲虫病、钩虫病,配伍榧子、槟榔等杀虫药应用,亦可单味煎服。蛲虫病晚间肛痒,可用本品煎汁,趁热先熏后洗,方如《类证治裁》萹蓄汤,即单用本品煎服,治疗肛门虫痒,并治脱肛。

【用法用量】水煎服,9～15g,外用适量。

【使用注意】无湿热或脾虚者慎用。

【鉴别用药】萹蓄与瞿麦均为清热利水通淋药,用于治尿涩热痛之病,两药常相须为用。两者均可用于热毒疮肿,湿疹瘙痒;但萹蓄又杀虫,治疗滴虫病与肠道寄生虫病;而瞿麦又能破血通经,可用于妇女经闭。

【药论】

1.《神农本草经》:“主浸淫疥瘙,疽痔,杀三虫。”

2.《名医别录》:“主女子阴蚀。”

3.《滇南本草》:“利小便,治五淋白浊,热淋,瘀精涩闭关窍,并治妇人气郁,胃中湿热,或白带之症。”

4.《本草纲目》“治霍乱,黄疸,利小便。”

【现代研究】

(一) 化学成分

全草含萹蓄苷、槲皮苷、右旋儿茶精、没食子酸、咖啡酸、草酸、硅酸、绿原酸、ρ-香豆酸、黏液质、葡萄糖、果糖及蔗糖。

(二) 药理作用

1. 抗氧化作用　通过微型化学实验法(恒压分液漏斗)提取萹蓄及其牛、羊奶炮制品中总黄酮,研究其对羟基自由基清除作用、对超氧阴离子清除作用。结果表明:抗氧化性萹蓄生药>牛奶炮制品>羊奶炮制品[1]。

2. 舒张血管作用　萹蓄黄酮苷能浓度依赖性地降低去甲肾上腺素或氯化钾预收缩血管张力,能明显抑制去氧肾上腺素引起的血管环收缩作用[2]。

(三) 临床报道

1. 治疗热淋证　自拟萹蓄瞿麦汤:萹蓄 10g,瞿麦 10g,车前子 10g,盐知母、盐黄柏各 10g,白茅根 10g,六一散 10g,蒲公英 10g,连翘 10g。随证加减,每日 1 剂,水煎分 2 次服,3 剂为 1 个疗程。治疗热淋证小便频数,滴沥刺痛,欲出未尽,小腹拘急者 36 例。结果治愈 32 例,好转 4 例,全部获效[3]。

2. 治疗急性腹泻　萹蓄二花汤:萹蓄、二花、苦参、人黄、枳壳、槟榔、甘草。随证加减。每日 1 剂,水煎服。根据病情酌情补充葡萄糖液及维生素。对照组用葛根芩连汤治疗,每日 1 剂,水煎分 2 次服。两组病例均治愈,治疗组平均治愈时间为 4.2 天,对照组平均治愈时间为 4.1 天,两组疗效比较无显著性差异($P>0.05$)[4]。

(四) 毒性

10%～20%萹蓄浸剂对猫、兔静脉注射的最小致死量为 20ml/kg,1∶4煎剂为 20ml/kg,水提取物对小鼠腹腔注射的最小致死量为 10ml/kg[5]。

参 考 文 献

[1] 海平,苏雅乐.萹蓄及其炮制品总黄酮含量及抗氧化性测定[J].中国民族民间医药,2008(12):3-6.

[2] 王桂芝,罗希锋,孙博,等.萹蓄黄酮苷对大鼠离体胸主动脉的舒张作用与机制[J].哈尔滨医科大学学报,2010,44(4):315-318.

[3] 侯向荣.自拟萹蓄瞿麦汤治疗热淋证[J].中国民间疗法,2003,11(7):47.

[4] 方志林.萹蓄二花汤治疗急性腹泻疗效观察[J].湖北中医杂志,2006,28(7):30.

[5] 赵国平,戴慎,陈仁寿.中药大词典[M].2 版.上海:上海科学技术出版社,2006:3233.

地肤子　Difuzi

【别名】 地葵(《神农本草经》),地麦(《名医别录》),落帚子《(日华子诸家本草)》,益明(《药性论》),独扫子(《百一选方》)。

【来源】 地肤子始载于《神农本草经》,列为上品,为藜科植物地肤 *Kochia scoparia*(L.)

Schrad 的成熟果实。主产于河北、山西、山东、河南、江苏等地。为野生品种，也有栽培品种。

【采收炮制】秋季果实成熟时采收植株，晒干，打下果实，除去杂质，生用。

【商品规格】以身干、果实色灰绿、饱满、不含杂质者为佳。

按《中国药典》(2010 年版一部)规定：本品含水分不得过 14.0%；总灰分不得过 10.0%；酸不溶性灰分不得过 3.0%。按干燥品计算，含地肤子皂苷Ⅰc($C_{41}H_{64}O_{13}$)不得少于 1.8%。

【药性】辛、苦，寒。归肾、膀胱经。

【功效】清热利湿，祛风止痒。

【应用】

1. 热淋涩痛　本品苦寒，能通利小便，清下焦膀胱湿热。用于膀胱湿热，小便淋沥涩痛，古方有单用煎服。也与知母、黄芩、瞿麦、通草等配伍应用，方如《备急千金要方》地肤子汤。

2. 湿疹、瘙痒　本品能祛除皮肤中湿热与风邪而止痒，用于湿疹湿疮、风疹瘙痒常与白鲜皮、蝉蜕、薄荷、荆芥等清热燥湿、祛风止痒药配伍。也可用于男女阴部湿痒，与蛇床子、苦参、白矾、川椒等燥湿杀虫药配伍煎汤熏洗患部。若治久疹时发，如《肘后备急方》单味为末，酒送服。

【用法用量】水煎服 9～15g。外用适量，煎汤熏洗。

【药论】

1.《神农本草经》："主膀胱热，利小便。"

2.《滇南本草》："利膀胱小便积热，洗皮肤之风，疗妇人诸经客热，清利胎热，妇人湿热带下用之良。"

3.《本草求真》："地肤子，治淋利水，清热，功颇类于黄柏。但黄柏其味苦烈，此则味苦而甘，黄柏大泻膀胱湿热，此则其力稍逊。凡小便因热而见频数及或不禁，用此苦以入阴，寒以胜热，而使湿热尽从小便而出也。"

【现代研究】

(一) 化学成分

地肤子含三萜皂苷、脂肪及生物碱、维生素 A 类物质。

(二) 药理作用

1. 抑菌作用　地肤子油对金黄色葡萄球菌、表皮葡萄球菌、石膏样毛癣菌、红色毛癣菌、羊毛小孢子菌均有较好的体外抑菌活性[1]。

2. 抑制阴道滴虫作用　地肤子超临界萃取物 A、B 对 10 种不同的阴道滴虫都有较好的体外抑制作用[2]。

3. 止痒作用　地肤子醇提物的高、中、低剂量组对外源性组胺和右旋糖酐诱导释放内源性组胺建立动物瘙痒模型均有显著止痒作用，表明地肤子醇提物有显著的抗组胺作用[3]。

4. 抗变态反应作用　地肤子总皂苷 32mg/kg 灌胃给予对 4-AP 致小鼠过敏性皮肤瘙痒和组胺所致小鼠足肿胀有对抗作用，随着灌胃剂量的增大，其抗变态反应作用逐步增大，150mg/kg 剂量对该变态反应抑制作用最强[4]。

5. 抑制胃排空作用　地肤子醇提物 100、300mg/kg 灌胃给予可显著抑制小鼠胃排空，其中正丁醇部位和乙酸乙酯部位 50mg/kg 可显著抑制小鼠胃排空，表明正丁醇和乙酸乙酯部位所含成分是地肤子抑制胃排空的有效成分[5]。

6. 改善小肠推进功能作用　地肤子正丁醇部分(NBFK)50mg/kg可促进正常小鼠的小肠推进功能，芬氟拉明、多巴胺、醋酸和Nω-硝基-L-精氨酸抑制肠运动后，其促进作用更加明显，而阿托品预处置则使其促进作用消失[6]。

7. 降血糖作用　地肤子总苷可明显抑制灌胃葡萄糖引起的小鼠血糖升高，而对腹腔注射葡萄糖所致小鼠血糖升高无显著影响；地肤子总苷剂量依赖性抑制正常小鼠胃排空[7]。地肤子正丁醇部分(NBFK)灌胃能抑制正常小鼠胃排空，明显抑制灌胃葡萄糖、静脉注射四氧嘧啶所致高血糖小鼠和皮下注射胰岛素所致低血糖小鼠的胃排空；NBFK抑制大鼠小肠黏膜蔗糖酶、麦芽糖酶和乳糖酶的活性，浓度依赖性减少大鼠小肠对葡萄糖的吸收[8]。

（三）临床报道

1. 治疗前列腺增生症　用地肤子汤加味：地肤子、黄芪各40～60g，党参、黄芩、猪苓、瞿麦、枳实、升麻、通草、冬葵子、海藻各10～30g，皂角刺、穿山甲各10～20g，地龙10～15g，随证稍作加减。每天1剂，水煎3次，总药液量600～900ml，分4次服。结果显效78例，有效24例，无效8例，总有效率92.7%。疗程最短14天，最长62天[9]。

2. 治疗慢性唇炎　苦参地肤子汤：苦参、地肤子各30g，蛇床子、马鞭草各10g，白鲜皮15g，日1剂，水煎沸后煮10分钟，取出药液待温，将患唇浸于药液内，每次15分钟，每天数次，疗效显著[10]。

3. 治疗荨麻疹　复方地肤子煎剂：地肤子30g，蛇床子20g，白鲜皮、苦参、荆芥、防风各10g，尼泊金乙酯1.25g(防腐剂)。用清水洗净皮肤，将药液涂擦患处，每日3～4次，4～7天为1个疗程。治疗67例，治愈48例，有效18例，无效1例，总有效率为98.5%[11]。

4. 治疗急性乳腺炎　应用地肤子，病情轻者30g，伴发热者用50g，水煎后加红糖适量，趁热服下，每日1剂；配合拇指尖揉患者肩井穴5分钟，每日1次；服药与按揉同时治疗共3～5日，治疗期间保持乳汁无淤积。结果发热病人中的5例经上述治疗3天时体温仍高，加用青霉素静滴治愈；余40例经上述治疗后均痊愈[12]。

5. 治疗乳腺增生　地肤子合四逆散(地肤子60～90g，橘叶30g，柴胡12g，枳实9g，芍药10g，甘草6g)。随证加减，水煎1日1剂，早晚分2次口服。治疗60例，显效38例，有效22例[13]。

6. 治疗跖疣　复方地肤子洗剂：地肤子、狗脊各30g，葛根、枯矾各15g，煎煮15分钟(药与水为1∶20)。待温热入足泡洗，每日1～2次，每次10分钟。治疗跖疣患者21例，结果浸泡一周治愈2例，二周治愈5例，三周治愈9例，四周治愈3例，五周以上治愈2例[14]。

参 考 文 献

[1] 林秀仙，李菁. 超临界萃取地肤子油的抑菌作用研究[J]. 中药材，2004，27(8)：603.

[2] 林秀仙，李菁，张淑华，等. 地肤子超临界CO_2萃取物抗阴道滴虫药效学研究[J]. 中药材，2005，28(1)：44-45.

[3] 吴春香，申万坤. 地肤子醇提物止痒作用的实验研究[J]. 中医药临床杂志，2009，21(5)：449.

[4] 刘建萍，刘仲华，由宝昌，等，地肤子皂苷抗变态反应作用及其量效关系的研究[J]. 江苏农业科学，2007，(5)：177-178.

[5] 夏玉凤，戴岳，杨丽. 地肤子对小鼠胃排空的抑制作用[J]. 中国天然药物，2003，1(4)：233-236.

[6] 戴岳，夏玉凤，杨丽. 地肤子正丁醇部分对小鼠小肠运动的影响[J]. 中药药理与临床，2004，20(5)：18-20.

[7] 戴岳,刘学英.地肤子总苷降糖作用的研究[J].中国野生植物资源,2002,21(5):36-38.

[8] 戴岳,夏玉凤,林巳茏.地肤子正丁醇部分降糖机制的研究[J].中药药理与临床,2003,19(5):21-24.

[9] 于小勇,地肤子汤加味治疗前列腺增生症110例[J].新中医,2001,33(9):52-53.

[10] 王丽双,左尚宝.苦参地肤子汤治疗慢性唇炎体会[J].实用中医药杂志,2002,18(5):43

[11] 朱聿萍,王程秀.复方地肤子煎剂涂擦治疗荨麻疹67例[J].陕西中医,2005,26(11):1213.

[12] 于忠芳,侯花萍.按摩肩井穴同时服用地肤子汤治疗急性乳腺炎45例疗效观察[J].宁夏医学杂志,2003,25(3):159.

[13] 白念兰,赵临浩.地肤子合四逆散加减治疗乳腺增生60例[J].中国民间疗法,2003,11(1):41.

[14] 马卓鹏,李景云.复方地肤子洗剂治疗跖疣[J].天津药学,2002,14(6):40-41.

海金沙 *Haijinsha*

（附：海金藤）

【别名】 海金砂(《江西草药》),左转藤灰(《四川中药志》)。

【来源】 海金沙始载于《嘉祐本草》。为海金沙科植物海金沙 *Lygodium japonicum* (Thunb.)Sw. 的干燥成熟孢子。主产于广东、浙江、江苏、江西、湖南、湖北等省。为野生品种。

【采收炮制】 秋季孢子未脱落时采割藤叶,晒干,搓揉或打下孢子过筛,除去藤叶,生用入药。

【商品规格】 以身干、色棕黄、质轻、无杂质,有光滑感者为佳。

按《中国药典》(2010年版一部)规定:本品含总灰分不得过16.0%。

【药性】 甘、咸,寒。归膀胱、小肠经。

【功效】 清利湿热,通淋止痛。

【应用】

热淋、石淋、血淋、膏淋等小便淋沥涩痛　海金沙甘淡而寒,体滑而降,能清利小肠与膀胱湿热,主要用于各种淋病,并止尿道疼痛。尤为治疗石淋之要药,常与金钱草、石韦、滑石等同用,以加强清热利湿排石作用。也有与泽泻、猪苓、石韦、白术等药配伍,治疗五淋涩痛,方如《普济方》海金沙散。

【用法用量】 水煎服6～15g,布包入煎。

【使用注意】 肾阴虚者慎用。

【鉴别用药】 海金沙与石韦:两者均清热通淋,为治热淋、石淋、血淋所常用,海金沙多用于石淋,石韦多用于血淋、湿热淋。此外石韦上可清肺止咳喘,下可凉血止崩漏。

【药论】

1.《嘉祐本草》:"主通利小肠。"

2.《本草图经》:"治小便不通,脐下满闷。"

3.《本草纲目》:"治湿热肿满,小便热淋、膏淋、血淋、石淋、茎痛,解热毒气。"

【现代研究】

(一) 化学成分

海金沙是由挥发性油类、黄酮类、酚酸类和苯丙素类、萜类和甾类、脂肪酸类等物质组成。

（二）药理作用

1. 抗尿结石作用　海金沙注射液可引起输尿管蠕动频率增加和输尿管上段腔内压力增高，压力的变化可表现为蠕动性压力升高、短时紧张性压力升高和长时紧张性压力升高[1]。海金沙提取液可抑制二水草酸钙（COD）晶体向热力学更稳定态的一水草酸钙（COM）晶体转变，这种抑制作用随海金沙提取液浓度增大而增大，且COD晶体尺寸随着海金沙提取液浓度的增大而减小[2]。

2. 利胆作用　从海金沙中分离得到的反式对香豆酸能增加大白鼠胆汁量，而不增加胆汁里胆红素和胆固醇的浓度，利胆机理是增加胆汁里水分的分泌，属水催胆剂[3]。

3. 抗菌作用　海金沙地上部分甲醇提取物具有抗枯草杆菌、石膏样小孢子菌、白癣菌等真菌活性。海金沙草乙醇提取物对藤黄球菌、金黄色葡萄球菌、枯草杆菌和乙型溶血性链球菌均有抑制活性[4]。海金沙草水提液对痢疾杆菌、大肠杆菌、变形杆菌、金黄色葡萄球菌和铜绿假单胞菌有很强的抑制作用，对革兰阳性菌和阴性菌均有效[5]。

4. 抗病毒作用　海金沙地上部分甲醇提取物能有效地抑制辛德毕斯病毒的活性。通过使用反相被动血凝抑制试验，对225种中草药水提物进行抑制乙型肝炎病毒表面抗原（HBsAg）筛选的实验研究，发现海金沙水提物可高效抑制HBsAg活性[6]。

5. 抗氧化作用　从海金沙中分离得到的纯多糖能够清除DPPH·超氧阴离子自由基和过氧化氢，能与金属螯合及抑制脂质体过氧化，抗氧化活性与样品添加量正相关。体外抗氧化实验表明，海金沙草中黄酮有一定的清除羟基自由基、超氧阴离子自由基作用，具有较强的清除烷基自由基及抑制油脂过氧化的能力[7]。

6. 降血糖作用　海金沙根和根状茎水提液和醇提液对四氧嘧啶所致糖尿病模型小鼠有降血糖作用[8]。

（三）临床报道

1. 治疗尿路结石　金钱草30～50g，海金沙、鸡内金、冬葵子、牛膝、白芍各15g，木香12g，三棱、莪术各10g，琥珀末（冲服）5g，炙甘草10g。随证加减。每日1剂，水煎服，取药汁500～1000ml，分早晚2次服用。治疗48例，治愈32例，好转8例，无效8例，总有效率83.3%[9]。

2. 治疗急性膀胱炎　车前子、海金沙、萹蓄、瞿麦、茯苓、泽泻、滑石各18g，木通、竹叶、栀子各12g，甘草6g。每日1剂，水煎服，早晚分服，7天为1个疗程。治疗107例中，治愈102例，显效4例，无效1例，总有效率99.1%[10]。

3. 治疗胃脘痛　取海金沙若干装入空心胶囊，每次吞服3～5g（6～10粒），每日2～3次，或不装入胶囊用开水直接吞服，用量相同。治疗31例中，8例显效，18例有效，5例无效，总有效率为83.9%[11]。

参考文献

[1] 莫刘基，邓家泰，张金梅，等. 几种中药对输尿管结石排石机理的研究[J]. 新中医，1985(6)：51-52.

[2] 王润霞，王秀芳，谢安建，等. 海金沙提取液抑制草酸钙结石的化学基础研究[J]. 通化师范学院学报，2010，31(4)：1-4.

[3] 刘家骏，陈澎禾，王静，等. 海金沙利胆作用的实验研究[J]. 安徽医学，1987，8(1)：34-35.

[4] 欧阳玉祝，唐赛燕，秦海琼，等. 海金沙提取物体外抑菌性能研究[J]. 中国野生植物资源，2009，28(3)：41-44.

[5] 周任超，李淑彬. 蕨类植物抗菌作用的初步研究[J]. 天然产物研究与开发，1999，11(4)：53-56.

[6] 郑民实，郑有方. 中草药抑制 HBsAg 的实验研究[J]. 微生物学杂志，1988，8(4)：14-16.

[7] 王桃云，陈娟，彭志任，等. 海金沙黄酮体外抗氧化活性研究[J]. 食品工业科技，2010，31(3)：193-195，199.

[8] 吴颖，孔德平. 海金沙植物根和根状茎部位降血糖作用的初步实验研究[J]. 时珍国医国药，2009，20(7)：1781-1782.

[9] 杨庆重. 化瘀排石汤治疗泌尿系结石 40 例[J]. 中国实用乡村医生杂志，2004，11(12)：42.

[10] 王东波，张春宏，王连川，等. 消淋饮治疗急性膀胱炎 107 例[J]. 山东中医杂志，2011，30(2)：97

[11] 兰小华，兰静. 海金沙治疗胃脘痛 31 例[J]. 浙江中医杂志，2001(8)：343.

附：海金藤

本品为海金沙植物的全草。性味功效与海金沙相似。兼能清热解毒。除用于淋病外，还可用于湿热所致的黄疸、痢疾、白带以及痈肿、疮毒等。水煎服 15～30g，外用煎水洗或捣敷于局部。

石韦 Shiwei

【别名】石韀(《神农本草经》)，石皮(《名医别录》)，石苇(《滇南本草》)，金星草、石兰(《本草纲目》)，金汤匙(《中药材手册》)。

【来源】石韦，始载于《神农本草经》，列为中品。为水龙骨科植物庐山石韦 *Pyrrosia sheareri*(Bak.)Ching、石韦 *P. lingua*(Thunb.)Farwell 或有柄石韦 *P. petiolosa*(Christ) Ching. 的干燥叶。各地普遍野生，主产于广东、江苏、湖南、四川等地。为野生品种，也有栽培品种。

【采收炮制】四季均可采收，除去根茎及根，晒干或阴干。切碎，生用。

【商品规格】商品有大叶石韦、小叶石韦之分。以身干、叶大而厚、背面色发红，叶完整者为佳。

按《中国药典》(2010 年版一部)规定：本品含杂质不得过 3%，水分不得过 13.0%；总灰分不得过 7.0%，含绿原酸($C_{16}H_{18}O_9$)不得少于 0.20%。

【药性】苦，微寒。归肺、膀胱经。

【功效】利尿通淋，清肺止咳，凉血止血。

【应用】

1. 小便短赤、淋沥涩痛　石韦性寒凉能上清肺热，下达膀胱而利尿通淋。治疗膀胱热结，小便淋沥涩痛可配伍瞿麦、滑石、车前子、冬葵子合用，方如《鸡峰普济方》石韦瞿麦散。也有《外台秘要》石韦散，配用通草、王不留行、当归、赤芍、瞿麦、甘草等，治疗石淋、热淋。若治心经蕴热，传于小肠，小便赤涩，与滑石煮浓汁服，如《全生指迷方》石韦汤。本品既通淋，又凉血止血，也常用于血淋，可与当归、赤芍、蒲黄同用，如《备急千金要方》石韦散。

2. 肺热咳喘　本品药性寒凉，归肺经而能清肺热，止咳平喘，配伍麻黄、石膏、甘草等清肺化痰，止咳。若咳嗽偏寒，以之与槟榔为末，姜汤送服，如《圣济总录》石韦散；若咳嗽咯血，配伍白及、地榆、侧柏叶。

3. 血热妄行、崩漏吐衄　石韦又可入血分，清血热而止血，用于血热妄行所致崩中漏下、吐血、衄血，可单味煎服，亦可配伍清热凉血药牡丹皮、生地黄、白茅根同用。也有配蒲黄、芍药、当归等合用，方如《备急千金要方》石韦散。

【用法用量】水煎服 6～12g。

【药论】

1.《神农本草经》:"主劳热邪气,五癃闭不通,利小便水道。"

2.《本草纲目》:"主崩漏,金疮,清肺气。"

3.《本草从新》:"石韦,苦甘微寒,清肺金以滋化源,通膀胱而利水道。"

【现代研究】

(一) 化学成分

庐山石韦含异芒果苷、延胡索酸及咖啡酸。石韦全草含皂苷、蒽醌类、鞣质、里白烯、β-谷甾醇等。

(二) 药理作用

1. 保护肾功能作用　采用乙二醇和氯化铵制备大鼠肾结石模型,分为模型组、枸橼酸钾阳性对照组、石韦免煎剂组,4 周后石韦组大鼠肾脏损伤情况(肾充血、炎细胞浸润、肾小管扩张)明显轻于模型组,与枸橼酸钾组相当[1]。

2. 祛痰、镇咳作用　庐山石韦煎剂及煎剂提取物或异芒果苷对二氧化硫致咳动物均有明显镇咳作用,煎剂提取物的镇咳作用优于石韦煎剂和异芒果苷。石韦煎剂提取物、异芒果苷腹腔注射、口服给药对小鼠均有明显祛痰作用。石韦煎剂提取物对二氧化硫刺激致慢性气管炎模型大鼠连续灌胃 20 天,用药组动物气管腺泡的体积比对照组明显缩小,杯状细胞数量也减少[2]。

3. 抗菌、抗病毒作用　庐山石韦悬液对痢疾杆菌、肠伤寒杆菌、副伤寒杆菌均有抑制作用。石韦对金黄色葡萄球菌、溶血性链球菌、炭疽杆菌、白喉杆菌、大肠埃希菌均有不同程度的抑制作用及抗甲型流感病毒、抗钩端螺旋体(黄疸出血型)作用。异芒果苷有抗单纯疱疹病毒作用,用组织培养法检测,较阿昔洛韦、碘苷与环胞苷的抑制病毒增高 0.27～0.50 个对数,平均空斑减数率为 56.8%,其作用系阻止病毒在细胞内复制[2]。

(三) 临床报道

1. 治疗泌尿系统结石　加味石韦散(石韦、瞿麦、车前子、鸡内金、枳实、杜仲、地鳖虫、黄柏、川木通各 15g,滑石、海金沙、山楂各 30g,冬葵子 25g,金钱草 18g,川牛膝、台乌药各 12g)为基础方,伴有腰、腹部疼痛剧烈者加延胡索、白芍;发热者重用黄柏加栀子、黄芩;伴血尿者加小蓟、白茅根。每日 1 剂,水煎服,7 天为 1 个疗程。治疗 127 例,治愈 101 例,好转 21 例,无效 5 例,总有效率为 96.06%[3]。

2. 治疗急性泌尿系统感染　自拟石韦汤(石韦 30g,金钱草 20g,蒲公英 15g,车前草 20g,黄柏 12g,王不留行 18g,土茯苓 20g,赤芍 18g,青皮 12g,鸡内金 12g,甘草 6g)治疗 101 例急性泌尿系统感染患者,治愈 60 例,好转 39 例,无效 2 例,总有效率为 98.0%[4]。

3. 治疗急、慢性肾盂肾炎　以公英石韦汤(蒲公英 30g,石韦 3g,败酱草 12g,柴胡 15g,黄柏 9g,苦参 9g,萹蓄 12g,马齿苋 30g)每日 l 剂,连服 6 剂为 1 个疗程。治疗 100 例中,治愈 65 例,好转 27 例,无效 8 例,总有效率为 92%。服药最多 24 剂,最少 6 剂,平均 15 剂[5]。

4. 治疗高血压　每次取石韦 10～15g,用开水冲泡,代茶饮,水煎服效果更佳,每次可反复冲泡,直至水无茶色,再更换石韦饮用。治疗 15 例患者均显效,7 例轻型高血压患者完全停用降压药物,血压稳定;3 例中型高血压患者减少了降压药物品种或剂量,血压稳定;5 例重型患者血压有所下降[6]。

5. 治疗湿疹　复方石韦制剂(石韦、虎杖、大黄、地榆、生地黄等)用植物油煎至枯黄,去渣过滤,即得油剂;另取蜂蜡趁热加入滤液,搅匀,冷却即得软膏。适量涂于患处,有渗出者用油剂，红斑、丘疹、皲裂及干燥皮损用软膏剂，每日1次，疗程不超过4周；对照组用去炎松尿素软膏涂于患处，每日1次，疗程不超过4周。有明显过敏因素者适当抗过敏治疗，泛发性皮炎湿疹用中药清热除湿、凉血解毒剂内服。局限性不全身治疗。治疗湿疹61例，治愈35例，显效20例，有效5例，无效1例，治愈率57.4%，与对照组相比差异无显著性（$P>0.05$）；显效率90.2%，与对照组比较有显著差异（$P<0.01$）；总有效率98.4%，与对照组比较差异显著（$P<0.05$）[7]。

6. 治疗前列腺炎　石韦败酱汤：石韦30g，败酱草15g，土茯苓30g，薏苡仁30g，王不留行9g，白茅根30g，萹蓄12g，川牛膝18g，穿山甲9g。水煎服，每日1剂，随证加减。治疗前列腺炎80例，治愈42例，有效30例，无效8例，总有效率为90.0%[8]。

7. 治疗血精　采用自拟石韦汤：石韦、生地黄各60g，黄柏炭20g，凤尾草、女贞子、贯众炭、生石膏、煅刺猬皮各30g，炒牡丹皮、墨旱莲、知母、牛膝炭各10g，血琥珀粉12g（吞服）。连续服药，在服药期间禁房事，戒手淫。随访1个月未发者为痊愈。治疗血精117例，痊愈104例，无效13例，总有效率为88.8%[9]。

（四）不良反应

毒性　庐山石韦水煎液小鼠口服LD_{50}为90g/kg，异芒果苷LD_{50}为4.65g/kg[10]。

参考文献

[1] 邵绍丰，张爱鸣，刘耀，等. 单味中药金钱草、石韦、车前子对大鼠肾结石肾保护作用的实验研究[J]. 浙江中西医结合杂志，2009，19(6)：342-344.

[2] 国家中医药管理局《中华本草》编委会. 中华本草[M]. 上海：上海科学技术出版社，1999：253-258.

[3] 王洪白. 加味石韦散治疗泌尿系统结石127例[J]. 实用中医药杂志，2008，24(12)：773.

[4] 程涛. 石韦汤治疗急性泌尿系统感染101例[J]. 河北中医，2009，31(5)：748.

[5] 李长华. 公英石韦汤治疗急性肾盂肾炎100例[J]. 山东中医杂志，2000，19(10)：599.

[6] 崔希凤，刘永宁. 石韦代茶饮治疗高血压病15例[J]. 中国民间疗法，2006，14(1)：59.

[7] 王萍，崔向军，姜延艾，等. 复方石韦制剂外用治疗湿疹及皮炎类皮肤病的临床观察[J]. 中国皮肤性病学杂志，2000，14(5)：316-317.

[8] 姜锡武，张树岚. 石韦败酱汤治疗前列腺炎80例[J]. 山东中医药大学学报，1997，21(6)：441-442.

[9] 尤仲伟. 石韦生地汤治疗血精117例[J]. 陕西中医，2000，21(4)：160.

[10] 梅全喜. 现代中药药理与临床应用手册[M]. 北京：中国中医药出版社，2008：584-585.

冬葵子　Dongkuizi

【别名】葵子（《金匮要略》），葵菜子（《校注妇人良方》）。

【来源】冬葵子，始载于《神农本草经》。列为上品。为锦葵科植物冬葵 *Malva verticillata* L. 的成熟种子，全国各地均有分布。为野生品种。

【采收炮制】夏、秋二季果实成熟时采收，晒干，除去杂质，捣碎，入药。

【商品规格】以身干、子粒饱满、色灰褐，无杂质者为佳。

【药性】甘，寒。归大肠、小肠、膀胱经。

【功效】利尿通淋，润肠通便，下乳。

【应用】

1. 小便不利、淋沥涩痛　本品甘寒滑利，具利水通淋之功，用于热淋涩痛，可单用冬葵子煎服。或酌加朴硝溶入煎液服之，见《姚僧坦集验方》所载方。本品也常与茯苓、石韦、泽泻、白术等配伍应用，如《鸡峰普济方》葵子汤。若血淋尿血，用冬葵子合蒲黄、生地黄，方如《太平圣惠方》冬葵子散。若身体水肿，小便不利，本品配以茯苓为散，如《金匮要略》葵子茯苓散。

2. 大便干燥难解　本品质润滑利，润肠而通便，用于肠燥便秘证，《太平圣惠方》用冬葵子末入乳汁调服。

3. 产后乳汁不行、乳房胀痛　冬葵子滑润利窍，配以砂仁等分为末，热酒送服，有下乳、消肿止痛之效。

【用法用量】水煎服，或为散服，6～15g。

【使用注意】脾虚便溏者忌服，孕妇慎用。

【药论】

1.《神农本草经》："主五癃，利小便。"

2.《药性论》："治血淋，主奶肿，下乳汁。"

3.《本草纲目》："通大便，消水气，滑胎，治痢。"

【现代研究】

（一）化学成分

本品含脂肪油及蛋白质、锌、铁、锰、磷等10种微量元素。

（二）临床报道

治疗腰腿痛　把野冬葵子500g加入下列方煎汤的浓缩汁，用文火煎熬汁净为止，使浓缩汁完全渗透于野冬葵子中，最后把野冬葵子焙干研成细末。每次10～18g，每日2次，7天为1个疗程。方1：补骨脂50g，威灵仙40g，加散粮食酒500ml浸泡一周备用；方2：杜仲30g，牛膝、黄芪各50g，赤芍20g，寒痛加制附子30g，外伤瘀痛加桃仁20g，其他可随症加减，上药煎成浓缩汁。治疗1221例，总有效率为97.5%[1]。

参考文献

[1] 李建国，刘桂华. 野冬葵子治疗腰腿痛1221例[J]. 陕西中药，2002，23(12)：1070.

灯心草　Dengxincao

【别名】赤须（《雷公炮炙论》），灯心（《圣济总录》），灯草（《珍珠囊》），碧玉草（《本草纲目》），灯芯草（《福建中草药》），虎须草（崔豹《古今注》），秧草（《长白山植物药志》），虎酒草、曲屎草（《福建中草药》）。

【来源】灯心草始载于《开宝本草》，为灯心草科植物灯心草 *Juncus effusus* L. 的干燥茎髓，分布于全国各地，主产于江苏、四川、云南、贵州等地。为野生品种，也有栽培品种。

【采收炮制】秋季割取茎部晒干，将茎皮纵向剖开，去皮取髓，理直，扎成小把，剪段入药。

【商品规格】以色白、条长、粗细均匀，有弹性者为佳。

按《中国药典》（2010年版一部）规定：本品含水分不得过11.0%；总灰分不得过5.0%。

【药性】甘、淡，微寒。归心、肺、小肠经。

【功效】清心火，利小便。

【应用】

1. 小便淋涩不利　灯心草性偏寒凉，有清热利尿功能，但其质轻力薄，应与淡竹叶、车前草等同用，如《太平惠民和剂局方》八正散，用灯心草水煎送服；也可配伍栀子、滑石、甘草等同用，方如《丹溪心法》宣气散。治五淋癃闭，《方脉正宗》以之与麦冬、甘草同用。

2. 心烦失眠、小儿夜啼　本品清心火，导心火从小便而出，对于心火扰神所致的心烦失眠、小便短赤，可单味煎服或配合其他清心安神药同用。如与淡竹叶配伍，开水泡代茶喝或配车前草煎汤服。婴儿夜啼，可用灯心草煎汤喂之。

3. 口舌生疮、咽痛喉痹　本品性寒归心经，可清热利咽，治喉风痹塞如《太平圣惠方》以之与红花烧灰酒服；又如《瑞竹堂方》用灯心炭为末，拈炒盐吹喉，或用其与硼砂末吹喉。

【用法用量】 水煎服，1～3g。

【鉴别用药】 灯心草与通草，两者都为甘淡微寒之性味，质轻气味俱薄，淡渗清降，均能清心火，利小便，治疗尿涩热痛。灯心草主要用于心烦失眠、小儿夜啼等，而通草又可通乳而下乳汁。

【药论】

1.《开宝本草》："主五淋，生煮服之。"

2.《本草衍义补遗》："火烧为灰，取少许吹喉中，治急喉痹甚捷，小儿夜啼，亦用灯心烧涂乳上与吃。"

3.《药品化义》："灯心，气味俱轻，轻者上浮，专入心肺；性味俱淡，淡能利窍，使上部郁热下行，从小便而出，主治咳嗽咽痛，眼赤目昏，淋闭水肿，小便不利，暑热便浊，小儿夜啼，皆清热之功也。世疑轻淡之物，以为力薄而忽略之，不知轻可去实，淡主于渗，惟此能导心肺之热，自上顺下，通调水道，下输膀胱，其力独胜。"

【现代研究】

（一）化学成分

灯心草茎髓含纤维、脂肪油、蛋白质、多糖类等。

（二）药理作用

1. 抗菌作用　灯心草乙酸乙酯提取物对所测试的革兰阳性菌均有一定的抗菌活性，对所测试的4种革兰阴性菌无明显抑制作用[1]。

2. 镇静作用　灯心草乙醇提取并分成的4部分中，氯仿部分和乙酸乙酯部分均能显著减少小鼠自主活动，且乙酸乙酯部分能明显延长阈剂量戊巴比妥钠所致小鼠的睡眠时间[2]。

（三）临床报道

治疗流行性腮腺炎：取中药灯心草一根，拇指、食指捏持，以其前1/3蘸香油后点燃，对准耳尖上患侧角孙穴快速灸灼，以能耳闻到"叭"一爆粹声为佳，且同时火亦随之熄灭。治疗1次不愈者3日后复灸，一般不超过3次即可痊愈。治疗172例，痊愈108例，显效41例，有效14例，好转5例，无效4例[3]。

参考文献

[1] 李红霞，钟芳芳，陈玉，等. 灯心草抗菌活性成分的研究[J]. 华中师范大学学报：自然科学版，2006，40(2)：205-208.

[2] 王衍龙，黄建梅，张硕峰，等. 灯心草镇静作用活性部位的研究[J]. 北京中医药大学学报，2006，29(3)：181-183.

[3] 刘连臣. 灯火灸法治疗流行性腮腺炎172例疗效观察[J]. 河北中医药学报，2006，21(1)：28.

萆薢 Bixie

【别名】 百枝（《吴普本草》），白菝葜（《日华子本草》），粉萆薢（《本草从新》）。

【来源】 萆薢始载于《神农本草经》，列为中品，本品传统分为两类，①粉萆薢：为薯蓣科多年生蔓生草本植物粉背薯蓣 *Dioscorea hypoglauca* Palibin 的干燥茎。②绵萆薢：为薯蓣科多年生蔓生草本植物绵萆薢 *Dioscorea spongiosa* J. Q. Xi，M. Mizuno et W. L. Zhao 或福建薯蓣 *Dioscorea fuischauensis* Uline ex R. Kunth 的干燥根茎。第一类主产浙江，广东、广西亦有分布。后一类主产于浙江、湖北。为野生品种。

【采收炮制】 春秋均可采收，挖出后洗净泥土，除去须根，切片晒干入药。

【商品规格】 按其来源分绵萆薢、粉萆薢等，按其产地又分川萆薢、浙萆薢等，按其性状又分为红萆薢、白萆薢。以色黄白、片大较薄有弹性、整齐不碎者为佳。

【药性】 苦，平。归肾、胃经。

【功效】 利湿去浊，祛风除痹。

【应用】

1. 小便淋浊 萆薢功能利湿，分清泌浊，为治小便混浊之要药。下焦湿浊所致的膏淋、白浊，见小便混浊，白如泔浆或如脂膏，每与利窍化湿之石菖蒲同用，并可随证配伍。如属寒湿者配益智、乌药，方如《杨氏家藏方》萆薢分清散。若属湿热者配黄柏、茯苓、白术、车前子、莲子心等，方如《医学心悟》萆薢分清饮。本品也用于下焦湿浊所致的妇女带下等证。

2. 风湿痹痛、关节不利、腰膝疼痛 萆薢能祛风湿而舒筋通络，尤宜于湿胜之痹证，属寒湿者可与附子、狗脊、白术、泽泻等配伍，方如《圣济总录》萆薢丸，属湿热者可与桑枝、秦艽、薏苡仁等配伍。

3. 湿热痈疡、臁疮 萆薢配归尾、牡丹皮、牛膝、防己、薏苡仁、秦艽等，治疗湿热痈疡，气血实者，方如《疡科心得集》萆薢化毒汤。萆薢与薏苡仁、黄柏、赤茯苓、牡丹皮、泽泻、滑石等配伍，治疗湿热下注之臁疮溃疡，方如《疡科心得集·补遗》萆薢渗湿汤。

【用法用量】 水煎服 9～15g。

【使用注意】 肾虚阴亏者慎用。

【鉴别用药】 萆薢与土茯苓：李时珍谓："萆薢、菝葜、土茯苓三物形虽不同，而主治之功不相远，岂亦一类数种乎？"李氏之说，符合实际。三物来源接近，功能相似，均以除湿见长，对于湿盛之淋浊、湿热疮毒及风湿疮疥均可应用。但萆薢除湿分清降浊之功更好，故尤适用于湿盛之膏淋带下之证，土茯苓除湿又善解毒，故善治恶疮，尤为梅毒之要剂，近年来用治汞中毒等。

【药论】

1.《神农本草经》："主腰背痛，强骨节，风寒湿周痹，恶疮不瘳，热气。"

2.《本草纲目》："治白浊、茎中痛，痔瘘坏疮。""萆薢之功，长于祛风湿，所以能治缓弱顽痹、遗浊、恶疮诸病之属风湿者。"

3.《药品化义》："萆薢性味淡薄，长于渗湿，带苦也能降下，主治风寒湿痹，男子白浊，茎中作痛，女人白带，病由胃中浊气下流所致，以此入胃驱湿，其症自愈。"

【现代研究】

（一）化学成分

粉萆薢与绵萆薢都含有薯蓣皂苷等多种甾体皂苷，水解后生成薯蓣皂苷元等。

（二）临床报道

1. 治疗慢性膝关节滑膜炎　萆薢30g，薏苡仁30g，当归20g，怀牛膝20g，五加皮20g，千年健20g，木瓜20g，白芍20g，香附15g，甘草10g，随证加减。水煎服，日服1剂，早晚分服；后加水煎药渣，趁热熏洗患处，洗2次，每次20～30分钟，1周为1个疗程。结果：临床治愈132例，有效18例，总有效率100%[1]。

2. 治疗乳糜尿　程氏萆薢分清饮加味：川萆薢、白花蛇舌草各30g，车前子、茯苓、菖蒲、大小蓟、莲子心各15g，牡丹皮、丹参、焦山栀、黄柏、白术各10g，天龙6g。每日1剂，加水煎2次，共取汁400ml，分2次服，15剂为1个疗程，治疗3个疗程。36例中，治愈12例，好转18例，未愈6例，总有效率83.3%[2]。

3. 治疗带状疱疹　治疗组外用绵萆薢浸液（酒精含量约50%的白酒浸泡绵萆薢1周）涂敷患处，每日数次，水疱破裂、糜烂处直接喷洒绵萆薢细粉；对照组外用酞丁胺搽剂，每日数次。两组均每日内服阿昔洛韦片0.8g，每日肌注维生素B_{12} 500μg，连续7天。各治疗30例，治疗组总有效率93.33%，对照组总有效率73.33%；治疗后观察，治疗组止疱、止痛、结痂、脱痂时间均明显短于对照组（$P<0.001$）。随访3个月，治疗组有1例出现后遗神经痛，发生率3.33%；对照组4例出现后遗神经痛，发生率13.33%；两组比较差异有统计学意义（$P<0.05$）[3]。

4. 治疗痛风　采用萆薢土茯苓汤（萆薢30～60g，土茯苓60～120g）随证加减。每日1剂，水煎服。10天为1个疗程，治疗3个疗程后统计疗效。治疗30例中，治愈19例，好转10例，未愈1例[4]。

参考文献

[1] 潘米川. 萆薢归膝汤治疗慢性膝关节滑膜炎150例[J]. 中医中药，2008(21)：103.

[2] 沈新民. 程氏萆薢分清饮加味治疗乳糜尿36例[J]. 陕西中医，2008，29(12)：1601.

[3] 叶晓云，杨建秋. 绵萆薢外用治疗带状疱疹疗效观察[J]. 实用中西医结合临床，2010，10(4)：37-38.

[4] 黎启明. 自拟萆薢土茯苓汤治疗痛风30例[J]. 云南中医中药杂志，2010，31(9)：89.

第三节　利湿退黄药

本节所列药物，以清利湿热、利胆退黄为主要功效，主要用于湿热黄疸证。若热盛者常配清热解毒药；湿盛者常配芳香化浊药，若为寒湿阴黄证，又必配温里药。

茵陈　Yinchen

【别名】茵尘（《吴普本草》），绵茵陈（《本经逢原》），因陈蒿（《本草拾遗》），婆婆蒿（《山东中药》），黄蒿、狼尾蒿（东北），西茵陈（西北）。

【来源】茵陈始载于《神农本草经》，列为上品，为菊科植物茵陈蒿 *Artemisia capillaris* Thunb. 或滨蒿 *A. scoparia* Waldst. et Kit. 的幼苗，全国大部分地区均产。为野生品种，也有栽培品种。

【采收炮制】春季幼苗高约3寸时采收，除去杂质，晒干。生用入药。

【商品规格】商品有西茵陈、绵茵陈之分，均以质嫩、绵软、色灰白、香气浓者为佳。习惯认为产于陕西三原的质最优。

按《中国药典》(2010年版一部)规定:本品含水分不得过12.0%;绵茵陈含绿原酸($C_{16}H_{18}O_9$)不得少于0.50%。

【药性】苦、辛,微寒。归脾、胃、肝、胆经。

【功效】清利湿热,利胆退黄。

【应用】

1. 湿热黄疸 茵陈善渗泄而利小便,故可祛湿热、利黄疸,为治黄疸之要药,单用有效。若身如橘子色,属阳黄者,可茵陈与石膏、栀子配伍,即《外台秘要》三物茵陈蒿汤。若腹满便秘者,可与栀子、大黄配伍,即《伤寒论》茵陈蒿汤。若湿邪偏盛,小便不利者,又可茵陈蒿末与五苓散末合用,米汤送服,即为《金匮要略》茵陈五苓散。若属寒湿阴黄,肤色黯晦,肢体逆冷者,与附子、干姜配伍,即为《卫生宝鉴·补遗》茵陈四逆汤,温阳祛湿利黄疸。

2. 湿疮痒疹 茵陈苦微寒,入肝经血分,有解毒疗疮之效,常用治湿热内蕴所致的风瘙瘾疹、湿疹、疥疮等病证,配伍黄柏、土茯苓等药。亦可单味煎汤外洗。

【用法用量】水煎服,6~15g,外用适量。

【鉴别用药】茵陈与青蒿,两者均气味芳香,苦辛,微寒。能解湿热,故湿热黄疸、湿温、暑温之证均可应用,但茵陈为退黄主药;青蒿,功专解骨蒸劳热,尤能泄暑热,为治骨蒸潮热、疟疾寒热及暑温壮热所常用。另外二药都用于皮肤瘙痒、湿疹等。

【药论】

1.《神农本草经》:"主风湿寒热邪气,热结黄疸。"

2.《名医别录》:"通身发黄,小便不利,除头热、去伏瘕。"

3.《医学衷中参西录》:"善清肝胆之热,兼理肝胆之郁,热消郁开,胆汁入小肠之路毫无阻隔也。"

【现代研究】

(一)化学成分

茵陈蒿含蒿属香豆精。全草含挥发油0.23%左右,油中主要成分为β-蒎烯、茵陈二炔酮、茵陈二烯酮、茵陈烯炔、茵陈炔内酯等。还含有绿原酸、咖啡酸、茵陈色原酮、甲基茵陈色原酮等。

(二)药理作用

1. 利胆作用 茵陈水溶液大鼠腹腔注射,能够诱导提高肝UDPGT活性,从而促进胆红素代谢[1]。茵陈合剂用药30分钟后能显著地促进正常豚鼠胆汁流量、总胆汁酸和胆固醇的分泌[2]。茵陈合剂能够明显减少家兔胆汁中胆固醇含量,增加胆汁中总胆汁酸和磷脂含量,从而阻遏了成石性胆汁的生成[3]。

2. 保肝作用 茵陈蒿能降低急性肝损伤大鼠血清丙氨酸氨基转移酶(ALT)的活性及组织中胆固醇(CHO)、甘油三酯(TG)、丙二醛(MDA)的含量[4]。降低实验性肝纤维化大鼠血清转氨酶活性,升高血清白蛋白,降低白蛋白/球蛋白比例并使之接近正常[5]。茵陈中的一些黄酮和香豆素成分对CCl_4诱发的肝细胞毒性也具有治疗作用,其强度依次为茵陈色原酮、东莨菪内酯(scopoletin)、6,7-二甲氧基香豆素、茵陈黄酮、异鼠李黄素等。此外,茵陈中有丰富的Zn、Mn等机体所必需的微量元素因而能促进肝细胞再生,保护肝细胞膜的完整性,减轻肝小叶结构破坏,减轻肝脏胶原纤维增生,变窄纤维条索疏松。茵陈煎剂大、中、小3个剂量治疗组均能降低急性四氯化碳(CCl_4)肝损伤模型大白鼠血浆中丙二醛(MDA)

含量和山梨醇脱氢酶(SDH)活性,增加 SOD 活性,减轻肝损伤程度[6]茵陈蒿提取物连续灌胃给药 4 周,高剂量组大鼠空腹血糖和血清胰岛素水平明显低于模型组,胰岛素敏感指数恢复正常,($P<0.05$);茵陈蒿提取物能明显提高 SOD 活性,降低 MDA 含量,降低 TC、TG、FFA、LDL-C、TGF-β_1水平,降低 AST、ALT 活性,升高 HDL-C 水平,明显改善肝脏脂肪病变[7]。

3. 抗动脉粥样硬化作用　茵陈煎剂对实验性高胆固醇症家兔可减轻其动脉粥样硬化,减少内脏脂肪沉着,减少主动脉壁固醇含量。茵陈还具有促进实验家兔主动脉粥样硬化(AS)病灶及冠状动脉 AS 病灶消退作用,有抗 AS 作用[8]。

4. 抗肿瘤作用　茵陈蒿对亚硝酸钠和 N-甲基苄胺的诱癌作用有阻断作用,以及增强细胞免疫功能作用,茵陈蒿水煎剂各组的病变鼠数及病变严重程度均低于阳性对照组,可提高胸腺指数使之恢复到正常水平,且呈剂量依赖性抑制作用[9]。茵陈蒿水煎剂对实验性食道肿瘤大鼠病变组织 P^{53}和 cdk2 的表达具有下调作用[10]。茵陈素在体外对肺癌细胞具有抑制作用[11]。

5. 抗病原微生物作用　茵陈蒿水提取物对枯草杆菌、青霉菌、黑曲霉、金黄色葡萄球菌和大肠杆菌都有抑菌作用,其中对枯草杆菌和两种霉菌抑菌效果特别明显[12]。茵陈体外具有较强程度的抗泌尿生殖道沙眼衣原体的活性,并随着浓度增大,衣原体包涵体的体积和数量逐渐减少,最后消失[13]。

6. 解热镇痛消炎作用　茵陈中的主要成分 6,7-二甲氧基香豆素对正常小鼠体温有明显降温作用,对鲜啤酒酵母、2,4-二硝基苯酚致热大鼠也有明显退热作用[14]。此外 6,7-二甲氧基香豆素还有镇痛作用,对角叉菜胶引起的大鼠足跖肿胀有抗炎作用[15]。

7. 耐缺氧作用　茵陈素 15～60mg/kg 腹腔注射,能显著提高减压、常压、化学药物所致组织缺氧鼠的存活率或存活时间,增加断头鼠头的张口次数,降低小鼠整体、离体心肌的耗氧量[16]。各月份的茵陈水提物灌胃给药,均能显著降低小鼠耗氧量,提高正常小鼠和心肌耗氧量,增加模型小鼠的耐缺氧能力,而五月产茵陈的水提物 25g(生药)/kg 效果最明显[17]。

8. 抗氧化作用　茵陈水煎液对邻苯三酚在碱性溶液中自氧化产生的超氧阴离子自由基有较强的清除和抑制作用[18]。茵陈黄酮类化合物抑制脂质过氧化能力较强,其半抑制率 IC_{50}为 155.77μg/ml,并对 O^{2-}、OH^- 均有良好的清除作用,其 IC_{50}分别为 20.23μg/ml、80.40μg/ml[19]。

9. 细胞保护作用　茵陈素能拮抗顺铂导致的细胞内 Ca^{2+}超载,起到细胞保护作用[20]。而且 6,7-二甲氧基香豆素还可显著提高被顺铂抑制的家兔原代肾小管细胞乳酸脱氢酶(LDH)、碱性磷酸酶(ALP)和 N-乙酯-β-氨基葡萄糖苷酶(NAG)活力,使肾小管上皮细胞溶酶体免受顺铂的损伤[21]。

10. 兴奋胃平滑肌作用　茵陈水煎液能使胃底和胃体纵行平滑肌条张力增强,并且使胃体收缩波平均振幅增大,但频率无明显变化,显示出对胃平滑肌有兴奋作用[22]。

(三) 临床报道

1. 治疗重型肝炎高胆红素血症　茵陈芍药汤:茵陈、大黄各 30～60g,牡丹皮 15～30g,桃仁 12～24g,芒硝 10～20g,赤芍 40～70g。根据中医辨证分为两型:湿热疫毒型(服上方),非湿热疫毒型(上方去芒硝加泽泻 15～30g)。每日 1 剂,水煎取汁 300ml,早、晚分服,余治法同对照组。两组患者黄疸、腹胀、乏力及血清总胆红素改善,治疗组优于对照组($P<$

0.05或$P<0.01$）；两组患者死亡率比较治疗组优于对照组（$P<0.05$）[23]。

2. 治疗酒精性肝炎　茵陈栀子汤：茵陈30g，栀子10g，薏苡仁30g，滑石10g，牡丹皮10g，虎杖30g，生山楂30g，竹茹10g，枳实10g。将94例患者随机分为两组，观察组50例、对照组44例均用还原型谷胱甘肽治疗，观察组加服茵陈栀子汤。治疗1周后，两组患者肝功能无显著性差异（$P>0.05$）；治疗2周后，两组患者在肝功能指标方面有显著差异（$P<0.05$）；治疗3周后，观察组临床症状改善优于对照组（$P<0.05$）[24]。

3. 治疗泥沙样胆石症　茵陈四金汤：茵陈30g，栀子15g，大黄10g，金钱草30g，海金沙15g，鸡内金15g，柴胡20g，郁金20g，半夏15g，夏枯草15g，滑石15g，石韦15g，甘草10g。每日1剂，水煎服，取汁早晚2次温服。10天为一疗程，治疗两个疗程。治疗40例中，治愈23例，显效11例，无效6例，总有效率85%[25]。

4. 治疗新生儿黄疸　茵陈茯苓汤：茵陈蒿15g，茯苓10g，车前子（另包）6g，甘草3g，大枣3枚。日1剂，药液煎成50～100ml，加少许白糖调味，不定时频服。结果65例患者中痊愈58例，有效6例，无效1例，有效率为98.5%[26]。

5. 治疗母婴ABO血型不合　茵陈汤加减方：茵陈9g，制大黄4.5g，黄芩9g，甘草6g。水煎服，每天1剂，连用30天。服药1个月后复查，若抗体效价降至1∶64以下，停药观察。若效价在1∶128～1∶512时，服用中药同时给予吸氧，每天2次；250g/L葡萄糖40ml加维生素C 1.0g静脉注射；维生素E丸0.1g，每天2次口服。妊娠36周后，抗体效价>1∶128时，则需终止妊娠。治疗母婴ABO血型不合43例，效果明显，结果340例治疗前抗体效价为1∶8～1∶512患者中，抗体效价1∶128的43例患者治疗后抗体效价均≤1∶64[27]。

6. 治疗慢性盆腔炎　茵陈棱莪汤（茵陈、败酱草、蒲公英各30g，三棱、莪术、丹参、赤芍各15g，茯苓20g，桂枝10g），每日1剂，加水500ml浓煎至100ml，药液温度保持在37℃左右，每晚睡前保留灌肠，保留3小时以上，以15天为1个疗程，经期停灌，配合频谱外照腹部30分钟。结果痊愈10例，显效23例，好转12例，无效2例，总有效率95.9%[28]。

7. 治疗结节性脉管炎　茵陈赤小豆汤：茵陈24g，赤小豆12g，苦参10g，生薏米30g，炒苍术10g，盐炒黄柏10g，泽泻12g，滑石18g，木通6g，木防己12g，空白蔻12g，佩兰10g，甘草3g。水煎，日服1剂，每14天为1个疗程，疗程间间隔4天。痊愈68例，显效21例，有效12例，无效7例[29]。

参考文献

[1] 黎汉忠，刘义，龙盛京. 茵陈对大鼠肝UDP葡萄糖醛酸转移酶活性的影响[J]. 中成药，2001，23(1)：45.

[2] 阎姝，崔乃强，方步武，等. 茵陈合剂对麻醉豚鼠肝胆汁泌量及其成分的影响[J]. 中国中西医结合外科杂志，2007，13(3)：280.

[3] 阎姝，崔乃强，方步武，等. 茵陈合剂对家兔胆固醇结石成石性胆汁分泌的影响[J]. 中国中西医结合外科杂志，2008，14(1)：50.

[4] 王喜军，李廷利，孙晖. 茵陈蒿汤及其血中移行成分6，7-二甲氧基香豆素的肝保护作用[J]. 中国药理学通报，2004，20(2)：239.

[5] 唐国风. 茵陈蒿对实验性肝纤维化大鼠肝细胞的保护作用[J]. 中药材，2005，28(3)：218.

[6] 郑红花，罗德生，李映红. 茵陈煎剂保肝作用机理的实验研究[J]. 咸宁学院学报：医学版，2003，17(2)：106.

[7] 沈飞海,吕俊华,潘竞锵.茵陈蒿提取物对胰岛素抵抗性大鼠脂肪肝调脂保肝作用及机制研究[J].中成药,2008,30(1):28.

[8] 于永红,胡昌兴,孟卫星,等.茵陈、赤芍、三棱、淫羊藿对家兔实验性动脉粥样硬化病灶的消退作用及原癌基因C-myc、C-fos、V-sis表达的影响[J].湖北民族学院学报:医学版,2001,18(2):4.

[9] 洪振丰,武一曼,王郑选,等.茵陈蒿防癌的实验研究[J].中国中医基础医学杂志,2000,6(6):8.

[10] 洪振丰,高碧珍,许碧玉.茵陈蒿对实验性食道肿瘤大鼠P53和cdk2表达的影响[J].福建中医学院学报,2001(2):36.

[11] 蒋幼凡.茵陈素对肺癌细胞增殖和细胞周期的影响[J].药物研究,2002,11(8):30.

[12] 赵良忠,蒋贤玉,段林东,等.茵陈蒿水溶性抗菌物质提取工艺和抑菌效果研究[J].食品工业科技,2005(10):100.

[13] 李建军,涂裕英,佟菊贞,等.十二味利水中药体外抗泌尿生殖道沙眼衣原体活性检测[J].中国中药杂志,2000,25(10):628.

[14] 褚明艳,胡一桥.茵陈蒿的化学及药理学研究进展[J].中草药,1998,29(8):564.

[15] 田代华.实用中药辞典[M].北京:人民卫生出版社,2002:1279.

[16] 万尧德,陈淑芬,程峰.茵陈素的耐缺氧作用[J].中国药理学通报,2001,17(3):299.

[17] 费洪荣,陈剑钊,朱玉云.不同生长期茵陈水提物的耐缺氧作用[J].泰山医学院学报,2007,28(9):680.

[18] 曾小玲.七种菊科植物抗活性氧作用的研究对超氧阴离子自由基的清除作用[J].中国现代医学杂志,1999,9(2):44.

[19] 李娟,马占强.茵陈黄酮类化合物体外抗氧化性研究[J].农产品加工,2009(8):74.

[20] 周世文,刘世杰.牛磺酸和茵陈素对顺铂引起的原代培养肾小管上皮细胞内游离 Ca^{2+} 浓度变化的影响[J].第三军医大学学报,2002,24(1):84-85.

[21] 刘世杰,周世文.顺铂对原代培养兔近端肾小管上皮细胞酶活力的影响以及牛磺酸、三七皂苷和茵陈素的保护作用[J].中国药理学通报,1999,15(5):452.

[22] 杨淑娟.茵陈对胃平滑肌条运动的实验研究[J].兰州医学院学报,2002,24(1):84.

[23] 张文才,陈悦,陈君,等.茵陈芍药汤加减治疗重型肝炎高胆红素血症100例[J].中西医结合肝病杂志,2009,19(1):49-50.

[24] 曾学文.茵陈栀子汤治疗酒精性肝炎50例[J].现代中西医结合杂志,2010,19(15):1866.

[25] 曲阳.茵陈四金汤治疗泥沙样胆石症40例[J].黑龙江中医药,2008(5):34.

[26] 李志强.茵陈茯苓汤治疗新生儿黄疸65例[J].河南中医,2011,31(5):641-642.

[27] 赵学平.茵陈汤方剂治疗母婴ABO血型不合43例[J].郑州大学学报:医学版,2005,40(5):954-955.

[28] 罗玉娟.茵陈棱莪汤灌肠治疗慢性盆腔炎47例[J].陕西中医,2000,21(12):544.

[29] 宋成钦,胡幸.茵陈赤小豆汤治疗结节性脉管炎108例临床观察[J].云南中医中药杂志,2000,21(4):34-35.

金钱草　Jinqiancao

【别名】 过路黄(《植物名实图考》),仙人对坐草(《岭南采药录》),大金钱草(《重庆草药》),遍地黄(《湖南药物志》),真金草(云南),走游草(贵州),铺地莲(湖南)。

【来源】 金钱草,始载于《本草纲目拾遗》。为报春花科植物过路黄 *Lysimachia christinae* Hance 的全草。我国江南各省均有分布,主产于四川。为野生品种,也有栽培品种。

【采收炮制】 夏、秋二季采收,除去杂质,切段,晒干。生用或鲜用。

【商品规格】商品金钱草品种很多，过路黄为主流商品，以色绿、叶完整、气清香者为佳。

按《中国药典》(2010年版一部)规定：本品含杂质不得过8%，水分不得过13.0%；总灰分不得过13.0%，含槲皮素($C_{15}H_{10}O_7$)和山柰素($C_{15}H_{10}O_6$)不得少于0.10%。

【药性】甘、咸，微寒。归肝、胆、肾、膀胱经。

【功效】利湿退黄，利尿通淋，解毒消肿。

【应用】

1. 湿热黄疸、胆胀胁痛　本品甘淡渗利，微寒清热，入肝、胆经，能利湿退黄，对于湿遏热伏，肝失疏泄，胆汁溢于肌肤而发黄者，常配伍栀子、虎杖、茵陈等清热利胆退黄；若肝胆结石，胆胀胁痛常配伍柴胡、赤芍、木香、茵陈、郁金、生大黄、枳实等清热泻下排石，理气止痛。

2. 淋、砂淋、石淋之小便涩痛　本品善清利肝胆与膀胱湿热，为利湿排石之常用药，可单用本品250g，煎浓汁代茶饮，长服方有效。或随证配伍有关药物，如热淋小便不利，淋沥涩痛，常配车前子、萹蓄等以清热利湿；石淋(尿路结石)常配海金沙、石韦、鸡内金等，以利尿排石。

3. 痈肿疔疖、蛇虫咬伤　本品性微寒，能清热解毒消肿。治疗恶疮肿毒、毒蛇咬伤等证，可用鲜品洗净捣汁，饮服，以渣外敷；用于烫伤、烧伤，也可用鲜品捣汁涂抹患处。

【用法用量】煎服或捣汁服，15～60g，鲜用加倍，外用不拘量捣汁敷或涂抹。

【鉴别用药】金钱草与海金沙：两者均利水通淋，治疗砂淋、石淋，常相须为用。但金钱草更长于化石，还有良好的利湿退黄之功，故湿热黄疸及肝胆结石、胆道炎症也常用。海金沙清热通淋，又入血分凉血，故血淋用之也好。

全国各地称金钱草，并作金钱草入药的植物尚有：唇形科植物活血丹(连钱草)*Glechoma longituba*(Nakai)Kupr. 的全草，为江苏、浙江习用；旋花科植物马蹄金(小金钱草)*Dichondra repens* Forst. 的全草，为四川地区习用；豆科植物广金钱草 *Desmodium styraci folium*(Osb.)Merr. 的全草，为广东习用；伞形科植物白毛天胡荽 *Hydrocotyle sibthor pioides* Lam. vav. batrachium(Hance)Hand. Mazz 的全草，为江西习用。它们种属差异甚大，疗效也不完全一样，但各地均用于结石症及肝胆疾病。

【药论】

1.《本草纲目拾遗》："神仙对坐草治黄疸初起，又治脱力虚黄反胃噎膈，水肿臌胀，又毒蛇咬伤，捣此草汁饮，以渣罨伤口。"

2.《采药志》："治反胃噎膈，水肿臌胀，黄白火丹。"

3.《四川中药志》："清血热，清肺止咳，消水肿，治肾结石，胆结石，跌打损伤及疟疾。"

4.《重庆草药》："治痨伤咳嗽带血。"

【现代研究】

(一) 化学成分

金钱草含黄酮类、苷类、鞣质、挥发油、氨基酸、胆碱、氯化钾、内酯类等。

(二) 药理作用

1. 抗炎、镇痛作用　金钱草茎叶水提物(AE-S)2和根水提物(AE-R)均能明显抑制二甲苯致小鼠耳肿胀，对免疫器官指数无影响。茎叶和根均能明显抑制腹腔毛细血管通透性和小鼠棉球肉芽肿增生，均具有明显减少小鼠扭体次数作用。金钱草及其总黄酮腹腔注射对组胺引起的小鼠血管通透性增加有显著的抑制作用，对注射蛋清引起的大鼠踝关节肿胀和棉球肉芽肿有显著抑制作用[1]。金钱草醇提取物能对抗琼脂所致大鼠肉芽肿，其高剂量组与水提组相比差异有显著性[2]。

2. 利胆作用　金钱草醇提高、低剂量组和水提高剂量组在给药后30、60、90、120分钟具有显著的促进大鼠胆汁分泌作用；与水提组相比，醇提组胆汁分泌量显著升高。金钱草水提高、低剂量组和醇提高、低剂量组对乙酰胆碱所致豚鼠离体胆囊平滑肌条收缩均有抑制作用，并呈明显量效关系，且醇提低剂量组与水提组相比差异有显著性[2]。

（三）临床报道

1. 治疗非手术性胆石症　四金排溶汤：金钱草50g，海金沙30g，鸡内金15g，郁金15g，枳壳10g，青皮10g，八月札15g，木香10g，蒲公英20～30g，漏芦15g，芒硝6g，大黄6～15g，滑石15g，水蛭6g，明矾6g，龙胆3～6g，威灵仙15g，乌梅10g，荔枝核8g。治疗45例，结果治愈38例，有效2例，无效5例，总有效率为88%[3]。

2. 治疗泌尿系结石　金钱草每日300g，水煎至2500～3000ml饮用。治疗38例，其中肾结石12例，输尿管结石24例，尿道结石2例，结石最大0.8cm×1.2cm，4周为1个疗程，治疗14个疗程。结果治愈16例，有效21例，无效1例，总有效率为97.41%[4]。

3. 治疗酒精性肝炎　酒毒清饮：金钱草30g，茵陈30g，郁金20g，葛根花20g，木香10g，茯苓12g，白术12g，麦芽12g，砂仁9g，红花20g，赤芍12g，泽泻12g，大黄3g。水煎服。治疗酒精性肝炎36例，治疗组、对照组均应用水飞蓟宾胶囊70mg，每日3次，口服治疗，期间患者戒酒，注意休息，清淡饮食，疗程为4周。结果治疗组有效率94.4%，对照组有效率69.4%，两组比较有统计学意义（$P<0.01$）[5]。

4. 治疗肾积水　金钱草汤：金钱草80g，海金沙15g，木通12g，丹参15g，牛膝15g，滑石15g，灯心草10g，白术15g，甘草5g。水煎服，每日1剂，早、中、晚分服。30例中，痊愈28例，无效2例，总有效率为93.3%[6]。

参考文献

[1] 王海东，葛飞，郭玉松. 金钱草提取物对高尿酸血症小鼠的影响[J]. 中国中药杂志，2002，27(12)：941-944.

[2] 张清华. 中药清胆胶囊药理实验研究[J]. 广东药学院院报，2001，17(3)：181-183.

[3] 朴虎. 四金排溶汤加减治疗非手术性胆石症45例[J]. 亚太传统医药，2010，6(12)：40-41.

[4] 张亚娟. 金钱草治疗泌尿系结石38例[J]. 中国城乡企业卫生，2009，130(2)：108.

[5] 赵嘉琳，夏恪迪，张忠军. 酒毒清饮治疗酒精性肝炎36例[J]. 中国实用医药，2010，5(20)：145-146.

[6] 马五华，刘树祥. 自拟金钱草汤治疗肾积水30例疗效观察[J]. 云南中医中药杂志，2007，28(7)：23.

珍珠草　*Zhenzhucao*

【别名】日开夜闭、十字珍珠草（《生草药性备要》），阴阳草、假油柑（《临证指南》），真珠草（《本草纲目拾遗》），鲫鱼草、胡羞羞（《广州植物志》），老鸦珠（《福建民间草药》），夜合珍珠（《民间常用草药汇编》），落地油柑、小利柑（《陆川本草》），星秀草、羊毛草（《云南药用植物名录》）。

【来源】始载于《生草药性备要》。为大戟科植物叶下珠 *Phyllanthus urinaria* L. 的全草或带根全草。主产于广东、广西、四川等地，安徽、江苏、浙江、江西、福建、贵州、云南等地亦有分布。为野生品种。

【采收炮制】夏、秋间采集地上部分或带根全草，洗净泥土，除去杂质，鲜用捣汁或捣敷。或晒干，切段备用。

【药性】甘、苦，凉。归肝、肺经。

【功效】清热利湿，解毒消疳，平肝明目。

【应用】

1. 湿热黄疸、泄痢淋证、风热水肿　珍珠草味苦甘凉，苦以泄降，凉可清热，甘以健脾补中，渗湿利水。其入肝经，通利肝胆，祛湿退黄，对于湿热蕴结肝胆，面目皮肤色黄如橘者，与茵陈同用。膀胱湿热之热淋涩痛、砂淋、石淋，可与金钱草等药相伍，以取清热利湿通淋之功。湿热毒邪下注大肠所致的泄泻或便下脓血，里急后重，则与黄连、木香等配伍以燥湿行气、调中止利。风热邪客肌表，壅塞肺气，宣降失司，水湿内停，发为水肿之证，则以本品与石韦、浮萍等相配。

2. 疮疡肿毒、蛇犬咬伤　本品苦甘性凉，清热解毒。内服外敷并用，可治疗热毒蕴结之疮毒痈肿、毒蛇咬伤或狂犬咬伤。或与白花蛇舌草、重楼等伍用。

3. 小儿疳积　本品甘可健脾，凉以清热，单用水炖服，可治小儿禀赋素弱，过食肥甘，脾胃失运，食积化热所致的疳积。

4. 目赤肿痛　本品入肝经，苦凉泄火，清热明目。单用或配菊花，内服外洗可消肝热上攻，风热注目之赤眼火肿，涩痛难忍。

【用法用量】内服：煎汤 15～30g，鲜品 30～60g，或捣汁服。外用：适量捣敷。

【使用注意】苦凉之品，阳虚体弱者慎用。

【药论】

1.《生草药性备要》："治小儿疳眼，疳积，煲肉食或煎水洗。""治头上生疮仔成堆，痛痒难抵，煎水洗，研末开油搽亦可。"

2.《临证指南》："治小儿诸疳瘦弱，眼欲盲。"

3.《植物名实图考》："治瘴气。"

4.《福建民间草药》："平肝，退火，明目，治蛇咬伤。"

5.《贵州民间药物》："理气消肿。"

【现代研究】

（一）化学成分

全草含酚性成分、三萜成分及没食子鞣质。

（二）药理作用

1. 抗单纯疱疹病毒作用　叶下珠水提物在地鼠肾细胞株（BHK）和原代兔肾细胞培养细胞上均有不同程度抑制单纯疱疹病毒Ⅱ型的作用，提示叶下珠属植物对纯疱疹病毒Ⅱ型感染有一定的治疗作用[1]。

2. 保肝作用　叶下珠对免疫性肝损伤和化学性肝损伤均有保护作用，全草乙醇提取液能显著降低免疫性肝损伤 NIH 小鼠血清转氨酶活力，对肝细胞坏死有一定的改善作用[2,3]。叶下珠对小鼠酒精性肝损伤有明显保护作用，能够抑制 AST、ALT、MDA 水平上升，AST、ALT、MDA 值比酒精肝损伤模型组分别下降了 52.5%、41.4%、29.3%；同时叶下珠也能提高 SOD 活性，处理后 SOD 值上升了 16.3%[4]。叶下珠能抑制人肝癌细胞生长，抑制克隆形成，减少甲胎蛋白（AFP）和γ-谷氨酰转肽酶（γ-CT）的合成和分泌，促进白蛋白（ALB）的合成和分泌，并呈一定的浓度、时间依赖关系；叶下珠药物血清能诱导人肝癌细胞株Bel-7402向正常方向分化，具有预防原发性肝癌发生的作用[5]。

（三）临床报道

1. 治疗乙型病毒性肝炎　治疗组予叶下珠胶囊4粒/次口服，对照组予口服灭澳灵胶囊4粒/次，均日服3次，治疗3个月。结果治疗组HBeAg及HBV-DHA阴转率分别为59.0%和65.4%，对照组为14.0%和17.4%，两组比较差异显著（$P<0.05$）。治疗组和对照组总有效率分别为71.0%和18.5%，两组比较有统计学意义（$P<0.01$）。随访1年，治疗组68例中HBsAg、HBeAg、HBV-DNA阴转率分别为22.0%、73.5%、72.0%，对照组25例中HBsAg、HBeAg、HBV-DNA阴转率分别为4%、24%、23.5%，两组比较差异显著（$P<0.05$）；治疗组和对照组总有效率分别为96.2%和84.0%，两组比较有统计学意义（$P<0.05$）[6]。

2. 治疗乙肝肝纤维化　用叶下珠汤（叶下珠30g，山豆根12g，白花蛇舌草30g，丹参30g，柴胡10g，郁金12g，延胡索15g，炮甲片12g，当归15g，生黄芪15g，鳖甲12g，生甘草9g）每日1剂，水煎，上、下午各服1次。对照组患者口服大黄䗪虫丸，每日2次，每次1包（3g/包），温水冲服。3个月为1个疗程，连续治疗2个疗程。治疗组50例，治疗前HBV-DNA（+）26例，治疗后转阴16例，转阴率61%；对照组治疗前HBV-DNA（+）13例，治疗后转阴1例，转阴率为3%，治疗组疗效明显高于对照组。治疗后治疗组与对照组比较，肝功能ALT、TBil，肝纤维化指标HA、LN、PCⅢ、Ⅳ-C均有显著降低（$P<0.05$），肝功能Alb无显著变化[7]。

（四）不良反应

1. 毒性　定性定量实验结果及文献的记载分析，珍珠草引起皮肿接触中毒及误食后中毒的主要成分是矶松素。矶松素的最小致死量蛙为0.5mg/kg，小鼠为0.1mg/kg，兔为10mg/kg。

2. 中毒原因及预防　珍珠草叶的水液触及皮肤，引起皮肤烧痛和发炎；误食后出现麻痹，孕妇误食引起流产。因此珍珠草做内服使用时，须经白酒闷润蒸炙处理，目的在于降低引起类似氢氰酸中毒症状的物质——矶松素的含量。

3. 中毒机理及症状　矶松素小量对蛙、小鼠、兔的中枢神经系统有兴奋作用，大量则由兴奋转入麻痹，对家兔的呼吸、血压有轻度抑制；其降压作用是由于末梢血管扩张及直接抑制心脏所致，与迷走神经无关；其对离体蛙心有直接麻痹作用，心跳停于扩张期。

4. 中毒救治　皮肤接触中毒，用水或鞣酸液洗涤，后敷硼酸软膏；误食可参照氢氰酸中毒解救方法对症治疗[8]。

参考文献

[1] 郭卫真，邓学龙，董伯振，等. 叶下珠属植物体外抗单纯疱疹病毒Ⅱ型的作用[J]. 广州中医药大学学报，2000，17(1)：54.

[2] 冯天保，田广俊，李华，等. 福建叶下珠抗小鼠免疫性肝损伤的实验研究[J]. 中药新药与临床药理，2005，16(5)：343-345.

[3] 鲁玉辉，符林春. 叶下珠复方对刀豆蛋白A所致免疫性肝损伤小鼠的保护作用[J]. 光明中医，2007，22(4)：76-79.

[4] 蔡树华，蒋如华. 叶下珠对小鼠酒精性肝损伤的保护作用[J]. 实用肝胆病杂志，2007，10(1)：19-21.

[5] 张建军,黄育华,晏雪生,等.叶下珠药物血清对人肝癌细胞株的诱导分化作用的实验研究[J].中国中医药科技,2002,9(5):289-291.

[6] 张建军,盛国光,张赤志,等.叶下珠胶囊治疗慢性乙型肝炎的临床研究[J].中西医结合肝病杂志,2002,12(6):326-328.

[7] 黄远媛.叶下珠汤治疗乙肝肝纤维化50例临床观察[J].中国中医药信息杂志,2003,10(9):55-56.

[8] 周文英,马晓莉.珍珠草毒性成分的探讨[J].河北职工医学院学报,2000,17(1):50.

虎杖　Huzhang

【别名】苦杖(《本草拾遗》),酸杖、斑杖(《日华子本草》),蛇总管(《岭南采药录》),斑根(《植物名实图考》),阴阳莲(《南宁市药物志》)。

【来源】虎杖始载于《名医别录》,为蓼科植物虎杖 *Polygonum cuspidatum* Sieb. et Zucc. 的干燥根茎和根。我国大部分地区均产。为野生品种,也有栽培品种。

【采收炮制】春、秋二季采挖,除去须根,洗净,趁鲜切短段或厚片,晒干,生用。

【商品规格】统货,以根条粗扭曲,色棕黄,质重者为佳。

按《中国药典》(2010年版一部)规定:本品含水分不得过12.0%;总灰分不得过5.0%,酸不溶性灰质不得过1.0%,含大黄素($C_{15}H_{10}O_5$)不得少于0.60%。

【药性】微苦,微寒。归肝、胆、肺经。

【功效】利湿退黄,清热解毒,散瘀止痛,止咳化痰。

【应用】

1. 湿热黄疸、淋浊带下　本品味苦性寒,有清热利湿之功,治湿热黄疸,可每日单用本品30g,水煎分2～3次服;也可配伍茵陈、山栀、黄柏等同用;如为胆囊炎或胆囊结石兼有黄疸者,可配伍金钱草、鸡内金等。若为下焦湿热淋浊带下,常配伍黄柏、薏苡仁、萆薢等同用。若为尿路结石之砂淋、石淋,则常配金钱草、石韦、海金沙等。带下阴痒,也可单用本品煮水冲洗。

2. 热毒痈肿、水火烫伤、毒蛇咬伤等　本品微苦微寒能清热解毒,可以内服,也可外用,治疗痈肿和毒蛇咬伤,可煎汤内服;治疗水火烫伤,可用虎杖细末加麻油或浓茶水调敷局部,亦可用水煎浓汁蘸纱布湿敷。对于热毒诸证引起的大便秘结,本品有泻火通便之功,大便通则热证亦解。

3. 肺热咳嗽　现代用治急、慢性支气管炎和大叶性肺炎,单用大剂量煎服,或与黄芩、杏仁、枇杷叶等同用,有清热化痰、止咳平喘之效。

4. 闭经、痛经、跌打损伤、癥瘕　本品味苦入肝经,有活血化瘀作用,治疗瘀血内阻所致闭经、痛经者,可与茜草、马鞭草、益母草、当归等配伍。治跌打损伤,瘀滞疼痛,可与乳香、没药等配伍。产后恶露不尽,小腹疼痛拒按者,可单用内服,如《本草纲目》以虎杖根研末,酒送服。对血瘀不行,气机被阻,积结而成之癥瘕积聚,可配三棱、莪术等同用。

5. 风湿痹痛　本品祛风湿止痛,通经络;对气血郁滞不通,关节红肿灼热之痹证可单用水煎服或浸酒服,也可配川乌、桂心、当归等治顽痹关节痛,如《太平圣惠方》载虎杖散。《滇南本草》以本品配川牛膝、防风等治手足麻木。

【用法用量】水煎服,9～15g。外用适量,制成煎液或油膏涂敷。

【使用注意】孕妇慎用。

【药论】

1.《名医别录》:"主通利月水,破留血癥结。"

2.《药性论》:"治大热烦躁,止渴,利小便,压一切热毒。"

3.《本草拾遗》:"主风在骨节间及血瘀。煮汁作酒服之。"

4.《日华子本草》:"治产后恶血不下,心腹胀满。排脓,主疮疖痈毒,妇人血晕,扑损瘀血。"

5.《滇南本草》"治五淋白浊,痔漏,疮痈,妇人赤白带下。"

6.《岭南采药录》:"治蛇伤,脓疱疹,止损伤痛。"

【现代研究】

(一)化学成分

根和根茎含蒽醌类化合物(根含羟基蒽醌0.1%~0.5%),其中有大黄素、大黄酚、大黄酸、大黄素甲醚、虎杖苷、大黄素甲醚-8-葡萄糖苷。

(二)药理作用

1. 抗菌作用 虎杖对铜绿假单胞菌、复氏痢疾杆菌等有良好的抗菌作用,而对金黄色葡萄球菌、克柔念珠菌、B群链球菌、大肠杆菌、摩根菌、表皮葡萄球菌无抗菌作用[1]。

2. 抗病毒作用 虎杖对柯萨奇病毒B_3(CVB_3)有一定的直接杀灭作用,但不能阻断CVB_3吸附敏感细胞,认为虎杖是通过直接杀灭病毒和抑制病毒生物合成两个环节发挥其抗CVB_3作用的[2]。虎杖蒽醌化合物晶Ⅰ、晶Ⅳ对疱疹病毒(HSV)1F株有抑制增殖、阻断感染、直接杀灭作用[3]。

3. 强心、扩血管作用 虎杖苷PD可通过增加心肌游离钙浓度而增强心肌收缩性[4]。虎杖对缺氧心肌有保护作用,可增加心输出量,增强纤溶系统活性,提高心肌对缺氧的耐受能力,减低心脏衰竭程度[5,6]。

4. 抗肿瘤作用 虎杖的有效成分白藜芦醇对体外培养的小鼠肝癌细胞H_{22}的生长具有抑制作用,显微镜下观察经药物处理48小时的肝癌细胞,可见细胞膜不规则、肿胀和染色质断裂,电镜下可见细胞电子密度增加及出现凋亡小体[7]。

(三)临床报道

1. 治疗新生儿黄疸 两组患儿均用蓝光灯照射24~48小时,病情较重者加用白蛋白或血浆治疗。治疗组加用20%虎杖煎剂,每次5~10ml,每日3次,口服,连用5~7天。治疗组88例,痊愈76例,好转7例,未愈5例,总有效率为94.31%;对照组80例,痊愈63例,好转5例,未愈12例,总有效率为85%;两组总有效率相比差异显著($P<0.05$)[8]。

2. 治疗老年人功能性便秘 用复方虎杖合剂(虎杖30g,枸杞子15g,枳实15g,丹参15g,何首乌15g)随证加减,水煎2次,每次200ml,上下午各服1次,疗程4周。治疗60例,显效26例,有效29例,无效5例,总有效率91.7%[9]。

3. 治疗高血脂 治疗组60例用虎杖片3片(每片含生药0.32g),每日3次,口服;对照组60例,服辛伐他汀5mg,每日1次,口服;疗程均2个月。两组总有效率分别为91.7%和95%,差异无显著性($P>0.05$)[10]。

4. 治疗慢性盆腔炎 复方虎杖汤:虎杖30g,鸡血藤15g,黄柏、川芎、延胡索、香附、怀牛膝、夏枯草、板蓝根、生甘草各10g,丹参20g。水煎20分钟,保留药液50ml,每天晚上灌肠1次,胸膝位或左侧位30分钟,再配以抗生素及红外光治疗,每7次为1个疗程。治疗96例,痊愈71例,显效20例,有效5例,无效0例,治愈率达73.96%,有效率达100%[11]。

5. 治疗风热型上呼吸道感染　应用复方虎杖清热胶囊(由虎杖、连翘、板蓝根、柴胡、甘草等组成)每次 4 粒(0.52g/粒),每日 3 次,温开水送服。并用感冒退热冲剂(由大青叶、板蓝根、连翘、拳参等组成)作对照观察,每次服用 2 袋(4.5g/袋),每日 3 次,开水冲服。两组均以 3 天为 1 个疗程,均治疗 1 个疗程。治疗组 30 例,痊愈 18 例,显效 9 例,有效 2 例,无效 1 例,总有效率 96.7%;对照组 20 例,痊愈 7 例,显效 9 例,有效 3 例,无效 1 例,总有效率 95.0%,两组比较无显著性意义($P>0.05$)[12]。

6. 外用治疗烧伤　虎杖烫伤液(虎杖 30g,黄芩、黄连、黄柏、冰片各 1.5g),经煎煮,浓缩高压消毒制得。用法:涂药前先用 1/2000 氯苯双胍己烷溶液或过氧化氢溶液清创,露出新鲜创面,一般在渗出期渗出少时,或头面部、躯干部等可直接外涂,每日 2～3 次。若渗出多时,或手足四肢功能部位,用湿敷包扎法,每日或隔日换药 1 次。适当配合抗生素治疗,大面积烧伤早期应加强抗休克治疗,有电解质紊乱者应予以纠正。2200 例不同程度的烧伤患者中 1470 例浅Ⅱ度创面愈合时间(8±4)天,无瘢痕;490 例浅深Ⅱ度混合创面愈合时间(19±5)天;248 例局部有瘢痕增长;240 例深Ⅱ度与Ⅲ度混合创面均行手术植皮封闭,总有效率 100%[13]。

参考文献

[1] 樊小容.虎杖对致病菌株药敏试验[J].时珍国医国药,2000,11(2):108.

[2] 王卫华,肖红,陈科力,等.虎杖提取液抗柯萨奇病毒 B3 的实验研究[J].湖北中医杂志,2001,23(9):47.

[3] 王志洁,邓培,方学韫,等.虎杖蒽醌化合物抗疱疹病毒的实验研究[J].湖北医科大学学报,2000,21(3):180.

[4] 金春华,赵克森,刘杰,等.虎杖苷对心肌细胞钙的调节作用[J].中国病理生理杂志,2001,17(2):128.

[5] 李笑宏,杨玲,林建海.虎杖注射液对猪急性缺氧性肺动脉高压的作用研究[J].中华结核和呼吸杂志,2001,24(10):633.

[6] 李笑宏,林建海.虎杖对血流动力学、血气及纤溶系统的影响[J].上海医学,2001,24(10):597.

[7] 刘红山,齐咏,刘青光,等.虎杖提取物白藜芦醇对鼠肝癌细胞 H22 生长及扩增的影响[J].新乡医学院学报,2001,18(6):381.

[8] 丁显春,闫炳远,王毅.中西医结合治疗新生儿黄疸 88 例[J].国医论坛,2001,16(5):44.

[9] 倪永骋.复方虎杖合剂治疗老年人功能性便秘 60 例[J].实用中医药杂志,2010,26(11):768.

[10] 陈晓莉.虎杖片与辛伐他汀治疗高脂血症的比较[J].医药导报,2001,21(1):25.

[11] 郭亚丽.中西医结合治疗慢性盆腔炎 96 例[J].四川中医,2003,21(10):63.

[12] 曹文,胡学军.虎杖清热胶囊治疗上呼吸道感染 30 例总结[J].湖南中医杂志,2002,18(5):8.

[13] 肖厚安,金小莉,范涛.虎杖烫伤液外用治疗烧伤 2200 例[J].陕西中医,2001,22(11):667.

地耳草　*Di'ercao*

【别名】田基黄(《生草药性备要》),雀舌草(《植物名实图考》),小还魂(台湾),小蚁药、小对叶草(四川),八金刚草、蛇细草(云南),对叶草(江苏)。

【来源】地耳草始载于《植物名实图考》。为藤黄科植物地耳草 *Hypericum japonicum* Thunb. ex Murray 的全草。主产于华南及西南各省。为野生品种。

【采收炮制】夏、秋两季采收,晒干生用或鲜用。

【药性】苦、甘、凉。归肝、胆经。

【功效】 利湿退黄，清热解毒，活血消肿。

【应用】

1. 湿热黄疸　本品苦凉，入肝胆经，能清肝胆湿热，有利胆退黄作用，单用大剂量煎服或与金钱草、茵陈、虎杖等配伍。对急性黄疸型肝炎、慢性肝炎均有治疗作用。

2. 痈肿疮毒、毒蛇咬伤　本品苦凉，能清热解毒消痈肿。治疗肺痈可单用或与鱼腥草、桔梗、甘草等配伍；治肠痈与败酱草、冬瓜仁、红藤等药同用；治乳痈，可配伍蒲公英、穿山甲等药。若治毒蛇咬伤，可单味水煎服或以鲜草捣外敷。

3. 跌打损伤　本品活血消肿，用于跌打损伤瘀肿疼痛，单用或配骨碎补、乳香、没药等煎服；亦可同时用鲜品捣烂外敷。

【用法用量】 水煎服 15～30g，鲜品加倍，外用适量。

【药论】

1.《生草药性备要》："治酒病，消肿胀，敷大恶疮，理痞疮肿。"

2.《分类草药性》："解一切蛇虫毒，清火，止泄泻，刀伤用良。"

3. 广州部队《常用中草药手册》："清热解毒，渗湿利水，消肿止痛，治急、慢性肝炎，早期肝硬化，肝区疼痛，阑尾炎，疔肿痈疽，毒蛇咬伤，跌打扭伤。"

【现代研究】

（一）化学成分

地耳草含黄酮类、香豆精、鞣质、蒽醌、氨基酸、酚类。

（二）药理作用

1. 抑菌作用　田基黄水提取物、有机溶剂提取物对供试菌种金黄色葡萄球菌、枯草杆菌、大肠杆菌和青黄链霉菌等均有抑制作用，且抑菌效果均比水提取物的抑菌效果明显[1]。

2. 抗病毒作用　田基黄含药血清浓度为 5%时，田基黄乙醇总提取物和正丁醇提取物对 HBeAg 和 HBsAg 呈现较好抑制作用；当含药血清浓度为 20%时，醋酸乙酯提取物对 HBeAg 和 HBsAg 呈现较好的抑制作用；水提取物 3 种浓度的含药血清对 HBeAg 和 HBsAg 都有较好的抑制作用[2]。

3. 保肝作用　不同浓度的田基黄能不同程度地降低 CCl_4 所致异常升高的小鼠血清中的 ALT、AST、NO、TNF-α、IL-6 含量，升高 SOD 活性，并且改善肝脏组织的病理损伤[3]。田基黄中三个黄酮类化合物异槲皮苷、槲皮苷、田基黄苷均能显著抑制 CCl_4 和 D-Gal 所致的大鼠血清 ALT 和 AST 升高，对 α-萘异硫氰酸酯（ANIT）所致的小鼠血清总胆红素升高有明显的降低作用[4]。田基黄苷组可显著降低胆总管结扎诱导的肝纤维化大鼠血清 TBL、DBIL、ALT、AST、PC-Ⅲ、HA、LN 的水平及肝组织中 Hyp 的含量，提高肝组织 SOD、GSH-Px 的活性，降低肝组织 MDA 及血清中 TNF-α 的含量。病理组织观察结果显示：田基黄苷组大鼠肝小叶结构较清晰，肝内小胆管以汇管区为中心轻度增生，增生胆管周围伴轻度纤维组织增生，肝组织胶原纤维沉积显著减轻；且肝组织 α-SMA 蛋白表达量减少[5]。

4. 抗肿瘤作用　田基黄各提取物对肝癌 BEL-7404 细胞都有一定的抑制作用，呈明显的量效关系[2]。用 MTT 法检测石油醚提取部位、二氯甲烷提取部位、乙酸乙酯提取部位、正丁醇提取部位均对体外培养人肝癌细胞 $HepG_2$ 生长有抑制作用，且呈剂量依赖性[6]。RB 法检测结果显示田基黄抑制人鼻咽癌细胞 CNE-2 生长，引起细胞死亡；田基黄作用人鼻咽癌细胞后 S 期细胞的比例增加，G_2/M 期细胞的比例减少[7]。

5. 降血压作用 大田基黄多糖可使正常血压 SD 大鼠、家犬及自发性高血压大鼠(SHR)的血压明显降低($P<0.01$)，降压作用维持时间较长[8]。

(三) 临床报道

1. 治疗急性病毒性黄疸型肝炎 破黄汤：穿破石 100g，地耳草 50g。每日 1 剂，煎至 1000ml，分 3 次服(早、中、晚)。齐墩果酸组：齐墩果酸 60mg，每日 3 次；板蓝根冲剂 1 包(15g)，每日 4 次。10 天为 1 个疗程，均治疗 1 个月。结果：破黄汤组治愈 48 例，显效 2 例，治愈率 96%，总有效率 100%；齐墩果酸组治愈 35 例，显效 10 例，有效 5 例，治愈率 70%，总有效率 100%；两组治愈率比较差异显著($P<0.01$)[9]。

2. 治疗肾炎 地耳草汤：地耳草、鸭跖草、益母草、白茅根各 30g，白僵蚕、蝉蜕各 12g，石韦、车前草各 15g。随证加减，每日 1 剂，水煎 2 次分服。治疗肾炎患者 62 例，结果痊愈 53 例，显效 6 例，好转 3 例，总有效率 100%。治疗疗程最短 7 天，最长 68 天[10]。

3. 治疗高血脂 田基黄茶：田基黄 60g，北山楂 30g，泽泻 40g，红花 20g。混合粉碎成粗粉，袋装开水浸泡约 750ml，每次 250ml，早、中、晚各饮用 1 次。对照组服脂必妥片(每片 0.35g)，每次 3 片，日服 3 次。两组均保持常规低脂膳食，停服其他降脂药物，8 周为 1 个疗程。治疗组近期显效 32 例，有效 19 例，无效 5 例，总有效率 91%；对照组近期显效 20 例，有效 9 例，无效 11 例，总有效率 72.5%；治疗组显效率明显高于对照组($P<0.01$)[11]。

参 考 文 献

[1] 赖洁玲，方金韩. 田基黄提取物抑菌作用的研究[J]. 玉林师范学院学报：自然科学版，2010，31(2)：994-997.

[2] 潘小姣，杨柯，曾金强，等. 田基黄不同提取物含药血清体外抗乙肝和抗肝癌作用的实验研究[J]. 时珍国医国药，2009，20(5)：1076-1078.

[3] 林久茂，赵锦燕，周建衡，等. 田基黄对小鼠急性肝损伤的防治作用[J]. 时珍国医国药，2008，19(3)：550-551.

[4] 李沛波，王永刚，吴钉红，等. 田基黄中三个黄酮类化合物保肝退黄作用的实验研究[J]. 中山大学学报：医学科学版，2007，28(1)：40-43.

[5] 李沛波，杨翠平，王永刚，等. 田基黄苷抗大鼠肝纤维化作用的实验研究[J]. 中药材，2011，34(3)：424-428.

[6] 庄群川，林久茂，李晶，等. 田基黄不同提取部位对人肝癌细胞 HepG2 生长的抑制作用[J]. 福建中医药大学学报，2011，21(4)：33-36.

[7] 肖大江，朱国臣，王晓岚，等. 田基黄对人鼻咽癌细胞 CNE-2 生长和凋亡的影响[J]. 中国耳鼻咽喉颅底外科杂志，2007，13(5)：338-340.

[8] 龚受基，苏小建，阮俊. 大田基黄多糖降血压作用的动物实验研究[J]. 时珍国医国药，2009，20(3)：579-580.

[9] 苏逊波. 破黄汤治疗急性病毒性黄疸型肝炎 50 例[J]. 福建中医药，2001，32(4)：12-13.

[10] 王邦鼎. 地耳草汤治疗急性肾炎 62 例[J]. 实用中医药杂志，2004，20(9)：493.

[11] 陈厚平，肖新成. 田基黄茶治疗高脂血症的疗效观察[J]. 中医中药，2006，3(30)：92.

垂盆草 Chuipencao

【别名】鼠牙半枝莲(《本草纲目拾遗》)，石指甲(《四川中药志》)，瓜子草、佛指甲、狗牙草(《分类草药性》)，半枝莲(《药镜》)，白蜈蚣、狗牙齿(《浙江民间常用草药》)。

【来源】垂盆草，始载于《本草纲目拾遗》。为景天科多年生肉质草本植物垂盆草 *Sedum sarmentosum* Bunge. 的新鲜或干燥全草。全国各地均产。野生于山坡或岩石上。为野生品种，也有栽培品种。

【采收炮制】夏、秋二季采集，除去杂质，切段，晒干。生用，或鲜用。

【商品规格】

按《中国药典》(2010年版一部)规定：本品含水分不得过13.0%；酸不溶性灰质不得过6.0%，含槲皮素($C_{15}H_{10}O_7$)、山柰素($C_{15}H_{10}O_7$)、异鼠李素($C_{16}H_{12}O_7$)的总量不得少于0.10%。

【药性】甘、淡、凉。归肝、胆、小肠经。

【功效】利湿退黄，解毒清热。

【应用】

1. 湿热黄疸、小便黄赤　本品甘淡寒凉，又有利湿退黄、清热解毒作用。用于湿热蕴结肝胆，面目周身发黄，小便黄赤，常与郁金、茵陈、金钱草等同用。近年来临床用于治疗急性肝炎、迁延性肝炎、慢性肝炎活动期，可单用，如《中国药物大全》垂盆草片；或与矮地茶同用，如《中国药物大全》复方垂盆草糖浆。

2. 痈肿疮疡、咽喉肿痛、毒蛇咬伤、水火烫伤　本品甘凉，有清热解毒、消痈散肿的作用。用于热毒壅聚，痈肿疮疡，毒蛇咬伤，或水火烫伤，可单用鲜品捣汁内服，药渣外敷患处，如《百草镜》半枝莲饮；亦可与野菊花、紫花地丁、蒲公英等同用。若毒热上攻，咽喉肿痛，《浙江民间常用草药》用鲜品捣汁，加少许烧酒，含漱。

【用法用量】煎服，15～30g；鲜品加倍。外用适量。

【使用注意】虚寒阴疸及阴黄者不宜服用。

【药论】

1.《本草纲目拾遗》："消痈肿，治湿郁水肿。""治诸毒及汤烙伤，疗痈，虫蛇螫咬。"

2.《天宝本草》："利小便，敷火疮肿痛，汤火症；退湿热，兼治淋症。"

3.《四川中药志》："治喉头红肿，消痈肿，敷蛇伤及足生鸡眼。"

【现代研究】

（一）化学成分

垂盆草主要含糖类、氰苷类、氨基酸、黄酮体、三萜类及植物甾醇等。其中氨基酸主要是左旋天冬酰胺、左旋天冬氨酸、左旋-α-丙氨酸、左旋白氨酸、左旋酪氨酸(L-tyrosine)、左旋缬氨酸等。另含δ-香树酯酮、β-谷甾醇、胡萝卜苷、苜蓿苷以及丁香酸。

（二）药理作用

1. 抑菌作用　垂盆草注射液体外对白色葡萄球菌有较强抑制作用，对金黄色葡萄球菌的作用次之。以蒸馏法提取液2g/ml(生药)配制成注射液，对黄色葡萄球菌、白色葡萄球菌、大肠杆菌、伤寒杆菌、铜绿假单胞菌、甲型链球菌、乙型链球菌、白念珠菌、福氏痢疾杆菌等均有一定作用。垂盆草总黄酮提取液对大肠杆菌、金黄色葡萄球菌、枯草杆菌和产气杆菌都有不同程度的抑菌作用，对四联球菌作用不明显[1]。

2. 护肝作用　垂盆草中具有保肝降酶作用的活性成分主要存在于H_2O部分和n-BuOH部分(主要含苷类和总黄酮)，进而确认其中的总黄酮是垂盆草中保肝降酶的主要活性组分之一，并考察异鼠李素-3,7-二-*O*-*b*-D-葡萄糖苷作为垂盆草药材质控指标的可行性，认为其可标示垂盆草药材中黄酮类成分的含量高低[2-4]。

3. 抑制肿瘤作用　垂盆草水提物、垂盆草醇提物对小鼠 S_{180} 肉瘤的生长有明显抑制作用，肿瘤重量明显减轻。对 S_{180} 腹水瘤小鼠生存天数亦有明显延长作用[5]。采用 MTT 法测定垂盆草醇提物(CCW)对 $HepG_2$ 细胞增殖作用发现，$HepG_2$ 细胞增殖在 CCW 作用的第 24、48、72 小时均被显著地抑制；CCW 可使 $HepG_2$ 细胞阻滞于 G_0/G_1 期；CCW 可显著下调 VEGF、c-myc 的 mRNA 及蛋白水平表达[6]。

4. 免疫抑制作用　采用水提醇沉法将垂盆草水提液与乙醇分别按 2∶1、1∶1、1∶2 进行醇沉，得Ⅰ、Ⅱ、Ⅲ三组水溶性成分，然后将这三组水溶性成分进行免疫活性研究。结果表明，垂盆草水溶性成分Ⅰ、Ⅱ对免疫受抑状态有引起免疫调节作用，3 种水溶性成分对 T 细胞介导的特异性细胞免疫有显著影响，对非特异性免疫和特异性体液免疫无明显影响[7]。

（三）临床报道

1. 治疗慢性乙肝　治疗组予垂盆草冲剂每次 1～2 包冲服，每日 3 次。对照组口服甘利欣胶囊，每次 3 粒，每日 3 次。两组疗程均为 1 个月。两组慢性重度乙肝均酌情应用血浆、白蛋白。每隔 10 天复查肝功能 1 次，观察血清 ALT 变化。治疗组、对照组各治疗 36 例，治疗组总有效率为 89.0%；对照组总有效率为 61.0%，两组总有效率比较有显著性差异($P<0.05$)[8]。

2. 预防抗结核药物肝损害　垂盆草鲜草 250～500g 洗净、捣烂、取汁口服，日服 1 次；或垂盆草干草 30g 煎服，日服 2 次。对照组口服葵花护肝片。结果观察组 58 中初治失败 2 例，初治成功率为 96.8%；对照组 57 例中初治失败 3 例，初治成功率为 95.0%；两组初治成功率比较无统计学意义[9]。

3. 治疗暑疖、痈　取新鲜垂盆草 60～120g，洗净捣烂加干面粉少许调成糊状(或晒干研末加凡士林适量调成软膏)外敷患处，每日换药 1 次；内服，鲜药 30～60g 捣汁冲服。治疗 31 例 38 处疖痈，痊愈 32 处，显效 6 处，治愈率 84.2%，有效率 100%，治愈时间最短 2 天，最长 5 天[10]。

4. 治疗带状疱疹　新鲜垂盆草全草，加少量青盐，捣汁。常规消毒创面，用无菌垂盆草汁均匀敷于创面，即刻干燥，每日 1 次。治疗 51 例，12 例经 1～3 次外敷痊愈；21 例有全身症状(发热、局部淋巴结肿大等)者，外敷 5 次，另用抗生素治疗，7～10 天后痊愈[11]。

参考文献

[1] 公衍玲，黄山，于慧荣. 垂盆草总黄酮的酶法提取及其抑菌活性[J]. 药学实践杂志，2010，8(2)：114-116.

[2] 潘金火，何满堂，许惠琴，等. 垂盆草中保肝降酶活性组分的筛选[J]. 中国药事，2002，16(6)：365-366.

[3] 潘金火，薛春余，严娟，等. 异鼠李素-3，7-二-O-b-D-葡萄糖苷的保肝降酶试验[J]. 时珍国医国药，2002，13(12)：714-715.

[4] 潘金火，何满堂，罗兰，等. 垂盆草不同提取部位保肝降酶试验[J]. 时珍国医国药，2001，12(10)：888-890.

[5] 李清，刘姣，曹秀莲，等. 垂盆草不同提取物对小鼠移植性肿瘤抑制作用的初步研究[J]. 河北省科学院学报，2010，27(4)：54-56.

[6] 黄丹丹，张伟云. 垂盆草醇提物对人肝癌细胞 HepG2 的抑制作用及其机制初探[J]. 东南大学学报：医学版，2009，28(4)：302-306.

[7] 张邦祝. 垂盆草水溶性成分的免疫活性研究[J]. 中药新药与临床药理,2001,12(6):430-432.

[8] 吴敦煌,周虎珍. 垂盆草冲剂治疗慢性乙肝 ALT 反复升高疗效观察[J]. 现代中西医结合杂志,2004,13(6):759.

[9] 王谦信,严宇仙,姜阳兴,等. 垂盆草预防抗结核药物肝损害的临床观察[J]. 浙江中医药大学学报,2010,34(5):726.

[10] 叶春芝,叶美玲. 垂盆草内服外用治疗暑疖、痈[J]. 中国民族民间医药杂志,2002,55:96.

[11] 冯幕芬,赵喆. 垂盆草治疗带状疱疹 51 例[J]. 实用中医药杂志,2005,21(7):411

（唐德才　马莉）

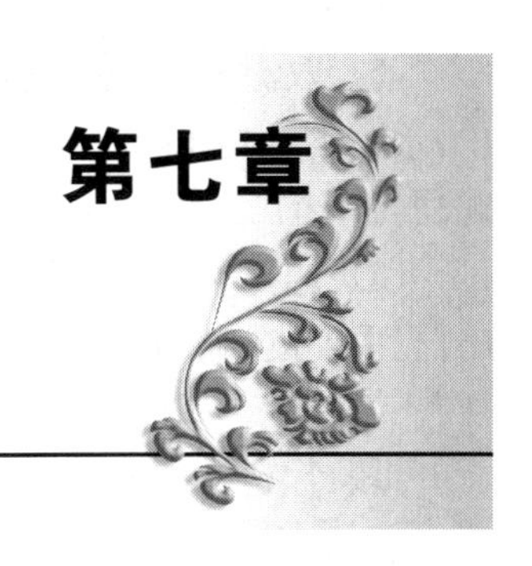

第七章 温里药

凡以温里祛寒为主要作用，治疗里寒证的药物，称为温里药，又叫祛寒药。

本类药物多味辛而性温热，以其辛散温通、偏走脏腑而具有温里散寒、回阳救逆、温经止痛等作用，可用治里寒证。即《素问·至真要大论》所谓"寒者热之"、《神农本草经》所谓"疗寒以热药"之意。

本类药物因其主要归经之不同而有多种效用。其主入脾胃经者，能温中散寒止痛，可用治脾胃受寒或脾胃虚寒证，症见脘腹冷痛、呕吐泄泻、舌淡苔白等；其主入肺经者，能温肺化饮而治肺寒痰饮证，症见痰鸣咳喘、痰白清稀、舌淡苔白滑等；其主入肝经者，能温肝散寒止痛而治肝经受寒少腹痛、寒疝作痛或厥阴头痛等；其主入肾经者，能温肾助阳而治肾阳不足证，症见阳痿宫冷、腰膝冷痛、夜尿频多、滑精遗尿等；其主入心肾两经者，能温阳通脉而治心肾阳虚证，症见心悸怔忡、畏寒肢冷、小便不利、肢体水肿等，或能回阳救逆而治亡阳厥逆证，症见畏寒蜷卧、汗出神疲、四肢厥逆、脉微欲绝等。部分药物还兼有祛风湿、活血、降逆、杀虫等功效，又可用治风湿痹痛、闭经痛经、呕吐呃逆、虫积腹痛等证。

使用温里药应根据下列不同证候作适当配伍：如外寒内侵，兼有表寒未解者，须配辛温解表药同用；寒凝经脉、气滞血瘀者，须配行气活血药同用；寒湿内阻者，宜配芳香化湿或温燥祛湿药同用；脾肾阳虚者，宜配温补脾肾药同用；亡阳气脱者，应配大补元气药同用。

使用本类药物要注意，天气炎热或素体火旺者当减少用量；热伏于里，热深厥深，真热假寒证不得应用本类药；温里药多辛热燥烈，易耗阴动火，凡实热证、阴虚火旺、津血亏虚者忌用；孕妇慎用或忌用。

现代药理研究证明，温里药一般具有不同程度的促进胃肠运动、促消化、止吐、抗溃疡和镇痛、抗炎作用。部分药物还有强心、抗心律失常、扩张血管、改善血液循环等作用。

附子 Fuzi

【别名】铁花（四川），五毒（河南）。

【来源】附子，始载于《神农本草经》，列为下品，历代本草均有收载，因其系乌头子根，如子附母，故名。为毛茛科多年生草本植物乌头 *Aconitum carmichaeli* Debx. 的子根加工品。主产于四川江油、平武、绵阳，陕西城固、户县、南郑等地。均为栽培。

【采收炮制】6 月下旬至 8 月上旬采挖，除去母根、须根及泥沙，习称"泥附子"，加工成下列品种：

(1) 选择个大、均匀的泥附子，洗净，浸入食用胆巴水溶液中，过夜，再加食盐，继续浸泡，每日取出晒晾，并逐渐延长晒晾时间，直至附子表面出现大量结晶盐粒（盐霜）、体质变硬为止，习称"盐附子"。

（2）取泥附子，按大小分别洗净，浸入食用胆巴水溶液中数日，连同浸液煮至透心，捞出，水漂，纵切成约0.5cm的厚片，再用水浸漂，用调色液使附片染成浓茶色，取出，蒸到出现油面、光泽后，烘至半干，再晒干或继续烘干，习称“黑顺片”。

（3）选择大小均匀的泥附子，洗净，浸入食用胆巴水溶液中数日，连同浸液煮至透心，捞出，剥去外皮，纵切成约0.9cm的厚片，用水浸漂，取出，蒸透，晒至半干，晒干，习称“白附片”。

黑顺片、白附片直接入药。盐附子须制成淡附片用，取盐附子用清水浸漂，每日换水2～3次，至盐分漂尽，与甘草、黑豆加水共煮透心，至切开后口尝无麻舌感时取出，除去甘草、黑豆，切薄片晒干（每盐附子100kg用甘草5kg、黑豆10kg）。炮附片，取附片，用沙烫至鼓起并微变色。

【商品规格】附子过去商品规格甚多，约有数十种。现经简化，只保留了其中的盐附子、黑顺片、白附片三种规格。盐附子以个大、体重、色灰黑、表面起盐霜者为佳；黑顺片以身干片大、均匀、皮黑褐、切面油润有光泽者为佳；白附片以身干片大、均匀，色黄白、油润半透明者为佳。

按《中国药典》（2010年版一部）规定：本品含双酯型生物碱以新乌头碱（$C_{33}H_{45}NO_{11}$）、次乌头碱（$C_{35}H_{45}NO_{10}$）和乌头碱（$C_{34}H_{47}NO_{11}$）计，不得过0.020%；含生物碱以乌头碱（$C_{34}H_{47}NO_{11}$）计，不得少于1.0%；含苯甲酰新乌头原碱（$C_{31}H_{43}NO_{10}$）、苯甲酰乌头原碱（$C_{32}H_{45}NO_{10}$）、苯甲酰次乌头原碱（$C_{31}H_{43}NO_{9}$）的总量，不得少于0.010%。

【药性】辛、甘，大热；有毒。归心、肾、脾经。

【功效】回阳救逆，补火助阳，散寒止痛。

【应用】

1. 亡阳证　本品辛甘热，为纯阳燥烈之品，效力强大。能上助心阳以通脉，中温脾阳而散寒，下补肾阳以益火，能复散失之元阳，能回阳于顷刻之间，为“回阳救逆第一品药”。治久病体虚，阳气衰微，阴寒内盛，或大汗、大吐、大泻所致亡阳证，多与干姜、甘草同用，以回阳救逆，如《伤寒论》四逆汤。治久病气虚欲脱，或出血过多，气随血脱者，又当配人参同用，共奏回阳救逆、益气固脱之功，如《校注妇人良方》参附汤。治伤寒阴盛格阳，其人必躁热而不欲饮水者，可用大附子一枚烧为灰，存性，为末，蜜水调服，即《传家秘宝方》霹雳散。附子大辛大热，能逐退在内之阴寒，急回外越之阳气，消除格拒之势，故可治阴毒伤寒，面青，四肢厥逆，腹痛身冷，一切冷气，可用大附子三枚为末，每服三钱，姜汁、冷酒各半盏调服，以回阳救逆，如《济生方》回阳散。

2. 阳虚阳痿宫冷、不孕不育　本品辛甘温煦，有峻补元阳、益火消阴之效，故可用治肾阳不足、命门火衰所致阳痿宫冷、不孕不育，腰膝冷痛，夜尿频多，常与肉桂、山茱萸、熟地黄等同用，以温补肾阳，填精补血，如《景岳全书》右归丸。

3. 阳虚久泻久痢　本品味辛甘性大热，能峻补元阳、益火消阴，逐退在内之阴寒，急回外越之阳气，消除格拒之势，故可用治少阴病，阴盛于下，格阳于上，症见下利，四肢厥逆，面赤，脉微，每与葱白、干姜同用，以驱逐阴寒，温通阳气，如《伤寒论》白通汤；若见下利不止，厥逆无脉，面赤干呕，烦躁者，可再加人尿、猪胆汁同用，即《伤寒论》白通加猪胆汁汤。

4. 阳虚水肿　本品温脾、肾之阳，助气化而行水湿，故可用治脾肾阳虚、阴寒内盛、水气不化之水肿，常与茯苓、白术、干姜等同用，以温阳利水，如《伤寒论》真武汤。

5. 阴黄证　本品辛甘温煦，能温脾散寒，故可用治脾阳不足、寒湿内阻的阴黄证，可与茵陈、白术、干姜等同用，以温中健脾化湿，如《医学心悟》茵陈术附汤。

6. 阳虚外感风寒 本品味辛性温热，能补火助阳，温经散寒，故可用治肾阳不足，兼感风寒，发热脉沉，应配麻黄、细辛同用，以助阳解表，温经散寒，如《伤寒论》麻黄附子细辛汤。

7. 寒痹证 本品辛散温通，能通行十二经脉，并逐风寒湿邪，故有较强的散寒止痛作用。凡风寒湿痹周身骨节疼痛者，每多用之，尤善治寒痹痛剧者，常与桂枝、白术、甘草同用，如《伤寒论》甘草附子汤。治太阳病，风湿相搏，身体疼烦，不能自转侧，不呕不渴，脉浮虚而涩者，可与桂枝、生姜等同用，以温阳逐湿，如《伤寒论》桂枝附子汤。治阳虚寒湿内侵，症见身体关节疼痛，恶寒肢冷，苔白滑，脉沉微无力者，可配茯苓、人参、白术等同用，以温经助阳，祛寒化湿，如《伤寒论》附子汤。

8. 虚寒头痛证 本品味辛甘性热，补火助阳，温经散寒止痛力强，治风寒流注，偏正头痛，经久不愈，可与生姜、高良姜等同用，如《三因方》必效散。治气虚头痛，可以附子一枚，全蝎二枚(去毒)，钟乳粉二钱半，作散剂服用，如《澹寮方》蝎附丸。治寒证头痛，亦可以本品与煅石膏为末服，如《传家秘宝方》所载。

9. 胸痹证 本品辛散温通，能温阳化气，助心行血，故可用治阳不化气，湿痹胸阳所致胸痹，心前区阵发性绞痛，舌体淡胖者，每与薏苡仁同用，以温阳助气化，除湿以宣痹阻，如《金匮要略》薏苡附子散。

10. 虚寒腹痛 本品味辛甘性热，能补肾火而助肾阳，又能温脾阳，故可用治脾肾阳虚，少腹冷痛，大便溏泄，常与党参、白术、干姜等同用，以温阳祛寒，益气健脾，如《太平惠民和剂局方》附子理中汤。若治腹中寒气，雷鸣切痛，胸胁逆满，呕吐，则可以本品与半夏、甘草、大枣、粳米等同用，以温中降浊，如《金匮要略》附子粳米汤。

11. 虚寒腹痛便秘 本品大辛大热，能温散寒邪，振奋心阳，故可用治阴寒积聚，腹痛便秘，胁下偏痛，发热，脉沉弦而紧，常配大黄、细辛等，以温经散寒，通便止痛，如《金匮要略》大黄附子汤。

12. 虚寒痛经 本品味辛甘性温热，既能补肾火而助肾阳，又能温经散寒止痛，故可用治经候不调，血脏冷痛，可与当归等分为末服，以温经补虚，活血行瘀，如《简易方论》小温经汤。

【用法用量】煎服，3～15g，宜先煎0.5～1小时，至口尝无麻辣感为度。

【使用注意】本品辛热燥烈，凡阴虚阳亢及孕妇忌用。反半夏、瓜蒌、贝母、白蔹、白及。因有毒，内服须经炮制。若内服过量，或炮制、煎煮方法不当，可引起中毒。

【药论】

1.《汤液本草》："附子，入手少阳三焦、命门之剂，浮中沉，无所不至，味辛大热，为阳中之阳，故行而不止，非若干姜止而不行也。非身表凉而四肢厥者不可僭用，如用之者以其治逆也。"

2.《本草汇言》："附子，回阳气，散阴寒，逐冷痰，通关节之猛药也。诸病真阳不足，虚火上升，咽喉不利，饮食不入，服寒药愈甚者，附子乃命门主药，能入其窟穴而招之，引火归原，则浮游之火自熄矣。凡属阳虚阴极之候，肺肾无热证者，服之有起死之殊功。"

3.《本草经读》："附子，味辛气温，火性迅发，无所不到，故为回阳救逆第一品药。"

【现代研究】

(一) 化学成分

附子化学成分主要为剧毒的二萜双酯类生物碱，次乌头碱，乌头碱，新乌头碱，塔拉乌头胺，川乌碱甲和川乌碱乙（卡米查林）。其作用于心脏的物质，还有毒性较弱的阿替新、氨基酚及去甲基乌药碱。

（二）药理作用

1. 对心血管系统的作用

（1）强心、抗心衰作用：离体蛙心实验研究结果表明：蒸煮 8、10、12 小时的附子具有强正性肌力作用，且心脏毒性显著降低[1]。附子和附片均能增加冠状动脉流量和心肌收缩力[2]。从附子水溶性成分首次分离得到一种新成分尿嘧啶，其 5μg/L 剂量对蟾蜍离体心脏具有明显的增强心肌收缩作用，作用随剂量增加与时间延长而逐渐增强，且不影响心率，与合成品尿嘧啶对照，二者强心作用一致[3]。附子粗制剂口服对动物有明显增强心肌收缩力和加快心肌收缩速度作用。附子的成分去甲乌药碱有增强心肌收缩力作用，认为其是慢通道激动剂，属 β 受体部分激动剂。但也有研究提示，附子除了具有 β 受体兴奋作用外，可能还有 α 受体兴奋作用，还可能促进神经末梢释放儿茶酚胺[4]。附子与干姜配伍可加快心力衰竭大鼠的心率、升高左心室内压、提高左心室内压最大上升和下降速率，改善心力衰竭大鼠血流动力学的变化，有明显的抗心力衰竭作用[5]。附子苷具有明显的强心作用[6]。

（2）抗心律失常作用：附子提取物对动物缺氧和急性心肌缺血损伤的范围和程度有明显的缩小和减轻作用，能提高小鼠的缺氧耐受力，对大鼠心肌缺血和心律失常有显著的对抗作用。附子正丁醇提取物、乙醇提取物及水提物均对氯仿所致小鼠室颤有预防作用，其中尤以水提物作用最为明显[7]。

（3）对血管的作用：附子水煎剂对主动脉的舒张作用是内皮依赖性的，且与内皮释放的一氧化氮（NO）有关[8]。实验也发现附子有扩张外周血管作用，其煎剂可明显扩张麻醉犬和猫的后肢血管，使血流增加。

2. 抗炎作用　芍药甘草附子汤对大鼠佐剂性关节炎（AA）有肯定疗效，能够明显减轻其足肿胀程度，消除耳、尾部结节，降低炎性组织中前列腺素 E_2（PGE_2）A 值，提高血清类风湿因子转阴率[9]。观察芍甘附子汤对 AA 大鼠免疫调节作用及关节滑膜超微结构形态，能够提高 AA 大鼠 RBC 免疫活性，增强 RBC 清除免疫复合物能力，减轻其对关节滑膜的侵害[10]。给大鼠灌服或腹腔注射附片水煎剂均能明显对抗甲醛或蛋清引起的踝关节肿胀，抑制二甲苯引起的小鼠耳壳肿胀[11]。研究认为附子抗炎机制主要抑制醋酸所致毛细血管通透性亢进，进而抑制肉芽肿形成及佐剂性关节炎[12]。

3. 镇痛作用　附子通过 κ-阿片受体介导，对神经病理性疼痛大鼠产生镇痛作用[13]。其镇痛有效成分中的乌头碱对脊髓系节后纤维神经节以及神经节所含有的肽类递质有减少作用，使传导痛感的神经末梢物质减少，故疼痛减轻[14]。给大鼠灌服附子水煎剂，能减少腹腔注射酒石酸锑钾或乙酸引起的扭体反应次数；延长小鼠对热痛反应的潜伏期[11]。

4. 抗衰老作用　白术、附子、肉桂合剂对老龄小鼠脑神经细胞凋亡有明显抑制作用[15]。附子能提高老年大鼠血清总抗氧化能力（TAA）及红细胞超氧化物歧化酶（SOD）的活性，降低脑组织脂褐素（LPF）和肝组织丙二醛（MDA）含量，增加心肌组织 Na^+-K^+-ATPase 的活性，可改善肝细胞膜脂流动性（LFU），附子能增强机体抗氧化能力，具有抗衰老作用[16]。附子泻心汤能延长小白鼠负重游泳的存活时间，提高负重游泳的耐力，可能具抗疲劳、抗衰老作用[17]。

5. 抗肿瘤作用　通过对附子与贝母单用及配伍后体内外抗肿瘤实验研究发现附子、浙贝母单用均有抑瘤及抑制癌转移作用[18]。附子粗多糖和酸性多糖有显著的抑瘤作用，其作用机制主要是增强机体的细胞免疫功能，诱导肿瘤细胞凋亡和调节癌基因的表达[19]。附子干姜汤可使大鼠 C_{3b} 受体免疫黏附功能上升；使血中循环免疫复合物（CIC）减少，使肿瘤坏死因子（TNF）有下降的趋势[20]。

6. 对免疫功能的影响　附子理中汤择时用药能提高脾阳虚家兔 T 淋巴细胞转化率，红细胞 C3b 受体花环率[21]。附子中两种糖复合物有抗癌、抗衰老和增强免疫机能作用[22]。附子饼灸足三里、气海、命门穴后，老年人红细胞免疫功能得到明显加强[23]。附子有通过刺激 IL-2 分泌来参与调节机体免疫功能的作用[24]。附子水煎液对免疫功能的影响，表现为增强脾细胞、产生抗体，影像刀豆蛋白 A（ConA）对脾细胞增殖反应作用[25]。附子水煎液能促进阳虚小鼠脾细胞产生抗体，作用与芪附汤相近[26]。乌头碱增强巨噬细胞表面Ⅰa 抗原表达，提高其提交抗原能力，从而增强机体免疫应答反应[27]。

7. 降糖作用　乌头多糖可通过增加葡萄糖的利用而不提高胰岛素水平的机制产生降糖作用[28]。

8. 对神经系统的作用

（1）对中枢神经系统的作用：镇痛作用有效成分为乌头类生物碱，镇痛作用为中枢性的是通过多巴胺起作用。乌头碱还有中枢性催吐和局部麻醉作用。乌头碱具有抑制运动神经的作用，作用部位为神经肌肉接头处或骨骼肌。附子对结扎坐骨神经模型（CCI）大鼠的镇痛作用通过 κ-阿片受体介导[29,30]。

（2）对交感神经系统的作用：生附子能引起大鼠血压下降及心率减慢，对豚鼠右心房呈负性肌力作用，在收缩回肠肌作用及在输精管-下腹神经、免空肠带-肠系膜神经等神经肌标本中，对电刺激神经引起的收缩有抑制作用，生附子和乌头碱对大鼠离体回肠肌收缩作用能被阿托品抑制，故可能有副交感神经兴奋作用，对乙酰胆碱、组胺、氯化钡所引起的收缩作用无影响，而对电刺激副交感神经收缩呈明显抑制作用。生附子这些作用系由乌头类生物碱引起，而炮制附子则不具有上述药理活性[31]。

9. 兴奋肠道作用　附子水煎液可显著兴奋离体空肠的自发收缩。乌头碱、中乌头碱可明显增强离体回肠的收缩，在较低浓度时可使副交感神经节后纤维释放乙酰胆碱，而在高浓度则可通过乙酰胆碱和前列腺素增强离体空肠的收缩[29]。

10. 其他作用　附子有显著的平喘作用，很小剂量即能松弛豚鼠气管，并随剂量加大而作用增强。去甲乌药碱可明显对抗 5-HT 所致平滑肌痉挛，对抗组胺所致豚鼠呼吸道阻力增高[29]。附子能增强虚寒证患者衰弱的新陈代谢功能。乌头碱能促进脑皮质的葡萄糖氧化，促进葡萄糖生成为乳酸以及增加耗氧量等。附子也能促进小鼠肝中蛋白质合成[31]。去甲乌药碱具有明显的抗氧化作用，能清除氧自由基，抑制脂质过氧化[29]。

（三）临床报道

1. 治疗慢性心律失常　用炮附子、麻黄、细辛、党参、黄芪、白术、桂枝、炙甘草等组方，同时治疗原发病，并配服心宝丸。共治 36 例，显效 9 例，有效 24 例，无效 3 例，总有效率 91.67%[32]。

2. 治疗病态窦房结综合征　用制附子、炙麻黄、细辛等药治疗 12 例，临床治愈 5 例，显效 1 例，好转 6 例，总有效率 100%[33]。

3. 治疗窦性心动过缓　用炙甘草汤合麻黄附子细辛汤治疗窦性心动过缓 53 例，治愈 35 例，好转 14 例，无效 4 例，总有效率为 92.45%[34]。

4. 治疗慢性肺源性心脏病并发心力衰竭　用制附子、麻黄、干姜、黄芪等药治疗 50 例，显效 25 例，有效 23 例，无效 2 例，总有效率为 96%[35]。

5. 治疗病毒性心肌炎　用熟附片、炙甘草、桂枝、黄芪等药煎服并静脉滴注生脉注射液治疗 100 例，治愈 51 例，显效 28 例，有效 16 例，无效 5 例，总有效率 95%[36]。

6. 治疗肾病综合征　用炮附子、生黄芪、党参、云苓、苍白术等药治疗 22 例，完全缓解 6 例，基本缓解 8 例，有效 6 例，无效 2 例，总有效率 90%[37]。

7. 治疗溃疡性结肠炎　经用附子、人参、炒干姜、焦白术等治疗，显效 40 例，有效 11 例，无效 2 例，总有效率为 96%[38]。

8. 治疗复发性口腔溃疡　用制附子、干姜、党参、白术、黄芪、肉桂等药治疗，临床痊愈 22 例，好转 15 例，无效 3 例，总有效率为 92.5%[39]。

9. 治疗慢性荨麻疹　用黑附子、干姜、党参、黄芪、防风、蝉蜕等水煎服。治疗 48 例，痊愈 34 例，显效 8 例，好转 5 例，无效 1 例，总有效率 97.9%[40]。

10. 治疗原发性痛经　用附子理中汤水煎温服，同时配合艾灸关元、中脘、天枢、中极、三阴交。共治 65 例，痊愈 45 例，显效 18 例，有效 1 例，无效 1 例，总有效率 98.46%[41]。

11. 治疗功能性消化不良　用由附子(制)、党参、白术(炒)、干姜、甘草(炙)等五味中药组成的大蜜丸内服，配合饭后 2 小时自行顺时针按摩腹部，症状较轻者治愈 25 例，明显缓解 2 例，无效 0 例；症状较重者治愈 15 例，明显缓解 4 例，无效 4 例，总有效率 92%[42]。

12. 治疗咳喘　用熟附片、法半夏、陈皮、苏子、干姜、白芥子、北细辛等药，水煎服。治愈 78 例，显效 10 例，有效 6 例，无效 2 例。治疗最长 2 个月，最短 12 天[43]。

13. 治疗慢性咽炎　用制附子、党参、炒白术、干姜、甘草、桔梗等药，水煎服。治愈 36 例，显效 9 例，无效 2 例，总有效率 97%[44]。

14. 治疗痹证　用黑附子、麻黄、细辛、桂枝、地龙等药水煎服，共治痹证 50 例，痊愈 35 例，有效 10 例，好转 3 例，无效 2 例，总有效率为 96%[45]。

15. 治疗慢性前列腺炎　用制附子、败酱草、滑石(包煎)、穿山甲、王不留行等药，水煎服。另将药渣加水煎煮，过滤后坐浴。治疗 87 例，治愈 27 例，好转 46 例，无效 14 例，总有效率 83.9%[46]。

16. 治疗血管神经性头痛　以附子、麻黄、细辛、桂枝、荆芥、防风、蔓荆子等，水煎服。共治 40 例，治愈 16 例，好转 24 例，总有效率 100%[47]。

17. 治疗老年功能性便秘　用制附片、干姜、白豆蔻、杏仁、肉苁蓉、蜂蜜等药，水煎服。共治 35 例，临床痊愈 13 例，显效 18 例，有效 4 例，总有效率 100%[48]。

18. 治疗寒湿腰痛　用甘草 10g，干姜 10g，茯苓 10g，白术 10g，水煎服。外用附子饼灸命门、肾俞、关元俞、大肠俞、腰阳关等穴。治愈(腰部冷痛消失，活动良好，3 年无复发)49 例，好转(腰部冷痛明显减轻，转侧较为便利)8 例，无效(症状同前或无明显减轻)1 例，总有效率 98.27%[49]。

19. 治疗慢性盆腔炎　用附片、薏苡仁、败酱草、丹参、土茯苓、皂角刺、炒白芍、白芷、桃仁、白术、车前子、炙甘草水煎服，有良效[50]。

20. 治疗强直性脊柱炎　用制附子、补骨脂、淫羊藿、全蝎、穿山甲、制马钱子等药水煎服，治愈 25 例，显效 23 例，有效 13 例，无效 7 例，总有效率为 89.7%[51]。

21. 治疗寒湿型关节炎　用熟附片、生甘草、白术、桂枝等药，水煎服。结果显效 12 例，有效 15 例，无效 6 例，总有效率 81.81%[52]。

22. 治疗肺炎　麻黄、附子、细辛、半夏、干姜、五味子、杏仁等药水煎服，每日 1 剂，1 周为1个疗程。结果4例1个疗程治愈，11例2个疗程治愈，14例3个疗程治愈，8例4个疗程治愈[53]。

23. 治疗骨质增生症 用制附片、鸡血藤、路路通、续断、杜仲、乌梢蛇、蜈蚣等药治疗78例，显效45例，有效20例，无效13例，总有效率83%[54]。

24. 治疗类风湿关节炎 用制附子、杜仲、怀牛膝、鹿角、当归、川芎等药治疗30例，结果近期控制5例，显效8例，有效16例，无效1例，总有效率96.67%[55]。

(四) 不良反应

1. 中毒 小鼠口服初加工生附子 LD_{50} 为5.49g/kg，静注 LD_{50} 为0.49mg/kg；口服加工后的附子 LD_{50} 为161g/kg，静注 LD_{50} 为2.8g/kg；熟附片煎剂小鼠口服 LD_{50} 为17.42g/kg，静脉注射 LD_{50} 为3.516g/kg[56]。

2. 中毒表现 口唇舌及四肢麻木、说话不爽利、流涎、恶心、呕吐、头昏乏力、血压下降、神志不清、瞳孔散大，最后可因心脏麻痹、呼吸衰竭而死亡[57]。

3. 中毒原因及预防 误食或用药不慎(如剂量过大，煎煮不当，配伍失宜等)或个体差异等可引起中毒，甚至死亡。口服附子中毒剂量15～30g，乌头碱0.2mg。乌头碱致死量2～4mg。乌头碱小鼠皮下注射致死量为0.2～0.5mg/kg，口服致死量1～3mg/kg。因附子中毒量和致死量非常接近，应用时应注意：①控制用量，一般每次3～15g；②合理配伍干姜、甘草等可解附子毒；③口服宜用制附子；④应先煎，至煎剂入口无麻辣感为度；⑤应尽量避免与兴奋中枢、神经及促进心脏机能的药物同用[58]。

4. 中毒救治

一般疗法：早期催吐，用1∶2000高锰酸钾溶液洗胃，洗后从胃管中灌入硫酸钠20g导泻，或用2%盐水高位灌肠；用阿托品0.5～2mg肌注，若未见症状改善可改用利多卡因，每次50～100mg，静注，每5～10分钟1次，同时酌用呼吸兴奋剂及地塞米松、ATP、辅酶A等；酌情补液；呼吸困难者，给予吸氧。中医疗法：可用生白蜜120g加凉开水搅匀，徐徐咽下，或绿豆汤代茶频服；亦可用生姜、生甘草各15g，金银花18g，水煎服[59]。

参考文献

[1] 秦永刚，张美荣，张建平，等. 不同蒸煮时间对附子强心作用及心脏毒性的影响[J]. 医学信息(西安)，2002，15(10)：618-619.

[2] 李立纪，张风雷，吴荣祖，等. 附子和附片回阳救逆作用的比较研究[J]. 中药药理与临床，2005，21(6)：31-33.

[3] 韩公羽，梁华清，张卫东，等. 四川江油附子生物碱和新的强心成分研究[J]. 天然产物研究与开发，1997，9(3)：30-34.

[4] 陈长勋，金若敏，贺劲松，等. 采用中药血清药理研究方法观察附子对离体豚鼠左心房收缩力的影响[J]. 中国中医药科技，1996，3(3)：12-14.

[5] 展海霞，彭成. 附子与干姜配伍对心衰大鼠血流动力学的影响[J]. 中药药理与临床，2006，22(1)：42-44.

[6] 徐暾海，赵洪峰，徐雅娟，等. 四川江油生附子强心成分的研究[J]. 中草药，2004，35(9)：964-966.

[7] 张梅，赵剑. 附子抗心律失常有效组分研究[J]. 时珍国医国药，2000，11(3)：193-197.

[8] 牛彩琴，张团笑，徐厚谦，等. 附子水煎剂对家兔离体主动脉血管舒张作用的研究[J]. 中药药理与临床，2004，20(4)：23-25.

[9] 窦志芳，赵天才. 芍药甘草附子汤对佐剂型关节炎大鼠治疗作用的实验研究[J]. 中华医药学杂志，

2003,2(4):5-8.

[10] 杨景锋,赵天才.芍甘附子汤对AA大鼠免疫调节及关节滑膜超微结构形态的影响[J].陕西中医学院学报,2004,27(3):65-67.

[11] 张明发,沈雅琴.温里药温经止痛除痹的药理研究[J].中国中医药信息杂志,2000,7(1):29-32.

[12] 赵保文.附子、川乌、草乌的炮制加工及药理作用比较[J].首都医药,2000,7(4):33-34.

[13] 徐红萌,姜慧卿.附子对神经病理性疼痛大鼠的镇痛作用[J].中华麻醉学杂志,2005,25(5):381-384.

[14] 郭佩玲.日本对慢性疼痛的中药治疗现状[J].浙江中医学院学报,2000,24(3):75-78.

[15] 盛延良,江旭东,李鸿梅.白术、附子、肉桂合剂对老年小鼠脑细胞凋亡作用的实验研究[J].中国老年学杂志,2004,24(11):1055-1056.

[16] 张涛,白晶.附子对老年大鼠抗氧化系统影响的实验研究[J].中国老年学杂志,2001,21(2):135-136.

[17] 田秋芬,龚传美.附子泻心汤煎剂抗衰老药理作用的实验观察[J].解放军医学高等专科学校学报,1996,24(3):58-59.

[18] 杨庆,聂淑琴,翁小刚,等.乌头、贝母单用及配伍应用体内外抗肿瘤作用的实验研究[J].中国实验方剂学杂志,2005,11(4):25-28.

[19] 董兰凤,刘京生,苗智慧,等.附子多糖对H22和S180荷瘤小鼠的抗肿瘤作用研究[J].中国中医基础医学杂志,2003,9(9):14-17.

[20] 王米渠,严石林,李炜弘,等.寒热性中药对SD大鼠的实验研究[J].浙江中医学院学报,2002,26(6):43-45.

[21] 严桂珍,郑家铿,许少峰,等.附子理中汤择时用药对脾阳虚家兔免疫功能的影响[J].中医药学刊,2001,19(6):623-624.

[22] 阮期平,周立,赵莉.黄附子中性多糖和酸性蛋白多糖的分离、纯化与鉴定[J].中国生化药物杂志,2000,21(1):20-22.

[23] 廖运新,李金华.附子饼灸对老年人红细胞免疫功能的影响[J].湖南中医学院学报,1996,16(3):42-46.

[24] 陈玉春.人参、附子与参附汤的免疫调节作用机理初探[J].中成药,1994,16(8):30-31.

[25] 董群,吴敏毓.芪附汤对老龄小鼠抗衰老机理的探讨[J].中药药理与临床,1997,13(5):8-9.

[26] 董群,鲁义东,吴敏毓.芪附汤及其组方对阳虚小鼠免疫功能的影响[J].中国实验方剂学杂志,1999,5(3):15-17.

[27] 马健,樊巧玲,牧野充弘,等.阳虚模型小鼠腹腔巨噬细胞抗原Ⅰa表达及乌头碱的作用[J].中国中西医结合杂志,1995,15(9):544-546.

[28] 马宗超,唐智宏,张海.谈附子的药理及临床应用[J].时珍国医国药,2004,15(11):790.

[29] 沈丕安.中药药理与临床运用[M].北京:人民卫生出版社,2006:525-532.

[30] 徐红萌,姜慧卿.附子对神经病理性疼痛大鼠的镇痛作用[J].中华麻醉学杂志,2005,25(5):381-384.

[31] 杜贵友,芳文贤.有毒中药现代研究与合理应用[M].北京:人民卫生出版社,2003:556-575.

[32] 宋菊芯.麻黄附子细辛汤加味治疗缓慢性心律失常36例[J].中国中医急症,2011,20(3):475.

[33] 胡为斌.麻黄附子细辛汤加减治疗病态窦房结综合征2例[J].河南中医,2011,31(5):463.

[34] 李伟.炙甘草汤合麻黄附子细辛汤治疗窦性心动过缓53例[J].现代中医药,2011,31(1):8.

[35] 陈江朱,黎明.麻黄附子细辛汤加减治疗慢性肺原性心脏病并发心力衰竭50例[J].中国现代药物应用,2011,5(2):175.

[36] 刘建荣.芪附汤为主治疗病毒性心肌炎100例[J].上海中医药杂志,2001(11):15.

[37] 陆敏君,刘新华,钟金泉.大剂量炮附子治疗难治性肾病综合征22例[J].世界中西医结合杂志,

2010(11):982.

[38] 乔建国.附子理中汤加减治疗溃疡性结肠炎热 53 例[J].河南中医,2010,30(5):478.

[39] 万桂芹.附子理中汤加味治疗复发性口腔溃疡 40 例临床观察[J].中医药导报,2010,16(5):90.

[40] 胡克晋.附子理中汤加味治疗慢性荨麻疹[J].河北中医,2010,32(1):61.

[41] 金焱.附子理中汤配合艾灸治疗原发性痛经 65 例[J].陕西中医,2010,31(3):281.

[42] 李燕.附子理中丸治疗功能消化不良 50 例[J].光明中医,2010,25(5):794.

[43] 杨从刚.附子温肾健脾化饮汤治疗寒饮伏肺咳喘[J].实用中医药杂志,2010,26(5):308.

[44] 易俊平.附子理中汤加味治疗慢性咽炎 68 例[J].中西医结合与祖国医学,2011,15:458.

[45] 王瑞红.加味麻黄附子细辛汤治疗痹证 50 例疗效观察[J].中医中药,2011,18(10):98.

[46] 宋力伟.麻黄附子细辛汤合薏苡附子败酱散治疗慢性前列腺炎 87 例[J].浙江中西医结合杂志,2011,21(3):171.

[47] 高于英.麻黄附子细辛汤治疗血管神经性头痛 40 例[J].中国民间疗法,2010,18(2):36.

[48] 杨金才.闪光勋导师运用附子为君药治疗老年功能性便秘书 35 例[J].云南中医中药杂志,2010,31(12):24.

[49] 李国学.肾着汤合附子饼灸治疗寒湿腰痛 58 例[J].湖北中医药杂志,2010,32(12):33.

[50] 刘芳.薏苡附子败酱散治疗慢性盆腔炎体会[J].中国中医药,2011,9(4):72.

[51] 张付祥.附子汤加味治疗强直性脊柱炎 68 例[J].河南中医,2010,30(8):742.

[52] 叶映月.甘草附子汤治疗寒湿型踝关节炎 33 例时效观察[J].中国实验方剂学杂志,2010,16(12):231.

[53] 暴宪斌.麻黄附子汤治肺炎迁延不愈[J].中国民间疗法,2010,18(1):31.

[54] 胡建奎.自拟附子散寒通络汤治疗骨质增生 78 例[J].四川中医,2009,27(2):105.

[55] 顾玉蓉,童伯良.重用附子为主治疗的寒重型类风湿性关节炎 30 例[J].安徽中医学院学报,1996,15(3):25.

[56] 陈学习.附子对病证动物模型基础毒性作用的实验研究[C].成都中医药大学研究生论文集,2006,1,135.

[57] 李文红.附子的临床药理特点[J].中国临床药理学志,2009,25(4):352.

[58] 杨仓良.毒药本草[M].北京:中国中医药出版社,1993:676.

[59] 高渌纹.实用有毒中药临床手册[M].北京:学苑出版社,1993:16.

肉桂 Rougui

【别名】牡桂(《神农本草经》),紫桂(《药性论》),大桂(《新修本草》),辣桂(《仁斋直指方》),桂皮(《本草述》),玉桂(《本草求原》)。

【来源】肉桂,始载于《神农本草经》,列为上品,历代本草均有收载。李时珍谓:凡木叶心皆一纵理,独桂有两道如圭形,故字从圭。其色如肉,故名。为樟科植物肉桂 *Cinnamomum cassia* Presl 的干燥树皮或枝皮。主产于广西桂平、容县、平南,广东德庆、信宜、高要,以及海南、云南等地。国外越南亦产。以广西产量最大。野生与栽培均有。

【采收炮制】一般于 8~10 月间选择桂树,按一定阔度剥取树皮,加工成不同的规格。用时刮去粗皮,温开水浸润片刻,切片,晾干。生用。

【商品规格】国产桂有企边桂、板桂、黄瑶桂、桂通、桂心、桂碎等规格,其中以企边桂质最优。均以皮细肉厚,断面紫红色,油性大,香气浓,味甜微辛,嚼之无渣者为佳。

按《中国药典》(2010 年版一部)规定:本品含挥发油不得少于 1.2%(ml/g);含桂皮醛(C_9H_8O)不得少于 1.5%。

【药性】辛、甘，大热。归肾、脾、心、肝经。

【功效】补火助阳，引火归原，散寒止痛，温经通脉。

【应用】

1. 肾阳衰弱的阳痿宫冷、虚喘心悸　本品辛甘大热，温补肝肾，补火助阳，并能引火归原，益阳消阴，作用温和持久，为治命门火衰之要药。常用治肾阳不足，命门火衰的阳痿宫冷，腰膝冷痛，夜尿频多，滑精遗尿等，多与附子、熟地黄、山萸肉等同用，如《金匮要略》肾气丸、《景岳全书》右归饮。若治下元虚衰，虚阳上浮的面赤、虚喘、汗出、心悸、失眠、脉微弱者，常与山萸肉、五味子、人参、牡蛎等同用。治肾阳衰弱，肾不纳气，胸中痰壅，上气喘促，四肢厥逆，冷汗不止，舌淡苔白，脉沉微者，常与沉香、附子、补骨脂等同用，以温肾阳，散阴寒，镇逆气，定虚喘，如《太平惠民和剂局方》黑锡丹。

2. 亡阳证　本品味辛甘性热，能补火助阳，外散寒邪，内温阳气，故可用治阳气素虚，寒邪直中三阴，四肢逆冷，吐泻腹痛，身寒战栗，或指甲口唇青紫，或吐涎沫，不渴，舌淡、脉沉迟，甚或无脉等，每与附子、干姜、人参等同用，以回阳救急，如《伤寒六书》回阳救急汤。

3. 小儿遗尿　本品为甘热纯阳之品，能助阳补火，故可用治下元虚寒，气化失常所致小儿遗尿，以本品为末，与雄鸡肝一具，等分，捣烂，丸如绿豆大，温汤送下，日三服，如《万病回春》桂肝丸。

4. 泻痢日久　本品味辛甘性热，能补肾火助肾阳，又能温中散寒，故可用治脾肾虚寒，泻痢日久，滑脱不禁，甚至脱肛等，每与人参、白术、诃子等同用，以补虚温中，涩肠固脱，如《太平惠民和剂局方》养脏汤。若治濡泻水利久不止者，常与附子、干姜、赤石脂等同用，为丸服，如《圣济总录》桂附丸。

5. 心腹冷痛、寒疝作痛　本品甘热助阳以补虚，辛热散寒以止痛，善祛痼冷沉寒。治寒邪内侵或脾胃虚寒的脘腹冷痛，可单用研末，酒煎服；或与干姜、高良姜、荜茇等同用，如《太平惠民和剂局方》大已寒丸。治脾肾阳虚的腹痛呕吐、四肢厥冷、大便溏泄，常与附子、人参、干姜等同用，如《伤寒论》桂附理中丸。治寒疝腹痛，多与吴茱萸、小茴香等同用。

6. 寒痹腰痛　本品辛散温通，能通行气血经脉、散寒止痛，可用治肝肾两虚，风寒湿痹，腰膝肿痛，腿足无力，畏寒喜热，苔白脉迟者，多与独活、桑寄生、杜仲等同用，以祛风湿，止痹痛，益肝肾，补气血，如《备急千金要方》独活寄生汤。

7. 胸痹　本品辛甘温煦，能温通胸中阳气，行气血，散阴寒，可用治胸阳不振，寒邪内侵所致胸满闷痛，甚则痛引彻背，喘息，不得平卧等，可与附子、干姜、川椒等同用，如《寿世保元》桂附丸。

8. 阴疽、流注　本品甘热助阳以补虚，辛热散寒以通脉，故可用治阳虚寒凝，血滞痰阻所致的阴疽、流注等，可与鹿角胶、炮姜、麻黄等同用，如《外科证治全生集》阳和汤。

9. 闭经、痛经　本品辛行温通力强，偏走血分，温经通脉功胜，故可用治冲任虚寒，寒凝血滞的闭经、痛经等证，可与当归、川芎、小茴香等同用，如《医林改错》少腹逐瘀汤。

10. 产后瘀阻腹痛　本品辛甘温煦，能温通经脉，散寒止痛，故《肘后备急方》单用肉桂末，温酒送服，治产后瘀阻腹痛。《本草正》亦谓之“与当归、川芎同用，最治妇人产后血瘀儿枕痛”。

11. 癥瘕、积聚　本品辛散温通，能温通气血、经脉，可用治久积癥癖，妇人血瘕等，与莪术、当归、枳壳等同用，如《圣济总录》蓬莪术丸。

12. 久病体虚、气血不足　本品少量加入补气益血方中，有温运阳气、鼓舞气血生长的作用,常用于久病体虚,气血不足者,如《太平惠民和剂局方》十全大补汤、人参养荣汤。

13. 奔豚 本品温阳通脉之功,亦可用治阴寒内盛,引动下焦冲气,上凌心胸所致奔豚者,常与干姜、小茴香、牡丹皮、木香、槟榔、甘草等同用。

【用法用量】煎服,1～5g,宜后下或焗服;研末冲服,每次1～2g。

【使用注意】阴虚火旺,里有实热,血热妄行出血及孕妇忌用。畏赤石脂。

【鉴别用药】肉桂与桂枝为同一植物的不同药用部分,肉桂用树皮,桂枝用嫩枝。二药均有温通经脉、散寒止痛之功效,用于风寒湿痹,胸痹,闭经,痛经等。然肉桂辛热而偏于温暖下焦,为治命门火衰之要药;桂枝辛温,偏于上行而散寒解表,走四肢而温通经脉。

【药论】

1.《汤液本草》:"补命门不足,益火消阴。"

2.《本草汇言》:"肉桂,治沉寒痼冷之药也。凡元虚不足而亡阳厥逆,或心腹腰痛而吐呕泄泻,或心肾久虚而痼冷怯寒,或奔豚寒疝而攻冲欲死,或胃寒蛔出而心膈满胀,或气血冷凝而经脉阻遏,假此味厚甘辛大热,下行走里之物,壮命门之阳,植心肾之气,宣导百药,无所畏避,使阳长则阴自消,而前诸症自退矣。"

【现代研究】

(一)化学成分

肉桂中含挥发油(桂皮油)1%～2%,主要成分为桂皮醛,占全油的75%～90%,其他尚含有肉桂醇、肉桂醇醋酸酯、肉桂酸、醋酸苯丙酯等,及香豆素、冰片烯、龙脑、苯甲醛、香芹酚、香豆素[1]。本品不含丁香油酚。尚含黏液、鞣质等。

(二)药理作用

1. 对中枢神经系统和内分泌系统作用 肉桂水提取物可抑制地塞米松阳虚小鼠的胸腺萎缩和肾上腺中胆固醇升高,其甲醇提取物能使大鼠肾脏β-肾上腺素受体的最大结合容量由正常转变为亢进;肉桂能提高雄性大鼠血浆睾酮水平并降低血浆三碘甲状腺原氨酸水平,但不影响血浆皮质酮水平。用大鼠附睾脂肪细胞实验发现肉桂能增强胰岛素活性3倍以上[2],有显著降低四氧嘧啶糖尿病小鼠的血糖作用[3]。体内实验和体外实验均证实肉桂提取物有直接抗糖尿病作用[4],其分子机制与抑制核转录因子NF-kappaB活力从而抑制诱导型一氧化氮合成酶iNOS基因表达有关[5]。

2. 抗肿瘤作用 给小鼠注射50μg/ml的肉桂醛,对痘病毒引起的肿瘤抑制率为100%。桂皮酸是调节植物细胞生长和分化的激素,在美国等国家作为植物添加剂已有很长的历史,但近年研究发现桂皮酸能抑制人胶质母细胞瘤、黑色素瘤和激素不敏感的前列腺癌等细胞系的增殖,对高转移人肺癌细胞恶性表型有逆转和抑制侵袭作用,能诱导人肺腺癌细胞[6]、人肝癌细胞[7]、人早幼粒白血病细胞等的分化[8],是一种对多种细胞有分化作用的天然分化诱导剂。小鼠长期服用肉桂醛类可延缓肝癌的发生[9];肉桂醛可抑制肿瘤细胞的增殖,其机制是导致活性氧簇(ROS)介导线粒体膜渗透性转换并促使细胞色素C释放[10]。对87种抗癌草药的筛选中,发现肉桂的丁醇提取物对金属蛋白酶-9有强烈的抑制作用[11],提示除肉桂醛和桂皮酸外,肉桂中可能尚含其他抗癌活性成分。

3. 抗菌作用 桂皮煎剂、桂皮的乙醇或乙醚浸出液对许兰氏毛癣菌等多种致病性皮肤真菌有很强的抑制作用[12]。肉桂醛对8种酵母及酵母样真菌,7种皮癣菌及4种深部真菌皆有一定的抑菌和杀菌作用。肉桂对白假丝酵母菌、石膏毛癣菌和申克氏孢子丝菌有较强破坏作用,见菌外形改变及细胞壁破损[13]。桂皮油有较强的杀菌作用,其对革兰氏阳性菌的抑制作用大于阴性菌[14]。

4. 抗炎和免疫作用　肉桂水提取物能抑制二甲苯所致的耳壳肿胀和乙酸所致的腹腔毛细血管渗透性增高，水提物还抑制角叉菜胶引起的大鼠足跖肿胀[15]。桂皮的热水提取物有强的抗炎活性，并分离出其活性成分鞣酸样物质[16]。肉桂醛及其衍生物主要是通过抑制NO的生成而发挥抗炎作用的，反式肉桂醛更有望发展成一种新型的NO抑制剂[17,18]。

5. 其他作用　肉桂的石油醚和乙酸乙酯提取组分对粉尘螨具有良好的杀灭活性，呈剂量、时间依赖性，且与作用方式直接相关[19]。肉桂水提物能明显延长哮喘发生的时间[20]。肉桂油、桂皮醛对血小板聚集具有显著的抑制作用[21]。50%肉桂醇提取物对体表循环及温度有升高作用，桂皮醛能明显增加体表血流，升高体表温度[22]。肉桂醇、反式桂皮酸、丁香酚、肉桂醛等具有抑制晶状体醛糖还原酶活性作用[23]。肉桂挥发油对小鼠离体子宫收缩的频率和幅度均有明显的抑制作用，而且存在浓度效应依存关系[24]。

（三）临床报道

1. 治疗坐骨神经痛　用肉桂、熟地黄、鹿角胶、防风、独活、防己等治疗，痊愈（疼痛症状消失，能正常工作，3年以上未复发）40例，有效（疼痛症状基本消失，停药后稳定，能参加一般体力劳动）10例，无效（疼痛症状无改善）5例，总有效率为90.9%[25]。

2. 治疗前列腺增生　用消癃汤水煎服，治疗102例，显效63例，好转26例，无效13例，总有效率为87.1%[26]。

3. 治疗慢性胃炎　用人参、高良姜、肉桂等药组成的胃痛消方，水煎服。治疗72例，痊愈60例，好转9例，无效3例，总有效率96%。疗程最长1月，最短4天，平均12天[27]。

4. 治疗痛经　用肉桂、当归、丹参、香附、川芎、益母草等药组方加减于经前4～5天开始服用，10天为1个疗程，治疗2～3个疗程。治愈45例，好转50例，无效5例，总有效率为95%[28]。

5. 治疗慢性支气管炎　用肉桂、熟地黄、麻黄、淫羊藿、鹿角胶等药组方加减，水煎服。治疗52例，治愈18例，好转31例，无效3例，总有效率94.23%[29]。

（四）不良反应

1. 中毒　肉桂挥发油给小鼠灌胃的LD_{50}为5.0381g/kg（相当于236.5323g原生药/kg）。95%可信限为4.4167～5.6595g/kg（相当于207.3568～265.7042g原生药/kg）[30]。肉桂水提物120g/kg给小鼠灌胃动物无死亡，肉桂醚提物给小鼠灌胃的LD_{50}为（8.24±0.50）ml/kg[31]。

2. 中毒机理及症状　桂皮醛小量引起小鼠运动抑制，眼睑下垂；大量则引起强烈痉挛，运动失调，耳血管扩张，呼吸促迫，翻正反射消失，死亡。中毒时，外观表现镇静，但对声音及触觉刺激反应仍敏感[32]。中毒的主要表现轻则恶心呕吐，头晕，重则血压下降，运动失调，痉挛，呼吸急促，腹痛腹泻等，甚至死亡。

3. 中毒原因及预防　肉桂含桂皮油、桂皮醛等成分，常规用量服用，一般不会出现毒性，但有动物实验证明大剂量时出现毒性反应，因此，预防中毒的关键在于勿过量服用。

4. 中毒救治

（1）一般疗法：早期催吐、洗胃，内服牛奶、蛋清或豆浆；输注葡萄糖生理盐水，给镇静剂，对症治疗等。

（2）中医疗法：一般可大量口服解毒中草药，如用黄芩12g，甘草12g，绿豆60g，煎水代茶频服。亦可用白虎汤加菊花、白茅根水煎内服，有对抗肉桂副作用的效果。

参考文献

[1] 韩亚明,蒋林,黄正恩,等.广西、云南产肉桂油化学成分及蒸馏技术纯化研究[J].中南药学,2005,3(4):215-218.

[2] 严少敏,高南南,李玲玲,等.肉桂、桂皮温中助阳作用比较[J].中药材,1990,13(5):32-34.

[3] 胥新元,彭艳梅,彭源贵,等.肉桂挥发油血糖的实验研究[J].中国中医药信息杂志,2001,8(2):26.

[4] Verspohl EJ,Bauer K,Neddermann E. Antidiabetic effcet of Cinna-momum cassia and Cinnamomum zeylanicum in vivo and invitro[J]. Phytother Res,2005,19(3):203-206.

[5] Kwon KB, Kmi EK, Jeong ES, et al Cortex cinnamomi extract prevents. streptozotocin-and cytokine-induce beta-cell damage by inhibiting NF-kappa B[J]. World J Gastroentero, 2006, 12(27): 4331-4337.

[6] 王涛,金戈,王淑梅,等.肉桂酸对人肺腺癌细胞诱导分化的实验研究[J].癌症,2000,19(8):782-785.

[7] 朱文渊,黄济群,黄炜,等.桂皮酸诱导人早幼粒白血病细胞分化的实验研究[J].肿瘤防治研究,2000,27(3):182-184.

[8] 钱海鑫,刘俊卯.桂皮酸体外诱导人肝癌细胞分化[J].江苏医药杂志,2001,27(1):17-19.

[9] Moon EY,LeeMR,WangAG,et al. Delayed occurrence of H-ras 12V-induced hepatocellular carcinoma with long-term treatment withcinnamaldehydes[J]. Eur J Pharmaco,2006,53(3):270-275.

[10] Ka H,Park HJ,Jung HJ,et al. Cinnamaldehyde induces apoptosis byROS-mediatedmitochondrial permeability transition in human pmmyelo-cytic leukemiaHL-60 cells[J]. CancerLet,2003,19(2):143-152.

[11] SeoUK,LeeYJ,Kim JK,et al. Large-scale and effective screening of Koreanmedicinal plants for inhibitory activity on matrixmetallopro-teinase-9[J]. JEthnopharmaco,2005,97(1):101-106.

[12] 席丽艳,李鹤玉.肉桂醛体外抗真菌作用初探[J].中华皮肤科杂志,1989,22(1):24-27.

[13] 邱世翠,李连锦,刘云波,等.肉桂体外抑菌作用研究[J].时珍国医国药,2001,12(1):13.

[14] 李京晶,籍保平,周峰,等.肉桂挥发油的提取测定及其抗菌活性研究[J].食品科学,2006,27(8):64-67.

[15] 张明发,沈雅琴.肉桂的药理作用及温里功效[J].陕西中医,1995,16(1):39-42.

[16] 田端守.桂皮的药理和药效[J].国外医药:植物药分册,1994,9(1):15.

[17] Lee SH,Lee SY,Son DJ,et al. Inhibitory effect of 2-hydroxycinnamaldehyde on nitric oxide production through inhibition of NF-kappaB activation in RAW 264.7 cell[J]. Biochharmacol,2005,69(5):791-799.

[18] Lee Hs,Kim BS,Kim MK. Suuppressio n effect of Cinnamomum cassia bark-derived component on nitric synthase[J]. J Agric Food Chem,2002,50(26):7700-7703.

[19] 李静,吴海强,刘志刚.肉桂提取物对粉尘螨杀灭的实验研究[J].中国人兽共患病学报,2009(10):137.

[20] 侯仙明,贾运乔,杨洪霞.哮喘模型豚鼠肺组织形态学的影响[J].河北中医药学报,2008,23(2):4.

[21] 鲍邢杰,宿树兰,段金廒.肉桂挥发油及其抑制血小板聚集的效应成分分析[J].时珍国医国药,2010,21(11):2861.

[22] 李萍,刘欣,梁代英.肉桂提取物及桂皮醛对人体表微循环及局部温度相关变化的影响[J].中国中医药杂志,2006,31(3):263.

[23] Less HS. Inhibitory activity of Cinnamomum cassia bark-derived component against tat lens aldose reductase[J]. J Pharm Pharm Sci,2002,5(3):226-230.

[24] 安福丽,张仲,康兰芳. 肉桂挥发性成分抑制小鼠离体子宫收缩的研究[J]. 河北医药,2009,31(13):1544.

[25] 杨见民. 阳和汤加味治疗坐骨神经痛 55 例[J]. 黑龙江中医药,2006(4):36.

[26] 王文甲. 消癃汤治疗前列腺增生 102 例[J]. 河南中医,2006,26(1):57.

[27] 唐洪文. 胃痛消治疗慢性胃炎 72 例[J]. 光明中医,2006,21(5):67.

[28] 韦红霞. 痛经汤治疗痛经 100 例[J]. 河南中医,2006,26(2):50.

[29] 罗旭峰,侯宪良. 阳和止哮方治疗喘息型慢性支气管炎 52 例[J]. 中国民间疗法,2005,13(8):35.

[30] 刘冬恋,马松涛,曾仁勇. 肉桂挥发油对小鼠的半数致死量测定[J]. 西南国防医药,2010,20(5):481.

[31] 张明发,沈雅琴,许青媛. 丁香和肉桂对缺氧和受寒小鼠的影响[J]. 中药材,1990,13(8):34.

[32] 江苏新医学院. 中药大辞典(上册)[M]. 上海:上海科学技术出版社,1985:891.

干姜 Ganjiang

【别名】 白姜、均姜、干生姜(《本草纲目》)。

【来源】 干姜,始载于《神农本草经》,列为中品,历代本草多已收载。为姜科多年生草本植物姜 *Zingiber officinale* Rosc. 的干燥根茎。主产于四川的犍为、沐川,贵州的长顺、兴仁等地,广东、广西、湖北、福建也产。均为栽培。

【采收炮制】 多在冬季采收。挖出根后,洗净泥土,晒干或用微火烘干,或选肥嫩的姜切片晒干入药。生用。

【商品规格】 干姜商品系老姜,以四川所产者味辣、粉性足,质量好,尤以四川犍为产品为最佳,称为"犍干姜"。商品均以色白、粉质多、味辣者为佳。

按《中国药典》(2010 年版一部)规定:本品含挥发油不得少于 0.8%(ml/g);含 6-姜辣素($C_{17}H_{26}O_4$)不得少于 0.60%。

【药性】 辛,热。归脾、胃、肾、心、肺经。

【功效】 温中散寒,回阳通脉,温肺化饮。

【应用】

1. 脘腹冷痛　本品辛热燥烈,主入脾胃而长于温中散寒、健运脾阳,为温暖中焦之主药。治脾胃虚寒,脘腹冷痛,每与党参、白术等同用,以温中健脾补气,如《伤寒论》理中丸;亦常与党参、花椒、饴糖等同用,以温中补虚止痛,如《金匮要略》大建中汤。治寒邪直中所致腹痛,《外台秘要》以本品单味研末服;亦可与麻黄、白芷、肉桂等同用,以解表温里,如《太平惠民和剂局方》五积散。治胸中有热,胃中有寒,胸中烦闷不舒,腹痛者,可与黄连、半夏、党参等同用,如《伤寒论》黄连汤。

2. 呕吐泄泻　以本品温中散寒止痛之功亦常用治呕吐、泄泻等病证。如治胃寒呕吐,每配高良姜用,即《太平惠民和剂局方》二姜丸;亦可以本品配半夏同用,即《金匮要略》半夏干姜散;治胃寒妊娠恶阻,呕吐不止,常与半夏、人参等同用,如《金匮要略》干姜人参半夏丸;治上热下寒,寒热格拒,食入即吐,可与黄芩、黄连、人参等同用,即《伤寒论》干姜黄芩黄连人参汤。治中寒水泻,可以本品单用为末服;亦可配党参、白术、甘草等同用。

3. 亡阳证　本品性味辛热,入心、脾、肾经,有温阳守中、回阳通脉的功效,可用治心肾阳虚、阴寒内盛所致之亡阳厥逆、脉微欲绝者,每与附子相须为用,起协同作用,增强回阳救逆之功,即古之"附子无姜不热"之说,又可降低附子毒性,代表方如《伤寒论》四逆汤;治亡阳暴脱,下利,亡血,四肢厥逆,脉微等,可再加人参,即《伤寒论》四逆加人参汤。

4. 寒饮喘咳 本品辛热，入肺经，善能温肺散寒化饮，用治寒饮咳喘，形寒背冷，痰多清稀之证，常与细辛、五味子、麻黄等同用，如《伤寒论》小青龙汤；治肺寒停饮，咳嗽胸满，痰涎清稀，舌苔白滑，每与茯苓、甘草、五味子等同用，如《金匮要略》苓甘五味姜辛汤。

5. 蛔厥证 本品味辛性热，主入脾胃而善温中散寒，故可用治蛔厥，上腹部突发绞痛，或钻顶样痛，面青汗出，手足逆冷，脉伏等，常与乌梅、细辛、黄连等同用，即《伤寒论》乌梅丸。

6. 寒积便秘 本品辛热，既能温中散寒，又可回阳通脉，可用治痼冷积滞，便秘，腹痛得温则快者，每与大黄、附子、人参等同用，如《备急千金要方》温脾汤。

7. 水肿 本品味辛性热，能温中散寒，健运脾阳，可用治脾肾阳虚，水湿停滞，肢体水肿，胸腹胀满，手足不温，大便溏，脉象沉迟等，常与附子、白术、茯苓等同用，如《世医得效方》实脾饮。

【用法用量】 煎服，3～10g。

【使用注意】 本品辛热燥烈，阴虚内热、血热妄行者忌用。

【鉴别用药】 干姜、附子、肉桂均为温里祛寒之主药，均可用治脾胃虚寒之脘腹冷痛，大便溏泄等。然干姜主入脾胃而长于温中散寒、健运脾阳，并能回阳通脉，虽力弱但与附子相须为用可用于亡阳证，还能温肺化饮；附子、肉桂并能散寒止痛，治寒湿痹痛。附子回阳力强，为“回阳救逆第一品药”，并有峻补元阳、益火以消阴翳之效；肉桂亦善补火助阳，为治命门火衰之要药，还能温经通脉。

【药论】

1.《珍珠囊》：“干姜其用有四：通心助阳，一也；去脏腑沉寒痼冷，二也；发诸经之寒气，三也；治感寒腹痛，四也。”

2.《药品化义》：“生姜主散，干姜主守，一物大相迥别。”

3.《本草求真》：“干姜，大热无毒，守而不走，凡胃中虚冷，元阳欲绝，合以附子同投，则能回阳立效，故书有附子无姜不热之句，仲景四逆、白通、姜附汤皆用之。且同五味则能通肺气而治寒嗽，同白术则能燥湿而补脾，同归芍则能入气而生血，故凡因寒内入，而见脏腑痼蔽，关节不通，经络阻塞，冷痹寒痢，反胃隔绝者，无不借此以为拯救除寒。”

【现代研究】

（一）化学成分

干姜含挥发油约2%，主要成分是姜烯、水芹烯、莰烯、姜烯酮、姜辣素、姜酮、龙脑、姜醇、柠檬醛等。尚含树脂、淀粉，以及多种氨基酸。

（二）药理作用

1. 对消化系统的影响

（1）抗溃疡：干姜醚和水提取物对结扎幽门性溃疡都有明显抑制溃疡形成作用[1]。

（2）对胃肠平滑肌作用：干姜水煎剂在 4×10^{-3}g/ml 和 1.2×10^{-2}g/ml 浓度时，抑制离体兔空肠自发收缩活动，并能抑制烟碱、毒扁豆碱、乙酰胆碱、酚妥拉明、利血平、氯化钡和组胺引起的肠管平滑肌活动亢进，表现出抗胆碱样和抗组胺样作用。干姜甲醇提取物、乙醇提取物、丙酮提取物或挥发油均能抑制乙酰胆碱、组胺、5-羟色胺、氯化钡和卵蛋白所致过敏性豚鼠回肠平滑肌收缩，干姜醇提物还具有兴奋离体豚鼠回肠自发活动，并表现为快速耐受性，此种收缩作用系干姜中的辛辣成分刺激感觉神经末梢使之释放P物质所致。静注干姜活性成分6-姜烯酮或6-姜酚都抑制大鼠肠推进运动，灌服时则相反，促进大鼠肠推进运动[2]。

(3) 止吐:干姜煎剂各剂量组均有一定延长鸽子呕吐潜伏期及抑制呕吐次数作用[3]。淋巴腔注射干姜甲醇提取物 10g/kg 抑制末梢性催吐药诱发蛙呕吐,灌服给药也能抑制硫酸铜引起狗呕吐[4]。

(4) 利胆:干姜醇提物 9g/kg、18g/kg 灌胃及十二指肠给药均能增加大鼠胆汁分泌,并呈量效关系,维持时间长达 3～4 小时灌胃给药大鼠胆汁分泌量增加更显著,且维持时间更长[5]。

2. 对心血管系统作用

(1) 强心:姜辣素是一种强有力的强心剂。强心主要成分是姜酚、6-姜烯酚。干姜醇提取液对心脏也有直接兴奋作用,对麻醉猫血管运动中枢有兴奋作用[6]。犬 0.3mg/kg 静注 6-姜酚可使心肌收缩力增加 30%[7]。干姜提取物对家兔急性心力衰竭模型形成具有保护作用;能改善心室舒缩功能,降低外周阻力,改善心衰程度,对急性心力衰竭具有实验性治疗作用[8]。

(2) 保护心肌细胞:观察含不同剂量干姜的大鼠血清对培养乳鼠心肌细胞缺氧缺糖损伤的保护作用,干姜可以降低血清中乳酸脱氢酶(LDH)含量,达到保护心肌细胞作用[7]。

(3) 对血管和血压作用:干姜中的 6-姜酚、6-姜烯酚低剂量呈降压效应,高剂量对血压的影响呈三相反应,开始血压迅速下降,继而升高,后期又出现降压作用[9]。6-姜烯酚 0.5mg/kg 静脉给药,可使麻醉鼠血压呈三相效应。其降压作用可被阿托品、迷走神经切除所阻断,但不受 α 受体阻滞剂、Ca^{2+} 拮抗剂和神经节阻断剂的影响,若 α 受体阻滞剂和 Ca^{2+} 拮抗剂联合使用,则对其升压有抑制作用[10]。姜酮 650nmol/kg 给大鼠静注,能使肾上腺髓质释放儿茶酚胺增加 1 倍,预先给予六烃季胺和阿托品,则此种促分泌作用消失,提示干姜可通过兴奋交感神经,促进肾上腺髓质分泌儿茶酚胺,产生升压效应。

(4) 抗血小板聚集和抗血栓:干姜水提物对阈浓度 ADP、胶原诱导的血小板聚集有明显抑制作用,并存在剂量依赖关系。干姜水提物抑制血栓机理可能与其抗血小板聚集功能有关,而干姜挥发油的作用可能与凝血系统有关,尤其是增强内源性的凝血功能[11]。

3. 抗炎作用　干姜醚提物及水提物对二甲苯引起小鼠耳壳肿胀、角叉菜胶引起大鼠足跖肿胀有抑制作用[12]。干姜醚提物的抗炎作用还与促进肾上腺皮质激素释放有关[13]。6-姜醇可抑制环氧化酶和脂氧化酶的活性,抑制前列腺素合成,从而发挥消炎作用[14]。

4. 镇痛作用　给小鼠灌服干姜醚提取物能减少乙酸引起的扭体反应次数和延长热痛反应的潜伏期,对热刺激所致的疼痛也有抑制作用[15]。

5. 抗菌作用　干姜醇提物具有显著抑制伤寒、副伤寒甲乙三联菌苗所致家兔发热反应作用[16]。干姜对肺炎链球菌、溶血性链球菌的作用较强,对金黄色葡萄球菌、铜绿假单胞菌、福氏痢疾杆菌的抑菌作用稍弱[14]。

6. 抗肿瘤作用　干姜提取物具有抗肿瘤启动因子活性。6-姜酚对人脊髓细胞性白血病(HL-60)的生存和 DNA 合成具有抑制作用。其细胞毒性和抑制肿瘤增殖机制与促进细胞凋亡有关。淋巴细胞增殖实验中,通过促细胞分裂剂刀豆球蛋白 A 作用诱导的增殖作用,干姜提取物具有抑制作用。干姜提取物对机体免疫功能具有双相调节作用。干姜提取物对细胞因子的增强作用具有时间依从性。单层细胞的白介素 IL-1、IL-3、IL-6 和粒-巨噬细胞集落刺激因子(GM-CSF)在低浓度干姜提取物存在下显著增加,而更高的浓度却无此增强作用[16]。

7. 其他作用　干姜有一定的镇静作用,但该作用和剂量之间的关系非常密切,小剂量时镇静作用非常明显，大剂量时镇静作用则不明显甚至消失[17]。姜烯酮、姜酚都能明显抑制小鼠的自发运动[18]。其醚提物具有抗缺氧作用，其机制可能与减慢机体耗氧速度产生有关[19]。

（三）临床报道

1. 治疗婴幼儿慢性腹泻　用干姜黄连方由干姜、黄连、藿香、五倍子、肉桂、吴茱萸以4∶4∶4∶2∶2∶2的比例进行配方，共研细末，米醋调敷脐。治疗89例，显效57例，有效30例，无效2例，总有效率97.7%[20]。

2. 治疗慢性结肠炎　人参、干姜、黄芩、黄连等药治疗56例，痊愈18例，显效24例，有效11例，无效3例，总有效率为94.6%[21]。

3. 治疗手足皲裂　用干姜擦剂治疗70例，治愈46例，显效16例，无效8例，总有效率88.6%[22]。

4. 治疗妊娠恶阻　用干姜、党参、法半夏、砂仁等药治疗，痊愈41例，显效6例，无效2例，总有效率为95.91%[23]。

（四）不良反应

干姜醇提物急性毒性 LD_{50} 为108.9g/kg，毒性小。大鼠长毒试验结果表明，高剂量组出现便稀，停药后消失；肝脏重量增加，但未见病理学异常，停药后肝脏重量恢复正常[24]。干姜醚提物小鼠口服给药的 LD_{50} 为(16.3±2.0)ml/kg[25]。

参 考 文 献

[1] 张明发，沈雅琴，朱自平，等. 干姜温中止痛作用研究[J]. 西北药学杂志，1996，11(4)：186.

[2] 张明发，沈雅琴. 温里药“温中散寒”药理研究(续)[J]. 中国中医药信息杂志，2000，7(3)：30.

[3] 王金华，薛宝云，梁爱华，等. 生姜与干姜药理活性的比较研究[J]. 中国药学杂志，2000，35(3)：164.

[4] 张明发，苏晓玲，沈雅琴. 干姜现代药理研究概述[J]. 中国中医药科技，1996，3(2)：47.

[5] 王梦，钱红美，苏简单. 干姜醇提物对大鼠利胆作用研究[J]. 西北药学杂志，1999，14(14)：157.

[6] 卢传坚，欧明，王宁生. 姜对心脑血管系统的药理作用[J]. 中药新药与临床药理，2003，14(5)：356.

[7] 张明发，苏晓玲，沈雅琴. 干姜现代药理研究概述[J]. 中国中医药科技，1996，3(2)：46.

[8] 许庆文，卢传坚，欧明，等. 干姜提取物对兔急性心衰模型的保护和治疗作用[J]. 中药新药与临床药理，2004，15(4)：244.

[9] Suekawa M，lshige A，Yuasa K，et al. Pharmacological studies on ginger. Ⅰ. Pharmacobiogical actions of pungent consttutents，[6]-gingerol and[6]-shogaol[J]. J Pharmacobiodyn，1984，7(11)：836.

[10] Suekawa M，Aburada M，Hosoya E，et al. Pharmacological studies on ginger. Ⅱ. Pressor action of [6]-shogaol in anesthetized rats，or hindqnarters，tail and mesenteric vascular beds of rats[J]. J Pharmacobiodyn，1986，9(10)：842.

[11] 许青媛，于利森，张小利，等. 干姜及其主要成分的抗凝作用[J]. 中国中药杂志，1991，16(2)：113.

[12] 吴建华，张丽君. 药用姜研究进展[J]. 陕西中医学院学报，2002，25(1)：62.

[13] 张明发，段泾云，沈雅琴. 干姜“温经止痛”的药理研究[J]. 中医药研究，1992(1)：43.

[14] 王梦，钱红美，苏简单. 干姜乙醇提取物解热镇痛及体外抑菌作用研究[J]. 中药新药与临床药理，2003，14(5)：301.

[15] 张明发，沈雅琴. 温里药温经止痛除痹的药理研究[J]. 中国中医药信息杂志，2000，7(1)：30.

[16] 营大礼. 干姜化学成分及药理作用研究进展[J]. 中国药房，2008，19(18)：1435.

[17] 李艳玲，梁鹤. 干姜的镇静作用研究[J]. 安徽农业科学，2008，36(3)：14-16.

[18] 油田正树他. 生姜的药理学研究-(6)-姜酚及(6)-姜烯酚的一般药理作用[J]. 国外医学：中医中药分册，1981，(2)：53.

[19] 营大礼. 干姜化学成分及药理作用研究进展[J]. 中国药房，2008，19(18)：1436.

[20] 青海省中医医院. 干姜黄连方敷脐治疗婴幼儿慢性腹泻 51 例[J]. 山东中医药杂志，2008，28(8)：543.

[21] 陈岩. 干姜黄芩黄连人参汤治疗慢性结肠炎 56 例疗效观察[J]. 新中医，2010，42(10)：38.

[22] 廖晖，王慧梅，王春莲. 干姜擦剂治疗手足皲裂 70 例[J]. 中国中西医结合杂志，2001，21(6)：469.

[23] 苏凯毅. 干姜党参半夏汤治疗妊娠恶阻 49 例[J]. 按摩与导引，2008，24(7)：42.

[24] 王梦，钱红美，苏简单. 干姜醇提物的毒性研究[J]. 中医药学报，2000(2)：62.

[25] 张明发，沈雅琴，许青媛. 干姜对缺氧和受寒小鼠的影响[J]. 中国中药杂志，1991，16(3)：171.

吴茱萸　Wuzhuyu

【别名】吴萸(《草木便方》)，左力(《南宁市药物志》)，吴萸子(湖南)。

【来源】吴茱萸，始载于《神农本草经》，列入中品，历代本草均有收载。为芸香科落叶灌木或小乔木植物吴茱萸 *Evodia rutaecarpa*(Juss.)Benth. 石虎 *Evodia rutaecarpa*(Juss.)Benth. var. *officinalis*(Dode)Huang 或疏毛吴茱萸 *Evodia rutaecarpa*(Juss.)Benth. var. *bodinieri*(Dode)Huang 的干燥近成熟果实。主产于贵州铜仁、镇远，广西陵乐、田林，湖南永顺、大庸，浙江建德、临安，四川铜梁、彭水等地。以贵州、广西产量较大，质量较优。多为栽培。

【采收炮制】8～10 月，果实呈茶绿色而心皮尚未分离时采收。摘下晒干，除去杂质。如遇阴雨，用微火焙干。生用或制用。炮制时取净吴茱萸入甘草汤中浸至汤液吸尽为度，微火焙干。吴茱萸每 50kg，用甘草 3.2kg。

【商品规格】商品过去有常吴萸(集散于湖南常德)、川吴萸等规格，习惯认为常吴萸质量最佳。现只分大粒吴茱萸、小粒吴茱萸两种。均以饱满、色绿、香气浓郁者为佳。

按《中国药典》(2010 年版一部)规定：本品含吴茱萸碱($C_{19}H_{17}N_3O$)和吴茱萸次碱($C_{18}H_{13}N_3O$)的总量不得少于 0.15%；柠檬苦素($C_{26}H_{30}O_8$)不得少于 1.0%。

【药性】辛、苦，热；有小毒。归肝、脾、胃、肾经。

【功效】散寒止痛，温中止呕，助阳止泻。

【应用】

1. 疼痛　本品味辛能散，性热祛寒，能温经散寒止痛，可用治厥阴头痛，干呕吐涎沫，苔白脉迟等，每与生姜、人参等同用，如《伤寒论》吴茱萸汤；治痰饮头疼背寒，呕吐酸汁，不思饮食，可以本品配茯苓等分为末，炼蜜为丸服，如《朱氏集验方》所载方。本品辛散苦泄，性热祛寒，既散肝经之寒邪，又解肝气之郁滞，故可用治寒疝腹痛，苔薄白，脉弦者，每与小茴香、川楝子、木香等同用，即《沈氏尊生书》导气汤；亦可配桂心、生姜等同用，如《姚僧坦集验方》桂心汤；又可以本品为主，配泽泻同用，为丸服，如《太平惠民和剂局方》夺命丹。本品味辛苦性热，能温经散寒，行气止痛，可用治冲任虚寒，瘀血阻滞之痛经，每与桂枝、当归、川芎等同用，即《金匮要略》温经汤。本品味辛性热，入脾胃经又能温中散寒止痛，可用治胃寒脘腹冷痛，可以本品配干姜、荜茇、党参、白芍等同用，如《当代名老中医临证荟萃》载梁氏方。本品味辛能散，味苦能燥，性热祛寒，能温散寒湿之邪，故可用治寒湿脚气肿痛，或上冲入腹，常与木瓜、苏叶、槟榔等同用，如《类编朱氏集验医方》鸡鸣散；《备急千金要方》亦载苏长史茱萸汤，用本品配木瓜同用，治脚气疼痛，困闷欲死，腹胀者。本品味辛性热，能温散寒邪，故可用治风寒牙痛，可以本品煎酒含漱之，即《食疗本草》载方。

2. 胃寒呕吐、呃逆　本品辛散苦泄，性热祛寒，善能散寒止痛，还能疏肝解郁，降逆止呕，兼能制酸止痛。治中焦虚寒之脘腹冷痛，呕吐泛酸，常与人参、生姜等同用，如《伤寒论》吴茱萸汤。治外寒内侵、胃失和降之呕吐，可与半夏、生姜等同用。治肝郁化火，肝胃不和的胁痛口苦，呕吐吞酸，常与黄连同用，如《丹溪心法》左金丸。治食已吞酸，胃气虚冷者，可以本品配干姜等分为末服，即《太平圣惠方》方。

3. 虚寒泄泻　本品性味辛热，能温脾助阳止泻，为治脾肾阳虚，五更泄泻的常用药，每与补骨脂、肉豆蔻、五味子等同用，即《校注妇人良方》四神丸。《仁存堂经验方》单用本品煎服，治老人下焦虚寒，多年脾泄。此外，亦可用治湿热泻痢，腹中挛急疼痛，每与黄连、白芍同用，以清化湿热，缓急止痛，如《太平惠民和剂局方》戊己丸。

4. 口疮口疳、咽喉作痛　本品研末醋调涂足心，能引火下行，故可治肾火上升，上热下寒，口疮口疳，咽喉作痛等，现代临床并用以治疗高血压。

5. 湿疹、湿疮　本品味苦能燥湿，可治湿疹，以本品配乌贼骨、硫黄等研末外用。治阴下湿疹生疮及诸疮，可以本品煎汁外洗，即《古今录验方》方。

【用法用量】煎服，2～5g。外用适量。

【使用注意】本品辛热燥烈，易耗气动火，故不宜多用、久服。阴虚有热者忌用。

【药论】

1.《本草纲目》："茱萸辛热能散能温，苦热能燥能坚，故所治之证，皆取其散寒温中，燥湿解郁之功而已。"

2.《本草便读》："吴茱萸，辛苦而温，芳香而燥，本为肝之主药，而兼入脾胃者，以脾喜香燥，胃喜降下也。其性下气最速，极能宣散郁结，故治肝气郁滞，寒浊下踞，以致腹痛疝瘕等疾，或病邪下行极而上，乃为呕吐吞酸胸满诸病，均可治之。即其辛苦香燥之性，概可想见其功。然则治肝治胃以及中下寒湿滞浊，无不相宜耳。"

【现代研究】

(一) 化学成分

吴茱萸果实含挥发油，油中主要为吴茱萸烯、α-罗勒烯、顺式-β-罗勒烯、反式-β-罗勒烯、月桂烯、吴茱萸内酯、吴茱萸内酯醇等。还含吴茱萸酸和吴茱萸苦素，又含生物碱如吴茱萸碱、吴茱萸次碱、吴茱萸因碱、羟基吴茱萸碱、吴茱萸卡品碱，含酮类如吴茱萸啶酮、吴茱萸精等。

(二) 药理作用

1. 对胃肠道的影响

(1) 对胃的影响：采取幽门结扎法和无水乙醇灌胃法造大鼠的胃溃疡模型，发现黄连、吴茱萸各配比组均能不同程度地抑制大鼠胃酸分泌及溃疡指数，其中以6∶1实验组作用最强[1]。不同配比黄连吴茱萸药的水提物对乙醇致大鼠急性胃损伤的保护作用及其可能的机制结果显示，黄连吴茱萸1∶6水提物对50%乙醇造成的大鼠急性胃损伤具有较好的保护作用，显著优于黄连吴茱萸6∶1和6∶6；其机制可能与抑制酸反渗，增强胃黏膜屏障功能有关，提示吴茱萸在介导胃黏膜保护作用中有重要作用[2]。吴茱萸水提取液能抑制吲哚美辛加乙醇致小鼠胃溃疡及盐酸致大鼠胃溃疡，对小鼠水应激性胃溃疡、大鼠胃幽门结扎所致溃疡均有抑制趋势[3]。

(2) 对肠道的影响：吴茱萸水提取液能显著抑制小肠运动，并呈时间和剂量依赖性[3]。

黄连、吴茱萸水提物对二甲肼(DMH)诱导的大鼠结肠癌癌前病变的作用及其对结肠上皮增殖和凋亡的影响研究结果表明,DMH能够促进大鼠结肠黏膜上皮增殖,黄连、吴茱萸提取物均能抑制DMH所致的结肠黏膜上皮增殖。在促进凋亡方面,吴茱萸提取物具有明显的促进结肠上皮凋亡作用,而黄连提取物对DMH诱导的结肠上皮凋亡无促进作用[4]。

2. 对心血管系统的影响 吴茱萸甲醇提取物及三种喹喏酮生物碱均能明显抑制血管紧张素与大鼠肝膜受体的结合,一定程度上可解释吴茱萸的调节血压功效[5]。吴茱萸碱和吴茱萸次碱对豚鼠心房有正性变力作用,其作用与辣椒素类似,辣椒素受体拮抗剂可使反应曲线右移,用钌红、降钙素基因相关肽(CGRP)拮抗剂预处理可减少吴茱萸碱、吴茱萸次碱和辣椒素的作用,吴茱萸碱的这种作用可能与辣椒素受体相互作用及CGRP的释放有关[6]。吴茱萸的水蒸馏液对正常大鼠有降压作用,而吴茱萸总碱的降压作用则不显著[7]。体内抗血栓实验发现吴茱萸次碱能显著地延长肠系膜小静脉血栓形成的潜伏期,延长大鼠肠系膜动脉出血时间,具有抗血栓形成作用[8]。

3. 支气管收缩作用 吴茱萸碱对豚鼠离体支气管的作用与剂量相关,该作用可拮抗阿托品,可被NK_1、NK_2受体拮抗剂的混合物处理阻断,辣椒素受体拮抗剂能竞争性抑制吴茱萸碱的作用,提示吴茱萸碱激活辣椒素受体。吴茱萸碱与辣椒素的典型交叉快速免疫反应为两者作用于同一点提供了证据,吴茱萸碱的收缩支气管作用可能归因于其与辣椒素受体结合,使速激肽从感觉神经中释放[9]。

4. 镇痛抗炎作用 吴茱萸甲醇提取物灌胃对醋酸扭体反应有保护作用,其镇痛作用可能是通过抗炎作用介导,部分归因于生物碱的作用[10]。吴茱萸水提取液10～20g/kg能延长小鼠对刺激反应的潜伏期,其作用随剂量增大而延长[1]。吴茱萸提取液对大鼠佐剂关节炎有明显治疗作用,能降低大鼠非造模侧后肢肿胀度,对胸腺、脾脏指数有明显改善[11]。

5. 抗氧化作用 吴茱萸多糖具有较强的清除羟自由基的作用,但其清除超氧阴离子自由基的作用较弱,远远低于维生素C[12]。

6. 减肥作用 吴茱萸是辣椒素受体激动剂,有类似辣椒素的减肥作用。吴茱萸碱通过加强散热来增加能量消耗,通过散热和产热分散食物热量,抑制内脏周围脂肪增加和体重增加[13]。

7. 对肛门括约肌松弛作用 吴茱萸次碱能松弛乙酰胆碱引起的兔肛门括约肌收缩,并呈浓度依赖性。其对人的肛肠括约肌作用更明显,有一定的临床意义[14]。

8. COX-2抑制作用 体外实验表明,吴茱萸次碱浓度依赖性抑制细胞PEG生成中的COX-1、COX-2,其IC_{50}分别为0.28、8.7mmol/L,可抑制细胞COX-2依赖的外源花生四烯向PEG_2的转化,呈剂量依赖性,吴茱萸次碱直接抑制COX-2的活性[15]。也有人认为吴茱萸次碱的抗炎作用是通过抑制花生四烯酸释放来减少PE合成而产生的[16]。

9. 其他作用 吴茱萸次碱对小鼠肝鼠细胞色素P_{450}依赖的单加氧酶有诱导作用[17],对人和小鼠肝微粒体细胞色素P_{450}有选择性抑制作用[18],对K^+通道有阻滞作用[19]。

(三)临床报道

1. 治疗慢性萎缩性胃炎 用吴茱萸、白芍、当归、白术、黄连、川楝子等药治疗88例,治愈47例,显效34例,无效7例,总有效率92.0%[20]。

2. 治疗胃痉挛 用吴茱萸、丹参、檀香、砂仁、白芍等药治疗120例,痊愈95例,好转23例,无效2例,总有效率98.33%[21]。

3. 治疗溃疡性结肠炎 用补骨脂、肉豆蔻、吴茱萸、五味子、附子等水煎服。加温针灸法:穴位选用百会、天枢、足三里、三阴交、脾俞、肾俞、命门、关元,常规进针。其中命门、关元在留针时加2cm艾条在针柄上施灸,每次20分钟,1天1次。中药15剂,针灸10次为1个疗程,治疗2~3个疗程。结果显效31例,有效38例,无效7例,总有效率占90.79%[22]。

4. 治疗小儿流涎 取吴茱萸和胆南星适量,按吴茱萸3份、胆南星1份比例,研末,醋调成糊状涂敷涌泉穴。治疗80例,经治疗3天后治愈68例,好转12例,总有效率为100%[23]。

5. 治疗婴幼儿口腔溃疡 将吴茱萸文火焙干,研成粉末贮瓶备用。使用时取少量药粉加食用陈醋适量调成糊状,装入鸡眼膏的垫圈外敷于患儿双足心涌泉穴。治疗Ⅰ~Ⅱ度溃疡45例,显效30例,有效12例,无效3例;治疗Ⅲ度溃疡30例,显效15例,有效10例,无效5例;治疗Ⅳ度溃疡6例,显效3例,有效2例,无效1例,总有效率90%[24]。

6. 治疗小儿口疮 取吴茱萸、小茴香研细过筛,用米醋调糊状,睡前外敷脚心(涌泉穴),男左女右,绷带包扎,次日取下。一次治愈51例,2次治愈67例,3次治愈2例[25]。

7. 治疗痛经 用吴茱萸、酒当归、酒炒白芍、制香附等水煎服。治疗87例,治愈36例,好转45例,无效6例,总有效率93.1%[26]。

8. 治疗高血压 用吴茱萸、白花蛇、蜈蚣、地龙、川芎研细末,姜汁拌成膏,贴在神阙、涌泉、足三里、绝骨穴上。共治30例,显效5例,有效24例,无效1例,总有效率达96.7%[27]。

9. 治疗小儿腮腺炎 用吴茱萸、大黄、胡黄连、胆南星研成细末,陈醋或水调成糊状,制成饼剂,敷贴于涌泉穴,外用纱布固定。共治58例,均在2~4天后治愈,总有效率100%[28]。

10. 治疗足跟痛 用吴茱萸、补骨脂、五味子研成细粉末,装入纱布袋内,垫在鞋后跟处。共治68例,痊愈51例,有效12例,无效5例,总有效率为92.6%[29]。

(四)不良反应

1. 毒性 吴茱萸不同组分对小鼠急性毒性强度为挥发油>全组分>醇提组分>水提组分。吴茱萸挥发油LD_{50}值为2.70ml/(kg·d),95%的可信限为2.58~2.84ml/(kg·d);吴茱萸全组分、醇提组分和水提组分最大耐受量(MTD)分别为15.6g/(kg·d)、70.6g/(kg·d)和80.0g/(kg·d),分别相当于临床人日用量的242.7倍、1098.2倍和1244.4倍[30]。

2. 中毒机理及症状 吴茱萸大量应用对中枢有兴奋作用,并可引起视力障碍[31]。中毒时主要表现为呕吐、腹痛、腹泻、体温升高、视力障碍、错觉,毛发脱落、孕妇易流产等[32]。

3. 中毒原因及预防 临床报道吴茱萸中毒者甚少,仅有内服30g引起中毒的个案报道。为防止中毒,主要应控制用量,以常规量1.5~6g为宜,最大量不超过15g[33]。

4. 中毒救治

(1)一般疗法:洗胃、导泻,服用活性炭末;补液;剧烈腹痛时,皮下注射硫酸阿托品1mg;视力障碍、毛发脱落时,可采用组织疗法,补充B族维生素等。

(2)中医疗法:可用地锦草24g,元胡、黄柏各9g,秦皮12g,甘草15g,水煎服。视力障碍、毛发脱落时亦可口服杞菊地黄丸,每次1丸,日2次。

参考文献

[1] 张朔,张广财,焉巧娜,等.黄连、吴茱萸不同配比对大鼠胃酸分泌及胃溃疡的影响[J].中国现代应用药学杂志,2009,26(7):536.

[2] 于肖,吴大正.黄连吴茱萸药对水提物对乙醇致大鼠胃损伤的保护作用[J].中国实验方剂学杂志,

2010,16(2):62.

[3] 张明发,沈雅琴.吴茱萸的药理作用与其温里功效[J].天然产物研究与开发,1990,2(4):59.

[4] 董立,石海莲,季光.黄连和吴茱萸水提物对大鼠结肠癌癌前病变及结肠上皮增殖和凋亡的影响[J].上海中医药杂志,2010,44(1):67.

[5] Lee HS,Lee HJ,Suh HJ. Hyun Sun Lee,et al. Inhibition of Angiotensin Receptor Binding byQuinoloneAlkaloids from Evodia rutaecarpa[J]. Phytotherapy Res,1991,12(3):212.

[6] Kobayashi Y,Hoshikuma K,Nakano Y et al. The positive intropic and chonotropiceffects of evodiamine rutaecarpine,indoloquinazoline alka-loids from fruits of Evodia rutaecarpa,on guinca-pig isola-ted right atria:possible involvement of vanilloid receptors[J]. Planta Med,2001,67(3):224.

[7] 黎刚,余丽梅,戴支凯.两种提取工艺的吴茱萸提取物对正常大鼠血压的影响[J].遵义医学院学报.2005,28(1):4.

[8] Sheu JR,Hung WC,Wu CH,et al. Antithormbotic effectof rutaecarpine,an alka-loid isolated from Evodia rutaecarpa,on platelet plug forma-tion in virtro experiments[J]. Br. J. Haemato,2001,110(1):110.

[9] KobayashiY,Nakano Y,Hoshikuma K,et al. The bronchoconstrictive action of evodia-mine,an indoloquinazoline alkaloid fron fruit of Evodia ru-taecarpa,on guinca-pig isolated bronchus:possible involvement of vanilloid receptors [J]. Planta Med,2000,66(6):526.

[10] HideakiMatsuda,Wu Jx,Tanaka T,et al. Antinociceptive activities of 70% Methanal extractof Evodiae Fructus (FruitofEvodiae rutae-carpa var bodinieri) and its alkakoidal compinents[J]. Bio,Pharm Bul,1977,20(3):243.

[11] 盖玲,盖云,宋纯清,等.吴茱萸B对大鼠佐剂性关节炎的治疗作用[J].中成药,2001,23(11):808.

[12] 甄攀,王治宝,张万明,等.吴茱萸多糖的提取及其抗氧化作用研究[J].中成药,2005,27(4):492.

[13] KobayashiY,Nakano Y,Kizaki,et al. Capsaicin-like anti-obese activities ofevodiamine from fruitofEvodia rutaecarpa,a vanilloid recep-tor agonist[J]. PlantaMed,2001,67(7):628.

[14] Jeng-Kae Jiang,Chiu JH,Yu IT,et al. In vitro relaxation of rabbit and hu-man internal anal sphincter by rutaecarpine,an alkaloid iso-lated from Evodia rutaecarpa [J]. Life Science,2001,66(4):2323.

[15] Moon TC,Murakami M,Kudo I et al. Anew class of COX2 inhibitor,rutaecarpinefrom Evodia rutaecarpa[J]. Inflamm. res,1999,48(12):621.

[16] Woo HG,Lee CH,Noh MS,et al. Rutaecarpine,a quinazolinocarboline alka-loid,inhibita proslagland in production in RAW264. 7 mac-rophages[J]. PlantaMed,2001,67(6):505.

[17] Ueng YF,Wang JJ,Lin LC et al. Induction of cytochrone P450-dependentmonooxygenase in mouse liver and kidnty rutaecarpine,analkaloid of the herbal drug Evodia rutaecarpa[J]. Life Science,2001,70(2):207.

[18] Yune-FangUeng,Jan WC,Lin LC,et al. an alkaloid rutaecarpine is a selec-tive inhibitorof cyochrome P450A inmouse and human livermicrosomes[J]. DrugMetab. Dispos,2002,30930:349.

[19] Ww SK,Lo YK,Chen H,et al. Rutaecarpine-included block of delayed re-citifier K^+ current in NG108-15 neuronalcells[J]. Neurpharmacology,2001,41(7):834

[20] 成坤,张建荣.当归芍药汤治疗慢性萎缩性胃炎88例[J].陕西中医,2010,31(6):685.

[21] 李东芳.丹参饮加味治疗胃痉挛120例[J].中国民间疗法,2011,19(4):43.

[22] 冯晶远.中药加温针治疗溃疡性结肠炎76例[J].中医研究,2010,23(3):42.

[23] 金霞.吴茱萸加胆南星治疗小儿流涎[J].江西中医药,2003(7):44.

[24] 俞梦瑾,宋玉娟,余秀梅.吴茱萸外敷治疗婴幼儿口腔溃疡120例[J].实用医学杂志,2009,25(8):1324.

[25] 欧翠敏,邵国兰.吴茱萸、小茴香外用治疗小儿口疮120例体会[J].临床合理用药,2011,4

(38):47.
[26] 王金权.通经止痛煎治疗痛经87例[J].光明中医,2007,22(12):86.
[27] 赵巍.穴位敷药治疗高血压30例[J].光明中医,2011,26(4):767.
[28] 马英传,姬冬梅,钱锋.中药贴敷涌泉穴治疗的小儿腮腺炎58例分析[J].中国社区医师,2006,22(23):40.
[29] 刘茂祥,李岩.中药外敷治疗足跟痛68例[J].特色疗法中国民间疗法,2008(5):17.
[30] 黄伟,赵燕,孙蓉.吴茱萸不同组分对小鼠急性毒性试验比较研究[J].中国药物警戒,2010,7(3):129.
[31] 陈志周.急性中毒[M].北京:人民卫生出版社,1989:595.
[32] 高渌纹.实用有毒中药临床手册[M].北京:学苑出版社,1993:211.
[33] 杨仓良.毒药本草[M].北京:中国中医药出版社,1993:690.

丁香　Dingxiang

（附：母丁香）

【别名】丁子香(《齐民要术》),支解香、雄丁香(《本草蒙筌》),公丁香(《本草原始》)。

【来源】丁香,始载于《雷公炮炙论》,以后本草多有收载,因形像钉子,花实香气扑鼻,故名。为桃金娘科常绿乔木植物丁香 *Eugenia caryophyllata* Thunb. 的干燥花蕾。主产于坦桑尼亚、马来西亚、印度尼西亚,我国主产于广东、海南等地。野生与栽培均有,但我国主要为栽培品种。

【采收炮制】通常于9月至次年3月间,花蕾由绿转红时采收,除去花梗,晒干即可。

【商品规格】商品有玫瑰子(即大出丁香)、中花出丁香、丁香等几种,均以粒大未开,色红棕,油性足,能沉于水,香气浓郁者为佳,以玫瑰子质最佳。

按《中国药典》(2010年版一部)规定:本品含丁香酚($C_{10}H_{12}O_2$)不得少于11.0%。

【药性】辛,温。归脾、胃、肺、肾经。

【功效】温中降逆,散寒止痛,温肾助阳。

【应用】

1. 胃寒呕吐、呃逆　本品辛温芳香,暖脾胃而行气滞,尤善降逆,故有温中散寒、降逆止呕止呃之功,为治胃寒呕逆之要药。治虚寒呕逆,常与柿蒂、党参、生姜等同用,如《症因脉治》丁香柿蒂汤。治胃寒呕吐,可与半夏、生姜同用。治脾胃虚寒之吐泻、食少,可与白术、砂仁等同用,如《沈氏尊生书》丁香散。亦可用治妊娠恶阻,如《证治准绳》方,以本品与人参、藿香同用。

2. 胃寒脘腹冷痛　本品能温中散寒止痛,可与延胡索、五灵脂、橘红等同用。

3. 肾虚阳痿、宫冷　本品性味辛温,入肾经,有温肾助阳起痿之功,可与附子、肉桂、淫羊藿等同用。

此外,本品外用可治癣证,可以丁香乙醇浸液或煎液涂擦患处。

【用法用量】煎服,1～3g。外用适量。

【使用注意】热证及阴虚内热者忌用。畏郁金。

【药论】

《本草正》:本品能"温中快气。治上焦呃逆,除胃寒泻痢、七情五郁"。

【现代研究】

(一) 化学成分

丁香含挥发油16%～19%,油中主要成分是丁香酚,还有丁香烯、乙酰丁香酚;其他微量成分为庚酮-[2]、水杨酸甲酯、α-丁香烯、胡椒酚、苯甲醇、苯甲醛等。花中还含有番樱桃素、番樱桃素亭、齐敦果酸、鼠李素、山柰酚等。

（二）药理作用

1. 对消化系统的作用　丁香水提物和乙醚提取物对小鼠胃肠推进运动无影响。但丁香水提物 20g/kg 灌胃给药能显著减少番泻叶引起的小鼠腹泻次数[1]。

2. 对中枢神经系统的作用　丁香水提物、挥发油均能增加寒证大鼠脑内 NE、cAMP 的含量，升高 cAMP/cGMP 比值。丁香水提液与挥发油均能增加寒证大鼠脑干内 DA 含量，降低 5-HT 的含量[2]。

3. 对血液系统的作用　丁香具有抗血小板聚集、抗凝和抗血栓形成作用[3]。

4. 抗病毒作用　丁香酚具有直接杀病毒作用，适合体外使用[4]。

5. 镇痛作用　含有黄连、丁香两味中药的连香胶囊具有明显的镇痛作用，其镇痛起效时间快，持续时间长；热板镇痛实验亦表明其对热板致痛的小鼠有镇痛作用[5]。

6. 抗菌作用　丁香、小茴香、肉桂、八角茴香四种中药挥发油在较低浓度时体外对大肠杆菌、痢疾杆菌、伤寒杆菌、金黄色葡萄球菌均有一定的抑菌作用，对金黄色葡萄球菌抑菌作用最佳，以丁香、肉桂挥发油在体外抑菌效果最为显著，挥发油在较高浓度时具有杀菌效果[6]。2%的丁香挥发油在 1∶128 倍稀释后对金黄色葡萄球菌仍有抗菌作用，而 2%丁香酚 1∶32 倍稀释后无抗菌作用，说明丁香抗菌作用的有效成分并非单一的丁香酚，还有其他成分[7]。

7. 其他作用　浓度为 100%的百部、丁香和花椒煎剂都具有较好的杀螨作用[8]。

（三）临床报道

1. 治疗消化系统疾病

（1）治慢性胃炎：用丁香、人参、高良姜、肉桂、白豆蔻等水煎服，治疗 72 例，治愈 60 例，好转 9 例，无效 3 例，总有效率 96%[9]。

（2）治胃、十二指肠球部溃疡：用开胃进食汤加减，治疗胃、十二指肠球部溃疡 240 例，经治疗后胃脘部疼痛、恶心、脘腹胀满、嗳气、吐酸水等症状全部消失者 213 例，症状明显减轻者 19 例，无效者 8 例，总有效率为 97%。治疗后进行胃镜复查的有 164 例，溃疡面全部愈合的有 148 例，溃疡面好转的有 16 例[10]。

（3）治婴幼儿急性腹泻：复方丁香开胃贴贴脐共治 48 例，显效 30 例，有效 14 例，无效 4 例，总有效率 91.66%[11]。

（4）治慢性腹泻：用丁香、肉豆蔻、炮姜、苍术、党参、扁豆辨证加味水煎服。治愈 27 例，好转 2 例，无效 1 例。服药时间最长 10 天，最短 3 天[12]。

2. 治疗妊娠呕吐　将丁香、半夏烘干，研碾成细粉，用鲜生姜取汁调药末为膏敷于脐部，共治妊娠呕吐 34 例，总有效率为 100%[13]。

3. 治疗冠心病　用郁金、丁香、制黑附片、干姜、炙甘草、肉桂等水煎服，从服中药始停服扩冠脉药，降脂药、肠溶阿司匹林等。逐渐减少降压药至停服。服 3 个月后原方改丸剂服。治疗冠心病心肌梗死 4 例，冠心病心绞痛 4 例，冠心病合并心功能不全 2 例，冠心病并高血压并心力衰竭、肾衰竭、心律紊乱 2 例。每个疗程 2～3 个月，连续服用 3～5 个疗程。治愈 12 例，治愈率为 100%[14]。

4. 治疗口腔溃疡　服丁香汤同时配合大蒜浸液口服，并应用丁香、金银花、芦荟汁代茶饮定时漱口[15]。46 例口腔溃疡的小儿经用白鲜皮丁香糊敷涌泉穴，有 12 例 4 天治愈，18 例 5 天治愈，10 例 6 天治愈，5 例 7 天治愈，无效 1 例，总有效率为 97.8%[16]。

5. 治疗足跟痛 丁香、藿香、小茴香等药研成细末，煎煮熏蒸患处，待药液温度降至适中时(约50℃左右)患足进行浸洗。治疗42例，痊愈13例，显效18例，有效9例，无效2例，总有效率为95.24%[17]。

(四) 不良反应

将含生药40%的丁香煎剂(SA)作不同浓度稀释后进行实验，结果表明SA在1∶10、1∶50稀释时，对人胚肺纤维细胞有明显毒性，细胞普遍圆缩，有的甚至脱落；1∶100稀释时，胞浆颗粒增多，纤维变宽；1∶500以上稀释，细胞形态与对照管无明显区别[18]。丁香挥发油对小鼠的LD_{50}为5.5233g(挥发油)/kg，相当于原生药材的LD_{50}为43.5935g(生药)/kg，95%可信限为4.8055～6.2414g(挥发油)/kg，相当于原生药材的95%可信限为37.9282～49.2612g(生药)/kg[19]。

参 考 文 献

[1] 张明发，陈光娟. 丁香温经止痛和温中止泻药理研究[J]. 中药材，1992，15(4)：33-36.

[2] 黄燕琼，秦华珍，李世阳，等. 丁香三种提取物对寒证大鼠脑内神经递质及eAMP、cGMP的影响[J]. 中国实验方剂学杂志，2010，16(10)：155.

[3] 李锦绣. 丁香现代药理研究进展[J]. 实用中医杂志，2002，18(6)：54.

[4] 王晓芹. 丁香酚体内、外抗人疱疹病毒活性[J]. 国外医药：植物药分册，2001，16(5)：213.

[5] 陈蔚文，李茹柳，叶富强，等. 连香胶囊治疗胃脘痛的临床观察与药理实验研究[J]. 中国新药与临床药理，1999，10(5)：268.

[6] 张西玲，刘永琦，杨韬，等. 中药作为防腐剂的实验研究(Ⅱ)—四种中药挥发油的体外抑菌作用[J]. 甘肃中医学院学报，2003，20(3)：25-26.

[7] 李巧如，任健康，赵院利，等. 丁香提取物抗金葡球菌的活性成分的筛选[J]. 中药新药与临床药理，2003，14(2)：108-109.

[8] 梁裕芬，李辉. 杀灭人体蠕形螨的中药筛选[J]. 广西中医药，1999，22(2)：40-41.

[9] 唐洪文. 胃痛消治疗慢性胃炎72例[J]. 光明中医，2006，21(5)：67.

[10] 王庆虎，王志辉，马艳. 开胃进食汤治疗胃、十二指肠球部溃疡240例[J]. 陕西中医，2009，30(9)：1148.

[11] 张书红，赵煜，夏志伟，等. 复方丁香开胃贴贴脐治疗婴幼儿急性腹泻48例[J]. 中国中西医结合消化杂志，2005，12(3)：404.

[12] 苏德模. 肉丁汤治疗小儿慢性腹泻30例[J]. 实用中医药杂志，2007，23(7)：451.

[13] 张宏伟，房元凤，于雪农. 丁香半夏姜敷脐止妊娠呕吐34例[J]. 齐鲁药事，2009，28(8)：500.

[14] 田喜勇，周霞. 郁金、丁香同用治疗冠心病[J]. 中国当代医药，2010，17(31)：98.

[15] 庄明莲，孙世军. 丁香汤治疗霉菌性口腔溃疡[J]. 中国民间疗法，2004，12(12)：43.

[16] 穆培丽，孙忠芬，孙素娥. 白鲜皮丁香糊敷涌泉穴治疗小儿口腔溃疡46例[J]. 中国民间疗法，2010，18(4)：19.

[17] 朴钟源，车旭东，石志超. 丁香浴足散熏洗治疗跟痛症42例[J]. 吉林中医药，2005，25(1)：21.

[18] 刘洪，貌盼勇，洪世雯，等. 中药丁香体外抑制人巨细胞病毒作用研究[J]. 解放军医学杂志，1997，22(1)：73.

[19] 马松涛，刘冬恋，兰小平，等. 丁香挥发油对小鼠的半数致死量测定[J]. 辽宁中医药大学学报，2010，12(5)：68.

附：母丁香

母丁香，始载于《名医别录》，原名鸡舌香，为丁香的成熟果实。性味、功效、主治与丁香近似而力弱。用量2～5g。畏郁金。

小茴香 Xiaohuixiang

（附：大茴香）

【别名】蘹香（《药性论》），茴香（《本草图经》），谷茴香、谷香（《现代实用中药》），小香（《四川中药志》）。

【来源】小茴香，始载于《新修本草》，历代本草均有收载，原名蘹香，因其物香气扑鼻，能辟恶瘴气，人们念之，故名蘹香，后人称为茴香，声相近也。为伞形科多年生草本植物茴香 *Foeniculum vulgare* Mill. 的干燥成熟果实。主产于内蒙古苦托县、杜锦后旗、敖汉旗，山西太原、榆次、阳泉，吉林大安、乾安、怀德，辽宁朝阳、彰武、昌图，黑龙江泰来、安达等地。以山西产量最大、内蒙古产品质佳。多为栽培。

【采收炮制】9～10 月果实成熟时，割取全株，晒干后，打下果实，去净杂质，晒干，生用或盐水炙用。盐水炒茴香，取净茴香炒至表面呈深黄色有焦香气味时，用盐水喷入，焙干（茴香每 50kg 用食盐 1.5kg）。

【商品规格】商品有西小茴、川谷香等，以内蒙古河套附近产品质优。均以籽粒肥满、色黄绿、气香浓者为佳。

按《中国药典》（2010 年版一部）规定：本品含挥发油不得少于 1.5%（ml/g）；含反式茴香脑（$C_{10}H_{12}O$）不得少于 1.4%。

【药性】辛，温。归肝、肾、脾、胃经。

【功效】散寒止痛，理气和中。

【应用】

1. 寒疝腹痛、睾丸偏坠胀痛、少腹冷痛、痛经　本品辛温，入肾经补火助阳以温肾，入肝经散寒理气以止痛。治寒疝腹痛，常与乌药、青皮、高良姜等同用，如《医学发明》天台乌药散；并可以本品炒热，布裹温熨腹部。治肝气郁滞，睾丸偏坠胀痛，可与橘核、山楂等同用，即《张氏医通》香橘散。治肝经受寒之少腹冷痛，或冲任虚寒之痛经，可与当归、川芎、肉桂等同用。

2. 虚寒气滞、脘腹胀痛　本品能温中散寒止痛，并善理脾胃之气而开胃、止呕。治胃寒气滞的脘腹胀痛，可配高良姜、香附、乌药等同用。治脾胃虚寒的脘腹胀痛、呕吐食少，可与白术、陈皮、生姜等同用。

3. 肾虚腰痛　本品能温肾暖腰膝。常与杜仲、胡芦巴、补骨脂等同用；亦可以本品炒研细末，掺入猪腰子中煨熟食之。

【用法用量】煎服，3～6g。外用适量。

【使用注意】阴虚火旺者慎用。

【鉴别用药】同科植物莳萝 *Anethum graveolens* L. 的果实，外形与小茴香极相似，气亦芳香，甘肃、广西等部分地区有以莳萝子作小茴香应用者。《本草纲目》亦称莳萝子别名小茴香，可见以莳萝子作小茴香，历史已久。但二者名实不宜混淆。其药材之主要不同点是：莳萝较小而圆，小茴香较大而长；莳萝子的香气亦较小茴香为淡。

【药论】

1.《本草汇言》："蘹香，温中快气之药也。方龙潭曰，此药辛香发散，甘平和胃，故《唐本草》善主一切诸气，如心腹冷气、暴疼心气、呕逆胃气、腰肾虚气、寒湿脚气、小腹弦气、膀胱水气、阴癞疝气、阴汗湿气、阴子冷气、阴肿水气、阴胀滞气。其温中散寒，立行诸气，乃小腹少腹至阴之分之要品也。"

2.《医林纂要》:"茴香,大补命门,而升达于膻中之上,命门火固,则脾胃能化水谷而气血生,诸寒皆散矣。肝胆亦行命门之火,肝木气行,则水湿不留,虚风不作,故其功亚于附子,但力稍缓耳。"

【现代研究】

(一) 化学成分

小茴香含挥发油约 3%～6%,主要成分为反式茴香脑、柠檬烯、葑酮、爱草脑、γ-松油烯、α-蒎烯、月桂烯等,还有少量的香桧烯、茴香脑、茴香醛等。小茴香含脂肪油约 18%,其脂肪酸组成中主要为岩芹酸,还有油酸、亚油酸、棕榈酸、花生酸、山萮酸等,并含豆甾醇、谷甾醇、7-羟基香豆精、6,7-二羟基香豆素、胆甾醇等。

(二) 药理作用

1. 对免疫功能的影响　体外试验结果表明,小茴香具有显著提高 Mφ 活性及其促进 Mφ 吞噬 CRBC 的作用,且小茴香对淋巴细胞的增殖有显著促进作用。体内试验结果揭示小茴香可显著提高小鼠碳粒廓清水平,并显著促进免疫抑制小鼠的血清溶血素生成,体内外试验结果相关一致[1]。

2. 抗菌作用　小茴香籽精油表现出优良的广谱性抗菌活性,其中黑曲霉和副溶血性嗜盐菌对该精油最为敏感[2]。小茴香挥发油的抑菌作用研究结果表明,其对金黄色葡萄球菌抑制作用最强,其次是枯草杆菌和变形杆菌,大肠杆菌最差,样品用乙醚稀释后能加强其抑菌作用[3]。

3. 抗炎镇痛作用　小茴香挥发油能够很好地抑制小鼠耳廓肿胀和大鼠足肿胀,具有抗炎作用[4]。研究表明,小茴香能够抑制大鼠肝脏炎症,减少细胞分泌肿瘤坏死因子 TNF-α;TNF-α 是由单核巨噬细胞所产生的一种多肽,目前被认为是参与多种炎症与免疫过程的重要介质,是机体产生最快、到达高峰时间最早的炎症介质[5]。小茴香挥发油的抗炎作用可能与抑制 TNF-α 等炎性介质有关。小茴香挥发油能够减轻内脏痛,具有镇痛作用[6]。

4. 对胃平滑肌的影响　小茴香对胃底、胃体纵行肌条均有不同程度的兴奋作用[7]。

(三) 临床报道

1. 治疗痛经　用小茴香、柴胡、陈皮、香附、当归、益母草等水煎服,治疗痛经 50 例,痊愈(疼痛及兼症消失,停药后连续 3 个月经周期未复发者)29 例,好转(连续 3 次疼痛明显减轻者)20 例,无效(疼痛未见改善者)1 例[8]。

2. 治疗胃痛　用瓦片把小茴香焙干至微黄,焙干后研成粉末,把盐面和小茴香面掺在一起。比例不限,胃脘胀闷明显减轻,大便不爽,苔厚腻者加大盐面用量;痛重,吐酸水,喜暖喜按,大便溏薄,舌淡白者加大小茴香面用量。温开水调服或用食物蘸取粉末同吃,每日 3 次。结果治疗 316 例,首次服痛减,2～3 天后上述症状缓解明显,1 周后治愈 126 例[9]。

3. 治疗小儿口疮　取小茴香 10g,吴茱萸 10g,研细过筛,用米醋调糊状,睡前外敷脚心(涌泉穴),男左女右,绷带包扎,次日取下。共治 120 例,1 次治愈 51 例,2 次治愈 67 例,3 次治愈 2 例[10]。

4. 治疗小儿鞘膜积液　用小茴香 30g,乌药 10g,文火水煎取汁 150～250ml,日服 1 剂,分早、中、晚及睡前 4 次服完,10 天为 1 个疗程。共治 30 例,治愈 21 例,好转 7 例,无效 2 例[11]。

5. 治疗肠梗阻　肠梗阻患者外科对照组 77 例(用传统方法治疗)和外科治疗组 62 例

(除用传统方法外，另用食盐加小茴香热敷腹部)不同方法治疗肠梗阻。治疗组保守成功48例，成功率77.4%；对照组保守成功39例，成功率50.6%；说明小茴香加食盐热敷腹部治疗肠梗阻效果显著[12]。

(四) 不良反应

对小茴香果实乙醇提取物的小鼠急性毒性(24小时)和慢性毒性(90天)研究发现，给药动物外观、血液学、精液学、体重、主要脏器重量等指标各组均未发生明显改变。但有接触茴香气味后发生过敏反应的报道，表现为突然感到胸闷、气短、呼吸困难、面色苍白、大汗淋漓、心跳加快，逐渐意识朦胧，以至完全丧失，血压下降等[13]。

参考文献

[1] 董华泽，王艳苹，袁新松，等. 小茴香对小鼠免疫功能的影响[J]. 安徽农业科学，2009，37(27)：13419.

[2] 钟瑞敏，肖仔君，张振明，等. 小茴香籽精油成分及其抗菌活性研究[J]. 林产化学与工业，2007，27(6)：36-40.

[3] 高莉，斯拉甫，艾白，等. 小茴香挥发油化学成分及抑菌作用的研究[J]. 中国民族医药杂志，2007(12)：67-68.

[4] 刘玉平，许晏，甘子明，等. 小茴香对实验性肝纤维化大鼠细胞因子TNF-α的影响[J]. 新疆医科大学学报，2008，31(4)：427-429.

[5] 李莎，鲍红光. 脂联素在炎症性疾病中的研究进展[J]. 现代生物医学进展，2009，23(9)：4581-4583.

[6] 滕光寿，刘曼玲，毛峰峰. 小茴香挥发油的抗炎镇痛作用[J]. 现代生物医学进展，2011，11(2)：344.

[7] 田琳，魏睦新. 调气中药对豚鼠体外胃平滑肌运动的影响[J]. 中国中西医结合消化杂志，2007，15(5)：301.

[8] 陈惠球，陈樟. 治疗痛经50例的体会[J]. 黑龙江中医药，2000(5)：33.

[9] 张保峰. 小茴香盐治胃痛368例[J]. 临床军医杂志，2003，31(2)：111.

[10] 欧翠敏，邵国兰. 吴茱萸、小茴香外用治疗小儿口疮120例体会[J]. 临床合理用药，2011，4(3)：47.

[11] 张国丽. 乌药茴香汤治疗小儿鞘膜积液30例[J]. 黑龙江中医药，2004(2)：45.

[12] 方新社. 食盐加小茴香治疗肠梗阻62例[J]. 中国中西医结合消化杂志，2006(5)：10.

[13] 丁涛. 中草药不良反应及防治[M]. 北京：中国中医药出版社，1992：197.

附：大茴香

大茴香，始载于《本草品汇精要》，原名八角茴香，为木兰科常绿乔木植物八角茴香 *Illicium verum* Hook. f. 的果实。产于亚热带地区，现我国海南、广东、广西、云南等地亦有种植。多在9～10月间果实成熟后采。生用或盐水炒用。性味、功效与小茴香相似，但功力较弱，主要用作食物调味品。用法用量与小茴香同。

胡椒 Hujiao

【别名】 昧履支(《酉阳杂俎》)，浮椒(《东医宝鉴》)，玉椒(《通雅》)，白胡椒、黑胡椒、白川、黑川、古月。

【来源】 胡椒，始载于《新修本草》，历代本草多有收载，因其味辛辣似椒，多产国外，故名。为胡椒科常绿藤本植物胡椒 *Piper nigrum* L. 的接近成熟或成熟果实。主产于马来西亚、印度尼西亚，国内主产于海南、广东、广西、云南等地。过去多为进口，国内主要为栽培品种。

【采收炮制】秋末至次春果实呈黯绿色时采收，晒干，为黑胡椒；果实变红时采收，用水浸渍数日，擦去果肉，晒干，为白胡椒。

【商品规格】商品分白胡椒、黑胡椒二种；均分为一、二等货。白胡椒以粒圆、个大、坚实、白色或灰白色，气味峻烈者为佳。黑胡椒以粒大、饱满、色黑、皮皱、气味强烈者为佳。

按《中国药典》(2010年版一部)规定：本品含胡椒碱($C_{17}H_{19}NO_3$)不得少于3.3%。

【药性】辛，热。归胃、大肠经。

【功效】温中止痛，下气，消痰。

【应用】

1. 胃寒脘腹冷痛、呕吐泄泻　本品味辛性热，能温中散寒止痛，常用治胃寒脘腹冷痛、呕吐，可单用研末入猪肚中炖服，或与高良姜、荜茇等同用。治反胃，可以本品配半夏、姜汁为丸服，如《百一选方》所载方。治脾胃虚寒之泄泻，可与吴茱萸、白术等同用，亦可单味研末敷贴脐部。

2. 癫痫　本品辛散温通，能下气行滞，消痰宽胸，故可治痰气郁滞，蒙蔽清窍之癫痫痰多之证，可与荜茇等分为末服；或如《肘后备急方》所载以胡椒置萝卜中阴干，研末服。

3. 风虫牙痛　本品能散寒止痛，与荜茇等分为末制成麻子大丸，塞蛀孔中，治风虫牙痛，如《卫生易简方》所载方。

4. 蜈蚣咬伤　以本品研末，调敷患处，可治蜈蚣咬伤，如《多能鄙事》所载方。

【用法用量】煎服，2～4g；研末服，每次0.6～1.5g。外用适量。

【药论】

1.《本草衍义》："胡椒，去胃中寒痰吐水，食已即吐，甚验。过剂则走气。大肠寒滑亦用，须各以他药佐之。"

2.《本草求真》："胡椒比之蜀椒，其热更甚。凡因火衰寒入，痰食内滞，肠滑冷痢，及阴毒腹痛，胃寒吐水，牙齿浮热作痛者，治皆有效，以其寒气既除，而病自可愈也。但此止有除寒散邪之力，非同桂、附有补火益元之妙。况走气动火，阴热气薄，最其所忌。"

【现代研究】

（一）化学成分

胡椒果实含挥发油，黑胡椒含1.2%～2.6%，白胡椒约含0.8%。油中主要成分为胡椒醛、二氢香芹醇、氧化石竹烯、隐品酮、顺对烯醇、顺对-二烯醇及反-松香芹醇。尚含胡椒碱、胡椒林碱，胡椒油碱A、B、C，胡椒新碱及一些有机酸如葵酸、亚油酸等[1]。

（二）药理作用

1. 抗惊厥作用　胡椒中的胡椒碱150mg/kg有明显对抗戊四氮致惊厥作用，使惊厥率显著降低。胡椒碱100、150mg/kg均有对抗电惊厥的作用，且对大鼠的"听源性发作"有明显对抗作用[2]。

2. 抗炎、止痒、改善微循环作用　胡椒70%乙醇提取液局部外用可显著抑制二甲苯所致小鼠耳肿胀，增加豚鼠磷酸组胺致痒阈，增强小鼠正常微循环并对抗肾上腺素所致微循环障碍，具抗炎、止痒和改善微循环作用[3]。

3. 抗菌、杀虫作用　从胡椒中分离得到两个酚类化合物，即3,4-二羟基苯乙醇葡萄糖苷及3,4-二羟基-6-(*N*-乙胺基)苯甲酰胺，两化合物对14种菌均有抑制作用[4]。

（三）临床报道

1. 治疗小儿腹泻　用胡椒、肉桂、干姜、苍术、五倍子共研为末，温水调糊，外敷脐上，治疗脾肾阳虚，感寒伤食，腹泻水样绿色便患儿 16 例，治愈 11 例，好转 3 例，总有效率 87.5%。另用胡椒、苍术、吴茱萸、附片、五倍子共研为末，用法同上，用于病程较长，久泻不愈，消化不良，大便次数多，便稀薄呈泡沫样蛋花状，腹痛纳呆者 11 例，治愈 6 例，好转 4 例，无效 1 例，总有效率 91.9%[5]

2. 治疗牙痛　蟾酥 1g，胡椒 1g，共研匀，取粟米大用药棉包裹，放于牙痛处咬定，吐涎。疗效满意[6]。

3. 治疗癫痫　取白胡椒 6～9g，加适量醋浸后，口服，每日 3 次，有良效[7]。

（四）不良反应

海南胡椒乙醇提取物对小白鼠灌胃的 LD_{50} 为 0.4165mg/kg，相当于 4.59g（生药）/kg[8]。连续观察 7 天，对死亡小鼠进行尸体解剖，发现小鼠肝脏颜色发黄，表面粗糙、不光滑，出现脾肿大。

参考文献

[1] C D Daulatabad，G M Mulla，A M Mirajkar. Verrolic and Cyclopropenoic Fatty Acids inPiper nigrumSeed Oil[J]. Fett Wiss Technol，1995，97(12)：453.

[2] 裴印权，岳微，崔景荣，等. 胡椒碱衍生物的中枢药理作用研究[J]. 药学学报，1980，15(4)：198.

[3] 邓永坤，董寿堂，王银辉，等. 胡椒醇提物的药理学实验研究[J]. 时珍国医国药，2009，20(11)：2792.

[4] K J Pradhan，P S Variyar，J R Bandekar. Antimicrobial Activity of Novel Phenolic Compounds from Green Pepper (Piper nigrum L.)[J]. Lebensm-Wiss Technol，1999，32(2)：121.

[5] 刘明贵，陶维能. 中药敷脐治疗婴幼儿腹泻 27 例[J]. 中医外治杂志，2007，16(4)：51.

[6] 于国友. 蟾酥胡椒咬定法治疗牙痛[J]. 中国民间疗法，2010，18(12)：7.

[7] 刘义华. 胡椒临床应用举例[J]. 山西中医，2001，7(1)：10.

[8] 姜月霞，盛琳，张俊清，等. 海南胡椒提取物的急性毒性研究[J]. 海南医学院学报，2008，14(6)：633.

高良姜　Gaoliangjiang

（附：红豆蔻）

【别名】 膏凉姜（《本草经集注》），良姜（《太平惠民和剂局方》），小良姜（《中药志》），海良姜（《药材学》），蛮姜（广东）。

【来源】 高良姜，始载于《名医别录》，列为中品，历代本草多有收载，因出于高良郡（今广东省茂名市一带），形似姜，故名。为姜科植物高良姜 *Alpinia officinarum* Hance 的干燥根茎。主产于广东徐闻、海康、儋县，广西陆川、博白等地。多为野生，也有栽培品种。

【采收炮制】 夏末、秋初挖取生长 4～6 年的根茎，除去茎、叶、须根及鳞片，洗净，切成小段晒干。

【商品规格】 商品一般为统货，按出产地区，以广东徐闻所产较佳。以分枝少、色红棕、气香浓、味辣者为优。

按《中国药典》（2010 年版一部）规定：本品含高良姜素（$C_{15}H_{10}O_5$）不得少于 0.70%。

【药性】 辛，热。归脾、胃经。

【功效】温中止呕，散寒止痛。

【应用】

1. 胃寒冷痛　本品辛散温通，善散寒温中止痛，常用治胃寒脘腹冷痛，每与炮姜相须为用，如《太平惠民和剂局方》二姜丸。若治胃寒肝郁，脘腹胀痛，则多与香附合用，以疏肝解郁，散寒止痛，如《良方集腋》良附丸。若治猝心腹绞痛如剧，两胁支满，烦闷不可忍者，则与厚朴、当归、桂心等同用，即《备急千金要方》高良姜汤。

2. 胃寒呕吐　本品味辛性热，能温散寒邪，和胃止呕，常用治胃寒呕吐证，每与半夏、生姜等同用。若治虚寒呕吐，则可与党参、茯苓、白术等同用。

3. 诸寒疟疾　本品辛散温通，能温散寒邪，故可治诸寒疟疾，可与干姜、猪胆汁同用，如《续本事方》所载方。

4. 牙痛、腮颊肿痛　本品能散寒止痛，可用治风牙疼痛，不拘新久，亦治腮颊肿痛，可与全蝎共研末，擦患处，即《百一选方》逡巡散。

【用法用量】煎服，3～6g，研末服，每次 1～3g。

【药论】

1.《本草汇言》："高良姜，祛寒湿、温脾胃之药也。若老人脾肾虚寒，泄泻自利，妇人心胃暴痛，因气怒、因寒痰者，此药辛热纯阳，除一切沉寒痼冷，功与桂、附同等。苟非客寒犯胃，胃冷呕逆，及伤生冷饮食，致成霍乱吐泻者，不可轻用。"

2.《本草求真》："良姜，同姜、附则能入胃散寒；同香附则能除寒祛郁。若伤暑泄泻，实热腹痛切忌。此虽与干姜性同，但干姜经炮经制，则能以去内寒，此则辛散之极，故能以辟外寒之气也。"

【现代研究】

（一）化学成分

高良姜含挥发油 0.5%～1.5%，油中主要成分为 1,8-桉叶素、桂皮酸甲酯、丁香油酚、蒎烯、荜澄茄烯及辛辣成分高良姜酚等。尚含黄酮类高良姜素、山柰素、山柰酚、槲皮素、异鼠李素、高良姜素-3-甲醚、槲皮素-3-甲醚等。

（二）药理作用

1. 抗促癌作用　高良姜甲醇提取物对 DMBA-TPA 二阶段致癌的促癌过程有抑制作用。甲醇提取物中的活性成分以乙酸乙酯、正丁醇依次分配，活性物质向乙酸乙酯可溶部分移行[1]。

2. 抗炎、镇痛作用　高良姜总黄酮具有一定的抗炎镇痛作用[2]。

3. 抗菌作用　高良姜挥发油具有抗真菌活性，尤其是对红色毛癣菌、石膏样毛癣菌和武汉猴毛癣菌的 MIC 均$<0.78\mu l/ml$，高良姜挥发油对武汉猴毛癣菌、红色毛癣菌、白色念珠 MFC 为 $3.13\mu l/ml$，对絮状表皮癣菌、犬小孢子菌及石膏样毛癣菌 MFC 为 $6.25\mu l/ml$，其余菌株均在 $25\sim50\mu l/ml$ 之间[3]。高良姜乙醇提取物 10mg/ml、1mg/ml 对白念珠菌有较强的抑制作用[4]。

4. 抗氧化作用　高良姜提取物抗氧化效果显著，对自由基生成的抑制率达 96.99%[5]，高良姜提取液能减轻氧化剂 H_2O_2 对 V79-4 细胞繁殖的抑制作用，用高良姜提取液 $100\mu g/ml$ 处理过的细胞比未处理过的成活率提高了 48%[6]。

（三）临床报道

1. 治疗胃炎　用自拟康胃饮（由高良姜、黄芪、白术、莪术等 12 味药组成）治疗胃炎 120

例，治愈 51 例，好转 64 例，无效 5 例，总有效率为 95.8%[7]。

2. 治疗消化不良 用平胃汤加减（由高良姜、香附、丹参、佛手片等 9 味药组成）治疗消化不良 30 例，治愈 12 例（症状完全消失），显效 9 例（症状基本消失），有效 5 例（症状减轻），无效 4 例（症状无改善）。治愈率为 40.0%，有效率为 86.7%[8]。

3. 治疗顽固胃痛 用高良姜、香附、丹参、砂仁、檀香等治疗顽固胃痛 50 例，痊愈 30 例，显效 18 例，无效 2 例，总有效率 96%[9]。用胃痛汤（高良姜、制香附、百合、乌药、丹参、檀香、砂仁、五灵脂、蒲黄、徐长卿）共治 36 例，治愈 24 例，有效 10 例，无效 2 例，总有效率 94.4%[10]。

（四）不良反应

高良姜醚提物给小鼠灌服的 LD_{50} 为（4.2±0.4）ml/kg，水提物 120g/kg 给小鼠灌胃未见死亡[11]。

参考文献

[1] [日]安川宪. 高良姜的抗促癌作用[J]. 国外医学：中医中药分册，2003，25(1)：53.

[2] 陈艳芬，江涛，唐春萍，等. 高良姜总黄酮抗炎镇痛作用的实验研究[J]. 广东药学院学报，2009，25(2)：190.

[3] 桂蜀华，蒋东旭，袁捷. 花椒、高良姜挥发油体外抗真菌活性研究[J]. 中国中医药信息杂志，2005，12(8)：22.

[4] 宫毓静，安汝国，虞慧，等. 164 种中药乙醇提取物抗真菌作用研究[J]. 中草药，2002，33(1)：42-47.

[5] 刘小红，张尊听，段玉峰，等. 市售天然植物香料的抗氧化作用研究[J]. 食品科学，2002，23(1)：486-494.

[6] Lee Si Eun，Hwang Hyun Jin，Ha Jung Sun，et al. Screening of medicinal plant extracts forantioxidant activity[J]. Life Scinece，2003，73：167-179.

[7] 王俊山，李世林. 康胃饮治疗隆起糜烂性胃炎 120 例[J]. 中医杂志，2009，50(2)：150.

[8] 陈久红. 平胃汤加减治疗功能性消化不良 30 例[J]. 中医药临床杂志，2004，16(2)：121.

[9] 张安东. 胃痛方治疗顽固性胃脘痛 50 例[J]. 中国民间疗法，2011，19(1)：32.

[10] 阙世伟. 胃痛汤治疗顽固性胃痛 36 例[J]. 实用中医药杂志，2007，23(12)：766.

[11] 张明发，沈雅琴，许青媛. 高良姜对缺氧和受寒小鼠的影响[J]. 中药药理与临床，1990，6(6)：26.

附：红豆蔻

本药始载于《药性论》，又名红蔻。为姜科多年生草本植物大高良姜 *Alpinia galanga* Willd. 的干燥成熟果实。性味辛温，归脾、胃经，功能温中散寒，行气止痛，用于寒湿所致的脘腹冷痛，呕吐，泄泻，不欲饮食；亦可研末搽牙，治疗风寒牙痛。用量 3～6g，入汤剂，生用。阴虚有热者忌用。

花椒 Huajiao

（附：椒目）

【别名】大椒（《尔雅》），秦椒、蜀椒（《神农本草经》），南椒（《雷公炮炙论》），巴椒（《名医别录》），川椒（《太平圣惠方》），点椒（《本草纲目》）。

【来源】花椒，始载于《神农本草经》，原名蜀椒，列为下品，历代本草多有收载，花椒之名首见于《本草纲目》。为芸香科灌木或小乔木植物花椒 *Zanthoxylum bungeanum* Maxim. 或青椒 *Zanthoxylum schinifolium* Sieb. *et* Zucc. 的干燥成熟果皮。红花椒主产于河北涉县、平山、建平，山西平顺、黎城、交城，陕西南部、商雒，甘肃武威、武都以及河南密县、洛阳；青花椒主产于辽宁海城、风城、安东、本溪，以及四川、江苏等地。

【采收炮制】 8～10 月采收成熟果实，晒干，除去种子及杂质。生用或炒用。炒花椒，将花椒置锅内炒至发响、油出，取出、放凉。

【商品规格】 商品中分红椒和青椒两种，以红椒为主流商品，按大小和厚薄分为 1～3 等。红椒以身干、色红、无梗、皮细、颗粒均匀整齐、无椒目者为佳。青椒以色青绿、皮厚、香气大、无细梗及种子者为佳。以河北涉县所产红椒最为驰名。

按《中国药典》(2010 年版一部)规定：本品含挥发油不得少于 1.5%(ml/g)。

【药性】 辛，温。归脾、胃、肾经。

【功效】 温中止痛，杀虫，止痒。

【应用】

1. 中寒腹痛、寒湿吐泻　本品辛散温燥，入脾胃经，长于温中燥湿、散寒止痛、止呕止泻。治外寒内侵，胃寒腹痛、呕吐，可与生姜、白豆蔻等同用。治脾胃虚寒之脘腹冷痛、呕吐、不思饮食，常与干姜、人参、饴糖同用，如《金匮要略》大建中汤；治脘腹冷痛亦可与附子、干姜等配伍，如《普济方》椒附汤，还可用本品炒热，布包熨痛处。治寒湿困中，腹痛吐泻，多与苍术、砂仁、草豆蔻等同用。

2. 虫积腹痛　本品有驱蛔杀虫之功。治虫积腹痛，手足厥逆，烦闷吐蛔，可与乌梅、干姜、黄柏等同用，如《伤寒论》乌梅丸。虫积腹痛较轻者，可与乌梅、榧子、使君子等同用。若治小儿蛲虫病，可用本品煎液作保留灌肠。

3. 湿疹瘙痒、妇人阴痒　本品有杀虫燥湿止痒之功，可单用或配苦参、地肤子、黄柏、蛇床子等，煎汤外洗。

4. 肾虚喘咳　本品上入肺经以散寒止嗽，下达肾经以纳气平喘，故可用治阳虚喘咳，腰痛足冷等症，古方多与茯苓同用。

【用法用量】 煎服，3～6g。外用适量。

【使用注意】 阴虚火旺者忌服；孕妇慎用。

【药论】

1.《神农本草经》："主风邪气，温中，除寒痹，坚齿发，明目。""主邪气咳逆，温中，逐骨节皮肤死肌，寒湿痹痛，下气。"

2.《本草纲目》："椒，纯阳之物，其味辛而麻，其气温以热。入肺散寒，治咳嗽；入脾除湿，治风寒湿痹，水肿泻痢；入右肾补火，治阳衰溲数，足弱，久痢诸证。"

【现代研究】

(一) 化学成分

花椒果皮挥发油中，主要成分为柠檬烯，其次为 1,8-桉叶素、月桂烯；青椒果皮挥发油中，主要成分为爱草脑。两种花椒挥发油中除上述 4 种共有成分外，尚共有 α-蒎烯、β-蒎烯、香桧萜、β-水芹烯、樟醇、乙酸萜品酯等。此外花椒挥发油中还含有对聚伞花素、紫苏烯、乙酸橙花酯等，青椒挥发油中还含有 α-水芹烯，β-罗勒烯-γ、邻甲基苯乙酯、壬酮-α、十一烷酮-2 等。从果皮中还分得结晶为香草木宁、茵芋碱、合帕落平碱、脱肠草素等。

(二) 药理作用

1. 对结肠平滑肌的影响　实验证实花椒挥发油(EOZM)具有和 Ver 相似的钙通道阻断作用，而且其作用具有剂量依赖性。在无钙高钾 Tyrode's 液中标本的收缩为高钾去极化促使 VDC 开放，胞内钙释放[1]。EOZM 可能主要通过阻断结肠平滑肌细胞膜上的 VDC 及

ROC 而抑制外钙内流和内钙释放，从而抑制家兔结肠平滑肌的收缩[2]。

2. 抗炎作用 花椒挥发油抗炎作用显著，对于急、慢性炎症均有较好抑制作用[3]。

3. 镇痛作用 花椒的水提物和醚提物对乙酸引起的小鼠扭体反应有明显抑制作用，其中醚提物的作用强于水提物，且呈剂量依赖性。对热刺激的痛觉反应，两者作用均不明显，甚至根本无作用。花椒和利血平合用，其镇痛作用消失；与酚妥拉明合用能减弱其镇痛作用。花椒中所含的茵芋碱可能是其镇痛的活性成分之一[4]。

4. 对血流变学的影响 花椒水提物 10～20g/kg 和花椒醚提物 0.3ml/kg 剂量下对大鼠血栓形成有明显抑制作用，能明显延长实验性血栓形成时间，提示有预防血栓形成作用。花椒水提物 10g/kg 和醚提物 0.15～0.3ml/kg 剂量具有一定抗凝作用，能明显延长血浆凝血酶原、白陶土部分凝血酶时间，且抗凝作用水提物强于醚提物，推测花椒的抗栓、抗凝作用可能与血小板功能、血管内皮细胞的抗凝成分有关[5]。

5. 抗肿瘤作用 花椒挥发油提取物在浓度逐渐加大的情况下，对人肺癌 A_{549} 细胞株的生长具有明显的抑制作用，且有显著的剂量依赖性量-效关系。剂量达到 2mg/ml 后具有较为显著的抗肿瘤作用，4mg/ml 后其抑瘤率接近最大平台值，抑瘤率达到 91.2%。在时-效关系中，随着药物作用时间的延长，药效也逐渐加大，其疗效具有时间依赖性[6]。花椒挥发油对 H_{22} 细胞增殖呈明显抑制作用，且这种抑制随药物浓度加大和药物作用时间延长而增加；花椒挥发油浓度为 4mg/ml 时，24、48、72 小时的抑制率分别为 19%、45%、76%[7]。

6. 抗阴道毛滴虫作用 花椒煎剂浓度为 3.13%时，可明显杀灭阴道毛滴虫，作用 64 小时的杀虫率可达 85%。高于此浓度时均有明显杀虫作用，药物与虫体接触 2 小时，花椒煎剂 3.13%～25%各组杀虫率与 62.5～500μg/ml 浓度范围的甲硝唑杀虫率大致相当[8]。

7. 抗菌作用 花椒挥发油成分有明显抗真菌作用，对 11 种浅表性皮肤癣菌有较强的抑菌作用，MIC 范围在 0.1～125μl/ml 之间[9]，同时花椒用于贮藏药材中的对抗剂，有较好的防霉防蛀作用[10]。花椒挥发油对 16 株浅表性皮肤癣菌也有一定的抑菌活性[11]。

（三）临床报道

1. 治疗阴道炎 用加味苦参汤（苦参、蛇床子、白芷、苍术、花椒）1 天 1 剂，水煎 2 次，合 2 次煎液滤清，趁温先熏后冲阴道，待适温后坐浴，一般 1 天 1 次，严重者 1 天 2 次，5 天为 1 个疗程。然后辅以西药双唑泰栓，冲洗后放入阴道内，1 天 1 片。用药期间，应注意阴道及外阴清洁，忌食辛辣炸炙食物。治 60 例均获痊愈[12]。

2. 治疗膝关节滑囊炎 用花椒、桂枝、防风等 12 味药煎沸 3～5 分钟，取汁适量于盆中；将患肢架于盆上，用浴巾盖住患肢及盆，使药液蒸汽熏蒸患肢。待药液不烫时，再用纱布洗涤患处 20～30 分钟。每日 3 次，2～3 周为 1 个疗程。治疗 84 例，治愈 63 例，显效 19 例[13]。

3. 治疗阴虱 外洗方药组成：花椒 10g，生艾叶 10g，白矾 20g，狼毒 30g，蛇床子 10g，穿心莲 20g，鹤虱 10g，苦参 10g。方法：水煎 2000ml，剃去阴毛，坐浴。泡洗阴毛部 15～20 分钟，每日泡洗 2 次，每次 1 剂，3 天为 1 个疗程，最多 2 个疗程，每次泡洗后用家用电吹风，吹阴毛部 10～15 分钟，以阴毛部微烫为宜。治疗 80 例，1 个疗程治愈 76 例，2 个疗程治愈 4 例，治愈率 100%[14]。

4. 治疗冻疮 取甘草、芫花、花椒各 10g 混合，放入滚烫开水浸泡 5 分钟，待水温合适将有冻疮的手、足放入浸泡的药水中约 30 分钟，如水温降低，可继续加入热水以保持水温；每天泡 1 次，5 天为 1 个疗程。54 例未溃烂患者治疗 5 天，痊愈 46 例，有效 7 例，无效 1 例。

13例溃烂患者痊愈10例，有效3例。总有效率为98.5%[15]。

5. 治疗鼻炎 取新鲜花椒100g，半夏200g混合，晒干，研末，过100目筛，药粉盛于经消毒处理后的干燥瓶内备用。治疗时可直接供鼻孔吸入少许药粉或用消毒棉签蘸取药粉少许供鼻孔吸入。20例患者全部有效[16]。

（四）不良反应

花椒挥发油对小鼠灌胃的 LD_{50} 2.27g/kg，LD_{50} 95%可信限为2.71～1.90g/kg，LD_{50}的平均可信限为2.68～1.87g/kg。腹腔注射的 LD_{50} 2.03g/kg，LD_{50} 95%可信限为2.29～1.79g/kg，LD_{50}的平均可信限为2.28～1.78g/kg；肌内注射的 LD_{50} 4.64g/kg，LD_{50} 95%可信限为5.82～4.87g/kg，LD_{50}的平均可信限为5.80～4.85g/kg；皮下注射 LD_{50} 5.32g/kg，LD_{50} 95%可信限为5.82～4.87g/kg，LD_{50}的平均可信限为5.80～4.85g/kg。试验过程中可见小鼠少动、嗜睡、肌肉麻痹等中毒症状；皮下注射有8只皮肤出现溃烂（可能与药物渗漏有关），说明花椒挥发油具有一定毒性[17]。

参考文献

[1] Vanhoutte PM. Endothelium and control of vascular function. State of the Art lecture[J]. Hypertension JT-Hypertension, 1989, 13(6 Pt2): 658-667.

[2] 袁太宁. 花椒挥发油对离体家兔结肠平滑肌收缩功能的作用[J]. 湖北民族学院学报，2009，26(1)：15.

[3] 袁娟丽. 花椒挥发油的抗炎、镇痛作用[J]. 中药材，2010，33(5)：797.

[4] 张明发. 花椒的温理药理作用[J]. 西北药学杂志，1995，10(2)：89-91.

[5] 阴健. 中药现代研究与临床应用[M]. 北京：中医古籍出版社，1997：109-110.

[6] 臧林泉，胡枫，韦敏. 花椒挥发油抗肿瘤药理作用研究[J]. 蛇志，2006，18(3)：185.

[7] 袁太宁，王艳林，汪鋆植. 花椒体内外抗肿瘤作用及其机制的初步研究[J]. 时珍国医国药，2008，19(12)：2916.

[8] 张登霞. 中药花椒体外抗阴道毛滴虫的作用研究[J]. 兰州医学院学报，2003，29(1)：22.

[9] 谢小梅，陈资文，陈和利，等. 花椒、肉豆蔻防霉作用实验研究[J]. 时珍国医国药，2001，12(2)：100.

[10] 朱润衡. 川椒挥发油抗致病真菌的实验研究[J]. 贵阳医学院学报，1991，16(1)：26.

[11] 桂蜀华，蒋东旭，袁捷. 花椒、高良姜挥发油体外抗真菌活性研究[J]. 中国中医药信息杂志，2005，12(8)：21.

[12] 陈林泓. 加味苦参汤外治阴道炎60例[J]. 浙江中医杂志，2007，42(11)：667.

[13] 杨勇. 中药熏洗治疗膝关节滑囊炎[J]. 四川中医，2008，26(11)：99.

[14] 石世强. 中药外洗治疗阴虱80例[J]. 病例报告，2006，28(3)：50.

[15] 包志伟. 中药外用治疗手足冻疮67例疗效观察[J]. 中国卫生，2006，27(11)：927.

[16] 姜守运，杨建昌. 花椒半夏粉鼻吸入法治疗变态反应性鼻炎20例[J]. 中国中医结合杂志，2006，26(11)：1028.

[17] 袁娟丽，贺中民，王四旺. 花椒挥发油的急性毒性[J]. 时珍国医国药，2010，21(10)：2697.

附：椒目

椒目，始载于《本草经集注》，又名川椒目。为花椒的种子。性味苦寒，有毒。归脾、膀胱经。功能利水消肿，平喘。用于小便不利，水肿胀满，腹大如鼓，或水饮犯肺，喘不得卧。古方有单用一味椒目治疗以上病证者。或以本品配葶苈子、防己、大黄同用，治腹满、肠间有水气，如《金匮要略》己椒苈黄丸。用量2～5g，入汤剂；亦可研粉末装入胶囊服。因有毒，应慎用量。

荜茇 Biba

【别名】 荜拔(《新修本草》),荜拔梨(《酉阳杂俎》),椹圣(《药谱》),蛤蒌(《赤雅》),鼠尾(《中药志》)。

【来源】 荜茇,始载于《开宝本草》,历代本草多有收载。为胡椒科藤本植物荜茇 *Piper longum* L.接近成熟或成熟果穗。主产于海南、广东、广西、云南等地。国外越南、印度尼西亚、菲律宾等地亦有分布。多为野生。

【采收炮制】 9～10月间,果穗由绿变黑时采收,除去杂质、晒干。

【商品规格】 以肥大、饱满、坚实、色黑褐、气香浓者为佳。

按《中国药典》(2010年版一部)规定:本品含胡椒碱($C_{17}H_{19}NO_3$)不得少于2.5%。

【药性】 辛,热。归胃、大肠经。

【功效】 温中散寒,下气止痛。

【应用】

1. 胃寒脘腹冷痛、呕吐、泄泻、呃逆　本品辛散温通,能温中散寒止痛、降胃气、止呕呃,可用治胃寒脘腹冷痛、呕吐、泄泻、呃逆等症,可单用或配伍干姜、厚朴、附子等同用,如《圣济总录》荜茇丸。若治脾胃虚寒之腹痛冷泻,可与白术、干姜、肉豆蔻等同用,如《圣济总录》荜茇散。

2. 风虫牙痛　本品味辛性热,能散寒止痛,可用治风虫牙痛,可以本品与胡椒等分研末为丸,如麻子大,填塞于痛处,如《圣济总录》荜茇丸。

3. 妇女痛经、月经不调　本品辛散温通,亦可用治妇人血气不和,疼痛不止及下血无时,月经不调,可以本品与蒲黄等分为末,炼蜜和丸服,如《普济方》二神丸。

【用法用量】 煎服,1～3g。外用适量。

【药论】

1.《本草纲目》:"荜茇,为头痛、鼻渊、牙痛要药,取其辛热能入阳明经散浮热也。"

2.《本草便读》:"荜茇,大辛大热,味类胡椒,入胃与大肠,阳明药也。温中散寒,破滞气,开郁结,下气除痰,又能散上焦之浮热,凡一切牙痛、头风、吞酸等症,属于阳明湿火者,皆可用此以治之。"

【现代研究】

(一)化学成分

荜茇果实中含胡椒碱、*N*-异丁基癸二烯酰胺、棕榈酸、派啶、荜茇酰胺、荜茇宁酰胺及芝麻素。另外还含有挥发油及脂肪油。

(二)药理作用

1. 对消化系统影响

(1)抗胃溃疡作用:荜茇乙醇提取物能够显著抑制吲哚美辛、无水乙醇、乙酰水杨酸、醋酸所致大鼠溃疡的形成,对大鼠、小鼠结扎幽门型胃溃疡、胃液量、胃液总酸度均有显著抑制作用,对利血平型胃溃疡的抑制率为48.1%[1,3]。

(2)促进胃排空作用:荜茇水提取物对正常小鼠小肠运动及硫酸阿托品所致小鼠小肠抑制均有明显促进作用,并对正常小鼠胃排空有促进作用,其机制可能与M胆碱受体有关[2]。

2. 对心血管系统影响　荜茇果实的醋酸乙酯可溶部分对冠状血管平滑肌有很强的松

弛作用。荜茇叶石油醚提取物或水提物分别有短暂、不等程度的升高血压作用[4,5]。

3. 抗氧化作用 用DPPH法对荜茇七种不同溶剂提取物,体外抗氧化活性进行筛选,与抗坏血酸(V_C)比较。荜茇95%乙醇提取物对DDPH的清除率最高,清除DDPH50%时,荜茇95%乙醇提取物折算成药材荜茇所需用量与V_C相比相差约3倍[6]。

4. 降血脂作用 对食饵性高脂血症大鼠血脂的影响,与高脂模型对照组比较,荜茇宁高剂量组模型动物血中TC、LDL-C、AI、TG含量均显著降低,低剂量组和辛伐他汀组模型动物血中TC、LDL-C、AI含量降低[7]。

5. 抗炎、抗菌、抗病毒作用 荜茇提取物具有明显的抗炎作用。荜茇挥发油对金黄色葡萄球菌、枯草杆菌、蜡样芽孢杆菌、结核杆菌、痢疾杆菌、伤寒沙门菌T和B、卵黄色八叠菌等及流感病毒均有抑制作用[8]。

(三) 临床报道

1. 治疗牙本质过敏症 中药膏的主要成分是荜茇和乌贼骨。240颗患牙在使用中药膏1、2、3、4周后有效率分别为62.5%(显效71颗,有效79颗)、75.4%(显效109颗,有效72颗)、84.1%(显效147颗,有效55颗)、90.4%(显效172颗,有效45颗)[9]。

2. 治疗三叉神经痛 用荜茇、川芎、细辛等药治疗60例,治愈51例,好转9例,总有效率100%。治疗天数最少为5天,最多为25天[10]。

(四) 不良反应

通过对Wistar孕鼠的影响观察,荜茇胡椒碱高、中剂量组孕鼠体重增长、胎鼠生长指标缓慢或下降,低剂量组没有显著影响。对胎鼠外观、骨骼和内脏均无显著影响[11]。

参 考 文 献

[1] 李瑞和,苏日纳,郭林云,等.荜茇化学成分与药理作用研究概况[J].中国民族医药杂志,2006(3):73.

[2] 李春梅,李桂生,李敏,等.荜茇水提取物对小鼠胃排空和肠推进的影响[J].中药药理与临床,2007,23(3):58-60.

[3] 黄泰康.常用中药成份与药理手册[M].北京:中国医药科技出版社,1994:1358.

[4] 肖培根.新编中药志[M].北京:化学工业出版社,2002:397-401.

[5] 曹海山,包照日格图.植物药荜茇的研究进展[J].中国民族医药杂志,2005,159.

[6] 钟远声,李熙灿,谢学明,等.荜茇清除DPPH自由基能力的研究[J].辽宁中医药大学学报,2007,9(1):144-145.

[7] 麻春杰,博日吉汗格日勒图,呼日乐巴根,等.草麦宁降血脂和急性毒性实验研究[J].中华中医药杂志,2008,23(4):321.

[8] 吴宜艳,杨志,刘广勤,等.荜茇有效成分提取及抗炎作用的研究[J].中国医药导报,2009,6(1):17.

[9] 刘晓锦,刘沛,毛兰萍,等.荜茇乌贼骨治疗牙本质过敏症30例临床疗效观察[J].中国老年学杂志,2010(30):545.

[10] 赵焕秋,马法芹.镇痛汤治疗三叉神经痛60例[J].中国民间疗法,2005,13(6):34.

[11] 海英,那生桑,双福.荜茇胡椒碱致畸试验研究[J].世界科学技术-中医药现代化,2008,10(1):133-136.

荜澄茄 Bichengqie

【别名】 澄茄(《南州记》),毗陵茄子(《开宝本草》,毕澄茄(《本草纲目》),毕茄(《本草求真》),山苍子(浙江、云南)。

【来源】 荜澄茄,始载于《开宝本草》,历代本草多有收载。但入药有两个品种,古时所用者为胡椒科植物荜澄茄 *piper cubeba* L. 的成熟果实,系进口药材。近代商品药材荜澄茄为樟科落叶乔木或灌木植物山鸡椒(山苍树)*Litsea cubeba*(Lour.)Pers. 的干燥成熟果实。主产于广西临桂、全县、富钟,浙江温州、建德、临安,四川宜宾、通江、南江,以及广东、云南等地。多为野生。

【采收炮制】 秋季果实成熟时,摘下果实除去枝叶,除去杂质,晒干即可。

【商品规格】 以个大、气味浓厚、有油质、无杂质者为佳。以产于广西临桂者质最佳。

【药性】 辛,温。归脾、胃、肾、膀胱经。

【功效】 温中散寒,行气止痛。

【应用】

1. 胃寒脘腹冷痛、呕吐、呃逆　本品辛散温通,能温中散寒止痛,故可治胃寒脘腹冷痛、呕吐、呃逆,功似荜茇,可单用或与高良姜、丁香、厚朴等同用。

2. 脾虚食少　本品能温中散寒,行气化滞,故可治脾胃虚弱,胸膈不快,不进饮食,可以本品配神曲、姜汁等煮糊为丸服,即《济生方》荜澄茄丸。

3. 寒疝腹痛　本品味辛性温,能散寒行气止痛,故可治寒疝腹痛,常与吴茱萸、香附、木香等同用。

4. 虚寒之小便不利、尿液混浊　本品辛温,入肾、膀胱经,能温暖下元,故可用治肾与膀胱虚冷,寒湿郁滞所致小便不利,尿液混浊等,可与萆薢、益智仁、茯苓、乌药等同用。

5. 无名肿毒　可用鲜山鸡椒果实,捣烂外敷患处,如《浙江民间常用草药》所载方。

【用法用量】 煎服,1～3g。外用适量。

【药论】

1.《本草纲目》:"暖脾胃,止呕吐哕逆。"

2.《本草提要》:"毕澄前,功专治膀胱冷气,得白豆蔻治噎食不纳,得高良姜治寒呃,得薄荷、荆芥治鼻塞不通,得毕茇为末擦牙,治齿浮热者,若蜈蚣咬伤,毕澄茄研末调敷。"

【现代研究】

(一) 化学成分

荜澄茄果实含挥发油 2%～6%,油中主要成分为柠檬醛、柠檬烯、香茅醛、莰烯、甲基庚烯酮、香叶醇、α-蒎烯、对伞花烃、乙酸乙酯、β-蒎烯及甲基庚烯酮、灰叶素(Ⅰ)[1]等。

(二) 药理作用

1. 对心血管系统作用

(1) 抗心律失常作用:荜澄茄挥发油 0.3ml/(kg·d)连续服用 3 天能降低氯仿所致小鼠心律失常发生率,能明显缩短氯化钡所致大鼠心律失常持续时间[2]。给动物灌服其挥发油中的主要成分柠檬醛 0.2ml/kg,能显著缩短氯化钡诱发大鼠心律失常持续时间,延长乌头碱诱发大鼠心律失常出现的潜伏期,减少氯化钙引起大鼠室颤率和死亡率,提高兔对地高辛中毒致死量[3]。离体实验表明,0.29、0.58mmol/L 的柠檬醛能使猫乳头状肌收缩幅度分别降低 53%、76%,并能降低其兴奋性和提高肾上腺素诱发心乳头状肌自律性的阈浓度,浓度达 1.2mmol/L 时还明显延长功能不应期,并证明柠檬醛是其抗室性心律失常和产生负性肌力作用的活性成分[4]。

(2) 抗心肌缺血作用:荜澄茄挥发油 0.3ml/(kg·d)连续服用 3 天能降低高位双重结

扎左前降支造成的急性心肌缺血ST段抬高，减少病理性Q波出现数目和心肌梗死百分率以及降低血中游离脂肪酸水平；同样剂量也能对抗异丙肾上腺素引起的大鼠实验性心肌梗死，降低ST段总下移数，防止Q波出现和减少严重心律失常的发生率；给麻醉狗静脉注射(简称静注)0.2%该挥发油1ml/kg显著降低心肌耗氧量和动脉压，该挥发油本身能增加也能对抗垂体后叶素减少离体兔心冠脉流量[5]。灌服0.2%荜澄茄挥发油50ml/kg或腹腔注射30ml/kg均能降低整体小鼠的耗氧量和增加耐缺氧时间[6]。但也有报告不增强小鼠的耐缺氧能力[7]。有报道，柠檬醛为荜澄茄抗心肌缺血的活性成分[8]；静脉注射或灌服柠檬醛(0.1%，25ml/kg)能明显降低小鼠整体氧耗氧量，也能改善异丙肾上腺素和垂体后叶素所致的动物心肌缺血性心电图[9]。0.0251μl/ml柠檬醛能显著增加离体兔心的冠脉流量，舒张离体猪冠脉及对抗肾上腺素和高K^+收缩冠脉，也能明显抑制去甲肾上腺素所致冠脉条依细胞内钙性收缩和依细胞外钙性收缩[10]。

(3) 其他心血管作用：荜澄茄挥发油(0.2%，1.5ml/kg)猫静脉注射能抑制心肌收缩力和减慢心率，狗静脉注射能降低动脉压[6]。麻醉猫静脉滴注柠檬醛可产生降压，同时心率减慢，但对心电图无明显影响[8]。荜澄茄挥发油也能减慢小鼠心率，由于其抑制心肌收缩力和对抗肾上腺素引起的血管收缩作用，因此降压作用可能是其负性肌力、负性频率、舒张血管三方而作用的结果。给兔静注山鸡椒根挥发油2g(生药)/kg，能显著抑制血栓形成，抑制率为57.56%[11]。体外实验表明柠檬醛在0.5mg/ml浓度左右能明显抑制胶原或ADP诱导的大鼠血小板聚集，抑制花生四烯酸诱导的人血小板聚集。给大鼠口服1g/kg柠檬醛，也能抑制ADP诱导的血小板聚集；其抑制血小板聚集机理可能是阻止血小板TXA_2样物质的生成和释放[12]。

2. 抗过敏作用　荜澄茄挥发油喷雾给予可降低鸡蛋清引起的豚鼠过敏性休克发生率和延长豚鼠致惊厥所需潜伏期。给大鼠每天灌服荜澄茄挥发油可明显抑制卵蛋白和天花粉抗血清引起的被动皮肤过敏反应，还可抑制蛋清致敏豚鼠肠段的过敏性收缩反应，也阻断和对抗慢反应物质引致的回肠收缩，但对兔网状内皮系统的吞噬功能无明显影响[13,14]。

3. 对呼吸系统作用

(1) 平喘作用：荜澄茄挥发油对组胺加乙酰胆碱所致的豚鼠喘息都有保护作用，柠檬醛为其平喘主要成分，香叶醇、芳樟醇、香草醛、樟脑等也是其平喘有效成分[14-16]。

(2) 镇咳祛痰作用：小鼠腹腔注射荜澄茄挥发油0.1g/kg可明显延长其初咳潜伏期[16]。荜澄茄挥发油小鼠灌服、腹腔注射、气雾吸入均可产生祛痰作用，且其挥发油的含醛部分作用强于去醛部分，给兔吸入柠檬醛可增加呼吸道液体排出[13]。

4. 中枢神经系统作用　荜澄茄挥发油对小鼠具有镇静作用，腹腔注射能明显延长戊巴比妥钠小鼠的致睡时间[13]。荜澄茄水煎剂具有镇痛作用，能抑制酒石酸锑钾引起的小鼠扭体反应和延长热痛觉反应时间[17]。

5. 抗病原体作用　荜澄茄挥发油能抑制金黄色葡萄球菌、伤寒杆菌、大肠杆菌、痢疾杆菌生长[13]。

(三) 临床报道

1. 治疗慢性腹泻　用荜澄茄、党参、白术、茯苓、山药等药治疗60例，痊愈21例，显效23例，有效11例，无效5例，总有效率占91.67%[18]。

2. 治疗萎缩性胃炎　用荜澄茄、炒白术、茯苓、砂仁、陈皮等药治疗萎缩性胃炎，43例用药后痊愈，4例服药后疼痛基本消失[19]。用荜澄茄、丁香、肉桂、荜茇治疗胃寒痛甚者40例，显效 32 例,好转 8 例[20]。

3. 治疗痃癖　用青木香丸(药用荜澄茄、青木香、香附、吴茱萸、巴豆等 8 味药组成)共治 87 例,服 2 剂痊愈(症状、体征消失,一切如常,随访 3 个月无复发)15 例,服 4 剂痊愈 27 例,服 6 剂痊愈 38 例,服 6 剂以上痊愈 7 例。最长者服药 30 剂[21]。

参考文献

[1] 张娅南,王飞.荜澄茄果实的化学成分研究[J].吉林医药学院学报,2009,30(2):84.

[2] 张凤鸾.山苍子油对实验性心律失常的作用[J].中草药,1985,16(6):254.

[3] 查仲玲.柠檬醛的抗实验性心律失常作用[J].中国医院药学杂志,1985,5(10):435.

[4] 查仲玲.柠檬醛对猫心乳头状肌特性的影响及其抗实验性心律失常作用的观察[J].福建中医药杂志,1985,7(2):30.

[5] 陈修.山苍子油对实验性心肌梗塞动物缺血性损伤的保护作用[J].药学学报,1983,18(5):388.

[6] 雷佩琳.山苍子油微型胶囊的试制[J].成都中医学院学报,1979(3):80.

[7] 张罗修.山苍子油药理研究[J].浙江人民卫生实验院院报,1984(2):74.

[8] 查仲玲.山苍子油治疗冠心病有效成分的探讨[J].湖北医学院学报,1984,5(2):117.

[9] 王崇云.山鸡椒治疗冠心病有效成分的研究[J].中药通报,1985,10(9):414.

[10] 查仲玲.柠檬醛对猪离体冠脉的作用[J].福建中医药杂志,1986,8(2):23.

[11] 杨遇正.山鸡椒治疗脑血栓形成的实验研究[J].解放军医学杂志,1985,10(3):207.

[12] 胡祖光.柠檬醛对大鼠及人血小板聚集作用的影响[J].中药药理与临床,1988,4(1):16.

[13] 张罗修.山苍子油对实验物免疫反应的影响[J].浙江人民卫生实验院院报,1978,(2):83.

[14] 钱伯初.山苍子油平喘与抗过敏药理研究[J].药学学报,1980,15(10):584.

[15] 张祥义.山鸡椒治疗脑血栓形成的研究[J].解放军医学情报,1988,2(4):186.

[16] 雷佩琳.山苍子油微型胶囊的试制[J].成都中医学院学报,1979(3):80.

[17] 张明发.温里药镇痛作用研究[J].陕西中医,1989,10(5):231.

[18] 王虹.温肾健脾汤治疗慢性腹泻 60 例[J].中医研究,2010,23(5):53.

[19] 王建琴.温通养胃汤治疗萎缩性胃炎 50 例临床体会[J].张家口医学院学报,2004,21(3):45.

[20] 刘丽斌,刘国跃.香砂六君子汤治疗脾胃虚寒型慢性胃炎 40 例[J].云南中医药杂志,2007,28(3):61.

[21] 杨岸森.青木香丸治疗痃癖 87 例[J].实用中医药杂志,2011,27(1):28.

(吴庆光　张俊荣)

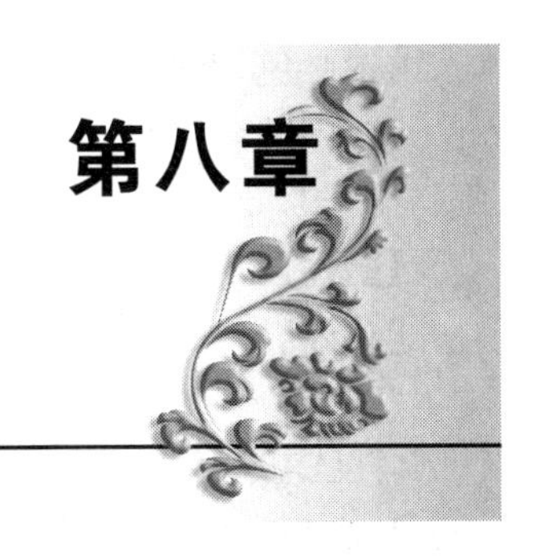

第八章

理　气　药

凡以疏理气机为主要作用，治疗气滞证或气逆证的药物，称理气药，又叫行气药。

本类药物多为辛行苦泄、芳香温通之品，分别具有行气、降气、解郁、散结等作用，并通过疏畅气机、升降通达而消除疼痛，即《素问》所谓“逸者行之”、“结者散之”、“木郁达之”的意思。由于不同药物主归脾、胃、肝、肺经等具体性能的不同，因而有理气健脾、疏肝解郁、理气宽胸、行气止痛、破气散结等功效，分别适用于脾胃气滞所致脘腹胀痛、嗳气吞酸、恶心呕吐、腹泻或便秘等；肝气郁滞所致胁肋胀痛、抑郁不乐、疝气疼痛、乳房胀痛、月经不调等；肺气壅滞所致胸闷胸痛、咳嗽气喘等。

使用本类药物应针对病证而选择相应功效的药物，并根据不同的病因病机进行必要的配伍。如脾胃气滞，应选用调理脾胃气机的药物，若兼饮食积滞，或湿热阻滞，或寒湿困脾，或脾胃气虚者，须分别配伍消食药、清热燥湿药、苦温燥湿药、补中益气药；肝气郁滞者，应选用疏肝理气的药物，若兼肝血不足，或肝经受寒，或瘀血阻滞者，须分别配伍养血柔肝药、温肝散寒药、活血化瘀药；肺气壅滞者，应选用理气宽胸的药物，若兼外邪客肺、或痰饮阻肺者，须分别配伍宣肺解表药、祛痰化饮药。

本类药物多辛温香燥，易耗气伤阴，故气阴不足者慎用。

现代药理研究证明，大部分理气药具有抑制或兴奋胃肠平滑肌作用，或促进消化液的分泌，或利胆等作用；部分理气药具有舒张支气管平滑肌、抑制中枢、调节子宫平滑肌、兴奋心肌、增加冠状动脉血流量、升压或降压、抗菌等作用。

陈皮　Chenpi

（附：橘核、橘络、橘叶、橘红、化橘红）

【别名】 橘皮（《神农本草经》），贵老（《药谱》），黄橘皮（《鸡峰普济方》），红皮（《汤液本草》），柑子皮、头红（《中药正别名录》），广陈皮、新会皮（《药性切用》），陈柑皮（《本草求原》）。

【来源】 陈皮，原名橘皮，始载于《神农本草经》，列为上品，陈皮之名始见于《食疗本草》，历代本草均有收载，因入药以陈久者为良，故名。为芸香科常绿小乔木植物橘 *Citrus reticulata* Blanco 及其栽培变种的干燥成熟果皮。以产于广东新会、四会、广州近郊者质佳，称广陈皮；以四川江津、綦江、简阳，以及重庆等地产量大；此外福建漳州，浙江温州、黄岩、台州，江西，湖南等地所产也较著名。多为栽培品种。为常用中药。

【采收炮制】 秋末冬初果实成熟时采收果皮，剥成数瓣，基部相连，有的呈不规则片状，广陈皮剥取时多割成三瓣，晒干或低温干燥。炮制时，除去杂质、喷淋水、润透，切丝，阴干，或低温干燥。

【商品规格】 商品分为陈皮和广陈皮。一般分为一、二、三等，均以瓣大、整齐、外皮色深红、内皮白色、肉厚、油性大、香气浓郁者为佳。

按《中国药典》(2010年版一部)规定:药材含橙皮苷($C_{28}H_{34}O_{15}$)不得少于3.5%,饮片不得少于2.5%。

【药性】 苦、辛,温。归脾、肺经。

【功效】 理气健脾,燥湿化痰。

【应用】

1. 脾胃气滞证　本品辛行温通,芳香醒脾,主入脾经而行滞气,故能行气止痛,健脾和中,治脾胃气滞之脘腹胀痛,嗳气吞酸,恶心呕吐,便秘或腹泻等。

(1) 脘腹胀痛:可配高良姜、干姜同用,如《三因极一病证方论》健脾散;若脘腹胀痛剧烈,可配木香、枳实等同用,或配青皮、桂皮同用,如《医方类聚》引《袖珍方》三皮汤;若脾胃虚寒,脘腹胀满,可配白术同用,如《鸡峰普济方》宽中丸;因本品味苦又能燥湿,故还常用于寒湿阻中之脘腹胀痛,纳呆倦怠,便溏,可配苍术、厚朴等同用,如《太平惠民和剂局方》平胃散;若食积气滞,脘腹胀痛,可配山楂、神曲等同用,如《丹溪心法》保和丸;若外感风寒,内伤湿滞之腹痛,呕吐,泄泻,可配藿香、苏叶等同用,如《太平惠民和剂局方》藿香正气丸。又因本品性温而不峻,作用缓和,故亦常用于脾虚气滞之腹痛喜按,纳呆,便溏,常配党参、白术、茯苓等同用,如《小儿药证直诀》异功散;若思虑过多,心下似硬,按之则无,腹胀痛,多食则吐,噫气不除,可配人参同用,如《全生指迷方》参橘丸;若脾虚肝旺,肠鸣腹痛,大便泄泻,泻必腹痛,可配白术、白芍、防风同用,如《丹溪心法》痛泻要方。

(2) 呕吐呃逆证:可配竹茹、生姜、大枣等同用,如《金匮要略》橘皮竹茹汤;若脾胃寒冷,呕吐不止,可配生姜、甘草同用,如《活幼心书》姜橘汤;若痰气为患,胃脘不舒,恶心呕吐,可配半夏同用,如《太平惠民和剂局方》橘皮半夏汤或二陈汤;若干呕不止,不思饮食,可配青皮、甘草等同用,如《御药院方》内应散;若干呕,手足厥冷,可配生姜同用,如《金匮要略》橘皮汤;若饮酒过度,酒毒积在肠胃,或呕吐不食,口渴多饮,可配葛根、石膏、甘草同用,如《圣济总录》橘皮汤;若虚寒呕吐,可配人参、生姜同用,如《外台秘要》引《延年方》人参饮,或配人参、白术、半夏等同用,如《太平圣惠方》陈橘皮散。

(3) 泄泻或便秘:可配山楂、黄连等同用;若气痢腹痛,可配木香、槟榔等同用;若赤白痢,里急后重,可配罂粟壳、炮姜、炙甘草等同用,如《医方类聚》引《施圆端效方》小圣散。若大便秘结,可单用焙干为末,以温酒调服,如《普济方》所载方;若风热气秘,可配郁李仁、三棱同用,如《圣济总录》郁李仁散;若津枯肠燥,大便不通,可配知母、苏子等同用,如《全生指迷方》紫苏丸。

2. 湿痰、寒痰咳嗽证　本品苦能燥湿,辛温暖脾行气以温化水湿,使湿去而痰消,且辛行苦泄能宣肺止咳,故为治痰理咳之要药。若治湿痰咳嗽,常配半夏、茯苓等同用,如《太平惠民和剂局方》二陈汤;若治寒痰咳嗽,常配干姜、细辛等同用;若脾虚失运而致痰湿犯肺者,可配党参、白术等同用,如《医学正传》六君子汤。

3. 胸痹证　本品辛行温通,入肺走胸,能行气止痛而治胸痹。若胸痹而胸中气塞短气者,可配枳实、生姜同用,如《金匮要略》橘皮枳实生姜汤;若胸痹而心下气坚,气促咳唾,引痛不可忍者,可配枳实、桔梗、甘草等同用,如《圣济总录》枳实桔梗汤。

4. 乳痈初起　本品辛散苦泄而能散结消痈,用于乳痈初起,常配甘草同用,如《本草纲目》载"治产后吹奶,陈皮一两,甘草一钱,水煎服即散"。

此外,因本品芳香醒脾,行气化滞,在使用质润滋腻的补血、补阴药物时,常配本品,使补而不滞，如《温疫论》人参养营汤以本品配生地黄、麦冬、当归等同用。

【用法用量】 煎服，3～10g。

【药论】

1.《神农本草经》："主胸中瘕热，逆气，利水谷，久服去臭，下气。"

2.《药性论》："治胸膈间气，开胃，主气痢，消痰涎，治上气咳嗽。"

3.《本草纲目》："疗呕哕反胃嘈杂，时吐清水，痰痞咳疟，大便闭塞，妇人乳痈。入食料，解鱼腥毒。""其治百病，总取其理气燥湿之功。同补药则补，同泻药则泻，同升药则升，同降药则降……橘皮宽膈降气，消痰饮极有殊功。"

【现代研究】

（一）化学成分

陈皮中主要含有挥发油、黄酮类、生物碱、肌醇等成分。挥发油含量为1.5%～2.0%，广陈皮挥发油含量为1.2%～3.2%，主含柠檬烯、β-月桂烯、γ-松油烯等。黄酮类主含橙皮苷、新橙皮苷等。还有川陈皮素、柑橘素、二氢川陈皮素、肌醇、辛弗林、维生素 B_1 等。

（二）药理作用

1. 对胃肠平滑肌作用　陈皮水溶性注射液能抑制离体家兔十二指肠平滑肌收缩，使收缩幅度减小，还能使麻醉犬的肠平滑肌出现松弛反应[1]。陈皮煎剂对小鼠、兔离体小肠有抑制作用，对麻醉犬胃肠、麻醉兔小肠及不麻醉兔的胃运动也有抑制作用，中性陈皮液可减弱十二指肠肌条收缩[2-4]；还能抑制大鼠小肠纵行肌条运动[5]。陈皮水煎液能降低大鼠胃底纵行肌张力，减小胃体、胃窦环行肌收缩波平均振幅及幽门环行肌运动指数[6]。陈皮水煎剂能显著抑制家兔离体十二指肠的自发活动，使收缩力降低，其对乙酰胆碱、氯化钡、5-羟色胺引起的回肠收缩加强均有拮抗作用[7]。

在整体实验中，陈皮大剂量可促进小鼠胃排空，陈皮中、大剂量具有促进小肠推进作用，对阿托品所致的肠推进抑制有拮抗作用，对甲氧氯普胺所致胃排空加强作用及阿托品所致胃排空抑制作用无明显影响[8-10]。陈皮和橙皮苷具有一定的促胃肠动力、小肠排空作用[11,12]。也有发现，陈皮可促进大鼠胃排空、抑制小鼠胃肠推进运动[13]。

2. 抗胃溃疡作用　皮下注射甲基橙皮苷能明显抑制大鼠溃疡，并能抗胃液分泌，合用维生素C及 K_4 时抗溃疡作用显著增强[14]。

3. 保肝利胆作用　橘皮提取物预先灌胃小鼠可明显延长醉酒发生时间，缩短醒酒时间，降低小鼠死亡率，并能降低小鼠血清乙醇浓度，提高乙醇脱氢酶含量，恢复肝组织中谷胱甘肽硫转移酶活性，提高还原型谷胱甘肽含量[15]。陈皮可使家犬肝分泌物中胆固醇比例以及胆固醇饱和指数显著下降，其机制为挥发油中的左旋宁烯为胆固醇的强烈溶解剂，能降低胆固醇饱和度和胆汁的成石指数，从而抑制结石形成[16]。甲基橙皮苷能增加麻醉大鼠胆汁及胆汁内固体物质的排泄量，合用维生素C和 K_4 可增强利胆效果[14]。

4. 对消化系统作用　陈皮能诱发小肠位相性收缩，有效改善小肠消化功能[17]；陈皮水煎液能使离体淀粉酶活性增高，将陈皮水煎液与正常人唾液的生理盐水稀释液等量混合，其对离体唾液淀粉酶活性有明显促进作用[18]。

5. 祛痰、平喘作用　陈皮挥发油有刺激性祛痰作用，陈皮醇提取物可完全对抗组胺所致豚鼠离体支气管痉挛性收缩；川陈皮素对豚鼠和麻醉猫都有支气管扩张作用[14]。陈皮挥发油能松弛豚鼠离体支气管平滑肌，其水提物和挥发油均能阻断乙酰胆碱、磷酸组胺引起的支气管平滑肌收缩痉挛，具有平喘、镇咳作用[19]。

6. 对心脏的作用 陈皮煎剂、醇提取物及橙皮苷均能兴奋离体及在位蛙心；橙皮苷静脉注射能使在位兔心收缩力加强，输出量增加，而心率变化不大；陈皮煎剂能扩张冠脉；犬静脉滴注甲基橙皮苷能使冠脉阻力下降，冠脉流量增加，降低血压，减慢心率[14,20]。

7. 对血管与血压的作用 陈皮煎剂给兔和狗静脉注射后血压迅速升高；橙皮苷对猫的周围血管有短暂而明显的扩张作用[14]。陈皮水溶性生物碱对大鼠有明显的升压作用，且在一定剂量范围内量-效、时-效呈线性相关。陈皮注射剂给猫静脉注射后，可迅速而显著改变猫的血流动力学参数，血压迅速上升，且脉压差增加，心输出量增加，左室内压及其最大上升速度均明显上升，而左室舒张末期压则有明显下降，心脏指数、每搏心输出量、左室作功指数均明显上升[21,22]。

8. 抗衰老及抗氧化作用 陈皮提取液可延长果蝇寿命和增强其飞翔能力，提高果蝇头部超氧化物歧化酶活性，并降低氧化脂质含量[23]；陈皮提取物可清除次黄嘌呤-黄嘌呤氧化酶系统产生的超氧阴离子和 Fenton 反应产生的羟自由基，并能抑制氧自由基发生系统(FRGS)诱导的小鼠心肌匀浆组织脂质过氧化[24]。陈皮中黄酮类化合物对羟基自由基和超氧阴离子自由基有消除作用，对小鼠体内丙二醛的产生有显著抑制及显著提高小鼠血浆、组织中 SOD、过氧化氢酶活性作用，黄酮类化合物其抗氧化能力与抑制有机自由基(DPPH)、羟自由基等有关[25-27]。

9. 抗炎、抗过敏作用 小鼠腹腔注射橙皮苷有对抗蝮蛇毒素、溶血卵磷脂增加血管通透性的作用；小鼠腹腔注射橙皮苷亦能对抗组胺引起的血管通透性增加；给兔口服橙皮苷对氯乙烷造成的耳部冻伤有减轻症状的效果；橙皮苷对大鼠巴豆油性肉芽囊肿的炎症反应有抑制作用，使囊内渗出物明显减少[14]。陈皮可迅速解除卵白蛋白引起的兔离体回肠过敏性收缩，其水提物和挥发油可显著抑制致敏家兔肺组织释放 SRS-A[19]。

10. 降血脂作用 磷酰橙皮苷对实验性高血脂兔有降低血清胆固醇的作用[14]。陈皮能显著减轻肝细胞的脂化程度，有明显的降脂预防动脉硬化及抗血液高凝状态作用，降脂机理为抑制胆汁酸重吸收，阻断胆汁酸的肝肠循环，促进体内胆固醇大量转化为胆汁酸，还直接干扰脂肪和胆固醇的吸收，抑制胰脂酶活动，增加三酰甘油从粪便中排出，从而降低血浆中三酰甘油水平[28]。

11. 抗肿瘤作用 陈皮提取物对小鼠移植性肉瘤和肝瘤具有明显的抑制作用；能促使癌细胞凋亡，抗肿瘤作用的有效成分为甲氧基黄酮[29]。对人体肾癌、直肠癌和肺癌有杀伤作用，能促使癌细胞凋亡[30]。

12. 对子宫的作用 陈皮煎剂对小鼠离体子宫有抑制作用，高浓度则使之呈完全松弛状态。用煎剂静脉注射可使麻醉兔在位子宫产生强直性收缩。甲基橙皮苷可抑制大鼠离体子宫运动，对乙酰胆碱所致子宫肌痉挛有对抗作用[14]。

13. 抗菌、抗病毒作用 广陈皮在试管内可抑制葡萄球菌、霉菌的生长[14]。对红色毛癣菌、石膏样毛癣菌、羊毛状小孢子菌、絮状表皮癣菌均有显著抑制作用[31]。橙皮苷对食品常见污染菌有广谱抑菌作用，经热处理后橙皮苷仍具有明显的抑菌能力[32]。

14. 其他作用 陈皮能抑制大鼠血小板聚集，具有降低红细胞聚集的作用，其作用与阿司匹林相当[33,34]。含有氧化物的橙皮苷有升高兔血糖的作用。橙皮苷能增加肾上腺素对小鼠的毒性作用。橙皮苷和橙皮苷甲基查耳酮均可降低野生大鼠实验性龋齿的发生率[14]。

（三）临床报道

1. 治疗胃肠炎 以陈皮 100g，晒干研末，面粉 500g 炒香，混合装瓶，临用时加入少量红糖调味。空腹时，每次取1小汤勺配好的陈皮粉，放在口中，用口水润湿吞下，或干吞不用口水送。每天吞6～8次或不计时吞服，用于慢性糜烂性胃炎、胃窦炎、胃溃疡均有较好疗效[35]。以陈荷散(陈皮15g，干荷叶10g，砂仁2g)治疗溃疡性结肠炎30例，治愈17例，显效6例，好转4例，无效3例，总有效率90%[36]。用自拟疏肝和胃汤治疗慢性胃炎41例，总有效率为90.35%[37]。

2. 治疗呃逆　以陈皮酊、姜酊、单糖浆各100ml，颠茄酊15ml，加蒸馏水至500ml，混合备用，治疗顽固性呃逆12例，治愈率100%[38]。自拟止呃汤加减治疗中风后并发呃逆32例，由丁香、陈皮等加减，服1剂呃逆止者5例，2剂呃逆止者4例，4剂呃逆止者14例，4剂以上呃逆止者9例[39]。

3. 治疗腹部术后腹胀　用陈皮30g煎水，让患者在术前1日或晚上服用，术后24小时左右恢复了肠蠕动，并有排气，150例患者预防术后腹胀有效[40]。对40例剖宫产术后的产妇，术后6小时开始给予陈皮36g，分2次用开水泡水代茶喝，24小时内肛门排气16例，24～36小时肛门排气20例，36小时以上肛门排气4例[41]。产妇于术后6小时开始饮陈皮生姜粥，能使肛门排气时间、首次排便时间明显提前，且恶心、呕吐、腹胀发生率明显降低[42]。将陈皮30g，木香10g，水煎至500ml，术前1天午后分3次口服，晚9点行清洁灌肠，术后36小时内显效156例，有效10例，无效2例，总有效率达98.81%[43]。

4. 防治眩晕　给予陈皮口腔崩解片(陈皮、生姜，自制)，乘车或船前1小时，每隔20分钟放入口腔1片，崩解后吞下；车(船)开动后每隔10分钟放入口腔1片，崩解后吞下，对照组茶苯海明片，每次50mg，乘车前30分钟内顿服。治疗组总有效率为92.96%，对照组总有效率为83.33%，两组均能有效缓解呕吐、胸闷症状。治疗组尚能有效减轻恶心、头晕、乏力及胃部不适等，而对照组头晕、头痛、乏力等症状改善不明显[44]。

5. 治疗咽喉炎　以自拟半夏陈皮米醋汤治疗急、慢性咽炎，半夏60g，陈皮30g，米醋500ml。用米醋浸泡半夏、陈皮，24小时后即可饮用。每天3～5次，每次10ml，徐徐下咽，令药液滋润咽喉痛处，疗程为7天，疗效满意[45]。

6. 辅助治疗感冒　以四川凉山彝族自治州民间使用"皮寒药"(即康滇米口袋的带根全草)加陈皮治疗感冒，以皮寒药40g，陈橘皮20g，用开水500ml浸泡20分钟，武火煎至250ml，分2次服。药渣再添冷水400ml，煎至200ml，也分2次服，连服2天。治疗72例，痊愈46例，显效21例，有效5例[46]。

(四) 不良反应

川陈皮素给小鼠一次口服，观察24小时的LD_{50}为(0.78±0.09)g/kg。纯品甲基橙皮苷静注小鼠的LD_{50}为850mg/kg。橙皮苷甲基查耳酮的毒性较大，小鼠静注3,6′-二甲基橙皮苷查耳酮的LD_{50}为60mg/kg[14]。

参考文献

[1] 陈廉. 青皮、陈皮、枳实药理作用的比较[J]. 江苏中医杂志，1981(3)：60.

[2] 王筠默. 橘皮和柑皮的药理研究[J]. 上海中医药杂志，1957(9)：44.

[3] 阎应举，毕先英. 中药陈皮的拟肾上腺素作用[J]. 青医学报，1962，5(1)：64.

[4] 杨颖丽，郑天珍，瞿颂义，等. 青皮和陈皮对大鼠小肠纵行肌条运动的影响[J]. 兰州大学学报，2001，37(5)：94-97.

[5] 刘克敬，谢冬萍，李伟，等. 陈皮、党参等中药对大鼠结肠肌条收缩活动的影响[J]. 山东大学学报，

2003,41(1):34-35.

[6] 李伟,郑天珍,瞿颂义,等.陈皮对大鼠胃平滑肌条收缩活动的作用及机制的探讨[J].中国中西医结合杂志,2000,20(特集):49-50.

[7] 官福兰,王如俊,王建华,等.陈皮及橙皮苷对离体肠管运动的影响[J].时珍国医国药,2002,13(2):65-66.

[8] 李伟,郑天珍,瞿颂义,等.陈皮对小鼠胃排空及肠推进的影响[J].中药药理与临床,2002,18(2):22-23.

[9] 张英福,郑天珍,李伟,等.香砂六君子汤及其成分对大鼠离体胃平滑肌运动的影响[J].兰州医学院学报,1999,25(2):1-3.

[10] 张启荣,李莉,陈德森,等.厚朴、枳实、大黄、陈皮对兔离体胃底平滑肌运动的影响[J].中国中医药科技,2008,15(4):279-280.

[11] 官福兰,王汝俊,王建华.陈皮及橙皮苷对小鼠胃排空、小肠推进功能的影响[J].中药药理与临床,2002,18(3):7-9.

[12] 王贺玲,李岩,白菡,等.理气中药对鼠胃肠动力的影响[J].世界华人消化杂志,2004,12(5):1136-1138.

[13] 黄志华,熊小琴,李良东.陈皮对鼠胃排空及胃肠推进运动的影响[J].赣南医学院学报,2002,22(5):472-473.

[14] 王浴生,邓文龙,薛春生.中药药理与应用[M].北京:人民卫生出版社,1998:583-588.

[15] 张雄飞,竹剑平.陈皮提取物对酒精肝的保护作用[J].当代医学,2008(5):157-158.

[16] 苗彬,崔乃强,赵二鹏,等.中药对犬肝细胞脂质分泌的影响[J].中国中西医结合外科杂志,2004,10(3):203-205.

[17] 况玲,姜萍,王正华,等.陈皮对绵羊小肠电活动的影响[J].中医药研究,1996,15(1):41-42.

[18] 张文芝.陈皮水煎液对离体唾液淀粉酶活性的影响[J].辽宁中医杂志,1989(4):30.

[19] 蔡周权,代勇,袁浩宁.陈皮挥发油的药效学实验研究[J].中国药业,2006,15(13):29-30.

[20] 朱思明.陈皮对循环系统的药理作用[J].江苏医学院学报,1957(3):148.

[21] 沈明勤,叶其正,常复蓉.陈皮水溶性总生物碱的升血压作用量效关系及药动学研究[J].中国药学杂志,1997,32(2):97-100.

[22] 沈明勤,叶其正,常复蓉,等.陈皮注射剂对猫心脏血液动力学的影响[J].中药材,1996,19(10):517-520.

[23] 苏丹,鲁心安,秦德安,等.陈皮提取液抗衰老作用的实验研究[J].上海铁道大学学报:医学版,1999,20(9):18-20.

[24] 王姝梅,何春梅.陈皮提取物清除氧自由基和抗脂质过氧化作用[J].中国药科大学学报,1998,29(6):462-464.

[25] 张瑞菊,邢桂丽,孙海波.陈皮中黄酮类化合物的抗氧化性[J].食品与药品,2007,9(11A):22-24.

[26] 王卫东,陈复生.陈皮中黄酮类化合物抗氧化活性的研究[J].中国食品添加剂,2007(2):59-61.

[27] 王卫东,赵志鸿,张小俊,等.陈皮提取物中黄酮类化合物及抗氧化的研究[J].食品工业科技,2007,28(9):98-100.

[28] 欧仕益.橘皮苷的药理作用[J].中药材,2002,36(7):531-533.

[29] 钱士辉,王佾先,杨念云,等.陈皮提取物体内抗肿瘤作用及其对癌细胞增殖周期的影响[J].中国中药杂志,2003,28(12):1167-1170.

[30] 王佾先,孟旭晖,亢寿海,等.川陈皮素的抗癌作用及机理研究[J].中华临床医学实践杂志,2004,3(3):261-263.

[31] 方玉复,魏玉平,丁香安,等.陈皮对浅部真菌的试管内抑菌实验及临床疗效观察[J].中国皮肤性病学杂志,1997,11(5):275.

[32] 严赞开，胡春菊. 橙皮苷的抑菌效果研究[J]. 西北农业学报，2004，13(2)：87-89.

[33] 吉中强，宋鲁卿，高晓昕，等. 11 种中药对大鼠血小板聚集和红细胞流变性的影响[J]. 山东中医杂志，2000，19(2)：107-108.

[34] 吉中强，宋鲁卿，牛其昌. 15 种理气中药体外对人血小板聚集的影响[J]. 中草药，2001，32(5)：428-430.

[35] 李庆耀，邹复馨. 陈皮粉治疗胃痛[J]. 中国民间疗法，2005，15(5)：26-27.

[36] 吕德. 陈荷散治疗溃疡性结肠炎的观察[J]. 浙江中医杂志，1991，26(4)：156.

[37] 彭勃. 疏肝和胃汤治疗慢性胃炎 41 例[J]. 吉林中医药，2006，26(1)：21.

[38] 申保红. 复方陈皮合剂治疗顽固性呃逆[J]. 中华医学全科杂志，2003，2(9)：38.

[39] 宣志华. 止呃汤治疗中风后呃逆 32 例[J]. 实用中医药杂志，2003，19(7)：361.

[40] 宫云娟. 服陈皮水可预防术后腹胀[J]. 中国社区医师，2005，21(17)：37.

[41] 柳爱兰. 陈皮汤促进剖宫产术后肛门排气的影响[J]. 中国民族民间医药杂志，2009，18(13)：158.

[42] 温远辉，林道彬. 陈皮生姜粥在促进剖宫产产妇胃肠道功能恢复中的应用[J]. 护理研究，2009，23(1)：157-158.

[43] 瞿源. 陈皮木香水预防腹部手术后腹胀[J]. 护理学杂志，2007，22(4)：封 3.

[44] 郑小吉，詹晓如，王小平. 陈皮口腔崩解片防治晕动病 71 例[J]. 新中医，2008，40(6)：83-84.

[45] 苏保华. 半夏陈皮米醋汤治疗急慢性咽炎[J]. 新中医，2005，37(8)：96.

[46] 何德昭. 凉山州民间草药"皮寒药"加陈皮治疗感冒 72 例[J]. 成都中医药大学学报，2004，27(3)：11-12.

附：橘核、橘络、橘叶、橘红、化橘红

1. 橘核　为芸香科植物橘(详见陈皮)的干燥成熟种子，从食品加工厂收集，洗净，晒干或烘干。性味苦、平，归肝、肾经。功能理气散结止痛。用治疝气痛、睾丸肿痛、乳房结块等。煎服，3～9g。

2. 橘络　为芸香科植物橘(详见陈皮)中果皮和内果皮之间的纤维束群，自皮内或橘瓤外表撕下白色筋络，晒干或微火烘干。性味甘、苦，平，归肝、肺经。功能行气通络，化痰止咳。用治痰滞经络之胸痛、咳嗽。煎服，3～5g。

3. 橘叶　为芸香科植物橘(详见陈皮)树的叶，全年均可采收，以 12 月至次年 2 月间采者为佳，采后阴干或晒干。性味辛、苦，平，归肝经。功能疏肝行气，散结消肿，用治胁肋作痛、乳痈、乳房结块等。煎服，6～10g。

4. 橘红　为芸香科常绿小乔木植物橘(详见陈皮)的干燥外层果皮，秋季采集成熟果皮，用刀剥下外果皮，阴干或晒干。性味辛、苦，温，归肺、脾经。功能燥湿化痰，理气宽中。用于湿痰、寒痰咳嗽，食积呕恶，胸闷等。煎服，3～10g。

5. 化橘红　为芸香科植物化州柚 *Citrus grandis* 'Tomentosa'或柚 *Citrus grandis* (L.) Osbeck 的未成熟或接近成熟的干燥外层果皮，夏季果实未成熟时采收，置沸水中略烫后，将果皮分成 5～7 瓣，除去果瓤和部分中果皮，干燥。性味、归经、功能、主治与橘红相似，而效优于橘红。

青皮　Qingpi

【别名】青橘皮(《本草品汇精要》)，青柑皮(《本草求源》)，广四化、四化(《中药正别名录》)，四花青皮(《药典》)，个青皮、青皮子(《中药材手册》)。

【来源】青皮，始载于《本草图经》，因其为未成熟之青橘之皮，故名。为芸香科常绿小乔木植物橘 *Citrus reticulata* Blanco 及其栽培变种的幼果或未成熟果实的果皮。生产陈皮的地方均可出产，多产于福建龙岩、福州，广西贵港，浙江温州等地。多为栽培。

【采收炮制】5～6 月间摘取未熟幼果或收集自落幼果，晒干，即为"个青皮"；7～8 月间采收未成熟的果实，用沸水烫过，再用刀从顶端作"十"字割痕至根部，除去瓤瓣，晒干，即为

“四花青皮”，又称“四化青皮”。用前，除去杂质，洗净，闷润，切厚片或丝，晒干，生用或按醋炙法炒至微黄。

【商品规格】商品分为四花青皮和个青皮两种。由于产地不同，有多种规格，大多分为一、二、三等。四花青皮以外皮黑绿色，内面白色，油性大者为佳；个青皮以黑绿色，个匀，坚实，皮厚，香气浓厚者为佳。

按《中国药典》(2010 年版一部)规定：橙皮苷($C_{28}H_{34}O_{15}$)在药材含量不得少于 5.0%，饮片不得少于 4.0%，醋青皮不得少于 3.0%。

【药性】苦、辛，温。归肝、胆、胃经。

【功效】疏肝破气，消积化滞。

【应用】

1. 肝郁气滞诸痛证　本品主入肝经，苦泄下行，辛散温通，能疏肝理气、散结止痛而治肝郁气滞之胸胁胀痛、疝气痛、乳房肿痛等。

(1) 胸胁胀痛：可配当归、龙胆、白芥子等同用，如《方脉正宗》所载方；或配柴胡、枳壳、白芍等同用；若胸胁胀痛，胁下满，痛引小腹，可配柴胡、乌药、陈皮等，如《医醇賸义》青阳汤。

(2) 疝气疼痛：可配乌药、小茴香等同用，如《医学发明》天台乌药散；若寒疝，小腹牵强作痛，可配当归、川芎、胡芦巴等，如《方脉正宗》所载方。

(3) 乳房肿痛、乳痈：可配瓜蒌皮、蒲公英、金银花等同用；若乳痈初起，可配白芷、甘草同用，如《种福堂公选良方》青皮散。

2. 气滞脘腹疼痛　本品辛行温通，入胃而行气止痛，用治脘腹胀痛，可配大腹皮同用，如《症因脉治》青皮散，或配木香、枳实、橘皮等同用；若脘腹冷痛，可配桂枝、陈皮同用，如《医方类聚》三皮汤；若腹痛泻痢，里急后重，可配罂粟壳、车前子、生甘草同用，如《医方类聚》引《施圆端效方》和胃散；若痛久不愈，饮食后疼痛加重，可配延胡索、甘草、大枣同用，如《方脉正宗》所载方。

3. 食积腹痛　本品辛行苦降，性温通行，且入胃经，故能消积化滞，和胃降气，行气止痛，治疗食积气滞，脘腹胀痛，可配山楂、神曲等同用，如《沈氏尊生书》青皮丸；若气滞甚，可配木香、枳实、槟榔等同用。

4. 癥瘕积聚、久疟痞块　本品气味峻烈，苦泄力大，辛散温通力强，能破气散结，用治气滞血瘀之癥瘕积聚，久疟痞块，常配三棱、莪术、丹参等同用。

【用法用量】煎服，3～10g。醋炙疏肝止痛力增强。

【鉴别用药】陈皮、青皮均能行气化滞，用治气滞证。但陈皮性温而不峻，行气力缓，常用于脾胃气滞证；且质轻上浮，兼入肺经，还有燥湿化痰之功，善治湿痰咳嗽。青皮性较峻烈，行气力猛，苦泄下行，能疏肝破气，散结止痛，主治肝郁诸证；且善消积，食积气滞证亦常用之。故张子和云：“陈皮升浮，入脾肺治高而主通，青皮沉降，入肝胆治低而主泻。”

【药论】

1.《珍珠囊》：“青皮主气滞，破积结，少阳经下药也。陈皮治高，青皮治低。”

2.《本草纲目》：“青橘皮，其色青气烈，味苦而辛，治之以醋，所谓肝欲散，急食辛以散之，以酸泄之，以苦降之也。”

3.《本草汇言》：“青橘皮，破滞气，削坚积之药也。……此剂苦能泄，辛能散，芳香能辟邪消瘴，运行水谷，诚专功也。”

【现代研究】

（一）化学成分

青皮含挥发油、黄酮类化合物等，成分与陈皮相似（参见陈皮），但所含成分的量不同，如辛弗林（对羟福林，Synephrine）的含量比陈皮高。

（二）药理作用

1. 对平滑肌作用 青皮能明显减小大鼠肠道肌条收缩波的平均振幅，作用比陈皮强；pH 值中性的青皮水煎液能减小各肌条收缩波的平均振幅，酚妥拉明可部分阻断青皮对回肠纵行肌条的抑制作用[1]。青皮水提液能明显减小结肠头端和尾端纵行肌和环行肌肌条的平均收缩振幅，减慢各部位肌条收缩波频率[2]。青皮能使大鼠胃及十二指肠平滑肌的慢波峰电活动明显增强[3]。可使半清醒状态的健康猫胃电慢波幅度减少，周期延长，药效发生迅速；还可使其肠电慢波幅度减小，在给药后即刻使周期延长[4]。青皮煎剂影响子宫、膀胱平滑肌的收缩活动，对子宫平滑肌呈抑制作用，对膀胱平滑肌呈兴奋作用[5]。

2. 对肝胆的作用 青皮水煎剂可使正常大鼠的胆汁流量明显增加，有利于防治胆结石的形成。能使四氯化碳肝损伤大鼠胆汁流量明显增加。还能降低四氯化碳引起大鼠谷丙转氨酶升高，对肝细胞功能有保护作用[6]。青皮能降低肝细胞能荷值[7]。

3. 其他作用 青皮等理气药有抗血小板聚集作用，青皮的作用与阿司匹林相当[8]。青皮还有抗休克作用，使健康猫即刻血压显著上升，心率明显减慢，脉压明显加大，同时血流量显著减少[4]；静脉注射青皮注射液可使麻醉的大鼠血压升高，家兔也有相似结论[9]。

（三）临床报道

1. 治疗胃肠道疾病 以自拟疏肝和胃汤（青皮、柴胡等），每日 1 剂，治疗慢性胃炎 68 例，痊愈 21 例，有效 39 例，无效 8 例，总有效率为 88.2%，疗效优于多潘立酮对照组[10]。以天台乌药散（乌药、青皮等）辨证加减治疗胃痛，2 周为 1 个疗程，平均服药 1.8 个疗程，总有效率为 91.7%[11]。

2. 治疗乳腺增生 以青皮、瓜蒌皮等临证加减内服，配合药渣在肿块部位热敷，每日 2 次，每次 10～20 分钟。近期治愈 26 例，显效 10 例，有效 4 例，总有效率 100%[12]。

3. 清洁肠道 用番泻叶 10～15g，青皮 6～8g，浸泡于 300～500ml 开水中 20 分钟（保持水温在 90～100℃），拍片检查前 10 小时 1 次饮尽，次日排便 4～5 次，次晨八九点即可行腹部拍片检查，收到满意效果[13]。

参考文献

[1] 杨颖丽，郑天珍，瞿颂义，等. 青皮和陈皮对大鼠小肠纵行肌条运动的影响[J]. 兰州大学学报：自然科学版，2001，37(5)：94-97.

[2] 谢冬萍，李伟，瞿颂义，等. 青皮对大鼠离体结肠平滑肌运动的影响[J]. 兰州医学院学报，1998，24(2)：1-3.

[3] 李永渝，魏玉，李莉娟，等. 藿香、大黄等 CCB 中药影响胃肠运动功能的机制探讨[J]. 中国中西医结合外科杂志，1997，3(3)：187-190.

[4] 张煜，张会，吴敦序. 治“肝”中药对胃肠道生物电及血流量的影响[J]. 中国医药学报，1989，4(2)：26-29.

[5] 杨颖丽. 枳实、青皮对平滑肌运动的影响[J]. 西北师范大学学报：自然科学版，2002，38(2)：114-117.

[6] 隋艳华，赵加泉，崔世奎，等. 香附、青皮、刺梨、茵陈、西南獐牙菜对大鼠胆汁分泌作用的比较[J].

河南中医，1993，13(1)：19-20，44.

[7] 李兴泰，张家俊，陈文为，等. 补气与理气中药对慢性缺氧小鼠能量代谢的作用[J]. 北京中医药大学学报，1992，22(3)：32-35.

[8] 吉中强，宋鲁卿，牛其昌. 15种理气中药体外对人血小板聚集的影响[J]. 中草药，2001，32(5)：428-430.

[9] 姜静岩，苗桂玲. 青皮的药理及临床应用[J]. 时珍国医国药，2003，14(6)：374-375.

[10] 刘玉敏. 自拟疏肝和胃汤治疗慢性胃炎68例[J]. 国医论坛，2002，17(3)：23.

[11] 凌东升. 天台乌药散治疗胃痛84例[J]. 江苏中医药，2003，24(5)：29.

[12] 孙继红. 中药内服外敷治疗乳腺增生40例[J]. 陕西中医，2001，22(3)：146.

[13] 林小萍. 番泻叶及青皮在肠道检查中的应用总结[J]. 实用中医药杂志，2003，19(7)：361-361.

枳实　Zhishi

（附：枳壳）

【别名】 钩头橙、皮头橙、酸橙枳实、鹅眼枳实、绿衣枳实（《中药志》），川枳实、江枳实（《中药材商品知识》）。

【来源】 枳实，始载于《神农本草经》，列为上品，历代本草均有收载。因枳乃木名，实乃其子，故名。为芸香科常绿小乔木植物酸橙 *Citrus aurantium* L. 及其栽培变种或甜橙 *Citrus sinensis* Osbeck 的干燥幼果。主产于四川綦江、江津，江西清江、新淦、新喻，江苏苏州虎丘，福建闽侯、永泰等地。以四川、江西产量最大。野生与栽培均有。

【采收炮制】 5～6月收集自落的未成熟果实，除去杂质，自中部横切为两半，晒干或低温干燥，较小者直接晒干或低温干燥。用前洗净，闷透，切薄片，生用或取枳实片用麸炒至色变深。

【商品规格】 商品按产地有绿衣枳实、江枳实、川枳实之分，均分为一、二等，以皮青黑、肉厚色白、瓤小、体坚实、香气浓者为佳。以圆球形、个小者称“鹅眼枳实”，产于江西者为最著名。

按《中国药典》(2010年版一部)规定：本品含辛弗林($C_9H_{13}O_2$)不得少于0.30%。

【药性】 苦、辛、酸，微寒。归脾、胃、大肠经。

【功效】 破气消积，化痰除痞。

【应用】

1. 胃肠积滞脘腹痞满、腹痛便秘，或湿热泻痢、里急后重　本品辛行苦降，主入脾胃和大肠经，作用较强烈，善破气除痞，消积导滞而治胃肠积滞诸症。

(1) 脘腹胀满疼痛：若实热积滞者，可配大黄、芒硝、黄连等同用；若脾胃受寒者，可配半夏、白术同用，如《兰室秘藏》半夏枳实丸；若脾胃不和者，可配赤芍、陈皮、白术等同用，如《景岳全书》芍药枳实丸；若胃下垂、胃扩张所致者，可大剂量使用本品单用，或配白术、黄芪等补中益气药物同用；若脾虚者，常配白术同用，如《内外伤辨惑论》枳术丸。

(2) 胃肠积滞、热结便秘：常配大黄、厚朴等同用，如《伤寒论》大承气汤、小承气汤；若气滞便秘，可配皂荚同用，如《世医得效方》所载方，或配槟榔、郁李仁等同用。

(3) 湿热泻痢、里急后重：多配大黄、黄芩、黄连等同用，如《内外伤辨惑论》枳实导滞丸；若热毒炽盛，下痢脓血，可配水牛角(原方用犀角)、石榴皮同用，如《外台秘要》引《广济方》生犀角散，或配白头翁、金银花、黄连等同用。

(4) 饮食积滞、胸脘闷满胀痛：可配麦芽、神曲等同用，如《医学正传》曲麦枳术丸；若中寒食滞，可配木香、干姜等同用，如《兰室秘藏》木香干姜枳实丸；若脾虚食积气滞，可配木香、白术同用，如《医学入门》木香枳术丸。

2. 产后腹痛 本品味辛能行气以助活血而止痛，用治产后瘀滞腹痛、烦躁、失眠等，可与芍药等分为末服用，如《金匮要略》枳实芍药散，或配当归、益母草等同用。

3. 痰滞胸脘痞满、胸痹结胸 本品辛行苦泄，行气化痰以消痞，破气除满而止痛。用治胸阳不振，痰阻结胸，常配薤白、桂枝、瓜蒌等同用，如《金匮要略》枳实薤白桂枝汤；用治痰热结胸，常配瓜蒌、黄连等同用，如《温病条辨》小陷胸加枳实汤；若治水饮停聚，心下坚痞，可配白术同用，如《金匮要略》枳术汤，《圣济总录》于上方加桂皮，以温阳化饮，效果更佳；如治心下痞满，食欲不振，可配半夏曲、厚朴等同用，如《兰室秘藏》枳实消痞丸；若治病后劳复，身热，心下痞闷者，可配栀子、淡豆豉同用，如《伤寒论》枳实栀子豉汤；若治痰饮咳喘、胸中痞闷，可配半夏、陈皮等同用，如《济生方》导痰汤、涤痰汤。

4. 气滞胸胁疼痛 本品善破气行滞而止痛，可用治气血阻滞之胸胁疼痛，每与川芎同用，如《济生方》枳芎散；若属寒凝气滞，则可配桂枝同用，如《普济本事方》桂枳散，或与姜黄、桂心、甘草同用，如《济生方》推气散；若气虚肝旺，可配人参、白芍、川芎等同用，如《普济本事方》枳实散。

另外，子宫脱垂、脱肛等脏器下垂证，可单用本品治疗，如《备急千金要方》单用本品治疗冷痢脱肛，或可大剂量使用本品，并配伍补中益气药物同用。

【用法用量】 煎服，3～10g。炒用性较平和。

【使用注意】 孕妇慎用。

【药论】

1.《神农本草经》："主大风在皮肤中，如麻豆苦痒，除寒热结，止痢，长肌肉，利五脏，益气轻身。"

2.《名医别录》："除胸胁痰癖，逐停水，破结实，消胀满，心下急痞痛，逆气，胁风痛，安胃气，止溏泄，明目。"

3.《本草衍义补遗》："枳实泻痰，能冲墙倒壁，滑窍泻气之药也。"

【现代研究】

（一）化学成分

含橙皮苷、新橙皮苷、柚皮苷、忍冬苷、野漆树苷、*N*-甲基酪胺、川陈皮素、蜜桔黄素、柑桔黄酮、辛弗林（对羟福林）、去甲肾上腺素、色胺诺林、色胺、酪胺等。另外，还含脂肪、蛋白质、碳水化合物、胡萝卜素、核黄素、钙、磷等。

（二）药理作用

1. 对胃肠道影响 枳实对胃肠平滑肌呈现兴奋或抑制的双向调节作用。枳实水煎液灌胃，对胃、肠瘘犬的胃肠有兴奋作用，能增加收缩频率；枳实水煎剂灌胃能使家兔胃平滑肌兴奋，收缩频率增加；但对离体小鼠、家兔、豚鼠的肠平滑肌呈抑制效应，明显降低其张力，抑制其收缩[1]。枳实能明显提高食积小鼠的酚红排空率，改善小鼠胃肠运动功能减弱的状态[2]。枳实有推进小鼠小肠碳末作用[3]。浓缩枳实液灌入犬胃后，小肠消化间期综合肌电的周期和Ⅰ相时程缩短，Ⅱ相时程延长，有增强小肠平滑肌紧张度和位相性收缩功能[4]。枳实能使大鼠移行性综合肌电（MMC）活动时相延长，增强绵羊小肠电活动，增强绵羊空肠、回肠平滑肌的电活动，缩短移行性综合肌电的周期[5]。浓缩枳实液可使大鼠胃肠 MMC 活动相时程与周期比值增大，胃肠肌间神经丛内 P 物质增多[6]。枳实水煎剂对大鼠胃底、胃体、胃幽门、胃窦等各部位的离体肌条均起抑制作用[7]，枳实明显减小大鼠小肠纵行肌条的收缩波平均振幅，酚妥拉明可部分拮抗枳实的抑制作用[8]。枳实中的黄酮苷对大鼠离体肠平滑肌收缩呈抑制作用，挥发油则呈先兴奋后抑制作用[9]。枳实挥发油能使大鼠空肠正常收缩频率和幅度显著减慢和降低，对 $CaCl_2$、Ach 及磷酸组胺引起的痉挛性收缩有明显松弛作用，抑制肠道推进，且能减少胃酸量，可对抗大鼠幽门结扎性溃疡的形成[10]。研究证实，枳实对幽门螺杆菌有显著的杀灭作用，且随着浓度的增加，杀菌作用增强[11]。

在作用机理方面，研究认为枳实对胃平滑肌的作用是通过 NO、肾上腺素能 a 受体的途径实现的，枳实抑制小肠收缩的作用是通过 a 受体介导的。还有认为枳实对整体胃肠道的作用是通过兴奋胆碱能神经、增加钙离子通透性及胃肠激素等途径发挥作用的，而对离体动物器官的作用则主要是由 NO 及肾上腺素能系统发挥作用[12]。

2. 对心血管系统的作用　枳实及其有效成分具有增强心肌收缩力、增加心脏搏出量，提高外周总阻力，从而导致左室压力和动脉血压上升而起到抗休克作用。枳实对心血管作用的有效成分会收缩胃肠黏膜血管，使胃肠吸收很少，或易被碱性肠水解，故用于休克必须注射给药[1]。由枳实组方的救心复脉注射液，对内毒素休克犬、失血性休克犬、戊巴比妥钠所诱发的心源性休克及心力衰竭犬均能升高血压，加强心肌收缩力和心泵功能，能增加冠脉、脑、肾血流量和尿量，并能改善内毒素休克大鼠微循环状态[13, 14]。枳实可浓度依赖性地提高主动脉条张力，去除内皮细胞后，阿托品可部分阻断枳实的作用[15]。

3. 对子宫平滑肌的作用　枳实煎剂对小鼠未孕或已孕离体子宫均呈抑制作用；对未孕及已孕的兔离体或在位子宫均有明显兴奋作用，能使子宫收缩节律增加，甚至出现强直性收缩。枳实中的一种生物碱样物质，对家兔离体子宫有收缩作用，在用缩宫素兴奋子宫后作用更强[1,16]。水提醇沉物能兴奋家兔离体环行阴道平滑肌，诱发肌条发生节律性收缩，或加强原有自发性收缩肌条的收缩力及收缩频率，对家兔离体阴道平滑肌有收缩作用[17]。

4. 利尿作用　犬静脉注射枳实注射液和 N-甲基酪胺都有明显增加尿量作用，同时血压和肾血管阻力明显增高[1]。有研究认为，其通过强心、收缩肾血管、增高滤过压而发挥排钠利尿作用[18]。

5. 抗变态反应作用　枳实对被动皮肤过敏反应具有明显抑制作用，能显著降低肥大细胞组胺释放能量，所含蜜桔黄素、柑桔黄酮灌胃显示明显抑制作用[1,19]。

6. 抗血小板聚集作用　枳实有抗血小板聚集作用，能明显降低红细胞聚集[20]。

（三）临床报道

1. 治疗胆汁反流性胃炎　以枳实、葛根、制大黄、海螵蛸等加减水煎服；对照组服用硫糖铝 1g 和多潘立酮 10mg，1 日 3 次。治疗组治愈率 22.85%、总有效率 94.28%，对照组的治愈率 8.57%、总有效率 68.57%，两组比较有显著性差异[21]。

2. 治疗胃和十二指肠球部溃疡　将枳实、白及两药各等份研末，每次 3g，早上空腹服。治愈率为 30%，总有效率为 95%[22]。以枳实 20g，白及 15g，水煎服，治疗胃及十二指肠溃疡，尤其适用于胃酸过多、嗳气、胃纳不佳者，有良效[23]。

3. 治疗便秘型肠激惹综合征　以枳实 10g、白术 20g 为基本方进行加减，对照组莫沙比利口服。治疗组总有效率为 89.7%，对照组总有效率为 76.7%，两组总有效率比较差异显著[24]。用枳术汤加减，治疗组总有效率为 79.2%，马来酸替加色罗对照组总有效率为 75.0%，两组疗效无显著差别[25]。

4. 治疗运动障碍样型功能性消化不良　以柴胡枳实合剂（柴胡 15g、枳实 6g）粉碎后煎煮 2 次，并回收挥发油，纱布过滤合并后浓缩，装袋封存。以温开水 300ml，冲入黑芝麻糊

80g,每天3次,餐前30分钟开水冲服,总有效率为83.3%,胃排空时间较用药前显著缩短[26]。

5. 治疗手术后大便不畅　以枳实导滞汤加减治疗25例,服用5剂后,排便通畅,伤口疼痛、腹胀等不适均缓解。1例术后疼痛较甚者为肛周脓肿术后,但大便排解通畅,无腹胀、纳差等不适症状[27]。

6. 调整胃肠功能　以枳术丸(枳实30g,白术60g)煎剂口服可以促进术后病人胃肠功能恢复,调整胃肠功能,显著改善腹痛、腹胀、腹泻等症状,使肠内营养支持更安全、可靠[28]。

7. 治疗胸痹心痛　以枳实薤白桂枝汤加减,治疗冠心病术后心绞痛(因冠状动脉双支病变放入支架治疗,术后仍一直感觉心悸、胸闷憋气、时有胸痛发作),室性早搏、窦性心动过缓等均有良效[29]。

8. 治疗厥证(休克)　治疗组以复脉注射液(枳实制成),对照组用多巴胺注射液,均为静脉推注或静脉滴注,两组总疗效相似,但对轻度厥脱和感染性休克的疗效优于对照组,在改善厥脱患者临床症状和血压情况方面起效较对照组更快[30]。治疗阳气暴脱证,用救心复脉注射液治疗40例,对照组用多巴胺注射液治疗27例,有效率均达100%。救心复脉注射液比多巴胺升压速度快,幅度高,且对心率具有双向调节作用[31]。

9. 治疗高血脂　用枳实薤白桂枝汤加减,可明显降低总胆固醇、甘油三酯、低密度脂蛋白含量,升高高密度脂蛋白含量,对高血脂有较好的疗效[32]。

参 考 文 献

[1] 王浴生,邓文龙,薛春生.中药药理与应用[M].北京:人民卫生出版社,1998:760.

[2] 李新旺,任钧国.枳实白术配伍的实验研究[J].中医研究,2002,15(6):2324.

[3] 陈琦,杨雪梅,徐成贺.厚朴三物汤拆方及其药量变化的实验研究[J].时珍国医国药,2001,12(9):776-778.

[4] 毕庆和,杨德治,应崇智,等.枳实对小肠电活动的影响[J].中国医药学报,1991,6(1):39-40.

[5] 况玲.枳实对绵羊小肠电活动的影响[J].中医药研究,1997,13(3):49-50.

[6] 王翠芬,杨德治,魏义全,等.枳实对大鼠胃肠电活动影响的初步研究[J].东南大学学报,2001,20(3):153-154.

[7] 郑天珍,李伟,瞿颂义,等.枳实、白术对大鼠离体胃各部位平滑肌条的作用[J].甘肃科学学报,1998,10(3):65-67.

[8] 杨颖丽,郑天珍,瞿颂义,等.枳实对大鼠离体小肠平滑肌条的作用[J].西北师范大学学报,1998,34(2):70-71.

[9] 胡盛珊,王大元,邱萍,等.枳实有效成分的药理活性比较[J].中草药,1994,25(8):419-420.

[10] 胡盛珊,王大元,邱萍,等.枳实、枳壳挥发油对动物胃肠道的作用[J].江西医药,1992,27(3):158-159.

[11] 刘波,李雪驼,徐和利,等.5种中药制剂杀灭幽门螺杆菌的实验研究[J].中国新药杂志,2002,11(6):457-459.

[12] 朱玲,杨峰,唐得才.枳实的药理研究进展[J].中医药学报,2004,32(2):64-65.

[13] 李灿,黄道生,刘剑平,等.救心复脉注射液对内毒素休克大鼠微循环的影响[J].中国中医急症,1996,5(4):171-173.

[14] 李灿,黄道生,杨剑钢,等.救心复脉注射液对内毒素休克犬的影响[J].中医研究,1998,11(5):7-10.

[15] 李红芳,李丹明,瞿颂义,等.枳实和陈皮对兔离体主动脉平滑肌条作用机理探讨[J].中成药,

2001,23(9):659-660.

[16] 杨颖丽.枳实、青皮对平滑肌运动的影响[J].西北师范大学学报,2002,38(2):114-117.

[17] 汤容.枳实和苦参对离体家兔阴道平滑肌收缩作用的研究[J].时珍国医国药,2001,12(11):973-974.

[18] 蔡永敏,任玉让,王黎,等.中药药理与临床应用[M].北京:华夏出版社,1999:237.

[19] 王本祥.现代中药药理学[M].天津:天津科学技术出版社,1999:637.

[20] 吉中强,宋鲁卿,高晓昕,等.11种中药对大鼠血小板聚集和红细胞流变性的影响[J].山东中医杂志,2000,19(2):107-108.

[21] 杨小娈.自拟葛根枳实汤治疗胆汁返流性胃炎临床分析[J].中外健康文摘:医药月刊,2008,5(6):425-426.

[22] 周改兰,王丽.中药枳实白及治疗胃十二指肠球部溃疡20例临床报告[J].内蒙古中医药,2010,(5):39-40.

[23] 周赟,史公权.枳实与白及配伍妙用[J].时珍国医国药,2001,12(5):420.

[24] 郑学宝,胡玲.枳术汤加减治疗便秘型结肠激惹综合征39例[J].新中医,2003,35(6):63-64.

[25] 高影.枳术汤加减治疗便秘型肠易激综合征的临床观察[J].中国实用医药,2008,3(33):9-10.

[26] 田丰,杨瑞玲,沈静雪,等.柴胡枳实合剂治疗运动障碍样型功能性消化不良的临床研究[J].辽宁药物与临床,2001,4(2):53-55.

[27] 谢敏江,牛婧,王德英.枳实导滞汤加减治疗肛肠病术后大便不畅的临床观察[J].湖南中医药大学学报,2010,30(6):40-41.

[28] 吴超杰,何炼红.术后短期胃肠内营养支持的代谢效应及枳术丸煎剂的调理作用[J].中国中医药信息杂志,2000,7(6):36-37.

[29] 冯俊平.枳实薤白桂枝汤的临床应用[J].中国中医药现代远程教育,2006,4(5):41-42.

[30] 李灿,黄道生,杨剑刚,等,救心复脉注射液治疗厥脱的临床观察[J].中药新药与临床药理,2008,19(1):70-72.

[31] 黄道生,杨剑刚,刘剑平,等.救心复脉注射液抢救阳气暴脱证(神经原性休克)40例临床观察[J].中医杂志,1998,39(8):470-471.

[32] 夏寒星.枳实薤白桂枝汤对高脂血症调脂疗效的临床观察[J].陕西中医学院学报,2010,33(6):30-31.

附:枳壳

始载于《雷公炮炙论》,为芸香科植物酸橙及其栽培变种(参见枳实)的干燥未成熟的果实,7～8月间采收,从中部横切成两半,风干或阴干或微火烘干。其药性、功用与枳实相近。但枳实力强,偏于破气除痞,消积导滞;枳壳力缓,偏于行气开胸,宽中除胀。用法用量同枳实。

木香 Muxiang

【别名】蜜香(《名医别录》),南木香、广木香(《本草纲目》),云木香、川木香(《中药材手册》)。

【来源】木香,始载于《神农本草经》,列为上品。因气香似蜜,故本名蜜香,后讹为木香。为菊科植物木香 *Aucklandia lappa* Decne.、川木香 *Vladimiria souliei*(Franch.)Ling 的干燥根。产于印度、巴基斯坦、缅甸者,多经广州进口,称广木香,经引种现国内主产于云南丽江地区、迪庆州和广西,称云木香;川木香主产于四川阿坝甘孜自治州及西藏东部地区。野生与栽培均有。

【采收炮制】于秋冬二季采挖根部,除去残基、须根和泥沙,洗净,切成6～12cm长的短条,粗大、空心者剖为2～4块,风干或低温干燥,干燥后撞去粗皮。使用前,闷透,切厚片,晾干,生用或煨用。

【商品规格】 商品有川木香、云木香,分一、二等。均以条匀,体质坚实,香气浓郁,油多,无须根者为佳。

按《中国药典》(2010年版一部)规定:云木香药材含木香烃内酯($C_{15}H_{20}O_2$)和去氢木香内酯($C_{15}H_{18}O_2$)的总量不得少于1.8%,饮片不得少于1.5%。

【药性】 辛、苦,温。归脾、胃、大肠、胆、三焦经。

【功效】 行气止痛,健脾消食。

【应用】

1. 脾胃及大肠气滞证　本品辛行苦降,芳香气烈而味厚,能通行三焦气分,尤善行中焦脾胃及下焦大肠之气滞,为行气止痛,治疗脾胃和大肠气滞证的要药。

(1) 脾胃气滞、脘腹胀痛实证:单用本品即有良效,如《简便验方》以广木香磨浓汁,入热酒调服,或配砂仁、藿香等同用,如《张氏医通》木香调气散;若兼便秘,可配大黄、枳壳等同用,如《太平圣惠方》木香丸;若兼积滞内停,脘腹痞满,便秘,可配槟榔、青皮、大黄等同用,如《儒门事亲》木香槟榔丸;若寒凝气滞,食积不化,可配干姜、枳实、白术等同用,如《兰室秘藏》木香干姜枳实丸;若气滞血瘀,脘腹胀满刺痛,可配没药、乳香等同用,如《阮氏小儿方》所载方,或配三棱、莪术、山楂等同用。

(2) 脾胃气虚气滞、脘腹胀痛:可配党参、白术、陈皮等同用,如《时方歌括》香砂六君子汤,或如《证治准绳》健脾丸;若脾虚食少,兼食积气滞,可配砂仁、枳实、白术等同用,如《摄生秘剖》香砂枳术丸;若妊娠,脾胃虚弱,食积不化,脘腹胀痛,可配人参等同用,如《普济本事方》木香丸,或配白术、砂仁等同用。

(3) 泻痢腹痛、里急后重:若属气痢,腹胀明显,可配砂仁、枳壳同用,如《圣济总录》木香缩砂散;若气痢日久不愈,可配肉豆蔻、砂仁、赤石脂同用,如《圣济总录》木香丸;若湿热明显,可配黄连,如《太平惠民和剂局方》香连丸(原名大香连丸),或配苦参同用,如《种福堂公选良方》香参丸,若在香连丸基础上加大黄、黄芩、白芍等,效果更好,如《素问病机气宜保命集》导气汤;若冷热不和,下痢赤白,可配炮姜、五倍子、诃黎勒等同用,如《圣济总录》圣功散。

(4) 寒疝腹痛及偏坠小肠气痛:可与川楝子、小茴香等同用,如《医方简义》导气汤。

2. 肝郁气滞之胁痛、黄疸　本品气香醒脾,味辛能行,故能行气健脾,又因味苦疏泄,走三焦和胆经,故能疏理肝胆,配清热祛湿药,可治脾失运化、肝失疏泄而致湿热郁蒸、气机阻滞之腹痛、胸胁痛、黄疸,可配郁金、大黄、茵陈等同用;现代用治胆石症、胆绞痛,常配柴胡、黄芩、大黄等同用。

3. 气滞血瘀之胸痹　本品辛行苦泄,性温通行,能通畅气机,气行则血行,故可止痛。用治寒凝心痛,可与赤芍、姜黄、丁香等同用,如《经验良方》二香散;若治心痹,心中塞痛,可配枳壳、桂心等同用,如《太平圣惠方》木香散;若治气滞血瘀之胸痹,可配郁金、甘草等同用,如《医宗金鉴》颠倒木金散。

此外,本品气芳香能醒脾助胃,故用在补益方剂中用之,能减轻补药的腻滞,有助于吸收,如《济生方》归脾汤以木香与补益药同用。

【用法用量】 煎服,3～6g。生用行气力强,煨用行气力缓而多用于止泻。

【药论】

1.《日华子本草》:"治心腹一切气,膀胱冷痛,呕逆反胃,霍乱泄泻痢疾,健脾消食,安胎。"

2.《本草纲目》:“木香乃三焦气分之药,能升降诸气。”

3.《本草求真》:“木香,下气宽中,为三焦气分要药。然三焦则又以中为要。……中宽则上下皆通,是以号为三焦宣滞要剂。”

【现代研究】

(一) 化学成分

木香根中含挥发油 0.3%～3%,成分有单紫杉烯、α-紫罗兰酮、β-芹子烯、木香酸、木香醇、α-木香烃、β-木香烃、莰烯、木香内酯、水芹烯、脱氢木香内酯。内酯类成分还有 12-甲氧基二氢去氢木香内酯、异去氢木香内酯等。有机酸成分有棕榈酸、天台乌药酸。其他还有甘氨酸、瓜氨酸等 20 种氨基酸及胆胺等成分。

(二) 药理作用

1. 对胃肠运动的影响　给大鼠腹腔注射左旋精氨酸造成大鼠胃肠运动障碍,木香水煎剂灌胃能使血浆胃动素显著升高,能显著改善大鼠胃肠动力障碍模型的胃排空[1];给小鼠灌胃,有明显的促进小肠运动作用[2]。也有报道,木香煎剂对健康人胃基本电节律无明显影响[3];在大鼠炭末推进率实验中,木香水提物、木香烃内酯对大鼠肠道蠕动有抑制作用[4]。木香-槟榔制剂能促进大鼠胃排空,增强离体十二指肠运动[5]。

2. 抗消化性溃疡　川木香单体提取物、醋酸乙酯提取物、乙醇提取物均能抑制利血平型溃疡,醋酸乙酯提取物还能抑制醋酸型溃疡[6]。木香丙酮提取物灌服,能抑制由盐酸-乙醇混合溶液诱发的大鼠胃溃疡,对利血平诱发的胃溃疡也有抑制作用[7]。木香煎剂给犬灌胃后,血浆生长抑素明显升高[8]。

3. 抗腹泻和抗炎作用　木香 75%乙醇提取物能抑制二甲苯引起的小鼠耳肿,能减少小鼠小肠性腹泻和大肠性腹泻次数[9]。

4. 利胆作用　川木香醇提物能显著增加正常大鼠胆汁分泌,随剂量增加其利胆效应增强[10]。

5. 对心血管系统作用　木香及其提取物有升压作用,而其所含生物碱、内酯类、去内酯挥发油则有降压作用。小剂量的木香水提液与醇提液对在体蛙心与犬心有兴奋作用,大剂量则有抑制作用。木香中含有的去内酯挥发油、总内酯可使离体兔耳与大鼠血流量增加,有明显的血管扩张作用[11]。木香有升高猫血压作用,给药后胃肠血流量即刻大幅度增加[12]。

6. 对呼吸系统作用　静注云木香碱可出现支气管扩张反应,其作用与迷走中枢抑制有关。木香水提液、醇提液、挥发油、生物碱,以及挥发油中所含的总内酯、去内酯挥发油,对豚鼠的气管、支气管收缩有对抗作用。腹腔注射总内酯或内酯挥发油对吸入致死量组的胺或乙酰胆碱气雾剂豚鼠有保护作用,可延长豚鼠的致喘潜伏期,降低其死亡率[11]。

7. 抗菌作用　挥发油能抑制链球菌、金黄色与白色葡萄球菌生长;煎剂对副伤寒甲杆菌有轻微抑制作用,对许兰黄癣及蒙古变异等 10 种真菌也有抑制作用[11]。

8. 镇痛作用　川木香醇提物可使小鼠热板痛反应时间显著延长,有明显镇痛作用[10]。

9. 增强延胡索的抗胆碱作用　延胡索的热水提取液具有抗胆碱活性,而木香对其活性有增强作用[13]。

(三) 临床报道

1. 治疗胃炎　以六味木香胶囊(广木香、焦山栀、石榴皮等)加减,治疗慢性胃炎 160 例,总有效率 90.6%[14]。以六味木香胶囊口服治疗慢性浅表性胃炎,总有效率达到 96.0%[15]。用自拟疏肝和胃汤加减治疗,也有良效[16,17]。

2. 治疗腹泻　采用木香苦参汤(木香10g,苦参20g,地榆20g)水煎服治疗急性菌痢98例,总有效率为97.9%[18]。将苦参、木香以6∶1比例共研细末,辨证加入药汁,把细末做成饼状,用伤湿止痛膏把药物固定于脐部,24小时更换1次,治疗小儿秋季腹泻43例,总有效率达95.3%[19]。

3. 治疗腹痛　以广木香10g,乌药15g等辨证加减治疗胃痛84例,总有效率为91.7%[20]。以加味百合乌药汤煎服,治疗胃痛35例,痊愈15例,好转18例,无效2例[21]。以木香顺气散随症加减治疗小儿功能性腹痛56例,治愈51例,有效5例,治愈率91.1%[22]。

4. 防治术后腹胀　将陈皮30g,木香10g,术前1天午后分3次口服。晚餐进食少量流质,晚9点行清洁灌肠。治疗168例,术后36小时内显效156例,有效10例,无效2例,总有效率达98.81%[23]。

5. 治疗月经不调　给予木香调经胶囊(主要药物为木香、香附、五灵脂等)于月经周期第5天开始用药口服,对疾病、调经、证候有显著疗效[24]。

(四) 不良反应

大鼠腹腔注射木香总内酯、二氢木香内酯的LD_{50}分别为300mg/kg、200mg/kg。木香总生物碱小鼠、大鼠静脉注射的最大耐受量分别为100mg/kg、90mg/kg[11]。

参考文献

[1] 张国华,王贺玲.木香对胃肠运动作用的影响及机制研究[J].中国现代实用医学杂志,2004,3(13):24-26.

[2] 陈大舜,易发银,邓常青,等.健脾消导中药对消化道功能影响的初步筛选研究[J].湖南中医学院学报,1996,16(2):41-43.

[3] 陈少夫,李岩,李宇权,等.党参、木香对胃基本电节律的影响[J].中医药研究,1994,(4):56-57.

[4] 王永兵,王强,毛福林,等.木香的药效学研究[J].中国药科大学学报,2001,32(2):146-148.

[5] 黄海霞,王伟,曲瑞瑶,等."木香-槟榔"制剂对大鼠胃肠运动的影响[J].深圳中西医结合杂志,2003,13(2):80-82.

[6] 赖先荣,孟保华,江志尧,等.川木香对实验性胃溃疡形成的抑制作用研究[J].现代生物医学进展,2008,8(1):34-36.

[7] 王小英.木香对大鼠实验性急性胃粘膜损伤的影响[J].中医研究,2004,17(2):21-22.

[8] 陈少夫,潘丽丽,李岩,等.木香对犬的胃酸及血清胃泌素、血浆生长抑素浓度的影响[J].中医药研究,1998,14(5):46-48.

[9] 张明发,沈雅琴,朱自平,等.木香的抗腹泻和抗炎作用[J].中国药业,1999,8(6):16-17.

[10] 许丽佳,章津铭,瞿燕,等.川木香醇提物利胆镇痛作用的实验研究[J].江苏中医药,2010,42(9):76-77.

[11] 王本祥.现代中药药理与临床[M].天津:天津科技翻译出版公司,2004:263-264.

[12] 张煜,张会,吴敦序.治"肝"中药对胃肠道生物电及血流量的影响[J].中国医药学报,1989,4(2):26-29.

[13] 小林匡子.木香增强延胡索的抗胆碱作用[J].国外医学:中医中药分册,2002,24(5):313.

[14] 康胜泰.六味木香胶囊治疗慢性胃炎160例[J].浙江中医杂志,2006,41(3):174.

[15] 洪宁,郑峰.六味木香胶囊治疗慢性浅表性胃炎50例-附西药治疗50例对照[J].浙江中医杂志,2002,37(7):290.

[16] 彭勃.疏肝和胃汤治疗慢性胃炎41例[J].吉林中医药,2006,26(1):21.

[17] 刘玉敏. 自拟疏肝和胃汤治疗慢性胃炎 68 例[J]. 国医论坛，2002，17(3)：23.
[18] 吕国英. 木香苦参汤治疗急性菌痢 98 例临床观察[J]. 时珍国医国药，2003，14(7)：415-416.
[19] 陈文君. 加味参香饼敷脐治疗小儿秋泻[J]. 中医外治杂志，1997(3)：27.
[20] 凌东升. 天台乌药散治疗胃痛 84 例[J]，江苏中医药，2003，24(5)：29.
[21] 周玉华，李春芳. 加味百合乌药汤治疗胃脘痛 35 例[J]. 中国民间疗法，2003，11(2)：44-45.
[22] 夏玮. 木香顺气散治疗小儿功能性腹痛 56 例[J]. 新中医，2004，36(3)：56-57.
[23] 瞿源. 陈皮木香水预防腹部手术后腹胀[J]. 护理学杂志：外科版，2007，22(4)：封 3.
[24] 李京枝，田春玲，梁艳. 木香调经胶囊治疗肝郁气滞型月经后期 60 例[J]. 中国中医药现代远程教育，2010，8(17)：25-27.

沉香 Chenxiang

【别名】 蜜香（《本草纲目》），沉水香（《桂海虞衡志》），没香、速香、木蜜（《新华本草纲要》）。

【来源】 沉香，始载于《名医别录》，列为木部上品，历代本草均有收载，因系木的心节，置水中则沉，气香，故名。为瑞香科常绿乔木植物沉香 *Aquilaria agallocha* Roxb. 及白木香 *Aquilaria sinensis* (Lour.) Gilg 含有树脂的木材。前者主产于东南亚印度等国，后者主产于广东及海南万宁、崖县和广西陆川、博白等地，野生与栽培均有。

【采收炮制】 全年皆可采收。采含沉香的树干或根部，用刀割去白色木部，再用特别小刀将不含香部分尽可能除去，干燥。捣碎或研成细末，生用。

【商品规格】 商品分国产与进口两类。进口货规格多，有绿油伽南香、紫油伽南香、黑油伽南香、青丝伽南香等品种，或分为全沉、落水原装、特等、一、二、三、四等，以油性足，体质重而糯性大，香气浓郁者为佳。国产货分为一号香（质重、香浓）、二号香（质坚、香浓）、三号香（质较疏松、香气佳）、四号香（质浮松、香淡）、等外香。以体重、色棕黑油润、燃之有油渗出、香气浓烈者为佳。

根据《中国药典》(2010 年版一部）规定：本品醇溶性浸出物不得少于 10.0%。

【药性】 辛、苦，微温。归脾、胃、肾经。

【功效】 行气止痛，温中止呕，纳气平喘。

【应用】

1. 胸腹疼痛　本品气芳香走窜，味辛行散，性温祛寒，善温散胸腹阴寒，行气止痛。用治寒凝气滞之胸腹胀痛，常配乌药、木香、槟榔等同用，如《卫生家宝》沉香四磨汤；用治脾胃虚寒之脘腹冷痛，常配附子、肉桂、干姜等同用，如《卫生宝鉴》沉香桂附丸；本品还能入肾助阳，若命门火衰，手足厥冷，脐腹疼痛，可配附子、丁香等同用，如《百代医宗》接真汤。

2. 胃寒呕吐　本品入胃，辛温散寒，味苦质重性降，故善温降胃气而止呕。主治寒邪犯胃，呕吐清水，可与陈皮、荜澄茄、胡椒等同用，如《圣济总录》沉香丸；若脾胃虚寒，呕吐呃逆，经久不愈者，可与丁香、白豆蔻、柿蒂等同用，如沉丁二香散。

3. 虚喘　本品辛温入肾，苦降下气，能温肾纳气，降逆平喘。用治下元虚冷，肾不纳气之虚喘，常配附子、肉桂、补骨脂等同用，如《太平惠民和剂局方》黑锡丹；若上盛下虚之痰饮喘嗽，可与苏子、半夏、厚朴等同用。

4. 大肠气滞、虚寒冷秘　本品辛温苦降，入胃与肾，能温中暖肾，行气导滞，治疗胃肠气滞，虚寒便秘，可与肉苁蓉、当归、枳壳等同用。

【用法用量】 煎服，1～5g，后下；或磨汁冲服，或入丸、散剂，每次 0.5～1g。

【药论】

1.《本草通玄》："沉香温而不燥，行而不泄，扶脾而运行不倦，达肾而导火归元，有降气之功，无破气之害。"

2.《药品化义》："沉香纯阳而升，体重而沉，味辛走散，气雄横行，故有通天彻地之功，治胸背四肢诸痛及皮肤作痒。"

3.《本草述》："按诸香如木香之专调滞气，丁香之专疗寒气，檀香之升理上焦气，皆不得如沉香之功能，言其养诸气，保和卫气，降真气也。……木香能疏导滞气，而沉之宜于气郁气结者，则有不同；木香能升降滞气，而沉之能升降真气者，则有不同；丁香能祛寒开胃，而沉之调中止冷者，则有不同；檀香能升发清阳，而沉之升降水火者，则有不同。"

【现代研究】

（一）化学成分

本品含挥发油和树脂等，成分有白木香酸、白木香醛、沉香螺旋醇、沉香螺旋醛、白木香醇、去氢白木香醇、异白木香醇、茴香酸、β-沉香呋喃、苄基丙酮，还有呋喃白木香醛、呋喃白木香醇、二氢卡拉酮、枯树醇、沉香雅槛蓝醇、棕榈酸、油酸、肉豆蔻酸、硬脂酸和亚油酸等。

（二）药理作用

1. 对胃肠道作用　沉香能抑制离体豚鼠回肠的自主收缩，对抗乙酰胆碱、组胺引起的豚鼠回肠痉挛性收缩；腹腔注射能使新斯的明引起的小鼠肠推进运动减弱，呈现肠平滑肌解痉作用；还具有抗胃溃疡活性[1,2]。

2. 对中枢神经作用　所含缬草烯酸具有明显的镇静安神活性，a-檀香醇与沉香螺旋醇具有镇静作用。沉香提取物能使环己巴比妥引起的小鼠睡眠时间延长，白木香酸对小鼠有麻醉作用，还有镇痛作用[2]。

3. 抗组胺作用　沉香醇提物可增加离体豚鼠气管抗组胺作用[1]。

（三）临床报道

1. 治疗呃逆　将沉香粉 3g 用纸卷成香烟状，点燃后将未燃烧的一头放口中深吸后，以咽食的方式将烟咽入，再深吸烟 3 口，30 分钟重复 1 次。治疗 36 例，呃逆症状消失 34 例[3]。65 例手术后出现呃逆病人，将沉香粉 3g 用纸卷成香烟状，点燃后吸入，有效率 96.92%[4]。

2. 治疗胃痛　以沉香 20g，金银花 15g 等药物，服汤剂 1 周后，服丸剂或胶囊剂（诸药共研末，以枣泥为丸，每丸 4g），成人每服 3～4 丸，胃溃疡、萎缩性胃炎服 1 个月症状消失，再服乌贝散（海螵蛸 40g，浙贝母 20g，研末），治疗 103 例，症状全部消失 80 例，显效 23 例，有效率 100%[5]。

参考文献

[1] 王本祥. 现代中药药理与临床[M]. 天津：天津科技翻译出版公司，2004：779.

[2] 田燕泽，秘效媛，朴香兰. 沉香的化学成分、药理活性与临床应用研究进展[J]. 中央民族大学学报：自然科学版，2010，19(1)：79-80.

[3] 刘晶，吴晓燕，蔡洪岩. 沉香粉吸入治疗呃逆的临床观察[J]. 吉林中医药，2002，22(1)：41.

[4] 张永艺. 沉香粉治疗手术后呃逆的临床观察[J]. 南方护理学报，2003，10(4)：69.

[5] 陈松石，关宸. 沉香止痛散治疗胃痛 103 例[J]. 吉林中医药，2001，21(6)：37.

檀香　Tanxiang

【别名】 旃檀(《罗浮山疏》),白檀(陶弘景)、白檀香、黄檀香(《本草图经》),真檀、浴香(《本草纲目》)。

【来源】 檀香,始载于《名医别录》,列为下品,历代本草均有收载,因檀为善木,故字从亶有善意,且气味芳香,故名。为檀香科常绿小乔木植物檀香 *Santalum album* L. 的树干心材。主产于印度孟买、澳大利亚悉尼、印度尼西亚马来半岛;海南、广东、台湾、云南等地亦产。

【采收炮制】 以夏季采收为佳。采伐木材后,切成段,除去边材,磅片或劈碎后入药。

【商品规格】 商品有白檀香、黄檀香两种,规格有白皮散枝、雪梨、线香等,均为统货(包括片统、粉统)。以体重、质坚、香气浓郁、燃之其烟可直线上升者为佳。一般以粗大的干材老檀香为最佳。

按《中国药典》(2010 年版一部)规定:本品含挥发油不得少于 3.0%(ml/g)。

【药性】 辛,温。归脾、胃、肺经。

【功效】 行气温中,开胃止痛。

【应用】

治脘腹寒凝气滞证　本品辛散温通而芳香,善调肺气,理脾气,利胸膈,有理气散寒止痛、调中之功。治疗寒凝气滞,胸腹冷痛,常配白豆蔻、砂仁、丁香等同用,如《仁斋直指方》沉香磨脾散;治疗寒凝气滞之胸痹绞痛,可配荜茇、延胡索、高良姜、冰片等同用;治疗胃脘寒痛、呕吐食少,可用本品研末,干姜汤泡服,或配沉香、白豆蔻、砂仁等同用;若噎膈饮食不下,可与橘红、茯苓为末,人参汤调服,如《本草汇言》方。

【用法用量】 煎服,2～5g;入丸、散剂,1.5～3g。

【使用注意】 阴虚火旺,实热吐衄者慎用。

【药论】

1.《本草备要》:“调脾肺,利胸膈,为理气要药。”

2.《本经逢原》:“善调膈上诸气……兼通阳明之经,郁抑不舒、呕逆吐食宜之。”

3. 李杲:“檀香能调气而清香,引芳香之物上行至极高之分。”

【现代研究】

(一)化学成分

本品含挥发油,油中主要成分为 α-檀香醇、β-檀香醇,还含 α-檀香烯、β-檀香烯、檀萜、檀萜酮、檀萜醇、檀香酮、檀香酸、檀油酸、异戊醛、檀油醇、三环准檀香醛、反式 α-香柠檬烯,没药烯醇 A、B、C、D、E、香榧醇等。

(二)药理作用

1. 对胃肠道作用　檀香挥发油和水煎液的混合液对小鼠胃肠排空和肠道推进运动具有抑制作用,低剂量时主要抑制肠管收缩幅度,高浓度时收缩频率和幅度均受到明显抑制[1],还有麻痹兔离体小肠作用[2]。

2. 抑菌作用　檀香油对痢疾杆菌、结核杆菌有抑制作用[2]。

3. 镇静催眠作用　檀香茶提取物能使小鼠自主活动次数显著减少,睡眠潜伏期显著缩短,睡眠时间显著延长,与戊巴比妥钠有协同作用[3]。檀香醇具有小鼠中枢镇静作用[4]。

4. 其他作用　檀香油有利尿作用,对兔耳皮肤有刺激作用[2]。

(三)临床报道

1. 治疗胸痹心痛　白檀香、青木香各60g,朱砂、苏合香油、冰片、制乳香各30g,制成300丸,在心绞痛发作时含化1粒,中度或重度者每次服1粒,每天3次,有良效[5]。用瓜蒌薤白桂枝汤加檀香等,水煎服,治疗124例,痊愈72例,好转40例,总有效率为90.32%[6]。

2. 抗精神病药副反应　以檀香、广枣、肉豆蔻组成三味檀香汤治疗抗精神病药物的副反应,有效率81.0%,显效率50.0%,与普萘洛尔组疗效相仿[7]。

参 考 文 献

[1] 王本祥.现代中药药理与临床[M].天津:天津科技翻译出版公司,2004:1712.

[2] 江苏新医学院编.中药大辞典[M].上海:上海科学技术出版社,1977:2670.

[3] 李萍,彭百承,袁慧星.檀香茶提取物镇静催眠作用的实验研究[J].内蒙古中医药,2010,29(11):142-143.

[4] 颜仁梁,林励.檀香的研究进展[J].中药新药与临床药理,2003,14(3):218-219.

[5] 张民庆,张名伟,唐德才.现代临床中药学[M].上海:上海中医药大学出版社,2002:368.

[6] 洪德慧.中医药治疗胸闷124例临床体会[J].中国现代药物应用,2010,4(4):144-145.

[7] 白淑英,赛音朝格图.蒙药三味檀香汤治疗抗精神病药副反应的临床观察[J].中国民族医药杂志,2007,13(4):16-17.

香附　Xiangfu

【别名】雀头香(《江表传》),莎草根(《名医别录》),香附子(《唐本草》),雷公头、蓑草(《本草纲目》),香附米(《本草求真》),猪通草茹(《陆川本草》),三棱草根(《中药志》),东香附、毛香附、苦羌头(《中药材手册》)。

【来源】香附,原名莎草,始载于《名医别录》,到《唐本草》始称"莎草根名香附子",李时珍曰"其根相附连续而生,可以合香,故谓之香附子"。为莎草科多年生草本植物莎草 *Cyperus rotundus* L. 的干燥根茎。主产于山东泰安、郯城、莒南、日照、临沂等地,河南嵩县、伊川、洛宁、汝阳,以及浙江金华、兰溪,广东、山西、湖南、湖北、江苏等地亦有产。均为野生。

【采收炮制】秋季采挖,洗净,燎去根须,置沸水中略煮,或放蒸器里蒸透,取出晒干即为毛香附。湖南、山东、河南一带,将香附晒至七八成干,用石碾碾轧,碾至毛须掉净后,除去杂质,再晒至足干,即为香附米,或直接用火或放在灰内烧去须毛晒干即可。生用,或取粒或取片醋炙用,用时碾碎或切薄片。

【商品规格】商品有光香附、毛香附、香附米、统货等。以浙江金华、兰溪所产质优,习称金香附;山东所产质量也佳,习称东香附。均以粒大,饱满,质坚实,香气浓者为佳;个小质轻,起皱,香气淡者,质较次。

按《中国药典》(2010年版一部)规定:药材含挥发油不得少于1.0%(ml/g),饮片不得少于0.8%(ml/g)。

【药性】辛、微苦、微甘,平。归肝、脾、三焦经。

【功效】疏肝解郁,理气宽中,调经止痛。

【应用】

1. 肝气郁结之胁痛、腹痛　本品主入肝经气分,芳香辛行,善散肝气之郁结,味苦疏泄以平肝气之横逆,故为疏肝解郁、行气止痛的要药。主治肝气郁结之胸胁胀痛,多配柴胡、枳壳、川芎等同用，如《景岳全书》柴胡疏肝散；用治寒凝气滞、肝气犯胃的胃脘疼痛，可配高良姜同用，如《良方集腋》良附丸；若治寒疝腹痛，可与小茴香、乌药、吴茱萸等同用；若治气、血、痰、火、湿、食六郁所致胸膈痞满，脘腹胀痛，呕吐吞酸，饮食不化等，可配川芎、苍术、栀子等同用，如《丹溪心法》越鞠丸。

2. 脾胃气滞腹痛　本品味辛能行而长于止痛，除善疏肝解郁之外，还能入脾经，而有"宽中"(《滇南本草》)、"消食下气"(李杲)、"消饮食积聚"(《本草纲目》)等作用，故王好古谓"凡气郁血滞必用之"，临床上也常用治脾胃气滞证，若脘腹胀痛，胸膈噎塞，嗳气吞酸，纳呆，可配砂仁、甘草同用，如《太平惠民和剂局方》快气汤，或上方再加乌药、苏叶同用，如《世医得效方》缩砂香附汤；若兼下焦虚寒，可配艾叶同用，如《濒湖集简方》所载方。

3. 肝郁月经不调、痛经、乳房胀痛、胎动不安等　本品辛行苦泄，善于疏肝理气而调经、止痛。用治肝郁月经不调，痛经，可单用，如古方以四制香附为丸服用，或以醋煮，再焙研末，为丸，以米汤送服，如《校注妇人良方》醋附丸，或配柴胡、当归、川芎等同用，如《沈氏尊生书》香附归芎汤。若治乳房胀痛，可与柴胡、青皮、瓜蒌皮等同用；若治气滞胎动不安，可配紫苏同用，如《中藏经》铁罩散。若治癥瘕，可用当归、莪术、牡丹皮、乌药等同用，如《医学入门》七制香附丸。

4. 瘰疬　本品辛行苦泄，能疏通气血而治瘰疬，可单用，如《外科发挥》以本品为末，酒调外敷；或配蒲公英、夏枯草、浙贝母等同用。

5. 痈肿　本品味辛，能行气活血而消散痈肿，可配麝香共用，如《医学心悟》香附饼，或配蒲公英、牡丹皮、青皮等同用。

6. 跌打肿痛　本品辛行苦泄，消散瘀血而消肿止痛，可配姜黄同用，如徐州《单方验方新医疗法选编》所载方，或配三七、乳香、没药、延胡索等同用。

【用法用量】 煎服，6～10g。醋炙止痛力增强。

【药论】

1.《本草纲目》："香附之气平而不寒，香而能窜，其味多辛能散，微苦能降，微甘能和。生则上行胸膈，外达皮肤，熟则下走肝肾，外彻腰足。……乃气病之总司，女科之主帅也。"

2.《本草求真》："香附，专属开郁散气，与木香行气，貌同实异，木香气味苦劣，故通气甚捷，此则苦而不甚，故解郁居多，且性和于木香，故可加减出入，以为行气通剂，否则宜此而不宜彼耳。"

【现代研究】

（一）化学成分

本品含挥发油，油中含香附烯、β-芹子烯、α-香附酮、β-香附酮、广藿香酮、香附醇酮、香附奥酮、香附醇、异香附醇、柠檬烯、樟烯等，根茎中还含有生物碱、强心苷、树脂、葡萄糖、果糖、淀粉等。

（二）药理作用

1. 对子宫的影响　醋香附对大鼠子宫收缩有较强的抑制作用，使子宫肌张力降低，收缩力减弱，且作用较快，持续时间长[1,2]。香附水提液对小鼠离体子宫收缩频率的抑制作用较明显，配伍当归可增强其作用[3]。香附酮能有效地抑制未孕大鼠离体子宫肌的自发性收缩，同时抑制缩宫素引起的离体子宫肌收缩[4]。香附有机溶剂系统分离的提取部位具有明显镇痛作用，可缓解缩宫素致小鼠子宫的激烈收缩。香附的石油醚、乙酸乙酯部位能明显减少缩宫素所致的小鼠扭体次数[5]。

2. 雌激素样作用　香附挥发油有雌激素样作用，阴道内给药时，挥发油、香附烯和香附酮可致上皮角质化[6]。

3. 对中枢神经系统的作用　香附挥发油能明显协同戊巴比妥钠对小鼠的催眠作用；给家兔静脉注射香附挥发油后，家兔翻正反射迅速消失，痛反应及角膜反射消失，有四肢强直现象；还能明显延长东莨菪碱的麻醉时间，表现出麻醉或协同麻醉的作用；挥发油有明显的降低大鼠正常体温作用[7]。香附醇提物对内毒素致发热大鼠的解热起效快，持续时间长；对物理和化学刺激的小鼠有较强的镇痛作用，水提物也有较强的镇痛作用[8]。

4. 对心血管系统的作用　给麻醉猫静脉注射香附挥发油能使血压下降[7]。香附水或水-醇提取物皮下注射，可使蛙心停止于收缩期。其总生物碱、苷类、黄酮类和酚类化合物的水溶液也都有强心和减慢心率的作用，还有明显的降压作用[4]。

5. 抗炎作用　香附醇提取物腹腔注射对角叉菜胶和甲醛引起的大鼠足肿胀有明显抑制作用[4]。

6. 对肠道和气管平滑肌的作用　香附挥发油可抑制肠管收缩，当浓度增大时呈明显的抑制作用，肠管收缩幅度降低，张力下降[7]。水提剂能明显抑制兔离体肠平滑肌的收缩幅度与频率，同时也能拮抗乙酰胆碱和氯化钡所致离体肠管平滑肌的兴奋作用[9]。

7. 对肝胆的作用　香附水煎剂可使正常大鼠的胆汁流量明显增加，有利于防治胆结石的形成；可使四氯化碳肝损伤大鼠胆汁流量明显增加，还能降低四氯化碳引起大鼠谷丙转氨酶升高[10]。

8. 抗菌作用　香附油对金黄色葡萄球菌有抑制作用，对宋内氏痢疾杆菌亦有效[8]。香附提取物对某些真菌也有抑制作用[4]。

9. 对脂肪组织影响　香附水煎剂可促进大鼠脂肪组织释放游离脂肪酸[11]。

（三）临床报道

1. 治疗胃痛和胃炎　以愈胃汤(丹参、百合、香附等)加减，治疗 150 例胃痛患者，临床治愈 62 例，显效 79 例，好转 9 例[12]。采用自拟蒲贝娑罗子煎加味，治疗胃痛 50 例，总有效率为 94%[13]。以芎苍香附汤加减，治疗腹胀 68 例，总有效率为 87%[14]。用疏肝和胃汤(柴胡 10g，香附 9g 等)治疗 41 例慢性胃炎，总有效率为 90.35%[15]。

2. 治疗扁平疣　以木贼、香附加水放入药壶中煎煮，去渣备用。治疗时病人先用手术刀片将皮损角质层削至轻微出血，手足部皮损者可直接放入药水中浸泡，每次 30 分钟，其他部位不方便浸泡者，可用药棉蘸药水局部敷贴，7 天一疗程。经一疗程治疗有效率为 79%，二疗程治疗有效率 94%，三疗程治疗有效率 97%[16]。采用自拟“化疣方”，取木贼、香附 30g，加水适量煎煮，熏蒸后再作浸泡，治疗寻常疣 38 例，36 例疣体脱落、消失而痊愈[17]。以消疣汤内服，加上香附、木贼各等量水煎外洗，治疗 68 例，其中 8 例用药 3 剂后未见明显效果而停止治疗，其余 60 例疣体均完全消退而愈[18]。用复方香附酊外涂，取香附、苍耳子、大青叶各 500g，木贼 250g，分别研成粗末，浸泡于 70%乙醇中约 10 天，滤过后涂患处，总有效率为 93%[19]。

3. 治疗乳腺增生症　以制香附、柴胡各 10g 等，每天 1 剂内服，并将药渣热敷乳房肿块，15 天为 1 个疗程，连用 3 个疗程，有良效[20]。

4. 治疗不孕症　自拟香附调经助孕汤(香附、麦芽、红月季花等)加减，治疗不孕症，疗效满意[21]。

（四）不良反应

香附醇提取物小鼠腹腔注射的 LD_{50} 为 1500mg/kg。香附中抗炎作用显著的一种三萜类化合物(IV-B)小鼠腹腔注射的 LD_{50} 为 50mg/kg。小鼠腹腔注射挥发油 LD_{50} 为(0.297±0.019)ml/kg[4,7]。

参考文献

[1] 李志强，马力扬，徐敬东，等. 香附对未孕大鼠离体子宫肌收缩的影响[J]. 西安交通大学学报：医学版，2007，28(4)：399-401.

[2] 孙秀梅，张兆旺，程艳芹，等. 香附不同饮片规格的药理实验比较[J]. 中药材，2007，30(10)：1219-1221.

[3] 华永庆，洪敏，李璇，等. 当归、芍药、香附及其配伍对离体小鼠子宫痛经模型的影响[J]. 浙江中医杂志，2003，38(1)：26-27.

[4] 刘成彬，张少聪，李青天. 香附的现代药理研究进展[J]. 光明中医，2009，24(4)：787-788.

[5] 夏厚林，吴希，董敏，等. 香附不同溶剂提取物对痛经模型的影响[J]. 时珍国医国药，2006，17(5)：773-774.

[6] 王本祥. 现代中药药理与临床[M]. 天津：天津科技翻译出版公司，2004：1112-1113.

[7] 刘国卿，王秋娟，谢卓丘. 香附挥发油药理研究[J]. 中国药科大学学报，1989，20(1)：48-50.

[8] 欧润妹，邓远辉，李伟英，等. 香附不同溶剂提取物解热镇痛效应的比较[J]. 山东中医杂志，2004，23(12)：740-742.

[9] 王明江，冯桂香，熊顺华. 香附水提剂对离体兔肠管活动的影响[J]. 郧阳医学院学报，1999，18(4)：194-195.

[10] 隋艳华，赵加泉，崔世奎，等. 香附、青皮、刺梨、茵陈、西南獐牙菜对大鼠胆汁分泌作用的比较[J]. 河南中医，1993，13(1)：19-20，44.

[11] 司金超，杜建海，李伟，等. 香附对大鼠离体脂肪组织释放游离脂肪酸的影响[J]. 中药药理与临床，2002，18(5)：30-32.

[12] 罗尊宇，刘莉，苏小静. 愈胃汤治疗胃痛 150 例临床观察[J]. 四川中医，1997，15 (7)：36.

[13] 陆梅华. 蒲贝娑罗子煎治疗胃脘痛 50 例[J]. 陕西中医，2001，22(1)：12.

[14] 王存荣. 芎苍香附汤治疗上腹胀满[J]. 山东中医杂志，2005，24(4)：197.

[15] 彭勃. 疏肝和胃汤治疗慢性胃炎 41 例[J]. 吉林中医药，2006，26(1)：21.

[16] 孔献华，孙忠云，王学武. 香附木贼液治疗 81 例寻常疣临床解析[J]. 基层医学论坛，2004，8(9)：832.

[17] 郭邦阳. 化疣方外治寻常疣[J]. 浙江中医杂志，2004，39(2)：52.

[18] 游瑞芳. 消疣汤配合香附与木贼水煎外洗治疗扁平疣 68 例[J]. 中国乡村医药杂志，2007，14(5)：49-50.

[19] 沈鹏. 复方香附酊治疗扁平疣 60 例[J]. 实用中医药杂志，2003，19(2)：93.

[20] 楼英. 香附的一药多用[J]. 浙江中西医结合杂志，2006，16(3)：188.

[21] 张剑锋. 香附治疗不孕症心得[J]. 实用中医药杂志，2006，22(8)：521.

川楝子　Chuanlianzi

【别名】楝实(《神农本草经》)，练实(《本草经集注》)，金铃子、仁枣(《药谱》)，苦楝子(《本草图经》)。

【来源】川楝子，原名楝实，始载于《神农本草经》，列为下品，历代本草均有收载。李时珍谓楝叶可以练物，故谓之楝，其子如小铃，熟则黄色，故名金铃子，象形也。为楝科落叶植

物川楝 *Melia toosendan* Sieb. et Zucc. 的干燥成熟果实。我国南方各地均产，主产于四川万县、云阳、邛崃、大邑、华阳、金堂，贵州安顺、平坝、镇宁，云南楚雄、元谋、宜良等地，以四川产量最大。多为野生。

【采收炮制】冬天果实呈黄色时采收，或收集霜后落下的黄色果实，晒干或烘干。用前捣碎，生用，或切厚片或碾碎后清炒至表面焦黄色。

【商品规格】商品一般不分等级，均为统货，以个大、肉厚而松软、外皮色金黄、果肉色黄白为佳。习惯以四川产者品质最优。

按《中国药典》(2010 年版一部)规定：药材含川楝素($C_{30}H_{38}O_{11}$)应为 0.06%～0.20%；饮片应为 0.04%～0.20%。

【药性】苦，寒。有小毒。归肝、胃、小肠、膀胱经。

【功效】疏肝泄热，行气止痛，杀虫。

【应用】

1. 肝郁化火诸痛证　本品苦寒降泄，导热下行，主入肝经以清肝火，泄郁热而奏清肝行气止痛之效，故可治肝郁化火诸痛证。

(1) 胸胁痛：常配延胡索同用，如《素问病机气宜保命集》金铃子散，或配柴胡、郁金、白芍等同用；若兼血瘀者，可配三棱、莪术、乳香、没药同用，如《医学衷中参西录》金铃泻肝汤。

(2) 疝气痛：本品性寒，以治疗热疝为宜，可配延胡索同用，如金铃子散，或再配香附、橘核、芒果核等同用；因其疏肝理气作用较强，故又常配暖肝散寒药物用治寒疝腹痛，如《医方简义》导气汤以本品配小茴香、木香、吴茱萸等同用，或如《证治准绳》金铃散以本品配青皮、木香、槟榔等同用；若寒甚痛剧，可配附子、小茴香、补骨脂等同用，如《太平惠民和剂局方》川楝散；若寒凝热郁，小腹疼痛，走无定处，或睾丸痛引少腹者，常与小茴香同用，二者一寒一热，以解错综之邪，如《医方类聚》抽刀散；若兼肾阳虚，可配益智仁、补骨脂、巴戟天等同用，如《太平惠民和剂局方》金铃子丸。

(3) 肝胃气痛：常配延胡索同用，如金铃子散，或以金铃子散与四逆散合用。

2. 虫积腹痛　本品苦寒有毒，能驱杀肠道寄生虫，味苦又能疏泄气机而行气止痛，故可用治蛔虫等引起的虫积腹痛，常配使君子、槟榔等同用；或如《摘元方》配川芎、猪胆汁同用，以治虫病疳积腹痛。

3. 头癣、秃疮　本品苦寒有毒，能清热燥湿，杀虫而疗癣，可用本品焙黄研末，以油调膏，外涂。

4. 脏毒下血　本品苦寒能清热而治脏毒下血，可单用，如《经验方》以本品炒黄为末，做成蜜丸，米汤送服。

【用法用量】煎服，5～10g。外用适量，研末调涂。

【使用注意】本品有毒，不宜过量或持续服用，以免中毒。又因性寒，脾胃虚寒者慎用。同科属不同种植物苦楝 *Melia azedarach* L 的果实，性状、成分及药效与本品略有不同，苦楝子毒性较川楝子为大，应分别入药，不能混淆。

【药论】

1.《本草纲目》："楝实，导小肠膀胱之热，因引心包相火下行，故心腹痛及疝气为要药。"

2.《本草经疏》："楝实，主温疾伤寒，大热狂烦者，邪在阳明也，苦寒能散阳明之邪热，则诸证自除。膀胱为州都之官，小肠为受盛之官，二经热结，则小便不利，此药味苦气寒，走二经而导热结，则水道利矣。”

3.《本经逢原》：“川楝，苦寒性降，能导湿热下走渗道，人但知其治疝之功，而不知其荡热止痛之用。《本经》主温疾烦狂，取以引火毒下泄，而烦乱自除。其杀虫利水道，总取以苦化热之义。古方金铃子散，治心包火郁作痛，即妇人产后血结心痛，亦宜用之。以金铃子能降火逆，延胡索能散结血，功胜失笑散而无腥秽伤中之患。”

【现代研究】

（一）化学成分

本品含川楝素、异川楝素、川楝紫罗兰酮苷甲和乙、脂川楝子醇、苦楝子萜酮、苦楝子内酯、苦楝子萜醇、印苦楝子素等。

（二）药理作用

1. 对神经肌肉接头作用　川楝素使小白鼠神经、肌肉接头的突触隙宽度增加和突触小泡数目减少，作用方式是抑制刺激神经诱发的乙酰胆碱释放，阻断神经肌肉接头间正常传递功能，并属于强累积性药物[1,2]。川楝素浓度依赖性地使豚鼠快反应电位复极至90%时程（APD_{90}）延长，用$BaCl_2$后可取消川楝素的上述作用，但延长APD的作用存在[3]。

2. 对呼吸中枢的作用　大剂量川楝素静脉注射或肌内注射，会引起大鼠呼吸衰竭。延脑呼吸中枢部位直接给川楝素对呼吸中枢有抑制作用[4]。

3. 对消化系统的作用　服川楝子煎剂半小时后，健康人的胆囊面积较空腹时缩小，表现出松弛奥狄括约肌、收缩胆囊、促进胆汁排泄的作用。给兔灌服胃川楝素，可使其离体肠肌张力和收缩力增强[5]。

4. 对心血管系统的作用　川楝素作用于豚鼠心室肌细胞的电压依赖Ca^{2+}通道，川楝素不可逆性地增大Ca^{2+}电流，对L型钙通道的易化效应是通过改变通道电压敏感性和延长通道开放时间实现的[6]。

5. 驱虫作用　低浓度川楝素对整条猪蛔虫及其节段有明显的兴奋作用，一定浓度下在体外使猪蛔虫自发运动加强，出现间歇性剧烈收缩，使虫体失去附着肠壁功能而被排出体外，对蛲虫、鞭虫也有一定作用[5]。

6. 抗菌消炎及抗病毒作用　川楝子的水溶剂对堇色毛菌、奥杜盎氏小芽孢癣菌、白念珠菌有抑制作用。川楝子水提物有抗病毒作用[7]。

7. 抗生育作用　川楝子油在体外和体内可杀死SD大鼠附睾尾精子，对生精细胞具明显抑制作用，同时可使非生精细胞合成代谢增加，影响精子的生成[8,9]。

8. 抗肿瘤作用　川楝子对人体宫颈癌有明显抑制作用，川楝素对人癌细胞株有强细胞毒性，可引起小鼠神经母细胞瘤、大鼠神经胶质细胞和人神经母细胞瘤细胞形态学变化，高浓度川楝素能直接引发NG108-15细胞和SK-N-SH细胞死亡。川楝素提取物对人白血病K562细胞有抑制增殖及诱导凋亡作用，是最有效的抗肉毒化合物[10]。

9. 抗氧化作用　川楝子总黄酮和总多糖均有较强的消除自由基能力，具抗氧化活性[11]。

（三）临床报道

1. 治疗胃痛　以天台乌药15g，广木香10g，川楝子10g等，辨证加减，治疗胃痛84例，总有效率为91.7%[12]。

2. 治疗乳腺疾病　将苦楝子皮和仁捣碎晒干，炒微黄研细末，每服9g，红糖100g，用黄酒或开水100～200ml冲服，治急性乳腺炎未化脓者34例，均在3天内治愈[13]。690例乳腺增生患者服用乳增宁片两个疗程以上，有效率达90%以上。复诊的患者发现乳增宁片不但治乳腺增生病，还有美容作用，是皮肤黄褐斑等内分泌失调疾病较理想的药物[14]。

3. 治疗皮肤病　以川楝子10～20g、白鲜皮15g等，加水煎后温洗面部，用于治疗毛囊虫皮炎、痤疮。以川楝子30g，明矾20g等，加水煎煮，先熏后洗，治疗手足癣和甲沟炎，均有良效[15]。以川楝子为主药治疗带状疱疹及其引起的各种疼痛，属肝气郁滞者川楝子用至10g左右，湿热内蕴者用至20g左右，而治疗带状疱疹后遗神经痛用量需小于6g，如疱疹前神经痛，以四逆散加川楝子10g；疱疹期神经痛，以龙胆泻肝汤加川楝子20g；疱疹后遗神经痛，小瓜蒌散佐以川楝子6g；水煎服，均收到良好疗效[16]。

（四）不良反应

1. 毒性　目前已知本品的主要毒性成分是川楝素、苦楝萜酮内酯等。给小鼠静脉注射、腹腔注射、皮下注射、口服川楝素的LD_{50}分别为14.6mg/kg、13.8mg/kg、14.3mg/kg、244.2mg/kg；猴累积致死的最低静脉注射量为每日0.2mg/kg，连续5天，累积到1.0mg/kg以上便可致死。大鼠皮下注射和家兔静脉注射的LD_{50}分别为9.8mg/kg、4.2mg/kg。小鼠的累积毒性LD_{50}为18.7mg/kg。川楝素在肝脏的含量比其他组织高，肝脏病理形态学的变化也比其他脏器明显[5]。

毒性的其他报道，以川楝子90g/kg灌胃1～2小时后多数大鼠出现活动减少，ALT、AST水平显著升高，在2小时时达到高峰。光镜下，给药组部分大鼠有肝细胞水肿或轻度脂肪变性。川楝子以62.6g/kg、127.5g/kg大鼠灌胃2小时后，ALT水平显著升高，并出现不同程度的肝细胞水肿、轻度脂肪变性、肝细胞坏死，随着剂量增大，病理损伤更严重，结果表明大鼠一次灌胃给予大剂量川楝子后，对肝脏产生急性毒性，并显示毒性呈时效、量效关系[17]。

临床研究证明川楝子有较强的毒性，多在服药1～2小时内出现胃肠道刺激症状如腹痛、恶心、呕吐、腹泻。可发生急性中毒性肝炎，出现转氨酶升高，黄疸，肝大叩痛。对神经系统有抑制作用，神昏、嗜睡、烦躁，甚至呼吸中枢麻痹而死亡，并可引起内脏出血，造成循环衰竭，肾脏亦可能造成损害，出现蛋白尿等，严重可致死亡[18]。

曾有报道，患者为驱虫而口服自采自煎的川楝子原药液约300ml（原药材约200g，未炮制）后约30分钟出现恶心、呕吐、听力障碍、视物模糊、口干、心慌、燥热、小便不畅等。考虑为抗胆碱类药物中毒，给予洗胃、导泻、静脉输液，并给予新斯的明0.5mg肌注等处理而愈[19]。

2. 中毒机理及症状　川楝子对胃肠道有刺激作用，对肝脏有损害，会阻断神经肌肉接头的正常传递功能，还会造成急性循环衰竭和中枢性呼吸衰竭而死亡。中毒较轻时，可见头晕、头痛、思睡、恶心呕吐、腹痛等，严重时会出现呼吸中枢麻痹，中毒性肝炎、内脏出血、精神失常等症状。

3. 中毒原因及预防　川楝子临床应用一般无严重反应，但过量应用则容易出现中毒；有些地方以苦楝子代用，苦楝子因误食或用量过大引起中毒则较多见。预防：①一般内服用量3～10g，不可过量或持续使用；②虚寒者、贫血、肝功能不全者、消化道溃疡者忌用；③注意品种，苦楝子毒性比川楝子大，内服时尽量避免使用或减少剂量使用；④防止小儿误食。

4. 中毒救治　①催吐或洗胃，服用泻药如番泻叶或硫酸镁等；②服蛋清或活性炭，吸附毒素，以保护胃黏膜；③中药解毒可用甘草、白糖煎服；④对症治疗。

参考文献

[1] 熊春生.川楝素与肉毒素在神经肌肉接头相互作用的超微结构观察[J].药学学报,1985,20(7):495-499.

[2] 黄世楷.川楝素对小白鼠神经肌肉接头的超微结构的影响[J].生理学报,1980,32(4):385.

[3] 高晓东,汤树本,吕键,等.川楝素对豚鼠乳头状肌电和机械特性的影响[J].中国药理学报,1994,15(2):147-151.

[4] 田文皓,王忠兴,魏乃森.川楝素对呼吸中枢的抑制作用[J].生理学报,1980,32(4):338-342.

[5] 王本祥.现代中药药理与临床[M].天津:天津科技翻译出版公司,2004:182-183.

[6] 张建楼,钟秀会.川楝素的药理作用研究概况[J].上海畜牧兽医通讯,2007(5):65-66.

[7] 陈兵.川楝子的现代研究进展[J].中国中医药现代远程教育,2010,8(12):259-260.

[8] 贾瑞鹏,周性明,陈甸英,等.川楝子油附睾注射对雄性大鼠的抗生育作用[J].中华实验外科杂志,1996,13(5):306-307.

[9] 贾瑞鹏,周性明,陈甸英,等.川楝子油对雄性大鼠的抗生育作用[J].南京铁道医学院学报,1996,15(1):1-3.

[10] 王小娟,刘妍如,肖炳坤,等.川楝素抗肿瘤作用机制研究进展[J].科学技术与工程,2011,11(2):281-285.

[11] 贺亮,宋先亮,殷宁,等.川楝子总黄酮和多糖提取及其抗氧化活性研究[J].林产化学与工业,2007,27(5):78-82.

[12] 凌东升.天台乌药散治疗胃痛84例[J].江苏中医药,2003,24(5):29.

[13] 魏春花,吕建辉.川楝子药效古今论要[J].实用医技杂志,1997,4(7):561-562.

[14] 张菊香.乳增宁片清褪皮肤色斑机理的探讨[J].中药材,2000,23(5):308-309.

[15] 唐伟,张尊善.川楝子外治皮肤病临床新用[J].中医外治杂志,1997,6(1):35.

[16] 郭兴旺.配伍川楝子治疗带状疱疹[J].山东中医杂志,2005,24(3):183.

[17] 熊彦红,齐双岩,金若敏,等.川楝子对大鼠肝毒性的时效和量效关系研究[J].江苏中医药,2008,40(7):83-84.

[18] 孙建,周洪雷.中药川楝子临床应用研究[J].辽宁中医药大学学报,2008,10(1):27-28.

[19] 卓长贵,高英,张雪美.川楝子口服过量致中毒1例[J].中国社区医师,2005,13(7):60.

乌药 Wuyao

【别名】 旁其(《本草拾遗》),天台乌药(《本草图经》),矮樟(《本草纲目》)。

【来源】 乌药,始载于《本草拾遗》。为樟科植物乌药 *Lindera aggregata* (Sims) Kosterm. 的根。主产于浙江金华地区,湖南邵东、涟源、邵阳等地,其中以浙江天台所产量大质优。多为野生。

【采收炮制】 全年均可采挖,洗净,晒干,即为"乌药个";切成厚1～2mm横切片,晒干或烘干,即为"乌药片"。或趁鲜切片,晒干。

【商品规格】 商品以浙江天台所产称"台乌药",实际上浙江所产者均称台乌药。有将湖北、湖南等地所产者称为"衡州乌药"。均以质嫩、断面白色、香气浓者为佳。

按《中国药典》(2010年版一部)规定:本品含乌药醚内酯($C_{15}H_{16}O_4$)不得少于0.030%,去甲异波尔定($C_{18}H_{19}NO_4$)不得少于0.40%。

【药性】 辛,温。归肺、脾、肾、膀胱经。

【功效】 行气止痛,温肾散寒。

【应用】

1. 寒凝气滞之胸腹诸痛 本品味辛行散，性温祛寒，入肺而宣通，入脾而宽中，故能行气散寒止痛，用治寒凝气滞之胸腹诸痛。

(1) 胸胁痛：可配香附、甘草等同用，如《太平惠民和剂局方》小乌沉汤，或配薤白、瓜蒌、延胡索等同用；若冷气上攻，胸胁刺痛，心腹膨胀，吐泻肠鸣，可配陈皮、川芎、枳壳等同用，如《太平惠民和剂局方》乌药顺气散；若脾虚气滞，胸胁胀痛，可配白术、人参、陈皮等同用，如《杂病源流犀烛》乌药顺气散。

(2) 脘腹胀痛：可配陈皮、苏叶等同用，如《濒湖集简方》所载方；或配木香、青皮、莪术等同用，如《太平圣惠方》乌药散；若脘腹冷气作痛，可与香附等分为末服用，如《乾坤秘蕴》香乌散；若七情郁结，复感寒邪，寒郁气逆，上犯于肺而气逆喘急，横扰于脾而胸腹胀痛，可与槟榔、沉香等同用，如《济生方》四磨饮子，或配香附、沉香、砂仁等同用，如《赤水玄珠》乌药顺气散。

(3) 寒疝、小肠疝气：可配升麻用，如《孙天仁集效方》所载方；若治寒疝，小腹痛引睾丸，可配小茴香、青皮、高良姜等同用，如《医学发明》天台乌药散。

(4) 妇女少腹疼痛：可与香附、当归、木香等同用，如《济阴纲目》乌药汤；若治产后气血不和，少腹胀痛，可配当归、川芎、香附等同用，如《本草切要》所载方；若兼食滞，可配陈皮、厚朴、枳壳等同用，如《沈氏尊生书》排气饮。

2. 尿频、遗尿 本品辛散温通，入肾与膀胱而温肾散寒，缩尿止遗，治疗肾阳不足，膀胱虚冷之小便频数，小儿遗尿等，常与益智仁、山药等同用，如《校注妇人良方》缩泉丸。

【用法用量】煎服，6～10g。

【鉴别用药】木香、香附、乌药三药均能行气止痛，用治气滞腹痛之证。然木香温燥芳烈，能升能降，可通行三焦气分，尤善行胃肠气滞，故脘腹胀痛，泻痢后重多用；香附药性平和，功偏疏肝解郁，调经止痛，故肝郁胁痛，月经不调，痛经多用；乌药温散力强，善散寒行气以止痛，故寒凝气滞之胸腹诸痛多用，还能温肾缩尿而治膀胱虚冷之尿频、遗尿。

【药论】

1.《药品化义》："乌药，气雄性温，故快气宣通，疏散凝滞，甚于香附。外解表而理肌，内宽中而顺气。以之散寒气，则客寒冷气自除；驱邪气则天行疫瘴即却；开郁气，中恶腹痛，胸膈胀痛，顿然可减；疏经气，中风四肢不遂，初产血气凝滞，渐次能通，皆藉其气雄之功也。"

2.《本草求真》："凡一切病之属于气逆，而见胸腹不快者，皆宜用此。"

【现代研究】

(一) 化学成分

本品含10余种呋喃倍半萜类化合物，如乌药烯醇、乌药烯、乌药根烯(Lindestrene)、乌药内酯、异乌药内酯、乌药醚内酯、新乌药内酯等，还有新木姜子碱、乌药醇、乌药酸等。

(二) 药理作用

1. 对胃肠作用 乌药能使家兔胃电图幅值、频率明显增高；对胃肠平滑肌有双重作用，还能增加消化液的分泌[1]。水提物、醇提物均能降低小鼠甲基橙胃残留率，增加小鼠小肠炭末推进率，对家兔离体肠平滑肌蠕动有明显抑制作用，并能对抗乙酰胆碱、磷酸组胺、氯化钡所致肠肌痉挛[2]。乌药能使胃钡餐残留量、胃全排空时间、到达回盲部时间明显减少[3]。

2. 对肝脏作用 乌药总黄酮粗提物可显著降低 CCl_4 肝损伤小鼠血清转氨酶的活性，增强总抗氧化能力和SOD活力，减少MDA释放，显著提高受损肝组织中抗氧化相关基因抗细菌硫氧还原蛋白、血红素加氧酶-1以及过氧化物酶-1的表达[4]。

3. 抗菌作用 煎剂对金黄色葡萄球菌、炭疽杆菌、乙型溶血性链球菌、白喉杆菌、大肠杆菌、铜绿假单胞菌、痢疾杆菌等有抑制作用[5]。乌药对空肠弯曲菌有较强的抗菌作用[6]。

4. 抗病毒作用 乌药水煎液在细胞培养中对呼吸道合胞病毒、柯萨奇病毒 B_1、B_3、B_4 组有明显的抑制作用，对柯萨奇病毒 B_1、B_3 属高效药物；对柯萨奇病毒 B_4 属中效药物[7]。乌药的水提取物和醇提取物对单纯疱疹病毒有明显抑制作用[8]。

5. 镇痛、抗炎作用 乌药的水提液、醇提物水溶液能够明显延长小鼠热板法痛阈值，抑制小鼠酒石酸锑钾刺激引起的扭体反应，还能对抗混合致炎剂所致小鼠耳肿胀，降低肿胀率。乌药中分离成分能有效对抗角叉菜胶大鼠足跖肿胀[9]。

6. 抗疲劳作用 乌药提取物灌胃给予小鼠，具有延长小鼠负重游泳时间和降低运动后小鼠血清尿素含量，增加小鼠肝糖原水平的作用，降低小鼠游泳血乳酸面积，表明出抗疲劳的作用[10,11]。将小鼠以乌药精颗粒灌胃，能明显延长小鼠负重游泳时间，降低小鼠运动后血乳酸曲线下面积含量，降低小鼠运动后血清尿素氮含量，提高小鼠运动时候肝糖原含量，降低小鼠游泳后血乳酸含量[12]。

7. 对免疫功能影响 乌药精颗粒可明显提高ConA诱导的小鼠脾淋巴细胞增生功能，提高对二硝基氟苯诱导小鼠迟发型变态反应功能[13]。

8. 止血作用 乌药干粉能明显缩短家兔血浆再钙化时间，促进血凝[5]。

(三) 临床报道

1. 治疗胃痛 以乌药15g，木香10g等为基本方，辨证加减，治疗胃痛84例，总有效率为91.7%[14]。以加味百合乌药汤，治疗胃痛35例，痊愈15例，好转18例，无效2例[15]。

2. 治疗腹泻 以四君乌药散（党参、茯苓、白术、乌药各10g）加减，治疗慢性泄泻37例，治愈28例，好转7例，无效2例，总有效率94.69%[16]。

3. 治疗前列腺炎 以天台乌药散为基本方加减，治疗慢性前列腺炎60例，痊愈28例，显效20例，有效8例，无效4例，总有效率93.33%[17]。

4. 治疗痛经 以当归乌药饮（当归15g，乌药15g，延胡索15g）放入保温杯或带盖的茶杯中，倒入90℃以上开水约200ml，将口盖严，浸泡10～20分钟后饮之，每日1剂，每剂药浸泡服用两次。在以后半年内，每于月经行经前3天或月经将来出现腹痛时服用。治疗痛经65例，总有效率90.77%[18]。

参考文献

[1] 王本祥. 现代中药药理与临床[M]. 天津：天津科技翻译出版公司，2004：306-307.

[2] 俞桂新，李庆林，王峥涛，等. 乌药提取物对消化系统的作用[J]. 中国野生植物资源，1999，18(3)：52-53.

[3] 龚时贤，竹剑平. 乌药促进胃肠运动的临床效果观察[J]. 浙江临床医学，2008，10(3)：323.

[4] 顾莉蕴，罗琼，肖梅，等. 乌药叶总黄酮的抗氧化作用及对四氯化碳致小鼠肝损伤的保护作用[J]. 中药新药与临床药理，2008，19(6)：447-449.

[5] 王浴生，邓文龙，薛春生. 中药药理与应用[M]. 北京：人民卫生出版社，1998：184-185.

[6] 张琳，杨连文，郑晓光，等. 中药对空肠弯曲菌与幽门螺旋菌的抑制作用[J]. 中国中西医结合脾胃杂志，1994，2(1)：32-33.

[7] 张天民，胡珍姣，欧黎虹，等. 三种中草药抗病毒的实验研究[J]. 辽宁中医杂志，1994，21(11)：523-524.

[8] 张杰,詹炳炎.中草药抗单纯疱疹病毒作用的研究进展[J].中医药信息,1995,12(1):31-34.

[9] 李庆林,俞桂新,窦昌贵,等.乌药提取物的镇痛、抗炎作用研究[J].中药材,1997,20(12):629-631.

[10] 刘卫东,温中京,郭伟娣,等.乌药提取物抗疲劳作用的实验研究[J].浙江中医杂志,2006,41(7):428-429.

[11] 陈宇,吴人照,戴关海,等.乌药抗疲劳机理探讨[J].浙江中医杂志,2010,45(4):293-294.

[12] 吴人照,陈宇,戴关海,等.乌药精颗粒缓解体力疲劳作用的实验研究[J].浙江中医杂志,2010,45(3):178-179.

[13] 戴关海,吴人照,杨锋,等.乌药精颗粒对小鼠免疫功能影响的实验研究[J].医学研究杂志,2010,39(1):43-46.

[14] 凌东升.天台乌药散治疗胃痛84例[J].江苏中医药,2003,24(5):29.

[15] 周玉华,李春芳.加味百合乌药汤治疗胃脘痛35例[J].中国民间疗法,2003,11(2):44-45.

[16] 陆玲菲.四君乌药散治疗慢性泄泻37例[J].浙江中西医结合杂志,2003,13(2):123.

[17] 赵德柱.天台乌药散加味治疗慢性前列腺炎60例[J].黑龙江医学,2004,28(12):960.

[18] 唐红梅.当归乌药饮治疗痛经65例[J].实用中医药杂志,2009,25(5):291.

佛手 Foshou

【别名】佛手柑(《滇南本草》),佛手香橼(《闽书》),蜜罗柑(《古州杂记》),蜜筒柑(《黔书》),五指柑(《广西中药志》),福寿柑(《民间常用草药汇编》)。

【来源】佛手,原名佛手柑,始载于《滇南本草》,因其功效好,形似人手,故名。为芸香科常绿小乔木植物佛手 *Citrus medica* L. var. *sarcodactylis* Swingle 的干燥果实。主产于广东高要,广西凌乐、灌阳、大新等地(称广佛手),四川江津、合江、沪县、犍为,云南易门、宾川、新平、峨山等地产称川佛手,此外,福建福安、莆田、闽候,浙江金华、兰溪,安徽歙县等地亦产。多为栽培。

【采收炮制】秋季果实尚未变黄或刚变黄时采收。摘下果实后,晾3～5天,待水分大部分蒸发后纵切成薄片,晒干或阴干,或微烘干,生用。

【商品规格】商品多为加工后的佛手片。有川佛手和广佛手之分,均同等入药。均以片均匀、平整、不破碎、肉白、香味浓者为佳。

按《中国药典》(2010年版一部)规定:本品含橙皮苷($C_{28}H_{34}O_{15}$)不得少于0.030%。

【药性】辛、苦、酸,温。归肝、脾、胃、肺经。

【功效】疏肝理气,和胃止痛,燥湿化痰。

【应用】

1. 胸胁胀痛、肝胃气痛　本品辛行苦泄,入肝经,能疏肝解郁,行气止痛,用治肝郁气滞及肝胃不和之胸胁胀痛、脘腹痞满等,常与柴胡、香附、郁金等同用。

2. 脾胃气滞证　本品辛行苦泄,气味清香,能醒脾和胃,行气导滞,用治脾胃气滞之脘腹胀痛、恶心、纳呆等,常与木香、砂仁、香附等同用。

3. 久咳痰多、胸闷胁痛　本品芳香醒脾,苦燥化湿而健脾消痰,辛行苦泄又能疏肝理气,故用治咳嗽日久而痰多者,尤宜于咳嗽不止,胸膺作痛者,可与丝瓜络、瓜蒌皮、陈皮、郁金等同用。

【用法用量】煎服,3～10g。

【药论】

1.《本草纲目》:"煮酒饮,治痰气咳嗽。煎汤,治心下气痛。"

2.《本草便读》:"佛手,功专理气快膈,惟肝脾气滞者宜之,阴血不足者,亦嫌其燥耳。"

【现代研究】

(一)化学成分

佛手含挥发油、香豆精类、黄酮类、氨基酸等化合物。主要成分有佛手内酯、布枯叶苷(地奥明)、柠檬内酯、橙皮苷、精氨酸和谷氨酸等。

(二)药理作用

1. 对消化道作用 佛手醇提液能明显增强家兔离体回肠平滑肌的收缩,抑制家兔离体十二指肠平滑肌收缩,对乙酰胆碱引起的家兔离体十二指肠痉挛有显著解痉作用;对小鼠小肠运动有明显推动作用[1]。醇提取物对大鼠、兔离体肠管,麻醉猫、兔在体肠管有明显抑制作用。佛手醇提取物静脉注射,能迅速缓解氯甲酰胆碱所致麻醉猫胃、肠、胆囊的张力增加[2]。

2. 对呼吸道作用 佛手煎剂可对抗组胺引起的豚鼠离体气管收缩,从川佛手中分离出的柠檬橘内酯,对组胺所致豚鼠离体气管收缩有对抗作用;并对抗蛋清致敏豚鼠的离体回肠和气管收缩;对麻醉猫有一定抗组胺作用[3]。佛手醇提液灌胃对小鼠具有镇咳、平喘、祛痰作用和提高抗应激能力[4,5]。

3. 对心血管系统作用 佛手醇提物能显著增加豚鼠离体心脏的冠脉流量和提高小鼠的耐缺氧能力,对大鼠因垂体后叶素引起的心肌缺血有保护作用,对豚鼠因结扎冠状动脉引起的心电图变化有改善,对氯仿-肾上腺素引起的心律失常有预防作用[2]。

4. 对中枢神经系统作用 小鼠腹腔注射醇提物,自发活动明显减少,还可显著延长戊巴比妥钠的睡眠时间,延长士的宁致小鼠惊厥的死亡时间和戊四氮或咖啡因引起的惊厥时间与致死时间,且降低其死亡率[2]。

5. 对免疫功能作用 佛手多糖可明显提高环磷酰胺所致免疫功能低下小鼠腹腔巨噬细胞吞噬百分率和吞噬指数,促进溶血素和溶血空斑的形成以及淋巴细胞转化,并明显提高外周血T淋巴细胞比率[6]。能提高巨噬细胞外低下的IL-6水平[7]。接种HAC_{22}细胞后给药,佛手多糖有较好的抑制作用,表明佛手多糖具免疫调节、抗肿瘤作用[8]。

6. 对学习记忆功能影响 给小鼠佛手醇提取液,其在新环境中自发活动显著减少,学习记忆能力显著增强,脑内去甲肾上腺素、多巴胺和五羟色胺含量显著提高[9]。佛手醇提液能明显延长戊巴比妥钠睡眠时间,显著提高小鼠Y-迷宫分辨学习能力,还能提高小鼠的免疫器官指数和应激能力[10]。

7. 对毛发生长影响 金华佛手水提液涂抹于小鼠脱毛皮肤部位,能显著提高皮肤中SOD活性,增加皮肤中胶原蛋白含量,减少脂质过氧化产物丙二醛的含量,促进毛发生长[11]。

(三)临床报道

1. 治疗胃炎 以佛手胃痛饮加减治疗1135例,总有效率为96.9%[12]。以佛手15g、黄芩10g、黄连10g等为基本方加减,幽门螺杆菌根治率为90%,炎症改善率为90%[13]。自拟金佛手胃宝Ⅰ(金佛手、蒲公英、半枝莲等)辨证加减治疗HP相关性胃炎65例,近期治愈9例,显效24例,有效28例,无效4例,总有效率93.8%[14]。

2. 治疗消化性溃疡 治疗组采用金佛手胃宝Ⅱ辨证加减,治疗30例,治愈24例,有效5例,无效1例,总有效率为96.67%[15]。以瓜蒌薤白汤加减,治疗组62例中,总有效率 83.87%[16]。

3. 治疗哮喘 以佛手 550g，黄芪 300g，甘草 100g，蜂蜜 100g，制成药液 1000ml。治疗哮喘 35 例，其中急性期小儿哮喘 20 例，缓解期哮喘 15 例，治疗组急性期有效率 80%，缓解期有效率 73%[17]。

4. 治疗特发性水肿 给予自拟的芪苓佛手汤，方药组成为生黄芪、佛手、宣木瓜等。治疗组 81 例中，有效 76 例，无效 5 例；服用螺内酯对照组 81 例中，有效 61 例，无效 20 例，治疗组疗效优于对照组[18]。

（四）不良反应

本品所含柠檬内酯小鼠灌胃的 LD_{50} 为 3.95g/kg[2]。

参考文献

[1] 王宜祥，何忠平. 金佛手醇提液对小肠平滑肌的影响[J]. 中国药业，2003，12(4)：43-44.

[2] 王浴生，邓文龙，薛春生. 中药药理与应用[M]. 北京：人民卫生出版社，1998：557-559.

[3] 王本祥. 现代中药药理与临床[M]. 天津：天津科技翻译出版公司，2004：759-761.

[4] 金康，何忠平. 佛手醇提液抗炎、祛痰、平喘作用研究[J]. 中国药业，2002，11(4)：43-44.

[5] 金晓玲，徐丽珊，何新霞. 佛手醇提取液的药理作用研究[J]. 中国中药杂志，2002，27(8)：604-606.

[6] 黄玲，黄敏. 佛手多糖对小鼠免疫功能的影响[J]. 河北中西医结合杂志，1999，8(6)：872-873.

[7] 黄玲，邝枣园，张敏，等. 佛手多糖对环磷酰胺造模小鼠巨噬细胞的影响[J]. 广州中医药大学学报，2000，17(1)：58-60.

[8] 黄玲，邝枣园. 佛手多糖对小鼠移植性肝肿瘤 HAC_{22} 的抑制作用[J]. 江西中医学院学报，2000，12(1)：41，47.

[9] 徐丽珊，金晓玲. 金华佛手醇提取液对小鼠学习记忆的影响[J]. 特产研究，2002，24(4)：16-18.

[10] 徐晓虹，金晓玲，章子贵. 金华佛手醇提液对小鼠记忆、耐力和免疫机能的影响[J]. 浙江师范大学学报：自然科学版，2000，23(2)：180-182.

[11] 邵邻相. 佛手和枸杞提取物对小鼠皮肤胶原蛋白、SOD 含量及毛发生长的影响[J]. 中国中药杂志，2003，28(8)：766-768.

[12] 李守朝. 佛手胃痛饮治疗慢性胃炎 1135 例观察[J]. 山东中医杂志，2001，20(12)：730-731.

[13] 吴大斌，韦怡翠，李红，等. 佛手四黄汤治疗脾胃湿热型幽门螺旋杆菌相关性胃炎的临床研究[J]. 广西医学，2006，28(8)：1190-1191.

[14] 徐斌，魏龙富，应瑛，等. 金佛手胃宝Ⅰ治疗 HP 相关性胃炎 65 例临床观察-附西药治疗 63 例对照[J]. 浙江中医杂志，2003，38(10)：423.

[15] 徐斌，魏龙富，应瑛，等. 金佛手胃宝Ⅱ治疗消化性溃疡 30 例临床观察[J]. 浙江中医学院学报，2004，8(1)：45-46.

[16] 张谈. 加味瓜蒌薤白汤治疗消化性溃疡 62 例临床观察[J]. 江苏中医药，2007，39(3)：24-25.

[17] 周桂芳，朱利敏. 复方金佛手口服液的制备及临床疗效观察[J]. 浙江临床医学，2002，4(8)：567.

[18] 孙明霞，赵文景，郑桂敏，等. 芪苓佛手汤治疗肝郁脾虚型特发性水肿的临床观察[J]. 北京中医药，2008，27(10)：794-796.

荔枝核 Lizhihe

【别名】荔仁(《广西中药志》)，枝核(《四川中药志》)，大荔核(《药材学》)。

【来源】荔枝核，始载于《本草衍义》，因其为荔枝的种子入药，故名。为无患子科常绿乔木植物荔枝 *Litchi chinensis* Sonn. 的干燥成熟种子。主产于广东番禺、增城、东莞、中山、新兴、新会，广西隆安、武鸣、邕宁、崇左，以及福建、台湾、四川等地。野生与栽培均有。

【采收炮制】 夏季采摘成熟果实，除去果皮及肉质假种皮，洗净，晒干，生用或打碎后盐水炙用。

【商品规格】 商品分荔枝核和盐荔枝核两种。均以粒大、饱满、光亮者为佳。

【药性】 甘、微苦，温。归肝、胃经。

【功效】 行气散结，散寒止痛。

【应用】

1. 疝气痛、睾丸肿痛　本品主入肝经，味苦疏泄，性温祛寒，共奏疏肝理气、行气散结、散寒止痛之功。治寒凝气滞之疝气痛、睾丸肿痛，可与小茴香、青皮等同用，如《世医得效方》荔核散；若寒疝疼痛，可与小茴香、吴茱萸、橘核等同用，如《北京市中药成方选集》疝气内消丸；若睾丸肿痛，又可与川楝子、橘核等同用，若属湿热者，可配龙胆、川楝子、大黄等同用。

2. 胃脘久痛、痛经、产后腹痛　本品苦泄行气，入肝与胃，有疏肝和胃、理气止痛之功。治疗肝气郁结、肝胃不和之胃脘久痛，可配木香同用，如《景岳全书》荔香散；治肝郁，气滞血瘀之痛经、产后腹痛，可与香附同用，如《校注妇人良方》蠲痛散，或再与当归、川芎、益母草等同用，疗效更佳。

【用法用量】 煎服，5～10g。

【药论】

《本草备要》："入肝肾，散滞气，辟寒邪，治胃脘痛，妇人血气痛。"

【现代研究】

（一）化学成分

含3-羟基丁酮(3-acetoin)，含棕榈酸，油酸，亚油酸，半合成环丙基脂肪酸，α-亚甲环丙基甘氨酸等。

（二）药理作用

1. 对血糖影响　荔枝核能显著降低四氧嘧啶糖尿病小鼠和大鼠血糖，显著控制小鼠餐后1小时血清丙氨酸氨基转移酶、总胆固醇、甘油三酯、尿素水平；所含α-亚甲环丙基甘氨酸也有降血糖作用[1,2]。用链脲霉素制造糖尿病小鼠模型，荔枝核水提物能显著降低模型小鼠的血糖水平[3]。

2. 对肿瘤影响　荔枝核提取物呈剂量依赖性抑制小鼠 S_{180} 肉瘤和EAC肉瘤生长。荔枝核提取物处理后可诱导小鼠肿瘤组织中凋亡促进基因Bax表达，促进肿瘤细胞凋亡[4]。荔枝核提取物对HepG-2细胞有体外增殖抑制活性，并介导Caspase-3、Caspase-8、Caspase-9活性改变及Fas蛋白表达的上调，以此诱导细胞凋亡的发生[5]。

3. 抗病毒作用　荔枝核提取物具有较强的体外抗呼吸道合胞病毒以及单纯疱疹病毒1型和2型活性[6]。水和乙醇的提取物对HBsAg和HBeAg均有显著抑制作用。荔枝核黄酮类化合物体外抗乙肝病毒作用明确、毒性低、治疗指数高，并具有明显的抗炎、保肝作用[7]。

4. 抗菌作用　不同品种荔枝核提取物具有不同抑菌活性，荔枝核的抑菌活性强于其他品种，尤其对白菜软腐病病菌、花生冠腐病病菌、香蕉炭疽病病菌抑菌作用相当明显[8]。

5. 抗氧化作用　荔枝核提取物具有较强的抗氧化活性，能够有效地抑制油脂氧化，还能够有效地清除羟基自由基，对超氧阴离子自由基也有清除效果[9]。

6. 对脂肪肝影响　荔枝核提取物对实验性非酒精性脂肪性肝炎大鼠的肝脏脂肪变性、

炎症和坏死有改善作用，使肝组织巨噬细胞移动抑制因子 MIF 表达及血清血糖、丙氨酸转氨酶、甘油三酯和低密度脂蛋白水平显著降低，血清高密度脂蛋白水平增高[10]。

参考文献

[1] 袁红. 荔枝核多糖提取物对四氧嘧啶致糖尿病小鼠降糖作用[J]. 健康研究，2010，30(4)：252-254.

[2] 蔡永敏，任玉让，王黎，等. 中药药理与临床应用[M]. 北京：华夏出版社，1999：244.

[3] 罗红，杨光，毕伟连，等. 荔枝核水提物降血糖作用的实验研究[J]. 中医药学刊，2002，20(11)：95-96.

[4] 吕俊华，沈文娟，韦笑梅，等. 荔枝核提取物对荷瘤小鼠肿瘤细胞 Bax 和 Bcl-2 蛋白表达的影响[J]. 中成药，2008，30(9)：1381-1383.

[5] 王辉，沈伟哉，黄雪松，等. 荔枝核提取物对 HepG-2 细胞生长抑制及凋亡诱导机制的探讨[J]. 暨南大学学报：医学版，2010，31(4)：363-368.

[6] 王辉，陶小红，王洋，等. 荔枝核提取物体外抗病毒活性及其机制研究[J]. 中国药科大学学报，2008，39(5)：437-441.

[7] 陈衍斌，武可泗，顾宜，等. 荔枝核化学成分及药理研究概况[J]. 中国中医药信息杂志，2007，14(5)：97-98.

[8] 陆志科，黎深. 荔枝核活性成分及其提取物抑菌活性分析[J]. 经济林研究，2010，28(1)：82-85.

[9] 补朝阳，汤建萍. 不同工艺的荔枝核提取物抗氧化活性的比较[J]. 化学研究，2010，21(6)：63-66.

[10] 张巍，甘宏发，蔡怡婷，等. 荔枝核提取物对非酒精性脂肪性肝炎大鼠肝组织巨噬细胞移动抑制因子表达的影响[J]. 中西医结合肝病杂志，2011，21(1)：24-26.

薤白 Xiebai

【别名】薤根(《肘后备急方》)，藠头(《陆川本草》)，薤白头(《药材学》)，大头菜子(《新疆药材》)，小蒜、宅蒜(《河北药材》)。

【来源】本品始载于《名医别录》，列为中品。为百合科多年生草本植物小根蒜 *Allium macrostemon* Bge. 或薤 *Allium chinense* G. Don 的地下鳞茎。全国各地均有分布，以产于江苏徐州、邳县者质优。野生或栽培均有。

【采收炮制】夏秋二季采收，挖出鳞茎，洗净泥土，除去残叶和须根，蒸透或在沸水中烫透，取出，晒干。

【商品规格】商品一般以统货为主。以身干、体重、个大、质坚、形饱满、黄白色、半透明者为佳。

【药性】辛、苦，温。归心、肺、胃、大肠经。

【功效】通阳散结，行气导滞。

【应用】

1. 胸痹　本品辛散苦泄，温通滑利，善散阴寒之凝滞，行胸阳之壅结，为治胸痹的要药。主治寒痰阻滞，胸阳不振之胸痹，常配瓜蒌、枳实、半夏等同用，如《金匮要略》瓜蒌薤白白酒汤、瓜蒌薤白半夏汤等；若治痰瘀胸痹，可配丹参、川芎、瓜蒌皮等同用。

2. 脘腹痞满胀痛、泻痢里急后重　本品辛行苦降，能通大肠之气滞而治腹胀痞满，泻痢后重等。单用本品亦有效，如《食医心镜》以本品同米煮粥食之，治赤白下痢，或配其他药物使用，如《本草拾遗》以本品配黄柏同用，治赤痢；若治胃寒气滞，脘腹痞满胀痛者，可与高良姜、砂仁、木香等同用。

【用法用量】煎服，5～10g。

【药论】

1.《长沙药解》:"薤白,辛温通畅,善散壅滞,故痹者下达而变冲和,重者上达而化轻清。"

2.《本草求真》:"薤,味辛则散,散则能使在上寒滞立消;味苦则降,降则能使在下寒滞立下;气温则散,散则能使在中寒滞立除;体滑则通,通则能使久痼寒滞立解。是以下痢可除,瘀血可散,喘急可止,水肿可敷,胸痹刺痛可愈,胎产可治,汤火及中恶卒死可救,实可通气、滑窍、助阳佳品也。"

【现代研究】

(一) 化学成分

本品主含硫化合物、甾体皂苷、含氮化合物、酸性化合物、氨基酸等成分,含硫化合物多存在于挥发油中,占挥发油的50%以上。成分包括大蒜氨酸、甲基大蒜氨酸、大蒜糖、前列腺素 A_1 和 B_1,还含有噻吩、戊烯醛、烷烃化合物、β-谷甾醇、胡萝卜苷等。

(二) 药理作用

1. 抗菌和杀虫作用　薤白水煎液对痢疾杆菌、金黄色葡萄球菌、肺炎球菌、八叠球菌有抑制作用。薤白中的含硫化合物具有潜在的杀线虫活性和抗菌活性,其中硫代亚磺酸酯化合物比相应的双硫和硫代磺酸酯化合物具有更强的杀线虫作用[1]。

2. 降血脂作用　薤白提取物能显著降低高脂血症大鼠血清总胆固醇、甘油三酯和低密度脂蛋白含量,明显升高 HDL-C 含量和 HDL-C/TC 比值,同时能显著降低高脂血症大鼠和家兔血清过氧化脂质 LPO 含量[2,3]。薤白水提物可抑制由 Fenton 反应引起羟基苯甲酸的生成[4]。高脂血症患者连续口服薤自制剂 1 年后,血清总胆固醇、甘油三酯水平下降,动脉粥样硬化的斑块厚度减小[5]。

3. 抗氧化作用　薤白鲜汁能使大鼠血清抗坏血酸自由基自旋浓度降低,并使血清发光最大值和积分值均显著降低[6]。薤白乙醚提取物和原汁对羟自由基具有明显的清除作用,并能保护 DNA 的氧化损伤[7]。

4. 抗肿瘤作用　薤白抗肿瘤活性部位可抑制 TPA 引起的 HELA 细胞磷脂合成增加,在肺二阶段致癌试验中具有肿瘤抑制作用。挥发油对 S_{180} 和 H_{22} 肿瘤细胞均有明显的抑制作用,能够使荷瘤小鼠的脾脏指数明显增加,巨噬细胞吞噬率明显增强,脾细胞增殖指数明显升高;促进脾淋巴细胞的增殖,提高巨噬细胞的吞噬功能,杀伤肿瘤细胞[1]。

5. 抑制血小板聚集作用　从薤白中提取的精油能明显抑制兔和人的血小板聚集。薤白精油抑制血小板 TXA_2 的合成,并见 TXA_2 的代谢物 TXB_2 生成减少;薤白有效成分能减少 TXA_2 合成,增加 6-酮-$PGF_{1\alpha}$ 的生成,使 PGI_2/TXA_2 比值增高,从而对血小板聚集产生抑制作用[8]。

6. 扩张血管作用　薤白提取物能舒张氯化钙、氯化钾和去甲肾上腺素收缩的兔主动脉条,使 NE、KCl、$CaCl_2$ 的剂量-效应曲线非平行右移,最大效应降低。提取物松弛血管平滑肌的作用与维拉帕米相似,是通过阻断钙通道实现的[9]。

7. 保护缺氧心肌作用　以薤白提取物灌胃,能延长异丙肾上腺素作用的小鼠常压缺氧存活时间,对抗垂体后叶素所致的大鼠急性心肌缺血作用,并明显保护缺血再灌注引起的大鼠心肌的损伤[10]。

8. 止痛和耐缺氧作用　薤白生品及炮制品水煎液都具有较强的镇痛作用,水煎液能延长各种条件下小鼠耐缺氧时间[11]。

（三）临床报道

1. 治疗慢性阻塞性肺病 以薤白12g，瓜蒌12g，半夏10g，黄连3g等制成复方薤白胶囊。每粒150mg，每次口服5粒，每日3次。治疗组总有效率91.7%，牡荆油丸对照组总有效率65.0%，治疗组在咳嗽、咯痰、喘息及哮鸣音控显率方面均优于对照组[12]。

2. 治疗支气管哮喘 用薤白20～30g水煎服，治疗20例，即时止喘疗效57%～78%，显效率21.4%～45%，自觉喘息症状、肺部体征及通气功能均有不同程度改善。口服复方薤白胶囊（以《伤寒杂病论》瓜蒌薤白白酒汤为基础方研制而成），试验组临床控制32例，显效45例，有效34例，无效9例[8,13]。

3. 治疗消化性溃疡 以瓜蒌薤白汤加减（瓜蒌皮10g，薤白头10g等），对照组选用枸橼酸铋钾、替硝唑片等。治疗组62例中，总有效率83.87%；对照组36例中，总有效率75.00%，治疗组总疗效优于对照组[14]。

4. 治疗胸胁迸伤 以瓜蒌薤白半夏汤随证加减，治疗28例，显效17例，有效9例，无效2例，总有效率93%[15]。

5. 治疗胸闷 瓜蒌薤白桂枝汤加味（瓜蒌壳25g，薤白30g等），治疗124例，总有效率为90.32%[16]。

6. 治疗高脂血症 瓜蒌薤白半夏汤加减，每日1剂；对照组口服氟伐他汀。治疗组总有效率90%；对照组总有效率79%，治疗组疗效优于对照组[17]。

参 考 文 献

[1] 苏丽梅，袁德俊，蒋红兰. 薤白的药理研究进展[J]. 今日药学，2009，19(1)：28-29.

[2] 孙文娟，赵珉，刘洁，等. 保定、亳州、定州3产地长梗薤白提取物对实验性高脂血症家兔的脂质调节作用[J]. 中风与神经疾病杂志，2002，19(5)：284-285.

[3] 孙文娟，刘洁，杨世杰，等. 不同产地长梗薤白提取物对高脂血症大鼠脂代谢的影响及其抗氧化作用[J]. 白求恩医科大学学报，1999，25(3)259-260.

[4] 孟庆国，朱庆磊，邓淑娥，等. 薤白水提取物对羟自由基的清除作用[J]. 潍坊医学院学报，1998，20(1)：66-67.

[5] 陈丽萍，白旭东，于国良，等. 高分辨率超声观察薤白制剂对高脂血症的治疗作用[J]. 中国老年医学杂志，2002，22(3)：182-183.

[6] 李向红，段绍瑾，顾丽贞，等. 薤白对大鼠血清抗坏血酸自由基和血清发光的影响[J]. 中药材，1995，18(10)：521-523.

[7] 丁丰，焦淑萍，方良. 薤白提取物清除羟自由基及抗DNA损伤作用的实验研究[J]. 中药材，2005，28(7)：592-593.

[8] 王浴生，邓文龙，薛春生. 中药药理与应用[M]. 北京：人民卫生出版社，1998：1238-1239.

[9] 吴波，曹红，陈思维，等. 薤白提取物对兔离体主动脉条的作用[J]. 沈阳药科大学学报，2000，17(6)：447-449.

[10] 吴波，陈思维，曹虹. 薤白提取物对心肌缺氧缺血及缺血再灌注心肌损伤的保护作用[J]. 沈阳药科大学学报，2001，18(2)：131-133.

[11] 吴洪元. 薤白的炮制研究[J]. 中药材，1995，18(4)：192-194.

[12] 奚肇庆，蒋萌，居文政，等. 复方薤白胶囊治疗慢性阻塞性肺病36例临床与实验研究[J]. 中医杂志，2000，41(4)：218-220.

[13] 杨仁旭，胡勇刚，景瑞，等. 复方薤白胶囊治疗慢性支气管炎急性发作期的Ⅱ期临床研究[J]. 中药新药与临床药理，2008，19(2)：149-150.

[14] 张谈. 加味瓜蒌薤白汤治疗消化性溃疡62例临床观察[J]. 江苏中医药,2007,39(3):24-25.

[15] 李顺敬. 瓜蒌薤白半夏汤加味治疗胸胁迸伤28例[J]. 甘肃中医学院学报,2007,24(2):25-26.

[16] 洪德慧. 中医药治疗胸闷124例临床体会[J]. 中国现代药物应用,2010,4(4):144-145.

[17] 周凤军,赵自冰,王玲玲,等. 瓜蒌薤白半夏汤加减治疗高脂血症50例临床观察[J]. 中国实用医药,2007,2(32):123.

香橼　Xiangyuan

【别名】 鉤缘子(《南方草木状》),香橼子(《名医别录》),香圆、陈香圆、枸橼(《中药志》)。

【来源】 香橼,始载于《名医别录》,因其果实气香而形圆,故又名香圆。为芸香科常绿小乔木植物枸橼 *Citrus medica* L. 或香圆 *Citrus wilsonii* Tanaka 的干燥成熟果实。枸橼主产于云南、四川、广西、广东等地;香圆主产于浙江、江苏等地。均为栽培。

【采收炮制】 秋季摘取成熟果实,晒干;或趁鲜将果实切成薄片,晒干,或低温干燥。

【商品规格】 商品分枸橼和香圆两种,一般不分等级,有个、片两种。枸橼片以色黄白,香气浓者为佳,枸橼个以个大、皮粗、色黑绿、香气浓者为佳。

按《中国药典》(2010年版一部)规定:本品含柚皮苷($C_{27}H_{32}O_{14}$)不得少于2.5%。

【药性】 辛、苦、酸,温。归肝、脾、肺经。

【功效】 疏肝理气,宽中,化痰。

【应用】

1. 胸胁胀痛　本品辛能行散,苦能疏泄,故能疏理肝气而止痛,用治肝郁胸胁胀痛,可配柴胡、郁金、佛手等同用。

2. 脾胃气滞证　本品气香醒脾,辛行苦泄以行气宽中,故可用治脾胃气滞之脘腹胀痛,嗳气吞酸,呕恶食少,可与木香、砂仁、藿香等同用。

3. 痰饮咳嗽、胸膈不利　本品苦燥降泄以消痰止咳,辛行以理气宽胸,故可用治痰多咳嗽、胸闷等,可配生姜、半夏、茯苓等同用。

【用法用量】 煎服,3～10g。

【现代研究】

(一) 化学成分

本品主要成分有右旋柠檬烯、水芹烯、橙皮苷、乙酸芳樟酯、柠檬烯等。

(二) 药理作用

本品具有抗炎作用,所含橙皮苷对豚鼠因缺乏维生素C导致的眼球结膜血管内细胞凝集及毛细血管抵抗力降低有改善作用,能降低马血细胞之凝集,能刺激缺乏维生素C的豚鼠生长速度,增加豚鼠肾上腺、脾、白细胞中维生素C的含量。橙皮苷能保护细胞不受小泡性口炎病毒侵害,预防流感病毒感染,还能预防冻伤和抑制大鼠晶状体的醛还原酶[1,2]。

参考文献

[1] 国家医药管理局中草药情报中心站编. 植物药有效成分手册[M]. 北京:人民卫生出版社,1983:561.

[2] 蔡永敏,任玉让,王黎,等. 中药药理与临床应用[M]. 北京:华夏出版社,1999:239.

青木香　Qingmuxiang

【别名】 马兜铃根(《肘后备急方》),兜铃根、独行根、土青木香(《新修本草》),云南根

(《本草图经》),独行木香(《本草纲目》),土木香(《本草正》),青藤香(《草木便方》),蛇参根(《分类草药性》),铁扁担(《陕西中药志》),痧药(江西《草药手册》)。

【来源】 青木香之名,首见于《名医别录》,列为木香项下的别名,与后代本草所载属异物同名,正式始载于《新修本草》。为马兜铃科多年生缠绕草本植物马兜铃 *Aristolochia debilis* Sieb. et Zucc. 的干燥根。主产于江苏、安徽、浙江,河南等地。均为野生。

【采收炮制】 春秋二季采挖,除去根须及泥沙,洗净,晒干。切片,生用。

【药性】 辛、苦,寒。归肝、胃经。

【功效】 行气止痛,解毒消肿。

【应用】

1. 胸胁胀痛、脘腹疼痛　本品辛行苦泄,主入肝经和胃经,能行气疏肝,和中止痛。用治肝胃气滞之胸胁胀痛,脘腹痞满,单味服用即有效,或配香附、川楝子、佛手等同用。

2. 泻痢腹痛　本品苦寒以清热解毒辟秽,辛行以止痛,故可治夏季饮食不洁,暑湿内阻之泻痢腹痛,可取鲜品捣汁服,或配葛根、黄连、木香等同用。

3. 疔疮肿毒、皮肤湿疮、毒蛇咬伤　本品苦寒,能清热燥湿,解毒消肿,治疗疔疮肿毒,可单用研末调敷,或以鲜品捣汁外敷;治疗皮肤湿疮,可煎水外洗,并研末外敷,或配明矾、五倍子、炉甘石等同用;若毒蛇咬伤,可与白芷同用,内服与外用兼施,或配穿心莲、重楼等同用。

【用法用量】 煎服,3～9g。散剂,1.5～2g,开水冲服。外用适量。

【使用注意】 本品不宜多服,过量可引起恶心、呕吐等不适。

【药论】

1.《新修本草》:"主积聚,诸毒热肿,蛇毒。"

2.《本草求真》:"青木香,诸书皆言可升可降,可吐可利。凡人感受恶毒,而致胸膈不快,则可用此上吐,以其气辛而上达也。感受风湿而见阴气上逆,则可用此下降,以其苦能泄热也。"

【现代研究】

(一) 化学成分

本品含马兜铃酸 A、B、C,马兜铃酮、马兜铃内酰胺、木兰花碱、尿囊素、青木香酸等。

(二) 药理作用

1. 降压作用　青木香粗制剂给多种动物静脉注射或口服,均有一定降压作用。青木香精制浸膏静脉注射,可使切断减压神经和封闭颈动脉窦的高血压麻醉犬血压显著下降[1]。

2. 抗炎和镇痛作用　青木香水提液具有较好消炎和镇痛活性[2]。青木香有明显的抑制冰醋酸对小白鼠致痛作用,还能明显地抑制二甲苯致小白鼠耳壳肿胀[3]。挥发油也具有抗炎、镇痛、解痉的功效[4]。

3. 抗菌作用　青木香总生物碱有抑制金黄色葡萄球菌、铜绿假单胞菌、大肠杆菌、变形杆菌的作用[1]。甲醇提取物对革兰阳性和革兰阴性菌都表现出显著的抗菌作用[5]。

4. 抗癌作用　马兜铃酸对小鼠肉瘤 S_{37} 细胞、腺癌-775 均有抑制作用[1]。

5. 其他作用　对小鼠有镇静、对鸽和犬有催吐、对猪蛔虫有毒杀作用;马兜铃酸有提高机体免疫功能的作用[1]。

(三) 临床报道

1. 治疗胃病　应用青木香颗粒治疗幽门螺杆菌感染胃炎 30 例,临床有效率为 86.7%,

幽门螺杆菌清除率为73.3%，根除率为86.4%[6]。

2. 治疗痃癖 痃癖为脐腹偏侧或胁肋部时有筋脉攻撑急痛的病症，以青木香丸（青木香、川楝子、巴豆等）将巴豆去壳打碎与川楝子同在铁锅里拌炒，当巴豆炒至老黄色后，去巴豆将川楝子入药。水煎服，治疗痃癖87例，服2剂痊愈15例，服4剂痊愈27例，服6剂痊愈38例，服6剂以上痊愈7例，最长者服药30剂[7]。

3. 治疗烧伤 取青木香100g，磨成细末，临用时加凡士林或香油调拌均匀，清创后取青木香糊涂敷在创面上。第2天，用生理盐水清洗创面后，再涂敷上青木香糊，以后每日照法换药，47例用本法治疗一般都能迅速止痛消肿，创面涂药1天即形成层淡黄色软薄膜、逐渐液化，6～8天脱落，创面平均愈合时间9天，均未遗留瘢痕，达到一期愈合[8]。

（四）不良反应

1. 毒性 本品含马兜铃酸，有可能引起马兜铃酸类成分的毒性反应，引起肾脏损害-马兜铃酸肾病（AAN）[9]。以100%煎剂给兔静脉注射1g/kg后，可发生全身痉挛，瞳孔先大后小，肌肉松弛，最后心跳停止。木兰花碱一次静脉注射小鼠的LD_{50}为20mg/kg。马兜铃酸灌胃和静脉注射的LD_{50}分别为48.7mg/kg和22.4mg/kg[1,10]。

以水煎剂分别给大鼠灌胃，青木香高剂量组在2个月时尿N-乙酰-β-D氨基葡萄糖苷酶（NAG）较对照组明显升高，继续给药灌胃3个月时，尿NAG较2个月时进一步升高，说明大剂量应用青木香能引起肾损害。病理检查发现，肾小管发生不可逆坏死。实验期间青木香中剂量组在3个月时，也能引起肾小管损伤[11]。长期给予不同组大鼠2.5g/kg的青木香，各组大鼠的凝血酶原时间、谷丙转氨酶、谷草转氨酶、白蛋白、碱性磷酸酶、肌酐和尿素氮等指标均发生显著性改变，病理检查发现肝、肾均有坏死现象，胃和膀胱均发生癌变，表明青木香具有强烈的毒性，能损害大鼠的肾脏和肝脏，并引起胃和膀胱的肿瘤[12]。

2. 中毒原因及预防 中毒原因主要为治疗用量过大。预防方法，首先要注意用药途径，一般不宜静脉注射或肌内注射，其次是口服剂量不宜过大。

3. 中毒救治 中毒较轻者，停止用药，多可缓解。中毒较重，视情况随症处理，如出现呼吸麻痹，可进行人工呼吸、气管插管等。

参 考 文 献

[1] 王浴生. 中药药理与应用[M]. 北京：人民卫生出版社，1983：604.

[2] 吕金海，舒孝顺，伍贤进. 青木香（Aristolochia debillis Sieb. et Zucc.）的消炎和镇痛活性[J]. 山西中医学院学报，2006，7(1)：18-20.

[3] 张宏，王玉良，李显华. 北马兜铃根与青木香镇痛抗炎作用比较[J]. 中药材，1990，13(9)：35-36，28.

[4] 秘琳，王金华，王智民，等. 青木香挥发油药效学研究[J]. 中国中药杂志，2007，32(21)：2324-2325.

[5] 吕金海，舒孝顺，胡兴，等. 青木香（Aristolochia debillis Sieb. et Zucc.）的抗菌活性[J]. 怀化学院学报，2007，26(2)：69-71.

[6] 张越林. 单味青木香颗粒治疗幽门螺旋杆菌感染胃炎的临床对比研究[J]. 安徽中医临床杂志，1998，10(6)：352-353.

[7] 杨岸森. 青木香丸治疗痃癖87例[J]. 实用中医药杂志，2011，27(1)：28.

[8] 肖建晶. 青木香治疗浅Ⅱ度烧伤47例[J]. 中国乡村医药杂志，2002，9(2)：34.

[9] 付桂香，赵世萍. 含有马兜铃酸的中草药及制剂[J]. 中日友好医院学报，2003，17(2)：110-112.

[10] 江苏新医学院. 中药大辞典[M]. 上海：上海科学技术出版社，1977：1232.

[11] 乔莉,许健,黄国东.青木香水煎剂所含马兜铃酸对大鼠肾损害的实验研究[J].云南中医中药杂志,2009,30(3):47-48.

[12] 乔洪翔,刘永晔,吴理茂,等.长期服用青木香或冠心苏合丸对大鼠肝、肾功能的影响[J].中国中药杂志,2008,33(9):1044-1046.

天仙藤 Tianxianteng

【别名】都淋藤、三百两银(《补缺肘后方》),兜铃苗(《太平圣惠方》),马兜铃藤(《普济方》),青木香藤(《本草备要》),长痧藤(《南京民间草药》),香藤(《浙江中药手册》),臭拉秧子、痒辣菜(《江苏植药志》)。

【来源】天仙藤,始载于《本草图经》。为马兜铃科多年生缠绕草本植物马兜铃 *Aristolochia debilis* Sieb. et Zucc. 及北马兜铃 *Aristolochia contorta* Bge. 的干燥地上部分。主产于浙江、湖北、江苏、河北、陕西等地,以浙江、湖北产量最大。多为野生。

【采收炮制】秋季采收,割取地上部分,晒干,或闷润,切段晒干。

【药性】苦、温。归肝、脾、肾经。

【功效】理气活血,化湿,通络止痛。

【应用】

1. 胃脘痛、疝气痛、产后腹痛　本品苦泄温通,能理气活血而止痛,治疗肝胃不和之胃脘痛,可与理气止痛药物同用;治疗疝气痛,可与酒共煮服用,如《孙天仁集效方》所载方,或配疏肝理气药物同用;治疗产后腹痛,可炒焦为末服用,若为血气腹痛,可与生姜、酒同用,如《普济方》天仙藤散,或配活血行气之品同用。

2. 风湿痹痛　本品苦燥温通而治风湿痹痛,可配祛风湿药物同用;若痰注臂痛,可配羌活、白芷、半夏等同用,如《仁斋直指方》天仙散。

3. 癥瘕积聚　本品能理气活血而治癥瘕积聚,可配乳香、没药、延胡索等同用,如《本草汇言》方。

【用法用量】煎服,3～6g。

【使用注意】本品含马兜铃酸,可引起肾脏损害等不良反应,儿童和老年人慎用,孕妇、婴幼儿和肾功能不全者禁用。

【现代研究】

(一) 临床报道

治疗特发性水肿　用天仙藤 12g,香附 10g 等随证增减,每日 1 剂。以冷水 500ml 浸泡 1 小时后,水煎 2 次,将药液分早晚 2 次服。治疗特发性水肿 26 例,总有效率 92.31%[1]。以天仙藤散为主方加减治疗功能性水肿 109 例,每天 1 剂,早、中、晚 3 次分服,总有效率为 95.41%[2]。用天仙藤散加减治疗特发性水肿(气滞型),水煎分早晚两次服,也有良效[3]。

(二) 不良反应

本品含马兜铃酸,有可能引起马兜铃酸类成分的毒性反应,引起肾脏损害——马兜铃酸肾病(Aristolochic Acid Nephropathy,AAN)[4]。

参考文献

[1] 魏敏.天仙藤散加减治疗特发性水肿 26 例[J].中医临床研究,2010,2(19):68.

[2] 陈受全,王贤斌.天仙藤散治疗功能性水肿 109 例[J].湖北中医杂志,2001,23(11):16.

[3] 田勇. 辨证治疗特发性水肿43例疗效观察[J]. 河南中医学院学报，2006，21(6)：48-49.
[4] 付桂香，赵世萍. 含有马兜铃酸的中草药及制剂[J]. 中日友好医院学报，2003，17(2)：110-112.

大腹皮 Dafupi

【别名】 槟榔皮(孙思邈)，大腹毛(《医林纂要》)，茯毛(《罗氏会约医境》)，猪槟榔(《本草纲目》)，槟榔衣(《药科资料汇编》)，大腹绒(《药材学》)。

【来源】 大腹皮，始载于《开宝本草》，为棕榈科常绿乔木植物槟榔 *Areca catechu* L. 的干燥果皮。主产于海南屯昌、安定、陵水，云南以及福建、台湾等地。均为栽培。

【采收炮制】 冬季至次春采收未成熟果实，煮后干燥，纵剖两瓣，剥取果皮，习称"大腹皮"，春末至秋初采收成熟果实，煮后干燥，剥取果皮，打松，晒干，习称"大腹毛"。

【商品规格】 商品分大腹皮和大腹毛两种，均以色黄白、质坚韧、无杂质者为佳。

【药性】 辛，微温。归脾、胃、大肠、小肠经。

【功效】 行气宽中，利水消肿。

【应用】

1. 胃肠气滞证　本品辛能行散，主入脾胃经，是行气宽中之捷药。治疗食积气滞之脘腹痞满，嗳气吞酸，大便秘结或泻而不爽，可与山楂、麦芽、枳实、厚朴等同用；治疗湿阻气滞之脘腹胀满，可与藿香、陈皮、苍术等同用。

2. 水肿、脚气肿满　本品味辛，能开宣肺气而利水消肿，治疗水湿外溢，皮肤水肿，可与陈皮、生姜皮、五加皮等同用，如《麻科活人全书》五皮饮；治疗脚气肿痛，二便不通，可与桑白皮、木通、牵牛子等同用。

【用法用量】 煎服，5～10g。

【现代研究】

(一) 化学成分

本品含槟榔碱、槟榔次碱、去甲基槟榔碱、去甲基槟榔次碱、槟榔副碱、高槟榔碱、α-儿茶素和鞣质等。

(二) 药理作用

1. 对消化系统的影响　大腹皮对大鼠胃电节律失常具有调节作用[1]，对豚鼠胃底、胃体纵行肌条均有兴奋作用[2]。大腹皮水煎剂能增大豚鼠胃体环行肌条的收缩波平均振幅、增高肌条张力、加快收缩频率[3]。大腹皮能使大鼠胃肠动力明显增强，胃窦及空肠P物质的表达明显增加，血管活性肠肽的表达明显减少[4,5]。大腹皮可通过调节小肠一氧化氮合酶及P物质的分布抑制肠道内毒素移位的发生[6]。

2. 其他作用　大腹皮水煎液灌胃对小鼠血清溶菌酶含量有升高趋势，水提液有极强的抗补体活性，水煎醇沉液对体外纤维蛋白溶解有增强作用，水煎液还有抗凝血酶作用[7]。

(三) 不良反应

曾有过敏反应报道。患者服用五皮饮，以期利水消肿，其中大腹皮15g，服药半小时出汗，出现腹部剧痛、腹泻，全身皮肤发热，随即发荨麻疹。经服抗过敏药物后缓解，后再用原方去大腹皮治疗，未见上述反应发生。半年内再出现服用含大腹皮等药而过敏的情况[8]。

参 考 文 献

[1] 朱金照，冷恩仁，张捷，等. 大腹皮对大鼠胃电节律失常的影响及其机制[J]. 解放军医学杂志，

2002,17(1):39-40.

[2] 田琳,衣兰娟,轩原清史,等.大腹皮等七味中药对豚鼠离体胃纵行肌条的作用影响[J].江苏医药,2006,32(11):1063-1064.

[3] 李梅,蔺美玲,金珊,等.大腹皮对豚鼠胃体环行肌条收缩活动的影响[J].上海中医药大学学报,2002,22(2):46-47.

[4] 朱金照,冷恩仁,张捷,等.大腹皮促胃肠动力作用的机制研究[J].解放军医学杂志,2000,25(2):133-134.

[5] 朱金照,陈东风,冷恩仁,等.胃肠道P物质、血管活性肠肽在中药大腹皮促动力作用中的变化[J].第三军医大学学报,2001,23(3):321-322.

[6] 朱金照,张捷,许其增,等.中药大腹皮抑制肠道内毒素移位中iNOS、SP的作用[J].世界华人消化杂志,2002,10(6):659-662.

[7] 王本祥.现代中药药理与临床[M].天津:天津科技翻译出版公司,2004:139.

[8] 张存凤.服用大腹皮引起的过敏反应1例报告[J].中国现代药物应用,2008,2(21):85.

娑罗子 Suoluozi

【别名】 婆罗子(《百草镜》),开心果(《江苏植药志》),索罗果(《陕西中药志》),梭椤子(《陕西中草药》)。

【来源】 娑罗子,原名天师栗,始载于《本草纲目》。为七叶树科植物七叶树 *Aesculus chinensis* Bge.、浙江七叶树 *Aesculus chinensis* Bge. var. *chekiangensis*(Hu et Fang) Fang. 或天师栗 *Aesculus wilsonii* Rehd. 的干燥成熟种子。主产于陕西汉中、安康,河南西峡、嵩县,浙江杭州,江苏宜兴、靖江、溧阳等地,四川、湖北、贵州等地亦产。均为野生。

【采收炮制】 霜降后摘下成熟果实,晒7~10天后堆焖回潮,再用文火烘干,烘前用针在果皮上刺孔,以防爆破,且易干燥。也可直接剥去果皮后晒干或低温干燥。用时打碎,生用。

【商品规格】 以大小均匀,饱满,断面黄白色者为佳。

按《中国药典》(2010年版一部)规定:本品含七叶皂苷A($C_{55}H_{86}O_{24}$)不得少于0.70%。

【药性】 甘,温。归肝、胃经。

【功效】 疏肝理气,和胃止痛。

【应用】 肝胃气滞之胸闷胁痛、胃痛腹胀,妇女经前乳房胀痛　本品既能疏肝解郁以行滞,又能理气宽中以和胃。用于肝胃不和之证,常与八月札、佛手等同用;用于经前乳房胀痛,可与路路通、香附、郁金等同用。

【用法用量】 煎服,3~9g。

【现代研究】

(一) 化学成分

娑罗子含三萜皂苷和黄酮类化合物,从三萜皂苷中分离出的七叶皂苷,是30多种皂苷的混合物,主要存在形式为α-七叶皂苷和β-七叶皂苷,其中β-七叶皂苷是由原七叶皂苷元和玉蕊叶醇C以8∶2的比例形成混合物。七叶树种子含有七叶树苷元、21-当归酰-原七叶树苷元、原七叶树苷元、甘烷醇、胡萝卜苷、天师栗酸、天师酸、乙酰谷氨酸等。

(二) 药理作用

1. 抗炎作用　七叶皂苷对实验性大鼠脚掌肿胀、红斑、腹腔内色素漏出、蛋白渗出和白血球游走、肉芽肿均有明显的抑制作用,娑罗子总苷有抗小鼠急性减压缺氧作用[1]。娑罗子皂苷还有抗蛋白肿胀、抗急性渗出、减少毛细管通透性的作用,能增加大鼠肾上腺与萎缩胸腺的重量[2]。

2. 抗溃疡作用　娑罗子提取物灌胃可明显减小阿司匹林制备小鼠胃黏膜溃疡指数，其机制可能是通过提高 PG 水平而保护胃黏膜细胞而起作用，服用阿司匹林后立即给予娑罗子提取物能减轻胃黏膜损伤[3]。娑罗子水煎剂可明显抑制幽门结扎大鼠及胃瘘大鼠的胃酸分泌[4]。

3. 对胃肠调节作用　娑罗子提取物能明显提高小鼠小肠推进率，低剂量组能显著增加小鼠粪便粒数和粪便重量[5]。

4. 对脑血管作用　七叶皂苷钠能促使机体提高 ACTH 和可的松的血浆浓度，具有消除水肿、抗炎和提高静脉张力的作用，对于治疗脑血管病具有多方面作用，包括清除氧自由基、抑制血管内皮生长因子（VEGF）表达、抑制神经胶质原纤维蛋白（GFAP）、抑制肿瘤坏死因子-α（TNF-α）等，通过多途径起到保护脑组织、减轻脑水肿的作用[6]。

5. 抗菌作用　七叶皂苷纯化物对金黄色葡萄球菌有较强抑菌作用，且抑菌作用强度随药物浓度增加而增强[7]。

（三）临床报道

1. 治疗急性肠梗阻　对照组给予胃肠减压、禁食、补液、纠正水电解质及酸碱平衡紊乱治疗，并预防性使用抗生素；治疗组在对照组治疗方法的基础上加用七叶皂苷钠 20mg 生理盐水静脉滴注。结果两组患者腹痛消失时间无显著差别，治疗组肠鸣音恢复时间与肛门排气时间明显少于对照组[8]。

2. 治疗肛肠科术后肿痛　对肛肠科手术后的患者，治疗组用 β-七叶皂苷钠，对照组不用消肿药。两组术后 1、3、5、7 天的疗效有显著差异，治疗组优于对照组[9]。

3. 治疗脑血管疾病　对脑水肿均应用 20％甘露醇静脉滴注，地塞米松每次 10mg 静脉滴注。治疗组在以上基础上加用 β-七叶皂苷钠 10～20mg 加入生理盐水 250ml 中静脉滴注。治疗组治疗脑水肿有效率为 85％，高于对照组的 67.5％[10]。另外报道使用相似方法，也有良效[11]。

4. 治疗哮喘　治疗组采用娑罗子皂苷和氨茶碱治疗，对照组采用氨茶碱和肾上腺皮质激素。结果治疗组疗效明显优于对照组，且对老年患者血糖、血压无明显影响，对照组血压和血糖均有不同程度增加[12]。以娑罗子皂苷 10mg 加入生理盐水 20ml 中缓慢静脉注射，每天 2 次，能迅速有效地改善临床症状，增加呼吸流速峰值，疗效优于对照组[13]。

5. 治疗美尼尔综合征　使用七叶皂苷钠注射液 25mg，稀释于 5％葡萄糖 250ml 中静滴。所治 85 例，除 2 例治疗 3 天而症状及体征无明显改善外，其余 83 例均临床治愈或好转。其中，35 例病人首次补液结束后眩晕症状即明显减轻，多数病人第二次静脉补液结束后症状明显改善[14]。

6. 治疗腰椎间盘突出症　治疗组 184 例患者均采用 β-七叶皂苷钠 20ml 溶于 5％葡萄糖注射液 250ml 中静脉滴注，对照Ⅰ组采用地塞米松 10mg 加入 5％葡萄糖注射液 250ml 中静滴，对照Ⅱ组采用复方丹参注射液 20ml 溶于 5％葡萄糖注射液 250ml 中静脉滴注。治疗组总有效率 91.81％，对照Ⅰ组总有效率 93.48％，对照Ⅱ组总有效率 84.27％[15]。另有两组病例均应用牵引治疗和对症处理，应用 β-七叶皂苷钠治疗有良效[16]。

7. 治疗糖尿病足　除降血糖药物优泌林胰岛素外，予七叶皂苷钠 20mg 加生理盐水 250ml 静滴，治疗组总有效率 87％，对照组优泌林胰岛素治疗总有效率 54％，二组疗效比较有显著性差异[17]。

（四）不良反应

大鼠在亚急性毒性试验未见红细胞与血红蛋白值有异常变化。小鼠静脉给药娑罗子皂苷的 LD_{50} 为(4.73±0.77)mg/kg[2]。

临床有β-七叶皂苷钠致肾功能损害报道。以β-七叶皂苷钠 5mg 加入 10%葡萄糖注射液 100ml 中静滴，治疗 1 例 5 岁颅脑损伤患者时，出现患儿尿量减少，24 小时不足 100ml，肾 B 超显示双肾轻度弥漫性病变，双肾肿大，可能与药物过量有关。还有引起全身过敏反应的报道，在以其静滴治疗脑出血时，发现 1 例患者出现过敏性皮疹。其他还有如致肝损害、致静脉炎、致血尿、致血管局部反应等[18]。

参考文献

[1] 戴培兴，马心舫，尤国鸿. 娑罗子总皂苷的抗缺氧和抗炎作用的初步观察[J]. 中成药，1983，5(9)：24-25.

[2] 张丽新. 娑罗子皂苷的药理研究[J]. 中国医院药学杂志，1987，7(8)：337-338.

[3] 辛文好，张雷明，王天，等. 娑罗子提取物对阿司匹林致胃溃疡作用的研究[J]. 中国药物警戒，2010，7(6)：321-323.

[4] 洪缨，候家玉. 娑罗子抑制胃酸分泌的实验研究[J]. 中药药理与临床，1999，15(1)：24-25.

[5] 姜丽岳，傅风华，于昕，等. 娑罗子提取物对实验小鼠胃肠道的保护作用研究[J]. 时珍国医国药，2008，19(10)：2493-2494.

[6] 张玲，孟宪春，张富赓. 七叶皂苷钠治疗脑血管病的药理机制与临床[J]. 天津药学，2010，22(2)：69-72.

[7] 王绪英，向红. 娑罗子七叶皂苷纯化物的抗菌作用检测[J]. 六盘水师范高等专科学校学报，2006，18(3)：19-20.

[8] 张浩，罗伟昌，熊利民. β-七叶皂苷钠治疗 47 例急性肠梗阻的疗效观察[J]. 实用临床医学，2006，7(12)：108.

[9] 陆坚，江河，王磊，等. 七叶皂苷钠治疗肛肠科术后肿痛的临床观察[J]. 浙江临床医学，2009，11(7)：745-746.

[10] 陈军. 七叶皂苷钠治疗各种原因脑水肿的疗效观察[J]. 中国医药指南，2009，7(6)：15-17.

[11] 石明海. β-七叶皂苷钠治疗脑出血 45 例[J]. 现代中西医结合杂志，2010，19(36)：4667-4667.

[12] 周永生，钟树林，黄红光. 中药娑罗子皂苷治疗老年支气管哮喘疗效观察[J]. 深圳中西医结合杂志，1999，9(6)：13-14.

[13] 黄红光，周永生，钟树林. 中药娑罗子提取物—娑罗子皂苷治疗老年支气管哮喘疗效观察[J]. 中国医师杂志，2000，2(2)：122-123.

[14] 周嘉平. β-七叶皂苷钠注射液治疗美尼尔氏病 85 例观察[J]. 吉林中医药，2001，21(3)：34.

[15] 吕丽，江建国，栾晓文，等. β-七叶皂苷钠治疗腰椎间盘突出症临床观察[J]. 浙江中西医结合杂志，2003，13(12)：763-763.

[16] 王学军. β-七叶皂甙钠治疗腰椎间盘突出症 30 例[J]. 河南外科学杂志，2001，7(3)：325.

[17] 杨磊. 七叶皂苷钠治疗糖尿病足疗效观察[J]. 现代中西医结合杂志，2006，15(14)：1901.

[18] 孙为民，张力，宋琪雯，等. 七叶皂苷钠的临床应用及不良反应[J]. 中国新医药，2004，3(1)：20-23.

八月札　*Bayuezha*

【别名】 燕蕌子（孟诜），蓄蕌子、拿子（《本草拾遗》），桴棪子（《食性本草》），木通子（《本草汇言》），八月瓜（《分类草药性》），八月炸（《南京民间草药》），野毛蛋（《安徽药材》），冷饭包

(《浙江中药手册》),野香蕉(《江苏植药志》),羊开口、玉支子(《中药志》)。

【来源】 八月札,始载于《本草拾遗》,为木通科落叶或半常绿缠绕藤本植物木通 *Akebia quinata* (Thunb.)Decne.、白木通 *Akebia trifoliata*(Thunb.)Koidz. var. *australis* (Diels.) Rehd.、三叶木通 *Akebia trifoliata*(Thunb.)Koidz. 的干燥果实。主产于河南、山东等地。均为野生。

【采收炮制】 夏秋季果实将变黄时摘下,原个或剖开两瓣,晒干,或用沸水泡透后晒干。切片或用时捣碎。

【药性】 苦,平。归肝、胃经。

【功效】 疏肝理气,散结。

【应用】

1. 肝郁气滞之胁痛、肝胃气痛、疝气痛　本品苦泄,主入肝胃,故能疏肝理气,和胃止痛,常与香附、枳壳、川楝子等同用。

2. 瘰疬　本品苦泄而祛邪散结,常与昆布、贝母、牡蛎等同用。还可用于乳腺癌和消化道癌肿。

3. 小便不利、石淋　本品味苦,降泄而疏通水道,治小便不利、石淋等,可配木通、石韦等同用。

【用法用量】 煎服,6～12g。

【现代研究】

化学成分:木通果实含糖类,茎、枝含木通皂苷,并含多量钾盐。

玫瑰花　Meiguihua

【别名】 徘徊花(《群芳谱》),笔头花、湖花(《浙江中药手册》),刺玫瑰(《河北药材》)。

【来源】 玫瑰花,始载于《食物本草》,为蔷薇科灌木植物玫瑰 *Rosa rugosa* Thunb. 的干燥花蕾。全国各地均产,主产于江苏无锡、江阴、苏州、吴县,浙江吴庆,山东东平等地。均为栽培。

【采收炮制】 4～6月间,当花蕾将开放时分批采摘,及时低温干燥。烘时将花摊放成薄层,花冠向下,使其先干燥,然后翻转烘干其余部分。

【药性】 甘、微苦,温。归肝、脾经。

【功效】 行气解郁,和血,止痛。

【应用】

1. 肝胃气痛　本品甘香行气,味苦疏泄,故能疏肝和胃,行气止痛,治疗肝郁犯胃之胸腹胀痛,呕吐食少,可与香附、砂仁、佛手等同用。

2. 月经不调、经前乳房胀痛　本品能疏肝理气而调经,治疗肝郁气滞之月经不调,乳房胀痛等,可与当归、川芎、白芍、柴胡等同用。

3. 跌打肿痛　本品味苦疏泄,性温通行,故能活血散瘀以止痛,治疗跌打损伤,瘀肿疼痛,可与当归、川芎、赤芍等同用。

【用法用量】 煎服,3～6g。

【现代研究】

(一) 化学成分

本品含挥发油,油中主要成分为香茅醇、牛儿醇、橙花醇、丁香油酚、苯乙醇、壬醛、苯甲醇、芳樟醇等。

（二）药理作用

1. 对心血管系统作用　玫瑰花灌胃可明显改善实验动物心肌缺血，保护缺血心肌SOD活性，同时可明显抑制心肌CPK释放，减轻由于氧自由基对心肌细胞膜的破坏所造成的损伤[1]。用兔离体胸主动脉进行灌流，玫瑰花水煎剂可使去甲肾上腺素预收缩主动脉条产生明显舒张作用[2]。

2. 抗氧化作用　玫瑰花水煎提取物能抑制小鼠红细胞溶血和抗小鼠组织匀浆脂质过氧化[3]。提取黄酮类化合物有较强的清除羟自由基的能力[4]。玫瑰花对不同月龄小鼠的抗氧化效果不同，对8月龄以上的小鼠抗氧化作用效果显著，同时明显提高了SOD基因的表达量[5]。

3. 抗病毒作用　提取物对感染新城疫病毒的雏鸡具有显著预防和治疗作用，并可延长雏鸡存活时间[6]。

（三）临床报道

治疗心血管疾病　服用维吾尔药玫瑰花口服液，配伍其他药物治疗冠心病、高血压、心律失常等心血管疾病。治疗44人，总有效率97.8%[7]。

参考文献

[1] 李宇晶，杨永新，康金国. 新疆玫瑰花、肉苁蓉对大鼠缺血心肌的保护作用[J]. 新疆中医，1998，16(1)：49-51.

[2] 李红芳，庞锦江，丁永辉，等. 玫瑰花水煎剂对兔离体主动脉平滑肌张力的影响[J]. 中药药理与临床，2002，18(2)：20-21.

[3] 牛淑敏，李巍，李乐，等. 玫瑰花中两种抗氧化成分的分离鉴定与活性测定[J]. 南开大学学报：自然科学版，2006，39(1)：90-94.

[4] 齐亚娥，吴冬青，安红钢，等. 玫瑰花蕾黄酮类化合物提取及清除羟自由基能力[J]. 食品科技，2007(4)：82-84.

[5] 牛淑敏，朱颂华，李巍，等. 中药材玫瑰花抗氧化及作用机制的研究[J]. 南开大学学报：自然科学版，2004，37(2)：29-31.

[6] 周广生，王海燕，赵永旺，等. 中药玫瑰花口服液对新城疫病毒抑制作用的体内试验[J]. 江苏农业科学，2010(1)：222-223.

[7] 热比亚·阿布力米提，沙吉旦·斯拉木. 维吾尔药玫瑰花口服液结合西药治疗44例心血管疾病的疗效观察[J]. 中国民族医药杂志，2006，12(1)：14.

梅花　Meihua

【别名】白梅花（《本草纲目》），绿萼梅（《纲目拾遗》），绿梅花（《药材学》）。

【来源】梅花，始载于《本草纲目》，为蔷薇科落叶小乔木植物梅 *Prunus mume*（Sieb.）Sieb. et Zucc. 的干燥花蕾。入药分白梅花和红梅花两种，白梅花主产于浙江杭州、昌化、临安，江苏苏州、吴县，以浙江产量最大；红梅花主产于四川万县，湖北襄阳，安徽宿县、砀山等地，以四川产量最大。均为栽培。

【采收炮制】初春采集含苞待放的花蕾，及时低温干燥。

【商品规格】商品因花冠颜色分白梅花和红梅花两种，以白梅花为主流商品。以花匀净，含苞露花不开瓣，颜色新鲜，蒂绿花白，气味芳香者为佳。

【药性】 微酸，平。归肝、胃、肺经。

【功效】 疏肝和中，化痰散结。

【应用】

1. 肝胃气痛　本品芳香行气兼醒脾和胃，故能疏肝解郁，理气和胃。治疗肝胃气滞之胸胁胀痛，脘腹痞满，嗳气，纳呆，可与柴胡、佛手、香附等同用。

2. 梅核气　本品芳香行气，化痰散结，故能用治梅核气，可与半夏、厚朴、茯苓等同用。

【用法用量】 煎服，3～5g。

【现代研究】

本品含挥发油，油中主要成分为苯甲醛、苯甲酸、异丁香油酚等。

九香虫　Jiuxiangchong

【别名】 黑兜虫（《本草纲目》），瓜黑蝽（《昆虫分类学》），屁板虫（《药材资料汇编》），蜣螂虫、打屁虫、屁巴虫（《中药志》）。

【来源】 九香虫，始载于《本草纲目》，为蝽科昆虫九香虫 *Aspongopus chinensis* Dallas 的干燥体，主产于贵州永林、赤水河，四川叙府、重庆及云南、广西等地。均为野生。

【采收炮制】 11 月至次年 3 月前捕捉，置适宜容器内，用酒少许将其闷死，取出阴干，或置沸水中烫死，取出干燥。生用或用微火炒至有香气用。

【商品规格】 商品均为统货，一般不分等级，以个均匀、棕褐色发亮、油性大、无虫蛀者为佳。

【药性】 咸，温。归肝、脾、肾经。

【功效】 理气止痛，温中助阳。

【应用】

1. 胸胁胀痛、肝胃气痛　本品气香走窜，能行气止痛，治肝气郁滞之胸胁胀痛，或肝胃不和之胃脘痛，可与香附、延胡索、郁金等同用。本品性温祛寒，对中焦寒凝气滞之腹痛，可与木香、延胡索、厚朴等同用。

2. 肾阳不足证　本品咸以入肾，性温助阳，用治肾阳不足之阳痿、腰膝酸软、尿频等，可单用炙热嚼服，或研末服，或浸酒服，或配淫羊藿、杜仲、补骨脂等同用。

【用法用量】 煎服，3～9g。入丸、散剂服，1.5～3g。

【药论】

1.《本草纲目》："治膈脘滞气，脾肾亏损，壮元阳。"

2.《本草新编》："九香虫，虫中之至佳者。入丸散中以扶衰弱最宜。但不宜入于汤剂，以其性滑，恐动大便耳。九香虫亦兴阳之物，然非人参、白术、巴戟天、肉苁蓉、破故纸之类，亦未见其大效也。"

【现代研究】

（一）化学成分

本品含脂肪、蛋白质、甲壳质，维生素、尿嘧啶、黄嘌呤、次黄嘌呤，以及 Fe、Cu、Zn 等微量元素，其散发的臭气主要源于醛或酮类物质。蛋白质由 18 种氨基酸组成，其中含量较多丝氨酸、苏氨酸。还有维生素 A、E、B_1、B_2等,其中 V_A含量较高。

(二)药理作用

1. 抗菌作用　九香虫体外实验对金黄色葡萄球菌、伤寒杆菌、甲型副伤寒杆菌、福氏痢疾杆菌等有较强的抗菌作用[1]。九香虫血淋巴的原血、离心上清液、血淋巴沉淀蛋白和血淋巴纯化蛋白均具有不同程度的抑制大肠杆菌和金黄色葡萄球菌的作用,以血淋巴纯化蛋白的效果最优[2]。

2. 抗癌作用　有研究认为九香虫是抗癌昆虫,有确切的抗癌作用,主要用于治疗食管癌、胃癌等[1]。

(三)临床报道

1. 治疗肿瘤　以九香虫、天花粉等为主药组成"黄氏抗癌粉",按照病变部位及病理类型不同组成 8 组处方,治疗各型肿瘤 500 例,总有效率达 80.2%,对控制肿瘤病情发展、改善生存质量,减轻患者痛苦等均有积极的治疗意义[1]。治疗血管瘤,取活九香虫,用镊子挤出其腹腔内容物,涂在血管瘤上,每天 3~4 次,连用数天,治疗 4 例均治愈[3]。自拟九香抗癌定痛散,由乳香、九香虫、川乌等组成,研末,每服 5~10g,每天 3 次,温开水送服,痛剧者加服 1~2 次,对癌症疼痛有止痛作用[4]。

2. 治疗性神经衰弱　以九香虫、杜仲、山茱萸、当归、熟地黄、山药、枸杞子为基本方加减,治疗性神经衰弱 46 例,总有效率为 93.5%[5]。

3. 治疗肾虚不育　以九香虫 5g,枸杞子 12g,淫羊藿 10g,1 月为 1 个疗程,一般治疗 2 个疗程以上,严重者 3~4 个疗程。治疗 10 例,总有效率 91%[6]。

4. 治疗胃炎　以九香虫、白及各 100g,蒲公英、黄芪各 300g,甘草 90g,黄连、枯矾各 60g,随症加减。研末制成散剂,过 120 目筛,每服 10~15g,饭前半小时用蜂蜜或粥汤调糊吞服。治疗糜烂性胃炎 38 例,痊愈 27 例,有效 6 例,无效 5 例,总有效率 86.84%[3]。

5. 治疗慢性喘息型支气管炎　将九香虫用火焙焦,研末与鸡蛋搅匀,再用芝麻油煎鸡蛋,每次用鸡蛋、九香虫各 1 个,每天服 1 次,治疗 21 例,大部分是年老体衰、久治不愈慢性喘息型支气管炎患者,总有效率 100%[3]。

6. 治疗腰肌劳损　用九香虫、陈皮各 7g,研成细末,每天 2 次,用开水或酒送服,连服 7 剂,治疗急慢性腰肌劳损 7 例,获得良效。或用九香虫 45g,浸泡于 500g 白酒中,7 天后服用,每服 20ml,每天服 2 次,早晚空腹服,治疗腰痛有效[3]

参 考 文 献

[1] 和韵苹. 九香虫研究与应用概略[J]. 中国民族民间医药杂志,2001(3):136-137.

[2] 吴玛莉,金道超. 九香虫血淋巴及其纯化蛋白抑菌活性的研究[J]. 昆虫知识,2005,42(3):315-318.

[3] 刘庆芳. 九香虫现代临床研究与应用[J]. 河南大学学报:医学科学版,2002,21(4):66-67.

[4] 林普莲. 九香抗癌定痛散治癌痛 23 例观察[J]. 福建中医学院学报,2005,15(S1):123-124.

[5] 李浩,罗志律,刘火平. 九香虫为主治疗性神经衰弱 46 例[J]. 湖北中医杂志,2006,28(4):39.

[6] 丁宜宁. 九香虫汤治疗男性肾虚不育症 10 例[J]. 中国社区医师,2007,23(7):37.

甘松　Gansong

【别名】甘松香(《开宝本草》),香松(《中药志》),人身香、麝果(《现代实用中药》)。

【来源】甘松，始载于《本草拾遗》，其后大部分本草均有收载，因其味甘，产于四川松潘县，故名。为败酱科多年生草本植物甘松 *Nardostachys jatamansi* DC. 的根及根茎。主产于四川松潘、理县、南坪、江漳等地，此外青海玉树、甘肃、西藏亦产。均为野生。

【采收炮制】春秋两季采收，以秋季采收者为佳，采挖后除去泥土和杂质，晒干或阴干，切段，生用。

【商品规格】以身干、主根肥大，气芳香，味浓，条长，无碎末及泥沙者为佳。

按《中国药典》(2010 年版一部)规定：本品药材含挥发油不得少于 2.0%(ml/g)，饮片不得少于 1.8%(ml/g)。

【药性】辛、甘，温。归脾、胃经。

【功效】理气止痛，开郁醒脾。

【应用】

1. 脘腹胀痛、不思饮食　本品味辛行气，芳香醒脾，性温散寒，故能行气畅中，醒脾开胃，散寒止痛。治寒凝气滞之脘腹胀痛、纳呆等，可与木香、砂仁、陈皮、厚朴等同用；对思虑伤脾，气机阻滞之胸闷腹胀，纳呆，本品辛香能开郁醒脾，可与柴胡、郁金、白豆蔻等同用。

2. 湿脚气　本品温燥化湿而治湿脚气，可与荷叶、藁本煎汤外洗，如《普济方》甘松汤。

【用法用量】煎服，3～6g。外用适量。

【药论】

1.《本草纲目》："甘松芳香，甚开脾郁，少加入脾胃中，甚醒脾气。"

2.《本草汇言》："甘松醒脾畅胃之药也。《开宝方》主心腹卒痛，散满下气，皆取香温行散之意。"

【现代研究】

(一) 化学成分

本品含甘松香酮、缬草酮、L(10)-马兜铃烯、马兜铃烯-1(10)-2-酮、甘松酮、9-马兜铃烯、缬草酮、甘松新酮、广藿香醇、甘松醇等。

(二) 药理作用

1. 对心脏作用　甘松石油醚提取物、乙酸乙酯提取物对心律失常有明显对抗作用[1]。挥发油可浓度依赖性地抑制大鼠心肌细胞膜 L 型钙通道电流，使 I-V 曲线上移，使激活曲线右移，使失活曲线左移[2,3]。挥发油局部和吸入可明显延长心室肌 ERP，吸入较局部浸润更加有效[4]。大鼠用提取物可防止阿霉素诱导的心肌损伤，恢复抗氧化物酶活性与脂质过氧化物水平[5]。以甘松乙醇提取物预处理，可防止多柔比星诱导的抗氧化剂水平的降低，限制在多柔比星诱导的心脏损害过程中与自由基相关的毒性[6]。

2. 抗惊厥、抗癫痫作用　甘松具有明显的镇静、抗惊厥作用，对青霉素致痫大鼠具有一定的抗癫痫作用，与丙戊酸钠联用有协同作用[7,8]。

3. 对胃肠道作用　甘松醇提取物对小肠、大肠具有拮抗组胺、5-羟色胺及乙酰胆碱的作用，还能拮抗氯化钡引起的痉挛，能降低家兔离体十二指肠平滑肌张力，抑制其自动收缩，缓解氯化钡或乙酰胆碱所致肠平滑肌痉挛[9]。将大鼠完全用甘松水提浸膏灌胃给药，对预防急性胃炎及抑制胃溃疡有明显的作用[10]。

4. 抗抑郁作用　石油醚提取物中丙酮可溶物和氯仿可溶物给药，有明显的抗抑郁作用，乙醇提取物也有抗抑郁作用。6-羟多巴胺诱导大鼠帕金森症模型的纹状体中酪氨酸羟化酶免疫纤维几乎全部损失，甘松能使纤维密度增加，改善帕金森症[5]。

5. 抗菌作用 甘松精油对伤寒沙门菌、野油菜黄单胞菌、副伤寒沙门菌、短小芽孢杆菌、炭疽芽孢杆菌和刺盘孢属菌有较高的抑菌活性；提取物在试管内对结核杆菌有抑制作用，有广谱抗菌作用[5]。

（三）临床报道

1. 治疗心律失常 以甘松整律汤（甘松 15g，大青叶 12g，枳壳 12g 等）随证加减，治疗 35 例，临床控制 10 例，好转 21 例，无效 4 例[11]。用四参甘松调律汤（丹参、党参、甘松等），治疗 48 例，总有效率 91.6%[12]。服用步长稳心颗粒（由党参、黄精、甘松、三七、琥珀提取物制成，每袋 9g）治疗 16 例，显效 12 例，有效 3 例，无效 1 例[13]。

2. 治疗抑郁症 以白蒺藜 20g，甘松 10g，酸枣仁 10g 等制成煎剂，每次 250ml，早晚各服 1 次，与服用盐酸氟西汀胶囊对照组疗效无差别[14]。

参 考 文 献

[1] 崔志斌，刘芬，黄家锟，等. 甘松抗心律失常有效组分的药理筛选[J]. 西南民族大学学报：自然科学版，2008，34(3)：504-506.

[2] 曹明，葛郁芝，罗骏，等. 中药甘松挥发油对大鼠心室肌细胞膜 L 型钙通道的影响[J]. 时珍国医国药，2010，21(9)：2264-2266.

[3] 胡朗吉，葛郁芝，罗骏，等. 甘松挥发油对大鼠心室肌细胞瞬时外向钾电流的影响[J]. 时珍国医国药，2009，20(8)：1843-1845.

[4] 葛郁芝，周萍，陈军喜，等. 甘松挥发油浸润和吸入法对大鼠心室肌有效不应期的影响[J]. 中国心血管病研究杂志，2008，6(5)：374-376.

[5] 万新，石晋丽，刘勇，等. 甘松属植物化学成分与药理作用[J]. 国外医药：植物药分册，2007，22(1)：1-6.

[6] Subashini R. 匙叶甘松对多柔比星诱导大鼠心脏损伤时的氧化损害和细胞异常的抑制作用[J]. 国外医药：植物药分册，2007，22(1)：311.

[7] 伏兴华，杨小洁，杨大观，等. 甘松抗痫灵的拆方实验研究[J]. 云南中医中药杂志，1995，16(6)：51-56.

[8] 丁莉，李新玲，邵良，等. 甘松对青霉素致痫大鼠行为学表现及脑电图的影响[J]. 癫痫与神经电生理学杂志，2010，19(3)：132-135.

[9] 张文蘅，陈虎彪. 甘松属植物化学和药理学研究进展[J]. 中国野生植物资源，1999，18(3)：11-14.

[10] 何跃，杨松涛，胡晓梅，等. 甘松不同提取成分组合给药预防大鼠急性胃炎的实验研究[J]. 实用医院临床杂志，2011，8(1)：27-29.

[11] 杨从信，余群. 甘松整律汤治疗室性早搏 35 例疗效观察[J]. 云南中医学院学报，2000，23(1)：32-33.

[12] 曾红钢. 四参甘松调律汤治疗过早搏动 48 例[J]. 新中医，2002，34(5)：63.

[13] 苏雪梅，曾西北，吴军，等. 步长稳心颗粒治疗心律失常 31 例疗效观察[J]. 新疆医学，2004，34(6)：107-108.

[14] 张海男，胡随瑜，李云辉，等. 复方白松片治疗抑郁症的临床观察[J]. 湖南中医药大学学报，2008，28(4)：48-49，56.

刀豆 Daodou

【别名】刀豆子（《滇南本草》），挟剑豆（《西洋杂俎》），大弋豆（《本草求原》），大刀豆（《分类草药性》），关刀豆（《广西中兽医药植》），刀鞘豆（《陆川本草》），刀巴豆（《四川中药志》），马刀豆（《闽东本草》），刀培豆（《江西草药》）。

【来源】刀豆，始载于《救荒本草》，为豆科一年生缠绕草质藤本植物刀豆 *Canavalia gladiata* (Jacq.)DC. 的成熟种子。主产于江苏南京、苏州、南通，湖北孝通、恩施、宜昌，安徽肥东、肥西、六安等。多为栽培。

【采收炮制】秋季采收成熟荚果，剥取种子，晒干。

【药性】甘，温。归胃、肾经。

【功效】温中，下气，止呃，温肾助阳。

【应用】

1. 呃逆、呕吐　本品甘温暖胃，性主沉降，故能温中和胃，降气止呃，可治中焦虚寒之呕吐、呃逆，可与丁香、柿蒂、陈皮等同用。

2. 肾虚腰痛　本品甘温，入肾经而能温肾助阳，故可治肾阳虚之腰痛，可单用，如《重庆草药》所载单方，以刀豆二粒，包于猪腰内烧熟食，或配杜仲、桑寄生、牛膝等同用。

【用法用量】煎服，6～9g。

【现代研究】

化学成分　含尿素酶、血球凝集素、刀豆氨酸，还有淀粉、蛋白质、脂肪等。

柿蒂　Shidi

【别名】柿钱（《洁古家珍》），柿丁（《中药志》），柿萼（《药材学》），柿子把（《中药材手册》）。

【来源】柿蒂，始载于《名医别录》，列为中品，历代本草均有收载。为柿树科落叶乔木植物柿 *Diospyros kaki* Thunb. 的干燥花萼。全国大部分地区均产，主产于河南、山东、福建、河北、山西等地。野生与栽培均有。

【采收炮制】冬季果实成熟时采摘，或食用时收集，洗净，去柄，晒干，生用。

【商品规格】以个大、肥厚、质脆、坚硬、颜色黄褐者为佳。

【药性】苦、涩，平。归胃经。

【功效】降逆止呃。

【应用】

呃逆证　本品味苦降泄，专入胃经，善降胃气而止呃逆，治胃寒呃逆，常配丁香、生姜等同用，如《济生方》柿蒂汤；治疗虚寒呃逆，常与人参、丁香同用，如《症因脉治》丁香柿蒂汤；治疗胃热呃逆，常与黄连、竹茹等同用；若治痰浊内阻之呃逆，常与半夏、陈皮、厚朴等同用；若命门火衰，元气暴脱，上逆作呃，可与附子、人参、丁香等同用。

【用法用量】煎服，5～10g。

【现代研究】

（一）化学成分

本品含硬脂酸、棕榈酸、琥珀酸、丁香酸、香草酸、没食子酸、葡萄糖、果糖和鞣质等。

（二）临床报道

治疗呃逆：自拟止呃汤加减治疗中风后并发呃逆 32 例，基本药物为丁香、柿蒂、陈皮等，服 1 剂呃逆止者 5 例，服 2 剂呃逆止者 4 例，服 4 剂呃逆止者 14 例，服 4 剂以上呃逆止者 9

例[1]。给予丁香柿蒂汤加减，丁香 10g，柿蒂 10g，赭石 30g(先煎)，太子参 25g 等，浓煎取汁 150ml，予以口服或鼻饲，每次 50ml，每天 3 次。治疗 30 例，总有效率 86.6%[2]。口服柿蒂钩藤汤治疗 42 例，总有效率为 85.7%，疗效优于对照组[3]。

参考文献

[1] 宣志华.止呃汤治疗中风后呃逆 32 例[J].实用中医药杂志，2003，19(7)：361.

[2] 童明仙，王昆，罗正琪.丁香柿蒂汤治疗中风后呃逆 30 例[J].中国民族民间医药杂志，2009，18(15)：122.

[3] 孙亚利，张瑞海.柿蒂钩藤汤治疗中风后呃逆 42 例[J].中华现代临床医学杂志，2007，5(1)：61.

(李盛青 张俊荣)

第九章

消　食　药

凡以消积导滞、促进消化、治疗饮食积滞为主要作用的药物，称为消食药，又叫消导药。

本类药多味甘性平，主归脾胃经，除消化饮食、导行积滞、行气消胀外，还兼有健运脾胃、增进食欲的功效，故凡由饮食不消、宿食停留所引起的脘腹胀满、嗳腐吞酸、恶心呕吐、不思饮食、大便失常，以及脾胃虚弱，纳谷不佳，消化不良等症，均宜使用本类药物治疗。即《素问·至真要大论》所谓“坚者削之，结者散之”的意思。此外，有的消食药还兼有活血散瘀、降气化痰、回乳等功效，又可用治瘀阻胸腹痛、咳喘痰多、断乳乳房胀痛等症。

使用本类药物，应根据不同的病情，配伍其他药物同用。如食滞中焦，气机阻塞，脘腹胀痛较剧者，当配合行气宽中药物同用，以增进消食化滞的作用；若脾胃虚弱，运化无力，食积内停者，又当配合健脾和胃药同用，以标本兼顾，消补结合，不可单用消食药；若脾胃有寒，脘腹冷痛，食积内停者，又当配合温中散寒药同用，以温运脾胃，消食化滞；若湿浊中阻，脘痞不饥，食积内停者，又当配芳香化浊、燥湿健脾药同用，以化湿开胃，消食化滞；若食积化热，便秘尿赤者，轻症可配苦寒轻下之品，重症当配峻下热结之品同用，以泻热通肠，消食化滞。

现代药理研究证明，消食药一般具有不同程度的助消化作用及调节胃肠运动等作用，个别药物具有降血脂、强心、增加冠脉流量及抗心肌缺血、降压以及抗菌等作用。

山楂　*Shanzha*

【别名】鼠查（《本草经集注》），赤爪实（《新修本草》），棠梂子（《本草图经》），山里红果（《百一选方》），酸梅子、山梨（《中国树木分类学》），酸查（《山东中药》）。

【来源】山楂，始载于《本草经集注》。为蔷薇科落叶灌木或小乔木植物山里红 *Crataegus pinnatifida* Bge. var. major N. E. Br.、山楂 *Crataegus pinnatifida* Bge. 的干燥成熟果实。习称“北山楂”，主产于河南林县、辉县、新乡，山东临朐、沂水、安邱，河北唐山、保定等地，以山东临朐、沂水两地产量大，品质最佳，为全国之冠，野生与栽培均有。

【采收炮制】北山楂于10月果实成熟时采收，筛去脱落的核及果柄，生用。若炒用，则取净山楂置锅内，用文火加热炒至色变深，取出放凉，即炒山楂；或依上法炒至表面焦褐色，即焦山楂；或用上法炒至表面焦黑色、里面黄褐色，即山楂炭。

【商品规格】商品中常以山楂片出售。以片大、皮红、肉厚者为佳。

按《中国药典》（2010年版一部）规定：本品含有机酸以枸橼酸（$C_6H_8O_7$）计，不得少于5.0%。

【药性】酸、甘，微温。归脾、胃、肝经。

【功效】消食健胃，行气散瘀，化浊降脂。

【应用】

1. 肉食积滞证　本品味酸而甘，性微温，功善健脾开胃，促进消化，尤为消化油腻肉食积滞之要药。凡肉食积滞之脘腹胀满、嗳气吞酸、腹痛便溏者，均可应用，如《本草纲目·卷三十·山楂》引《简便方》单用煎服有效，或配莱菔子、神曲等同用；还可与芳香健胃、行气止痛的木香、青皮为散剂同用，如《证治准绳》匀气散。若治食积气滞腹胀满痛较甚者，宜与青皮、枳实、莪术等同用。

2. 泻痢腹痛、疝气痛　本品能行气止痛，炒用又兼能止泻止痢。治泻痢腹痛，可用焦山楂水煎服，亦可与木香、槟榔、枳壳等同用；《医钞类编》用山楂炭研为末服，亦有效。治寒滞肝脉、疝气作痛，可与橘核、荔枝核、小茴香等同用。

3. 瘀阻胸腹痛、痛经　本品兼入血分，性温能通行气血，有活血祛瘀止痛之功，治胸腹瘀滞者多用。若治瘀滞胸胁痛，可与川芎、桃仁、红花等同用。治产后瘀阻腹痛、恶露不尽，或瘀阻痛经，朱丹溪经验方单用本品，打碎煎汤入砂糖服；亦可以本品与当归、川芎、益母草等配伍应用。亦可用于瘀血阻滞，崩漏下血，常与蒲黄炭、茜草炭等化瘀止血药同用。

此外，本品又能化浊降脂，现代用于高脂血症。

【用法用量】 煎服 9～12g，大剂量 30g。生山楂、炒山楂多用于消食散瘀，焦山楂、山楂炭多用于止泻止痢。

【使用注意】 脾胃虚弱者慎服。

【药论】

1.《本草纲目》："化饮食，消肉积，癥瘕，痰饮痞满吞酸，滞血痛胀。"

2.《本草经疏》："山楂，《本经》云味酸气冷，然观其能消食积，行瘀血，则气非冷矣。有积滞则成下痢，产后恶露不尽，蓄于太阴部分则为儿枕痛。山楂能入脾胃消积滞，散宿血，故治水痢及产妇腹中块痛也。大抵其功长于化饮食，健脾胃，行结气，消瘀血，故小儿产妇宜多食之。《本经》误为冷，故有洗疮痒之用。"

【现代研究】

（一）化学成分

山楂主要含山楂酸、绿原酸、熊果酸、齐敦果酸、苹果酸等有机酸，黄酮类化合物有槲皮素、牡荆素、牡荆素鼠李糖苷、金丝桃苷、表儿茶精等。此外，尚含有豆甾醇、香草醛、胡萝卜素、维生素、苷类、糖类、脂肪、菸酸、鞣质及钙、磷、铁等。果肉和果核中的脂肪酸均以亚油酸含量为最高，尚含亚麻油酸、油酸、硬脂酸、棕榈酸等。

（二）药理作用

1. 心脑血管系统

（1）降压作用：山楂有扩张外周血管并具有持久的降压作用，尤其对冷血动物的降压作用持续时间最长，当山楂与槲寄生、大蒜、梧桐合用时，其降压作用大为增强，并且作用时间也有所延长[1]。英国学者 Walker 研究服用山楂提取液的病人较安慰剂组舒张压明显下降[2]。山楂糖浆用于高血压患者，有效率达 80%，并能增加食欲，改善睡眠[3]。

（2）抗心肌缺血：山楂总黄酮能减轻缺血再灌注损伤心肌心电图的 ST 段变化，提高血清 NO 的浓度，降低心肌缺血再灌注时心肌组织丙二醛（MDA）的水平[4]。研究表明，炒北山楂可有效抑制脑垂体后叶素造成兔心肌缺血的心电图 $\sum$T 和 $\sum$S-T 抬高，抑制 Q-T 间期的延长，抑制心率变缓[5]。山楂叶总黄酮能减轻 3D 乳鼠缺血缺氧损伤后心肌细胞心律失常的程度，推迟心肌细胞的停搏时间，减少心肌细胞乳酸脱氢酶（LDH）的释放量，降低

MDA 水平并提高细胞内超氧化物歧化酶(SOD)的活力和 NO 含量[6]。山楂提取物可以抑制缺血再灌注大鼠血清中 LDH 的升高，提高 SOD 的活力，降低 MDA 的生成量，从而保护心肌，减轻缺血再灌注导致的心肌细胞损伤[7]。

(3) 抗脑缺血：山楂总黄酮可明显减少缺血再灌注大鼠脑梗死面积，降低 MMP-9 的表达，发挥脑保护作用[8]。山楂酸能降低脑组织中乳酸、MDA 含量，提高 SOD 和 LDH 活力，还能对抗缺血期间的肝糖原降解[9]。

(4) 对血液流变学作用：山楂总黄酮有降低急性血瘀模型大鼠全血比黏度、血浆黏度和红细胞压积的作用。山楂醇提取物对中切、低切全血比黏度有显著降低作用[10]。

(5) 对血管内皮细胞作用：山楂总黄酮可以降低缺氧人脐静脉内皮细胞的细胞毒水平，显著下调缺氧内皮细胞内钙离子和 NO 水平[11]。山楂能抑制低密度脂蛋白的氧化修饰，减少脂质过氧化物的形成，阻断有害物质的产生，可通过直接作用于内皮细胞，调节内皮细胞功能，增强内皮细胞对有害因子的抵抗力和耐受性，从而保护内皮细胞免受损害[12]。

2. 消化系统作用　山楂口服能增加胃中消化酶的分泌，所含蛋白酶、脂肪酸，可促进肉食分解消化。山楂对胃肠道运动功能具有一定调节作用，能增强大鼠松弛状态胃平滑肌的收缩，而对乙酰胆碱及钡离子引起兔、鼠离体胃肠道平滑肌收缩具有明显抑制作用。炮制影响山楂消化作用，炒山楂酸味减弱，可缓和对胃的刺激，焦山楂不仅酸味减弱，并增加了苦味，长于消食止泻；山楂炭味微苦涩，偏于止泻、止血[13]。

3. 保肝作用　山楂香菇粥具有健脾消食、活血化瘀、降脂作用，对脂肪肝病人具有很好的保护作用。

4. 抗菌作用　山楂对多种杆菌和球菌有抵抗作用，以山楂核提取物为主要杀菌成分的皮肤消毒剂，对大肠杆菌、金黄色葡萄球菌、铜绿假单胞菌、白念珠菌具有较好的杀菌效果，且稳定性较好[14]。临床上用山楂鲜品或熟品外敷治疗冻伤感染及溃疡，并取得较好的效果[15]。

5. 抗肿瘤作用　山楂果总黄酮对正常细胞的生长无明显影响，但能使肿瘤细胞内钙浓度明显升高，体外通过钙超载抑制 Hep-2 细胞，进而导致细胞凋亡。山楂果总黄酮可通过抑制肿瘤细胞 DNA 的生物合成，从而阻止肿瘤细胞的分裂繁殖[16]。

6. 抗疲劳作用　山楂多糖能增加小鼠负重游泳时间，增强小鼠缺氧耐力，降低小鼠血清尿素氮、血乳酸量，提高肝糖原含量，具有显著抗疲劳作用[17]。

(三) 临床报道

1. 治疗高血压　用山楂、草决明、枸杞子、白菊花、龙井茶白开水冲泡代茶饮，治疗 106 例中显效 56 例、有效 39 例、无效 11 例，总有效率为 89.6%[18]。

2. 治疗脂溢性皮炎　用泻黄散加味治疗 41 例中治愈 23 例、好转 15 例、未愈 3 例，总有效率达 92.68%[19]。

3. 治疗慢性鼻窦炎　用苍耳子散加诃子、地龙、山楂等治疗 67 例，痊愈 42 例，好转 20 例，无效 5 例，总有效率 92.54%[20]。

4. 治疗肛肠术后便秘　大黄 5g，山楂 15g，用开水闷泡 15～30 分钟后服用，共治 214 例，治愈 198 例，好转 16 例，有效率 100%，治愈率 93.4%。服药 1 天即可见效 10 例，1 个疗程治愈 180 例，2 个疗程以上治愈 14 例，好转 10 例[21]。

5. 治疗高血脂　用山楂降脂汤共治 84 例，显效 44 例，有效 28 例，无效 12 例，总有效率为 85.7%[22]。

6. 治疗冻疮　取山楂数粒洗净，置锅中炒熟，碾成粉末，加水调成糊状，直接敷于冻疮表面，每日数次，3～5天红肿消退，1周内可痊愈。山楂性微温，具有扩张血管、加速局部血液循环、消肿、减轻疼痛、促进创面愈合的作用[23]。

7. 治疗脂肪肝　用生山楂、柴胡、丹参、泽泻等药治疗56例，痊愈20例，显效25例，有效8例，无效3例，总有效率95%[24]。

8. 治疗血瘀型痛经　取完整带核鲜山楂1000g，加水适量，文火熬煮，水开后约10分钟，加入红糖250g，再熬煮10分钟，待其成为稀糊状即可。经前3～5天，取山楂泥30ml，食用，每天2次，至经后3天，此为1个疗程，连续食用3个疗程。38例患者除1例无效外，余皆在3个疗程内治愈[25]。

9. 治疗功能性消化不良　白术18g，山楂10g。随症加味水煎服。治疗60例，治愈40例，好转16例，未愈4例。治愈率66.67%，总有效率93.33%[26]。

参考文献

[1] 刘家兰，徐晓玉. 山楂的药理作用研究进展[J]. 中草药，2009，40，64.

[2] Br J Gen Practice. 第一个研究山楂降压作用的随机临床试验证实山楂有降压作用[J]. 中华高血压杂志，2006，14(12)：1031.

[3] 高红旗，刘香蕊，刘贵京. 山楂的临床研究与应用概况[J]. 中国基层医药，2003，10(5)：474-475.

[4] 闵清，白育庭，张志，等. 山楂叶总黄酮对大鼠心肌缺血再灌注损伤的心电图NO及丙二醛变化的影响[J]. 中国临床药理学与治疗学，2007，12(7)：800-803.

[5] 宁康健，吕锦芳，季培松，等. 北山楂对家兔急性心肌缺血的保护作用研究[J]. 中国中医基础医学杂志，2007，13(4)：283-285.

[6] 叶希韵，张隆，张静，等. 山楂叶总黄酮对乳鼠心肌细胞缺血缺氧损伤的实验研究[J]. 中国现代应用药学杂志，2005，22(3)：202-204.

[7] 刘春丽，张凤林. 山楂提取物对心肌缺血再灌注损伤的保护作用[J]. 心脏杂志，2006，2(18)：121-123.

[8] 刘瑛琳，包雪鹦. 山楂叶总黄酮对大鼠脑缺血再灌注后基质金属蛋白酶-9表达的影响[J]. 中风与神经疾病志，2006，23(6)：690-691.

[9] 关腾，李运曼，孙宏斌，等. 新型糖原磷酸化酶抑制—山楂酸对小鼠脑缺血-再灌注的保护作用研究[J]. 中国临床药理学与治疗学，2007，12(4)：381-384.

[10] 焦利萍. 山楂叶总黄酮对急性血瘀模型大鼠血液流变学指标的影响[J]. 中国药物与临床，2008，8(1)：49-50.

[11] 兰文军，葛亚坤，郑筱祥. 山楂叶总黄酮对缺氧人脐静脉内皮细胞细胞毒、一氧化氮和Ca^{2+}水平的调控作用[J]. 航天医学与医学工程，2005，18(2)：157-160.

[12] 常翠青，陈吉棣. 山楂对人血管内皮细胞的作用[J]. 营养学报，2001，23(1)：58-59.

[13] 刘家兰，徐晓玉. 山楂的药理作用研究进展[J]. 中草药，2009，40：63-65.

[14] 李长青，吴伟，佟颖. 山楂核提取物杀菌效果及影响因素的研究[J]. 中国消毒学杂志，2007，24(1)：50-52.

[15] 罗玉梅，王振. 山楂的化学成分及药理研究进展[J]. 时珍国医国药，2004，15(1)：53-54.

[16] 张妍，李厚伟，孙建平，等. 山楂果总黄酮的提取分离及体外抗肿瘤活性[J]. 中草药，2004，35(7)：787-789.

[17] 唐礼可. 山楂多糖抗疲劳作用实验研究[J]. 云南中医中药杂志，2008，29(2)：32-33.

[18] 李亚敏. 中药治疗原发性高血压病106例疗效观察[J]. 医学理论与实践，2006，1(8)：931.

[19] 钟江. 泻黄散加味治疗脂溢性皮炎41例疗效观察[J]. 浙江中医杂志，2007，42(8)：454.

[20] 彭怀晴.复方苍耳子散治疗慢性鼻窦炎67例[J].四川中医,2002,20(10):56.

[21] 张建栋.大黄山楂泡服治疗肛肠术后便秘214例[C].甘肃省中医药学会2009年学术研讨会论文专辑,2009,212.

[22] 韩永斌,刘峰杰.山楂降脂汤治疗高脂血症84例[J].湖北中医学院学报,2007,9(3):65.

[23] 郭彤嘉,伊玲丽,范胤璞.山楂外用治疗冻疮[J].护理学杂志,2006,21(15):53.

[24] 李安,王小军.中医辨证论治加调护治疗脂肪肝56例疗效观察[J].吉林中医药,2008,28(6):421.

[25] 于晓棠.山楂能治血瘀型痛经[J].中国临床医生,2004,32(4):25.

[26] 王家怀.60例溃疡样型功能性消化不良白术山楂汤治疗[J].中国现代药物应用,2007,1(4):3.

莱菔子 *Laifuzi*

【别名】萝卜子(《日华子本草》)。

【来源】莱菔子,始载于《日华子本草》,历代本草均有收载。为十字花科一年生或二年生草本植物萝卜 *Raphanus sativus* L. 的种子。全国各地均有生产。以河北、河南、浙江、湖北、四川产量最大,均为栽培。

【采收炮制】一般在夏秋间,种子成熟变黄红时即可采收。割取地上部分、晒干、搓出种子,簸净果皮及杂质,将种子晒干,生用。炒莱菔子:取净莱菔子,置锅内用文火炒至微鼓起,并有香气为度,取出,放凉。

【商品规格】商品均以统货供应。颜色有褐、红、黄等色。以颗粒饱满、无杂质、油性大、色红者为佳,以浙江绍兴、梁湖的产品最优,称为杜卜子。

按《中国药典》(2010年版一部)规定:本品含芥子碱以芥子碱氰酸盐($C_{16}H_{24}NO_5 \cdot SCN$)计,不得少于0.40%。

【药性】辛、甘,平。归肺、脾、胃经。

【功效】消食除胀,降气化痰。

【应用】

1. 食积气滞证 本品味辛行散,消食化积之中,尤善行气消胀,故多用治食积气滞所致脘腹胀满、嗳气吞酸、腹痛等,常与山楂、神曲、陈皮等同用,如《丹溪心法》保和丸。若为食积停滞又兼脾虚者,可在上方中加白术,以消补兼顾,如《丹溪心法》大安丸。若治食积泻痢,里急后重,可与木香、枳实、大黄等同用,如《方脉正宗》所载方。

2. 咳喘痰多、胸闷食少 本品既能消食化积、开胃进食,又能化痰止咳、降气平喘,且作用较强,常用治痰涎壅盛,咳嗽气喘,胸闷,而兼食积者尤宜,如《食医心镜》单用本品研末服即效;或与白芥子、苏子等同用,如《韩氏医通》三子养亲汤。

3. 气胀气臌证 本品味辛善行气除胀。《本草纲目》引《朱氏集验方》方,用本品研汁浸缩砂为末,米饮服,即效。此外,古方中有单以本品生用研服以涌吐风痰者,但现代临床很少用。

【用法用量】煎服,5~12g。生用吐风痰,炒用消食下气化痰。

【使用注意】本品辛散耗气,故气虚及无食积、痰滞者慎用。一般不与人参同用。

【鉴别用药】莱菔子、山楂均有良好的消食化积之功,同可用治食积停滞之证。然山楂长于消积化滞,尤为消化油腻肉食积滞之要药,善治肉食积滞证;而莱菔子于消食化积之中,尤善行气消胀,故治食积气滞证效佳。

【药论】

1.《滇南本草》:"下气宽中,消膨胀,降痰,定吼喘,攻肠胃积滞,治痞块、单腹疼。"

2.《本草纲目》:“下气定喘,治痰,消食,除胀,利大小便,止气痛,下痢后重,发疮疹。”

3.《医学衷中参西录》:“莱菔子无论或生或炒,皆能顺气开郁,消胀除满。”

【现代研究】

(一) 化学成分

莱菔子含少量挥发油及45%脂肪油。挥发油中含有甲硫醇,α-已烯醛,β-已烯醛,β-已烯醇,γ-已烯醇等;脂肪油中含多量芥酸、亚油酸、亚麻酸、芥子酸甘油酯等。另尚含芥子碱、莱菔子素、正十烷、正十八碳酸(硬脂酸)、β-谷甾醇、γ-谷甾醇。莱菔子中还含有辛烯醛、邻苯二甲酸丁二酯、芥子碱硫酸氢盐,以及氨基酸、蛋白质、多糖、酚类、生物碱、黄酮、植物甾醇、维生素及辅酶Q等。

(二) 药理作用

1. 抗菌作用　莱菔子抗菌有效成分为莱菔子素,在1mg/ml浓度对葡萄球菌和大肠杆菌有显著抑制作用。1%莱菔子油可对抗链球菌、化脓球菌、肺炎球菌、大肠杆菌等生长[1]。

2. 促进胃肠蠕动　莱菔子行气消食的作用机制可能与其促进MTL的分泌和作用于M受体有关[2]。

3. 对呼吸系统作用　配入莱菔子不同炮制品的三子养亲汤对延长小鼠咳嗽潜伏期的影响,呈现出生品组>炒品组>炒过组的规律,生品组与炒品组和对照组相比,均能显著延长小鼠的咳嗽潜伏期,炒过后其作用明显减弱[3]。

4. 抑制胃排空作用　用体重小鼠灌胃给药,莱菔子生品、炒品、炒过品100%水煎液分别20ml/kg灌胃给予生品组、炒品组、炒过组小鼠,连续7天,结果莱菔子生品、炒品、炒过品均可显著抑制小鼠胃排空,炒品抑制作用减弱,炒过品抑制胃排空作用最强[4]。

5. 对心脏血流动力学的影响　莱菔子注射液1.0ml/kg(相当1g莱菔子生药)犬静脉注射1次,其体动脉收缩压(SAP)、舒张压(DAP)、体动脉平均压(MAP)分别降低10.9mmHg、13.9mmHg、2.15.2mmHg,肺动脉收缩压(SPAP)、肺动脉舒张压(DPAP)、肺动脉平均压(MPAP)亦降低,使体血管阻力(SVR)、肺血管阻力(PVR)明显降低[5]。

6. 降压作用　莱菔子降压片对肠管平滑肌有松弛作用,并增加狗肢体血流量,说明其有扩张血管作用。椎动脉给药对兔、猫均有降压作用,提示该药除通过对血管的直接扩张作用而引起降压外,并部分地通过中枢神经系统发挥其降压作用[6]。

(三) 临床报道

1. 治疗高血压　莱菔子胶囊内服,治疗70例,显效31例,有效29例,无效10例,总有效率为85.7%[7]。

2. 治疗黄褐斑　用莱菔子置锅内文火炒至微鼓起,略见焦斑,闻有香气时取出略冷,去皮取仁碾碎,每饭前冲服。尽量避光。治疗83例,痊愈28例(33.7%),显效42例(50.6%),好转13例(15.6%),总有效率为100%[8]。

3. 治疗湿疹　取莱菔子60g,放置于热砂锅中拌炒10分钟,取出研末,装瓶备用。若皮损渗出液较多或伴发感染者,以干粉撒于皮损处,待渗液和脓水干燥后,改用以麻油调药粉成糊状外搽,一日多次。结果24例治愈[9]。

4. 治疗厌食症　用莱菔子、党参、焦三仙等水煎分服。治疗48例中痊愈35例,占73%[10]。

（四）不良反应

小鼠灌服炒莱菔子后大便稀薄，体毛较脏，且死亡较多，提示莱菔子炒后使小鼠胃肠运动加强而产生较强的泻下作用[11]。莱菔子水提物鼠腹腔注射的 LD_{50} 为(127.4±3.7)g/kg，大鼠每日灌服 100、200、400g/kg 莱菔子流浸膏，连续 3 周，对动物血象、肝肾功能及主要脏器等均未见明显影响[12]。

参考文献

[1] 陈素美，徐江雁. 中药莱菔子药理及临床应用研究回顾[J]. 时珍国医国药，2007，18(12)：3117.

[2] 唐健元，张磊，彭成，等. 莱菔子行气消食的机制研究[J]. 中国中西医结合消化杂志，2003，11(5)：287.

[3] 谭鹏，薛玲，吕文海. 莱菔子不同炮制品对呼吸系统作用的实验研究[J]. 山东中医药杂志，2005，24(5)：300.

[4] 薛玲，谭鹏，吕文海. 莱菔子不同炮制品对消化系统作用及其急性毒性研究[J]. 山东中医药大学学报，2006，30(1)：75.

[5] 宋爱英，施波，王刚，等. 莱菔子对麻醉犬心脏血流动力学的作用研究[J]. 中医药学报，1990(1)：48.

[6] 莱萌. 治疗高血压病性新药-莱菔子降压片的研究[J]. 医学研究通讯，1986，15(6)：185-186.

[7] 赵建敏. 莱菔子治疗高血压病 70 例临床观察[J]. 河北中医药学报，1999，14(3)：13.

[8] 侯淑琴，潘藩. 莱菔子冲服治疗黄褐斑 83 例[J]. 中国民间疗法，1996(4)：14.

[9] 付玉山. 莱菔子外用治疗湿疹 24 例[J]. 中医外治杂志，1997(2)：36.

[10] 高志银. 平胃散加味治疗厌食症 48 例[J]. 陕西中医，1991(9)：418.

[11] 薛玲，谭鹏，吕文海. 莱菔子不同炮制品对消化系统作用及其急性毒性研究[J]. 山东中医药大学学报，2006，30(1)：75.

[12] 王浴生. 中药药理与应用[M]. 北京：人民卫生出版社，1983：876.

神曲　Shenqu

（附：建神曲）

【别名】六神曲(《本草便读》)。

【来源】神曲，始载于《药性论》，历代本草多有收载。为面粉和其他药物混合后经发酵而成的加工品。原主产于福建，现全国各地均能生产。

【采收炮制】用鲜青蒿、鲜苍耳、鲜辣蓼各 12 斤，切碎；赤小豆碾末、杏仁去皮研各 6 斤，混合拌匀，入麦麸 100 斤，白面 60 斤，加水适量，揉成团块，压平后用稻草或麻袋覆盖，使之发酵，至外表长出黄色菌丝时取出，切成约 3 厘米见方的小块，晒干即成。

另法：用鲜蓼子 4.5 公斤，鲜青蒿、鲜苍耳各 1.5 公斤，洗净切碎，加水浸泡；杏仁去皮研碎，6 斤；赤小豆研碎，6 斤，加水煮成糊状，混合拌和，入白面 150 斤，略加清水，反复揉匀，然后压成方块，用麻叶包裹，置温室中经发酵后，切成小块，晒干即成。生用或炒用。

【商品规格】神曲商品以存放陈久、无虫蛀、气香醇者为佳。

【药性】甘、辛，温。归脾、胃经。

【功效】消食和胃。

【应用】

1. 饮食积滞证　本品辛以行气消食，甘温健脾开胃，和中止泻，常用治食滞脘腹胀满、食少纳呆、肠鸣腹泻者，常与山楂、麦芽、木香等同用；亦可用《奇效良方》曲麦枳术丸，即以本品与麦芽、枳实、白术同用，研末为丸服。若治中脘宿食留饮而致的脘痛，吞酸嘈杂，或口吐清水，可以本品配苍术、陈皮、姜汁等为丸服，如《丹溪心法》曲术丸。

2. 外感风寒表证　本品辛温能散寒解表，故可用治风寒表证，兼食滞者尤宜，但解表力薄，可配辛温解表药同用。

此外，凡丸剂中有金石、贝壳类药物者，可用本品糊丸以助消化，如磁朱丸。

【用法用量】 煎服，6～15g。消食宜炒焦用。

【药论】

1.《本经逢原》："神曲，其功专于消化谷麦酒积，陈久者良。但有积者能消化，无积而久服，则消人元气。"

2.《本草求真》："神曲，辛甘气温，其物本于白面、杏仁、赤小豆、青蒿、苍耳、红蓼六味，作饼蒸郁而成，其性六味为一，故能散气调中，温胃化痰，逐水消滞，小儿补脾，医多用此以为调治，盖取辛不甚散，甘不甚壅，温不见燥也。然必合以补脾等药，并施则佳。"

【现代研究】

（一）化学成分

神曲为一种酵母制剂，其成分有挥发油、苷类、脂肪油及维生素B等。神曲内尚含有酶类、麦角甾醇、蛋白质等。

（二）药理作用

1. 抗菌作用　六神曲抗菌活性物质主要存在乙酸乙酯和正丁醇提取部位中，抗菌效能与文献报道的植物中药抗菌提取物的作用强度相比，二者的抗菌活性非常突出。六神曲不同提取部位的体外抗菌作用大小顺序为：乙酸乙酯部位＞正丁醇部位＞95%乙醇提取物＞水提取部位，石油醚提取部位无抑菌作用[1]。

2. 对消化功能的影响　神曲炒制后高温破坏酶，其淀粉酶、蛋白酶活力几乎为零，但对小鼠胃肠推进功能的影响以神曲炒焦品为最佳。表明炒焦的过程产生了能直接或间接促进胃肠蠕动的物质，也清楚地表明神曲的作用物质不只是酶类，炮制过程中一定有其他促进消化的成分产生[2]。

3. 调理肠道菌群作用　神曲对于肠道菌群失调引起的肝脏、肾脏和肠道病变具有调整和保护作用，对肠道菌群失调动物具有治疗作用[3]。

（三）临床报道

1. 治疗小儿厌食症　神曲、西洋参、山楂、炒谷麦芽等治疗30例，痊愈24例，显效4例[4]。

2. 治疗慢性腹泻　用神曲、桂枝、生白术等治疗56例，显效38例，有效16例[5]。

参 考 文 献

[1] 王秋红，付新，王长福. 六神曲的抗菌活性研究[C]. 中华中医药学会中药炮制分会2009年学术研讨会论文集，2009，528.

[2] 高慧，洪宇，贾天柱. 不同神曲样品对小鼠消化功能的影响[C]. 中华中医药学会第六届中药炮制学术会议论文集，2006，202.

[3] 郭丽双，李凯军，李向阳. 中药"神曲"对肠道菌群失调小鼠治疗作用的观察[J]. 牡丹江医学院学报，2003，24(2)：25.

[4] 孙世军,张秀梅,黎明.中药内服外敷治疗小儿厌食症30例[J].中国民间疗法,2009,17(7):37.
[5] 潘海燕,吴荣华,焦艳.五苓散加减治疗慢性腹泻56例[J].浙江中医杂志,2007,42(2):77.

附：建神曲

建神曲,始载于《药性考》,又名泉州神曲、范志曲。为麦粉、麸皮和紫苏、荆芥、防风、厚朴、白术、木香、枳实、青皮等四十多种药品,经混合后发酵而成。主产于福建泉州。性味苦温,功能消食化滞,理气化湿,发散风寒,兼能健脾。常用于食滞不化或兼感风寒者。用量6～15g。

麦芽 Maiya

【别名】大麦蘖(《药性论》),麦蘖(《日华子本草》),大麦毛(《滇南本草》),大麦芽(《本草汇言》)。

【来源】麦芽,始载于《药性论》。为禾本科一年生草本植物大麦 *Hordeum vulgare* L.的成熟果实经发芽干燥而成。全国产麦区都可生产,均为栽培。历代本草多有收载。

【采收炮制】全年均可加工,以春秋气候暖和时进行最好。将大麦洗净后、浸泡4～6小时(约7成透),捞出,置能排水的容器内平铺、盖好,使之生热,经常洒水,保持湿润,翻倒数次,待胚芽伸出约0.5cm时取出晒干,或低温烘干,生用。若炒用,则取麦芽置锅内微炒至黄色,取出放凉,即炒麦芽;同上法炒至焦黄色后,喷洒清水,取出晒干,即焦麦芽。

【商品规格】商品以统货供应。以质充实、色淡黄、有胚芽者为佳。

按《中国药典》(2010年版一部)规定:本品出芽率不得少于85%。

【药性】甘,平。归脾、胃经。

【功效】行气消食,健脾开胃,回乳消胀。

【应用】

1. 米面薯芋食滞证　本品甘平,行气消食,健脾开胃,长于促进淀粉性食物的消化,故最适用于米、面、薯、芋等食物积滞不化者,可与山楂、神曲、鸡内金等同用。若治小儿乳食停滞,单用本品煎服或研末服有效。若治脾虚食少,食后饱胀,可与白术、陈皮、神曲同用为丸,人参汤送服,即《本草纲目》健脾丸。

2. 断乳乳房胀痛　本品能疏肝回乳,故可用于妇女断乳,或乳汁淤积所致的乳房胀痛等症,可单用生麦芽或炒麦芽120g(或生、炒麦芽各60g)煎服,有效。

3. 胁痛、脘腹痛　本品兼能疏肝解郁,故可用治肝气郁滞或肝胃不和之胁痛、脘腹痛等,可与川楝子、柴胡等同用。

4. 泻痢腹痛　本品能消食化积,亦可用治脾胃虚寒积滞泻痢证,可与陈皮、茯苓、乌梅、人参、附子、肉桂等同用,如《证治准绳》麦梅丸。

【用法用量】煎服,10～15g,大剂量30～120g。生麦芽功偏消食健胃,炒用多用于回乳消胀。

【使用注意】授乳期妇女不宜使用。

【药论】

1.《本草经疏》:"麦蘖,功用与米蘖相同,而此消化之力更紧,其发生之气,又能助胃气上升,行阳道而资健运,故主开胃补脾,消化水谷及一切结积冷气胀满。"

2.《药品化义》:"大麦芽,炒香开胃,以除烦闷。生用力猛,主消麦面食积,癥瘕气结,胸膈胀满,郁结痰涎,小儿伤乳,又能行上焦滞血,若女人气血壮盛,或产后无儿饮乳,乳房胀痛,丹溪用此二两,炒香捣去皮为末,分作四服立消,其性气之锐,散血行气,迅速如此,勿轻视之。”

3.《医学衷中参西录》:“大麦芽,能入脾胃,消化一切饮食积聚,为补助脾胃之辅佐品……至妇人乳汁为血所化,因其善于消化,微兼破血之性,故又善回乳。入丸散剂可炒用,入汤剂皆宜生用。”

【现代研究】

(一)化学成分

麦芽主要含α-淀粉酶、β-淀粉酶、α-生育三烯酚、转化糖酶、催化酶、过氧化异构酶、麦芽糖、糊精、蛋白质、脂肪油、B族维生素等。另含α-科醌,大麦芽碱,大麦芽胍碱A、B,腺嘌呤,胆碱,蛋白质。氨基酸,维生素B、D、E,细胞色素C等。尚含麦芽毒素,即白栝楼碱[1]。

(二)药理作用

1. 降血糖作用 麦芽浸剂口服可使家兔与正常人血糖降低[2]。

2. 抑制催乳素释入 生麦芽煎剂可使健康人睡眠或胃复安试验时催乳素释放高峰受到抑制,这可能与妇女服用生麦芽汤回乳作用有关,对单纯乳溢症患者,可使乳溢消失或缓解,但胃复安试验反应高峰不受抑制,对有垂体催乳素瘤器质性病变的闭经-乳溢综合征无效[3]。

3. 助消化作用 麦芽煎剂对胃酸与胃蛋白酶的分泌似有轻度促进作用[4]。

4. 对性激素水平的影响 麦芽对刺激雄性小鼠生殖性腺轴有显著影响,尤其对雄性小鼠E_2、T的影响较大,可致E_2显著增高,T水平显著下降。提示可能发生功能改变的原发部位主要在性腺,而不在垂体[5]。

5. 抗结肠炎作用 麦芽中富含谷胺酰胺的蛋白质和半纤维素的纤维,这些物质对溃疡性结肠炎有治疗作用。麦芽通过抑制STAT3的表达和NFkB的活性,增加胆酸盐的吸收来发挥抗结肠炎作用[6]。

(三)临床报道

1. 回乳 观察2512例麦芽回乳效果。其中生麦芽组632例,炒麦芽组806例,平均年龄26.0岁;焦麦芽组308例,平均年龄25.5岁;混合组766例,平均年龄25.8岁。总有效率生麦芽组61.4%、炒麦芽组84.5%、混合组77.9%、焦麦芽组29.9%[7]。

2. 治疗急慢性肝炎 取大麦低温发芽的幼根(长约0.5cm左右),干燥后磨粉制成糖浆内服,每次10ml(内含麦芽粉15g),每日3次,饭后服;另适当加用酵母或复合维生素B片。30天为1个疗程,连服至治愈后再服1个疗程。治疗161例,有效108例,有效率为67.1%;其中急性肝炎56例,有效48例;慢性肝炎105例,有效60例[8]。

(四)不良反应

麦芽兼有下气、破血的作用,妇女妊娠期服用,可能会导致流产,因此妇女妊娠期不宜大剂量服用麦芽[9]。

参考文献

[1] 凌俊红,王金辉,王楠,等.大麦芽的化学成分[J].沈阳药科大学学报,2005,22(4):267.

[2] 王浴生.中药药理与应用[M].北京:人民卫生出版社,1983:473.

[3] 戎红玉.速尿与麦芽联合应用回乳体会[J].浙江中西医结合杂志,2001,11(6):390.

[4] 郝勇,黄衍民.关于助消化麦芽的用法问题[J].中国医院药学杂志,1983,6(13):273-274.

[5] 陈蓉.麦芽对雄性小鼠性激素水平的影响[J].中国药房,2008,19(27):2008.

[6] Kanauchio,Serizawal I,ArakiY,et al. Germinated Barley food-stuf,faprebiotic product,ameliorates

inflammation of colitisthroughmodulation of the enteric environment[J]. Gastroenterol, 2003, 38(2): 134-141.

[7] 郭晓东,郭丙章. 不同炮制规格的麦芽对回乳作用的影响及其机制[J]. 华北煤炭医学院学报, 2006,8(5):658.

[8] 刘宝密,谷建梅. 论麦芽对肝炎的治疗作用[J]. 黑龙江中医药,1999,6(50):57.

[9] 韩增润. 麦芽的临床功效及副作用[J]. 包头医学,2002,24(1):24.

稻芽 Daoya

（附：谷芽）

【别名】 蘖米(《名医别录》),谷蘖(《澹寮方》),稻蘖(《本草纲目》),谷芽(《中华本草》)。

【来源】 稻芽,始载于《名医别录》。为禾本科一年生草本植物稻 *Oryza sativa* L. 的成熟果实,经发芽干燥而成。全国各地均产。

【采收炮制】 取拣净的稻谷,用水浸泡 1～2 天,捞出置容器中,上盖潮湿蒲包,每日淋水,保持湿润,至初生根(俗称芽)长约 1cm 时,取出晒干生用。炒稻芽:将谷芽置锅内用文火炒至深黄色并大部爆裂,取出放凉。焦稻芽:将稻芽置锅内,用武火炒至焦黄色,微喷清水,取出风干。

【商品规格】 稻芽以身干、粒饱满、大小均匀、色黄、无杂质者为佳。

按《中国药典》(2010 年版一部)规定:本品出芽率不得少于 85%。

【药性】 甘,温。归脾、胃经。

【功效】 消食和中,健脾开胃。

【应用】

1. 米面薯芋食滞证　本品味甘,能消食和中,作用和缓,善消谷食积滞,兼能健脾开胃,略有补益之功。主治食滞脘腹胀满,可与山楂、神曲、青皮等同用。

2. 脾虚食少　本品健脾开胃,促进消化。用治脾胃气虚,食欲不振,不饥食少者,可与砂仁、白术、炙甘草等同用,如《澹寮方》谷神丸。

【用法用量】 煎服,9～15g,大剂量 30g。生用长于和中,炒用偏于消食。

【鉴别用药】 稻芽、麦芽均为消食化积、健脾开胃之常用药,可用于米面薯芋食滞证及脾虚食少等。然麦芽消食健胃力强,而稻芽力弱,但临床二药每相须为用。

【药论】

1.《名医别录》:“主寒中。下气,除热。”

2.《本草纲目》:“快脾开胃,下气和中,消食化积。”

【现代研究】

(一) 化学成分

主含淀粉、蛋白质、脂肪、淀粉酶、氨基酸及 B 族维生素等,此外还含有维生素 E 及锌、镁、铜、铁、钾等元素[1]。

(二) 药理作用

抗过敏　谷芽甲醇提取物禾胺(Gramineae,缩写 Os-DJ)既可抑制复合物 48/80 诱发的全身性过敏性休克,又有抗二硝基苯酚(DNP)IgE 抗体诱发的被动皮肤过敏反应(PCA)作用[2]。

(三) 临床报道

1. 治疗功能性消化不良　用谷芽、麦芽、党参、鸡内金、莱菔子等治疗 108 例,显效 50

例,有效34例,好转16例,无效8例,总有效率92.6%[3]。

2. 治疗小儿厌食症 炒谷麦芽、神曲、西洋参、山楂等治疗30例,痊愈24例,显效4例,无效2例,总有效率93.33%[4]。

参 考 文 献

[1] 吕兰薰.助消化中药的研究与应用[J].陕西中医,2001(2):35.

[2] [英]/Kim H M…//Am J Chin Med.谷芽对大鼠的抗过敏作用的评价[M].国外医学:中医中药分册,2000,22(5):297.

[3] 柯启贤,孔莹,李丽芳.调胃舒肝汤治疗功能性消化不良108例疗效观察[J].新中医,2004,36(3):30.

[4] 孙世军,张秀梅,黎明.中药内服外敷治疗小儿厌食症30例[J].中国民间疗法,2009,17(7):37.

附:谷芽

为禾本科植物粟 *Setaria italica*(L.)Beauv.的成熟果实经发芽干燥而成。主产于华北地区等。将粟谷用水浸泡后,保持适宜的温、湿度,待须根长至约6mm时,晒干或低温干燥;生用或炒用。谷芽的性能、功效、应用、用法用量均与稻芽相似,但我国北方地区多习用。

【其他】过去曾以稻、粟、黍等植物的果实发芽作谷芽入药,认为药效亦相近,《中国药典》(1985年版)始将粟芽以谷芽为正名收载,并同时收载且单列稻芽。

鸡内金 Jineijin

【别名】鸡肶胵里黄皮(《神农本草经》),鸡肫内黄皮(《日华子本草》),鸡黄皮(《现代实用中药》),鸡食皮(《河南中药手册》),鸡合子(《山东中药》),鸡中金或化石胆(《山西中药志》)。

【来源】鸡内金,始载于《神农本草经》,列为上品,历代本草均有收载。为雉科动物家鸡 *Gallus gallus domesticus* Brisson 的砂囊内壁。全国各地均有生产。

【采收炮制】将鸡杀死后,取出鸡肫,剖开,趁热剥取内膜,洗净晒干,生用。若炒用,则先将砂子放入锅内炒热,再把洗净之鸡内金放入锅中,用文火拌炒至棕黄色或焦黄色鼓起,取出,筛去砂子,即可。

【商品规格】商品均为统货。以个大、色黄、完整不破碎者为佳。

【药性】甘,平。归脾、胃、小肠、膀胱经。

【功效】消食健胃,涩精止遗,通淋化石。

【应用】

1. 饮食积滞、小儿疳积 本品有较强的消食化积作用,并能健运脾胃,故可广泛用于米面薯芋肉食等各种食滞证。病情较轻者,单用研末服有效,如《备急千金要方》独用本品治反胃吐食由于消化不良者。治食积不化、脘腹胀满,《本草求原》独用本品研末调服;或可以本品与山楂、麦芽、神曲、青皮等同用。治脾虚食少,完谷不化而腹泻者,可以本品与白术、干姜、大枣同用,如《医学衷中参西录》益脾饼。治小儿脾虚疳积,可与白术、山药、使君子等同用;亦可用本品配合白面作饼烙熟,随时服食。

2. 肾虚遗精、遗尿 本品有固精缩尿止遗之功。治遗精,可单用,如《吉林中草药》以鸡内金18g,炒焦研末,分六包,早晚各服一包,以热黄酒半盅冲服;亦可入复方用,常配伍芡实、菟丝子、莲子肉等。治遗尿,如《太平圣惠方》鸡肶胵散,以本品与桑螵蛸、菟丝子、龙骨、鹿茸共研细为散服;又载菟丝子散方,以本品与菟丝子、五味子等捣为粗末,温酒调服。亦可与桑螵蛸、覆盆子、益智仁等同用。

3. 砂石淋证、胆结石　本品性平偏凉，兼能清下焦、膀胱之湿热，而有通淋化石之功。《医林集要》单用本品，治小便淋沥，痛不可忍者。现用治湿热蕴结所致砂石淋证，以本品与金钱草、滑石、海金沙、石韦、冬葵子等同用。治胆结石，常配柴胡、郁金、茵陈、金钱草、栀子等同用。

【用法用量】煎服，3～10g；研末服，每次1.5～3g。研末服用效果比煎剂好。

【使用注意】脾虚无积滞者慎用。

【药论】

1.《滇南本草》："宽中健脾，消食磨胃。治小儿乳食结滞，肚大筋青，痞积疳积。"

2.《本草经疏》："肫是鸡之脾，乃消化水谷之所。其气通达大肠、膀胱二经。有热则泄痢遗溺，得微寒之气则热除，而泄痢遗溺自愈矣，烦因热而生，热去故烦自止也。今世又以之治诸疳疮多效。"

【现代研究】

（一）化学成分

鸡内金含胃激素、角蛋白，并含有17种氨基酸，微量的胃蛋白酶和淀粉酶，此外，尚含有氯化铵等。出生4～8星期的小鸡砂囊内膜含蓝绿色素和黄色素，分别为胆汁三烯和胆绿素的黄色衍生物，砂囊尚含维生素。

（二）药理作用

1. 对大鼠胃液的影响　鸡内金煎煮液大鼠灌胃给予则大鼠胃液量显著增加，其能使大鼠胃游离酸浓度显著增加，同时显著降低总酸浓度[1]。

2. 对大鼠胃蛋白酶的影响　鸡内金生品对胃蛋白酶活性无明显影响，炒品能显著增加大鼠胃蛋白酶活性[1]。

3. 对血液系统的影响　鸡内金有抗凝及改善血液流变学的作用。鸡内金能减轻动脉粥样硬化程度。家兔灌服鸡内金后，其血液中PT无明显变化，APTT及TT明显高于正常组，表明鸡内金对凝血系统有抑制作用[2]。

（三）临床报道

1. 治疗小儿厌食　用健脾开胃汤（由鸡内金、神曲、炒麦芽、山药、陈皮等药组成）治疗72例，显效58例，有效13例，无效1例，总有效率为98.61%[3]。

2. 治疗扁平疣　将疣周围的皮肤洗净，并用75%酒精消毒，用无菌针头将疣挑破直至出血，若疣表面角质层较厚可用刀削去，然后以新鲜鸡内金（干的可用温水浸软）摩擦局部2～3分钟，力度适中，可横、竖、环向摩擦，每日1～2次，2～3次即可治愈。也可将新鲜鸡内金直接贴敷于出现较早、较大疣上，每次10～30分钟，每日1～2次。3～4次即可治愈。一般情况下，较早最大的几粒疣消除后，其余的也会相继消失。其治疗效果可使疣表面干燥、结痂，直至脱落，不留瘢痕，无色素沉着[4]。

3. 治疗泌尿结石　取鸡内金适量烤干，研成粉末，用玻璃瓶装好备用。使用时将鸡内金粉末15g倒入杯内，冲300ml开水，15分钟后即可服用。早晨空腹服用，1次服完，然后慢跑步，以助结石排出，15天为1个疗程，一般1～2个疗程即可痊愈[5]。

参考文献

[1] 李飞艳，李卫先，李达. 鸡内金不同炮制品对大鼠胃液及胃蛋白酶的影响[J]. 中国中药杂志，2008，33(19)：2284.

[2] 郭晓军,冯继光,胡克杰.鸡内金降脂、抗凝及改善血液流变学作用的实验研究[J].中医药信息,2000(4):68.

[3] 刘春晓.健脾开胃汤治疗小儿厌食症72例[J].陕西中医,2010,31(3):298.

[4] 万志民.鸡内金巧治扁平疣[J].中国中医药报,2005,11(8):1

[5] 王豪.治疗泌尿系结石灵验方[J].农村百事通,2001,16(4):44.

鸡矢藤 Jishiteng

【别名】鸡屎藤(《生草药性备要》),皆治藤(《本草纲目拾遗》),臭藤(《开宝本草》),五香藤(《民间常用草药汇编》),母狗藤(《四川中药志》)。

【来源】鸡矢藤,始载于《生草药性备要》,原名鸡屎藤。为茜草科多年生草质藤本植物鸡矢藤 *Paederia scandens* (Lour.) Merr. 或毛鸡矢藤 *Paederia scandens* (Lour.) Merr. var. *tomentosa* (Bl.) H.-M. 的地上部分及根。主产于我国南方各省。多为野生,也有栽培品种。

【采收炮制】夏季采收地上部分,秋冬挖掘根部。洗净,地上部分切段,根部切片,鲜用或晒干。生用。

【商品规格】商品以干燥、条匀、茎皮棕色、叶黄绿者为佳。

【药性】甘、苦,微寒。为脾、胃、肝、肺经。

【功效】消食健胃,化痰止咳,清热解毒,止痛。

【应用】

1. 饮食积滞、小儿疳积 本品有消食化积、健运脾胃之功。治食积腹痛、腹泻,可单用煎服或配山楂、神曲等同用。治脾虚食少、消化不良,可与党参、白术、麦芽同用。治小儿疳积,可用其根与猪小肚炖服,如《福建中草药》所载方;亦可配葫芦茶、独脚金等同用。

2. 咳嗽 本品味苦性寒,能清热化痰止咳,故可治热痰咳嗽,单用煎服有效,或配瓜蒌皮、胆南星、枇杷叶同用。治妇女虚弱咳嗽,白带腹胀,可以本品配红小芭蕉头,炖鸡服,如《重庆草药》所载方。

3. 热毒泻痢、咽喉肿痛、痈疮疖肿、烫火伤 本品甘寒解热毒,苦寒能泻火。治热毒泻痢、咽喉肿痛,可单用煎服,亦可与黄芩、金银花等同用。治痈疮疖肿、烫火伤或毒虫螫伤,可内服,亦可以鲜嫩叶捣烂外敷。

4. 胃肠疼痛、胆绞痛、肾绞痛、痛经、分娩疼痛、神经痛以及各种外伤、骨折、手术后疼痛 本品有一定的止痛作用,故可治多种痛证,但以针剂或酊剂为佳,针剂比酊剂效果好。

此外,煎汤外洗或鲜品捣敷,可治湿疹、神经性皮炎、皮肤瘙痒等。

【用法用量】煎服,15～60g。外用适量,捣敷或煎水洗。

【药论】

1.《采药书》:"治风痛肠痈,跌打损伤,流注风火虫毒,散郁气。洗疝,合紫苏煎汤。"

2.《生草药性备要》:"其头治新内伤,煲肉食,补虚益肾,除火补血;洗疮止痛,消热散毒。其叶擂米加糖食,止痢。"

3.《重庆草药》:"健脾除湿,益气补虚。常用于小儿瘦弱,脾弱气虚,食积疳积,及成人气虚浮肿,膨胀,耳鸣,腹泻,遗尿,妇女虚弱白带,干病。并虚弱劳伤,虚痢,痒子瘰疬之由于气虚不愈者。"

4.《上海常用中草药》:"祛风、活血、止痛、消肿。治风湿酸痛,跌打损伤,肝脾肿大,无名肿毒。”

【现代研究】

（一）化学成分

鸡矢藤茎、叶中含鸡矢藤苷、鸡矢藤次苷、鸡矢藤苷酸、车叶草苷，此外，还含有生物碱、γ-谷甾醇、熊果苷、齐墩果酸及挥发油。果实中分离出酸性三萜、甲基乌斯烷、甲基齐墩果酸、3-表-甲基齐墩果烷、3-表-甲基乌斯烷等。

（二）药理作用

1. 抗炎镇痛作用　鸡矢藤水煎液每天100ml/kg灌胃给予对二甲苯引起的小鼠耳肿胀有明显抑制作用，其水煎液2g/kg对大鼠角叉菜胶引起足肿胀亦有明显抑制作用。鸡矢藤水煎液2g/kg对热板法致痛小鼠可使痛阈值明显提高，表明鸡矢藤有镇痛作用，大剂量时发挥镇痛作用迅速明显[1]。

2. 对小鼠血糖及血脂的影响　鸡矢藤提取物具有抑制糖尿病小鼠血糖升高的作用，并呈现量效关系，作用效果以高剂量为佳。鸡矢藤提取物具有一定的调节血脂的功效[2]。

3. 对子宫平滑肌作用　给予鸡矢藤苷0.32mg(0.4ml)时，小鼠离体子宫收缩张力、收缩强度、收缩频率、子宫活动力均增加，比给药前分别增加85%、47%、22%、72%，作用持续10分钟以上[3]。

4. 其他作用　鸡矢藤中主要成分鸡矢藤苷抗癌活性研究表明其有效率为100%[4]。鸡矢藤提取物可显著降低酵母膏所致高尿酸血症小鼠的血清尿酸水平[5]。

（三）临床报道

1. 治疗疥疮　采鲜鸡矢藤全草750g洗净，加清水1200ml(或取干鸡矢藤500g，加清水1300ml，浸泡20分钟)煎30分钟，取汁擦洗患处，严重或中度者早晚1次，轻度者每日1次，每次洗10～15分钟，5天为1个疗程，用药前先用温水肥皂冲洗全身。共治82例全部治愈，1个疗程治愈60例，2个疗程治愈22例，总有效率100%。所有患者经治疗后均未发生毒副作用，追踪1～2年无复发[6]。

2. 治疗功能性消化不良　取鸡眼草、鸡矢藤等，上药晒干，加工成粉剂，分装为每包1.5g。每天3次，每次1包，饭前15分钟开水冲服，4周为1个疗程。治疗100例，痊愈55例，有效44例，无效5例[7]。

3. 治疗溃疡性结肠炎　用鸡矢藤治疗溃疡性结肠炎60例，痊愈39例，好转15例，无效6例，总有效率为90%，且复发率低[8]。

4. 治疗慢性胆囊炎　采用复方鸡矢藤胶囊(鸡矢藤、虎杖、元胡、木香、大黄、芒硝)治疗慢性胆囊炎40例，总有效率达90%[9]。

（四）不良反应

小鼠灌胃鸡矢藤浸膏LD_{50}为94.0g/kg。另有报道，10只小鼠静脉注射鸡矢藤注射液250g/kg，观察3天，无1只死亡。小鼠亚急性毒性试验表明，鸡矢藤注射液100g/kg腹腔注射每日1次，连续2周，未见任何异常反应；脑、心、肾、脾组织病理检查，实验组与对照组比较没有明显差异[10]。

参考文献

[1] 王振富. 鸡矢藤抗炎镇痛作用的实验研究[J]. 中国民族民间医药，2009，8(26)：30-31.

[2] 张晓峰，籍保平，张红娟. 鸡矢藤提取物对糖尿病小鼠血糖及血脂的影响[J]. 食品科学，2008，29

(1):292.

[3] 查力,谭显和,岳明远. 鸡矢藤提取物对小白鼠离体子宫的作用[J]. 贵阳医学院学报,1988,13(3):355-358.

[4] 董娟娥,张靖. 植物中环烯醚萜类化合物研究进展[J]. 西北林学院学报,2004,19(3):131-135,142.

[5] 颜海燕,马颖,刘梅,等. 鸡矢藤提取物对酵母膏致小鼠高尿酸血症的影响[J]. 中药药理与临床,2007,23(5):115-118.

[6] 丘惠连. 鸡矢藤治疗疥疮 82 例[J]. 右江民族医学院学报,2000,22(6):960.

[7] 顾玉龙. 二鸡散治疗功能性消化不良 100 例[J]. 世界华人消化杂志,2002,10(9):1003.

[8] 宋大松,孔顺贤. 鸡屎藤汤治疗溃疡性结肠炎 60 例[J]. 中国中医药科技,2003,10(4):247-248.

[9] 冯怀新,马鹏,姜光明,等. 复方鸡矢藤胶囊治疗慢性胆囊炎 40 例[J]. 陕西中医,1999,20(9):394-394.

[10] 王浴生. 中药药理与应用[M]. 北京:人民卫生出版社,1983:583.

隔山消 Geshanxiao

【别名】隔山撬(《分类草药性》),隔山锹(《天宝本草》)。

【来源】隔山消,始载于《本草纲目》。为萝藦科植物耳叶牛皮消 *Cynanchum auriculatum* Rayle ex Wight 的块根。主产于四川、云南、贵州及东北各地。本品在江苏作白首乌使用。多为野生,亦有栽培品种。

【采收炮制】早春幼苗未萌发前或 11 月地上部分枯萎时采收均可。采挖时注意勿损伤块根。挖出后洗净泥土,除去残茎和须根晒干,或趁鲜切片后晒干。生用。

【商品规格】商品以块大、质坚硬、断面色黄白者为佳。

【药性】甘、苦,平。归脾、胃、肝经。

【功效】消食健脾,理气止痛,催乳。

【应用】

1. 饮食积滞证　本品能消食化滞,又有健运脾胃之功,可用治食滞脘腹胀满、食少纳呆、肠鸣腹泻,可用本品研末服,如贵州《常用民间草药手册》所载方。治小儿疳疾,可以本品配鸡矢藤、苦荞头、鸡内金等同用,如《四川中药志》所载方。治脾虚食少,食后饱胀,可与白术、陈皮等同用。

2. 脾胃气滞的腹痛腹胀　本品能理气止痛,常配木香、砂仁等研粉吞服。治肝郁气滞的胁痛食少,可与柴胡、香附、白芍等配伍。

3. 乳汁不下或不畅　本品能通气下乳,可单用本品,炖肉吃,如《陕西中草药》所载方。

【用法用量】煎服,5～10g;研末服,1～3g。

【药论】

1.《本草纲目》:"主腹胀积滞。"

2.《分类草药性》:"消食积,下乳,补虚弱。"

3.《陕西中草药》:"滋阴养血,健脾顺气,镇静止痛,催乳。"

4.《贵州民间方药集》:"外用治疮毒。"

【现代研究】

(一)化学成分

隔山消根中含多种混合苷,混合苷水解后可得 D-加拿大麻糖。经碱水解得肉珊瑚苷元、去酰基萝藦苷元、本波苷元及桂皮酸。尚分离得到五个甾体酯型苷元:告达亭、开德苷元、萝苷元、加加明、隔山消苷元,一种新的二苯酮衍生物。除上述成分外,尚含有磷脂类成分,主要为磷脂酰胆碱、磷脂酰乙醇胺、磷脂酰肌醇。还含有粗蛋白、粗脂肪、游离糖、淀粉、维生素、缬氨酸、亮氨酸等18种无机盐及人体必需微量元素。

(二)药理作用

1. 抗菌作用 隔山消醇提液对金黄色葡萄球菌、白色葡萄球菌、铜绿假单胞菌、伤寒沙门菌、甲型副伤寒沙门菌、乙型副伤寒沙门菌、大肠埃希菌、痢疾志贺菌等均有不同程度的杀菌作用,其中对金黄色葡萄球菌、白色葡萄球菌的杀菌作用较强[1]。

2. 对消化系统的影响 多潘立酮和0.88g/kg剂量隔山消能使功能性消化不良模型大鼠胃窦NO含量明显降低,血清中AchE活性升高[2]。5g/kg剂量隔山消还能显著升高大鼠血清GAS和血浆MTL含量[3]

3. 釉质龋再矿化作用 经隔山消水提物处理后的釉质块表面有紧密均匀的结晶区,显示隔山消有再矿化作用[4]。

(三)临床报道

治疗胃病:用隔山消、白芍、太子参、砂仁等药治疗108例,其中两天疼痛消失的20例,6天治愈的40例,10天治愈的40例,15天治愈的5例,3例恢复较慢,治愈率达98%[5]。

参考文献

[1] 张娴文,李凤贤,王晶.隔山消的抗菌作用实验研究[J].中成药,2009,31(6):941.

[2] 董艳平,屈克义,李文胜.隔山消对功能性消化不良大鼠一氧化氮和胆碱酯酶的影响[J].现代中西医结合杂志,2005,14(1):24.

[3] 屈克义,程昌明,韩江南,等.隔山消对脾虚泄泻大鼠血中胃肠激素的影响[J].中华现代中西医杂志,2003,1(11):963.

[4] 蓝海,刘剑虹.隔山消对釉质龋再矿化的影响[J].大理学院学报,2007,6(6):2-3.

[5] 郭普东.验方治疗胃病108例临床体会[J].湖北民族学院学报,2007,24(3):71.

阿魏 Awei

【别名】熏渠(《新修本草》),阿虞(《酉阳杂俎》),哈昔泥(《本草纲目》),五彩魏(《中药志》),臭阿魏(《新疆中草药手册》)。

【来源】阿魏,始载于《新修本草》。李时珍谓:夷人自称曰阿,此物极臭,阿之所畏也,故名。为伞形科多年生草本植物新疆阿魏 *Ferula sinkiangensis* K. M. Shen 或阜康阿魏 *Ferula fukanensis* K. M. Shen 的干燥树脂。主产于新疆阿勒泰、喀什、伊犁、阜康、托里等地。过去商品全系进口,现已不必进口。

【采收炮制】割取法:于5~6月植物抽茎后至初花期,由茎上部往下割取,每次待树脂流尽后再割下一刀,一般割3~5次,将收集物放入容器,除去多余水分。榨取法:于春天挖出根部,洗去泥沙,切碎,压取汁液,置容器中,放通风干燥处,蒸去多余水分。

【商品规格】商品因其颜色不同而有五彩阿魏、含沙阿魏和块状阿魏等规格。一般以块状、气味浓、断面乳白稍带红色、无杂质者为佳。

按《中国药典》(2010年版一部)规定:本品含挥发油不得少于10.0%(ml/g)。

【药性】苦、辛,温。归脾、胃经。

【功效】消积，化癥，散痞，杀虫。

【应用】

1. 肉食积滞证　本品有消积化滞之功，且长于消化肉食积滞，可用治肉食停积，胃呆不纳，每与山楂、黄连、连翘同用，如《证治准绳》阿魏丸。

2. 痞块、癥瘕　本品苦泄辛散温通，有消痞散癥之功，可用治腹中痞块、瘀血癥瘕等证，可以本品配白芥子、白术、三棱、莪术等为丸服，如《何日中手集》所载方。亦可以本品配雄黄、肉桂、乳香、没药、血竭等同用，制成硬膏外敷，如阿魏化痞膏。

【用法用量】内服，1～1.5g，多入丸、散。气味奇臭，不宜入水煎剂。外用适量，入膏药。

【使用注意】脾胃虚弱及孕妇忌用。

【药论】

1.《新修本草》："主杀诸小虫，去臭气，破癥积，下恶气。"

2.《本草经疏》："阿魏，其气臭烈殊常，故善杀诸虫，专辟恶气。辛则走而不守，温则通而能行，故能消积，利诸窍，除秽恶也。"

3.《本草汇言》："阿魏化积、堕胎、杀虫之药也。其气辛烈而臭，无人入食料中，能辟一切禽兽鱼龟腥荤诸毒。凡水果、蔬菜、米、麦、谷、豆之类，停留成积者，服此立消。气味虽有秽恶，然不大损胃气，故方脉科每需用不弃也。"

【现代研究】

（一）化学成分

阿魏含挥发油、树脂及树胶等。品质优良者可得挥发油10%～17%，树脂40%～64%，树胶约25%，灰分约1.5%～10%，块状片所含的无机杂质有的可达60%以上。挥发油中含蒎烯13.8%～70.6%，并伴有多种二硫化合物，其中仲丁基丙烯基二硫化物约占45%，树脂中含阿魏酸及其酯类，还有法尼斯淝醇A、B、C等。

（二）药理作用

1. 对生殖系统的影响　阿魏的挥发油，给妊娠7天的大鼠宫腔内注射，能明显降低给药前妊娠大鼠胚胎数[1]。阿魏水煎剂给妊娠后的小鼠腹腔注射，有一定抗早孕效果，抗着床效果明显，有影响孕卵着床作用[2]。

2. 抑菌、杀虫作用　阿魏所含胡萝卜烷型的倍半萜类化合物能有效抑制金黄色葡萄球菌、大肠杆菌、曲霉菌和白念珠菌的活性，即有抑制革兰阳性菌作用[3]。阿魏醇提取液具有杀灭血吸虫中间宿主钉螺的作用[4]。

3. 对心血管的作用　阿魏中含有阿魏酸，阿魏酸有抑制血小板凝集和3H-SHT从血小板中释放的作用。阿魏水浸出液在体外或静脉注射给予犬及大鼠均有抗凝血作用。阿魏胶提取物具有抗痉挛和降血压的作用[5]。

4. 抗癌作用　新疆少数民族用阿魏类的根或油胶树脂治疗某些癌症，如食道癌、胃癌、子宫癌等，具有十分独特的疗效。日本学者从新疆阿魏中分离得到的diversin对抗早期癌症具有良好的效果[6]。

（三）临床报道

治疗美尼尔综合征：用阿魏八味丸为主治疗80例，疗效显著。治法以阿魏八味丸为主，日3次，草果四味汤散送服，7天为1个疗程。如果恶心呕吐加止吐六味散；失眠心悸加槟榔十三味丸，沉香安神散；眼震加珍宝丸、扎冲十三味丸；耳聋、耳痛加益肾十七味丸等蒙药，对症、辨证应用。治疗后眩晕、耳聋、耳鸣在短期内消失，听力基本恢复到发病前水平35例；

眩晕、耳鸣、耳内胀满感等症状较前好转,恶心呕吐消失 41 例;无效 4 例,总有效率 95%[7]。

参 考 文 献

[1] 董金香,莱萌,邱志东,等. 阿魏挥发油抗早孕的药理研究[J]. 长春中医学院学报,1990,6(1):51-52.

[2] 杨宗孟,王耀庭,吴纯清,等. 中药阿魏抗生育的动物实验观察小结[J]. 吉林中医药,1982(4):42-43.

[3] Mehrdad Iranshah,i Seyyed Tahmineh Hossein,i Ahmad Reza Shah-verdi,et al. DiversolidesA-G, guaianolides from the rootsofFerula diversivittata[J]. Phytochemistry,2008,69:2753-2757.

[4] Pradeep Kumar,D. K. Singh. Molluscicidal activity of Ferula asafoetida,Syzygiumaromaticum and Carum carvi and their active components against the snail Lymnaea acuminata[J]. Chemosphere,2006,63:1568-1574.

[5] Mohammad Fateh,i Freshteh Farifteh,Zahra Fatehi-Hassanabad. Antispasmodic and hypotensive effects of Ferula asafoetida gum extract[J]. Journal of Ethnopharmacology,2004,91:321-324.

[6] M. Iranshah,i A. Sahebkar,S. T. Hossein,iet al. Cancer chemopreventive activity ofdiversin from Ferula diversivittata in vitro and in vivo[J]. Phytomedicine,2009,10:1016-1019.

[7] 白龙,韩玉华. 阿魏八味丸为主治疗美尼尔氏综合症 80 例[J]. 中国民族医药杂志,2008(6):14.

(吴庆光 张俊荣)

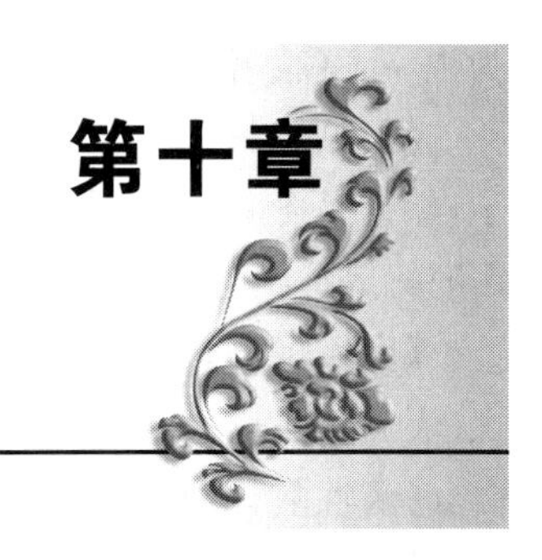

第十章

驱　虫　药

凡以驱除或杀灭人体寄生虫为主要作用的药物，称为驱虫药。

本类药物多具一定的毒性，入脾、胃、大肠经，对人体内的寄生虫，特别是肠道寄生虫虫体有杀灭或麻痹作用，促使其排出体外。故可用治蛔虫病、蛲虫病、绦虫病、钩虫病、姜片虫病等多种肠道寄生虫病。此类寄生虫病多由湿热内蕴或饮食不洁，食入寄生虫卵所致。每见不思饮食或多食善饥、嗜食异物，以及绕脐腹痛，时发时止，胃中嘈杂，呕吐清水，肛门、耳鼻瘙痒等症；迁延日久，则见面色萎黄，肌肤渐消，腹部胀大，青筋暴露，水肿等症状。也有部分病人症状较轻，无明显证候，只在查验大便时才被发现。凡此，均当服用驱虫药物，以求根治。对机体其他部位的寄生虫，如血吸虫、阴道滴虫等，部分驱虫药物亦有驱杀作用。某些驱虫药尚兼有行气、消积、润肠、止痒等作用，对食积气滞、小儿疳积、便秘、癣症瘙痒等病证，亦有疗效。

驱虫药物的应用，必须根据寄生虫的种类及病人的体质强弱、病情缓急，选用适宜的驱虫药物，并视病人的不同兼证而相须用药及进行适当的配伍。如大便秘结者，当配伍泻下药物；兼有积滞者，可与消积、行气导滞药物同用；脾胃虚弱者，又当配伍健脾和胃之品；体质虚弱者，须先补后攻或攻补兼施。

驱虫药物多具毒性，故要控制剂量，防止用量太过中毒或损伤正气；对素体虚弱、年老体衰及孕妇，更当慎用。驱虫药一般应在空腹时服用，使药物充分作用于虫体而保证疗效；无泻下作用的驱虫药，用治肠道寄生虫病时，服后均当加服泻下药物，以利于虫体的排出。对发热或腹痛剧烈者，暂时不宜驱虫，待症状缓解后，再行施用驱虫药物。

现代药理研究证明：驱虫药对寄生虫体有麻痹作用，使其瘫痪以致死亡。部分驱虫药有抗真菌、抗病毒及抗肿瘤等作用。某些驱虫药物还有促进胃肠蠕动、兴奋子宫、减慢心率、扩张血管、降低血压等作用。

使君子　Shijunzi

【别名】留求子（《南方草木状》），史君子（《药谱》），五棱子（《药材资料汇编》），索子果（《南宁市药物志》），山羊屎（《台湾药用植物志》），冬均子、病柑子（《中药材手册》），留球子（《全国中草药汇编》），君子（《重庆中药》），史均子、四君子（《和汉药考》）。

【来源】使君子，始载于《开宝本草》，历代本草均有收载。马志谓："俗传潘州郭使君疗小儿多是独用此物，后医家因号为使君子也。"为使君子科落叶藤本状灌木植物使君子 *Quisqualis indica* L. 的干燥成熟果实。主产于四川、广东、福建、广西、台湾、云南、贵州等地。以四川合川产量最大，称"川君子"；以福建福清、蒲田所产者为优品，称"建君子"。野生为主,亦有栽培。

【采收炮制】 秋季果实成熟,果壳由绿变棕褐或黑褐色,未开裂时采收。晒干即为使君子,除去果皮后即为使君子仁。炒使君子仁:取使君子仁,照清炒法炒至有香气,取出晾凉。用时捣碎。

【商品规格】 商品使君子有带壳使君子和君子仁之分,均为统货;一般不分等级。以个大、表面紫黑色、具有光泽、仁饱满、色黄白者为佳。

【药性】 甘,温。归脾、胃经。

【功效】 杀虫消积。

【应用】

1. 蛔虫病 《本草纲目》载:"凡杀虫药多是苦辛,惟使君子、榧子,甘而杀虫,亦一异也。"本品味甘气香而不苦,性温又入脾胃二经,既有良好的驱杀蛔虫作用,又具缓慢的滑利通肠之性,故为驱蛔要药,又尤宜于小儿。对轻症者,单用即效,如《补要袖珍小儿方论》使君子散,单用使君子仁研细末,米饮调,空心服,治小儿蛔虫腹痛、口吐清沫;《全幼心鉴》单用使君子仁嚼服,治小儿蛔虫腹痛。如蛔虫较多,症情较重者,可与苦楝皮、槟榔等同用,以增强杀虫之力。如《证治准绳》使君子散,即以本品配伍白芜荑、苦楝子、甘草而成。《杂病源流犀烛》杀虫丸,则以本品配伍槟榔、苦楝根皮、鹤虱等而成,此方杀虫止痛之力更强,治蛔虫腹痛、面色萎黄。《经验方》使君大黄散,即以本品配伍泻下攻积之大黄,亦治蛔虫腹痛。

2. 蛲虫病 本品尚能驱杀蛲虫,近代开始应用。多单味炒熟嚼服或研粉调服,或与百部、槟榔、大黄等同为末服,如周凤梧《中药学》治蛲虫方(使君子肉、大黄、黄芩、百部、槟榔、甘草)。

3. 小儿疳积 《开宝本草》载:使君子"主小儿五疳"。本品兼能健脾消疳,又可治小儿疳积,多入复方应用。兼食积者,可配鸡内金、神曲等;兼脾虚气弱者,可配人参、白术等;兼气滞腹胀者,可配枳壳、炒槟榔等;若兼便秘者,可配大黄、芦荟等。《儒门事亲》治脾疳,以本品为主,配以芦荟,增强泻下排虫之力;《补要袖珍小儿方论》布袋丸,治小儿虫疳,面黄体弱,肢细腹大等症,即以前方再加芜荑、人参、白术等为丸,同猪肉煎服,此为攻补兼施的方法;《医宗金鉴》肥儿丸,为使君子配伍槟榔、肉豆蔻、麦芽等组成,治虫积腹痛,疳积消瘦;《太平惠民和剂局方》使君子丸,治小儿五疳,心腹膨胀,不进饮食,以使君子仁为主,配伍厚朴、陈皮、川芎而成。

4. 龋齿牙痛 《濒湖集简方》即单用本品煎汤,频漱,以治"虫牙"疼痛。

5. 头面疮 《普济方》用使君子仁,以香油浸泡,临卧时嚼服,久而自愈。

【用法用量】 使君子:9～12g,捣碎入煎剂。使君子仁:6～9g,多入丸、散或单用,作1～2次分服。小儿每岁1～1.5粒,炒香嚼服,一日总量不超过20粒。空腹连服2～3天。

【使用注意】 大量服用能引起呃逆、眩晕、呕吐等反应;与热茶同服,亦能引起呃逆、腹泻。故不能过量服,服药时忌饮浓茶。

【鉴别用药】 使君子、苦楝皮皆能驱虫,且都以驱杀蛔虫为主。但苦楝皮苦寒有毒,且有清湿热,疗疥癣、疮癞之功;使君子甘温益脾胃,有良好的疗疳积、除虚热作用。

【药论】

1.《开宝本草》:"主小儿五疳,小便白浊,疗泻痢。"

2.《本草纲目·卷十八·使君子》:"健脾胃,除虚热,治小儿百病疮癣。""此物味甘气温,既能杀虫,又益脾胃,所以能敛虚热而止泻痢,为小儿诸病要药。""忌饮热茶,犯之即泻。"

3.《本草经疏》:"使君子,为补脾健胃之要药。小儿五疳,便浊泻痢及腹虫,莫不皆由脾虚胃弱,因而乳食停滞,湿热瘀塞而成。脾健胃开,则乳饮自消,湿热自散,水道自利,而前证俱除矣。不苦不辛,而能杀疳蛔,此所以为小儿上药也。"

4.《本草正义》:"使君子,甘温是温和之温,殊非温燥可比,故能助饮食之运化,而疏导肠中积滞,且富有脂液,所以滑利疏通。"

【现代研究】

(一)化学成分

种仁含使君子氨酸约 0.5%,以钾盐形式存在,即使君子酸钾。另含脂肪油 20%~27%,油中含油酸 48.2%,棕榈酸 29.2%,硬脂酸 9.1%,肉豆蔻酸 4.5%及花生酸、甾醇。种子尚含蔗糖、葡萄糖、果糖、戊聚糖、苹果糖、柠檬酸、琥珀酸、生物碱如胡芦巴碱、吡啶、脯氨酸、天冬氨酸等。果壳亦含使君子酸钾。叶含使君子酸钾、D-甘露醇。

(二)药理作用

1. 驱蛔作用　采用中药使君子、香榧子和川楝子饲喂人蛔虫感染小鼠,给药不同时间后将小鼠剖杀,检查胃肠道、肝脏和肺脏内寄生虫感染情况。结果表明,使君子、香榧子和川楝子对小鼠蛔虫感染均有一定的驱杀作用,对蛔虫的驱杀效果使君子明显优于香榧子和川楝子。使君子治疗 120 小时后对蛔虫的驱杀效果与盐酸左旋咪唑相当[1]。使君子、香榧子和川楝子的驱虫有效成分都能作用于蛔虫首部神经环,抑制蛔虫的正常运动,从而引起虫体麻痹死亡或因丧失运动能力而被宿主排出体外[2]。

2. 杀阴道毛滴虫　使君子煎剂虽有杀灭阴道毛滴虫的作用,但作用微弱,100%杀虫浓度为 300mg/ml。因此,单味使君子用于阴道毛滴虫病的治疗效果不佳,可与其他抗滴虫药物合用,亦是抑制和杀灭阴道毛滴虫较好的药物[3]。

3. 对中枢神经系统作用　目前研究已经证明,海马是学习记忆的重要结构,哺乳动物海马神经元可塑性突触传递时程增强现象是记忆的重要机制之一。使君子氨酸能诱导时程,影响海马神经元的突触传递功能,显示了它与学习记忆的密切关系[4]。使君子氨酸对中枢神经系统功能有广泛的影响,其中与学习记忆有密切关系,证实使君子氨酸是一种兴奋性氨基酸[5]。

(三)临床报道

1. 治疗蛔虫病　用使君子驱蛔,临床观察效果不一。据数十例至数百例的报告,服药后的排虫率在 30%~86%之间,大便复查虫卵阴转率一般约在 50%~80%上下。采取空腹服使君子 30g,观察使君子治疗组 75 例,病人疗后粪检虫卵转阴率为 78.78%[6]。有研究用使君子肉每岁 1g,分 2 次服,连服 3 天,治疗 10 例,均排出蛔虫;另口服使君子蜜丸,每岁 1.75g,用法同上,治疗 184 例,排虫率 81.98%[7]。有研究还对八种常用驱蛔中药进行临床疗效对比观察,结果表明使君子驱蛔的总有效率为 85%,阴转率为 6%。服法上,以 15g 单剂量空腹顿服,不用泻剂为优[8]。以本品为主药的复方,治疗本病亦多有报道。如使君子汤(使君子、陈皮、槟榔、木香、枳壳、大黄、甘草)治疗小儿蛔虫病 30 例,每日 1 剂,结果服 1 剂者排蛔虫 22 例,连服 2 剂排蛔虫者 18 例[9]。以使香消积合剂治疗小儿虫积腹痛 278 例,近期有效率达98%以上。方药组成:使君子配伍神曲、槟榔、白芍、榧子、川楝子、山楂、乌梅、木香等[10]。亦有用使君子仁配合西药哌嗪半量内服,治疗本病140例,排虫率达92.1%,表明两者合用有协同增效作用[11]。

2. 治疗胆道蛔虫症　乌梅茵陈使君子汤(乌梅30g,茵陈60g,使君子15g)治疗胆道蛔虫症47例。每日1剂,水煎2次空腹服,严重者每日2剂,儿童酌减,3天为1个疗程。结果痊愈45例,显效2例;治愈率95.7%,总有效率100%[12]。

3. 治疗蛲虫病　取使君子10g,百部30g,加水500ml,煎至100ml,冷至38℃左右,装入保温瓶中备用。患儿于临睡前排空大小便,取左侧卧位,右腿屈曲向前,左腿伸直,垫高臀部约10cm,插入中号肛管18cm左右,缓慢灌入药物100ml,拔出导管后用纸在肛门处轻轻按揉,以利药物保留。治疗患儿40例,疗效满意[13]。

4. 治疗小儿厌食症　中药内服开胃汤(使君子、西洋参、茯苓、山药、扁豆等)配合外敷香连散,治疗小儿厌食症30例。痊愈24例,显效4例,无效2例,总有效率93.33%[14]。

5. 治疗小儿疳证　采用加减消疳理脾汤(药用芜荑、三棱、莪术、槟榔、使君子、胡黄连、白术、白扁豆、麦芽、陈皮、葛根、生甘草等)治疗小儿疳证51例,总有效率为90.2%[15]。

(四)不良反应

1. 毒性

(1) 急性毒性试验:应用昆明系(km)小白鼠和Wistar大鼠进行了半数致死量(LD_{50})的测定、蓄积毒性试验和亚慢性毒性试验。结果表明使君子提取物大鼠灌胃给药发现,LD_{50}为16 333mg/kg,95%的可信限为14 345～18 236mg/kg。按照世界卫生组织推荐的五级标准,一次口服LD_{50}大于5000mg/kg为实际无毒药品。所以使君子提取物无明显蓄积毒性[16]。

(2) 亚慢性毒性试验:大剂量应用使君子提取物可抑制大鼠生长,影响大鼠正常发育,从而显著降低红细胞数和淋巴细胞数($P<0.05$),说明大剂量使君子提取物对大鼠血细胞具有一定的慢性毒性。各试验组大鼠血清生化指标与对照组比较无明显差异,肝和肾的脏器系数亦无明显差异,说明使君子提取物对肝和肾无不良影响。大鼠心和脾的脏器系数与对照组比较有明显差异($P<0.01$或$P<0.05$),而脏器系数是毒理学中反映受试物对脏器损害程度的灵敏而有效的指标,说明大剂量的使君子提取物对心、脾有损害作用,剖检可见心、脾的实质性变化[16]。

2. 中毒机理及症状　本品中毒机理仍未清楚。使君子有毒成分为使君子酸,服用量过大会发生毒性反应,引起胃肠刺激及膈肌痉挛。其中毒反应主要表现为呃逆、恶心、呕吐、腹泻和眩晕,还可出现四肢发冷、出冷汗、呼吸困难、血压下降及惊厥[17]。此外,尚有使君子中毒引起过敏性紫癜[18]和致颅内压增高[19]及皮肌炎[20]的报道。该药物无特殊解毒药,中毒后应尽早催吐、洗胃、导泻、补液,静滴维生素C、维生素B_6,必要时使用呼吸兴奋剂[17]。

3. 中毒原因及预防　使君子中毒的主要原因:一是内服生品,或儿童误食过量新鲜果实;二是内服单方的用量过大。使君子叶、果壳及种仁皆含有毒成分使君子酸钾,内服可致胃肠刺激及膈肌痉挛;过敏体质者可出现过敏反应。所以为预防使君子的毒副反应发生,其一是应将使君子仁炒香或入蜜丸内服;其二是控制用量,驱虫时,使君子仁剂量每岁每天1～1.5粒,成人以9g为度,服后禁食油腥,以防吸收;其三是注意禁忌,服药后忌饮热茶或食热物，防止呃逆发生；其四是注意配伍，如与槟榔或苦楝皮配伍成复方应用，既可增强驱虫效果，也可降低其毒性；其五是过敏体质者禁用，以策安全。

4. 中毒救治

（1）一般疗法：早期洗胃，催吐，继则服泻药导泻；补液及维生素 C、维生素 B_6；必要时给予镇静剂及升压药；呼吸困难时应给以氧气吸入，并给予呼吸中枢兴奋药；其他对症治疗。

（2）中医疗法：出现呃逆时，食醋 2ml，每日 8 次，或加针刺天突、膈穴、内关、中脘等穴；轻度中毒时，用绿豆、甘草煎水内服。

参考文献

[1] 马祥洲，苏畅. 使君子、香榧子和川楝子对人蛔虫感染小鼠的驱治效果观察[J]. 中国病原生物学杂志，2010，5(6)：480-481.

[2] 杨继生，肖啸，杨美兰，等. 使君子提取物对感染猪蛔虫小鼠的驱虫试验[J]. 中国畜牧兽医，2007，34(8)：81-82.

[3] 孙宏伟，陈殿学. 复方蛇床子使君子对阴道毛滴虫体外作用的研究[J]. 中医药学刊，2002，20(3)：367.

[4] 张丽慧，张士善. 使君子氨酸及其受体的研究进展[J]. 中国药理学通报，1994，1(2)：125.

[5] 张丽慧. 使君子氨酸的药理和毒理作用[J]. 杭州医学高等专科学校学报，1994(4)：33-35.

[6] 胡建中，蒋茂芳. 使君子与榧子驱治肠蛔虫的疗效观察[J]. 中国病原生物学杂志，2006，1(4)：268.

[7] 陈景义，谢进泉，谢集玲. 使君子治疗蛔虫病一九四例小结[J]. 新中医，1982(9)：32.

[8] 张志仁. 八种驱蛔中药疗效的对比观察[J]. 中医杂志，1988，29(11)：47.

[9] 林宝珊. 使君子汤治疗小儿蛔虫病 30 例[J]. 陕西中医，1988，9(10)：462.

[10] 吴逸华. 使香消积合剂治疗小儿虫积腹痛 278 例[J]. 上海中医药杂志，1988(9)：16.

[11] 蔡永年，金伟康，孙瑞元. 使君子与哌嗪半量合用驱治蛔虫 140 例疗效观察[J]. 新医学，1981(10)：513.

[12] 罗飞龙. 乌梅茵陈使君子汤治疗胆道蛔虫症 47 例[J]. 中国社区医师，2007，23(15)：38.

[13] 刘超英，中药保留灌肠治疗蛲虫病[J]. 江西中医药，1993，24(3)：52.

[14] 孙世军，张秀梅，黎明. 中药内服外敷治疗小儿厌食症 30 例[J]. 中国民间疗法，2009，17(7)：37.

[15] 蔡建文，林广裕，吴和民. 加减消疳理脾汤治疗疳症 51 例疗效观察[J]. 新中医，2004，36(11)：24.

[16] 杨继生，肖啸，张静，等. 使君子提取物的毒性试验及安全性研究[J]. 中兽医学杂志，2008，(总143)：3-5.

[17] 高学敏. 中药学[M]. 北京：人民卫生出版社，2000：912.

[18] 田代华. 实用中药辞典[M]. 北京：人民卫生出版社，2002：1163.

[19] 李建峰，雷秀英. 使君子中毒致颅内压增高 1 例[J]. 福建中医药，2000，31(1)：60.

[20] 罗薇，张英泽，阎小萍. 中药使君子致皮肌炎[J]. 药物不良反应杂志，2007，9(1)：56.

苦楝皮 Kulianpi

【别名】楝木皮、楝树枝皮（《备急千金要方》），苦楝树白皮、东行楝根白皮（《太平圣惠方》），楝皮（《斗门方》），楝根皮（《奇效良方》），楝根木皮（《本草纲目》），双白皮（《南京民间药草》），川楝皮（《重庆中药》），苦楝树皮（《湖南药物志》），苦楝根皮（《安徽中草药》）。

【来源】苦楝皮，始载于《名医别录》，历代本草均有收载。楝叶可以练物，故谓之楝，用其根皮或树皮，且味苦，故名苦楝皮。为楝科乔木植物楝树 *Melia azedarach* L. 和川楝树

Melia toosendan Sieb. et Zucc 的干燥根皮或树皮。前者全国大部分地区均产，后者主产于四川、湖北、贵州、河南等地。野生或栽培。

【采收炮制】四时可采，但以春、秋两季为宜。剥取根皮或干皮，刮去栓皮，洗净鲜用或晒干用。炮制：稍浸泡，润透，切丝，晒干。

【商品规格】商品有根皮、干皮两种，均为统货，不分等级。根皮以皮厚、条大、刮去粗皮、呈黄白色、富纤维者为佳；干皮以皮细、外表光滑、紫褐色、有显著横斑白色、可见多皮孔的幼嫩树皮为佳。

按《中国药典》（2010 年版一部）规定：本品含水分不得过 12.0%，总灰分不得过 10.0%。

【药性】苦，寒；有毒。归肝、脾、胃经。

【功效】杀虫，疗癣。

【应用】

1. 蛔虫病　本品苦寒有毒，有可靠的杀虫作用，可治多种肠道寄生虫病，故为广谱驱虫中药。《名医别录》始载："疗蛔虫，利大肠。"现临床上，本品仍以驱蛔应用最为广泛，可单用本品水煎、煎膏或制成片剂、糖浆服用。亦可入复方，以增强杀虫之效，且减少本品之毒性。单用者，如《千金方》用楝木皮削去苍皮，水煮，量儿大小饮之，治小儿蛔虫病；《简便单方》则以楝根白皮水煮，熬成膏滋，五更初温酒服一匙；《万病回春》则以本品煎汁，合粳米煮粥，先食炒肉引虫向上，后进药粥，反复几次，其虫尽下而愈。复方者，如《小儿卫生总微方论》抵圣散，用本品与芜荑研末，水煎服，治小儿虫痛不可忍；《全国中成药处方集》化虫丸，以本品配伍鹤虱、使君子、槟榔等而成，用治诸虫腹痛，呕吐清水，或吐蛔虫。

2. 蛲虫病　本品既有杀虫之功，又苦寒燥湿止痒，故可用治蛲虫病。临床上多外用取效，如《药物图考》楝皮杀虫丸，以之与苦参、蛇床子、皂角等同为末，炼蜜为丸，如枣大，纳入肛门或阴道中；亦可与百部、乌梅同煎浓汁每晚保留灌肠，连用 2～4 天，每获良效；《百病良方》楝部鹤槟方（苦楝皮、百部、鹤虱、槟榔），水煎服，同时将上药研末装胶囊，睡前纳入肛门，每次 1 个，连用 1 周。

3. 钩虫病　本品亦能驱杀钩虫。民间有用鲜苦楝根皮与槟榔同用，水煎后兑入少量蜂蜜，于睡前空腹一次服，连服两晚取效；《湖北药物志》楝榴二皮饮，则以苦楝皮去粗皮与石榴皮煎汤服之。

4. 疥癣、湿疮　本品外用除杀虫外，还能清热燥湿、止痒，故治疗疥疮、头癣、湿疮、湿疹瘙痒等病证有效。单用研末，以醋或猪脂调涂患处或煎汤浴洗均效。陶弘景云："以苦酒摩涂疥，甚良。"《千金方》用楝树枝皮烧灰，和猪膏敷之，治小儿秃疮及诸恶疮；以苦楝根皮烧灰，茶油调涂患处，可治顽固性湿癣。入复方疗效更佳，如《奇效良方》备急葛氏疗疥疮方，以苦楝根皮配伍皂角各等分为末，猪脂调涂，治疥疮瘙痒；《江西草药》方，以本品加桐油熏洗患处，再以苦楝子烧灰，配伍轻粉、冰片，用麻油、菜油调搽，治疗湿疹、接触性皮炎均显效。

5. 龋齿牙痛　《湖南药物志》以苦楝树皮煎汤漱口，治牙痛；《江西草药》以苦楝根皮配伍百部，煎浓汁频频漱口，亦效。

【用法用量】煎服，3～6g，鲜品用 15～30g。外用适量，煎水洗或研末猪脂调敷。

【使用注意】本品有毒，在体内有一定蓄积性，故不宜过量及连续久服。有效成分难溶于水，须文火久煎。孕妇及肝、肾功能不全者慎用。

【鉴别用药】

1. 苦楝皮与川楝子均能杀虫、疗癣。但川楝子导小肠、膀胱之热，引心火下行，具有行气止痛之效，为治心腹痛及疝气之要药。虫积腹痛用之亦取其行气止痛之力，非重于杀虫；而苦楝皮以杀虫见长，毒性亦较川楝子明显。

2. 苦楝皮易与苦树皮相混淆。二者皆苦寒有毒，皆能杀虫疗疥癣。但苦树皮实为苦木科植物苦树的树皮，功能解毒、杀虫，外用治痈疖肿毒、疥癣等症为主；与以杀虫为主要功效的苦楝皮明显不同。

【药论】

1.《日华子本草》："治游风热毒，风疹、恶疮、疥癣，小儿壮热，并煎汤浸洗。"

2.《医林纂要》："大苦、大寒。""杀疳、治疽。"

3.《滇南本草》："根皮以杀小儿寸白。"

4.《本草蒙筌》："单味煎酒，大能追虫，宜月前，忌月后，先啖鸡蛋饼，引虫口开，顿饮浓药汤，过昼即利，多则成团追下，少则逐条推来。积聚行，疼痛止。亦堪研细末，敷作痒虫疮。"

【现代研究】

(一) 化学成分

楝树含有多种苦味的三萜类成分，在根皮、干皮中主含苦楝素，即川楝素。还含其他苦味成分，如苦内酯、苦洛内酯、苦林酮、苦内酸甲酯、印楝波灵 A、印楝波灵 B、皮酮、葛杜宁及苦楝子三醇等。在干皮中还有正三十烷、β-谷甾醇、糖类及微量元素。近期分离出异川楝素。

川楝树皮含川楝素、异川楝素、楝树碱、山柰酚、树脂、鞣质、香豆素的衍生物。根皮中川楝素的含量较树皮中的略高。

主要成分川楝素的含量与品种、药用部位、加工方法、生长年限、季节及贮藏时间有关，如贮藏 1～2 年内川楝素的含量降至 0.21%～0.26%。

(二) 药理作用

1. 驱蛔作用　用云南苦楝皮乙醇提取物，对人工感染猪蛔虫的猪进行不同药物浓度组与空白组的药效对比试验，并在用药前后对猪进行免疫指标的检测。结果表明，苦楝皮乙醇提取物的高、中浓度对治疗猪蛔虫病效果较好，驱虫率分别达到 87.2%和 79.5%，虫卵减少率分别为 87.3%和 80.2%，与对照组相比差异显著。对各项指标的检测表明，苦楝皮提取物能提高猪的非特异性免疫功能，在治疗剂量内使用安全[1]。

2. 镇痛抗炎作用　苦楝皮有弱镇痛作用。苦楝皮 75%乙醇提取物 5、15g(生药)/kg 灌胃给予，对醋酸致小鼠扭体反应次数的减少率分别为 33.3%和 37.8%；仅在灌胃给药后 2 小时才明显延长小鼠热痛刺激甩尾反应潜伏期。然而苦楝皮有较强的抗炎作用，上述剂量能明显降低乙酸致小鼠腹腔毛细血管通透性升高，显著抑制二甲苯致小鼠耳壳肿胀和角叉菜胶致小鼠足跖肿胀，且抑制作用都持续 4 小时以上，与国外报道以灌胃形式给予苦楝皮 75%甲醇提取物抑制角叉菜胶致大鼠足跖肿胀实验结果一致。苦楝皮水提物在0.75mg/ml 浓度时，可抑制兔肾微粒体酶将花生四烯酸转化成前列腺素 E_2(PGE_2)，抑制率为 57.7%，因此抑制前列腺素生物合成可能是其镇痛和抗炎的作用机制[2]。

3. 抗血栓形成作用　给大鼠以灌胃形式给予苦楝皮75%乙醇提取物10g(生药)/kg，可显著延长电刺激麻醉大鼠颈总动脉血小板性血栓形成时间和凝血时间，不延长凝血酶原时间和白陶土部分凝血活酶时间。体外实验证实，此种苦楝皮提取物有抗血小板聚集作用，对二磷酸腺苷(ADP)和胶原诱导的兔血小板聚集的半数抑制浓度(IC_{50})分别为3.09mg(生药)/ml和2.78mg(生药)/ml[3]。

4. 抗溃疡、抗腹泻作用　用小鼠溃疡模型、药物性腹泻模型以及大鼠胆管插管技术研究发现，口服75%苦楝皮醇提物5g/kg和15g/kg，能显著抑制小鼠水浸应激性溃疡和盐酸性溃疡的形成，但对吲哚美辛-乙醇性溃疡的形成无抑制作用；能减少蓖麻油及番泻叶引起的小鼠腹泻次数；能增加麻醉大鼠的胆汁分泌量，说明苦楝皮有一定的利胆、抗溃疡和抗腹泻作用。但对小鼠胃肠推进功能无明显影响，说明苦楝皮的抗腹泻作用与胃肠运动无关[4]。

5. 抗肿瘤作用　体外细胞培养实验发现，川楝素在0.4～40mg/L浓度培养24小时，显著抑制胃癌SGC-7901细胞增殖，但不抑制黑色素瘤A_{375}细胞增殖[5]。最近发现，川楝素在培养72～120小时时能显著抑制各种人癌细胞增殖，其对前列腺癌PC_3细胞的IC_{50}为$1.2\times10^{-7}M$，对神经母细胞瘤SH-SY_5Y细胞的IC_{50}为$1.5\times10^{-7}M$，对肝癌BEL_{7404}细胞的IC_{50}为$2.6\times10^{-8}M$，对成胶质细胞瘤U_{251}细胞的IC_{50}为$3.3\times10^{-8}M$，对早幼粒白血病HL-60细胞的IC_{50}为$6.1\times10^{-9}M$，对组织细胞淋巴瘤U_{937}细胞的IC_{50}为$5.4\times10^{-9}M$。细胞周期测试发现，川楝素呈浓度和时间依赖性地使癌细胞停留在S期，造成进入G_0/G_1期细胞百分率下降，癌细胞生长被抑制，随后出现典型的细胞凋亡表现[6]。

6. 抑菌作用　苦楝皮不同提取物的抑菌活性不同。研究发现，苦楝皮乙醇提取液抑菌活性最强，对绿色木霉和黑曲霉有很好的抑菌活性，最低抑菌浓度均为0.5%；甲醇提取物对这两种霉的最低抑菌浓度为2%，说明苦楝皮提取物具有较强的抑菌作用，是一种天然的抑菌剂[7]。

(三) 临床报道

1. 治疗蛔虫病　将大剂等量的鲜苦楝皮、鲜臭椿皮制成三日绝蛔膏，用时将药膏涂在患者脐中，并用胶布包好，日涂1次，连续2周。用药24小时即有虫体随粪便排出[8]。

2. 治疗胆道蛔虫病　用复方苦楝皮煎剂(苦楝皮6g，使君子30g，茵陈20g)治疗胆道蛔虫患者86例。其中1天痊愈者41例(47.7%)，2天痊愈者26例(30.2%)，3天痊愈者19例(22.0%)，总有效率100%[9]。

3. 治疗蛔虫腹痛　用川椒30g，鲜苦楝树根皮20g，生姜10g，鲜葱白5g，灰面粉20g做成圆饼，敷腹痛处。有效率为89%[10]。

4. 治疗蛲虫病　生百部30g，苦楝皮30g，白鲜皮30g，蛇床子30g，苦参30g。每晚睡前保留灌肠1次，治愈率93%[11]。

5. 治疗滴虫性阴道炎　用苦楝皮15g，苦参15g，白矾15g。煎液后冲洗阴道，每晚1次，同时口服甲硝唑400mg，每日2次。治疗组45例，痊愈34例，显效10例，无效1例，总有效率97.8%[12]。

6. 治疗肛裂　黄柏30g，苍术20g，侧柏叶5g，苦楝皮12g，制乳没各15g，苏木20g。先以药液蒸汽外熏肛门，待药液温度下降后让病人坐浴，每次 15 分钟，每日早晚各 1 次。每剂药可供 2 天使用[13]。

7. 其他应用 治疗胃痛疝气、急性热证、膀胱炎。用 15～20g，水煎服，有止痛作用；与当归、丹参、三七、赤芍、益母草、香附等配伍治疗痛经，与延胡索配伍用于气滞血瘀、脘腹疼痛[14]。

（四）不良反应

1. 毒性

（1）急性毒性试验：川楝素对小鼠腹腔、静脉、皮下注射的 LD_{50} 分别为（13.8±1.2）mg/kg、（14.6±0.9）mg/kg、（14.3±1.5）mg/kg；而对大鼠皮下注射 LD_{50} 为 9.8mg/kg；家兔静脉注射 LD_{50} 为 4.2mg/kg。川楝素 10mg/kg 给犬灌胃，部分犬发生剧烈呕吐；20～40mg/kg 给大鼠灌胃，能使胃黏膜发生水肿，炎症及溃疡；猴最敏感的中毒指标是 S-GPT 升高，其次是肌无力。解剖发现，动物均有不同程度的内脏瘀血。镜检发现，猴小血管内膜表面有棕黄色颗粒沉积；肝细胞肿胀，胞浆疏松，可见枯氏细胞及吞噬颗粒；脑血管扩张充血，部分血管内皮细胞肿胀，胶质细胞和小血管间隙明显增加[15]。

（2）蓄积毒性试验：小鼠蓄积毒性的 LD_{50} 为 18.7mg/kg，蓄积系数为 1.13，属蓄积性药物，不宜连续使用[15]。此外，药代动力学研究亦表明，川楝素消除慢，灌胃给药的生物利用度较肌注低，血浆中半衰期为 25 小时，提示给药间隔要长，维持量要小[16]。

2. 中毒机理及症状 苦楝皮主要有毒成分是川楝素和异川楝素。川楝素对胃肠道有刺激作用，对肝脏损害，阻断神经肌肉接头正常传递功能；中毒致死原因为急性循环衰竭或中枢性呼吸衰竭[17]。苦楝皮的毒副反应表现为头晕、头痛、思睡、恶心、呕吐、腹痛等，严重中毒时，可出现呼吸中枢麻痹、类似莨菪类植物中毒、中毒性肝炎、内脏出血、精神失常、视力障碍等，最后可导致死亡。具体临床表现为：恶心呕吐、剧烈腹痛、腹泻、头晕、头痛、嗜睡、视力模糊、瞳孔散大、全身麻木、无力、心慌、心律不齐、心跳微弱、血压下降、呼吸困难、紫绀、神志恍惚、狂躁或委靡、震颤或惊厥、抽搐，甚或知觉丧失，最后因呼吸和循环衰竭而死亡。部分病例出现黄疸、肝功损害，或出现尿血、便血等[18,19]。

3. 中毒原因及预防 苦楝皮引起中毒的主要原因多是药物过量，或因患者机体的特殊敏感性，即药物剂量在安全范围内，但出现严重中毒反应。此外，与药材品种、制剂精粗程度、煎服方法是否准确有关。所以预防措施包括：①掌握适应证：凡虚弱、孕妇、贫血、肝肾功能损害、活动性肺结核、溃疡病、严重心脏病者必须慎用或忌服；②控制用量：成人每日内服干品不超过 10～15g，鲜品 15～30g。切忌自采自购自行加大剂量，须在医师指导下用药；③合理配伍：按中医辨证合理用药，既可提高疗效，又能减轻本品之剂量，防止毒副反应的发生；④注意用法：外层栓皮毒性大，用时应先除去，清水洗净，文火煎煮 2～3 小时。一般 1 次顿服，或连用 2～3 天即可，不宜长期连续服用。另外不宜空腹服用；⑤注意年龄、体质：小儿对本品的副反应比成人多见，尤其 1 岁以内婴儿内服本品，更应特别警惕；⑥鉴别伪品，控制质量：中毒实例中就有因强毒性苦木皮掺入的情况，若提取其有效成分制成各种剂型者，应严加检测。

4. 中毒救治

（1）一般疗法：主要是对症治疗，催吐、洗胃、导泻、补液、补充维生素；若呼吸困难，应输氧，给予呼吸中枢兴奋剂如尼可刹米等；其他如纠正休克及心力衰竭、止血输血、控制惊厥及保肝等处理。

(2) 中医疗法：中毒症状轻者，用绿豆120g，龙眼肉60g，甘草15g煎水频服；或玉米须、茵陈、栀子、丹参、大枣煎水内服。痉挛时，用全蝎1.5g，蜈蚣2条，研末冲服；尿血便血者，用血余炭6～9g，田七末3～6g，生地黄30g，牡丹皮15g水煎，另加水牛角煎服；神志恍惚、心悸、视力模糊、沉默不语者，用龙眼肉60g（或枸杞子45g），制首乌60g，甘草15g煎水频服。另可用针灸治疗，随症配穴。

参考文献

[1] 程玮，肖啸，严达伟，等. 苦楝皮乙醇提取物驱除猪蛔虫效果研究及对猪主要免疫指标的影响[J]. 中兽医医药杂志，2009(1)：15-17.

[2] 沈雅琴，张明发，朱自平，等. 苦楝皮的镇痛抗炎和抗血栓形成作用[J]. 中国药业，1998，7(10)：30-31.

[3] 张小丽，谢人明，冯英菊. 四种中药对血小板聚集性的影响[J]. 西北药学杂志，2000，15(6)：260-261.

[4] 沈雅琴，张明发，朱自平，等. 苦楝皮的消化系统药理研究[J]. 基层中药杂志，2000，14(1)：3-5.

[5] 叶银英，何道伟，兰省科，等. 苦楝皮、黄药子抗癌成分的细胞学评价[J]. 中国生化药物杂志，1998，19(4)：187-188.

[6] Zhang B，Wang ZF，Tang MZ，et al. Growth inhibition and apop-tosis-induced effecton human cancercellsoftoosendanin，a trit-erpenoid derivative from Chinese traditionalmedicine[J]. Inves-tigational New-Drugs，2005，23(6)：547-553.

[7] 姜萍，叶汉玲，安鑫南. 苦楝提取物的提取及其抑菌活性的研究[J]. 林产化学与工业，2004，24(4)：23-27.

[8] 朱国强. 三日绝蛔膏治小儿蛔虫症[J]. 国医论坛，1990(1)：18.

[9] 钟广. 复方苦楝皮煎剂治疗胆道蛔虫病86例[J]. 湖南中医杂志，1997，13(2)：43.

[10] 邓绍明. 蛔虫腹痛外敷方[J]. 湖南中医杂志，1992(3)：15.

[11] 孙守信，石淑慧. 自拟百楝汤保留灌肠治疗蛲虫病90例[J]. 中国社区医师，2002，18(16)：38.

[12] 李建爱，郭志忠. 中西医结合治疗滴虫性阴道炎45例[J]. 中国民间疗法，2011，19(1)：55.

[13] 郑树青，郑风青. 妙方煎剂坐浴治疗肛裂146例[J]. 中国民间疗法，2004，12(7)：22.

[14] 陈成，李培忠，孙国璋. 痛经咀嚼康的制备与临床应用[J]. 中成药，2006，28(4)：619-620.

[15] 李培忠，邹镜. 川楝素对肉毒中毒动物的治疗效果[J]. 中草药，1982，13(6)：28-30.

[16] 邹镜，叶洪金，何相义，等. 口服川楝素片对肉毒中毒病人的疗效[J]. 军事医学科学院院刊，1985(37)：307.

[17] 杨仓良. 毒药本草[M]. 北京：中国中医药出版社，1993：905.

[18] 胡明灿. 用川楝素片驱蛔必须慎重[J]. 中国医院药学杂志，1991，11(10)：469.

[19] 唐云鹏，沈陶. 服用过量苦楝皮致双眼视力下降1例报告[J]. 中国中医眼科杂志，1993，3(1)：38.

槟榔 Binglang

【别名】 仁频（《上林赋》），宾门（《药录》），宾门药饯（《南方草木状》），白槟榔（《药性论》），橄榄子（《食疗本草》），槟榔仁（《外台秘要》），洗瘴丹（《药谱》），大腹子（《岭表录异》），大腹槟榔（《本草图经》），槟榔子（《本草纲目》），马金南（《花镜》），青仔（《中国树木分类学》），槟榔玉、榔玉(《中药志》),槟楠、尖槟、鸡心槟榔(《全国中草药汇编》),榔肉、白槟、大白槟(《广东中药志》),大白(安徽)。

【来源】槟榔,始载于《名医别录》,列为中品,历代本草均有收载。"槟"音同"宾","榔"音同"郎","宾"、"郎"皆贵客之称。古代交广人,凡贵胜族客,必先呈此果,故名。为棕榈科常绿乔木植物槟榔 *Areca catechu* L. 的干燥成熟种子。主产于海南省,另广东、福建、广西南部、云南南部、台湾南部亦产。国外以菲律宾、印度尼西亚、印度、斯里兰卡等国产量最大。槟榔为著名四大南药之一。为栽培品。

【采收炮制】春末到秋初采收成熟果实,用水煮后干燥,除去果皮,取出种子,再干燥。炮制:①槟榔片(玉片):原药材浸泡至六七成透时取出,润透,切薄片,阴干;②炒槟榔:将槟榔片或小块用文火炒至微黄色时,取出放凉;③焦槟榔:将槟榔片用文火加热,炒至焦黄色,取出摊凉。

【商品规格】现行规格分广东一等、二等及统装。一等每千克 160 支以内;二等每千克 160 支以外。以个大、体重、质坚实、无破碎、断面色鲜艳,无虫蛀者为佳。

按《中国药典》(2010 年版一部)规定:以干燥品计,本品含槟榔碱($C_8H_{13}NO_2$)不得少于 0.20%;水分不得超过 10.0%。焦槟榔:按干燥品计算,含槟榔碱($C_8H_{13}NO_2$)不得少于 0.10%;水分不得过 9.0%;总灰分不得过 2.5%。

【药性】苦、辛,温。归胃、大肠经。

【功效】杀虫消积,行气,利水,截疟。

【应用】

1. 肠道寄生虫病　本品驱虫谱广,对绦虫、蛔虫、姜片虫、蛲虫、钩虫等肠道寄生虫都有驱杀作用,并兼泻下功效,能驱除虫体为其特点。其中对绦虫病疗效最佳,《备急千金要方》单用本品为末服,除绦虫;《医方考》槟榔散石榴根汤,以之为末,石榴根皮煎汤送服,以增强杀虫之效;《证治准绳》圣功散,以本品配伍木香,以增强调气消滞之功,驱绦虫。近代则以本品与南瓜子同用,驱杀绦虫疗效显著。治其他虫积腹痛,亦可单用或配伍应用,如《太平圣惠方》单用本品为末,以葱蜜煎汤调服,治诸虫久不瘥者;《太平惠民和剂局方》化虫丸,以本品与胡椒粉、鹤虱、苦楝根皮、枯矾配伍,治肠中诸虫。用治蛔虫、蛲虫病,临证多与使君子、苦楝皮同用;用治姜片虫病,多与乌梅、甘草配伍。近代有用槟榔水煮液治肠道鞭毛虫病;用槟榔配伍牵牛子制成片剂,治疗姜片虫病的报道。

2. 食积气滞、腹胀便秘　本品辛散苦泄,主入胃肠,功善行胃肠之气,消积导滞,兼能缓泻通便,故可用于食积气滞、腹胀便秘等症。临证多与其他行气导滞药同用,如《儒门事亲》木香槟榔丸,即以本品与青皮、大黄、陈皮等配伍。若脾虚,水谷不能及时消化,腹满胀痛者,可与白术、麦芽、砂仁配伍,如《医学正宗》槟白散;又可以槟榔、木香、陈皮配伍人参、甘草,攻补兼施,如《证治准绳》槟榔丸。

3. 湿热泻痢、里急后重　本品入大肠,行气消积,亦可用治湿热积滞于大肠之痢疾泄泻,里急后重。常与木香、黄连、芍药等同用,寓通因通用之义,如《素问病机气宜保命集》芍药汤。

4. 水肿、脚气肿痛　本品辛温通散,味苦降泄,具行气利水之功。治水肿实证,常与商陆、泽泻、木通等配伍,如《重订严氏济生方》疏凿饮子。治脾肺肾三脏受伤,水气不化,积为肿满，渐成喘急，不能偃卧者，《方脉正宗》用槟榔配伍白芍、茯苓、猪苓、泽泻、车前子、肉桂等治之，颇佳。治脚气肿痛，槟榔亦每用之为要药，如《简要济众方》单用本品，饮童子小便，生姜汁，温酒调服，治脚气冲心；《本草汇言》亦单用本品，滚汤磨汁食前服，治脚气累发，渐成水肿不消者。用治寒湿脚气肿痛，常与木瓜、吴茱萸同用，可增强疗效，如《证治准绳》鸡鸣散。用治湿热脚气肿痛，常与防己、苍术、黄柏等配伍，如《丹溪心法》防己饮。《普济本事方》槟榔汤，以本品配伍生姜、紫苏、陈皮，治脚气疼痛及一般风湿脚疼之证。

5. 疟疾 本品有截疟、消积化滞之功，用治疟疾寒热久发不止，常与常山、草果同用，如《伤寒保命集》截疟七宝饮。

此外，本品外用有解毒化湿、灭虱等作用。如《圣济总录》单用本品制膏外敷，治乌癞；本品外涂治小儿头疮；烧灰外敷治口吻生白疮；《本事方续集》用槟榔醋调治丹毒；《本草备要》以本品煎水洗，治阴毛生虱；《经验方》以本品配伍黄连，外敷治金疮。《鲍氏小儿方》又以本品研末吹耳，治聤耳出脓。

【用法用量】煎服，3～10g。驱杀绦虫、姜片虫时，可用至30～60g。外用适量，煎水洗或研末调敷。生用力速，炒用力缓；又新鲜者优于陈久者。

【使用注意】脾虚便溏者、气虚下陷者忌用；孕妇慎用。

【鉴别用药】槟榔、大腹皮分别为同一植物的成熟种子与果皮入药。二药均有行气利水湿之功，但槟榔长于逐三虫，为常用驱虫药，且行气消滞、利水湿之功较强；而大腹皮行气利水湿之力较缓，长于宽中下气，为理气药。故凡气滞水湿停留之证，轻者用大腹皮，重者用槟榔。

【药论】

1.《名医别录》："主消谷逐水，除痰澼，杀三虫，疗寸白。"

2.《药性论》："宣利五脏六腑壅滞，破坚满气，下水肿，治心痛，风血积聚。"

3.《本草纲目》："治泻痢后重，心腹诸痛，大小便气秘，痰气喘急。疗诸疟，御瘴疠。"

4.《本草汇言》："槟榔，主治诸气，祛瘴气，破滞气，开郁气，下痰气，去积气，解蛊气，消谷气，逐水气，散脚气，杀虫气，通上气，宽中气，泄下气之药也。"

【现代研究】

（一）化学成分

槟榔的成分极为复杂[1]。槟榔原果的主要成分为31.1%酚类、18.7%多糖、14.0%脂肪、10.8%粗纤维、9.9%水分、3.0%灰分和0.5%生物碱。槟榔还含有20多种微量元素，其中11种为人体必需的微量元素。槟榔种子含总生物碱0.3%～0.6%，主要为槟榔碱，并含有少量槟榔次碱、去甲基槟榔碱、去甲基槟榔次碱、异去甲基槟榔次碱、槟榔副碱及高槟榔碱等，均与鞣酸结合存在。还含有鞣质、脂肪、甘露醇、半乳糖、蔗糖、α-儿茶精、表儿茶精、无色花青素、槟榔红色素、皂苷及多种原矢车菊素的二聚体、三聚体、四聚体等。所含脂肪酸的组成为月桂酸19.5%、肉豆蔻酸46.2%、棕榈酸12.7%、硬脂酸1.6%、癸酸0.3%、油酸6.2%、亚油酸5.4%、十二碳酸0.3%、十四碳烯酸7.2%，又含氨基酸，其中脯氨酸占15%以上[2]。

（二）药理作用

1. 驱虫作用 槟榔对多种寄生虫有抑制或杀灭作用。研究发现，槟榔对体外培养的猪囊尾蚴有良好的驱虫效果[3]。槟榔碱对钉螺也有杀灭作用，不同浓度的槟榔碱对门静脉收缩力和心室肌钙通道电流作用都呈双相性。通过阻止钙通道电流使钉螺足平滑肌松弛，降低了钉螺上爬附壁率，使钉螺与灭螺药物接触的时间延长，从而发挥灭螺增效作用[4]。

2. 对神经系统的作用　槟榔碱具有兴奋 M 胆碱受体的作用，嚼食槟榔可使胃肠平滑肌张力升高，增加肠蠕动，使消化液分泌旺盛，食欲增加，腺体分泌增加，瞳孔缩小，支气管收缩，心率减慢，并可引起血管扩张，血压下降；槟榔碱也能兴奋 N 胆碱受体，表现为兴奋骨骼肌、神经节。槟榔碱水溶液有明显缩瞳作用，经滴眼给药平均在 20 分钟内使瞳孔直径由 7mm 缩至 3mm，持续 90 分钟[5]。槟榔碱能增强尼古丁对大鼠离体海马脑片诱发第二个群峰电位的作用，这一作用不能被 M 受体拮抗剂阿托品或 N 受体拮抗剂拮抗，兼具中枢胆碱 M 和 N 受体拮抗作用的盐酸苯乃嗪能较好地预防这一作用[6]。

3. 对消化系统的作用　槟榔水提醇沉注射液对犬或猫的离体或在体胆囊均有兴奋作用，与大黄注射液合用，能增强总胆管收缩力，加速胆汁排出。槟榔对功能性消化不良模型大鼠胃平滑肌有显著的促收缩作用，主要增强收缩振幅[7]。槟榔碱为 M-受体兴奋药，具有明显促进豚鼠离体回肠自发性收缩作用，且呈剂量依赖性关系[8]。槟榔水煎液及槟榔碱纯品水溶液对大鼠胃底肌条、结肠及家兔十二指肠、回肠的离体肠管标本的收缩运动均有明显增强作用，主要表现在张力增加和振幅的变化上[9]。槟榔煎剂能促进小鼠胃肠推进运动，其兴奋家兔十二指肠可能由胆碱能 M 受体介导，并且涉及肠平滑肌细胞膜对维拉帕米敏感的 Ca^{2+} 通道。槟榔碱也有明显促进豚鼠离体回肠自发性收缩的作用，且呈剂量依赖性关系，但对收缩频率的影响很小[10]。槟榔对大鼠肠道中提取分离的 α-淀粉酶有显著的抑制作用[11]。

4. 对子宫平滑肌的影响　不同剂量的槟榔次碱能显著增强子宫平滑肌收缩的频率、振幅，增大收缩面积并呈正相剂量效应关系，而对收缩波的持续时间无明显影响，但在阻断 M 受体后，槟榔次碱的增强作用消失。而 H_1 受体、L 型钙通道、α 受体、前列腺素合成酶分别被阻断或抑制后，槟榔次碱的增强作用未受到明显影响，进而也证明了其对平滑肌的收缩作用主要是通过兴奋 M-受体而发挥的[12]。

5. 对骨髓细胞的作用　给予槟榔碱高中低剂量的染毒组，骨髓细胞内 RNA/DNA 的荧光像素比值明显高于空白对照组，骨髓细胞周期与空白对照组相比，G_0/G_1 期细胞比率有非常显著增加，S 期细胞比率显著降低，G_2/M 期细胞比率显著降低，结果提示槟榔碱对小鼠骨髓细胞的 DNA 有一定的损伤作用，具有一定的遗传毒性[13]。

6. 对中枢神经系统的影响　槟榔碱对小鼠吗啡行为敏化也会产生影响[14]。槟榔碱和乙醇均可剂量依赖性地抑制小鼠的自主活动，但槟榔碱对乙醇诱导的小鼠低活动性无影响。槟榔碱对乙醇诱导小鼠 LORR 的潜伏期无影响，但可显著缩短 LORR 的持续时间。结果提示槟榔碱可以拮抗乙醇诱导小鼠 LORR 的药理作用，槟榔碱可能具有一定的醒酒作用[15]。国外研究资料显示槟榔碱抑制自主活动的作用可以被中枢性 M 受体拮抗剂东莨菪碱所拮抗，却不能被另一种 M 受体拮抗剂甲基东莨菪碱（不通过血脑屏障）以及烟碱受体（N 受体）拮抗剂所拮抗[16,17]。以上资料均显示槟榔碱对中枢神经有抑制作用。

7. 对心血管系统的作用　槟榔碱可促进 NO 释放，提高 eNOS 蛋白和 mRNA 的表达，降低血浆 IL-8 水平，抑制黏附分子 ICAM-1 及趋化因子 IL-8 的受体 CXCR-2 和 MCP-

1mRNA 的过度表达，提示可能与其抗动脉粥样硬化作用相关[18]。用血管内皮细胞与不同浓度槟榔碱预孵育 20 小时后，给予氧化低密度脂蛋白损伤，提取各组细胞总 RNA，通过逆转录-聚合酶链式反应技术，以 β_2-微球蛋白为内参照，检测内皮细胞 MCP-1 和 ICAM-1mRNA 表达水平的变化。得到内皮细胞与槟榔碱预孵育后，其 MCP-1 和 ICAM-1mRNA 的表达水平明显低于与氧化低密度脂蛋白直接接触的细胞。说明氧化低密度脂蛋白可诱导牛主动脉内皮细胞 MCP-1 和 ICAM-1 mRNA 表达水平增加，槟榔碱可以减轻其过量表达，保护内皮细胞，有抗动脉粥样硬化的作用[19]。

8. 抗病原微生物的作用　鸡胚实验表明：槟榔有抗流感病毒作用，槟榔水浸剂对许兰黄癣菌等皮肤真菌均有不同程度的抑制作用。对内氏放线菌的产酸具有一定的抑制能力[20]，对溶血链球菌的生长和产酸都有一定的抑制作用[21]，对牙龈卟啉菌和福赛类杆菌有明显抑菌作用[22]。槟榔提取液浓度低于或等于 8.0mg/ml 时，对黏性放线菌的生长有抑制作用[23]。

9. 抗炎抗过敏作用　槟榔提取物对 DNP-BSA 和化合物 48/80 诱导的 RBL-2H_3 细胞脱颗粒均有显著抑制作用，槟榔提取物亦明显抑制肿瘤坏死因子-α（TNF-α）在 RBL-2H_3 中的表达和促细胞分裂剂活化蛋白（MAP）激酶 ERKI/2 的激活。结果表明，槟榔除了抑制肥大细胞脱颗粒外，还可抑制过敏反应后期炎症因子的产生，提示槟榔可能开发为治疗即刻型和迟发型过敏性疾病的有效药物[24]。

10. 对泌尿生殖系统的作用　槟榔水煎剂可增加大鼠膀胱逼尿肌肌条的收缩活动，表现为增加张力和收缩波平均振幅，并呈剂量依赖性，对频率无影响。维拉帕米和阿托品可阻断槟榔的兴奋作用；六烃季铵、酚妥拉明和吲哚美辛可部分阻断槟榔增高肌条张力的效应，但不影响收缩波平均振幅[25]。槟榔在较低剂量时，可致昆明种雄性小鼠精子数量减少，精子畸形率增高，在较高剂量时可致精子活动率明显降低，结果提示槟榔对雄性小鼠生殖功能可能造成一定影响[26]。槟榔大剂量时，可致雄性小鼠对于雌性小鼠的受孕率降低并且对于仔鼠体重也会产生影响，提示槟榔对雄性小鼠生育力及仔鼠生长发育可能存在一定影响[27]。

11. 对口腔黏膜下纤维性变的作用　槟榔碱可诱导人口腔黏膜角质形成细胞（KC）凋亡，Caspase-3 可能参与了这一细胞凋亡过程的调控。KC 凋亡异常可能是口腔黏膜下纤维性变的重要发病机理之一[28]。

12. 抗抑郁作用　采用强迫游泳试验、尾悬挂试验、育亨宾宁碱试验和运动试验来研究槟榔的抗抑郁作用，结果提示槟榔乙醇提取物随给药浓度的不同呈现双相作用，在 4～80mg/kg 范围内，具有显著的抗抑郁作用[29]。

13. 对免疫功能的影响　台湾高雄医学院口腔卫生所的一份报告显示，槟榔会降低人体免疫力。采用绵羊红细胞（SRBC）诱导小鼠 DTH（迟发型变态反应）、抗体生成细胞检测、碳粒廓清试验等进行观察，探讨槟榔对细胞免疫、体液免疫、单核巨噬细胞功能的影响，表明槟榔对小鼠免疫功能有一定影响[30]。

（三）临床报道

1. 治疗绦虫病　槟榔与南瓜子两者合用治疗绦虫病，治愈率可高达 95%。两种药物常用量为槟榔 70～105g，南瓜子 60～120g[31]。槟榔复方治疗绦虫病取得满意效果，如槟榔承气汤(槟榔 100g,生大黄 20g,芒硝 15～20g,甘草 15g)治疗猪带绦虫病 548 例,治愈 521 例,好转 27 例,治愈率为 95.1%,总有效率为 100%[32]。

2. 治疗姜片虫病　用槟榔丸(槟榔片研末,水泛为丸)、二丑散(二丑研末)各 9g,儿童用量减半,清晨空腹顿服。治疗 29 例,绝大多数在服药后 2～4 小时驱出成虫;3 天后粪检全部转阴性[33]。用驱姜片(硫酸槟榔碱 6g,牵牛子苷 60g,槟榔粉 250g)治疗 370 例,总转阴率 87.03%;最多 1 次驱出姜片虫 80 余条;另有 1 例驱出姜片虫 38 条[34]。

3. 治疗胆道蛔虫病　用胆道驱蛔汤(槟榔 15g,乌梅 24g,白芍 24g,苦楝皮 15g,使君子 15g,木香 15g,枳壳 15g)治疗胆道蛔虫病 45 例。1 剂痛止者 25 例,2 剂痛止者 16 例,3 剂痛止者 2 例,症状改善,但仍有轻微疼痛者 2 例,总有效率 100%[35]。

4. 治疗肠道鞭毛虫病　取槟榔 50g,打碎水煎得药液 300ml,加蔗糖 20g,早晚饭前各服 150ml,5 剂为 1 个疗程,儿童用量酌减。治疗 37 例,总有效率 94.6%[36]。

5. 治疗华支睾吸虫病　用葫芦茶 30g,槟榔、板蓝根各 20g,川芎 10g。每日 1 剂,水煎 2 次,连服 1 个月。治疗 163 例,结果转阴率达 94.64%[37]。

6. 治疗滴虫性肠炎　灭滴汤(马齿苋 15g,苦楝根皮、苦参各 10g,大乌梅、槟榔各 9g,生百部、石榴皮各 6g)治疗滴虫性肠炎 60 例,水煎服,每日 1 剂,早晚分服,5 天为 1 个疗程。治疗 60 例均痊愈,治疗时间 3～12 天[38]。

7. 治疗急性菌痢　自拟清热解毒中药槟榔、白芍、生大黄、茯苓、黄芩各 12g,黄连、甘草各 10g,金银花 32g,木香 15g,加水 600ml,煎成 300ml,温度保持在 30～40℃,用普通灌肠器以每分钟 35～50 滴速度滴入直肠,治疗急性菌痢 60 例。治愈率 86.90%,总有效率 94.73%[39]。

8. 治疗幽门螺杆菌感染　新鲜干槟榔 8g,水煎至 50～70ml,上午空腹服 1 次,2 周为 1 个疗程。治疗 32 例,并以雷尼替丁 32 例为对照组。结果槟榔治疗幽门螺杆菌(HP)感染的糜烂性胃窦炎及十二指肠溃疡,其治愈率、HP 清除率及根除率均高于雷尼替丁组,治疗后 6 个月的复发率也低于对照组[40]。又用槟榔四消丸为主治疗 HP 感染性胃部疾患 57 例,并设丽珠得乐冲剂 38 例作对照。结果治疗组总有效率 94.7%,疗效略优于对照组[41]。

9. 治疗脑卒中后抑郁症　用槟榔胶囊,每粒胶囊含槟榔提取物 250mg。治疗组首日剂量为 1000mg,每日 3 次,每隔 1 日加量 500mg,每日 3 次,直至 2000mg,每日 3 次,治疗 8 周。结果显示槟榔胶囊对中风后抑郁症的显著有效率为 48%,总有效率为 82.3%[42]。

10. 治疗青光眼　槟榔碱制成眼用药膜,将其置于眼结膜囊内之穹隆处,治疗青光眼患者 37 例 70 只眼,一般用药后 10 分钟即开始瞳孔缩小,15 分钟后眼压逐渐下降[43]。

(四) 不良反应

1. 毒性

(1) 急性毒性:用槟榔煎剂给小鼠灌胃的半数致死量 LD_{50} 为(120±24)g/kg。槟榔碱给小鼠灌胃的致死量 MTD 为 10mg/kg,犬的 MTD 为 5mg/kg,马的 MTD 为 1.4mg/kg。可以看出动物体形越大,耐受量越小。大鼠灌胃槟榔铋碘化合物 MTD 为 1g/kg,约 15 分钟出现流涎、腹泻、呼吸加快、烦躁等症状,1.5～2 小时全部死亡。犬用 0.44mg/kg 氢溴酸槟榔碱灌胃,可引起呕吐与惊厥[44]。

(2) 亚慢性毒性:对槟榔进行亚慢性毒性研究发现在 90 天的实验期内,15g/kg 剂量组小鼠死亡率达25%[45]。槟榔对口腔黏膜细胞、人颊部上皮细胞、免疫细胞、生殖系统、神经系统均能造成损害[46]。

2. 中毒机理 槟榔的主要有效成分可以使DNA分子单链断裂，姐妹染色单体交换频率增高，基因突变，具有致癌作用。槟榔碱可导致小鼠骨髓细胞和中国仓鼠肺细胞(CHO)染色体畸变，增加姐妹染色单体交换频率；使鼠生殖细胞形态异常，DNA合成紊乱[47]。

3. 中毒症状、原因及预防 槟榔常见的副作用为恶心呕吐、腹痛、头昏与心慌，冷服可减少呕吐。也有报道槟榔是一种很强的致癌物质，咀嚼槟榔会导致口腔黏膜下纤维化，并随时可能会转化为癌症[48]。槟榔能通过睾丸屏障影响小鼠的精子发育过程，对小鼠的生殖细胞有一定的遗传毒性[49]。预防：控制槟榔用量，注意用法及禁忌证，身体衰弱时尤应慎用。服药后保持安静，或煎剂冷服，或用2.5%明胶溶液滴定去除鞣质，可以减少恶心、呕吐等不良反应。另孕妇避免久服，以防胎儿畸形。

4. 中毒救治 内服引起毒副反应者，可用高锰酸钾溶液洗胃，并注射阿托品，地塞米松以解毒；必要时对症处理。

参考文献

[1] 黄永华. 槟榔有效化学成分分析测定[J]. 食品与机械，2002，7(3)：38-39.

[2] 宋立人. 现代中药学大辞典[M]. 北京：人民卫生出版社，2001：2305-2306.

[3] 赵文爱，李泽民，王伯霞. 槟榔与白胡椒对猪囊尾蚴形态学改变的影响[J]. 现代中西医结合杂志，2003，12(3)：237-238.

[4] 姚伟星，夏国瑾，李泱，等. 槟榔碱对大鼠门静脉和钙通道电流的剂量与效应关[J]. 中国寄生虫病防治杂志，2001，14(2)：139.

[5] 刘玲，古彦杰. 四种中药对瞳孔作用的药理实验[J]. 中西医结合眼科杂志，1998，16(4)：210-212.

[6] 杨爱珍，刘传缋. 槟榔碱增强尼古丁在大鼠海马脑片CA1锥体细胞诱发PS2的作用[J]. 中国药理学与毒理学杂志，1998，12(4)：280-282.

[7] 邹百仓，魏兰福，魏睦新. 槟榔对实验性大鼠胃平滑肌运动影响的研究[J]. 湖南中医药杂志，2003，19(2)：66-67.

[8] 杜志敏，万新祥，伍爱婵，等. 槟榔碱对离体肠自发性蠕动的影响[J]. 解放军医学高等专科学校学报，1999，27(2)：87.

[9] 倪依东，王建华，王汝俊. 槟榔及槟榔碱对胃肠作用的对比研究[J]. 中药药理与临床，2004，20(2)：11-12.

[10] 杜志敏，万新祥，伍爱婵，等. 槟榔碱对离体肠自发性蠕动的影响[J]. 第一军医大学分校学报，1998，21(2)：98-99.

[11] Choi HJ，Kim NJ，Kim DH. Inhibitory effects of crudedrugs on alphaglucosidase[J]. Arch Pharn Res，2000，23(3)：261-263.

[12] 韩继超. 槟榔次碱对未孕大鼠离体子宫平滑肌运动的影响[J]. 中华中医药学刊，2008，26(2)：379-380.

[13] 季宇彬，李连闯，于蕾. 槟榔碱对骨髓细胞内DNA的影响[J]. 中草药，2007，38(4)：573-575.

[14] 韩容，孙艳萍，李俊旭. 槟榔碱对小鼠吗啡行为敏化的影响[J]. 中国药物依赖杂志，2005，14(3)：197-202.

[15] 孙艳萍，韩容，罗娟. 槟榔碱对小鼠酒精急性中枢抑制作用的影响[J]. 中国药物依赖杂志，2005，14(5)：333-337.

[16] Pradhan SN, Dutta SN. Behavioral effects of arecoline inrats[J]. Psychopharmacologia, 1970, 17(1): 49-58.

[17] Molinengo L, Fundaro AM, Cassone MC. Action of achronic arecoline administration onmouse motility and on acetylcholine concentrations in the CNS [J]. J Pharm Pharmaco, 1988, 40(11): 821-825.

[18] 山丽梅,张锦超,赵艳玲,等. 槟榔碱抗动脉粥样硬化分子机制的研究[J]. 中国药理学通报,2004,20 (2):146-151.

[19] 石翠格,胡刚,汪海. 天然药物槟榔碱对氧化低密度脂蛋白致血管内皮细胞损伤的保护作用研究[J]. 科学技术与工程,2007,7(12):2780-2783.

[20] 黄正蔚,周学东. 部分天然药物对内氏放线菌生长和产酸影响的体外研究[J]. 牙体牙髓牙周病学杂志,2002,12(1):4.

[21] 肖悦,刘天佳,黄正蔚,等. 天然药物对血链球菌生长和产酸影响的体外研究[J]. 中国微生态学杂志,2001,13(5):278.

[22] 黄冰冰,樊明文,杨祥良,等. 中草药对牙周病菌生长的影响[J]. 第四军医大学学报,2003,24(5):424.

[23] 肖悦,刘天佳,黄正蔚,等. 天然药物对粘性放线菌生长和产酸影响的体外研究[J]. 华西医大学报,2002,33(2):253.

[24] 王维娜. 槟榔体内外抗过敏作用[J]. 国外医药:植物药分册,2005,20(5):212.

[25] 邱小青,张英福,瞿颂义,等. 槟榔对大鼠逼尿肌肌条运动的影响[J]. 中成药,2000,22(2):155-157.

[26] 胡怡秀,臧雪冰,丘丰,等. 槟榔对小鼠精子的影响研究[J]. 癌变. 畸变. 突变,1999,11(1):39-41.

[27] 胡怡秀,臧雪冰,胡余明,等. 槟榔对雄性小鼠生育能力的影响[J]. 实用预防医学,1999,6(6):108-109.

[28] 高义军,凌天牖,尹晓敏,等. 槟榔碱诱导口腔角质形成细胞凋亡研究[J]. 口腔医学研究,2007,23(6):624-628.

[29] 杜海燕摘译. 槟榔乙醇提取物对啮齿类动物的抗抑郁作用[J]. 国外医学:中医中药分册,1998,20(3):47.

[30] 胡怡秀,臧雪冰,丘丰,等. 槟榔对小鼠免疫功能影响的实验研究[J]. 中国医师杂志,1999,1(10):21-22.

[31] 詹希美. 人体寄生虫学[M]. 北京:人民卫生出版社,2005:165.

[32] 陈治水,贾丹兵,孙旗立,等. 槟榔承气汤治疗猪带绦虫病临床疗效观察及对绦虫头节的电镜观察[J]. 沈阳部队医药,2003,16(6):442-443.

[33] 王汝春. 槟榔二丑散治疗姜片虫病 29 例疗效观察[J]. 人民军医,1980(6):42.

[34] 刘汉清,王荣娣. 驱姜片的研究[J]. 中成药研究,1981(5):13.

[35] 王元贤. 胆道驱蛔汤治疗胆道蛔虫病[J]. 山东中医杂志,2008,27(3):173.

[36] 郑祥光. 槟榔治疗肠道鞭毛虫病 37 例疗效观察[J]. 中西医结合杂志,1987,7(8):504.

[37] 叶以健. 168 例华支睾吸虫感染治疗报告[J]. 新中医,1994(3):29.

[38] 董俊锋. 灭滴汤治疗滴虫性肠炎 60 例[J]. 陕西中医,1993,14(7):317.

[39] 刘竹珍,王玲英,张彦彦. 中药直肠滴注治疗急性菌痢 60 例临床观察及护理体会[J]. 四川中医,2010,28(12):117.

[40] 邓世荣,凌利霞,黄伟平,等. 槟榔治疗幽门螺旋杆菌感染的临床观察[J]. 中西医结合杂志,1994,14(4):248.

[41] 朱文举. 槟榔四消丸为主治疗幽门螺旋菌感染性胃部疾患 57 例观察[J]. 中国中西医结合杂志,

1995,15(3):181.

[42] 肖劲松,章军建,黄朝云,等.槟榔对脑卒中后抑郁症的治疗作用[J].数理医药学杂志,2005,18(5):444-4450.

[43] 李令媛,刘万宜,林万和.槟榔碱眼用药膜的试制[J].成都中医学院学报,1980(3):49.

[44] 申放,曾正.槟榔致癌食者足戒[J].中国民间疗法,1998(6):63-64.

[45] 胡怡秀,臧雪冰.市售槟榔亚慢性毒性研究[J].中国公共卫生学报,1999,18(2):112-113.

[46] 赵云霞,于蕾,季宇彬.槟榔的毒理研究进展 [J].药品评价,2006,3(6):457.

[47] Ching HL,Ruey HL,et al. Mutual inter-actions among ingredients of betel quia in inducing genotoxicity on Chinese hamster ovary cells[J]. Mu-tat Res,1999,(367):99.

[48] 王敬诚.咀嚼槟榔致癌[N].中国中医药报,2003-8-18.

[49] 臧雪冰,胡怡秀,丘丰,等.槟榔的遗传毒性研究[J].实用预防医学,1989,6(4):265.

南瓜子 Nanguazi

【别名】南瓜仁(《科学的民间药草》),白瓜子(《东北药植志》),金瓜米(《陆川本草》),北瓜子、窝瓜子(《全国中草药汇编》),番南瓜子、蛮南瓜子、倭瓜子(《青岛中草药手册》),西葫芦子(《常用中药鉴定大全》)。

【来源】南瓜子,始载于《现代实用中药》。《滇南本草》载有南瓜,但无形态描述。《本草纲目》将南瓜列入菜部,云:"南瓜种出南番,转入闽、浙,今燕京诸处亦有之矣。"因原植物称南瓜,药用其子,故名。为葫芦科一年生蔓生植物南瓜 *Cucurbita moschata* (Duch.)Poiret 的干燥种子。我国各地均产。以山东烟台、威海,河北获鹿,河南焦作,山西太谷,东北沈阳,以及江苏、浙江、四川、安徽等地为多。均为栽培品种。

【采收炮制】夏秋间采取老熟的果实,切开取子,除去瓤膜,洗净,晒干。临用时去壳,研粉生用,以新鲜者良。

【商品规格】均为统货。以粒饱满、外壳色黄白者为佳。

【药性】甘,平。归胃、大肠经。

【功效】杀虫。

【应用】

1. 绦虫病 本品有杀虫之功,且甘平不易伤正气,主要用于驱杀绦虫,治疗绦虫病。可单味生用,如《中药药理与应用》用新鲜南瓜子仁 30~60g,研烂,加水、冰糖或蜂蜜调匀,空腹顿服;或以种子压油,每服 15~30 滴。《四川中药志》以南瓜子配伍石榴根皮各 30g,日服 3 次,连服 2 日。经临床实践证明,治绦虫病,尤其是牛肉绦虫病,南瓜子配伍槟榔,可增强疗效。如验方驱绦方,即用本品研粉,冷开水调服 60~120g,2 小时后服槟榔 60~120g 的水煎剂,再过半小时服玄明粉 15g,促使泻下,以利虫体排出。

2. 蛔虫病 民间用治蛔虫病,可单用,如《闽东本草》以之去壳取仁 30~60g 研碎,加水、蜜或糖搅成糊状,空腹服。

3. 血吸虫病 本品生用尚能杀灭血吸虫,治疗血吸虫病。但须较大剂量(120~200g),长期服用始效。

4. 丝虫病 本品有杀虫之功,可用治丝虫病,常与槟榔同用以增效。如《安徽中草药》用 60g 南瓜子捣烂,用开水调成乳剂,取槟榔 30g 煎水,空腹时混合服用。

5. 产后乳汁不通　民间治疗产后乳汁不通，用本品12g，捣烂，水送服，早晚空腹各1次，连服3～5天。如《山西中草药》下乳验方。

此外，治疗营养不良，面色萎黄，《四川中药志》以本品与花生仁、胡桃仁同服。又本品外用熏洗可用治内痔，如《岭南草药志》用本品1000g，煎水熏之，每日2次。

【用法用量】煎剂，30～60g。治绦虫病，60～120g，冷开水调服。外用适量，煎水熏洗。

【使用注意】《本草纲目拾遗》："多食壅气滞膈。"

【鉴别用药】南瓜子、槟榔皆有驱除绦虫之功，但二药作用部位有异。南瓜子可使虫体的中段和后段麻痹，并使之变薄变宽；槟榔能使虫体头部及未成熟节片麻痹。若二药合用，驱杀绦虫之力增强。另南瓜子功专杀虫，无毒之品；槟榔尚能行气利水，故应用广泛，但有一定毒性。

【药论】

1.《现代实用中药》："为绦虫驱除药。"

2.《安徽药材》："能杀蛔虫及血吸虫。"

3.《中国药植图谱》："炒后煎服，治产后手足浮肿，对糖尿病患者亦有效。"

4.《青岛中草药手册》："催乳，治产后缺乳。"

【现代研究】

（一）化学成分

本品含有南瓜子氨酸，为驱虫的有效成分。尚含脂肪油、蛋白质及维生素A、B_1、B_2、C，又含胡萝卜素。脂肪油中的主要成分为亚麻仁油酸、油酸、硬脂酸等甘油酯。

（二）药理作用

1. 驱虫作用　南瓜子氨酸对犬绦虫的头节、未成熟节段和成熟节段都有麻痹作用，对犬水泡绦虫、豆状绦虫、曼氏裂头绦虫都有很好的驱虫效果[1]。南瓜子氨酸能使小鼠血吸虫体萎缩，生殖器退化，子宫内虫卵数减少[2]。南瓜子槟榔合剂对猪带绦虫的驱虫机理主要是麻痹作用，对神经无损伤[3]。

2. 缓解高血压作用　在一个动物实验中，南瓜子油（40mg/kg）单独或与钙拮抗剂Felodipine（0.45mg/kg）或血管紧张素转换酶抑制剂Captopril（9mg/kg）配合给予自发性高血压小鼠，结果显示南瓜子油可以改善小鼠体内自由基清除剂的含量，调节Felodipine与Captopril的影响，延缓高血压进程[4]。

3. 改善尿流动力学作用　研究南瓜子提取物对兔子尿流动力学的影响发现，南瓜子提取物能显著降低兔膀胱压力，增加膀胱顺应性，减少尿道压力[5]。

4. 抗炎作用　用Freund's完全佐剂诱导老鼠产生关节炎，给造模老鼠富含抗氧化剂成分的南瓜子油，结果表明南瓜子油如同吲哚美辛一样有效[6]。

5. 降胆固醇作用　对一种喂食造模的高胆固醇兔子，用辛伐他汀（Simvatatin）和南瓜子油联合用药3周。可以降低血清总脂质的水平，甘油三酯、总胆固醇和LDL-胆固醇均下降[7]。

6. 对前列腺细胞增殖的影响　SD大鼠去势7天后皮下注射睾酮4mg/kg，同时腹腔注射南瓜子油乳5mg/kg。于给药10、20、30天时处死大鼠，观察前列腺重量和前列腺组织细胞结构的变化，通过免疫组化法检测PCNA和Bcl-2蛋白表达的改变。结果显示：南瓜子组的前列腺重量、光镜下改变PCNA指数和Bcl-2蛋白表达与睾酮组无显著差异。说明南瓜子油乳对前列腺静力部分无显著影响[8]。

(三) 临床报道

1. 治疗绦虫病　用南瓜子30～50g(有大剂量用至200～300g),槟榔40～150g(亦有大剂量用至300g)晨起空腹嚼食南瓜子或冲服南瓜子粉,半小时后再服槟榔煎剂,再过0.5～2小时服硫酸镁50～150ml。小儿用量减半。据各地300例左右统计,排虫率达90%～100%,药后排虫时间30分钟至数小时不等。一般在用药后2小时许,出现腹胀痛、肠鸣、欲排便感。多数病人一次即排出完整虫体。亦有少数需服2次或2次以上,随后腹痛等症状消失,大便检查绦虫卵转阴。此外,南瓜子与槟榔、石榴皮联合治疗猪肉绦虫、牛肉绦虫亦有较好疗效[9-11]。

2. 治疗慢性前列腺炎　口服南瓜子配合按摩关元穴治疗慢性前列腺炎,并以诺氟沙星治疗为对照组。结果治疗组在疼痛、滴白、排尿、性欲、阳痿、早泄、遗精等主要临床症状都有不同程度改善。其中临床治愈者占总病例的27%,显效者占8%,有效者占6%,无效者占4%,总有效率达41%。而对照组总有效率仅为15%。同时,治疗组在控制炎症,减少前列腺液白细胞方面也较对照组效佳[12]。

3. 治疗前列腺增生　在德国的一个大型临床实验中,224个患有不同程度的前列腺增生患者(Ⅰ～Ⅱ度),每天接受1～2粒南瓜子提取物胶囊,疗程12周。结果治疗期间前列腺症状减少者占41.6%,生活质量改善者占46%。多于46%的患者报告没有不能容忍的副作用。研究者认为提取物有利于前列腺增生症状的有效改善,特别是在早期[13]。

4. 治疗膀胱刺激征　病人每日服用南瓜子制剂一包(250g),分3次服完,7～14天为1个疗程。结果表明该制剂能明显改善各种原因所致的尿频、尿急等症状,提高膀胱顺应性,增加膀胱初感容量。提示南瓜子制剂可能适用于各种原因所致的膀胱刺激征的对症治疗[14]。

5. 预防肾结石　据泰国研究报道,南瓜子可减少泌尿道形成肾结石的危险因素,促进抗结石物质的形成[15]。

(四) 不良反应

1. 毒性　小鼠灌服南瓜子氨酸过氯酸盐与盐酸盐的LD_{50}分别为1.25g/kg与1.10g/kg。小鼠腹腔注射南瓜子氨酸过氯酸盐1.2～2.0g/kg,30分钟后,出现体态不稳,对外界刺激反应敏感,其中1.6～2.0g/kg剂量组,于给药后4～5小时动物出现兴奋狂躁,阵发性痉挛,抽搐死亡,未死者均于停药后1周左右恢复正常[8]。

2. 中毒机理及不良反应　南瓜子氨酸能使部分犬出现恶心和呕吐,小鼠口服后使肝细胞呈轻度萎缩或肝内少量脂肪浸润,停药后迅速恢复[1,16]。因南瓜子含脂肪油高达40%,故引起胃肠道刺激症状。不良反应表现为头晕、恶心、呕吐、饱胀、食欲不振、腹泻与肠鸣等,但可缓解[14,17]。

3. 中毒原因及预防　引起不良反应的原因主要是用量过大,或原有肝功能不全者服用南瓜子所致。预防应注意:①掌握用量,或联合用药;②改进剂型及用药方法;③对体弱、肝肾功能不全者慎用本品,以策安全。

参 考 文 献

[1] 陈志康，浦天仇，李德莹，等. 南瓜子氨酸对犬绦虫病的治疗作用[J]. 中国药理学报，1980，1(2)：124.

[2] 萧树华，邵葆若，何毅勋，等. 南瓜子氨酸实验防治小白鼠血吸虫病的研究[J]. 药学学报，1962，9(6)：327.

[3] 田喜凤，戴建军，董路，槟榔南瓜子合剂对猪带绦虫作用的超微结构观察[J]. 中国寄生虫病防治杂志，2002，15(6)：363-364.

[4] Zuhair HA，Abd El-Fattah AA，El-Sayed MI. Pumpkin-seed oilmodulates the effect of felodipine and captopril in spontaneously hyperten-sive rats[J]. Pharmacol Res，2000，41(5)：555-563.

[5] 张旭，章咏裳，周惜才. 南瓜子提取物对兔尿流动力学影响的实验研究[D]. 第三届全国泌尿外科学会会议论文摘要，1989：182.

[6] Fahim ATAbdel Fattah AAAgha AM Gad MZ Effect of pumpkin-seedoil on the level of free radical scavengers induced during adjuvant-arthri-tis in rats[J]. Pharmacol Res，1995，31(1)：73-79.

[7] alZuhair H，Abdel Fattah AA，Abd el Latif HA. Efficacy of simvastatin and pumpkin seed oil in themanagement of dietary-induced hypercholes-terolemia[J]. Pharmacol Res，1997，35(5)：403-408.

[8] 朱宏建，南勋义，党建功，等. 中药苦参和南瓜子对前列腺增生影响和实验研究[J]. 中国中西医结合外科杂志，1999，5(4)：258-260.

[9] 刘汉基，崔宁，李富仁. 南瓜子槟榔合剂对 11 例猪肉绦虫病的驱虫治疗[J]. 吉林医学院学报，1996，16(4)：58.

[10] 杨发荣，杨凌岩. 南瓜子、槟榔治疗无沟绦虫病 50 例[J]. 中国中医急症，1996，5(1)：19.

[11] 谢霖崇. 槟榔南瓜子佐用治疗牛肉绦虫病的临床研究[J]. 中国热带医学，2009，9(12)：2227-2229.

[12] 李琼. 口服南瓜子配合按摩关元穴治疗慢性前列腺炎 45 例临床观察[J]. 四川中医，2001，19(8)：26-27.

[13] Friederich M，Theurer C，Schiebel-Schlosser G. Prosta Fink Forte cap-sules in the treatment of benign prostatic hyperplasia. Multicentric surveillance study in 2245 patients[J]. Forsch Komplementarmed Klass Naturheilkd，2000，7(4)：200-204.

[14] 张旭，章咏裳. 南瓜子制剂对膀胱刺激征的疗效观察[J]. 临床泌尿外科杂志，1990，5(2)：91-93.

[15] Suphiphat V，Morjaroen N，Pukboonme I，et al. The effect of pumpkin seeds snack on inhibitors and promotersof urolithiasis inThai adolescents[J]. J Med Assoc Thai，1993，76：487-493.

[16] El-Adawy TA，Taha KM. Characteristics and composition of watermel-on，pumpkin，and paprika seed oils and flours[J]. J Agric Food Chem，2001，49(3)：1253-1259.

[17] 甘耀成，赖彦宇，秦秋生. 南瓜子和槟榔治疗牛带绦虫病的效果观察[J]. 中国寄生虫学与寄生虫病杂志，1992，10(3)：238.

鹤草芽 *Hecaoya*

【别名】狼牙草根芽(《中草药通讯》1972 年第 1 期第 34 页)，仙鹤草根芽(《中华医学杂志》1974 年第 6 期第 344 页)。

【来源】鹤草芽，始载于《中华医学杂志》(1974 年第 6 期第 344 页)，为民间发掘出的驱虫药。为蔷薇科多年生草本植物龙芽草(即仙鹤草)Agrimonia pilosa Ledeb. 的带短小根茎的根芽。我国各地均有分布，详见“仙鹤草”条。

【采收炮制】秋末地上部分枯萎至翌年早春植株萌发前均可采收。挖出地下部分，掰下带短小根茎的冬芽，剪去不定根，洗净，晒干或低温烘干。

【商品规格】均为统货。以质硬、断面黄白色、味苦涩者为佳。

【药性】苦、涩，凉。归肝、小肠、大肠经。

【功效】杀虫。

【应用】

绦虫病　本品善驱杀绦虫，对多种绦虫都有作用，并有泻下作用，有利于虫体排出，为治绦虫病的新药。单用本品研粉，晨起空腹顿服即效，一般在服药后5～6个小时可排出虫体。临床上有仙鹤草芽浸膏，鹤草酚胶囊及鹤草酚的衍生物等多种制剂，治疗绦虫病效果显著。

此外，本品制成栓剂，治疗滴虫性阴道炎，有一定疗效。本品亦可用治小儿头部疖肿。

【用法用量】研粉：成人30～45g，小儿0.7～0.8g/kg。浸膏：成人1.5g，小儿45mg/kg。鹤草酚结晶：成人0.7g，小儿25mg/kg。鹤草酚粗晶片：成人0.8g，小儿25mg/kg。每日1次，早起空腹温开水送服。可加服酚酞0.2g导泻。

【使用注意】不宜入煎剂，因有效成分几乎不溶于水，遇热易被破坏。服药后偶见恶心、呕吐，腹泻，头晕，出汗等反应。

【鉴别用药】鹤草芽、槟榔、南瓜子皆为驱绦虫中药，均常用于临床。然鹤草芽单用即有效，并有泻下作用；而槟榔、南瓜子每相须为用以增效。鹤草芽驱绦作用机理与槟榔、南瓜子有异。三药又有抗血吸虫作用，但槟榔、南瓜子无杀死成虫之效，故没有被用作病原治疗，鹤草芽则具杀死成虫之功。此同中之异，皆因三药来源、有效成分不同之故也。

【药论】

1.《中药志》：“本品味苦，性凉。有驱虫，消炎功能。用于绦虫病，阴道滴虫病及疖肿等。”

2.《中药心法》：“鹤草芽功专杀绦虫，既有杀虫之功，又有泻下之用，功用相合，易于驱除虫体，疗效甚佳，是目前驱绦之要药。”

3.《中草药通讯》(1978(1)：32)：“仙鹤草根芽治疗绦虫病多年只作民方沿用，该药是一种新的广谱驱绦药，并发现对阴道滴虫、滴虫性肠炎有治疗作用。”

【现代研究】

(一) 化学成分

鹤草芽含鹤草酚、仙鹤草内酯、仙鹤草醇、芹黄素、儿茶酚鞣质等。鹤草酚为间苯三酚类衍生物，现已能人工合成，是灭绦虫的有效成分。

(二) 药理作用

1. 驱绦虫作用　20世纪70年代初期，我国科技工作者利用石灰乳法或石油醚为溶剂的化学方法从鹤草芽中分离出浸膏，又进一步从浸膏中提取出主要成分鹤草酚。鹤草酚驱绦虫效果极佳，其驱绦虫效果较吡喹酮、硫酸二氯酚为优，且副作用小[1-3]。

2. 抗血吸虫作用　实验证明感染血吸虫的小鼠，用鹤草酚治疗后，其体内虫体迅速肝移并有部分虫死亡，但未死亡的虫体在动物继续服药时可逐渐恢复正常。此外，鹤草酚与小剂量的硝唑咪合并应用时可明显增效。鹤草酚对体外培养的日本血吸虫具有较强的直接作用[4]。

(三) 临床报道

1. 治疗绦虫病 口服鹤草芽粉末30～50g,水煎服,治疗绦虫病有效。主要有效成分为鹤草酚,可杀死绦虫的头节与体节[5]。

2. 治疗滴虫性阴道炎 以鹤草芽栓剂1枚(含鹤草酚30mg),每晚睡前置阴道内,每日1次,10次为1个疗程。治疗102例,1个疗程治愈率达62.7%,3个疗程总治愈率达97.1%[6]。

3. 治疗囊虫病 用鹤草芽、雷丸、槟榔以杀虫,配伍化痰、散结、补气生血之品组成"囊虫消"。治疗100例,治愈79例,显效8例,有效11例,无效2例,总有效率98%[7]。

4. 治疗疖肿 鲜鹤草芽250g,糯米适量煮粥,去渣,加糖顿服。每日1剂,连服3～5剂,可用治小儿头部疖肿[8]。

5. 治疗艾滋病白念珠菌感染 鹤草芽粉可用于临床治疗艾滋病白念珠菌感染,是一种有效药物。将鹤草芽粉1袋(10g),置搪瓷容器中,加水150ml,用文火煎煮5分钟,放凉后,含漱,少量吞咽。每日3次,7日为1个疗程。结果治愈8例,有效2例,无效2例。有效率为83.3%(10例),无效率16.7%[9]。

6. 治疗慢性宫颈炎 鹤草芽栓主要成分是含鹤草酚等酚类物质的浸膏。它的主要功用有收敛、止血、止痒、杀菌、消炎等,它可促使宫颈糜烂面收敛、愈合。于月经干净3天开始用药,每晚用阴道清洁液冲洗阴道后,放入一枚鹤草芽栓剂,持续10天为1个疗程。治疗120例,显效112例,显效率93.3%,有效8例,总有效率100%[10]。

(四) 不良反应

1. 毒性 鹤草酚小鼠灌服的LD_{50}为(435±88)mg/kg。鹤草酚120～150mg/kg给兔多次灌服后,表现为进食少、便溏、衰竭而死亡。鹤草酚10～15mg/kg每日灌服治疗感染血吸虫的病犬时,副反应为厌食、呕吐及水泻等;15mg/kg剂量组有1只犬在服药后4～5天,瞳孔散大,对光反射消失(双目失明);另1只犬给药1次后死亡,病理观察也证明以上损害。猕猴服鹤草酚自25mg/kg开始,逐日递增,3只猴的服药疗程分别为20、22、25天,也有与犬相似的毒性反应,但未发现视力异常。其他毒性:鹤草酚对部分犬可致谷丙转氨酶升高,停药后可恢复正常。部分犬及猕猴服上述剂量后出现心率减慢及T波倒置[11]。

2. 中毒机理及症状 鹤草酚为间苯三酚衍生物,可产生胃肠道及神经系统反应,包括视力障碍。据临床中毒报道,鹤草芽浸膏用于驱绦虫时引起1例病儿双目失明,诊断为中毒性球后视神经炎。另外,服用此药的150人中,有1/3患者出现头昏、面红、恶心、呕吐,甚至大汗虚脱。曾有1例因过敏性休克致死。

3. 中毒原因及预防 鹤草芽的不良反应轻微,但其提取物及鹤草酚制剂可导致不良反应,原因主要是用量过大;另外晨起空腹服用,由于饥饿,加上出汗可致虚脱反应;对本品过敏者可致过敏性休克。预防包括:①注意用量,鹤草酚制剂成人每日0.7～0.8g,小儿按25mg/kg给药;对牛肉绦虫成人每日1.2g;②注意用法,服药期间忌食油腻食品及饮酒;③避免使用蓖麻油导泻,因能增加其毒性。可选用酚酞0.2g导泻;④注意宜忌,对年老体弱、小儿营养不良、心脏病患者,或过敏体质者均应慎用或忌用。

4. 中毒救治

一般胃肠道反应，停药后可自行缓解。若出现严重视力障碍，可选用大剂量激素、能量合剂、维生素 B 等治疗。其他不良反应可对症处理。

参 考 文 献

[1] 沈阳药学院、辽宁省药物研究所中草药研究室、中国医学科学院药物研究所合成室. 仙鹤草根芽中驱绦虫成分—鹤草酚的结构研究[J]. 中华医学杂志，1974(6)：24-25.

[2] 沈阳药学院、辽宁省药物研究所中草药研究室. 仙鹤草驱绦虫有效成分的研究[J]. 中草药通讯，1974，280(5)：8.

[3] 抚顺市第四医院 仙鹤草实验室. 仙鹤草治疗绦虫病的临床观察[J]. 中华医学杂志，1974(6)：344.

[4] 尤纪青，乐文菊，梅静艳. 鹤草酚对体外培养的日本血吸虫的作用[J]. 药学学报，1982，17(9)：663-665.

[5] 仙鹤草与鹤草芽的用法[J]. 家庭科技，1999(6)：24.

[6] 姚峥玮. 鹤草芽栓治疗女性生殖道炎症性疾病的实验研究[J]. 光明中医杂志，1996(3)：45-50.

[7] 吴振兴，吴彩霞. "囊虫消"治囊虫病 100 例临床观察[J]. 河南中医，1993，13(1)：28.

[8] 四川中药志协作编写组. 四川中药志[M]. 四川：四川人民出版社，1980：75.

[9] 黄尧洲，张莅峡，黄卫平. 鹤草芽粉含漱治疗艾滋病口腔白色念珠菌感染 12 例临床观察[J]. 中国中医药信息杂志，1998，5(11)：33.

[10] 袁慧琴. 鹤草芽栓治疗慢性宫颈炎 120 例分析[J]. 河南医药信息，1997(11)：38.

[11] 王根法，杨元清，乐文菊，等. 鹤草酚及其合并硝唑咪治疗动物血吸虫病的研究[J]. 药学学报，1979，14(6)：379.

雷丸 Leiwan

【别名】雷矢(《范子计然》)，雷实(《吴普本草》)，竹苓(《本草纲目》)，白雷丸(《医学心悟》)，竹林子、竹铃芝(《中药志》)，木连子(《广西中药志》)，竹失、雷公丸(《新华本草纲要》)。

【来源】雷丸，始载于《神农本草经》，列为下品，历代本草均有收载。因其为表面黑褐色或灰褐色类球形或不规则团块状，古人误认为由雷震而成，状如丸，故名。如《本草纲目》载："此物生土中，无苗叶而杀虫，逐邪，犹雷之丸也。"又云："雷丸大小如栗，状如猪苓而圆，皮黑肉白，甚坚实。"《本草求真》载：雷丸"本竹余气所结，得霹雳而生，故有雷丸之号。"为多孔菌科真菌雷丸 *Omphalia lapidescens* Schroet. 的干燥菌核。我国西北、西南、华南诸省均产，以四川宜宾、涪陵，湖北宜昌，云南德宏、保山，贵州遵义等地产量最丰。均为野生。

【采收炮制】秋季采挖，捡净杂质，去净泥沙，晒干或炕干即可。雷丸：除去杂质，洗净，干燥，粉碎，不得蒸煮或高温烘烤。雷丸片：原药材清水浸泡，捞起，润透，切成厚约 1mm 的顶头片，晒干，生用。

【商品规格】统货，分四川、广西统装等规格。以个大、断面白色、粉状者为佳。

按《中国药典》(2010 年版一部)规定：本品含水分不得过 15.0%。总灰分不得过 6.0%。

【药性】微苦，寒。归胃、大肠经。

【功效】杀虫，消积。

【应用】

1. 绦虫病　本品对多种肠道寄生虫均有驱杀作用，犹以驱杀绦虫为佳，单用有效。如《本草纲目》引《经验前方》，单用雷丸去皮为末，稀粥调服，治绦虫病。

本品亦可与半夏、茯苓等同用，治脑囊虫病。

2. 钩虫病、蛔虫病、蛲虫病　本品苦寒有小毒，亦能驱杀钩虫、蛔虫、蛲虫等多种肠道寄生虫，使其虫体受到破坏。故凡虫积诸证皆可应用，且以胃肠湿热者尤为相宜。如《证治准绳》追虫丸，以本品与槟榔、牵牛子、苦楝皮等配伍，杀虫力更强，且有行气泻积之功，用治钩虫病、蛔虫病及蛲虫病等多种肠道寄生虫病；《卫生宝鉴》雷金散治诸虫，则以本品配伍郁金、牵牛子，生油调服，亦有杀虫兼导泻之功；《太平圣惠方》青葙丸，治小儿蛔虫，即以本品与青葙子、苦参、黄连等八味药研散，粥汤调下。雷丸驱杀诸虫除配伍驱虫药、泻下药外，还可配伍活血行气之川芎，以治三虫，如《圣济总录》雷丸散；《中国药用真菌》民间验方，以本品配伍燥湿健脾之苍术，煎蛋内服，用治蛔虫、蛲虫病。

3. 小儿疳积　本品具杀虫消积之功，主入阳明经以开滞消疳。常配伍使君子、鹤虱、榧子肉、槟榔各等分，为末，乳食前温米饮调下，治小儿疳积，如《杨氏家藏方》雷丸散。其中夹有虫积者，此方尤宜。《常见病验方研究参考资料》载民间验方，以雷丸配伍使君子、苍术，另以鸡蛋入药蒸食，亦治小儿疳积。

4. 小儿惊啼、风痫　本品性寒，可清心经积热，热去则神安。《太平圣惠方》雷丸浴汤之法，治小儿寒热、惊啼不安，即以雷丸配伍牡蛎、黄芩、细辛、蛇床子，煎汤沐浴。若治小儿风痫，掣疭戴眼，可用雷丸配莽草制膏，外摩腹背，如《普济方》雷丸膏。

5. 风疹瘾疹　本品清热利湿，通腑杀虫，对风疹瘾疹伴肠胃湿热诸症者尤为相宜。如《太平圣惠方》丹参散，以雷丸配伍丹参、苦参、防风、白花蛇等八味为末，甘草酒调下。

6. 痔疮肛痈　本品主入阳明，清热利湿、通腑决壅，故用治痔疮、肛痈脓肿。如《圣济总录》雷丸方治牡痔，其状肛边生鼠乳，或痒或痛，脓血时下，即以雷丸配伍鹤虱、白矾灰、皂荚针灰、硫黄制丸，雄黄为衣。

7. 心痛　虽然清代吴仪洛谓："雷丸杀虫外无他长。"但雷丸亦为茯苓、猪苓等真菌之属，当有他用。如《华佗神方》疗久心痛神方，即以雷丸配伍鹤虱、狼牙、桂心、当归而成，取雷丸决壅开滞之功也。

8. 瘿瘤　《本草正》云：雷丸"除百邪恶气，并一应血积气聚"。取本品行气消积之力，《证治准绳》玉壶散选用雷丸，以增强海藻、昆布、青盐、莪术消瘿散结之功。

【用法用量】宜入丸、散剂，15～21g。驱杀绦虫，每次服粉剂12～18g，日服3次，用冷开水调，饭后服，连服三天。亦可将雷丸细粉装入肠溶胶囊内，空腹时用温开水或其配伍药物的煎液送服。

【使用注意】

1. 有虫积而脾胃虚寒者慎服。

2. 本品驱虫有效成分为蛋白酶，受热(60℃左右)或酸的作用易于破坏失效，而在碱性溶液中使用作用最强。故驱虫时不宜入煎剂。

【鉴别用药】茯苓、猪苓、雷丸皆真菌类中药，松之余气生茯苓，枫之余气生猪苓，竹之余气生雷丸，即竹苓也。三苓皆能利湿，然茯苓健脾安神，属上品；猪苓功专清热利水，属中品；

雷丸苦寒，兼夹毒质，功在搏逐，杀虫消积为用，夷为下品。但三苓来源相近，药理同具抗癌、抗炎、调节免疫之功。

【药论】

1.《名医别录》："雷丸，味咸，微寒，有小毒，逐邪气，恶风汗出，除皮中热，结积，蛊毒，白虫、寸白自出不止。"

2.《本草经疏》："作摩膏治小儿百病者，以小儿好食甘肥，肠胃类多湿热虫积，苦能杀虫除湿，咸寒能清热消积，故主之也。"

3.《本草正》："雷丸味苦，性寒，有小毒。杀三虫、逐蛊毒、诸毒，降胃中实热，痰火癫狂，除百邪恶气，并一应血积气聚。"

4.《本草求真》："雷丸味苦而咸，性寒小毒，本竹余气所结，得霹雳而生，故有雷丸之号。功专入胃除热，消积化虫，故凡湿热内郁，癫痫狂走，汗出恶风，虫积殆甚，腹大气胀，虫作人声音，服之即能有效。"

【现代研究】

（一）化学成分

主要成分为一种蛋白水解酶，称雷丸素，含量约3%。此酶为一条多肽链的糖蛋白，含较多的酸性氨基酸，碱性氨基酸含量较低，其中蛋氨酸含量高达31.5%。此酶在pH=8溶液中作用最强，酸性溶液中无效。其对酪蛋白、酯有水解作用，尚有凝乳、溶菌作用。此外，尚含雷丸多糖S-4002、钙、铝、镁等。

（二）药理作用

1. 驱绦虫作用 从雷丸中提取的有效成分——雷丸蛋白酶对绦虫病具有驱虫作用，是雷丸杀虫的有效成分，其分子量为16 800，等电点4.4，末端氨基酸为缬氨酸，具有水解蛋白的活力[1]。

2. 降血糖作用 以热水提取和乙醇沉淀的方法从雷丸子实体和菌丝体中可提取获得富含多糖的提取物，用这种提取物对药物诱导的糖尿病小鼠腹膜内注射可引起血糖下降，且这种现象表现一定的时间和剂量效应[2]。

3. 抗肿瘤作用 从雷丸中已经分离得到了多种多糖成分如OL-1、OL-2、OL-3等，经过Smith降解和甲基化分析等实验证明其结构多为高度分支的多糖[3]。其中OL-2为D-(1-3)-β-葡聚糖，能够增加小鼠TNF-α的生成量，且这种效应与分支程度及分子量有关[4]。实验表明OL-2能够引起小鼠腹膜腔渗出细胞、白细胞以及脾脏细胞增加；能够提高脾脏细胞和骨髓细胞对CSF(增殖刺激因子)的应答活性，提高了增殖刺激活力；同时，脾脏细胞中细胞介素IL-1、IL-6以及TNF-α基因表达增强[5]。在研究雷丸发酵菌丝与菌核蛋白体外对肿瘤细胞$HepG_2$抑制作用中发现，雷丸发酵菌丝蛋白具有显著抑瘤作用[6]。

（三）临床报道

1. 治疗小儿蛔虫病 雷丸肠溶胶囊治疗小儿蛔虫病83例。给予雷丸0.5g，每日3次，连服3天，1周后复查。结果治愈67例，有效12例，无效4例，治愈率80.7%，有效率95%。服药后2天排出蛔虫者56例[7]。

2. 治疗绦虫病 用槟榔煎汤送服雷丸粉治疗绦虫病，用大剂量、定时服用及禁食的方法，增加药物与绦虫充分的、较长时间的接触，最大限度地发挥药物的生物活性。临床观察

100 例，治愈 85 例(占 85%)，好转 15 例(占 15%)，总有效率 100%[8]。

3. 治疗斑秃 用雷丸和生姜治疗斑秃，取生姜切一平片涂擦患处，然后再用剩余的部分去表皮沾取研磨的雷丸粉涂于患处。每日 2～3 次，7～12 天停药。治疗 200 例，治愈率达 98%[9]。

(四) 不良反应

1. 毒性 有学者研究了雷丸菌丝冻干粉的急性毒性作用，各用药组小鼠在实验前期均表现为行为异常，且有随着剂量增大而加深趋势，但均未见小鼠死亡，说明雷丸菌丝冻干粉对小鼠有一定不良反应，但程度较轻，小鼠能在短时间内适应。从病理切片和血液肝功能指标来看，雷丸菌丝冻干粉对小鼠心脏、肝脏、肾脏和肺均无任何影响，但对脾脏有极轻微影响，可使局部脾脏发生髓外造血，说明雷丸冻干粉可能对骨髓造血有一定的影响，但影响程度较小[10]。古代本草记载雷丸有小毒，但近代有关雷丸的毒性研究迄今未见报道，2010 年版《中国药典》未标其有小毒。

2. 中毒症状 少数患者于服药后有轻微恶心，不影响继续服药。大多数患者便次增多，轻微腹痛，不需治疗，停药 2～3 日自愈。少数患者服药后出现较重的腹痛、腹泻，支持对症处理，很快可愈，此类患者多为体弱、脾胃虚寒者，减少用量，可减少或避免其发生[8]。

参 考 文 献

[1] 郭毛娣，王淑芳，赵冠宏，等. 雷丸蛋白酶的发酵提取及对猪囊尾蚴体外活性作用的初步研究[J]. 中国药学杂志，1997，32(2)：75.

[2] ZHANGGQ，HUANGY D，BIAN Y，et al. Hypoglycemic activity of th fungiCordycepsmilitaris，Cordyceps sinensis，Tricholomamongolicum，an Omphalia lapidescensin streptozotocin-induced diabetic rats [J]. Applie Microbiology&Biotechnology，2006，72(6)：1152-1156.

[3] SAITOK，NISHIJIMAM，MIYAZAKIT. Structure of aheteroglycan isola-ted from the fungus Omphalia lapidescens[J]. Carbohydrate Research，1992，224(7)：209-217.

[4] OHNON，SAITOK，NEMOTO J，et al. Immunopharmacologicalcharacter-ization of a highly branched fungal(1-3)-beta-D-glucan，OL-2，isolatedfrom Omphalialapidescens[J]. Biological & Pharmaceutical Bulletin，1993，16(4)：414-419.

[5] OHNON，ASADA N，ADACHIY，et al. Enhancement of LPS triggered TNF-alpha(tumor necrosis factor-alpha)production by(1→3)-beta-D-glucans inmice[J]. Biological & Pharmaceutical Bulletin，1995，18(1)：126-133.

[6] 陈宜涛，施美芬，姚金晶，等. 雷丸菌核与发酵菌丝蛋白体外抑瘤对比分析[J]. 现代生物医学进展，2008，8(7)：1250-1252.

[7] 中云华，王旭，李克雷. 雷丸肠溶胶囊在治疗小儿蛔虫病中的应用[J]. 医学文选，2001，20(2)：205-206.

[8] 李春斌，倪茹华. 雷丸槟榔治疗绦虫 100 例[J]. 云南中医中药杂志，1997，18(2)：20-21.

[9] 韩桂兰，吕善云. 雷丸和生姜治疗斑秃[J]. 中华综合医学杂志，2001，2(3)：262.

[10] 周晓芳，陈宜涛，林美爱，等. 药用真菌雷丸菌丝冻干粉对小鼠的毒性实验研究[J]. 中华中医药学刊，2010，28(8)：1689-1691.

贯众 Guanzhong

【别名】 萹荮、泺(《尔雅》)，贯节、贯渠、百头、虎卷、扁符(《神农本草经》)，贯中、贯钟，贯来、渠母、伯芹、药渠、黄钟(《吴普本草》),伯萍、乐藻(《名医别录》),草鸱头(《陶弘景》),伯药、药藻(《经典释文》),凤尾草(《图经本草》),蕨薇菜根(《滇南本草》),黑狗脊、贯仲、管众(《本草纲目》),绵马、野鸡膀子(《黑龙江中药》),牛毛黄(辽宁)。

【来源】贯众,始载于《神农本草经》,列为下品,历代本草均有收载。其根一本而众枝贯之,故用其根名贯众。为鳞毛蕨科植物粗茎鳞毛蕨 *Dryopteris crassirhizoma* Nakai 的干燥根茎和叶柄残基。主产于黑龙江、吉林、辽宁三省山区,习称"东北贯众"或"绵马贯众"。《中国药典》1995 年版定其名为"绵马贯众"。多为野生。

商品贯众的品种历代复杂,经近代的系统调查与研究,已知目前贯众异物同名品在 11 科 58 种以上,主流品种有 8 个。本文按《中国药典》1995 年版收载绵马贯众,规定以本品种为正品。另外,紫萁科植物紫萁 *Osmunda japonica* Thunb.,球子蕨科荚果蕨 *Matteuccia struthiopteris* (L.) Toduro.,乌毛蕨科植物单芽狗脊蕨 *Woodwardia unigemmata* (Makino) Nakai,狗脊蕨 *W. japonica* (L. f.) Sm. 等的干燥根茎和叶柄残基亦作贯众入药。

【采收炮制】秋季采挖,削去叶柄、须根,除去泥沙,晒干。贯众片:取原药材拣净杂质,掰下叶柄残基,簸净膜片,喷淋清水,洗净,润透,切厚片或小块,干燥。或取原药材,除去杂质,洗净,干燥,捣碎。贯众炭:取净贯众片置锅内,用武火炒至表面呈焦黑色,内呈棕褐色时,喷淋清水少许,熄灭火星,取出凉透。

【商品规格】一般分为绵马贯众、紫萁贯众、荚果蕨贯众、狗脊贯众 4 种。均为统货。绵马贯众分东北原装等规格。

按《中国药典》(2010 年版一部)规定:绵马贯众含水分不得过 12.0%;总灰分不得过 7.0%;醇溶性浸出物不得少于 25%。绵马贯众炭,醇溶性浸出物不得少于 10.0%。

【药性】苦,微寒;有小毒。归肝、脾经。

【功效】杀虫,清热解毒,止血。

【应用】

1. 绦虫、钩虫、蛔虫、蛲虫病 本品有杀虫之功,其驱虫作用颇广。《神农本草经》谓其"杀三虫";《名医别录》言其"去寸白"。但本品驱杀三虫较少单用,多与其他杀虫药配成复方应用。若驱杀绦虫,常配伍槟榔、雷丸、鹤草芽等同用。治蛔虫虫积腹痛,《太平圣惠方》贯众散,以之配伍鹤虱、芜荑、狼牙等同用;现代多配伍使君子、苦楝根皮等驱蛔药。若治蛲虫病,常以本品为主药,配伍芜荑、干漆、吴茱萸等,如贯众散。亦可单用本品煮汁,临睡时洗肛门周围取效。近代,临床常以本品为主药,配成贯众汤,治疗钩虫病,亦有一定疗效。

2. 时疫感冒、温病发斑、痄腮 本品苦寒,有清热泻火、解毒之效。既能清气分之实热又能解血分之热毒。凡时疫感冒、温病初起,温热之邪见于卫分,发热头痛;或温病热入营血,身发斑疹;或温热病毒壅于少阳,痄腮肿痛,皆可选用本品。如《普济方》贯众散,以本品与黄连、甘草等同用,能解一切热毒;《小儿卫生总微方论》快斑散,以本品配伍赤芍、升麻、枳壳等同用,治斑疹透发不畅;《陆川本草》预防麻疹验方,以本品与金银花、鬼灯笼等水煎服,可预防麻疹。

近代,常用本品与大青叶、板蓝根、紫草等清热解毒药同用,防治流行性感冒、流行性乙型脑炎、流行性腮腺炎等病毒性传染病,取得满意的疗效。此外,在流行性感冒、流脑等流行季节,将贯众单用或与桑叶、金银花同用,煎汤内服;或以之适量,投入水缸中作饮水消毒剂应用，有确切的预防作用。

3. 热毒疮疡、痒癣　本品苦寒，清热解毒，燥湿，可用治疮疡肿毒、乳痈、风痒头疮等患。如《普济方》用贯众一味，为细末，油调外敷肿上，治妇人奶痈，未成结者；《备急千金要方》用贯众研末，以油和之，外涂，治漆疮；《普济方》决效散，以贯众三两、白芷一两，上为细末，油调涂之，治风痒头疮；《太平圣惠方》以贯众烧末，油调涂，疗头疮、白秃；《百一选方》用贯众、吴茱萸、官桂等分，为细末，以药擦之或用醋调敷，治皮癣瘙痒。

4. 血热吐血、衄血、便血、崩漏　本品有清热凉血止血之功，尤善治崩漏下血。如《本草纲目》言其："治下血、崩中。"因本品性偏寒凉，故所治出血证以属热者尤宜。单用有效，如《集简方》用本品煎酒服之，治女人血崩；《校注妇人良方》独圣散，将本品用好醋蘸湿，慢火炙，为末服，治产后亡血过多，血下久而不止；《普济方》以之锉焙为末，醋丸服，治诸般下血；又方以贯众根末，水煎服，治鼻衄不止；《圣济总录》贯众散，以之与黄连为伍，捣罗为细散，糯米饮调下，治暴吐血、嗽血；《万病回春》管仲汤，以之与血余炭、鲜侧柏叶汁同煮，入童便一小盅、黄酒少许，频频温服，治吐血成斗；《普济方》四圣散，以贯众、荆芥穗、水飞白矾、醋炙猪牙皂角各一两，同烧灰存性，为末，每服一钱，空心温米饮调下，日服三服，治肠风下血。

【用法用量】煎服，5～10g。杀虫及清热解毒宜生用，止血宜炒炭用。

【使用注意】本品有小毒，用量不宜过大；脾胃虚寒者慎用。又忌与油类泻药（如蓖麻油）配伍，以防中毒。

【鉴别用药】贯众与板蓝根皆具清热解毒之功，凡温热毒邪炽盛之证均可应用。但贯众虽有抑制多种病毒之效，因其有小毒，故不及板蓝根常用。又贯众主入肝脾经，杀虫、止血之功突出，为板蓝根所不及。而板蓝根主入心胃经，苦寒之性更大，故凉血利咽之功尤佳，应用范围更广。

又贯众、白头翁皆为清热解毒、凉血止血之品。然贯众止血善治崩漏下血，因其主入肝经主胞宫使然；而白头翁止血善治痢疾下血，因其主入大肠经故也。

【药论】

1.《神农本草经》："主腹中邪热气，诸毒，杀三虫。"

2.《名医别录》："去寸白，破癥瘕，除头风，止金疮。"

3.《本草纲目》："治下血，崩中，带下，产后血气胀痛，斑疹毒，漆毒，骨哽。"

4.《本草正义》："贯众，苦寒沉降之质，故主邪热而能止血，并治血痢下血，甚有速效，皆苦以燥湿，寒以泄热之功也。然气亦浓厚，故能解时邪热结之毒。《别录》除头风，专指风热言之，凡大头疫肿连耳目，用泄散而不遽应者，但加入贯众一味，即邪热透泄，而热解神清。不独苦寒泄降，亦气之足以散邪也。故时疫盛行，宜浸入水缸中，常饮则不传染，而井中沉一枚，不犯百毒，则解毒之功，尤其独著，不得以轻贱而忽之。"

【现代研究】

（一）化学成分

据国外报道，本品根茎含多种间苯三酚衍生物，其中有绵马酸类，包括绵马酸 BBB、绵马酸 PBB、绵马酸 PBP 等；黄绵马酸类，包括黄绵马酸 BB、黄绵马酸 PB、黄绵马酸 AB，以及微量白绵马素、东北贯众素（新绵马素、粗蕨素）、绵马素、绵马酚等。此外，尚含有羊齿三萜、双盖蕨烯、鞣质、挥发油、树脂等。

国内对本品化学成分研究报道：在东北贯众中提取出东北贯众素（占 4.01%），绵马酸ABA（占 1.78%），在总间苯三酚中占很大比例。而其他品种的贯众中，东北贯众素含量甚微或检测不出。

紫萁含甾体化合物松甾酮 A、蜕皮酮、蜕皮甾酮及 β-谷甾醇、棕榈酸甲酯、棕榈酸乙酯、亚麻仁油酸、亚油烯酸、紫萁苷等。

（二）药理作用

1. 驱虫作用　贯众所含绵马素类物质对绦虫具有强烈毒性[1]，绵马贯众甲醇提取物的低极性部位—石油醚萃取物和乙酸乙酯萃取物是一个高活性、低毒性的抗疟有效部位[2]，该活性的发现扩大了贯众的药用范围。绵马贯众能使绦虫、钩虫麻痹变硬，达到驱除肠虫的效用[3]。贯众合剂对绵羊肺线虫的驱虫率达 100%[4]。对肝吸虫具有体外抑虫作用，能对抗日本血吸虫，复方煎剂对牛片形吸虫病及阔吸盘吸虫病有效。研究发现贯众的乙醚、乙醇提取液对致倦库蚊和白纹伊蚊幼虫具有较强的杀伤作用[5]。

2. 抗病原微生物作用　实验证实，贯众对痢疾杆菌、伤寒杆菌、大肠杆菌、变形杆菌、绿脓杆菌、枯草芽胞杆菌、金黄色葡萄球菌及部分皮肤真菌均有不同抑制作用[6,7]。

3. 对子宫平滑肌作用　贯众对家兔离体及在体子宫平滑肌有显著的兴奋作用，收缩增强，张力提高[8]。

4. 抗肿瘤作用　贯众抗肿瘤的有效成分是贯众 B（间苯三酚类化合物）。贯众提取物 80～100mg/kg 腹腔注射给药，对 U_{14} 宫颈癌、S_{180} 肉瘤、B_{22} 脑瘤和 ARS 腹水型有抑制作用。贯众 56mg/kg 腹腔注射每日 2 次，对 ARS 腹水型疗效非常显著，荷瘤小鼠生命延长率达 167.8%以上，有部分小鼠不长腹水长期存活。贯众 60～80mg/kg 腹腔注射给予对 U_{14} 宫颈癌、Lewis 肺癌、MA_{727} 乳腺癌、P_{388} 腹水型也有效。贯众 130mg/kg 口服对 MA_{727} 乳腺癌有抑制作用[9]。此外，贯众 B 导致 P_{388} 白血病细胞线粒体变性肿胀，外膜溶解消失，嵴变性崩解，显著降低 P_{388} 细胞耗氧率，抑制肿瘤细胞的呼吸[10]。贯众提取物能明显抑制人肝癌细胞的生长，降低线粒体代谢活性。线粒体可能是抗肿瘤作用的一个靶细胞器[11]。

5. 抗柯萨奇 B_3（CVB_3）病毒作用　贯众水提取液能够改善感染 CVB_3 病毒心肌细胞的能量代谢，使心肌细胞处于功能活跃状态，还能保护感染 CVB_3 病毒的大鼠心肌细胞，减少心肌酶的漏出，减轻细胞病变。对心肌细胞内的病毒起抑制作用。贯众具有良好的抗病毒和保护心肌细胞的作用，为临床治疗病毒性心肌炎选择药物提供依据[12]。

6. 抗白血病的作用　贯众具有延长白血病 L-615 小鼠生存的作用，可降低 DNA 的非整倍体率及 S 期细胞的比例，作用于细胞水平的药物。对白血病细胞较敏感而对正常造血细胞没有明显杀伤作用，有提高选择性杀伤白血病细胞的作用。贯众不仅在体外，而且在体内对白血病细胞有明显的抑制作用[13]。

7. 保肝作用　实验性肝损伤研究结果表明，贯众有效组分能使谷丙转氨酶、血清白蛋白恢复正常，且能明显提高肝糖原的含量[14]。

8. 抗衰老作用　用不同浓度的贯众水提物培养基饲养果蝇，测定不同日龄果蝇体内 SOD 活性及 MDA 含量的变化。结果与对照组比较，贯众能够显著提高果蝇体内 SOD 活性，抑制体内 MDA 含量增加，从而起到延缓衰老的功效。贯众可以明显提高果蝇的平均寿命[15]。

（三）临床报道

1. 预防感冒 抗流1号中药制剂(红景天、大青叶、虎杖和贯众)，对197例发热患者甲型H_1N_1流感有预防作用。研究证实，以扶正和清热解毒为主的抗流1号，能有效地预防甲型H_1N_1的传播，可以起到降低发病率、减轻病情的作用，值得推广应用[16]。

2. 治疗带状疱疹 连翘贯众大青汤(连翘12g，贯众12g，大青叶12g，玄参10g，条芩10g，金银花15g，马齿苋15g，牡丹皮6g，赤芍6g)治疗带状疱疹60例，患者经1个疗程治疗后，痊愈50例，有效7例，无效3例，总有效率95%[17]。

3. 治疗乙型肝炎 复方贯众注射液由贯众、土茯苓、牡丹皮、野菊花组成，静滴治疗乙型肝炎90例，对乙型肝炎有肯定疗效，未见毒副反应。使乙型肝炎病人升高的转氨酶下降，并使HBsAg转阴，临床症状明显改善[18]。

4. 治疗病毒性角膜炎 贯众紫草汤由贯众、紫草、桔梗、车前子、薄荷、黄芪、金银花、菊花、甘草、女贞子组成。该病早期多以实证、热证为主，治以清肝为主；后期以补气养肝为主。局部每日早晚用煎液及药渣趁热先熏，后洗，约半小时。治疗175例222只眼，其中97例治愈，59例进步，治愈好转率89%；无效19例，无效率为11%。平均服药14～21剂，个别严重患者需4～6周或3个月方能好转[19]。

5. 治疗妇产科出血症 选用贯众60～150g，气郁化火者合丹栀逍遥散；气虚者合六君子汤加黄芪；血虚者合四物汤加黄精、何首乌、桂圆；血瘀者合桃仁四物汤加莪术、王不留行、丹参；血热者合清宫汤加重楼、紫花地丁；肾虚者合六味地黄汤加杜仲、桑寄生、续断。每日1剂，血止为治疗全过程。结果：服药5剂止血者为痊愈，88例；服药15剂止血者为有效，13例；服药20剂血不止者为无效，4例；总有效率为96.2%[20]。

6. 治疗前后盘吸虫 贯众62g，蜂蜜500g，将贯众研细末，拌入蜂蜜，加水500ml，搅匀，空腹灌服。治疗由前后盘吸虫所造成的顽固性下痢等病症疗效显著[21]。

（四）不良反应

1. 毒性 本品注射液给麻醉兔静注2ml，对呼吸、血压无明显影响，其对小鼠LD_{50}为(1.7 ± 0.021)g/kg，较大剂量连续多日注射于兔，也未见对主要脏器有明显影响。绵马贯众抗肿瘤有效部分贯众B，小鼠灌胃的LD_{50}为853mg/kg；绵马酸灌胃的LD_{50}为298mg/kg；绵马贯众提取物，小鼠皮下给药和口服给药的LD_{50}分别为420mg/kg和670mg/kg。狗的急性毒性观察与亚急性毒性试验表明，除个别动物肝肾功能有损伤外，对动物血象无任何影响。在提取物剂量比可引起失明的绵马酸剂量大得多的情况下，对狗的视力并无影响，组织学检查也未见视神经损伤，其他脏器亦未见明显改变[21]。但不同品种的贯众毒性相差较大。如欧绵马的毒性则较大，绵马酸镁盐给小鼠灌服的LD_{50}为298mg/kg，大鼠LD_{50}为1076mg/kg，豚鼠LD_{50}为273mg/kg[22]。

2. 中毒机理及症状 粗茎鳞毛蕨根茎所含多种间苯三酚衍生物有一定毒性。绵马酸主要作用于消化系统和中枢神经系统，大剂量时可损害视神经，引起失明，大脑白质也可损害。另可引起狗精母细胞变异。东北贯众素主要引起胃肠道反应，大剂量时动物后肢瘫痪，继之死亡[22]。中毒症状：轻者头痛、头晕、腹泻、腹痛、呼吸困难、黄视或短暂失明；重者有谵妄、昏迷、黄疸、肾功能损伤，最后四肢强直、阵发性惊厥，终因呼吸衰竭而死亡。中毒后恢复缓慢，可造成永久性失明[23]。

3. 中毒原因及预防　本品中毒原因主要是用量过大；其次是临床用药前未经品种鉴定，误用毒性大的贯众；或没有掌握应用宜忌等。预防：①首先注意剂量，尤其小儿用于驱虫时，应按公斤体重计算；②其次是宜忌，凡孕妇、体质虚弱、肝肾功能不全、消化道溃疡者禁用。贯众品种复杂，其毒性差异极大，应鉴定品种以防中毒。又脂肪可加速有毒成分的吸收而毒性增大，故服用本品时忌油腻之品。

4. 中毒救治　本品中毒主要是对症治疗。如服用盐类泻药，以促进肠道内的毒物排出；但禁用油类泻剂如蓖麻油等；发生惊厥时，可静脉注射巴比妥盐类控制之；出现呼吸困难时，可给氧，用呼吸兴奋剂，或采用人工呼吸；输液以补偿因呕吐或腹泻而丢失的体液和电解质；服通用解毒剂也有一定效果。

参 考 文 献

[1] 凌一揆．中药学[M]．上海：上海科学技术出版社，1984：137.

[2] 高增平，陆蕴如，江佩芬，等．绵马贯众部位Ⅱ的抗疟作用和急性毒性实验研究[J]．北京中医药大学学报，2002，25(2)：52.

[3] 叶定江，张世臣．中药炮制学[M]．北京：人民卫生出版社，1997：332.

[4] 鲁因义，孙吉林．贯众合剂对绵羊肺线虫的驱虫效果试验[J]．中国兽医科技，1991，21(4)：36.

[5] 潘实清，土玲，罗海华，等．甘遂和贯众不同提取液对蚊幼虫的杀伤作用[J]．热带医学，2002(3)：252-255.

[6] 蒋亚生，杨宁．贯众的药理研究进展[J]．药学实践杂志，2000，18(1)：17.

[7] 陈红云，蒋金元，王超芬，等．绵马贯众的抗菌活性研究[J]．大理学院学报，2005，4(3)：229.

[8] 朴梅子，朴锦玉．贯众对子宫平滑肌的作用[J]．吉林中医药，1996(5)：36.

[9] 李德华，郝晓阁，薛惟建．贯众有效部分的抗肿瘤作用[J]．中草药，1986，17(6)：14-15.

[10] 薛惟建，王士贤，李德华．贯众抗肿瘤有效组分对 P-388 细胞超微结构及细胞呼吸作用[J]．中国药理学通报，1987，3(5)：291-293.

[11] 尚正明，宋景贵，徐朝晖．贯众水提物对体外培养人肝癌细胞增殖及代谢的影响[J]．医学研究通讯，2000，29(5)：5-7.

[12] 张成镐，玄延花，曹红子，等．贯众水提取液抗柯萨奇 B3 病毒的实验研究[J]．中国中医药科技，2002，9(2)：104-105.

[13] 韩秀荣，马军，王乙忠，等．砒霜、斑蝥等 10 味中草药抗白血病作用的体内外实验研究[J]．中国中医药科技，1996，3(6)：15-18.

[14] 刘郁达，焦杨．贯众有效组分对实验性肝损伤的药理研究[J]．天津药学，1995，7(2)：19-21.

[15] 潘伟槐，俞长亮，陈雪静，等．贯众水提物对不同龄果蝇 SOD 体内活性及 MDA 含量的影响研究[J]．中国老年学杂志，2002，22(6)：509.

[16] 谢毅强，杨世忠，袁勇，等．抗流 1 号对发热患者预防甲型 H1N1 流感的临床分析[J]．辽宁中医药大学学报，2011，13(4)：140-141.

[17] 陈俊．连翘贯众大青汤治疗带状疱疹疗效观察[J]．中国实用神经疾病杂志，2010，13(15)：80-81.

[18] 刘启哲，胡少明，余南才．复方贯众注射液静脉点滴治疗乙型肝炎 90 例疗效报告[J]．新中医，1984(1)：34-35.

[19] 李瑞岚．贯众紫草汤治疗 175 例病毒性角膜炎的观察[J]．内蒙古中医药，1990，9(2)：4-5.

[20] 余洲海．贯众治疗妇产科出血症 105 例[J]．陕西中医，1991，12(12)：554-555.

[21] 李炎真，吴爱珍．贯众蜂蜜治水牛前后盘吸虫[J]．中兽医学杂志，1989(4)：40.

[22] 宋伟. 贯众的药理作用[J]. 黑龙江医药，2010，23(3)：430.
[23] 陈冀胜，郑硕. 中国有毒植物[M]. 上海：科学出版社，1987：46.

鹤虱　Heshi

【别名】天名精果实：天明精(《神农本草经》)，鹄虱(《新修本草》)，鬼虱(《本草崇原》)，北鹤虱(《中药志》)，杜牛膝、野烟、野叶子烟(贵州)。

野胡萝卜果实：胡萝卜子(《本草求真》)，野胡萝卜子(《植物名实图考》)，南鹤虱(《中药志》)，粘裤蛆、虱子草(江西)。

【来源】鹤虱，始载于《新修本草》，因形似于"虱"而得名。为菊科多年生草本植物天名精 *Carpesium abrotanoides* L. 或伞形科二年生草本植物野胡萝卜 *Daucus carota* L. 的干燥成熟果实。前者主产于河南、山西、陕西、贵州、甘肃等地，为本草书籍所记载之正品，亦称北鹤虱；后者主产于江西、江苏、安徽、浙江、湖南、湖北、四川等地，称南鹤虱，《本草求真》以之为鹤虱代用品。野生为主。

此外，伞形科植物窃衣(华南鹤虱) *Torilis japonica* (Houtt) DC. 和紫草科植物东北鹤虱 *Lappula echinata* Gilib 的果实在部分地区也作鹤虱用。

【采收炮制】北鹤虱为晚秋果实成熟时采收；南鹤虱于 8～9 月果实成熟时采收。采收后除净杂质，晒干。生用或炒用。

【商品规格】商品分北鹤虱和南鹤虱两种，以南鹤虱为主流商品，不分等级，均为统货。北鹤虱以粒匀，充实，触之有黏性，果皮薄，纤维性，种皮菲薄透明、发亮者为佳；南鹤虱以籽粒充实，种仁类白色，有油性者为佳。

【药性】苦、辛，平；有小毒。归脾、胃经。

【功效】杀虫消积。

【应用】

1. 虫积腹痛　虫"得辛则伏，得苦则下"。本品味辛、苦，能除逆气，故有杀虫消积之功，可用于蛔虫、蛲虫、绦虫等多种肠道寄生虫病及虫积腹痛，常单用即效。如《新修本草》以本品作散剂服，可杀蛔虫、蛲虫；《备急千金要方》所载方，单用本品十两，捣筛为蜜丸梧桐子大，以蜜汤空腹吞四十丸，日增至五十丸，治蛔咬痛；《本草纲目》引《怪证奇方》方，以本品为末，水调半两服，治大肠虫出不断，断之复生，行坐不得。若入复方，可增强疗效。如《小儿药证直诀》安虫散，以本品同楝实、白矾、槟榔等配伍，治虫痛发作有时，口吐清水等证；《卫生宝鉴》补金散，以之与雷丸、淀粉、锡灰各等分，每服三钱，每用药时，用鸡翎、甘遂末一钱与前药一次服下，治诸般虫，其虫自下；又如《医方集解》化虫丸，用本品配伍苦楝根皮、槟榔、使君子等为末，酒煮面糊为丸，治肠胃诸虫。又本品外用可治蛲虫病，如《北方常用中草药手册》所载方，以鹤虱、百部各 6g，苦楝皮 12g，研末装胶囊，每晚塞入肛门 1 粒。

南鹤虱自清代入药，性味、归经均同北鹤虱，民间常用作驱虫之剂。如《青岛中草药手册》驱虫方，以野胡萝卜子配伍苦楝皮、雷丸、槟榔、使君子，水煎服，用治肠道寄生虫病。《贵州草药》(第二集)方，用本品与龙胆、苦皮树根皮等量，研末，开水吞服，治蛔虫症。《山西中药草》单用本品治绦虫病，或配伍南瓜子、槟榔，水煎服，亦效。《甘肃中草药手册》单用本品治蛲虫病。

2. 小儿疳积　本品辛行苦降，除逆气，杀虫并能消疳积，常与芦荟、胡黄连、仙鹤草等同用，治疗小儿疳积。又如《医宗金鉴》下虫丸，以本品与使君子、槟榔、木香同用，治湿热蕴结之蛔疳；《太平惠民和剂局方》化虫丸，以本品与槟榔、苦楝皮、胡椒粉、白矾同用，治虫积所致四肢羸困、面色青黄，饮食虽进、不生肌肤等症。

3. 女阴瘙痒　本品苦辛杀虫，兼能解毒、燥湿止痒，治疗女子阴部瘙痒。如《百病良方》鹤虱外洗方，以本品与蛇床子、百部、苦参同用，煎汤熏洗取效。

此外，《开宝本草》单用本品为末，以淡醋和服半钱匕，治心痛立瘥。《本草纲目》单用本品1枚擢置齿中，治齿痛。《民间方》则用天名精果实及叶，煎服，治恶疮。

【用法用量】煎服，3～9g；或入丸、散。外用适量。

【使用注意】本品有小毒，服后可有头晕、恶心、耳鸣、腹痛等反应，故孕妇、腹泻者忌用；又南鹤虱有抗生育作用，孕妇忌用。

【鉴别用药】据考证，唐代以山道年头状花序作鹤虱用，驱虫功效确实，但毒性大。宋代改用天名精子作驱虫之剂，属小毒之品。自清代，民间以野胡萝卜子作为鹤虱药用。

据了解，目前华南鹤虱多在昆明、广东、新疆等地区使用；东北鹤虱仅东北三省习用。四种鹤虱均有驱蛔作用，但以南鹤虱驱蛔力较强，毒性小，应用范围广，已成为鹤虱主流商品；北鹤虱驱蛔作用次之，毒副作用较大；华南鹤虱与东北鹤虱驱蛔作用则较弱。

此外，鹤虱风乃野胡萝卜的全草，亦属杀虫之品，并兼解毒消肿、消气祛痰之效。以上均当鉴别使用。

【药论】

1.《新修本草》："主蛔、蛲虫，用之为散，以肥肉臛汁，服方寸匕；亦丸、散中用。"

2.《本经逢原》："善调逆气，治一身痰凝气滞，杀虫。"

3.《罗氏会约医镜》："鹤虱味苦辛，有小毒，大能杀五脏虫，凡蛔、蛲虫啮腹痛，面白唇红，时发时止虫痛，肥肉汁调末服。是天名精子，炒熟则香，研末，任合丸散用。"

4.《本草求真》："功长入肝除逆，故凡一身痰凝气滞，得此苦以疏泄，则痰气顺解，而虫自无安身之地矣。况虫得苦则伏。如子儿蛔啮腹痛，用以鹤虱研末，纳于肥肉汁中投服，其虫自下，非其虫因苦逐，曷克有是。但药肆每以胡萝卜子代充。"

5.《本草纲目》：周定王《救荒本草》云："野胡萝卜苗、叶、花、实，皆同家胡萝卜，花、子皆大于蛇床。"又云："子主治久痢。"

6.《岭南采药录》："疗恶疮，解蛇毒，均捣敷。"

【现代研究】

（一）化学成分

天名精果实中含缬草酸、正己酸、油酸、右旋亚麻酸、三十一烷、豆甾醇及天名精倍半萜内酯化合物；从其挥发油中已分离得到天名精内酯、天名精酮、天名精素、格瑞尼林、埃瓦林、埃瓦内酯、11(13)-去氢埃瓦内酯。近期报道，北鹤虱挥发油得率为0.04%，含有四种倍半萜类化合物。其中δ-杜松烯含量提高为34.12%，其他β-芹子烯、β-没药烯、菖蒲烯含量皆低于3.14%。

野胡萝卜果实挥发油中含细辛醚、β-没药烯、巴豆酸、细辛醛、牛儿醇达50%。另含胡萝卜醇、胡萝卜烯醇等；其他尚含黄酮类、糖、季铵生物碱、氨基酸、胡萝卜苦苷、甾醇和扩张冠状血管的成分。近期报道：南鹤虱挥发油得率为4%，含四种倍半萜类化合物中以β-没药烯含量最高为62.66%，其他α-没药烯、顺-丁香烯、β-芹子烯含量低于1.50%。

华南鹤虱挥发油得率0.4%，含7种倍半萜类化合物。β-芹子烯含量最高为26.48%，其他含量低于10.00%。

天名精果实中含有缬草酸、正己酸、油酸、右旋亚麻酸、

（二）药理作用

1. 驱虫作用 鹤虱为杀虫方剂中要药，制为煎剂，专供驱除绦虫及蛔虫之用，又对除水蛭尤有特效。在体外有杀死鼠蛲虫的作用，取有蛔虫的豚鼠，由口腔投入鹤虱的流浸膏，发现鹤虱有驱虫的效力，证明其中的正己酸及内酯衍生物有驱蛔虫作用[1]。东北鹤虱的果实，试管内对蚯蚓、猪蛔虫、水蛭均有杀虫作用，10%鹤虱乙醇提取物1ml于试管内对猪蛔头部作用不明显，须加入25ml才能使之挛缩停止。50%及25%浓度的鹤虱液，体外实验，20小时后仅有少数的鼠蛲虫死亡。

2. 抗腹泻作用 实验发现，东北鹤虱胶囊可以调整肠动力，改善肠道液体的分泌和吸收，抑制回肠平滑肌的自律性收缩，也可对抗Ach和5-HT引起的回肠平滑肌张力增加，并呈明显剂量依赖性。对衰竭的回肠平滑肌收缩活动具有双向调节作用，对实验性小鼠腹泻具有较强的抗腹泻作用[2]。

3. 抗炎作用 以小鼠耳廓二甲苯致炎法，观察其抗炎作用，东北鹤虱胶囊可以对抗二甲苯引起的小鼠耳肿胀，大剂量时作用与阿司匹林相似[3]。

4. 镇痛作用 东北鹤虱胶囊对疼痛的抑制率超过60%，具有镇痛作用[3]。它对士的宁及戊四氮引起的蛙惊厥有轻度保护作用；能松弛大鼠和兔的离体小肠及大鼠离体子宫平滑肌；能对抗乙酰胆碱引起的蛙离体横纹肌的收缩[3]。

5. 抗菌作用 用KB法初筛了东北鹤虱胶囊剂的抗菌作用。结果表明，该中药对球菌的作用较明显，尤以金黄色葡萄球菌为显著，但对其他菌（尤其是肠道菌群）作用不明显[3]。

（三）临床报道

1. 治疗蛔虫病 加减化虫汤（鹤虱、榧子、芜荑各9g，使君子12枚，槟榔12g，大黄、苦楝根皮各6g）治疗小儿蛔虫性肠梗阻21例。结果：一般服用1～3剂腹痛减轻，半数以上包块在24小时内消失，其余3天内消失，排蛔虫数39～115条不等[4]。

2. 治疗病毒性角膜炎 采用含鹤虱的中药复方消肿明目口服液治疗病毒性角膜炎。药物组成：金银花20g，蒲公英20g，大青叶15g，谷精草10g，鹤虱6g，桃仁10g，红花10g，黑大豆20g。水煎取汁，早晚分服，其药渣再煎后熏洗患眼。痊愈率为91%[5]。

3. 治疗妇科炎症及性病 用含鹤虱的复方蛇床子洗剂治疗阴道炎。处方：蛇床子240g，百部120g，鹤虱96g，雄黄72g，苦参96g，羟苯乙酯0.3g。总有效率为97.1%[6]。采用中西结合治疗女性急性淋病，中药用苦参、地肤子、蛇床子、百部各30g，白鲜皮、千里光、马齿苋、野菊花、鹤虱各15g，熏洗外阴及坐浴；西药用诺氟沙星0.5g，红霉素0.5g，甲硝唑0.4g，压成粉剂混合，在中药坐浴后置于阴道后穹窿处；同时给予5%葡萄糖盐水250ml加青霉素8×10^6U静脉输注。治疗组有效率为97.5%，优于单纯西药组（有效率80.0%）[7]。

（四）不良反应

1. 毒性 天名精内酯给小鼠腹腔注射的LD_{50}约为100mg/kg[8]。

2. 中毒机理及症状 天名精内酯有中枢麻痹作用，大剂量能引起实验动物阵发性痉挛

而致死。天名精全草有小毒，对人皮肤能引起过敏性皮炎、疱疹[8]。北鹤虱中毒症状有恶心、呕吐、食欲不振、头晕、头痛、四肢软弱无力、不能行走、说话困难，严重时能引起阵发性痉挛、抽搐[9]。南鹤虱的毒性小，服药后数小时或第2天有轻微头晕、恶心、耳鸣、腹痛等，但症状可自行消失[9]。

3. 中毒原因及预防　鹤虱中毒原因，主要是内服过量，其次是误服其他毒性大的不同植物的果实作本品入药。预防措施包括：①注意用量，北鹤虱、南鹤虱常用驱虫剂量为9～15g；②配伍应用，本品用于驱虫多配伍应用，不宜为提高驱虫效果而增加单味用量；③辨明品种，因鹤虱来源相当复杂，不同植物果实之毒性有差异；④注意宜忌，孕妇、体弱者及腹泻者忌用，尤其南鹤虱有抗生育、引产作用，故孕妇尤当忌用，以确保安全。

4. 中毒救治

(1) 一般疗法：早期催吐、洗胃；可静脉滴注生理盐水2000～3000ml，稀释毒素，促进排出；对抗毒素，可肌内注射尼可刹米0.25～0.5g或硝酸士的宁1mg。

(2) 中医疗法：①甘草、绿豆各30g，煎汤当茶饮；②天麻、天南星各9g，甘草6g，水煎分2次服。每4小时1次，连服3～4剂。

参考文献

[1] 冯俊涛，张亚梅，王俊儒，等. 天名精内酯酮衍生物合成及其抑菌活性[J]. 农药学学报，2007，9(2)：185-188.

[2] 高卫真，高建华，窦淑兰，等. 东北鹤虱胶囊制剂的药效学研究[J]. 中国中西医结合外科，2005，11(4)：347-350.

[3] 张卉，高建华，孟林. 东北鹤虱胶囊的抗炎、镇痛、抗菌作用实验研究[J]. 天津医科大学学报，2004，10(4)：492-495.

[4] 吴广基. 加减化虫汤治疗小儿蛔虫性肠梗阻[J]. 福建中医药，1983(1)：25.

[5] 崔艳文，张会玲. 消肿明目口服液治疗病毒性角膜炎的临床观察[J]. 河北中医，2005，27(9)：694-695.

[6] 杨洪军，于振兰，杨京慧. 蛇床子洗剂治疗阴道炎68例[J]. 中国乡村医药，2006，13(3)：54-55.

[7] 付秀芹. 中西医结合治疗女性急性淋病的临床观察[J]. 护理研究，2005，20(3)：714-715.

[8] 陈冀胜，郑硕. 中国有毒植物[M]. 上海：科学出版社，1987：176.

[9] 杨仓良. 毒药本草[M]. 北京：中国中医药出版社，1993：915.

芜荑　Wuyi

【别名】 蕨蘠(《神农本草经》)，莁荑、无夷(《尔雅》)，芜荑仁、山榆子(《备急千金要方》)，山榆仁(《本草拾遗》)，白芜荑(《太平圣惠方》)，大果榆糊(《药材学》)，臭芜荑(《全国中草药汇编》)。

【来源】 芜荑，始载于《神农本草经》，列为中品。《尔雅》名其莁荑，因此物乃莁树之荑，故名，莁字通芜，故名芜荑。为榆科落叶小乔木或灌木植物大果榆 *Ulmus macrocarpa* Hance果实的加工品。主产于黑龙江、吉林、辽宁、河北、山西等地。

【采收加工】 夏季果实成熟时采集，晒干，搓去膜翅，取出种子浸于水中，待发酵后，加入榆树皮粉、红土、菊花末，适量温开水调成糊状，摊于平板上，切成小方块，晒干入药。亦可取种子60%，异叶败酱20%，家榆树皮10%，灶心土10%，混合制成扁平方形，晒干即成。

【商品规格】均为统货。以大小均匀,色黄褐,气臭为佳。

【药性】辛、苦,温。归脾、胃经。

【功效】杀虫,消积。

【应用】

1. 虫积腹痛　本品辛行苦下,有杀虫消积之功,能驱杀蛔虫、绦虫、蛲虫等多种寄生虫,治疗蛔虫病、绦虫病、蛲虫病及虫积腹痛等病证。可单用,或与其他驱虫药同用。如《备急千金要方》以本品二两,和面炒令黄色,研末,米饮送服,治脾胃有虫,食即作痛,面黄无华;《普济本事方》以生芜荑、生槟榔各四两,为末,蒸饭为丸梧子大,每服二十丸,白汤下,治诸虫病;《奇效良方》芜荑散,以之与雷丸、干漆配伍为末,温水调服,治蛔痛不可忍,吐黄水涎沫或蛔虫,时发时止;又《仁斋直指方》芜荑散,以芜荑、槟榔、木香研末,石榴根煎汤送服,治肠中诸虫;《太平圣惠方》芜荑丸,以之与黄连、蚺蛇胆为末,炼蜜为丸梧子大,每服三十丸,杏仁汤下,治久痢不瘥,有虫而兼脱肛;《本草汇言》方,以之与大茴香、木香共为末,红曲糊为丸梧子大,每早服三钱,白汤下,治诸积冷气有虫。现今用芜荑驱杀诸虫,常与鹤虱、槟榔、苦楝根皮、使君子等同用,如《全国中药成药处方集》化虫丸。

2. 小儿疳积　本品既能杀虫止痛,又能消积疗疳,以治小儿疳积腹痛有虫,消瘦泄泻者。常以本品配伍使君子、芦荟、白术、人参等同用,如《补要袖珍小儿方论》布袋丸。若脾胃虚寒者,加用诃子、肉豆蔻等,如《海药本草》云:“孩子疳泻冷痢,得诃子、豆蔻良。”

3. 虫牙作痛　《世医得效方》用芜荑仁安蛀孔中及缝中;又《证治准绳》芜荑散,以芜荑配伍干漆,治虫牙作痛。

此外,本品研末外用,可治疥癣,恶疮。如《食疗本草》以之为末,用猪脂和涂,治热疮;以白蜜调涂,治疥癣。又《外台秘要》所载方,将芜荑捣和食盐末等分,以绵裹如枣大,纳下部,治膀胱气急。

【用法用量】煎服,3～10g。入丸、散,每次2～3g。外用适量,研末调敷。

【使用注意】脾胃虚弱者忌服;肺及脾燥热者亦忌服。

【鉴别用药】芜荑、干漆皆苦辛,性温,可消积杀虫。然芜荑偏走脾胃经,功专杀虫消积,并能燥湿止泻;而干漆偏走肝经,善于活血通经,祛瘀破癥,兼可消积滞杀虫。若二药相配,则消积杀虫之力增强,兼能活血通经,散寒祛风。故常用于虫积腹痛兼冷痢,或瘀血阻滞之闭经等证。

【药论】

1.《神农本草经》:“主五内邪气,散皮肤骨节中淫淫温行毒,去三虫,化食。”

2.《海药本草》:“治冷痢心气,杀虫止痛,又治妇人子宫风虚,孩子疳泻。”

3.《雷公炮制药性解》:“芜荑辛宜于肺,温宜于脾,故两入之。风寒湿痹,大肠冷滑者,此为要剂。夫气、食皆因寒而滞,诸虫皆因湿而生,得芜荑以温之燥之,而证犹不痊者,未之有也。”

4.《本经逢原》:“芜荑辛散,能祛五内皮肤骨节湿热之病。近世但知其有去疳杀虫及治肠风痔瘘、恶疮疥癣之用,殊失《本经》之旨。《千金》治妇人经带崩淋之病,每同泽兰、厚朴、藁本、白芷、细辛、防风、柏仁、石斛辈用之,取其去子脏中风热垢腻也。”

【现代研究】

(一) 化学成分

芜荑含鞣酸、糖类等。

(二) 药理作用

1. 抗疟作用　以芜荑的总提取物、水提取物和醇提取物，对感染 P. vinckei 的小鼠和醇提取物的两个层析组分 C0 及 C3，对人工培养的恶性疟原虫 P. talciparum 进行了疗效观察。结果：总提取物各显示一定疗效，给药第 5 天，其虫血症仅为对照组的 1/5；醇提取物的效果十分显著，剂量提高到 10μg/25g 体重，每天 2 次腹腔注射时，能在第 5 天完全消灭动物红细胞内的疟原虫。2 个层析组分 C0 及 C3 在培养基中浓度达到 10μg/ml 时，亦能在第 5 天完全廓清培养基红细胞内的疟原虫[1]。在证实中药芜荑具有抗疟作用后，对成分进一步提取。在动物疟疾模型上，亲脂性提取物 3 个组分对 3 种疟原虫(P. vinckei，P. yulli 及 P. falciparum)均有明显抗疟作用。提示芜荑是一种有研究前途的抗疟中药[2]。

2. 抗Ⅰ型单纯疱疹病毒作用　运用细胞病变法(CPE)及 MTT 染色法观察复方芜荑水和醇提取物，体外对Ⅰ型单纯疱疹病毒(HSV-Ⅰ)所致细胞病变的抑制作用、感染的预防作用和对 HSV-Ⅰ的直接杀伤作用。结果显示复方芜荑水和醇提取物体外有抑制 HSV-Ⅰ所致 CPE 的作用，并且可持续抑制[3]。

(三) 临床报道

1. 治疗胆道蛔虫病　驱蛔汤(乌梅、苦楝根皮、郁金、槟榔各 12g，使君子 15g，榧子、芜荑各 10g，雷丸、干姜、川椒各 6g，生大黄 9g)治疗胆道蛔虫病。水煎过滤后的药液中加入米醋 50g。2 日 1 剂，12 岁以下儿童酌减，频频口服。有脱水者，静脉滴注液体，给予支持疗法。治疗结果：服药时间最长者 5 天，最短者 2 天；症状全部消失者 54 例(驱出蛔虫 2～33 条不等)，有 2 例症状明显改善，经加服枸橼酸哌嗪 3g，排出蛔虫各 2 条，总有效率 96.6%。治疗期间未出现任何副作用[4]。

2. 单纯疱疹性病毒角膜炎　临床上用复方芜荑水和醇提取物(芜荑 10g，野菊花 8g，苦参 6g 等药物组成)治疗单纯疱疹性病毒角膜炎千余例，并进行 200 例临床观察，总有效率 91.5%(183 只眼)。其中治愈率 21.5%(43 只眼)，显效率 64%(128 只眼)，有效率 6%(12 只眼)，无效率 8.5%(17 只眼)[3]。

(四) 不良反应

毒性：中药芜荑按常规方法经 95%乙醇提取而得芜荑亲脂性提取物进行小鼠的急性毒性实验研究发现，腹腔注射后即刻小鼠无不良反应，无惊厥，无四肢瘫痪，无步伐不稳，无竖毛、呼吸抑制现象。在 1 周内未有异常变化，也无死亡。最后结果得出芜荑亲脂性提取物 LD_{50} 为 1.288mg/kg，LD_{50} 平均可信限为 11.1%，按照我国毒性分级属于低毒[5]。

参考文献

[1] 赵灿熙. 芜荑醇提取物的抗疟作用[J]. 同济医科大学学报，1989，18(5)：347.

[2] 赵灿熙，雷颖，吴艳，等. 芜荑抗疟作用实验研究[J]. 海南医学，1992，4(4)：1.

[3] 罗容，张贵君，张莉. 复方芜荑水和醇提取物抗Ⅰ型单纯疱疹病毒的体外作用的研究[J]. 中医药学报，2006，34(6)：27-31.

[4] 段兴周，余怀林. 驱蛔汤治疗胆道蛔虫病 58 例[J]. 陕西中医，1994，15(7)：316.

[5] 阮和球,黄颖.芜荑亲脂性提取物对小鼠的急性毒性实验研究[J].中国基层医学,1998,5(6):345-346.

榧子 Feizi

【别名】 彼子(柀子)(《神农本草经》),榧实(《名医别录》),罴子(陶弘景),玉山果(《东坡诗集》),赤果、玉榧(《日用本草》),香榧(《全国中草药汇编》),木榧、被子(《青岛中草药手册》),木榧子(广东)。

【来源】 榧子,始载于《名医别录》,列为中品,历代本草均有收载。因其木名"文木",斐然章彩,故谓之"榧",药用其子,故名。为红豆杉科(紫杉科)常绿乔木植物榧树 *Torreya grandis* Fort. 的成熟种子。主产于安徽、福建、江苏、浙江、湖南、湖北等地。野生或栽培。

【采收炮制】 秋季种子成熟时采收,除去肉质假种皮,再擦洗干净,晒干。榧子仁,原药材去壳取仁;炒榧子仁,取榧子仁文火炒至深黄色,有香气时取出,放凉;炒榧子,取净榧子,沙子锅内武火炒至有爆裂声,见深黄色时取出,筛去沙子摊凉。

【商品规格】 统货,分浙江、湖北统装等。以个大、饱满、种仁乳黄白色、富油性、不破碎者为佳。

按《中国药典》(2010 年版一部)规定,本品照酸败度测定法:酸值不得过 30.0;羰基值不得过 20.0;过氧化值不得过 0.5。

【药性】 甘,平。归肺、胃、大肠经。

【功效】 杀虫消积,润肺止咳,润肠通便。

【应用】

1. 虫积腹痛　本品甘平油润,具杀虫消积之功,又不伤脾胃,对蛔虫、钩虫、绦虫、姜片虫、蛲虫等多种肠道寄生虫引起的虫积腹痛均有效。且能润肠通便,驱虫时不必加服泻药。用法方便,甘香可口,易食,故为驱虫要药。单用即可取效,如《备急千金要方》以榧子 49 枚,去皮,日食 7 枚,7 日服完,治寸白虫;《外台秘要》引《救急方》方,以本品 100 枚,去皮,火燃啖之。能食尽佳,不能者,但啖 50 枚亦得,经宿,虫消自下。入复方与其他驱虫药同用,可增强疗效。如《证治准绳》治绦虫病,以本品与槟榔、芜荑各等份为末,先食牛肉,后食此药,以诱杀绦虫。《现代实用中药》治蛔虫、蛲虫、钩虫、绦虫等肠道寄生虫病,以本品一两,使君子一两,大蒜一两,水煎去渣,一日三次,食前空腹时服。又《经验方》驱蛔汤,由榧子肉、使君子仁、乌梅、苦楝根皮组成,用治胆道蛔虫症、肠道蛔虫病及蛔虫性不全性肠梗阻。《经验方》治钩虫病,每日吃炒榧子 90～150g,直至确证大便中虫卵消失为止,亦可配伍槟榔、贯众等,以增强疗效。

2. 肠燥便秘　本品甘润平和,入大肠经,有润肠通便之效。用治肠燥便秘常与润燥通便的火麻仁、郁李仁,黑芝麻、当归等同用。亦可单味炒熟嚼服,治痔疮便秘,如《本草衍义》云:"嚼久渐甘美,五痔人常如果食之愈。"

3. 肺燥咳嗽　本品甘润入肺,又能润肺燥而止咳嗽。但力较弱,以轻症为宜;或与川贝母、瓜蒌仁、炙桑叶等养阴润肺止咳之品同用。

此外,治丝虫病,以榧子肉与血余炭调蜜为丸服,4 天为 1 个疗程,经 1～2 个疗程,常使微丝蚴转阴。又古方有用本品治猝吐血出者,如《圣济总录》载:先食蒸饼两三个,以榧子为末,白汤服 3 钱,日 3 服。江浙等地区有作为干果经常食用者,谓本品为消化药,并有滋养作用。

【用法用量】 煎服，9～15g。炒熟嚼服，1次用15g。或入丸、散中使用。

【使用注意】 入煎剂宜生用。大便溏薄、肺热痰嗽者不宜用。服用榧子时不宜食绿豆，以免影响疗效。

【鉴别用药】 榧子与使君子均味甘可口，既能驱杀肠道寄生虫，又能润燥滑肠，驱虫时不需另加泻药。但榧子以驱绦虫、钩虫之效佳，且有润肺止咳、润肠通便之功；使君子以驱除蛔虫为主，且能益脾胃，疗疳积。

【药论】

1.《名医别录》："主治五痔，去三虫蛊毒。"

2.《日用本草》："杀腹间大、小虫。小儿黄瘦，腹中有虫积者食之即愈。又带壳细嚼食下，消痰。"

3.《本草经疏》："榧实，《本经》味甘无毒，然尝其味，多带微涩，详其用，应是有苦，气应微寒。五痔三虫，皆大肠湿热所致，苦寒能泻湿热，则大肠清宁而二证愈矣。"

4.《本草新编》："按榧子杀虫最胜，但从未有用入汤药者，切片用之至妙。余用入汤剂，虫痛者立时安定，亲试屡验，故敢告人共用也。凡杀虫之物，多伤气血，唯榧子不然。"

【现代研究】

（一）化学成分

种子含脂肪油，油中主要成分为亚油酸、硬脂酸、油酸，并含麦朊、甾醇、草酸、葡萄糖、多糖、挥发油、鞣质。种仁脂肪油中尚有棕榈酸、山嵛酸、亚麻酸、月桂酸、肉豆蔻酸，假种皮含挥发油，分析鉴定了26种成分：α-松油烯、三环萜、α-侧柏烯、β-水芹烯、β-月桂烯等。从树枝中分得两个具有抗肿瘤作用的成分："托亚埃"1号、"托亚埃"2号。

（二）药理作用

驱虫作用：榧子对驱除SD大鼠体内巴西日本圆线虫无效。限于虫种不易得等因素，未能对蛔虫、绦虫进行实验研究，故对榧子驱虫效果有待于深入研究才能做出正确的评价[1]。

（三）临床报道

1. 治疗肠蛔虫　榧子治疗组和使君子治疗组每人服相应药物30g，于晨空腹（饭前2小时）嚼碎服，服药过程中可饮少量开水。蛔虫感染者治疗后虫卵转阴率使君子组为78.78%（52/66），榧子组为39.71%（27/68）。榧子治疗后的虫卵转阴率虽低，但在盛产榧子的广大农村，药材来源广，价格低廉，仍应倡导使用[2]。

2. 治疗胆道蛔虫　以胆蛔汤[榧子肉、苦楝根皮（先煎）各15g，使君子12g，柴胡、槟榔、白芍、乌梅20g，干姜、黄芩各10g，陈皮8g]治疗胆管蛔虫症35例。服药2剂后，显效28例，占80%；好转5例，占14.3%；无效2例，占5.7%[3]。

3. 治疗滴虫性阴道炎　胆蛔汤加味（榧子肉15g，使君子、乌梅各12g，雷丸、白薇各10g，当归9g，甘草5g），每日1剂煎服，药后第2天开始，每晚睡前用低温清洁水冲洗阴道1次。经治25例，治愈21例，显效3例，有效1例，总有效率100%[4]。

（四）不良反应

偶见轻度头晕。

参 考 文 献

[1] 陈振德,侯连兵,许重远,等.榧子驱除钩虫的实验研究[J].中药材,2000,23(4):220-221.

[2] 胡建中,蒋茂芳.使君子与榧子驱治肠蛔虫的疗效观察[J].中国病原生物学杂志,2006,1(4):268.

[3] 余秀芳.胆蛔汤加减治疗胆管蛔虫症35例[J].安徽中医学院学报,2004,23(3):24.

[4] 林武.胆蛔汤加味治疗滴虫性阴道炎[J].新中医,1993(6):55.

(周启林 袁立霞)

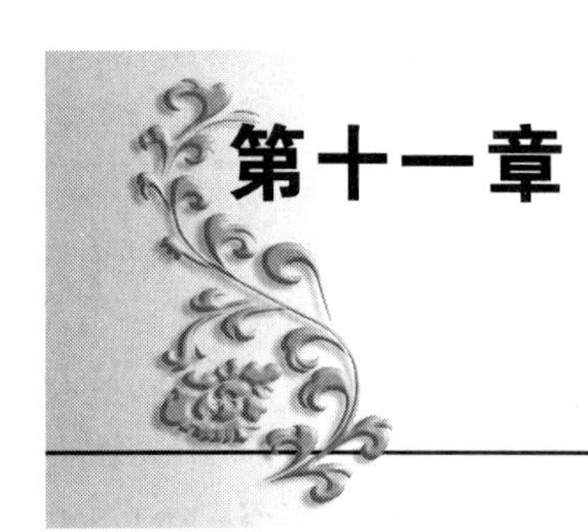

第十一章

止　血　药

凡以制止体内外出血为主要作用的药物，称为止血药。

血循行脉道，环周不休，荣养全身。凡各种原因导致出血，可造成阴血亏虚；并可因出血过多而造成机体衰弱；若大出血不止者，更会导致气随血脱而危及生命。所以，止血药物，不论在治疗一般出血证，还是创伤及战伤救护中，均具重要意义。

止血药味多苦、涩，性有寒、温之别。止血药均入血分，因心主血、肝藏血、脾统血，所以其归经以心、肝、脾为主，尤以归肝、心两经为多。又肺、胃、大肠多为内出血之道，故兼归肺、胃、大肠等经。本类药物虽均具有止血作用，但因其性有寒、温、散、敛之异，又分别具有凉血止血、化瘀止血、收敛止血、温经止血等不同功效。

止血药主要适用于内外出血病证，如咯血、咳血、衄血、吐血、便血、尿血、崩漏、紫癜以及外伤出血等病证。根据止血药的不同性能，可将其分成四类，分别用于不同的出血病证。凉血止血药主要用于血热妄行，血色鲜红，并伴有烦躁、口渴、面赤、舌红、脉滑或数；收敛止血药可用于各种出血不止，尤多用于出血急症，或兼见虚损不足、神疲乏力、舌淡脉细或外伤出血等症者；化瘀止血药既能化瘀，又能止血，适用于出血而兼有瘀阻者，症见血色紫黯，或有瘀块，并伴有局部疼痛、痛处不移等症；温经止血药主要用于虚寒性出血，症见血色多淡、面色萎黄、舌淡、乏力、畏寒肢冷，脉细或迟等。

出血之证，病因不同，病情有异，部位有别，因此，止血药物的应用，必须根据出血的不同原因和病情，进行相应的选择和必要的配伍，以期标本兼顾。如血热妄行而出血者，应选择凉血止血药，并配伍清热泻火、清热凉血之品；阴虚火旺，阴虚阳亢而出血者，宜配伍滋阴降火、滋阴潜阳的药物；若瘀血内阻，血不循经而出血者，应选化瘀止血药，并配伍行气活血药；若虚寒性出血，应选温经止血、收敛止血药，并配伍益气健脾、温阳之品；若出血过多，气随血脱者，则须急投大补元气之药以益气固脱。

此外，古人尚有“下血必升举，吐衄必降气”之说。故对便血、崩漏等症，应适当配伍升举之品；而对吐血、衄血之症，则应适当配伍降气之品。

凉血止血药、收敛止血药，往往可致凉遏恋邪留瘀之弊，故出血兼有瘀血者，不可单独使用此类药物。

止血药物，前人经验多炒炭后用。因炒炭后，其性变为苦、涩，可加强止血之效。但也有少数如凉血止血药以生品止血效果更好者。

现代药理研究证明，多数止血药物分别具有促进局部血管收缩，缩短凝血时间；改善血管壁功能，增强毛细血管对损伤的抵抗力；降低血管通透性，抑制纤维蛋白溶酶的活性等作用。其作用机理主要通过增强体内凝血因素或抑制抗凝血因素，以促进出血部位的血液凝固，而达止血目的。部分药物还能增加血小板。个别药物分别具有扩张冠状动脉，增加冠状动脉血流量，减少心肌耗氧量的作用，或兼有抗疟、抗癌作用，或兼有止咳、平喘等作用。

第一节 凉血止血药

本类药物药性甘苦寒凉，多数专入血分。能清泄血分之热而有止血之功。适用于血热妄行之各种出血病证。如邪热侵入营血分而吐血发斑；或脏腑阴阳失调，阴虚火旺而血热出血，如咯血、咳血、吐血、衄血、尿血、便血、崩漏等。出血之证，属热者十之八九，故在止血药中，凉血止血药不仅数量最多，而且也最为常用。此外部分药物兼有清热解毒之功，还可用于热毒疮疡、烫伤、毒蛇虫咬伤及其他热毒证。

本类药物虽然其性寒凉，称为凉血止血药，但其清热作用不强，故应用此类药时，往往与清热凉血药同用。若见血热夹瘀之出血，又宜配化瘀止血药同用，或少佐化瘀行气之品。急性出血较甚者，亦可配伍收敛止血药以加强止血之效。若属虚寒性出血，原则上不宜用凉血止血药，以免其寒凉之性损伤脾阳脾气，但若通过配伍温经止血、益气健脾之品同用，亦可用之。若用于疮疡等热毒证常配清热解毒药同用。

凉血止血药的用法，除炒炭以加强止血之功外；也可取鲜品捣汁内服用之，可加强其清热凉血之功。又本类止血药因其性寒凉易凉遏伤阳、留瘀，而不宜过量常服，中病即止。

大蓟 Daji

【别名】马蓟(《范汪方》)，虎蓟(陶弘景)，刺蓟、山牛蒡(《日华子本草》)，鸡项草(《本草图经》)，鸡脚刺(《滇南本草》)，野红花(《本草纲目》)，恶鸡婆(《草木便方》)，山萝卜(《贵州民间方药集》)，牛口刺(《浙江中药手册》)，刺萝卜(《民间常用草药汇编》)，土红花(《四川中药志》)，老虎刺、刷把头(《广西中药志》)，野刺菜(《药材学》)。

【来源】大蓟，始载于《名医别录》。为菊科多年生草本植物蓟 *Cirsium japonicum* DC. 的地上部分或根。全国大部分地区均产，如中南、西南、华南、华北等地。

【采收炮制】夏、秋季花开时割取地上部分，或秋末挖根，除去杂质，晒干。炮制时将原药的地上部分洗净，润软，切段，干燥后即为“大蓟草”。取原药的根洗净，润软，切薄片，干燥，即为“大蓟根”。取大蓟段或根片，置锅内用武火炒至表面焦黑色、内部焦黄色，喷淋水少许，取出，晾干，即为“大蓟炭”。

【商品规格】商品不分等级。分大蓟草和大蓟根两种，大蓟根多销于南方各省，全草多销于北方。全草以色灰绿、无杂质者为佳；根以条粗壮、无须根、无芦头者为佳。

【药性】苦、甘，凉。归心、肝经。

【功效】凉血止血，散瘀，解毒消痈。

【应用】

1. 血热妄行、咯血吐衄　大蓟性凉，功能凉血止血。无论咯血、衄血，凡属血热妄行者，大蓟皆可应用。故《本草经疏》曰：“大蓟根最能凉血，血热解，则诸证自愈矣。”大蓟用于止血，单味即奏效，如《太平圣惠方》治心热吐血、口干；《普济方》治舌上出血不止；《本草汇言》治吐血、衄血、崩中下血，皆用鲜大蓟根或叶捣汁服用。《福建民间草药》则以其鲜根一两，配冰糖煎服，以治肺热咳血。亦可配伍侧柏叶、白茅根等清肺止咳，凉血止血之品同用，其功更著，如《重订严氏济生方》大蓟汁饮，即用鲜大蓟汁配生地黄汁及少许姜汁、白蜜，治吐血、呕血。若炒炭应用，则功专收敛止血，如《十药神书》十灰散即以之与小蓟、侧柏叶、白茅根、茜草根等药为伍，治吐血咯血诸症，并皆炒炭存性。

2. 崩中下血、热结血淋　本品有凉血止血之功，可用治下焦之出血病证。如《滇南本草》以此配土艾叶、白鸡冠花子、木耳、炒黄柏（如白带，不用黄柏），以治妇人红崩下血，白带不止。《福建民间草药》用治热结血淋，则单用大蓟鲜根 1～3 两，洗净捣碎，开水炖一小时，饭前服，日三次。

3. 热毒痈肿、水火烫伤　本品甘苦性寒，既能凉血解毒，又可散瘀消肿，无论内外痈疽皆可用之。其散瘀消痈之功，以鲜品为佳。如《日华子本草》以大蓟叶生研，酒并小便调服，以治肠痈；《本草汇言》则以大蓟根叶配地榆、牛膝、金银花，共捣取汁，和热酒服（如无鲜品，可用干品煎服），治肠痈及内疽诸证；《闽东本草》则以鲜大蓟四两，煎汤服治肺痈。本品外用，亦有解毒消肿之效，可用治疮痈肿毒等证。多与盐共研，或鲜品捣烂外敷，如《福建民间草药》以大蓟鲜根和冬蜜捣匀敷患处，用治疔疖疮疡，灼热赤肿。若以大蓟鲜根，洗净捣碎，炖热绞汁，涂患处，还可用治水火烫伤、漆疮等症。

4. 湿热黄疸　本品味苦性寒，功能清利肝胆湿热，而有退黄之效。用治湿热黄疸，可与清热利湿退黄的茵陈、虎杖等药同用。

5. 高血压　本品之根降压效果较好。可治高血压，但因其性寒，故适用于高血压见有肝热证候者，可单味应用，也可配伍夏枯草、豨莶草等药同用。

此外，大蓟还可活血散瘀，解毒消肿，可用治跌打损伤之瘀肿疼痛、外伤出血以及水火烫伤、恶疮疥癣、漆疮等，但多以外用为主。

【用法用量】内服：一般用 10～15g，大剂量可用至 30g；鲜品可用 30～60g。入汤剂。如捣取汁服，则剂量可相应增加。外用：适量，研末，蜂蜜调敷。如鲜品，可捣烂调敷，或取汁涂擦。鲜品凉血止血、消痈之功均较干者为佳。经炒炭后，其凉性大除，功专收敛止血。煎服，10～15g；鲜品可 30～60g。外用适量，捣敷患处。

【使用注意】大蓟药用部分，各地尚不统一，以全草入药者为多，如华北地区及山东、江苏、安徽、四川、浙江、福建等地；而中南及西南某些地区则多用根而不用茎叶。考古代本草书籍，历代大多以根入药，但亦有明言用叶者。二者功效相似，似不必过于细分。但有报道，用于降压，以大蓟根功效为佳。

【药论】

1.《名医别录》："主女子赤白沃，安胎，止吐血、鼻衄，令人肥健。"

2.《新修本草》："大、小蓟能破血，但大蓟兼疗痈肿，而小蓟专主血，不能消痈肿也。"

3.《滇南本草》："消瘀血，生新血，止吐血、鼻血。治小儿尿血，妇人红崩下血，生补诸经之血，消疮毒，散瘰疬结核，疮痈久不收口者，生肌排脓。"

4.《本草经疏》："大蓟根，陶云有毒，误也。女子赤白沃，血热所致也，胎因热则不安，血热妄行，溢出上窍则吐衄。大蓟根最能凉血，血热解，则诸证自愈矣。"

【现代研究】

（一）化学成分

1. 黄酮和黄酮苷类　5,7-二羟基-6,4'-二甲氧基黄酮、蒙花苷、柳穿鱼叶苷、hispidulin-

7-neohesperidoside。

2. 挥发油　单紫杉烯、二氢紫杉烯、四氢单紫杉烯、六氢单紫杉烯、十五烯、香附子烯、石竹烯、罗汉柏烯、α-雪松烯。

3. 三萜和甾醇　β-谷甾醇、豆甾醇、φ-乙酰蒲公英甾醇、α-香树脂醇，β-香树脂醇，β-乙酸香树脂醇。

4. 长链炔烯醇　eiryneol A、ciryneol B、ciryneol C、ciryneol D、ciryneol E 等。

5. 其他　丁香苷、绿原酸、菊糖、三十二烷醇，薄层鉴定显示的芦丁、生物碱尚未见单体报道[1-4]。

（二）药理作用

1. 止血作用　全草汁能使凝血时间、凝血酶原时间缩短，血沉加速。炒炭后能明显缩短出血和凝血时间[1]。黄酮中单体柳穿鱼叶苷可能是其止血有效成分[2]。

2. 抑菌作用　体外实验研究结果表明，大蓟根煎液或全草蒸馏液对人型结核杆菌、脑膜炎球菌、白喉杆菌、金黄色葡萄球菌、肠炎杆菌、伤寒杆菌、副伤寒杆菌和炭疽杆菌等均有抑制作用[1]。

3. 调节血压作用　鲜根或干根水煎液、碱性液、酸性醇浸液，及叶水煎液均有降压作用，根水煎液和碱性液作用更显著[5]。

4. 抗肿瘤及增强免疫功能　十七碳炔烯醇及其醋酸酯等在体外具有抑制 KB 细胞生长作用。黄酮成分具有显著抑制小鼠肿瘤，并能通过激活内在免疫系统而达到提高免疫功能的作用。总黄酮能诱导癌细胞的凋亡，对人肝癌细胞 SMMC-7721 的半数致死量（IC_{50}）为 93.64μg/ml；对人子宫癌细胞 Hela 细胞的半数致死量（IC_{50}）为 85.12μg/ml，可见清晰的“梯子”状 DNA 带纹和凋亡小体，从而达到抗肿瘤的作用[6]。总黄酮能够极为显著地提高肿瘤小鼠细胞产生 IL-1 和 IL-2 的转录水平[7]。水提液可使人白血病细胞 K_{562}、肝癌细胞 $HepG_2$、宫颈癌细胞 Hela、胃癌细胞 BGC_{823}形态上发生皱缩、变圆、脱壁、碎裂等变化，生长受到明显抑制，抑制率最高可达 92.3%[8]。

5. 提高乙醇代谢酶活性及抗氧化作用　小鼠口服大蓟甲醇提取物，通过微粒体氧化系统能明显改善肝脏乙醇代谢酶活性，降低肝脏脂质体过氧化作用，缓解乙醇毒性而具保护作用[9]。

6. 促进脂肪代谢和利尿作用[10]。

7. 促排卵作用　鲜根挥发油单紫杉烯和干燥根茎十六烷酸具有促排卵作用[11]。

（三）临床报道

1. 治疗出血症　口服大蓟止血粉能有效地防止拔牙创口出血，通过其特殊的消瘀血、消疮毒等方面作用，预防由于局部感染引发的干槽症[12]。大蓟根膏、白及粉等制粉，对上消化道出血及肺结核咯血等 369 例有较明显效果，治愈率达 84.3%，平均止血天数为 5 天。

2. 治疗肺结核　鲜大蓟根水煎服，或注射剂肌注或气管滴入，观察 18 例，煎剂 5 例，针剂 11 例，气管滴入 2 例，病变显著吸收者 3 例，吸收者 8 例，无变化者 7 例。部分病例的咳嗽、排痰、胸痛及发热等症有不同程度好转[13]。大蓟根水煎服（加瘦肉或猪肺同煎更好），治疗肺结核 26 例，痊愈 4 例，好转 17 例，无效 5 例[14]。

3. 治疗高血压　鲜干根水煎服，鲜干根或叶制浸膏片，临床观察 102 例。其中初用煎剂后改用根制片者 72 例，显效 17 例，有效 45 例，无效 10 例，有效率 86.1%。叶制片观察 30 例，显效 5 例，有效 10 例，无效 15 例[15]。

4. 治疗乳腺炎 鲜大蓟根捣汁，凡士林制膏敷于患部，治疗乳腺炎患者 29 例，局部初期炎症 23 例，2～3 天治愈；硬结红肿者 4 例，5 天痊愈；化脓性乳腺炎 2 例，1 周治愈[16]。

5. 治疗荨麻疹 鲜大蓟水煎服治荨麻疹 44 例。服 1～3 剂治愈 34 例，服 4～5 剂痊愈 8 例，无效者 2 例[17]。

参考文献

[1] 植飞，孔令义，彭司勋，等. 中药大蓟的化学及药理研究进展[J]. 中草药，2001，32(7)：664-667.

[2] Zi F. Studies on the chemical constituents of Cirsium japonicum DC[J]. 药学学报，2003，38(6)：442.

[3] 黄新炜. 中药大蓟中生物碱及多糖成分研究[D]. 上海：中国科学院上海冶金研究所，2000.

[4] 钟黛林. 从野生植物大蓟中提取菊糖[J]. 今日科技，1981(5)：2.

[5] 屠锡德，杨琦，翁正丽，等. 大蓟降压作用的研究[J]. 中成药研究，1982，4(8)：36.

[6] 刘素君，郭红，潘明，等. 大蓟总黄酮诱导肿瘤细胞凋亡作用的研究[J]. 时珍国医国药，2010，21(2)：294-295.

[7] 刘素君，周泽斌，胡霞，等. 大蓟总黄酮对荷瘤小鼠白细胞介素-1 和白细胞介素-2 的影响[J]. 时珍国医国药，2008，19(2)：335-337.

[8] 李煜，王振飞，李瑶，等. 大蓟提取液对 4 种癌细胞生长抑制作用的研究[J]. 时珍国医国药，2008，19(2)：265-266.

[9] Liu Sujun，Luo Xun，Li Daxu，et al. Tumor inhibition and improvedimmunity in mice treated with flavone from Cirsium japonicum DC[J]. International Immunopharmacology，2006，6(9)：1387-1393.

[10] Park JC. Effects of methanol extract of Cirsium japonicum. var. us suriense and its principle, hispidulin-7-O-neohesperidoside on hepatic alcohol-metabolizing enzymes and lipid peroxidation in ethanol-treated rats[J]. Phytotherapy Research，2004，18(1)：19-24.

[11] Miyazawa M. Oviposition-stimulatory activity against Ostrinia zealis by essential oil of root part from Cirsium japonicum DC[J]. Natural Product Research，2003，17(5)：341-345.

[12] 王蕾. 口服大蓟止血粉处理拔牙创口的新应用初报[J]. 药学实践杂志，1999，17(3)：140-141.

[13] 湖南省结核病防治医院. 1971 年度临床资料汇编[M]. 1971：37.

[14] 萧天红. 大蓟根治疗肺结核 26 例[J]. 浙江中医杂志，1987，22(11)：489.

[15] 屠锡德，杨琦，翁正丽，等. 大蓟降压作用的研究[J]. 中成药研究，1982，4(8)：36.

[16] 祖荣生. 大蓟膏治疗乳腺炎[J]. 福建医药杂志，1979(4)：17.

[17] 张桂宝. 单味大蓟治疗荨麻疹[J]. 基层医刊，1982(5)：39.

小蓟 Xiaoji

【别名】猫蓟(陶弘景)，青刺蓟、千针草(《本草图经》)，刺蓟菜(《救荒本草》)，刺儿菜(《纲目拾遗》)，野红花(《分类草药性》)，小恶鸡婆、刺萝卜(《四川中药志》)，小蓟姆、刺儿草、刺尖头草(《上海常用中草药》)。

【来源】小蓟，始载于《名医别录》。为菊科多年生草本植物刺儿菜 *Cirsium setosum* (Willd.) MB. 或刻叶刺儿菜 *Cephanoplos setosum* (Willd.) Kitarn. 的地上部分。全国大部分地区均产。

【采收炮制】 夏、秋季花期采集。洗净、晒干。炮制时将原药洗净，稍润，切段，干燥，即为药材小蓟。取小蓟段，置锅内用武火炒至表面黑褐色，喷淋水少许，取出，晾干，即为小蓟炭。

【商品规格】 商品小蓟有刺儿菜和刻叶刺儿菜两种，形状大体相似。以色绿、叶多、无杂质者为佳。

【药性】 苦、甘，凉。归心、肝经。

【功效】 凉血止血，散瘀，解毒消痈。

【应用】

1. 血热妄行、吐衄咯血　小蓟性味甘凉，入血分，功善凉血泄热以止血，凡血证由于血热妄行所致者，皆可选用。对火热亢盛，热伤络脉所致吐衄咯血等证，用本品可清热凉血止血。如《十药神书》十灰散，以之与大蓟、侧柏叶、茜草根、白茅根等药配伍，烧炭存性，研末服用，治呕血，咯血。若属心火亢盛而吐血、口干者，《太平圣惠方》藕汁饮子，以小蓟根汁与生藕汁、生牛蒡子汁、生地黄汁，加白蜜调服。若痰中带血兼有虚热者，可以鲜小蓟根与鲜白茅根、鲜藕(切片)煮汁常服，有清热凉血止血之功，如《医学衷中参西录》三鲜饮。本品还可单味应用，如《圣济总录》清心散，即以鲜小蓟绞汁，加酒半盏调服，治舌上出血，兼治大衄。

2. 血淋涩痛、崩中下血　本品既能凉血止血，又能利尿通淋，善治下焦结热所致尿涩刺痛、血淋尿血及痔血便血。对血淋尿血，可单味应用，亦可配伍生地黄、滑石、山栀、淡竹叶等药同用，如《重订严氏济生方》小蓟饮子。又可用治便血、痔血，如《梅师方》以单味小蓟叶捣汁温服，治猝泻鲜血。对冲任不固、血不循经所致的崩中下血者，本品用之可凉血止血，如《本草纲目》引《千金》方，以小蓟茎、叶研汁，入生地黄汁、白术，煎服，治崩中下血。《圣济总录》小蓟饮，则以之与益母草煎服，用治妊娠胎堕后出血不止。

3. 热毒痈肿、外伤出血　本品甘寒清热，有凉血解毒之功，能消散痈肿。用以治疗热毒疮痈，可单味内服或外敷。如《简要济众方》所载方，单用小蓟叶研末，水调外敷，治小儿浸淫疮痛不可忍，并恶寒发热者。《备急千金要方》单用本品捣汁服以治癣疮作痒；亦可配伍其他药物同用，如《普济方》神效方，以之与乳香、明矾共为末，酒冲服，治疗疮恶肿。本品外用，亦有止血作用，如《食疗本草》以小蓟苗捣烂外涂，治金疮出血不止。

4. 湿热黄疸　本品又能清利肝胆湿热，而有退黄作用。故又可用于湿热黄疸之证，如《全国中草药汇编》以鲜小蓟根状茎二两，水煎服，以治传染性黄疸型肝炎。

此外，本品兼能利尿，降压，还可用治肾炎血尿及肝阳上亢型高血压。

【用法用量】 内服：10～30g，入汤剂，鲜品 30～60g；鲜品可捣汁服用。外用：适量，研末，撒或调敷。亦可用鲜品捣敷或煎汤外洗。凉血解毒、凉血止血、降血压宜生用，或用鲜品；炒炭只用于止血。

【鉴别用药】 大、小二蓟，首记于《名医别录》，由于其性状、功效有相似之处，故常混称为大小蓟。至《经史证类备急本草》、《救荒本草》、《本草纲目》才逐渐从植物来源、功效、应用等方面有了较明确的区分。小蓟与大蓟均有凉血止血之功，可治血热妄行所致的出血证，又都具消散痈肿作用，可治热毒疮痈。然大蓟散瘀消肿力强，小蓟善治血淋、尿血诸病证。

【药论】

1.《日华子本草》："小蓟根凉，无毒，治热毒风并胸膈烦闷，开胃下食，退热，补虚损。

苗，去烦热，生研汁服。小蓟力微只可退热，不似大蓟能补养下气。”

2.《本草图经》：“小蓟……北人呼为千针草。当二月苗初生二、三寸时，并根作茹，食之甚美。四月采苗，九月采根，并阴干入药，亦生捣根绞汁，饮以止吐血、衄血、下血，皆验。大蓟根苗与此相似，但肥大耳，而功力有殊，破血之外，亦疗痈肿，小蓟专主血疾。”

3.《本草汇言》：“沈则施云，按二蓟治血止血之外无他长，不能益人。如前人云养精保血，补虚开胃之说，不可依从。”

4.《医学衷中参西录》：“鲜小蓟根，味微辛，气微腥，性凉而润。为其气腥与血同臭，且又性凉濡润，故善入血分，最清血分之热。凡咳血、吐血、衄血，二便下血之因热者，服者莫不立愈。又善治肺病结核，无论何期，用之皆宜，即单用亦可奏效。并治一切疮疡肿毒，花柳毒淋，下血涩疼，盖其性不但能凉血止血，兼能活血解毒，是以有以上种种诸效也。其凉润之性，又善滋阴养血，治血虚发热，至女子血崩赤带，其因热者用之亦效。”

【现代研究】

（一）化学成分

主要含有黄酮类、有机酸类、甾醇类化合物[1,2]，包括苜蓿素、蒙花苷、咖啡酸、香豆酸、丁二酸、芹菜素、苜蓿素-7-*O*-*β*-D-葡萄糖、*β*-谷甾醇、*β*-胡萝卜苷[3]、5，7-二羟基黄酮、7-葡萄糖酸、5，6-二羟基黄酮、乌苏甲酯、齐墩果酸、胆甾醇和芸香苷[4]、乙酸橙酰胺、loliolide、刺槐素、洋芹素-7-*O*-*β*-D-葡萄糖醛酸丁酯[5]，以及钙、镁、钾、锌、锰、铁、铜等微量元素[6]。

（二）药理作用

1. 止血作用　小鼠灌胃正丁醇萃取物和总黄酮具有显著的止血作用[7]。水煎液小鼠灌胃，可使出血时间明显缩短[8]，具有明显的促进血液凝固作用，并可代替凝血酶做血浆纤维蛋白平板试验[7,9]。小蓟止血有效成分是绿原酸和咖啡酸[10]。

2. 对心血管系统的作用　水煎剂和乙醇提取物对离体兔心、豚鼠心房肌有增强收缩力和频率的作用，普萘洛尔可阻滞此作用。水煎剂能增强兔主动脉条的收缩作用，此作用可被酚妥拉明所拮抗。煎剂或酊剂静注对麻醉犬、兔均有类似肾上腺素的升压作用，同时肾容积和脾容积缩小；对离体蛙心及兔心亦呈类似肾上腺素的兴奋作用；对兔耳血管及大鼠下肢灌流均使血管显著收缩，这些作用的产生可能是儿茶酚胺类物质所致[11]。

3. 抑菌作用　小蓟煎剂对溶血性链球菌、肺炎球菌及白喉杆菌均有抑制作用，乙醇浸剂对人型结核菌有抑制作用[12]。

4. 抗肿瘤作用　小蓟水提液可使人白血病细胞 K_{562}、肝癌细胞 $HepG_2$、宫颈癌细胞 Hela、胃癌细胞 BGC_{823}形态上发生皱缩、变圆、脱壁、裂碎等变化，生长受到明显抑制，抑制率最高可达 86.03％[13]。刺儿菜提取物对肝癌细胞有明显的抑制作用，随提取物浓度的增加和培养时间的延长，抑制作用逐渐增强，对该提取物处理培养的细胞凋亡指数有显著差异[14]。刺儿菜提取物对 BEL-7402 移植瘤有明显的抑制和诱导凋亡的作用[15]。

5. 抗氧化作用　小蓟提取物对超氧阴离子自由基（SAFR）、羟基自由基（HFR）均有明显清除作用，水提取物对 HFR 的清除效果最好，对 SAFR 的抑制率以 50％甲醇提取物最高[16]。

6. 对平滑肌的作用　小蓟煎剂和酊剂对家兔的在体、离体慢性瘘管子宫有兴奋作用，但对猫、大鼠离体子宫和家兔离体小肠有抑制作用[17]。

（三）临床报道

1. 治疗出血证　益母草、小蓟水煎服治疗功能失调性子宫出血128例，全部治愈，首次服药最多7剂后出血停止[18]。鲜小蓟捣烂外敷治疗外阴肿瘤出血18例，30～60秒后出血部位立即停止出血，一般1次即可[19]。三七、白及、小蓟水煎，用直流感应电疗机导入治疗糖尿病眼底出血60例，药物经脉冲刺激穴位，经过经络气血传递，使视网膜微循环功能改善，出血渗出吸收，视力提高[20]。小蓟水煎液自胃管注射至胃腔，治疗胃切除术后出血11例，1次止血者7例，2次止血者2例，2次无效者2例[21]。

2. 治疗泌尿系疾病及尿血　小蓟、白茅根、藕节等水煎服治疗慢性肾小球肾炎24例，总有效率为79.17%，对慢性肾小球肾炎血尿、蛋白尿疗效确切[22]。小蓟饮子合复方丹参注射液治疗肾炎血尿60例，总有效率为80.0%，血尿持续时间明显降低，同时可扩张小血管，改善微循环，减轻肾脏缺血性损伤，而减少肾组织内巨噬细胞等浸润[23]。小蓟加车前草、生地黄、滑石等水煎服，治疗泌尿系感染33例，痊愈18例，有效10例，无效5例，总有效率为84.8%[24]。小蓟加女贞子、墨旱莲、益母草、白茅根等水煎服，治疗慢性肾炎血尿100例，显效63例，有效28例，无效9例，总有效率91%[25]。小蓟饮子加减治疗原发性肾小球性血尿50例，治愈28例，显效17例，无效5例，总有效率90%[26]。小蓟饮子加减治疗急性肾炎后期镜下血尿60例，治愈率100%[27]。小蓟饮子加减治疗血精症31例，水煎服，15天为1个疗程，2个疗程后痊愈22例，好转6例，无效3例，总有效率90%[28]。

3. 治疗疮疡　小蓟膏涂患处，治疗30例疖疮患者，全部治愈[29]。小蓟与芒硝、花椒煮水熏洗治疗痔疮62例，1～2期痔疮尤其外痔，治愈41例，其余均有明显好转[30]。

4. 治疗膀胱癌　小蓟饮子水煎服治疗膀胱癌12例，治愈3例，好转7例，无效2例[31]。

（四）不良反应

在用药过程中，可有身热、头昏、倦怠、呕吐、腹痛或失眠、尿频、尿多、荨麻疹等不良反应，一般在1～2周内可消失，严重者停药后即可自愈[32]。小蓟煎剂80g/(kg·d)给大鼠灌胃，连续2周，无明显毒性，肝肾组织检查无特殊病理变化[7]。

参考文献

[1] 李清华. 小蓟止血成分的研究[J]. 中草药，1982，13(9)：9-12.

[2] 顾玉诚，屠呦呦. 小蓟化学成分研究[J]. 中国中药杂志，1992，17(9)：547-548.

[3] 韩百翠，李宁，李铣，等. 小蓟化学成分的分离与鉴定[J]. 沈阳药科大学学报，2008，25(10)：793-795.

[4] 周清，陈玲，刘志鹏，等. 小蓟的化学成分研究[J]. 中药材，2007，30(1)：45-47.

[5] 潘珂，尹永芹，孔令义，等. 小蓟化学成分的研究[J]. 中国现代中药，2006，8(4)：7-9.

[6] 王乃兴，崔学桂，李国珍，等. 小蓟的不同部位中12种金属元素含量分析测定[J]. 微量元素与健康研究，2008，25(3)：24-25.

[7] 杨星昊，崔敬浩，丁安伟，等. 小蓟提取物对凝血、出血及实验性炎症的影响[J]. 四川中医，2006，24(1)：17-19.

[8] 陈毓，丁安伟，杨星昊，等. 小蓟化学成分药理作用及临床应用研究述要[J]. 中医药学刊，2005，23(4)：614-615.

[9] 丁安伟，戍加红. 小蓟炭炮制工艺及质量标准研究[J]. 中草药，1995，26(7)：351-351.

[10] 江苏新医学院. 中药大辞典[M]. 上海：上海人民出版社，1977：242.

[11] 魏彦,邱乃英,欧阳青,等. 大蓟、小蓟的鉴别与临床应用[J]. 北京中医,2002,21(5):296-297.

[12] 姜海. 小蓟抗炎、止血有效部位的化学成分研究[D]. 哈尔滨:黑龙江中医药大学,2008.

[13] 李煜,王振飞,贾瑞贞,等. 小蓟水提液对 4 种癌细胞生长抑制作用的研究[J]. 中华中医药学刊,2008,26(2):274-275.

[14] 李桂凤,马吉祥,李传胜,等. 刺儿菜提取物抗 BEL-7402 肿瘤细胞活性的研究[J]. 营养学报,2008,30(2):174-176.

[15] 李桂凤,吴长举,马吉祥,等. 刺儿菜提取物对诱导人肝癌细胞株的裸鼠移植瘤抑制作用的研究[J]. 营养学报,2008,30(6):631-632.

[16] 梁倩倩,丁玲强,焦扬,等. 小蓟抗氧化作用的研究[J]. 河西学院学报,2008,24(5):45-47.

[17] 倪晓霓. 大蓟与小蓟的研究现状及展望[J]. 时珍国医国药,2005,16(6):548-549.

[18] 钟芳,宫雅琴,钟群,等. 益母草加小蓟治疗功能性子宫出血 128 例[J]. 中国民间疗法,2006,14(11):35.

[19] 姜海萍,张爱玉. 小蓟治疗外阴肿瘤出血 18 例[J]. 中国社区医师,2005,7(17):31.

[20] 赵玉明,崔玉琴,冯秋文,等. 三七白及小蓟导入治疗糖尿病眼底出血 60 例[J]. 实用中医内科杂志,2003,17(1):34-35.

[21] 姜海英,王晓光. 单味小蓟治疗胃切除术后近期出血 11 例体会[J]. 浙江中医杂志,2001,36(7):285.

[22] 朱有光. 小蓟白茅根藕节治疗慢性肾小球肾炎血尿蛋白尿临床研究[J]. 实用中医内科杂志,2009,23(9):56-58.

[23] 陈能章,李方. 小蓟饮子联合复方丹参注射液治疗肾炎血尿 30 例[J]. 陕西中医,2008,29(4):405-406.

[24] 李思嘉. 自拟尿路感染方治疗泌尿系感染 33 例[J]. 福建医药杂志,2009,31(2):176-177.

[25] 常玉伟,彭世桥. 滋肾化瘀清利汤治疗慢性肾炎血尿 100 例[J]. 河南中医,2005,25(7):41.

[26] 杜彩兰,黄志英. 小蓟饮子治疗原发性肾小球性血尿 50 例临床观察[J]. 中国实用医学研究杂志,2004,3(2):202.

[27] 余汉利. 小蓟饮子加减治疗急性肾炎后期镜下血尿 60 例[J]. 时珍国医国药,2003,14(12):758.

[28] 李伯. 小蓟饮子治疗血精症 31 例[J]. 安徽中医学院学报,1999,18(4):30.

[29] 刘银巧. 小蓟膏治疗疖疮 30 例[J]. 医药导报,2002,21(11):715.

[30] 崔磊,崔超,胡佳云,等. 芒硝与小蓟等煮水熏洗治痔疮效果分析[J]. 医药产业资讯,2006,3(3):79.

[31] 李虹. 小蓟饮子加减治疗膀胱癌的体会. 中国中医药信息杂志[J]. 2001,8(9):80.

[32] 中国医学科学院陕西分院. 医学科学参考资料. 1962:27.

地榆 Diyu

【别名】白地榆、鼠尾地榆(《滇南本草》),山红枣根(《河北药材》),赤地榆、紫地榆(《中药志》),枣儿红(《贵阳民间药草》),红地榆(《湖南药物志》),花椒地榆、线形地榆、山枣参(《云南中草药》)。

【来源】为蔷薇科多年生草本植物地榆 *Sanguisorba officinalis* L. 或长叶地榆 *Sanguisorba officinalis* L. var. *longifolia* (Bert.) Yu et Li 的根。前者产于我国南北各地;后者主要产于安徽、浙江、江苏、江西等地。

【采收炮制】春季将发芽时或秋季植株枯萎后采挖,除须根,洗净,或趁鲜切片,干燥。

炮制时将原药除去杂质；未切片者，洗净，去残茎，切厚片，干燥，即为生地榆。取地榆片，置锅内用武火炒至表面棕褐色，内部焦黄色，喷淋水少许，取出，晾干，即为地榆炭。

【商品规格】 商品有原条和切片两种，以粗壮、质坚硬、断面色粉红者为佳。以东北三省产者质优，行销全国。

按《中国药典》(2010 年版一部)规定，本品含鞣质不得少于 10.0%。

【药性】 苦、酸、涩，微寒。归肝、大肠经。

【功效】 凉血止血，解毒敛疮。

【应用】

1. 便血、痔血　本品性寒味苦而酸，有凉血泄热、收敛止血之功。可用治各种出血病症，如咯血、吐衄、便血、痔血等证，尤宜于下焦血热所致的便血、痔血。尤宜于下血鲜红，先血后便为主症者，如《杂病源流犀烛》地榆甘草汤，以此与甘草、砂仁同用，治便血腹痛；若血热较重，便血较甚者，可配伍生地黄、白芍、黄芩、槐花等同用，如《景岳全书》约营煎。用治湿热蕴结大肠所致的痔疮出血，常与槐角、防风、黄芩、枳壳等药配伍，如《太平惠民和剂局方》槐角丸。

2. 崩漏下血　地榆苦涩寒凉，善入血分。其凉血泄热、收敛止血之功，对血热所致的崩漏下血，月经过多，血色鲜红者，亦可应用，如《太平圣惠方》以地榆同醋煎服，用治妇人漏下赤色不止；若血热较重，崩漏量多色红，兼见口燥唇焦者，则可与生地黄、黄芩、牡丹皮、莲须等同用，如《女科要旨》治崩极验方。本品亦可用于胎漏下血。如《太平圣惠方》地榆散，即以本品与炒艾叶、阿胶、白术、当归等药同用为末，以粥饮调服，用治妊娠胎损，下血不止，腹中疼痛。

3. 湿热血痢　本品性味苦寒，有清热燥湿、收敛止血之功。对湿热蕴积大肠所致的赤白痢疾、血痢不止等病证，亦有良效。如《圣济总录》地榆汤，以本品配甘草，用治血痢不止；《滇南本草》则以此配乌梅、山楂，以治红白痢疾，噤口痢；若泻痢、血痢，经久不愈，又可配伍黄连、木香、乌梅、诃子等同用，如《证治准绳》地榆丸。

4. 烫伤、湿疹　本品能泻火解毒敛疮，为治烫伤之要药。用治水火烫伤，可单味研末，以麻油调敷；亦可配大黄粉，或配黄连、冰片用之。对 1～4 度烧烫伤创面，可减少渗出，减轻疼痛，促进愈合。用治湿疹及皮肤溃烂，可以本品浓煎，外洗，或用纱布浸药外敷；亦可配煅石膏、枯矾研末外掺患处。

5. 痈肿疮毒　本品清热凉血之功，又能解毒消肿。用治疮疡痈肿等症，初起未成脓者，用之可泄热消肿。如《小儿卫生总微论方》治小儿面疮，赤肿焮痛，以单味地榆煎汁，或渍之，或温洗，或湿敷之：若已成脓者，则可单用其鲜叶，或配合其他清热解毒之品，捣烂外敷，可收拔毒生肌之效。

此外，鲜地榆苗捣烂外敷，能敛疮生肌，可用于疮疡溃后，有排脓收口之效。

【用法用量】 内服：10～15g，入汤剂，大剂量可用至 30g；亦入丸、散。研末吞服，每次 1.5～3g，每日 1～3 次；鲜品可捣汁饮。外用：适量，可水煎为洗渍药及湿敷药；研末为掺药及涂敷药料；鲜品可捣汁外敷。生用味苦酸，性微寒，以凉血解毒力胜。炭药味苦酸涩，性微寒偏平，止血力强。

【使用注意】 本品性凉酸涩，凡虚寒性的便血、下痢、崩漏及出血有瘀者，慎用。对大面积烧伤病人，亦不宜使用地榆制剂外涂，以防发生中毒性肝炎。

【鉴别用药】 地榆性寒而降，功能凉血止血，可用于各种出血证，而尤以治下焦血热出血诸证为主。用治便血，古代多用地榆炒炭，近年临床证实，地榆生品治便血，亦有一定效果。取其泻火解毒敛疮之功，又可洗敷肿毒疮疡；对烫火伤亦有良好效果，但若烧烫伤面积过大，则不宜使用地榆制剂外涂，以防它所含水解型鞣质被身体大量吸收而引起中毒性肝炎。

【药论】

1.《神农本草经》："主妇人乳痛，七伤，带下病，止痛，除恶肉，止汗，疗金疮。"

2.《本草纲目》："地榆，除下焦热，治大小便血证。止血，取上截切片炒用，其梢则能行血，不可不知。杨士瀛云：诸疮痈者加地榆，痒者加黄芩。""汁酿酒，治风痹，补脑。捣汁，涂虎、犬、蛇、虫伤。"

3.《本草正》："味苦微涩，性寒而降，既消且涩，故能止吐血、衄血，清火明目，治肠风血痢及女人崩漏下血，月经不止，带浊痔漏，产后阴气散失，亦敛盗汗，疗热痞，除恶肉，止疮毒疼痛。凡血热者当用，虚寒者不相宜也。作膏可贴金疮，捣汁可涂虎、犬、蛇、虫伤毒，饮之亦可。"

4.《本草正义》："地榆为凉血之专剂。妇人乳痛带下，多由于肝经郁火不疏，苦寒以清泄之，则肝气疏达，斯痛可已而带可止；然气滞痰凝之乳痛，及气虚不摄之带下，非其治也。止痛除恶肉，皆以外疡言之，血热火盛，则痛而多恶肉，地榆清热凉血，故止疡患作痛，而能除恶肉。《神农本草经》又疗金疮，《名医别录》谓止脓血，恶疮热疮，可作金疮膏，皆虚损之劳伤也。止汗而除消渴，皆寒以胜热之效。消酒者，即苦寒以胜湿退热也。"

【现代研究】

（一）化学成分

主要含皂苷、鞣质和黄酮类化学成分。地榆根部约含三萜皂苷类化合物 2.4%～4.0%，分离出 17 个三萜及其皂苷类化合物[1-5]。地榆根部含鞣质类化合物约 17%。分离出 10 个鞣质类化合物[5-7]。此外，尚含黄酮等其他成分如槲皮素、儿茶素[5]、槲皮素-3-半乳糖-7-葡萄糖苷、山柰素-3，7-二鼠李糖苷、β-谷甾醇、胡萝卜苷、坡模酸[6]、β-胡萝卜苷[8]及锌、钙、铁、铜、锰等多种微量元素，其中钙含量最高[9]。

（二）药理作用

1. 止血作用　小鼠灌服生地榆煎剂，明显缩短出血、凝血时间，制炭后上述作用消失，可能与炒炭后鞣质减少有关[10]。烘法制备地榆炭，小鼠灌胃水煎液，可明显缩短小鼠出血、凝血时间，推测与钙离子对血液的促凝作用有关[11]。地榆炒炭存性程度、水浸出物含量和鞣质含量越低，止血作用越弱[12]。地榆炭的止血作用优于生地榆，认为是炒炭后鞣质含量和钙离子含量大幅度增加所致[13]。

2. 抗氧化作用　地榆提取物大鼠灌胃给药能明显降低内毒素模型和肾缺血-再灌注模型血浆中 3-硝基酪氨酸、尿素氮和肌酐的浓度，且有量效关系。地榆提取物能对抗 ONOO 的肾损害作用，抑制细胞凋亡[14,15]。地榆提取物能逆转老化加速 SAM 小鼠肾脏和肝脏中谷胱甘肽下降和二硫化谷胱甘肽上升的趋势，血清、肾脏及肝脏中丙二醛含量下降到接近正常水平，具有改善氧化应激和氧化损伤的作用[16]。

3. 抗肿瘤作用 地榆提取液可明显抑制 $HepG_2$、HeLa、BGC_{823}癌细胞的生长增殖,呈剂量依赖性[17]。

4. 抗菌作用 地榆对金黄色葡萄球菌、铜绿假单胞菌、伤寒杆菌、溶血性链球菌、枯草杆菌、志贺痢疾杆菌、福氏痢疾杆菌均有抗菌效能。虎杖和地榆不同比例组合对金黄色葡萄球菌、甲型链球菌、表皮葡萄球菌、枯草杆菌、变形杆菌和铜绿假单胞菌的体外抗菌与配比比例有关,较之单味药有增强、不变和降低3种情况[18,19]。

5. 抗炎消肿作用 大鼠腹腔注射地榆水提取液、醇提取液,可明显抑制甲醛性足肿胀,降低毛细血管的通透性,减少渗出,从而减轻组织水肿[20]。

6. 其他作用 地榆有增强免疫、镇吐、止泻和抗溃疡等作用,可抑制紫外线B导致的大鼠皮肤光损伤[21],对过氧化亚硝酸盐所致的肾损伤也有保护作用[22]。

(三) 临床报道

1. 止血 地榆治疗血崩取得良好效果[23]。大黄地榆汤治疗上消化道出血72例,促进溃疡出血点愈合[24]。

2. 治疗烧烫伤 地榆水提剂涂抹,伤口面积迅速缩小,促进伤口愈合[20]。地榆鞣质成分作用于黏膜、创面溃疡,既可使蛋白质沉淀凝固成为不溶解的保护膜,覆盖患面,预防细菌侵袭;又能抑制分泌细胞的分泌,减少局部炎症渗出[25]。地榆维生素A类物质还可促进上皮生长,加速创面和溃疡愈合。

3. 抗炎 地榆汤治疗慢性溃疡性结肠炎,收到较好效果[26]。黄柏地榆溶液治疗面部激素依赖性皮炎,疗效满意[27]。用地榆大黄寒冰散治疗带状疱疹,经临床验证疗效显著[28]。

(四) 不良反应

按寇氏法计算,小鼠腹腔注射地榆水提剂 LD_{50} 为(1.60±0.29)g/kg,地榆醇提剂 LD_{50} 为(2.17±0.49)g/kg。中毒症状为活动减少,四肢无力,呼吸困难,抽搐,给药1~2天内死亡。小鼠口服地榆水、醇提取液2.5g/kg,7天内动物活动自如,无死亡[20,29]。

参 考 文 献

[1] Mimaki Y, Fukushima M, Yokosuka A, et al. Triterpene glycosides from the roots of Sanguisorba officinalis[J]. Phytochemistry, 2001, 57: 773-779.

[2] 张东方. 中药地榆质量标准的规范化研究[D]. 沈阳:辽宁中医学院. 2001:23-24.

[3] Liu X, Cui Y X, Yu Q, et al. Triterpenoids from Sanguisorba officirmlis[J]. Phytochemistry, 2005, 66: 1671-1679.

[4] Liu X, Shi B F, Yu B, et al. Four new dimeric triterpene glucosides from Sanguisorba officinalis[J]. Tetrahedron, 2004, 60: 11647-11654.

[5] 张帆. 两种乌头及地榆的化学成分研究[D]. 成都:中科院成都有机化学研究所, 2005:68-69.

[6] 程东亮, 曹小平, 邹佩秀, 等. 中药地榆黄酮等成分的分离与鉴定[J]. 中草药, 1995, 26(11): 570-571.

[7] 孙文基, 绳金房. 天然活性成分简明手册[M]. 北京:中国医药科技出版社, 1998:580.

[8] 曹爱民, 张东方, 沙明, 等. 地榆中皂苷类化合物分离、鉴定及其含量测定[J]. 中草药, 2003, 34(5): 397-399.

[9] 王晓丹, 宋希明, 蒋志杰, 等. 地产黄芪、防风、地榆、苦参中微量元素的测定[J]. 佳木斯医学院学

报,1997,20(1):15.

[10] 南云生,孔祥德,牛序菊,等.地榆炮制初探[J].中成药,1990,12(4):15.

[11] 贾天柱,王英照,郭常炎,等.烘法制备地榆炭的初步研究[J].中成药,1992,14(1):22.

[12] 王琦,郭长强,张云端,等.十种商品地榆饮片质量分析[J].中成药,1993,15(1):24-26.

[13] 郭淑艳,贾玉良,徐美术,等.地榆炒炭前后止血作用的研究[J].中医药学报,2001,29(4):28.

[14] 翁小刚.地榆对过氧化亚硝酸盐所致肾损害的保护作用[J].国外医学:中医中药分册,2002,24(3):172-173.

[15] 聂淑琴.地榆对缺血-再灌注致凋亡和肾损伤的保护作用[J].国外医学:中医中药分册,2000,22(3):167.

[16] 聂淑琴.地榆提取物对老化加速小鼠抗氧化保护能力的影响[J].国外医学:中医中药分册,2001,23(2):89-90.

[17] 王振飞.大蓟、小蓟、地榆提取液对四种癌细胞抑制作用的研究[D].呼和浩特:内蒙古大学硕士学位论文集,2007:13-14.

[18] 吴开云,黄雪芳,彭宣宪.冰片、虎杖、地榆抑菌作用的实验研究[J].江西医学院学报,1996,36(2):53-55.

[19] 黄雪芳,彭宣宪,傅文红,等.甘草或冰片与虎杖和地榆配伍对其抑菌能力的影响[J].江西医学院学报,1998,16(2):92-96.

[20] 叶聚荣,林大杰,张丽华,等.地榆的抗炎作用[J].中药药理与临床,1985(创):153.

[21] Tsukahara K,Moriwaki S,Fujimura T,et al. Inhibitory effect of an extract of Sanguisorba officinalis L. on ultraviolet-B-induced photodamage of rat skin[J]. Bio Pharm Bull,2001,24(9):998-1000.

[22] 陈锡.地榆对过氧化亚硝酸盐所致肾损害的保护作用[J].国外医学:中医中药分册,2001,18(1):1-2.

[23] 孟景春.地榆为治血崩良药[J].江苏中医,1996,17(12):25.

[24] 陈园桃.自拟大黄地榆汤治疗上消化道出血72例[J].黑龙江中医药,2003,32(1):26-27.

[25] 王玉,成心莲,何新华,等.复方三黄酊与复方地榆酊联合治疗创伤感染的临床疗效探讨[J].滨州医学院学报,1997,20(5):433-434.

[26] 李瑞.地榆汤治疗慢性溃疡性结肠炎疗效观察[J].中医外治杂志,1998,7(4):30.

[27] 张美芳,李莉.黄柏地榆溶液冷湿敷治疗面部激素依赖性皮炎[J].山东中医杂志,2001,20(11):665.

[28] 董晓利.地榆大黄寒冰散治疗带状疱疹120例[J].中国中西医结合外科杂志,2001,7(6):362.

[29] 叶聚荣,林大杰,张丽华,等.地榆抗炎作用的药理研究[J].福建医药杂志,1985,7(6):34.

槐花 Huaihua

(附:槐角)

【别名】槐蕊(《本草正》)。

【来源】槐花,始载于《日华子本草》。为豆科落叶乔木植物槐 *Sophora japonica* L. 的干燥花蕾及花。全国大部分地区有栽培,主产于河北、山东、河南、江苏、广东、广西、辽宁等地。

【采收炮制】夏季,花未开放时采收其花蕾,称为“槐米”;花开放时采收,称为“槐花”。及时干燥,除去花序的枝、梗及杂质。炮制时将原药除去杂质及灰屑,即“槐米”,或“槐花”。取净槐米或槐花,置锅内,用文火炒至表面深黄色,取出,放凉,即为“炒槐米”或“炒槐花”。

取净槐米或槐花，置锅内用武火炒至表面焦褐色，喷淋水少许，取出，晾干，即为“槐米炭”或“槐花炭”。

【商品规格】 商品不分等级，均为统装。以花初开、完整、色黄白者为佳。

按《中国药典》(2010年版一部)规定：本品于60℃干燥6小时，含芦丁($C_{27}H_{30}O_{16}$)不得少于8.0%，槐米不得少于20.0%。

【药性】 苦，微寒。归肝、大肠经。

【功效】 凉血止血，清肝火。

【应用】

1. 血热吐衄、便血痔血　槐花性味苦寒，能清泄血分之邪热，为凉血止血之要药，可用于血热妄行所致的各种出血病证。对血热妄行，吐血衄血，用之可收苦泄降逆、凉血止血之功。如《圣济总录》槐香散，以槐花炒炭存性，研细，入麝香少许，用温糯米饮调下，治吐血不止。《世医得效方》用治衄血不止，以槐花、乌贼鱼骨等份为末，或单用槐花半生半炒，为末，吹鼻。亦可用治舌衄，即舌上出血不止，如《奇效良方》槐花散，以槐花一味，晒干研末，敷舌上，或火炒，出火毒，为末敷。以其归肝、大肠经，故尤善治下部出血。用治湿热蕴遏于肠间血分，大便下血，可与疏风止血的侧柏叶、荆芥穗、枳壳等同用，如《普济本事方》槐花散；若便血证属血热之盛者，可与清热泻火、凉血止血之山栀相伍，如《经验良方》槐花散。用于痔疮出血，可与地榆、苍术、甘草等配伍同用，如《杜氏家抄方》治诸痔出血方。对热蓄膀胱，火扰血络所致的小便出血，用之可凉血泄热以止尿血。如《滇南本草》用槐花炭为末，水酒送服治血淋；《箧中秘宝方》以槐花、郁金为末，淡豉汤送下，治尿血。

2. 崩中下血、白带不止　本品有清热凉血作用，又能固崩止带。故对妇女崩漏带下，亦有良效。如《良朋汇集》槐花散，即以陈槐花与百草霜为末，每服3～4钱，温酒调服，以治妇女血崩；而《摘元方》则以此与煅牡蛎同用，等分共研为末，每酒服三钱，以治妇女白带不止。

3. 肝热目赤、头痛眩晕　本品又能清肝泄火，适用于肝热目赤、头胀头痛及眩晕等病证，可用单味煎汤代茶，亦可配伍菊花、夏枯草等药同用。现代临床常用于高血压属肝火偏旺者，有清肝明目降压之功。

此外，本品清热凉血还能散血消肿，故还可用于热毒痈肿疮疡，如《医学启蒙》以槐花、金银花，酒煎服之，取汗，治热毒疮疡；《医方摘要》以此配伍核桃仁，无灰酒合煎热服用，治一切痈疽发背，不问已成未成，但焮痛者。

【用法用量】 内服：10～15g，入汤剂；研末吞服剂量酌减。外用：适量，研末调敷患处。凉血泻火及降血压宜生用。止血宜用槐花炭或炒槐花。

【使用注意】 槐米、槐花原为一物，其未开花之花蕾为槐米，已开花者为槐花，两者功用基本相同，故历代本草未予细分。但花蕾之功较槐花为佳。

【鉴别用药】 地榆、槐花均能凉血止血，主治血热出血之证，尤多用治下部出血之痔血、便血。但地榆尚有解毒敛疮之效，外用可治水火烫伤、疮疡肿毒；槐花则能清泻肝火，可治肝热目赤、眩晕头痛等病证。

【药论】

1.《日华子本草》：“治五痔，心痛，眼赤，杀腹脏虫及热，治皮肤风，并肠风泻血，赤白痢。”

2.《本草纲目》:"炒香频嚼,治失音及喉痹,又疗吐血衄血,崩中漏下。"

3.《本草正》:"皮肤风热,凉大肠,杀疳虫,治痈疽疮毒,阴疮湿痒,痔漏,解杨梅恶疮、下疳伏毒。"

【现代研究】

(一) 化学成分

主要含有黄酮、植物甾类、鞣质、氨基酸、蛋白质、烯酸及微量元素等多种成分。黄酮苷-芦丁为槐花的主要成分。还有槐花米甲素[1]、槐花米乙素[2]、槐花米丙素[3]、桦木醇、槐二醇[4]、槲皮素、山柰酚、异黄酮苦元染料木素[5]、异鼠李素、soyasaponin Ⅰ、soyasaponin Ⅲ、azukisaponin Ⅰ、azukisaponin Ⅱ、azukisaponin Ⅴ、kaikasaponin Ⅰ、kaikasaponin Ⅱ、kaikasaponin Ⅲ[6]、刺槐苷、月桂酸、十二碳烯酸、肉豆蔻酸、十四碳烯酸、十四碳二烯酸、十六碳烯酸、硬脂酸等脂肪酸[7]、β-谷甾醇、D-葡萄糖、葡萄糖己四醇醛酸、葡萄糖酸丙酯[8],还有17种含量高的氨基酸,且含Ca、P、Mg、K、Fe、Mn、Zn、B、Cu等多种微量元素[9]。

(二) 药理作用

1. 抗炎作用　槐花中的芸香苷及槲皮素对大鼠因组胺、蛋清、5-羟色胺、甲醛、多乙烯吡咯酮引起的脚爪水肿,以及透明酸酶引起的足踝部水肿均有抑制作用。芸香苷能显著抑制大鼠创伤性水肿,并能阻止结膜炎、耳廓炎、肺水肿的发展,对兔由于芥子油引起的结膜水肿仅有轻微的抑制作用。槐米、大黄、黄芩、当归、防风等组成的复方槐花口服液能明显抑制小鼠二甲苯所致的耳廓肿胀、大鼠蛋清所致的足肿胀,减少小鼠醋酸所致的扭体反应次数,提高小鼠痛阈,对金黄色葡萄球菌造成的感染有抑制作用,提示其有明显的抗炎、镇痛、抗局部感染作用[10]。大鼠腹腔注射芦丁对植入羊毛球的发炎过程有明显抑制作用[11]。

2. 对心血管系统的影响　槐花煎液可显著降低家兔心肌收缩力,减慢心率,减少心肌耗氧量,有保护心功能的作用,对于心动过速、房性和室性早搏、心绞痛等心脏病具有治疗作用[12]。其所含的芦丁能够降低毛细血管的异常通透性、脆性,可用于高血压、脑出血、出血等症的治疗和预防,能维持血管抵抗力等;槲皮素有降低血压、增强毛细血管抵抗力、减少毛细血管脆性、扩张冠状动脉、增加冠脉血流量等作用[13]。

3. 止血作用　槐花含有红血球凝集素,对红血球有凝集作用。槐花所含芦丁能增加毛细血管稳定性,降低其通透性和脆性,可预防糖尿病、高血压之出血。槐花能缩短凝血时间,并存在量效关系[14]。

4. 抗病毒、抗真菌作用　槐花的槲皮素能抑制病毒复制,与其他药物合用能增强抗病毒作用。槐花水浸剂在试管内对堇色毛癣菌、奥杜盎氏小芽胞癣菌、羊毛状小芽胞癣菌、星形奴卡氏菌等皮肤真菌均有不同程度的抑制作用[15]。

5. 其他作用　槐花中的芸香苷及其苷元槲皮素能保持毛细血管正常的抵抗力,减少血管通透性,可使因脆性增加而出血的毛细血管恢复正常的弹性。槐花中所含的成分芦丁对脂肪肝有祛脂作用,与谷胱甘肽合用祛脂效果更明显,槲皮素也有降血脂作用和抗肿瘤作用[13]。大剂量的槐花水泡剂可用于治疗石淋(尿路结石),有解痉止痛、溶石排石及利尿作用[16]。槐花水提物对人血淋巴细胞具有致突变作用,而且能抑制人淋巴细胞的生长和分裂增殖[17]。槐花中的芦丁有抑制醛糖还原酶作用,此作用有利于糖尿病性白内障的治疗[18]。

(三) 临床报道[19]

1. 高血压　槐花泡服可预防心脑血管并发症的发生,对脑出血后遗症有较好的康复作用。对重症高血压配合其他降压药应用可能疗效更好，而且能减少其他降压药的用量，减轻其不良反应。

2. 冠心病　槐花能明显地扩张冠状动脉，提高冠状动脉血流量，改善心肌供血，增强心肌耐缺氧能力，对心肌缺血坏死有保护作用，并有镇痛、镇静作用。槐花泡服对冠心病合并高血压、高血脂、心律失常和动脉硬化，有一定预防和治疗作用。

3. 高血脂　槐花有调节异常血脂的作用，可降低胆固醇、甘油三酯、低密度脂蛋白，升高高密度脂蛋白；抑制脂质在肝脏的沉积。明显降低血浆黏度，清除体内过多的自由基，能延缓衰老。槐花煎服可预防、缓解高血脂所致的心悸、气短、胸闷、头痛、头晕、耳鸣、乏力、食欲减退等。

4. 眩晕症　槐花泡服，亦可配菊花，可治肝火上炎所致的头痛、头晕、目赤、肢体麻木、失眠多梦、心悸焦虑等症。

5. 消化性溃疡　槐花研末口服，30天为1个疗程，一般1～2疗程可愈。槐花能清除Hp，减少胃液分泌，抑制变态反应、改善病变部位微循环，加强胃黏膜屏障，从而有利于溃疡愈合。

6. 上消化道出血　槐花炒炭研末冲服，治疗上消化道出血效果显著。

7. 其他出血性疾病　槐花炒炭研末开水调糊，棉签蘸药塞满鼻腔，鼻出血可止。尿血用炒槐花、白茅根水煎服。便血用槐花炭、地榆炭水煎服。

8. 急慢性咽炎　槐花开水冲泡，频频饮之，一般7天咽部症状消失。

9. 口腔溃疡　槐花冲泡代茶饮预防治疗口腔溃疡。如溃疡面积大，炒槐花研末脱脂棉沾少许贴溃疡面，3天后可使溃疡面痊愈。

10. 银屑病(血热型)　槐花治疗寻常型银屑病也有较好疗效，炒槐花研末冲服，见效后改为槐花蜜丸。槐花、槐叶、槐枝煎汤洗浴，治疗各种银屑病能取得较好疗效。

(四) 毒性作用

槐花有毒副作用和致突变性。食用槐花后轻者会引起恶心、呕吐、肠胃不适、发烧、皮肤痒痛、丘状皮疹、脸手水肿、面部及颈部有水疱和块状糜烂等[20]。采用人血淋巴细胞姐妹染色体互换(SCE)方法检测槐花水提物浓度为2.5mg/ml、5.0mg/ml、7.5mg/ml时诱发的SCE频率为(9.04±0.49)～(11.0±0.63)，与空白对照组相比差异性显著，说明槐花水提物对人血淋巴细胞具有致突变性，并能抑制人淋巴细胞的生长和增殖[21]。其致突变性可能与其中含有大量芦丁和槲皮素这些黄酮类物质有关。

槐花中所含的芦丁小鼠腹腔注射 LD_{50} 为950mg/kg，槲皮素小鼠口服 LD_{50} 为160mg/kg，所含的染料木素和山柰酚有终止孕卵着床及抗小鼠早孕作用，大剂量槐花酊剂可抑制某些中枢神经系统的功能。

参考文献

[1] 许植方，王秩福，李珠莲，等. 中药槐花米的化学成分研究槐花米甲素[J]. 药学学报，1957，5(3)：195.

[2] 许植方，韩公羽. 国产槐花米成分研究[Ⅱ]槐花米乙素(1)[J]. 药学学报，1957，5(3)：205.

[3] 许植方. 国产槐花米成分研究(Ⅲ)槐花米丙素[J]. 药学学报，1957，5(4)：289.

[4] Kariyone T，Ishimasa S，Shiomi T，et al. Studies on the Tfiterpenoids Ⅶ. Studies on the Triterpe-

noids contained in Sophora japonica[J]. Yakugaku Zasshi(Japan),1956,76:1210.

[5] El-Dondity S E,Khalifa T L,Ammar H A,et al. Chemical and biological study of Sophora japonica L. growing in Egypt[J]. A1-Azhar J Pharm Sci,1999,24:230.

[6] Ishida H,Umino T,Tsuji K,et al. Studies on antihemonhagic substances in herbs classified as hemostatics in Chinese medicine Ⅵ. On the antihemorrchagic principle in Sophora japonica[J]. Chem Pharm Bull,1987,35(2):857.

[7] 宋永芳,罗嘉梁. 刺槐花的化学成分研究[J]. 林产化学与工业,1992,12(4):321-326.

[8] 原思通. 医用中药饮片学[M]. 北京:人民卫生出版社,2001:372.

[9] Kitagawa I,Taniyama T,Hong Wenwang,et al. Saponin and Sapogenol XL V. Structures of Kaikasa-ponins Ⅰ,Ⅱ and Ⅲ from Sotlhorae Flos. the buds of Sophora japonica L[J]. Yakugaku Zasshi (Japan),1988,108(6):538.

[10] 黄敏. 复方槐花口服液的药理作用研究[J]. 广西中医药,2000,25(30):51-53.

[11] Kalashnikova N A,Gerashchenko G I. Antiphlogistic activity of several flavonoids[J]. Aktual Vopr Farm,1974,2:352.

[12] 王天仕,薛愧玲,杨生玉,等. 槐花煎液对麻醉家兔血流动力学的影响[J]. 中药学学报,2001,29(1):40-43.

[13] 国家医药管理局中草药情报中心站. 植物药有效成分手册[M]. 北京:人民卫生出版社,1996:902,876.

[14] 夏斯俊,胡显亚,桂常青,等. 槐花止血作用的时间药效研究[J]. 皖南医学院学报,1997,16(2):195.

[15] 曹仁烈,孙在原,王仲德,等. 中药水浸剂在试管内抗皮肤真菌作用[J]. 中华皮肤科杂志,1957(4):286.

[16] 谢宗立. 大剂量槐米炮制治疗尿路结石[J]. 中医药研究,1994(4):34.

[17] 董伟华,郑智敏,刘桂亭,等. 中药大黄、槐米、红花提取物的致突变作用[J]. 河南医科大学学报,1991,26(4):330.

[18] Iin D,Kinoshita H. Inhibition of lens aldode Reductase by flavonoids-their possible role in the prevention of disbetic cataracts[J]. Biochem Pharmacol,1976,25(22):2505.

[19] 张荣光. 槐花在临床中的应用[J]. 中华现代内科学杂志,2009,6(4):288-290.

[20] 周本杰. 中药槐花的研究概况[J]. 时珍国药研究,1996,7(5):334.

[21] 江苏医学院. 中药大辞典[M]. 上海:上海人民出版社,1977:448,2434.

附:槐角

槐角始载于《神农本草经》,原名槐实。为豆科植物落叶乔木槐 *Sophora japonica* L. 的果实。冬至后,果实成熟时采摘,除去杂质,晒干备用。味苦,性寒。归肝、大肠经。功用与槐花相似,但止血作用较槐花为逊,而清降泄热之力则较强,且能润肠,药性苦寒沉降,善止痔血、便血,故常用于痔疮肿痛出血之证,如《太平惠民和剂局方》槐角丸,即以本品与地榆、黄芩、当归等品配伍同用;本品又能清肝泻火,兼降血压,故又适用于肝火上炎所致的目赤、头痛眩晕及高血压,多与黄芩、决明子、夏枯草等药同用。一般用量10~15g,入汤剂。脾胃虚寒者及孕妇忌服。

侧柏叶 Cebaiye

【别名】 柏叶(《金匮要略》),丛柏叶(《闽东本草》)。

【来源】 侧柏叶,原名柏叶。始载于《名医别录》。为柏科常绿乔木植物侧柏 *Platycladus orientalis* (L.) Franco 的干燥枝梢及叶。我国大部分地区有产。

【采收炮制】多在夏、秋季节采收，剪取小枝，除去粗梗，阴干。炮制时将原药拣净杂枝，即为“侧柏叶”。取净侧柏叶，置锅内用武火炒至表面焦褐色，内部焦黄色，喷淋水少许，取出，晾干，即为“侧柏炭”。

【商品规格】商品不分等级，以枝叶嫩、色深绿者为佳。

【药性】苦、涩，微寒。归肺、肝、脾经。

【功效】凉血止血，化痰止咳，生发乌发。

【应用】

1. 吐血、衄血　侧柏叶苦涩性寒，专入血分，善清血热，炒后更有收敛止血之功，为治疗各种出血病证之要药。尤以凉血热见长，故多用于血热妄行所致的出血病证。血热妄行，吐血衄血，血色鲜红者，可与凉血止血的大蓟、小蓟、白茅根等配伍同用。若用鲜品，则凉血止血之功更佳，如《校注妇人良方》四生丸，以鲜侧柏叶与鲜荷叶、鲜地黄、鲜艾叶共四味鲜品同用，治血热妄行，吐血衄血。若治虚寒性出血，本品又可与温经止血药相伍，如《金匮要略》柏叶汤，以之与干姜、艾叶等配合，用治吐血不止，见有面色萎黄、舌淡、脉虚无力等虚寒之证者。若治鼻衄，可收外用止血之效，如《普济方》吹鼻方，用侧柏叶、石榴花共研末，吹鼻中，治衄血不止。

2. 便血、崩漏　本品凉血止血之功，对膀胱及肠胃蕴热所致大小便出血亦有良效。用治大便出血，可单用取效，如《百一选方》用柏叶烧灰调服，以治肠风、脏毒、下血不止；《普济方》用治上证，则用嫩柏叶，再加槐花，研末蜜丸，空心酒服，名侧柏散。用治尿血、血淋，本品可与小蓟、大蓟、白茅根等同用。本品又可用于妇人崩漏下血，月经过多之证。如《圣济总录》芍药汤以之与芍药配伍，用治妇人月水久不断；若崩漏下血见有气血两虚等证者，则需配合党参、当归、地黄、仙鹤草等药同用。

3. 肺热咳嗽　本品有止咳祛痰作用。可用治肺热咳喘、痰稠难咯等症，单味制成片剂或煎汤服用，即能改善症状。亦可配合化痰止咳药物同用，如配制半夏、佛耳草等同用。对肺痨咳血之症，尤宜选用。

4. 脱发斑秃、须发早白　《本草衍义补遗》认为“柏叶为补阴要药”，故有养血生发之效，可用治脱发斑秃等症。如《备急千金要方》以生柏叶、附子研末，猪脂和丸，入汤中洗头治脱发。近代则以鲜侧柏叶 60g，加乙醇(60%)或白酒适量，浸泡七天，取药液涂擦头皮，治脂溢性皮炎所致的头皮作痒、脱发。

此外，侧柏叶外用，可用于治外伤出血。还可用于治烫火伤，如《本草图经》用生柏叶捣泥，涂敷，可收止痛灭瘢之效。又侧柏叶有祛风作用，还可用治历节风痛，如《本草纲目》柏叶酒，以侧柏叶煮汁，同曲米酿酒饮，治风痹历节作痛；治跌打损伤，如《生草药性备要》用本品和糖捣敷。临床也常与大黄、泽兰、黄柏等药为末，外敷以凉血化瘀消肿。

【用法用量】内服，10～15g，入汤剂，大剂量可用至 30g。亦入丸、散剂。外用：适量。可煎汤水洗，鲜用捣敷或研末调敷，涂擦。生用长于凉血清热，止血、止咳祛痰力胜，多用于血热妄行及咳喘痰多之证。炭药以止血为主，各种出血证均可选用。

【使用注意】据药理实验研究，本品生用的止血作用比炒炭止血为好。

【药论】

1.《名医别录》：“主吐血、衄血、痢血、崩中赤白。轻身益气，令人耐寒暑，去湿痹，生肌。”

2.《本草汇言》:“侧柏叶,止流血,去风湿之药也。凡吐血、衄血、崩血、便血,血热流溢于经络者,捣汁服之立止。凡历节风痱周身走注,痛极不能转动者,煮汁饮之即定。惟热伤血分与风湿伤筋者,两病专司其用。但性味苦寒多燥,如血病系热极妄行者可用,如阴虚肺燥,因咳动血者勿用也。如痹病系风湿闭滞者可用,如肝肾两亏,血枯髓败者勿用也。”

3.《本经逢原》:“柏叶,性寒而燥,大能伐胃,虽有止衄之功,而无阳生之力,故亡血虚家不宜擅服。然配合之力,功过悬殊,如《金匮》柏叶汤,同姜、艾叶吐血不止,当无此虑矣。若《济急方》同黄连治小便血;《圣济总录》同芍药治月水不断,纵借酒之辛温,以行苦寒之势,但酒力易过,苦寒长留,每致减食作泻,瘀积不散,是岂柏叶之过欤?”

4.《本草求真》:“服此大能伐胃。虽有止血凉血之功,而气味与血分无情,不过仗金气以制木,借炒黑以止血耳。《名医别录》称为补益,似属未是,但涂烫火伤损,生肌杀虫,炙罨冻疮,汁染须发最佳。”

【现代研究】

(一) 化学成分

主要含挥发油、黄酮、鞣质等[1]。挥发油中含雪松烯、雪松醇、侧柏烯、侧柏酮、小茴香酮、蒎烯、石竹烯等[2]。黄酮类化合物中有香橙素、槲皮素、杨梅树皮素、扁柏双黄酮、穗花杉双黄酮等[3]。叶中尚含钾、钠、氮、磷、钙、镁、铁、锰和锌等元素。

(二) 药理作用

1. 止血作用　侧柏叶热水提取部分分得止血有效部分黄酮醇苷,小鼠剪尾法出血时间比对照组缩短62.1%[1]。侧柏叶槲皮苷具有良好的抗毛细血管脆性和止血作用,槲皮素对由ADP胶原或凝血酶引起的血小板聚集及血栓形成有抑制作用[4]。侧柏叶鞣质又有收缩微血管和促凝血的作用。小鼠剪尾法观察侧柏叶止血有效成分鞣质经鉴定为缩合型鞣质[1]。

2. 镇咳、平喘、祛痰的作用　侧柏叶醇沉部分、醇提取液及其提取黄酮腹腔注射,对小鼠SO_2所致的咳嗽有镇咳作用[5]。石油醚提取物、乙醚析出物对小鼠氨熏法所致咳嗽有明显的抑制作用[6]。对电刺激猫喉上神经所致的咳嗽,具有明显镇咳作用。侧柏叶煎剂醇沉后部分,对小鼠及豚鼠离体气管平滑肌均有松弛作用,并可部分阻断乙酰胆碱的作用,其有效部分主要在乙酸乙酯提取部分[5]。但对豚鼠组胺性哮喘无明显保护作用[5,6]。对大鼠气管-肺组织呼吸有降低组织耗氧量的作用[7]。侧柏叶醇提取液、石油醚提取物或醇沉淀物等有明显祛痰作用[6,8]。煎剂醇沉部分对大鼠则未见气管分泌物明显增加[5]。近年来分得一种祛痰有效成分异海松酸[9],能增加家兔呼吸道排泌酚红的作用,在切断两侧迷走神经后仍有祛痰作用。侧柏叶石油醚提取物对鸡气管纤毛运动印度墨汁的速度并无明显影响[9]。

3. 对心血管系统的作用　侧柏叶中槲皮素具有降血压、保护心肌缺血再灌注损伤等作用。槲皮素能显著抑制血小板衍生生长因子(PDGF)诱导的肺动脉平滑肌细胞增殖,对于肺动脉高压的防治具有重要作用[7]。侧柏叶槲皮素阻断肺动脉平滑肌细胞(PASMC)G_0/G_1期进入DNA合成的S期,且能抑制PDGF诱导的酪氨酸磷酸化程度。通过阻断肺小动脉平滑肌细胞增生而降低肺循环阻力。对于胸主动脉平滑肌细胞的增殖,槲皮素也有抑制作用。可见槲皮素能抑制动脉平滑肌增殖,预防血管再狭窄[8]。

4. 抑菌作用　侧柏叶挥发油对金黄色葡萄球菌、四联球菌、大肠杆菌和产气杆菌都有明显的抑制作用，呈剂量依赖关系，对枯草杆菌的抑制作用不明显[9]。侧柏叶水煎液对金黄色葡萄球菌有抑制作用，其醇提物抑制金黄色葡萄球菌的作用强于水煎液，且对卡他球菌也有抑制作用。侧柏叶乙醇提取物对苹果腐烂葡萄病菌、葡萄黑痘病菌、葡萄白腐病菌和番茄早疫病菌等 4 种供试菌种有较强抑制作用，抑菌率均大于 70%[10]。

5. 抗肿瘤作用　侧柏叶、种皮及种子挥发油中分离纯化出雪松醇能抑制 50%的 NCI-H460(人肺癌)细胞死亡，有较强抗肺癌细胞活性[11]。

6. 抗炎作用　总黄酮对大白鼠中性粒细胞花生四烯酸代谢产物 5-HETE 及 LTB_4 生物合成的抑制率分别为 30.5%～87.3%和 27.8%～84.3%。5.0、25.0、45.0mg/L 的总黄酮对 A23187 诱导的β-葡糖苷酸酶释放抑制率分别为 13.4%、26.2%和 32.2%[12,13]。

7. 抗红细胞氧化作用　侧柏叶黄酮加入到红细胞悬液中可明显抑制 H_2O_2 诱发的人 RBC 溶血，溶血度及丙二醛的含量均下降，且随着黄酮剂量的增加，抑制作用加强[14]。

8. 防脱发作用　通过采用 Williams Emedium 培养小鼠触须毛囊游离器官和毛球细胞，研究不同浓度的红花、当归、生侧柏叶三味中药混合煎剂对体外培养的小鼠触须毛囊毛发生长的影响；采用乳鼠背部皮肤毛囊球部细胞体外培养的方法，研究上述中药对小鼠毛囊球部细胞生长活力的影响。经显微镜和 MTT 还原测定(单核细胞直接细胞毒性测定)法观察毛发的生长。7 天后，实验组毛发的生长速度明显快于对照组。红花、当归、生侧柏叶三味中药混合煎剂对体外培养的小鼠毛囊毛发生长起促进作用，可直接促进毛囊球部细胞增殖[15]。何首乌、川芎、甘草和侧柏叶的水提取物混合剂较对照组毛发生长快，生长长度也增加，并且可以延长毛发的生长期，可明显抑制毛发的生长，显著缩短毛发的生长时间[16]。

9. 镇静作用　侧柏叶煎剂能显著减少小鼠自发活动并延长戊巴比妥钠的睡眠时间，对咖啡因所致惊厥无拮抗作用。而侧柏酮长期应用后，既不影响大鼠的自主活动，也不改变其条件行为，仅使其活动共济得更好。甚至于侧柏酮经大剂量给药时，也不影响大脑皮层的组织呼吸[17]。

（三）临床报道

1. 治疗崩漏　侧柏叶炭、广三七、乌梅炭、地榆炭研末冲服，治疗非经期崩漏 100 例，痊愈 52 例，显效 30 例，好转 17 例，无效 1 例。总有效率 99%[18]。

2. 治疗痔疮出血　炒侧柏叶、大黄炭、黑荆芥研末，水调保留灌肠，治疗痔疮出血 8 例，效果满意[19]。

3. 治疗百日咳　鲜侧柏叶水煎服，治疗百日咳 92 例，治愈 80 例，好转 10 例，无效 2 例[20]。

4. 治疗带状疱疹　侧柏叶、黄柏、大黄、雄黄、明矾、冰片水煎外洗，5 天为 1 个疗程，治疗 30 例，1～2 疗程痊愈 23 例，3 个疗程痊愈 6 例[21]。

5. 治疗烧伤　鲜侧柏叶捣烂，乙醇调糊外敷，治疗烧伤 61 例，5 天左右治愈 58 例[22]。

6. 治疗腮腺炎　鲜侧柏叶捣烂，鸡蛋清调敷，治疗 50 例，48 例在 1～3 天内痊愈[23]。

7. 治疗脱发　鲜侧柏叶乙醇浸液涂搽，治疗斑秃 160 例，显效 33 例，有效 91 例，总有效率 77.5%。鲜侧柏叶、何首乌、白鲜皮和骨碎补酒精浸液外搽，治疗脂溢性脱发 38 例，总有效率 63%[24]。四白生发搽剂外涂局部，并揉搓头皮，治疗患者 230 例，显效 175 例，有效

21例，微效26例，无效8例[25]。

（四）不良反应

小鼠腹腔注射侧柏叶煎剂 LD_{50} 为15.2g/kg，水煎醇沉部分小鼠腹腔注射 LD_{50} 为30.5g/kg，灌胃侧柏叶煎剂60g/kg，72小时未见死亡。侧柏叶的石油醚提取物灌胃对小鼠的 LD_{50} 为29.64mg/kg。大鼠分别以相当临床剂量的20倍和40倍的煎剂连续灌胃六周，除动物活动减少，食量比对照组稍有减少外，对生长、肝功能、血液生化指标及病理检查均无明显影响[6]。

参考文献

[1] 徐振，鲍世兰，赵娟娟，等.侧柏叶止血成分的研究[J].中药通报，1983，8(2)：30-32.

[2] 魏刚，王淑英.侧柏叶挥发油化学成分气质联用分析[J].时珍国医国药，2001，12(1)：18-19.

[3] 张国琴，刘延红，潘田琅，等.侧柏叶中总黄酮成分含量测定[J].西北药学杂志，2001，16(3)：107-108.

[4] 刘爱如，田樱，程立方，等.山东地区侧柏叶止血和抑菌作用比较[J].山东中医学院学报，1995，19(1)：47-49.

[5] 唐春萍，江涛，庄晓彬.侧柏叶乙酸乙酯提取物对豚鼠离休气管平滑肌的作用[J].中草药，1999，30(4)：279.

[6] 曹雨诞，曾祥丽，单鸣，等.侧柏叶的研究进展[J].江苏中医药，2008，40(2)：86-88.

[7] 王昌明，张珍祥.槲皮素对肺动脉平滑肌细胞增殖及大鼠低氧性肺动脉高压的影响[J].中华物理医学与康复杂志，1999，21(2)：103-105.

[8] 黄慧，王昌明，阳耀忠，等.槲皮素对兔球囊血管成形术后管壁增生及培养的动脉平滑肌细胞增殖的影响[J].中国循环杂志，1997，12(6)：453-455.

[9] 公衍玲，金宏，王宏波.侧柏叶挥发油提取工艺及其抑菌活性研究[J].化学与生物工程，2009，26(2)：36-38.

[10] 李园园，郝双红，万大伟，等.侧柏乙醇提取物对21种植物病原真菌的抑菌活性[J].西北植物学报，2008，28(5)：1056-1060.

[11] 蒋继宏，李晓储，高雪芹，等.侧柏挥发油成分及抗肿瘤活性的研究[J].林业科学研究，2006，19(3)：311-315.

[12] 梁统，覃燕梅，梁念慈，等.侧柏叶醇提取物抗炎作用的研究[J].中国药科大学学报，2001，32(3)：224-226.

[13] 梁统，覃燕梅，梁念慈，等.侧柏总黄酮的抗炎作用及机制[J].中国药理学通报，2003，19(12)：1407-1410.

[14] 丁航，刘慧明，梁统，等.侧柏叶中黄酮类化合物对 H_2O_2 诱导的人红细胞氧化作用的影响[J].实用临床医学，2003，4(3)：23-24.

[15] 吴巧云.红花、当归和生侧柏叶煎剂对鼠毛囊生长影响的体外研究[D].杭州：浙江大学硕士学位论文集，2006.

[16] 谷朝霞，汪旸，杨淑霞，等.首乌、川芎、甘草、侧柏叶对体外培养人头皮毛囊的影响[J].中国皮肤性病学杂志，2007，21(12)：721-723.

[17] 于江泳，张卫华.侧柏叶中1个新的松脂衍生物具有神经保护作用[J].国外医学：中医药分册，2003，25(4)：236.

[18] 王贯中，王意诚.乌七止崩散治疗崩漏100例[J].陕西中医，1990，11(4)：151.

[19] 张法运.侧柏叶治疗痔疮出血8例[J].中国肛肠病杂志,1985,5(4):5.

[20] 方云琪.鲜侧柏叶煎剂治疗百日咳92例[J].安徽中医学院学报,1988,7(1):34.

[21] 马林,宋少华,王晓娜,等."雄黄洗剂"治疗带状疱疹30例临床观察[J].黑龙江中医药,1990(5):19.

[22] 荣金玉,徐自力.鲜侧柏叶膏外敷治疗烧伤61例[J].中西医结合杂志,1989,9(10):630.

[23] 臧明仁.鲜侧柏叶外敷治疗腮腺炎[J].河北中医,1985(4):31.

[24] 侯士良.中药八百种详解[M].郑州:河南科学技术出版社,1994:529.

[25] 林朝亮,殷学超,黄育志,等.中医药治疗脂溢性脱发近况[J].国医论坛,2002,17(6):50-51.

白茅根　Baimaogen

【别名】茅根、兰根、茹根(《神农本草经》),地菅、地筋(《名医别录》),白花茅根(《日华子本草》),地节根(《青海药材》),茅草根(《江苏植药志》),甜草根(《河北药材》),丝毛草根(《中药志》)。

【来源】白茅根,始载于《神农本草经》,原名茅根。为禾本科植物白茅 *Imperata cylindrica* Beauv. var. major(Nees)C. E. Hubb. 的根茎。全国各地均有产,但以华北地区较多。

【采收炮制】春、秋二季采挖,除去须根及膜质叶鞘,去净泥土,捆成小把。鲜品称为鲜茅根。炮制时将原药洗净,微润,切段,干燥,除去碎屑,为"白茅根"。取白茅根段,置锅内用武火炒至表面焦褐色,内部焦黄色。喷淋水少许,取出,晾干,为"茅根炭"。

【商品规格】商品不分等级,为统装货。以条粗、色白、味甜者为佳。全国各地自产自销,以广东产者质优。

按《中国药典》(2010年版一部)规定:本品总灰分不得过5.0%。

【药性】甘,寒。归肺、胃、膀胱经。

【功效】凉血止血,清热利尿。

【应用】

1. 血热妄行、咳血吐衄　本品性味甘寒,主入血分,功善凉血止血,为治血热妄行诸血证之常用药。因其善清肺胃蕴热,故尤适用于肺胃热盛所致的出血病证。单味应用即可取效,如《千金翼方》治吐血不止,《校注妇人良方》治鼻衄出血,皆以白茅根煎汁服用或鲜品捣汁饮用。若配伍其他凉血止血药同用,疗效更好,如《医学衷中参西录》二鲜饮以鲜白茅根配鲜藕煮汁常饮之,治劳嗽痰中带血;若再加鲜小蓟根则为三鲜饮,疗效更佳。

2. 热淋、血淋、水肿、黄疸　本品既能凉血止血,又能清热利尿。故可用治热淋、血淋等症。因其入膀胱经,能清热利水,导热下行,故对膀胱湿热蕴结而致血淋尿血之证,本品尤为适宜。如《太平圣惠方》单用本品煎服,治小便出血;若血尿时发,属虚而有热者,又当补虚止血兼顾,如《外台秘要》茅根饮子,以之与人参、地黄、茯苓合用,治胞络中虚热,小便时如血色。亦可用治热淋、小便不利等病证,如《肘后方》治热淋,《医学衷中参西录》治尿少、身肿,均单用本品煎服;若治小便结涩不通,可配石韦、木通、冬葵子等同用。其清利湿热之效,尚可用治湿热黄疸,常与茵陈、栀子等同用,可收清热利湿退黄之效。

3. 胃热呕哕、肺热咳喘　本品味甘性寒,能清泄肺胃蕴热,兼有生津止渴之效,故可用于热病烦渴,肺胃有热之呕哕、咳喘等病证。如《备急千金要方》以之配芦根治胃热呕哕;《小品方》茅根汤,以之与葛根合用,治热病呕哕;而《太平圣惠方》如神汤,则以之配桑白皮,治肺热气喘。现代临床多配伍芦根、桑白皮等，用治麻疹肺炎咳喘。

此外，白茅根还可用于治疗乳糜尿及妇女血热经枯之经闭。

【用法用量】 煎服，15～30g。鲜品加倍，以鲜品为佳，可捣汁服。多生用，止血亦可炒炭用。

【鉴别用药】 白茅根与芦根均能清肺、胃之热，利尿通淋，均可用治肺热咳嗽、胃热烦渴、呕吐等病证，且常相须为用。但白茅根偏入血分，故以凉血止血为主；而芦根则专入气分，则以清热生津为主。

【药论】

1.《神农本草经》："主劳伤虚羸，补中益气，除瘀血、血闭、寒热，利小便。"

2.《本草纲目》："白茅根甘，能除伏热，利小便，故能止诸血、哕逆、喘急、消渴，治黄疸、水肿，乃良物也。世人因微而忽之，惟事苦寒之剂，致伤冲和之气，乌足知此哉？"

3.《医学衷中参西录》："中空有节，最善透发脏腑郁热，托痘疹之毒外出；又善利小便淋涩作疼，因热小便短少，腹胀身肿；又能入肺清热以宁嗽定喘；为其味甘，且鲜者嚼之多液，故能入胃滋阴以生津止渴，并治肺胃有热、咳血、吐血、衄血、小便下血，然必用鲜者其效方著。春前秋后剖用之味甘，至生苗盛茂时，味即不甘，用之亦有效验，远胜干者。"

4.《本草正义》："白茅根，寒凉而味甚甘，能清血分之热，而不伤于燥，又不粘腻，肺热气逆喘满。且甘寒而多液，虽降逆而异于苦燥，则又止渴生津，而清涤肺胃肠间之伏热，能疗消谷燥渴。又能通淋闭而治溲血下血，并主妇女血热妄行，崩中淋带。又通利小水，泄热结之水肿，导瘀热之黄疸，皆甘寒通泄之实效。然其甘寒之力，清泄肺胃，尤有专长，凡齿痛龈肿，牙疳口舌诸疮，及肺热郁窒之咽痛腐烂诸证，用以佐使，功效最著，而无流弊。"

【现代研究】

（一）化学成分

主要含三萜类、黄酮类、木脂素、内酯类、糖类、甾体类及有机酸类等多种化学成分。

1. 三萜类　九个三萜类化合物，其中以芦竹素和白茅素等羊齿烷和乔木萜烷型三萜类化合物为主，包括羊齿烯醇、西米杜鹃醇、乔木萜醇、异乔木萜醇、乔木萜醇甲醚、乔木萜酮以及木栓酮等[1,2]。另有 α-香树素[3]。

2. 黄酮及色原酮类　四个具有细胞毒活性的黄酮类化合物，即麦黄酮、六羟黄酮-3，6，3'-三甲基醚、六羟黄酮-3，5，6，3'-四甲基醚、3，5-二氧-甲基山柰酚[3]；还有flidersiachromone，5-羟基-2-苯乙烯基色原酮，以及具有抗谷氨酸盐诱导新生鼠皮层细胞的神经毒活性物质 5-羟基-2-苯乙基色原酮和 5-2-[2-(2-羟基苯基)乙基]色原酮[4]。

3. 木脂素类　graminones A，具有抑制兔主动脉收缩的活性物质 graminones B[5]。

4. 内酯类　4，7-二甲氧基-5-甲基香豆素[6]，白头翁素和薏苡素等[7]。

5. 糖类　糖类含量达总提取物的 80%以上，主要存在着 6 种单糖苷：葡萄糖苷、半乳糖苷、树胶醛糖苷、甘露糖苷、木糖苷、鼠李糖苷[8]，也有蔗糖和果糖[9]。

6. 有机酸及甾体类　草酸、苹果酸、柠檬酸、酒石酸[10]，对羟基桂皮酸、棕榈酸[11]，有机酸钾盐和钙盐。谷甾醇、油菜甾醇、豆甾醇[12]，胡萝卜苷，具有细胞毒活性的 β-谷甾醇-3-*O*-D-吡喃葡萄糖苷-6-十四烷酸盐等[3]。

7. 其他成分　具有抑制 5-脂肪氧化酶活性的成分 cylindol A 和 cylindol B[13]，能显著降低血清谷丙转氨酶的 α-联苯双酯[11,14]，抑制血管收缩成分 cylindrene 和抑制血小板聚集成分 imperanene[15-17]，以及木犀草啶[18]和 3-羟基-4-甲氧基苯甲醛[3]。

（二）药理作用

1. 利尿作用　白茅根煎剂灌胃，对正常家兔有利尿作用[19]。白茅根利尿作用可能与其所含丰富钾盐有关[20]。

2. 止血作用　白茅根对凝血第二阶段（凝血酶生成）有促进作用，可以抑制肝病出血倾向并治疗先天性Ⅰ、Ⅴ、Ⅷ、Ⅹ因子缺乏性疾病[21]。生品和炭品均能明显地缩短小鼠的出血时间、凝血时间和血浆复钙时间，炒炭后止血作用提高[22]。白茅花也可缩短小鼠出血时间和凝血时间[23]，并能降低血管通透性[24]。

3. 抗菌作用　白茅根煎剂对弗氏、宋内氏痢疾杆菌有明显的抑菌作用，对肺炎球菌、卡他球菌、流感杆菌、金黄色葡萄球菌等均有抑制作用，对志贺氏及舒氏痢疾杆菌却无作用[25]。

4. 免疫调控作用　白茅根对小鼠腹腔巨噬细胞的吞噬功能有加强效应，可增强机体的非特异性免疫作用，提高小鼠 TH 细胞数及促进 IL-2 的产生，从而增强整体免疫功能[26]。对正常及免疫功能低下小鼠能明显提高外周血 ANAE 阳性细胞百分率和外周血 CD_4^- T 淋巴细胞百分率、降低 CD_8^- T 淋巴细胞百分率，并调整 CD_4^-/CD_8^- 比值趋向正常[27]。白茅根多糖对正常人 T 淋巴细胞有免疫调节作用，其结果与实验动物研究的结论类似[28]。

5. 其他作用　白茅根水煎液能减轻二甲苯所致小鼠耳廓肿胀，能减轻角叉菜胶所致大鼠后足跖的肿胀，能明显抑制冰醋酸所致小鼠腹腔毛细血管通透性的增加，能有效对抗酵母多糖 A 所致大鼠足趾肿胀，对制霉菌素所致的小鼠足跖炎症模型无明显作用[29]。对乙醇引起的小鼠自发活动有明显的抑制作用，能抑制醋酸引起的扭体反应[20]，对提高乙型肝炎表面抗原阳性的转阴率有显著效果[30]。白茅根甲醇提取物能抑制四氯化碳对肝的损伤且无毒副作用[3]。

（三）临床报道

1. 肝炎　白茅根、茵陈、黄柏水煎服治疗黄疸性肝炎，4～10 天黄疸消退[31]。鲜茅根水煎加白糖代茶饮，治疗小儿急性黄疸性肝炎，半月痊愈。白茅根、丹参、柴胡等煎服治疗甲型肝炎 200 例，治愈率达 94%[32]。白茅根、山楂根、六月雪根煎服治疗急性黄疸型肝炎 31 例，黄疸均有显著消退，食欲渐增，肝区压痛、畏寒消失，总有效率为 100%[33]。

2. 急性肾炎　白茅根、白糖煎服治疗急性肾炎 40 例，治愈 32 例，显效 5 例，好转 2 例，无效 1 例，总有效率为 97.5%[34]。白茅根、益母草、半边莲、泽泻等煎服治疗急性肾炎，治愈有效率达 97%以上[35]。白茅根汤合青霉素 80 万单位肌内注射治疗急性肾炎 63 例，痊愈 37 例，有效 26 例，有效率 100%[36]。

3. 肿瘤　白茅根多用于治疗消化道肿瘤，如食管癌、胃癌、直肠癌，亦可用治肺、膀胱、鼻咽部肿瘤。多在辨证与辨病的基础上与其他抗肿瘤药配伍组成复方使用。如治食管癌选用白茅根、白花蛇舌草、半枝莲等煎服，验之有效[37]。

4. 淋证及血尿　白茅根、苦参、石韦、车前草等煎服治疗 126 例淋证患者，结果痊愈 82 例，好转 38 例，无效 6 例，总有效率为 95.2%[38]。白茅根煎服治疗甘露醇所致的血尿 16 例，有效率为 100%[39]。

5. 其他 白茅根可用于治疗小儿外感发热不退或退而复发者[40]；用于过敏性紫癜的治疗[41]；在眼科热病中的应用，如巩膜炎[42]；用于麻疹的治疗[43]；还可用于治疗口腔炎、红肿关节炎、乳糜尿等[37]。

参考文献

[1] Nishimoto K, Ito M, Narori S, et al. The Structures of arundoin, cylindrin and femenol[J]. Tetrahedron, 1968, 24(2): 735-752.

[2] Ohmoto T, Ikuse M, Natori S, et al. Triterpenoids of the gramineae[J]. Phytoeemistry, 1970, 9(10): 2137-2148.

[3] Gamal A. Mohamed, Ahmed Abdel-Latef, Mostafa A, et al. Fouad. Chemical Composition and Hepato-protective activity of Imperata cylindrica Beauv[J]. Pharmacognosy Magazine, 2009, 4(17): 28-36.

[4] J. S. Yon, M. K. Lee, S. H. Sung, et al. Neuroprotective 2-(2-Phenylethyl) chromones of Imperata cylindriea[J]. J. Nat. Prod., 2006, 69(2): 290-291.

[5] K. Matsunaga, M. Shibuya, Y. Ohizuni. Graminone B, et al. a Novel Lignan with Vasodilative Activity from Imperata cylindrica[J]. J. Nat. Prod., 1994, 57(12): 1734-1736.

[6] 王明雷，王素贤，孙启时，等. 白茅根化学成分的研究[J]. 中国药物，1996，5(1)：53-55.

[7] 中国医学科学院药物研究所. 中草药有效成分的研究[M]. 北京：人民卫生出版社，1972：441.

[8] Pinilla V. 白茅根中多糖物质的分离及其部分免疫刺激作用的研究[J]. 国外医学：中医中药分册，2004，22(6)：365.

[9] Haginiwa J, Hori M, Yamazaki M, et al. On the potassium and sugar in the rhizome of Imperata cylindriea Beauv. Var. koenigii Durand et Sehinz[J]. Yakugaku Zasshi, 1956, 76(7): 863.

[10] 王明雷，王素贤，孙启时. 白茅根化学及药理研究进展[J]. 沈阳药科大学学报，1997，14(1)：67-69.

[11] 王明雷，王素贤，孙启时，等. 白茅根化学成分的研究[J]. 中国药物化学杂志，1996，6(3)：192-194.

[12] 徐国钧. 生药学[M]. 北京：人民卫生出版社，1987：430.

[13] Kimihiro Matsunaga, Masato Ikeda, Masaoka Shibuya, et al. Cylindol A, a Novel Biphenyl Ether with 5-Lipoxygenase Inhibitory Activity, and a Related Compound from Imperata cylindriea[J]. J. Nat. Prod., 1994, 57(9): 1290-1293.

[14] 刘耕陶. 联苯双酯、二苯乙烯、五仁醇及灵芝对小鼠实验性肝损伤保护作用的比较[J]. 药学学报，1979，14(10)：598-604.

[15] K. Matsunaga, M. Shibuya, Y. Ohizuni, et al. a Novel Sesquiterpenoid from Imperata clylindrica with Inhibitory Activity on Contractions of Vascular Smooth Muscle[J]. J. Nat. Prod., 1994, 57(8): 1183-1184.

[16] M. Matsunaga, M. Shibuya, Y. Ohizuni, et al. Imperanene, a Novel Phenolic Compound with Platelet Aggregation Inhibitory Activity from Imperata eylindrica[J]. J. Nat. Prod., 1995, 58(1): 138-139.

[17] 松永公浩. 白茅根中分离到的新血管收缩抑制物质 Cylindrene 及血小板聚集阻碍物质 Imperanefie 的结构[J]. 国外医学：中医中药分册，1996，18(3)：50.

[18] Bate-Smith E C, Swain T, et al. New eco-anthocyanins in grasses[J]. Nature, 1967, 213(5080): 1033.

[19] 江苏新医学院. 中药大辞典[M]. 上海：上海科学技术出版社，1977：721-723.

[20] 于庆海，杨丽君，孙启时，等. 白茅根药理研究[J]. 中药材，1995，18(2)：88-90.

[21] 宋善俊，王辨明，沈迪，等. 17 种止血中草药的实验研究[J]. 新医学，1978，9(2)：55-56.

[22] 宋劲诗，陈康. 白茅根碳炒后的止血作用研究[J]. 中山大学学报论丛，2000，20(5)：45-48.

[23] 刘桂亭，陈少如. 白茅花对正常家兔凝血及出血影响初步试验结果[J]. 河南医学院学报，1959(5)：29-30.

[24] 刘桂亭，钱玉珍，等. 白茅花对正常家兔血管通透性的影响[J]. 河南医学院学报，1959(5)：31-32.

[25] 中国医学科学院药物研究所抗菌工作组. 545 种中药的抗菌作用筛选[J]. 药学学报，1960，8(2)：59.

[26] 吕世静，黄槐莲. 白茅根对 IL-2 和细胞亚群变化的调节作用[J]. 中国中药杂志，1996，21(8)：488-489.

[27] 付嘉，熊斌，白丰沛，等. 白茅根对小白鼠细胞免疫功能影响[J]. 黑龙江医药科学，2004，23(2)：17-18.

[28] 吕世静，黄槐莲，袁汉尧，等. 白茅根多糖对人淋巴细胞免疫调节效应的研究[J]. 中国新药杂志，2004，13(9)：834-835.

[29] 岳兴如，侯宗霞，刘萍，等. 白茅根抗炎的药理作用[J]. 中国临床康复，2006，10(43)：85-87.

[30] 魏中海. 白茅根煎剂治疗乙型肝炎表面抗原性的临床疗效观察[J]. 中医药研究，1992(4)：30-34.

[31] 李志谦，郭旭先. 茅根的妙用[J]. 医学文选，1994(1)：10.

[32] 郭玉刚，刘美凤. 白茅根汤治疗甲型肝炎 200 例[J]. 新中医，1996，28(5)：47.

[33] 耿振江，阎金周. 三根汤治疗急性黄疸型肝炎 31 例[J]. 河北中医，1994，16(2)：39.

[34] 刘加宽. 白茅根汤治疗急性肾炎 40 例[J]. 安徽中医学院学报，1994，13(3)：27.

[35] 韩素琴. 巧用茅根治肾炎[J]. 药膳食疗，2005(9)：20.

[36] 李明强. 自拟白茅根汤为主治疗急性肾炎 63 例临床观察[J]. 安徽中医临床杂志，2000，12(4)：311.

[37] 胡烈. 白茅根临床新用[J]. 中国临床医生，2000，28(10)：48.

[38] 王钦茂. 许振燕. 尿感汤治疗尿路感染 126 例报告[J]. 中国基层医药，2002，9(3)：241.

[39] 王彦香. 白茅根治疗甘露醇所致的血尿 16 例临床分析[J]. 青海医药杂志，2006，36(1)：24.

[40] 李言庆，姜海. 小儿退热良药-白茅根[J]. 社区医学杂志，2006，4(6)：51.

[41] 吕自翠，吕胜章，曹衍儒，等. 五根汤治疗过敏性紫癜 30 例[J]. 山东中医杂志，1994，13(5)：203.

[42] 张燕萍. 白茅根在眼科热病中的应用[J]. 贵阳中医学院学报，1996，18(2)：50.

[43] 范世忠. 几种用白茅根治病的民间验方[J]. 求医问药，2006(2)：35.

苎麻根　Zhumagen

【别名】苎根(《名医别录》)，苎麻头(《南宁市药物志》)。

【来源】苎麻根，首载于《名医别录》，原名苎根。为荨麻科植物苎麻 *Boehmeria nivea* (L.) Gaud. 的根。主产于浙江、江苏、安徽、山东、陕西等地。

【采收炮制】冬、春季挖取，除去地上茎叶及泥土，晒干。炮制时将原药除去杂质，用水浸泡，洗净，捞出，润透后切片，晒干，即为“苎麻根”。

【药性】甘，寒。归心、肝、肾经。

【功效】凉血止血，安胎，解毒。

【应用】

1. 咯血、吐衄、便血、崩漏　苎麻根味甘性寒，归心、肝经而入血，功能凉血止血，凡属血分有热的咯血、吐血、衄血及紫癜等出血病证，皆可应用。以本品 30g 单煎服用，即可取效。

现代临床亦有单用本品浓煎液在胃镜直视下，喷射到出血病灶，治上消化道出血之报道。亦可配伍其他药物应用，如《圣济总录》苎根散，以之合人参、蛤粉、白垩同用治吐血不止。近代民间亦常以单味煎服治疗肠风下血、血热崩漏等证。

2. 胎动不安、胎漏下血　本品有清热安胎的作用，为安胎之要药。对妊娠蕴热所致的胎动不安、胎漏下血之证，可单用取效，如《梅师集验方》以单味苎麻根，煎汤服用，治妊娠胎动下血腹痛者。若劳损所致的胎动下血，则可与地黄、阿胶、当归、芍药等同用，如《小品方》苎根汤，用治劳损所致的胎动腹痛下血。

3. 热淋血淋、小便不通　本品清热凉血，又能通利水道，故又可用于湿热下注膀胱所致的小便短赤、淋沥不畅或小便不通。如《斗门方》单味煎服以治五淋；《太平圣惠方》以此合蛤粉为散，水调服，用治小便不通；《摘元方》以苎麻根研末外用，摊贴小腹连阴际，治疗小便不通；而《太平圣惠方》单用本品一味煎服，治血淋尿道涩痛。

4. 热毒疮疡、蛇虫咬伤　本品味甘性寒，能凉血解毒，故又可用治热毒疮疡、蛇虫咬伤等证。多以外用为主，且常以鲜根洗净，捣烂，敷患处。如《本草图经》疗痈疽发背初觉，未成脓者；《梅师方》治乳痈初起微赤，皆以苎根捣敷之。亦可内服，常配伍金银花、野菊花等清热解毒药同用。

此外，本品配他药外敷或以酒煎服治跌打损伤；煅存性研末，生豆腐蘸食，治痰哮咳嗽；还可用治鸡鱼骨鲠等病证。

【用法用量】内服：10～30g，入汤剂；鲜品30～60g，捣汁服。外用：适量。煎汤外洗，或鲜品捣敷。

【药论】

1.《名医别录》："主治小儿赤丹。其渍苎汁治渴。安胎，贴热丹毒肿有效。沤苎汁，主消渴也。"

2.《本草备要》："甘寒而滑。补阴破瘀，解热润燥。治天行热疾，大渴大狂，胎动下血，诸淋血淋，捣贴赤游丹毒，痈疽发背，金疮折伤，鸡鱼骨鲠。汁能化血为水。"

3.《本草纲目拾遗》："治诸毒，活血止血。功能发散止渴，安胎；涂小儿丹毒，通蛊胀，崩淋哮喘，白浊，滑精，牙痛，喉闭鲠，疝气，火丹疖毒，胡蜂、毒蛇咬，发背疔疮，跌扑损伤。"

4.《本草正义》："白苎性寒，古方多言其主治小便不通，五淋热结等证，则有泄热通利之力，是以《日华子本草》谓其甘寒而滑。乃近人偏以为安胎之用，实则既寒且滑，必非胎动者所宜；且根主下行，尤为妊娠禁品。考古今医药诸书，惟《梅师集验方》用以治胎动忽下黄汁，此外殊不多见，丹溪且言其行滞血，则更与胎动大相刺谬，又何可为安胎药耶。"

【现代研究】

（一）化学成分

根含酚类、三萜（或甾醇）、绿原酸。全草和种子含氢氰酸。

（二）药理作用

1. 止血作用　苎麻根提取物浸泡大、小鼠尾部人工创面，可使出血量减少，出血时间缩短。小鼠口服或腹腔注射，亦有同样效果。给予^{60}Co照射所致的广泛性出血的犬，可明显减轻出血症状。苎麻所含成分绿原酸生成的咖啡酸有明显止血作用，有缩短凝血时间及出血时间作用。苎麻根无抗纤溶作用，但对^{60}Co照射的小鼠有增加白细胞和血小板作用。

2. 抑菌作用　对金黄色葡萄球菌有抑制作用。

（三）临床报道

1. 治疗出血性疾病　经内镜下局部喷洒苎麻根和白及 1∶1 的复方苎麻根液治疗上消化道出血，总有效率 90%以上，无 1 例发生术后出血[1,2]。采用胃管注入苎麻根液加去甲肾上腺素治疗上消化道出血 38 例，疗效明显优于静滴甲氰咪胍[3]。苎麻（包括根、茎、叶）制片口服，治疗不明病因的消化道出血、溃疡并发出血及肺咯血等，能缩短出血时间，减少出血量[4]。

2. 治疗经漏　苎麻根加寿胎丸，治疗滑胎，药后阴道滴血止，其他症状消失[5]。苎麻根、五月艾根、猪肾、糯米酒、白盐水煎服，治疗人流、放环后阴道下血淋漓之经漏症 83 例，其中因放环所致者 64 例，有效 62 例；人流所致者 19 例，全部有效，总有效率 97.6%[6]。

3. 治疗糖尿病　鲜苎麻根、路边青，水煎服。治疗糖尿病 12 例，痊愈 5 例，好转 6 例，无效 1 例[7]。

4. 治疗白细胞低下症　苎麻根肌注治疗化疗后白细胞下降患者 26 例，21 例血白细胞升高＞1000/ml，5 例升高在 500～1000/ml 之间[8]。

（四）不良反应

采用水螅再生试验研究苎麻根的致畸作用，苎麻根的 T_{50}/I_{50} 比值为 1.9，在此致畸性预筛检系统中均显示具有致畸性[9]。

参考文献

[1] 郑邦伟. 复方苎麻根液治疗上消化道出血 24 例分析[J]. 现代医药卫生，2005，21(18)：2489-2490.

[2] 郑燕，张东卫，钱理忠，等. 复方苎麻根液治疗上消化道出血 48 例[J]. 中华临床医学研究杂志，2003，(72)：11915-11916.

[3] 孟令英. 苎麻根液加去甲肾上腺素治疗上消化道出血 38 例疗效观察[J]. 右江医学，2001，29(1)：56.

[4] 刘玉星. 复方苎麻根止血液治疗上消化道出血的疗效观察及护理[J]. 中国中医急症，2000，9(增)：8.

[5] 茅正义. 重剂另煎取效验案四则[J]. 山东中医杂志，2005，24(11)：700.

[6] 谢震强. 苎艾汤治疗人流、放环后经漏疗效分析[J]. 新中医，1984(8)：25.

[7] 贺惠礼. 苎路合剂治疗糖尿病 12 例[J]. 广西中医药，1984(5)：28.

[8] 郭正庭. 苎麻合成药血宁酸胺对提升血白细胞的疗效观察[J]. 新医药学杂志，1979(2)：52.

[9] 吴源，冀元棠，童小萍，等. 应用水螅再生试验初探杜仲等中药的致畸作用[J]. 生物学杂志，2004，21(3)：34-36.

羊蹄　Yangti

【别名】东方宿、鬼目（《神农本草经》），羊蹄大黄（《庚辛玉册》），土大黄（《滇南本草》），牛舌大黄（《植物名实图考》），鸡脚大黄（《中医药实验研究》）。

【来源】羊蹄，始载于《神农本草经》。为蓼科多年生草本植物羊蹄 *Rumex japonicas* Houtt. 或尼泊尔羊蹄 *Rumex nepalensis* Spreng 的干燥根。全国大部分地区均有。主产于江苏、安徽、浙江、江西、福建、台湾、湖北、湖南、广东、广西、四川等地。

【采收炮制】秋季8～9月挖取根部，晒干。炮制时将原药除去杂质，洗净，润透，切厚片，干燥。秋季(或春季)采挖，洗净，切片，晒干，生用。

【药性】苦、涩、寒。归心、肝、大肠经。

【功效】凉血止血，解毒杀虫，清热通便。

【应用】

1. 咯血、吐衄　羊蹄性寒，味苦而涩，入血分，功善凉血止血，对血热所致的咯血、衄血、吐血及紫癜等病证，皆可应用，并可单味内服。本品亦可配伍其他药物同用，如《本草汇言》以羊蹄根和麦冬煎汤饮，或熬取浓汁加炼蜜收膏服用，以治热郁吐血。现代临床中，发现本品可使血小板增加，与红枣同煎服，可用于血小板减少性紫癜。

2. 便血、痔血　本品凉血止血，亦可用于下部出血症，如《永类钤方》以之与连皮老姜各半盏，同炒赤，碗盖少倾，以无灰酒淬之，去渣，饮服，用治肠风下血。《江西民间草药》则以羊蹄根八钱至一两配肥猪肉四两，放瓦罐内，加入清水，煮至肉极烂时，去药饮汤，用治内痔便血。

3. 疥癣瘙痒　羊蹄味苦性寒，可除湿热而有杀虫止痒之功，为治疥癣良药。临床多作外用，且单用即可取效，如《姚僧坦集验方》用鲜品捣，和猪脂涂上，以治疥疮；《备急千金要方》则以羊蹄根，以苦酒磨之，少敷疮上，以火炙干后敷四五次，用以治癣；亦可配伍其他药同用，如《医宗金鉴》羊蹄根散，以本品合枯矾研末和匀，醋调敷，可收渗湿止痒之效。

4. 大便秘结　本品内服，有类似大黄的泻热通便作用，惟其效较缓。可用于大便秘结。如《本草衍义》治产后风秘，《太平圣惠方》治大便猝涩结不通，皆用本品单味煎服。若治热结便秘，可与玄明粉同用。

5. 疮疡、烫伤　本品苦寒清泄，能清热解毒。可用治疮疡及水火烫伤等症。如《太平圣惠方》用治疬疡风，以本品醋磨，涂于疮上，亦可少加硫黄同磨涂之；《本草汇言》治女人阴蚀疼痛，则以本品煎汤揉洗；现代民间用治湿疹，亦煎汤外洗；治烫伤，可鲜品捣敷或研末油调外涂。

【用法用量】内服：10～15g，入汤剂服；鲜品30～50g，亦可煎服或绞汁去渣服用。外用：适量，用干品研末或以鲜品捣敷，磨汁涂或以水煎外洗。

【使用注意】羊蹄根苦涩而寒，以凉血止血、杀虫疗癣为功，尤为外用治癣、疥之要药，故民间有"癣药"之称。其泻下通便作用又颇似大黄，故又有"土大黄"之名。据《中药志》记载，本品在长江以南民间常用者为羊蹄及尼泊尔酸模，长江以北常用者为巴天酸模。均为蓼科酸模属植物的根部。

【药论】

1.《神农本草经》："主治头秃疥瘙，除热，女子阴蚀。"

2.《日华子本草》："羊蹄根治癣，杀一切虫，肿毒，醋摩贴。叶治小儿疳虫，杀胡夷鱼、鲑鱼、檀胡鱼毒，亦可作菜食。"

3.《滇南本草》："治诸热毒，泻六腑实火，泻六经客热，退虚劳发热，利小便，治热淋。杀虫，搽癣疮、癞疮。"

4.《本草从新》："治产后风秘，头风白屑，喉痹不语，头上白秃，能制三黄、砒石、丹砂、水银。"

【现代研究】

(一)化学成分

根含大黄素、大黄素甲醚、大黄酸、大黄酚(大黄根酸)、酸模素(尼泊尔羊蹄素)、β-谷甾醇及草酸钙、脂肪酸、缩合鞣质、2-乙酰-3-甲基-6-甲氧基-8-羟基-1,4-萘醌、2-乙酰-1,8-二羟基-3-甲基-6-甲氧基萘、6-乙酰-5-羟基-2-甲氧基-7-甲基-1,4-萘醌、3-乙酰-2-甲基-1,5-二羟基-2,3-环氧萘醌醇、大黄素 8-*O*-β-D-吡喃葡萄糖苷、大黄素甲醚 8-*O*-β-D-吡喃葡萄糖苷、大黄酚 8-*O*-β-D-吡喃葡萄糖苷、芸香苷等。叶含槲皮苷、维生素 C 等[1-9]。

(二) 药理作用

1. 止血作用　羊蹄具有抑制血小板抗体作用,促进血小板再生功能。不同极性羊蹄根提取物能明显提高实验血小板减少症小鼠的血小板水平[10]。羊蹄中的大黄素及大黄酚对激动剂诱导的血管收缩均有明显的抑制作用。大黄酚口服或皮下注射,可缩短血液凝固时间而有止血作用。大黄素可使苯肾上腺素诱导的血管收缩反应降低,最大收缩力降低 64.7%,大黄酚最大收缩力降低 43.3%。大黄素和大黄酚可以使组胺诱导的血管收缩最大反应分别降低(38.6±5.7)%和(19.2±4.1)%。而且可以明显抑制 KCl 诱导的血管收缩反应,最大收缩力分别降低 38.4%和 18.8%[11]。

2. 抗细菌作用　羊蹄根水煎液对金黄色葡萄球菌、炭疽杆菌、乙型溶血性链球菌和白喉杆菌有抑制作用[2]。羊蹄根的酸模素对藤黄八叠球菌、枯草杆菌最低抑菌浓度分别为 0.1g/L 和 0.025g/L。羊蹄根提得的 MSD 和 TRA 对革兰菌有比酸模素更强的抑制作用,尤其是 MSD 对革兰阳性菌显示出很高的活性[6]。

3. 抗真菌作用　羊蹄根提得的有效成分对顽癣、汗疱状白癣等病原菌有抑制作用。酸模素对白色假丝酵母、深红色发癣菌的最低抑菌浓度分别为 0.1g/L、0.05g/L[12,13]。TRA 不仅抑制细菌还能较强地抑制真菌[6]。

4. 预防病毒感染作用　本品煎剂与亚洲甲型流感病毒在试管内直接接触后注入鸡胚,有预防感染作用。

5. 对白血病血细胞的影响　羊蹄根煎剂浓缩后乙醇提取物对急性单核细胞型、急性淋巴细胞型和急性粒细胞型白血病患者血细胞脱氢酶都有抑制作用,对前两者白细胞的呼吸有一定的抑制作用[4]。

6. 抑制睾酮-5α-还原酶作用　酸模素可抑制睾酮-5α-还原酶,从而抑制了睾酮还原为 5α-双氧睾酮[14]。

7. 抗氧化及防腐作用　酸模素有抗氧化性,可作为抗氧化剂添加于食物及化妆品中。酸模素用于保存脂肪和油,抗氧化活性远优于苯酚抗氧化剂丁化羟基茴香醚和 σ -维生素 E[15,16]。羊蹄中提得的萘醌衍生物作为一种杀微生物剂用于食品中能有效抑制细菌,优于传统食品防腐剂[16]。羊蹄酸模素及 MSD 和 TRA 可有效抑制黑色素的形成[17]。羊蹄提取物可抗光照性溶血,抑制卟啉光氧化反应等[18]。羊蹄提取液对小鼠皮肤紫外线照射后 MDA 含量和 HO-1 的表达减少,SOD 和 GSH-Px 的活性增强,皮肤真皮毛细血管周围炎症细胞浸润也明显减轻[19]。

8. 抗肿瘤作用　酸模素、大黄素对人体肿瘤细胞显示细胞毒效应[20]。

9. 对胃肠功能的影响　羊蹄叶水提取液腹腔注射、皮肤涂抹给药对小鼠胃排空有较明显的抑制作用[21]。羊蹄叶水提取液腹腔注射、皮肤涂抹给药可抑制正常小鼠小肠推进，而灌胃给药则无抑制小肠推进运动作用，相反有促进小肠推进运动的作用[22]。

（三）临床报道

1. 治疗出血症　羊蹄干品水煎服，或羊蹄粉水冲服，治疗功能失调性子宫出血 42 例，平均 4 天止血，其中重症 33 例，显效 13 例，有效 17 例，无效 3 例；轻症 9 例，显效 4 例，有效 4 例，无效 1 例[23]。羊蹄根、红枣、黄芪水煎服，治疗特发性血小板减少性紫癜 36 例，血小板计数均见上升[24]。羊蹄根汤合西药治疗原发性血小板减少性紫癜，疗效明显优于单纯应用西药，而且能明显减少复发率[25]。胃大部切除手术后，应用羊蹄汤能顺气开郁、通下降逆，又能防止术后少量渗血，并具杀菌、消炎功效，对促进胃手术后肠功能的恢复及减少术后并发症起有益的作用[26]。

2. 治疗子宫颈炎　本品煎膏，涂于带线棉块上，贴于子宫颈上，12 小时后取出，每日上药 1 次，至痊愈后停药。治疗子宫颈炎 30 例，Ⅲ度宫颈糜烂 9 例，Ⅱ度 18 例，Ⅰ度 3 例。治疗后痊愈 28 例，减轻 1 例，中断治疗 1 例。一般 4～6 次即愈[27]。

3. 治疗阴癣　鲜羊蹄捣汁加白矾末搅匀，外涂患处，治疗阴癣取得满意效果[28]。

参 考 文 献

[1] 国家中医药管理局. 中华本草[M]. 上海：上海科学技术出版社，1999：729.

[2] 全国中草药汇编编写组. 全国中草药汇编[M]. 北京：人民卫生出版社，1975：316.

[3] 中药辞海编写组. 中药辞海[M]. 北京：中国医药科技出版社，1993：273.

[4] 江苏新医学院. 中药大辞典[M]. 上海：上海科学技术出版社，1977：965.

[5] Nishina Atsuro, Suzuki Hiroshi, et al. Naphthoquinone deriva-tive of Rumex japonicus and Rheum as microbicide forfoods Jpn[J]. Kokai Tokkyo Koho, JPo5238983. 1993.

[6] Nishina Atsuyoshi, Kubota Kohji, Osawa Toshihiko, et al. Antimicrobial components trachtysone and 2-methoxystypandrone in Rumex japonicus Houtt[J]. J. Agri. Food Chem. , 1993, 41(10): 1772.

[7] Zee Ok Pyo, Kim Dae Keun, Kwon Hak Cheol, et al. Anew epoxynaphthoquinol from Rumex japonicas[J]. Archives of Pharmacal Research, 1998, 21(4): 485.

[8] 郑水庆，陈万生，陶朝阳，等. 中药羊蹄化学成分的研究[J]. 第二军医大学学报，2000，21(10)：910.

[9] 周雄，寅利江，张书伟，等. 中药羊蹄的化学成分研究[J]. 中药材，2005，28(2)：104-105.

[10] 马健康，姜艳霞，马洪波，等. 系统溶剂法考察羊蹄根对小鼠血小板减少症的实验研究[J]. 时珍国医国药，2009，20(5)：1179-1180.

[11] 孙晓如，周新新，朱荔，等. 中药羊蹄抑制激动剂诱导血管收缩活性成分的分离及药理活性研究[J]. 南京医科大学学报，1999，19(6)：488.

[12] Odani Tsutomu, Shin Hideyoshi, Kubo M ichinori, et al. Studies on the antifungal substance of crude drugs. I. The root of Rumex japonicus Houtt[J]. Shoyakugaku Zasshi, 1977, 31(2): 151.

[13] Kubo Michinori, et al. Extracts of Rumex japonicus as fungicidal agents. Japan. Kokai. JP53056310. 1978.

[14] Ikeda Takashi, Kameoka H iroshi, M iyazawa M itsuo, et al. Musizin as testosterone-5α-reductase inhibitor[J]. Jpn. Kokai Tokkyo Koho. JP63088121. 1988.

[15] Kameoka Hiroshi, Miyazawa M itsuo, et al. Musizin derivatives isolated from sorrel root as antioxidants in food and cosmetits[J]. Jpn. Kokai Tokkyo Koho. JP61066787. 1986.

[16] Nishina Atsuyoshi, Kubota Kohji, Kameoka Hiromu, et al. Antioxidizing component musin in

Rumex iaponieus Houtt[J]. J. Am Oil Chem. Soc. ,1991,68(10):735.

[17] Sugawara Tatsuya,Nishina Atsuyoshi,Nakano Hitoyu-ki,et al. Melanin formation inhibitor containing Rumex japonicas houtt. extract[J]. Jpn. Kokai Tokkyo Koho. JP10175841. 1998.

[18] LiYP,TakamiyagiA,Ramzi ST,et al. Inhibitory effect of Rumex Japonieus Houtt On the porphrin photooxidative reaction[J]. The Journal Of Dermatology,2000,27(12):761.

[19] 李亚平,袁兆新,孙连坤,等. 羊蹄根提取液对紫外线照射诱导小鼠皮肤血红素加氧酶表达的影响[J]. 中国医药研究,2004,2(6):28-29.

[20] Kim Dae Keun,Choi Sang Un,Ryu Si Yong,et al. Cytotoxic constituents of Rumex japonicas[J]. Yakhak Hoechi,1998,42(3):233.

[21] 田作明,杨金霞,洪兴芹,等. 羊蹄叶水提取液对小鼠胃排空作用的影响[J]. 辽宁中医杂志,2004,31(5):418-419.

[22] 田作明,杨金霞,付守廷,等. 羊蹄叶水提取液不同给药途径对小鼠小肠推进功能的影响[J]. 辽宁药物与临床,2004,7(2):72-73.

[23] 重庆市第一中医院. 羊蹄治疗功能失调性子宫出血 42 例[J]. 重庆新医药学,1972(1):21.

[24] 宋振邦,张秋桐,赵咏,等. 自拟羊枣黄芪汤加味治疗特发性血小板减少性紫癜 36 例[J]. 辽宁中医杂志,2006,33(3):316.

[25] 马金华,王晖. 羊蹄根汤与西药合用治疗原发性血小板减少性紫癜 28 例[J]. 中国药师,2003,6(5):29.

[26] 徐拂然. 羊蹄根临床应用体会[J]. 中国民族医药杂志,1997(3):66.

[27] 芦心. 羊蹄治疗子宫颈炎 30 例[J]. 陕西新医药,1974(2):35.

[28] 李叙香,隋红娜. 羊蹄汁外涂治疗阴癣[J]. 中国民间疗法,2007,15(4):17.

第二节 化瘀止血药

本类药物,性味多为苦辛甘平,具辛散苦泄之性,主归心肝经而入血分。功能止血,又能化瘀,具有止血而不留瘀之特点。部分药物且有消肿定痛之效。

本类药物,主要适用于因瘀血内阻而致血不循经之出血病证。临床上多见反复出血不止,色泽黯,中有血块,面色黧黑,舌质紫黯,或见瘀点,脉象细涩。然本类药物,随证配伍也可用于其他各种内外出血证。又因其能化瘀,故可消肿、止痛,还可用于跌打损伤、经闭及瘀滞心腹疼痛等病证。

化瘀止血药的用法,止血多炒炭用,散瘀生用或酒炒用;亦可研末入丸、散服,或煎服。

因本类药物具行散之性,故孕妇当慎用,出血而无瘀者忌用。

三七 Sanqi

(附:菊叶三七、景天三七)

【别名】山漆、金不换(《本草纲目》),血参(《医林纂要》),参三七(《本草便读》),田三七、田漆(《伪药条辨》),田七(《岭南采药录》)。

【来源】三七,始载于《本草纲目》。为五加科多年生草本植物三七 *Panax notoginseng* (Burk.) F. H. Chen 干燥根,主产于云南、广西等地,多为栽培品。四川、贵州、江西、湖北等地也有生产。

【采收炮制】 夏末、秋初开花前，选生3～7年以上者，挖取根部，去净泥土，洗净，分开主根、支根（包括须根）及茎基（即芦头），分别干燥。研细粉用。

【商品规格】 商品按每公斤的头数分等，如每公斤有40头、60头、80头、120头、160头、240头、320头、400头等。此外，尚有"大二外"、"小二外"、"无头数"、剪口、筋条、须绒根等，共13个等级。以个大皮细、质坚体重、断面灰黑色、无裂隙（俗称铜皮铁骨），生长有小"钉头"者为佳。个小体轻者质次。

【药性】 甘、微苦，温。归肝、胃经。

【功效】 散瘀止血，消肿定痛。

【应用】

1. 咳血、吐衄　三七甘温微苦，入血分，功善止血，又能化瘀生新，具有止血不留瘀之特长，对人体内外各种出血，无论有无瘀滞，均可应用，对有瘀滞者尤为适宜。无论内服、外用，单味、复方，皆有殊功。用治吐衄，可单味应用，如《濒湖集简方》单用本品自嚼，米汤送下治吐血、衄血；亦可配伍其他止血药同用，如《医学衷中参西录》即以此与煅花蕊石、血余炭相合，名化血丹，用治吐血衄血，或二便见血，亦可用治咳血兼有瘀滞者。若吐血过多，气分虚甚，又可合党参、山药、生地黄、知母等同用，方如《医学衷中参西录》保元寒降汤。若燥热伤肺、热灼肺络所致胸痛干咳或痰稠带血，色呈紫黯者，可以本品配伍白茅根、大黄、龙骨等药，可收泻火凉血、化瘀止血之功；对咳血吐血，久不愈者，又可与生龙骨、生牡蛎、山萸肉合用，如《医学衷中参西录》补络补管汤。

2. 血痢、下血、妇人血崩　三七止血之功，对下部出血亦有良效。用于血痢赤痢，大肠下血及妇人血崩、产后血多，亦可单味应用，如《濒湖集简方》以三七研末，用米汤或米泔水调服；若大肠下血及妇人血崩，则用淡白酒调服，也可入四物汤中应用。

3. 外伤出血　本品本名山漆，谓其能合金疮，如漆粘物也，为金疮要药。对各种外伤出血，可用单味三七研末外敷。如《外科全生集》胜金散，即以三七粉外涂患处，治诸疮溃烂，并斧砍伤及臁疮出血；亦可取本品配伍其他活血定痛、化瘀止血等药同用，如《本草纲目拾遗》引仇氏传方七宝散，以本品合龙骨、象皮、血竭、乳香、没药、降香各等份为末，温酒调服，治刀伤，能止血收口，亦可外掺伤口处。

4. 跌打损伤、瘀血肿痛　三七甘苦性温，活血化瘀、消肿止痛之功显著，故治跌打损伤亦为要药。对跌打损伤，或筋断骨折、瘀血肿痛等症，为首选之药，可单味应用，以三七为末，黄酒或白开水送服。若皮破者，亦可用三七粉敷之。若配伍活血行气药同用，则三七祛瘀止痛之功更著，如《医宗金鉴》黎峒丸，以此与乳香、没药、麝香、冰片等相伍，主治跌打损伤，瘀血凝滞肿痛，以及痈疽疮毒疾患。《实用伤科中药与方剂》三七散则以之与香附、甘草同用，治肌肉韧带损伤，全身肌肉疼痛。若瘀痛明显者，还可配伍制草乌、雪上一枝蒿、赤芍、红花同用，方如《上海市药品标准》（1980年版）三七伤药片。又以疗伤止血著名的"云南白药"中，三七亦是一味主要组成之药品。

5. 痈疽疮疡　三七之散瘀止痛、活血消肿之功，对痈疽肿痛，亦有良效。其初起者，用之可促其内消；已溃者用之，则可助其生肌敛疮。《本草纲目》以单味三七，磨米醋调涂，治无名痈肿，疼痛不止者；若已溃破，当研末干涂。《医宗金鉴》腐尽生肌散，用此配伍乳香、没药、血竭、儿茶等为末，掺用，以治痈疽破烂等症。

6. 心胃疼痛 本品化瘀止痛之功，不仅对损伤瘀痛有特效，且对胸腹诸痛，亦常配用。现代临床用治冠心病心绞痛，胃脘疼痛，以及血瘀型慢性肝炎的胁肋疼痛，均有较好疗效。其活血化瘀作用，还可用于缺血性脑血管病、脑出血后遗症等。

【用法用量】 内服：3～10g，煎服。亦入丸、散。研粉吞服，每次1～1.5g，日服1～3次。若失血重证，每次吞服剂量可用至3～6g，日服2～3次。临床应用，多研粉，用水冲服；或入成药丸、散服用。外用：适量。磨汁外涂；也可研末掺撒或调敷。

【使用注意】

1. 三七以秋季花开前采挖者，充实饱满，品质较佳。采制时剪下的较粗支根，习称“筋条”；细小支根及须根习称“绒根”。芦头（即茎基）习称“剪口”，皆可入药用，其功与三七（主根）相近而力弱。

2. 自明代以来，临床医家皆视三七为化瘀止血、消肿止痛之良药。然混称为“三七”者，品种颇繁，有多种不同科属之植物，用时应予鉴别。以五加科之三七为药材中正品，疗效最佳，另有菊科植物菊叶三七、景天科植物景天三七亦属止血散瘀之品，与本品功虽相近，但同中有异。菊叶三七兼能解毒，常用于疮痈肿毒、乳痈等；而景天三七则能养血安神，可治心悸、失眠、烦躁、精神不安等病证。

【药论】

1.《本草纲目》：“止血散血定痛。金刃箭伤，跌扑杖疮，血出不止者，嚼烂涂，或为末掺之，其血即止。亦主吐血衄血，下血血痢，崩中经水不止，产后恶血不下，血运血痛，赤目痈肿，虎咬蛇伤诸病。此药近时始出，南人军中用为金疮要药，云有奇功。又云：凡杖扑损伤，瘀血淋漓者，随即嚼烂罨之即止，青肿者即消散。若受杖时，先服一、二钱，则血不冲心，杖后尤宜服之，产后服亦良。大抵此药气温，味甘微苦。乃阳明、厥阴血分之药，故能治一切血病，与麒麟竭、紫矿相同。”

2.《医学衷中参西录》：“三七，味苦微甘，性平（诸家多言性温，然单服其末数钱，未有觉温者）。善化瘀血，又善止血妄行，为吐衄要药。病愈血留于经络，证变虚劳（凡用药强止其血者，恒至血瘀经络成血痹虚劳）。兼治二便下血，女子血崩，痢疾下血鲜红久不愈（宜与鸦胆子并用），肠中腐烂，浸成溃疡，所下之痢色紫腥臭，杂以脂膜，此乃肠烂欲穿（三七能化腐生新，是以治之）。为其善化瘀血，故又善治女子癥瘕，月事不通，化瘀血而不伤新血，允为理血妙品。外用善治金疮，以其末敷伤口，立能血止痊愈。若跌打损伤，内连脏腑经络作疼痛者，外敷、内服奏效尤捷，疮疡初起肿疼者，敷之可消（当与大黄末等份，醋调敷）。”“凡疮之毒在于骨者，皆可用三七托之外出也。”

【现代研究】

（一）化学成分

1. 皂苷成分 皂苷成分是主要有效成分，已分离得到60余种单体皂苷成分，这些单体皂苷成分大多数为达玛烷型的20(S)-原人参二醇型和20(S)原人参三醇型，但未发现含有齐墩果酸型皂苷。有很多与人参和西洋参中所含皂苷成分相同。如人参皂苷Rb_1、Rb_2、Rb_3、Rc、Rd、F_2、七叶胆苷Ⅸ、七叶胆苷ⅩⅦ和人参皂苷Re、Rg_1、Rg_2、Rh_1，其中，尤以人参皂苷Rg_1和Rb_1含量最高。也有一些是三七所独有的皂苷类成分，如三七皂苷R_1、R_2、R_4、R_6、Fa等[1]。

从三七的干燥根中提取分离出三七皂苷-A、B、C、D、E、G、H、I、J、L、M、N、K，西洋参皂苷-R_1，人参皂苷-Ra_3、F_1[2-4]，三七皂苷-R_7[5]。弱酸的条件下从三七的干燥根中提取分离出水解后的三七皂苷-T_1、T_2、T_3、T_4、T_5[6,7]。从三七的花蕾中提取分离出三七皂苷-O、P、Q、S、T 5种新皂苷[8]。从三七叶中提取分离出人参皂苷-CK、Rh_1、MC和三七皂苷-Fe[9]。利用酶水解从三七叶中提取分离出人参皂苷-CK、MC[10]。从三七叶中提取分离出20(R)-人参皂苷-Rg_3、20(R)-人参皂苷-Rh_2[11]。利用HPLC-UV-MS方法分析三七的化学成分，获得了良好的分离与检测，通过与对照品的保留时间、正负离子质谱比较，鉴定了14个成分；根据正负离子质谱数据和文献，分析推断了41个成分，首次在三七中发现野三七皂苷-H、E，竹节参皂苷-L_3、丙二酰基人参皂苷-Rg_1，以及三七皂苷-J、A、R_1、G、R_2和人参皂苷-Rh_3的异构体[12]。

2. 挥发油　挥发油总油中分离鉴定出34种化合物，主要是酮、烯烃、环烷烃、倍半萜类、脂肪酸酯、苯取代物、萘取代物[13]。在人参挥发油中尚未发现的有8种[14]。

3. 三七素　止血活性物质，是一种特殊的氨基酸，结构是β-N-乙二酸酰基-L-α,β二氨基丙酸[15]。

4. 黄酮类成分　绒根中含有少量的黄酮类成分，一种是槲皮素；另一种苷元为槲皮素，糖元鉴定为木糖、葡萄糖和葡萄糖醛酸[16]。不同产地总黄酮含量有极显著的差异，为0.10%～0.16%；不同采收期总黄酮含量有显著变化，在0.13%～0.23%之间；不同规格的三七中的黄酮含量最高的是无数头规格，最低的是120头规格[17]。

5. 甾醇成分　绒根中含有β-谷甾醇、豆甾醇和β-谷甾醇-D-葡萄糖苷[16]。

6. 聚炔醇类成分　石油醚提取物中分离得到2个聚乙炔醇类化合物人参炔醇、人参环氧炔醇，这两种成分对金黄色葡萄球菌有强烈的抑制活性[18]。另外提取分离得到falcarindiol和panaxytriol两个聚炔醇成分[19]。还从干燥根中提取分离出PQ-1[4]。

7. 糖类成分　根中分离出一种三七多糖A，也有蔗糖等糖类成分。糖类成分含量与产地、规格和采收期有密切关系，特别是对多糖含量的影响更加明显[20]。

8. 氨基酸成分　含有19种以上的氨基酸，有8种人体必需的氨基酸，占总氨基酸含量的32.69%。精氨酸、天门冬氨酸、谷氨酸三种含量最高，占总氨基酸含量的39.72%，且不随产地变化而变化[21]。

9. 有机酸　种仁油的脂肪酸组成为棕榈酸3.0%，硬脂酸0.54%，花生酸0.46%，棕榈油酸0.53%，油酸87.48%，亚油酸7.07%，亚油烯酸0.21%[22]。

10. 环二肽成分和人参内酰成分及其他成分　分离出14种环二肽成分，其中1种为新化合物，7种为新的天然产物，6种为已知化合物以及另外1种化合物[23]。

11. 无机成分　无机成分包括无机元素和无机盐成分，如无机盐成分磷酸盐Na_2PO_4和Ca、Fe、Cu、Co、Cr、Mo、Mn、Mg、Ni、Zn等无机元素。采用电感耦合等离子体发射光谱法(ICP-AES)，对文山地区GAP种植及农户常规种植的生长初期三七不同部位中的微量元素Mg、P、Ca、Mn、Na、Fe、Co、Cu、Zn、Mo、Cr、Ni、Ge、Se等14种元素进行测定分析，结果表明根、茎、叶中含有丰富的人体必需Mg、P、Ca、Mn、Na、Fe、Co、Cu、Zn、Mo、Ge、Se等有益元素，且P、Ca、Mg、Fe含量较高，Na、Mn、Cu、Zn次之，Co、Mo、Cr、Ni、Ge、Se含量均较低[24]。

（二）药理作用

1. 对血液系统的影响[25]

(1) 止血作用：止血有效成分是三七素，其止血效应与剂量有关，能缩短凝血时间，使血小板数量显著增加。它主要通过机体代谢、诱导血小板释放凝血物质而产生止血作用。三七素不稳定，加热处理后易被破坏，故止血宜生用。三七中的Ca^{2+}及槲皮苷也能止血。

(2) 抗血栓作用：三七具有双向调节功能，既有促进血凝的一面，又有使血块溶解的作用。三七总苷片合祛风化痰通腑汤治疗高血压脑出血，总有效率为90%。三七总皂苷(PNS)治疗脑出血49例，取得了较好的效果，出血灶吸收为54%～73%，血肿周围水肿样前者基本吸收。三七粉在治疗心瓣膜病变术后血栓形成方面，取得了良好疗效。PNS可使血小板内cAMP含量增加，减少血栓素A_2(TXA_2)的生成，有明显抗凝、抑制血小板聚集作用，可以防止血液黏度增加[26]。已证明活血成分主要以Rg_1为代表的三醇型皂苷(PTS)的作用。PNS对家兔、大鼠实验性血栓形成有明显抑制作用；静注可明显抑制凝血所致弥漫性血管内凝血，动物血小板数目的下降和纤维蛋白降解产物的增加。PNS可明显降低冠心患者的血小板黏附和聚集，亦可改善微循环，抗血栓形成。PNS可以升高血浆中由肝脏合成的纤维素依赖性蛋白C活性，具有抗凝活性和促纤溶活性。

(3) 补血、造血功能：三七能明显促进^{60}Co-γ射线照射小鼠多能造血干细胞的增殖，增加脾脏重量。对环磷酰胺引起的小鼠白细胞减少也有促进恢复作用。PNS具有促进骨髓CD^{34+}造血细胞增殖的类生长因子的效应，可诱导造血细胞GATA-1和GATA-2转录调控蛋白合成增加，调控造血细胞增殖。注射液能显著促进急性失血性贫血大鼠的红细胞、网织红细胞、血红蛋白的恢复，能提高外周红细胞、白细胞数量。三七能促进骨髓粒细胞系统、血红蛋白及各类红细胞升高和增殖，具有明显的造血功能。

2. 对心脑血管系统的影响[25]

(1) 抗心肌缺血、扩血管作用：PNS对大鼠的心肌缺血-再灌注损伤有很强的保护作用，PNS能抑制内核因子的活化，减少ICAM-1表达及中性粒细胞浸润而起到心肌保护作用。三七皂苷可减少家兔冠状动脉结扎致心肌缺血、兔垂体后叶素致心肌缺血、兔和鼠心肌缺血再灌注损伤等模型心肌细胞缺血损伤时细胞内酶的释放，减轻细胞形态改变和维持DNA合成。PNS对几种实验性心律失常模型有明显对抗作用[27]。PNS能非竞争性对抗异丙肾上腺素加速心率作用，且不为阿托品抑制[28]。PNS能改善左室舒张功能，与其提高肌浆内膜上的Ca泵活性，纠正心肌细胞内Ca^{2+}超负荷，提高左室心肌能量有关。PNS能扩张血管产生降血压作用，PNS可能为钙通道阻滞剂，具有阻断去甲肾上腺素所致的钙离子内流作用。参三七皂苷Rb_1、Rg预适应可明显提高肥厚心肌细胞的生存能力，药理性预适应可显著降低肥厚细胞[29]。

利用基因芯片技术研究丹酚酸B与三七总皂苷各自作用靶点及配伍的抗心肌缺血的分子机制，发现丹酚酸B与三七总皂苷均有抗心肌缺血作用，表现在心电图的ST段下降，坏死占左室重量的百分比下降，血清中LDH含量下降，并且两者配伍后上述各项指标有优于单用的趋势。

(2) 对脑组织的保护作用：三七总皂苷可以增高脑出血后Bcl-2(抑凋亡基因)蛋白的表达，有抑制脑组织细胞凋亡的作用，对脑组织具有保护作用；能使全脑或局灶性脑缺血后再灌注水肿明显减轻，血脑屏障通透性改善，局部血流量显著增加。三七总皂苷对大鼠局灶性脑缺血具有明显的保护作用[30]。三七三醇皂苷对脑梗死大鼠早期神经功能恢复有一定的改善和促进作用，在缺血性脑损伤治疗中早期使用和后期持续使用能够上调内源性神经保护因子，从而使受损的神经功能得到恢复[31]。

三七总皂苷还能明显延缓缺血组织三磷酸腺苷（ATP）的分解，改善能量代谢，增加组织血流供应，从而保护脑组织。

3. 对中枢神经系统的影响[25]

（1）镇静作用：PNS能减少动物的自主活动，表现出明显的镇静作用，这种中枢抑制作用部分是通过减少突触体谷氨酸含量来实现的。PNS、人参皂苷均有显著的镇静作用，并能协同中枢抑制药的抑制作用。

（2）镇痛、抗炎作用：三七中人参皂苷 Rb_1 为主要镇痛成分。三七、三七总皂苷对多种镇痛实验模型动物均有明显镇痛作用。三七总皂苷脑室内少量注入有较强的镇痛作用，而且其作用为吗啡受体阻滞剂-纳洛酮部分拮抗，是一非成瘾性阿片样受体激活剂。三七、三七总皂苷能明显抑制多种致炎剂所致大鼠足肿胀和小鼠耳廓炎症，对小鼠腹腔诱发炎症有明显对抗作用，对摘除肾上腺鼠也有一定抗炎作用。

（3）增智作用：三七皂苷 G-Rb_1 和 G-Rg_1 能显著增强小鼠的学习和记忆能力，对亚硝酸钠及40%乙醇造成的小鼠记忆不良均有不同程度的对抗作用。

4. 抗衰老作用 PNS能够增强小鼠耐缺氧、抗疲劳、耐寒热的能力；延长果蝇的生存时间，增强其飞行能力[32]。三七能显著降低大鼠脑组织和血中过氧化物的含量，同时还能明显提高脑组织及血液中的活性。

5. 对肝脏的作用[25]

（1）抑制肝肿瘤细胞：三七具有多靶点抗肿瘤作用，能够直接杀伤和抑制肿瘤细胞生长，诱导细胞凋亡和分化等，能明显抑制小鼠肝癌的发生，降低血清中碱性磷酸酶、天门冬氨酸氨基转化酶、ALT、乳酸脱氢酶的活性，延长生存期，对四氯二苯二氧化物所致的肝损害有抑制作用。参三七醇提液可以对荷瘤肝转移大鼠的脾脏原发肿瘤的生长和肝转移有一定抑制作用；对肿瘤组织的微血管密度、血管内皮生长因子、基质金属蛋白酶的表达均有明显抑制作用，并与干扰素组比较差异不显著[33]。三七作为钙离子慢通道阻滞剂，具有低毒、高效、多靶点作用的优势，具有逆转耐药的作用。三七抗肿瘤转移可能为改善血管内皮功能，抑制血小板活化和聚集，降低血液黏稠度。

（2）保肝作用：PNS能解除血液的浓、黏、聚、凝状态，改善肝脏微循环，增加血流量，促进毒物排出，从而减轻肝损伤。PNS可提高肝组织及血清超氧化物歧化酶的含量，减少肝糖原的消耗，改善肝微循环，减轻线粒体、内质网等细胞器的损伤及肝纤维化，显著降低四氯化碳肝损害和大鼠血清转氨酶。三七具有清除自由基、抑制脂质过氧化的作用，对急性酒精性肝损伤的保护作用与升高肝脏SOD、GSH-PX活性及降低MDA含量有关[34]。三七能明显改善酒精引起的肝组织的脂肪变和炎症程度，减轻肝组织损伤[35]。三七可通过有效改善肝脏微循环，使肝脏血运增加，改善肝脏缺血缺氧，增强细胞SOD活力，减轻细胞损伤；通过抑制肝星状细胞增生及细胞内外Ⅰ型胶原生成来实现抗肝纤维化作用。在ALD建立过程中应用三七进行干预，大鼠肝脏的脂肪变性程度及炎症程度均较模型组明显降低，血清肝功能ALT、AST和肝纤维化指标HA、LN的含量均明显下降。

（3）对肝脏代谢的影响：PNS对血糖具有明显的调节作用，能使葡萄糖性高血糖降低，同时拮抗胰高血糖素升高血糖的作用，因而具有自动双向调节血糖的功能。三七具有降低血中胆固醇和血脂类的作用，在血脂代谢中，能降低总脂质的水平，尤其使三酸甘油酯含量明显降低。PNS 可促进对肝脏的渗入，促进亮氨酸对肝和血清蛋白质的渗入，对肝细胞的再生有促进作用。三七总皂苷预处理大鼠供肝可以有效地减轻移植肝的缺血再灌注损伤和细胞凋亡[36]。

6. 降血脂、抗动脉粥样硬化 PNS 在消化道内同脂类结合形成不易吸收的物质，防止脂质在血管内沉积从而保护内膜，减少损伤，防止动脉硬化。三七粉能使动脉粥样硬化(AS)的主动脉内膜的脂质斑块显著减少，动脉壁受损轻，同时血清甘油三酯(TG)、总胆固醇(TC)明显下降，主要机制是三七对血管平滑肌细胞增殖有抑制作用[37]。三七皂苷 Rg_1 具有较强的抗脂质过氧化作用，能显著降低血脂及脂质过氧化终产物丙二醛。在三七总皂苷对血管平滑肌细胞凋亡及 C-myc 基因表达的影响中发现，PNS 可促进 C-myc 蛋白的表达，诱导 VSMC(vascular smooth muscle cell)凋亡，发挥抗动脉粥样硬化的作用[38]。

7. 抗炎作用 三七对多种实验性模型有良好的抗炎作用，能抑制角叉菜胶等多种致炎剂所致大鼠足肿胀和小鼠耳廓炎症，对急性炎症的毛细血管通透性升高、局部炎性包块、炎性渗出和组织水肿以及炎症后期肉芽组织增生均有抑制作用，可抑制角叉菜胶诱导的白细胞游出和蛋白渗出，降低灌注液中白细胞数，阻止 MDA 含量升高，明显升高中性粒细胞内 cAMP 含量，从而抑制炎性细胞释放自由基而产生抗炎作用[39]。外敷药物在控制炎症发展的同时，可明显促进脓液吸收，加速增生和萎缩组织的修复和控制血液中内外源致热原反应。

8. 抗衰老、免疫调节作用 PNS 可提高血清 SOD、GSH、CAT 水平，具有较强的抗自由基抗氧化作用[40]。三七能够增强小鼠耐缺氧、抗疲劳、耐寒热的能力，加强小鼠腹腔巨噬细胞的吞噬功能；延长果蝇的生存时间，增强其飞行能力。对环磷酰胺皮下注射所致的免疫力低下小鼠，经三七皂苷 Rg_1 治疗后可明显增强其免疫力，促进 ConA 诱导的小鼠脾淋巴细胞体外增殖，具有免疫调节作用[41]。三七皂苷 Rg_1 能明显延长小鼠负重游泳时间和爬杆时间，明显增加运动后，小鼠的肝糖含量降低，降低小鼠血清中的尿素氮、乳酸脱氢酶、尿激酶等指标，增加血糖、红细胞、血红蛋白等指标，具有明显的抗疲劳作用[42]。

三七多糖能使创伤大鼠的 CD_4^+ 细胞和 CD_4^+/CD_8^+ 的水平下降变缓，具有免疫增强作用[43]。三七能使淋巴细胞伤后低下的接受抗原信息功能体提高到正常水平，使受损的淋巴细胞母细胞化反应恢复到正常，可使细胞白介素-2 的产生能力恢复到原来 90%以上，还能使受损的淋巴细胞抗体产生能力增加[44]。早期肠内营养(EN)加三七多糖可以提高创伤机体免疫功能，改善机体免疫状况，有利于创伤机体免疫抑制的全面恢复。三七多糖在免疫、抗肿瘤、降血糖、抗自由基、抗辐射、抗病毒、延缓衰老方面也有明显的效果。

9. 其他

(1) 在骨科疾病中的应用：三七被广泛应用于软组织挫伤、扭伤、关节外伤、骨折的消肿、止痛、祛瘀、促进骨折的愈合，疗效广泛，效果肯定，并得到一致的认可，其三七复方制剂的应用则更为广泛。

(2) 在眼科血瘀性疾病中的应用：三七注射制剂能改善视网膜微循环，减轻视网膜超微结构损伤，对青光眼视神经萎缩有较好的治疗作用[45]；将三七用于眼前房出血治疗，疗效肯定，且无复发出血及炎症，因此对视网膜中央静脉阻塞的疗效亦得到肯定。此外亦有用于中心性视网膜炎、青光眼等有效的报道。

（三）临床报道

1. 高血脂　三七口服治疗76例高血脂患者，2个月后复查血脂以自身作对照，结果降胆固醇、三酰甘油、高脂蛋白的有效率分别为78.0%、57.5%、53.0%[46]。

2. 冠心病心绞痛　临床观察发现，对应用活血化瘀中药为主进行治疗，或应用硝酸盐、普萘洛尔、硝苯地平等药不能满意控制心绞痛发作的患者，加服三七或单用三七后大多能满意地控制其发作。三七对心率有双向调节作用，不但有明显增加冠脉血流量、减慢心率以及减少心肌耗氧量等类似普萘洛尔的作用，对心率较快的患者，其心率也可下降到较正常的范围；而对心动过缓的患者通过长期治疗，心率可以逐渐提高[47]。

3. 高血压　用血塞通（三七总皂苷冻干粉针）治疗高血压患者153例，对缓解颅内动脉痉挛、改善血流动力学有良好的效果[48]。三七总皂苷能显著降低高血压患者MDA，明显升高SOD，增加红细胞变形能力，降低红细胞的聚集性，改善血液循环，从而降低血压和改善症状[49]。

4. 糖尿病并发症　血塞通注射液（三七总皂苷）治疗30例2型糖尿病患者，能降低2型糖尿病患者的血黏度、血浆内皮素、血栓素水平、血栓素/前列环素比和尿微量清蛋白定量，对改善其微循环和微血管病变有一定的近期疗效[50]。三七总皂苷注射液联合洛丁新治疗早期糖尿病肾病30例，显效15例，有效12例，无效3例，总有效率90%[51]。

5. 急性黄疸性肝炎　三七、当归、红花、茵陈、云苓水煎服，治疗急性黄疸性肝炎，患者病程缩短，治愈率提高，消退黄疸和降低谷丙转氨酶效果较优[47]。

6. 消化系统溃疡　三七粉冲服，可明显缩短胃十二指肠溃疡患者疗程[52]。

7. 颅内出血　三七粉口服或鼻饲治疗颅内出血患者，治疗前后的血肿量，患者的血肿吸收速度快，且未见再次出血，能加快高血压性脑出血患者颅内血肿吸收，且能升高血小板的数量，控制出血倾向，可能与三七具有止血活血的双向作用有关[53]。

8. 慢性乙型肝炎和硬化　三七治疗慢性乙型肝炎和肝硬化，有良好的提高血浆白蛋白的作用，能使90%以上患者的血浆白蛋白上升。三七合茵陈蒿汤用于急性黄疸型肝炎，观察100例，结果在黄疸的消退和降低谷丙转氨酶方面明显优于对照组，疗效差异有显著性，治疗组疗程短、治愈率高、症状改善好。此外，三七粉治疗慢性活动性肝炎，对回缩肝脾肿大有显著作用，与对照组比较有显著差异。

9. 阿尔茨海默病　三七总皂苷具有减轻细胞对淀粉样B23-35肽的神经毒性反应和促进细胞突起生长的作用，表明三七总皂苷对阿尔茨海默病的病理发展有拮抗作用[54]。

10. 补益强身　三七皂苷可提高人体免疫功能，增强肾上腺皮质功能，增强记忆，升高血中cAMP含量，影响血糖代谢。三七中维生素B_2、维生素E及门冬氨酸、苏氨酸、丝氨酸等17种氨基酸及硒、钙、锶等14种微量元素，可直接作为机体营养成分，从而达到补益强身之作用。

11. 脑震荡引起的呕吐　三七水煎服，治疗脑震荡后引起的呕吐数例，服后即止，而用于其他疾病引起的呕吐无效。

12. 跌打损伤　三七绒根提取物体内、体外给药，均能对抗ADP所致血小板聚集，促进纤溶，并使全血黏度下降，患者的血小板聚集及黏着力都比治疗前下降，从而达到活血化瘀作用[55]。

13. 杀伤及抑制癌细胞 三七有杀伤及抑制癌细胞的作用，可作用人体多部位、多系统的肿瘤，亦常用于肿瘤术后放疗、化疗引起的不良反应，多入复方使用。如用三七、白及为主，治疗化疗患者口腔溃疡，观察 38 例，与对照组比较，疗效差异有显著性[56]。

14. 崩漏 三七冲服对功能失调性子宫出血疗效较明显。以反复不规则出血，量多，色紫黯，有血块，腰酸气短，腹痛坠胀，苔薄，舌边有瘀点，脉细弱之气虚患者最为适宜，并可配党参、黄芪。阴虚舌红口干，出血鲜红量少者，加生地黄、地骨皮、墨旱莲；肾虚者加巴戟天、丹参、红花、山萸肉，往往收到良好的效果[47]。

15. 眼科疾病 血塞通粉针静脉注射治疗 42 例缺血性视神经病变患者，视力恢复到 1.0 以上者占 68.1%[57]。血塞通粉针静注治疗 31 例视网膜静脉阻塞患者，总有效率达 90.32%[58]；血塞通静注加血塞通片口服的冲击疗法治疗玻璃体积血 30 例，治愈 12 例，好转 18 例[59]。此外，三七总皂苷治疗挫伤性前房出血、黄斑出血、眼外伤等都有较好疗效[60]。

16. 急性有机磷农药中毒 在常规治疗基础上应用三七总皂苷治疗 26 例口服有机磷农药中毒患者，ALT、AST、CK、LDH、TNF、IL-6、IL-8 值较常规治疗组减少，提示三七总皂苷对急性有机磷中毒致脏器损伤具有保护作用[61]。

17. 牙周病 三七在促进牙周组织的修复和重建方面有其独到之处，运用中药三七以中西医结合的方法治疗牙周病较单纯用西医治疗疗效更为显著[62]。

（四）不良反应[63]

对三七各部位及其总提取物的急性、亚急性毒性等方面进行了较深入的研究，认为三七是一种相当安全、无显著毒副作用的药物。

三七罕见严重不良反应，据现有报道主要表现为过敏性皮疹，呈红色斑、丘疹表现，一般抗过敏药物无效，皮质激素治疗效果好，偶见引起血尿及过敏性休克，但经地塞米松及时处理后均无严重后果。三七总皂苷的不良反应均发生于静脉注射血塞通制剂过程中，且均见于老年人，其发生原因多与过敏体质有关。

参 考 文 献

[1] 鲍建才，刘刚，丛登立，等. 三七的化学成分研究进展[J]. 中成药，2006，28(2)：246-253.

[2] Masayuki Y，Toshiyuki M，Takahiro U，et al. Biactive saponins and glycosides. Ⅷ. notoginseng(1)：new dammarane-type tritrepene-oligoglycosides，notoginsenoside-A，-B，-C and -D，from the dried root of Panax notoginseng (Burk) F. H. Chen[J]. Chem Pharm Bull，1997，45(6)：1039-1045.

[3] Masayuki Y，Toshiyuki M，Takahiro U，et al. Biactive saponins and glycosides. Ⅸ. notoginseng(2)：new dammarane-type tfitrepene-oligoglycosides，notoginsenoside-E，-G，-H，-I and -J，and a novel acetylenic fatty acid glycoside，notoginsenic acid β-sophomside，from the dried root of Panax notoglnseng (Burk) F. H. Chen[J]. Chem Pharm Bull，1997，45(6)：1056-1062.

[4] Masayuki Y，Toshio M，Toshiyuki M，et al. Biactive saponins and glycosides. ⅪⅩ. notoginseng (3)：Immunologicl adjuvant activity of notoginsenosides and related saponins：structures of notoginsenoside-L，-M，and -N from the root of Panax notoginseng (Burk) F. H. Chen[J]. Chem Pharm Bull，2001，49(11)：

1452-1456.

[5] 赵平,刘玉清,杨崇仁,等. 三七根的微量成分[J]. 云南植物研究,1993,15(4):409-412.

[6] Teng RW,Li HZ,Wang DZ,et al. Hydrolytic reaction of plant extracts to generate molecular diversity:New dammarane glycosides from the mild acid hydrolysate of root saponins of Panax notoginseng[J]. Helvetica Chimica Acta,2004,87(5):1270-1278.

[7] Teng RW,Li HZ,Zhang XM,et al. Two new dammarane glycosides from the acid hydrolysis product of Panax notoginseng[J]. Chinese Chem Soc Chinese Chem Lett,2001,12(3):239-242.

[8] Masayuki Y,Toshio M,Yousuke K,et al. Structures of new dammamne-type tritrepene saponins from the flower buds of Panax notoginseng (Burk) F. H. Chen and hepatoprotive effects of principal ginseng saponins[J]. J Nat Prod,2003,66(7):922-927.

[9] 姜彬慧,王承志,韩颖,等. 三七叶中微量活性皂苷的分离与鉴定[J]. 中药材,2004,27(7):489-491.

[10] 姜彬慧,赵余庆,韩凌,等. 三七叶皂苷酶水解产物的提取分离及结构鉴定[J]. 中国天然药物,2004,2(4):202-204.

[11] 陈业高,詹尔益,陈红芬,等. 三七叶中低糖链皂苷的分离与鉴定[J]. 中药材,2002,25(3):176-178.

[12] Liu JH,Wang X,Cai SQ,et al. Analysis of the Constituents in the Chinese Drug Notoginseng by Liquid Chromatography-Electroapray Mass Spectrometry[J]. J Chinese Pharm Sci,2004,13(4):225-237.

[13] 鲁歧,李向高. 三七挥发油成分的研究[J]. 药学学报,1987,22(9):528-530.

[14] 鲁歧,李向高. 人参三七根挥发油中性成分的研究[J]. 中草药,1988,19(1):5-7.

[15] 赵国强,王秀训. 三七止血成分的研究[J]. 中草药,1986,17(6):34-35.

[16] 魏均娴,王菊芳,张良玉,等. 三七的化学研究[J]. 药学学报,1980,15(6):359.

[17] 崔秀明,董婷霞,黄文哲,等. 三七中黄酮成分的含量测定[J]. 中草药,2002,33(7):611-612.

[18] 林琦. 赵霞,刘鹏,等. 三七脂溶性化学成分的研究[J]. 中草药,2002,33(6):490-492.

[19] 饶高雄,王兴文,金文,等. 三七总苷中聚炔醇成分[J]. 中药材,1997,20(6):298-299.

[20] 崔秀明,徐珞珊,王强,等. 三七糖类成分的含量及变化[J]. 现代中药研究与实践,2003(增刊):21-24.

[21] 陈中坚,孙玉琴,董婷霞,等. 不同产地三七的氨基酸含量比较[J]. 中药材,2003,26(2):86-87.

[22] 刘润民,张建平. 三七种仁油的化学成分研究[J]. 中草药,1990,21(6):242.

[23] 谭宁华,王双明,杨亚滨,等. 三七环二肽成分和人参内酰胺成分[J]. 云南植物研究,2003,25(3):366-368.

[24] 郝南明,田洪,苟丽,等. 三七生长初期不同部位微量元素的含量测定[J]. 广东微量元素科学,2004,11(6):31-34.

[25] 王爱华,郭婕. 中药三七的药理作用研究新进展[J]. 中国中医药咨讯,2010,2(1):39-42.

[26] 金楠,周莉. 三七花中总皂苷对大鼠血液流变学的影响[J]. 中国药师,2007,10(12):1193-1195.

[27] 王国印,刘宇,顾仁樾,等. 三七有效组分对离体大鼠心肌缺血再灌注的影响[J]. 现代中西医结合杂志,2007,16(13):1754-1755.

[28] 郭洁文,杨敏,朱剑光,等. 三七总皂苷对心血管作用的药理研究新进展[J]. 现代食品与药品杂志,2007,17(2):1-4.

[29] 包金风,张晓文,卢新政,等. 参三七皂苷 Rb1、Rg1 预适应对肥厚心肌细胞缺氧复氧损伤细胞凋亡的影响[J]. 甘肃医药,2010,29(2):121-123.

[30] 姚小皓,李学军. 三七中人参三醇苷对脑缺血的保护作用及其机制[J]. 中国中药杂志,2002,27

(5):371.

[31] 王席玲,邹忆怀,翟建英,等.三七三醇皂苷对MCAO大鼠BDNF和TrkB表达的影响[J].北京中医药大学学报,2008,31(2):102-105.

[32] 张继,赵朝伟,赵睿,等.三七的药理作用研究进展[J].中国药业,2003,12(11):76-77.

[33] 陈培丰,刘鲁明,陈震,等.参三七醇提液抑制肿瘤肝转移作用机理的实验研究[J].中国中医药科技,2007,14(2):96-97.

[34] 刘同刚,沙凯辉,王邦茂,等.三七对小鼠急性酒精性肝损伤保护作用的实验研究[J].山东医药,2010,50(16):44-45.

[35] 刘庆生,王小奇,来立群,等.三七对酒精性肝病大鼠肝组织学和TNF-α影响[J].中华中医药学刊,2008,26(2):317-320.

[36] 张毅,叶启发,明英姿,等.三七总皂苷预处理大鼠供肝对细胞凋亡及TNF-α、caspase-3表达的影响[J].中国现代医学杂志,2005,15(2):172-176.

[37] 李韬,曲德英,雷菠,等.三七粉对家兔实验性动脉粥样硬化的影响[J].中医研究,2006,1(19):17-19.

[38] 张延斌,周永兰,杨煜,等.三七总皂甙对血管平滑肌细胞凋亡及C-myc基因表达的影响[J].医学研究杂志,2007,36(8):120-121.

[39] 李淑慧,李晓辉,楚延.三七总皂苷抗炎作用机制的实验研究[J].中草药,2003,31(9):678.

[40] 屈泽强,谢智光,王乃平,等.三七总皂苷抗衰老作用的实验研究[J].广州中医药大学学报,2005,22(2):130.

[41] 江源,刘翠,陈清彬,等.三七皂苷Rgl对小鼠免疫功能的影响[J].中国现代中药,2006,8(3):9-11.

[42] 潘育方,邹燕.三七皂苷Rg1抗疲劳和耐缺氧作用的研究[J].临床和实验医学杂志,2006,8(5):1120.

[43] 张朝贵,黄青青,蔡瑛,等.三七多糖对创伤大鼠CD4+/CD8+和白细胞介素-2水平的影响[J].中华创伤杂志,2005,21(9):711-712.

[44] 蔡瑛,黄青青,张朝贵.肠内营养加三七多糖对创伤大鼠CD4+/CD8+和白细胞介素2水平的影响治疗[J].中国危重病急救医学,2006,18(10):698-701.

[45] 庞有慧,孙河.葛根、三七、银杏叶三种中药制剂对青光眼视神经保护作用优效性研究[J].中医药信息,2008,25(2):30-32.

[46] 刘静.三七的临床应用[J].医药导报,2003,22(S1):75.

[47] 杨东育,李砚民,等.三七在临床中的应用[J].河南中医药学刊,1999,14(4):46-47.

[48] 吕金秀.络泰粉针在高血压病中的治疗体会[J].中草药,2002,33(10):932.

[49] 罗伟,田明,张新,等.三七总皂苷对高血压病患者氧自由基红细胞流变性的影响[J].安徽中医临床杂志,2000,12(5):370.

[50] 陈寿生,李瑞芬,何鲁生,等.血塞通对2型糖尿病患者血粘度、血浆内皮素、血栓素、前列环素水平及尿微量白蛋白的影响[J].江苏大学学报,2002,12(4):350.

[51] 尚自敏,冷贵兰,杜铃儿,等.三七总皂苷治疗糖尿病肾病临床疗效观察[J].中国中西医结合肾病杂志,2003,4(12):735.

[52] 乔迎亲,扬涛,等.三七的临床应用[J].新疆中医药,1999,17(1):44.

[53] 郭跃进,梁晖.三七对高血压性脑出血颅内血肿吸收的影响[J].福建中医学院学报,1997,7(2):8.

[54] 卢忠朋,王乃平,钟振国,等.三七总皂苷对淀粉样B23-35肽诱导的NG108-15细胞老年性痴呆

模型的保护作用[J]. 中国临床康复,2004,8(34):78.

[55] 张春雨,李丽莹,武景凤,等. 三七临床应用及作用机制的探讨[J]. 黑龙江医学,2001,25(11):842.

[56] 徐冬英. 三七药用考[J]. 中药材,2002,25(7):510.

[57] 钱爱华. 血塞通治疗缺血性视神经病变临床观察[J]. 新中医,2000,32(7):19.

[58] 吕颖,黄宁侠. 泰络注射用血塞通治疗视网膜静脉阻塞疗效观察[J]. 中国中医急症,2002,11(6):445.

[59] 罗兴中,杨莉华,戴汉生,等. 注射用血塞通治疗玻璃体积血[J]. 中国中医眼科杂志,2004,14(2):111.

[60] 黎芸,程一帆,古碧秀,等. 三七总皂苷制剂的临床应用近况[J]. 中国药业,2006,15(6):17.

[61] 李青,詹文涛,赵怀壁,等. 三七总皂苷对急性有机磷农药中毒患者脏器损伤的保护作用研究[J]. 中国中医急症杂志,2001,10(2):74.

[62] 安英龙. 三七治疗牙周病的临床疗效观察[J]. 现代中西医结合杂志,2007,16(18):2512.

[63] 李冠烈. 三七的现代研究与进展[J]. 世界中西医结合杂志,2008,3(11):687-691.

附:菊叶三七、景天三七

1. 菊叶三七　始载于《滇南本草》,原名土三七。为菊科多年生宿根草本植物菊叶三七 *Gynura segetum* (Lour.) Merr. 的根及叶。根于秋后地上部分枯萎挖取,除尽残存的茎、叶及泥土,晒干或鲜用。味甘、微苦,性平。功能散瘀止血,解毒消肿。适用于衄血、吐血、跌打伤痛、疮痈肿毒、乳痈等病证;外敷治创伤出血。对疮痈肿痛,亦可用鲜叶捣烂外敷。用量 6～10g,水煎服;研末冲服每次 1.5～3g,每日 1～3 次。外用适量,以鲜根或鲜叶捣敷。孕妇慎用。

2. 景天三七　始载于《植物名实图考》,原名土三七。为景天科多年生肉质草本植物景天三七 *Sedum aizoon* L. 的根或全草。根全年可采,但以秋末至次年春初挖取者为佳;地上部分在夏、秋间开花时割取为佳,鲜用或晒干。味甘、微酸,性平。全草功能止血散瘀,养血安神。适用于衄血、咯血、吐血、尿血、便血、崩漏、紫癜及心悸、失眠、烦躁、精神不安等病证。其根功能止血,消肿,定痛。适用于衄血、咯血、吐血及筋骨伤痛等病证;外敷治创伤出血。内服:全草用 15～30g,鲜品剂量加倍;根 6～10g,鲜品加倍。外用适量,用全草或根捣敷。

茜草　Qiancao

【别名】血见愁(《土宿本草》),过山龙(《格致余论》),地苏木、活血丹(《本草纲目拾遗》),红龙须根(《贵州民间方药》),红棵子根(《山东中药》),小活血龙(《浙江民间草药》),土丹参、四方红根子(《闽东本草》),红茜根(《江苏药材志》)。

【来源】茜草,始载于《神农本草经》,原名茜根。为茜草科多年生蔓生草本植物茜草 *Rubia cordifolia* L. 的干燥根及根茎。主产于陕西、河南、河北、安徽、山东等地。

【采收炮制】春、秋二季采挖,除去茎苗、泥土及细须根,干燥。炮制时将原药除去杂质,洗净,润透,切厚片或段,干燥,即为"茜草"。取茜草片或段,置锅内用武火炒至表面焦黑色、内部焦黄色时,喷淋水少许,取出晾干,即为"茜草炭"。

【商品规格】商品按其粗细,一般分为 1～3 等或统装。以河南嵩县产的质较优。四川尚有将带有老茎的根茎与茜草根同等使用,商品称茜草藤。以上均以条粗长、外皮色红棕、断面色黄红者为佳。

按《中国药典》(2010 年版一部)规定:本品含水分不得过 12.0%。

【药性】苦,寒。归肝经。

【功效】凉血，祛瘀，止血，通经。

【应用】

1. 吐血、衄血　本品味苦气寒，善走血分，为凉血止血之要药。主要用于血热妄行之吐血衄血。用治血热吐血，单用本品，可收清热降泄、凉血止血之效，如《简要济众方》单用茜草为末煎服，以治吐血不止；若口吐鲜血者，可与黑豆、甘草共末，水泛为丸服，如《圣济总录》茜草丸。又《医门补要》吐血神方，用本品与三七、鸡血藤膏煎服，可加强止血作用，以治吐血。若血证属肺胃热盛，兼有虚劳无力者，可用本品与黄芩、侧柏叶、黄芪、当归等清热扶正药同用，如《鸡峰普济方》茜根散。用于衄血，本品可泻火清热、凉血止血，如《普济本事方》茜梅丸，以本品与艾叶、乌梅共研末炼蜜为丸服，用治火热上炎，灼伤阳络，迫血外溢所致衄血。

2. 崩漏、尿血、痢血、便血　本品止血作用广泛，既可用于上部出血，又可用治下部出血。用于气虚不摄的崩漏下血，可以本品与黄芪、白术、山茱萸、龙骨等配伍，如《医学衷中参西录》固冲汤；用治疗尿血，常配白茅根、小蓟等同用；用治湿热蕴结大肠，损伤血络，下痢赤白者，可用本品配伍黄连、升麻、白芍、地榆等同用，如《世医得效方》茜根丸。而与地榆、白芍、荆芥等配伍，又可用治肠风便血。

3. 血瘀经闭　茜草既能清血热以凉血止血，且能行血消瘀，专入肝经，尤为妇科所常用。如《本草纲目》单用茜草一两，黄酒煎服，治妇女经水不通。《内经》所载的四乌鲗骨一藘茹丸，以藘茹（即茜草）配乌鲗骨，和以雀卵为丸，用鲍鱼汁服送服，以治女子血虚精亏的血枯经闭。现代临床多与当归、香附、赤芍等活血通经之品同用，以治疗血瘀经闭。

4. 跌打损伤，风湿痹痛　本品的活血祛瘀作用，若与其他活血疗伤药及祛风通络药同用，亦可用治跌打损伤、风湿痹痛。用于跌打损伤、瘀滞作痛，可与六月雪共煎服，亦可以本品与红花、当归、川芎配伍同用。治痹证关节疼痛，可单用本品浸酒服；也可与鸡血藤、海风藤、延胡索等祛风湿、止痹痛药合用，以增强其祛瘀止痛之功。

【用法用量】内服，入汤剂，一般用 10～15g，大剂量可用 30g。亦可入丸、散。生用本品，既能活血祛瘀，又能止血；炒用则偏于止血。

【使用注意】凡脾胃虚弱，精虚血少，阴虚火旺者慎用。

【药论】

1.《神农本草经》："主寒湿风痹，黄疸，补中。"

2.《日华子本草》："止鼻洪，带下，产后血晕，乳结，月经不止，肠风痔瘘，排脓；治疮疖，泄精，尿血，扑损瘀血。"

3.《本草纲目》："通经脉，治骨节风痛，活血行血。""《名医别录》言其久服益精气轻身，《日华子》言其泄精，殊不相合，恐未可凭。"

4.《本草求真》："功用略有似于紫草，但紫草则止入肝凉血，使血自为通活，此则能入肝与心包，使血必为走泄也。故凡经闭、风痹、黄疸，因于瘀血内阻者，服之固能使瘀血下行；如值吐崩尿血，因于血滞而见艰涩不快者，服之更能逐瘀血止。总皆除瘀去血之品，与于紫草血热则凉之意貌同实异，不可混也。但血虚发热者忌用。根可染绛。忌铁。"

【现代研究】

（一）化学成分

以蒽醌及其苷类化合物为主，此外还含有萘醌类、萜类、己肽类、多糖类等其他成分。

1. 蒽醌及其苷类　茜草素、1-羟基-2-甲基-蒽醌、1,3,6-三羟基-2-甲基蒽醌-3-*O*-(*O*-6-乙酰基)新橙皮苷、1,3,6-三羟基-2-甲基蒽醌-3-*O*-新橙皮苷、1,3,6-三羟基-2-甲基蒽醌-3-*O*-(*O*-6-乙酰基)-*β*-D-吡喃葡萄糖苷、羟基茜草素、异茜草素、伪羟基茜草[1]、1,6-二羟基-2-甲基蒽醌-3-*β*-乙酰基-葡萄糖苷(2-1)木糖苷、1,3,6-三羟基-2-甲基蒽醌、1-羟基蒽醌、1,2,4-三羟基蒽醌、1,3,6-三羟基-2-甲基蒽醌-3-*O*-*β*-D-吡喃葡萄糖苷、1,2-二羟基蒽醌-*O*-*β*-D-吡喃木糖(1-6)-*β*-D-吡喃葡萄糖苷、1,3-二羟基-2-羟甲基蒽醌-3-*O*-*β*-D-吡喃木糖(1-6)-*β*-D-吡喃葡萄糖苷及1,3,6-三羟基-2-甲基蒽醌-3-*O*-*β*-D-吡喃木糖(1-2)-*β*-D(6-*O*-乙酰基)吡喃葡萄糖苷[2]、3-甲氧甲酸-1-羟基蒽醌、1,4-二羟基-2-甲基蒽醌、1-羟基-2-甲基蒽醌、1-羟基-2-羟甲基蒽醌、柚木醌[3]。

2. 萘醌及其苷类　羟基-2H-萘骈[1,2-b]吡喃-2-酮-5-羧酸甲酯、3'-甲氧羰基-4-羟基-萘骈[1,2'-2,3]吡喃-6-酮、3'-甲氧羰基-4'-羟基-萘骈[1,22-2,3]呋喃、二氢大叶茜草素和2-(3'-羟基)异戊基-3-甲氧羰基-1,H-萘氢醌-1-*O*-*β*-D-吡喃葡萄糖苷[2]、萘酸双葡萄糖苷、2-氨基甲酰基-3-甲基-1,4-萘醌、2-氨基甲酰基-3-羟基-1,4-萘醌、去氧-*α*-拉帕醌、萘氢醌[3]。

3. 环己肽类　16个环六肽,1个醚氧环[4-12]。从云南茜草提取物的抗癌活性成分中分离得到环己肽配糖体和环己肽RA-V[13,14]。还分离得到环己肽配糖基[15]。

4. 多糖类　从茜草中分离得到6种茜草多糖,均由L-鼠李糖、L-阿拉伯糖、D-木糖、D-甘露糖、D-葡萄糖和D-半乳糖组成[16,17]。从茜草的根及根茎水煎液的75%乙醇沉淀部位得粗多糖Q,经精制得QA2,其糖基组成同前,其红外光谱分析含*β*-糖苷键[18]。从茜草水煮醇沉淀物获5%多糖A,由半乳唐、葡萄糖、阿拉伯糖、木糖及鼠李糖组成,其中不含胺、氨基酸及氨基糖等杂质[19]。

5. 萜类　乔木烷型三萜是一类不常见的三萜类成分,迄今已发现乔木烷型三萜类化合物26个,其中茜草属占22个。对于这些少见的乔木烷三萜类成分,从20世纪90年代才有文献报道。实验表明,这类成分在30～100mg/L范围内可影响T细胞的功能,抑制ConA诱导的正常人外周血T淋巴细胞的增殖反应[20],并能调节细胞免疫功能[21]。一定浓度体内腹腔注射能抑制小鼠脾脏T细胞增殖反应及产生IL-2的能力,但对小鼠B淋巴细胞增殖反应无影响[22]。

6. 微量元素　根中含有的11种微量元素是Fe、Zn、Cr、Mg、Ca、Mn、Cn、Pb、Cd、As、Ai,其中Fe、Zn、Mg、Mn、Ca、Cu的含量较丰富,也含有Cr、Ni、Mo、Cd、Al等人体必需的微量元素,而对人体有害的Pb、Ca、As的含量非常低[23-25]。

7. 其他成分　萜类、β-谷甾醇、胡萝卜苷、羟基茜草素、伪羟基茜草素、茜草酸异茜草素、茜根酸、大黄素甲醚,以及胡萝卜苷、脂肪酸、甾醇、黄酮等数种成分[26,27]。

(二) 药理作用

1. 止血作用　茜草对凝血三阶段(凝血活酶生成、凝血酶生成、纤维蛋白形成)均有促进作用,可能与其抗肝素效能有关[28,29],有效活性部位是水提取液的正丁醇萃取部分[30]。茜草能延长小鼠凝血时间,而茜草炭则能明显缩短小鼠的凝血时间[31],家兔口服茜草温浸液后30～60分钟均有明显的促进血液凝固作用,复钙时间、凝血酶原时间及白陶土部分凝血活酶时间缩短。茜草炭口服也能明显缩短小白鼠尾部的出血时间[32]。

2. 抗癌作用　茜草根甲醇提取物具有显著的抗小鼠S_{180}和P_{388}白血病活性,环己肽类化合物对白血病、腹水癌、P_{388}、L_{1210}、B_{16}黑色素瘤和实体瘤、结肠癌38、Lewis肺癌和艾氏腹水癌均有明显的抑制作用，广泛适用于治疗小鼠白血病、腹水癌、大肠癌、肺癌和防止癌细胞转移，其疗效等于或优于长春碱、丝裂霉素、阿霉素，且对正常细胞的毒性低。根甲醇提取物的氯仿部分可抑制人肝癌细胞株（Hep3B）细胞分泌乙型肝炎表面抗原（HBsAg），而对细胞株的活性无影响，不显示细胞毒性[33]。对乳腺癌只有甲醇提取物有效，但对C_{1499}白血病、MH_{134}肝癌和26结肠腺癌几乎都没有抗癌活性[34]。

3. 升白作用　茜草水提醇沉干膏对环磷酰胺引起的小鼠白细胞降低有升高作用[35]。茜草双酯具有明显的抗辐射和升高白细胞的作用，对人多形核白细胞受刺激产生的氧自由基有清除作用，可能与脂溶性的茜草双酯易透过细胞膜有关[36]。正常小鼠口服茜草双酯后4小时白细胞数已有增加，8小时明显增高，以粒细胞升高为主，然后下降恢复到正常；正常犬口服茜草双酯后6小时白细胞明显增加，为药前的174％，18～24小时达最高峰，为药前的196％～209％，此升高的白细胞主要是中性杆状粒细胞，48小时和72小时逐渐恢复到给药前水平。正常犬连续口服茜草双酯24小时后有明显升白作用，维持在给药前的141％～151％[37]。

4. 对造血干细胞的影响　LACH雌性小鼠口服茜草双酯8小时后，CFUS明显增多，且CFUS自杀率高于对照组的2.9倍，具有促进机体造血功能的作用[37]。正常犬连续口服茜草双酯5天，药后1.5小时、6小时、1～6天分别取血1次，用血栓弹力图测定凝血速度，结果表明药后1.5小时和6小时无变化，而药后1～6天血凝速度明显延长[37]。

5. 抗氧化作用　茜草多糖对小鼠肝匀浆在37℃生成丙二酰二醛（MDA）含量的抑制率为64.1％，对邻苯三酚产生的氧自由基有显著的抑制作用，对H_2O_2所致的红细胞溶血率亦有显著的降低作用[38]。从茜草粗多糖中分别提取得到均一多糖QA_2和均一糖蛋白QC，药理实验表明两者均有明显的清除自由基作用，其中QA_2的清除率为94.59％[18]，QC的清除率为93.24％[39]。茜草双酯还能保护心肌超氧化物歧化酶（SOD）、谷胱甘肽过氧化物酶（GSH-Px）的活性，降低脂质过氧化物丙二酰二醛（MDA）的产生[40]。茜草多糖对大鼠肾缺血再灌注损伤模型有保护作用，其机制为降低MDA的含量，显著性增加SOD、Na^+，K^+-ATP酶及Ca^{2+}-ATP酶的活性，减轻肾功能的损伤[41]。茜草乙醇提取物给大鼠灌胃，对MDA的形成有抑制作用，与药物剂量呈正相关，能对抗异丙基苯过氧化氢（CGP）诱导的脂质过氧化反应，且使GSH含量降低的程度、速度明显低于对照组[42]，茜草多糖有较明显的清除自由基的作用，清除率大于93％[16,17]。

6. 对免疫系统的影响　茜草双酯能降低小鼠血清溶血酶含量，使掺入[^{3}H] TdR的全血白细胞吞噬白葡萄球菌的能力下降，并能降低脾空斑细胞的溶血能力及溶血素的产生，抑制LPS诱导的小鼠B细胞的转化和PHA诱导的T淋巴细胞转化。茜草粗提取物具有升高白细胞作用，其有效成分是带芳香环的羧酸苷。茜草双酯有抑制巨噬细胞和中性粒细胞的吞噬功能，抑制抗体的产生和分泌，抑制体液免疫，减轻迟发性超敏反应，抑制植物血凝素诱导的T淋巴细胞转化，即有细胞免疫功能[43]。

7. 祛痰和抗乙酰胆碱作用　茜草醇提物在酚红排泌法实验中能促进呼吸道分泌[32]。茜草梗煎剂在离体兔回肠能抗乙酰胆碱的收缩作用，梗的水提取物对豚鼠离体子宫有兴奋作用，产后口服亦有加强子宫收缩作用[44]。

8. 抗菌消炎作用　茜草水提取液在体外对金黄色、白色葡萄球菌有抑制作用，对肺炎双球菌、流感杆菌及部分皮肤真菌也有抑制作用。茜草具有延长小鼠的凝血时间和明显减轻小鼠耳脓肿作用，而茜草制炭后虽能明显缩短小鼠的凝血时间、减轻小鼠耳廓炎性脓肿，但抗炎作用不及茜草[31]。

9. 护肝作用　茜草水-甲醇提取物灌胃给予能显著降低对乙酰氨基酚引起的小鼠致死率，并缓解其肝毒性，对四氯化碳所致的肝毒性也能明显降低[45]。

10. 其他药理作用　茜草提取物能抑制小鼠的钝态皮肤过敏症（PCA），其抗过敏活性的强度与色甘酸钠、茶碱相当。茜草提取物的水溶部分可明显增加心肌和脑组织中 ATP 含量，对 ADP 引起的大鼠血小板聚集有解聚作用，即有抗心肌梗死的作用[46]。

（三）临床报道

1. 治疗妇科疾病　炙黄芪、党参、炒白术、茜草炭、益母草炭等煎服治疗崩漏 93 例，治愈 39 例，好转 50 例，无效 4 例，总有效率 96%[47]。茜草、乌贼骨为主治疗顽固性月经过多症 26 例，治愈 21 例，好转 5 例，有效率 100%[48]。复方乌贼骨茜草汤治疗功能失调性子宫出血 50 例，治愈 38 例，好转 10 例，无效 2 例，总有效率为 96%[49]。煎服茜草根、当归、川芎、白芍等治疗月经不调 366 例，痊愈 231 例，好转 111 例，无效 24 例[50]。海螵蛸、生茜草、生地黄等自月经周期的第 8 天起水煎服，连服 10 剂，治疗未破裂卵泡黄素化综合征 12 例，7 例妊娠，妊娠率为 58.33%；9 例恢复排卵，恢复排卵率为 75%；既未妊娠又无排卵者 3 例，无效率为 25%[51]。

2. 治疗肾炎性血尿　参三七和茜草加小剂量肝素治疗肾炎性血尿 100 例，显效 36 例，有效 44 例，无效 20 例，总有效率 80%。起效时间第 1 周 28 例，第 2 周 52 例。有 13 例在治疗后肾功能有不同程度的改善，无 1 例发生全身出血现象，治疗前后患者血小板出血、凝血时间及凝血酶原时间等均无变化[52]。

3. 治疗糖尿病肾病　降糖、降压基础方加茜草合剂，疗程 4～8 周，治疗早期糖尿病肾病 30 例，患者 24 小时微量白蛋白尿明显下降，对空腹血糖影响治疗前后无显著差异[53]。

4. 治疗白细胞减少症　茜草随证加减，治疗白细胞减少症 32 例，显效 29 例，有效 3 例，总有效率为 100%[54]。

5. 治疗拔牙手术后并发症　在下颌阻生智齿拔除后，将中药茜草粉末喷洒在拔牙创伤处，出血立即停止，约 3 分钟左右血块即可形成，60 例患者无 1 例发生干槽症[55]。

6. 治疗皮肤病　丹茜化斑汤配合常规西药治疗玫瑰糠疹 65 例，治愈 57 例，好转 7 例，未愈 1 例，治愈率 87.7%，总有效率 98.5%[56]。

（四）不良反应

小鼠灌服茜草煎剂 150g/kg 无死亡现象，剂量增加至 175g/kg，5 只动物中有 1 只死亡。小鼠灌胃茜草双酯的淀粉糊 200mg/kg 无任何反应，腹腔注射的 LD_{50} 为（3012.4±66.4）mg/kg，犬每次每只口服 10g，未见不良反应；每只每次 1g 连续服用 15 天，停药 30 天，处死动物未见病理改变，每只每次 5.4g 连续服用 90 天亦未见毒副反应。如药量增加到每只 9.69g，则出现明显毒性反应，个别动物死亡，骨髓检查核分裂相对增多，细胞形态无异常[57]。从茜草中分离得到的环己肽类化合物 RA-Ⅶ小鼠腹腔注射、静脉注射、灌胃的 LD_{50} 分别为 10.0mg/kg、16.5mg/kg、63.0mg/kg；RA-Ⅴ单乙酸盐腹腔注射、静脉注射和灌胃

的 LD_{50} 分别为 18.4mg/kg、20.0mg/kg、229.0mg/kg。茜草、小红参水提醇沉液给小鼠腹腔注射的 LD_{50} 分别为(49±3.3)g/kg、(8.4±0.31)g/kg，小红参、茜草小鼠灌胃给药的 LD_{50} 分别为(155±0.38)g/kg、814g/kg，未见死亡[35]。

参考文献

[1] 王素贤，华会明，吴立军，等. 茜草中新蒽醌苷的结构鉴定[J]. 沈阳药学院学报，1991，8(3)：211.

[2] 华会明，王素贤，吴立军，等. 茜草中萘酸酯类成分的研究[J]. 药学学报，1992，27(4)：279-282.

[3] Koyama J. 茜草中两种萘醌[J]. 国外医学：中医中药分册，1994，39(16)：39-40.

[4] Itokawa H，Takeyak K，Mihara K，et al. Studies on the Antitumor Cyclic Hexapeptides Obtained form Rubia Radix[J]. Chem Pharm Bull，1983，31(4)：1424.

[5] Itokawa H，Takyakk，Morita H，et al. Isolation and Antitumor Activity of Cyclic Hexapeptides Isolated from Rubia Radix[J]. Chem Pharm Bull，1984，32(1)：284-290.

[6] Itokawa H，Takyakk，Morita H，et al. Studies on Antitumor Cyclic Hexapeptides RA Obtained from Rubia Radix Rubiaceae Minor Antitumor Constituents[J]. Chem Pharm Bull，1986，32(9)：3762-3768.

[7] Itokawa H，Takyak K，Morita H，et al. Isolation and AntitumorActivity of Cyclic-Hexapeptides Isolated from Rubia Radix[J]. Chem Pharm Bull，1984，32(8)：3216.

[8] Itokawa H，Mofita H，Takya kK，et al. New Antitumor Bicyclic Hexapeptides RA2 and RA2 From Rubia cordifolia[J]. Tetrahedron，1991，47(34)：7007-7020.

[9] Morita H，Yamamiya T，Takeya K，et al. New Antitumor Bicyclic Hexapep tidesRA-Ⅺ，RA-Ⅻ and RA-ⅩⅣ from Rubia Cordifolia[J]. Chem Pharm Bull，1992，40(5)：1352-1354.

[10] Takyak K，Yamamiya T，Morita H，et al. Two Antimmor Bicyclic Hexapeptides RA-ⅩⅤ and RA-ⅩⅥ[J]. Chem Pharm Bull，1993，33(3)：613.

[11] Itokawa H，Yamamiya T，Mofita K，et al. New Antitumor Bicyclic Hexapeptides RA2 and RA2X from Rubia cordifolia：Part3 Conformation 2 antitumor Activity Relationship[J]. Journal of the Chemical Society Perkin TransactionsI，1992，(4)：455-459.

[12] 樊中心. 茜草中的抗癌成分[J]. 国外医学：中医中药分册，1997，19(4)：3-5.

[13] 邹澄，郝小江，陈昌祥，等. 小红参的抗癌环已肽苷乔木萜烷型三萜新成分[J]. 云南植物研究，1992，14(1)：114.

[14] 邹澄，郝小江，周俊，等. 小红参的抗癌已肽配体[J]. 云南植物研究，1993，15(4)：399-402.

[15] 何敏，邹澄，郝小江，等. 小红参的新抗癌环已肽配糖体[J]. 云南植物研究，1993，15(4)：408.

[16] 黄荣清，王作华，王红霞. 茜草多糖的组成及其摩尔比测定[J]. 中成药，1996，18(6)：35-36.

[17] 黄荣清，王作华，王红霞，等. 茜草多糖 RPS-Ⅰ，RPS-Ⅱ和 RPS-Ⅲ的组成研究[J]. 中药材，1996，19(1)：25-26.

[18] 王红霞，王秉伋. 茜草多糖 QA2 的分离纯化及组成分析[J]. 中草药，1998，298(4)：219-221.

[19] 孟宪元，邢连宗. 茜草多糖的提取与分析[J]. 北京中医，2005，24(1)：35-36.

[20] 何黎，杨竹生，陈昆昌，等. 小红参对正常人外周血 T 淋巴细胞的增殖反应研究[J]. 中华皮肤科杂志，2002，35(2)：151.

[21] 吕昭平，李玉叶，李谦，等. 银屑病患者用小红参治疗外周血 T 淋巴细胞亚群的变化[J]. 云南医药，2000，21(4)：289-291.

[22] 杨竹生，李玛琳，何黎，等. 小红参对小鼠 T、B 细胞功能的影响[J]. 美国中华医学与管理杂志，2000，11(1)：13-16.

[23] 刘谦光，陈战国，高永吉，等. 茜草地上部分微量元素的研究[J]. 中国中药杂志，1990，15(10)：39.

[24] 冯江，黄鹏，周建民，等. 100 种中药中有害元素 Pb、Cd 和砷含量的测定和意义[J]. 微量元素与健康研究，2001，18(2)：51.

[25] 许兰芝，刘成立，于淑敏，等. 茜草 11 种元素的测定与分析[J]. 微量元素与健康研究，2002，19(2)：35-36.

[26] 王素贤，华会明，吴立军，等. 茜草中新环烯醚萜苷的结构鉴定[J]. 沈阳药学院学报，1991，8(1)：58.

[27] 张敏生. 茜草科药用植物的化学成分的研究概况[J]. 中国药学杂志，1992，27(2)：72-74.

[28] 宋善俊. 中草药的体外血液凝固实验筛选[J]. 新医学，1998，9(2)：55.

[29] 宋善俊. 茜草凝血作用机理[J]. 武汉医学院学报，1999，8(2)：22.

[30] 小管卓夫. 茜草止血作用的有效活性部位筛选[J]. 药学杂志，1991，101(6)：501.

[31] 孙翠华，赵金燕. 茜草及茜草炭药理作用比较研究[J]. 中成药，1998，20(12)：39.

[32] 苏秀玲，周运鹏. 茜草的药理作用及研究与应用[J]. 中医药研究，1991，7(3)：54-56.

[33] Hideji Itokawa. 茜草抗癌作用的基础研究[J]. 药学杂志，1994，32(1)：284.

[34] 樊中心. 茜草中的抗癌成分[J]. 国外医学：中医药分册，1997，19(4)：3-5.

[35] 苏秀玲，周运鹏. 茜草，小红参药理作用的比较研究[J]. 中国中药杂志，1992，17(6)：377.

[36] 康鑫，方允中，李小杰，等. 茜草双酯和 S-2(3-氨基丙氨)乙基硫代磷酸对人多形核白细胞吞噬中化学发光和电子顺磁共振的影响[J]. 中国药理学与毒理学杂志，1990，4(4)：251-253.

[37] 宋书元，丁琳茂，陈鹰，等. 茜草双酯对造血功能的影响及其毒性研究[J]. 中西医结合杂志，1985(10)：625-626.

[38] 张振涛，吴泉，吴仁奇，等. 茜草多糖的抗氧化作用[J]. 内蒙古医学院学报，1998，20(1)：31-33.

[39] 王红霞，马百平，屠爱萍，等. 茜草糖蛋白 QC 的分离纯化及结构探讨[J]. 军事医学科学院院刊，1998，22(1)：277-280.

[40] 杨胜利，刘发. 茜草双酯对小鼠缺血心肌的抗氧化作用[J]. 实用中西医结合杂志，1997，10(5)：411-412.

[41] 张振涛，沈传志，吴仁奇，等. 茜草多糖对肾缺血再灌注损伤的保护作用[J]. 内蒙古医学院学报，2000，22(3)：38-40.

[42] 王柯慧. 茜草提取物的抗氧化作用与维生素和对苯醌作用的比较[J]. 国外医学：中医中药分册，1997，19(1)：30-31.

[43] 杨胜利，刘发. 茜草双酯的免疫抑制作用[J]. 中国药学杂志，1996，31(7)：425-426.

[44] 杨胜利，刘发. 茜草的药理作用及应用实例[J]. 中国中西医结合杂志，1995，8(8)：588.

[45] 孙备. 茜草提取物对由四氯化碳和对乙酰氨基酚所致的肝毒性作用[J]. 国外医学：中医中药分册，1996，18(5)：45.

[46] Gupta PP，Srimal RC，Tandon JS，et al. Antiallergic activity of some traditional India Medidnal plants[J]. Int J Pharma Cogn，1993，31(1)：15.

[47] 王秦英. 益气止崩汤治疗崩漏 93 例[J]. 现代中医药，2003(3)：39-40.

[48] 翟立樵. 乌贼茜草加味治疗月经过多症 26 例[J]. 吉林中医药，2003，23(7)：26.

[49] 叶福葵. 复方乌贼骨茜草汤治疗功能性子宫出血 50 例[J]. 新中医，2000，32(11)：31.

[50] 晋献春，戴裕光. 茜草三物汤治疗月经不调 366 例[J]. 四川中医，1999，17(3)：39-40.

[51] 夏广英. 海螵蛸茜草汤治疗未破裂卵泡黄素化综合征[J]. 山东中医杂志，1998，17(12)：545-546.

[52] 夏业军. 参三七加茜草和肝素治疗肾炎性血尿疗效分析[J]. 江苏临床医学杂志，1998，2(1)：26.

[53] 尹冰，都群. 自拟茜草合剂治疗早期糖尿病肾病 30 例[J]. 实用中医内科杂志，2005，19(6)：543.

[54] 冯松杰，曾安平，蒋继福，等. 茜草治疗白细胞减少症 32 例[J]. 陕西中医，2000，21(3)：102.

[55] 欧阳东. 中药茜草预防干槽症的临床疗效观察[J]. 中华临床医学杂志，2004，5(11)：99-100.
[56] 秦录，张海，牛立军，等. 中西医结合治疗玫瑰糠疹 65 例[J]. 河北中医，2009，31(5)：718-719.
[57] 郑虎占，董泽宏，佘靖，等. 中药现代研究与应用[M]. 北京：学苑出版社，1996：3067.

蒲黄　Puhuang

【别名】蒲厘花粉(陶弘景)，蒲花(《江苏植药志》)，蒲棒花粉(《新疆药材》)，蒲草黄(《药材学》)。

【来源】蒲黄，始载于《神农本草经》。为香蒲科水生草本植物水烛香蒲 *Typha angustifolia* L.、东方香蒲 *Typha orientalis* Presl 或同属植物的干燥花粉。主产于浙江、江苏、安徽、山东、湖北等地。

【采收炮制】夏季采收蒲棒上部的黄色雄花序，晒干后碾轧，筛取花粉。炮制时将原药揉碎结块，除去杂质，过筛，即为"生蒲黄"。取净蒲黄花粉，置锅内用武火炒至棕褐色。即为"蒲黄炭"。

【商品规格】商品中有粗蒲黄(蒲黄渣)与细蒲黄(净蒲黄)两种，以细蒲黄质佳。以粉干、色鲜黄、质轻、粉细光滑、纯净无杂质者为佳。

按《中国药典》(2010 年版一部)规定：本品含杂质不得过 10%。

【药性】甘，平。归肝、心包经。

【功效】止血，化瘀，通淋。

【应用】

1. 咯血、吐衄　本品性味甘平，长于收敛止血，兼有活血行瘀之功，为止血行瘀之要药，有止血而不留瘀的特点。本品治疗吐、咯、衄血，可以单味冲服，如《简要济众方》以之治疗吐血、唾血；若血热妄行，吐血证重者，又可配合大蓟、小蓟、白茅根等凉血止血之品同用。若热邪犯肺，迫血妄行而致衄血者，亦可单味应用，若配伍清热凉血药则疗效更佳，如《简便单方》以之与青黛合用，治肺热衄血；《太平圣惠方》用治鼻衄经久不止者，则以本品与石榴花和研为散服。

2. 血淋、崩漏　蒲黄既能止血祛瘀，又能利尿通淋。故又可用治血淋尿血，如《圣济总录》蒲黄散，以蒲黄、郁金捣末服，治膀胱热，小便血不止。若膀胱热甚，血淋涩痛者，则可配合生地黄、冬葵子同用，如《证治准绳》蒲黄散。蒲黄的收涩止血作用，亦可用于崩漏不止。如《圣济总录》蒲黄丸，以之合龙骨、艾叶同用，治妇人月经过多，漏下不止。若与补益肝肾、调理冲任之品同用，又可用治冲任虚损之崩漏，如《备急千金要方》蒲黄散，以之与鹿茸、当归二味，以治肝肾冲任亏损漏下不止者。

3. 跌打损伤、外伤出血　本品能活血化瘀，亦可用治跌打损伤，瘀血作痛之症，如《塞上方》单用蒲黄末，空心温酒服，以治坠伤仆损，瘀血在内，烦闷者。其止血作用，不仅可内服，也可外敷，用治外伤出血，可单用外掺伤口。

4. 心腹疼痛、产后瘀痛　蒲黄生用以活血行瘀见长，可治心腹诸痛，尤为妇科所常用。如治心腹疼痛、产后瘀痛、经闭痛经等病证，常与五灵脂同用，如《太平惠民和剂局方》失笑散。若与温经散寒、养血行瘀药合用，又可用治产后恶露淋漓不尽，脐腹冷痛，如《太平惠民和剂局方》黑神散，以之配伍肉桂、炮姜、当归、熟地黄等同用；若产后恶露不行，烦心满急，瘀而兼热者，当与凉血散瘀药伍用，如《太平惠民和剂局方》蒲黄散，以之配伍荷叶、牡丹皮、生地黄、延胡索等药同用。

【用法用量】内服:3～10g,入汤剂,包煎。外用:适量,掺用或调敷。生用行血祛瘀,利尿,并能止血;炒炭收涩止血。

【使用注意】孕妇忌服,无瘀滞者慎用。一般认为生用性滑,长于行血;炒黑性涩,功专止血,生熟不同,功效有别。但根据临床实践及实验研究证明,生蒲黄也有止血作用,不论入汤剂煎服,或研细末吞服,均可止血。惟炒炭后,止血作用较佳,临床专用以止血,已无行血祛瘀及利尿之功。故治瘀滞诸症,宜生用;治失血诸症,则生用、炒炭皆可,宜酌情择用,如无瘀者可用炭,出血而兼有瘀者,可用生蒲黄,或炒、生各半同用。

【药论】

1.《神农本草经》:"主心腹膀胱寒热,利小便,止血,消瘀血。久服轻身益气力。"

2.《药性本草》:"通经脉,止女子崩中不住,主痢血,止鼻衄,治尿血,利水道。"

3.《日华子本草》:"治(颠)扑血闷,排脓,疮疖,妇人带下,月候不匀,血气心腹痛,妊孕人下血堕胎,血运血症,儿枕急痛,小便不通,肠风泻血,游风肿毒,鼻洪吐血,下乳,止泄精,血痢。……要破血消肿,即生;要补血止血,即炒用。"

4.《本草纲目》:"凉血活血,止心腹诸痛。"又曰:"按许叔微《本事方》云:有士人妻舌忽胀满,口不能出声,一老叟教以蒲黄频掺,比晓乃愈。"

【现代研究】

(一)化学成分

1. 甾类　β-谷甾醇、棕榈酸酯、5a-豆甾烷-3,6-二酮[1]。狭叶香蒲中含β-谷甾醇、棕榈酸酯和β-谷甾醇葡萄糖苷[2]。宽叶香蒲含(20S)-4a-甲基-24-亚甲基胆甾-7-烯-3β-醇[3]和3种酰基葡萄糖基甾醇[4]。

2. 黄酮类　槲皮素、柚皮素、异鼠李素、山柰素、槲皮素-3-新橙皮糖苷、槲皮素-3-O-C2^G-α-L-鼠李糖基1-芸香糖苷、水仙苷、异鼠李素-3-O-新橙皮糖苷、异鼠李素-3-O-[2^G-α-山柰素-3-O-新橙皮糖苷、山柰素-3-O-[2^G-α-水仙苷-L-鼠李糖基]-芸香糖苷、异鼠李素-3-O-芸香糖苷、异鼠李素-3-O-葡萄糖基-鼠李糖基-鼠李糖苷[2,5-8]。

3. 长链脂肪烃类化合物　长苞香蒲中含二十五烷、三十一烷-6-醇、二十九烷-6,21-二醇、二十九烷-6,8-二醇、二十九烷-6,10-二醇[1]。狭叶香蒲中含7-甲基-4-三十烷酮、三十三烷-6-醇和二十五烷醇[1,9]。

4. 酸性成分　长苞香蒲含棕榈酸、硬脂酸及其和油酸的甘油酸,此外尚含花生四烯酸[1]。宽叶香蒲含甲酸、乙酸、丙酮酸、乳酸、苹果酸、琥珀酸、柠檬酸[1]和5-反式咖啡酰莽草酸。

5. 氨基酸类　长苞香蒲、狭叶香蒲、宽叶香蒲和蒙古香蒲均含门冬氨酸、苏氨酸、丝氨酸等18种氨基酸,其中狭叶香蒲中总氨基酸含量最高,蒙古香蒲含量最低[10]。

6. 无机成分　长苞香蒲、狭叶香蒲、宽叶香蒲和蒙古香蒲均含铝、硼、钡、钙等多种微量元素,宽叶香蒲中含钴和铅,长苞香蒲含砷,宽叶香蒲外的3个品种均含钛[10]。

7. 其他成分　狭叶香蒲中含有糖,宽叶香蒲中含D-儿茶精、表儿茶精、blumenolA、(3R,5R,5S,9E)-5,6-环氧-3-羟基-β-紫罗兰醇[11]、VDP-葡萄糖焦磷酸化酶、VDP-葡萄糖醛酸焦磷酸化酶和焦磷酸依赖的磷酸果糖激酶。

（二）药理作用

1. 心血管系统的作用 蒲黄刺激内皮细胞产生前列环素（PGI_2）。蒲黄对离体兔心有明显增加冠脉流量的作用，同时还可使家兔内循环血小板比率升高，可能是抗心肌缺血的作用机制之一[12]。蒲黄有一定的抗低压缺氧效果，能改善心肌的营养性血流量。蒲黄的70%乙醇提取物有增加常压缺氧条件下小鼠存活时间的趋势，主要作用于心肌细胞，降低心肌耗氧量，并能提高心、脑对缺氧的耐受力[13]。蒲黄提取物水仙苷能明显减轻静脉注射垂体后叶素诱发的大鼠心电图ST段的改变，提高小鼠心肌^{86}Rb摄取率，但缺乏心脏舒缩活动的心功能指数的改变[14]。蒲黄醇提取物中各有效组分均可抑制垂体后叶素引起的家兔急性心肌缺血后心指标的下降，但作用特点有差别[15]。蒲黄水提物能够显著地减少由异丙肾上腺素引起的室性纤颤和猝死[16]。蒲黄中黄酮类物质有钙离子拮抗剂样作用，并且其中的槲皮素具扩冠降脂、降压等多种药物作用，异鼠李素及其苷能提高心肌细胞中环磷腺苷（cAMP）水平和抗血栓形成；6-氨基嘌呤可降低外周血管阻力[17]。

2. 脑血管系统的作用 蒲黄提取物能减少再灌注后脑组织脂质过氧化产物丙二醛的生成，使脑组织超氧化物歧化酶（SOD）活性明显升高，具有抗自由基、抑制脂质过氧化损伤的作用，并能保护细胞结构及其功能，从而延缓或减轻脑组织再灌注损伤。蒲黄能明显抑制缺血再灌注脑组织的乳酸脱氢酶释放，具有抗脑缺血再灌注损伤的作用[18]。

3. 调节脂质代谢 蒲黄可防治大鼠高胆固醇血症，但对高脂引起的肝脏损害无保护作用。食饵性高胆固醇血症模型家兔，停饲高脂饲料后，血胆固醇下降缓慢，而加用蒲黄则血脂迅速下降，可能与增强单核-巨噬细胞功能有关。蒲黄能抑制食物中胆固醇的吸收，使胆固醇从肠道排出增加而达到降血脂的作用。蒲黄一方面能降低急、慢性高脂血症的家兔血清总胆固醇，另一方面又能升高高密度脂蛋白和血栓素，并使PGI_2显著下降[19]。

4. 止血作用 生蒲黄具有延长小鼠凝血时间，较大剂量下有促纤溶活性，但其煎剂和蒲黄中黄酮类物质又有明显的促凝血作用；而炒蒲黄、蒲黄炭则能缩短小鼠凝血时间，且无促纤溶活性[20]。长苞香蒲的促凝作用是促进凝血酶原的激活；蒙古香蒲可能是促进血小板积聚而作用于纤维蛋白；宽叶香蒲和水烛香蒲介于二者之间，对血小板聚集有一定的促进作用。蒙古香蒲、宽叶香蒲和水烛香蒲对凝血酶原活性均有一定的抑制作用[21]。创痛理论认为蒲黄炭的止血作用强于生蒲黄，可能是因为蒲黄中的黄酮类物质在一定温度下转化为具有止血作用的鞣质。蒲黄的止血作用与鞣质无关[22]。蒲黄“止血多炒用，散瘀多生用”可能与炮制前后微量元素的变化有关[23]。

5. 降低血小板聚集 蒲黄能促使血小板中cAMP增加，抑制血小板聚集和5-羟色胺（5-HT）的释放，防止血栓形成；同时能抑制血栓素A_2（TXA_2）的合成和活性，提高PGI_2或PGI_2/TXA_2的比值，且在体内外均具有抑制腺苷二磷酸（ADP）等诱导的血小板聚集作用。蒲黄水煎液及其提取物总黄酮、有机酸、多糖等对ADP、花生四烯酸及胶原诱导的家兔体内外血小板聚集功能均有明显抑制作用，并能轻度增加抗凝血酶Ⅳ活力[19]。黄酮类化合物为蒲黄抗血小板聚集的主要有效成分，其中蒲黄中的异鼠李苷在体内外均能抑制由ADP诱导的大鼠血小板聚集，明显延长复钙时间[24]。

6. 抗动脉粥样性硬化 蒲黄对血清总胆固醇、三酸甘油酯、低密度脂蛋白、血清总胆固醇/高密度脂蛋白比值有显著降低和抗内皮细胞损伤作用[25]。蒲黄对高血脂所致的血管内皮损伤有明显的保护作用，可能是通过调节血脂代谢、改善血液流变性来实现的[26]。蒲黄能增加自发性高血压大鼠动脉内皮细胞 PGI_2 合成及降低细胞内游离的钙浓度，与其保护血管内皮细胞和预防动脉粥样硬化的作用机制有关。并且蒲黄预防动脉粥样硬化等血管性病变的作用与维生素 E 等抗氧化剂不同[27]。β-谷甾醇和 β-谷甾醇棕榈酸酯是蒲黄降血脂有效成分，三十一烷醇-6 是蒲黄降低甘油三酯过多的有效成分[28]。

7. 对肾功能的影响　蒲黄能降低喂饲草鱼胆汁致早期肾脏损害的大鼠血肌酐和尿 N-乙酰-β-D-氨基葡萄糖苷酶，使肌酐清除率增加，且能减少近曲小管上皮细胞坏死及囊腔内有红细胞的肾小球数目，可能与增加 PGI_2、改善中毒后肾血液供应、巨噬细胞清除鱼胆汁毒素的能力增加及阻止细胞钙离子内流有关[29]。蒲黄对急性缺血再灌注损伤肾脏有保护作用，可能是通过刺激或增加体内 SOD 的含量，清除体内自由基所致。(－)-表儿茶素具有较强的 SOD 样作用[30]，可能是蒲黄保护肾脏的有效成分。另外，黄酮类化合物还能抑制三磷酸腺苷酶的活性，阻止钙在细胞内聚积和自由基产生的过程而达到利尿作用，蒲黄很可能也有类似作用[31]。

8. 对妊娠的影响　蒲黄水煎液对着床期妊娠小鼠作用不明显，但对小鼠早期妊娠有致流产和致死胎的作用，主要表现为胚胎的坏死吸收。可能在于着床期胚胎对蒲黄不敏感及着床期体内分泌系统与神经系统的调节抑制了蒲黄的作用，使子宫收缩不明显。蒲黄煎剂、酊剂及乙醚浸液对多种动物的离体未孕和已孕子宫均有兴奋作用。蒲黄一方面可使早期妊娠流产，另一方面可影响胎仔血液供应而致死胎，二者呈正相关，说明药物致死胎作用是流产的原因之一。一定剂量的蒲黄有中期引产作用，但小剂量蒲黄对小鼠中期妊娠的流产率和死胎率不明显。可能是妊娠中期孕妇激素较高，胚胎相对稳固，小剂量不足以引起胚胎的收缩。蒲黄可使妊娠晚期的小鼠妊娠天数缩短，仔鼠体重减轻，这可能与促进宫缩、胎养不足有关[32]。

9. 抗菌消炎作用　1∶100 的蒲黄煎剂在试管内可抑制结核杆菌的生长，灌胃给药对豚鼠实验性结核病有一定疗效。蒲黄水溶部分体外对金黄色葡萄球菌、铜绿假单胞菌、大肠埃希菌、伤寒杆菌、痢疾杆菌及Ⅱ型副伤寒杆菌均有较强抑制作用。蒲黄中的成分之一槲皮素有抗菌、抗变态反应、解痉等作用[33]。蒲黄水煎液外敷对大鼠下肢烫伤有明显的消肿作用，腹腔注射蒲黄水煎醇沉制剂可降低小鼠局部注射组胺引起的血管通透性增加，并对大鼠蛋清性肺水肿有一定的消肿作用[34]。有研究认为，蒲黄的抗炎消肿是通过改善局部循环，促进重吸收和降低毛细血管的通透性来实现的。

10. 镇痛作用　蒲黄水提液和醇提液对热及化学刺激致痛都有非常明显的镇痛作用，并且乙醇提取液的镇痛效果更佳，乙醇的浓度越高，其镇痛作用越强，有效成分可能是黄酮类化合物[35]。

11. 其他作用　蒲黄水煎剂可增高糖尿病胃轻瘫大鼠离体胃窦纵行肌条的张力，延长收缩持续时间，增大收缩面积，但对频率没有影响。且这种作用能被阿托品和维拉帕米所影响，而苯海拉明、酚妥拉明等却不影响其作用[36]。蒲黄中的亚油酸有抑制原癌基因蛋白增殖的作用，其他不饱和脂肪酸对 Myc-Max 异源泉二聚体与 DNA 结合也有明显的抑制作用；并且不饱和脂肪酸对 SNU_{16} 型人胃癌细胞系有明显毒性[37]。蒲黄可促进实验性桡骨骨折大鼠的愈合，加速血肿吸收骨母细胞及软骨细胞增生活跃，促进骨痂形成。蒲黄还能提高脱钙骨基质的骨诱导性电位，促进骨的愈合[38]。蒲黄还有利胆、平喘、调节免疫应答和预防急性高山反应的作用以及通过杀灭疟疾的宿主-咸水按蚊来阻断疟疾的传播等[39]。

（三）临床报道

1. 眼部疾病　生蒲黄汤治疗前房积血 89 例，获良好疗效[40]。生蒲黄汤加减治疗出血性眼病，如视网膜眼底出血、静脉周围炎、视网膜中央出血、高血压出血、糖尿病眼底出血、贫血性视网膜出血，治疗静脉扩张引起的出血效果更满意。眼出血 186 例，总有效率 98.12%[41]。生蒲黄汤加减治疗视网膜静脉阻塞性眼底出血 78 例，总有效率 87.18%，疗效显著[42]。生蒲黄汤加减治疗外伤性前房出血 68 例，积血全部吸收，无继发出血，未出现角膜血染[43]。生蒲黄可治疗糖尿病性眼底出血[44]。

2. 皮肤疾病　外伤性体表血肿患者 50 例在伤后 48 小时内采用蒲黄外敷法治疗，治愈 40 例，好转 10 例，疗效显著[45]。蒲黄外用治疗皮肤创伤而致大面积的皮肤感染坏死，可改善疮面局部的营养，促进局部循环，使气血调和，毒祛热清，从而促使溃疡面的愈合[46]。蒲黄还可治疗尿布性皮炎[47]。

3. 妇科疾病　药物流产后出血不止患者共 93 例，总有效率高达 97.9%，效果良好[48]。对于气虚、血热、瘀滞等因素导致冲任损伤不能固摄而致经水过多，甚至血崩或淋漓延旬难净的病人，用蒲黄粉炒阿胶丁成阿胶珠，常能收佳效，不仅矫正了不良气味，还降低了其腻滞之性，有利于胃肠吸收，共奏凉血泄热、补血止血之效，而无留瘀之弊[49]。重用生蒲黄治疗阴道流血不止 68 例病人，显效 58 例占 85%，有效 8 例占 11%，无效 2 例占 4%，有效率 96%，效果良好[50]。

4. 其他　生蒲黄调醋外敷治疗学龄儿童痄腮，可明显缩短疗程[51,52]。蒲黄外用治疗湿疹、舌肿大等病证，常收到意想不到的效果[53]。生蒲黄对咽喉肿痛溃疡，局部涂搽具有良好的消肿止痛、祛腐生新、收敛生肌之功[54]。蒲黄为主药治疗心血管疾病，获效满意[55]。蒲黄还可以用于治疗口腔溃疡[56]。

（四）不良反应

1. 毒性试验　急性毒性实验小鼠腹腔给药 LD_{50} 为 35.57g/kg[57]。本品醇提取物 500mg/kg 小鼠静注，未引起死亡[58]。在犬心肺制备试验中，当蒲黄阳树脂吸附部分总剂量达 152g(生药)/800ml(血量)，观察 2 小时也未见心肌抑制或心律紊乱。提示蒲黄毒性较低，安全范围较大[59]。

2. 临床不良反应　本品治疗量口服无明显副作用，但本品可收缩子宫，故孕妇不宜服用。其灭菌溶液羊膜腔外给药，对个别病例有一过性发冷反应，并可致少数病例体温升高，但均低于 39℃，且可自行下降[60,61]。在复方中，如心舒Ⅲ号片，个别病例在开始服用时有头昏、腹泻或荨麻疹，不需停药，大约 1～2 周可自行消失，余无其他明显副作用，据临床心电图观察，对严重心脏病患者亦不致加重病情[62]。

参 考 文 献

[1] 刘法锦. 香蒲属植物化学成分研究概况[J]. 中药通报，1986，11(9)：3-4.

[2] 陈嬿，方圣鼎，顾云龙，等. 水烛香蒲花粉中的活性成分[J]. 中草药，1990，21(2)：2-5.

[3] Greca D, Mangoni L, Monaco P, et al. (20s) -4a-Methyl-24-Methylenecholest-7-En-3β-01, An Allelopat hic Sterol From Typha Latifolia[J]. J nat Prod, 1990, 29(6): 1797-1798.

[4] Greca K,Monaco P,Previtera L,et al. Stigma sterols from Typha Latifotia[J]. J nat Prod, 1990, 53 (6):1430-435.

[5] 贾世山,刘永隆,马超美,等.狭叶香蒲花粉(蒲黄)黄酮类成分的研究[J].药学学报,1986,21(6):441-446.

[6] 杨永华,柳克玲,董志立,等.蒲黄中的新成分香蒲苷的鉴定[J].湖南中医杂志,1990,6(2):53.

[7] 陈立峰,李群爱,王瑰萱,等.水仙苷对心肌供血与离体主动脉条的影响[J].中草药,1988,19(3):19-21.

[8] 贾世山,马超美,赵立芳,等.狭叶香蒲花粉(蒲黄)中的亲脂性成分[J].植物学报,1990,32(6):465-468.

[9] 吴练中.蒲黄挥发油化学成分研究[J].中草药,1993,24(8):412.

[10] 瘳矛川,肖培根.四种国产蒲黄的氨基酸和微量元素含量的测定[J].中草药,1988,19(8):15-16.

[11] Greca D,Monaco P, Previtera L,et al. Garotenoid-Like Conpounds From Typha Latifolia[J]. J nat Prod, 1990,53(4):972-974.

[12] 曹旅川.蒲黄对家兔实验性心肌梗塞血小板聚集的影响[J].中西医结合杂志,1987,7(4):232.

[13] 俞腾飞,边力,王军,等.蒲黄醇提物对小鼠耐缺氧、抗疲劳的影响[J].中药材,1991,14(2):38.

[14] 陈立峰,李群爱,王瑰萱,等.水仙苷对心肌供血与离体主动脉的影响[J].中草药,1988,19(3):19.

[15] 孙伟,马传学,陈才法,等.蒲黄醇提取物对家兔性心肌缺血的保护作用[J].江苏药学临床研究,2003,11(1):9.

[16] 郑若玄,方三曼,李声明,等.蒲黄对大白鼠心律失常的预防作用[J].中国中药杂志,1993,18(2):108.

[17] 章泽洪,章乃荣,王实强,等.五种香蒲花粉(蒲黄)中槲皮素与异鼠李素的含量比较研究[J].湖南中医药导报,1999,5(2):36.

[18] 王伦安,李德清,周其全,等.中药蒲黄提取物对大鼠脑缺血再灌注损伤的保护作用[J].临床军医杂志,2003,31(3):24.

[19] 姚稚明,姚平.蒲黄抗动脉粥样硬化作用[J].中草药,1994,25(6):324.

[20] 刘斌,陆蕴如,孙建宁,等.蒲黄不同炮制品药理活性的比较研究[J].中成药,1998,20(3):25.

[21] 杜力军,马立焱,於蓝,等.四种蒲黄对凝血系统作用的比较研究[J].中草药,1996,27(1):27.

[22] 张学兰.炮制对蒲黄中鞣质含量及止血作用的影响[J].中药材,1993,16(10):24.

[23] 刘文粢,黄爱东,罗丽卿,等.蒲黄及其炮制品中15种元素的含量测量[J].广东微量元素科学,2003,10(1):55-56.

[24] 群玉良,俞腾飞,贾世山,等.中药蒲黄的药理研究进展[J].中国中药杂志,1992,17(6):374.

[25] 陶波,李晓宁.蒲黄对动脉粥样硬化血管内皮损伤影响的实验研究[J].中西医结合心脑血管病杂志,2004,2(4):222.

[26] 张嘉晴,周志泳,左保华,等.蒲黄对高脂血症所致内皮损伤的保护作用[J].中药药理与临床,2003,19(4):20.

[27] 强卫国,吴永杰,周怀发,等.蒲黄对自发性高血压大鼠血管内皮细胞作用的研究[J].中国医学研究与临床,2004,2(10):1.

[28] 贾世山,马超美,赵梅,等.不同蒲黄药材化学成分的比较[J].中草药,1991,22(4):189.

[29] 罗季安,彭佑铭,夏云成,等.丹参、蒲黄、大黄制剂对大鼠草鱼胆中毒早期肾脏损害的影响[J].中国中西医结合杂志,1993,13(2):98.

[30] Shi LW,Lu CS,Zheng JH,et al. SOD-like Activities of Fifteen Constituents from Rhubarh[J].

Journal of Chinese Pharmaceutical Sciences,1992,1(2):59.

[31] 赵小昆,黄循,杨锡兰,等. 蒲黄对肾缺血再灌流损伤保护作用的实验研究[J]. 湖南医科大学学报,1993,18(4):378.

[32] 柳红芳,高学敏. 蒲黄水煎液对小鼠妊娠影响的实验研究[J]. 中药药理与临床,1994,10(2):26.

[33] 王海波,王章元. 蒲黄药理作用的研究进展[J]. 医药导报,2005,24(4):318-319.

[34] 王丽君,廖矛川,肖培根,等. 中药蒲黄的化学与药理活性[J]. 时珍国药研究,1998,9(1):49.

[35] 王海波,王章元. 中药蒲黄提取液的镇痛作用研究[J]. 医药导报,2006,25(4):278.

[36] 李春霞,秦晓民,徐敬东,等. 蒲黄对糖尿病胃轻瘫大鼠离体胃平滑肌条的作用[J]. 中成药,2004,26(5):426.

[37] Chung S,Park S,Yang CH,et al. Unsaturated fatty acids bind Myc-Max transcription factor and inhibit Myc-Max-DNA comples formation[J]. Cancer Lett,2002,188(1-2):153.

[38] Yan SQ,Wang GJ,Shen TY,et al. Effects of pollen from Typha angustata on the osteoinductive potential of demineralized bone matrix in rat calvarial defects[J]. Clin Oflhop,1994,306:239.

[39] Zoppi deRppE,Gordon E,Montiel E,et al. Association of cyclopiid copepods with the habitat of the malaria vector Anopheles aquasalis in the peninsula of Paria,Venezuela[J]. J Am Mosq Control Assoc,2002,18(1):47.

[40] 何顺芬. 生蒲黄汤治疗前房积血 89 例[J]. 中华中西医学杂志,2007,5(9):41-42.

[41] 喇优抓. 生蒲黄汤治疗眼出血 186 例疗效观察[J]. 中国民族民间医药杂志,2007(1):32.

[42] 徐惠玲. 生蒲黄汤治疗视网膜静脉阻塞性眼底出血的疗效观察[J]. 四川中医,2006,24(1):100.

[43] 王跃进. 生蒲黄汤治疗外伤性前房出血 68 例[J]. 河北中医,2006,28(4):37.

[44] 黄晓芸. 生蒲黄汤治疗糖尿病性眼底出血 1 例[J]. 中国民间疗法,2002,10(7):17.

[45] 朱智超,郑方伟,严美菊,等. 蒲黄外敷治疗早期体表血肿[J]. 浙江中西医结合杂志,2007,17(12):785.

[46] 楚东岳. 蒲黄外用治疗皮肤创伤大面积感染坏死的体会[J]. 中外健康文摘医药月刊,2007,4(6):212.

[47] 张陆峰. 蒲黄粉治疗尿布性皮炎 180 例[J]. 中医杂志,2002,43(5):366-367.

[48] 潘秀群,陈济民. 蒲黄内服加外用治疗药物流产后出血不止 93 例[J]. 中国中医药科技,2007,14(6):393.

[49] 许晓哲. 蒲黄粉炒阿胶治疗妇科崩漏的体会[J]. 浙江中医杂志,2007,42(9):556.

[50] 张雪松. 生蒲黄治疗阴道出血不止 68 例临床观察[J]. 中国冶金工业医学杂志,2005,22(2):174-175.

[51] 林祖贤. 蒲黄外敷治疗痄腮[J]. 中医杂志,1994,35(10):581-582.

[52] 李德勇. 蒲黄外敷治疗急性腮腺炎[J]. 中国社区医师,2002(8):41.

[53] 于宝锋. 蒲黄外用治疗湿疹、舌肿大[J]. 中医杂志,1994,35(10):582.

[54] 徐克强,徐颖. 蒲黄一味治喉痹[J]. 中医杂志,1994,35(8):454.

[55] 徐华元. 蒲黄治疗心血管疾病[J]. 中医杂志,1994,35(8):454-455.

[56] 赵尚林. 生蒲黄治疗口腔溃疡 30 例[J]. 陕西中医,1993,14(10):462.

[57] 杨晓慧,彭志辉,胡南淑,等. 蒲黄的实验研究[J]. 湖南医药杂志,1983,10(1):61.

[58] 罗光,宋斌,李希贤,等. 蒲黄之一般药理作用[J]. 吉林医科大学学报,1960(1):80.

[59] 王海波,王章元. 蒲黄药理作用的研究进展[J]. 医药导报,2005,24(4):318-319.

[60] 雷永仲,吴琴芳,任自廉,等. 蒲黄对子宫的作用及其在产褥期的临床应用[J]. 上海中医药杂志,1963(9):1.

[61] 中药临床应用编写小组. 中药临床应用[J]. 新医学,1972(7):42.

[62] 湖南省中医药研究所临床研究室第三组. 行气活血治则治疗心血管疾病400例疗效观察[J]. 湖南医药杂志,1977(6):20.

花蕊石　Huaruishi

【别名】花乳石《嘉祐本草》。

【来源】花蕊石,始载于《嘉祐补注本草》。为变质岩类含蛇纹石大理岩 *Ophicalcite.* 之石块。主产于陕西、河南、河北、江苏、浙江、湖南、山西、山东、四川等地。

【采收炮制】全年可采,采挖后,除去杂质及泥沙,选取有淡黄色或黄绿色彩晕的小块。炮制时将原药洗净,干燥,砸成碎块,即为"花蕊石"。取净花蕊石,置坩锅煅至红透,取出,放凉,碾碎,即为"煅花蕊石"。

【商品规格】商品均为统货,以夹有淡黄绿色斑纹者为佳。

【药性】酸、涩,平。归肝经。

【功效】化瘀止血。

【应用】

1. 吐衄咯血、产后瘀滞　花蕊石质坚酸涩,体重沉降,既能止血,又能化瘀,故适用于吐衄咯血、崩漏、产后血瘀等内有瘀滞的出血之证。凡离经之血,都可导致瘀血存留,瘀血不去而血不归经,新血不生。用治上述病证,单味应用,即能取效。如《十药神书》花蕊石散,即单用本品煅为细末,用酒或醋,与童便和服,治瘀滞吐血。亦可配伍其他止血药同用。如《医学衷中参西录》化血丹,以此与三七、血余炭合用,以治胃肠出血。若治咯血,又可与白及、血余炭等合用,如《经验方》花蕊石白及散。用于瘀滞性崩漏、胞衣不下、产后血晕、死胎不下等病证。如《太平惠民和剂局方》花蕊石散,以花蕊石、硫黄研末,童便或酒调内服,治疗产后血晕、胎死腹中、胞衣不下等病证。

2. 创伤出血、瘀滞疼痛　本品研细末外敷,可涩络止血,化瘀止痛。用于创伤出血,既可单味研末外敷,亦可配伍应用。如《太平惠民和剂局方》花蕊石散,即用花蕊石配硫黄,和匀入瓦罐密封火煅,共研末外掺伤处以止血;也可合童便或酒调服,治金刃箭镞伤中,及打仆伤损、猫狗咬伤诸病证。本品煅后入生肌药中,又能收湿敛疮,有利创口愈合。如《证治准绳》平肌散,以此合密陀僧、白龙骨、乳香、轻粉同用,治诸疮不敛。

此外,本品尚可用治目翳,如《卫生家宝方》用本品与防风、川芎、甘菊、白附子等药同用,可以治疗多年障翳。

【用法用量】内服:入汤剂,10～15g,研末吞服,每次1～1.5g。外用:适量研末外掺或调敷。本品生用味酸涩,性平,化瘀止血力胜;煅用则味涩,收敛止血力强,外伤出血煅后研末用。

【使用注意】内无瘀滞者慎用,孕妇忌服。

【药论】

1.《嘉祐补注本草》:"主金疮止血,又疗产妇血晕,恶血。"

2.《本草纲目》:"治一切失血伤损,内损,内漏,目翳。""花蕊石旧无气味今尝试之,其气平,其味涩而酸,盖厥阴经血分药也。其功专于止血,能使血化为水,酸以收之也。而又能下死胎,落胞衣,去恶血。恶血化则胎与胞无阻滞之患矣。东垣谓胞衣不出,涩剂可以下之,故赤石脂亦能下胞胎，与此同义。葛可久治吐血出升斗，有花蕊石散；《和剂局方》治诸血及损伤、金疮、胎产，有花蕊石散，皆云能化血为水。则此石之功，盖非寻常草木之比也。”

3.《本草述》：“花蕊石，其于血证，似以能化瘀为止。缪仲淳氏所云吐血诸证，多因火炎迫血以上行，如斯药性非宜，亦是确论也。然有血证不尽因于阴虚者，则此味又中的之剂矣。”

4.《本草求真》：“花蕊石原属劫药，下血止后，须以独参汤救补，则得之矣。若使服，则于肌血有损，不可不谨。”

【现代研究】

（一）化学成分

含大量的碳酸钙和碳酸镁，并混有少量铁盐、铝盐及酸不溶物。

（二）药理作用

能增强血中钙离子浓度，使血管致密，有防止血浆渗出和促进血液凝固的作用。将小鼠肢动脉切断后，敷用花蕊石粉末，平均凝血时间为 1 分钟。花蕊石 $CaCO_3$ 含量低于其他含钙矿物药，但止血效果明显好于其他含钙矿物药及化学试剂 $CaCO_3$[1]。

（三）临床报道

1. 治疗阴道出血　蜂房、花蕊石等水煎服，治疗阴道出血 62 例，总有效率达 93.15%[2]。

2. 治疗崩中　血竭、花蕊石为主，治疗 62 例崩中患者，收效良好[3]。

3. 治疗流产后出血　花蕊石、益母草、鹿角霜、乌贼骨、续断等治疗流产后出血 45 例，服药 3 天，临床症状全部消失 35 例，占 77.7%；服药 6 天以内，出血停止，临床症状基本消失 10 例，占 22.3%[4]。

4. 治疗青春期崩漏　花蕊石、大黄为主治疗气虚型、血热型和肾虚型青春期崩漏，效果较佳[5]。

5. 治疗重症咯血　煅花蕊石粉临证配伍治疗重症咯血 14 例，取得满意疗效[6]。

6. 治疗消化道出血　煅花蕊石研末口服治疗上消化道出血 53 例，显效 50 例，有效 2 例，有效率达 98.1%，大部分病人在服药后 2～3 天，大便隐血开始转阴[7]。

参考文献

[1] 高锦飚，李祥. 花蕊石止血作用物质基础的研究[J]. 吉林中医药，2007，27(3)：47-48.

[2] 谢德聪. 蜂花合剂治疗 62 例阴道出血[J]. 福建中医学院学报，1997，7(4)：6-7.

[3] 黄亚君，陈宏. 血竭与花蕊石为主药治疗“崩中”62 例[J]. 浙江中西医结合杂志，2005，15(2)：110-111.

[4] 李新凰，陈长钟. 花蕊石汤治疗流产后出血 45 例体会[J]. 海峡药学，2001，13(增)：34.

[5] 刘正鉴，黄丽光. 擅用花蕊石大黄辨治青春期崩漏[J]. 辽宁中医杂志，1997，24(4)：172.

[6] 邱春生. 花蕊石散治疗重症咯血临床体会[J]. 中国中医急症，2007，16(2)：233.

[7] 沈坚，蒋柏生. 一种止血良药-花蕊石止血散[J]. 中成药研究，1985(8)：42.

降香　Jiangxiang

【别名】降真香(《证类本草》)，紫藤香(《卫济宝书》)，降真(《真腊风土记》)。

【来源】降香，始载于《证类本草》。为豆科常绿小乔木植物降香檀 *Dalbergia odorifera*

T. Chen 树干和根的干燥心材。主产于海南，广东、广西、云南等地亦有产。

【采收炮制】全年可采，除去边材，劈成块，阴干。炮制时，将降香中的杂质除去，劈成小块，磅片或碾成细粉用。

【商品规格】商品为统装货。以红褐色、结实、烧之有浓郁香气，表面无黄白色外皮者佳。

按《中国药典》(2010 年版一部)规定：本品醇溶性浸出物不得少于 8.0%。

【药性】辛，温。归肝、脾经。

【功效】化瘀止血，理气止痛。

【应用】

1. 吐血咯血、外伤出血　本品辛散温通，能化瘀止血，且有止痛作用。用于瘀血性出血证，尤多用于跌打损伤所致的内外出血。用治血瘀或气火上逆所致的吐血、咯血，本品能降气化瘀止血，常配牡丹皮、郁金等同用。用治刀伤出血，单以本品研末外敷，可收止血定痛之效；或配他药同用，如《百一选方》以本品研末与五倍子末同用，捣敷患处，治疗金刃或打仆伤损，血流不止。

2. 胸胁疼痛、跌损瘀痛　本品辛散化瘀，理气止痛。可用于血瘀气滞之胸胁心腹疼痛及跌打损伤瘀肿疼痛等病证，如《本草经疏》治上部瘀血停滞胸膈者，以本品为末煎服；用治气滞血瘀之胸胁疼痛，常与郁金、桃仁、丝瓜络等配伍；近年本品亦常用于冠心病心绞痛等，多配入复方用之。如以本品配川芎、赤芍、丹参、红花各等份，组成冠心Ⅱ号，治疗心脑血管缺血性疾病，有较好疗效；用治跌打损伤、瘀滞疼痛，可与乳香、没药等配伍同用；亦可单用，如《本草经疏》治上部瘀血停滞胸膈者，以本品为末煎服。

3. 呕吐腹痛　本品又能辟秽化浊，和中止呕。可用于秽浊内阻之呕吐腹痛，常与木香、藿香等配伍同用。

【用法用量】煎服，3～6g，宜后下；研末服每次 1～2g。外用适量，研末外敷。

【药论】

1.《本草纲目》："疗折伤金疮，止血定痛，消肿生肌。"

2.《本草经疏》："降真香，香中之清烈者也，故能辟一切恶气……上部伤，瘀血停积胸膈骨，按之痛或并胁肋痛，此吐血候也，急以此药刮末，入药煎服之良。治内伤或怒气伤肝吐血，用此以代郁金神效。"

3.《本经逢原》："降真香色赤，入血分而下降，故内服行血破滞。外涂可止血定痛。又虚损吐红，色瘀味不鲜者宜加用之，其功与花蕊石散不殊。"

【现代研究】

(一) 化学成分

主要化学成分为挥发油类和黄酮类化合物。

1. 挥发油　橙花叔醇、氧化橙花叔醇、氧化橙花叔醇异构体Ⅰ和氧化橙花叔醇异构体Ⅱ，4 种成分占总油量的 93.64%。还含有 B-欧白芷内酯、1,2,4 —三甲基环己烷、香叶丙酮、α-白檀油醇、β-甜没药烯、反式-β-金合欢烯和反式-苦橙油醇、白檀油烯、正十六烷酸乙酯。2,4-二甲基-2,4-庚二烯醛、2,4-二甲基-2,6-庚二烯醛、苯乙烯、6,10-二甲基-5,9-十一二烯-2-酮[1-6]。

2. 总黄酮　含量在2.51%～5.82%之间。主要有异豆素、Isomueronustyrene、Hydroxyobtustyrene、降香卡朋、降香黄酮。从降香檀心材中还分离了27种异黄酮，其中12种单元聚体黄酮和5种二聚体黄酮的结构得到了鉴定，还发现含有另外4种聚体黄酮。黄酮类成分还有黄檀素、查尔酮、异甘草素，benzopyranⅠ、Ⅱ、Ⅲ等。从降香乙酸乙酯提取物中利用硅胶柱层析分离得到8种成分：2,4-二羟基-5-甲氧基苯甲酮、2',3',7-三羟基-4-甲氧基-异黄烷酮、3'-甲氧基异黄酮苷、4',5,7-三羟基-3-甲氧基黄酮、驴食草酚和美迪紫檀素、己酸2-丙烯酯和棕榈酸乙酯。从降香醋酸乙酯提取物分离得到洪都拉斯黄檀素乙、柚皮素、山姜素、北美圣草素、芒柄花素[7-13]。

（二）药理作用

1. 对心血管系统的作用　降香水提液的乙酸乙酯部位能显著地缩短小鼠的出血和凝血时间[14]。降香具有一定的促血管新生的作用，可以增加实验性心肌梗死大鼠局部的毛细血管数量，但对心功能的改善作用不明显[15]。降香有降低心肌细胞间质Ⅰ型/Ⅲ型胶原蛋白比例的作用，改善心肌梗死预后的心室重构[16]。降香挥发油及其芳香水可明显抑制大鼠实验性血栓形成；明显提高孵育兔血小板cAMP的水平，对兔血浆纤溶酶活性有显著促进作用，提示有抗血栓作用[17]。黄檀素对家兔有微弱的抗凝作用。黄檀素对离体兔心有显著增加冠脉流量、减慢心率、轻度增加心跳幅度的作用[10]。

2. 对中枢神经系统的作用　降香的超临界提取物和水提液的石油醚部位有明显的镇痛作用[14]。降香乙醇提取物可以明显抑制小鼠的自主活动，对抗电惊厥的发生；并可以显著延长戊巴比妥钠的睡眠时间，且作用呈一定的量效关系；大剂量可明显延缓烟碱所致惊厥的出现，缩短惊厥发作时间，但对戊四唑和毒蕈碱所致的惊厥无明显对抗作用。热板法试验证明，降香的乙醇提取物有明显的镇痛作用，但对醋酸扭体法致痛作用不明显[18]。

3. 促进酪氨酸酶活性　降香水提物还有促进酪氨酸酶活性的作用，用于白癜风治疗的研究[19]。

（三）临床报道

1. 治疗心脑血管病　川芎、红花、降香、丹参等水煎服，治疗冠心病108例，显效38例，有效56例，无效13例，加重1例；心电图ST段下移、左室射血分数治疗前后比较均有显著性差异[20]。

2. 治疗子宫内膜异位症　用电超导靶向给药法给予降香、丹参治疗子宫内膜异位症50例，显效44例，有效6例，显效率80.0%[21]。

3. 治疗过敏性鼻炎　檀香、降香等成分组成的檀降熏烤片治疗60例过敏性鼻炎患者，54例有效，总有效率90%[22]。

参考文献

[1] 韩静，唐星，巴德纯，等. 降香挥发油的理化性质研究[J]. 中医药学刊，2004，22(7)：1293-1294.

[2] 郭济贤，田珍，楼之芩，等. 降香挥发油化学成分的鉴定[J]. 药物分析杂志，1983，3(1)：4-6.

[3] 刘心纯，赖小平，赖秀珍，等. 降香的鉴别及其挥发油含量和成分研究[J]. 广州中医学院学报，1992，9(2)：102-106.

[4] 林励，徐鸿华，肖省娥，等. 不同品种降香质量研究[J]. 中药材，1997，20(7)：366-369.

[5] 周吴萍,甄汉深. 冠心丹参片中降香挥发油鉴别和成分分析[J]. 广西工学院学报,2007,18(2):89-91.

[6] 郭丽冰,王蕾,廖华卫,等. 降香 CO_2 超临界萃取物的 GC-MS 分析[J]. 广东药学院学报,2007,23(1):12-13.

[7] Coda K,Iuchi F,Shibuya M,et al. Inhibitors of prostaglaudin biosynthesis from Dalbergia odorifera [J]. Chem Pharnl Bull,1992,40(9):2452.

[8] Yahara S,Miyahare K,Nohara T, et al. Isoflavan and related compoundsfrom Dalbergia odorifera [J]. Chem Pharm Bull,1989,37(14):979-987.

[9] Reiko H,Ryoji K,Toshihiro N,et al. Isoflavan and related compoundsfrom Dalbergia odorifera[J]. Chem Pharm Bull,1990,38(10):2750-2755.

[10] 江苏新医学院. 中药大辞典[M]. 上海:上海人民出版社,1977:1475-1476.

[11] 戴好富,梅文莉. 海南药用植物现代研究[M]. 北京:科学技术出版社,2007:103-104.

[12] 姜爱莉,孙利芹. 降香抗氧化成分的提取及活性研究[J]. 精细化工,2004,21(7):525-528.

[13] 郭丽冰,王蕾. 降香中黄酮类化学成分研究[J]. 中草药,2008,39(8):1147-1149.

[14] 郭丽冰,黄丽容,赵丽华,等. 降香行气止痛、活血止血有效部位的药理筛选[J]. 中药材,2007,30(6):696-698.

[15] 李剑,范维琥,施海明,等. 红景天、降香对实验性心梗大鼠心肌 VEGF 受体和心功能的作用研究[J]. 中华实用中西医杂志,2005,18(23):1752-1757.

[16] 王大英,李勇,范维琥,等. 降香和红景天对心肌梗死大鼠胶原比值的影响[J]. 中成药,2007,29(12):1834-1835.

[17] 朱亮,冷洪文,谭力伟,等. 降香挥发油对血栓形成、血小板、cAMP 和血浆纤溶酶活性的影响[J]. 中成药,1992,14(4):30-31.

[18] 张磊,刘干中. 降香的中枢抑制作用[J]. 上海中医药杂志,1987(12):39.

[19] 吴可克,王舫. 中药降香对酪氨酸酶激活作用的动力学研究[J]. 日用化学工业,2003,33(3):204-206.

[20] 王金荣. 辨证辨病治疗冠心病 108 例临床观察[J]. 中华实用中西医杂志,2002,2(3):284.

[21] 王维英,赵霞,黄瑛,等. 电超导靶向给药治疗子宫内膜异位症 50 例临床观察[J]. 江苏中医药,2003,24(12):26.

[22] 苏志坚,李劲松,何其昌,等. 檀降熏烤片治疗过敏性鼻炎 60 例[J]. 福建中医药,2002,33(3):29-30.

血余炭　Xueyutan

【别名】髮髲(《神农本草经》),乱发(《金匮要略》)。

【来源】血余,始载于《神农本草经》,原名髮髲。血余炭则始载于《名医别录》。为人头发制成的炭化物。处处有之。

【采收炮制】收集头发,除去杂质,碱水洗油垢,清水漂净,晒干。炮制时将原净发置煅锅内,密封,焖煅至透成炭,放凉,取出,斫成小块,即为“血余炭”。

【商品规格】商品为统装货,以色黑、发亮、质轻、烧之有焦发气者为佳。

按《中国药典》(2010 年版一部)规定:本品含酸不溶性灰分不得过 10%。

【药性】苦,平。归肝、胃经。

【功效】收敛止血,化瘀,利尿。

【应用】

1. 咳血吐衄　血余炭味苦性平，入肝、胃经，有收涩止血之功，且能消瘀，故有止血而不留瘀之特性。既能内服，又可外用，可用于各种出血病证，尤多用于咳血、衄血、吐血等上部出血病证。治衄血，本品多为外用，如《梅师经验方》治鼻衄，《中藏经》治齿缝出血，皆以乱发或胎发烧灰研末，或吹鼻中，或掺之，或罨之。亦可内服。若加入鲜藕汁服，更佳。若治吐血、咳血，血余炭常与花蕊石、三七同用，如《医学衷中参西录》化血丹。又如治诸窍出血，可以之与陈棕榈炭、莲蓬炭合用，如《仁斋直指方论》黑散子。

2. 血淋、崩漏、痔漏便血　本品有收敛止血之效，又可用治下部出血病症，因其兼有化瘀利尿之功，故尤多用于血淋尿血。用治尿血，可单味醋汤送服；治血淋涩痛，可与小蓟、白茅根、木通等同用，或合麝香少许，米汤送服，如《世医得效方》发灰散。用治崩漏，亦可单味应用，如《备急千金要方》以此与酒和服；或配伍陈棕榈炭、绢灰合用，如《类证治裁》三灰散。用治便血，可与地榆、槐花等同用；若便血日久，中焦虚寒，可与灶心土、干姜等同用，以温中散寒止血。若肠风痔漏，属热迫者，症见血色鲜红，可与槐角、棕榈、苦楝皮等同用，方如《证治准绳》黑玉丹；若年久痔漏下血者，常配干姜、桂心、乌梢等同用，方如《世医得效方》黑丸子。又可用治下痢，可与黄连等同用，如《外台秘要》久痢神方。

3. 小便不利　血余炭味苦而降，入下焦血分，逐瘀利窍，有补阴利水之功。又可用治淋证、小便不利等病证。如《金匮要略》滑石白鱼散，以此配合滑石、白鱼同用，治小便不利；《太平圣惠方》治妇人猝小便不通，则单用乱发烧灰细研，温酒调下。亦可用治石淋，如《肘后方》单用发灰水调服，以治石淋，亦可与其他药配伍同用，如《太平圣惠方》以之配伍车前草、榆白皮，用治石淋，水道涩痛，频下砂石。

4. 疮疡久溃　血余炭外用又有生肌敛疮作用，可用作痈疽溃后的生肌药。也可用于治疗烧伤之创面破溃者。对疮疡久溃，亦可内服，如《苏沈良方》以此配露蜂房、蛇蜕，各烧炭存性，以酒调服，治久疮不合。

【用法用量】内服：6～10g，入汤剂煎服；如研末吞服，每次1.5～3g，每日1～3次；亦可入丸、散剂。外用：适量。研细，掺、吹、或调敷。

【使用注意】血余即人之头发，古谓发为血之余，故以之名。《神农本草经》为“髲髲”，《名医别录》又出“乱发”一条，实两者皆为人之发。据李时珍考证：“髲髲，乃剪下发也；乱发，乃梳栉下发也。”今之血余炭所用者，即为无杂质人发的炭化物。

【药论】

1.《神农本草经》：“主五癃，关格不通，利小便水道，疗小儿痫，大人痓，仍自还神化”。

2.《名医别录》：“合鸡子黄煎之消为水，疗小儿惊热。”“主嗽，五淋，大小便不通，小儿惊痫。止血，鼻衄，烧之吹内立已。”

3.《日华子本草》：“止血闷血运，金疮伤风，血痢，入药烧灰，勿令绝过。煎膏长肉，消瘀血也”。

4.《医学衷中参西录》：“血余者，发也，不煅则其质不化，故必煅为炭然后入药。其性能化瘀血、生新血有似三七，故善治吐血、衄血。而常服之又可治劳瘵，因劳瘵之人，其血必虚而且瘀，故《金匮》谓之血痹虚劳。人之发，原人心血所生，服之能自还原化，有以人补人之妙，则血可不虚，而其化瘀之力，又善治血痹，是以久久服之，自能奏效。其性又能利小便，以人之小便半从血管渗出，血余能化瘀血生新血，使血管流通故有斯效。其化瘀生新之力，又善治大便下血腥臭，肠中腐烂，及女子月信闭塞，不以时至。”

【现代研究】

（一）化学成分

人的头发主含优角蛋白，此外尚含脂肪及黑色素和铁、锌、铜、钙、镁等[1]。

（二）药理作用

1. 凝血作用　不同煅制程度的血余炭水煎液测试小白鼠和家兔的体外凝血时间，有明显止血作用[2]。血余炭的水提取液和醇提取液可诱发大鼠的血小板聚集并缩短出血、凝血和血浆再钙化时间，具有内源性系统凝血功能[3]。血余炭制剂对绵羊血液体外凝血时间较生理盐水缩短了19.6%，具有促凝血作用[4]。

2. 血管栓塞作用　血余炭粉剂能栓塞末梢小动脉，维持时间可达8周，可使栓塞部分肾组织缺血性梗死[5]。血余炭栓塞的病理过程为血余炭附着血管壁，诱发血栓形成，血栓机化，血管壁炎性坏死，管腔闭塞，栓塞组织缺血性梗死[6]。

3. 抗菌作用　血余炭煎剂对金黄色葡萄球菌、伤寒杆菌、甲型副伤寒杆菌及福氏痢疾杆菌有较强的抑制作用[7]。

（三）临床报道

1. 治疗各种出血　血余炭配赤石脂治疗年老血崩58例，痊愈9例，有效21例，好转22例，无效6例，总有效率达89.7%[8]。内服白茅根汤合外用血余炭治疗反复发作的顽固性鼻衄58例，治愈38例，好转19例，无效1例[9]。

2. 治疗带状疱疹　血余炭合美宝湿润烧伤膏外用治疗带状疱疹30例，次日症状便减轻，5～8天后总有效率和治愈率均达到100%，无1例继发感染。愈后2个月随访，无1例遗留慢性神经痛[10]。围刺法配合外敷血余炭治疗带状疱疹53例，总有效率为85%[11]。

3. 治疗烧（烫）伤　血余炭、豆油、硼酸、氧化锌等制软膏，治疗160例浅Ⅱ度烧烫伤患者，治愈148例，显效8例，有效2例，无效2例，总有效率98.8%[12]。

（四）不良反应

小鼠口服和腹腔注射血余炭水煎液的LD_{50}分别为90.90g/kg和26.18g/kg，血余炭醇提液口服和腹腔注射的LD_{50}分别为109.27g/kg和22.67g/kg[7]。

参考文献

[1] 叶定江. 中药炮制学[M]. 上海：上海科学技术出版社，2000：230.

[2] 吕江明，田青菊，曾一凡，等. 不同煅制程度的血余炭的止血作用研究[J]. 黑龙江中医药，1992(4)：47-48.

[3] 颜正华. 中药学[M]. 北京：人民卫生出版社，1991：223.

[4] 张光天，李德明，才尕. 藏雪鸡羽毛、血余炭制剂对绵羊血液体外促凝血效果的比较[J]. 畜牧业，2008(8)：17.

[5] 戴洪修，周建雄，刘卫红，等. 中药血余炭作为血管栓塞剂的实验研究[J]. 中国微循环，2006，10(4)：282-283.

[6] 赵小华，张艳玲，戴洪修，等. 血余炭栓塞狗肾动脉病理改变的初步研究[J]. 中国中西医结合影像学杂志，2008，6(1)：5-10.

[7] 阜元. 血余炭的研究简况[J]. 中国中药杂志,1989,14(1):24-25.

[8] 冉青珍. 赤石脂止崩汤治疗老年血崩 58 例[J]. 陕西中医,2004,25(11):971-972.

[9] 左智,左世东. 茅根汤配合外治法治疗顽固性鼻衄[J]. 湖北中医杂志,2001,23(6):36.

[10] 祁裕. 血余炭合美宝湿润烧伤膏外用治疗带状疱疹 30 例观察[J]. 江西中医药,2005,36(5):35.

[11] 李琼. 围刺法配合外敷血余炭治疗带状疱疹[J]. 辽宁中医杂志,2006,33(7):839-840.

[12] 迟国成,周洪春. 复方血余炭软膏的制备及临床观察[J]. 中国医院药学杂志,2004,24(11):714-715.

第三节　收敛止血药

本类药物,味多为苦涩,性属平凉。主入心、肝、脾经,而入血分。或炒炭以增其收涩之性,或质黏而助其收敛止血。本类药物均以收敛为其特长。

因其性主收涩,为出血病证之对症之品,对于吐血、咯血、衄血、尿血、便血、崩漏等出血病证而无瘀滞者皆可应用。其中部分药物还具有解毒敛疮、止泻止痢止带等功效,故还可用于疮疡、烫伤及泻痢等病证。

因本类药物性主收敛,易致留瘀、恋邪,故临床每多配伍化瘀止血药或活血祛瘀药同用,使止血而不留瘀;若血热出血,当配凉血止血药用;虚寒出血,则当配温经止血药同用。

本类药物多为对症之品,故不宜久服,血止即停,且用量不宜过大;又收涩之品,多有留瘀恋邪之弊,若血证有瘀血及出血初期邪实者,当慎用之。

白及　Baiji

【别名】甘根(《神农本草经》),白根(《吴普本草》),白给(《名医别录》),白芨(《证治准绳》),地螺丝、羊角七(《湖南药物志》),千年棕、一兜棕、皲口药(江西《药物手册》)。

【来源】白及,始载于《神农本草经》。为兰科植物白及 *Bletilla striata* (Thunb.) Reichb. f. 的干燥块茎。主产于贵州、四川、湖南、湖北、安徽、河南、浙江、陕西、云南、江西、甘肃、江苏、广东等地。

【采收炮制】夏、秋二季采挖,除去块茎上的须根,洗净泥土,置沸水中煮或蒸至无白心,晒至半干,撞去外皮,晒干。炮制时将原药洗净,润透,捞出,晾至湿度适宜,切薄片,干燥。即为饮片“白及”。

【商品规格】商品均为统货。以根茎肥厚、色白明亮、个大坚实,无须根者为佳。

【药性】苦、甘、涩,寒。归肺、胃、肝经。

【功效】收敛止血,消肿生肌。

【应用】

1. 咯血、吐血　白及性涩微寒,入肺、肝、胃经,功能收敛止血。其治诸内出血病证,可单味研末,糯米汤调服,谓之“独圣散”。尤多用于肺胃出血之咯血,吐血病证。对肺经热盛,灼伤脉络所致的失血病证,单味应用,即可取效,如《本草发明》即以白及一味研末服用,治肺热吐血不止;若肺阴不足、阴虚内热、干咳咯血之病证,又宜配伍养阴清热、润肺止血的枇杷叶、阿胶、藕节及鲜生地黄等同用,方如《证治准绳》白及枇杷丸;若肺气不足者,可配人参、黄芪等益气摄血之品同用;若治肺痨咯血,可与百部、羊乳根、穿心莲同用,方如《上海市药品标准》(1980年版)疗肺宁。近年来用白及与抗结核药(异烟肼)等同用,既能止血,又有抗结核协同作用。对热伤胃络而吐血者,白及亦有良好的止血作用,如经验方乌及散,以之配合乌贼骨为细末吞服,治胃及十二指肠溃疡所致的出血病证;若兼有湿热者,又可以之合薏苡仁同用,如《历代名医良方注释》引冉氏经验方白及散。现代临床以本品治上消化道出血及肺结核空洞出血,不仅有良好的止血作用,而且对促进溃疡愈合,结核病灶的吸收,空洞闭合,痰菌转阴等均有良效。

2. 外伤出血　本品气寒性涩,质黏而涩,外用亦能收敛止血,且有生肌作用。对外伤或金创出血,可单味研粉末外掺或水调外敷,如《本草汇言》以之研末,掺之,治刀斧损伤肌肉,出血不止;也可配煅石膏、煅龙骨同用,如《济急方》治马伤方,以白及、龙骨为末,作金疮止血药。

3. 疮疡肿毒　白及寒凉苦泄,能消散痈肿。用治疮痈,不论未溃已溃均可应用,治疮疡痈肿,初起者可消肿散结,如《外科正宗》内消散,即以本品配伍金银花、皂角刺、天花粉、乳香、贝母等药,用水、酒各半煎服,又将药渣捣烂调敷,以治痈疽发背、疔疮、无名肿毒等病证;又如《袖珍方》以白及末,水澄后去水,摊于厚纸上贴之,用治疔疮肿毒。而《保婴撮要》的铁箍散,则以之与芙蓉叶、大黄、黄柏、五倍子为末,水调搽患处四周,用治一切疮疔痈疽。若湿热火毒之势炽盛,又宜配伍清热解毒之剂,如《外科启玄》以白及、黄柏为末,葱白自然汁调敷,以治丹毒。白及质黏而多脂,对疮痈已溃,脓水清稀,久不收口者,有祛腐生肌之功,常研末外用,如《证治准绳》生肌干脓散,以之与黄连、贝母、轻粉、五倍子等为末外敷,治瘰疬、马刀,脓汁不干者。

4. 皮肤皲裂、水火烫伤　白及胶黏滑腻,对皲裂及烫伤疮口,能吸收创面渗出物,保护创面,可促进疮口的愈合。故对手足皲裂、肛裂、水火烫伤等症,亦可单用取效,如《济急仙方》治手足皲裂,取白及末,水调敷之;治汤火灼伤,则以白及研末,用油调敷。

【用法用量】内服:3～10g,入汤剂,大剂量可用至30g;亦可入丸、散,入散剂,每次2～5g。若研末吞服,每次1.5～3g,每日1～3次。外用:适量,研末撒或调涂。

【使用注意】反乌头。

【药论】

1.《神农本草经》:"主痈肿恶疮败疽,伤阴死肌,胃中邪气,贼风鬼击,痱缓不收。"

2.《本草汇言》:"白及,敛气,渗痰,止血,消痈之药也。此药质极粘腻,性极收涩,味苦气寒,善入肺经。凡肺叶破损,因热壅血瘀而成疾者,以此研末日服,能坚敛肺藏,封填破损,痈肿可消,溃破可托,死肌可去,脓血可洁,有托旧生新之妙用也。如肺气郁逆,有痰有火有血,迷聚于肺窍气管之中,此属统体一身气道之故,理宜清肺之原,降气之逆,痰血清而火自退矣。若徒用此药,粘腻封塞,无益也。"

3.《本草经疏》:"白及,苦能泄热,辛能散结,痈疽皆由荣气不从,逆于肉里所生;败疽伤阴死肌,皆热壅血瘀所致,故悉主之也。胃中邪气者,即邪热也;贼风痱缓不收,皆血分有热,湿热伤阴之所生也,入血分以泄热,散结逐腐,则诸证靡不瘳矣。"

4.《重庆堂随笔》:"白及最粘,大能补肺,可为上损善后之药。如火热未清者,不可早用,以其性涩,恐留邪也。惟味太苦,宜用甘味为佐,甘则能恋膈。又宜噙化,使其徐徐润入喉下,则功效更敏。"

【现代研究】

(一) 化学成分

主要化学成分是联苄类、菲类及其衍生物,还含有少量挥发油、黏液质[1]、白及甘露聚糖[2]、淀粉、葡萄糖[3]等。

1. 联苄类　联苄类化合物是其主要活性成分之一,共 2 个母核,9 个化合物[4-8]。

2. 二氢菲类　共有 9 个化合物,该类化合物芳环上的取代基主要有羟基、甲氧基和对羟苄基,是白及的又一类主要活性成分[5,8-10]。

3. 联菲类及菲类衍生物　有白及联菲 A、B、C[11]和白及联菲醇 A、B、C[9]。6 个简单菲类衍生物,4 个双菲氧醚衍生物,3 个 9,10-二氢菲并吡喃类,芘类,还有菲类衍生物的 5 个糖苷化合物[5,6,10,12-16]。

4. 其他成分　块茎中还分离得到了甾类、萜类、酯类、醚类等化合物。有 Militarine[16]、β-谷甾醇棕榈酸酯、豆甾醇棕榈酸酯、24-亚甲基-环阿屯棕榈酸酯[17]、β-谷甾醇、胡萝卜苷、丁香树脂酚、咖啡酸[18]、3-(4-羟基 3-甲氧基苄)-反式丙烯酸二十六醇酯、环巴拉甾醇、大黄素甲醚[19]、五味子醇甲[7]、山药素Ⅲ、3'-O-甲基山药素Ⅲ[11]、对羟基苯甲酸、原儿茶酸、桂皮酸、对羟基苯甲醛[8]等。还含甘露糖与葡萄糖摩尔比为 3∶1 的白及甘露聚糖[20]。

(二) 药理作用

1. 止血作用　白及浸出液对实质性器官(肝、脾)、肌肉、血管出血外用止血效果良好[21,22],与其所含胶状成分有关。家兔用试管法及毛细血管法均证明静注白及胶液可显著缩短凝血时间,并加速红细胞沉降率[1,21,22]。白及正丁醇提取部位和水溶性部位可显著升高 ADP 诱导的最大血小板聚集率,是其止血作用的主要有效部位[23]。白及能增强血小板第Ⅲ因子的活性,缩短凝血酶生成时间,抑制纤维蛋白酶的活性,使细胞凝聚,形成人工血栓而止血[24,25]。

2. 抗溃疡作用　白及甲醇提取物具有抗溃疡活性,可对抗幽门结扎型、束缚水浸应激型溃疡[21]。大鼠灌服白及煎剂对盐酸所致胃黏膜损伤有明显保护作用,使盐酸所致胃黏膜溃疡明显减轻,溃疡抑制率达到 94.3%[26]。白及对实验性犬胃及十二指肠穿孔有明显治疗作用,给药后,可迅速堵塞穿孔,阻止胃内容物外漏并加速大网膜的遮盖[25]。

3. 预防肠粘连　家兔灌胃白及溶胶,对术后肠粘连有明显预防作用。动物白细胞总数、分类计数、谷丙转氨酶(SGPT)、尿素氮均无明显变化;粘连处组织学检查发现纤维母细胞增生,胶原纤维疏松,排列不规则,仅呈类炎症反应[21]。白及胶对日本大耳白兔胆管成纤维细胞形态的影响及对日本大耳白兔胆管成纤维细胞活性的抑制作用,可能是白及胶防治日本大耳白兔腹腔粘连的机制之一[27]。

4. 抗菌作用　白及乙醇浸液用对黄色葡萄球菌、枯草杆菌及人型结核杆菌有抑制作用[28]。从块茎中分离的联苯及双氢菲类化合物对枯草杆菌、金黄色葡萄球菌、白念珠菌 $ATTC_{1057}$ 及发癣菌 QM_{248} 均有抑制作用[2]。含有甲氧基的化合物抗菌作用减弱,而对羟基苄化合物的抗菌活性增强[29]。

5. 抗肿瘤作用　白及葡萄糖注射液对二甲氨基偶氮苯(DAB)诱发的大鼠肝癌有明显的抑制作用[30];白及给药的肝细胞结构正常,说明白及对肝细胞有较好的抗损伤作用[31]。其抗癌的有效成分为块茎中的黏液质(主要是多糖成分)。白及黏液质对大鼠瓦克癌

(W_{256})、小鼠子宫癌(U_{14})、小鼠艾氏腹水癌、肝癌、肉瘤 S_{180} 均有抑制作用。白及水浸出液可促进小鼠骨髓细胞增殖以及白细胞介素-2(IL-2)的分泌[32]。

6. 促进伤口愈合作用　白及培养基能使角质形成细胞游走显著地增快和增长[33]，可能对治疗皮肤创伤早期愈合有重要影响。白及可以使大鼠背部切割伤创面平均愈合时间提前，能提高创面组织中羟脯氨酸含量和蛋白质含量，并提高伤口巨噬细胞数量，可能是其促愈合作用的重要机制之一[34]，这种作用主要与其所含胶状成分有关。白及胶作为外源性重组人表皮生长因子载体，能显著促进创面表面细胞 DNA 的合成，提高细胞的增殖能力，缩短伤口愈合时间，加速伤口愈合[35]。

7. 促进血管内皮细胞黏附生长的功能[36]　在常规的 DMEM 细胞培养液中加入不同浓度的白及多糖，发现 60～120μg/ml 白及多糖组有促进内皮细胞生长的功能，而 80μg/ml 白及多糖组的促生长作用最为明显，表现无明确的剂量依赖性。

8. 其他作用　白及胶制成白及代血浆，对失血性休克有一定疗效[37]。将白及甘露糖用作可吸收性局部止血药，用药局部吸收快，效果好[38]。

白及与生川乌配伍毒性为相加，与制川乌配伍毒性为拮抗，两药配伍应用，不影响各自的药效[39]。配伍机理研究表明，两药合用后能影响药物代谢酶 CYP3A1/2 酶的活性[40]和 P_{450} 酶的含量[41]，进而对药物的代谢产生影响，因而两者配伍存在基于上述药物代谢酶的药物相互作用。

(三) 临床报道

1. 体内外出血证　白及、三七、血余炭细末，麻油调稀糊，可治鼻衄[42]。白及蒲黄散为基本方，辨证施治肺系咯血疗效满意[43]。大黄、白及、三七粉开水冲服或从胃管内注入治疗消化道出血总有效率为 86%[44]。阿胶白及三七散加味用于崩漏、咯血、便血[45]。宫颈糜烂症见黄白脓、血性带下者用银黄、蒲公英、白及、苦参、黄芪共研细末外敷，疗效好[46]。

2. 烧烫伤　大黄、白及、麻油、凡士林等制油纱布敷贴于中小面积、轻中度烧伤部位，能缩短结痂、脱痂时间，促进愈合，效果甚佳[47]。血余炭、大黄、白及等组方用于浅Ⅱ度烧烫伤亦取得显著疗效[48]。

3. 皮肤、口腔疮疡　白及、黄连、冰片、芝麻油等能促进褥疮创面愈合[49]。白及、黄连、冰片药粉撒布可治疗小儿口疮、牙龈肿痛属脾胃积热者[50]。白及涂膜剂能治疗口腔溃疡[51]。

4. 上消化道溃疡　白及、三七、紫珠草研粉，水调成糊状保留灌肠，可治疗溃疡性结肠炎[52]。人参三七白及散开水冲服治疗胃及十二指肠溃疡，疗效满意[53]。

5. 慢性中耳炎　白及、五倍子、枯矾、苍耳子、冰片、海螵蛸各等份共为细末，以草管吹入，可治慢性中耳炎[54]。

6. 皮炎、皮疹　辛夷、白及、白芷、黄芩组成白及粉，用适量水混合成稀糊状，每晚临睡前涂沫于痤疮局部红斑处，并配合针刺治疗痤疮效果满意[55]。白及、黄柏、黄连等研细末用浓茶水调成糊状外涂，可治带状疱疹[56]。

7. 手足皲裂、肛裂　白及、紫草研粉，凡士林调成糊状外敷，治疗手足皲裂[57]。复方白及地榆膏(白及、地榆、三七等)外敷，对Ⅰ、Ⅱ期肛裂疗效良好[58]。

8. 其他　白及粉外敷常规消毒后的伤口可减少感染，促进愈合[59]。蒲公英、川连、白及、苍术配方可治糜烂性胃炎[60]。芪莪白及汤(黄芪、三棱、莪术、白及)可治萎缩性胃炎[61]。

(四) 不良反应

小鼠腹腔注射白及煎剂的 LD_{50} 为(21.19±0.02)g/kg。家兔灌服白及煎剂2周(127.2 g/kg,1.5 g/kg),使SGPT呈降低趋势。大剂量致肝脏轻度间质性肝炎、肾盂肾炎,部分肾小管腔有蛋白管型[39]。

参考文献

[1] 中国医学科学院药物研究所.中草药现代研究[M].北京:北京医科大学中国协和医科大学联合出版社,1996:2325.

[2] Takagi S,Yamaki M,Inoue K,et al. Antimierobial agents from Bletilla striata[J]. Phytochemistry,1983,22(4):1011-1015.

[3] 江苏新医学院.中药大辞典[M].上海:上海科学技术出版社,1977:741.

[4] Li B,Tomoko K,Keiko I,et al. Stilbenoids from Bletilla striata[J]. Phytochemistry,1993,33(6):1481-1483.

[5] Li B,Masae Y,Keiko I,et al. Blestrin A and B,bis(dihydrophenanthene) ethers from Bletilla striata[J]. Phytochemistry,1990,29(4):1259-1260.

[6] 韩广轩,王立新,杨志,等.中药白及化学成分研究[J].第二军医大学学报,2002,23(4):443-445.

[7] 韩广轩,王立新,顾正兵,等.中药白及中一新的联苄化合物[J].药学学报,2002,37(3):194-195.

[8] Shuzo T,Masae Y,Keiko I,et al. Antimicrobial agents from Bletilla striata[J]. Phytochemistry,1983,22(4):1011-1013.

[9] Li B,Tomoko K,Keiko I,et al. Blestrianol A,B and C,biphenanthrenes from Bletilla striata[J]. Phytochemistry,1991,30(8):2733-2735.

[10] Masae Y,Li B,Keiko I,et al. Benzylphenanthrenes from Bletilla striata[J]. Phytochemistry,1990,29(7):2285-2287.

[11] Masae Y,Li B,Keiko I,et al. Studies on the constituents of orchidaceous plants Ⅷ. Constituents of Spiranthes sinensis (Pers.) Ames var. amoena (M. Bieberson) Hara. (1). Isolation and structure elucidation of spiranthol-A,spiranthol-B,and spirasineol-A,new isopentenyl dihydrophenanthrenes[J]. Phytochemistry,1989,28(12):3503-3505.

[12] Masae Y,Tomoko K,Li B,et al. Methylated stilbenoids from Bletilla striata[J]. Phytochemistry,1991,30(8):2759-2760.

[13] Masae Y,Li B,Keiko I,et al. Bisphenanthrene ethers from Bletilla striata[J]. Phytochemistry,1992,31(11):3985-3986.

[14] Masae Y,Li B,Keiko I,et al. Three dihydrophenanthropyrans ethers from Bletilla striata[J]. Phytochemistry,1993,32(2):427-430.

[15] Masae Y,Keiko I,Li B,et al. Phenanthrene glucosides from Bletilla striata[J]. Phytochemistry,1993,34(2):535-537.

[16] 韩广轩,王立新,张卫东,等.中药白及化学成分研究Ⅱ[J].第二军医大学学报,2002,23(9):1029-1031.

[17] Masae Y,Chie H,Tomoko K,et al. The steroids and triterpenoids from Bletilla striata[J]. Natural medicine,1997,51(5):493-495.

[18] 韩广轩,王立新,王麦莉,等. 中药白及化学成分的研究[J]. 药学实践杂志,2001,19(6):360-361.

[19] 韩广轩,王立新,舒莹,等. 中药白及化学成分的研究[J]. 中国中药杂志,2001,19(6):690-692.

[20] 芦金清,张亚东. 白及胶的实验研究[J]. 中成药,1996,18(12):2-3.

[21] 宋立人,洪陶,丁绪亮,等. 现代中药学大辞典[M]. 北京:人民卫生出版社,2001:640.

[22] 国家中医药管理局. 中华本草[M]. 上海:上海科学技术出版社,1999:1485.

[23] 陆波,徐亚敏,张汉明,等. 白及不同提取部位对家兔血小板聚集的影响[J]. 解放军药学学报,2005,21(5):330-332.

[24] 王筠默. 中药药理学[M]. 上海:上海科学技术出版社,1985:70.

[25] 冉先德. 中华药海[M]. 哈尔滨:哈尔滨出版社,1993:472.

[26] 耿志国,郑世玲. 白及对盐酸引起的大鼠胃粘膜损伤的保护作用[J]. 中草药,1990,21(2):24-27.

[27] 王蒨,李东华,李继坤,等. 白及胶对体外培养兔胆管成纤维细胞形态及活性的影响[J]. 河北中医,2007,29(8):752-753.

[28] Miehinori K,Noriko S,Miho Y,et al. Application studies of Rhizoma Bletillae(rhizomes of Bletilla striata)on atopic dermatitis[J]. Nature medicine,2003,57(2):55-60.

[29] Qi B F. Study on the antimicrobial constituents from Bletillastriata[J]. 中国中药杂志,1987(4):47-48.

[30] Wu Z B,Ruan Y B,et al. Effect on the development and expressionduring the induction of hepatocellular carcinoma in rats[J]. 武汉医学院学报,1978(2):116-117.

[31] Wu Z B,Ruan Y R,et al. Electron-microscopic observations of effect during the induction of hepatocellular carcinoma in rats[J]. 武汉医学院学报,1978(2):121-122.

[32] 邸大琳,陈蕾,李法庆,等. 白及对小鼠骨髓细胞增殖和白细胞介素-2 产生的影响[J]. 时珍国医国药,2006,17(12):2457-2458.

[33] 陈德利,施伟民,徐倩,等. 中药白及促进角质形成细胞的游走[J]. 中华皮肤科杂志,1999,32(3):161-163.

[34] 孙仁山,陈晓红,程天民,等. 白及对大鼠创面愈合几个要素的影响[J]. 中国临床康复,2003,7(29):3927-3929.

[35] 仇树林,王晓,李兵,等. 白及胶载重组人表皮生长因子对创面表皮细胞 DNA 含量及周期的影响[J]. 中国组织工程研究与临床康复,2007,11(1):63-66.

[36] 孙剑涛,王春明,张峻峰,等. 白及多糖对人脐静脉内皮细胞粘附生长的影响[J]. 中药材,2005,26(11):1006-1008.

[37] Zheng C S,Feng G S,Liang H M,et al. Bletilla Striata as a vascular embolizing agent in interventional of primary hepatic carcinoma[J]. Chinese Medical Journal,1998,111(12):1060-1063.

[38] 悦随士,田河林,李丽鸣,等. 白及甘露聚糖的毒性研究[J]. 中国实验方剂学杂志,2003,9(1):63-64.

[39] 凌一揆,罗光宇,欧芳春,等."十八反"药物相互作用的研究:川乌反白及的初步试验[J]. 上海中医药杂志,1989,(12):1-3.

[40] 金科涛,王宇光,石苏英,等. 乌头、白及配伍存在基于 CYP3A1/2 的相互作用[J]. 中华中医药杂志,2007,22(9):598-602.

[41] 肖成荣,陈鹏,王宇光,等. 半楼贝蔹及配伍乌头对大鼠肝细胞色素 P450 酶含量的影响[J]. 天津中医药,2004,21(4):311-314.

[42] 刘进虎. 中药内服外用治疗小儿鼻出血 42 例临床观察[J]. 中医儿科杂志,2005,1(2):31.

[43] 许令春. 白及蒲黄散随证加减治疗肺系咯血 36 例[J]. 中医药临床杂志,2006,18(5):466.

[44] 姚淑芳,尤群生,李来秀. 大黄、白及、三七粉治疗脑卒中继发上消化道出血200例[J]. 陕西中医,2006,27(11):1342.

[45] 张友政. 阿胶白及三七散治疗血证验案举隅[J]. 实用中医药杂志,2007,23(7):460.

[46] 林霞. 中药外敷治疗宫颈糜烂[J]. 浙江中西医结合杂志,2006,16(1):60.

[47] 王军伟. 自拟烧伤Ⅱ号油纱布治疗烧烫伤798例[J]. 辽宁中医杂志,2005,32(3):238.

[48] 丁菊英. 生肌膏的研制及临床应用[J]. 山东医药,2006,46(20):27.

[49] 李素华. 白及油治疗褥疮30例[J]. 河北中医,2003,25(3):240.

[50] 张秋云. 白及连冰粉治疗小儿口疮[J]. 新中医,2005,37(4):49.

[51] 刘宝刚,孙海霞,齐大平,等. 云南白药、白及涂膜剂治疗口腔溃疡30例临床观察[J]. 实用中西医结合临床,2006,6(3):65.

[52] 石艳. 白及合剂灌肠治疗溃疡性结肠炎[J]. 吉林中医药, 2007,27(4):34.

[53] 汤满成. 人参田七白及散治疗胃及十二指肠溃疡42例[J]. 实用中医药杂志,2004,20(4):184.

[54] 吴康福. 复方白及散外治慢性中耳炎23例[J]. 内蒙古中医药,2007,1(2):25.

[55] 王红梅,李青,任国宏,等. 白及粉外用配合针刺治疗痤疮18例[J]. 河北中医药,2004,19(2):22.

[56] 姬长泉,姬广萍,姬长杰. 二黄方治疗带状疱疹[J]. 山东中医杂志,2006,25(1):62.

[57] 孙文暅,闫慧军,朱文萍,等. 玉竹汤外洗治疗皲裂的疗效观察[J]. 辽宁中医杂志,2006,33(1):35.

[58] 吴松柏. 复方白及地榆膏治疗肛裂55例[J]. 河北中医,2007,29(2):120.

[59] 林志远. 白及粉外用治疗伤口感染[J]. 河南中医,2007,27(6):31.

[60] 林一梅. 中西医结合治疗糜烂性胃炎[J]. 光明中医,2006,21(8):63.

[61] 宋坦洋. 治疗慢性萎缩性胃炎63例[J]. 江西中医药,2003,34(1):1.

仙鹤草 Xianhecao

【别名】狼牙草(《备急千金要方》),龙牙草(《本草图经》),瓜香草(《救荒本草》),黄龙尾(《滇南本草》),金顶龙牙(《百草镜》),黄龙牙、草龙牙、黄花草(《中国植物名录》),龙头草(《分类草药性》),过路黄、毛脚鸡(《天宝本草》),脱力草(《滇南本草图谱》),刀口药、大毛药(《贵州民间方药集》),地仙草(《东北药植志》),路边鸡、毛将军、路边黄、牛头草(《湖南药物志》),泻痢草、黄花仔(《闽东草药》),父子草、毛鸡草(《江西民间草药验方》)。

【来源】仙鹤草,即古时狼牙草,其根名牙子、狼牙,首载于《神农本草经》,狼牙草之名则始载于《备急千金要方》。为蔷薇科多年生草本植物龙牙草 *Agrimonia pilosa* Ledeb. 的干燥地上部分。主产于浙江、江苏、湖南等地,安徽、福建、广东、河北、山东、湖北、云南、江西等地亦产。

【采收炮制】夏、秋二季茎叶茂盛未开花时采割,除去杂质,晒干。炮制时将原药除去残根及杂质,洗净,稍润,切段,干燥,即为仙鹤草。

【商品规格】商品不分等级,均为统货,以身干、茎红棕色、质嫩、叶多、没有杂质者为佳;以河南辉县产者最著。

【药性】苦、涩,平。归肝、心经。

【功效】收敛止血,截疟,止痢,解毒,补虚。

【应用】

1. 咯血、吐衄　本品味涩收敛,药性平和,其止血作用以收敛为其所长,在临床上广泛用于各种出血之证。可单味应用，亦可随证配伍相应的药物。用于肺胃损络或损伤所致的咯血、吐血，可单用本品以收敛止血，如《岭南采药录》、《贵州民间方药集》所载，皆用单味仙鹤草水煎或加白糖煎服；若与侧柏叶、藕节、白茅根、鲜生地黄等配伍应用，又可用于阴虚内热之咯血、吐血、衄血患者。

2. 便血、崩漏、月经过多　本品之收敛止血作用，对下焦出血证亦为常用，如《四川中药志》以之合蒲黄、白茅根、大蓟煎服，治大便下血。若治崩漏、月经过多，可用本品与血余炭、蒲黄、侧柏叶等药相合为用；若崩漏不止，见有面色萎黄、舌质淡、脉细弱等虚寒者，常与党参、黄芪、熟地黄、炮姜等补益气血、温经止血药同用。

3. 腹泻、痢疾　本品具涩敛之性，有止泻止痢之功。《本草图经》中已有治赤白痢疾之记述，可用于腹泻、痢疾等病证。如《湖南农村常用中草药手册》单用本品煎服，以治腹泻痢疾；《岭南采药录》则以单味仙鹤草煎服，治赤白痢；临床上与白槿花同用，以治慢性泻痢有效。本品既能治痢止泻，又能收敛止血，故尤多用治血痢，常与地榆、铁苋菜等配伍合用。

4. 阴蚀阴痒、赤白带下　本品古代以其根芽入药，谓其有杀虫作用，《金匮要略》用治阴蚀阴疮等症，现代临床则以之治疗阴道炎、阴道滴虫病，见有阴部瘙痒、赤白带下等病证者，亦有良好疗效，多取本品 120g，加水适量，煎取浓汁冲洗阴道，再把带线棉球浸汁放入阴道，3～4 小时后取出，每日 1 次，连用 1 周，其杀虫止痒止带之功可靠。

5. 脱力劳伤　本品有补虚作用。可治劳力过度所致的脱力劳伤，症见神疲乏力而纳食正常者。江浙民间习用本品 50g 同红枣 50～100g 煮，食枣饮汁。如《现代实用中药》即以此两味（仙鹤草 30g，红枣十个）水煎治贫血衰弱，精力委顿。《上海市药品标准·下册》(1980年版）双龙补膏以之配伍龙眼肉、生晒人参、熟地黄、枸杞子等补益药同用，治气血虚亏，神疲乏力，头晕眼花，腰膝酸软等病证。《江西民间草药验方》则用本品与猪肝同煮，服汤食肝，以治小儿疳积。

6. 痈肿疮毒　本品又有解毒消肿之功。可治疗疮疖痈肿、痔肿等病证。可以仙鹤草茎叶熬膏调蜜外涂，并同时内服。而《百草镜》则以本品加白酒煎服，用治乳痈，初起者消，成脓者溃，且能令脓出不多。《闽东本草》亦以之用酒、水炖服，治痈疽结毒。

【用法用量】内服：10～15g，大剂量可用 30～60g，入汤剂。外用：适量。捣绒外敷，或研末掺之，或煎汤外洗。鲜品亦可捣烂外敷。又可熬膏调蜜外用。

【使用注意】本品最早以根芽入药，名牙子、狼牙，首载于《神农本草经》，后扩展以全草入药，称狼牙草，《备急千金要方》首用于治疗小儿阴疮，至《本草图经》始有龙牙草之名，《本草纲目》将龙牙草并入马鞭草内，误为一物，当予以甄别。仙鹤草之名始见于《伪药条辨》。目前国内市场上除上述正品龙芽草外，尚有同属植物钝齿龙芽草（东北）、绒毛龙芽草、疏毛龙芽草、朝鲜龙芽草（东北）、多齿龙芽草（东北大兴安岭）、亚洲龙芽草（又名新疆龙芽草）等亦同等入药，通称为仙鹤草。其功效有何差异，有待进一步研究。

【鉴别用药】本品全草名仙鹤草，根芽则名鹤草芽，药用部位不同，功效有异。若收敛止血、补虚、消积，则当用全草；而止痢、杀虫，两者均可应用，但以根芽为优。

【药论】

1.《备急千金要方》："治小儿阴疮，浓煮狼牙草洗之。"

2.《外台秘要》："治金疮，狼牙草茎叶熟捣敷贴之，兼止血。"

3.《滇南本草》:"治妇人月经或前或后,红崩白带,面寒背寒,腹痛,腰痛,发热气胀,赤、白痢疾。"

4.《本草纲目拾遗》引葛祖方:"消宿食,散中满,下气,疗吐血各病,翻胃噎膈,疟疾,喉痹,闪挫,肠风下血,崩痢,食积,黄白疸,疔肿痈疽,肺痈,乳痈,痔肿。"

【现代研究】

(一) 化学成分

主要含有酚、酯、黄酮、鞣质、糖苷、有机酸、挥发油、三萜皂苷等成分。

1. 三萜皂苷类 从全草中分离出 1β,2α,3β,19α-四羟基-12-烯-28-熊果酸和 1β,2β,3β,19α-四羟基-12-烯-28-熊果酸。从根芽中分离出 2α,19α-二羟基-熊果酸-(28-1)-β-D-吡喃葡萄糖苷[1]。

2. 黄酮类 从根芽苯提取物和丙酮提取物中得到(2S,3S)-(-)-花旗松素-3-*O*-β-D-吡喃葡萄糖苷[2]。从地上部分分离出一对旋光异构体(2S,3S)-(-)-花旗松素-3-葡萄糖苷和(2R,3R)-(-)-花旗松素-3-葡萄糖苷以及金丝桃苷等[3]。还有儿茶素、芦丁、金丝桃苷、槲皮素、槲皮苷 5 个黄酮类化合物[4]。

3. 酚类 从根芽石油醚提取物中分离出均苯三酚衍生物鹤草酚[5],以及其同类化合物伪绵马素和(R)-(-)-仙鹤草酚 B[2]。还有 5 种间苯三酚三缩合体的衍生物:仙鹤草酚 A、B、C、D、E[6]。

4. 鞣质类 仙鹤草鞣酸[7],鞣花酸-4-*O*-β-D-吡喃木糖苷和鞣花酸[2]。

5. 糖苷 仙鹤草内酯-6-*O*-β-D-吡喃葡萄糖苷和胡萝卜苷等[5]。

6. 酯类 仙鹤草内酯[8],P-羟基肉桂酸 C_{22},C_{24-32},C_{34} 直链一元饱和醇酯和 P-羟基肉桂酸 C_{29-32} 和 C_{34} 直链一元饱和醇酯[2]。

7. 有机酸类 软脂酸,委陵菜酸[5],仙鹤草酚酸 A、B[7]。

8. 挥发油类 3-羟基丁酸、9,9-二甲基芴、2,6-二叔丁基苯酚等 21 个化合物[9]。

9. 其他 脂肪族化合物如正廿九烷。甾体类化合物如 β-谷甾醇[5]。微量元素如 Cu、Fe、Mg、Al、K、P、S、Zn 等[10]。

(二) 药理作用

1. 抗肿瘤作用 仙鹤草对小鼠肉瘤、肝癌、宫颈癌、脑瘤、艾氏腹水癌、黑素瘤和大鼠瓦克癌体外培养细胞均有较好抑制作用[11]。水煎剂可以诱导人白血病细胞系 HL-60 凋亡,同时能明显增强荷瘤机体细胞因子白介素-2 的活性[12]。水提取物对体外培养的肠腺癌细胞、肝癌细胞、成人 T 细胞白血病细胞、小鼠成纤维细胞、人卵巢癌细胞、人红白血病细胞和人食管癌细胞均有明显抑制作用,机制与其抑制肿瘤细胞 DNA 合成、下调 bcl-2 蛋白表达及上调 p53 蛋白表达有关[13,14]。仙鹤草注射液抑制人胃癌细胞株的生长,机制与其干扰肿瘤细胞周期进程,阻滞肿瘤细胞由 G_1+G_0 期向 S 期和 G_2+M 期转化有关[15]。仙鹤草鞣酸被认为是仙鹤草中主要的抗肿瘤活性成分,它可以通过抑制肿瘤细胞,增强免疫细胞活性,达到抗癌目的。仙鹤草鞣酸对体外培养的人癌细胞裸鼠转移瘤肺癌细胞株、宫颈癌细胞株、人乳腺癌细胞株和低分化胃黏液腺癌有明显抑制作用[16]。

2. 降血糖作用 仙鹤草可以促进胰岛素释放,增加组织对糖的转化和利用,产生类似胰岛素的降血糖作用。仙鹤草水提浸膏对四氧嘧啶诱导的糖尿病小鼠和肾上腺素诱导的高血糖小鼠均有明显降血糖作用，机制可能是仙鹤草对胰岛β细胞有一定保护作用，促进胰岛β细胞分泌胰岛素，改善胰岛素分泌缺陷[17]。此外，仙鹤草颗粒可对抗链脲菌素引起的小鼠血糖升高，改善糖耐量，促进肝糖原合成[18]。

3. 镇痛抗炎作用　仙鹤草乙醇提取物和水提取物均具有明显的镇痛抗炎作用。两者均可减少乙酸致小鼠扭体次数，延长小鼠舔足时间，减轻二甲苯致小鼠耳廓肿胀程度，减小角叉菜胶致足跖肿胀程度，其中乙醇提取物作用强于水提取物[19]。

4. 止血作用　仙鹤草有增加外周血小板数目，提高血小板黏附性、聚集性或促进其伸展伪足，加速血小板内促凝物质释放的作用。仙鹤草水提液可明显抑制脂多糖诱导小鼠巨噬细胞中 NO 的生成，从而起到收敛止血的作用[20]。

5. 降血压作用　仙鹤草水提取物和乙醇提取物对麻醉兔有明显的降压作用，降压特点为快、强、短，并呈剂量依赖性。在作用强度和维持时间上，乙醇提取物的降压效果强于水提取物，提示仙鹤草中的黄酮类化合物可能是其降压活性成分[21]。

6. 抗疟作用　仙鹤草具有一定的非特异性免疫抗疟作用，与龙胆配伍可以提高感染疟原虫小鼠的免疫功能，显著提高小鼠腹腔巨噬细胞及单核-吞噬细胞系统的吞噬活力[22]。

7. 抗心律失常作用　仙鹤草对乌头碱、氯化钡所致的心律失常均有防治作用，且疗效与西药普罗帕酮相当，机制与调节 NO 的合成与释放有关[23]。

8. 杀虫作用　仙鹤草水提液对体外培养的阴道毛滴虫有明显的抑制和杀灭作用，且滴虫的死亡率与药物浓度和作用时间成正比，提示其可用于滴虫性阴道炎的局部治疗[24]。

(三) 临床报道

1. 治疗糖尿病　仙鹤草水煎剂治疗 2 型糖尿病 1 例，胰岛素分泌峰值明显，时相恢复正常，类似磺酰脲类药物，即具有促胰岛素分泌的作用[25]。仙鹤草治疗 1 例患病 3 年的糖尿病患者，服药 4 个多月后患者自觉症状基本消失，半年后空腹血糖 4.2mmol/L，尿糖(—)[17]。

2. 治疗肿瘤　仙鹤草、山楂等联合化疗治疗消化道癌 92 例，有效率高达 91.46%，可以保护骨髓、提高机体免疫力、降低血液高凝状态，从而在化疗中起到减毒增效作用[26]。仙鹤草汤治疗泌尿系统肿瘤 2 例，服药 70 剂后，2 例患者的临床症状均消失，疗效显著，能改善泌尿系统肿瘤的症状，稳定病灶，控制病情发展，从而提高患者生存质量[27]。

3. 治疗美尼尔综合征　仙鹤草水煎剂治疗美尼尔综合征 35 例，总治愈率达 97.14%，且 34 例患者经 2～18 年随访无复发[28]。鸡蛋煎仙鹤草和独活联合西药东莨菪碱片，每日 3 次，治疗美尼尔综合征患者 50 例，服药 4 个疗程(3 天为 1 个疗程)后均治愈[29]。仙鹤草可以清除内耳水肿，改善迷路淋巴液回流，治疗多种原因引起的眩晕症。

4. 治疗滴虫性阴道炎　仙鹤草浸膏为主药的阴道栓剂治疗滴虫性阴道炎 150 例，经 4 个疗程观察(7 天为 1 个疗程)，147 例痊愈，2 例症状减轻，1 例效果不明显[30]。仙鹤草水煎剂治疗阴道毛滴虫患者 68 例，疗效显著，有效率接近 100%，其所含的有机酸和酚类成分对阴道毛滴虫有灭活清除作用[31]。

5. 治疗消化性溃疡　仙鹤草、黄连等治疗上消化道溃疡，追踪观察两例，连续服用半年后溃疡消失。认为其通过改善微循环，减轻黏膜炎症，加速黏膜修复，达到清热止血、敛溃护膜、益气生肌的作用[32]。

6. 泌尿疾病　仙鹤草、黄芪、白茅根、白花蛇舌草等治疗 25 例 IgA 肾病患儿，总有效率为 88%，无不良反应[33]。仙鹤草、车前草、益母草、白花蛇舌草等配合西医抗感染治疗小儿急性肾炎，总有效率为 97.06%，在缩短疗程、减少复发率等方面较优[34]。

7. 呼吸疾病　仙鹤草、麦冬、沙参、白前等治疗难治性咳嗽 46 例，总有效率 87.8%。方中仙鹤草具有较强抗炎、抗菌、松弛平滑肌的作用，止咳作用显著[35]。

（四）不良反应

小鼠口服鹤草酚的 LD_{50} 为 599.8mg/kg，给药后再饮酒（50%乙醇和食油），LD_{50} 分别为 540、453.3mg/kg[36]。过量服用仙鹤草致肾衰竭[37]。仙鹤草的有效成分鹤草酚有毒，毒性主要表现在胃肠道及神经系统反应，应用较大剂量可使家犬双目失明[38]。临床上不良反应主要有失明、呼吸困难、皮疹、头昏、面红、恶心呕吐，甚至引起过敏性休克。在大剂量应用仙鹤草时应权衡利弊，每剂高达 500g 的剂量应尽量避免。

参 考 文 献

[1] Kouno I, Baba N, Ohni Y, et al. Triterpenoids from Agrimonia pilosa[J]. Phytochemistry, 1988, 27(1): 297-299.

[2] 裴月湖，李铣，朱延儒，等. 仙鹤草根芽中新鞣花酸苷的结构研究[J]. 药学学报，1990，25(10)：798-800.

[3] 李霞，叶敏，余修祥，等. 仙鹤草化学成分的研究[J]. 北京医科大学学报，1995，27(1)：60-61.

[4] Xu X, Qi X, Wang W, et al. Separation and determination of flavonoids in Agrimonia pilosa Ledeb. by capillary electrophoresis with electrochemical detection[J]. J Sep Sci, 2005, 28(7): 647-652.

[5] 沈阳药学院，辽宁省药物研究所，中国医学科学院药物研究所. 鹤草酚的结构研究[J]. 化学学报，1977，35(1，2)：87-96.

[6] 李良泉，郑亚平，虞佩琳，等. 仙鹤草有效成分的研究[J]. 化学学报，1978，36(1)：43-48.

[7] Kasai S, Watanabe S, Kawabata J, et al. Antimicrobial catechin derivatives of agrimonia pilosa[J]. Phytochemistry, 1992, 31(3): 787-789.

[8] Park E, Oh H, Kang T H, et al. An isocoumarin with hepatoprotective activity in Hep G2 and primary hepatocytes from Agrimonia pilosa[J]. Arch Pharm Res, 2004, 27(9): 944-946.

[9] 赵莹，李平亚，刘金平，等. 仙鹤草挥发油化学成分的研究[J]. 中国药学杂志，2001，36(10)：672.

[10] 姜凤，辛世刚，王莹，等. 中药仙鹤草中微量元素的测定[J]. 光谱实验室，2006，23(2)：380-382.

[11] 李红枝，黄清松，陈伟强，等. 仙鹤草抗突变和抑制肿瘤作用实验研究[J]. 数理医药学杂志，2005，18(5)：471-473.

[12] 高凯民，周玲，陈金英，等. 仙鹤草煎剂对 HL-60 细胞的体外诱导凋亡作用[J]. 中药材，2000，23(9)：561-562.

[13] 郭炜，赵泽贞，单保恩，等. 六种中草药抗突变及抗肿瘤活性的实验报告[J]. 癌变·畸变·突变，2002，14(2)：94-97.

[14] 马丽萍，赵培荣，王留兴，等. 仙鹤草水提液对食管癌 Eca109 细胞生长的抑制作用[J]. 郑州大学学报：医学版，2007，42(1)：149-151.

[15] 吴琳华，郭劲柏，刘红梅，等. 仙鹤草注射液对人癌细胞生长抑制作用的研究[J]. 中国中医药科技，2005，12(5)：297-298.

[16] 袁静，王元勋，侯正明，等. 仙鹤草鞣酸体外对人体肿瘤细胞的抑制作用[J]. 中国中医药科技，2000，7(6)：378-379.

[17] 范尚坦,李金兰,姚振华,等.仙鹤草降血糖的实验研究[J].福州总医院学报,2005,12(4/5):270,282.

[18] 王思功,李予蓉,王瑞宁,等.仙鹤草颗粒对小鼠血糖的影响[J].第四军医大学学报,1999,20(7):640-642.

[19] 龚纯贵,张国庆,王希营,等.仙鹤草提取物镇痛抗炎试验的实验研究[J].药学实践杂志,2006,24(6):339-342.

[20] 廖晖,Banbury L K,Leach D N,等.12味止血中药对脂多糖诱导小鼠巨噬细胞产生一氧化氮的抑制作用[J].中国药房,2007,18(9):649-651.

[21] 王德才,高允生,朱玉云,等.仙鹤草提取物对兔血压的影响[J].中国中医药信息杂志,2003,10(3):21-24.

[22] 赖秀球.龙胆草与仙鹤草配伍的非特异免疫抗疟作用[J].广东医学,2005,26(11):1478-1479.

[23] 杨平,沈海萍,张东珍,等.仙鹤草、丹参在治疗心律失常中与一氧化氮(NO)关系的研究[J].中国中医基础医学杂志,2006,12(2):114-115.

[24] 王彦英,王秀菊,郭永和,等.中药体外抗阴道毛滴虫的试验研究[J].中国寄生虫病防治杂志,2002,15(4):20.

[25] 杨丽爱,乔晓芝,周飞雪,等.单味仙鹤草治疗2型糖尿病1例[J].浙江实用医学,2005,10(6):436.

[26] 庞淑珍,吴爱华.山仙颗粒联合化疗治疗消化道癌临床疗效观察[J].菏泽医学专科学校学报,2007,19(2):39-42.

[27] 陶文琪.仙鹤草治疗泌尿系统肿瘤[J].中医杂志,2006,47(5):337-338.

[28] 许秀荣,王秀芬.仙鹤草治疗美尼尔氏综合征35例报告[J].山东医药,2002,42(21):68-69.

[29] 陈国和.鸡蛋煎独活和仙鹤草及合用654-2片治疗眩晕症50例观察[J].河北医学,2005,11(7):593-594.

[30] 师万西,赵嘉欣.仙鹤草新用[J].中华临床新医学,2002,2(5):393.

[31] 海群,雷萍.中药仙鹤草治疗孕妇阴道毛滴虫病的临床研究[J].中国医学理论与实践,2002(12):1736-1737.

[32] 谢传星.重用仙鹤草治疗消化性溃疡[J].中国民间疗法,2004,12(5):9.

[33] 郭登洲,谢惠芬,王彦刚,等.肾炎宁治疗小儿IgA肾病25例疗效观察[J].新中医,2003,35(4):16-17.

[34] 朱玮华,陈伟民,徐卫平,等.四草二根汤治疗小儿急性肾炎临床观察[J].北京中医药大学学报,2000,23(3):64-65.

[35] 殷养国.仙百止咳汤治疗难治性咳嗽46例[J].陕西中医,2003,24(4):302-303.

[36] 周金黄,王筠默.中药药理学[M].上海:上海科学技术出版社,1986:213.

[37] 赖中福,卢壬丹.过量服用木通、仙鹤草致肾功能衰竭各1例[J].中国药业,2003,12(7):59.

[38] 范尚坦,李金兰,左晖,等.仙鹤草的不良反应[J].福建中医药,2002,33(1):47-48.

藕节 Oujie

【别名】光藕节(《江苏植药志》),藕节疤(《中药志》)。

【来源】藕节,始载于《药性本草》。为睡莲科植物莲 *Nelumbo nucifera* Gaertn.的干燥根茎节部。主产于湖南、浙江、江苏、安徽;此外,湖北、山东、河南、江西、福建、河北等省都有出产。

【采收炮制】秋、冬二季采挖根茎(藕),切取节部,洗净,晒干,除去须根。炮制时将原药除去杂质，洗净，干燥，即为“藕节”。取净藕节，置锅内炒至表面呈焦黑色、内部呈黄褐色，喷淋水少许，取出，晾干，即为“藕节炭”。

【商品规格】商品均为统货，不分等级。以节部黑褐色、两头白色、干燥、无根泥土者为佳。

按《中国药典》(2010年版一部)规定：本品总灰分不得超过8.0%。

【药性】甘、涩，平。归肝、肺、胃经。

【功效】收敛止血，化瘀。

【应用】

1. 吐衄咳血　本品味甘涩而性平，能收敛止血，又能消瘀，止中有行，故止血而无留瘀之弊。其性平和，适用于多种出血病证。可单用，如《药性本草》以鲜藕节捣汁饮，治吐血不止；《本草汇言》用生藕节捣烂，和酒绞汁饮，以增散瘀止血之力，治坠马血瘀唾血；若合荷蒂同用，即《太平圣惠方》双荷散，治猝暴吐血。本品又能止咳血，多入复方配伍而用，如《证治准绳》白及枇杷丸，以藕节合阿胶、白及、枇杷叶等同用，治肺伤咳血、咯血。《医宗金鉴·正骨心法要旨》疏血丸，则以本品与侧柏叶、白茅根、阿胶、百草霜同用，主治肺热伤络，骤然咳血，血色鲜红者。若肺热伤络所致的衄血，本品亦可应用，如《本草纲目》用鲜藕节捣汁饮，并滴鼻中，治鼻衄不止。

2. 尿血、崩漏　藕节味涩性平，对下焦的尿血、便血亦可应用。如《重订严氏济生方》小蓟饮子，以藕节与凉血止血、利水通淋的小蓟、通草、滑石、淡竹叶等同用，治下焦结热的血淋、尿血。若为虚证出血，可与补虚扶正之品合用，如《全幼心鉴》所载方，以藕节研末，人参、白蜜煎汤送服，治劳倦损脾，气失统摄之大便下血。

【用法用量】内服：10～15g，入汤剂，大剂量可用至30g。鲜品30～60g，捣汁饮用。亦可研末入丸、散。

【鉴别用药】藕节入药，有生(鲜)用与炒炭之不同。生用性平偏凉，止血散瘀力胜，大多用于因热而卒暴出血下，鲜品效果更佳。炒炭用性平偏温，收敛止血效佳，多用于虚寒性的慢性出血证。

【药论】

1.《日华子本草》：“解热毒，消瘀血、产后血闷。合地黄生研汁，入热酒并小便服。”

2.《本草纲目》：“能止咳血，唾血，血淋，溺血，下血，血痢，血崩。”

3.《本草汇言》：“藕节，消瘀血，止血妄行之药也。邢元璧曰，《日华子》治产后血闷腹胀，捣汁，和热童便饮，有效，盖止中有行散之意。又时珍方治咳血、唾血、呕血、吐血及便血、溺血、血淋、血崩等证，入四生饮、调营汤中，亦行止互通之妙用也。”

4.《医林纂要探源》：“藕节，止吐、衄、淋、痢诸血证。甘能补中，咸能软坚去血；产后及吐血者食之尤佳。”

【现代研究】

(一) 化学成分

主要含有鞣质、天门冬素、淀粉及维生素C等多种成分[1]。

(二) 药理作用

1. 止血作用　藕节及炭品小鼠连续灌胃给药3天后，凝血时间和出血时间明显缩短，炭品较生品的止血作用更强[2]。测定藕节提取物组分Ⅰ和组分Ⅱ对小鼠凝血时间(CT)、出血时间(BT),新西兰兔活化部分凝血活酶时间(APTT)、凝血酶原时间(PT)和凝血酶时间(TT)的影响,均表现出较好的促凝血作用[3]。

2. 降脂减肥作用　藕节喂饲营养性肥胖模型大鼠4周,体重明显减少,腹腔内脂肪量也呈现减少趋势,还能明显阻止血胰岛素的升高,提高其胰岛素敏感性指数[4]。

(三) 临床报道

1. 治疗鼻衄　藕节鲜品捣汁外敷前额和后颈,再用节干品盐炒煎服,治疗小儿鼻衄,收到满意疗效[5]。藕节地黄汤水煎服治疗鼻衄80例,治愈62例,显效16例,无效2例,总有效率为97.5%[6]。鲜白茅根、鲜藕节水煎服,治疗青少年反复发作性鼻衄97例,治愈51例,好转41例,无效5例,总有效率94.8%[7]。

2. 治疗咳血　鲜藕节榨汁,发作时每日服,未发作时每年夏季每周服2次,治疗肺结核稳定期咳血24例,发作时治愈21例,止血时间3～10天,3例无效,治愈率87.50%。经每年夏季治疗者,13例1年治愈,治愈率54.17%;7例2年治愈,治愈率29.17%;3例3年治愈,治愈率12.50%;1例无效。总治愈率95.84%[8]。

3. 治疗血尿　半枝莲、白花蛇舌草、藕节等水煎服治疗血尿为主IgA肾病32例,完全缓解14例,基本缓解6例,部分缓解4例,无效8例,总有效率75%,血尿转阴14例;蛋白尿治疗后明显改善[9]。

4. 治疗崩漏　鲜藕节或干品30g去须切片,水煎饮汁食片,第1天,经血明显减少,第2天阴道流出瘀血块,第3天月经干净[10]。

5. 治疗乳腺增生　藕节水煎服,治疗乳腺增生患者38例,一般3～5剂即可消除症状[11]。

参考文献

[1] 许淑华. 藕节的药用[J]. 解放军健康,2000(4):31.

[2] 张朔生,袁野. 莲藕、藕节及其炭制品止血作用的比较[J]. 山西中医学院学报,2009,10(2):13-15.

[3] 曲筱静,张家骊,周新华,等. 藕节促凝血有效组分的筛选及凝血作用研究[J]. 食品与生物技术学报,2009,28(2):259-261.

[4] 潘玲,李德良. 藕渣、藕节和藕芽对营养性肥胖大鼠模型的影响[J]. 中药药理与临床,2004,20(2):24-26.

[5] 周汉光. 藕节内服外敷治疗小儿鼻衄[J]. 湖北中医杂志,2009,31(8):25.

[6] 李怀生,王希智. 藕节地黄汤治疗鼻衄80例[J]. 光明中医,2003,18(6):54-55.

[7] 费广圣,夏红. 鲜茅藕节饮治疗青少年反复发作鼻衄97例[J]. 安徽中医学院学报,1997,16(5):25-26.

[8] 许碧华. 鲜藕节汁治咳血24例[J]. 福建中医药,2006,37(5):61.

[9] 金亚明,朱戎,陈以平. 中药治疗血尿为主IgA肾病32例[J]. 江苏中医,2001,22(3):14-15.

[10] 杜林娟,王才云,龚玉惠,等. 藕节治疗妇女崩漏[J]. 护理研究,2006,20(8B):2120.

[11] 郭庆,王艳红,释君胜,等. 藕节治疗乳腺增生[J]. 中国民间疗法,2005,13(7):62.

百草霜　Baicaoshuang

【别名】 灶突墨(《备急千金要方》),灶突中尘(《外台秘要》),灶额上墨(《本草图经》),灶烟煤、灶煤(《中国医学大辞典》)。

【来源】 百草霜,始载于《备急千金要方》,原名"灶突墨"。为烧柴草灶突、锅底或烟囱内的烟灰。全国各地均产。

【采收炮制】 将灶突、锅底或烟囱内的黑烟灰轻轻刮下即得。炮制时,将原药用细筛筛去杂质,收集备用。亦可经过水飞后,干燥备用。

【药性】 辛,温。归肺、胃、大肠经。

【功效】 止血,化积止泻。

【应用】

1. 吐血衄血　本品质轻性温,能收敛止血,可治多种出血证。既可内服,又可外用。尤善止吐衄出血,可单用,亦可配伍应用。如《刘长春经验》所载方,以单味百草霜用糯米汤送服,或以此与槐花末同用,以白茅根汤下,治吐血及伤酒食醉饱所致的口鼻出血。若因血热所致吐衄血者,当配伍凉血止血药同用,如《医宗金鉴》疏血丸,以本品配伍藕节、侧柏叶、白茅根、阿胶等蜜丸,酒送服。除内服外,亦可外用以治衄血。如《本草纲目》以百草霜吹之治衄血不止;《濒湖集简方》亦以百草霜末外掺治齿出血。《外科证治全书》小蓟散,则以本品配伍小蓟、蒲黄、香附,共研细末,掺牙上,治牙衄。

2. 便血、痔漏　本品又入胃、大肠经,取其收敛止血之功。又可用治便血、痔漏等病证,如《仁斋直指方论》黑圣散,以本品配伍败棕榈、艾叶、槐花、地榆等同用,治肠风脏毒,痔漏,及诸下血。对肠热较甚的猝下血不止,《外台秘要》引崔氏方,以之配伍黄连、地榆同用。而对慢性虚寒性下血证,又当配伍收敛止血之品,如《世医得效方》黑丸子,以此配伍干姜、乌梅、败棕榈、桂心等为丸,治久年痔漏下血。

3. 崩漏、带下　本品之收敛止血,又有涩崩止带作用。可用治妇人崩中漏下,胎产带下等病证。如《本草品汇精要》以本品用狗胆汁拌匀,当归酒送服,治妇人崩中。《邓才笔峰杂兴方》则以此与棕灰、灶心土为末,酒及童尿调下,治胎动下血。若治血虚内热,血不归经而致崩血者,当与凉血止血药合用,如《校注妇人良方》以此与槐花合而为末,烧红秤锤淬酒下而治之。若气随血脱者,又当益气固脱,如《本草汇言》以此与炮姜、人参同煎饮,治妇人崩血大脱。《证治准绳》黑龙丹,以此合花蕊石、琥珀、硫黄、乳香等同为丸,治产后一切血疾,产难胎衣不下,危急垂死者。亦可用治妇人白带,如《永类钤方》以此配京墨,研末,入猪肝内煨熟,细嚼,温酒送服,以治妇人白带。

4. 食积、泻痢　本品能消食散积,又可收敛止泻,故可用于食积不化、泻痢不止等症。如《方脉正宗》以百草霜、巴豆霜研匀为丸,治小儿食积痞膨;又《全幼心鉴》治小儿积痢,亦以本品与巴豆同研为丸,名驻车丸。而《续全十方》以此单味为末,用米饮调下,以治暴作泻痢。若夹热下痢脓血,则又应配伍清热止痢之品,如《太平圣惠方》以之与黄连、木香合用,用治血痢。伤食所致的腹泻,本品亦可配伍应用,如《内外伤辨惑论》神应丸,以此配伍木香、丁香、巴豆、炮姜等为丸,治伤于生冷所致的腹痛肠鸣,完谷不化。

5. 口舌生疮、咽喉肿痛　本品尚有解毒作用,《方脉正宗》以其治口疮、咽痛等症。用于口舌生疮,可与甘草、肉桂为末,频频搽之;用治咽喉肿闭,可与白硼砂共研细末,吹入喉中。

【用法用量】 内服:1.5～5g,入汤剂需包煎;或入丸、散用。外用:适量。研末撒或调敷。

【药论】

1.《本草图经》:"灶额上墨名百草霜,并主消化积滞,今人下食药中多用之。"

2.《本草纲目》:"止上下诸血,妇人崩中带下,胎前产后诸病,伤寒阳毒发狂,黄疸,疟痢,噎膈,咽喉口舌一切诸疮。"

3.《本草汇言》:"百草霜,解三焦结热,化脏腑瘀血之药也。苏颂主化小儿食积癥块,妇人气痞血瘕,取此得火气轻扬,而散阴凝陈聚之物也。濒湖治黄疸疟胀,咽喉肿闭,口舌生疮,取此得火气之轻升,而发越湿热痰气搏结之疾也。杂病方用治吐衄通用因不止者,谓其轻浮火化之质,且色之黑也,血见黑即止,亦从治热胜动血而安营血之暴走也。"

4.《本草经疏》:"百草霜乃烟气结成,其味辛,气温无毒。辛主散,故能消化积滞及下食也。凡血见灰则止,此药性能止血,复能散瘀滞,故主上下诸血及崩中带下、胎前产后诸病。""虽能止血,无益肠胃,救标则可,治本则非,故不宜多服。"

【现代研究】

(一)化学成分

主要成分是硅酸、三氧化铁、三氧化铝、氧化镁、氧化钙等[1]。

(二)临床应用

1. 治疗急性扁桃体炎 百草霜研细调鸡蛋糊,顿服,具清热泻火、解毒凉血散结之功[2]。

2. 治疗咽喉肿痛 百草霜、八角金龙研极细粉吹喉,一般 3 次见效,有效率达 98%以上[3]。百草霜、鸡蛋、蜂糖、胡椒粉,开水冲服,20 例均治愈[4]。

3. 治肠炎泄泻 百草霜、红糖开水冲服,32 例治愈。

4. 百草霜的外用 ①小儿马牙,齿龈白点用针挑破,轻轻刮去,百草霜涂患处;②臁疮,百草霜、地龙、熟石膏研末,蜂蜜调敷患处;③湿疹,百草霜、陈石灰、灶心土研末,桐油和香油调涂患处,对下肢湿疹尤佳;④疥疮,百草霜研末涂患处,对疥疮流水不愈者效佳;⑤带状疱疹,百草霜、地龙为末,茶油调涂患处;⑥口疮,百草霜研末蜂蜜为丸含化,徐徐咽下,其效尤佳[5];⑦白喉,百草霜、人中白、冰片研末,吹喉。也可取百草霜、青黛、冰片,用法同上;⑧急性乳腺炎,百草霜、糖谷老、鸡蛋,香油炸煎至枯,去渣用油,单纸摊成膏药,贴患处;⑨创伤出血,百草霜研末,撒患处包扎,多能即刻止血[6]。

参 考 文 献

[1] 陈方奎. 农家户户有灵丹-谈谈百草霜与伏龙肝[J]. 医药与保健,1998(9):52.

[2] 张仕玉. 百草霜治急性扁桃体炎[J]. 新中医,2007,39(7):54.

[3] 薛志成. 良药百草霜[J]. 当代畜禽养殖业,2004(4):40.

[4] 杨国亮. 兽医良药百草霜[J]. 湖南畜牧兽医,2000(5):34.

[5] 冯章巧. 百草霜治疗鹅口疮疗效好[J]. 医药与保健,2002(5):399.

[6] 张大星. 百草霜外用治验[J]. 中医外治杂志,2002(5):49.

棕榈炭 *Zonglütan*

【别名】棕毛(《普济方》),棕皮(《本草求原》)。

【来源】棕榈皮,始载于《本草拾遗》,原名棡木皮。为棕榈科常绿植物棕榈树 *Trachy-*

carpus fortune（HooK. f. ）H. Wendl. 的叶鞘纤维（即叶柄基部之棕毛）。产于江西、江苏、安徽、浙江、福建、台湾、广东、广西、湖南、湖北、四川、贵州、云南等地。

【采收炮制】全年可采，一般多于9～10月间割取旧叶柄下延部分的纤维状鞘片，除去纤维状棕毛及残皮，洗净，干燥，以陈久者为佳。炮制时，将原药净棕榈皮置煅锅内，密封，焖煅至透，放凉，取出，即为棕榈炭。

【药性】苦、涩，平。归肝、肺、大肠经。

【功效】收敛止血。

【应用】

1. 吐血、衄血、便血、崩漏　棕榈煅黑为炭，药性平和，味苦而涩，为收敛止血之要药，广泛用于各种出血证。可用于吐血、衄血、崩漏、便血、尿血等病证。因其收敛性强，故以无瘀滞者为宜。临床上尤多用于崩漏。可单味应用，如《校注妇人良方》治血崩不止，即以本品单味为末，空心淡酒送服；亦常配血余炭、侧柏叶等同用。若属血热妄行之吐血、衄血、咯血，则配小蓟、山栀等，如十灰散。若属虚寒性出血，冲任不固之崩漏下血，则可配炮姜、乌梅，如《证治准绳》如圣散；临床亦常与黄芪、白术、乌贼骨等益气固崩之品同用。

2. 泻痢、带下　本品苦涩收敛，且能止泻止带，还可用于久泻久痢、妇人带下等病证。如《近效方》单用本品，烧研，以水调服，用治水谷痢下；而《普济方》棕毛散，则以本品配蒲黄，各等份，为酒调下，空心食前服，用治赤白带下、崩漏、胎气久冷、脐腹疼痛等病证。

【用法用量】煎服，3～10g；研末服1～1.5g。

【使用注意】瘀滞之出血忌用。

【药论】

1.《本草拾遗》："主破血，止血。"

2.《本草衍义》："烧为黑灰，止妇人血露及吐血，仍佐之他药。"

3.《本草纲目》："棕灰性涩，若失血去多，瘀滞已尽者，用之切当，所谓涩可去脱也。与乱发同用更良。年久败棕入药尤妙。"

4.《本草求原》："棕皮，能引血归经，止上下失血，止下血尤良。不但性涩能收脱也，同发灰、侧柏、卷柏灰饭丸或煎服，止远年下血。此物止血，不在烧灰，但血见黑则止之说，痼习已久，姑从之。"

【现代研究】

（一）化学成分

含大量纤维素、鞣质、酚类，包括对羟基苯甲酸、没食子酸、原儿茶醛、α-儿茶酸等。同时含有钙、镁、铁、铜、钴等微量元素。[1]

（二）药理作用

叶鞘纤维止血作用为好，陈久者为良，煅炭后入药为宜[2]。对棕榈及其炮制品进行的血小板聚集、血液黏度、凝血时间和复钙等药理实验比较结果表明，药理作用变化与制炭方法及其成品存性程度有密切关系，依次为烫棕炭＞炒棕炭＞生棕榈＞焖煅棕炭。其中烫制品和炒制品均比生品作用强，焖煅品不如生品好，砂烫棕炭的炮制方法最佳[3]。经十地区市售棕榈炭饮片凝血实验比较，棕炭饮片性状不同，凝血作用有明显差异，炒棕炭比煅棕炭凝血时间短，成品存性程度愈大，凝血效果愈好[4]。

（三）临床报道

砂烫棕榈炭、炒棕榈炭，焖煅棕榈炭 3 种不同炮制品经口服治疗鼻衄、崩漏等出血症，烫棕炭治愈率比炒棕炭和煅棕炭高 0.4 倍和 2.5 倍，砂烫棕榈炭饮片炮制工艺可行，确能保证饮片质量，提高临床疗效。

参 考 文 献

[1] 丁安伟，沈海葆，叶定江，等. 棕榈皮及其炮制品的初步分析[J]. 中成药研究，1986(6)：18.

[2] 叶定江，沈海葆，丁安伟，等. 棕榈不同药用部位及煅炭后止血作用的比较[J]. 中药通报，1983，8(2)：25-28.

[3] 任遵华，王琦，韩长强，等. 棕榈及其制炭品的药理作用比较[J]. 时珍国药研究，1992，3(1)：7.

[4] 韩长强，王琦，任遵华，等. 十地区棕榈炭质量比较[J]. 中成药，1991，13(11)：19.

檵木 Jimu

【别名】纸末花、鸡寄（《植物名实图考》），白清明花（《福建民间草药》），土墙花（《湖南药物志》）。

【来源】檵木，始载于《植物名实图考》，原名檵花。为金缕梅科落叶灌木或小乔木檵木（檵花）*Loropetalum chinense*（R. Br.）Oliv. 的根、茎、叶或花。产于华东、中南、西南等地。

【采收炮制】檵木的花在夏季采收，叶在生长季节均可采取，根、茎四时可采。除去泥土、杂质，鲜用或洗净、晒干入药。炮制时将原药切段，即为药材"檵木"。生用。

【药性】苦、涩，平。归肝、胃、大肠经。

【功效】收敛止血，清热解毒，止泻。

【应用】

1. 咯血、呕血、崩漏下血 檵木味苦涩，其茎、叶、根、花均有较好的收敛止血作用，可用于多种出血病证。用于咯血、呕血，常以本品配大蓟根、白及等同用，如《上海市药品标准》(1980 年版)血见宁。其花、根均可单味取效，如治鼻衄，用檵木花煎服；治咯血，以檵木根煎服。用治崩漏下血，可以单用檵木花，现代临床将其制成注射液应用，且对产后出血及剖腹产宫缩不良出血，亦有较好的增强宫缩、加速止血的作用；也可配伍应用，如配大血藤水煎内服，亦可用治崩漏下血。

2. 外伤出血 用檵木花、叶鲜品捣烂，或干品研末调敷，有止血生肌功效，可治疗创伤出血。若以檵木花配杨梅树皮、紫荆皮、紫珠叶等研末，加冰片适量，制成德兴三号血粉，用治外伤出血，效果更佳。

3. 水火烫伤 本品既能止血生肌，又能清热解毒，可用治水火烫伤，如《江西草药》以檵木叶烧炭存性，麻油调涂，以治烧伤；亦可以本品流浸膏涂患处，均有保护创面、防止感染、促进愈合的作用。

4. 腹泻、痢疾 檵木苦涩，功能收敛止泻，可治腹泻、痢疾。如《江西民间草药》用檵木花茎叶水煎服，治暑泻或痢疾；《湖南药物志》则用檵花配伍骨碎补、荆芥、青木香，以治痢疾。

【用量用法】内服：花 6～10g，茎叶 15～30g，根 30～60g，入汤剂煎服；鲜品花、茎、叶，又可捣烂绞汁取服，剂量应加倍。外用：适量。鲜花、茎叶捣烂外敷。干品研末，调敷。

【药论】

1.《植物名实图考》:"其叶捣烂敷刀刺伤,能止血。"

2.《闽东本草》:"(花)清暑解热,止咳止血。治燥嗽,咳血,烦渴,血痢,泄泻。""(根)健脾化湿,通经活络。治骨节风疼,四肢酸软,腹痛泄泻。"

3.《福建民间草药》:"(叶)舒筋活血,解热止泻。治肚痛,闪筋,水泻,胼胝,外伤出血。"

4.《湖南药物志》:"(叶)治中暑,喉痛,风热目痛。"

【现代研究】

(一)化学成分

花含槲皮素和异槲皮苷;叶含没食子酸、鞣质、黄酮类(主要是槲皮素)。目前确知的成分有 β-谷甾醇、3β-Hydroxy-glutin-5-ene、3α-Hydroxy-glutin-5-ene、β-胡萝卜苷[1]。

(二)药理作用

1. 止血作用 叶煎剂用于犬破裂血管,干叶粉末对兔股动脉切口,均有止血作用。

2. 对子宫平滑肌作用 根煎剂对大鼠、小鼠、豚鼠及家兔离体子宫均有兴奋作用,使子宫摆动、张力增加。注射液对家兔在体子宫有促进收缩作用。

3. 抑菌作用 叶的提取物在试管内对链球菌、葡萄球菌、伤寒及大肠杆菌有抑菌作用。所含没食子酸对甲型及乙型链球菌、金黄色葡萄球菌、白色葡萄球菌、卡他球菌以及伤寒、副伤寒、痢疾杆菌、变形杆菌、大肠杆菌均有抑制作用。

4. 对心血管的作用 所含黄酮能增强冠脉流量,并能强心、扩张外周血管。根煎剂能扩张大鼠后肢血管,对抗组胺引起水肿。

(三)临床报道

1. 治疗上消化道出血及肺结核咯血 大蓟根膏、檵木叶膏、白及粉,打细粉,治疗 369 例上消化道出血及肺结核咯血等内出血病例,治愈率 84.3%,平均止血天数 5 天[2]。

2. 治疗产后宫缩不良与出血 檵木注射液肌注,对剖腹产后宫缩不良者,直接注射于宫体,临床治疗 109 例,106 例取得明显疗效。注射后即出现宫缩,5～10 分钟出血逐渐停止[3]。

3. 治疗烧伤 檵木鲜叶捣烂,淘米水搅拌过滤,滤液加热后加入茶油,装瓶消毒备用。清创后涂抹药液于创面至痂皮脱落治Ⅰ～Ⅱ度烧伤 26 例,Ⅰ度和浅Ⅱ度烧伤一般 7～10 天痊愈,不留瘢痕;深Ⅱ度烧伤约 2～3 周痊愈,但留有瘢痕[4]。

4. 治疗中毒性消化不良 檵木叶提出的白色结晶用于儿科临床治疗中毒性消化不良 46 例,痊愈 38 例,好转 5 例,无效 3 例,有效率达 93.7%[4]。

(四)不良反应

根煎剂对小鼠腹腔注射的 LD_{50} 为 54g/kg,说明煎剂毒性很小。

参 考 文 献

[1] 李红艳,刘劲松,王国凯,等.檵木化学成分研究[J].安徽中医学院学报,2010,29(2):72-73.

[2] 上海中药二厂.檵木糖浆[J].中草药通讯,1973(2):45.

[3] 徐珞珊,徐国均,金蓉莺,等.中国药材学[M].北京:中国医药科技出版社,1996:1429.

[4] 江苏新医学院.中药大辞典[M].上海:上海科学技术出版社,1986:1990.

第四节 温经止血药

本类药物，味多苦辛，性多温涩。主归脾经，兼入肾、肝、胃经。以温脾固冲、温经止血作用为主，兼有温中散寒、止泻止痛等功效。适用于脾不统血，冲脉失固之虚寒性出血病证。尤多用于下部出血证，如便血、崩漏或紫癜等，出血日久，血色黯淡者。部分药物除主治出血证外，因其有温里散寒之功，或温中止痛、止呕止泻，或温经散寒调经，故又可用于脾胃虚寒之呕吐、泄泻、腹痛，及下焦虚寒之腹痛、痛经、月经不调等病证。

应用温经止血药时，当根据其病情给以相应配伍。证属脾不统血者，当配以益气健脾之品；若证属肾虚冲脉失固者，以当配以益肾暖宫补摄之品。

此类药物，药性温涩，故热盛火旺之出血证忌用。

艾叶 Aiye

【别名】医草(《名医别录》)，艾蒿(《尔雅》郭璞注)，灸草(《埤雅》)，蕲艾(《蕲艾传》)，黄草(《本草纲目》)，家艾(《医书纂要》)，甜艾(《本草求原》)。

【来源】艾叶，始载于《名医别录》。为菊科多年生灌木状草本植物艾 *Artemisia argyi* Levl. et Vent. 干燥叶。我国大部分地区，如华东、华北、东北等地都有生产。全国大部分地区均产。以湖北蕲州产者为佳，称蕲艾。

【采收炮制】夏季花未开时采摘，除去杂质，晒干或阴干。炮制时将原药拣去硬茎及叶柄，筛去灰屑，即为“艾叶”。取净艾叶，晒干，碾碎捣绒，名“艾绒”供作艾条。取净艾叶置锅内用武火炒至表面焦黑色，内部焦黄色为止，即为“艾叶炭”；如再喷醋(每艾叶100kg，用醋15kg)，炒干取出，晾干为“醋艾炭”。春夏间花未开时采摘，晒干生用或炒炭用。捣绒为艾绒，为灸法的主要用料。

【商品规格】商品有艾叶和艾绒之分，而以艾叶为主。叶以背面灰白色，绒毛多，香气浓郁，质柔软，叶厚色青者为佳。习惯认为产于湖北蕲州者为著，习称“蕲艾”。

【药性】苦、辛，温。归肝、脾、肾经。

【功效】温经止血，散寒调经，安胎。

【应用】

1. 崩漏下血，胎动胎漏　艾叶气香味辛，性温散寒，暖气血而温经脉，乃温经止血之要药。用治出血病症，主要适用于证属虚寒者。用于因下元虚寒、冲任不固所致的崩漏下血，本品可温经脉，散寒凝，以止血崩。如《古今录验》方，以之配温脾止血的干姜、阿胶，治妇人崩中，连日不止。《金匮要略》胶艾汤则以本品与阿胶、芍药、当归、干地黄等同用，共奏温经止血、补血调经之功，治妇人冲任虚损所致的崩中漏下，月经过多。妇人妊娠因冲任不固，血不养胎而致胎动不安，或胎漏下血，证属虚寒者，亦可用胶艾汤以温经止血，养血安胎。

2. 吐衄咯血　本品虽为温经止血药，但因配伍不同，其药性亦可随之改变。若本品生用、鲜用，并配伍大队凉血止血药，而具有凉血止血作用。如《校注妇人良方》四生丸，以鲜艾叶与凉血止血的鲜生地黄、鲜侧柏叶、鲜荷叶合用，而治血热妄行所致的吐血、衄血、咯血等症。

3. 月经不调　艾叶辛温，入肝、脾、肾三阴经，能温通经脉，逐寒湿而止冷痛。常用于下焦虚寒，月经不调，经行腹痛及带下清稀等病证，每与香附、川芎、当归、白芍等配伍；若子宫虚冷较甚者，又可在上述配伍基础上再配吴茱萸、官桂、黄芪、续断等药，取效更宏，方如《仁斋直指方论》艾附暖宫丸。

4. 脘腹冷痛　本品温中散寒止痛。又可用治脾胃虚寒所致的脘腹冷痛。如《卫生易简方》治脾胃冷痛，《补缺肘后方》治卒心痛，均以单味艾叶煎服；若与温中理气之品配伍，更可用治多种腹痛。如《世医得效方》艾姜丸，以艾叶与白姜共末为丸，治湿冷下痢腹痛；《圣济总录》香艾丸，以艾叶与橘皮为末和丸，治气痢腹痛。此外，以之炒热熨敷脐腹，亦可治少腹冷痛或产后感寒腹痛。

5. 湿疹瘙痒　本品煎汤外洗，有除湿止痒、祛风疗疮之功，可治皮肤湿疹瘙痒、阴疮疥癣等症，如《名医别录》曰："可作煎……止下部䘌疮"；《药性本草》谓"若酒作煎，治癣甚良"；若与地肤子、白鲜皮等并投，效果更著；以艾叶炭、枯矾、黄柏等份为末，香油调敷患处，治疗湿疹有效。

6. 咳嗽哮喘　近年发现艾叶油有止咳、祛痰、平喘等作用，故又用于咳嗽痰多、哮喘等病证，多制成艾叶油胶丸服用。

将本品捣绒，制成艾条、艾炷等，用之熏灸体表穴位，能使热气内注筋骨，能温煦气血、透达经络，为温灸的主要药料。

【用法用量】 内服：入汤剂，一般用3～10g；艾叶油（胶囊装）口服，每次服0.1ml，每日3次。外用：适量。煎水熏洗或炒热温熨，及捣绒供温灸用。炒炭，用以止血（醋炒可加强收敛止血之功）；生用，用以散寒止痛；捣绒，用以烧灸。

【使用注意】 艾叶一药，古代医家有"生寒熟温"之说。验之临床，观其所治之证，无论生用熟用，总不离乎寒证。其生用则散寒止痛，治腹中冷痛、宫寒不孕、经寒不调等病证，炒用则温经止血，治虚寒性崩漏下血、胎漏见红，胎动不安等。至于四生丸与寒凉止血药配伍，用治血热妄行之吐衄出血，亦是取其反佐之用，使寒药无伤阳之虑，止血无留瘀之弊。

【药论】

1.《名医别录》："主灸百病，可作煎，止下痢，吐血，下部疮，妇人漏血，利阴气，生肌肉，辟风寒，使人有子。""生寒熟热。主下血，衄血、脓血痢，水煮及丸散任用。"

2.《药性本草》："止崩血，安胎，止腹痛。止赤白痢及五藏痔泻血。""长服止冷痢。又心腹恶气，取叶捣汁饮。"

3.《食疗本草》："金疮，崩中，霍乱，止胎漏。"

4.《本草纲目》："温中，逐冷，除湿。"

【现代研究】

（一）化学成分

包括挥发油、黄酮醇类、三萜类、桉叶烷类等化合物。

1. 挥发油　含挥发油0.45%～1.00%，有2-甲基丁醇、2-己烯醛、三环萜、α-侧柏烯等60种成分[1]。山东崂山野生艾叶挥发油中鉴定出34种成分，含量较高的有柠檬烯、α-侧柏酮、α-水芹烯和香茅醇等[2]。又从全株挥发油中分得水合樟烯、1,4-桉叶素、蒿属酮、辣薄荷酮和羽毛柏烯等32个成分。

2. 黄酮类　5,7-二羟基-6,3',4-三甲氧基黄酮、5-羟基-6,7,3',4-四甲氧基黄酮、槲皮素和柚皮素等[3]。

3. 桉叶烷类　柳杉二醇、魁蒿内酯、1-氧-4β-乙酰氧基桉叶-2,11(13)-二烯-12,8β内酯、1-氧-4α-乙酰氧基桉叶-2,11(13)-二烯-12,8β-内酯[3]。

4. 三萜类　α-香树脂醇、β-香树脂醇、无羁萜、α-及β-香树脂醇的乙酸酯、羽扇烯酮、黏霉烯酮、羊齿烯酮、24-亚甲基环木菠萝烷酮、西米杜鹃醇、3β-甲氧基-9β,19-环羊毛甾-23(E)烯-25,26-二醇等[3]。

5. 其他成分　β-谷甾醇、豆甾醇[3],棕榈酸乙酯、油酸乙酯、亚油酸乙酯和反式的苯亚甲基丁二酸等[4]。

(二)药理作用

1. 对呼吸系统的作用　艾叶油能够促进小鼠气道酚红排泄,降低肺溢流压力,延长咳嗽潜伏期,从而具有镇咳、平喘、祛痰作用[5]。艾叶提取物 α-萜品烯醇对组胺引起的豚鼠哮喘具有保护作用,明显抑制枸橼酸引起的豚鼠咳嗽反应,延长豚鼠哮喘潜伏期,促进小鼠气道酚红排泌[6]。艾叶油灌胃给药或气雾吸入对乙酰胆碱和组胺引起的豚鼠哮喘具有保护作用,明显延长哮喘潜伏期;并呈剂量依赖保护致敏豚鼠抗原攻击引起的潮气量、呼吸频率和气道流速改变;抑制枸橼酸引起的豚鼠咳嗽反应和促进小鼠气道酚红排泄,具有扩张支气管、祛痰和镇咳作用[7]。艾叶油能抑制致敏豚鼠气管 Schultz-Dale 反应,明显降低氨甲酰胆碱或组胺引起的豚鼠气管收缩 pD2 值,抑制大鼠 5-羟色胺和被动皮肤过敏引起的大鼠皮肤毛细血管通透性增强反应;拮抗 SRS-A 对豚鼠回肠的收缩;抑制豚鼠肺组织释放 SRS-A,具有抗过敏作用[8]。

2. 对肝胆系统的作用　艾叶能降低转氨酶,促进肝功能恢复[9]。艾叶油十二指肠给药,可使正常大鼠胆汁流量增加,可使正常小鼠胆汁流量增加 120%,有明显利胆作用[10]。蕲艾提取液灌胃治疗肝纤维化模型大鼠,肝组织纤维化程度明显减轻[11];免疫组化染色法观察到蕲艾提取液能够显著抑制免疫性肝纤维化大鼠Ⅰ、Ⅲ型胶原及 TIMPmRNA 表达[12]。

3. 对免疫系统的作用　艾叶油不仅是过敏介质的拮抗剂,同时也是过敏介质的阻释剂,对速发型变态反应的几个主要环节都起作用[13]。蕲艾挥发油灌胃,脾脏指数和胸腺指数明显上升,并能显著抑制小鼠迟发型超敏反应,可以促进小鼠细胞免疫功能;蕲艾挥发油对有丝分裂原植物血凝素诱导的小鼠脾淋巴细胞有明显促进增殖作用,可以增强细胞免疫功能[14]。蕲艾热水提取物(多糖)能使血清补体值下降[15]。

4. 抗病毒及抗菌作用　酶联免疫吸附试验检测发现,艾叶熏蒸对乙肝病毒有一定的灭活作用[16]。微量细胞病变抑制法发现艾叶挥发油对呼吸道合胞病毒有体外抑制作用,而对流感病毒没有抑制作用[17]。体外试验研究发现,艾叶 45%醇提液在 12.5mg/ml 的浓度下,对短帚霉、共头霉、交链孢霉、芽枝霉、葡柄霉、杂色曲霉、葡萄孢霉、焦曲霉、土曲霉、草酸青霉、皱褶青霉、产紫青霉、绳状青霉、圆弧青霉、镰刀菌有抗菌活性[18]。蕲艾水煎液对金黄色葡萄球菌、肺炎双球菌、大肠埃希菌、白念珠菌、表皮葡萄球菌有明显抑制作用[19,20]。用艾叶提取物对引起皮肤病的大肠杆菌、金黄色葡萄球菌及枯草杆菌有明显抑制作用[21]。

5. 抗炎、抗过敏、镇痛作用　蕲艾挥发油能够明显抑制二甲苯引起的小鼠耳壳炎症;延长小鼠热板反应的潜伏期，抑制醋酸致痛小鼠的扭体次数，能提高大鼠甩尾痛阈；抑制 2，4-二硝基氯苯诱导的迟发性超敏反应；对抗己烯雌酚和缩宫素引起的大鼠子宫收缩作用，具有明显的抗炎、抗过敏和镇痛作用[22]。

6. 抗自由基的作用 艾叶所含多糖类、黄酮类化合物具有较强抗氧化活性[23]。甲醇萃取艾叶燃烧灰烬获得的 4 种不同组分具有比较强的抗自由基能力[24]。

7. 抗肿瘤作用 野艾叶、蕲艾的正丁醇提取物和乙酸乙酯提取物具有不同程度的抑制人癌细胞株 SMMC-7721、SGC-7901、Hela 细胞的作用，并呈明显的量效关系[25]。

8. 其他作用

(1) 止血抗凝作用：醋艾炭能缩短小鼠出血、凝血时间，并对热板和醋酸所致小鼠疼痛反应有明显的抑制作用[26]。

(2) 对尿酸的增溶作用：蕲艾油可使尿酸溶解度提高，浓度增大尿酸溶解度增大[27]。

(3) 对疮疡的作用：艾叶挥发油可抑制炎症细胞主要是中性粒细胞浸润，有促进创面肉芽组织生长的作用，能减少组织细胞脱落和坏死[28]。

(4) 抗疲劳作用：蕲艾挥发油灌胃小鼠，能明显延长负重游泳时间，降低运动时血清尿素氮水平，抑制运动后血乳酸升高，促进运动后血乳酸消除，减少肝糖原的消耗量，具有抗疲劳作用[29]。

(5) 此外还有镇静、增消化、解热、降压、子宫兴奋与收缩等作用[11]。

(三) 临床报道

1. 治疗慢性肝炎 艾叶注射液配合保肝药物，治疗迁延性肝炎 39 例，治愈 28 例，显效 6 例，好转 5 例；慢性肝炎 46 例，治愈 21 例，显效 19 例，好转 6 例；肝硬化 15 例，显效 3 例，好转 4 例，无效 8 例[30]。

2. 治疗慢性气管炎 干艾水煎服治疗 154 例，近期控制 6 例，显效 21 例，好转 81 例，无效 46 例。艾叶油胶囊口服治疗本病有一定疗效，平喘作用显著，有效率 86.3%。干艾叶、红糖水煎服，治疗 484 例，有效率 76.1%[31]。

3. 治疗支气管哮喘 艾叶油口服治疗 16 例，症状多于 1～3 天减轻或消失，咳嗽和吐痰量明显减少，哮鸣音消失，有效率 81.2%[31]。

4. 治疗月经失调 胶艾四物汤治疗功能失调性子宫出血 25 例，良好者 15 例，进步者 7 例，无效者 3 例[32]。

5. 治疗习惯性流产 陈艾叶煮荷包蛋服治 31 例，取得较好效果[33]。

6. 治疗痛经 艾叶、红花开水泡服，经前 1 天或经期服 2 剂，效佳。如未效，下次经来续服，直至痛除[31]。

7. 治疗鼻炎 艾叶油丸治疗变态反应性鼻炎 15 例，有一定疗效[34]。辛夷油、艾叶油、黄芪胶制乳剂滴鼻，治疗鼻炎 113 例，对解除鼻塞、减少分泌物有效，显效率 69%[31]。

8. 治疗阴囊瘙痒 艾叶、千里光水煎浴洗患处，治疗期间避免局部搔抓和肥皂、热水擦洗。治疗 20 例(病程 3 月至 32 年)，除 2 例无效外，皮损、瘙痒均消除或减轻[35]。

9. 治疗顽固性呃逆 艾条点燃，放于患者床头，一般 3～5 分钟呃逆即止，继续熏 10 分钟后熄灭，治愈顽固性呃逆 12 例[36]。

(四) 不良反应

艾叶不同组分灌胃，水提组分、挥发油小鼠半数致死量(LD_{50})与 95%可信限分别为

80.2g/(kg·d)、(77.4～83.4)g/(kg·d)和1.67ml/(kg·d)、(1.55～1.80)ml/(kg·d)。醇提组分最大耐受量(MTD)为75.6g/(kg·d),全组分最大给药量(MLD)为24.0g/(kg·d),分别相当于临床成人日用量的588.0倍、186.7倍。主要的急性毒性症状表现为怠动、恶心、抽搐、四肢麻痹、俯卧不动。艾叶不同组分对小鼠急性毒性强度为挥发油>水提组分>醇提组分>全组分,但各组分毒性物质基础、体内毒性过程、毒性作用特点、毒性作用机制尚不完全明确[37]。

参考文献

[1] 潘炯光,徐植灵,吉力,等. 艾叶挥发油的化学研究[J]. 中国中药杂志,1992,17(12):741.

[2] 刘国声. 艾叶挥发油成分的研究[J]. 中草药,1990,21(9):8.

[3] Tan Renring,Jia Zhongjian. Eudeanoanolides and other constituents from Artemisia argyi[J]. Plant Medica,1992,58(4):370.

[4] Aina Lao,Yasuo Fujimoto,Takashi Tatauno,et al. Studies on the constituents of Artemisia argi Levi et Yant[J]. Chem Pharm Bull,1984,32(2):723.

[5] 黄学红,谢元德,朱婉萍,等. 艾叶油治疗慢性支气管炎的实验研究[J]. 浙江中医杂志,2006,41(12):734-735.

[6] 邵宏伟,朱婉萍. α-萜品烯醇止咳平喘作用的实验研究[J]. 药物研究,2006,15(9):32.

[7] 谢强敏,卞如濂,杨秋火,等. 艾叶油的呼吸系统药理研究-支气管扩张、镇咳和祛痰作用[J]. 中国现代应用药学杂志,1999,16(4):16-19.

[8] 谢强敏,唐法娣,王砚,等. 艾叶油的呼吸系统药理研究Ⅱ-抗过敏作用[J]. 中国现代应用药学杂志,1999,16(5):3-6.

[9] 梅全喜. 艾叶的药理作用研究概况[J]. 中草药,1996,27(5):311-314.

[10] 邱洁芬,胡遵荣. 试述艾叶的药理作用及临床应用[J]. 实用中医药杂志,2003,19(8):446-447.

[11] 蔡平. 艾叶的药理作用及应用[J]. 时珍国医国药,2001,12(12):1137-1139.

[12] 费新应,余珊珊,韦媛,等. 蕲艾提取液抑制免疫性肝损伤大鼠肝纤维化作用的观察[J]. 实用肝脏病杂志,2009,12(1):11-13.

[13] 费新应,熊振芳,沈震,等. 蕲艾提取液对免疫性肝纤维化大鼠Ⅰ、Ⅲ型胶原及基质金属蛋白酶抑制因子-1表达的影响[J]. 中西医结合肝病杂志,2009,19(4):227-228.

[14] 杨红菊. 艾叶挥发油对速发型(1型)变态反应的作用研究[J]. 沈阳药科大学学报,1995,12(2):124.

[15] 黄菁,陈友香,侯安继,等. 蕲艾挥发油对小鼠的免疫调节作用[J]. 中药药理与临床,2005,21(2):21-22.

[16] 赵红梅,李小敏,关丽蝉,等. 爱婴病房艾条熏蒸对HBsAg灭活效果的研究[J]. 中华护理杂志,2000,35(1):11-12.

[17] 韩轶,戴璨,汤璐瑛. 艾叶挥发油抗病毒作用的初步研究[J]. 氨基酸和生物资源,2005,27(2):14-16.

[18] 孙红祥. 一些中药及其挥发性成分抗霉菌活性研究[J]. 中国中药杂志,2001,26(2):99-102.

[19] 刘巍,刘萍,袁铭,等. 艾叶水提液的体外抗菌试验[J]. 中国药师,2009,12(8):1159-1160.

[20] 刘萍,刘巍,袁铭,等. 艾叶与复方艾叶水提液体外抗菌作用比较[J]. 医药导报,2007,26(5):484-485.

[21] 赵宁,辛毅,张翠丽,等. 艾叶提取物对细菌性皮肤病致病菌的抑制作用[J]. 中药材,2008,31(1):

107-110.

[22] 蒋涵,侯安继,项志学,等. 蕲艾挥发油对鼠的抗炎、抗过敏和镇痛作用[J]. 医学新知杂志,2005,15(2):36-39.

[23] 袁慧慧,殷日祥,陆冬英,等. 艾叶提取工艺及抗氧化活性的研究[J]. 华东理工大学学报,2005,31(6):768-771.

[24] 洪宗国,杨梅,农熠瑛,等. 蕲艾燃烧灰烬提取物抗自由基作用[J]. 中南民族大学学报:自然科学版,2008,27(3):47-49.

[25] 刘延庆,戴小军,高鹏,等. 艾叶提取物抗肿瘤活性的体外实验研究[J]. 中药材,2006,29(11):1213-1215.

[26] 瞿燕,秦旭华,潘晓丽,等. 艾叶和醋艾叶炭止血、镇痛作用比较研究[J]. 中药药理与临床,2005,21(4):46-47.

[27] 洪宗国,吴士筠,察冬梅,等. 蕲艾油对尿酸的增溶作用[J]. 中南民族大学学报,2003,22(3):24-26.

[28] 万毅,刘碧山,沈德凯,等. 艾叶挥发油治疗疮疡的实验研究[J]. 中国中医基础医学杂志,2007,13(8):595-597.

[29] 蒋涵,侯安继,项志学,等. 蕲艾挥发油的抗疲劳作用[J]. 武汉大学学报,2005,26(3):373-374.

[30] 吉林市第二人民医院内科. 艾叶注射液治疗迁延性肝炎、慢性肝炎和肝硬化等 100 例临床观察[J]. 新医学,1974(2):83.

[31] 梅全喜. 艾叶临床应用概况[J]. 长春中医学院学报,1997,13(12):64-65.

[32] 金问淇. 胶艾四物汤治疗功能性子宫出血[J]. 中华妇产科杂志,1959(5):413.

[33] 杜荣俊. 陈艾鸡蛋治疗习惯性流产[J]. 新中医,1978(5):32.

[34] 陆建华. 艾叶油丸治疗变态反应性鼻炎患者 15 例[J]. 浙江中医杂志,1980,15(5):220.

[35] 余土根. 艾叶千里光煎剂治疗阴囊瘙痒 20 例[J]. 浙江中医杂志,1984,19(3):141.

[36] 鲁德和. 艾条熏疗顽固性呃逆[J]. 浙江中医杂志,1985,20(10):467.

[37] 孙蓉,王会,黄伟,等. 艾叶不同组分对小鼠急性毒性实验比较研究[J]. 中国药物警戒,2010,7(7):392-396.

炮姜 Paojiang

【别名】黑姜(《本草正》)。

【来源】炮姜,始载于《珍珠囊》。为姜科植物姜 *Zingiber officinale* Rosc. 干燥根茎的炮制品。主产于四川、贵州等地。

【采收炮制】干姜砂烫至鼓起,表面棕褐色,或炒炭至外表色黑,内呈棕褐色入药。

【药性】苦、涩,温。归脾、肝经。

【功效】温经止血,温中止痛。

【应用】

1. 吐血、便血、崩漏下血 本品主入脾经,长于温经止血。对脾阳虚,脾不统血之出血病证,本品为首选要药。可单味用之,如《姚氏集验方》以本品为末,米饮下,治血痢不止;亦可配收敛止血药同用,如《证治准绳》治冲任虚寒,崩漏下血,配棕榈、乌梅共为细末,乌梅酒调服,谓之如圣散;现代临床用治虚寒性吐血、便血等症,常配人参、黄芪、附子等同用,以收益气助阳、温经止血之功。

2. 腹痛、腹泻 本品能温中止痛。可用治产后血虚寒凝,小腹疼痛,常配当归、川芎等同用，如生化汤。对虚寒性的腹泻，亦可单用，如《备急千金要方》治中寒水泻，即单用本品研末服。亦可配伍附子、高良姜等药同用，如《世医得效方》朴附丸，以炮姜与厚朴、附子同用，共治脾虚冷泻不止；《太平惠民和剂局方》二姜九，以本品与高良姜并施，治伤冷饮食，脘腹寒痛。

【用法用量】煎服，3～6g。炮姜末成炭者偏于温中散寒，主要用于虚寒腹痛腹泻，炮姜炭则专于温经止血，宜于血证。

【使用注意】本品药性温热，阴虚内热及血热妄行者不宜用。

【药论】

1.《本草正》："阴盛格阳，火不归原，及阳虚不能摄血而为吐血、下血者，但宜炒熟留性用之。最为止血要药。"

2.《医学入门》："温脾胃，治里寒水泄，下痢肠澼，久疟，霍乱，心腹冷痛胀满，止鼻衄，唾血，血痢，崩漏。"

【现代研究】

（一）化学成分

含挥发油、树脂、淀粉等。干姜制成炮姜后，挥发油含量降低 20%，且化学成分亦发生一定的变化[1]。

（二）药理作用

1. 止血作用　炮姜能显著的缩短出血和凝血时间[2]。炮姜、姜炭水煎液、醚提液及混悬液均可缩短小鼠凝血时间，而生姜、干姜水煎液及醚提液无此作用[3]。

2. 抑制胃溃疡　炮姜水煎剂灌胃，对大鼠应激性胃溃疡、幽门结扎型胃溃疡、醋酸诱发胃溃疡均有明显抑制作用[4]。

（三）临床报道

1. 治疗功能失调性子宫出血　炮姜合胶艾汤治功能失调性子宫出血疗效较好[5]。

2. 治疗腹泻　炮姜加参苓白术散治疗化疗诱发腹泻 28 例，26 例显效，1 例好转，1 例无效[6]。

3. 治疗白带异常　炮姜加完带汤治疗白带量多，3 剂后白带明显减少，诸症缓解，加减调理 10 剂痊愈。随访 10 个月未复发[5]。

4. 治疗慢性口疮　党参、白术、炮姜等治疗慢性口疮，效佳，随访年余未复发[7]。

（四）不良反应

小鼠急性毒性试验表明，炮姜水煎液灌胃毒性较干姜增大，干姜加热炮制后水溶性毒性成分可能有变化[8]。

参考文献

[1] 陈盐生，林玉莲. 干姜与炮姜挥发油成分比较[J]. 南京中医药大学学报，1999，15(6)：378.

[2] 高学敏，张廷模，张骏荣，等. 中药学[M]. 北京：中国中医药出版社，2007：309.

[3] 吴建华，张丽君. 药用姜的研究进展[J]. 陕西中医学院学报，2002，25(1)：61-62.

[4] 来向阳，刘梅霞. 论姜的药用价值[J]. 山东医药工业，2002，21(5)：26-27.

[5] 黄东云，黄居森. 炮姜涩用心得[J]. 江西中医药，2005，36(9)：51.

[6] 雷解宇，张燕军. 炮姜的药用价值及治疗化疗诱发腹泻的临床疗效观察[J]. 现代肿瘤医学，2007，

15(10):1501-1502.

[7] 李龙骧. 炮姜治疗慢性口疮用药体会[J]. 长春中医药大学学报,2008,24(6):730.

[8] 刘惠云,王爱莲,宁斌,等. 浅谈姜的临床应用[J]. 湖南中医药导报,2002,8(11):690-691.

灶心土　Zaoxintu

【别名】 灶中黄土(《金匮要略》),釜下土(《肘后方》),釜月下土(《补缺肘后方》),伏龙肝(《雷公炮炙论》)。

【来源】 灶心土,始载于《名医别录》,原名伏龙肝。为烧杂草和木柴的土灶内底部中心的焦黄土块。全国农村有。

【采收炮制】 在拆修柴火灶或烧柴草的窑时,将烧结的土块取下。炮制时将原药用刀削去焦黑部分及杂质,即为"灶心土。"

【药性】 辛,温。归脾、胃经。

【功效】 温中止血,止呕,止泻。

【应用】

1. 吐血、衄血、便血、崩漏　灶心土味辛性温,入脾胃,能温中散寒,收涩止血,为温经止血之要药。对脾气虚寒,不能统血所致的吐血、衄血、便血等病证,见血色黯淡、面色萎黄、四肢不温、舌淡脉细者,可单用,如《广利方》以伏龙肝用水淘汁和蜜服,治吐血衄血。亦可配伍应用,如《普济方》伏龙肝散,以此合地炉中土、多年垩壁土水煎服,治吐血、泻血。若治便血属下焦寒损者,可配合干姜、阿胶、烧发灰、黄芩等同用,如《外台秘要》伏龙肝汤。本品还常用于妇女崩漏下血,经血不止及赤白带下,如《妇人大全良方》所载方,以本品合棕榈炭、龙脑、麝香等为末,以温酒或淡醋汤送服。若与阿胶、附子、白术、地黄等同用,即《金匮要略》黄土汤,凡脾气虚寒的大便下血、吐血衄血、妇人崩漏等皆可应用。

2. 胃寒呕吐　灶心土能温中和胃而降逆止呕,常用于中焦虚寒、胃气不降而致呕吐者,如《百一选方》用单味灶心土研细,米饮送服治反胃呕吐;亦可与人参、白术、砂仁、陈皮等益气补中、温脾止呕药配伍应用,如《类证治裁》比和饮,治胃虚呕吐。又可用治妊娠呕吐,亦可单用,如《本草蒙筌》以本品捣细,调水服。亦可与苏梗、砂仁、竹茹等理气止呕之品配伍同用。

3. 脾虚久泻　灶心土温脾和中,能涩肠止泻。可用于脾虚久泻,常配伍附子、干姜、白术等同用。亦可用于胎前下痢、产后不止之症,可用山楂肉、黑糖为丸,灶心土煎汤代水送服,如《张氏医通》伏龙肝汤丸。

此外,本品外用,尚可用治痈肿、臁疮溃烂,但多以虚寒阴证为主,且多为外用;也可用于小儿丹毒、脐疮等证。

【用法用量】 内服:15～30g,入汤剂,布袋包,先煎;或用 60～120g,煎汤代水。亦可入散剂。外用:适量,研粉末调敷。

【使用注意】 本品现今药源已少,若用于温经止血,可以赤石脂代之。

【药论】

1.《名医别录》:"主治妇人崩中,吐下血,止咳逆,止血,消痈肿毒气。"

2.《本草纲目》:"治心痛狂颠,风邪蛊毒,妊娠护胎,小儿脐疮,重舌,风噤反胃,中恶卒魇,诸疮。"

3.《本草汇言》:"伏龙肝……温脾渗湿,性燥而平,气温而和,味甘而敛,以藏为用者也。故善主血失所藏,如《金匮》之疗先便血;《别录》方之止妇人血崩,漏带赤白;《蜀本草》之治便血血痢,污秽久延;《杂病方》之定心胃卒痛……温汤调服七剂即定。他如藏寒下泄,脾胃因寒湿而致动血络,成一切失血诸疾,无用不宜尔。"

4.《本草便读》:"伏龙肝即灶心土,须对釜脐下经火久炼而成形者,具土之质,得火之性,化柔为刚,味兼辛苦。其功专入脾胃,有扶阳退阴散结除邪之意。凡诸血病,由脾胃阳虚而不能统摄者,皆可用之,《金匮》黄土汤即此意。"

【现代研究】

(一)化学成分

主要含硅酸、氧化铅、氧化铁,尚含氧化钠、氧化钾、氧化镁等。

(二)药理作用

本品能减轻洋地黄酊引起的呕吐,有止呕作用。

(三)临床报道

1. 治吐血、鼻血不止　灶心土水煎取汁,蜂蜜调服。

2. 治先便后血　灶心土、生地黄、白术、炙附子、阿胶、黄芩、甘草,水煎温服。

3. 治疗慢性腹泻　灶心土随证加减治疗慢性腹泻38例,痊愈32例,有效4例,无效2例,总有效率94.7%[1,2]。

4. 治五更泻　灶心土合四神丸、参苓白术散治疗五更泻1例痊愈[3]。

5. 治反胃　灶心土研末,米汤调服。

6. 治产后恶露不净　炒灶心土、蚕砂、阿胶为末,空腹温黄酒调服。

7. 治小儿丹毒　灶心土研末,麻油调敷。

8. 治小儿脐疮　灶心土研末,敷于患处。

9. 治痈肿　灶心土研末,陈醋调敷[4]。

参考文献

[1] 常保水.伏龙肝在慢性腹泻病中的应用[J].卫生职业教育,2005(8):10.
[2] 王立人.伏龙肝治愈克隆氏病[J].中国民间疗法,1997(1):47.
[3] 徐培用.灶心土临床应用1例[J].宜春医专学报,2001,13(2):203.
[4] 晓承.温脾燥湿伏龙肝[J].开卷有益·求医问药,2010(7):42.

(吴勇军　李钟文)

《中医药学高级丛书·中医妇产科学》（上、下册）（第2版）

《中医药学高级丛书·中医儿科学》（第2版）

《中医药学高级丛书·中医眼科学》（第2版）

《中医药学高级丛书·中医耳鼻咽喉口腔科学》（第2版）

《中医药学高级丛书·中医骨伤科学》（上、下册）（第2版）

《中医药学高级丛书·中医急诊学》

《中医药学高级丛书·针灸学》（第2版）

《中医药学高级丛书·针灸治疗学》（第2版）

《中医药学高级丛书·中药炮制学》（第2版）

《中医药学高级丛书·中药药理学》（第2版）